ERGEBNISSE
DER INNEREN MEDIZIN
UND KINDERHEILKUNDE

HERAUSGEGEBEN VON

M. v. PFAUNDLER
MÜNCHEN

A. SCHITTENHELM
MÜNCHEN

EINUNDSECHZIGSTER BAND

MIT 236 ABBILDUNGEN

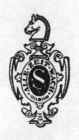

SPRINGER-VERLAG BERLIN HEIDELBERG GMBH
1942

ISBN 978-3-642-88826-7   ISBN 978-3-642-90681-7 (eBook)
DOI 10.1007/978-3-642-90681-7

Inhaltsverzeichnis.

I. Der 24-Stunden-Rhythmus des menschlichen Blutkreislaufes[1].

Von
WERNER MENZEL-Tübingen.

Mit 27 Abbildungen.

Inhalt.

Literatur

ALTSCHULE, M. D., and D. R. GILLIGAN: The effects on the cardiovascular system of fluids administered intravenously in man. II. The dynamics of the circulation. J. clin. Invest. **17**, 401 (1938).

ANTHONY, A. J., und A. KOCH: Das Herzminutenvolumen des Gesunden bei wiederholter Bestimmung mit verschiedenen Methoden. Arch. f. klin. Med. **177**, 158 (1935).

ARBORELIUS, M.: Die klinische Bedeutung der menschlichen Rhythmik. Dtsch. med. Wschr. **1938**, 993.

— Klinische Versuche über Tagesrhythmusstörungen. Verh. 2. Konf. internat. Ges. biol. Rhythmusforsch, S. 178—191. Stockholm 1940.

ARRAK, A.: Über die Blutdruckschwankungen bei Nierenkrankheiten und ihre Ursachen. Z. klin. Med. **96**, 453 (1922).

ASTRUCK, P.: Über psychische Beeinflussung der Herztätigkeit und Atmung in der Hypnose. Münch. med. Wschr. **1922**, 1730.

— Über psychische Beeinflussung des vegetativen Nervensystems in der Hypnose. Arch. f. Psychol. **45**, 266—281 (1923).

ATZLER, E., u. R. HERBST: Die Schwankungen des Fußvolumens und deren Beeinflussung. Z. exper. Med. **38**, 137 (1923).

v. BAERENSPRUNG: zitiert nach PIÉRON.

BALTHAZARD: Variations horaires de l'excrétion urinaire chez l'homme normal. C. r. Soc. Biol. Paris **53**, 163—164 (1901).

BALTISBERGER: Über die glatte Muskulatur der menschlichen Lunge. Z. Anat. **61**, 249—282 (1921).

---

[1] Aus der Medizinischen Universitäts-Klinik und Poliklinik Tübingen (Direktor: Prof. Dr. FR. KOCH).

Barbour, H. G., and W. F. Hamilton: Blood specific gravity: its significance and new method for its determination. Amer. J. Physiol. **69**, 654—661 (1924).

Barcroft, Literatur bei Rein u. Wollheim: Klin. Wschr. **1933**, 1—16.

Bartsch, H.: Medikamentöse Beeinflussung der Vitalkapazität der Lungen durch Veritol. Wien. klin. Wschr. **1939**, 42—44.

Bass, E., u. K. Herr: Untersuchungen über die Erregbarkeit des Atemzentrums im Schlaf (gemessen an der Alveolarspannung der Kohlensäure). Z. Biol. **75**, 279 (1922).

Becker, E.: Über die Veränderungen der Zusammensetzung des Blutes durch vasomotorische Beeinflussungen, insbesondere durch Einwirkung von Kälte auf den ganzen Körper. Dtsch. Arch. klin. Med. **70**, 17 (1901).

Benedict, F. G., u. J. T. Snell: Körpertemperaturschwankungen mit besonderer Rücksicht auf den Einfluß, welchen die Umkehrung der täglichen Lebensgewohnheit beim Menschen ausübt. Pflügers Arch. **90**, 33 (1902).

Berger, H.: Über die körperlichen Äußerungen psychischer Zustände. Jena: G. Fischer 1904.

Bernard, Cl.: zitiert nach Trömner.

Bock, H.-E.: Das Minutenvolumen des Herzens im Liegen und Stehen. Z. exper. Med. **92**, 782 (1934).

— u. A. Fink: Über die Verfahren der Kreislaufzeitbestimmung und ihre praktische Anwendung am kranken Menschen. Zbl. inn. Med. **58**, 49—95 (1937).

— W. Hahn u. H. Widmann: Untersuchungen über die Veritolwirkungen am Menschen. Z. klin. Med. **138**, 551—567 (1940).

Böhme, A.: Über die Schwankungen der Serumkonzentration beim gesunden Menschen. Dtsch. Arch. klin. Med. **103**, 522—562 (1911).

Borgard, W.: Arbeitsversuch im Elektrokardiogramm mit regelmäßiger Schlagfolge. Med. Klin. **1933**, 1711—1713.

Bosch, O.: Über Ursache und Verlauf kurzfristiger und tagesperiodischer Schwankungen im Wasserhaushalt des Säuglings. Z. Kinderheilk. **49**, 361—374 (1930).

Bourdillon, Ph.: Respiration de Cheyne-Stokes pendant le sommeil chez une enfant choréique. Rev. méd. Suisse rom. **19**, 471—474 (1899).

Breitenstein, A.: Beiträge zur Kenntniss der Wirkung kühler Bäder auf den Kreislauf Gesunder und Fieberkranker. Nach einer von der Medic. Fakultät zu Basel gekrönten Preisschrift. Naunyn-Schmiedebergs Arch. **37**, 253—273 (1896).

Broadbent: On Cheyne-Stokes respiration in cerebral haemorrhage. Lancet **1877 I**, 307—309.

Brodmann: Plethysmographische Studien am Menschen. I. Untersuchungen über das Volum des Gehirns und Vorderarms im Schlafe. J. Psychol. u. Neur. **1902 I**, 10—71.

Brooks and Carroll: Arch. int. Med. **1912**.

Brown-Séquard et Tholozan: J. de Physiol. de Brown-Séqu. 497.

Bruce: Scotsh Med. and Surg. J. **1900**, 2 (zitiert nach Trömner).

Brush, C.-E., and R. Fayerweather: Observations on the changes in blood-pressure in normal sleep. Amer. J. Physiol. **1901 V**, 199—210.

Budelmann, G.: Zur Frage des orthostatischen Kollapses. Verh. dtsch. Ges. Kreislaufforsch. **1938**, 291—300.

— Zur Klinik des Asthma cardiale. Münch. med. Wschr. **1935**, 52—56.

Bürker, K.: Über weitere Verbesserungen der Methode zur Zählung roter Blutkörperchen nebst einigen Zählresultaten. Pflügers Arch. **142**, 337—371 (1911).

Cohnstein, J., u. N. Zuntz: Untersuchungen über den Flüssigkeitsaustausch zwischen Blut und Geweben unter verschiedenen physiologischen und pathologischen Bedingungen. Pflügers Arch. **42**, 303—341 (1888).

Colombo, C.: Recherches sur la pression du sang chez l'homme. Arch. ital de Biol. **31**, 345 bis 369 (1899).

Cooke, E.: Experiments upon the osmotic properties of the living frog's muscle. J. of Physiol. **23**, 137—149 (1898).

Czerny, A.: Beobachtungen über den Schlaf im Kindesalter unter physiologischen Verhältnissen. Jb. Kinderheilk. **33**, 1—28 (1892).

— Zur Kenntniss des physiologischen Schlafes. Jb. Kinderheilk. **41**, 337—342 (1896).

Devaux: Théorie osmotique du sommeil. Arch. génér. de Méd. **1907**.

DIETRICH, A.: Thrombose, ihre Grundlagen und ihre Bedeutung. Berlin u. Wien: Julius Springer 1932.

DONDERS: zitiert nach TRÖMNER.

DOUGLAS, G.: Periodic breathing at high altitudes. J. of Physiol. **40**, 454—471 (1910).

ECONOMO, C. v.: Über den Schlaf. Sonderbeilage der Wien. klin. Wschr. **1925**, 1—14.

EDENS, E.: Die Krankheiten des Herzens und der Gefäße. Berlin 1929.

EDHOLM: 16. internat. Physiol.-Kongr. in Zürich; Ref. in Z. Kreislaufforsch. **1938**, 834ff.

ENDRES, G.: Über Gesetzmäßigkeiten in der Beziehung zwischen der wahren Harnreaktion und der alveolaren CO_2-Spannung. Biochem. Z. **132**, 220—241 (1922).

EPPINGER, v. PAPP u. SCHWARZ: Asthma cardiale. Berlin 1924.

— H.: Die Bedeutung der Blutdepots für die Pathologie. Klin. Wschr. **1933**, 5—12.

EYSTER, I. A. E., and W. S. MIDDLETON: Clinical studies on venous pressure. Arch. int. Med. **34**, 228 (1924).

FASSHAUER, W., u. H. J. OETTEL: Klinischer Beitrag zur Veränderlichkeit der vasomotorischen Selbstregulation. Z. Kreislaufforsch. **1939**, 214.

FLEURY u. GÄRTNER: zitiert nach TRÖMNER.

FORSGREN, E.: Über Glykogen- und Gallenbildung in der Leber. Skand. Arch. Physiol. (Berl. u. Lpz.) **55**, 144 (1929).

— Über Leberfunktion, Harnausscheidung und Wasserbelastungsproben. Acta med. scand. (Stockh.) **76**, 285 (1931).

— u. R. SCHNELL: On the rhythm of the metabolism. Acta med. scand. (Stockh.) **82**, 155 (1934).

— Über die Rhythmik der Leberfunktion, des Stoffwechsels und des Schlafes. Göteborg: Gumperts Bokhandel 1935.

— Die Rhythmik der Leberfunktion und des Stoffwechsels. Dtsch. med. Wschr. **1938**, 743 bis 744.

FRANCK: zitiert nach PIÉRON.

FRÉDÉRIC, L.: Sur la régulation de la température chez les animaux à sang chaud. Archives de Biol. **3**, 687—804 (1882).

FRIEDRICH: Der Einfluß des Lichts auf den menschlichen Körper. Klin. Wschr. **1940**, 262.

FRÖHLICH, A., u. E. ZAK: Über die Fähigkeit des Lungengewebes, den Wassergehalt des Blutes zu regulieren. (Beobachtungen zur Frage der „Perspiratio insensibilis negativa".) Naunyn-Schmiedebergs Arch. **185**, 277—292 (1937).

GERRITZEN, F.: Der 24-Stunden-Rhythmus in der Diurese. Dtsch. med. Wschr. **1938**, 746 bis 748.

— The rhythmic function of the human liver. Verh. 2. Konf. internat. Ges. biol. Rhythmusforsch. **1939**, 121—131. Stockholm 1940.

GESSLER, H.: Untersuchungen über die Wärmeregulation. III. Mitteilung. Die täglichen Schwankungen der Körpertemperatur. Pflügers Arch. **207**, 390—395 (1925).

GILBERT, A., et P. LEREBOULLET: Des urines retardées (opsiurie) dans les cirrhoses. De l'inversion du rythme colorant des urines dans l'ictère. C. r. Soc. Biol. Paris **53**, 276 bis 283 (1901).

GÖNCZY, V. I. v., J. KISS u. Z. ENYEDY: Über den Venendruck und dessen Tagesschwankungen. Z. exper. Med. **70**, 236—250 (1930).

GÖTZ, H.: Der Fingerplethysmograph als Mittel zur Untersuchung der Regulationsmechanismen in peripheren Gefäßgebieten. Pflügers Arch. **235**, 271—287 (1935).

GOLLWITZER-MEIER, KL., u. CHR. KROETZ: Über den Blutchemismus im Schlaf. Biochem. Z. **154**, 82—89 (1924).

— Anfallsweise Atemnot der Herzkranken und Hypertoniker. Klin. Wschr. **1931**, 341—345.

— Der Kreislaufkollaps. (Experimentelle Pathologie.) Verh. dtsch. Ges. Kreislaufforsch. **1938**, 15—34.

GRAM, H. C.: Om det normale erythrocyttal og den normale haemoglobinmaengde i veneblod. Ugeskr. Laeg. **1920**, 1543.

GRAWITZ, E.: Klinisch-experimentelle Blutuntersuchungen. Z. klin. Med. **21**, 459—474 (1892); **22**, 411—448 (1893).

GRILL, CL.: Investigations into the displacements in the blood mass due to changes in the body positions, and the resultant changes in the work of the heart, in the blood pressure

and in the volume of the extremities under physiological conditions and in certain pathological conditions; and a contribution to the pathogenesis of so-called arterial orthostatic anaemia. Acta med. scand. (Stockh.) **92**, 267—307 (1937).

GROLLMAN u. BAUMANN: Schlagvolumen und Zeitvolumen des gesunden und kranken Menschen. Dresden u. Leipzig: Th. Steinkopff 1935.

GRÜTZMANN: De pulsuum in hominibus sanis secundum varias dies pertes variis mutationibus. Diss. Halle 1831.

GUJER, H.: Der Einfluß von Schlaf, Ruhe und verstärkter Lungenventilation auf das Pneumotachogramm. Pflügers Arch. **218** 698—707 (1928).

HAGEN, W.: Periodische, konstitutionelle und pathologische Schwankungen im Verhalten der Blutcapillaren. Dtsch. med. Wschr. **1922**, 1507—1508.

HALLER, A. v.: zitiert nach TRÖMNER.

HANRIOT et RICHET: Des échanges respiratoires chez l'homme. Ann. de Chimie et Physique **1891**, XXII, 1—66.

HARTLEY: zitiert nach TRÖMNER.

HARTWICH, A.: Pneumotachographische Untersuchungen über die Atemverhältnisse bei Hyper- und Dyspnoischen. Z. exper. Med. **69**, 482—513 (1930).

HAUFF, I.: Über den 24-Stunden-Rhythmus menschlicher Körperfunktionen, insbesondere der Leberfunktion, der Wasserausscheidung und des Blutwassergehalts. Inaug. Diss. Tübingen 1941.

HAWK, P. B.: Morphological changes in the blood after muscular exercise. Amer. J. Physiol. **10** (1904).

HECKMANN, K.: Über das Verfahren der Aktinokardiographie. Klin. Wschr. **1936**, 757—758.
— Ein Verfahren zur Untersuchung der Pulsationen des Herzens und anderer Organe mittels Röntgenstrahlen. Klin. Wschr. **1936**, 13—16.

HEGAR: Über die Ausscheidung der Chlorverbindungen durch den Harn. Inaug.-Diss. Gießen 1852.

HEILIG, R., u. H. HOFF: Schlafstudien. Klin. Wschr. **1924**, 2194—2198.

HEILMEYER, L.: Medizinische Spektrophotometrie. Jena 1933.

HELLER, H.: Die extrarenale Wasserausscheidung beim Menschen. Erg. inn. Med. **36**, 663 bis 751 (1929).

HENSEN, H.: Beiträge zur Physiologie und Pathologie des Blutdrucks. Dtsch. Arch. klin. Med. **67**, 436—530.

HERMANN, G.: Über Änderungen der ST- und T-Form des Elektrokardiogramms im Laufe des Tages („Tagesschwankungen"). Arch. Kreisl.forsch. **3**, 209 (1938).

HESS, L.: Über Lungenödem bei Mitralstenose. Wien. klin. Wschr. **1931**, 508—513.
— Akute Lungenstauung und Lungenödem bei Mitralstenose. Klin. Wschr. **1933**, 275.

HESS, W. R.: Die Regulation der Atmung. Leipzig 1931.

HILL, L.: On rest, sleep, and work and the concomitant changes in the circulation of the blood. Lancet **1898**, 282—285.

HOCHREIN, M.: Physikalisch-chemische Gesetzmäßigkeiten des Blutes. Erg. Physiol. **31**, 421, 424 (1931).
— u. KELLER: Wechselbeziehungen der Blutdepots. Klin. Wschr. **1932**, 1574.
— u. K. MATTHES: Verschiedenheiten der Schlagvolumina und Ungleichmäßigkeiten der Leistung beider Ventrikel in ihrer Auswirkung auf Lungendepot und Herzdurchblutung. Pflügers Arch. **231**, 207—219 (1932).
— J. MICHELSEN u. H. BECKER: Schlaf, Schlaflosigkeit und körperliche Arbeit in ihrem Einfluß auf den Blutchemismus. Pflügers Arch. **226**, 244—254 (1930).

HOFF, F.: Klinische Studien über dermographische Erscheinungen. Z. Nervenheilk. **133**, 98 (1933).

HOLMGREN, H.: Beitrag zur Kenntnis der Leber. Z. mikrosk.-anat. Forsch. **32**, 406 (1933).
— Der Leberrhythmus bei Tieren, welche in dauerndem Dunkel gezüchtet sind. Verh. 2. Konf. internat. Ges. biol. Rhythmusforsch. 25. und 26. 8. 1939 Utrecht. Stockholm: Fahlcrantz 1940.
— Leberrhythmus und Fettresorption. Dtsch. med. Wschr. **1938**, 744—746.
— Studien über 24-Stunden-rhythmische Variationen des Darm-, Lungen- und Leberfetts. Acta med. scand. (Stockholm) Supplem. **74**.

HOOKER: The influence of age upon the venous blood pressure. Amer. J. Physiol. **35**, 73 bis 86 (1914).

HOWELL, W. H.: A contribution to the physiology of sleep, based upon plethysmographic experiments. J. of exper. Med. **1897**, 335.

JORES, A.: Physiologie und Pathologie der 24-Stunden-Rhythmik des Menschen. Erg. inn. Med. **48** (1935). Dort weitere Literatur.

— Rhythmusstudien am hypophysektomierten Tier. Verh. 2. Konf. internat. Ges. biol. Rhythmusforsch. 25. und 26. 8. 1939 Utrecht. Stockholm: Fahlcrantz 1940.

— Zur Rhythmusforschung. Dtsch. med. Wschr. **1938**, 737—738.

— Endokrines und vegetatives System in ihrer Bedeutung für die Tagesperiodik. Dtsch. med. Wschr. **1938**, 989—990.

— Die Ursache der Rhythmik vom Gesichtspunkt des Menschen. Dtsch. med. Wschr. **1938**, 995—996.

— Die 24-Stunden-Periodik in der Biologie. Tabulae biologicae **14**, 1 (1937).

KATSCH u. PANSDORF: Die Schlafbewegung des Blutdrucks. Münch. med. Wschr. **1922**, 1715 bis 1718.

KLEIN, O.: Zur Nykturie bei Herz- und Nierenkranken. Z. klin. Med. **97**, 312—333.

KISCH, F.: Über die 24-Stunden-Rhythmik von „Wachen-Schlafen" und die kurative Bedeutung des Schlafes bei Herzkranken. Wien. klin. Wschr. **1938**, 270—273.

— Die Tag-Nacht-Periodik in ihrem Einfluß auf therapeutische Wirksamkeiten bei Kreislaufkranken. Med. Klin. **1937**, Nr 11.

KLEWITZ, F.: Der Puls im Schlaf. Dtsch. Arch. klin. Med. **112**, 38—55.

KNÖPFELMACHER: Wien. klin. Wschr. **1893**, 810.

KOCH, E.: Regulationen des Kreislaufes. Nauheimer Fortbildungslehrgänge **14** (1938).

KORANYI, A. v.: Vorlesungen über funktionelle Pathologie und Therapie der Nierenkrankheiten. Berlin: Julius Springer 1929.

KRETSCHMER, W.: Gibt es eine Herzberufskrankheit bei Lokomotivführern? Verh. dtsch. Ges. Kreislaufforsch. IX. Tagung **1936**, 250.

KROETZ, CHR.: Über einige stoffliche Erscheinungen bei verlängertem Schlafentzug. Z. exper. Med. **52**, 770—778 (1926).

— Die Kreislaufgröße in Gesundheit und Krankheit. Vortrag: Ärztlicher Verein Hamburg, ref. Klin. Wschr. **1933**, 564.

— Der 24-Stunden-Rhythmus der Kreislaufregulation. Verh. 2. Konf. internat. Ges. biol. Rhythmusforsch. 25. und 26. 8. 1939 Utrecht. Stockholm: Fahlcrantz 1940.

— Ein biologischer 24-Stunden-Rhythmus des Blutkreislaufs bei Gesundheit und bei Herzschwäche, zugleich ein Beitrag zur tageszeitlichen Häufung einiger akuter Kreislaufstörungen. Münch. med. Wschr. **1940**, 284—288, 314—317.

KÜLBS: Beiträge zur Pathologie des Blutdrucks. Dtsch. Arch. klin. Med. **89**, 457—484 (1907).

KYLIN, E.: Die Hypertoniekrankheiten. Berlin: Julius Springer 1930.

LAMPERT, H.: Thrombose und Embolie, in Med. Kolloidlehre **1935**, 435, 468.

LANGE, F., u. M. SEBASTIAN: Die Durchlässigkeit der Arterienwand. Z. Kreislaufforsch. **27**, 237 (1935).

LEATHES, J. B.: Renal efficiency tests in nephritis and the reaction of the urine. Brit. med. J. **9**, 165—167 (1919).

LEHMANN: Die körperlichen Äußerungen psychischer Zustände. Leipzig 1899.

LIPPERT, H.: Capillarfunktion und Hypertonie. Klin. Wschr. **1935**, 645—646.

LLOYD JONES, E.: On the variations in the specific gravity of the blood in health. J. of Physiol. **8**, 1.

LOEWY, A.: Über Veränderungen des Blutes durch thermische Einflüsse. Berl. klin. Wschr. **1896**, 909—912.

LOHMANN, K.: Einfluß von Licht und Dunkelheit auf den Stoffwechsel des Menschen. Klin. Wschr. **1940**, 262.

LUBARSCH, O.: Thrombose und Embolie. Jkurse ärztl. Fortbildg **7**, 57 (1916).

LUDWIG, H.: Zur Funktion der „Blutdepots". (Ein Versuch zum Nachweis von „Plasmadepots".) Z. exper. Med. **80**, 36—52.

MAGNUSSEN, G.: Vasomotorische Veränderungen in den Gliedmaßen bei Schlaf und Schlafbereitschaft. Nord. Med. (Stockh.) **1939**, 811—815.

Mainzer, F.: Über Nykturie. I. bis III. Mitteilung. Acta med. scand. (Stockh.) 87, 139 bis 152, 326—344 (1935); 89, 167—179 (1936).

Manaceïne: zitiert nach Trömner.

Marx, H.: Der Wasserhaushalt des gesunden und kranken Menschen. Berlin: Julius Springer 1935.

Mautner, H., u. E. P. Pick: Über die durch „Shockgifte" erzeugten Zirkulationsstörungen. Münch. med. Wschr. 1915, 1141—1143.

Mayer, A.: Thrombose und Embolie vom Standpunkt des Gynäkologen aus. Münch. med. Wschr. 1931, 179—184.

— Über Thrombose und Embolie. Zbl. Gynäk. 1929, Nr 44.

Menzel, W.: Zur Tagesrhythmik des Wasserhaushaltes bei Gesunden und Herzkranken. 26. Tagg. Nordwestdtsch. Ges. inn. Med. 1938 — Zbl. inn. Med. 59, 529—530.

— Weitere Untersuchungen über den nächtlichen Wassereinstrom in das Blut. 27. Tagg. Nordwestdtsch. Ges. inn. Med. 1939 — Zbl. inn Med. 1939, 16.

— Über einen 24-Stunden-Rhythmus im Blutkreislauf des Menschen. Verh. 2. Konf. internat. Ges. biol. Rhythmusforsch. 1939, 166—177. Stockholm 1940.

— Ein Tagesrhythmus der Flüssigkeits- und Blutmengenveränderungen beim Menschen und seine Bedeutung für den Anfall von Asthma cardiale. Klin. Wschr. 1940, 29—33.

Meyer-Bisch, R.: Über die Wirkung des Tuberkulins auf den Wasserhaushalt. Dtsch. Arch. klin. Med. 134, 185—207 (1920).

Möllerström, J.: Die therapeutische Bedeutung der menschlichen Rhythmik. Dtsch. med. Wschr. 1938, 990—993.

Moleschott: Über den Einfluß des Lichts auf die Menge der vom Thierkörper ausgeschiedenen Kohlensäure. Wien. med. Wschr. 1855, 43.

Moog, O., u. J. Schürer: Die Blutdruckkurve der Kriegsnephritis. Dtsch. med. Wschr. 1919, 455—457.

Moritz, F., u. D. v. Tabora: Über eine Methode, beim Menschen den Druck in oberflächlichen Venen exakt zu bestimmen. Dtsch. Arch. klin. Med. 98, 475—505 (1910).

Mosso: Über den Kreislauf des Blutes im menschlichen Gehirn. Leipzig 1881.

Müller, Carl: Die Messung des Blutdrucks am Schlafenden als klinische Methode. Acta med. scand. (Stockh.) 55, 381—485 (1921).

Müller, E. Fr.: Blut und vegetatives Nervensystem, in Handbuch der allg. Hämatologie von Hirschfeld-Hittmair 1 I, 435—502 (1932).

Müller, J.: Über die Wirkungen einiger physiologischer Zustände auf die Zusammensetzung des Capillarblutes. Sitzgsber. physik.-med. Ges. Würzburg 1 (1904).

Müller, L. R.: Über den Schlaf. München u. Berlin: Lehmann 1940.

Müller, O., u. E. Veiel: Beiträge zur Kreislaufphysiologie des Menschen, besonders zur Lehre von der Blutverteilung. I. u. II. Teil, in Slg klin. Vortr. S. 606—608, 630—632, 641—724 u. 51—146. Leipzig: J. A. Barth 1910 und 1911.

Nonnenbruch: Pathologie und Pharmakologie des Wasserhaushalts einschließlich Ödem und Entzündung. Handb. d. Physiol. von Bethe-Bergmann 17, 223—286 (1926).

Nothhaas, R.: Dermographismus und Inkretion. Klin. Wschr. 1929, 820—826.

Oechsler, O.: Über einen 24-Stunden-Rhythmus der Vitalkapazität der Lunge. Inaug.-Diss. Tübingen 1940.

Patrici, L.: Boll. Soc. med.-chir. Modena 5, 1 (1902).

Petrén, G.: Studien über obturierende Lungenembolie als postoperative Todesursache. Bruns' Beitr. 79, 83—94 (1913).

Piéron, H.: Le problème physiologique du sommeil. Paris: Masson et Cie. 1913.

Potain, C.: La pression artérielle de l'homme à l'état normal et à l'état pathologique. Paris 1902.

Quincke, H.: Über Tag- und Nachtharn. Naunyn-Schmiedebergs Arch. 32, 211—240 (1893).

Rannenberg, E.: Die Schwankungen der Wasserstoffionenkonzentration des Harns im Verlaufe eines Tages. Pflügers Arch. 212, 601—641 (1926).

Rehn, zitiert nach H. Storz: Die konstitutionelle Disposition zur Thrombose und Embolie. Verh. dtsch. Ges. Kreislaufforsch. 1934, 172—176.

Rein, H.: Vasomotorische Regulationen. Erg. Physiol. 32, 28—72 (1931).

— Die Blutreservoire des Menschen. Klin. Wschr. 1933, 1—5.

REINERT, E.: Die Zählung der Blutkörperchen und deren Bedeutung für Diagnose und Therapie. Leipzig 1891.

REISS, E.: Die refraktometrische Blutuntersuchung und ihre Ergebnisse für die Physiologie und Pathologie des Menschen. Erg. inn. Med. **10**, 531—634 (1913).

ROEMHELD, L.: Zur Unterscheidung funktioneller und organischer Hypertonie. Münch. med. Wschr. **1923**, 1022—1023.

RUD, E. I.: Le nombre des globules rouges chez les sujets normaux et leurs variations dans les diverses conditions physiologiques. I. u. II. Acta med. scand. (Stockh.) **57**, 142—187, 325—380 (1923).

DE RUDDER: Die Perspiratio insensibilis beim Säugling. I. u. II. Z. Kinderheilk. **45**, 404 bis 422; **46**, 384—390 (1928).

— Verh. 2. Konf. internat. Ges. biol. Rhythmusforsch. **1939**, 177. Stockholm 1940 (Diskussionsbemerkung).

RUMMO et FERRANNINI: Recherches sur la circulation cérébrale. Arch. ital. de Biol. **1887**, 57.

SAINT MARTIN: zitiert nach PIÉRON.

SAUER, K.: Untersuchungen über den 24-Stunden-Rhythmus des Menschen unter besonderer Berücksichtigung des Kreislaufs. Inaug.-Diss. Tübingen 1941.

SCHARLING, E. A.: Versuche über die Quantität der in 24 Stunden ausgeatmeten Kohlensäure. Liebigs Ann. **45**, 214 (1843).

SCHELLONG, F.: Akute Lungenstauung und Lungenödem bei Mitralstenose. Klin. Wschr. **1933**, 18—22.

— Elektrokardiogramm und Herzfunktion. Verh. dtsch. Ges. Kreislaufforsch. **1939**, 82—87.

— Regulationsprüfung des Kreislaufs. Dresden u. Leipzig: Th. Steinkopff 1938.

SCHEUNERT, A., u. FR. W. KRZYWANEK: Über reflektorisch geregelte Schwankungen der Blutkörperchenmenge. Pflügers Arch. **212**, 477—485 (1926).

— Weitere Untersuchungen über Schwankungen der Blutkörperchenmenge. Pflügers Arch. **213**, 198—205 (1926).

SCHEURER, O., u. H. ZIMMERMANN: Sind die Hauttemperaturen von Mann und Frau verschieden, besteht ein Unterschied zwischen Tag und Nacht? Z. exper. Med. **100**, 417—426 (1937).

SCHÖNDORF, TH.: Klinisch-experimentelle Untersuchungen mit dem neuen Kreislaufmittel Veritol. Münch. med. Wschr. **1938**, 333—335.

SCHULZ, J. H.: Seelische Reaktionen auf die Verdunkelung. Klin. Wschr. **1940**, 262.

SCHWINGE: Untersuchungen über den Hämoglobingehalt und die Zahl der rothen und weißen Blutkörperchen in den verschiedenen menschlichen Lebensaltern unter physiologischen Bedingungen. Pflügers Arch. **73**, 299—338 (1898).

SERGUÉJEFF u. PILCZ: Einige Betrachtungen über die psychischen Erscheinungen des Schlafes. Wien. med. Wschr. **1891**, 43—45.

SHEPARD, J. F.: The circulation and sleep. New York: The Macmillan Compagny 1914.

SIEBECK, R.: Der Kreislaufkollaps in der inneren Medizin. Verh. dtsch. Ges. Kreislaufforsch. **1938**, 34—50.

SIMPSON, G. E.: The effect of sleep on urinary chlorides and p_H. J. of biol. Chem. **67**, 505 bis 516 (1926).

SJÖSTRAND, T.: On the principles for the distribution of the blood in the peripheral vascular system. Acta Soc. Physiol. scand. Suppl. **71** (1935).

SMITH, E.: Über die stündlichen Schwankungen des Pulses und der Respiration. Arch. d. Ver. f. gemeinsch. Arbeiten zur Förderung der wissenschaftl. Heilkunde **3**, 505 (1857).

SPECK: Untersuchungen über die Beziehungen der geistigen Tätigkeit zum Stoffwechsel. Naunyn-Schmiedebergs Arch. **15**, 81—145 (1882).

SPRINGORUM, P. W.: Über die Unabhängigkeit hormonaler und zentralnervöser Diuresehemmung von der Nierengesamtdurchblutung und dem arteriellen Druck. Pflügers Arch. **240**, 342—347 (1938).

STEINMANN, B.: Über die Bestimmung der zirkulierenden Blutmenge beim Menschen. Naunyn-Schmiedebergs Arch. **191**, 237—262 (1939).

— Über das Verhalten des zirkulierenden Blutes beim Herzkranken. Naunyn-Schmiedebergs Arch. **193**, 24—33 (1939).

STÖCKMANN, TH.: Die Naturzeit. Stuttgart: Hippokrates-Verlag Marquardt & Cie. 1940.

Strassburger, J.: Physiologische Wirkung von Bädern unter normalen und pathologischen
    Bedingungen. Handb. d. norm. u. pathol. Physiol. von Bethe und Bergmann 17, 444
    bis 462 (1926).
Straub, H.: Über Schwankungen in der Tätigkeit des Atemzentrums, speziell im Schlaf.
    Dtsch. Arch. klin. Med. 117, 397—418 (1915).
Tarchanoff: Quelques observations sur le sommeil normal. Arch. ital. de Biol. 21.
Tornow, F.: Blutveränderungen durch Märsche. Diss. Berlin 1895.
Trömner, E.: Das Problem des Schlafes, biologisch und psychophysiologisch betrachtet.
    Wiesbaden: J. F. Bergmann 1912.
Ude, H.: Blutverschiebungen bei Änderung der Körperlage. Klin. Wschr. 1934, 949—951.
Veil, W. H.: Physiologie und Pathologie des Wasserhaushaltes. Erg. inn. Med. 23, 648 bis
    784 (1923).
Verzár, F.: Die Regulation des Lungenvolumens. Pflügers Arch. 232, 322—341 (1933).
Villaret, M., Fr. Girons et L. Justin-Besançon: La pression veineuse périphérique.
    Paris: Masson et Cie. 1930.
Voelker, H.: Über die tagesperiodischen Schwankungen einiger Lebensvorgänge des
    Menschen. Pflügers Arch. 215, 43—77 (1927).
Voit, C.: Über die Wirkung der Temperatur der umgebenden Luft auf die Zersetzungen
    im Organismus des Warmblüters. Z. Biol. 14, 57—160 (1878).
Volhard, F.: Die doppelseitigen hämatogenen Nierenerkrankungen, in Handb. der inneren
    Medizin von Mohr und Staehelin. 1931.
— Therapie der Herzinsuffizienz: Klinik. Verh. dtsch. Ges. Kreislaufforsch. 1939, 326—351.
— Aussprache zum Thema Kreislauf und Atmung. Verh. dtsch. Ges. Kreislaufforsch. 1940,
    127—128.
Voss u. Kl. Gollwitzer-Meier: Einfluß der Wasserstoffionenkonzentration auf die Weite
    innervierter Venen. Pflügers Arch. 232, 749—753.
Ward, H. C.: The hourly variations in the quantity of hemoglobine and red corpuscles.
    Amer. J. Physiol. 11 (1904).
Weber, E.: Der Einfluß psychischer Einflüsse auf den Körper, insbesondere auf die Blut-
    verteilung. Berlin: Julius Springer 1910.
Wiechmann u. Bamberger: Puls und Blutdruck im Schlaf. Z. exper. Med. 41, 37—51
    (1924).
Wiersma, E. O.: Der Einfluß von Bewußtseinszuständen auf den Puls und auf die Atmung.
    Z. Neur. 19, 1—24 (1913).
Wigand, R.: Der Tod des Menschen an inneren Krankheiten in seinen Beziehungen zu den
    Tages- und Jahreszeiten. Dtsch. med. Wschr. 1934, 1709—1711.
Willebrand, E. A.: Über Blutveränderungen durch Muskelarbeit. Skand. Arch. Physiol.
    (Berl. u. Lpz.) 14 (1903).
Wollheim, E.: Die Blutreservoire des Menschen. Klin. Wschr. 1933, 12—16.
Zabel: Plötzliche Blutdruckschwankungen und ihre Ursachen. Münch. med. Wschr. 1910,
    2278—2283.
Zadek, I.: Die Messung des Blutdrucks am Menschen mittels des Baschschen Apparates.
    Z. klin. Med. 2, 509—551.

Einleitung.

„Ohne Hoffnung und ohne Schlaf wäre der Mensch das unglücklichste Ge-
schöpf", sagt Kant, eine Wahrheit, der gerade der Arzt aus seiner Erfahrung
am Krankenbett heraus beipflichten muß. Der Schlaf bringt die Entspannung,
die Erholung leitet häufig genug die Genesung nach langem Krankenlager ein;
die Unfähigkeit zu schlafen allein kann zu schweren, auch körperlichen Schäden
führen. Trotz der großen Wichtigkeit des Schlafes für die Gesundheit ist er
verhältnismäßig wenig der Gegenstand wissenschaftlicher Forschung gewesen.
„Die Lehrbücher erledigen gewöhnlich das Kapitel Schlaf auf einer oder gar
einer halben Seite, obwohl er zu den wichtigsten und interessantesten Funk-

tionen unseres Organismus gehört" — an dieser Feststellung TRÖMNERS hat sich auch in den letzten 30 Jahren trotz einzelner umfassender Bearbeitungen (L. R. MÜLLER) nichts geändert. Sicher sind daran nicht allein die methodischen Schwierigkeiten schuld, die zwangsläufig mit einer Untersuchung des schlafenden Menschen verbunden sind, auch nicht die Unbequemlichkeiten für den zur Nachtzeit Untersuchenden. Der Schlaf ist ja eine der „gesundesten" Eigenschaften des Menschen; wie könnte er einen ungünstigen Einfluß haben! Gleich unverdächtig wie der Schlaf erscheint für Krankheitsentstehung und -förderung die nächtliche Ruhelage, die Muskelerschlaffung, die Einschränkung fast aller körperlichen Funktionen, die ganze passive Anspruchslosigkeit, in der der Mensch sich befindet.

Und doch liegt der Gedanke nahe, daß die Passivität des Schlafenden manche Krankheiten begünstigen, die Tonuslosigkeit manches Krankheitssymptom stärker hervortreten lassen könnte. Schon aus diesem Gesichtspunkt erscheint ein Studium des Ruhezustandes erfolgversprechend. Es erscheint weiter bedeutungsvoll für eine planmäßige Förderung der Erholung, die oft von Nutzen sein wird. Das Studium der großen nächtlichen Erholungsphase des Menschen erscheint aber jetzt besonders wichtig und notwendig, da sich in den letzten Jahren ganz neue Gesichtspunkte für diese Fragen des Schlafes und der Erholung ergeben haben. Viele körperliche Vorgänge, die man bisher als schlafbedingt oder ruhebedingt ansah, haben sich als tagesrhythmisch verlaufende Funktionen herausgestellt. Sie treten auch unabhängig vom Schlaf ein, auch beim dauernd ruhenden, zu Bett liegenden Menschen. A. JORES hat das Verdienst, auf die große Bedeutung des 24-Stunden-Rhythmus im Leben des Menschen für den Kliniker hingewiesen zu haben. Unter dieser von JORES geschaffenen neuen Betrachtungsweise gewinnt der Schlaf für den Arzt eine andere Bedeutung. Er ist nicht mehr das allein Wesentliche der Erholung in der Nacht, sondern in vieler Hinsicht wenig mehr als ein charakteristisches Symptom. Es entfällt damit manche Schwierigkeit der Untersuchung für den Forschenden; der nachts erwachte oder wachende Mensch unterscheidet sich lange nicht so sehr vom schlafenden, wie man bisher oft angenommen hatte. An die Stelle des Unterschiedes zwischen Wachen und Schlafen tritt der Unterschied Tag und Nacht, der nach Mephistos Worten dem Sterblichen alleine taugt; an die Stelle des friedlichen, erquickenden Schlafes tritt in der Betrachtungsweise die Nacht, der wir Gutes und Ungünstiges gleichermaßen zuzuschreiben geneigt sind.

Für kaum ein Organsystem des menschlichen Körpers dürfte die Betrachtung des Tag-Nacht-Rhythmus so erfolgversprechend und bedeutsam sein wie für den Blutkreislauf in seinen mannigfaltigen Äußerungen und in seinen weit verflochtenen Beziehungen zu allen anderen Organen.

24-Stunden-Rhythmus einzelner Kreislauffaktoren.

Das Schwanken der **Pulsfrequenz** und Körpertemperatur im Laufe des Tages ist eine der banalsten Erscheinungen der ärztlichen Praxis, das sinnfälligste Beispiel für tagesrhythmische Schwankungen vegetativer Funktionen. Besonders gegen Ende des vorigen Jahrhunderts ist eine Reihe von sorgfältigen Untersuchungen über die Tagesschwankung der Pulsfrequenz entstanden. Die Zeit des Pulsminimums wird dabei von den Untersuchern, die durchweg ihre Beob-

achtungen zum Schlaf in Beziehung bringen, übereinstimmend zwischen 0 und
5 Uhr angegeben (Grützmann, Colombo, v. Baerensprung, Piéron, Rummo
und Ferrannini u. a.). Die Zeit der maximalen Pulsfrequenz liegt bei den
meisten um Mittag (Colombo, v. Baerensprung und Piéron), viele finden
einen zweiten Gipfel der Tagespulskurve in den Vormitternachtsstunden (Colombo zwischen 21 und 23 Uhr, Piéron um 22 Uhr). Diese Tatsache, daß die
Pulsfrequenz im Laufe des Tages einer Sinuskurve folgt, sich schon am Nachmittag senkt und während des Schlafes in den frühen Morgenstunden wieder
ansteigt, widerlegt die öfter geäußerte Vermutung, daß die Pulsschwankung
die Folge der nächtlichen horizontalen Körperlage oder des Schlafzustandes ist,
ohne daß ein Einfluß der flachen Lage, der Muskelruhe und des Schlafes ver-
kannt werden soll. Schon Colombo fand 1899 dieselben tagesrhythmischen
Schwankungen bei einem Menschen, der nachts nicht schlief und seine Mahlzeiten nicht zu den gewohnten Zeiten einnahm. Diese Unabhängigkeit der
Tagespulskurve von äußeren Bedingungen geht auch aus den Untersuchungen
von Klewitz, Brooks und Carroll und Voelker hervor. Während des Mit-
tagschlafes pflegt die Frequenz nicht zum Niveau der Nacht abzufallen (Klewitz u. a.). Die Tendenz zur nächtlichen Pulsverlangsamung bleibt auch bei
Kreislaufbelastung bewahrt.

Ich habe in einer Versuchsreihe 10 weiblichen Personen 24 Stunden lang
Nahrung und Flüssigkeit gleichmäßig verteilt alle 4 Stunden gegeben. Jedesmal
vor diesen kleinen Mahlzeiten traten die im übrigen streng zu Bett liegenden
Personen aus dem Bett und blieben 10 Minuten ruhig stehen. Eine charakteristische so gewonnene Pulskurve zeigt Abb. 1. Man erkennt, wie dieselbe Bean-

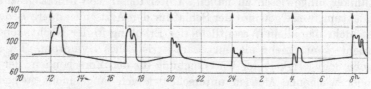

Abb. 1. Anna St., 22 Jahre, subacide Gastritis. Erkl. s. Text.

spruchung der Hämodynamik tags eine deutlich andere Pulsreaktion als nachts
bewirkt. Um 20 Uhr, lange vor dem Einschlafen, 0 Uhr und 4 Uhr nimmt die
Frequenz nicht über 24 Schläge zu, um 12, 17 und 8 Uhr dagegen 28 und
44 Schläge. Besonders eindrucksvoll ist die Verschiedenheit der Reaktion um
17 und um 4 Uhr vom selben Basiswert 72 aus.

Allen diesen Beobachtungen widerspricht nicht, daß der Tagesgrundrhythmus
des Pulses — besonders bei dem leicht erregbaren vegetativen System der Kinder
— selbst im tiefen Nachtschlaf verwischt sein kann (Brodmann, Trömner).
Von Interesse in bezug auf den Entstehungsmodus der Pulstagesschwankung
kann die Angabe Wiersmas sein, daß im Schlaf eine respiratorische Arrhythmie
auftrat. Man ist geneigt, diese Beobachtung in Parallele zu setzen zu dem bekannten Auftreten von Cheyne-Stokes-Atmung im Schlaf (s. unten), die durch
die Abnahme der Erregbarkeit des Atemzentrums erklärt wird.

Daß der **Blutdruck** des Gesunden — Ruhelage und gleiche äußeren Bedingungen vorausgesetzt — in den frühen Abendstunden höher als beim Erwachen

am Morgen ist, ist seit langem bekannt (ZADEK 1881) und immer wieder bestätigt worden (ARRAK, BROOKS und CARROLL, HENSEN, KATSCH und PANSDORF, KYLIN, MOOG und SCHÜRER, VOELKER, VOLHARD, ZABEL). In der Nacht, im Schlafe, sinkt der Blutdruck zu seinem tiefsten Punkt (COLOMBO, BRUCE, BRUSH und FAYERWEATHER, FLEURY und GÄRTNER, GROLLMAN und BAUMANN, HILL, KÜLBS, C. MÜLLER, TARCHANOFF (Untersuchungen an Hunden), TRUMP, VOELKER, WIECHMANN und BAMBERGER, ZABEL, KATSCH und PANSDORF), steigt — gewöhnlich in den Nachmitternachtsstunden — allmählich bis zum Nachmittag des folgenden Tages kontinuierlich an. Bei gesunden, ruhig in der Klinik zu Bett liegenden Personen ist man immer wieder überrascht, wie gleichmäßig diese Tagesblutdruckkurven verlaufen („Natura non facit saltus"), und zwar auch dann, wenn die Patienten nachts nicht wie bei KATSCH und PANSDORF ohne aufzuwachen aus dem Nebenzimmer gemessen werden, sondern auch wenn sie jedesmal aufwachen (Abb. 2). Übereinstimmend bei allen Autoren schwankt vor allem der systolische Druck. Beim Gesunden beträgt die Tag-Nacht-Differenz oft bis 40 mm Hg, sie kann bei Vasolabilen, speziell labilen Hypertonikern, bedeutend größer sein, 100 mm Hg und mehr (KATSCH und PANSDORF). Auf die Bedeutung dieser Tagesschwankung für die Diagnose der Hypertonie, der beginnenden Ausheilung einer akuten Nephritis ist oft hingewiesen worden (EDENS, MOOG und SCHÜRER, KATSCH und PANSDORF, ROEMHELD). Die Schwankungen des diastolischen Druckes gehen fast bei allen Untersuchern parallel denen des systolischen, sind in ihrem Ausmaß geringer, meist nicht über 10 mm Hg. Es sinkt also nachts die Blutdruckamplitude (C. MÜLLER). Nach C. MÜLLER, der den Blutdruckverhältnissen beim Schlafenden vor 20 Jahren eine sehr eingehende Studie gewidmet hat, ist der nächtliche Abfall des Blutdrucks bei Frauen durchschnittlich etwas geringer als bei Männern.

Der Zeitpunkt des Blutdruckmaximums liegt nach VOELKER und eigenen Untersuchungen gewöhnlich gegen 17—20 Uhr. Maxima um 12 und 15 Uhr kommen vor (COLOMBO); KROETZ sah einen Höchstwert um 24 Uhr. Die tiefsten Blutdruckwerte mißt man fast stets zwischen 24 und 4 Uhr (VOELKER, GROLLMAN und BAUMANN, C. MÜLLER, KATSCH und PANSDORF, eigene Messungen).

Bei der starken Beeinflußbarkeit von Puls und Blutdruck durch psychische Faktoren wird man sich in bezug auf die Tagesschwankungen des Blutdrucks nicht an Zahlen klammern dürfen und sich auch nicht über Widersprüche in den Literaturangaben wundern, sei es, was Ausmaß der Schwankungen oder was Zeitpunkte des Maximums und Minimums betrifft Große Untersuchungen, in denen der Blutdruck tags und nachts unter einwandfreien Bedingungen durchgemessen und in denen der Fehler der kleinen Zahl ausgeschaltet ist, gibt es nicht. Wie groß der Einfluß selbst anscheinend nebensächlichster Begleitumstände auf die Höhe des Blutdrucks sein kann, geht aus der Arbeit von ZABEL schön hervor. Bei einem Studenten der Theologie stieg der Blutdruck z. B. um 28 cm Wasser, als er 17×18 ausrechnen sollte. VOLHARD hebt den Unterschied hervor zwischen der — vom Patienten als nebensächlich empfundenen — Messung durch die Schwester und der durch den Arzt. Fast regelmäßig beobachtet man ja auch ein starkes Absinken des labilen Hochdrucks vom 1. zum 2. Krankenhaustag. Es liegt auf der Hand, daß solche oft nicht erkennbaren psychischen Einflüsse neben den somatischen und klimatischen die Gleich-

mäßigkeit der Tageskurve, Höhe und Richtung der Schwankung stark beeinflussen können.

Bei der wesentlich umständlicheren Methodik nimmt es nicht wunder, daß
die Untersuchungen über Tagesschwankungen des **Venendrucks** in der Literatur

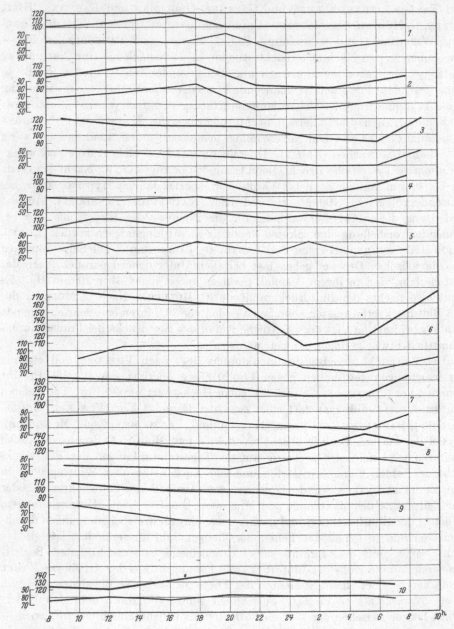

Abb. 2. *Blutdrucktageskurven* bei zu Bett liegenden Personen. 1. Anna St., 22 Jahre, subacide Gastritis. — 2. Hilde-
gard R., 27 Jahre, Adipositas; subacide Gastritis. — 3. Anna S., 23 Jahre, Asthenie. — 4. Marie K., 25 Jahre, Ureter
bifidus; Genitalhypoplasie. — 5. Frieda Sp., 34 Jahre, spastische Obstipation. — 6. Marianne Mo., 66 Jahre, essentielle
Hypertension; Angina pectoris. — 7. Berta H., 36 Jahre, Defatigatio. — 8. Genovefa B., 54 Jahre, Ulcus ventriculi. — 9. Elise B., 26 Jahre, abgeklung. Asthma bronchiale. — 10. Christian H., 44 Jahre, Neurasthenie.

wesentlich spärlicher sind als über die des arteriellen. Eine Messung des Venendrucks beim Menschen ist zudem nur in Hautvenen möglich, in denen der Druck durchaus nicht dem in den tiefen Venen zu entsprechen braucht (VILLARET). HOOKER fand bei gesunden, tagsüber außer Bett befindlichen Personen und auch bei bettlägerigen chirurgischen Patienten ein langsames Ansteigen des Venendrucks im Laufe des Tages, ein Absinken während der nächtlichen Schlafstunden (Abb. 3). Seine Befunde sind von EYSTER und MIDDLETON bestätigt worden. HOOKER, EYSTER und MIDDLETON maßen den Venendruck unblutig, durch Kompression einer Vene des Handrückens, also nach dem von RECKLINGHAUSEN angegebenen Prinzip. Diese Methode birgt die Hauptfehlerquelle, daß der zum Zusammenpressen der Venenwand nötige Druck ebensosehr vom Zustand der Venenwand wie vom Flüssigkeitsdruck abhängig ist. Aus diesem Grunde hat die Methode in der Klinik, wo sie einen Maßstab für die Belastung des rechten Vorhofs abgeben soll, keinen Anklang finden können. Da sich die Zusammendrückbarkeit der Venenwand aber im Laufe von 24 Stunden vermut-

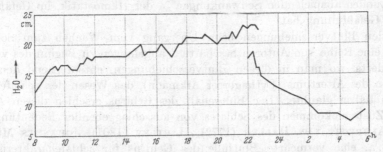

Abb. 3. Verlauf des *Venendrucks* während eines arbeitsfreien Tages außer Bett und während einer gut durchschlafenen Nacht bei zwei gesunden jungen Männern. (Nach HOOKER.)

lich kaum ändert, haben die mit der unblutigen Methode gemessenen Tagesschwankungen Gültigkeit. Daß in den Nachtstunden der Venendruck durchweg geringer als vormittags ist, ergaben auch Messungen mit der MORITZ-TABORAschen Methode, die ich stichprobenweise an einer Reihe von Patienten durchgeführt habe.

Der Venendruck zeigt also Tagesschwankungen ganz ähnlich denen des arteriellen Drucks, wie auch KROETZ in jüngster Zeit mit der blutigen Methode zeigen konnte. Das Ausmaß der Tagesschwankungen wird von MORITZ und TABORA mit $10-20$ mm H_2O, von GÖNCZY, KISS und ENYEDY, die bei 7 Normalfällen um 9, 13 und 17 Uhr maßen, bis zu 10 mm Wasser, von KROETZ bis 60 mm Wasser angegeben. Ein Fall von GÖNCZY und Mitarbeitern mit Vasoneurose schwankte um 130 mm. Ebenfalls große Schwankungen fanden diese Autoren bei Hypertonien (bis 60 mm Wasser). Auch in bezug auf das Ausmaß der Tagesschwankungen besteht also eine bemerkenswerte Parallelität zum arteriellen Druck, der ja, wie wir oben sahen, auch bei labilen Hypertonien die größten Tagesschwankungen zeigt.

Das gleichsinnige Verhalten von arteriellem und venösem Druck im Verlauf von 24 Stunden gibt einen Hinweis auf die Entstehung der Druckschwankungen. Nicht eine wechselnde Herzleistung kann diese Schwankungen verursachen; denn eine durch Nachlassen der Herzkraft bedingte Senkung des Blutdrucks würde

zu einer Erhöhung des Venendrucks führen. Die Tagesschwankungen müssen vielmehr bedingt sein durch Änderungen des Gefäßtonus oder wechselnde Füllung im Gefäßsystem und in den Blutspeichern.

Eine Möglichkeit, den Gefäßtonus beim lebenden Menschen direkt zu bestimmen, gibt es nicht. Wir können auf ihn schließen, wenn wir das Blutvolumen und den Druck kennen, unter dem das Blut steht. Zur Klärung der Blutkreislaufverhältnisse im Tagesrhythmus wird also die Kenntnis des Füllungszustandes des Gefäßsystems, d. h. die Kenntnis der zirkulierenden Blutmenge von Bedeutung sein. Zu einer vollständigen Schau des Tagesrhythmus im Blutkreislauf muß ferner von großer Bedeutung sein der Grad der Blutfüllung in den Speicherorganen, also das Gegenstück zur zirkulierenden Blutmenge, in seinen Einzelheiten. Gegenüber diesen Fragen der Hämostatik treten die der Hämodynamik zunächst in den Hintergrund. Tagesrhytmische Änderungen des Herzminutenvolumens z. B., deren Kenntnis unendlich wichtig für die Klinik ist, wird man erst sichern und deuten können, wenn man Klarheit über die sich langsam, in vielen Stunden abspielenden Schwankungen in der Hämostatik, im Gefäßtonus und der Gefäßfüllung hat.

Mit den Blutverschiebungen beim Übergang vom Wachen zum Schlafen hat sich eine Reihe von Autoren beschäftigt, angefangen zu Beginn des vorigen Jahrhunderts, wo man in diesen Blutverschiebungen, entsprechend den Vorstellungen des Altertums (Pythagoreer Alkmäon), das Wesen des Schlafes entdeckt zu haben glaubte. Der Blutgehalt des **Gehirns** erschien diesen Ärzten für das Zustandekommen des Schlafes von ausschlaggebender Bedeutung. So hielten ALBRECHT VON HALLER (1772), HARTLEY (1801), JOHANNES MÜLLER (1840) u. a. eine vermehrte Blutfülle des Gehirns für schlafcharakteristisch, CLAUDE BERNARD, DONDERS, MOSSO (1875) Blutleere des Gehirns. Mosso stützte sich auf eine Beobachtung an einem Kranken mit Schädeldefekt, bei dem beim Einschlafen eine Abnahme der Blutfülle des Gehirns zu beobachten war. Alle späteren Untersucher fanden aber eine vermehrte Blutfülle des Gehirns im Schlaf, so WEBER, BRODMANN, O. MÜLLER und auch CZERNY bei einem 1 3/4 Jahre alten Kinde mit traumatischem Hirndefekt. Nach SERGUÉJEFF und PILCZ soll die Gehirnrinde im Schlaf hyperämisch, der Hirnstamm anämisch sein. — In jüngster Zeit hat SJÖSTRAND an Meerschweinchen und Mäusen die Blutverteilung unter verschiedensten Bedingungen dadurch untersucht, daß er nach plötzlicher Dekapitierung in Organschnitten die roten Blutkörperchen zählte. Auch er fand eine geringe Mehrdurchblutung des Gehirns im physiologischen Schlaf.

So interessant diese Befunde sein mögen, für das Gesamtbild der Blutverteilung im Körper hat das Gehirn mit seinem verhältnismäßig kleinen Volumen, seiner starren Umschließung keine wesentliche Bedeutung. Vielmehr erfordert das Verhalten der großen Blutspeicher im weitesten Sinne des Wortes unsere besondere Aufmerksamkeit. Organe, deren Blutgehalt stark schwanken kann und die für die Verteilung der Gesamtblutmenge eine Rolle spielen, sind die Haut mit dem Unterhautzellgewebe, die Muskeln, die Lunge, das Splanchnicusgebiet und die Leber, ferner Milz und Niere. Wir wollen dabei zunächst davon absehen, ob es sich bei diesen Organen um Blutspeicher im strengen BARCROFTschen Sinne handelt, ob also das Blut in diesen Organen zirkuliert oder nicht (vgl. hierzu REIN). Es interessiert hier zunächst die Frage, ob diese Organe

tagesrhythmische Schwankungen der Blutfülle zeigen, wie diese verlaufen und von welchen Bedingungen sie abhängig sind.

Die Durchblutung der **Haut** im Wechsel von Tag und Nacht, von Wachen und Schlafen als des der Beobachtung besonders leicht zugänglichen Organs ist schon früh Gegenstand der Betrachtung und Untersuchung gewesen, vor allem auch in Verbindung mit der physiologischen Schwankung der Körpertemperatur. Das stark durchblutete, gerötete Gesicht des Schläfers war für die älteren Forscher besonders eindrucksvoll. Zwanglos ließ sich die Neigung zum Schwitzen während des Schlafes, eines der „Probleme" des Aristoteles, hierzu in Beziehung bringen. Einen direkten Einblick in die Blutversorgung der Haut kann man bekommen durch die Capillarmikroskopie. Nach HAGEN sind die Capillaren am Morgen — entsprechend der niederen Körpertemperatur — eng gestellt; „sie werden im Laufe des Tages weit und erreichen die größte Weite kurz vor der höchsten Körpertemperatur, etwa gegen 17 Uhr. Genau so liegt die Zeit der größten Capillarenge etwas vor der niedersten Körpertemperatur, etwa morgens gegen 2 Uhr".

Einen direkten Zusammenhang zwischen Hautdurchblutung und Körpertemperatur anzunehmen, erscheint mir aber gewagt, hängt doch die Körpertemperatur sowohl von der chemischen wie der physikalischen Wärmeregulation ab. Den Zusammenhang mit der chemischen hat FORSGREN gezeigt. Wenn man einen Zusammenhang der Körpertemperatur mit der Hautdurchblutung annimmt, müßte wohl vor allem eine Übereinstimmung mit der Hauttemperatur bestehen. Diese letztere schwankt aber nach von SCHEURER und ZIMMERMANN bei konstanter Außentemperatur durchgeführten 10000 Messungen an 58 Personen fast von Stunde zu Stunde erheblich; nur bei Männern findet sich nachts nach diesen Autoren eine geringe Senkung des Mittelwertes. — Gleichzeitige Messung der dermographischen Latenzzeit (s. unten) und der Rectaltemperatur (SAUER) zeigt oft kein paralleles Verhalten (vgl. Abb. 13).

KLEIN sah auch bei Gesunden im allgemeinen keine rhythmischen Schwankungen des Capillarbildes; bei einem Fall von Nephrosklerose und einem von chronischer Nephritis fand er Tagesschwankungen abweichend den von HAGEN beschriebenen. Beide Schenkel der Capillarschlingen waren am Abend deutlich enger, die Capillaren stärker geschlängelt als in den Morgenstunden. Man wird diesen letzteren Beobachtungen an Gefäßkranken, bei denen Nykturie bestand und die nach MOOG und SCHÜRER z. B. auch einen Typus inversus der täglichen Blutdruckschwankung mit niedrigerem Wert am Abend zeigen können, keine Allgemeingültigkeit zusprechen dürfen. — MAGNUSSEN fand mit dem Götzschen Fingerplethysmographen, der ein Plethysmogramm fast ausschließlich der Haut und des Unterhautzellgewebes liefert, eine Dilatation beim Einschlafen, rasche Vasokonstriktion beim Erwachen. An unserer Klinik ist jetzt SAUER auf meine Veranlassung dieser Frage mit neuartiger Untersuchungstechnik nachgegangen. Wir prüften über Tag und Nacht in kurzen Abständen die *dermographische Latenzzeit* nach NOTHHAAS.

NOTHHAAS löst mit einem stumpfen Metallstift von 2 mm Durchmesser unter dosierbarem Druck (gewöhnlich 150 g) an der leicht angespannten Rückenhaut den Dermographismus aus, bestimmt mit der Stoppuhr die Zeit vom Ende des Darüberstreichens bis zum Auftreten der Rötung. Diese „*dermographische Latenzzeit*" beträgt normalerweise 6—8 Sekunden, ist an verschiedenen Hautstellen verschieden. Sie nimmt mit dem Alter zu (HOFF), ist größer (!) bei gesteigertem Grundumsatz (NOTHHAAS), bei Hypertonikern (LIPPERT), sinkt zusammen mit der Erniedrigung des diastolischen Blutdrucks nach körperlicher Arbeit (NOTHHAAS). —

Abweichend von NOTHHAAS entsprechend unserer besonderen Fragestellung hat SAUER die dermographische Latenzzeit (bis zur vollständigen Ausbildung des roten Striches) in der Bicepsgegend bei zu Bett liegenden Gesunden und Kranken bestimmt.

Das Ergebnis war im Prinzip bei allen Untersuchten gleich: In den Nachmittagsstunden sinkt die dermographische Latenzzeit bis zu einem tiefsten Punkt in der Nacht, steigt dann zum Morgen hin an (Abb. 4). Die Differenz zwischen größtem und kleinstem Wert beträgt bis 10 Sekunden, liegt also außerhalb der bei dieser Methode ziemlich großen Fehlerbreite. Im Prinzip dasselbe Verhalten findet man, wenn man an anderen Hautstellen prüft. Daß die gesamte Körperoberfläche in dieser Hinsicht gleichmäßig reagiert, ist ja seit den klassischen

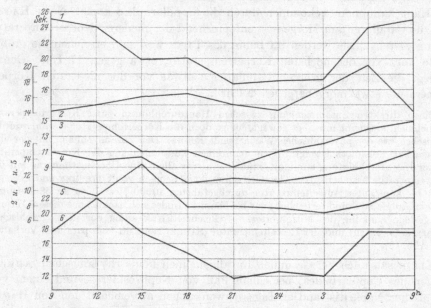

Abb. 4. *Dermographische Latenzzeit* im Verlauf von 24 Stunden. 1. Heinrich P., 57 Jahre, essentielle Hypertonie (im Saftfasten). — 2. Friedrich H., 58 Jahre, Paramyoklonie. — 3. Wilhelm M., 45 Jahre, Senkfüße, statische Beschwerden. — 4. Hermann B., 17 Jahre, abgeklungene diff. Glomerulonephritis. — 5. Jakob Pf., 58 Jahre, mykotisches Ekzem; latenter Diabetes mellitus. — 6. Wilhelm H., 40 Jahre, Hysterie.

plethysmographischen Versuchen BROWN-SÉQUARDS, THOLOZANS, FRÉDÉRICS, MOSSOS und vor allem von O. MÜLLER und seiner Schule (s. unten) bekannt. Es ergibt sich also, entsprechend der Beobachtung vom geröteten Gesicht des Schläfers, eine Übereinstimmung mit den Ergebnissen der objektiven Methode von MAGNUSSEN und eine — geringere — Übereinstimmung mit der mehr subjektiven Untersuchungsmethode HAGENS: in den späten Abendstunden und in der ersten Hälfte der Nacht sind die Hautcapillaren verhältnismäßig weit gestellt.

Die **Muskel**durchblutung im Tagesablauf direkt zu untersuchen, ist weder beim Menschen noch beim Tier möglich. Bei der erwiesenen erheblichen Mehrdurchblutung des tätigen im Gegensatz zum ruhenden Muskel wird man mit einer Abnahme der Muskeldurchblutung im Schlaf rechnen müssen. Man könnte deshalb erwarten, daß das Volumen der Gliedmaßen, zu einem wesentlichen Teil aus Muskelmasse bestehend, im Schlaf, in der Nacht abnimmt. Das Gegenteil ist der Fall. Der erste, der diesen Nachweis exakt geführt hat, ist HOWELL

(1897). Nach vielen vergeblichen Bemühungen (von 20 Experimenten waren nur 5 verwertbar) gelang es ihm, an sich selbst während der durchschlafenen Nacht ein Armplethysmogramm zu schreiben. Der mit Wasser gefüllte Plethysmograph war neben dem Untersuchten an der Zimmerdecke aufgehängt, der mit Vaseline eingefettete Unterarm bequem horizontal im Plethysmographen gelagert. Neben kurzdauernden Erhebungen der Kurve, die durch Bewegungen des Schläfers verursacht und von einem wachenden Kollegen genau registriert wurden, fanden sich etwa eine Stunde dauernde Wellenbewegungen der Kurve, die HOWELL auf Schwankungen des Vasomotorenzentrums zurückführt; vor allem aber ergab sich, daß das Armvolumen mit zunehmender Schläfrigkeit, noch vor dem Einschlafen, deutlich zunahm, erst gegen Morgen, vor dem Aufwachen, wieder geringer wurde. Als Ursache dieser Volumenzunahme des Arms im Schlaf nahm HOWELL in der Hauptsache Dilatation der Hautgefäße an. Zum gleichen Ergebnis, daß nämlich im Schlaf die Blutfülle der Glieder zunimmt, war MOSSO auf Grund von Beobachtungen an seiner Menschenwaage gekommen. Später haben zahlreiche Autoren die HOWELLsche Beobachtung bestätigen können (BRODMANN, E. WEBER, SHEPARD, RUMMO und FERRANNINI, LEHMANN, O. MÜLLER, KROETZ). Nimmt man an, daß im Schlaf die Muskeldurchblutung nicht steigt, so muß man die Zunahme des Gliedmaßenvolums auf Haut und Unterhautgewebe beziehen. Die Ergebnisse der plethysmographischen Untersuchungen bestätigen also im großen ganzen die Beobachtungen an Capillarweite und dermographischer Latenzzeit und zeigen die große Bedeutung an, die der Haut in der täglichen Schwankung der Blutverteilung zukommt.

Im Rahmen der Gesamtbeurteilung des Kreislaufs im Tagesablauf ist die Kenntnis des *Zeitpunkts* der peripheren Mehrdurchblutung und ihres Ausmaßes nicht zu entbehren. Hier liegt eine große Schwierigkeit der Methodik. Einen Arm über eine Nacht ruhig im Plethysmographen zu halten, bereitete HOWELL schon große Schwierigkeit. Die von ATZLER und HERBST angegebene Methode der Plethysmographie anzuwenden, d. h. die Wasserverdrängung des herabhängenden Gliedes in einem Standgefäß zu bestimmen, erscheint mir für die vorliegende Fragestellung nicht zulässig. Sofort nach dem Hinabhängen setzt ja eine fortdauernde Volumenzunahme der Extremität ein (GRILL), von der es unwahrscheinlich ist, daß sie zu allen Tageszeiten gleichmäßig erfolgt. Nicht selten tritt nämlich in der Nacht zu gewissen Zeiten eine ausgesprochene Kollapsneigung des Menschen ein, wie ich kürzlich zeigen konnte (s. S. 49). Während einer solchen Kollapsbereitschaft wird das herabhängende Bein oder der Arm z. B. schneller an Volumen zunehmen als an anderen Tageszeiten. Einen guten Anhalt für die tagesrhythmischen Änderungen des Gliedmaßenvolumens bekommt man schon, wenn man den Umfang des Gliedes mißt. Wir haben ein Bein bequem in eine VOLKMANN-Schiene gelagert und den größten Wadenumfang an vorgezeichneter Stelle fortlaufend gemessen (SAUER). Für die auf dem Gebiet der Rhythmusforschung in der Klinik zunächst anzustrebenden großen Überblicke scheint uns diese einfache Umfangsmessung zu genügen. Die Tag-Nacht-Differenzen betragen mehrere Millimeter. Für eine minimale Belästigung des Patienten und eine große Einfachheit der Untersuchung gibt man allerdings die Forderung nach einem Volummaß preis. Aber auch mit dem Plethysmographen muß man sich ja mit der Messung eines Teilvolumens begnügen.

Wir finden mit dieser Umfangsmessung (Abb. 5), daß das Tagesmaximum zwischen 18 und 6 Uhr liegt, gewöhnlich zwischen 21 und 3 Uhr. Der nächtliche Hochstand der Kurve kann plateauartig über viele Stunden, aber auch spitzgipfelig sein. Ein Zusammenhang mit der Schlafzeit besteht nicht; schon stundenlang vor dem Eintritt des Schlafes kann man ein einwandfreies Steigen der Kurve beobachten. Die geringste Umfangsdifferenz bei den natürlich mit dem fixierten Bein streng zu Bett liegenden Personen liegt gewöhnlich am Vormittag. Daß sich diese Tageskurve bei tagsüber außer Bett befindlichen Menschen ändert, ist selbstverständlich. Bei einem gesunden jungen Mann (Nr. 10 der Abb. 5), der von 6—21 Uhr auf war, fehlte das mittägliche Absinken des Waden-

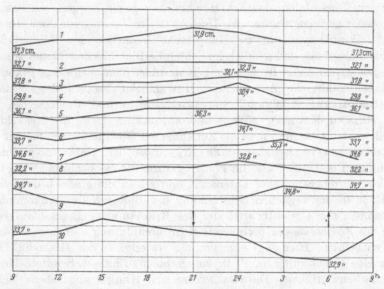

Abb. 5. *Größter Wadenumfang* im Verlauf von 24 Stunden bei Bettruhe (außer 10). Das gemessene Bein ist in einer VOLKMANN-Schiene fixiert. 1. Wilh. K., 20 Jahre, abgeklungene Glomerulonephritis. — 2. Wilh. F., 58 Jahre, Thyreotoxikose, leichte kardiale Dekompensation. — 3. Josef L., 57 Jahre, essentielle Hypertonie, nicht dekompensiert. — 4. Max A., 27 Jahre, abgeklungene Bronchitis. — 5. Heinrich P., 57 Jahre, essentielle Hypertonie, nicht dekompensiert. — 6. Johannes W., 60 Jahre, Altershochdruck, Arthrosis def. — 7. Jakob Pf., 58 Jahre, mykotisches Ekzem, leichter Diabetes mellitus. — 8. Herm. B., 17 Jahre, abgeklungene Glomerulonephritis (durstet während der Untersuchung). — 9. Wilh. H., 40 Jahre, Hysterie (durstet während der Untersuchung). — 10. Joh. M., 19 Jahre, abgeklungene Herdnephritis (von 6—21 Uhr außer Bett).

umfangs vollkommen. (Jedesmal eine halbe Stunde vor der Messung mußte der Patient sich hinlegen.) Der durch die aufrechte Körperhaltung bedingte Hochstand der Kurve ging kontinuierlich in den hier in den frühen Morgenstunden erreichten Tiefstand über mit einem besonders steilen Sturz von 24 bis 3 Uhr. Es erscheint bemerkenswert, daß dieser steile Sturz nicht kurz nach dem Zubettgehen auftritt, sondern mehrere Stunden später, wenn er rhythmusphysiologisch zu erwarten ist.

Wer beim Menschen und noch dazu häufig innerhalb von 24 Stunden sich ein Bild über den Blutgehalt der **Lunge** machen will, steht vor einer schwierigen Aufgabe. Daß der Blutgehalt der Lunge erheblich schwanken kann (Stauungslunge, Ischämie bei Emphysem), bedarf keiner Frage. Wieweit aber ihre Blutfülle von der Förderleistung des Herzens unabhängig und, abgesehen von grobanatomischen pulmonalen Veränderungen, normalerweise schwanken kann, ist

umstritten. HOCHREIN und KELLER und HOCHREIN und MATTHES haben 1932 bei Hunden mit intaktem Kreislauf und natürlicher Atmung Druck und Durchblutung in Aorta und Arteria pulmonalis unter verschiedenen Bedingungen verglichen und kommen zu dem Schluß, daß „Druck und Durchblutung beider Kreislaufabschnitte sich bereits bei geringen physiologischen und pharmakologischen Einwirkungen in verschiedener Weise ändern können. Es handelt sich hierbei nicht um kurzdauernde Störungen, sondern um Umstellungen, die ohne Beziehung zu Druck und Pulszahl in langen Stromschwankungen sich langsam wieder ausgleichen". Die Autoren sprechen von einer Depotfunktion der Lunge: ihr Fassungsvermögen für Blut könne zwischen 10 und 25% der gesamten Blutmenge betragen. Gegen die „Depotwirkung" der Lunge hat REIN im Anschluß an die HOCHREINschen Veröffentlichungen scharf Stellung genommen. Wohl kann man mit Kapazitätsänderungen der Lungengefäße rechnen, eine Depotfunktion kommt aber bei einem Organ, „das wie kaum ein anderes Kreislaufgebiet im Hauptschluß liegt, überhaupt nicht in Frage"

Vgl. hierzu auch die Beobachtungen SJÖSTRANDS über physiologische „interstitial collections of blood" in der Lunge, echte Sinus wie im Knochenmark und in der Milz.

Für unsere Betrachtungen ist es, vor allem in bezug auf die Folgerungen für die Klinik, nicht entscheidend, ob die wechselnde Blutfüllung durch bloße Kapazitätsänderung der Lungengefäße oder durch echte Depotablagerung des Blutes zustande kommt.

Ich bin der Frage einer tagesrhythmischen Änderung der Lungenblutfülle auf Grund folgender Überlegungen nachgegangen: Eine Änderung des Blutgehaltes der Lunge muß die Vitalkapazität beeinflussen. Außer durch den Blutgehalt der Lunge kann die Vitalkapazität im Laufe eines Tages noch beeinflußt werden durch eine Änderung des Tonus der Atemmuskeln, vor allem des Zwerchfells, und durch Tonusänderung der glatten Muskulatur in den Bronchiolen und um die Alveolen (BALTISBERGER, VERZÁR). OECHSLER an unserer Klinik hat nun auf meine Veranlassung folgende Untersuchungen durchgeführt: An 22 gesunden und kranken Personen, zwischen 15 und 60 Jahre alt, die während der Untersuchungszeit zu Bett lagen, wurde bei stets gleicher Körperhaltung (halb sitzend) über 24 Stunden in 3stündigen Abständen und stets vor den Mahlzeiten die Vitalkapazität mit einem Tauchglockenspirometer bestimmt. Jede Bestimmung wurde nach 5 und 10 Minuten wiederholt, um zufällige Änderungen durch Schläfrigkeit u. ä. auszuschließen und etwaige „physiologische Atelektasen" (VERZÁR) zu sprengen. Es galt jedesmal der höchste dieser drei Werte, die übrigens nur wenig differierten. Es zeigte sich, daß ein ausgesprochener Tagesrhythmus der Vitalkapazität vorhanden ist, wie es auch KROETZ in einer kürzlich veröffentlichten Untersuchung gezeigt hat. Bei 34 von 36 unserer Untersuchungen bei 22 Personen zeigte sich ein deutliches nächtliches Absinken der Vitalkapazität unabhängig vom Schlaf, aus dem die Personen zudem geweckt werden mußten. Das kontinuierliche Absinken der Vitalkapazität begann in den späten Nachmittagsstunden: der tiefste Punkt wurde zwischen 24 und 3 Uhr erreicht, dann erfolgte ein kontinuierlicher Anstieg bis zum Morgen. Bei Personen mit gesunden Kreislauf- und Atmungsorganen betrug die maximale nächtliche Abnahme zwischen 6 und 17% des Tageshöchstwertes (Abb. 6).

Wir sind dann dazu übergegangen, diese nächtliche Abnahme der Vitalkapazität in bezug auf die ursächlich in Frage kommenden Faktoren zu analysieren.

Ein Maß, den Tonus der Atemmuskulatur, insbesondere des Zwerchfells,
über 24 Stunden zu verfolgen, gibt es wohl nicht. Einen Hinweis glauben wir
in der Form des Pneumotachogramms im Schlaf zu sehen, wie das GUJER beschrieben hat. Das Pneumotachogramm während des Schlafes ist nach GUJER
charakterisiert durch die verhältnismäßig lange Dauer der Exspiration und die
exspiratorisch spitz konvex verlaufende Form der Kurve. Diese charakteristi-

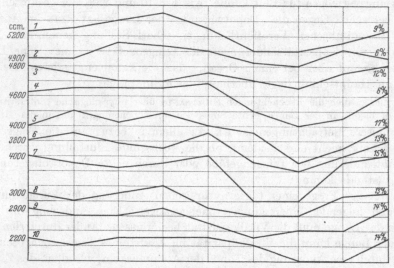

Abb. 6. *Tageskurven der Vitalkapazität* von 10 Kreislaufgesunden. 1. Albert M., 58 Jahre, leichte, seit
3 Wochen verschwundene stenokardische Beschwerden. — 2. Karl M., 38 Jahre, leichte Adipositas; funktionelle Beschwerden. — 3. Georg V., 17 Jahre, abklingende Herdnephritis. — 4. Wie 3. — 5. Nikolaus T.,
58 Jahre, Ulcus ventriculi et duodeni. — 6. Walter M., 37 Jahre, Diabetes mellitus. — 7. Franz Sp., 40 Jahre,
geringe, seit 14 Tagen verschwundene stenokardische Beschwerden ohne krankhaften Herzbefund. — 8. Walter As.,
26 Jahre, abgeklungene Pneumonie. — 9. Emil F., 19 Jahre, einseitiger Pneumothorax wegen Lungen-Tbc. —
10. Johann Kög., 52 Jahre, abgeklungene Pleuritis ohne Schwartenbildung. — Die Zahlen rechts bedeuten die
prozentuale Abnahme der Vitalkapazität in der Nacht gegenüber dem Tageshöchstwert; am Rande links die
Ausgangswerte.

sche Schlafform des Pneumotachogramms ähnelt nun sehr dem bei Emphysem
und Asthma bronchiale (HARTWICH). Bei diesen letzteren Krankheitszuständen
kann man einen geringen Zwerchfelltonus annehmen, da ja nach W. R. HESS
bei zunehmender Luftfüllung der Lunge der Zwerchfelltonus geringer wird.
Man kann auf diesem Umwege über die Betrachtung der gewissermaßen schleu-
dernden, exspiratorisch-spitzen Pneumotachogrammzacke im Schlaf vielleicht
also auf ein Nachlassen des Zwerchfelltonus schließen, wie es ja im Schlaf für
die weitaus meisten quergestreiften Muskeln gilt.

Daß die nächtliche Abnahme der Vitalkapazität auch durch eine Zunahme
des Tonus der glatten Bronchialmuskulatur bewirkt wird, geht aus dem
unterschiedlichen Verhalten der Vitalkapazität nach Atropininjektion am
Tage und in der Nacht hervor (Abb. 7). Während sich am Tage auf 1 mg Atropin
intramuskulär die Vitalkapazität bei gesunden Personen innerhalb 30 Minuten
kaum ändert, tritt nachts eine Zunahme bis zu 25% des Ausgangswertes ein.

Allerdings wird der unbeeinflußte Tageswert auf diese hohe Atropingabe bei weitem nicht erreicht[1].

Auf eine andere Weise gelingt es aber, den nächtlichen Abfall der Vitalkapazität fast vollständig aufzuheben, nämlich durch Änderung der hämostatischen Verhältnisse des Körpers.

BUDELMANN hat kürzlich gezeigt, daß die Vitalkapazität erheblich und kontinuierlich ansteigend zunimmt, wenn man den Menschen passiv aus der horizontalen in die vertikale Lage bringt. BUDELMANN benutzte den vor ihm auch von H. E. BOCK, UDE u. a. angewandten Kipptisch, ein um eine quere Achse drehbares rechteckiges Brett, auf dem der liegende Patient durch eine Kurbel langsam passiv aufgerichtet werden kann. BUDELMANN, der in zahlreichen früheren Untersuchungen die Wechselbeziehungen zwischen Blutfülle und Vitalkapazität der Lungen bewiesen hat, führt die Zunahme der Vitalkapazität im Stehen auf das Versacken des Blutes in die Peripherie und die dadurch bedingte Abnahme der Blutfülle der Lunge zurück. Die Zunahme der Vitalkapazität ist deutlich größer, als man sie durch die besseren Atembedingungen im Stehen erklären könnte. Sehr wichtig für derartige Untersuchungen ist, daß die Aufrichtung aus der Horizontalen in die Vertikale langsam und rein passiv erfolgt (BOCK).

Wir haben also die zu Untersuchenden 24 Stunden in ein Bett gelegt, dessen Boden durch eine quere Achse drehbar war und in dem der Patient, ohne abzukühlen und ohne selbst dabei die geringste Bewegung ausführen zu müssen, aus dem Liegen

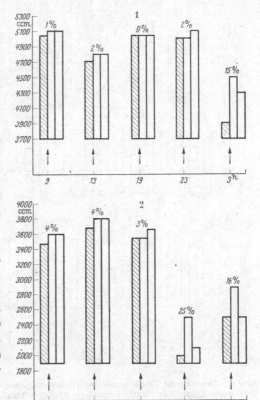

Abb. 7. *Einfluß von 1 mg Atropin i.-m. auf die Vitalkapazität* zu verschiedenen Tageszeiten. 1. helle Säule 15 Minuten, 2. Säule 30 Minuten nach der Injektion. Zahl über den Säulen = Zunahme der Vitalkapazität in Prozent des Ausgangswertes (schraffierte Säulen). 1. Karl M., 38 Jahre, Neurasthenie. — 2. Karl M., 16 Jahre, Morb. Cushing.

in eine aufrechte Körperhaltung gebracht werden konnte. Über Tag und Nacht wurde in regelmäßigen Abständen dieses Aufrichten durchgeführt, vorher, unmittelbar nach dem Aufrichten und nach 15 Minuten langem „passivem" Stehen die Vitalkapazität, Puls und Blutdruck gemessen (Abb. 8). Es zeigte sich, daß bei gesunden Versuchspersonen ein deutlicher Unterschied in

---

[1] SJÖSTRAND fand mit seiner obenbeschriebenen Untersuchungsmethode auf Atropin bei Meerschweinchen und Mäusen eine geringe Abnahme des Blutgehaltes der Lunge.

der Zunahme der Vitalkapazität zwischen Tag und Nacht zu verzeichnen ist. Einer Steigerung der Vitalkapazität am Tage von etwa 6% des Wertes im Liegen steht eine solche von 14—17% während der Nacht gegenüber, so daß die oben beschriebene tagesrhythmische Schwankung der Vitalkapazität aufgehoben wird. Bei Fall 1 und 3 der Abb. 8 ist ein langsamer Übergang der Steigerung vom und zum höchsten Wert, der parallel der tageszeitlichen Schwankung des Ausgangswertes geht, deutlich.

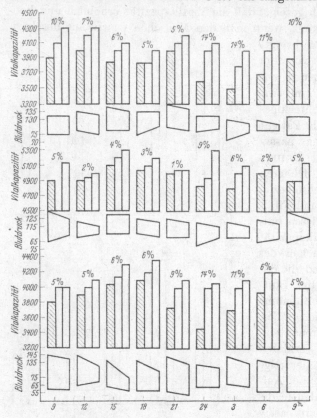

Man könnte einwenden, daß das vermehrte nächtliche Ansteigen der Vitalkapazität beim Übergang von der Waagerechten in die Senkrechte nicht allein durch eine vermehrte Blutfülle der Lunge zu erklären ist, da das Abströmen in die Peripherie leichter vor sich gehen wird, wenn der Tonus der Peripherie vermindert ist. Deshalb haben wir gleichzeitig Puls und Blutdruck kontrolliert. Bei den hier wiedergegebenen Fällen ist ein tageszeitlicher Unterschied im Verhalten von Puls und Blutdruck nicht deutlich, es tritt während der Nacht kein orthostatischer Kollaps ein: für einen wesentlichen Anteil der Körperperipherie am Zustandekommen der nächtlichen

Abb. 8. *Zunahme der Vitalkapazität durch passives Aufrichten* des Patienten im Kippbett (s. Text). Schraffierte Säulen = Vitalkapazität in halbliegender Haltung: 1. helle Säule = Vitalkapazität unmittelbar nach dem Aufrichten, 2. helle Säule = Vitalkapazität nach 15 Minuten langem Stehen. — Prozentzahlen = Zunahme der Vitalkapazität in bezug auf den Ausgangswert. Unter den Säulen systol. und diast. Blutdruck vor dem Aufrichten und nach 15 Minuten langem Stehen. 1. Wie Abb. 7, 1. — 2. Albert M., 58 Jahre, wie Abb. 6, 1. — 3. Wie Abb. 7, 2.

Steigerung der Vitalkapazität besteht also hier kein direkter Anhalt.

Auf Grund dieser vorstehenden Analyse glauben wir uns zu dem *Schluß* berechtigt, *daß es eine tagesrhythmische Änderung des Blutgehaltes der Lunge gibt.* Nachts ist die Blutfülle der Lunge größer; der Übergang vom Tag zur Nacht verläuft gleitend. Der Schlaf spielt keine entscheidende Rolle. Die stärkste Blutfülle der Lunge besteht um Mitternacht oder in den ersten Stunden nach Mitternacht. Wenn man sich an Hand der Vitalkapazität ein Bild über den Blutgehalt der Lunge machen will, so muß man sich allerdings vor Augen halten, daß zunehmender Tonus der Bronchialmuskulatur und evtl. Nachlassen des Zwerchfelltonus die nächtliche Abnahme der Vitalkapazität mitbeeinflußt.

Seit MALLS (1892) und vor allem BARCROFTS klassischen Untersuchungen kennen wir die überragende Bedeutung des **Splanchnicusgebietes** für die Blutverteilung. Die Bestimmung des Blutgehalts der Darmgefäße wäre deshalb für unsere Übersicht besonders wichtig. Leider sind wir hier auf grobe Anhaltspunkte und Analogieschlüsse angewiesen. Aus Versuchen der LUDWIGSCHEN Schule und späteren Untersuchungen geht ein Antagonismus der Blutverteilung zwischen dem Körperinnern und der Peripherie hervor (DASTRE-MORATsches Gesetz). So beschreiben O. MÜLLER und E. VEIEL plethysmographische Untersuchungen an Hunden, wobei sich das Darmonkogramm auf ein kühles Bad von 20° C antagonistisch zu dem Plethysmogramm der Pfote verhält. Beim Menschen bewirkte ein kalter Trunk, also Gefäßverengerung im Magen-Darmtrakt, Anstieg des Plethysmogramms von Arm und Bein, ein warmer Trunk, also eine Hyperämie im Magen-Darmtrakt, eine Senkung des Plethysmogramms von Arm und Bein. Ein prinzipiell gleiches Verhalten findet REIN mit seiner exakten Methodik der Blutströmungsmessung. Die Abkühlung der Umgebungsluft eines Hundes von Körpertemperatur auf Zimmerwärme, also ein vasoconstrictorischer Reiz auf die Hautgefäße, bewirkte eine mehr als 400proz. Mehrdurchblutung des Darms. Ein solcher Unterschied in der Reaktionsweise geht weiter auch z. B. aus Untersuchungen von Voss und GOLLWITZER-MEIER über die Weite innervierter Venen hervor. Innervierte Haut- und Muskelvenen reagieren auf eine Vermehrung der H-Ionenkonzentration des Blutes mit einer Dilatation, auf eine Verminderung der H-Ionenkonzentration mit einer Kontraktion. Die Mesenterialvenen antworten schwächer und unregelmäßiger.

Man müßte also nach dem DASTRE-MORATschen Gesetz eine geringere Blutfülle im Splanchnicusgebiet während der Nacht und des Schlafes annehmen, nachdem die Mehrdurchblutung der Körperbedeckung sich hat erweisen lassen. Der erste, der eine direkte Messung des Blutgehaltes im Abdomen auch während des Schlafes versucht hat, ist WEBER, dessen Ergebnisse später von O. MÜLLER mit derselben verbesserten Methode bestätigt werden konnten. E. WEBER versuchte einen Anhalt über Verschiebungen des Blutgehalts im Abdomen des Menschen dadurch zu bekommen, daß er die Volumenschwankungen eines in den Enddarm eingeführten luftgefüllten Gummiballons registrierte. Bei psychischen Vorgängen stellte sich dabei ein Gegensatz zwischen den Volumänderungen der äußeren Körperteile und denen der Bauchorgane heraus. Dieser Gegensatz zeigte sich auch beim Eintritt und Aufhören des (hypnotischen!) Schlafs: Beim Eintritt des Schlafes eine Volumzunahme der äußeren Körperteile und Volumabnahme der Bauchorgane, umgekehrt beim ruhigen Erwachen ein Strömen des Blutes von den äußeren Körperteilen nach den Bauchorganen hin.

Man wird bei der Erweiterung großer Gefäßgebiete im Schlaf a priori verlangen müssen, daß gleichzeitig andere Gefäßgebiete des Körpers eng gestellt sind. Nicht alle großen Gefäßgebiete des Körpers können gleichzeitig weit gestellt sein[1]. Daß das enggestellte Gebiet die Darmgefäße sind, läßt sich gut mit der Tatsache vereinigen, daß der nachts weniger gefüllte (Dünn-) Darm sicher eine geringere Resorptionsarbeit leistet.

---

[1] Vgl. auch das „splanchno-periphere Gleichgewicht" E. FR. MÜLLERS.

Durch H. Rein wissen wir, daß in der **Leber** ein gewaltiger physiologischer Blutspeicher vorliegt. Beim Tiere können die abgegebenen bzw. zurückgehaltenen Blutmengen bis zu 59% des entbluteten Organs betragen. Nach den Untersuchungen Barcrofts handelt es sich um eine Speicherung durch Kapazitätsänderung im Nebenschluß, also um eine Speicherung zweiter Ordnung nach der Reinschen Definition der Speicherorgane. Die Speicherungsfähigkeit der Leber beträgt nach Barcroft schätzungsweise 20% der Gesamtblutmenge. — Der bei senkrechter Körperhaltung bei Katzen auftretende Blutdruckabfall bleibt ganz aus, wenn die Leber herausgenommen ist (Edholm). — Die große Bedeutung der Leber in der Kreislaufphysiologie und -pathologie ist in der Klinik von jeher gekannt und gewürdigt worden. Es liegt also sehr nahe, der Leber eine besondere Rolle in den tagesrhythmischen Veränderungen der Hämostatik zuzusprechen.

Einen direkten Anhalt für tageszeitlich bedingte Verschiedenheiten des Blutgehalts der Leber — allerdings beim Tiere — kann man aus den schon zitierten Untersuchungen Sjöstrands bekommen. Er stellte den Blutgehalt der Organe bei Meerschweinchen und Mäusen unter verschiedenen Bedingungen durch Auszählung der roten Blutkörperchen im mikroskopischen Schnitt fest, nachdem die Tiere durch Guillotinieren im Bruchteil einer Sekunde getötet worden waren Sjöstrand bringt eine Tabelle über den Blutgehalt der Leber von 42 Mäusen, die um 6, 20 oder 24 Uhr getötet worden waren. Es zeigt sich, daß die Durchblutung der Leber durchweg morgens größer als abends ist; mittags bestehen sehr große Unterschiede. So lag bei verschiedenen Tieren die Zahl der Blutkörperchen auf 1 ccm Gewebe

um 6 Uhr	zwischen	428 600	und	593 700
„ 20 „	„	223 200	„	381 000
„ 24 „	„	227 000	„	276 500

Engström, Holmgren und Wohlfahrt haben nach Sjöstrand diese Unterschiede im Blutgehalt der Leber bestätigen können.

Beim Menschen besteht bislang keine Möglichkeit, ein Urteil über den Blutgehalt der Leber und Milz zu bekommen. Vielleicht wird es möglich sein, wenn die Methode der Anreicherung dieser Organe über längere Zeit mit röntgenstrahlenundurchlässigen Substanzen weiter ausgebaut ist. Indirekte Schlüsse zu ziehen [z. B. aus dem Verhalten des V. hepatica-Querschnitts auf Pharmaca (Mautner und Pick)], hat wenig Wert.

Ich habe zusammen mit Bauer an unserer Klinik versucht, einen Anhalt über das Lebervolumen durch Röntgenaufnahmen des Organs zu bekommen. Koranyi hat ja durch fortlaufende Röntgenaufnahmen bei Kindern eine Vergrößerung der Leber durch Trinken nachweisen können. Bei schlanken Personen, deren Leber sich gut abzeichnete, und die neben dem Bucky-Tisch 24 Stunden liegen mußten, haben wir über Tag und Nacht mit gleicher Technik Röntgenaufnahmen der Leber gemacht. Wir glaubten, einmal aus der Lebergröße, vor allem aber aus Dichteunterschieden des Leberschattens im Röntgenbild etwas über Volumschwankungen des Organs aussagen zu können. Die Dichte des Leberschattens haben wir am ausgeblendeten Leberbild mit einem elektrischen Helligkeitsmesser (mit Selenzelle) bestimmt (analog der Aktinokardiographie Heckmanns). Die Versuche haben bisher zu keinem sicheren

Ergebnis geführt. Die Lebergröße zeigte keine deutlichen Tagesschwankungen. Vor allem gelang es nicht, Bilder von genau gleicher Härte zu bekommen. Selbst wenn man tagesrhythmische Volumschwankungen der Leber nachweisen könnte, dürfte man sie natürlich keinesfalls ohne weiteres auf Änderungen der Blutfülle allein beziehen. Nach den grundlegenden Untersuchungen FORSGRENS wissen wir, daß die Leber nachts mit dem Glykogen Wasser in beträchtlicher Menge speichert, das sie am folgenden Tage in der „sekretorischen Phase" wieder abgibt. — Auf die Beziehungen der chemischen Funktionen der Leber und die Ausscheidungsfunktion der Nieren, die Beziehungen des Wasserhaushalts zum Tagesgrundrhythmus des Blutkreislaufs soll unten noch kurz eingegangen werden.

Wenn sich zur selben Zeit große Gefäßgebiete des Körpers unter Nachlassen des Tonus der Arterien, Venen und Capillaren erweitern, muß man eine Auswirkung in zwei verschiedenen Richtungen erwarten, nämlich 1. auf die *Zusammensetzung des Blutes* und 2. — wenn das Blut in den erweiterten Gefäßgebieten zirkuliert — auf die Verdünnung eines in die Blutbahn gespritzten Farbstoffes, also auf die *„zirkulierende Blutmenge"*.

Die grundlegenden Experimente über den Einfluß der Gefäßweite auf die Blutzusammensetzung stammen aus der Landwirtschaftlichen Hochschule zu Berlin (COHNSTEIN und ZUNTZ 1888). Diese Autoren bewirkten eine maximale Weitstellung der Gefäßperipherie beim Tiere durch Durchschneidung des Rückenmarks oberhalb des Ursprungs der Splanchnici. Durch Reizung des Rückenmarks könnten sie die erweiterten Gefäße dann wieder zur Kontraktion bringen. In allen Fällen folgte der Durchschneidung des Rückenmarks eine starke Verminderung der Blutkörperchenzahl in den großen Gefäßen, und ebenso prompt folgte der Nervenreizung eine Erhöhung der Blutkörperchenzahl um 25% und mehr. Die Autoren erklärten sich den Vorgang folgendermaßen: Jede Verengerung größerer Capillargebiete, resp. der zu ihnen führenden Arterien, hat eine relative Anhäufung von Plasma in diesem Capillargebiet zur Folge[1]. Dadurch wird das übrige Blut an Plasma ärmer und reicher an roten Blutkörperchen. Erweiterung der Capillargebiete, wie sie z. B. nach Rückenmarksdurchschneidung auftritt, läßt sich alle Capillaren gleichmäßig mit Blutkörperchen füllen; das vorher in den Capillaren überschüssig vorhandene Plasma verteilt sich gleichmäßig im ganzen Blute und verdünnt es. Es wirkt also die Erweiterung großer Capillargebiete wie Resorption von Flüssigkeit, Verengerung wie verstärkte Filtration. — Diese Ergebnisse sind in der Folge auch für den Menschen häufig bestätigt worden. GRAWITZ, KNÖPFELMACHER, BREITENSTEIN, BECKER, STRASBURGER finden übereinstimmend, daß bei Engstellung der Körperperipherie durch kalte Bäder und Duschen die Zahl der Blutkörperchen und der Hämoglobingehalt im strömenden Blut zunehmen. Abnahme der Blutkörperchen bei Erwärmung der Körperoberfläche findet LOEWY. BÖHME berichtet über entsprechende Schwankungen bei wechselnder Weite der Abdominalgefäße.

Nach diesen Experimenten muß also beim Menschen zur Zeit der Weitstellung großer Gefäßgebiete und vor allem der Körperperipherie in der ersten Hälfte der Nacht das Blut ärmer an Blutkörperchen sein. Der erste, der eine solche

---

[1] Vgl. die Annahme LUDWIGS von „Plasmadepots".

tageszeitliche Schwankung der Zusammensetzung des Blutes festgestellt hat, ist LLOYD JONES (1878). Er bestimmte nach der ROYschen Methode (Schweben eines Bluttropfens in Glycerin-Wassergemisch verschiedener Konzentration) das spezifische Gewicht des Blutes und fand ein Sinken des spezifischen Gewichts bei Tage, ein Steigen bei Nacht. REINERT (1891) zählte 7 Tage lang alle zwei Stunden und ein paar Tage lang auch nachts die Zahl der roten Blutkörperchen beim Menschen. Die höchste Zahl war morgens, die niedrigste abends. Zum gleichen Ergebnis kamen SCHWINGE, WARD und RUD, während BÜRKER und GRAM keine sicheren Differenzen fanden. GOLLWITZER-MEIER und KROETZ berichten über Abnahme des Hämatokritwertes ungefähr 2 Stunden nach Eintritt des Nachtschlafes.

Die Methode der Zählung der roten Blutkörperchen hat ebenso wie die Bestimmung des Hämatokritwertes und des Bluthämoglobingehaltes eine verhältnismäßig große Fehlerbreite. Besser zur Analyse dieser Schwankungen in der Blutzusammensetzung eignet sich die Bestimmung des **Bluttrockenrückstandes.** Ich habe bei einer größeren Anzahl von Gesunden und Kranken (zusammen mit der Bestimmung des spezifischen Serumgewichtes etwa 100 Fälle) in kurzen Abständen über Tag und Nacht unter verschiedenen Bedingungen solche Bestimmungen des Bluttrockenrückstandes durchgeführt.

Aus der ungestauten Armvene wurden ungefähr 2 ccm Blut entnommen, in ein trockenes Schälchen gespritzt und sofort, ohne Zusatz eines gerinnungshemmenden Mittels, mit der Maßpipette 2mal 1 ccm in verschiedene, vorher auf $1/_{10}$ mg genau gewogene und im Exsiccator aufbewahrte Glasträge pipettiert. Diese Glasträge wurden, leicht zugedeckt, bis zur Gewichtskonstanz bei 60° im Brutschrank gehalten. — Man bestimmt auf diese Weise, genau genommen, nicht den Trockenrückstand für die Gewichts-, sondern für die Volumeinheit Blut. Es zeigte sich aber, daß dieses Vorgehen, sorgfältiges Pipettieren vorausgesetzt, wesentlich genauer ist, als nach der Entnahme sofort das ungetrocknete Blut zu wiegen und den Gewichtsverlust auf diesen Wert zu beziehen, wie es in der Literatur öfter vorgeschlagen wird. Die Verdunstung geht bei Zimmertemperatur nämlich außerordentlich rasch vor sich; man sieht während der Wägung des ungetrockneten Blutes, wie sich der Zeiger der Waage schnell und kontinuierlich nach der Seite des Schälchens bewegt!

Das Ergebnis solcher Bestimmungen des Bluttrockenrückstandes oftmals am Tage und in der Nacht ist außerordentlich eindrucksvoll (Abb. 9). *Regelmäßig beobachtet man ein Sinken des Trockenrückstandes in der Nacht.* Der tiefste Wert liegt gewöhnlich kurz nach Mitternacht, seltener früher. Man beobachtet dieses Absinken bei Personen aller Altersstufen, beiderlei Geschlechts, bei auch tagsüber streng eingehaltener Bettruhe. Es besteht keine Abhängigkeit vom Schlaf, keine ursächliche Beziehung zu den gewöhnlichen Mahlzeiten. Ich habe den Einfluß der Flüssigkeits- und Nahrungszufuhr dadurch ausgeschaltet, daß ich einer Anzahl Untersuchter über 24 Stunden alle 3 Stunden, unmittelbar nach der Blutentnahme die gleiche Nahrungs- und Flüssigkeitsmenge zukommen ließ[1]. Oft verläuft die Tageskurve des Trockenrückstandes ganz gleichmäßig, sinusförmig, senkt sich nach Mittag und steigt im Laufe der Nacht kontinuierlich bis zum Vormittag an. Die Differenz zwischen höchstem und tiefstem Wert beträgt bis etwa 10% der Trockensubstanz.

---

[1] Der für die ganze Untersuchungszeit hergerichtete und über Tag und Nacht verteilte Milchbrei hatte folgende Zusammensetzung: 1500 g Milch, 100 g Rahm, 25 g Mehl, 50 g Zucker, 3 Eier, Salz. Zu je $1/_8$ dieses Breies wurden jedesmal 40 g Brot mit etwas Butter gegeben.

Der Gedanke ist bestechend, in der Bestimmung des Bluttrockenrückstandes bzw. der Zahl der Blutkörperchen oder des Hämatokritwertes unter verhältnismäßig einfachen Untersuchungsbedingungen einen Maßstab für die nächtliche Weitstellung großer Gefäßgebiete zu haben. Die Analyse der nächtlichen Blutverdünnung zeigt nun aber, daß die Blutverdünnung nicht nur auf einer Verschiebung des Verhältnisses Plasma : Blutkörperchen beruht, sondern daß noch

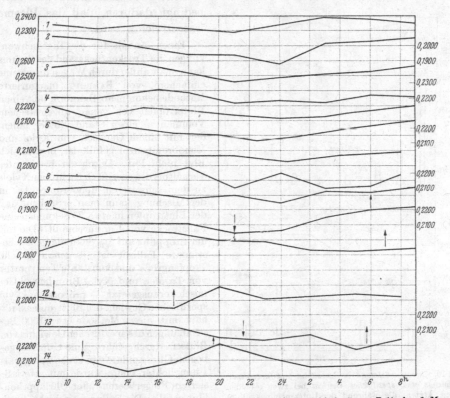

Abb. 9. *Trockenrückstand des Armvenenblutes* im Ablauf von 24 Stunden. 1. bis 9. strenge Bettruhe. 1. Max A., 27 Jahre, abklingende Bronchitis; gewöhnliche Kost. — 2. Wilhelm K., 20 Jahre, abgeklungene diff. Glomerulonephritis; morgens 1500 Tee, dann Dursten. — 3. Heinrich P., 57 Jahre, essentielle Hypertonie (Saftfasten). — 4. Franz O., 53 Jahre, Aortensklerose, Schenkelhernie; gewöhnliche Kost. — 5. Hans F., 40 Jahre, Ischialgie; Nahrung und Flüssigkeit über Tag und Nacht gleichmäßig verteilt (s. Text). — 6. Franz O., 53 Jahre, wie 4.; Nahrung und Flüssigkeit wie 5. — 7. Liselotte V., 11 Jahre, abgeklungene Angina; gewöhnliche Kost. — 8. Wilhelm H., 40 Jahre, Hysterie (durstet). — 9. Hermann B., 17 Jahre, abgeklungene diff. Glomerulonephritis (durstet). Personen außer Bett; Schlafzeit durch Pfeile markiert: ↓ = Zubettgehen, ↑ = Aufstehen. — 10. Dieselbe Untersuchung wie Abb. 5. 10. — 11. Schwester A., Tagdienst. — 12. Wie 11 bei Nachtdienst. — 13. Schwester H., Tagdienst. — 14. Schwester H. (wie 13) bei Nachtdienst. — 11—14 gewöhnliche Kost; Blutentnahmen vor den Mahlzeiten. — Zahlen am Rande = g Trockenrückst./ccm.

andere Faktoren eine Rolle spielen. Bestimmt man nämlich den Trockenrückstand des Blutplasmas unter den genannten Kautelen für sich, so erhält man ebenfalls eine Abnahme in der Nacht, die zeitlich mit der des Gesamtblutes zusammenfällt. Die *gleichzeitige Bestimmung des Trockenrückstands im Gesamtblut und Blutplasma* bei 2 Altonaer Kollegen, die sich freundlicherweise für diese Versuche zur Verfügung stellten, ergab folgendes (Abb. 10): Beide Kurven verlaufen annähernd gleichsinnig, die Kurve des Plasmatrockenrückstandes zeigt geringere Schwankungen, wie es ja bei dem Sinken des Hämatokritwertes in der

Nacht zu erwarten ist (vgl. auch Abb. 17 und 18). Während die extremen Werte des Trockenrückstandes im Gesamtblut z. B. des 2. Falles um 24,5 mg/ccm Blut auseinanderliegen, differieren die des Plasmatrockenrückstandes nur um 10,9 mg/ccm Plasma. Bei einem normalen Volumverhältnis von Plasma : Blutkörperchen von durchschnittlich 3 : 2 ist also in diesem Fall an der Tagesschwankung des Gesamttrockenrückstandes das Plasma etwa mit $^1/_4$ beteiligt, oder mit anderen Worten: die nächtliche Blutverdünnung wird mitbedingt dadurch, daß das Plasma wasserreicher wird.

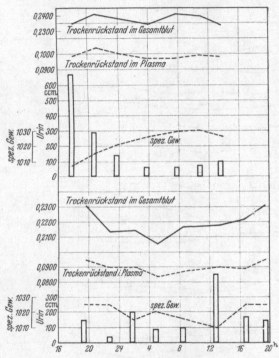

Abb. 10. *Trockenrückstand in Gesamtblut und Blutplasma, Urinmenge und spezifisches Gewicht* bei zwei gesunden jungen Ärzten, die während der Untersuchungszeit zu Bett liegen. Bei 1 alle 3 Stunden vor der Blutentnahme dieselbe kleine Breimahlzeit, bei 2 gewohnte Flüssigkeits- und Nahrungszufuhr. (Aus MENZEL 3.)

Einen Anhalt für die Tagesschwankungen im Trockenrückstand des Serums kann man außer durch Wägen durch eine einfachere, von BARBOUR inaugurierte Methode bekommen. BARBOUR läßt einen Blutstropfen von genau abgemessenem Volumen in einen Standzylinder fallen, der mit einem Gemisch von Xylol und Monobrombenzol gefüllt ist, in dem sich Blut nicht löst. Durch ein bestimmtes Verhältnis des spezifisch leichteren Xylols zu dem schwereren Monobrombenzol in der Mischung kann man erreichen, daß der Bluttropfen in etwa 20 Sekunden eine Fallstrecke von 1 m durchmißt. Die mit der Stoppuhr auf $^1/_{10}$ Sekunde genau bestimmte Fallzeit ist — genau gleiche Tropfengröße und konstante Temperatur von Tropfen und Xylol-Brombenzol-Gemisch vorausgesetzt — proportional dem spezifischen Gewicht des Bluttropfens. Ich habe mit dieser Methode etwa 1000 Bestimmungen des spezifischen Gewichts von Blutsera durchgeführt. Eine U-förmig gebogene Glascapillare von etwas weniger als 1 mm lichter Weite wurde mit arterialisiertem Fingerbeeren- oder Ohrläppchenblut gefüllt. Die Füllung geschieht durch bloße Capillarattraktion. Die Capillaren wurden mit Plastilin verschlossen und nach der Entnahme zentrifugiert. In dem überstehenden Serum wurde dann das spezifische Gewicht nach BARBOUR bestimmt. Gegenüber dem Wägen des Trockenrückstandes hat die Methode den Vorteil, daß das Ergebnis sofort vorliegt. Man muß nur zur selben Zeit mit Testlösungen bekannten spezifischen Gewichts einige Vergleichsbestimmungen machen. (Ich nahm Kupfersulfatlösungen, deren spezifisches Gewicht mit der WESTPHALschen Waage auf 4 Dezimalen genau bestimmt war und die zur Erhaltung der Temperaturkonstanz im selben Raume neben dem Fallzylinder aufbewahrt wurden.) Ein weiterer Vorteil dieser Methode besteht darin, daß die Blutentnahmen von der Nachtschwester ausgeführt werden können und man die Capillaren einige Stunden, bis zum Morgen stehenlassen kann. Trotzdem die Fallröhre noch mit einem Schutzmantel umgeben war und trotzdem die Untersuchungen bei konstanter künstlicher Beleuchtung vorgenommen wurden, und trotzdem das Volumen des fallenden Tropfens in einer besonderen Capillarpipette mit Schraubenregulierung, eigens zu diesem Zweck von unserem Mechaniker hergestellt, abgemessen wurde, gelang es mir nicht, die von BARBOUR erreichte Genauigkeit bis zur 4. Dezimale des spezifischen Gewichtes zu erreichen. Für genauere Bestimmungen mußte deshalb stets auf die Wägung des Trockenrückstandes zurückgegriffen werden. — Mit der

für diese Untersuchungen auch wohl anwendbaren Refraktometrie des Serums (REISS) habe ich keine Erfahrungen gesammelt.

Die Tatsache des vermehrten nächtlichen Blutwassergehaltes ist für manche später zu besprechende charakteristischen nächtlichen Zustände bedeutungsvoll, so daß wir etwas hier verweilen müssen. Angaben in der Literatur über Wasserreichtum des Plasmas oder Serums in der Nacht oder im Schlafe finden sich spärlich. GOLLWITZER-MEIER und KROETZ beobachteten bei ihren Untersuchungen über den Blutchemismus im Schlaf (1924) ein Absinken der Trockensubstanz des Plasmas nach 2stündigem Schlaf. KLEIN fand bei strenger Bettruhe bei Herz- und Nierengesunden mit normalem Wasserstoffwechsel meist nur geringes Schwanken der Serumrefraktion: es „kann am Abend während der ersten Stunden der Bettruhe ein Absinken der Blutkonzentration erfolgen", die KLEIN durch den Gegensatz zwischen physischer Bewegung und Bettruhe erklärt. — Abweichend von diesen Angaben und unseren eigenen Untersuchungsergebnissen fand MEYER-BISCH, daß sich abends die Dichte des Blutserums vermehrt.

Die — bei uns bei strenger Bettruhe beobachteten — tageszeitlichen Schwankungen im Verhältnis Plasma zu Blutkörperchen und auch die Schwankungen im Wassergehalt des Plasma können durch Muskelbewegungen beeinflußt werden. Unter Muskelarbeit werden die Blutdepots mobilisiert; es steigt der prozentuale Gehalt des strömenden Blutes an Blutkörperchen [TORNOW (1895), I. MÜLLER, WILLEBRAND, HAWK, SCHEUNERT und KRZYWANEK] und die Serumkonzentration (BÖHME, KLEIN, HOCHREIN, SCHEUNERT und KRZYWANEK). Der Wassergehalt des Muskels, der ja ein wichtiges Wasserdepot des Körpers darstellt, steigt bei Arbeitsleistung schnell an (COOKE). „Bei schwerer körperlicher Arbeit besteht im Blut ein relativ größeres Zellvolumen und geringeres Plasmavolumen als in der Ruhe. Das Plasma scheint an Wasser zu verlieren. Diese Änderung der Zusammensetzung des Blutes während körperlicher Arbeit ist wahrscheinlich auf eine Mobilisation träger roter Blutkörperchen und auf Übertritt von eiweißfreiem Serum aus dem Blut in das Gewebe zurückzuführen" (HOCHREIN). Bei einem Arbeitsversuch HOCHREINs bestand vor der Arbeit im venösen Gesamtblut ein Wassergehalt von 852,0 ccm/l Blut, nach der Arbeit 838 ccm. Die Abnahme liegt also in einer Größenordnung, die wir auch als Tag-Nacht-Differenz sehen. — Durch Muskeltätigkeit bedingt dürfte auch wohl die von KROETZ beobachtete Abnahme des Serumwassers und der Serumrefraktion nach durcharbeiteten Nächten sein. Trotz Schlafentzugs steigt nämlich der Blutwassergehalt in der Nacht, wenn Muskelruhe eingehalten wird (HOCHREIN, MICHELSEN und BECKER; s. auch Tierversuche PIÉRONs und MANACEÏNES).

Das Aufsein über Tage und gewöhnliche Tagesarbeit beeinflussen den Verlauf der Tageskurve des Bluttrockenrückstandes wenig. Die Kurven 10, 11 und 13 der Abb. 9 stammen von gesunden Personen, die tagsüber ihrer Arbeit nachgingen (Krankenschwestern). Man kann denselben hier beobachteten Unterschied zwischen größtem Tages- und tiefstem Nachtwert auch bei Zubettliegenden finden. Kurve 12 und 14 stammen von denselben Schwestern, als sie seit 14 Tagen Nachtdienst taten und tagsüber schliefen[1]. Es zeigt sich zwar eine absteigende Tendenz während des Tagesschlafes, aber auch während der

---

[1] Diese Kurven sind aus der Arbeit von HAUFF übernommen.

nächtlichen Tätigkeit. Die Neigung zur Weitstellung der Gefäßperipherie in der Nacht besteht demnach in erheblichem Grad trotz der nächtlichen Muskeltätigkeit. Die Einwirkung der Weitstellung auf die Blutdichte ist wesentlich stärker als die der Muskeltätigkeit.

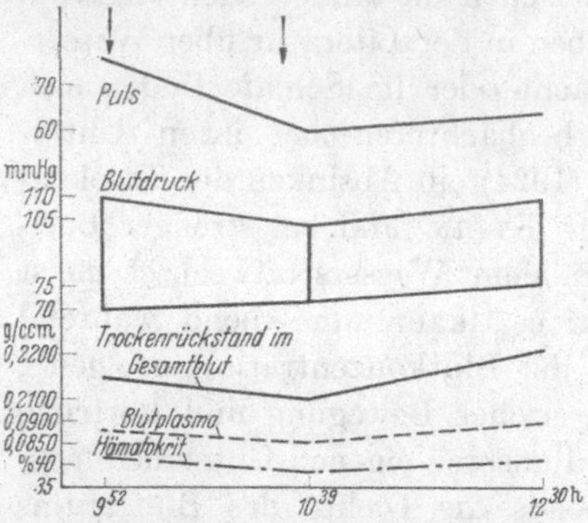

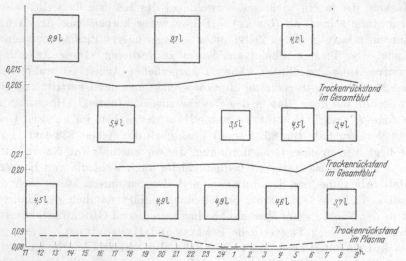

Abb. 11. Verhalten von *Pulsfrequenz, Blutdruck, Trockenrückstand in Gesamtblut und Blutplasma und Hämatokritwert auf Acetylcholin.* Patient wie Abb. 4, 2. — 1. Pfeil = 0,1 g Acetylcholinchlorid + ¹/₂ mg Prostigmin (Roche) i.m.; 2. Pfeil = 0,1 g Acetylcholinchlorid i.m.

Wieweit das Verhalten einzelner bisher besprochener Faktoren Ausdruck desselben Geschehens im Körper, derselben zentralen vegetativen Steuerung ist, soll noch ein Experiment mit Acetylcholin zeigen. Auf den mit diesem Mittel gesetzten, noch durch Prostigmin verstärkten Vagusreiz sinken Blutdruck und Pulsfrequenz, sinkt gleichzeitig der Trockenrückstand im Gesamtblut und Blutplasma und der Hämatokritwert, tritt also ein Bild ein, wie wir es als charakteristisch für die Nacht kennengelernt haben (Abb. 11).

Es wird weiter unten noch von Faktoren zu sprechen sein, die bei Muskelruhe den nächtlichen Wasserreichtum des Blutes bedingen können. Jetzt sollen zunächst einige weitere Kreislaufgrößen in ihrem Verhalten im Tag-Nacht-Ablauf betrachtet werden.

Die von mir erstmalig durchgeführten Bestimmungen der **zirkulierenden**

Abb. 12. Gleichzeitige Bestimmung von *Bluttrockenrückstand und zirkulierender Blutmenge* bei drei zu Bett liegenden Personen, die alle 3 Stunden tags und nachts dieselbe Breimahlzeit erhielten.

Blutmenge zu verschiedenen Tages- und Nachtzeiten, über die ich vor kurzem berichtet habe, ergaben überraschend starke Schwankungen (Abb. 12).

Dabei wurden bekannte Fehlerquellen vermieden:

Die Versuchspersonen lagen während der ganzen Zeit streng zu Bett. Nahrungs- und Flüssigkeitszufuhr waren in kleinen Portionen gleichmäßig in der oben angegebenen Weise

über Tag und Nacht verteilt; die Untersuchungen geschahen immer vor diesen kleinen Mahlzeiten. Bei den in kurzen Zwischenräumen nötigen Bestimmungen kam m. E. nur die Farbstoffmethode in Frage, die nach den Vorschriften HEILMEYERS angewandt wurde: Streng gleiche Ruhelage des Patienten vor und während der Bestimmung (liegend), Farbstoffinjektion und Entnahme nach 5 Minuten an verschiedenen Armen, bei jeder Bestimmung Berücksichtigung des noch von der vorhergehenden Bestimmung kreisenden Farbstoffes (Kongorot). PULFRICHsches Stufenphotometer.

Nur annähernd war aus diesen Bestimmungen zu folgern, daß die zirkulierende Blutmenge bei geringem Trockenrückstand des Blutes oder Plasmas gewöhnlich größer als bei hohem und daß sie morgens kleiner als am Abend und in der frühen Nacht ist, zur Zeit der Weitstellung der Gefäßperipherie. Eine Erklärung starker, scheinbar regelloser Schwankungen beim ruhenden Menschen erscheint möglich, nachdem in jüngster Zeit vorgenommene Untersuchungen STEINMANNS über dieses Gebiet mit erheblich verfeinerter Methodik vorliegen, mit Ergebnissen, die man früher nur hat vermuten können. STEINMANN arbeitet mit der CO-Methode unter Verwendung der von v. MURALT und HARTMANN angegebenen lichtelektrischen Methode der CO-Hämoglobinbestimmung mit einer Genauigkeit der Einzelbestimmung von $\pm$ 0,5%. Da zur Kohlenoxyd-Hämoglobinbestimmung mit dieser Methode nur kleinste, aus der Haut zu entnehmende Blutmengen erforderlich sind, kann man den CO-Hb.-Gehalt nach Inhalation an den verschiedensten Stellen der Körperoberfläche bestimmen. Es zeigte sich nun mit dieser Methode, daß beim gesunden Liegenden morgens nüchtern, 5 bis 9 Minuten nach der Inhalation das CO-Hämoglobin zwar gleichmäßig im Körper verteilt ist, daß aber „auch bei Personen mit normal funktionierendem Herzen nur geringe vasomotorische Regulationsstörungen genügen, um die Durchblutung der Beine und in geringem Maß auch der Arme beim Sitzen im Sinne einer Verlangsamung zu verändern. Wahrscheinlich ist das sogar bei einem großen Teil von ‚Normalpersonen‘ der Fall ... Die Untersuchungen sprechen dafür, daß es schwer ist, die Trennung zwischen zirkulierender und deponierter Blutmenge scharf zu ziehen[1]. Möglicherweise erlauben es die Zirkulationsverhältnisse in der Milz. An andern Stellen jedoch sind die Übergänge fließend, d. h. ein gewisser Teil des Blutes befindet sich nicht in schneller Zirkulation, aber auch nicht stagnierend, sondern in langsamer Bewegung. Es ist nicht ausgeschlossen, daß dabei ein Teil dieses Blutes vollkommen von der Zirkulation ausgeschlossen deponiert ist. Dafür spricht die Beobachtung, daß oft im Sitzen der erste Blutstropfen aus der Zehe einen niederen CO-Hb.-Gehalt hat als die darauffolgenden. Die periphersten Partien der unteren Extremität unter der Haut scheinen so am meisten der allgemeinen Zirkulation entzogen zu sein". Durch diese direkte Bestimmung des Kohlenoxydhämoglobins in peripheren Hautgebieten sind frühere Arbeiten EPPINGERS, BARCROFTS, vor allem WOLLHEIMS über die Depotfunktion der Haut bestätigt worden. WOLLHEIM berechnet, daß in beiden Beinen z. B. 800—1800 ccm Blut gespeichert werden können. Beim ruhigliegenden Menschen muß man nun mit einer ausgedehnten Speicherung des Blutes rechnen. Sicher fungieren die Gliedmaßen nachts als Blutspeicher, wie wir oben sahen, vielleicht auch die Lunge. So ist in der Nacht ganz allgemein die **Blutströmung** verlangsamt, wie ältere Untersucher vermute-

---

[1] s. auch EPPINGER.

ten und ich kürzlich mit der Bockschen Methode (Einspritzen von Äther + De-
cholin in die Ellenbogenvene) nachweisen konnte.

So betrug bei einem 16jährigen Scharlachrekonvaleszenten um 18 Uhr die „Ätherzeit"
15 Sekunden, die „Decholinzeit" 35 Sekunden, um 3 Uhr die Ätherzeit 19, die Decholinzeit
70 Sekunden, am folgenden Morgen um $^1/_2$ 9 Uhr die Ätherzeit 10, die Decholinzeit 33 Sekunden. — Bei einem 16jährigen Mädchen mit Oxyuriasis war die Ätherzeit um 21 Uhr 3 Sekunden,
um 3 Uhr 5 Sekunden, um 6 Uhr 3,5 Sekunden, um $^1/_2$ 11 Uhr 4 Sekunden, die entsprechenden Decholinzeiten waren 17, 21, 18 und 12 Sekunden.

In bezug auf die Bestimmung der zirkulierenden Blutmenge beim ruhenden
Menschen befinden wir uns aber damit in einem kritischen Grenzgebiet. Nehmen
wir 2 Fälle an, die in ihrer Bedeutung für den Organismus nahe beieinander-
liegen. Im ersten Fall soll das Blut in einem großen Gefäßgebiet stagnieren oder
fast stagnieren, so daß der injizierte Farbstoff nicht in dieses Gebiet eindringt;
der berechnete Wert der zirkulierenden Blutmenge ist dann sehr klein. Findet
nun in diesem Gebiet eine nur wenig vermehrte Strömung, etwa auch nur ein
Axialstrom in den erweiterten Gefäßen statt, so wird sich der im Plasma gelöste
Farbstoff sofort unverhältnismäßig stark ausbreiten auch in Gebieten, die noch
nicht mitzirkulieren, sondern nur für die Diffusion erschlossen sind. Die Berechnung ergibt eine unverhältnismäßig große „zirkulierende Blutmenge". Eine kleine
Änderung in den Strömungsverhältnissen also, die sich in der Zahl der Blutkörperchen, des Hämatokrits oder Trockenrückstandes im strömenden Blut z. B.
noch lange nicht zu äußern braucht, kann bereits eine erhebliche Vermehrung
der „zirkulierenden Blutmenge" vortäuschen. Dabei ist die Farbstoffmethode,
die primär das Plasmavolumen bestimmt, für diese Untersuchungen am ruhenden
Menschen natürlich besonders ungeeignet. Einen Einblick wird die von Steinmann verwandte Methode geben können, von der nur zu hoffen ist, daß sie bald
auch anderen Instituten zugänglich sein wird. Vorläufig müssen wir uns mit
der Feststellung begnügen, daß schon rein gedanklich betrachtet die Bestimmung
des Bluttrockenrückstandes einen besseren Anhalt für Schwankungen der Gefäßweite großer Gebiete beim ruhenden Menschen im 24-Stunden-Rhythmus gibt
als die Bestimmung der sog. zirkulierenden Blutmenge.

Das Zeitvolumen des Herzens, die wichtigste dynamische Kreislauffunktion
für die Klinik ist abhängig von Pulszahl, Gefäßtonus, Blutströmungsgeschwindigkeit und Blutmenge. Eine klare Analyse des Kreislaufgeschehens im 24-Stunden-
Rhythmus müßte also die Beteiligung dieser einzelnen Faktoren am Zustandekommen eines bestimmten Herzzeitvolumens dartun, um brauchbar zu sein.
Es ist a priori nicht zu sagen, welchem Faktor in der tageszeitlichen Regulierung
des Herzminutenvolumens die größte Bedeutung zukommt. Änderungen in der
Füllung der Blutdepots sind sicher wichtig, aber sie gehen andererseits auch
sehr langsam vor sich, so daß es geradezu unwahrscheinlich erscheint, daß diese
langsamen Verschiebungen des Blutes sich im klinisch bestimmbaren Herzminutenvolumen auswirken.

Nach Altschule und Gilligan ändern sich Venendruck, Pulszahl, Arteriendruck,
Minutenvolumen und Blutströmungsgeschwindigkeit kaum, wenn 500—1500 ccm Flüssigkeit in weniger als 20 ccm/min i.v. infundiert werden.

Dasselbe gilt von den allmählich vor sich gehenden Schwankungen des Blut-
und Venendrucks, der Capillarweite, der Pulszahl, die sich in ihrer Wirkung auf

das Zeitvolumen des Herzens sowohl addieren wie subtrahieren können. Da die einzelnen Tagesrhythmen des Pulses, des Blutdrucks, der Vitalkapazität, des Gliedmaßenvolumens durchaus nicht immer parallel zueinander laufen (s. unten), hätte nur eine Untersuchung Wert, bei der am selben Menschen gleichzeitig alle diese Faktoren verfolgt werden. Eine solche Untersuchung stößt auf Schwierigkeiten und ist bisher nicht durchgeführt worden. Man darf auch kaum hoffen, daß ein Untersuchungsobjekt, an dem so viel gleichzeitig registriert wird, zu einem nächtlichen Ausruhen kommt. — Im Gegensatz zu früheren Untersuchern weisen ANTHONY und KOCH darauf hin, daß Schlag- und Minutenvolumen beim gesunden Menschen in der Ruhe nicht von der gleichen Konstanz wie z. B. der Sauerstoffverbrauch sind. — Einfach in bestimmten Abständen Tag und Nacht das Minutenvolumen zu bestimmen, kann leicht zu scheinbar widerspruchsvollen Ergebnissen führen. An Hand von 1500 Messungen des Minutenvolumens mit der Acetylenmethode fand KROETZ [3], daß es am Morgen nach dem Schlaf am höchsten ist, im Laufe des Tages langsam absinkt, abends um 15—25% niedriger als am Morgen ist. In einer kürzlich vorgenommenen Untersuchung findet derselbe Autor ein Ansteigen des Minutenvolumens zum Abend und in der ersten Nachthälfte. — In der Nacht, wo der Gefäßtonus sinkt, große Blutspeicher sich füllen, die Pulsfrequenz langsamer wird, der Sauerstoff der Gewebe sinkt, wird im allgemeinen die Förderleistung des Herzens nachlassen. GROLLMAN hat diesen Verhältnissen in der Nacht, besonders auch im Hinblick auf den Schlaf, eine eingehende Studie gewidmet und weist ganz besonders auf die zeitlichen Verschiedenheiten im tagesrhythmischen Ablauf der einzelnen Faktoren, auf die sozusagen komplexe Natur des Minutenvolumens hin.

Auf einen im Laufe des Tages sich ändernden Zustand des Herzmuskels oder der Blutversorgung des Herzens selbst, also der Leistungsfähigkeit des Herzens, deuten Analogieschlüsse und vor allem elektrokardiographische Befunde hin. Die Senkung des Blutdrucks könnte sich auf die Durchblutung der Kranzgefäße auswirken. Auch die für die Schlafzeit im allgemeinen gültige Umstellung des Organismus im Sinne einer Vagotonie, kann sich in einer Änderung der Coronardurchblutung oder auch in einem Niedrigerwerden der maximalen systolischen Spannungswerte äußern (STRAUB; Lit. s. bei GOLLWITZER-MEIER). Mit diesen Schlaf- bzw. nachtbedingten Umstellungen der Herzdynamik kann man sicher manche „Tagesschwankungen" im **Elektrokardiogramm** erklären.

Schon 1919 hat KLEWITZ Untersuchungen über das Elektrokardiogramm im Schlaf angestellt, der durch $^1/_2$ g Veronal vertieft wurde. Bei Herzgesunden fand KLEWITZ „regelmäßig die Dauer der gesamten Herzrevolution und dementsprechend die Dauer der Ventrikelsystole sowie der Vorhofsystole im Schlafe größer als im Wachen; die Größe der Differenz ist verschieden, bei der Dauer der gesamten Herzrevolution schwankt sie zwischen $^1/_{10}$ und mehreren hundertstel Sekunden. Bei der Ventrikelsystole beträgt sie meist einige hundertstel Sekunden, bei der Vorhofsystole entsprechend weniger. Auch das P-R-Intervall ist im Schlafe ganz regelmäßig größer als im Wachen". Bei Vitien fand sich kein einheitliches Verhalten. Diese Befunde von KLEWITZ gehen parallel zu alten sphygmographischen von POTAIN; danach steigt die Sphygmogrammkurve im Schlaf weniger steil an, ihr Gipfel ist abgerundet, die zweite Welle ist flacher. Nach FRANCK und PATRICI nimmt im Schlaf auch die Pulswellengeschwindigkeit

ab. ASTRUCK hat in der Hypnose Auftreten eines A-V-Rhythmus, Vorhofflattern-
und -flimmern beobachtet. In jüngster Zeit haben SCHELLONG und HERMANN
ausführliche Untersuchungen über Tagesschwankungen des Elektrokardiogramms veröffentlicht. Von 47 Kranken (Hypertonie, Angina pectoris, Coronarsklerose) zeigten 20 deutliche Tagesschwankungen in der Form des ST-Stücks
und der T-Zacke. Bei den Kranken mit Tagesschwankungen war die Prognose
im allgemeinen günstiger zu stellen als bei denen ohne Tagesschwankungen.
BORGARD sah beim Herzneurotiker am selben Tage alle Zwischenstufen von
abnorm hohem bis zum abgeflachten T. Bemerkenswerterweise betrifft auch
eine ausgeprägte, von SCHELLONG auf dem Nauheimer Kongreß 1939 demon-
strierte Tagesschwankung des Elektrokardiogramms einen Fall von Thyreotoxikose. Bei dieser Krankheit wie bei Vasolabilen pflegen allgemein die tagesrhythmischen Schwankungen ausgeprägter zu sein.

Zusammenhänge.

Die Frage nach der Interferenz der einzelnen rhythmisch sich ändernden Faktoren des Blutkreislaufs ist der Angelpunkt für ein Verstehen der Kreislauftages-
rhythmik im gesunden und kranken Organismus; ihre Beantwortung ist zugleich
die Synthese des bis hierher geschilderten, sich vielfach verflechtenden Geschehens.

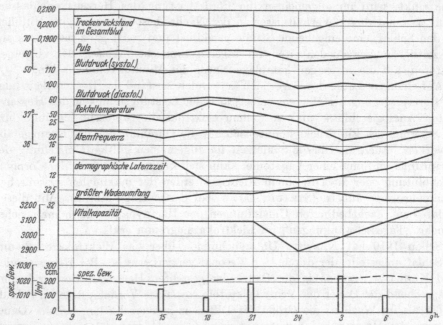

Abb. 13. Gleichzeitige Bestimmung von 10 tagesrhythmisch verlaufenden Körperfunktionen bei 19jährigem
Manne mit abgeklungener diffuser Glomerulonephritis. Bettruhe, keine Flüssigkeitszufuhr.

Bei den oben geschilderten Zusammenhängen ist ein Parallellaufen gewisser
Kurven gegeben; so kann man fast stets gleichsinniges Verhalten von Bluttrockenrückstand einerseits, dermographischer Latenzzeit, Beinumfang und
Vitalkapazität andererseits beobachten (Abb. 13 und 14). Auf Abb. 15 sieht
man, wie offenbar die Zunahme des Beinvolumens einen größeren Einfluß auf

das Sinken des Bluttrockenrückstandes hat als die Zunahme der Lungenblutfülle, deren Maximum erst einige Stunden nach dem Minimum des Trockenrückstandes und dem Maximum des Wadenumfangs erreicht wird, eine Beobachtung, die im Sinne REINS gegen eine echte Depotwirkung der Lungen spricht.

Ein ursächlicher Zusammenhang besteht zwischen der nachts herabgesetzten Vitalkapazität der Lunge, dem herabgesetzten Zeitvolumen der Atmung und dem Anstieg des CO_2-Gehaltes im Blut.

Die Abnahme der Atemfrequenz im nächtlichen Schlaf ist ebensolange wohlbekannt wie die des Pulses. GUJER sah eine Verminderung der Atemfrequenz im Schlaf auf 4,2/min. E. SMITH stellte schon 1857 als Zeitvolumen der Atmung für den Liegenden 7373 ccm, für den Schlafenden 5767 ccm fest. PIÉRON findet die Einatmung im Schlaf verlängert, die Ausatmung gleich oder weniger verlängert. GUJERS genaue pneumotachographische Analyse der Atmung im Schlaf ergibt, daß sich der Schlaf auszeichnet durch häufige exspiratorische Atempausen (in 23% sämtlicher registrierten Exspirationen), daß die Exspirations-

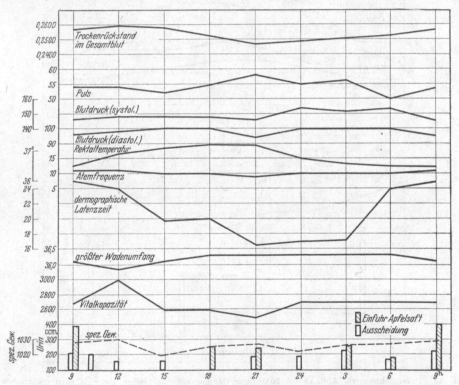

Abb. 14. Untersuchung wie bei Abb. 13 bei saftfastendem 57jährigem Manne mit nicht dekompensierter essentieller Hypertonie. Bettruhe.

dauer das 1,45fache der Inspirationsdauer beträgt (wach das 1,2fache). Das Tachogramm ist im Schlafe namentlich in der Exspiration sehr viel spitzförmiger als im wachen Zustande.

Mit dieser herabgesetzten Atmung im Schlafe sinken CO_2-Ausatmung und Sauerstoffaufnahme (VOIT 1878). Schon 1843 hat SCHARLING einen 24-Stunden-

Rhythmus der Kohlensäureausscheidung postuliert. HANRIOT und RICHET fanden diesen 24-Stunden-Rhythmus auch beim Nichtschlafenden, dem sie alle Stunden Nahrung zukommen ließen. Der respiratorische Quotient nimmt in der Nacht und im Schlafe ab (HANRIOT und RICHET; SAINT MARTIN). Als Folge

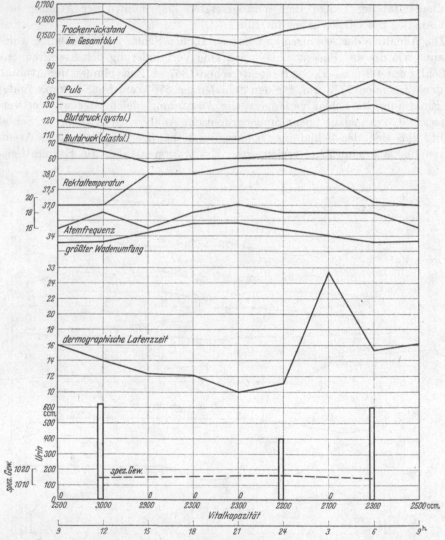

Abb. 15. Untersuchung wie Abb. 13 bei 30jährigem Manne mit chronischer Enteritis nach mehrfachen Magenoperationen (Billroth II). Nach Mitternacht bis gegen Morgen starke Leibkrämpfe. Bettruhe. Gewohnte Kost.

der mangelhaften CO_2-Abatmung im Schlafe kommt es zum Anstieg der CO_2-Spannung in der Alveolarluft und im Blute (STRAUB, ENDRES, BASS und HERR), zu einer Verschiebung des Säurebasengleichgewichtes nach der sauren Seite. Die Blutreaktion wird im Schlaf sauer, ein Zustand, der von einer charakteristischen Änderung des Ionenmilieus im Blute begleitet ist (GOLLWITZER-MEIER und

KROETZ). Gleichzeitig nimmt die Acidität des Urins zu (LEATHES, ENDRES, SIMPSON, RANNENBERG). Man könnte leicht geneigt sein, dieser Acidose des Blutes einen Einfluß auf die Kreislauf- und Atmungszentren, auf Pulsfrequenz, Blut- und Venendruck im Tageslauf zuzuschreiben (vgl. auch KOCH über Tätigkeit der Chemoreceptoren). Tatsächlich ist ein solcher Einfluß nicht erkennbar. Das Atemzentrum und auch die Vasomotoren sind nachts und im Schlafe unter-

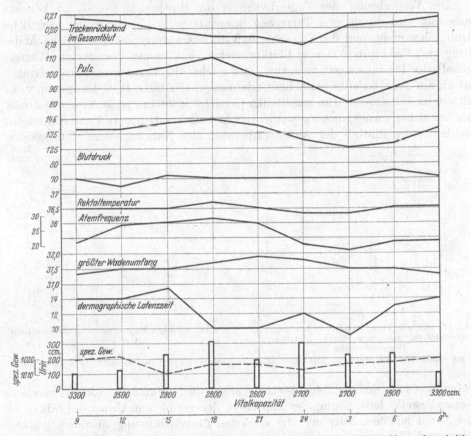

Abb. 16. Untersuchung wie Abb. 13 bei 20 jährigem Manne mit abgeklungener diffuser Glomerulonephritis. Um 8 Uhr 1500 ccm Tee, dann Dursten. Schlaf von 22—6 Uhr. Nykturie! Bettruhe.

erregbar. Mit dieser Minderung der zentralen Atmungserregbarkeit dürfte eine alte Beobachtung zusammenhängen, daß im Schlafe wie in großer Höhe im Gebirge ein CHEYNE-STOKES-Atemtyp auftreten kann [BROADBENT, BOURDILLON, MOSSO, DOUGLAS, CZERNY (bei Kindern)].

Im allgemeinen wird die kurze dermographische Latenzzeit in der Nacht, das große Gliedmaßenvolumen und die niedrige Vitalkapazität auch mit einem verhältnismäßig niedrigen Puls und Blutdruck zusammenfallen (vgl. Abb. 13)[1]. Daß hier aber keine strikte Übereinstimmung zu bestehen braucht, zeigt u. a. Abb. 16, ein von SAUER untersuchter Fall, bei dem das Minimum des systolischen Blutdrucks mehrere Stunden später liegt als größter Wadenumfang, kleinste

---

[1] Nach LIPPERT ist die dermographische Latenzzeit bei hohem Blutdruck größer.

Vitalkapazität und Tiefstand des Trockenrückstandes. Eine Diskrepanz der Tageskurven von Puls und Blutdruck ist schon von Brush und Fayerweather (1901) und auch von C. Müller beobachtet worden. Bei diesen Autoren lag das Minimum der Pulsfrequenz später, was wir auch einige Male beobachten konnten (Abb. 13 und 15). Hooker fiel die zeitliche Diskrepanz zwischen Venendruck und Pulsfrequenzabfall in der Nacht auf.

Die Verflechtung des Tagesrhythmus im Blutkreislauf und im Wasserhaushalt wird durch zwei Tatsachen beleuchtet: die physiologische nächtliche Diuresehemmung und die Tatsache, daß die charakteristische nächtliche Änderung im Verhältnis Plasma:Blutkörperchen mit einem vermehrten Wassergehalt des Plasmas zusammengeht. Daß nachts die Urinausscheidung geringer ist als am Tage, ist altes ärztliches Gedankengut (Beigell 1846, Draper u. v. a., zitiert nach Piéron). Die gegenteilige Ansicht Molnárs ist bereits von Jores als unhaltbar zurückgewiesen worden. Sehr eingehende neuere Untersuchungen, in denen der Einfluß der Außentemperatur, der Nahrungs- und Flüssigkeits-

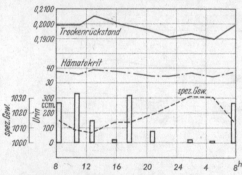
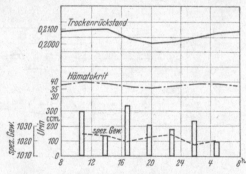

Abb. 17. 56jährige Frau (Spondylosis deformans; Nephrolithiasis) mit ausgeprägter nächtlicher Diuresehemmung.

Abb. 18. 58jähriger Mann (Pachymeningitis cervicalis) mit Nykturie.

Bei beiden Personen Nahrungs- und Flüssigkeitszufuhr regelmäßig verteilt. Bettruhe. (Aus Menzel 4.)

aufnahme und des Schlafes berücksichtigt wird, stammen von Gerritzen. Normalerweise fällt häufig der Zeitpunkt der geringsten Urinausscheidung in der Nacht mit dem Zeitpunkt der stärksten Blutverdünnung, also dem größten Blut- und Plasmawassergehalt zusammen (Menzel) (Abb. 15, 17). Man könnte daraus den Schluß ziehen, daß die nächtliche Plasmawasservermehrung die Folge der verminderten Urinausscheidung ist. Daß dies keineswegs der Fall sein kann, geht aus zahlreichen meiner Beobachtungen hervor, die jede Abhängigkeit der Blutwasserkurve von der Urinkurve vermissen lassen. Auch braucht ausgesprochene Nykturie durchaus nicht mit einem geringeren nächtlichen Absinken des Bluttrockenrückstandes zusammenfallen (Abb. 16, 18).

Besteht demnach sicher kein kausaler Zusammenhang zwischen normaler Diurese und nächtlicher Blutverdünnung, so muß doch eine innige Beziehung zwischen charakteristischer nächtlicher Blutverteilung, gemessen am Hämatokritwert, und Blutwassergehalt angenommen werden (Abb. 10, 11). Ich denke dabei vor allem an eine Koppelung der Hautwasserabgabe, auf die unter gewöhnlichen Verhältnissen etwa zwei Drittel der extrarenalen Wasserausscheidung entfällt (Heller), an die Blutverteilung bzw. an die Durchblutung der Haut,

nachdem sich die Wasserabgabe der Lunge nachts nicht wesentlich zu ändern scheint (HELLER). Die Haut ist zwar nachts wasserreicher (VEIL); DEVAUX fand, daß Hauteindrücke unter dem Einfluß des Schlafes $4^{1}/_{2}$ Minuten, sonst ungefähr $2^{1}/_{2}$ Minuten bestehenbleiben. Die ödematöse Haut dürfte aber gerade eine geringere Perspiratio insensibilis haben.

Sicher bewirkt die Körperruhe eine starke Verminderung der extrarenalen Wasserabgabe (HELLER). Genaue Untersuchungen, wieweit ein Tagesrhythmus der Hautwasserabgabe besteht, sind erschwert durch zahlreiche äußere Beeinflussungen, wie Umgebungstemperatur, Art der Körperbedeckung u. a. DE RUDDER hat die starke Abhängigkeit der insensiblen Perspiration des Säuglings von Bewegung und Nahrungsaufnahme bewiesen. Diese Faktoren schränken die Verwertbarkeit der Ergebnisse BOSCHS ein, der ein paralleles Verhalten von Urinausscheidung und Perspiration fand. Die Möglichkeit, daß eine „negative Perspiratio insensibilis" (FRÖHLICH und ZAK) einen Einfluß auf den Blutwassergehalt haben könnte, soll hier nur erwähnt werden; auch eine tageszeitlich schwankende Durchlässigkeit der Gefäßwand, wie sie LANGE und SEBASTIAN für die isolierte Arterienwand beschrieben haben, könnte eine Rolle spielen.

Bei dem großen Einfluß, den die Leber sowohl als Blutdepot wie für den Wasserhaushalt hat, liegt es nahe, an eine Beziehung der Blutzusammensetzung zu den tagesrhythmisch verlaufenden chemischen Funktionen der Leber (FORSGREN, HOLMGREN) zu denken. FORSGREN hat ja nachgewiesen, daß Glykogenspeicherung und Gallesekretion in rhythmischem Wechsel zueinander erfolgen: nachts findet die Glykogenspeicherung, tags die Gallesekretion statt. Ein ähnlicher Rhythmus läßt sich für den Fettgehalt und die Harnstoffbildung der Leber nachweisen. Mit dem Glykogen speichert die Leber in der Nacht beim Tiere eine erhebliche Menge Wasser. Bemerkenswerterweise fällt beim Gesunden oft diese Leberphase der Wasserspeicherung zeitlich mit einem erhöhten Wassergehalt des Blutes zusammen. Daß hier aber kein ursächlicher Zusammenhang besteht, konnte HAUFF an unserer Klinik nachweisen.

Der Tagesrhythmus der Körpertemperatur wird vom Organismus außerordentlich zäh festgehalten, wie es BENEDICT und SNELL z. B. bei Nachtarbeitern festgestellt haben. Wenn auch Arbeit, Bewegung, Nahrungsaufnahme, Schlaf und Ruhe einen Einfluß auf die Tageskurve der Temperatur ausüben können, so ist doch eine echte Umkehr der Kurve durch diese Faktoren nie beobachtet worden. Die Tagesschwankung der Körpertemperatur ist abhängig von der Ortszeit, ebenso wie die Urinausscheidung, wie Untersuchungen an Weltreisenden gezeigt haben. FORSGREN hat den Zusammenhang der Temperaturkurve mit der rhythmischen Tätigkeit der Leber aufgezeigt: die Temperatur steigt zur Zeit der dissimilatorischen, exkretorischen Phase der Lebertätigkeit am Tage, sinkt zusammen mit der assimilatorischen Leberphase in der Nacht. Da diese Leberphasen auch bei Änderung der Lebensweise, z. B. bei Nachtarbeitern, sich nicht leicht verschieben (HAUFF), kommt wohl bei der Entstehung der Tagestemperaturkurve der chemischen Wärmeregulation eine größere Bedeutung als der durch Muskeltätigkeit und Wasserabgabe durch die Haut zu. Nach französischen Autoren werden 30% der Körperwärme in der Ruhe allein von der Leber gebildet (FORSGREN). Man wird sich hüten müssen, direkte Beziehungen der Rhythmen im Blutkreislauf mit der Tagestemperaturkurve an-

zunehmen. Ein Beispiel für diese Verhältnisse bietet auch Abb. 15, wo die Rectaltemperatur wegen eines chronischen Darminfektes nachts anstieg. Nur Puls- und Temperaturkurve heben sich aus dem Gesamtbild als pathologisch heraus.

Bei der Besprechung der einzelnen Kreislauffaktoren in den vorigen Abschnitten wurde schon auf die Schlafzeit der untersuchten Personen Bezug genommen. Für alle besprochenen Tagesrhythmen gilt der Satz, daß sie auch ablaufen, wenn der Mensch nicht schläft. Das geht sowohl aus der Art der Kurven hervor, die sich oft schon viele Stunden vor Eintritt des Schlafes senken und während des Schlafes ansteigen, wie auch aus Beobachtungen bei Schlaflosen. Es ist eben das grundsätzlich Neue der von Jores in die Klinik eingeführten Betrachtungsweise der Tag-Nacht-Unterschiede, daß nicht der Schlaf oder die nächtliche Ruhelage das Wesentliche ist. Zahlreiche frühere Untersuchungen, die sich an den Schlafzustand klammern, haben deshalb nur einen bedingten Wert und gehen vielfach am Kern des Problems vorbei. Sehr oft haben sie nicht eine Äußerung des Schlafes, sondern eine Äußerung des Tagesgrundrhythmus erfaßt. Allerdings kommt bei manchen Arbeiten über den Schlaf dieser Gedanke des vom Schlafe unabhängigen Tagesgrundrhythmus sehr klar zum Ausdruck, so z. B. bei Grollman-Baumann und bei Piéron. Die Frage heißt unter normalen Umständen besser nicht: Welche körperlichen Merkmale sind für den Schlaf charakteristisch?, sondern: Wie wirkt der Schlaf auf den Tagesgrundrhythmus körperlicher Erscheinungen? Im allgemeinen wird die Antwort lauten: Der Schlaf verstärkt die Erscheinungen, die in der Nacht auch ohne ihn auftreten, genau so wie die körperliche Bewegung am Tage die tagbedingten körperlichen Erscheinungen verstärkt, ebenso wie ein großer Teil der für die Nacht charakteristischen Merkmale durch bloße Ruhelage verstärkt wird (vgl. Böhme, Grill). Auch im Mittagsschlaf kann der Blutdruck sinken (Wiechmann und Bamberger), beim Tagesschlaf sinkt der Venendruck (Hooker). Nur wenn die Versuchsperson wirklich schlief, sah Hooker die Handvene pulsieren. Schon kurzdauernder hypnotischer Schlaf bewirkt die charakteristischen Verschiebungen der Blutverteilung (Weber, Mosso). Allein durch den Schlaf sind Änderungen der Atemfrequenz und der Atmungsform bedingt (Gujer). Das Schlafzentrum im Haubengrau hat zudem enge örtliche Beziehungen zu den vegetativen Zentren des Mittelhirns, die für die Temperatur-, Zuckerspiegel-, Wasserhaushalt- und Blutkreislaufregulierung die große Bedeutung haben (Economo). Durch Schlafentzug können charakteristische körperliche Merkmale entstehen, wenn man hier auch den Einfluß der zum Wachhalten nötigen Muskelbewegung im Experiment kaum ausschalten kann (Piéron, Hochrein und Mitarbeiter, Kroetz).

Eine gewisse Rolle spielt in der Literatur der Vergleich körperlicher Zustände mit der Schlaftiefe. Als Maß der Schlaftiefe gilt dabei der zum Wecken notwendige Reiz. Die normale Schlaftiefenkurve verläuft nach Trömner in der ersten Schlafstunde steil, wird dann ganz allmählich bis zum Morgen flacher. Der tiefste Schlaf besteht nach einer Stunde. Nach diesen Angaben kann man, da das Minimum fast aller Kreislauffaktoren nach Mitternacht liegt, eine besondere Auswirkung dieser größten Schlaftiefe auf den Blutkreislauf nicht annehmen; die meisten Patienten schlafen bald nach Beginn der Raumverdunkelung in der Klinik um 21 Uhr ein. Einschlägige Untersuchungen sind, soweit

ich sehe, nicht gemacht worden. Bei der oben mitgeteilten Untersuchung GROLL-
MANs lag die größte Schlaftiefe (roh bestimmt durch die Leichtigkeit der Er-
weckbarkeit) um 1 Uhr, einige Stunden vor dem Minimum der Körperfunktionen. E. SMITH weist auf die Diskrepanz zwischen Pulsminimum und größter
Schlaftiefe hin. — Die Frage der Bedeutung des Schlafs für die Kreislaufrhythmik
ist in ihrem ganzen Ausmaß und mit allen Folgerungen noch nicht zu beantworten. Es scheint so, daß bisher der Schlaf in seiner Wirkung auf den Blutkreislauf überschätzt wurde. Daß er aber für die meisten Funktionen des Körpers, vor allem die geistigen, von überragender Bedeutung ist, lehrt die täglichе
Erfahrung. Aus dieser Erfahrung heraus und aus den Gegebenheiten des einzelnen Falles wird man auch die eigenartige Frage TRÖMNERS beantworten
müssen: ,,Da nun ein normaler Schlaf schon nach 2 Stunden seine größte Tiefe
passiert hat, so fragt es sich in der Tat, ob ein auf 7, 8, 9 Stunden ausgedehnter
Schlaf dem wirklichen Bedürfnis entspricht oder nur aus alter Gewohnheit aus
jenen Zeiten noch hineinragt, wo das Menschengeschlecht aus Mangel an künstlicher Beleuchtung sich genötigt sah, die gesamte Nacht im Schlaf zuzu-
bringen."

Es wären weiter Beziehungen der Blutkreislauf-Tagesrhythmik zu den Schwankungen des vegetativ-humoralen Systems und endlich zu kosmischen Faktoren,
besonders zum Wechsel Licht-Dunkelheit zu besprechen. Schon MOLESCHOTT
(1855) glaubte z. B. bewiesen zu haben, daß die Abnahme der CO_2-Ausscheidung
nicht vom Schlaf, sondern von der Dunkelheit abhinge. In jüngster Zeit haben
FRIEDRICH, LOHMANN und J. H. SCHULZ auf die Wirkung des Lichts auf den
menschlichen Körper hingewiesen. Die durch den Krieg bedingte frühe Verdunkelung der Krankensäle hat sich nach einer kürzlichen Mitteilung in der
,,Gesundheitsführung" auf die Schlaflosigkeit öfter günstig ausgewirkt. — So
wichtig diese Fragen sind, für die uns hier beschäftigende Rhythmik im Blutkreislauf des Menschen ergeben sich noch keine konkreten neuen Gesichtspunkte.
Eine zusammenfassende Darstellung dieser Grundfragen der Tagesrhythmik
überhaupt ist kürzlich von JORES (1) gegeben worden.

Von großer Bedeutung für die ärztliche Praxis erscheint aber die Tatsache,
daß die Erregbarkeit vegetativer Zentren im Laufe von 24 Stunden schwankt.
Ohne Bezug auf eine bestimmte Tageszeit haben FASSHAUER und OETTEL jüngst
erhebliche spontane Änderungen des Vasomotorentonus beschrieben. — RUMMO
und FERRANNINI fanden, daß bis 3 Uhr nachts die Zeit von sensorieller Erregung
bis zur peripheren Vasokonstriktion oder cerebralen Gefäßerweiterung zunimmt.
Wir beschrieben oben den geringeren Anstieg der Pulsfrequenz auf körperliche
Bewegung in der Nacht. — Die Erregbarkeit des Atemzentrums ist in der Nacht
herabgesetzt (s. oben). — Die chemische Wärmeregulation ist bei Tag stärker
als bei Nacht; denn von 2—4 Uhr ist die Erhöhung des Sauerstoffverbrauchs
bei Abkühlung geringer als am Tage (GESSLER). — HEILIG und HOFF berichteten 1925 über Unterschiede der Wirkung von 1 mg Adrenalin auf Blutdruck
und Pulsfrequenz zwischen Schlaf und Wachen. Während beim Wachenden
die Blutdruckerhöhung in typischer Weise auftrat, fehlte sie beim — tags oder
nachts — Schlafenden. Schon JORES bezweifelte, daß es sich hier um ein streng
an den Schlaf gekoppeltes Verhalten handelt. Ich bin jetzt zusammen mit LIL-
LICH dieser Frage noch einmal nachgegangen.

Lillich hat 8 gesunden und kranken Personen zu verschiedenen Tages- und Nachtzeiten Veritol bzw. Adrenalin intramuskulär in den Oberarm injiziert und Puls und Blutdruck registriert (Abb. 19). Es kommen deutliche Differenzen der Reaktion im Laufe von 24 Stunden vor. In einigen Fällen ist die Ansprechbarkeit auf Veritol bzw. Adrenalin tags, und zwar besonders in den späten Nachmittags- und den frühen Abendstunden, größer als in der Nacht. Wesentliche Unterschiede der Wirkung durch Änderung der Resorption des Medikaments sind bei intramuskulärer Injektion wohl kaum anzunehmen. Eine etwaige Tachyphylaxie schalteten wir dadurch aus, daß wir mit der Untersuchung zu verschiedenen Tageszeiten begannen. Eine Analyse, wieweit eine tageszeitlich verschiedene Wirkung der genannten Kreislaufmittel auf einer wechselnden Füllung der Blutspeicher beruht, haben wir nicht durchgeführt. Beim Adrenalin und Veritol kommt ja der Blutdruckanstieg sowohl durch Mobilisierung der Blutdepots wie durch Steigerung des Gefäßtonus zustande (Schöndorf, Bock, Hahn und Widmann).

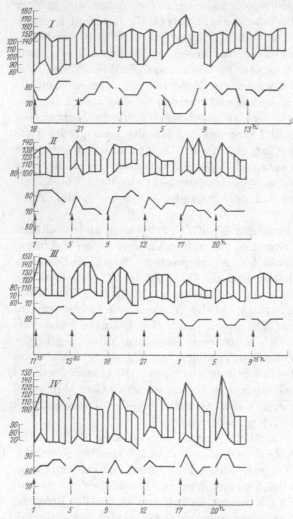

Abb. 19. Verhalten von *Blutdruck und Pulsfrequenz auf intramuskuläre Injektionen von Veritol und Adrenalin.* I. Robert Sey., Morbus Cushing (Körpergewicht 134 kg), 39 Jahre. — II. Gottlob Z., 65 Jahre, operiertes Magencarcinom. — III. Wilhelm S., 27 Jahre, abgeklungener Infekt. — IV. Anton Wai., 55 Jahre, Bronchialcarcinom mit universellen Drüsenmetastasen, extremer Kachexie. Bei I. bedeutet jeder Pfeil 10 mg, bei III. jeder Pfeil 20 mg Veritol, bei II. jeder Pfeil 0,5 mg Adrenalin, bei IV. der erste Pfeil 1 mg Adrenalin (!), jeder weitere = 0,5 mg Adrenalin.

Blutkreislauf - Tagesrhythmen beim kranken Menschen.

Die Bedeutung der tagesrhythmischen Schwankungen im Blutkreislauf für pathologische Zustände muß aus der Physiologie des Tagesrhythmus abgeleitet werden. Im allgemeinen kann man sagen, daß die Tagesschwankungen beim kranken Menschen verstärkt und abgeschwächt auftreten können, daß aber ein Typus inversus der physiologischen Rhythmen nur selten zu beobachten ist.

Moog und Schürer beobachteten inversen Verlauf der Blutdruck-Tageskurve bei einer Nephritis.

Wir haben schon das verschiedene Ausmaß der Blutdrucktagesschwankungen und seine Bedeutung für die Diagnose und Prognose der Hypertonien und Nierenerkrankungen erwähnt, die nach HERMANN bestehende Bedeutung der Ekg.-Tagesschwankung für die Prognose von stenokardischen Zuständen. Bei maligner Hypertonie fällt der Blutdruck nie in der Nacht bis zu normalen Werten ab (MÜLLER, KATSCH und PANSDORF, RÖMHELD). Im Ausheilungsstadium der Glomerulonephritis kommen besonders starke Schwankungen der Blutdrucktageskurve vor. Bei schwer Dekompensierten und besonders bei Aortenvitien fand KLEWITZ eine besonders geringe nächtliche Abnahme der Pulsfrequenz. Auch wir beobachteten, daß häufig bei Schwerkranken das Ausmaß der Tagesschwankung einzelner Faktoren vermindert ist. Eine charakteristische Abflachung der Chlorausscheidungskurve des Urins beobachtete ARBORELIUS bei

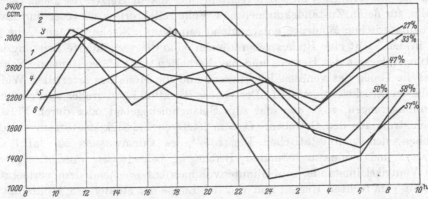

Abb. 20. *Vitalkapazität* im Ablauf von 24 Stunden bei Asthma bronchiale-Kranken. Nur 3 hat während der Untersuchung (am frühen Nachmittag) einen Anfall.

Kreislaufschäden, Leberkrankheiten, auch exogenen Neurosen (Aufstellung des Begriffs der ,,Rhythmuszahl").

Bei ,,rhythmuswidriger" Lebensweise scheint es zu neurotischen Erscheinungen, vielleicht sogar zur Begünstigung schwerer Krankheiten kommen zu können (ARBORELIUS). Bevor hier nicht eingehende Untersuchungen vorliegen, wird man aber kaum die Ursache einer Herzkrankheit, z. B. in der Umkehr des Tag-Nacht-Typs des Blutdrucks, sehen dürfen (Beobachtungen KRETSCHMERS an Lokomotivführern).

Wesentlich wichtiger als diese Betrachtungen der Tagesrhythmen bei Kranken scheint mir die Einwirkung der großen tagesrhythmischen Umstellungen im Blutkreislauf auf Krankheitsvorgänge und Krankheitsabläufe. Unter ihnen dürfte die Einwirkung auf Dyspnoezustände die größte Bedeutung haben. Bei jeder Dyspnoe, gleich aus welcher Ursache, muß die nächtliche Verkleinerung der Vitalkapazität ungünstig wirken.

So ist ja die Verschlechterung des Asthma bronchiale, bzw. das gehäufte Auftreten von Asthmaanfällen in der Nacht, eine alltägliche klinische Erfahrung. OECHSLER hat auch bei Asthmakranken die Tagesschwankung der Vitalkapazität verfolgt. Sie sind — auch ohne daß ein Anfall auftritt — erheblich stärker als bei Gesunden. Der tiefste Nachtwert lag bei 5 Asthmatikern um 27—58% unter dem Tageswert (Abb. 20). Man wird in diesen Fällen dem erhöhten Vagus-

tonus einen hervorragenden Einfluß am starken nächtlichen Absinken zumessen müssen.

Da nach den oben mitgeteilten Untersuchungen der Hauptfaktor zur nächtlichen Einengung der Vitalkapazität die vermehrte Blutfülle der Lunge ist, muß sich der Tagesrhythmus ganz besonders bei den Krankheitsbildern ausprägen, bei denen schon eine Lungenstauung besteht, also vor allem bei den linksinsuffizienten Herzen, den dekompensierten Aortenfehlern und Hypertonien. Bei diesen Krankheiten ist das Auftreten von Asthma cardiale-Anfällen aus der Ruhe heraus, mitten im Schlafe, in der Nacht, seit langem Gegenstand eingehender Untersuchungen und Betrachtungen gewesen.

Eine hervorragende Übersicht über dies Gebiet hat KL. GOLLWITZER-MEIER 1931 gegeben. Danach gibt die latente oder manifeste Herzschwäche und vor allem das Mißverhältnis zwischen rechtem und linkem Herzen die Basis für die Anfälle, für deren Zustandekommen eine Fülle reflektorisch-nervöser und kreislaufregulatorischer Momente entscheidend sein kann. Solche Momente, die gerade in der Nacht eine Rolle spielen können, sind die verminderte Leistung und Leistungsfähigkeit des Herzens und das Verhalten des Gefäßsystems im Schlaf, wobei die Größe des venösen Rückflusses und die Höhe des arteriellen Widerstandes zu berücksichtigen sind. Der venöse Rückfluß kann größer werden durch Blutumlagerungen, z. B. aus und zum Splanchnicusgebiet oder durch Flüssigkeitseinstrom aus den Geweben. Diesem letzteren Flüssigkeitsabstrom aus den Geweben, dem „klinostatischen Einstrom" des Ödemwassers ist dabei von KORANYI und VOLHARD besondere Bedeutung beigemessen worden. Ist der linke Ventrikel imstande, sein Minutenvolumen entsprechend dem vermehrten Angebot vom rechten Herzen und von der Lunge her zu steigern, so kommt es zu einer Erhöhung, bei Hypertonikern zu einer Überhöhung des Blutdrucks, der von älteren Klinikern geforderten präparoxysmalen Blutdrucksteigerung. — Besonders hebt die Autorin die Beobachtungen einer „präparoxysmalen Lungenstauung" hervor. Bei 2 Kranken — auffallenderweise nicht bei Gesunden — fand sich ein deutlicher Abfall der Vitalkapazität in den Abendstunden! Diese Lungenstauung wirkt einmal durch die Erschwerung der Lungenfunktion, des Gasaustausches, und durch den Einfluß der verschobenen respiratorischen Mittellage auf das Atemzentrum im Sinne einer Beschleunigung der Atmung. Aber auch durch Reflexe vom Gefäßsystem her, durch Erregung vasosensibler Zonen in der Aorta und im Carotissinus kann das Atemzentrum erregt werden. Weiter spielen Angiospasmen in der Gegend des Atemzentrums selbst eine Rolle. Solche sich auf das Atemzentrum mittelbar oder unmittelbar auswirkende Gefäßreflexe treten besonders bei plötzlichen Belastungen und Entlastungen des Kreislaufsystems auf.

Der Vergleich dieser Übersicht mit den obengeschilderten physiologischen Kreislaufänderungen in der Nacht ergibt, daß in vieler Hinsicht die Bedingungen für das Auftreten eines Herzasthmas in der Nacht besonders günstig sind: Bei den Kranken mit Stauungslunge findet sich nicht nur regelmäßig der physiologische nächtliche Abfall der Vitalkapazität der Lunge, sondern dieser Abfall ist sogar häufig noch größer als beim Gesunden (OECHSLER) (Abb. 21). Auch hier steigt die Vitalkapazität erheblich, wenn der Patient aus der Horizontalen in die Vertikale gebracht wird, ein experimenteller Beweis für die Wirkung der

von den Kranken instinktiv eingenommenen Lage (Orthopnoe) (Abb. 22). — Die zur Auslösung des Asthma cardiale-Anfalles beitragenden Umstellungen der Blutverteilung brauchen nicht durch abnorme Stoffwechselvorgänge oder schreck-

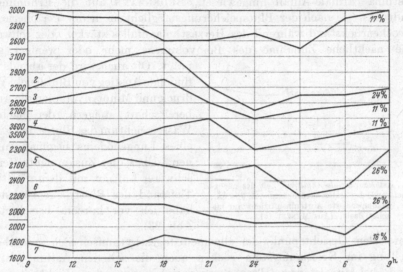

Abb. 21. *Vitalkapazität* im Ablauf von 24 Stunden bei Herzinsuffizienz. 1. Wilhelm G., 39 Jahre, Mitralstenose Stauungserguß über der rechten Lunge. — 2. Derselbe wie 1. nach Kompensation. — 3. Wilhelm Schm., 52 Jahre, dekompensierte Hypertonie; Arrhythmia absoluta. — 4. Derselbe wie 3. nach Kompensation. — 5. Georg B., 56 Jahre, dekompensierte essentielle Hypertonie (mitralisiert). — 6. Georg M., 35 Jahre, dekompens. kombiniert. Mitralvitium. — 7. Hermann Schm., 15 Jahre, Polyserositis mit hochgradigem Perikarderguß und doppelseitigen Pleuraergüssen. Leber handbreit unter R.-b., Venendruck um 250 mm Wasser.

hafte Träume oder die Bettwärme und andere zufälligen Momente ausgelöst zu werden, sondern finden jede Nacht physiologischerweise statt. Physiologischer-

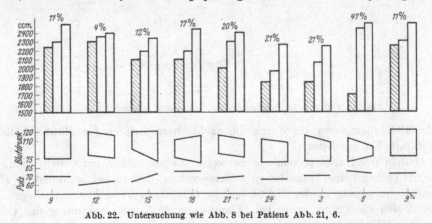

Abb. 22.   Untersuchung wie Abb. 8 bei Patient Abb. 21, 6.

weise geht das Blut — wahrscheinlich aus dem Splanchnicusgebiet — in die Peripherie. Man kann sich leicht vorstellen, daß in einem ödematösen Gewebe die nächtliche Blutspeicherung erschwert ist[1], daß es deshalb nicht zu der physio-

---

[1] Die beim Übergang vom Liegen zum Stehen auftretende Volumvermehrung der unteren Extremität z. B. bleibt bei Ödematösen oft aus (GRILL).

logischen Entlastung des Kreislaufs kommen kann, sondern daß im Gegenteil
die zirkulierende Blutmenge vermehrt und dadurch der Kreislauf besonders
belastet wird. EPPINGER hat auf die Vermehrung der zirkulierenden Blutmenge
im Asthma cardiale-Anfall hingewiesen, BUDELMANN auf die Erhöhung des
Venendrucks. Je nach der Blutspeicherungsmöglichkeit in der Peripherie sinkt
der Trockenrückstand während des Herzasthmaanfalles stärker oder schwächer,
ist die nächtliche Zunahme des Beinvolumens mehr oder weniger ausge-

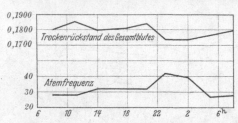

Abb. 23. *Asthma cardiale-Anfall* zur Zeit des nächtlichen Tiefstands des Bluttrockenrückstandes. Josef A.,
73 Jahre, dekompensierte Aorteninsuffizienz auf lui-
scher Basis. (Aus MENZEL [4].)

prägt. Oft auch wird der abends stattfindende Anstieg von Blutdruck, Venendruck und Minutenvolumen die Anfallsbereitschaft steigern, der nächtliche
Wasserreichtum des Blutes den Eintritt
eines Lungenödems begünstigen können. Über dies Zusammentreffen von
schwerer Luftnot mit dem nächtlichen
Tiefstand des Bluttrockenrückstandes
habe ich vor kurzem berichtet (vgl.
Abb. 23).

Unter dem Gesichtspunkt der allgemein tagesrhythmisch sich vollziehenden
Umstellung im Kreislaufsystem rücken auch die seltenen Asthma cardiale-
Zustände bei Mitralstenose (HESS, SCHELLONG) in ein anderes Licht, ebenso wie
die Dyspnoe bei anderen Lungenkrankheiten. DE RUDDER hat im Anschluß
an meine Ausführungen auf die bei Kindern in der Nacht gehäuften Pneumonie-

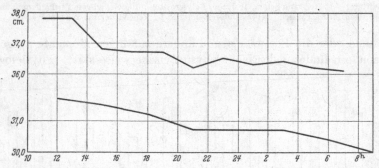

Abb. 24. Abnahme des Beinumfangs bei Ödematösen während der Behandlung.

todesfälle hingewiesen, die durch die nachts herrschenden Kreislaufverhältnisse
verständlicher erscheinen.

Daß in der Nacht physiologischerweise gewissermaßen ein Gliedmaßenödem
auftritt, scheint der Tatsache zu widersprechen, daß ja bei beginnender Herzinsuffizienz gerade in der Nacht leichte Ödeme zu verschwinden pflegen. Es
erhebt sich die Frage, wann bei Ödematösen die Ausschwemmung der Ödeme
eintritt. Wir fanden bei einigen Ödemkranken zu Beginn der Behandlung, daß
in der Nacht, vor und nach Mitternacht, die kontinuierliche Abnahme des Wadenumfangs zum Stehen kommt, daß sich also die physiologische Neigung zur
Volumzunahme in der Nacht sehr wohl bemerkbar macht (Abb. 24). Die von
KROETZ beobachtete verstärkte Abnahme des Beinvolumens bei Ödematösen
in den Mitternachtsstunden haben wir bisher nicht gesehen.

Eng mit der Frage der Ödemausschwemmung hängt die der Nykturie bei Herzkranken zusammen. Daß diese Frage nicht allein vom Gesichtspunkt der Wasserretention und -ausschwemmung aus betrachtet werden darf, ist schon seit QUINCKE bekannt, der als erster den Begriff der Nykturie umrissen hat. Man findet die Aufhebung der nächtlichen Diureseschwemmung bei manchen anderen Zuständen, bei nichthydropischen Nierenkrankheiten, auf neuroendokriner Basis (MAINZER), bei Diabetes insipidus, bei essentieller Hypertonie (VOLHARD), bei Ulcus ventriculi (JORES und BECK), bei Leberkrankheiten, wo sie als Frühsymptom auftreten kann („Opsiurie"; GILBERT und LEREBOULLET). JORES, dem wir eine Bearbeitung dieses Gebiets auf breiter Basis verdanken, unterstreicht die zentralnervöse Regulierung der Wasserausscheidung in allen diesen Fällen. Unter den verschiedensten Umständen „zieht der Organismus

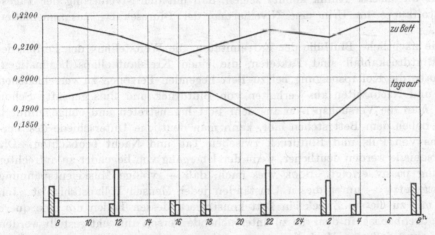

Abb. 25. Bluttrockenrückstand und Urinausscheidung beim selben Patienten bei Bettruhe (obere Kurve und schraffierte Urinmengen) und bei Aufsein über Tag (untere Kurve und helle Urinsäulen) unter sonst gleichen Bedingungen (Saftfasten). Martin He., 61 Jahre, Herzinsuffizienz bei starker Fettleibigkeit und essentieller Hypertonie, Arrh. absol., nach erfolgter Kompensation.

alle Schleusen auf", die die Diurese hemmen. Die nächtliche Einschränkung der Diurese fällt dann besonders leicht fort, da der nachts vorherrschende Vagustonus an und für sich die Diurese fördert.

Wenn auch die Blutverdünnung nicht *der* adäquate Reiz für die Diurese ist (NONNENBRUCH, MARX), übrigens auch ein Kausalnexus zwischen Blutdruck, Nierendurchblutung und Diurese keineswegs unter allen Umständen zu bestehen braucht (SPRINGORUM, MARX), so scheint mir doch die nächtliche Hydrämie ein die Nykturie besonders förderndes Moment zu sein. Bei Nykturischen fällt oft die maximale Wasserausscheidung im Gegensatz zum Gesunden mit der stärksten nächtlichen Blutverdünnung zusammen (vgl. Abb. 16 und 18). Besonders deutlich geht dies aus der Beobachtung Abb. 25 hervor. Nachdem der Patient tagsüber auf ist, wird bei gleicher Flüssigkeitszufuhr der nächtliche Trockenrückstandsabfall im Blut deutlicher, tritt gleichzeitig eine starke Wasserausscheidung in der Nacht ein.

Da zur Zeit des geringsten Bluttrockenrückstandes in der Nacht das Extremitätenvolumen groß ist, bzw. am wenigsten abnimmt, scheint mir ein direkter

zeitlicher Zusammenhang zwischen der Abnahme der Ödeme und einer Nykturie nicht zu bestehen. Auch nach erfolgter Kompensation und nach Verschwinden der Ödeme bleibt oft die Nykturie bestehen (Klein).

Daß mit der vermehrten nächtlichen Wasserausscheidung die Ausscheidung fester Substanzen relativ vermehrt und vermindert sein kann, soll hier nur erwähnt werden. Zu einer umfassenden Würdigung spielt natürlich die Frage der wirklichen Nierenleistung eine große Rolle (s. Klein, Mainzer u. a.). Bei kardial Dekompensierten fand Klein im Gegensatz zu Nykturischen aus anderer Ursache eine relative starke Vermehrung der nächtlichen Chlorausscheidung, die normalerweise nachts abnimmt [Speck, Balthazard, Hegar (1852), Gerritzen]. Auf die Wirkung des in tagesrhythmischen Schwankungen von der Leber produzierten Harnstoffs auf die Diurese hat Forsgren hingewiesen. Hauff an unserer Klinik konnte zeigen, daß mit der Nivellierung der Tagesharnstoffkurve im Urin eine Nivellierung der Diuresekurve zusammenfallen kann.

Die nächtliche Blutfülle der Extremitäten, die Weitstellung der Peripherie, der Blutdruckabfall sind Faktoren, die einen Kreislaufkollaps begünstigen. Ich habe die Kollapsneigung bei zu Bett liegenden Personen zu verschiedenen Tag- und Nachtzeiten am Verhalten von Blutdruck und Puls geprüft. Schon wenn man die Versuchsperson aus dem Bett heraustreten und einige Minuten ruhig neben dem Bett stehen läßt, kann man deutliche Unterschiede des Verhaltens von Puls und Blutdruck zwischen Tag und Nacht beobachten. Die Unterschiede werden deutlicher, wenn der Übergang von liegender zu aufrechter Haltung passiv erfolgt. Bock wies nach, daß — völlige Muskelentspannung vorausgesetzt — unter diesen Umständen jeder Mensch kollapsfähig ist. Ich habe mir zu diesem Zweck ein Bett konstruiert, dessen Boden um eine quere Achse drehbar ist, in dem die zu untersuchende Person aufrecht gestellt werden kann, ohne daß eine Muskelbewegung nötig ist und ohne daß eine Abkühlung erfolgt. Sehr erhebliche Unterschiede zwischen Tag und Nacht sah ich bei einem 13jährigen Mädchen im Anschluß an eine schwere Pneumonie. Nur um 1 und um 4 Uhr in der Nacht, nicht während des Mittagsschlafs und um 22 Uhr, trat ein orthostatischer Kollaps auf. Die Kollapsneigung fiel mit der Zeit der stärksten Blutverdünnung zusammen (Abb. 26, I). Dasselbe Zusammentreffen von Kollapsneigung mit niedrigstem Blutdruck, niedrigster Pulsfrequenz, niedrigstem Bluttrockenrückstand beobachtete ich bei einem 30jährigen Pfarrer, der wegen spontanhypoglykämischer Anfälle die Klinik aufsuchte. Während der Untersuchung wurde die Nahrungs- und Flüssigkeitszufuhr gleichmäßig verteilt: immer im Anschluß an die Untersuchung nahm der Patient dieselbe kohlehydratreiche Mahlzeit zu sich. Aus der Diskrepanz der so erhaltenen Blutzuckerkurve mit ihrem tiefsten Punkt um 16 Uhr und dem Verhalten des Kreislaufs sahen wir einen Hinweis, daß es sich bei den hypoglykämischen Anfällen nicht um eine Mittelhirnstörung, sondern um eine vermehrte Insulinausschüttung von einem Pankreasadenom her handelte (Abb. 26, II).

Siebeck und Schellong haben die Neigung zum Kreislaufkollaps in den Vormittagsstunden hervorgehoben. Zu dieser Zeit ist die zirkulierende Blutmenge durchweg gering. Unter meinen Fällen — etwa 20 sind daraufhin untersucht — findet sich keiner mit vormittags ausgeprägter Kollapsneigung.

Es liegt auch nahe, an einen Einfluß der tagesrhythmisch vor sich gehenden großen Umstellungen im Kreislauf auf die Entstehung und vor allem die Loslösung von Thromben zu denken. Bei ruhig zu Bett Liegenden könnte die größere Dichte des Blutes am Tage die Thrombenbildung begünstigen, die Gefäßweitstellung und Blutverdünnung in den großen Venen in der Nacht der Loslösung und Fortschwemmung Vorschub leisten. LUBARSCH hat auf die merkwürdige Tatsache der tödlichen Lungenembolie aus dem Schlaf heraus hingewiesen.

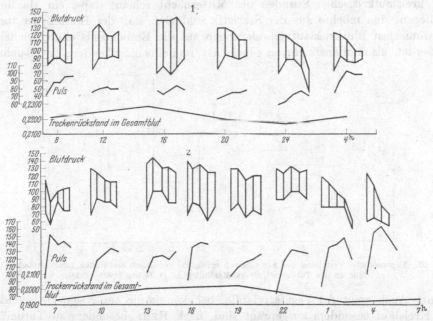

Abb. 26. Neigung zu orthostatischem Kollaps zur Zeit des niedrigsten Bluttrockenrückstandes in der Nacht. Untersuchung mit dem Kippbett. I. Willi Sch., 30 Jahre, spontanhypoglykämische Anfälle (s. Text). — II. Maria M., 14 Jahre, Vasolabilität nach Pneumonie. Bei beiden Fällen Nahrung und Flüssigkeit über Tag und Nacht gleichmäßig verteilt.

Wieweit hier noch einzelne Faktoren in emboliefördernden oder -hemmendem Sinne [Blutstromverlangsamung (DIETRICH) in der Nacht] einwirken, bedarf einer eingehenden Untersuchung. Die nächtliche Blutacidose fördert nach LAMPERT die Synärese. Sicher werden die größte Bedeutung für die Emboliententstehung die Muskelbewegung mit ihrer Kreislaufmobilisierung, Anstrengungen, starke Bauchpresse, psychische Erregungen haben. Dafür sprechen eindeutige klinische Erfahrungen.

So schreibt PETRÉN, wie häufig eine Embolie am Tage des ersten Aufstehens, nach Verbandwechsel oder Transport erfolgt. A. MAYER, dem wir eingehende Untersuchungen über Thrombose und Embolie verdanken, sah in 80% der Fälle bei latenten Thrombosen die Embolie vor dem ersten Aufstehen auftreten; er weist aber auf die Häufigkeit der tödlichen Lungenembolie bei und nach der Besuchszeit in der Klinik hin (mündliche Mitteilung).

Gerade weil man nun diesen äußeren Faktoren in der Emboliententstehung eine überragende Bedeutung zuerkennen muß, scheint mir die folgende Statistik bemerkenswert (Abb. 27). Aus den 269 Tübinger Sektionsfällen der Jahre 1928 bis 1938, bei denen Lungenembolie als Todesursache festgestellt wurde, sind die herausgesucht, bei denen der Tod plötzlich, in unmittelbarem Anschluß an

die Embolie erfolgte[1]. Es waren 148 Fälle, deren Sterbezeiten in Abb. 27 nach der Uhrzeit geordnet sind. Es sind also alle Fälle mitgezählt, bei denen die Embolie durch ein äußeres Ereignis, durch das erste Aufstehen, durch Umbetten, durch den Stuhlgang usw. ausgelöst wurde. Es kann meiner Ansicht nach kein Zweifel bestehen, daß diese Faktoren sich tags ungleich mehr auswirken als in der Nacht. Trotzdem sind in der Zeit von 21—5 Uhr, wo in den Kliniken Nachtruhe herrscht, ebenso viele Embolien erfolgt wie in 8 Stunden am Tage. In den kreislaufkritischen Stunden um Mitternacht scheint dabei ein Maximum zu liegen. Ich möchte aus der Statistik schließen, daß der Einfluß der tagesrhythmischen Blutkreislaufveränderungen auf die Embolieentstehung vielleicht größer ist, als man anzunehmen geneigt ist, und eine eingehendere Untersuchung

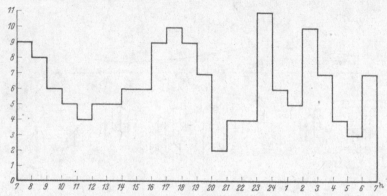

Abb. 27. Tageszeitliche Verteilung der 148 plötzlich erfolgten, autoptisch bestätigten Lungenembolie-Todesfälle an den Tübinger Universitätskliniken in 11 Jahren (1928—1938).

lohnt. Auch neigt der Vegetativlabile, bei dem ja die Tag-Nacht-Unterschiede im Kreislauf besonders ausgeprägt sind, nach Rehn besonders zu Thrombose und Embolie.

Die Tagesrhythmik des Blutkreislaufs müßte sich in einer nach Todeszeiten geordneten Statistik auch für andere Krankheiten auswirken. Untersuchungen über diese praktisch bedeutsame Frage liegen meines Wissens kaum vor. Nach einer Statistik von Wigand über 672 Todesfälle der Königsberger Klinik besteht ein Nachtgipfel in der Sterbezeit der Nephropathien und Hirnblutungen, ein Tagesgipfel für „Herzkrankheiten".

Zur Therapie.

Es bedarf nach dem oben Dargelegten keiner Frage, daß sich aus der Berücksichtigung des 24-Stunden-Rhythmus neue Gesichtspunkte für die *Therapie* der Kreislaufkrankheiten ergeben. Jores hat bereits gegen „den Stumpfsinn des 3mal täglich" Stellung genommen. Kisch fordert, Strophanthin und Quecksilber zur Diurese abends in das „vagotonische Milieu der Nacht" hineinzugeben.

---

[1] Die Feststellungen wurden mir besonders erleichtert, da unter der Leitung Dietrichs in unserem Pathologischen Institut die Thrombosen und Embolien besonders sorgfältig registriert worden sind. Bei dem Interesse, das diese Fragen hier bei den Klinikern, besonders der Kirschnerschen und Mayerschen Schule fand, sind auch die Krankenblätter besonders sorgfältig geführt worden. — Den Kliniks- und Institutsleitern bin ich für die gütige Überlassung des Materials zu großem Dank verpflichtet.

Auch JORES rät, Salyrgan abends zu spritzen, um die Nykturie zu unterstützen. Es ist meines Erachtens aber nicht ohne weiteres ersichtlich, warum man nicht die physiologische morgendliche Harnflut durch Diuretica verstärken soll.

Bei der Bekämpfung der nächtlichen Luftnot dürften Narkotica, die den Tonusabfall des Blutgefäßsystems verstärken, oft weniger am Platze sein als tonussteigernde Mittel, wobei man einer geringeren Ansprechbarkeit der Gefäßzentren in der Nacht Rechnung tragen müßte.

Bei einer Mitralstenose mit Stauungserguß und quälender, stets um 24 Uhr, zur Zeit der von 2000 über Tag auf 1300 ccm erniedrigten Vitalkapazität, „pünktlich" einsetzender Luftnot mit starkem Pleuraschmerz auf der Seite des Ergusses verschwanden die Beschwerden nicht auf beruhigende und schmerzlindernde Mittel, aber schlagartig auf Veritolgabe am späten Abend, unter der die Vitalkapazität steigt. (Vgl. BARTSCH, BOCK, HAHN und WIDMANN.) — Auch beim Bronchialasthma scheint sich eine derartige tonusheraufsetzende Therapie zu bewähren, die nicht notwendigerweise den Schlaf zu stören braucht.

Die Kenntnis der Kreislaufrhythmen auf kollapsbedrohte Krankheiten (Pneumonien) anzuwenden, versteht sich von selbst. Alle diese Erkenntnisse sind aber noch zu neu, als daß eindeutige Richtlinien für die Behandlung schon gegeben werden könnten.

KISCH fordert auch, daß die Schlafzeit besonders für Herzkranke vorverlegt werden soll. Wie VOLHARD fordert er dabei Flüssigkeitskarenz ab Mittag. Die therapeutische Wirksamkeit der Flüssigkeitskarenz z. B. vor einem zu erwartenden Asthma cardiale-Anfall ist erwiesen, wenn auch über den Wirkungsmodus auf den Rhythmus der einzelnen Kreislauffaktoren noch nichts ausgesagt werden kann. SAUER findet eine nennenswerte Änderung der tagesrhythmischen Schwankungen des Trockenrückstandes, der Vitalkapazität, des Beinumfanges weder beim Durstenden noch wenn abends 2 l Flüssigkeit zu sich genommen werden.

Die Forderung, die Schlafzeit vorzuverlegen und dem „natürlichen" Tagesrhythmus anzupassen, ist in letzter Zeit auch aus Laienkreisen laut geworden (vgl. die interessanten Krankenberichte STÖCKMANNs, unter denen sich auch eine Herzfehlerkranke findet); sie entspricht dem alten Sprichwort, daß eine Stunde Schlaf vor Mitternacht zwei Stunden nachher wert ist. Es mag sein, daß durch spätes Zubettgehen die physiologische Erschlaffung des Gefäßsystems in der Nacht verzögert wird und dann sprungartig erfolgt, wie es KROETZ ja beobachtet hat. Ich fand bei mir selbst allerdings ein kontinuierliches Absinken des Blutdrucks vom Nachmittag ab sowohl an einem gewöhnlichen Arbeitstag wie an einem Sonntag, wo ich mittags zwei Stunden gegen meine Gewohnheit schlief und dann bis Mitternacht am Schreibtisch, ohne zu ermüden, arbeitete. Rhythmusuntersuchungen an Klinikpatienten, die pünktlich um 21 Uhr zu Bett liegen, können in dieser Richtung einseitig sein. Hier liegt einer exakten Forschung noch ein Feld offen, ist eine Hygiene der Erholung doch nicht nur für den Kranken, sondern auch für den Gesunden bedeutungsvoll.

Zusammenfassung und Schluß.

Pulszahl, Blutdruck, Venendruck, Hautcapillarweite (dermographische Latenzzeit) des Menschen zeigen tagesrhythmische Schwankungen unabhängig von Schlaf bzw. Körperruhe und Körperbewegung. Nachts, gegen oder kurz

nach Mitternacht, zeigen diese Funktionen ein Minimum; Puls, Blutdruck und
Venendruck zeigen abends ein Maximum.

Es gibt eine für den Tag und eine für die Nacht charakteristische Blutverteilung beim Menschen. Nachts findet eine Blutanhäufung in der Haut und im
Unterhautgewebe, im Gehirn, in der Lunge statt, sehr wahrscheinlich auf Kosten
einer relativen Blutverarmung des Splanchnicusgebietes. Beim Tiere zu beobachtende Schwankungen des Blutgehaltes der Leber sind für den Menschen bisher nicht bestätigt.

Die für die Nacht charakteristische Blutverteilung drückt sich in der Zusammensetzung des Blutes aus. Die Blutansammlung in der Haut, im Gehirn
und in der Lunge führt im strömenden Venenblut zu einer Abnahme des Hämato-
kritwerts und des Trockenrückstandes in Gesamtblut und Blutplasma, die durch
Aufsein über Tage nicht nennenswert verstärkt wird. — Gleichzeitig mit der
Abnahme des Bluttrockenrückstandes in der Nacht ist die mit der Farbstoffmethode bestimmte zirkulierende Blutmenge gewöhnlich größer als in den Morgenstunden. Zur Erkennung der tagesrhythmischen Blutumlagerungen hat die
Bestimmung der zirkulierenden Blutmenge aber nur einen sehr begrenzten
Wert. Diese geringe Brauchbarkeit liegt in der Natur der Methode.

Die Blutströmung ist in der Nacht verlangsamt.

Das Herz zeigt tagesrhythmische Schwankungen seiner Leistung und Leistungsfähigkeit, die sich in Tagesschwankungen des Elektrokardiogramms
äußern können.

Die genannten tagesrhythmisch schwankenden Kreislauffunktionen können
sich so überlagern, daß eine Tagesschwankung des Herzminutenvolumens entsteht.

Einige tagesrhythmisch verlaufenden Körper- und insbesondere Kreislauffunktionen lassen in ihrem zeitlichen Ablauf ihre kausale Abhängigkeit erkennen
(so Atemfrequenz, Vitalkapazität, CO_2-Ausscheidung der Lunge; dermographische Latenzzeit, Gliedmaßenvolumen, Bluttrockenrückstand). Zwischen andern
tagesrhythmisch verlaufenden Kreislauffunktionen und besonders mit andern
Körperrhythmen kann aber auch eine ausgesprochene zeitliche Diskordanz bestehen (so zwischen Blutdruckkurve und Pulskurve, Blutdruck und Gliedmaßenvolumen; zwischen Kreislaufrhythmen und Körpertemperatur).

Blutwassergehalt und Urinausscheidung sind in ihrem Tagesrhythmus nicht
gekoppelt. Ein Zusammenhang zwischen nächtlichem Plasmawasserreichtum
und extrarenaler Wasserabgabe (Haut) wird angenommen.

Der Einfluß des Schlafes auf die Kreislaufrhythmen ist gering.

Ein direkter Zusammenhang des Kreislauf- mit dem Lebertagesrhythmus
(Harnstoffbildung — Gallenfluß) scheint nicht zu bestehen.

Die Minderregbarkeit der vegetativen Zentren in der Nacht äußert sich öfter
in einer geringeren Wirksamkeit von Kreislaufmitteln auf Puls und Blutdruck.

Im kranken Organismus können physiologische Rhythmen invers verlaufen
oder aufgehoben sein.

Bedeutsamer für den Arzt ist aber, daß zu gewissen Tages- oder Nachtzeiten
durch den Eintritt in eine bestimmte Phase des 24-Stunden-Rhythmus das Auftreten von Krankheiten (besonders von Dyspnoezuständen) gefördert werden
kann. Für die Bildung und das Verschwinden von Ödemen und für die Frage

der Nykturie ergeben sich neue Gesichtspunkte. — Die Stunden nach Mitternacht sind kollapsbedroht und emboliebedroht.

Es ergeben sich neue Gesichtspunkte für Therapie und Prophylaxe von Krankheiten.

Im ganzen gesehen sind unsere Kenntnisse über den Tagesrhythmus des menschlichen Blutkreislaufs lückenhaft. Oft mußte sich die Darstellung auf große Umrisse beschränken. Die Forschung steht hier erst bei den Anfängen. Teleologisch gedacht muß es einen Sinn haben, wenn alle Lebewesen tagesrhythmische Schwankungen ihrer Lebensfunktionen zeigen, kann es nicht gleichgültig sein, wenn diese Rhythmen gestört oder aufgehoben sind, müssen Beziehungen zu den Krankheiten bestehen. Sicher wird die Beschäftigung mit diesem Gebiet noch neue wertvolle Erkenntnisse zutage fördern können.

II. Die intravitale Blutgerinnung[1].

Erster Teil.
Physiologische Grundlagen und Besonderheiten der intravitalen Gerinnung[2].

Von

K. APITZ-Berlin.

Mit 17 Abbildungen.

Inhalt.

---

[1] Aus dem Pathologischen Institut der Universität Berlin (Direktor: Prof. Dr. R. RÖSSLE).

[2] Als weitere Teile werden folgen: 2. Die Blutstillung, 3. Die Blutungsübel und 4. Die Thrombose.

Literatur.

ALMQUIST, PENTLER u. MECCHI: Synthesis of the antihemorrhagic vitamin by bacteria.
Proc. Soc. exper. Biol. a. Med. **38**, 336 (1937).
— u. STOCKSTAD: [1] Dietary haemorrhagic disease in chicks. Nature (Lond.) **136**, 31
(1935).
— — [2] Hemorrhagic chick disease of dietary origin. J. of biol. Chem. **111**, 105 (1935).
APITZ, K.: [1] Über den Bau jüngster Blutplättchenthromben und den Einfluß des Novi-
rudins auf ihre Entstehung. Zbl. Path. **50**, 9 (1930).
— [2] Über Profibrin. I. Die Entstehung und Bedeutung des Profibrins im Gerinnungsverlauf. Z. exper. Med. **101**, 552 (1937).
— [3] Über Profibrin. II. Die Bildung von Profibrin bei der Denaturierung des Fibrinogens.
Z. exper. Med. **102**, 202 (1937).
— [4] Über Profibrin. IV. Die Agglutination von Blutplättchen durch Profibrin. Z. exper.
Med. **105**, 89 (1939).
— [5] Pathologische Physiologie der Blutgerinnung. Kolloid-Z. **85**, 196 (1938).
— [6] Die Thrombose als Gerinnung. Klin. Wschr. **1938 II**, 1785.
— u. THELEN: Über Profibrin. III. Bildung und Bestand des Profibrins unter physiologischen Verhältnissen. Z. exper. Med. **103**, 417 (1938).
AYNAUD, M.: [1] Le globulin des mammifères. Paris: Steinheil 1909.
— [2] Le globulin de l'homme. Ann. Inst. Pasteur **25**, 56 (1911).
BARKAN, G.: Zur Frage der Reversibilität der Fibringerinnung. Biochem. Z. **136**, 411 (1923).
— u. GASPAR: Zur Frage der Reversibilität der Fibringerinnung. Biochem. Z. **139**, 291
(1923).
BARRATT, J. O. W.: [1] The action of thrombin upon fibrinogen. Biochemic. J. **14**, 188
(1920).
— [2] The action of sodium hydroxide upon coagulation of fibrinogen. Biochemic. J. **15**,
4 (1921).

Beneke, R.: [1] Über Fibringerinnung unter normalen und pathologischen Verhältnissen. Mitt. naturforsch. Ges. Halle 1 (1911).
— [2] Die Thrombose, im Handb. allg. Path. von Krehl-Marchand 2 II, 130. Leipzig: Hirzel 1913.
Bergenhem, B.: Experimentelle Untersuchungen über die spontanen Verändernngen des Blutes in vitro. Acta path. scand. (Kobenh.) Suppl. 39 (1939).
Bergmann u. Niemann: [1] On blood fibrin. A contribution to the problem of protein structure. J. of biol. Chem. 117, 77 (1936).
— — [2] On the structure of proteins: cattle hemoglobin, egg albumin, cattle fibrin and gelatin. J. of biol. Chem. 118, 301 (1937).
— — [3] On the structure of silk fibroin. J. of biol. Chem. 122, 577 (1938)
Bergström, S.: [1] Über die Wirkungsweise des Heparins. Naturwiss. 23, 706 (1935).
— [2] Über Polysaccharidesterschwefelsäuren mit Heparinwirknng. Hoppe-Seylers Z. 238, 163 (1936).
Bersin, Th.: Thiolverbindungen und Enzyme. Erg. Enzymf. 4, 68 (1935).
Biedl u. Kraus: Experimentelle Studien über Anaphylaxie. Wien. klin. Wschr. 1909, 363.
Bizzozero, J.: Über einen neuen Formbestandteil des Blutes und dessen Rolle bei der Thrombose und der Blutgerinnung. Virchows Arch. 90, 261 (1882).
Boehm, G.: Über die Form der Fibrinmicellen in Lösung. Biochem. Z. 294, 325 (1937).
— u. Signer: Über die Form der Fibrinogenteilchen in Lösung. Klin. Wschr. 1932 I, 599.
Bordet, J.: [1] Considérations sur les théories de la coagulation du sang. Ann. Inst. Pasteur 34, 561 (1920).
— [2] Mode d'action du chloroforme sur la coagulation du sang et propriétés de l'antithrombine normale. Arch. internat. Physiol. 31, 47 (1929).
— u. Gengou: Recherches sur la coagulation du sang. III. Contribution à l'étude du plasma fluoré. Ann. Inst. Pasteur 18, 26 (1904).
Brinkhous, Smith, Warner u. Seegers: The inhibition of blood clotting: an unidentified substance which acts in conjunction with heparin etc. Amer. J. Physiol. 125, 683 (1939).
— u. Warner: Vitamin K bei Parenchymschäden der Leber, zitiert nach Tage-Hansen. Proc. Soc. exper. Biol. a. Med. 44, 609 (1940).
Bungenberg de Jong, H. G.: Die Koazervation und ihre Bedeutung für die Biologie. Protoplasma (Berl.) 15, 110 (1932).
Bürker, K.: Blutplättchen und Blutgerinnung. Pflügers Arch. 102, 36 (1904).
Burke u. Tait: Blood coagulation as studied by intravenous injection of tissue extract. Quart. J. exper. Physiol. 16, 111 (1927).
Caroli, Lavergne u. Bose: Methodik der Prothrombinbestimmung, zitiert nach Hepding und Moll [2].
Charles u. Scott: [1] Studies on heparin. II. Heparin in various tissues. J. of biol. Chem. 102, 431 (1933).
— — [2] IV. Observations on the chemistry of heparin. Biochemic. J. 30, 1927 (1936).
— Fisher u. Scott: A blood coagulant from beef lung. Trans. roy. Soc. Canada 28, Section V, 49 (1934).
Chargaff, Bancroft u. Stanley-Brown: Studies on the chemistry of blood coagulation. II. On the inhibition of blood clotting by substances of high molecular weight. J. of biol. Chem. 115, 155 (1936).
Clowes, G. H. A.: On the mechanism of blood coagulation. Amer. J. Physiol. 42, 610 (1917).
Collingwood u. MacMahon: The nature of thrombin and antithrombin. J. of Physiol. 47, 44 (1913).
Cramer u. Pringle: On the coagulation of blood. Quart. J. exper. Physiol. 6, 1 (1913).
Czubalski: Über die giftigen Eigenschaften der Organextrakte. Naunyn-Schmiedebergs Arch. 75, 347 (1914).
Dale u. Walpole: Some experiments on factors concerned in the formation of thrombin. Biochemic. J. 10, 331 (1916).
Dam, H.: [1] Cholesterinstoffwechsel in Hühnereiern und Hühnchen. Biochem. Z. 215, 475 (1929).
— [2] Über die Cholesterinsynthese im Tierkörper. Biochem. Z. 220, 158 (1930).
— [3] Hemorrhages in chicks reared on artificial diets: a new deficiency disease. Nature (Lond.) 133, 909 (1934).

DAM, H.: [4] The antihemorrhagic vitamin of the chick. Biochemic. J. **29**, 1273 (1935).
— [5] Vitamin K und seine Anwendung in der Therapie. Klin. Wschr. **1940** II, 729.
— GEIGER, GLAVIND, P. KARRER, W. KARRER, E. ROTHSCHILD u. SALOMON: Isolierung des Vitamin K in hochgereinigter Form. Helvet. chim. Acta **22**, 310 (1939 I).
— u. GLAVIND: [1] Determination of the vitamin K by the curative blood clotting method. Biochemic. J. **32**, 1018 (1938).
— — [2] Alimentary K-Avitaminosis in rats. Z. Vitaminforsch. **9**, 71 (1939).
— — LEWIS u. TAGE-HANSEN: Studies on the mode of action of vitamin K. Skand. Arch. Physiol. (Berl. u. Lpz.) **79**, 121 (1938).
— u. SCHOENHEYDER: The occurrence and chemical nature of vitamin K. Biochemic. J. **30**, 897 (1936).
— — u. TAGE-HANSEN: Studies on the mode of action of vitamin K. Biochemic. J. **30**, 1075 (1936).
DAVIS, D.: The intravenous injection of thrombin. Amer. J. Physiol. **29**, 160 (1911).
DEAN, H. R.: [1] The mechanism of the serum reaction. Brit. med. J. **1916**, 749.
— [2] The mechanism of the serum reactions. Lancet **1917**, 46.
DEETJEN, H.: Zerfall und Leben der Blutplättchen. Hoppe-Seylers Z. **83**, 1 (1909).
DENNY u. MINOT: The coagulation of blood in the pleural cavity. Amer. J. Physiol. **39**, 455 (1915).
DIEBOLD, W.: Blutplasma und Harnstoff. Hoppe-Seylers Z. **252**, 115 (1938).
— u. JÜHLING: Fibrinogen, Thrombin und Harnstoff. Biochem. Z. **296**, 389 (1938).
DIESSELHORST u. FREUNDLICH: Das Fibrin als anisotroper, amorphfester Stoff. Internat. Z. physik.-chem. Biol. **3**, 46 (1916).
DOISY etc.: J. of biol. Chem. **133**, 721 (1940).
DOLD: Ein neues Verfahren zur Konservierung (Überlebenderhaltung) von Blutzellen (Leukocyten, Erythrocythen, Blutplättchen) usw. Klin. Wschr. **1924** I, 629.
DUCCESCHI, V.: Sur une modification macroscopique du sang qui précède la coagulation. Arch. ital. de Biol. **39**, 210 (1903).
DUNGERN, M. v.: Polarisationsoptik und Feinbau des Fibringerinnsels. Z. Biol. **98**, 136 (1938).
DYCKERHOFF, H.: Über die Gerinnung des Blutes, in Handb. der Enzymologie, S. 632. Hrsg. von NORD und WEIDENHAGEN. Leipzig 1940.
— u. GIGANTE: Über das Vorkommen von Phytothrombin in Papain. Biochem. Z. **304**, 334 (1940).
— GOOSSENS u. SCHWANTKE: Über die Messung der Blutgerinnungszeit. Z. exper. Med. **105**, 145 (1939).
— MIEHER u. STEINER: Über die Gerinnung des Blutes. IV. Über Thrombin. Biochem. Z. **297**, 342 (1938).
EAGLE, H.: [1] Studies on blood coagulation. I. The role of prothrombin and of platelets in the formation of thrombin. J. gen. Physiol. **18**, 531 (1935).
— [2] Recent advances in the blood coagulation problem. Medicine **16**, 95 (1937).
— u. HARRIS: Studies in blood coagulation. V. The coagulation of blood by proteolytic enzymes. J. gen. Physiol. **20**, 543 (1937).
— JOHNSTON u. RAVDIN: On the prolonged coagulation time subsequent to anaphylactic shock. Bull. Hopkins Hosp. **60**, 428 (1937).
EBERTH u. SCHIMMELBUSCH: Experimentelle Untersuchungen über Thrombose. Virchows Arch. **103**, 39 (1885).
ENDRES u. HERGET: Mineralzusammensetzung der Blutplättchen und weißen Blutkörperchen. Z. Biol. **88**, 451 (1929).
EBBECKE, U.: [1] Über den Verlauf der Plasmagerinnung in ruhender, bewegter und komprimierter Flüssigkeit. Pflügers Arch. **243**, 43 (1939).
— [2] Fibringerinnung als Polymerisations-Krystallisationsvorgang. Biochem. Z. **304**, 177 (1940).
— u. KNÜCHEL: [1] Photometrische Untersuchung der Blutgerinnung. Pflügers Arch. **253**, 54 (1939).
— — [2] Über die Struktur des Fibringerüsts bei der Gerinnung. Pflügers Arch. **253**, 65 (1939).

v. FARKAS u. GROAK: Über die elektrostatischen Eigenschaften des menschlichen Fibrinogens. Z. exper. Med. **66**, 598 (1929).

FEIGEL, K.: Untersuchungen über den Einfluß der mechanischen Bewegung auf die Gerinnung des Blutes. Diss. Kiel 1923/24.

FERGUSON, J. H.: [1] Observations on the alterations of platelets as a factor in coagulation. Amer. J. Physiol. **108**, 607 (1934).

— [2] An experimental analysis of coagulant activation. Amer. J. Physiol. **117**, 587 (1936).

— [3] Modus operandi of commercial heparin. Proc. Soc. exper. Biol. a. Med. **37**, 23 (1937).

— u. ERICKSON: The coagulant action of crystalline trypsin, cephalin and lung extracts. Amer. J. Physiol. **126**, 661 (1939).

FIECHTER, N.: Eine Mikromethode zur Bestimmung der Prothrombinzeit. Schweiz. med. Wschr. **1940 I**, 259.

FIESER, L. F.: Synthesis of vitamin K_1. J. amer. chem. soc. **63 II**, 2559 (1939).

FISCHER, A.: Ein neuer Blutgerinnungsapparat. Pflügers Arch. **225**, 737 (1930).

— u. HECHT: Über die chemische Natur des Lipoidfaktors bei der Blutgerinnung. Biochem. Z. **269**, 115 (1934).

FOÀ, C.: Sulle leggi d'azione della trombina. Bericht im Zbl. Physiol. **27**, 603 (1913).

FONIO, A.: Untersuchung der Thrombocyten im Dunkelfeldnativpräparat. Schweiz. med. Wschr. **1939 II**, 952.

FREY-WYSSLING, A.: Submikroskopische Morphologie des Protoplasmas und seiner Derivate. Berlin 1938.

FUCHS, H. J.: [1] Über die Beteiligung des Komplements bei der Blutgerinnung. VII. Zur Identität des Prothrombins mit dem Komplementmittelstück. Z. Immun.forsch. **62**, 107 (1929).

— [2] Wichtige methodische Einzelheiten bei Blutgerinnungsuntersuchungen sowie eine Isolierungsmethode des physiologischen gerinnungshemmenden Faktors usw. Biochem. Z. **222**, 470 (1930).

— [3] Die Rolle des Prothrombins bei der Blutgerinnung, der Muskelaktion und der Infektionsabwehr. Erg. inn. Med. **38**, 173 (1930).

— [4] Über die Ursache der Zusammenziehung des Blutkuchens. Z. exper. Med. **79**, 76 (1931).

— [5] Blutgerinnung. Erg. Enzymforsch. **2**, 282 (1933).

— u. v. FALKENHAUSEN: Über proteolytische Fermente im Serum. VII. Die Bedeutung des Komplements bei der Blutgerinnung. Biochem. Z. **184**, 172 (1927).

GASSER, H. G.: The significance of prothrombin and of free and combined thrombin in blood serum. Amer. J. Physiol. **42**, 378 (1917).

GICHNER, M. G.: Studies of citrated blood. J. amer. med. Assoc. **88**, 893 (1927).

GODDARD, C. H.: The effect of filtration through a Berkefeld filter upon the coagulability of oxalated plasma. Amer. J. Physiol. **35**, 333 (1914).

GORTER, E.: Surface tension and films, in C. C. A. SCHMIDT: The chemistry of the amino acids and proteins. Springfield-Baltimore 1938.

— MAASKANT u. VAN LOOKEREN CAMPAGNE: On the spreading of fibrinogen. Kon. Akad. Wetensch. Proc. section of sciences **39**, 1187 (1936).

GORTNER u. BRIGGS: Glass surfaces versus paraffin surfaces in blood clotting phenomena. A hypothesis. Proc. Soc. exper. Biol. a. Med. **25**, 820 (1928).

GRATIA u. LEVENE: The role of cephalin in blood coagulation. J. of biol. Chem. **50**, 455 (1922).

GREAVES, J. D.: [1] The nature of the factor which is concerned in loss of blood coagulability of bile fistula and jaundiced rats. Amer. J. Physiol. **125**, 423 (1939).

— [2] Studies on the vitamin K requirements of the rat. Amer. J. Physiol. **125**, 429 (1939).

GUTMANN: Sur les altérations du sang des animaux intoxiqués par les extraits d'organes. C. r. Soc. Biol. Paris **76**, 349 (1914).

HALLIBURTON u. PICKERING: The intravascular coagulation produced by synthesised colloids. J. of Physiol. **18**, 287 (1895).

HAMMARSTEN, O.: [1] Über das Fibrinogen. Pflügers Arch. **19**, 563 (1879).

— [2] Über den Faserstoff und seine Entstehung aus dem Fibrinogen. Pflügers Arch. **30**, 437 (1883).

— [3] Über die Bedeutung der löslichen Kalksalze für die Faserstoffgerinnung. Hoppe-Seylers Z. **22**, 333 (1896).

HARNAPP, G. O.: Die Bestimmung von Calciumionenaktivitäten in biologischen Flüssigkeiten. Klin. Wschr. **1938 II**, 1731.

HATZ, E. B., in BENNHOLD-KYLIN-RUSZNYAK: Die Eiweißkörper des Blutplasmas, S. 75. Dresden 1938.

HAUROWITZ u. SLADEK: Über die chemische Zusammensetzung der Blutplättchen. Biochem. Z. **173**, 233 (1928).

HEDENIUS, P.: Über wahre Metachromasie der weißen Blutkörperchen. Acta med. scand. (Stockh.) Suppl. **105** (1940).

HEDIN, S. G.: Über die Hemmung der Enzymwirkung durch Adsorption. Erg. Physiol. **9**, 433 (1910).

HEIDELBERGER u. KABAT: Chemical studies on bacterial agglutination. II. The identity of precipitin and agglutinin. J. of exper. Med. **63**, 737 (1936).

HEKMA, E.: [1] Über das Fibrin und seine Beziehung zu einigen Problemen der Biologie und der Kolloidchemie. I. Biochem. Z. **62**, 161 (1914).

— [2] Die Fibringerinnung als Micellarkrystallisations- und Agglutinationsprozeß. Biochem. Z. **199**, 333 (1928).

HEPDING u. MOLL: [1] Über das Vitamin K. Die Methoden der biologischen Prüfung sowie Auswertung K-wirksamer Stoffe. Mercks Jahresber. **53**, 5 (1939).

— — [2] Über Prothrombinbestimmungsmethoden zum Nachweis von Vitamin K-Mangel. Mercks Jahresber. **53**, 29 (1939).

v. HERMAN u. WORSCHITZ: Über die metahistologische Struktur des Fibrins. Röntgenstr. **52**, 80 (1935).

HERZOG u. JANCKE: Röntgenspektrographische Beobachtungen an hochmolekularen organischen Verbindungen. Naturwiss. **9**, 320 (1921).

HEUBNER, W.: [1] Die Spaltung des Fibrinogens bei der Fibringerinnung. Naunyn-Schmiedebergs Arch. **49**, 229 (1903).

— [2] Zur Fibringlobulinfrage. Hoppe-Seylers Z. **45**, 355 (1905).

HOLMGREN, H.: Eine neue Methode zur Fixierung der Ehrlichschen Mastzellen. Mit besonderer Berücksichtigung der Chemie der Zellgranula. Z. Mikrosk. **55**, 419 (1938).

— u. WILANDER: Beitrag zur Kenntnis der Chemie und Funktion der Ehrlichschen Mastzellen. Z. mikrosk.-anat. Forsch. **42**, 242 (1937).

HORWITZ: Neuere Untersuchungen an Blutplättchen. I. Direkte Funktionsprüfung der Blutplättchen. Z. exper. Med. **73**, 422 (1930).

HOWELL, W. H.: [1] The nature and action of the thromboplastic (zymoplastic) substance of the tissues. Amer. J. Physiol. **31**, 1 (1912).

— [2] The clotting of blood as seen with the ultramicroscope. Amer. J. Physiol. **35**, 143 (1914).

— [3] Prothrombin. Amer. J. Physiol. **35**, 474 (1914).

— [4] The coagulation of lymph. Amer. J. Physiol. **35**, 483 (1914).

— [5] The condition of the blood in hemophilia, thrombosis and purpura. Arch. int. Med. **13**, 76 (1914).

- [6] Note onthe effect of temperature upon the action of thrombin and antithrombin. Amer. J. Physiol. **36**, 1 (1915).

— [7] Structure of the fibrin-gel and theories of gel formation. Amer. J. Physiol. **40**, 526 (1916).

— [8] The purification of heparin and its presence in blood. Amer. J. Physiol. **71**, 553 (1924).

— [9] Note upon the presence of heparin in normal and hemophilic blood of man. Amer. J. Physiol. **77**, 680 (1926).

— [10] The purification of heparin and its chemical and physiological reactions. Bull. Hopkins Hosp. **42**, 199 (1928).

— [11] Theories of blood coagulation. Physiologic. Rev. **15**, 435 (1935).

— u. HOLT: Two new factors in blood coagulation: heparin and pro-antithrombin. Amer. J. Physiol. **47**, 328 (1918).

HOUSSAY u. SORDELLI: Action des venins de serpents sur la coagulations sanguine. J. Physiol. et Path. gén. **18**, 781 (1928).

HSÜ u. WU: Loss of weight of fibrinogen upon coagulation. Chin. J. Physiol. **7**, 117 (1933).

Hudemann, S.: Thrombinwirkung und Fibrinolyse in gereinigten Gerinnungssystemen. Kolloid-Z. **92**, 189 (1940).

Huiskamp, W.: Zur Fibrinoglobulinfrage. Hoppe-Seylers Z. **44**, 182 (1905).

Jaques, L. B.: [1] The nitrogen partition in blood clotting. Biochemic. J. **32**, 1181 (1938).

— [2] The effect of intravenous injections of heparin in the dog. Amer. J. Physiol. **125**, 98 (1939).

— Charles u. Best: The administration of heparin. Acta med. scand. (Stockh.) Suppl. **90**, 190 (1938).

Jores u. Detzel: Heparin und seine praktische Anwendung. Klin. Wschr. **1940** I, 641.

Jorpes, E.: Heparin, its chemistry, physiology and application in medicine. London 1939.

— u. Bergström: [1] Der Aminozucker des Heparins. Hoppe-Seylers Z. **244**, 253 (1936).

— — [2] Heparin: A mucoitin polysulfuric acid. J. of biol. Chem. **118**, 447 (1937).

— Holmgren u. Wilander: Über das Vorkommen von Heparin in den Gefäßwänden und in den Augen. Z. mikrosk.-anat. Forsch. **42**, 279 (1937).

Jühling, L.: Lipoide und Blutgerinnung. Kolloid-Z. **91**, 47 (1940).

— Tropp u. Wöhlisch: Polarographische Eiweißuntersuchungen. II. Polarographische Untersuchungen über Zustandsänderungen des Fibrinogens. Hoppe-Seylers Z. **262**, 210 (1939).

— u. Wöhlisch: Über Fibrinogenolyse unter dem Einfluß hydrotroper Substanzen. Biochem. Z. **298**, 312 (1938).

Katz u. de Rooy: [1] Krystallinität des Fibrins. Naturwiss. **21**, 559 (1933).

— — [2] Über das Röntgenspektrum des Fibrins. Rec. Trav. chim. Pays-Bas et Belg. (Amsterd.) **52**, 772 (1933).

Kiderlen, O.: Zur Frage der Ultrafiltrierbarkeit und der Reaktionskinetik des Thrombins. Inaug.-Diss. Würzburg 1937.

Kitamura, N.: Die ultramikroskopisch verschiedenen Formen der Blutgerinnung. Pflügers Arch. **203**, 651 (1924).

Klinke, K.: [1] Neue Untersuchungen über die zweite Phase der Blutgerinnung. Klin. Wschr. **1931** I, 869.

— [2] Gerinnungsstudien. III. Methodisches zur Tyndallometrie lichtabsorbierender Flüssigkeiten. Z. exper. Med. **77**, 706 (1931).

— u. Ballowitz: Gerinnungsstudien. V. Der isoelektrische Punkt des Fibrins. Z. exper. Med. **84**, 224 (1932).

— u. Elias: Gerinnungsstudien. IV. Kinetische Untersuchungen der Fibrinogengerinnung. Z. exper. Med. **77**, 717 (1931).

Koller, F.: Das Vitamin K und seine klinische Bedeutung. Leipzig: Thieme 1941.

Kühnau u. Morgenstern: [1] Glutathion und Blutgerinnung. Naturwiss. **22**, 509 (1934).

— — [2] Glutathion, Schwermetalle und Blutgerinnung. Biochem. Z. **173**, 145 (1934).

Laker, K.: Die ersten Gerinnungserscheinungen des Säugetierblutes unter dem Mikroskop. Sitzgsber. Akad. Wiss. Wien, Math.-naturwiss. Kl. **90** III, 147 (1884).

Lampert, H.: Die physikalische Seite des Gerinnungsproblems. Leipzig 1931.

Landsberg, M.: Studien zur Lehre von der Blutgerinnung. Physikalisch-chemische Vorgänge in ihrer Bedeutung für die Thrombinwirkung. Biochem. Z. **50**, 245 (1913).

Lenggenhager, K.: [1] Die Genese der Fernthrombose. Dtsch. Z. Chir. **244**, 77 (1934).

— [2] Neues von den Blutplättchen. Schweiz. med. Wschr. **1935** I, 278.

— [3] Neue Ergebnisse der Blutgerinnungsforschung. Helvet. med. Acta **1**, 527 (1935).

— [4] Über die Entstehung, Erkennung und Vermeidung der postoperativen Fernthrombose. Leipzig: Thieme 1941.

Lipmann u. Fischer: Zur Chemie des Heparins. Hoppe-Seylers Z. **237**, 273 (1935).

Lison, L.: [1] La signification histochimique de la métachromasie. C. r. Soc. Biol. Paris **118**, 821 (1935).

— [2] Histochimie animale, S. 236. Paris 1936.

van Lookeren Campagne: Over Bloedstolling en Eiwitspreiding.. Mschr. Kindergeneesk. **8**, 5 (1938) — Ber. Physiol. **111**, 252 (1939).

Maltaner u. Johnston: [1] Observations on the agglutinative and hemolytic action of calf serum on sheep cells. J. of Immun. **6**, 271 (1921).

— — [2] Observations upon the conglutination phenomenon. J. of Immun. **6**, 349 (1921).

MANGOLD, E.: Die verschiedenen ultramikroskopischen Formen der Blutgerinnung. Klin. Wschr. **1924**, 650.

— u. KITAMURA: Über die Lösung des Fibrins und die Hemmung der Blutgerinnung durch Nicotin. Biochem. Z. **147**, 1 (1924).

MARTIN: [1] On some effects upon the blood produced by the injection of the venom of the Australian black snake. (Pseudechis porphyriacus.) J. of Physiol. **15**, 380 (1893).

— [2] Observations upon fibrin-ferments in the venoms of snakes and the time-relations of their action. J. of Physiol. **32**, 207 (1905).

MASUDA, S.: [1] Über Veränderungen der ultramikroskopischen Form der Blutgerinnung durch Krankheit. Naunyn-Schmiedebergs Arch. **105**, 124 (1925).

— [2] Die ultramikroskopischen Vorgänge bei der Blutgerinnung von Warmblütern. Pflügers Arch. **207**, 180 (1925).

MAYER, A.: La coagulation du plasma sanguin. Étude ultramicroscopique. C. r. Soc. Biol. Paris **63**, 658 (1907).

MCFARLANE, GRAHAM u. RICHARDSON: The fat soluble vitamin requirements of the chick. I. Biochemic. J. **25**, 358 (1938).

MCKEE, BINKLEY, MACCORQUODALE, THAYER u. DOISY: The isolation of vitamins K_1 and K_2. J. amer. chem. Soc. **63 I**, 1295 (1939).

— — THAYER, MACCORQUODALE u. DOISY: The isolation of vitamin K_1. J. of biol. Chem. **131**, 327 (1939).

MCLEAN, J.: [1] The thromboplastic action of cephalin. Amer. J. Physiol. **41**, 250 (1916).

— [2] The relation between the thromboplastic action of cephalin and its degree of unsaturation. Amer. J. Physiol. **43**, 586 (1917).

MELLANBY, J.: [1] The coagulation of blood. J. of Physiol. **38**, 28 (1909).

— [2] The coagulation of blood. II. The actions of snake venoms, peptone and leech extract. J. of Physiol. **38**, 441 (1909).

— [3] Prothrombase, its preparation and properties. Proc. roy. Soc. Lond. B **107**, 271 (1931).

— [4] Thrombase, its preparation and properties. Proc. roy. Soc. Lond. B **113**, 93 (1933).

— [5] Heparin and blood coagulation. Proc. roy. Soc. Lond. B **116**, 1 (1934).

— u. PRATT: The coagulation of plasma by trypsin. Proc. roy. Soc. Lond. B **125**, 204 (1938).

MENKIN, V.: Studies on inflammation. V. The mechanism of fixation by the inflammatory reaction. J. of exper. Med. **53**, 171 (1931).

MILLS, C. A.: [1] The action of tissue extracts in the coagulation of blood. J. of biol. Chem. **46**, 167 (1921).

— [2] Explanation of the blood clotting change observed in peptone shock in the dog. Amer. J. Physiol. **76**, 642 (1926).

— [3] Is cephalin necessary in the activation of prothrombin? Chin. J. Physiol. **1**, 435 (1927).

— u. MATHEWS: Les deux méchanismes physiologiques de la coagulation du sang. Arch. internat. Physiol. **24**, 73 (1924).

MINOT, G. R.: The effect of chloroform on the factors of coagulation. Amer. J. Physiol. **39**, 131 (1915).

MOLDOVAN: Über die Wirkung intravasculärer Injektionen frischen defibrinierten Blutes und ihre Beziehungen zur Frage der Transfusion. Dtsch. med. Wschr. **1910 II**, 2422.

MORAWITZ, P.: [1] Die Chemie der Blutgerinnung. Erg. Physiol. **4**, 307 (1905).

— [2] Über einige postmortale Blutveränderungen. Beitr. chem. Physiol. **8**, 1 (1906).

MOSEN, R.: Die Herstellung wägbarer Mengen von Blutplättchen. Pflügers Arch. **1893**, 352.

NEERGARD, K. v.: [1] Obligate Blutparasiten oder Entmischungsformen von Lipoiden? Z. exper. Med. **91**, 729 (1933).

— [2] Zur Frage obligater Blutparasiten. Fol. haemat. (Lpz.) **59**, 77 (1938).

NOLF, P.: Le choc thromboplastique de l'oiseau. Arch. internat. Physiol. **19**, 271, 399 (1922).

OPPENHEIMER, C.: Die Fermente und ihre Wirkungen. Suppl. XVI. Hauptteil: Thrombase. Den Haag 1937.

PAULI u. VALKÒ: Kolloidchemie der Eiweißkörper, in Handb. Kolloidwissenschaft **6**, 2. Aufl. Dresden u. Leipzig 1933.

PEKELHARING, C. A.: Das „Aktivieren" von Blutserum. Hoppe-Seylers Z. **85**, 341 (1913).

PICKERING, J. W.: The blood plasma in health and disease. London 1928.

— u. HEWITT: Studies on the coagulation of the blood. Biochemic. J. **15**, 709 (1921).

PICKERING, J. W. u. DE SOUZA: The fluidity and coagulation of the blood. Biochemic. J. 17, 747 (1923).

PLUM u. DAM: Eine klinisch brauchbare Methode zur Bestimmung von Prothrombin in 0,1 ccm Capillarblut. Klin. Wschr. 1940 II, 815.

PRESNELL, A. K.: Thrombin, a proteolytic fibrinogenase. Amer. J. Physiol. 122, 596 (1938).

PRINGLE u. TAIT: Anticoagulants on frog's blood. J. of Physiol. 40, 35 (Proc.) (1910).

QUICK, A. J.: [1] On the relationship between complement and prothrombin. J. of Immun. 29, 87 (1935).

— [2] Is heparin an antiprothrombin? Proc. Soc. exper. Biol. a. Med. 35, 391 (1936).

— [3] On various properties of thromboplastin (aqueous tissue extracts). Amer. J. Physiol. 114, 282 (1936).

— [4] On the action of heparin and its relation to thromboplastin. Amer. J. Physiol. 115, 317 (1936).

— [5] On the coagulation defect in peptone shock. Amer. J. Physiol. 116, 535 (1936).

— [6] The normal antithrombin of the blood and its relation to heparin. Amer. J. Physiol. 123, 712 (1938).

— u. LEU: Quantitative determination of prothrombin. J. of biol. Chem. 119, 81 (1937).

RETTGER, L. J.: The coagulation of blood. Amer. J. Physiol. 24, 406 (1909).

RIEGEL, B.: Vitamins K. Erg. Physiol. 43, 133 (1940).

ROSENMANN, M.: Über die Beziehungen des Thrombolysins und Thromboligins zur Blutgerinnung. Biochem. Z. 290, 214 (1937).

ROSKAM, J.: Contribution à l'étude de la physiologie normale et pathologique du globulin (plaquette de Bizzozero). Arch. internat. Physiol. 20, 241 (1922).

RUSKA, H.: Über Grenzfragen aus dem Gebiet der Strukturforschung und Mikrobiologie. Dtsch. med. Wschr. 1941 I, 281.

— u. WOLPERS: Zur Struktur des Liquorfibrins. Klin. Wschr. 1940, 695.

SCANLON, BRINKHOUS, WARNER, SMITH u. FLYNN: Plasma prothrombin and the bleeding tendency. J. amer. med. Assoc. 112, 1898 (1939).

SCHADE, H.: Die physiko-chemischen Gesetzmäßigkeiten des Harnsäurekolloids und der übersättigten Harnsäurelösungen. Z. klin. Med. 93, 1 (1922).

SCHIMMELBUSCH, C.: Die Blutplättchen und die Blutgerinnung. Virchows Arch. 101, 201 (1885).

SCHMIDT. A,: Zur Blutlehre. Leipzig 1892.

SCHMIDT, W. J.: [1] Die Doppelbrechung von Karyoplasma', Cytoplasma und Metaplasma. Protoplasma-Monographien XI. Berlin 1937.

— [2] Polarisationsoptische Erforschung des submikroskopischen Baues tierischer Zellen und Gewebe. Zool. Anz. Suppl. 12, 303 (1939).

SCHMIEDEBERG, O.: Über die Elementarformeln einiger Eiweißkörper und über die Zusammensetzung und die Natur der Melanine. Naunyn-Schmiedebergs Arch. 39, 1 (1897).

SCHMITZ, A.: Ist das Heparin eine Chondroitinpolyschwefelsäure? Hoppe-Seylers Z. 236, 1 (1935).

— u. KÜHL: Fortgesetzte Untersuchungen über Heparin. Die Inaktivierung des Heparins im Blut. Hoppe-Seylers Z. 234, 212 (1935).

SCHOENHEYDER, F.: [1] The quantitative determination of vitamin K. Biochemic. J. 30, 890 (1936).

— [2] Prothrombin in chickens. Amer. J. Physiol. 123, 349 (1938).

SMITH, WARNER u. BRINKHOUS: Prothrombin deficiency and the bleeding tendency in liver injury (chloroform intoxication). J. of exper. Med. 66, 801 (1937).

— — — u. SEEGERS: Bleeding tendency and prothrombin deficiency in biliary fistula dogs: effect of feeding bile and vitamin K. J. of exper. Med. 67, 911 (1938).

— ZIFFREN, OWEN u. HOFFMAN: Clinical and experimental studies on vitamin K. J. amer. med. Assoc. 113, 380 (1939).

STARLINGER u. HARTL: Über die Methodik der quantitativen Bestimmung des Fibrinogens. Biochem. Z. 157, 283 (1925).

— u. SAMETNIK: Über die Entstehungsbedingungen der spontanen Venenthrombose. Klin. Wschr. 1927 II, 1269.

STAUDINGER, H.: Die hochmolekularen organischen Verbindungen. Berlin 1932.

STRUGHOLD u. WÖHLISCH: Ist das Thrombin ein proteolytisches Ferment? Hoppe-Seylers Z. **223**, 267 (1934).

STÜBEL, H.: [1] Ultramikroskopische Studien über Blutgerinnung und Thrombocyten. Pflügers Arch. **156**, 361 (1914).

— [2] Die Fibringerinnung als Krystallisationsvorgang. Pflügers Arch. **181**, 285 (1920).

TAGE-HANSEN, E.: Über K-Avitaminose und ihre Behandlung. Hippokrates **12**, 141 (1941).

TAIT u. BURKE: Platelets and blood coagulation. Quart. J. exper. Physiol. **16**, 129 (1927).

— u. ELVIDGE: Effect upon platelets and on blood coagulation of injecting foreign particles into the blood stream. J. of Physiol. **62**, 129 (1926).

— u. GREEN: The spindle cells in relation to coagulation of frog's blood. Quart. J. exper. Physiol. **16**, 141 (1927).

— u. GUNN: The blood of Astacus fluviatilis: A study in crustacean blood, with special reference to coagulation and phagocytosis. Quart. J. exper. Physiol. **12**, 35 (1918).

TANNENBERG: Experimental studies on the primary changes during the formation of thrombi. Arch. of Path. **23**, 307 (1937).

THORDARSON (Methode der Prothrombinbestimmung): Acta med. sc. **104**, 291 (1940).

VADSTEEN (Blutungen bei Ratten mit Choledochusligatur): zitiert nach DAM [5].

VOGEL, K.: Untersuchungen über die Blutgerinnung und ihre Bedeutung für die gerichtliche Medizin. Dtsch. Z. gerichtl. Med. **8**, 180 (1926).

WALDSCHMIDT-LEITZ, STADLER u. STEIGERWALDT: [1] Zur Theorie der Blutgerinnung. Naturwiss. **16**, 1027 (1928).

— — —: [2] Über Blutgerinnung, Hemmung und Beschleunigung. Hoppe-Seylers Z. **183**, 39 (1929).

WARNER, E. D.: Plasma prothrombin: effect of partial hepatectomy. J. of exper. Med. **68**, 831 (1938).

— BRINKHOUS u. SMITH: [1] A quantitative study on blood clotting: Prothrombin fluctuations under experimental conditions. Amer. J. Physiol. **114**, 667 (1936).

— — — [2] Plasma prothrombin levels in various vertebrates. Amer. J. Physiol. **125**, 296 (1938).

WARREN u. RHOADS: The hepatic origin of the plasma prothrombin. Observations after total hepatectomy in the dog. Amer. J. med. Sci. **198**, 193 (1939).

WATANABE, M.: Weiteres über experimentell-pathologische Veränderungen des ultramikroskopischen Bildes der Blutgerinnung. Naunyn-Schmiedebergs Arch. **110**, 335 (1925).

WEIDEL, W.: Fortschrittsbericht aus der biologischen Chemie. Vitamin K. Naturwiss. **28**, 137 (1940).

WELTI, E.: Über die Todesursachen nach Hautverbrennungen. Beitr. path. Anat. **4**, 520 (1889).

WEYMOUTH, F. W.: The relation of metathrombin to thrombin. Amer. J. Physiol. **32**, 266 (1913).

WILANDER, O.: Studien über Heparin. Skand. Arch. Physiol. (Berl. u. Lpz.) Suppl. **15** (1939).

WÖHLISCH, E.: [1] Blutgerinnung und Blutkörperchensenkung als Probleme der physikalischen Chemie des Fibrinogens. Z. exper. Med. **40**, 137 (1924).

— [1a] Weitere Untersuchungen über Blutgerinnung und Blutkörperchensenkung. Klin. Wschr. **1924 I**, 839.

— [1b] Untersuchungen zur Theorie der Thrombinwirkung. Klin. Wschr. **1923 II**, 1801.

— [2] Die Physiologie und Pathologie der Blutgerinnung. Erg. Physiol. **28**, 443 (1929).

— [3] Die Bedeutung des Calciums für die Blutgerinnung. Klin. Wschr. **1936 II**, 1808.

— [4] Blutgerinnung als kolloidchemisches Problem. Kolloid-Z. **85**, 179 (1938).

— [5] Zur Theorie der Thrombokinasewirkung. Biochem. Z. **304**, 326 (1940).

— [6] Fortschritte in der Physiologie der Blutgerinnung. Erg. Physiol. **43**, 174 (1940).

— u. CLAMANN: Über den Nachweis der Strömungsdoppelbrechung an Fibrinogenlösungen. Z. Biol. **92**, 462 (1932).

— u. JÜHLING: Das Thrombin als Fibrinogendenaturase und seine Beziehungen zum Papain. Biochem. Z. **297**, 353 (1938).

— u. GRÜNING: Über die Antithrombinwirkung der Serumproteine und ihre Beziehung zur Metathrombinbildung. Biochem. Z. **305**, 183 (1940).

Wöhlisch, E. u. Kiesgen: Untersuchungen über das viscosimetrische Verhalten des Fibrinogens. Biochem. Z. **285**, 200 (1936).

· u. Köhler: Zur Frage der gerinnungsphysiologischen Bedeutung der Serumproteine. Naturwiss. **28**, 550 (1940).

— u. Krapf: Depolarisations- und Intensitätsänderungen des Tyndallichtes bei der Gerinnung des Fibrinogens. Pflügers Arch. **238**, 41 (1936).

Wolpers u. Ruska: Strukturuntersuchungen zur Blutgerinnung. Klin. Wschr. **1939 II**, 1077 u. 1111.

Wooldridge, L. C.: Beiträge zur Lehre von der Gerinnung. Pflügers Arch. **1888**, 174.

Wright u. Minot: The viscous metamorphosis of the blood platelets. J. of exper. Med. **26**, 395 (1917).

Zenker: Über intravasculäre Fibringerinnung bei der Thrombose. Beitr. path. Anat. **17**, 448 (1895).

Ziffren, Owen, Hoffman u. Smith: Control of vitamin K therapy. Compensatory mechanism for low prothrombin levels. Proc. Soc. exper. Biol. a. Med. **40**, 595 (1939).

Zinck, K. H.: Pathologische Anatomie der Verbrennung. Jena: Fischer 1940.

Zunz u. la Barre: [1] Recherches sur l'action des phosphatides dans la coagulation du sang. Arch. internat. Physiol. **18**, 116 (1921).

— — [2] A propos de la constitution de la cytozyme et de l'action des phosphatides dans la coagulation du sang. C. r. Soc. Biol. Paris **85**, 1107 (1921).

— — [3] Contribution à l'étude des modifications de la coagulation du sang au cours du choc anaphylactic chez le chien. Arch. internat. Physiol. **25**, 221 (1925).

Einführung.

Die Gerinnbarkeit des Blutes wird im Säugetierkörper durch Vorrichtungen ermöglicht, deren stoffliche Natur und feines Zusammenspiel wir erst zum kleinen Teil übersehen. Doch schon das jetzt vorhandene Wissen läßt den großen Umfang und die sorgfältige Abstimmung dieses Apparats erkennen, der unseres Wissens nur der einzigen Aufgabe dient, unter bestimmten Umständen das Blut in eine feste Masse zu verwandeln. Eine besondere Fraktion der Bluteiweißkörper, ein geformter Bestandteil des Blutes, eine Fermentvorstufe, deren Bildung von der Aufnahme eines besonderen Vitamins abhängt, ein Aktivator in den Körperzellen und besondere Hemmungsvorrichtungen stehen dazu bereit. Man wird hieraus schließen, daß dem Gerinnungsvorgang eine große Bedeutung für den Lebensträger zukommt.

Diese Folgerung klingt selbstverständlich und liegt auch dem praktischen ärztlichen Handeln zugrunde. Nach dem Sinne der Gerinnbarkeit des Blutes befragt, wird der naive Betrachter ohne Zögern auf die Blutstillung als wesentliche Aufgabe der Gerinnung verweisen. Die Gefahren, welche mit der Gerinnbarkeit des Blutes verknüpft sind, wird er in der Thrombose, als einer Blutverfestigung am unrechten Ort, erblicken.

Bis vor etwa 60 Jahren würde auch die Antwort eines wissenschaftlichen Kenners des Gebietes so gelautet haben. Daß seitdem die klinische und pathologische Forschung zu ganz anderen Anschauungen gekommen ist, hat — fast möchte man sagen: glücklicherweise — nicht den Weg in das ärztliche Bewußtsein gefunden. Die eingehende Beschäftigung mit dem Gegenstand brachte Widersprüche, Einschränkungen und schließlich eine fast völlige Ableugnung so einfacher Zusammenhänge. Durch diese Forschungsarbeit ist unser Einzelwissen erheblich bereichert worden; jedoch die große Konzeption, welche der Gerinnung die zentrale Stellung zuwies und zwei Gebiete der Pathologie — Thrombose und Blutstillung — einheitlich deutete, ging verloren. Bei der Blut-

stillung wurden die vasomotorischen Vorgänge, bei der Thrombose die Kreislaufmechanik, Gefäßwandveränderungen und Plättchenverklumpung in den Vordergrund gerückt.

Es entwickelten sich Thromboselehren, die in so unversöhnlichem Gegensatz zueinander standen wie diejenigen ASCHOFFS und DIETRICHS, bei der einen Kreislaufstörungen, bei der anderen ein allergischer Venenwandschaden im Mittelpunkt. Wenn aber so umsichtige und auf jahrzehntelange Studien gestützte Forscher zu ganz gegensätzlichen Auffassungen gelangten, konnte dies nur auf einer unbefriedigenden Kenntnis der Grundvorgänge beruhen. Die Einzelforschung ergab vielfach Widersprüche, für deren Aufklärung damals noch der Schlüssel fehlte. Um ein Beispiel unter vielen anzuführen: Der Verfasser [1] beschrieb 1930 in einer kleinen experimentellen Studie zwei miteinander scheinbar ganz unverträgliche Befunde. Im 1. Teil dieser Arbeit wurde nachgewiesen, daß jüngste Thromben kein gestaltlich nachweisbares Fibrin enthalten; im 2. Teil aber wurde erneut gezeigt, daß die Bildung dieser Thromben unterbleibt, wenn die Gerinnbarkeit des Blutes künstlich aufgehoben wird. Was aber sollte das für ein merkwürdiger Vorgang sein, der nicht als Gerinnung in Erscheinung trat und doch den Gesetzen der Gerinnung gehorchte?

Heute darf man als die Hauptquelle der damaligen Verwirrung eine ungenügende Kenntnis der verschiedenen Formen des Gerinnungsvorganges und seiner Abwandlungen im natürlichen Milieu ansehen. Der Gerinnung im alten Sinne des Wortes, also dem Ausfallen eines fädigen, mikroskopisch sichtbaren Eiweißstoffes, war mit Recht die ausschlaggebende Bedeutung für Thrombose und Blutstillung abgesprochen worden. Aber in den letzten Jahren lernte man andere Formen des Gerinnungsvorganges kennen, die sich mikroskopisch nur indirekt oder überhaupt nicht erkennen ließen (APITZ [2—6]). Die richtige Würdigung dieser submikroskopischen Niederschlagsbildungen führt zu einer Lehre, welche Blutstillung und Thrombose wieder als *Formen intravitaler Gerinnung* betrachtet, natürlich beeinflußt durch viele Faktoren, deren Kenntnis die Forschung der vergangenen Jahrzehnte gebracht hat. Wenn also auch wieder eine Übereinstimmung des ärztlichen und wissenschaftlichen Denkens in der Würdigung des Gerinnungsvorganges besteht, so ist der jetzt angewandte Gerinnungsbegriff doch ein gewandelter und die Kenntnis der begünstigenden und hemmenden Faktoren anderer Art ein wertvoller Gewinn.

In diesem neuen Sinne soll die Lehre von den intravitalen Gerinnungen in ihren Grundzügen dargestellt werden. Sie umfaßt also die Lehre von der Thrombose als einer Gerinnung am unrechten Ort, die Lehre von der natürlichen Blutstillung und schließlich das Gebiet der hämorrhagischen Diathesen, soweit sie auf Gerinnungsstörungen beruhen. Die gerinnungsphysiologische Betrachtung ist dabei der Schlüssel zum vollen Verständnis aller einschlägigen Vorkommnisse. Es ist daher erforderlich, die Besonderheiten der intravitalen Gerinnung genauestens zu zergliedern und zu berücksichtigen; denn sie unterscheidet sich vom natürlichen Vorgang während des Lebens etwa ebensosehr wie die Kontraktionen eines mit Schreibhebel versehenen, elektrisch gereizten Muskelpräparates von der natürlichen Bewegung. Den Grundvorgängen gerinnungsphysiologischer Natur ist der 1. Abschnitt gewidmet. Eine ausführliche Darstellung dieser Grundlagen empfiehlt sich auch noch aus einem anderen Grunde. Man begegnet

vielfach der Meinung, die Ergebnisse der alten Gerinnungsphysiologie seien erschüttert und wenig Tatsachen überhaupt zuverlässig gesichert. Nun trifft es zwar zu, daß ein wildes Hypothesenmachen und Spekulieren vorübergehend die Zuverlässigkeit der alten Grundeinsichten anzweifeln ließ. Inzwischen hat jedoch längst eine „Renaissance" der klassischen Gerinnungsphysiologie eingesetzt, welche in mühsamer Forscherarbeit die ausreichende Begründung der hergebrachten Ansichten ergab und in zusammenfassenden klaren Darstellungen niedergelegt ist (z. B. WÖHLISCH [2, 6], HOWELL [11] und EAGLE [2]). Schließlich hat sich die klassische Gerinnungslehre auch praktisch bewährt und schöne Ergebnisse bis in die neueste Zeit ermöglicht, so das Verständnis der Blutungsneigung bei Ikterischen und Neugeborenen.

Das Gesamtgebiet der intravitalen Gerinnung wird daher in dieser Darstellung folgendermaßen unterteilt: Mit den Voraussetzungen und Besonderheiten intravitaler Gerinnungsabläufe befaßt sich der 1. Teil; im zweiten wird die natürliche Blutstillung, im dritten die Pathologie der Blutungsübel und schließlich im vierten die Thrombose behandelt. Das Verständnis der so mannigfaltigen Einzelvorgänge soll durch ihre Betrachtung als intravitale Gerinnungen erleichtert und vertieft werden, wie es eben die Aufgabe aller wissenschaftlichen Bemühung ist, das Gemeinsame im Mannigfaltigen zu sehen, ohne dadurch der Besonderheit lebendiger Einzelerscheinungen Abbruch zu tun.

Erster Teil.

Physiologische Grundlagen und Besonderheiten der intravitalen Gerinnung.

Die Arbeitsweise der Gerinnungsforschung wird ganz davon abhängen, ob der physiologische Grundvorgang aufgeklärt oder aber seine Kenntnis auf intravitale, meist krankhafte Vorgänge angewendet werden soll. Im Gegensatz zur ersteren reinen oder analytischen beschäftigen wir uns im folgenden mit der angewandten Gerinnungslehre. Das Verfahren der rein physiologischen Betrachtung bedingt eine möglichst weitgehende Loslösung von den innerkörperlichen Verhältnissen. Das Blutplasma wird dabei aus dem Körper entnommen, die Gerinnungskomponenten in möglichst reiner Form dargestellt, die Temperatur und das Ionenmilieu usw. verändert, corpusculäre Blutteile entfernt, die Blutbewegung aufgehoben, das Eiweiß durch denaturierend wirkende Eingriffe verändert, die natürliche Umhüllung des Blutes, das Endothel, durch eine künstliche ersetzt usf. Das ist notwendig oder jedenfalls nicht vermeidbar, um die Natur des Grundvorganges zu erkennen.

Eine angewandte Gerinnungslehre muß zunächst wieder die lange Wegstrecke zurückgehen, um welche man sich dabei von den natürlichen Verhältnissen entfernt hat. Im folgenden wird daher versucht, den Grundvorgang der Gerinnung, welcher gewissermaßen nur ein Skelet der intravitalen Vorkommnisse ist, wieder in die Verhältnisse des Körperinneren hineinzutragen, indem besonders die zahlreichen auslösenden, begünstigenden, hemmenden und formgebenden Einflüsse der lebenden Umgebung gewürdigt werden. Manche Fragen der Gerinnungsphysiologie sind dabei ohne wesentliches Interesse; andere Vorkommnisse überschreiten weit den Rahmen dessen, was bei der physiologischen Betrachtung

behandelt wird. Der folgende Abschnitt will also keinesfalls als eine kurze Abhandlung der gesamten gerinnungsphysiologischen Grundlagen verstanden sein, die man an anderem Ort dargestellt findet, wobei besonders auf die neue Übersicht von WÖHLISCH [6] verwiesen sei. Streitfragen der Gerinnungsphysiologie werden nur insoweit berührt, als ihre schließliche Entscheidung auch für die Gerinnungspathologie von Bedeutung sein könnte; mehrfach widerlegte Ansichten, welche ein falsches Bild der Grundvorgänge geben, werden nicht erörtert.

Die Einteilung dieses Abschnittes ergibt sich aus dem zweiphasischen Ablauf der Gerinnung, wie er in folgendem Schema zum Ausdruck kommt:

I. Phase
(erfordert die Gegenwart von Calciumionen).

Thrombokinase → Prothrombin
↓
Thrombin
[Thrombin + Antithrombin = Metathrombin].

II. Phase.
(unabhängig von Calciumionen).

Thrombin → Fibrinogen
↓
Fibrin

Hierbei bedeuten waagerechte Pfeile eine Einwirkung, senkrechte eine Umwandlung. Der Gerinnungsablauf läßt sich dementsprechend etwa folgendermaßen in Worte kleiden: Das Blutplasma enthält die inaktive Thrombinvorstufe *Prothrombin*, welche durch die aus dem Zellplasma frei werdende *Thrombokinase* in das gerinnungsauslösende *Thrombin* verwandelt wird. Außerdem entfaltet das Blutplasma aber eine auf ein *Antithrombin* bezogene Wirkung, welche das Thrombin in eine unwirksame Modifikation (das Metathrombin) überführt. Das in der I. Phase gebildete Thrombin gelangt in der II. zur Wirkung; unter dem Einfluß des Thrombins wird das Plasmaeiweiß *Fibrinogen* in *Fibrin* überführt.

I. Die Bildung des Thrombins (I. Phase).

Aus den schon angeführten Gründen erübrigt sich im folgenden die Besprechung einiger Gerinnungsfaktoren, von denen eine Beziehung zu Gerinnungsstörungen des Menschen nicht bekannt und nicht wahrscheinlich ist. Hierher gehört z. B. der Einfluß der Salz- und der Wasserstoffionenkonzentration. Auch das Calcium, dessen Unentbehrlichkeit für die Kinasewirkung von HAMMARSTEN [3] erkannt und von WÖHLISCH [3] nochmals erhärtet wurde, sinkt im Blute des Menschen nie so stark ab, daß dadurch Gerinnungsstörungen verursacht würden (HARNAPP).

Andererseits erweitert sich der Gesichtskreis notwendig in einigen Richtungen. So ist anläßlich der Kinase auf die Rolle des Gewebszerfalls und der Blutplättchen einzugehen und beim Prothrombin die Bedeutung des Vitamin K zu erörtern. Die genaue Kenntnis dieser Verhältnisse ist für eine menschliche Gerinnungspathologie unerläßlich.

1. Die Thrombokinase.

Die „gerinnungsaktiven Zellsubstanzen" (WÖHLISCH [2]) werden im deutschen Schrifttum als Thrombokinase, im amerikanischen als Thromboplastin bezeichnet. Die letztere Namengebung sagt nichts über die Art der Wirkung aus, während der Ausdruck „Kinase" an eine Aktivator- oder Fermentnatur denken läßt. Da die letztere Auffassung in der letzten Zeit an Wahrscheinlichkeit gewonnen

hat, besteht im Augenblick kein Anlaß, den bei uns gut eingeführten Ausdruck Thrombokinase auszumerzen.

Wirkungsweise. Allgemein wird der Thrombokinase für den Ablauf der I. Phase eine ähnliche Rolle zugeschrieben wie dem Thrombin für die II. Phase. Damit wird sie zum wahren Initiator der Gerinnung und die Aufklärung ihrer Wirkungsweise zu einem Kernproblem der Gerinnungsforschung. So spiegeln sich denn auch in den Annahmen über ihre Wirkungsweise grundsätzlich verschiedene Anschauungen wider, deren volles Verständnis nur durch ausführliche Darlegung der damit verknüpften Hypothesen über den Gesamtablauf der I. Phase zu vermitteln wäre. Hier genügt es, den Inhalt der wichtigeren Deutungsversuche anzugeben und die wahrscheinlichste zu bezeichnen; wegen der Einzelheiten muß auf die ausführliche Darstellung von WÖHLISCH [2, 6] verwiesen werden.

Drei verschiedene Vorstellungen sind begründet worden: Nach der ersten, u. a. von HOWELL und DYCKERHOFF vertretenen, neutralisiert die Thrombokinase Hemmungskörper, welche mit dem Prothrombin verbunden sind und im kreisenden Blut seine Aktivierung zu Thrombin verhindern; die zweite Hypothese geht dahin, daß Thrombokinase und Prothrombin (evtl. auch Calcium) zu einer chemischen Verbindung, eben dem Thrombin, zusammentreten (BORDET, MILLS); drittens hat man erwogen, ob die Thrombokinase als echter Aktivator der I. Phase wirkt, also ihren Ablauf veranlaßt, ohne im Reaktionsprodukt, dem Thrombin, enthalten zu sein. EAGLE [2] hat einige Befunde erhoben, die im letzteren Sinne zu deuten sind. So ist von der zugesetzten Kinasemenge lediglich die Geschwindigkeit des Reaktionsablaufs, aber nicht die Menge gebildeten Thrombins abhängig; ferner kann Trypsin — auch in Abwesenheit von Calcium — Prothrombin zu Thrombin umwandeln; jedoch wird der Vorgang durch vorhandene Ca-Ionen stark begünstigt (FERGUSON). Damit ist ein Beispiel für fermentative Aktivierung des Prothrombins gegeben. Neben solchen Befunden spricht noch eine ganze Reihe weiterer Beobachtungen gegen die beiden erstgenannten Erklärungsversuche, gleichgültig, ob sie nun eine Lösung oder Knüpfung chemischer Verbindungen annehmen. Allerdings steht der *direkte* Nachweis der Aktivatornatur der Thrombokinase noch aus.

Nach der klassischen Auffassung wird die Thrombokinase aus Zellen und Blutplättchen sofort in der wirksamen Form frei. Kompliziertere Annahmen werden nötig, sobald man auch dem Blutplasma einen Gehalt an Kinase zuschreiben will. Einzelne Beobachtungen über gerinnungsaktive Niederschläge aus Blutplasma sind auf eine derartige nichtcelluläre Kinasequelle bezogen worden (DALE und WALPOLE, MELLANBY und PRATT, FERGUSON und ERICKSON, LENGGENHAGER). Selbstverständlich müßten derartige Stoffe in einer unwirksamen Vorstufe, als „Prokinase" (= dem Prothrombokinin LENGGENHAGERS [4]), vorliegen; andernfalls wären im Normalblut immer alle Bedingungen zum Gerinnungseintritt erfüllt. Nach WÖHLISCH [6] könnte man daran denken, daß ein gerinnungsaktives Lipoid im Normalplasma an Eiweiß gebunden ist und durch die Enthemmung von Serumproteasen in Freiheit gesetzt wird. Hierbei könnte der Kontakt mit benetzbaren Oberflächen im Sinne von LENGGENHAGER auslösend wirken. Eine zellfreie Kinasebildung wäre auch für einzelne Fragen der Gerinnungspathologie nicht ohne Bedeutung, wie z. B. für das Verständnis der

normalen Gerinnungszeit bei Thrombopenie. Jedoch liegen dafür noch keinerlei beweisende Befunde vor, und erst die Zukunft muß lehren, ob hier bisher ein Ursachenfaktor der Gerinnung übersehen wurde. Die folgenden Ausführungen beziehen sich nur auf die sicher nachgewiesenen Quellen der Thrombokinase; das sind unter natürlichen Verhältnissen Zellen oder deren Bruchstücke.

Die Frage der **chemischen Natur der Thrombokinase** schien sich einer Klärung zu nähern, als die starke Gerinnungsaktivität von Kephalin gefunden und vielfach bestätigt wurde (HOWELL [1], MC LEAN [1, 2], GASSER, GRATIA und LEVENE). In der Folge wurde allerdings die Frage aufgeworfen, ob der wirksame Stoff wirklich Kephalin und nicht ein anderes Lipoid ist (ZUNZ und LA BARRE [1, 2], FISCHER und HECHT). Aus Lungengewebe ließ sich ein den Fettsäuren nahestehender Stoff isolieren, der seiner Wirkung nach als Antiheparin bezeichnet wurde (CHARLES, FISHER und SCOTT). An der Grundtatsache, daß bestimmte lipoidlösliche Substanzen gerinnungsaktiv sind, wird jedoch von keiner Seite gezweifelt.

Bei einem quantitativen Vergleich der wässerigen Gewebsauszüge und Plättchenaufschwemmungen mit den entsprechenden Lipoidextrakten ergab sich eine erhebliche Unterlegenheit der letzteren (z. B. EAGLE [2] und HOWELL [11]). Dieser Umstand, ebenso wie die Tatsache, daß überhaupt auch wässerige Extrakte wirksam sind, führte zu der heute allgemein gebilligten Annahme, daß unter natürlichen Verhältnissen nicht reines Lipoid, sondern ein Lipoid-Eiweiß-Komplex als Kinase wirkt (HOWELL [11], WÖHLISCH [2], EAGLE [2], QUICK [3] u. a.). Die höchste Wirksamkeit würde dann erst an die Verbindung der eiweißartigen und lipoiden Komponente geknüpft sein. Damit stimmt überein, daß QUICK [3] bei der Lipoidextraktion von getrocknetem Gehirn eine starke Herabsetzung der Kinasewirkung feststellte, der keine gleichartige Wirksamkeit des Rückstandes entsprach. Die Trennung beider Komponenten zeigt also, daß ihre Wirkungen sich nicht einfach summieren, sondern auf kompliziertere Art ineinandergreifen.

Der gegenwärtige Stand der Frage läßt sich dahin formulieren, daß *eine Lipoidsubstanz, vielleicht Kephalin, und eine Eiweißkomponente* in einer noch nicht näher bekannten Weise *verbunden sind oder zusammenwirken*, um dem Zellplasma seine hohe Gerinnungsaktivität zu verleihen. Von genauer Kenntnis des stofflichen Substrats für die Kinasewirkung menschlicher Gewebe ist man noch weit entfernt. So ist u. a. die Möglichkeit zu bedenken, daß isolierte Lipoide (wie Lecithin) zwar nicht kinasewirksam sind, aber in der angenommenen Verbindung mit Eiweiß dem Kephalin darin nicht nachstehen. Für die Eiweißkomponente ist die Frage der Spezifität überhaupt noch nicht aufgeworfen worden, obwohl sie doch mit der Frage nach der Fermentnatur der Kinase eng zusammenhängt. Vorläufig wird man gut daran tun, unter Kinase sich mehr eine Wirkung als einen Stoff vorzustellen, bei der möglicherweise sogar die Oberflächenentfaltung einen erheblichen Anteil hat. In diesem Sinne wird der Ausdruck auch im folgenden gebraucht.

Die Thrombokinase hat nun für die Gerinnungspathologie eine überragende Bedeutung, weil sie der einzige Faktor ist, welcher unter natürlichen Verhältnissen den Gerinnungsvorgang einleitet. Darin besteht ein Gegensatz zu den Bedingungen des Reagensglasversuches, wo außerdem der Zusatz vorher ent-

zogenen Calciums, Thrombin, denaturierende Eingriffe, bestimmte Gifte und Fermente, Änderungen des Salz- oder H-Ionengehalts und andere Einflüsse Gerinnung hervorrufen können. Da der Ursprung intravitaler Gerinnung also stets im Zutritt von Kinase zum Blut zu suchen ist, wird man den Möglichkeiten eines solchen Zutritts besondere Beachtung schenken.

Die **Herkunft der Thrombokinase** im Körper ist bekannt. Aus jedem Gewebe lassen sich wässerige Auszüge herstellen, welche die I. Gerinnungsphase in Gang setzen. Es genügt dazu schon, einen Zellbrei zu bereiten, also den Zellinhalt mechanisch zu befreien. An jeder Wunde spielt sich ein ähnlicher Vorgang ab, indem das Protoplasma der verletzten Zellen direkt mit dem Blutplasma in Berührung kommt. Verwundungen und Operationen geben also Gelegenheit zu einer gerinnungsauslösenden Beeinflussung des kreisenden Blutes.

Aber auch bei Infektionen und bösartigen Geschwülsten wird die Endothelschranke durchbrochen, und gleichzeitig können die Produkte eines oft massigen Zellunterganges frei in das Blut übertreten. So sind für den Verlauf von Infektionen die Gerinnungen des Blutes und der Lymphe von Bedeutung. Menkin hat sich bemüht, nachzuweisen, daß dadurch die Säftebahnen im Umkreis der pathogenen Keime verlegt werden, und daß die Gerinnung so zu einem wesentlichen Faktor der Abwehr und örtlichen Beschränkung von Infekten wird. Auch bei bösartigen Geschwülsten kann man sich, besonders im Bereiche der Nekrosen und mikroskopisch erkennbarer Gefäßeinbrüche, leicht von der Häufigkeit intravasculärer Gerinnung überzeugen.

Die Gesamtheit dieser pathologischen Ereignisse — Wunde, Infekt und Tumornekrose — kann unter dem Ausdruck Gewebszerfall zusammengefaßt werden. Damit ist die Hauptbedingung gekennzeichnet, welche zum Übertritt von Kinase in das Blut führt. Ihre Bedeutung als auslösende Ursache der Thrombose wird im 4. Teil zu erörtern sein.

Die zweite, intravitale Quelle der Thrombokinase sind die **Blutplättchen.** Die Funktion dieser kleinsten Blutelemente ist in vielfacher Weise mit dem Gerinnungsvorgang verknüpft: Sie sind die wichtigsten Bausteine der Abscheidungsthromben; sie liefern Thrombokinase; sie bewirken die Retraktion der Gerinnsel; sie machen gewisse pathogene Keime und Protozoen unschädlich, mit denen sie — anscheinend durch eine Art Mikrogerinnung — verkleben. Früher wurde allgemein angenommen, daß sie überdies die Hauptmasse des Prothrombins bilden. Diese Annahme ist neuerlich nachgeprüft und nicht bestätigt worden (Eagle [1]). Man darf wohl annehmen, daß die Aufschwemmungen früherer Untersucher durch schwer abtrennbares Prothrombin aus dem Blutplasma verunreinigt waren, oder daß die Plättchen bei den Quellungsvorgängen, die gewöhnlich im Reagensglase eintreten, Prothrombin in ihr Plasma aufgenommen hatten. Der Prothrombingehalt nativer Plättchen ist auch aus einem weiteren Grunde unwahrscheinlich; er würde nämlich bedingen, daß im Plättcheninneren alle Faktoren vereinigt sind, welche den Ablauf der I. Phase ermöglichen. Die Plättchen müßten also Thrombin enthalten, und das ist nach allgemeiner Erfahrung sicher nicht zutreffend.

Alsbald nach dem Verlassen der Gefäßbahn verändern die Plättchen ihre Gestalt. Dieser Vorgang wurde im Ultramikroskop u. a. von Stübel [1], Tait und Burke, Ferguson [1], Fonio untersucht. Dem Verfasser ist der Gestalt-

wechsel der Blutplättchen aus der Verfolgung ihrer Agglutination im Dunkelfeld
bekannt (APITZ [4]). v. NEERGAARD, der zwar die Produkte des Plättchen-
unterganges als'obligate Blutparasiten ansieht, gibt sehr gute Abbildungen des
Vorgangs. Wertvolle Ergänzungen des bisherigen Wissens erbrachte sodann die
elektronenoptische Untersu-
chung durch WOLPERS und
RUSKA. Im ganzen stimmen
die mit den verschiedenen
Methoden erhobenen Befunde
gut überein.

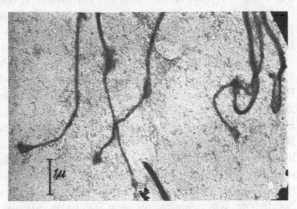

Das normale Blutplättchen
ist eine kurzovale Scheibe, deren mittlerer Bezirk im gefärbten Ausstrich sowie im Dunkelfeld eine Reihe Granula enthält
und daher auch Granulomer
genannt wird. Die optisch leere
Außenschicht ist das Hyalomer. Im frisch mit Osmium fixierten Blutplättchen ist elektronenoptisch eine derartige
Schichtung nicht nachzuwei-

Abb. 1. Blutplättchenfortsätze. Citratplasma. 3 Stunden 45 Minuten nach Blutentnahme fixiert. Schlinggewächsartige Form mit
knopfartig endigender Spitze. Die feinen Körnchen in der Umgebung der Fortsätze sind Eiweißbestandteile des Blutplasmas.
El.opt. 9000 : 1. (Aus WOLPERS u. RUSKA.)

sen. Man sieht sie erst nach einer ungenügenden, die Plättchen auflockernden
Fixation oder regelmäßig, nachdem die spontanen Veränderungen im extrava-
sierten Blut stattgefunden haben. Im ersteren Fall lassen sich durchschnittlich
60—120 Körner mit einem mittleren
Durchmesser von 220 mμ erkennen.
Lichtoptisch sieht man nicht einzelne
Körner, sondern Körnerhaufen und
infolgedessen eine viel geringere Anzahl von Granula.

Der Vorgang des sog. Plättchen-
zerfalls läßt sich nun besonders gut
im Dunkelfeld, die Gestalt der veränderten Plättchen aufschlußreicher
im Elektronenmikroskop erfassen. Die
Körner des Granulomers ballen sich
lediglich dichter im Zentrum zusammen. Das Hyalomer wird viel ein-
greifender umgestaltet. Sein Plasma
wird lockerer und quillt ungleich
mäßig; es bildet zahlreiche, oft sehr
bizarr gestaltete Auswüchse. Dies

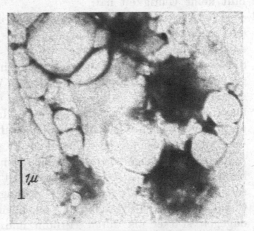

Abb. 2. Blutplättchen mit starker Vakuolenbildung.
Oxalatplasma, 26 Stunden nach Blutentnahme fixiert.
El.opt. 10000 : 1. (Aus WOLPERS u. RUSKA.)

können dünne, gestreckt verlaufende Fäden sein, welche die mehrfache Länge
des Plättchendurchmessers erreichen und dem Plättchen eine Art Sternform
geben (Abb. 1). Daneben wachsen breitbasige oder keulenförmige Gebilde aus.
Oft werden riesige, die ursprüngliche Plättchengröße erreichende Vakuolen

gebildet, die optisch leer sein oder auch Granula enthalten können (Abb. 2). Die Vakuolen platzen oft und entleeren ihren Inhalt in das Plasma. Auch können sie als Ganzes abgeschnürt und mit Hülle in das Plasma abgestoßen werden. Das gleiche kann mit den andersartigen Fortsätzen geschehen, die dann als „Hämokonien" davonschwimmen (Fonio).

Diese letzteren Vorgänge sind der morphologische Ausdruck dafür, daß die Plättchen Stoffe an das Plasma abgeben. Tatsächlich finden Wolpers und Ruska nach Eintritt der Gerinnung nur das Granulomer größtenteils erhalten, das Hyalomer bis auf wechselnd große, meist wohl geringe Reste geschwunden. Hierzu steht in einem scheinbaren Widerspruch, daß Eagle [1] derart veränderte Plättchen als Thrombokinase fast unverändert wirksam fand, wenn er sie durch Zentrifugieren von ihrem Blutplasma trennte. Als Erklärung kann man annehmen, daß die abgestoßenen Plättchenteile sich nicht lösen, sondern als kleinste Korpuskeln, also tatsächlich als Hämokonien, erhalten bleiben und infolgedessen noch zentrifugierbar sind. Im gleichen Sinne spricht, daß Plättchenaufschwemmungen ihre Wirksamkeit verlieren, wenn sie durch Tonkerzen filtriert werden (Cramer und Pringle, Eagle [2]). Übrigens verhalten sich sonstige suspendierte Stoffe von Kinasecharakter, wie Kephalin, ebenso (Clowes, Eagle). So erklärt sich, daß ein Berkefeld-filtriertes Blutplasma nicht mehr durch die gleichen Eingriffe gerinnt wie ein plättchenhaltiges Plasma (Gichner). Schließlich spricht es auch für eine lebhafte Stoffabgabe durch die Plättchen, vielleicht durch abgetrennte Teilchen, daß der Gerinnungsvorgang auch örtlich unabhängig von den Plättchen, sozusagen im freien Plasma, einsetzen kann. Wenn Tait und Gunn bei Astacus als Gerinnung eine Art Gelierung in der Umgebung des Plättchens einsetzen sehen, so ist dies eben eine Ausnahme, die für das Säugetierblut keine Gültigkeit hat.

Der Ausdruck „Plättchenzerfall" ist also ein wenig übertreibend, nachdem das Granulomer als ansehnlicher Teil des Plättchenleibes zurückbleibt und nur das Hyalomer desorganisiert wird. Die Bedingungen, unter denen dieser für die Gerinnung so maßgebliche Vorgang in Gang kommt, sind naturgemäß von großem Interesse. Ferguson [1] sowie Wolpers und Ruska stimmen darin überein, daß der Gestaltwandel nicht an den Eintritt der Gerinnung gebunden, also nicht etwa deren Folge ist, auch darin, daß hypotonische Lösungen begünstigend wirken. Die Angaben über die Rolle des Calciums sind nicht frei von Widersprüchen. Wolpers und Ruska betonen, daß menschliche Blutplättchen — entgegen der allgemeinen Annahme — durch den Zusatz gerinnungshemmender Mittel *nicht* vor dem „Zerfall" bewahrt werden. Der Gestaltwandel sei dann nur mehr oder weniger verlangsamt; durch Zusatz von Oxalat und Citrat werde die Fortsatzbildung erheblich verstärkt, die Bildung von Vakuolen dagegen stärker als durch Hirudin und Heparin unterdrückt. Ferguson [1] hält das Calcium für einen wesentlichen Faktor bei der Desorganisation der Plättchen, obwohl er selbst die charakteristischen, wenn auch im Sinne von Wolpers und Ruska leicht modifizierten Gestaltveränderungen auch in Abwesenheit des Calciums findet. Wenn in zusammenfassenden Darstellungen, z. B. bei Howell [11], Wöhlisch [6] und Eagle [2], dem ionisierten Calcium ein maßgeblicher Einfluß auf das Schicksal der Plättchen zugeschrieben wird, so beruht dies teilweise darauf, daß nicht streng genug zwischen Zerfall und

Agglutination der Plättchen unterschieden wird. Nur für die letztere ist — auf dem Umwege über die Auslösung der Gerinnung — ein fördernder Einfluß des Calciums gesichert (vgl. S. 130).

Aus bestimmten Versuchsergebnissen haben CRAMER und PRINGLE gefolgert, daß die Blutplättchen eines Oxalatplasmas erst zerfallen und die Gerinnung ermöglichen, wenn Calcium zugesetzt wird. Sie fanden, daß ein Oxalatplasma, welches durch BERKEFELD-Filtration von seinen Plättchen befreit wurde, auf Calciumzusatz nicht mehr gerinnt. Weil nun aber eine wässerige Thrombokinase- lösung trotz Filtration gerinnungsaktiv blieb, schließen CRAMER und PRINGLE, in dem Oxalatplasma werde Kinase erst nach Zusatz von Calcium frei; sie glauben, daß die andernfalls im Plasma schon enthaltene, gelöste Kinase das Filter hätte passieren und die Gerinnung bei Calciumzusatz ermöglichen müssen. Tat- sächlich weiß man aber aus vielhundertfacher Erfahrung, daß ein Oxalatplasma, das man durch *Zentrifugieren* von Plättchen befreit hat, auf Calciumzusatz ohne weiteres gerinnt. Das ist ein einfacher und sicherer Beweis dafür, daß die Plättchen auch in Abwesenheit des Calciums „zerfallen", d. h. Thrombokinase abgeben. Das Ergebnis von CRAMER und PRINGLE muß eben doch darauf be- ruhen, daß außer den Plättchen eine vorher schon gelöste Kinase vom Filter zurückgehalten wird. Da es sich hierbei um ziemlich kleine Mengen handelt, kann das gleiche Filter, das von der reinen Kinaselösung etwas hindurchläßt, für die im Plasma verdünnten Spuren ausreichend dicht sein. Die Gerinnbarkeit eines zentrifugierten plättchenfreien Oxalatplasmas ist gerade der beste Beweis, daß Plättchen auch ohne Calcium ihre gerinnungsaktiven Stoffe abgeben. Übrigens konnte GODDARD die Ergebnisse von CRAMER und PRINGLE auch rein befundmäßig nicht bestätigen.

Durch die Studien AYNAUDs ist zuerst bekanntgeworden, daß der Plättchen- zerfall hintangehalten wird, wenn man das Blut in Gefäßen mit wenig benetzbarer Wandung aufbewahrt. Die chirurgische Praxis hatte hiervon Gebrauch gemacht, indem Transfusionsblut in Gefäßen aufgenommen wurde, deren Wandung paraffiniert war oder aus wenig benetzbaren Kunststoffen (LAMPERT) bestand. Besonders deutlich ist dieser Einfluß der angrenzenden Oberflächen im Frosch- blut, welches nach TAIT und GREEN durch Kontakt mit Glas nur dann spontan gerinnt, wenn es Blutplättchen enthält, nicht aber, wenn es plättchenfrei ist. Auch der direkte Kontakt mit Fremdkörpern, z. B. in den Versuchen von TAIT und ELVIDGE mit feinsten Quarzpartikeln, schädigt die Plättchen. Aber die Mehr- zahl der Plättchen bleibt doch in Glasgefäßen frei suspendiert, und trotzdem wird die Desorganisation ausgelöst. Daher muß man wohl einen stofflichen Zwischenträger annehmen; GORTNER und BRIGGS haben darauf hingewiesen, daß die Oberfläche der Glasgefäße positiv geladene Kolloidteilchen selektiv adsorbiert und auf diese Weise in den Gerinnungsvorgang eingreifen könnte. Jedenfalls müßte es sich dabei um eine Eigenschaft der Fremdflächen handeln, die der Gefäßinnenhaut normalerweise nicht zukommt; in diesem Sinne ist es auch keine ausreichende Kennzeichnung, wenn man von „Benetzbarkeit" als derjenigen Eigenschaft spricht, welche einer Gefäßwand ihren schädigenden Einfluß auf Plättchen verleiht.

Über die Natur des adsorbierten Stoffes sind verschiedene Vorstellungen möglich. Man kann z. B. daran denken, daß Lipoide oder andere Stoffe im

Plasma normalerweise an die Plättchenoberfläche adsorbiert sind und so als ihre Schutzhülle funktionieren. Die Plättchen selbst scheinen nämlich eine als Membran wirkende Grenzzone nicht oder nur in Form eines sehr zarten und verletzlichen Gebildes zu besitzen. Das schließen WOLPERS und RUSKA aus dem elektronenoptischen Bau und aus der von ENDRES und HERGET festgestellten freieren Ionendurchgängigkeit im Vergleich mit Erythrocyten. Alle Fremdflächen, welche dann einen derartigen Schutzstoff stärker adsorbieren als die Plättchen selbst, würden ihnen einen Teil ihrer Schutzhülle rauben und so die Desorganisation einleiten.

Auch WÖHLISCH [6] führt die Wirkung fremder Oberflächen auf die adsorptive Entfernung eines im Blutplasma enthaltenen Stoffes zurück. Er stellt sich, als Arbeitshypothese, vor, daß Antifermente des Plasmas adsorbiert werden. Hierdurch würden vorher gefesselte proteolytische Serumfermente frei auf die Plättchen einwirken und sie schädigen können. Zu dieser Einwirkung soll nach WÖHLISCH [6] Calcium erforderlich sein (vgl. jedoch die Ausführungen auf S. 72).

Wie nun immer der durch Fremdflächen aus dem Plasma herausgezogene Schutzstoff beschaffen sein mag, seine Entfernung leitet den eingehend beschriebenen Vorgang von Quellungen, Auflösungen und Durchmischungen des Hyaloplasmas ein. FERGUSON [1] hat einleuchtend erklärt, warum die eigenartigen Sprossungen auftreten, indem er sie als Myelinfiguren deutete. Die morphologische Ähnlichkeit mit den Quellungsfiguren von Lipoiden in Wasser, die heute auf die Bildung verschieblicher Lipoidlamellen zurückgeführt werden, ist groß. Auch in chemischer Hinsicht würde die notwendige Voraussetzung gegeben sein, indem HAUROWITZ und SLADEK in den Plättchen 12% Lipoidgehalt fanden.

So läßt sich also das bisher vorliegende Beobachtungsgut über den Gestaltwandel der Plättchen ganz befriedigend zu einem Bild vereinen, welches die Art der gerinnungsauslösenden Wirkung verständlich macht. Lediglich über die Natur des stofflichen Zwischenträgers bei der Fernwirkung benetzbarer Flächen kann man bis jetzt nicht mehr als Vermutungen äußern.

Die Möglichkeit, daß neben den Blutplättchen auch andere Kinasequellen im Blute zur Verfügung stehen, wurde bereits (auf S. 68) erwähnt. Sicher geht es aber zu weit, wenn den Plättchen für den Eintritt der Reagensglasgerinnung überhaupt jede Bedeutung abgestritten wird. LENGGENHAGER [2] glaubt durch einen Versuch gezeigt zu haben, daß die Blutplättchen im Blutplasma keine Kinase abgeben. In einem plättchenhaltigen Plasma soll gleich viel Thrombin wie im plättchenfreien gebildet werden; da die Entfernung der Plättchen aber durch Defibrinieren nach Zusatz von Thrombin vorgenommen wurde, sind wirklich vergleichbare Verhältnisse in den beiden Proben wohl kaum gegeben. Oft wird gegen die Bedeutung der Blutplättchen ins Feld geführt, daß bei essentieller Thrombopenie die Blutgerinnung trotz hochgradigem Plättchenschwund gewöhnlich nicht verzögert ist. Nach EAGLE [2] könnte jedoch auch die verbleibende, sehr niedrige Plättchenzahl noch genügen, um Gerinnung auszulösen. WÖHLISCH hat auf die Möglichkeit hingewiesen, daß die Plättchenfunktion vielleicht von den gelösten Produkten eines verstärkten Plättchenzerfalles übernommen wird. Auch an eine Vertretung der Plättchen durch andere Blutzellen ist zu denken. So gerinnt nach HOWELL [4] die von Natur plättchenfreie Lymphe nur dann in kürzerer

Zeit, wenn sie Lymphocyten oder emulgiertes Fett enthält. Fehlen die Lymphocyten, oder werden sie durch Zentrifugieren entfernt, so ist die Gerinnung stark
verlangsamt. Die Lymphocyten können hier also die Funktion der Blutplättchen
übernehmen. Zugunsten der Bedeutung der Plättchen als Kinasespender wird
schließlich angeführt, daß die Gerinnung des von Natur plättchenfreien Vogel-
und Schlangenblutes in vitro nur sehr langsam erfolgt (Schrifttum bei Wöhlisch [2]).

2. Das Prothrombin.

Unter Prothrombin versteht man allgemein die im Plasma enthaltene inaktive
Vorstufe des Thrombins. Die letzten Jahre haben beträchtliche Fortschritte in
seiner Erforschung gebracht, besonders was die Bedingungen der ausreichenden
Bildung im Körper betrifft. Diese neuen Einsichten vermitteln ein Verständnis
gewisser Störungen der Blutstillung und bedürfen daher genauerer Darlegung.

Methoden der Prothrombinbestimmung. Der neuerliche Fortschritt auf
dem Gebiet von Gerinnungsanomalien beruht zu einem großen Teil auf der Einführung quantitativer Methoden. Zwar kann man die natürlichen Gerinnungsfaktoren mit Ausnahme des Fibrinogens nicht rein darstellen; doch ist man mehr
und mehr dazu übergegangen, wenigstens ihr Verhältnis zum Normalwert zahlenmäßig auszudrücken. So ist nunmehr das Prothrombin und in gewissem Umfange auch das Antithrombin quantitativ zu erfassen, nachdem früher schon
Fibrinogen und Blutplättchen zahlenmäßig angegeben werden konnten.

Howell [5] hat 1914 den Prothrombingehalt nach der Gerinnungszeit von
Oxalatplasma geschätzt, dem Calcium in optimalem Verhältnis zugesetzt wurde.
Ähnlich verfahren noch in neuerer Zeit Dyckerhoff, Goossens und Schwantke.
Howell [5] kam auf diesem Wege zu dem Ergebnis, die Hämophilie beruhe
auf Verminderung des Prothrombins. Da heute der normale Prothrombingehalt
des Hämophilieblutes von allen Seiten anerkannt wird, ist die mangelnde Eignung
der Methode erwiesen.

Das Howellsche Verfahren wird in seinem Ergebnis vor allem durch die
wechselnde Beimischung von Kinase, je nach den Zufällen der Entnahmetechnik
usw., beeinflußt sein. Sämtliche neueren Methoden sind nun bestrebt, die nicht
das Prothrombin betreffenden Faktoren, besonders auch den Kinasegehalt, von
unbekannten Beeinflussungen und Schwankungen frei zu halten. Nur die Ansprüche, welche dabei an die Konstanz der verschiedenen Faktoren gestellt
werden, sind verschieden und machen einige Methoden mehr für wissenschaftliche Zwecke, andere als Schnellmethoden am Krankenbett brauchbar.

Am genauesten, aber auch am umständlichsten ist das Verfahren von Smith
bzw. Warner mit Brinkhous. Sie lassen die beiden Gerinnungsphasen getrennt
ablaufen. Zunächst wird sämtliches, in einer bestimmten Plasmamenge vorhandene Prothrombin zu Thrombin aktiviert. Die Menge des letzteren wird
bestimmt, indem man diejenige Verdünnung feststellt, welche eine Standard-
Fibrinogenlösung in einer willkürlich gewählten Standardzeit zur Gerinnung
bringt.

Die meisten Verfahren bestimmen die Gerinnungszeit nach dem Zusatz von
Thrombokinase im Überschuß, wobei die übrigen Faktoren konstant gehalten
werden oder in normalen Grenzen schwanken. Unter diesen Voraussetzungen

hängt die Gerinnungszeit direkt von der Menge vorhandenen Prothrombins ab (Quick und Leu, Smith, Ziffren, Owen und Hoffman, Ziffren und Mitarbeiter, Thordarson). Nach Hepding und Moll [2] hat sich das Verfahren von Quick in der Praxis am besten bewährt; die Untersucher empfehlen eine von Caroli, Lavergne und Bose angegebene Modifikation. Von besonderer klinischer Bedeutung wird in Zukunft die Methode von Plum und Dam sein, die bereits an wenigen Tropfen Capillarblut ausgeführt werden kann; auch Fiechter hat eine neue Mikromethode ausgearbeitet.

Dam und Glavind [1] schließlich machten sich zur Prothrombinbestimmung den Umstand zunutze, daß unter sonst konstanten Bedingungen zur Erzielung einer bestimmten Gerinnungszeit Prothrombin und Kinase einander umgekehrt proportional sein müssen. Auf Grund dieser Gesetzmäßigkeit ist es möglich, die zur Gerinnung in einer willkürlich gewählten Standardzeit erforderliche Thrombokinasemenge als Maß für das vorhandene Prothrombin zu benutzen.

Die genannten Verfahren der Prothrombinbestimmung haben nun einen Einblick in die Bedingungen gewährt, denen die ausreichende Prothrombinbildung des Körpers unterworfen ist. Außer durch direkte Bestimmung erkannte man — besonders im ersten Abschnitt der Untersuchungen — den Mangel an Prothrombin am Auftreten einer hämorrhagischen Diathese, deren genauere Natur im 3. Teil besprochen werden wird. Es ist schließlich klar geworden, daß im Säugetierorganismus drei Faktoren die Prothrombinbildung herbeiführen, nämlich die Zufuhr eines „Vitamins" mit der Nahrung, die Bereitung eines ebenso wirkenden Stoffes durch die bakterielle Darmflora und die Abscheidung von Gallensäuren in den Darm.

Das Vitamin K. Vor etwa 10 Jahren beobachtete Dam [1, 2] eine hämorrhagische Diathese bei Hühnchen, die eine bestimmt zusammengesetzte Kost erhielten. Wie MacFarlane, Graham und Richardson in einer anscheinend unabhängig davon gemachten Beobachtung feststellten, liegt dieser Art der Blutungsneigung eine herabgesetzte Gerinnungsfähigkeit des Blutes zugrunde. Die Erkrankung beruht nicht auf dem Fehlen eines der bis dahin bekannten Vitamine (Dam [3]). Für den fehlenden Nahrungsfaktor prägte Dam [4] die Bezeichnung Vitamin K (= Koagulationsvitamin). Die Natur der Gerinnungsstörung wurde schließlich als Prothrombinmangel erkannt (Dam, Schoenheyder und Tage-Hansen)[1].

Die *chemische Natur des Vitamins* ist heute aufgeklärt; ausführliche Angaben machen hierüber u. a. Weidel, Dam [5] sowie Hepding und Moll [1]. Als seine Quellen kommen einerseits Nahrungsstoffe, andererseits Bakterien sowie bakterielle Zersetzungsprodukte in Betracht. Der verschiedenen Herkunft entsprechen verschiedene, wenn auch verwandte Stoffe, K_1 und K_2 genannt; beide sind für eine ausreichende K-Zufuhr der Tiere und des Menschen von Bedeutung; beide Stoffe sind fettlösliche Naphthochinonkörper.

K_1 kommt besonders reichlich in grünen Blättern vor, außerdem in Früchten, Getreide, Schweineleber usw. Hochwirksame Konzentrate wurden hergestellt

---

[1] Kurz vor Drucklegung dieses Berichtes erschienen bereits zwei Übersichten über das Vitamin K, von denen diejenige Riegels hauptsächlich die chemische, die von Koller besonders die klinische Seite behandelt.

aus Spinat (DAM und GLAVIND [1]) sowie aus Alfalfa, einer Luzernenart (ALMQUIST und STOCKSTAD [1]). 1939 gelang die Reindarstellung aus Alfalfa (DAM, GEIGER, GLAVIND, P. KARRER usw.). Durch DOISY sowie FIESER und deren Mitarbeiter ist K_1 chemisch als 2-CH_3-3-Phytyl-1,4-Naphthochinon bestimmt und später auch synthetisiert worden.

K_2 wurde in verdorbenem Fischmehl und in Kulturen verschiedener Bakterien nachgewiesen (ALMQUIST und STOCKSTAD [2]) und daraus rein dargestellt (MCKEE usw.); es entsteht höchstwahrscheinlich auch bei der Einwirkung verschiedener, insbesondere fäulniserregender Bakterien auf Nährböden usw. Nach DOISY ist K_2 gleichfalls ein Methyl-Naphthochinonderivat. KOLLER hält es für wahrscheinlich, daß alle K-wirksamen Stoffe im Körper als Methylnaphthochinon zur Wirkung kommen.

Zahlreiche weitere 1,4-Naphthochinonderivate haben gleichfalls Vitamin K-Wirkung, und zwar sowohl natürlich vorkommende wie synthetische Stoffe. Unter den letzteren übertreffen manche sogar erheblich die Wirksamkeit von K_1 und K_2. Von ihnen sind die wasserlöslichen Präparate (z. B. das Na-Salz des 2-Methyl-1,4-Naphthohydrochinondisuccinats = Synkavit *Roche*) zur intravenösen Injektion geeignet (DAM [5]) und daher für die Therapie der im 3. Teil erörterten menschlichen Mangelzustände von Bedeutung.

Die enterale Bildung und Resorption von K-Vitamin. Während nun beim Hühnchen die K-Avitaminose leicht zu erzielen ist, gelingt dies beim Säugetier erst nach besonderen Eingriffen mit größerer Regelmäßigkeit. Das wird darauf zurückgeführt, daß bei Säugern der Dickdarm erheblich länger als beim Huhn ist, so daß die bakterielle K-Erzeugung sich viel stärker auswirken kann (DAM und GLAVIND [2]). Die hohe K-Wirksamkeit bakterieller Zersetzungsprodukte sowie der Bakterienleiber selbst, u. a. auch von B. coli, wurde von ALMQUIST, PENTLER und MECCHI nachgewiesen. Infolgedessen sind die Säuger nicht unbedingt auf die Zufuhr von K mit der Nahrung angewiesen. Wird aber die Ausscheidung der Gallensäuren in den Darm unterbunden, so kann keine der natürlichen fettlöslichen K-Arten resorbiert werden, und die hämorrhagische Diathese tritt auf (bei Ratten: VADSTEEN; GREAVES; an Gallenfistelhunden: SMITH, WARNER, BRINKHOUS und SEEGERS). Aus dem gleichen Grunde können verschiedenartige Leberschädigungen zur K-Avitaminose führen, so die experimentelle Vergiftung mit Chloroform (SMITH, WARNER und BRINKHOUS) oder Phosphor (WARNER, BRINKHOUS und SMITH [1]). Wie sich beim Menschen Störungen des Abflusses und der Bildung der Galle auf die Blutstillung auswirken, wird im 3. Teil erörtert.

Wirkungsweise des K-Vitamins. So sind also in kurzer Zeit der Einfluß eines Nahrungsfaktors auf die Prothrombinbildung, seine chemische Zusammensetzung, seine verschiedenartige Herkunft und die Bedingungen seiner Resorption bekanntgeworden. Offen geblieben ist hauptsächlich die Frage, auf welche Art das K-Vitamin die Prothrombinbildung bewirkt, und wo diese stattfindet. Der Gedanke liegt nahe, daß K im Gerinnungsferment als Wirkungsgruppe enthalten ist und, in Analogie zu anderen Fermenten, nach Vereinigung mit einer vom Organismus gelieferten eiweißartigen Trägersubstanz seine Wirkung entfaltet. Die bisherigen Befunde stehen nach KOLLER mit einer derartigen Annahme jedoch im Widerspruch.

Reines K-Vitamin hat nach Dam, Schoenheyder und Tage-Hansen in vitro keinen Einfluß auf die Gerinnung; durch einfache Lipoidextraktion wird das normale Hühnerprothrombin nach der Angabe der gleichen Untersucher nicht geschwächt. Ein nach Mellanby [3] gereinigtes Prothrombin entfaltet im Tierversuch nur eine geringfügige K-Wirkung (Dam, Glavind, Lewis und Tage-Hansen). Aus Thrombin läßt sich nach Koller (mit Karrer) kein Vitamin K isolieren.

Koller vermutet, daß Prothrombin in Organzellen unter dem fermentativen Einfluß des K-Vitamins entsteht. Als Ort seiner Wirkung kommt in erster Linie die Leber in Betracht. In diesem Sinne spricht schon der deutliche Absturz des Prothrombinspiegels nach vollständiger bzw. teilweiser Exstirpation der Leber bei Ratte (Warner) und Hund (Warren und Rhoads). Die klinischen Erfahrungen beim Menschen deuten in gleicher Richtung. Es hat sich gezeigt, daß bei schweren Parenchymschäden der Leber ein Prothrombinmangel auch durch Vitamin K nicht zu beheben ist (Scanlon und Mitarbeiter, Brinkhous und Warner u. a., besonders aber Koller). Hieraus kann man schließen, daß die Leber nicht nur durch die Gallebildung die Resorption des Vitamins ermöglicht, sondern daß auch in den Leberzellen die Synthese des Prothrombins stattfindet, die dann bei Parenchymschäden auch trotz ausreichenden K-Angebots gestört sein wird.

Über die *chemischen Eigenschaften des Prothrombins* ist nicht viel mehr bekannt, als daß es sich um einen mit den Globulinen ausfallenden, durch Trypsin zerstörbaren Eiweißkörper handelt (Eagle und Harris). Die Verfahren zur Herstellung gereinigter Präparate sind bei Wöhlisch [6] zusammengestellt. Fuchs und v. Falkenhausen nahmen an, daß das Komplementmittelstück mit dem Prothrombin identisch sei. Dies hat sich nicht bestätigt, wenn man die Nachprüfungen und Beobachtungen von Eagle [1], Wilander, Quick [1] und Schoenheyder [2] berücksichtigt. Jedoch wird eine gewisse Verwandtschaft der beiden Körper im allgemeinen Verhalten wohl zugegeben.

Der Prothrombingehalt des Normalblutes. Setzt man eine ausreichende K-Aufnahme voraus, so verändert sich im allgemeinen beim gleichen Tier der Prothrombinspiegel des Plasmas wenig. Warner, Brinkhous und Smith [2] verglichen den Prothrombingehalt im Blut verschiedener Vertebraten. Sie fanden leichte Unterschiede zwischen einzelnen Tieren gleicher Art, die sich jedoch bei wiederholter Prüfung als recht konstant erwiesen. Der Titer wurde durch Erkrankung an Staupe, sterile Terpentinabscesse und Peptoninjektionen nicht verändert. Hyperprothrombinämien, bei denen höchstwahrscheinlich mit starker Begünstigung der Gerinnung zu rechnen wäre, sind bisher nicht beschrieben, von solchen Vermehrungen abgesehen, die noch innerhalb der Fehlergrenze der Bestimmungsmethoden liegen.[1]

Wie alle Gerinnungsfaktoren ist auch das Prothrombin im Blute im Überschuß enthalten; einige zahlenmäßige Angaben aus gerinnungsphysiologischen Arbeiten mögen dies belegen: Mellanby konnte mit seinem gereinigten Pro-

---

[1] Anm. bei der Korr.: Neuerdings hat Thordarson (Klin. Wschr. **1941**/I, 572) mitgeteilt, daß während der Schwangerschaft bei den meisten Frauen eine Hyperprothrombinämie besteht, welche bis zu 310% betragen kann und Ursache der bekannten Gerinnungsbeschleunigung des Schwangerenblutes ist.

thrombinpräparat die 40fache Menge des zur Herstellung benötigten Plasmas innerhalb von 20 Sekunden zur Gerinnung bringen. Bei WARNER, BRINKHOUS und SMITH [2] gerann noch mit einem 200fach verdünnten Hundeserum, dessen gesamtes Prothrombin aktiviert war, die entsprechende Menge einer Fibrinogenlösung. Es entspricht mehr den natürlichen Verhältnissen, wenn nicht fertiges Thrombin zugesetzt wird, sondern wenn es in Gegenwart der Plasmaeiweißkörper entsteht. Dann wirkt sich der Antithrombingehalt des Plasmas erst voll aus; überdies wird dann Thrombin — gewissermaßen unnötig — auch noch gebildet, wenn die zuerst gebildeten Thrombinmengen schon zur Gerinnung ausreichen, aber das Fibrinogen erst auszufallen beginnt. Die letztgenannten Untersucher haben daher den Prothrombinverbrauch in einem spontan geronnenen Hundeplasma sofort nach Eintritt der Gerinnung untersucht; er betrug 8%.

Nach PLUM und DAM ist beim Abfall des Prothrombinspiegels unter 20% die Gefahr der Blutungsneigung gegeben. Demnach ist der Überschuß nicht so beträchtlich, wie man nach den vorausgehenden Zahlenangaben erwarten könnte. Dies hängt damit zusammen, daß die Blutstillung keine einfache Gerinnung ist, also auch den im Reagensglas gewonnenen Werten nicht ohne weiteres entspricht. Tatsächlich wirkt sich auch das scheinbar „überschüssige" Prothrombin gerinnungsbegünstigend aus; denn je größer der vorhandene Prothrombingehalt ist, um so geringer die zur Gerinnungsauslösung erforderliche Kinasemenge (SCHOENHEYDER [1, 2]; DAM und GLAVIND [1] vgl. S. 76). Auch das nichtverbrauchte Prothrombin hat also im Sinne der Reaktionsbeschleunigung beim Gerinnungseintritt mitgewirkt. Wie sich im folgenden Abschnitt ergeben wird, kann es bei bestimmten Grenzkonzentrationen gerade von der Schnelligkeit der Thrombinbildung abhängen, ob überhaupt Gerinnung eintritt oder ob die Antithrombinwirkung überwiegt.

II. Die Neutralisation des Thrombins.

Da im Blut alle Gerinnungsfaktoren enthalten sind, bedarf es besonderer Einrichtungen, um den Eintritt intravasculärer Gerinnung zu verhüten. Die Hinfälligkeit der Plättchen tritt, wie besprochen wurde, innerhalb der Gefäßbahn nicht in Erscheinung, weil die mangelnde Benetzbarkeit des Endothels sich plättchenkonservierend auswirkt. Dadurch ist aber noch kein Schutz gegen den Übertritt gerinnungsaktiver Zellsubstanzen in die Blutbahn gegeben, mit dem infolge physiologischer Zellmauserung und Traumen in gesunden, mehr noch durch ausgedehnten Gewebszerfall in kranken Tagen zu rechnen ist. BORDET [1] dachte auch hierbei an eine Schutzwirkung des Endothels. Er nahm an, daß im strömenden Blut nur eine nichtaktivierbare Vorstufe des Prothrombins (das „Proserozym"), enthalten ist, die erst unter dem Einfluß benetzbarer Oberflächen in die aus Reagensglasversuchen bekannte reaktionsfähige Form übergehen sollte. EAGLE [2] hat diese Annahme unter Hinweis auf die leicht erzielbare intravasculäre Gerinnung durch Einspritzung von Kinase wohl mit Recht abgelehnt, WÖHLISCH [6] hat BORDETs Hypothese in sein Gerinnungsschema aufgenommen, wenn er ihren vollgültigen Beweis auch noch nicht für erbracht hält.

Es ist seit langem bekannt, daß in jedem Blutserum thrombinneutralisierende Stoffe vorhanden sind, die unter der Bezeichnung „Antithrombin" zusammen-

gefaßt werden. Ihre genauere Untersuchung hat gezeigt, daß das Blutserum in geringem Maße auch imstande ist, die Umwandlung des Prothrombins zu Thrombin zu verhüten; diese als „Antiprothrombin" bezeichnete Wirkung wird gleichfalls in diesem Abschnitt besprochen. Besondere Förderung hat das hier behandelte Gebiet durch die Untersuchung des Heparins erhalten, das durch Extraktion aus Geweben gewonnen wird und in eigenartiger Weise die natürlichen gerinnungswidrigen Eigenschaften normalen Blutes verstärkt. Seine nähere Kenntnis hat auch eine Möglichkeit gezeigt, die Steigerung der antithrombischen Serumwirkung zu verstehen, welche — als vitale Reaktion nach gewissen Eingriffen — zur Aufhebung der spontanen Gerinnbarkeit des Blutes führt.

Methoden der Antithrombinbestimmung. Da die antithrombischen Stoffe des Blutes nicht als solche zu erfassen sind, beruhen die quantitativen Methoden ebenso wie beim Prothrombin auf der Messung der Funktion. Alle bisherigen Verfahren laufen auf eine Bestimmung der Menge neutralisierten Thrombins hinaus, wobei man sich entweder eines normalen Vergleichsplasmas oder eines Standardthrombins bedient.

Howell [5] schaltet durch Erhitzen auf 60° das Fibrinogen und Prothrombin aus einem Oxalatplasma aus. Sodann wird Thrombin in verschiedener Verdünnung zugesetzt und nach genau 15 Minuten der restliche Thrombingehalt im Vergleich zu dem Verhalten eines Normalplasmas bestimmt. Das Verfahren hat den Vorteil, die Neutralisation des Thrombins getrennt von seiner Wirkung auf das Fibrinogen ablaufen zu lassen, soweit sich eine solche Trennung überhaupt durchführen läßt. Jedoch ist das Antithrombin durch Erhitzen auf 60° in recht unberechenbarer Weise geschädigt; nach Morawitz [1] wird das normale Antithrombin bei 60° teilweise, nach Quick [6] bei 66—67° fast vollständig zerstört.

Eagle, Johnston und Ravdin haben das zu untersuchende Plasma mit Citrat versetzt und fallende Mengen einer Thrombinlösung zugefügt. Diejenige Thrombinmenge, die in einer willkürlich gewählten Zeit (z. B. 30 Minuten) Gerinnung auslöst, wird mit der entsprechenden, für ein normales Citratplasma erforderlichen Menge verglichen. Das Verhältnis beider Mengen gibt ein Maß für den Antithrombingehalt, da alle anderen Gerinnungsfaktoren (Thrombokinase, Prothrombin, Ca-Ionen) durch den Citratzusatz ausgeschaltet sind. Lediglich Schwankungen des Fibrinogengehaltes könnten das Ergebnis beeinflussen. In einer zweiten Methode der gleichen Verfasser ist auch diese an sich geringfügige Fehlerquelle weitgehend ausgeschaltet. Hierbei wird bestimmt, welche Menge des zu untersuchenden Plasmas die Gerinnung in einem Gerinnungssystem aus Fibrinogen und Thrombin auf eine bestimmte Zeit verlängert. Zum Vergleich dient wiederum Normalplasma.

Quick [4, 6] mißt bei seinen experimentellen Untersuchungen den Antithrombingehalt an Hand der neutralisierenden Wirkung auf ein Standardthrombin. Im übrigen ist die Methode, die für klinische Zwecke besonders geeignet sein dürfte, auf die besonderen Versuchsabsichten eingestellt.

Das Metathrombin. Während die Wirksamkeit einer gereinigten Thrombinlösung bei geeigneter Aufbewahrung über Wochen und Monate unverändert bleibt, wird das Thrombin im Serum schon in der ersten Stunde nach der Gerinnung ganz erheblich geschwächt und ist nach einem Tag fast vollständig

geschwunden. Durch Alkali- oder Säurezusatz mit nachfolgender Neutralisation kann man derartige gealterte Seren wieder gerinnungsaktiv machen. Der Stoff, welcher solcherart aus Thrombin stammt und wieder dazu reaktiviert werden kann, wird Metathrombin genannt. Es ist klar, daß er aus einer Einwirkung des Antithrombins hervorgegangen sein muß.

Die Natur dieser Einwirkung wird heute ziemlich allgemein als Bildung eines Thrombin-Antithrombin-Komplexes aufgefaßt. Man stützt sich dabei vornehmlich auf Untersuchungen von LANDSBERG (bei MORAWITZ) sowie WEYMOUTH und GASSER (bei HOWELL), deren Ergebnisse WÖHLISCH [2] zusammenfaßt. Eingriffe, welche Metathrombin reaktivieren, zerstören Antithrombin; andererseits läßt sich in vitro Metathrombin herstellen, wenn Antithrombin zu einem gereinigten Thrombinpräparat gefügt wird. Das Metathrombin als solches hat auf den weiteren Ablauf der Gerinnung ebensowenig Einfluß wie etwa das gebildete Thrombin auf die I. Phase. Seine Reaktivierbarkeit wirkt sich also praktisch kaum aus, obwohl ihre Kenntnis natürlich zum besseren Verständnis des Neutralisationsvorganges beiträgt.

Da die Wirkung des Antithrombins das Vorhandensein von Thrombin voraussetzt, kann sie nicht zur I. Phase im strengen Sinne gerechnet werden; denn diese schließt mit der Thrombinbildung ab. Andererseits gehört die Neutralisation auch nicht zur II. Phase, deren Eintritt sie ja zu verhindern bestrebt ist. Wie die Tabelle 1 zum Ausdruck bringt, nimmt die Antithrombinwirkung eine selbständige Stellung ein und wird daher in einem besonderen Abschnitt behandelt. Im Gegensatz zu den Gerinnungsversuchen mit gereinigten Lösungen ist in vivo immer mit der zeitlichen Überlagerung dieser drei, in komplizierter Weise voneinander abhängigen Vorgänge zu rechnen. Die Möglichkeiten und Abläufe intravitaler Gerinnung werden hierdurch maßgeblich beeinflußt, so daß im folgenden der augenblickliche Stand unserer Kenntnisse ausführlich wiedergegeben werden soll.

Tabelle 1. Das Verhältnis der Thrombinneutralisation zu den beiden anderen Grundvorgängen der Gerinnung.

Vorgang	Einwirkender Stoff	Substrat	Produkt
Thrombin entsteht (I. Phase) .	Thrombokinase	Prothrombin	Thrombin
Thrombin wird neutralisiert. .	Antithrombin	Thrombin	Metathrombin
Thrombin wirkt (II. Phase) . .	Thrombin	Fibrinogen	Fibrin

1. Das Antithrombin des Normalblutes.

Ebenso wie für andere im Serum vorkommende Fermente ist auch für das Thrombin eine Hemmvorrichtung im Blute vorhanden. Durch die Entdeckung des Heparins wurde die Suche nach dem stofflichen Substrat der hemmenden Serumwirkung für Jahrzehnte in eine Richtung gelenkt, die man nach neueren Ergebnissen als falsch bezeichnen kann. In Wirklichkeit haben jene älteren Forscher Recht behalten, die einen ähnlichen Mechanismus wie bei sonstigen Fermentinaktivierungen vermuteten, nämlich eine Wirkung der Serumeiweißkörper.

Das Serumalbumin als normales Antithrombin. Schon RETTGER hatte den Gedanken ausgesprochen, daß Thrombin möglicherweise durch eine lockere

Bindung an die Serumeiweißkörper neutralisiert wird. Landsberg fand eine Abnahme der Gerinnungsaktivität des Thrombins nach dem Versetzen mit käuflichem Serumalbumin von *Merck*; verschiedenartige Adsorbentien bewirkten das gleiche, wenn auch in viel schwächerem Maße. Quick [6] hat diese wenig beachteten Angaben nachgeprüft. Nach Trennung des Serumeiweißes in Albumin und Globulin fand er die antithrombische Wirkung fast ausschließlich an das erstere geknüpft. Durch Erhitzen auf 67° wurde sowohl im Vollserum wie im Albumin die Antithrombinwirkung fast völlig aufgehoben; bei weiterer Temperaturerhöhung um wenige Grad flockte das Albumin aus. Quick [6] schließt aus seinen Befunden, daß „Albumin oder ein eng mit dieser Fraktion vergesellschafteter Stoff" das normale Antithrombin darstellt. Auch Lenggenhager [3] hat aus eigenen Versuchsergebnissen auf eine antithrombische Funktion des Albumins geschlossen; doch lassen seine Angaben, wie Wöhlisch [6] begründet, Zweifel aufkommen, ob ihm der Nachweis dieser Albuminwirkung wirklich einwandfrei geglückt ist.

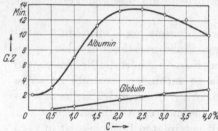

Abb. 3. Gerinnungszeit (GZ.) einer Pferdefibrinogenlösung von 2,24% als Funktion der Kontaktzeit (KZ.) des Thrombins mit 0,98proz. Pferdeserumalbumin bei 18 und 37° C. Gerinnungsversuch bei Zimmertemperatur. (Aus Wöhlisch u. Grüning.)

Wöhlisch und Grüning haben die Angaben von Quick bestätigt und darüber hinaus sehr eigenartige Abhängigkeiten der Antithrombinwirkung von der Konzentration und Einwirkungsdauer gefunden. Beide zeigen nämlich ein deutliches Optimum und nicht, wie man erwarten würde, gleichmäßig steigernden Einfluß auf die Thrombinneutralisation. Das in Abb. 3 wiedergegebene Diagramm zeigt zunächst, daß die Wirkung des Albumins auf Thrombin stark temperaturabhängig ist, was mit den früheren Angaben von Howell [6] sowie Collingwood und MacMahon in Einklang steht, die aber noch nicht mit der isolierten Fraktion gearbeitet haben. Bis zu 5 Stunden sieht man einen steilen Anstieg der 37°-Kurve, also Zunahme der Antithrombinwirkung mit längerer Kontaktzeit, dann jedoch einen Abfall. Diese Erscheinung „dürfte wohl darauf zurückzuführen sein, daß bei dieser Temperatur das Albumin bereits innerhalb einiger Stunden eine mit Abnahme seiner Bindungsfähigkeit einhergehende Alterung erfährt" (Wöhlisch und Grüning S. 190). Ein weniger scharf ausgeprägtes Optimum ist am Einfluß der Albuminkonzentration festzustellen (vgl. Abb. 4). In vier Versuchen lagen die Maxima der Kurven zwischen 1,75 und 2,5% Albumin, also niedriger als die tiefsten Normalwerte des Serumalbumins. Steigerungen der Antithrombinwirkung während des Lebens können also nicht durch eine Albuminvermehrung bewirkt werden, falls die hier beobachteten Verhältnisse auch unter natürlichen Bedingungen gültig sind.

Während Quick [6] den Neutralisationsvorgang wegen seines spezifischen Charakters nicht als Adsorption ansehen will, setzt Wöhlisch ihn in Parallele zur fermenthemmenden Wirkung der Proteine und Adsorbentien, die von Hedin untersucht wurde. „Die Hauptunterschiede gegenüber der gewöhnlichen Adsorption bestehen darin, daß die Hedinsche Bindung mit steigender Temperatur zunimmt und nur wenig reversibel ist." Ähnlich der Reaktivierung des Meta-

thrombins konnte HEDIN das Lab aus einem Serum-Lab-Gemisch durch verdünnte Salzsäure wieder frei machen.

Nach der Angabe von MINOT und BORDET [2] verliert Blutserum durch Behandlung mit Chloroform seine antithrombische Eigenschaft. Die gleiche Erscheinung hat WÖHLISCH mit KÖHLER beim isolierten Albumin nachgewiesen. Er kommt in der Arbeit mit GRÜNING zusammenfassend zu der Auffassung, „daß die Antithrombinwirkung des normalen Serums in der Hauptsache eine Funktion des Serumalbumins ist".

Nach BRINKHOUS, SMITH, WARNER und SEEGERS kann Serum auch die Umwandlung des Prothrombins in Thrombin hemmen. Aus der bekannten Empfindlichkeit normalen prothrombinhaltigen Plasmas für kleinste Kinasemengen kann man jedoch schließen, daß diese quantitativ geringe Wirkung praktisch bedeutungslos ist, soweit die normale intravitale Gerinnung in Betracht kommt.

Reaktionskinetik der Neutralisation des Thrombins. Wie sich der Antithrombingehalt des Plasmas auf die Gerinnung auswirkt, ist nicht leicht zu verstehen. Einerseits kann man sich kaum denken, daß ein so empfindlicher Vorgang, wie die Thrombinbildung, sofort wieder abgeschwächt wird durch Inaktivierung eben entstandenen Thrombins. Andererseits wird man dem normalen Antithrombin ungern jede Bedeutung für den Gerinnungsablauf absprechen. QUICK [6] hat berechnet, daß normales Blutplasma das 2000fache derjenigen Thrombinmenge inaktivieren kann,

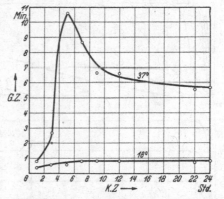

Abb. 4. Gerinnungszeit (GZ.) einer Pferdefibrinogenlösung von 1,96% als Funktion der Konzentration C des Gerinnungssystems an Pferdeserumalbumin bzw. Pferdeserumglobulin nach 24stündigem Kontakt des Albumins bzw. Globulins mit dem Thrombin. Kontakt und Gerinnungsversuch bei Zimmertemperatur. (Aus WÖHLISCH u. GRÜNING.)

die gerade noch Gerinnung in dieser gleichen Plasmamenge bewirken würde. Auch bei der Gerinnung des Vollbluts besteht ja ein auffallender Unterschied zwischen der geringsten gerinnungsauslösenden Thrombinmenge (wenige Prozent) und dem Neutralisationsvermögen des entsprechenden Antithrombins (in 40—60 Minuten bis zu 100%). Das Antithrombin versagt gewissermaßen als Gerinnungsschutz, wenn es in Gegenwart des Fibrinogens auf Thrombin einwirkt, ist aber höchst wirksam, wenn es eine gewisse Zeit auf Thrombin einwirken kann, ehe Fibrinogen zugesetzt wird. Zur Erklärung dieses Verhaltens nimmt QUICK [6] an, daß die Affinität des Thrombins zu Fibrinogen ganz unvergleichlich größer sei als zu Albumin. Infolgedessen würde Thrombin erst dann neutralisiert, wenn kein Fibrinogen mehr vorhanden sei, auf das es einwirken könnte, also nach Abschluß der Gerinnung. Das normale Antithrombin sei daher kein „Antikoagulans". Ein Antithrombin aber, das nur in Abwesenheit von Fibrinogen wirken kann, hätte offenbar keine Bedeutung für die intravitale Gerinnung; denn im Kreislauf kommt ja die vollständige Erschöpfung des Fibrinogenvorrats höchstens unter sehr gewaltsamen Versuchsbedingungen in Betracht.

An Hand früher mitgeteilter eigener Versuchsergebnisse (Apitz und Thelen) kommt man jedoch zu abweichenden Anschauungen. Ich gebe einen dort im einzelnen beschriebenen und diagrammatisch dargestellten Musterversuch in Abb. 5 in einer Umzeichnung wieder, wobei ich jedoch das damals berücksichtigte Verhalten des Profibrins zur Vereinfachung weglasse. Die Gerinnung im Oxalatplasma und in einer entsprechend konzentrierten Fibrinogenlösung wurde verglichen, so daß also *a* die Gerinnung ohne, *b* diejenige mit Antithrombin darstellt.

Die Gerinnungstärke ist nach der Größe des ausgepreßten Gerinnsels geschätzt und als Ordinate eingetragen, als Abszisse die Zeit. Die Nummern an den Kurven geben die jeweilige Thrombinverdünnung wieder; 1, 2, 3 usw. bedeutet 2^{-1}, 2^{-2}, 2^{-3} usw.

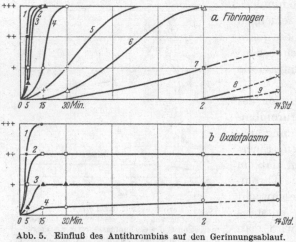

Abb. 5. Einfluß des Antithrombins auf den Gerinnungsablauf. Vergleich des Gerinnungsverlaufs in einem antithrombinfreien (*a*) und einem antithrombinhaltigen (*b*) Substrat. Abszisse: Zeit. Ordinate: Schätzung der gebildeten Gerinnselmenge. Die Nummern an den Kurven bezeichnen den Exponenten der jeweiligen Thrombinverdünnung, also 2^{-1}, 2^{-2}, 2^{-3} usw.

Man sieht mit einem Blick, daß keine Rede davon sein kann, daß in Gegenwart von Fibrinogen dem Antithrombin keine Wirkung zukäme. Vielmehr erkennt man im wesentlichen zwei Beeinflussungen der Gerinnung in *b*: erstens bleibt die in *a* beobachtete Fibrinbildung in den Gläsern mit 2^{-5} bis 2^{-9} Thrombingehalt vollkommen aus; zweitens schreitet die Gerinnung in den Gläsern mit 2^{-2} bis 2^{-4} Thrombingehalt nach 15 Minuten praktisch nicht mehr fort. Das scheinbare geringe Fortschreiten in 4 erklärt sich durch verzögerte Profibrinfällung, wie der vollständige Versuch ergibt. Aus den Profibrinproben ergibt sich gleichfalls das vollständige Stocken der Gerinnung nach 15 Minuten. Bei 2^{-1} ist in *b* nur eine unbedeutende Verzögerung festzustellen.

Durch eine schematisierende Zerlegung in die Einzelvorgänge soll das Zustandekommen dieser beiden Antithrombinwirkungen — Neutralisation kleiner Thrombinmengen und Anhalten des Gerinnungsvorgangs bei größeren Thrombinmengen — klargelegt werden. In Abb. 6 findet man zuoberst das vorhandene Gesamtthrombin angegeben, wobei von eventuellen Verlusten durch Adsorption an Thrombin abgesehen wird. Ist kein Antithrombin vorhanden, so steht dieses Gesamtthrombin auch als „freies" Thrombin zur Verfügung. Je nach der Thrombinmenge erhält man eine baldige vollständige (*c*) oder eine verzögerte unvollständige (*a*) Gerinnung im gleichen Zeitraum. Läuft die Gerinnung aber in Gegenwart von Plasma àb, so erhält man die in *b* und *d* dargestellten Verhältnisse. Als freies Thrombin verbleibt dabei nur der nicht in Metathrombin überführte Teil. In *b* wird derselbe nur so kurze Zeit wirken und so geringfügig sein, daß sichtbare Gerinnung nicht zustande kommt; dies entspricht also den Kurven *5* bis *9* der Abb. 5. Man kann trotzdem annehmen, daß eine gewisse kleine Anzahl

Fibrinogenmoleküle zu Fibrin werden, aber jedenfalls nicht genug, damit ein zusammenhängendes Netzwerk entstehen könnte. In *d* laufen prinzipiell die gleichen Vorgänge ab, nur bei größerer Ausgangsmenge des Thrombins. Infolgedessen wird eine genügend große Menge genügend lange Zeit frei in Lösung sein, um ein sichtbares Gerinnsel zu bilden. Jedoch ist nur ein Bruchteil des zur Verfügung stehenden Fibrinogens umgewandelt. Seine Ausfällung ist gegenüber der Neutralisation des Thrombins etwas verzögert, weil es zunächst das Profibrinstadium durchlaufen muß (s. später); der Rest bleibt unbeeinflußt. Das ist der Vorgang, welcher den Kurven *2—4* der Abb. 5 zugrunde liegt.

Die Antithrombinwirkung ist also eine doppelte: *der Einfluß des Thrombins wird auf eine kurze Zeitspanne begrenzt und infolgedessen bei kleinen Thrombinmengen praktisch vollständig aufgehoben.* Dagegen wird eine größere Thrombinmenge, die ja nur kurzer Wirkungsdauer bedarf, ihren gerinnungserregenden Einfluß fast unvermindert ausüben, wie der Vergleich der beiden mit *1* bezeichneten Kurven in Abb. 5 ergibt.

Diese Wirkungsweise läßt sich offenbar nicht durch eine noch so große Ungleichheit der Affinitäten im Sinne QUICKs erklären. Wie QUICK richtig postuliert, müßten sonst kleine Thrombinmengen bei großem Überschuß an Fibrinogen praktisch unbeeinflußt bleiben, was aber gerade nicht der Fall ist. Wenn man aber die wahrscheinlichsten, im Augenblick begründbaren Anschauungen über die beiden kon-

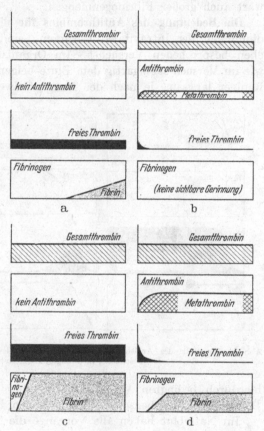

Abb. 6. Schema über die Wirkung des Antithrombins in dem in Abb. 5 dargestellten Versuch. Gerinnung bei Abwesenheit (*a, c*) und Gegenwart (*b, d*) von Antithrombin bei kleiner (*a, b*) und größerer (*c, d*) Thrombinmenge. Dem Ansteigen des Fibrins entspricht der Verlust an Fibrinogen, dem Ansteigen des Metathrombins der Verlust an Antithrombin.

kurrierenden Vorgänge zugrunde legt, läßt sich die Wirkungsweise des Antithrombins gut verstehen. Im Sinne der Fermentnatur der Thrombinwirkung muß man sich die Bindung des Fibrinogens mit Thrombin als flüchtig und häufig wiederholt denken; QUICK selbst hat den Vorgang mit folgender Formel ausgedrückt: „Fibrinogen + Thrombin = Fibrinogenthrombin (ein intermediäres Produkt) = Fibrin + Thrombin." Im Gegensatz zu dieser flüchtigen, mit stets neuen Fibrinogenmolekülen wiederholten Anlagerung ist die Neutralisation des Thrombins — falls sie im Sinne WÖHLISCHs [6] einer HEDINschen Bindung entspricht — nur wenig reversibel. Wenn Thrombin stets wieder frei

in Lösung sein muß, um sich neuen Fibrinogenteilchen anzulagern, ist es aber
dauernd der Umwandlung in Metathrombin ausgesetzt. Die Affinität des Albumins zu Thrombin wird wohl darüber bestimmen, wie *schnell* das Thrombin
aus der Lösung verschwindet; aber auch wenn diese Affinität im Normalblut
im Sinne Quicks sehr niedrig ist, bleibt der *End*ausgang immer der gleiche,
nämlich vollständige Inaktivierung des Thrombins, unabhängig von der Gegenwart auch großer Fibrinogenmengen.

Die Bedeutung des Antithrombins für die intravitale Gerinnung. Die Bedingungen der intravitalen Gerinnung sind komplizierter als diejenigen des
eben besprochenen Versuches. Im Organismus wird das Thrombin ja nicht
wie im Versuch schlagartig dem Blute beigemischt, sondern entsteht mehr oder
weniger langsam, je nach der Menge freiwerdender Kinase. Abb. 7 zeigt die

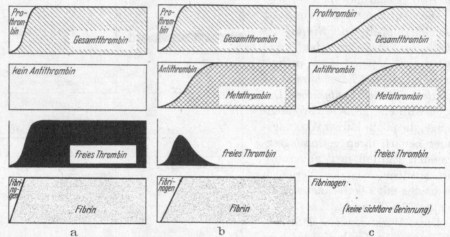

Abb. 7. Die Rolle des Antithrombins bei intravitaler Gerinnung. Schema. In *a* fehlt Antithrombin; in
b schnelle, in *c* langsame Entstehung des Thrombins.

hierdurch bedingten Verhältnisse in einer stark vereinfachten schematischen
Darstellung, die ebenso wie Abb. 6 angeordnet ist.

Im Nativblut haben alle Vorgänge die Tendenz, bis zur vollständigen Erschöpfung des Substrats weiterzulaufen, wenn keine Hemmungsvorrichtungen
wirksam werden. In *a* hat dementsprechend das Fehlen des Antithrombins zur
Folge, daß ein noch wirkungsfähiges Thrombin trotz vollständigen Verbrauchs
des Fibrinogens nach der Gerinnung zur Verfügung steht, geschwächt nur um
einen im einzelnen nicht bekannten Bruchteil, der wahrscheinlich durch Adsorption an Fibrin verlorengeht. Entsteht also in einem umschriebenen, irgendwie
geschädigten Gefäßbezirk des Körpers Thrombin, so würde trotz örtlichen Abschlusses der Gerinnung die Gefahr einer allgemeinen intravasculären Blutgerinnung durch das hier unverbrauchte Thrombin bestehen, wenn nicht das
gebildete Thrombin, nachdem es gewirkt hat, vom Antithrombin wie von einem
Schwamm (Quick) aufgenommen würde. Das ist in *b* dargestellt. Selbstverständlich muß im zusatzlosen Normalblut die Neutralisation langsamer als die
Bildung des Thrombins verlaufen, sonst käme es nie zur Gerinnung. Sehr viel
langsamer ist die Neutralisation andererseits auch nicht; bei einer normalen

Gerinnungszeit von 5—10 Minuten ist das Thrombin nach 40—60 Minuten ganz oder vollständig neutralisiert. Das jeweils vorhandene freie Thrombin entspricht also der Differenz aus Gesamtthrombin und Metathrombin. So entsteht die in b gezeichnete Kurve „freies Thrombin". Es wird also für kurze Zeit ein Thrombingehalt erreicht, der demjenigen bei Fehlen des Antithrombins nicht erheblich nachsteht. Dann aber fällt der Thrombingehalt ab und verschwindet einige Zeit, nachdem die Gerinnung beendet ist.

Eine andere Seite der Antithrombinwirkung ist in c schematisch wiedergegeben. Denkt man sich die Entstehung des Thrombins sehr langsam, z. B. durch spurenweise, aber anhaltend erfolgendes Einsickern von Thrombokinase bei Gewebszerfall, so ist die Reaktionsgeschwindigkeit der Neutralisation groß genug, um eben gebildetes Thrombin fortlaufend unwirksam zu machen. Solange die Thrombinbildung anhält, besteht dann ein konstanter, aber unterschwelliger Thrombinspiegel. Für diesen Fall sind die von WÖHLISCH [5] angestellten reaktionskinetischen Formulierungen gültig. Theoretisch müßte es danach möglich sein, durch fortlaufende Zufuhr kleinster Kinasemengen das Prothrombin zu erschöpfen, ohne daß Gerinnung eintritt. In einem Versuche von PICKERING und HEWITT ist ein solcher Effekt angedeutet. Wird nämlich Gewebsextrakt langsam und tropfenweise zu Hühnerblut gesetzt, so tritt die Gerinnung 2—3mal später ein, als bei sofortigem Zusatz der ganzen Menge zu erwarten wäre.

Es ergibt sich also, daß Antithrombin im Normalblut weder wirkungslos ist noch etwa als gleichmäßige Abschwächung des Thrombins sich auswirkt. Die von ihm ausgeübte Hemmung kommt vielmehr einer *Regulation* gleich: es wird verhindert, daß örtlich entstandenes Thrombin oder die fortlaufende Einschwemmung kleinster Thrombinmengen in den Kreislauf zu intravasculärer Gerinnung führen könnte. Dadurch verhütet Antithrombin die Gefahr unerwünschter Gerinnung bei schleichendem Gewebszerfall ebenso wie bei örtlicher Blutstillung oder -gerinnung. Diese wunderbare Schutzwirkung wird erreicht, ohne daß die Wirksamkeit schnell entstehender größerer Thrombinmengen wesentlich abgeschwächt würde. — Ob es neben der hier auseinandergesetzten Steuerung durch Antithrombin auch einen regulierenden Einfluß des Gluthations gibt, wie KÜHNAU und MORGENSTERN annehmen. ist nach BERSINs Ausführungen noch sehr fraglich.

2. Das Heparin.

Herkunft und chemische Natur. HOWELL [8, 10], der eine ältere Beobachtung von MACLEAN weiterverfolgte, gab einem stark gerinnungshemmenden Stoff nach seiner ursprünglichen Darstellung aus der Leber den Namen Heparin. Dieser Stoff hat in mehrfacher Hinsicht großes Interesse erregt. Es wurde nicht nur die Möglichkeit geprüft, ob Heparin bei der normalen oder pathologischen Gerinnungshemmung eine Rolle spielt, sondern auch die Verwendung des Stoffes für therapeutische und klinisch-chemische Zwecke befürwortet. Der gegenwärtige Stand der Heparinforschung wird daher im folgenden eingehend besprochen, obwohl die ursprüngliche Annahme einer Mitwirkung des Heparins bei normalen Gerinnungsvorgängen sich nicht genügend hat begründen lassen.

CHARLES und SCOTT [1] haben Heparin aus den verschiedensten, anscheinend sogar aus allen darauf untersuchten Organen gewonnen. Sie fanden beim Rind

hohen Gehalt in Lunge, Leber und Skeletmuskel, niedrigen in Herzmuskel und
Milz, den geringsten im Thymusgewebe. Auch beim Hund sind nach JAQUES
Lunge und Leber am heparinreichsten; im ganzen enthielten die Hundeorgane
mehr als die des Rindes.

Nach JORPES und BERGSTRÖM [1, 2] ist das nach CHARLES und SCOTT [1]
hergestellte Heparin ein Polyschwefelsäureester des Mucoitins. Von diesen
Untersuchern sowie von CHARLES und SCOTT [2] wurden 13,6 bzw. 11,5% Schwefel
in den betreffenden aus der Leber bzw. Lunge stammenden Präparaten nachgewiesen. JORES und DETZEL finden dabei im Gegensatz zu JORPES, daß Schwefel-
gehalt und physiologische Wirksamkeit der Präparate einander nicht parallel
gehen. Ungeklärt ist noch, wieso SCHMITZ sowie LIPMANN und FISCHER im
Heparin ,,Kahlbaum" keinen Schwefel nachweisen konnten. Gewöhnlich liegt
ein Salz der sehr starken Säure Heparin vor. Die Salze sind in sämtlichen organischen Lösungsmitteln unlöslich, während sich die freie Säure in wässerigem
Alkohol löst.

Wie BERGSTRÖM [1, 2] gezeigt hat, ist die Heparinwirkung eng mit den
Schwefelsäuregruppen verknüpft. Er weist darauf hin, daß auch ,,die synthetischen Antikoagulantia starke Säuren sind. Liquoid Roche ist Polyanetholsulfon-
säure. Kongorot, Germanin, Chikagoblau sind Polysulfonsäuren mit einem relativ
hohen Molekulargewicht". Durch Sulfonieren ließen sich ,,sämtliche untersuchten Polysaccharide: Glykogen, Stärke, Cellulose, Chitin, Chondroitinschwefelsäure, Pektinsäure, Gummi arabicum und Hefenucleinsäure ... aktivieren. Die Schwefelsäureester zeigten alle eine mehr oder weniger stark ausgeprägte koagulationshemmende Wirkung". Zu ähnlichen Ergebnissen kamen
CHARGAFF, BANCROFT und STANLEY-BROWN.

Die Beziehung des Heparins zum sog. Antiprothrombin. HOWELL und
HOLT untersuchten den Wirkungsmechanismus des Heparins bei der Gerinnung
näher und kamen zu dem überraschenden Ergebnis, daß dieser hochwirksame
Stoff *keinen direkten* Einfluß auf das Thrombin ausübt. In einem Gemisch von
reinem Fibrinogen und Thrombin wird durch Heparin der Eintritt der Gerinnung
nicht verzögert. MELLANBY [5] bestritt diesen Befund; jedoch erklärt sich der
Widerspruch nach QUICK [4] dadurch, daß er ein nur einmal gefälltes, also noch
mit Serumeiweiß verunreinigtes Fibrinogen als Substrat benutzt hat, während
HOWELL mit dreimal umgefälltem Kochsalzfibrinogen gearbeitet hat. Auch die
Ergebnisse FERGUSONS [3] über direkte Antithrombinwirkung des Heparins sind
auf die Verwendung ungeeigneter Substrate zurückzuführen, wie sich aus den
methodischen Angaben ergibt. Dagegen konnte QUICK [4] MELLANBY darin
beipflichten, daß Neutralsalze für die Heparinwirkung erforderlich sind.

Zwei verschiedene *indirekte* Wirkungsarten des Heparins wurden durch
HOWELL und HOLT aufgedeckt: es sollte einerseits die Aktivierung des Prothrombins zu Thrombin verhindern, weshalb es als ein Anti*prothrombin* bezeichnet wurde; andererseits sollte es *zusammen* mit normalem Serumeiweiß
ein Antithrombin liefern, also Thrombin neutralisieren. Durch verschiedene
Nachprüfungen sind beide Wirkungsarten bestätigt worden, wenn auch mit
gewissen Abänderungen der ursprünglichen HOWELLschen Ansichten.

Die Versuche, mit denen die neutralisierende Wirkung auf Prothrombin
nachgewiesen werden sollte, sind unglücklicherweise mit einem ungeeigneten

Prothrombinpräparat angestellt worden; dasselbe wird durch Acetonfällung gewonnen und entfaltet auf Ca-Zusatz bereits Thrombinwirkung. Demnach muß es sich um ein Gemisch von Thrombokinase und Prothrombin handeln, wenn die eingangs dargestellte und nicht die allgemein abgelehnte Anschauung HOWELLs über den Mechanismus der I. Phase (vgl. S. 68) richtig ist. Sowohl MILLS [3] wie FERGUSON [2] haben denn auch den Gehalt dieses Präparats an Thrombokinase nachgewiesen. Überdies gibt HOWELL [3] selbst an, daß „zuweilen etwas Antithrombin in den Prothrombinlösungen vorhanden war". Wie spätere Ergebnisse gelehrt haben, muß aus einem bestimmten Grund gerade die Verunreinigung mit normalem Antithrombin am peinlichsten vermieden werden.

Eine Wiederholung dieses Versuches mit einwandfreien Prothrombinpräparaten hat in der Hand von MELLANBY [5], QUICK [2] sowie BRINKHOUS, SMITH, WARNER und SEEGERS ein völlig negatives Ergebnis gehabt. Eine direkte Wirkung auf Prothrombin war ebensowenig wie auf Thrombin nachzuweisen. Erst Befunde der letztgenannten Untersucher haben dann gezeigt, daß Heparin doch im Sinne HOWELLs die Entstehung von Thrombin verhindern kann. Nur bedarf es dazu des Zusammenwirkens mit einem normalen Serumfaktor. Dieser Nachweis wurde folgendermaßen geführt: Die Entstehung freien Thrombins wird in einem Gerinnungssystem (Thrombokinase, $CaCl_2$, Prothrombin, Fibrinogen) an der Gerinnung des Fibrinogens erkannt; diese wird durch Heparin allein gar nicht, durch Normalserum wenig beeinträchtigt, durch Heparin + Normalserum aber fast vollständig verhindert. Der Prothrombingehalt nach Versuchsabschluß läßt sich bestimmen, wenn vorher durch fraktionierte Salzfällung die Hemmungskörper abgetrennt worden sind. Es zeigt sich dann, daß unter der Wirkung von Heparin + Normalserum das Prothrombin als solches erhalten bleibt, also gar nicht in Thrombin überführt wird. Der Serumfaktor ist anscheinend nicht dialysabel, im übrigen in chemischer Hinsicht vollkommen unbekannt.

Nach diesen methodisch einwandfreien, aber von anderer Seite noch nicht bestätigten Versuchen ergibt sich, daß Heparin zusammen mit einem unbekannten Serumfaktor einen Hemmungskörper bildet, der die Aktivierung des Prothrombins zu Thrombin verhindern kann. Diesen Hemmungskörper mit dem Namen Antiprothrombin zu belegen, ist bei genauer Betrachtung nicht ganz richtig; denn er bindet nicht Prothrombin, sondern verhütet nur seine Aktivierung. Immerhin ist der Name einmal eingeführt und muß dann eben in diesem Sinne verstanden werden. Dagegen ist es geradezu unrichtig zu sagen, Heparin sei ein Antiprothrombin, da es ja nur das natürliche Antiprothrombin des Blutes in seiner Wirkung verstärkt und allein zur Blockierung der I. Phase völlig unfähig ist.

Die Antithrombinbildung durch Heparin. Die zweite Wirkung des Heparins, welche HOWELL und HOLT erkannten, besteht in der Bildung eines wahren Antithrombins, also thrombinneutralisierenden Stoffes, zusammen mit Normalserum. Die im letzteren enthaltene aktivierbare Substanz ist nach ihren Angaben nicht mit dem normalen Antithrombin identisch, welches sich durch verschiedene Eingriffe (Erwärmen oder Salzfraktionierung) ausschalten läßt, ohne daß die Aktivierbarkeit des Restserums zu Antithrombin leidet. Der unbekannte Stoff, der mit Heparin zusammen Antithrombin bildet, wird von HOWELL und HOLT daher als „Proantithrombin" bezeichnet.

Quick [6] hat diesen Befund insoweit bestätigt, als Heparin mit Normalserum ein hochwirksames Antithrombin liefert. Jedoch ist nach seinen Ergebnissen die aktivierbare Serumsubstanz identisch mit dem normalen Antithrombin, also nach seiner Anschauung mit der Albuminfraktion. Im Gegensatz
zu Howell und Holt findet er, daß sowohl Salzfällung wie Erwärmung das
normale Antithrombin und die durch Heparin aktivierbare Substanz im gleichen
Sinne beeinflussen. Der Widerspruch ist kaum anders als durch den Umstand
zu erklären, daß die Versuche an verschiedenen Tierarten angestellt wurden.
Aus Quicks Angaben ist nicht zu entnehmen, ob er mit Plasma vom Menschen
oder Kaninchen oder mit beiden gearbeitet hat. Howells Versuche sind aber
mit Katzenplasma angestellt. Eine Überprüfung der beiderseitigen Angaben
am Blut der gleichen Tierart wäre höchst erwünscht.

Demnach ist nach Howell das Heparin ein *Aktivator* einer sonst unwirksamen
Antithrombinvorstufe, nach Quick jedoch nur der *Verstärker* des sonst weniger
wirksamen normalen Antithrombins. Die Bezeichnung Proantithrombin hat
keine allgemeine Gültigkeit für die aktivierbare Substanz, da bei Quick ja das
normale Antithrombin an seine Stelle tritt. Vorläufig kommt man mithin zu
folgendem Ergebnis: Für sich allein kann Heparin kein Thrombin neutralisieren;
es bedarf dazu eines Serumfaktors, den es entweder aus einer unwirksamen
Vorstufe zu Antithrombin aktiviert oder in seiner normalen antithrombischen
Funktion verstärkt. Vielleicht kommen, je nach Tierart, beide Arten der Heparinwirkung vor.

Heparin als Synergist normaler Serumstoffe. Als gemeinsamer Zug der
beiden Wirkungsarten des Heparins fällt auf, daß es immer eines normalen
Serumfaktors bedarf, um in die Gerinnung eingreifen zu können. Die Bildung
von Hemmungskörpern durch *Synergismus* ist also eines seiner wesentlichen
Kennzeichen. Welcher der beiden so entstehenden Stoffe dabei den Ausschlag
gibt, ist noch nicht untersucht worden. Die Wirkung großer Thrombinmengen
läßt sich natürlich auch ohne Anti*prothrombin* vollständig verhindern; das
könnte dafür sprechen, daß die *Antithrombin*bildung für die Gerinnungshemmung
durch Heparin maßgebend ist.

So wichtig die synergistische Wirkungsweise ist, genügt es doch nicht, sie
nachzuweisen, um einen Stoff daraufhin schon als Heparin zu bezeichnen. Wahrscheinlich können auch andere gerinnungshemmende Körper auf dem Wege
über das Normalserum wirken. So hat Pekelharing aus erwärmtem Serum
eine alkohollösliche, ätherunlösliche Substanz gewonnen, die nach Bergenhem
durch Veränderung des normalen Antithrombins wirken dürfte und chemisch
dem Lysolecithin nahestehen soll. Der Nachweis von Heparin ist also erst erbracht, wenn außer der biologischen Identifizierung durch Synergismus auch die
chemische gelingt. Andernfalls muß man sich darauf beschränken, von *heparinartigen Stoffen* zu sprechen. Im folgenden wird diese Unterscheidung durchgeführt, auch wenn die betreffenden Untersucher schlechtweg von Heparin
gesprochen haben. Stoffe, die mit Heparin gewisse chemisch bedingte Verhal-
tungsweisen gemeinsam haben, können allein deswegen noch nicht als Heparin
geführt werden; so gibt Chondroitinschwefelsäure zwar ebenso wie Heparin
Metachromasie mit Toluidinblau, ist aber nicht gerinnungshemmend durch
Synergismus.

Vorkommen und Bedeutung heparinartiger Stoffe im Normalblut. Nach der Entdeckung des Heparins wurde diesem Stoffe von HOWELL selbst eine wesentliche Rolle im Ablauf der normalen Gerinnungsvorgänge zugewiesen; auch die Mehrzahl der anderen Untersucher hielt wenigstens einen Anteil des Heparins an der Gerinnungshemmung des Normalblutes für wahrscheinlich. Nach zunächst negativ verlaufenen Versuchen ist jetzt auch von mehreren Seiten der Nachweis erbracht worden, daß Normalserum heparinartige Stoffe enthält. Sie wurden von HOWELL [8] im Menschen- und Katzenblut, von FUCHS im Hundeblut, von CHARLES und SCOTT [1] im Ochsenserum, von WILANDER im Rinderplasma nachgewiesen. Eine chemische Identifizierung mit Heparin ist wegen der sehr kleinen Mengen nicht durchführbar gewesen. Immerhin fand FUCHS [2] die Naphthoresorcinprobe positiv, wodurch das Vorhandensein von Glucuronsäure angezeigt wird.

Die Voraussetzungen für eine gerinnungsphysiologische Rolle heparinartiger Stoffe sind also im Normalblut in *qualitativer* Hinsicht erfüllt. Aber *mengenmäßig* genügen sie den zu stellenden Ansprüchen nicht. Aus Zahlenangaben WILANDERS läßt sich berechnen, daß im Plasma so viel enthalten ist, wie etwa $^1/_{50}$–$^1/_{100}$ der kleinsten gerinnungsverhütenden Heparinmenge entsprechen würde. Diese Menge würde aber praktisch wirkungslos bleiben und könnte die normalen antithrombischen Serumfunktionen nicht erklären. QUICK [4] hat die Gerinnung normalen Plasmas mit der eines ganz schwach heparinhaltigen Gerinnungssystems verglichen und erhielt bei kurvenmäßiger Darstellung des Gerinnungsverlaufs keine Übereinstimmung zwischen beiden; er lehnt daher die Gegenwart von Heparin im Normalplasma ab. Genauer ist es zu sagen, daß dadurch das Vorkommen heparinartiger Stoffe *in wirksamer Menge* unwahrscheinlich gemacht wird. Im gleichen Sinne spricht, daß Heparin im Serum inaktiviert wird, wie SCHMITZ und KÜHL gefunden haben. Dem Serum zugesetztes Heparin verliert bei Zimmertemperatur innerhalb 18 Stunden, bei 56° innerhalb 3 Stunden seine Wirksamkeit. Dieses Verhalten müßte zur Folge haben, daß im Normalserum nach 24 Stunden Thrombin spontan reaktiviert wurde, wenn seine Neutralisation auf Heparinwirkung beruhte.

Man kommt also zum Schluß, daß die im Blute nachweisbaren heparinartigen Stoffe keine Bedeutung im physiologischen Gerinnungsgeschehen haben dürften. Dagegen wird eine wesentliche Erhöhung des Heparinspiegels im Blute sich naturgemäß auf die Gerinnbarkeit des Blutes auswirken; das Vorkommen derartiger Reaktionen wird im nächsten Abschnitt besprochen.

Die Rolle der Mastzellen bei der Entstehung des Heparins. Wie LISON gezeigt hat, gibt Toluidinblau in Gewebsschnitten einen metachromatischen Farbumschlag nach Rot, wenn hochmolekulare Schwefelsäureester im Gewebe enthalten sind. Hierdurch wurde JORPES veranlaßt, das Verhalten des Heparins gegen Toluidinblau zu prüfen, nachdem er seine Zusammensetzung aus Polyschwefelsäuren erkannt hatte. Tatsächlich gaben schon 3 γ Heparin in 1 ccm einer 0,01 proz. Toluidinblaulösung rotviolette Färbung. Metachromasie gleicher Art fand BERGSTRÖM [2] in synthetischen Schwefelsäureestern mit Heparinwirkung.

Die Beobachtung von JORPES wurde von HOLMGREN sowie HOLMGREN und WILANDER histologisch angewandt. Sie bemühten sich, festzustellen, ob die an sich schon bekannte Metachromasie der Mastzellen etwa auf der Anwesenheit

von Heparin beruht. Tatsächlich gingen nicht nur der Esterschwefelgehalt, sondern auch die heparinartige Wirkung der Organextrakte der Häufigkeit der Mastzellengranula in den betreffenden Geweben parallel. So ergab sich in einer gemeinsamen Untersuchung mit Jorpes, daß aus der sehr mastzellenarmen Schweineaorta keine gerinnungshemmenden Stoffe extrahiert werden konnten; die Aortenwand anderer Tierarten enthielt dagegen sowohl reichliche Mastzellen wie extrahierbare heparinartige Stoffe. Die Untersucher werfen die Frage auf ob dieser letzte Befund zum gerinnungswidrigen Verhalten der Gefäßwand beitragen könnte. Da aber beim Schwein die intravasculäre Gerinnung nicht leichter als bei anderen Tierarten einzutreten scheint, wäre ein solcher Beitrag jedenfalls ohne praktische Bedeutung.

Jorpes, Holmgren und Wilander fassen an einer Stelle ihre Ergebnisse ganz richtig dahin zusammen, daß ihnen der Nachweis gelungen ist, ,,daß die metachromatischen Granula der Mastzellen aus Polyschwefelsäure mit Heparineffekt bestehen''. Jedoch dürfte damit noch nicht sicher erwiesen sein, daß die Funktion des Mastzellensystems in der Abgabe dieser heparinartigen Stoffe besteht. Auf Grund ihrer besonderen chemischen Struktur könnten die Mastzellengranula auch ganz andere Aufgaben im Gewebsstoffwechsel erfüllen, z. B. stark basische Substanzen entfernen u. dgl. Im Sinne der Stoffabgabe spricht lediglich ein Befund von Wilander: Beim Peptonshock werden heparinartige Stoffe in das Blut ausgeschüttet (vgl. S. 93), und hier findet Wilander eine Abnahme der Granula in vielen Mastzellen der Leber, weniger in anderen Organen. Immerhin sind derartige Ereignisse nur aus besonderen Bedingungen des Tierversuchs bekannt; man wird nur ungern für derartige Vorkommnisse, die für den Menschen noch nicht einmal erwiesen sind, ein ganzes hochdifferenziertes Zellsystem mit Beschlag belegen. Daß metachromatische Granula auch ohne jede denkbare Beziehung zur Heparinwirkung vorkommen können, geht aus ihrem Nachweis in Blutplättchen durch Hedenius hervor. Die histochemischen, an sich hochinteressanten Befunde von Jorpes, Holmgren und Wilander können jedenfalls nicht als eine Stütze für die Annahme gelten, daß heparinartige Stoffe bei der normalen Gerinnung eine Rolle spielen.

3. Intravitale Reaktionen mit gesteigerter Gerinnungshemmung.

So ungeklärt auch einzelne Zusammenhänge auf dem Gebiete der Gerinnungshemmung sein mögen, die eine, mehrfach betonte Grundtatsache kann doch schon als genügend gesichert gelten: Träger der Gerinnungshemmung im Normalblut ist das in der Albuminfraktion enthaltene, wahrscheinlich mit ihr identische Antithrombin, nicht aber ein heparinartiger Stoff. Es wurde jedoch schon (auf S. 82) darauf hingewiesen, daß Steigerungen dieser normalen Gerinnungshemmung, etwa durch Vermehrung des Albumingehaltes im Blute, kaum denkbar sind. Dann fragt sich aber, wie die tatsächlich vorkommenden Steigerungen zustande kommen. Im folgenden sollen unter diesem Gesichtspunkt einige lang bekannte experimentelle Eingriffe betrachtet werden, während die Erörterung der menschlichen Gerinnungspathologie dem 3. Teil dieser Abhandlung vorbehalten bleibt.

Das Antithrombin des Peptonblutes. Bei manchen Tierarten kann das Blut nach der Einspritzung von Pepton seine spontane Gerinnbarkeit verlieren. Seit

langem wird angenommen, daß diese Erscheinung auf einer Vermehrung des Antithrombins beruht (z. B. FULD und SPIRO, MORAWITZ, MILLS [2]). Das einschlägige ältere Schrifttum wird von MORAWITZ [1] besprochen; hier wird auch die Anschauung begründet, daß die Antithrombinzunahme nicht die einzige, durch Pepton bewirkte Blutveränderung sein kann, wenn alle Eigenschaften solchen Blutes verständlich sein sollen. Hier interessiert nun in erster Linie die Frage, wie die verstärkte antithrombische Wirkung zustande kommt.

Aus Studien QUICKS [5] ist zu entnehmen, daß die Gerinnungsverzögerung schon nach 5 Minuten voll entwickelt ist; nach 30—60 Minuten ist sie wesentlich schwächer geworden und bereits nach 2 Stunden geschwunden. Die Einspritzung von Heparin gibt den gleichen Verlauf und eine auffallende Ähnlichkeit der kurvenmäßig dargestellten Antithrombinwirkung. HOWELL [8] hat als erster gezeigt, daß ein heparinartiger Stoff im Plasma auftritt, der also durch Synergismus mit normalem Plasma ein Antithrombin bildet. Dieser Befund wurde von WARNER, BRINKHOUS und SMITH [1] bestätigt. Sie finden, daß ein Peptonplasma sich etwa so verhält wie ein Normalplasma, dem wenig mehr als die minimale gerinnungsverhütende Heparinmenge zugesetzt wird.

Besonders gut hat WILANDER die Auffassung begründet, daß im Peptonshock Heparin ausgeschüttet wird. Toluidinblau bindet Heparin in stöchiometrischen Verhältnissen und verkürzt daher auch die Gerinnungszeit heparinisierten Blutes (HOLMGREN und WILANDER). Der gleiche Effekt läßt sich nun auch am Peptonblut mit Toluidinblau nachweisen. Aus Peptonplasma wurde ein Extrakt hergestellt, der Heparinwirkung besaß; das Präparat enthielt Sulfatschwefel und Glucosamin. „Der Gehalt an letzterem stimmt ziemlich gut mit dem aus der Heparinwirkung errechneten Werte überein, während die Schwefelanalyse einen zu niedrigen Wert ergeben hatte, was wahrscheinlich auf der für die Analyse ungenügenden Schwefelmenge beruhte." — Drei Extrakte entsprachen pro 100 ccm Plasma 6,4 bzw. 6,0 bzw. 3,2 mg eines Standardheparins. In normalem Rinderplasma fanden sich als entsprechende Werte 0,08 bzw. 0,15 mg pro 100 ccm. Wenn man gleiche Beschaffenheit des Rinder- und Hundeblutes sowie vollständige Erfassung bei der Extraktion voraussetzen könnte, wäre also der normale Gehalt an heparinartigen Stoffen auf etwa das 40fache gesteigert. Aus Angaben WILANDERs kann ferner berechnet werden, daß 5 bis 10 mg seines Standardheparins die Gerinnung von 100 ccm Plasma verhüten. Die im Peptonblut nachgewiesenen Mengen heparinartiger Stoffe entsprechen also auch in diesen Versuchen annähernd der minimalen gerinnungsverhütenden Heparinmenge. Schließlich deutet WILANDER, wie schon erwähnt (S. 92), den von ihm beobachteten Schwund der Mastzellengranula in der Leber als Zeichen der Heparinsekretion.

Durch die Gesamtheit dieser Befunde erscheint die Auffassung gut begründet, daß die mangelhafte Gerinnbarkeit des Peptonblutes durch einen Stoff verursacht wird, der wie Heparin wirkt und ihm auch chemisch mindestens sehr nahesteht.

Das Antithrombin im Blut bei anaphylaktischem Shock. Die Gerinnbarkeit des Blutes ist bei Hunden und Kaninchen kurz nach dem anaphylaktischen Shock eingeschränkt oder aufgehoben, wie seit BIEDL und KRAUS sowie ARTHUS bekannt ist. In Bestätigung der Ergebnisse von ZUNZ und LA BARRE [3] haben EAGLE, JOHNSTON und RAVDIN nachgewiesen, daß bei diesem Zustand des Blutes

das Antithrombin vermehrt ist. Im Gegensatz zu früheren Untersuchern finden sie im Verhalten des Fibrinogens, der Plättchen und des Prothrombins keine Erklärung für die verzögerte Gerinnung. Quick [6] gibt an, daß im Shockblut ein Stoff enthalten ist, der auf Normalblut ebenso wie Heparin wirkt. Mithin liegen die Verhältnisse hier anscheinend ebenso wie beim Peptonshock. Die Gerinnungshemmung beider Shockarten wird durch Protaminzusatz aufgehoben (Jaques, Charles und Best); da Protamin mit Heparin eine nicht mehr gerinnungshemmende Verbindung bildet, weist seine Wirksamkeit auf die ursächliche Rolle des Heparins bei diesen Formen der Gerinnungshemmung.

Es ergibt sich also, daß unter besonderen, hier experimentell gesetzten Bedingungen heparinartige Stoffe doch in das Gerinnungsgeschehen eingreifen können. Ihr vermehrtes Auftreten im Blut bei Anaphylaxie und Peptonwirkung ist vielleicht nur ein Sonderfall einer Schutzwirkung, die sie auch sonst ausüben. Noch ist nichts darüber bekannt, ob auch bei intravasculärem Auftreten gerinnungsauslösender Stoffe (also bei Traumen, bestimmten Schlangenbissen usw.) Hemmungskörper ausgeschüttet werden, die denjenigen des Peptonblutes entsprechen. Daß eine Vorrichtung vorhanden ist, welche sich in dieser Weise auswirken könnte, geht jedenfalls aus den angeführten experimentellen Befunden mit genügender Sicherheit hervor. Bei solcher Betrachtungsweise erscheinen also das *Albumin als Regulator der gewöhnlichen Gerinnungsvorgänge*, die *heparinartigen Stoffe aber als Sondervorrichtung* gegen die Gefahr allgemeiner intravasculärer Gerinnung.

Die sog. negative Phase und verwandte Zustände. Daß derartige Schutzwirkungen überhaupt vorhanden sind, wird offenbar, wenn man die Wirkungen der intravenösen Einspritzung gerinnungsauslösender Stoffe betrachtet. Sie führt, wie A. Schmidt sowie Wooldridge zuerst beschrieben, zu einer in zwei Phasen verlaufenden Veränderung der Gerinnbarkeit entnommenen Blutes. Die 1. oder „positive" Phase geht mit beschleunigter Gerinnung von Blutproben einher; solange sie andauert, kann es zur plötzlichen intravasculären Gerinnung des gesamten Blutes kommen. Die Versuchstiere sterben dann akut unter schwersten Krämpfen. Durch langsame oder fraktionierte Einspritzung kann man jedoch oft dies Ereignis vermeiden und die Tiere in die 2. oder „negative" Phase bringen, so benannt, weil jetzt entnommenes Blut nur verzögert oder gar nicht gerinnt.

Man hat die beiden Phasen nach Einspritzung folgender Stoffe beobachtet: wässerige Gewebsextrakte (Wooldridge, Czubalski, Burke und Tait, Mills [1] u. a.), frisches Blutserum (Moldovan), gerinnungsaktive Schlangengifte (Martin, Mellanby [2], Houssay und Sordelli u. a.), Aufschwemmung feinster Quarzpartikel (Tait und Elvidge), „synthetische" Kolloide (Halliburton und Pickering). Entgegen früheren Angaben (Davis, Pickering und de Souza, Howell, Wooldridge) kann auch Thrombin intravasculäre Gerinnung oder echte negative Phase hervorrufen (Mills und Matthews, Nolf, Mellanby [4], Eagle [2]).

Soweit es sich um völlig ungerinnbares Blut handelt, beruht die negative Phase auf dem Verschwinden des Fibrinogens aus dem Blut (z. B. Mills [1]). Mellanby [2] hat als erster angenommen, daß daraus Fibrin gebildet und dieses von Endothel- bzw. Organzellen aufgenommen wird. Ich habe in nichtveröffentlichten Versuchen durch wässerige Gewebsextrakte oder Schlangengift Ungerinn-

barkeit des Blutes herbeigeführt und die inneren Organe sorgfältig histologisch untersucht. Es fand sich weder eine Spur von Gerinnseln noch irgendwelche Zellveränderungen, die man bei schneller Resorption so großer Eiweißmengen doch erwarten sollte. Auch die von NOLF angenommene Fibrinfällung auf der Oberfläche des Endothels müßte doch sichtbares Ausmaß annehmen, was nicht der Fall ist. Histologisch nicht zu überprüfen ist die Hypothese von HOUSSAY und SORDELLI, wonach das Fibrin nicht nur auf den Endothelien, sondern auch auf den gesamten Erythrocyten niedergeschlagen werden soll. Man fragt sich dann nur, warum nicht auch bei der gewöhnlichen Reagensglasgerinnung die Erythrocyten das Fibrin verschwinden lassen.

Nach alledem wird man, auch mit Rücksicht auf die Schnelligkeit des Vorganges, annehmen müssen, daß das eben gebildete Fibrin schon innerhalb der Gefäßbahn zum Verschwinden gebracht wird. Es gibt nun einige Vorgänge, bei denen ein derartiges Ereignis nicht von der Hand zu weisen ist. Vor allem ist hier die bekannte Erscheinung zu nennen, daß bei bestimmten Todesarten das Blut im Herzen und den großen Gefäßen nicht wie sonst gerinnt, sondern flüssig bleibt. Wie man heute weiß, trifft dies namentlich bei Erstickungen, hämoglobinschädigenden Vergiftungen, zentralem Tode und plötzlichem Tode (z. B. durch fulminante Lungenembolie) zu. Wie MORAWITZ [2] gefunden und VOGEL bestätigt hat, verschwindet dabei das Fibrinogen vollständig. Ich habe in unveröffentlichten Versuchsreihen den Vorgang zeitlich verfolgt. Es zeigte sich dabei, daß in den ersten Stunden nach dem Tode ein durch Herzpunktion entnommenes Blut fast augenblicklich gerinnen kann, zuweilen noch in der Spritze. Es geht also auch hier eine „positive" Phase voraus. Das danach folgende Verschwinden des Fibrinogens kann nun in diesem Falle sicher nicht durch die Organzellen verursacht sein. MORAWITZ [2] konnte vielmehr in einem Teil der Fälle ein Ferment im Blut nachweisen, das Fibrin auflöste oder auch Fibrinogen gerinnungsunfähig machte, also fibrinolytisch oder fibrinogenolytisch war.

Bei Hämatothorax bleibt das ergossene Blut flüssig und wird alsbald ungerinnbar. Wie DENNY und MINOT gezeigt haben, verschwindet auch hier das Fibrinogen, ohne entsprechende Gerinnsel zu hinterlassen. In manchen Einzelheiten widersprechen sich die Angaben der verschiedenen Untersucher noch (vgl. WÖHLISCH [2], S. 623). Doch läßt sich auch diese Erscheinung am ehesten durch Fibrinogenolyse oder Fibrinolyse im Profibrinstadium verständlich machen. Eine zellige Resorption kommt nicht in Betracht, da die eigenartige Blutveränderung auch in der Pleurahöhle verendeter Tiere hervorzurufen ist, wenn man sie künstlich beatmet.

Die Ungerinnbarkeit der negativen Phase, des Pleurablutes und bestimmter Leichenblutarten beruht also auf einer „Gerinnung ohne Gerinnsel", offenbar verursacht durch fermentative Einwirkung auf natives oder in Umwandlung begriffenes Fibrinogen. JÜHLING und WÖHLISCH, DIEBOLD sowie JÜHLING haben im Reagensglas Veränderungen des Fibrinogens beobachtet, die nach ihrer Ansicht den von MORAWITZ beobachteten Leichenblutveränderungen verwandt sein dürften: Die Einwirkung von Harnstoff oder die Extraktion der Lipoide führen zum Verlust der Gerinnungsfähigkeit durch Thrombin und zur Erhöhung der Flockungstemperatur. Diese Fibrinogenolyse könnte nach Auffassung der genannten Untersucher darauf beruhen, daß eine fibrinogenzerstörende Proteinase infolge Beseitigung von Hemmungskörpern zur Wirkung gelangt.

So vermittelt also die Ungerinnbarkeit des Blutes der negativen Phase einen
überraschenden Einblick in Verlaufsformen der Gerinnung, die eigentlich diesen
Namen nicht mehr verdienen, sondern mit ihr nur gewisse Ursachen und das
Verschwinden des Fibrinogens gemeinsam haben. Die Beantwortung der Frage,
ob dieser intravitalen Abänderung der Thrombinwirkung unter Umständen die
Bedeutung einer Schutzvorrichtung zukommt, hängt wohl davon ab, ob ihr
Nachweis besser geführt werden kann. Vielleicht gelingt dies einmal durch sero-
logische Identifizierung des gerinnungsunfähig gewordenen Fibrinogens.

Nicht immer ist in der negativen Phase die Gerinnbarkeit völlig aufgehoben;
es kann auch lediglich eine Gerinnungsverzögerung eintreten. Die Eigenschaften
solchen Blutes sind noch nicht genügend untersucht. Gutmann fand eine Verminderung des Fibrinogens und Prothrombins. Pickering, der das gleiche
feststellte, hielt die Gerinnungsverzögerung dadurch jedoch nicht für ausreichend
erklärt. Trifft seine Auffassung zu, so wäre besonders die Frage der Antithrom-
binvermehrung zu prüfen. Burke und Tait wiesen Thrombopenie während der
negativen Phase nach; aus den Erfahrungen an menschlichen Thrombopenikern
geht aber hervor, daß damit eine stärkere Gerinnungsverzögerung nicht erklärt
werden kann.

III. Die Wirkung des Thrombins (II. Phase).

Während man sich bei der Erforschung der I. Gerinnungsphase mit zahlreichen
zersplitterten Einzelproblemen befassen muß, führen alle Erscheinungen der
II. Phase auf ein zentrales Problem hin, nämlich auf die Umwandlung des
Fibrinogens in Fibrin und die Rolle, welche das Thrombin hierbei spielt. Dieser
Vorgang, der aus einem gelösten Stoff ein gestaltetes Gerinnsel entstehen läßt,
hat eine chemische und eine morphologische Seite. Erst seit kurzem wird auch
in der Biologie der enge Zusammenhang zwischen beiden Betrachtungsweisen
erkennbar, so daß eine Bemerkung über diese neueren Forschungsmöglichkeiten
vorausgeschickt sei.

Als die Gestalten und Abmessungen der Krystalle mit Hilfe der Röntgenstrahlen auf den atomaren Feinbau zurückgeführt wurden, mögen wenig Biologen
geahnt haben, daß in ähnlicher Weise bald auch organische Strukturen aus den
Besonderheiten ihrer molekularen Bausteine erklärt werden können; denn die
stoffliche und gestaltliche Erforschung schienen durch eine tiefe Kluft getrennt
zu sein. Daß im letzten Jahrzehnt die Überbrückung dieser Kluft mit Erfolg
in Angriff genommen worden ist, wird späteren Zeiten als eine ebenso große
und revolutionäre Tat erscheinen wie uns heute die Begründung des Entwicklungs-
gedankens oder die Einführung der Zellenlehre. Von chemischer Seite wurden
die Voraussetzungen durch die Untersuchung großer organischer Moleküle geschaffen (z. B. Staudinger), von biologischer Seite durch die Analyse sub-
mikroskopischer Strukturen mit neuen Hilfsmitteln (z. B. Frey-Wyssling,
W. J. Schmidt). So kamen im Bereiche kolloider Größenordnung Chemie und
Morphologie in Berührung. An einfachen organischen Bildungen — Haare,
Seide, Cellulose — gelang es zum ersten Male, die Gestalt und ihre Veränderlichkeit durch den molekularen Feinbau verständlich zu machen. Damit ist ein
Ziel zukünftiger Forschung gegeben; biologische Strukturen sollen nach Möglich-
keit auf die stoffliche Natur der molekularen Bausteine zurückgeführt werden.

Gemessen an der unendlichen Vielfältigkeit lebender Substanz sind aber unsere Forschungsmittel roh und beschränkt; daher ist die Erfüllung eines derart hochgesteckten Forschungszieles zunächst nur für einen kleineren Kreis einfacher Strukturen zu erwarten. Zu ihnen zählt das Fibrin infolge seiner stofflichen Einheitlichkeit und regelhaften Baues. Tatsächlich sind bereits beträchtliche Fortschritte in den letzten Jahren erzielt worden, besonders was die Gestalt der molekularen Bausteine, die Art ihrer Zusammenlagerung und ihre physikalisch-chemischen Eigenschaften betrifft. Nur gerade an der Stelle, von der die Fibrinbildung gewissermaßen ihren Ausgang nimmt, hat unser Wissen eine schmerzliche Lücke. Man weiß nichts Abschließendes über diejenige entscheidende Veränderung des Fibrinogenmoleküls, welche ihm die wichtigste Eigenschaft des Fibrins, nämlich das Bestreben zur parallelen Anlagerung an gleichartige Moleküle, verleiht.

Immerhin hat die chemische Erforschung der II. Phase schon einen Punkt erreicht, an dem ihr weiterer Fortschritt weniger durch spezielle Untersuchung des Gerinnungsvorganges als durch Förderung desjenigen Zweiges der Eiweißchemie ermöglicht werden wird, von dem die Fibrinbildung nur einen Spezialfall darzustellen scheint; das ist — wie vor allem durch Wöhlischs Untersuchungen begründet wurde — die Eiweißdenaturierung. Jeder größere Fortschritt auf diesem Gebiete wird auch die Gerinnungslehre befruchten; insbesondere würde auch die Frage der Fermentnatur des Thrombins und seiner Wirkungsweise gefördert, wenn die chemische Natur der Denaturierungsveränderungen und ihre Beziehung zur Proteolyse besser bekannt würden. Im ersten Teil des folgenden Berichts soll der augenblickliche Stand der chemischen Forschung in einem kurzen Überblick dargelegt werden. Einzelheiten bringt in größter Vollständigkeit das Referat von Wöhlisch [6]. Für die Gerinnungspathologie haben die bisherigen chemischen Kenntnisse über die II. Phase wenig unmittelbares Interesse. Für den Stoffwechsel, also als ein chemischer Vorgang, dürfte die Gerinnung nach allem, was bekannt ist, keinerlei Bedeutung haben. Vielmehr greift sie in die Lebensvorgänge durch die Bildung fester Strukturen in einem sonst flüssigen Substrat ein, also mechanisch. Der Verschluß der Gefäßlichtung — ob erwünscht, gestört oder gefahrbringend — ist der Gegenstand der Gerinnungspathologie.

Es könnte nun bezweifelt werden, ob man eine solch einfache mechanische Funktion nur verstehen kann, wenn man auch die feinsten, z. B. submikroskopischen, Bauverhältnisse des Fibrins kennt. Tatsächlich hat man früher hiervon keine Notiz genommen und sich mit der Kenntnis des mikroskopisch Sichtbaren begnügt. So blieb jedoch manches Rätsel ungelöst, dem man heute nicht mehr so hilflos gegenübersteht wie einst. Insbesondere bedurfte die Agglutination von Blutplättchen, die in der intravitalen Gerinnung eine maßgebliche Rolle spielt, der Aufklärung. Die Untersuchung der mikroskopisch sichtbaren Vorgänge hat hier nicht weitergeführt. Dagegen eröffnet sich ein Weg zum Verständnis, wenn man auch diejenigen Zustände des Fibrins heranzieht, die schon vor dem Eintritt sichtbarer Gerinnung anzutreffen sind, und welche die Verbindung bilden vom eben entstandenen Fibrinmolekül zum fertigen Fasergerüst. Es ist also erforderlich, der speziellen Gerinnungspathologie eine genaue Darstellung auch der submikroskopischen Eigenschaften des Fibrins voraus-

zuschicken. Die Einwirkung entstehenden Fibrins auf Blutplättchen und andere Teilchen, also die agglutinierende Gerinnung, werden sodann zum Abschluß des I. Teiles behandelt.

1. Chemische Natur der Thrombinwirkung.

Die Komponenten der II. Phase sind das Thrombin und das Fibrinogen. Früher hat man auch das Fibringlobulin hierher gerechnet; das ist jener Bruchteil des Fibrinogens, der auch in sorgfältig gereinigten Lösungen als ungerinnbar zurückbleibt. In älteren Arbeiten (Schmiedeberg, Heubner, Huiskamp, Mellanby [1]) wurde diese Quote für sehr beträchtlich gehalten. Jedoch hat neuerdings Hudemann durch sorgfältige Technik den nichtgerinnbaren Eiweißanteil in ebenso niedrigen Grenzen wie bei der Hitzefällung des Fibrinogens halten können. Auch in anderen neueren Arbeiten (Hsü und Wu, Presnell) liegen die Fibrinogenverluste bei der Gerinnung nicht höher als bei 5—12%. Das ist kaum mit der Annahme zu vereinen, daß bei der Gerinnung eine Spaltung des Fibrinogens in Fibrin und Fibringlobulin stattfinde (Wöhlisch [6], Eagle [2]). Am wahrscheinlichsten ist die Annahme, daß das Fibrinogen mit einem Eiweißmaterial anderer Natur, aber gleicher Salzfällbarkeit verunreinigt ist, das bei der Gerinnung unbeteiligt bleibt.

Wenn dem Fibringlobulin für die chemischen Vorgänge in der II. Phase also keine Bedeutung zukommen dürfte, so ist sein Vorkommen doch bei den quantitativen Bestimmungen des Fibrinogens zu beachten. Die durch Gerinnung erhaltenen Werte müssen naturgemäß niedriger als diejenigen bei anderen Fällungsverfahren sein. Am zweckmäßigsten wird daher Fibrinogen als Fibrin — also ähnlich wie Prothrombin als Thrombin — bestimmt. Nähere methodische Angaben hierüber findet man bei Starlinger und Hartl, Hatz und Wöhlisch [6]. — Die Reindarstellung des Thrombins ist bis jetzt nicht gelungen; man muß sich daher mit einem den Versuchszwecken angepaßten selbstgewählten Standard begnügen.

Die Fermentnatur des Thrombins. Die klassische, von A. Schmidt begründete Gerinnungslehre sieht das Thrombin als Ferment an; in Erfüllung einer Voraussage von Wöhlisch [2] und nicht zum wenigsten durch seine eigene Mitarbeit laufen alle neueren Befunde und Anschauungen auf eine Bestätigung dieser Ansicht hinaus. Rein kolloidchemische Deutungen des Gerinnungsvorganges haben sich nicht halten lassen. Man kann die gegenwärtige Lage dahingehend kennzeichnen, daß nichts bekannt ist, was mit der Fermentnatur unvereinbar wäre, und andererseits viel, das auf eine solche hinweist; der volle Beweis dafür steht freilich noch aus. Im folgenden die wichtigsten Befunde zu dieser Frage:

Wie Kiderlen im Gegensatz zu früheren Untersuchern festgestellt hat, ist Thrombin nicht dialysabel, wenn eiweißdichte Membranen verwandt werden. Wahrscheinlich hat es ebenso wie Prothrombin Eiweißnatur; denn es wird gleichfalls durch Trypsin zerstört (Eagle und Harris, Ferguson und Erickson). Ein Teil Thrombin kann mindestens 200 Teile Fibrinogen zur Gerinnung bringen (Eagle [2]).

Thrombin verschwindet aus einem gerinnenden Substrat erst, wenn die sichtbare Gerinnung einsetzt, wahrscheinlich infolge Adsorption an Fibrin (Eagle [2]). Durch Profibrinnachweis läßt sich zeigen, daß die Thrombinwirkung schon lange

vor dem Erscheinen der ersten Gerinnsel, nämlich unmittelbar nach seiner Mischung mit Fibrinogen, einsetzt. Das Fehlen eines Thrombinverbrauchs zu dieser Zeit spricht unbedingt gegen die von manchen vermutete Aufnahme des Thrombins in das Fibrinmolekül.

WÖHLISCH [6] führt einige reaktionskinetische Gesetzmäßigkeiten zugunsten der Fermentnatur des Thrombins an: ,,Die Reaktionsgeschwindigkeit der Gerinnung steigt ungefähr proportional der Thrombinkonzentration. Das Thrombin zeigt als Ausdruck der Inaktivierung durch höhere Temperaturen, wie alle Fermente, ein Temperaturoptimum seiner Wirkung. Mit mehreren anderen Fermenten hat es die Hemmung durch höhere Substratkonzentrationen und die Inaktivierung durch das vermutlich mit dem sog. Antithrombin des Plasmas identische Serumalbumin gemeinsam."

Ein Vorgang, der von der Gerinnung des Fibrinogens gestaltlich nicht unterscheidbar ist, nämlich seine spontane Denaturierung, wird durch verschiedene Oberflächenwirkungen katalysiert, wie von WÖHLISCH [1a] gefunden und von KLINKE und ELIAS sowie APITZ [3] bestätigt worden ist. Daraus geht hervor, daß gerinnungsartige Vorgänge am Fibrinogen katalytischen Einflüssen zugänglich sind.

Steht also die Annahme der Fermentnatur des Thrombins in guter Übereinstimmung mit unserem augenblicklichen Wissensstand, so lautet die nächste Frage, worin denn die angenommene Fermentwirkung bestehen soll. Hier steht eine zunächst hauptsächlich von WÖHLISCH vertretene Hypothese im Vordergrund, die aus lang dauernder Beschäftigung mit dem Gegenstand erwachsen und durch darauf gerichtete Untersuchungen von vielen Seiten gestützt worden ist, nämlich die Auffassung der Gerinnung als einer fermentativ bewirkten Denaturierung des Fibrinogens. Eine zweite, von WALDSCHMIDT-LEITZ befürwortete Annahme fand auch Anhänger; danach gehört das Thrombin zu den proteolytischen Fermenten. Wie sich bei der abschließenden näheren Kennzeichnung der bei der Gerinnung stattfindenden Denaturierung ergeben wird, stehen beide Hypothesen jedoch nicht in unvereinbarem Gegensatz. Die entsprechenden Forschungsergebnisse sind im jüngst erschienenen Referat von WÖHLISCH [6] erschöpfend dargestellt. Im folgenden werden darum nur die wichtigsten Punkte kurz hervorgehoben. Andererseits wird das Verständnis der anschließend zu besprechenden kolloidchemischen und morphologischen Verhältnisse wesentlich gefördert, wenn man von der Verwandtschaft der Gerinnung mit den Eiweißdenaturierungen ausgehen kann.

Die Verwandtschaft des Fibrins mit denaturiertem Fibrinogen. Das Substrat und das Produkt der Gerinnung — also Fibrin und natives Fibrinogen — sind in zahlreichen chemischen und physikalisch-chemischen Eigenschaften verschieden. Dagegen stimmen andererseits Fibrin und denaturiertes Fibrinogen in vielem überein. Dies ist zunächst ganz offensichtlich bezüglich der Löslichkeit. Beschränkt man sich auf Verhältnisse, die hinsichtlich p_H und Salzgehalt nicht allzu weit von den physiologischen entfernt sind, so ist niedergeschlagenes Fibrin ebensowenig wie hitzedenaturiertes Fibrinogen in Lösung zu bringen. In den angegebenen Grenzen sind beide irreversibel gefällt.

Erst durch bestimmte Eingriffe, z. B. p_H-Änderung, Harnstoff- oder Salzzusatz, Gegenwart von Oxalat, gelingt es, Fibrin in Lösung zu halten oder zu

bringen. Jedoch ist eine derartige Lösung nicht etwa mit Fibrinogen identisch, also der Gerinnungsvorgang ebensowenig reversibel wie derjenige der Eiweißdenaturierung. Beseitigt man nämlich den jeweils die Löslichkeit bedingenden Faktor, so flockt das Fibrin spontan aus. Durch Thrombin wird es dagegen nicht gefällt (Barkan und Gaspar). Dadurch wird die frühere Anschauung von Hekma [1] widerlegt, der wegen dieser nur scheinbaren Reversibilität die Gerinnung für eine rein kolloidale Zustandsänderung hielt.

Wöhlisch [1] hat den isoelektrischen Punkt bzw. verwandte Größen bei Fibrinogen und Fibrin bestimmt. Es ergab sich, daß Quellungsminimum des Fibrins und Fällungsmaximum des Fibrinogens — also Werte, die sich entsprechen — weit auseinander liegen. Klinke und Ballowitz haben dies bestätigt und nachgewiesen, daß das Trübungsmaximum des Fibrins mit demjenigen des hitzegefällten Fibrinogens zusammenfällt.

Am Fibrin haben Diebold und Jühling durch die Nitroprussidreaktion freie Sulfhydrilgruppen nachgewiesen. Das gleiche gelingt am hitzegefällten, nicht aber am nativen Fibrinogen. Somit ist eine, vielen denaturierten Eiweißkörpern eigentümliche Reaktion auch beim Fibrin vorhanden.

Auch bei der polarographischen Untersuchung durch Jühling, Tropp und Wöhlisch verhielten sich hitzegefälltes Fibrinogen und Fibrin ähnlich.

Schließlich breitet sich Fibrin ebenso wie denaturiertes Fibrinogen als monomolekularer Film in Oberflächen aus. Nach van Lookeren Campagne kann hieraus auf den denaturierten Zustand des Fibrins geschlossen werden.

Das hitzedenaturierte Fibrinogen spielt in den genannten Untersuchungen eine größere Rolle, weil es leicht herzustellen ist, ohne daß komplizierende chemische Zusätze erforderlich sind. Es ist aber zu beachten, daß es nicht etwa gerade diese Art der Denaturierung ist, welcher die Fibringerinnung in besonders hohem Maße gleicht. Vielmehr sind im optischen Verhalten andere Fibrinogenfällungen, z. B. die spontanen oder die durch Oberflächenkatalyse erzeugten, dem Fibrin recht ähnlich, während das von der Hitzefällung nicht gesagt werden kann. Im Gegensatz zu den glasklaren, zähen echten Gerinnseln entstehen hier milchigtrübe, unelastische Eiweißmassen. Dieser Unterschied wurde vom Verfasser [3] darauf zurückgeführt, daß möglicherweise das einmal denaturierte Fibrinogen durch die fortdauernde Hitzewirkung noch weiter umgestaltet wird, als dies beim Fibrin durch Thrombinwirkung möglich ist.

Reaktionskinetische Beziehungen zwischen Fibringerinnung und Fibrinogendenaturierung. Die Untersuchung des fertigen Gerinnungsproduktes ergibt also eine weitgehende Übereinstimmung mit denaturiertem Fibrinogen. Dementsprechend sollte man auch eine Ähnlichkeit der Reaktionsabläufe erwarten.

Bei reaktionskinetischen Gerinnungsstudien ist die Kenntnis eines Zwischenproduktes von maßgeblicher Bedeutung, das bisher noch nicht besprochen wurde. Einige vorgreifende Bemerkungen darüber sind daher nicht zu umgehen. Das durch Thrombin gebildete Fibrin flockt nicht sofort, nachdem es entstanden ist, aus. Vielmehr benötigt die Bildung eines festen Gerinnsels Zeit, und zwar um so mehr, je kleiner die Menge unausgeflockten Fibrins ist. Somit gibt es ein Stadium vor der Gerinnung, während dessen das entstehende Fibrin noch gelöst ist. Derartiges Fibrin wird nach dem Vorschlag des Verfassers „Profibrin" genannt; es ist durch verschiedene Reaktionen nachzuweisen, die sämtlich auf

seiner Labilität beruhen. Die Verwandtschaft der Gerinnung mit der Denaturierung wird nun zunächst dadurch bekräftigt, daß auch bei verschiedenen denaturierenden Eingriffen am Fibrinogen ein gleichartiges Zwischenprodukt vor der Flockung entsteht (APITZ [3]).

Da die Gerinnung sich aus zwei Vorgängen — der Bildung des Profibrins und seiner thrombinunabhängigen Flockung — zusammensetzt, sind reaktionskinetische Betrachtungen der Thrombinwirkung sehr erschwert. Sie setzen voraus, daß es gelingt, den ersten Teilvorgang gesondert zu verfolgen. Wie auch WÖHLISCH [6] betont, ist das bisher nicht gelungen. Man hat sich z. B. der zunehmenden Trübung bedient, um den Gerinnungsvorgang zu verfolgen, und erhielt S-förmige Kurven (KLINKE [1, 2], KLINKE und ELIAS, WÖHLISCH und KRAPF, EBBECKE und KNÜCHEL [1]). Daraus haben KLINKE und ELIAS auf einen autokatalytischen Verlauf geschlossen. WÖHLISCH [6] sieht diesen Nachweis nicht als erbracht an und weist darauf hin, daß er in noch unveröffentlichten Versuchen mit JÜHLING ebenso wie JAQUES bei chemisch-analytischer Verfolgung kein S-förmiges Kurvenbild erhielt. In eigenen Versuchen (APITZ [2]) wurde das Profibrin vor seiner Flockung gefällt und der Gerinnungsfortgang an Hand des N-Gehaltes der Fällungen verfolgt. Leider gelingt es bei diesem Vorgehen bisher nicht, das Profibrin vollständig zu erfassen, so daß sich neue Fehlerquellen ergeben. Immerhin hat sich dabei — im Gegensatz zur optischen Registrierung — gezeigt, daß die Thrombinwirkung sofort nach seiner Mischung mit Fibrinogen einsetzt.

Aus methodischen Gründen ist also eine direkte Registrierung der reinen Thrombinwirkung heute noch nicht möglich. Doch lassen sich die bis jetzt gewonnenen Kurvenbilder trotz ihres komplexen Charakters immerhin benutzen, um einen Vergleich mit ähnlich gewonnenen Kurven der Denaturierung durchzuführen. Nach dem Gesagten setzt sich die Eiweißfällung hier ja gleichfalls aus Profibrinbildung und -flockung zusammen. Wo solcherart Gerinnung und Denaturierung reaktionskinetisch verglichen wurden, haben sie im Ablauf vollkommene Übereinstimmung gezeigt. So verläuft nach KLINKE und ELIAS die Flockung eines durch Oberflächenkatalyse nach WÖHLISCH [1a] denaturierten Fibrinogens bei nephelometrischer Untersuchung ebenso wie die Gerinnung. Die Profibrinbildung läßt sich indirekt verfolgen an Hand der Zeit, welche entnommene Proben nach einer bestimmten Behandlung zur Ausfällung benötigen. Man erhält mit diesem Verfahren charakteristische Kurven, die sich bei Hitzedenaturierung und echter Gerinnung völlig gleichen (APITZ [3]).

Wenn Thrombin und Hitze das Fibrinogen in gleicher Art beeinflussen, könnte man erwarten, daß sie sich in ihrer Wirkung gegenseitig unterstützen oder ergänzen können. Diese Frage haben WÖHLISCH und JÜHLING in weiterem Ausbau früherer Versuche von WÖHLISCH [1b] geprüft. Es hat sich ergeben, daß erhitztes oder harnstoffbehandeltes, also partiell denaturiertes Fibrinogen auf Thrombinzusatz schneller gerinnt als die entsprechende native Fibrinogenlösung. Umgekehrt wird auch thrombinvorbehandeltes, noch nicht ausgefallenes Fibrinogen beim Erhitzen schneller geflockt. Ob man dies Versuchsergebnis allerdings im Sinne echten Zusammenwirkens auslegen darf, ist noch fraglich. Dann müßte am *gleichen* Fibrinogenmolekül die Veränderung zum Teil durch Denaturierung, zum Teil durch Thrombin bewirkt sein. Man hat aber bis jetzt

keinen Anhaltspunkt dafür, daß sich der *chemische* Vorgang der Fibrinbildung
überhaupt in einzelne Teilumwandlungen zerlegen läßt. Führt man die beobachteten Erscheinungen aber mit WÖHLISCH [6] darauf zurück, daß die erste
Behandlung bereits einen Teil des Fibrinogens in Profibrin verwandelt, der dann
bei der zweiten Behandlung gleichzeitig mit dem Rest des Fibrinogens ausfällt,
so erklärt sich die Beschleunigung zwanglos. Dann besagen die Versuche jedoch
nicht mehr, als daß sowohl Denaturierung wie Gerinnung über das Profibrinstadium gehen, was an sich schon bekannt ist.

Soweit also reaktionskinetische Einblicke in den Gerinnungs- und Denaturie-
rungsverlauf bereits möglich sind, vermögen sie sehr wohl die Verwandtschaft
beider Vorgänge zu stützen.

**Nähere Kennzeichnung der durch Thrombin bewirkten Denaturierung; ihre
Beziehung zur Proteolyse.** Die Auffassung des Thrombins als Fibrinogendenaturase ist von vielen Gerinnungsforschern als Arbeitsgrundlage angenommen
worden. Sie schien sich ursprünglich im Gegensatz zu der u. a. von WALDSCHMIDT-
LEITZ ausgesprochenen Ansicht zu befinden, wonach die Fibringerinnung nur
die eine Seite einer echt proteolytischen Thrombinwirkung sei. Wieweit diese
Meinungsverschiedenheit begründet ist, bedarf sowohl der sachlichen wie der
theoretischen Aufklärung.

WALDSCHMIDT-LEITZ und Mitarbeiter begründeten ihre Auffassung mit der
an sich schon früher mitgeteilten Beobachtung, daß Trypsin gerinnungsfördernd
wirkt. Hieraus auf eine Verwandtschaft der Gerinnung mit Proteolyse zu schließen, ist natürlich nur dann erlaubt, wenn Trypsin in der II. Phase und direkt
auf Fibrinogen einwirkt. Mit der Klärung dieser Verhältnisse befassen sich weitere
Untersuchungen, über die WÖHLISCH ([6] S. 344) berichtet. Als gesichert kann
bis jetzt die negative Feststellung gelten, daß nämlich reine Fibrinogenlösungen
auf Trypsinzusatz *nicht* gerinnen (STRUGHOLD und WÖHLISCH, EAGLE und
HARRIS). Demnach hat Trypsin keine thrombinartige Wirkung.

Jedoch erzielten EAGLE und HARRIS eine Gerinnung von Fibrinogenlösungen
mit einem anderen proteolytischen Ferment, dem Papain, wie von WÖHLISCH
und JÜHLING bestätigt wurde. Inzwischen hat diese Beobachtung eine überraschende Aufklärung gefunden, die sie jeglichen Beweiswertes für die Deutung
der Gerinnung als Proteolyse beraubt. DYCKERHOFF und GIGANTE fanden nämlich, daß Papain kein einheitlicher Körper ist, sondern — jeweils unter Zerstörung
der anderen Wirkungsart — in eine gerinnungsaktive und eine proteolytische
Komponente zerlegt werden kann.

Auch von den fibrinolytischen Serumfermenten wurde verschiedentlich eine
enge Beziehung zum Thrombin angenommen. Jedoch gelingt hier gleichfalls
die Isolierung der beiden Wirkungsarten durch entsprechende Behandlung der
fermenthaltigen Substrate, wie ROSENMANN und HUDEMANN gezeigt haben. —
KÜHNAU und MORGENSTERN haben zwar gezeigt, daß Glutathion auf die Gerinnung ähnlich wie auf die Proteolyse einwirkt. Doch sind derartige Beeinflussungen wohl zu allgemeiner Natur, als daß man daraus auf die Identität
der betreffenden Vorgänge folgern dürfte.

Die scharfe Trennungslinie, welche WÖHLISCH zwischen Gerinnung und
Proteolyse gezogen hat, ist also in rein sachlicher Hinsicht nirgends durchbrochen
worden. Gegen die Berechtigung einer solchen Trennung sind dagegen einige

theoretische Einwände erhoben worden, welche die auffällige Sonderstellung des Thrombins als Denaturase besser verständlich machen und auch sonst befruchtend wirken können. OPPENHEIMER sowie KÜHNAU und MORGENSTERN weisen darauf hin, daß man nach neueren Anschauungen auch die Denaturierung bereits als eine hydrolytische Spaltung — ohne Zerfall des Moleküls — ansehen kann. Der innermolekulare Vorgang der Denaturierung kann zum Wegbereiter der Proteolyse werden, beide Vorgänge sich also gleichsinnig auswirken. HAURO-WITZ z. B. schreibt darüber:

„Die (durch Denaturierung, A.) entfalteten Peptidketten sind offenbar dem Angriff proteolytischer Fermente besser zugänglich; denn denaturierte Proteine werden von solchen Fermenten viel schneller gespalten als natives Eiweiß."

Als Beispiele flockender Einwirkung auf Eiweißkörper mit nachfolgender Proteolyse können die oft mit der Blutgerinnung verglichene Labgerinnung und die Papainwirkung genannt werden.

Ob man nun allerdings so weit gehen darf, auf Grund der häufigen Vergesellschaftung beider Vorgänge die Denaturierung schlechtweg als beginnende Proteolyse aufzufassen, ist angesichts des noch recht unvollkommenen Einblicks in die chemischen Vorgänge doch recht fraglich. Sicher aber wird der früher so scharf erscheinende Gegensatz zwischen der Auslegung der Gerinnung als Denaturierung oder als Proteolyse durch derartige Überlegungen erheblich gemildert. WÖHLISCH [6] hat neuerlich dem Standpunkt von OPPENHEIMER zugestimmt; er hält die Auffassung des Thrombins als Proteinase oder als Denaturase „nicht mehr für unvereinbar".

An gleicher Stelle schränkt WÖHLISCH den Wert einer solchen Feststellung mit folgenden Worten ein: „Mit der Aussage, daß wir im Thrombin ein proteolytisches Ferment vor uns haben, ist — selbst wenn sie richtig sein sollte — für das Problem der Thrombinwirkung nicht sehr viel gewonnen; sie liefert uns noch keine ‚Erklärung' des Gerinnungsvorganges, da es eben bei der Proteolyse anderer Eiweißkörper nicht zur Gerinnung kommt. Die Lösung des Rätsels der Fibrinogengerinnung ist nach WÖHLISCH ebensosehr in den besonderen Eigenschaften des Fibrinogens wie in denen des Thrombins zu suchen." Diese Forderung nach einer schärferen Kennzeichnung dessen, was die Fibringerinnung von verwandten Vorgängen unterscheidet, wird von WÖHLISCH [6] andererseits auch hinsichtlich ihrer Einordnung unter die Denaturierungen erhoben:

„Wenn ich also das Thrombin als eine Fibrinogendenaturase bezeichnet habe, so verstehe ich darunter, wie ausdrücklich betont sei, einen Katalysator der spontanen, im physiologischen Temperaturbereich ablaufenden Gerinnung oder Denaturierung, nicht aber jeder Denaturierung schlechthin ... Aufgabe der Zukunft muß es sein, die in den verschiedenen Fällen denaturierungsartigen Geschehens ablaufenden Vorgänge möglichst genau zu kennzeichnen und z. B. im Falle der Blutgerinnung gerade die Unterschiede der Thrombingerinnung und andersartiger Denaturierungen des Fibrinogens besonders zu beachten."

Der Versuch, im Bereiche der Gerinnung Proteolyse und Denaturierung gegeneinander abzugrenzen, zeigt am besten, wie eng der Fortschritt der Gerinnungsforschung mit der Lösung biochemischer Probleme allgemeinerer Natur verbunden ist. Bis jetzt kann man nur allgemeine, aber keine bestimmten Vorstellungen darüber entwickeln, wie sich das Fibrinogenmolekül verändern muß, um die Tendenz zur parallelen Anlagerung an gleichartige Moleküle zu erwerben,

also um Fibrin zu werden. Solange diese chemischen Kenntnisse noch fehlen, kann man den Aufbau des Fibringerinnsels aus seinen molekularen Bausteinen nur rein erscheinungsmäßig verfolgen.

2. Die Morphologie des Fibrins.

Betrachtet man eine biologische Struktur unter morphologischen Gesichtspunkten, so wendet sich die Aufmerksamkeit den Gestalten und Abmessungen der Baueinheiten und der Art ihrer Zusammenlagerung zu. Um die Baueinheiten des Fibrins kennenzulernen, wurden verschiedenartige Methoden angewandt, die der jeweiligen Größenordnung angemessen waren. Die Fasern sind lichtoptisch, besonders im Dunkelfeld, die Micelle elektronenoptisch, die molekularen Bausteine durch verschiedene indirekte Methoden erfaßt worden. Wenn im folgenden der Aufbau des Fibrins in der Reihenfolge besprochen wird, die durch die eben genannten Methoden gegeben ist, so bewegt sich also die Betrachtung vom noch mikroskopisch Erkennbaren bis zur molekularen Größenordnung. Zur Kenntnis der molekularen Bausteine trägt die Erforschung der Teilchengestalt des Fibrinogens wesentlich bei, welche daher anschließend besprochen wird. Zum Schluß wird auf Gerinnungsformen eingegangen, die von der gewöhnlichen fädigen Gerinnung abweichen und deren Studium bei Anwendung moderner Untersuchungsmethoden noch wichtige Einblicke in die Morphologie des Fibrins verspricht.

Die lichtoptische Untersuchung der Gerinnung wurde im wesentlichen zur Klärung zweier Fragenkomplexe herangezogen, nämlich einerseits der Beziehung zwischen geformten Blutbestandteilen und der Gerinnung, andererseits der physikalischen Natur des Fibrins. Die erstgenannte Frage hat auf diesem Wege eine so weitgehende Klärung erfahren, daß ihre Ergebnisse heute als selbstverständlich gelten. Vor einer Reihe von Jahrzehnten bedeutete jedoch die mit dem Mikroskop gewonnene Einsicht, daß die Gerinnung rein humoral verläuft, schon einen wesentlichen Fortschritt.

Das zweite Problem, die physikalische Natur des Fibrins, wurde auch mit Hilfe des Dunkelfeldes nicht gelöst. Wegen des Aufschießens nadelförmiger Ausfällungen wurde die Gerinnung schon von SCHIMMELBUSCH, sodann besonders von STÜBEL [1, 2] als echte Krystallisation angesehen. Demgegenüber bezeichneten DIESSELHORST und FREUNDLICH sie als amorph-feste, anisotrope Niederschlagsbildung. Eine Entscheidung wurde durch die zahlreichen weiteren Untersucher nicht erzielt (BENEKE, BARRATT, EBBECKE und KNÜCHEL [2], HEKMA [2], HOWELL [2], KITAMURA, MANGOLD, MAYER usw.). Lichtoptisch ist als einzige Baueinheit die feine, gestreckt verlaufende Faser festzustellen, welche als Bestandteil eines engmaschigen Netzwerkes auftritt. Unter verschiedenen Bedingungen erscheint sie gröber, so in mehr balkig-knorriger Gestalt im geronnenen Leichenblut, in kürzeren, breiten krystallähnlichen Formen unter dem Deckglas oder seltener in Schnitten krankhaft veränderter Organe. Ein Fortschritt wurde erst durch die Anwendung neuerer Untersuchungsmethoden ermöglicht.

Elektronenoptische Untersuchung des Fibrins. Das Elektronenmikroskop wurde mit großem Erfolge zur Strukturuntersuchung des Fibrins angewandt, was bei einem etwa 40fach besseren Auflösungsvermögen als beim Lichtmikroskop leicht verständlich ist. WOLPERS und RUSKA konnten so eine neue Bau-

einheit, das Micell, sichtbar machen, welches nach seiner Größenordnung zwischen Faser und Molekül eingeschaltet ist. Wenn die Existenz des Fibrinmicells auf Grund polarisationsoptischer Befunde von v. DUNGERN auch schon vorausgesagt wurde, so war doch nun erst die Möglichkeit gegeben, bestimmte Aussagen über seine Gestalt, Abmessungen und Zusammenlagerung zu machen.

Die Art der von WOLPERS und RUSKA erhaltenen Bilder ersieht man aus den hier wiedergegebenen Abb. 8 und 9. Der dort gegebenen Schilderung der Feinstruktur des Fibrins entnehme ich folgende Sätze:

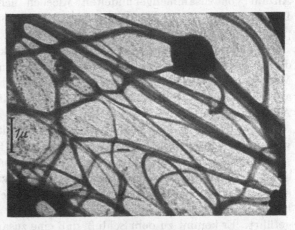

Abb. 8. Feinstruktur des Fibrins. Man erkennt die Bündelung des lichtoptisch unsichtbaren Fibrins. Micellbündel. Zu beachten ist das Abzweigen eines Micells aus seinem Bündel, die Haftlinien und die Überlagerungsstellen. Das eingebaute Blutplättchen zeigt keinen Protoplasmasaum. El. opt. 9000 : 1. (Aus WOLPERS u. RUSKA.)

Die Fibrinfaser zeigt „eine deutliche Parallelstruktur in der Längsrichtung. Hier handelt es sich um Micellbündel. Die schmalen, bei mittleren und auch bei hohen (25000fach) elektronoptischen Vergrößerungen homogen bleibenden Gebilde sprechen wir als Fibrinmicelle an. Die Breite der einzelnen Fibrinmicelle ist außerordentlich gleichmäßig, wenn auch ganz allmähliche Verjüngungen zu beobachten sind. Die Micellbreiten ergeben sich aus unseren Bildern zu 20 bis über 100 mμ. Die Micell-Länge ist selten eindeutig zu bestimmen, da im Gerüst das einzelne Micell nie von Anfang bis zu Ende zu verfolgen ist. Die Länge der in Abb. ... sichtbaren, an ein Blutplättchen angelagerten Fibrinmicelle beträgt 1,5 bis 5 μ. Die Micellenden brechen entweder ziemlich scharf ab oder laufen spitz zu ... Wir sahen niemals an einem Micell eine Aufspaltung oder echte Verzweigung ... Die parallele Anordnung der fadenförmigen Micelle erfolgt gewöhnlich nur streckenweise. Ein Micell kann bei seinem Verlauf daher mehreren parallel geordneten Bezirken in Micellbündeln und Fibrinfasern angehören. Die Ordnung solcher Bezirke ist so eindrucksvoll, daß sie die Anschauung v. DUNGERNS, die Fibrinfaser sei ein nahezu idealer WIENERscher Stäbchenmischkörper, bestätigt ... Der Querschnitt der Fibrin

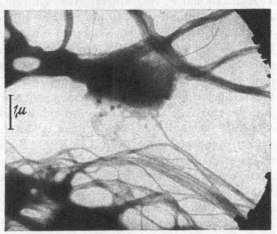

Abb. 9. Feinstruktur des Fibrins. Fibrin aus Heparinplasma. 24 Stunden nach der Blutentnahme fixiert. Am rechten oberen Bildrand Fibrinmicellbündel mit Parallelstruktur. Im unteren Teil ein aufgefasertes Micellbündel. Protoplasmaarmes Blutplättchen mit herausgezupften Granulationen. El.opt. 9000 : 1. (Aus WOLPERS u. RUSKA.)

faser ist, im Gegensatz zum idealen Stäbchenmischkörper, von einer unregelmäßigen Anordnung, indem einmal die Micelldurchmesser gewissen Schwankungen unterworfen sind und ferner das einzelne Micell auch in den gut geordneten Gerüstbezirken nicht stets isoliert verläuft, sondern mit benachbarten Micellen längs einer oder mehrerer Haftlinien verbunden ist".

Nach diesen Befunden stellt das Fibrin also ein zusammenhängendes Netzwerk fadenförmiger Micelle dar, ein „Micellargerüst" im Sinne von Frey-Wyssling. Nur Teile der sehr langen Micelle sind durch parallele Anlagerung zu Fasern oder Bündeln geordnet und erreichen dadurch bei einer ausreichenden Anzahl von zusammengebündelten Micellen lichtmikroskopische Sichtbarkeit. Demnach sind die Micellen nicht so sehr Bausteine der Fasern, als die Fasern parallel geordnete Abschnitte im Micellargerüst.

Für die weitere Erforschung der submikroskopischen Fibrinstruktur rückt damit das Fibrinmicell in den Vordergrund des Interesses. Hier setzen indirekte Methoden ein, die insofern auch als morphologische Hilfsmittel anzusehen sind, als sie vorwiegend über strukturelle Eigenschaften der untersuchten Körper Auskunft geben.

Doppelbrechung und Röntgendiagramm des Fibrins. Um mit diesen Methoden verwertbare Ergebnisse zu erhalten, müssen die Fibrinfäden in gespanntem Zustand untersucht, ihre Bausteine also parallel ausgerichtet werden. Andernfalls erhält man ein amorphes Röntgenspektrum (Herzog und Jancke) bzw. nur die schwache, schon den älteren Beobachtern bekannte Doppelbrechung. v. Dungern hat die polarisationsoptische Untersuchung mit modernen Hilfsmitteln durchgeführt. Er kommt zu dem Schluß, daß eine zusammengesetzte Doppelbrechung vorliegt, die erstens durch Eigendoppelbrechung der Fibrinmicelle, zweitens durch die Anordnung der Micelle in der Faser nach Art eines fast vollkommenen Wienerschen Mischkörpers hervorgerufen wird.

Im Debye-Scherrer-Diagramm erzielten Katz und de Rooy charakteristische Krystallinterferenzen; gleichlautende Ergebnisse hatten etwas später v. Herman und F. Worschitz. Aus dem röntgenspektrographisch festgestellten Netzebenenabstand von 1,01 mμ (= Molekülbreite) und einem Molekulargewicht von 69300 (Bergmann u. Niemann) und einem spezifischen Gewicht von 1,28 (v. Dungern) errechnet sich, wenn man zylindrische Molekülgestalt annimmt, eine Moleküllänge von 112 mμ (Wolpers und Ruska). Es ist nun wichtig, daß die von Katz und de Rooy angewandte Methode Interferenzen, die schon viel kleineren Molekü längen entsprechen würden, nicht mehr anzeigen kann. Auf diesem Wege ist also kein Aufschluß darüber zu gewinnen, ob die Fibrinmoleküle innerhalb des Micells auch in der Längsrichtung periodisch geordnet sind. Angesichts der großen Länge der Fibrinmoleküle würde man eine derartige strenge Ordnung auch kaum erwarten. Sie scheint nur unter besonderen Bedingungen des Gerinnungsverlaufs vorkommen zu können und dann — im Liquorfibrin (vgl. S. 108) — besondere elektronenoptische Strukturen hervorzurufen. Auch die langsame Verjüngung der Micelle im elektronenmikroskopischen Bild spricht im gleichen Sinne. Mit größter Wahrscheinlichkeit stellt das gewöhnliche Fibrinmicell also ein Kettengitter im Sinne von Frey-Wyssling vor; d. h. die Moleküle unterliegen einer strengen Ordnung mit der einzigen Ausnahme, daß die Endpunkte benachbarter Moleküle nicht in der gleichen Ebene liegen, sondern in der Längsrichtung beliebige Orte einnehmen können.

Die aus den bisher genannten Befunden abgeleitete fadenförmige Gestalt des Fibrinmoleküls läßt sich auch am Alkalisol des Fibrins noch feststellen, wie Boehm mit Hilfe der Strömungsdoppelbrechung nachgewiesen hat. Um die Veränderungen kennenzulernen, welche bei der Fibrinogengerinnung innerhalb

des Moleküls ablaufen, ist nun die Frage von großer Wichtigkeit, ob auch die molekularen Fibrinogenteilchen schon die fadenförmige Gestalt haben. Dieses Problem ist mit verschiedenen Methoden, besonders von WÖHLISCH und seinen Mitarbeitern, erfolgreich bearbeitet worden.

Die Teilchengestalt des Fibrinogens. Als erster Hinweis auf eine längliche Gestalt des Fibrinogenmoleküls galt die starke Neigung der Fibrinogenlösungen zum Fadenziehen, die sog. Spinnbarkeit. Unabhängig voneinander stellten sodann WÖHLISCH und CLAMANN sowie BOEHM und SIGNER Strömungsdoppelbrechung fest. Demnach sind die kleinsten Teile fadenförmig und positiv doppelbrechend. Ein weiterer Anhaltspunkt wurde durch den Nachweis ausgesprochener Viscositätsanomalie durch WÖHLISCH und KIESGEN gewonnen, da eine solche bei Fibrillarkolloiden gefunden wird und Lösungen runder Moleküle fehlt. Dagegen haben die Befunde WÖHLISCHs über das scherelastische Verhalten und die Depolarisation des TYNDALL-Lichtes bei Fibrinogenlösungen nicht zu Ergebnissen geführt, die schon jetzt eindeutige Schlüsse auf die Teilchengestalt zulassen würden.

Für das Problem der Fibrinbildung ist es wichtig, zu wissen, ob die fadenförmige Gestalt unbedingte Voraussetzung der Gerinnbarkeit des Fibrinogens ist. Im Harnstoff fanden WÖHLISCH und Mitarbeiter ein Mittel, um diese Frage zu prüfen. Harnstoffgehalt von 20—25% verhindert in einer Fibrinogenlösung die Thrombinwirkung, also die Gerinnung; bei einem Gehalt von 12% und mehr ist aber auch die Spinnbarkeit aufgehoben (DIEBOLD und JÜHLING). Ferner wird durch Harnstoffkonzentrationen, welche die Gerinnbarkeit aufheben, auch die Strömungsdoppelbrechung (WÖHLISCH [4]) und die Viscositätsanomalie (WÖHLISCH und KIESGEN) stark herabgesetzt. Diese Harnstoffwirkungen scheinen nicht an eine irreversible Schädigung des Fibrinogenmoleküls im Sinne der Denaturierung oder Proteolyse gebunden zu sein. Im Gegensatz dazu scheint eine ähnliche Einwirkung der Lipoidextraktion nach neueren Befunden auf einem Abbau des Fibrinogens durch frei werdende Proteasen zu beruhen. Hierbei hat JÜHLING (bei WÖHLISCH) wiederum Gerinnbarkeit und Fadengestalt gleichzeitig schwinden sehen, was aber im Falle einer Spaltung des Fibrinogens nicht weiter verwunderlich wäre.

In ihrer Gesamtheit bieten die angeführten Befunde einen starken Rückhalt für die Annahme, daß die *Gestalt* des Fibrinogens bei der Gerinnung sich nicht verändert, und daß die Fadenform der Moleküle Voraussetzung ihrer Gerinnbarkeit ist. Dies will noch nicht unbedingt besagen, daß auch die *Länge* der Moleküle sich gleichbleibt. Die einzigen Angaben, welche bisher in dieser Richtung vorliegen, sind von BOEHM bei den schon erwähnten Untersuchungen über Strömungsdoppelbrechung gemacht worden. Er fand unter vergleichbaren Verhältnissen einen wesentlich größeren Auslöschwinkel des Fibrins und deutete das als Hinweis, daß die Fibrinmoleküle „stärker anisodiametrisch, also wohl etwas länger sind als diejenigen, die in Fibrinogenlösungen vorhanden sind". Ob diesem Befund allgemeinere Bedeutung zukomme, lasse sich aber erst nach eingehenden Messungen unter den verschiedensten Milieubedingungen entscheiden. Da BOEHM mit einem durch Alkalibehandlung wiederaufgelösten Fibrin gearbeitet hat, liegt es nahe, anzunehmen, daß die Behandlung nicht alle Fibrinmoleküle wieder voneinander isoliert hat. Dann würden also kleine Molekülbündel oder -aggregate, vielleicht sogar Micellen, in dem untersuchten Substrat

vorhanden sein. Das würde gleichfalls zu der von BOEHM beobachteten Vergrößerung des Auslöschwinkels führen. Schon aus diesem Grunde ist also auch aus den Messungen der Strömungsdoppelbrechung vorläufig kein verwertbarer Schluß auf eine etwaige Veränderung der Molekülgröße bei der Gerinnung zu ziehen. Die hier erörterte Möglichkeit ließe sich mit Hilfe der Ultrazentrifuge nachprüfen.

Atypische Gerinnungsformen. Der eben besprochene Feinbau des Fibrins ist an den typischen fädig-netzigen Gerinnseln untersucht worden. Wie schon BENEKE betont hat, gibt es außerdem jedoch eine Vielzahl weiterer Gerinnungsformen, besonders wenn man die Gerinnungsprodukte mit einbezieht, welche innerhalb des Organismus unter gänzlich anderen Milieubedingungen als im Reagensglas entstehen. Ihre Analyse würde einen besseren Einblick in das Zustandekommen der Aggregatbildung zwischen Fibrinmolekülen gewähren und andererseits auch für die pathologische Histologie nicht ohne Bedeutung sein.

Große nadelförmige Fällungen können einerseits im Dunkelfeld zwischen Objektträger und Deckglas sich entwickeln, andererseits in Form von Krystalldrusen im Leichenblut gefunden werden (ZENKER). Ihre Kenntnis war ja für die älteren Untersucher der Hauptanlaß, die Gerinnung als Krystallisation anzusehen. Ihre Entstehung in den üblichen Dunkelfeldpräparaten als „Nadelgerinnung" (EBBECKE) wird von WOLPERS und RUSKA einleuchtend mit den dort herrschenden Strömungsverhältnissen erklärt. Damit Micellen sich aneinanderlagern können, bedürfen sie einer Strömung, die sie zusammenführt. Fehlt diese, so wachsen die Micellen in außergewöhnlichem Maße in die Länge und Breite und werden so zu lichtoptisch erkennbaren *Riesenmicellen*, eben den Krystallen. Aus dem gleichen Grunde kann man übrigens den Vorgang der Agglutination von Blutplättchen im Dunkelfeld kaum beobachten, weil auch hierzu Strömung gehört. Diesen Gebilden haben also die älteren Untersucher mit Recht besondere Bedeutung beigelegt, da sie sozusagen den micellaren Bau des Fibrins bis in lichtoptische Dimensionen hineintragen.

Eine sehr merkwürdige gestaltliche Besonderheit besitzt die zarte Fibrinfällung, welche im Liquor bei tuberkulöser Meningitis als sog. *Spinnwebgerinnsel* auftritt und von RUSKA und WOLPERS untersucht wurde. Neben allen oben geschilderten Zügen micellaren Gerüstbaues, die ihm ebenso wie dem Blutfibrin eigentümlich sind, zeigt es im elektronenmikroskopischen Bild eine Querstreifung, die bei oberflächlicher Betrachtung an diejenige des Skeletmuskels erinnert (Abb. 10). Dunkle Streifen von etwa 20 mμ wechseln mit hellen von etwa 35 mμ Breite ab. Je zwei helle und zwei dunkle Streifen zusammen würden also erst in der Größenordnung der Länge eines Fibrinmoleküls liegen. RUSKA und WOLPERS weisen darauf hin, daß Liquorfibrin viel längere Zeit zur Entstehung benötigt als sonstiges Fibrin. Infolgedessen sei vielleicht eher die Möglichkeit gegeben, daß neben der gewöhnlichen Längs- auch eine Querordnung der Fibrinmoleküle zustande kommt. Im Gegensatz zum Kettengitter des Blutfibrins würde im Liquorfibrin dann eine höhere Ordnung der Moleküle, ähnlich einem Molekülgitter im Sinne von FREY-WYSSLING, vorliegen. Die nähere Prüfung dieser Möglichkeit, besonders auf röntgenspektrographischem Wege, steht noch aus. Trifft die Annahme von RUSKA und WOLPERS zu, so müßte man innerhalb der Eiweißmoleküle Zonen verschiedener Strahlendurchlässigkeit annehmen.

Die weitere Verfolgung dieser strukturellen Eigentümlichkeit verspricht auf jeden Fall wichtige Aufschlüsse.

Bei manchen Gerinnungsformen sind lichtoptisch überhaupt keine fädigen Strukturen festzustellen; ihre elektronenoptische Untersuchung steht noch aus und dürfte zum Teil auch auf methodische Schwierigkeiten stoßen. Hierher zählt die *tropfige Entmischung* des Fibrins. Entsprechende Bildungen wurden schon früher, z. B. von WELTI, beobachtet. Der Verfasser [5] hat sie als Koazervate gedeutet, weil morphologisch eine vollkommene Übereinstimmung mit den echten, z. B. bei BUNGENBERG DE JONG abgebildeten Koazervaten besteht.

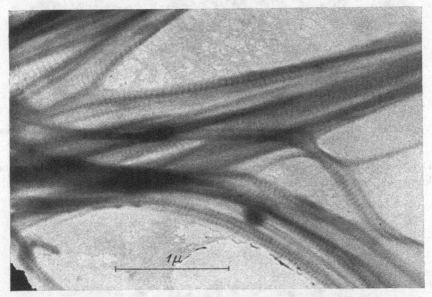

Abb. 10. Liquorfibrin mit langen Fasersträngen und einzelnen Micellen. El.opt. 16000 : 1. Nachvergrößert auf 30000 : 1. (Aus RUSKA u. WOLPERS.)

Dies betrifft zunächst die Form: gewöhnlich lichtoptisch homogene, wechselnd große Kugeln, die bisher nur in Schnittpräparaten im Leichenblut nachgewiesen wurden (Abb. 11). Auch vakuolenhaltige Kugeln oder vakuolisierte, mehr wurstartige Gebilde kommen vor. Die Koazervatnatur geht aber besonders aus vielfach beobachteten Bildern hervor, wo ein Zusammenfließen der einander berührenden Kugeln erkennbar ist; es handelt sich also nicht um ein Gel, sondern um eine flüssige Phase besonderer Art. Gelegentlich können sich die Kugeln noch sekundär zu Krystalldrusen umformen. Die Nadeln schießen dabei sternförmig im Inneren auf und lassen schließlich nur eine dünne Schale der Kugel zurück, wie schon BENEKE beschrieben hat (Abb. 12). Auch diese Veränderung ist sicheren Koazervaten eigentümlich, wie SCHADE an den für die Konkrementbildung besonders wichtigen tropfigen Entmischungen des Cholesterins und der Harnsäure gezeigt hat.

ZINCK, welcher die Koazervate in Bestätigung WELTIs häufig bei Verbrennungen gefunden hat, meint, die Kugeln beständen aus dem „homogenen oder gallertigen Fibrin DIETRICHs", und fährt fort:

„In neuerer Zeit hat auf kolloidchemischem Weg APITZ diesen Körper bei der Gerinnung in vitro darstellen können und hat ihn als Profibrin bezeichnet."

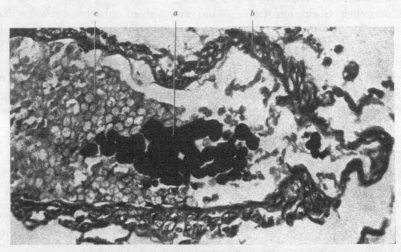

Abb. 11. Fibringerinnung unter dem Bilde der tropfigen Entmischung. *a* = Fibrinkugeln, *b* = Gefäßwand *c* = Erythrocyten. (MASSON-Färbung, Vergr. 450fach.) (Aus APITZ [5].)

Dergleichen Ansichten hat der Verfasser jedoch nirgends geäußert; Profibrin ist keinerlei Abscheidung, und andererseits ist es noch nie gelungen, tropfige

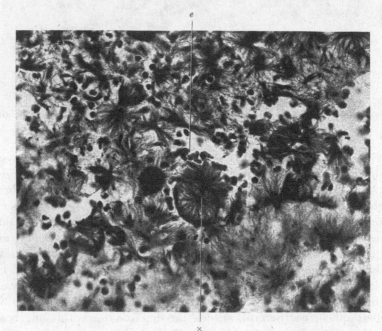

Abb. 12. Stern- und büschelförmige Fibrinfällung. Bei × ist der Stern im Zentrum einer Fibrinkugel aufgetreten. *e* = Erythrocyten. (WEIGERTs Fibrinfärbung, Vergr. 440fach.) (Aus APITZ [5].)

Entmischung des Fibrins im Reagensglas nachzuweisen. ZINCK widerspricht der Deutung der Kugeln als Koazervate: „Daß alle diese Kugeln tropfige Ent-

mischungen (APITZ) darstellen, ist sicher nicht zutreffend, denn gar nicht selten lassen sich mit geeigneten Färbungen Adsorptionspunkte feststellen, manchmal nicht nur Erythrocytentrümmer (ZINCK), sondern auch abgestorbene Zellen, vielleicht Blutplättchen, agglutinierte rote Blutkörperchen und abgestorbene Zellen oder Zellreste." Da aber die Einbeziehung geformter Teilchen in Eiweißabscheidungen eine sehr verbreitete Erscheinung ist, läßt sich hieraus kaum ein Einwand gegen tropfige Entmischung gewinnen. Die Kugelform soll nach ZINCK durch Rotation der Ausfällungen im Blutstrom entstehen. Dann würde man Faserknäuel, aber nicht homogene Bildungen erwarten. Außerdem ist die von ZINCK in diesem Zusammenhang angenommene intravitale Entstehung der Gebilde recht unwahrscheinlich. Zu ihren Gunsten werden angeführt: „schlierenförmige Anlagerungen dieses homogenen Fibrins", das Vorkommen der Kugeln auch in Arterien und die Verschmelzung von Kugeln. Diese Umstände stehen mit einer postmortalen Entmischung wohl ebensowenig in Widerspruch wie der Nachweis der Kugeln in den Nierengefäßen von Versuchstieren bereits eine Stunde nach experimenteller Verbrennung. Die einzelnen Bedingungen ihrer Entstehung sind eben noch ganz unbekannt, so daß auch mit ZINCKS Feststellung in diesem Zusammenhang nicht viel anzufangen ist, daß im abgebundenen und verbrühten Kaninchenohr keine Kugeln zu finden sind.

Aus dem Fundort der Koazervate läßt sich auf die Zeit ihrer Entstehung schließen. Sie werden zum allergrößten Teil in kleinen Venen des großen Kreislaufs, besonders im Gehirn, gefunden. Würden sie entstehen, solange das Blut noch strömt, so müßten sie in ähnlicher Weise wie eine Fettembolie verschleppt werden; denn infolge ihrer Größe können die meisten Kugeln Capillaren sicher nicht passieren. Wie auch ZINCK angibt, sind irgendwelche vitalen Reaktionen auf die Gegenwart der Kugeln, wie Organisation, Infarktbildung od. dgl., bis jetzt nicht gefunden worden. All diese Umstände lassen es andererseits natürlich nicht als ausgeschlossen erscheinen, daß gelegentlich einmal auch während des Lebens Fibrinkugeln entstehen, am ehesten im stagnierenden Blute. Aber einwandfrei nachgewiesen ist ein solches Vorkommnis noch nicht, während die postmortale Entstehung aus den angeführten Gründen die Regel sein dürfte.

Eine weitere Gerinnungsform ist sowohl aus Reagensglasversuchen wie aus der Humanpathologie bekannt, nämlich die *gelatinierende oder „hyaline" Gerinnung*. Hierbei fehlen überhaupt lichtoptisch nachweisbare Strukturen. Im Gegensatz zur Koazervation kommt es nicht zur Trennung in zwei verschieden dichte Phasen. Auch bildet sich ein Gel, also eine Struktur, die sich mit ähnlichen Massen nicht mehr durch Zusammenfließen vereinigen kann. Gelatinierung wurde gewöhnlich am Fehlen der Fäden im Dunkelfeld nachgewiesen, so im verdünnten Katzenplasma, im Krabbenblut und im alkalisierten Blut (HOWELL [7], BARRATT), im Plasma enteritiskranker oder durstender Kaninchen sowie nach Einspritzung verschiedener Stoffe (MANGOLD und KITAMURA, MASUDA, WATANABE). Nur im Hellfeld auf homogenen Bau geprüft ist das sog. „hyaline" Fibrin, das als capilläre Thrombose in der Niere und im Gehirn nicht selten gefunden wird. Hierher gehört vielleicht auch das gallertige Fibrin, dessen Bildung auf fremden Oberflächen zuerst LAKER behauptet hat und dem DIETRICH eine Rolle bei der Thrombose zuschreibt. Auch extravasiertes Plasma kann sich gelegentlich in

homogener Form verfestigen, so besonders in Form eines hyalinen, der Wand anhaftenden Eiweißschleiers in der kindlichen Lungenalveole.

Die Gelatinierung des Fibrins ist kaum anders als durch Gerüstbildung zu erklären; dies ist eben die einzige Form, in der sich Fadenmoleküle in größeren Volumina verfestigen können. Die Unsichtbarkeit der Bausteine kann dann nur darauf beruhen, daß sie feiner als bei gewöhnlicher Gerinnung sind. Am ehesten ist daran zu denken, daß Moleküle miteinander vernetzt sind und als größte Baueinheit bei parallelem Verlauf Micelle, nicht aber Fasern bilden. Man müßte dann im Gegensatz zum Micellargerüst des gewöhnlichen Fibrins hier von einem Molekulargerüst im Sinne von Frey-Wyssling sprechen. Eine derartige Annahme ist der direkten Prüfung auf elektronenoptischem Wege zugänglich.

Ebbecke und Knüchel [2] beschreiben neben der nadligen und fädigen Gerinnung als dritten, im Dunkelfeld erkennbaren Typ die „Körnchengerinnung", welche mit feinkörnigen Niederschlägen einsetzt. Sie betonen ihre Ähnlichkeit mit der Verfestigung der Gelatine einerseits, mit der Bildung der Globuliten und Margariten der Krystallographen andererseits. Ebbecke [2] vermutet auch bei dieser Gerinnungsform einen mikrokrystallinen Bau und erblickt dementsprechend in ihrem Vorkommen keinen Gegensatz zur von ihm vertretenen Deutung der Gerinnung als Polymerisations-Krystallisations-Vorgang.

3. Das Profibrin.

Im vorstehenden Abschnitt wurde erörtert, wie die Strukturen bei verschiedenen Endausgängen der Gerinnung hinsichtlich ihrer Bausteine und der Art ihrer Anordnung beschaffen sind. Nach dieser morphologischen Betrachtung des Gerinnungsproduktes soll nunmehr auf die *Morphogenese*, also auf die Entstehung der Struktur, eingegangen werden. Solange das Fibrin noch kein Gelgerüst gebildet hat, ist seine Untersuchung nur durch verschiedenartige indirekte, nicht durch die direkten optischen Methoden durchführbar. Insbesondere die Abhängigkeit seiner Löslichkeit von anwesenden Salzen sowie sein Verhalten gegen adsorbierende Oberflächen haben hier wichtige Einblicke gewährt. Man gelangt so zur Kenntnis eines Stoffes, der nach einem Vorschlage des Verfassers als *Profibrin* bezeichnet wird, weil er dem Fibrin *vor* der Strukturbildung entspricht.

Im Gerinnungsschrifttum spielte dieses Zwischenprodukt der II. Phase bis vor kurzem keine wesentliche Rolle. Insbesondere war man sich meist nicht bewußt, daß eine Reaktionskinetik der Thrombinwirkung erst möglich sein wird, wenn der chemische Umwandlungsprozeß getrennt vom sekundären, zeitverbrauchenden Fällungsvorgang betrachtet werden kann. Das ist eigentlich erstaunlich, wenn man die Verhältnisse bei zwei nahe verwandten Vorgängen, der Krystallisation und der Denaturierung, betrachtet. Die Krystallisation setzt gewöhnlich übersättigte Lösungen voraus (seltene Ausnahmen z. B. bei Staudinger S. 118). Auch denaturierte Eiweißkörper fallen nicht sofort nach ihrer Bildung aus, sondern nach einem von den Milieuverhältnissen abhängigen Intervall. Aus Gründen der Analogie hätte man etwas Derartiges auch bei der Gerinnung erwarten können.

Der Verfasser [2] hat gezeigt, daß der Gerinnung regelmäßig ein Stadium des noch gelösten Fibrins vorausgeht, durch welches charakteristische Ver-

haltungsweisen des gerinnenden Substrats verursacht sind. Vor dem Erscheinen der entsprechenden Veröffentlichungen sind ähnliche Verhältnisse zwar schon vermutet, aber nicht ausreichend experimentell begründet worden. So findet man schon bei A. SCHMIDT die Annahme, daß vor der Gerinnung ein lösliches Fibrin auftrete. Soweit spätere Untersucher einschlägige Beobachtungen gemacht haben, gingen ihre Deutungen jedoch in einer anderen als der eben angegebenen Richtung. Die von ihnen erhobenen Einzelbefunde werden auf S. 118 erörtert und zu deuten versucht, nachdem die allgemeinen Verhältnisse dargelegt sind. Hier genügt es darauf hinzuweisen, daß verschiedene Möglichkeiten befürwortet wurden. So hat MELLANBY angenommen, daß Fibrin mehrere Modifikationen durchläuft, von denen nur die zuerst entstehenden eine gewisse Löslichkeit hätten. JAQUES vermutete, daß das Fibringlobulin die lösliche Quote des demnach nicht ganz unlöslichen Fibrins darstelle; ähnlich hat HAMMARSTEN die Entstehung des Fibringlobulins aus einem löslichen Fibrin für wahrscheinlich gehalten. BORDET und GENGOU haben eine eigentümliche flockende Wirkung nicht ganz vollständig geronnenen Blutplasmas beobachtet und richtig darauf bezogen, daß hier Fibrin in einem „instabilen Gleichgewicht" vorliege; jedoch haben sie nicht die Möglichkeit erwogen, daß ihre Beobachtung ein gesetzmäßiges Durchgangsstadium der Gerinnung verrät, und hielten den flockenden Stoff offenbar für ein eigenartiges Ausnahmeprodukt der Gerinnung.

Der Nachweis des Profibrins und seine Fibrinnatur. Die Durchgangsphase der Gerinnung, während welcher Fibrin noch in Lösung ist, wird um so länger sein, je bessere Lösungsverhältnisse man schafft und je langsamer die Gerinnung verläuft. Beides wird durch eine Erhöhung des Kochsalzgehaltes im gerinnenden Substrat erzielt. Die Versuche, auf welche im folgenden Bezug genommen wird, sind daher zum größten Teil bei 0,8n-NaCl vorgenommen. Um das gebildete Zwischenprodukt sodann in Ruhe und ohne fortschreitende Veränderungen untersuchen zu können, muß der Gerinnungsverlauf in dem interessierenden Stadium unterbrochen werden können. Dies ist durch Zusetzen von Hirudin oder Heparin möglich.

Durch solches Vorgehen läßt sich nachweisen, daß eine Fibrinogenlösung nach dem Zufügen von Thrombin und schon lange vor dem Auftreten der ersten Gerinnsel neue Eigenschaften annimmt. Man erkennt das hauptsächlich an drei Reaktionen, die auf Eiweißflockung beruhen. Bei Elektrolytentzug durch Verdünnen mit destilliertem Wasser tritt (bei etwa 0,1n-NaCl) eine kräftige Flockung auf. Das gleiche ereignet sich beim Zufügen stark kochsalzhaltiger Lösungen (z. B. bei 2,0n-NaCl). Wird eine Aufschwemmung von Kaolin oder anderen Adsorbentien zugesetzt, so werden die Teilchen schnell und stark agglutiniert. Eine Vergleichslösung thrombinfreien Fibrinogens gibt diese Reaktion nicht. Die Flockungsreaktionen sind nicht einfach Beschleunigungen des Gerinnungsvorgangs; denn man kann eine derart veränderte Fibrinogenlösung aufbewahren, ohne daß spontane Gerinnsel auftreten, unter Umständen auch nach einer Woche noch nicht. Ohne die drei genannten Eingriffe kommt also eine als Gerinnung anzusehende Eiweißfällung dann nicht zustande.

Wenn die eben beschriebenen Versuchsbedingungen auch besonders günstig sind, so läßt sich grundsätzlich das gleiche Verhalten doch in *jedem* gerinnenden Substrat, so auch im Plasma verschiedener Tierarten nachweisen, gleichgültig

ob die Gerinnung z. B. durch Thrombin, Thrombokinase, Recalcifizieren oder durch Schlangengift ausgelöst wird.

Der leicht flockende Eiweißstoff ist nach vollständigem Abschluß der Gerinnung immer verschwunden; er kann also nicht mit Fibringlobulin identisch sein. Vor Zufügen von Thrombin ist der Stoff nicht vorhanden; er muß also auch vom Fibrinogen verschieden sein. Es wäre denkbar, daß das gesamte Fibrinogen der Lösung durch den Einfluß des Thrombins „labilisiert", also weniger löslich geworden ist. Man kann jedoch, nachdem eine der genannten Flockungsproben vorgenommen und die Flockung entfernt wurde, in der restlichen Lösung leicht ein ganz unverändertes Fibrinogen nachweisen, das keine derartigen Reaktionen gibt. Durch den Einfluß des Thrombins wird folglich zunächst nur ein Teil des Fibrinogens in einen leicht flockenden Eiweißkörper verwandelt, dessen Auftreten zur Gerinnung überleitet und der deshalb zweckmäßig als „Profibrin" bezeichnet wird.

Das Profibrin ist also ein Eiweißkörper, der nach seinen Eigenschaften als eine Zwischenstufe bei der Umwandlung des Fibrinogens in Fibrin anzusehen ist. Mit dem Fibrinogen hat es den Mangel einer Gelstruktur, mit dem Fibrin die Entstehung durch Thrombinwirkung gemeinsam. Dieser intermediäre Charakter könnte nun entweder auf chemischen Eigenschaften oder auf dem besonderen kolloidalen Zustand des Profibrins beruhen. Im ersteren Fall wäre die Annahme notwendig, daß das Fibrinogenmolekül durch Thrombin nicht sogleich vollständig umgewandelt wird, sondern den Zustand des Fibrins nach Durchschreiten von mehreren, wenigstens zwei Stufen erreicht, von denen eine die Eigenschaften des Profibrins, erst die letzte diejenigen des Fibrins hätte. Im anderen Fall würde Profibrin chemisch mit Fibrin identisch sein, jedoch noch kein Gelgerüst gebildet haben. Profibrin könnte also in *chemischer* Hinsicht entweder ein Zwischen- oder das Endprodukt der Gerinnung sein.

Zwischen den beiden genannten Möglichkeiten läßt sich entscheiden, wenn man auf die drei wichtigsten Eigenschaften achtet, welche das Fibrin kennzeichnen und es von andersartigen, z. B. durch Salzzusatz oder Dialyse erzeugten Flockungen des Fibrinogens grundlegend unterscheiden. Als erste solche Eigenschaft ist die besondere Struktur des Fibrins, in der Regel von der Art eines Micellargerüsts, zu nennen. Zweitens ist für Fibrin charakteristisch, daß es unter physiologischen Verhältnissen nicht wieder in Lösung geht. Als dritte Eigenschaft sei das Verhalten eines Fibrins genannt, das durch Kunstgriffe — z. B. Alkalisieren mit nachfolgendem Reneutralisieren — in Lösung gebracht wurde. Ein solches Fibrin fällt spontan wieder aus, ohne daß erneute Thrombinwirkung dabei eine Rolle spielen würde.

Dementsprechend ist zu prüfen, ob die Flockung des Profibrins strukturiert ist, ob sie unter physiologischen Verhältnissen wieder in Lösung gehen kann und ob sie unabhängig vom Thrombin erfolgt. Es hat sich ergeben, daß Profibrin in diesen Punkten mit Fibrin vollständig übereinstimmt. Seine Fällungen sind im Dunkelfeld fädig; es geht ohne Änderung des p_H oder besondere Zusätze nicht wieder in Lösung; ein bei physiologischem Kochsalzgehalt gebildetes Profibrin flockt auch dann vollständig aus, wenn die Thrombinwirkung durch Hirudin oder Heparin unterbrochen wird; seine Flockung ist also thrombinunabhängig (vgl. S. 120).

Eine weitere Gelegenheit, Profibrin und Fibrin zu vergleichen, bietet eine merkwürdige Eigenschaft solchen Fibrins, welches im Oxalatplasma entsteht. Dasselbe löst sich nämlich spontan wieder auf, wenn es in Kochsalzlösung oder destilliertes Wasser übertragen wird. Eine derartige, durch Desaggregation gewonnene Fibrinlösung weist nun alle Eigenschaften des gewöhnlichen Profibrins auf. Das gleiche trifft für das alkaligelöste, vorsichtig reneutralisierte Fibrin zu.

Es ergeben sich also keinerlei Anhaltspunkte dafür, daß im Profibrin ein chemisches Zwischenprodukt der Gerinnung vorliegt. Vielmehr kommt man zum Schluß, daß es chemisch dem Fibrin gleich ist und sich von ihm nur in seinem Kolloidzustand durch die noch nicht vollzogene Aggregation bzw. Strukturbildung unterscheidet.

Der Einfluß des Salzgehaltes auf die Stabilität des Profibrins. Wenn Profibrin mit desaggregiertem Fibrin identisch ist, kann es sich jedenfalls nicht mehr um Micelle handeln, die ein Gerüst und in diesem Gerüst durch parallele Verlaufsstrecken Fasern bilden. Seine Teilchen können vielmehr nur freie Micelle oder aber Fibrinmoleküle sein. Später wird darauf eingegangen werden, daß die Eigenschaften des Profibrins stark davon abhängen, ob es als ein vorwiegend micellares oder molekulares

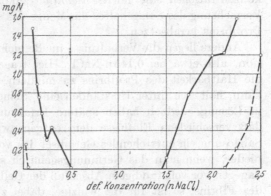

Abb. 13. Eiweißflockungen aus einem hirudinversetzten Gerinnungsgemisch bei verschiedenen Kochsalzkonzentrationen. Abszisse: Definitive Konzentrationen in n-NaCl. Ordinate: Eiweißflockungen in mg N. Gestrichelte Kurve: Flockungen des unbehandelten Ausgangsfibrinogens. Ausgezogene Kurve: Flockungen des profibrinhaltigen Gerinnungsgemisches. (Aus APITZ [2].)

Sol vorliegt (vgl. S. 122ff.). Betrachtet man jedoch nur das frisch gebildete Profibrin im Anfange der Gerinnung, so hat man ein annähernd einheitliches Material vor sich, das, wie vorweggenommen sei, durch die Kleinheit seiner Teilchen gekennzeichnet ist. Vergleicht man ein derartiges frisch entstandenes Profibrin mit Fibrinogen bei Veränderung des Salzgehaltes der Lösungen, so bekommt man einen tieferen Einblick in die Besonderheiten seines Lösungszustandes.

Zu einem solchen Vergleich stehen quantitative Methoden zur Verfügung. Zunächst werden von einer Fibrinogenlösung die Fällungsgrenzen und die gefällten Eiweißmengen bei verschiedenem Kochsalzgehalt ermittelt. Die gestrichelten Linien der Abb. 13 geben diese Werte für ein Versuchsbeispiel wieder. Sodann läßt man Thrombin auf eine ebenso hergestellte Fibrinogenlösung einwirken und unterbricht seine Wirkung vor dem Auftreten von Gerinnseln durch Zusatz von Hirudin oder Heparin. Dieses profibrinhaltige Gerinnungsgemisch wird nun in einer Reihe von Proben gleichfalls auf verschiedenen Kochsalzgehalt gebracht. Die auftretenden Fällungen werden bestimmt und sind als ausgezogene Linien in Abb. 13 eingetragen. Wie aus den besprochenen qualitativen Profibrinreaktionen schon hervorging, verhalten sich die beiden Eiweißkörper insoweit übereinstimmend, als sie sowohl durch Entzug wie durch Zusatz von Elektrolyt

ausgefällt werden. Jedoch ist Profibrin gegen diese Veränderungen weit empfindlicher als Fibrinogen. Im abgebildeten Versuch war die flockungsfreie Zone
etwa auf das Gebiet zwischen 0,5 und 1,5n-NaCl eingeengt. Das sind natürlich
keine absoluten Werte. Nimmt der Profibringehalt zu, so verschmälert sich diese
Zone, wobei die optimale Stabilität etwa bei 1,0n-NaCl liegt. Steigt der Gehalt
an Profibrin weiter, so finden Flockungen bei allen Kochsalzkonzentrationen
statt, nur wiederum am schwächsten im Bereich von 1,0n-NaCl.

Der in diesem Bereich nicht ausfallende Profibrinanteil ist nicht nur verzögert
in seiner Gerinnung. Er kann noch 3—8 Tage lang sich in flüssigem Zustand
erhalten. Man kann also sagen, daß dem Profibrin bei mittleren Kochsalzkonzentrationen eine gewisse *Stabilität* zukommt, wobei sowohl Minderung wie
Vermehrung des Salzgehaltes die Menge des stabilen, d. h. in Lösung bleibenden
Profibrins herabsetzen.

Anders liegen die Verhältnisse im Bereich der physiologischen Salzkonzentration, also etwa bei 0,145n-NaCl. Hier tragen verschiedene Faktoren dazu bei,
die Haltbarkeit des Profibrins zu mindern. Wie man aus Abb. 13 entnehmen
kann, hält sich unter Umständen eine kleine Quote des Profibrins längere Zeit
in Lösung. Jedoch haben spätere Erfahrungen (Apitz und Thelen) gelehrt,
daß verschiedene Einflüsse dem entgegenwirken. So reißt in physiologischer
Salzlösung ein entstehendes Gerinnsel das vorhandene Profibrin vollständig mit
nieder, wenn man das Gerinnungsgemisch sich selbst überläßt. Entfernt man
dagegen vor vollständigem Abschluß der Gelbildung mechanisch die Hauptmasse
des Fibrins, so ist für die winzige, dabei zurückbleibende Profibrinmenge die
Flockung zwar stark erschwert. Sie erfolgt aber immer spontan, wenn auch erst
nach einem oder mehreren Tagen, wie schon aus den Angaben von Bordet und
Gengou hervorgeht. Das Verhalten solcher Profibrinreste wird daher am besten
als *Flockungsverzögerung*, nicht aber als Stabilität bezeichnet. Es sei hier schon
angemerkt, daß innerhalb des Organismus auch kleine Profibrinmengen sich nicht
länger als 2 Stunden nach ihrer Entstehung nachweisen lassen; hier wirken also
weitere, noch unbekannte Einflüsse der Flockungsverzögerung entgegen (Apitz
und Thelen).

**Die Beziehung der Profibrinbildung zu einer angeblichen echten Löslichkeit
des Fibrins.** Weil das einmal gefällte Profibrin nicht wieder in Lösung zu bringen
ist, ohne daß grobe Milieuveränderungen gesetzt werden, hat der Verfasser [5]
schon früher die Meinung ausgesprochen, daß ihm keine echte, sondern höchstens
eine kolloide Löslichkeit zukomme. Diese Auffassung soll jetzt eingehender begründet und damit zugleich das eigentümliche Verhalten der Profibrinlösungen
zu erklären versucht werden. Anlaß hierzu gibt die von mancher Seite geübte
Bezeichnung des Profibrins als „lösliches Fibrin", welche bei wörtlicher Anwendung schwerwiegende Irrtümer verursachen kann. Die beiden Ausdrücke
sind keine Synonyma; vielmehr läßt sich zeigen, daß die klassische Auffassung,
Fibrin sei ein unlösliches Produkt aus Fibrinogen, durch den Nachweis des Profibrins nicht erschüttert wird.

Natur und Ursachen der Löslichkeit von Eiweißkörpern sind noch so wenig
geklärt, daß man sich bei derartigen Betrachtungen nicht auf allgemein anerkannte Anschauungen über die Grundnatur der Vorgänge stützen kann. Dagegen gibt der Vergleich der Profibrinbildung mit ähnlichen Vorkommnissen bei

der Denaturierung von Eiweißkörpern wichtige Aufschlüsse. Ganz abgesehen davon, ob der Gerinnungsablauf als Ganzes den Denaturierungen zugezählt werden darf, besteht doch schon jetzt kein Zweifel, daß Gerinnung und Denaturierung die Bildung eines gelösten Zwischenproduktes als Vorstufe der freien Fällung gemeinsam haben.

Bekanntlich verläuft jede daraufhin geprüfte Denaturierung in zwei Phasen, deren erste die chemische Umwandlung und deren zweite die Ausflockung des umgewandelten Eiweißkörpers ist. Man kann den Vorgang in die beiden Phasen zerlegen, wenn man z. B. Albumin in alkalischer oder saurer Lösung erhitzt. Dabei tritt keine Fällung auf; aber die Fällung erfolgt sogleich nach der Neutralisation, auch wenn die Lösung inzwischen abgekühlt ist. Der zweite Teilvorgang, die Flockung, ist also unabhängig vom denaturierenden Einfluß. Ähnlich fällt ein mit Milchsäure angesäuertes Fibrinogen unter der Wirkung von Thrombin nicht aus, jedoch sogleich nach der Neutralisation (LENGGENHAGER).

Die Hitzedenaturierung des Fibrinogens wurde vom Verfasser [3] besonders mit Rücksicht auf das Vorkommen eines dem Profibrin entsprechenden Zwischenprodukts untersucht. Es ergab sich eine so vollkommene Übereinstimmung, daß hier auf die Wiedergabe von Einzel-

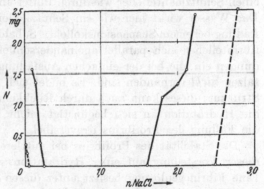

Abb. 14. Eiweißflockungen aus einer erhitzten Fibrinogenlösung bei verschiedenen Kochsalzkonzentrationen. Abszisse: Kochsalzkonzentrationen in n-NaCl. Ordinate: Ausgefallenes Eiweiß in mgN. Gestrichelte Kurve: Unbehandelte Ausgangslösung. Ausgezogene Kurve: Erhitztes Fibrinogen. (Aus APITZ [3].)

heiten verzichtet werden kann. Die Löslichkeitsverhältnisse des „Hitzeprofibrins" gleichen denjenigen des durch Thrombin gebildeten, wie ein Vergleich der Abb. 14 mit Abb. 13 lehrt.

Bei Eiweißdenaturierungen kommt also ein — dem Profibrin entsprechendes — „Pro-Denaturat" zur Beobachtung. Obwohl dieser Umstand seit langem bekannt ist, hat doch niemand hieraus die Folgerung gezogen, daß denaturierte Eiweißkörper löslich seien. Im Gegenteil gilt es als das Hauptkennzeichen der Denaturierung, daß ihre Produkte in der Nähe des isoelektrischen Punktes *unlöslich* sind. Es gibt keinen besonderen Befund im Bereiche der Gerinnung, mit dem man hier eine andersartige Einstellung begründen könnte.

Wenn also dem Fibrin keine (praktisch ins Gewicht fallende) echte Löslichkeit zukommt, erhebt sich die Frage, wie man den Lösungszustand des Profibrins auffassen soll. Die Antwort lautet verschieden, je nach den Salzkonzentrationen, die man betrachtet. Wie schon ausgeführt wurde, handelt es sich bei physiologischen Salzkonzentrationen lediglich um eine Flockungsverzögerung, also gewissermaßen um ein in langsamer Ausfällung befindliches Fibrin. Man kann diesen Zustand als Metastabilität auffassen, also mit derjenigen Krystallisationsverzögerung vergleichen, die z. B. bei geringen Konzentrationen eines unlöslichen Salzes beobachtet wird. Diese einfache Erklärung läßt sich aber nicht auf die Stabilität des Profibrins bei mittlerem Salzgehalt anwenden.

Hierbei wird, wie schon ausgeführt, eine empfindliche Abhängigkeit der Stabilität vom Salzgehalt beobachtet, die etwa bei 0,8—1,0n-NaCl ein Optimum hat. Ohne hier im einzelnen auf die Beziehung zwischen Salzgehalt und Löslichkeit der Eiweißkörper einzugehen, kann doch so viel mit größter Wahrscheinlichkeit als sicher angesehen werden, daß sowohl die Aussalzung wie die Einsalzung (d. h. Löslichkeit bei Salzzusatz) der Globuline auf einer Dehydratation beruhen. Mithin fördern mittlere Kochsalzkonzentrationen die *Hydratation* der Profibrinteilchen. Nun wirkt die Hydratation erfahrungsgemäß immer einer Aggregation entgegen. Man kann sich diesen Zusammenhang einfach mechanisch vorstellen; Eiweißmoleküle, die von einer Wasserhülle umgeben sind, werden wie durch einen Schutzmantel oder wie durch Puffer an der Zusammenlagerung verhindert. Das Wasser wirkt hier wie ein Schutzkolloid oder wie eine hohe gleichsinnige Ladung bei einem Suspensionskolloid. Sobald aber durch Dehydratation die Profibrinteilchen sich parallel aneinanderschließen können, treten chemische Bindungen ein, die bei der einfachen Ausfällung von *Fibrinogen*teilchen durch Aussalzen *nicht* vorhanden sind. Es bildet sich ein Aggregat von charakteristischer Struktur; dieses kann auch durch Rückkehr zu einem Kochsalzgehalt, welcher die Hydratation an sich begünstigt, nicht mehr gesprengt werden. Daher ist die Fällung des Profibrins irreversibel.

Die Stabilität des Profibrins bei mittlerem Kochsalzgehalt beruht also nach dieser Vorstellung auf einer Hydratation, welche die Aggregation verhindert. Eine Fibrinogenlösung besitzt unter diesen Bedingungen echte Löslichkeit; sie entspricht einem hydrophilen Kolloid. Dagegen entspricht eine Profibrinlösung durch die chemische Umwandlung des Eiweißmoleküls nur mehr einem Suspensionskolloid; das Hydratwasser verleiht ihm seine Stabilität. Hierdurch wird der profibrinfällende Einfluß von Adsorbentien gleichfalls verständlich, weil sie die Hydratation durch Oberflächenkräfte überwinden (vgl. S. 125). In diesem Sinne kann man bei unphysiologisch hohen Kochsalzkonzentrationen statt von Stabilität des Profibrins auch von kolloider Löslichkeit, nicht aber von echter Löslichkeit sprechen. Insbesondere ist der tiefgreifende Unterschied gegenüber dem Fibrinogen im Auge zu behalten, der nicht nur quantitativer Art ist.

Deutung der einschlägigen älteren Beobachtungen. Nunmehr sind die notwendigen Grundlagen gegeben, um zu den Befunden und Annahmen früherer Untersucher Stellung nehmen zu können. Jaques [1] fand, daß bei der Gerinnung unter den von ihm gewählten Versuchsbedingungen bis zu 10% des Fibrinogenstickstoffs zu Fibringlobulin werden. Er bezog dies auf eine entsprechend hohe Löslichkeit des Fibrins (etwa 0,01 g%). In Wirklichkeit findet man nach vollständigem Gerinnungsablauf keine Profibrinreaktionen mehr. Dies müßte aber der Fall sein, wenn die Auffassung von Jaques richtig wäre. Über die wahre Natur des Fibringlobulins wurde schon auf S. 98 gesprochen. Dagegen hat Jaques ebenso wie schon früher Foå mit Recht angenommen, daß die Reaktionskinetik der II. Phase zu der Annahme eines gelösten Zwischenproduktes der Gerinnung nötigt.

Hammarsten [1] machte beim Gefrieren und Wiederauftauen von Substraten, die vor der Gerinnung standen, einige eigenartige Beobachtungen, deren vollständige Deutung noch nicht möglich ist. In diesen Substraten, die später sämtlich auch ohne weitere Eingriffe Gerinnsel bilden würden, entstehen nach

der angegebenen Behandlung flockige Niederschläge, welche zweierlei Art sind. Erstens kann ein unlösliches Material erscheinen, welches die Eigenschaften des Fibrins hat, also z. B. nicht wieder löslich ist. Da keine gerinnungshemmenden Zusätze gemacht wurden, könnte ihr Erscheinen einfach von einer Beschleunigung der Gerinnung herrühren. Solche Fibrinflockungen treten vor allem in Substraten auf, die schon längere Zeit unter der Einwirkung von Thrombin standen. Während des Frierens und Wiederauftauens dürften ganz unübersehbare Konzentrationsveränderungen des Thrombins oder Fibrinogens Platz greifen, die sehr wohl die II. Phase beschleunigen könnten. Daß die Flockungen Profibrin sind, müßte jedenfalls erst durch darauf gerichtete Versuche nachgewiesen werden.

Werden die gerinnenden Substrate aber nach einer noch kürzeren Einwirkung von Thrombin gefroren, so erscheinen Flockungen, die beim Erwärmen spontan oder in 3—4% NaCl wieder in Lösung gehen. Aus Profibrin habe ich niemals wiederlösliche Flockungen erhalten; wie zur Genüge betont wurde, beruht ja die chemische Gleichsetzung des Profibrins mit Fibrin zur Hauptsache gerade auf diesem Verhalten. Man wird daher erwägen müssen, ob HAMMARSTEN hier nicht ein „labilisiertes" Fibrinogen in Händen hatte, also ein solches, dessen *chemische* Umwandlung zu Fibrin noch nicht vollständig abgelaufen war. Die Frage läßt sich vorläufig nicht beantworten, wäre aber wert, eingehend geprüft zu werden. Man könnte z. B. auch an eine Beziehung zu der von WÖHLISCH [1 b] aufgefundenen und von FARKÀS und GROAK isolierten zweiten Fibrinogenfraktion denken, die durch einen nach dem Alkalischen hin verschobenen isoelektrischen Punkt ausgezeichnet ist. WÖHLISCH [6] hat vermutet, daß dieser Stoff mit Profibrin identisch ist, was aber wegen der offenbar guten Löslichkeit des Stoffes kaum annehmbar erscheint.

HAMMARSTEN [1] hat seine eigenartigen Befunde zunächst sehr zurückhaltend ausgedeutet:

„Ich betrachte diese ... bei gelindem Erwärmen wieder verschwindende Fällung als ein schon etwas verändertes Fibrinogen, als das erste Zeichen einer stattgefundenen fermentativen Einwirkung."

Später hat HAMMARSTEN [2] vermutet, daß ein „lösliches" Fibrin die Muttersubstanz des Fibringlobulins sei, was allerdings wenig zu den heutigen Vorstellungen über die Natur des sog. Fibringlobulins passen würde (vgl. S. 98). Jedenfalls ist die Beziehung der HAMMARSTENschen Fällungen zum Profibrin mindestens noch sehr fraglich. Ich kann WÖHLISCH ([6] S. 272) daher nicht beipflichten, wenn er neuerdings schreibt:

„Als erster hat HAMMARSTEN gezeigt, daß sich das gelöste Fibrin als Vorstufe des festen Fibrins in Fibrinogenlösungen durch Gefrierenlassen der Lösungen nachweisen läßt."

Dagegen beruht eine Beobachtung von MELLANBY [1] sicher auf Profibrinbildung. Er hat in einem stärker kochsalzhaltigen Substrat das bereits vorhandene, aber noch nicht ausgefällte Fibrin durch Verdünnen mit Wasser nachgewiesen. Damit hat er die Ursache der auch schon A. SCHMIDT und HAMMARSTEN [2] bekannten Erscheinung nachgewiesen, daß die Fibrinbildung in einem stark kochsalzhaltigen Substrat ganz oder teilweise unterdrückt sein kann. MELLANBY bemerkt hierzu: „Die Löslichkeit des eben gebildeten Fibrins in Kochsalz und sein langsamer Übergang in eine Modifikation, die in diesem Salz verhältnismäßig unlöslich ist, hat beträchtliches Interesse." Das neugebildete

Fibrin gehe durch eine Reihe von Modifikationen hindurch, die durch die relative Löslichkeit in Kochsalzlösung erkennbar seien, bevor es den endgültigen Zustand des stabilen Fibrins erreiche. Den Nachweis einer derartigen löslichen Fibrinvorstufe durch Isolierung und Wiederlösung hat Mellanby nicht versucht; er wäre natürlich auch negativ ausgefallen. Nicht das Fibrin verändert eben seine chemischen Eigenschaften während der Gerinnung, sondern der Kochsalzgehalt wirkt hemmend auf die Ausfällung des in chemischer Hinsicht immer gleichen Fibrins, wie eingehend auseinandergesetzt wurde.

Bordet und Gengou beobachteten ein besonderes Verhalten des Serums, welches durch Defibrinieren mit dem Glasstab gewonnen wird. Die Teilchen einer Aufschwemmung von Bariumsulfat werden hierin lebhaft agglutiniert, was im gewöhnlichen Serum nicht zu beobachten ist. Im Gegensatz zum letzteren entsteht in dem mit dem Glasstab defibrinierten Serum nach 1—3 Tagen eine zarte Nachgerinnung, mit deren Auftreten die agglutinierende Fähigkeit verschwindet. Bordet und Gengou erklären die Erscheinung ganz richtig:

„Ein Teil des durch Thrombin veränderten Fibrinogens entgeht der Defibrinierung, verteilt sich im Plasma und hält sich im Zustand eines instabilen Gleichgewichts."

Sie schließen daraus, „daß die Umwandlung in Fibrin nicht die einzige Veränderung sei, der das Fibrinogen unterliegt". Die französischen Untersucher haben also das metastabile Verhalten von Profibrinspuren im physiologischen Milieu entdeckt und richtig gedeutet. Ihre Versuche sind mit gleichem Ergebnis von Lenggenhager [1] angestellt worden und waren der Anlaß für den Verfasser, das Verhalten des Profibrins gegen Adsorbentien zu seinem Nachweis zu benutzen. Aber Bordet und Gengou haben in ihrer Arbeit nicht den Gedanken erwogen, ob der von ihnen beobachtete Zustand des Fibrins eine regelmäßige Durchgangsstufe der Gerinnung darstellt.

Der Vorgang der Profibrinflockung. Nach dieser allgemeinen Kennzeichnung des Profibrins sollen nun diejenigen seiner Eigenschaften besprochen werden, welche zum Verständnis der Morphogenese der Gerinnung erforderlich sind. Da sich die II. Phase aus der chemischen Umwandlung des Fibrinogens und aus der Aggregation der dabei entstandenen Fibrinmoleküle zusammensetzt, gehört zum vollen Verständnis der Fibrinbildung nicht nur die Kenntnis der Reaktionskinetik der Thrombinwirkung, sondern auch des Vorgangs der Profibrinflockung. Stellt man aus einer Profibrinlösung verschiedene Verdünnungen her, so kann man leicht die Beziehung studieren, welche zwischen der zur Ausflockung benötigten Zeit und dem Profibringehalt besteht. Als Flockungszeit bezeichnet man dabei zweckmäßig den Zeitraum zwischen Zusetzen des flockenden Mittels (z. B. konzentrierte Kochsalzlösung) und dem Auftreten der ersten nachweisbaren Gerinnselbildung. Wie Abb. 15 zeigt, ist die Flockungszeit in gesetzmäßiger Weise abhängig von der Konzentration des Profibrins. Durch einen ähnlich angelegten Versuch kann man prüfen, ob die Flockungszeit vom gesamten oder nur vom „überschüssigen", d. h. beim jeweiligen Salzgehalt nicht gelöst bleibenden Profibringehalt abhängig ist. Zu diesem Zweck werden gleiche Mengen einer Profibrinlösung mit Salzlösungen versetzt, die steigenden Salzgehalt haben. Man erhält dann ein ähnliches Kurvenbild wie in Abb. 15. Es ergibt sich so, daß nicht das gesamte Profibrin, sondern nur der Grad seiner „Übersättigung" für die Flockungszeit maßgebend ist.

Da also die Flockungszeit immer kürzer wird, je mehr der Profibringehalt ansteigt, hat man in der Bestimmung der Flockungszeit ein bequemes Mittel, um den an sich unsichtbaren Fortgang der Profibrinbildung vor dem Eintritt der Gerinnung zu verfolgen. Man erhält so ganz charakteristische Kurven, von denen ein Beispiel in Abb. 16 wiedergegeben ist. Je mehr man sich dem spontanen Gerinnungsbeginn nähert, um so schneller erfolgt die Flockung. Schließlich verläuft die Kurve asymptotisch, wenn eine Flockungszeit von einigen Sekunden erreicht ist. Mehr nebenbei sei auf die Ähnlichkeit der Kurvenbilder in Abb. 15 und 16 hingewiesen. Man darf hiernach — mit aller gebotenen Zurückhaltung — vermuten, daß die Profibrinbildung im Gerinnungsverlauf etwa ebenso ansteigt

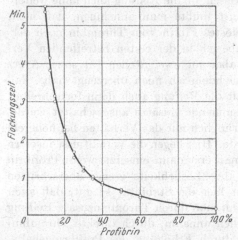

Abb. 15. Abhängigkeit der Flockungszeit vom Profibringehalt. Abszisse: Profibringehalt in Prozent des Ausgangsgemisches. Ordinate: Flockungszeit in Minuten. (Aus Apitz [2].)

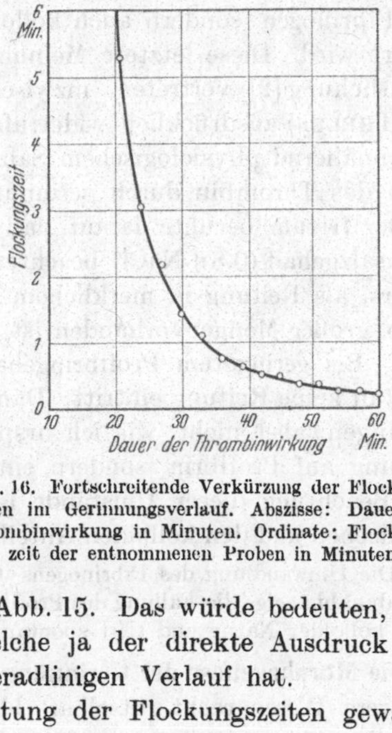

Abb. 16. Fortschreitende Verkürzung der Flockungszeiten im Gerinnungsverlauf. Abszisse: Dauer der Thrombinwirkung in Minuten. Ordinate: Flockungszeit der entnommenen Proben in Minuten.

wie die Konzentrationen des Profibrins in Abb. 15. Das würde bedeuten, daß die wahre Kurve der Profibrinbildung, welche ja der direkte Ausdruck der Thrombinwirkung ist (vgl. S. 101), einen geradlinigen Verlauf hat.

Die Reifung des Profibrins. Die Beachtung der Flockungszeiten gewährt einen wichtigen Einblick in bestimmte Veränderungen, welche das Profibrin nach seiner Bildung erleidet. Auf S. 115 wurde darauf hingewiesen, daß nur frisch gebildetes Profibrin hinsichtlich seiner Flockbarkeit als ein einheitliches Material angesehen werden kann. Alle bisherigen Ausführungen bezogen sich auf ein derartiges Material.

Ein einfacher Versuch belehrt darüber, daß ein älteres Profibrin viel leichter ausflockt als eben entstandenes. Zu diesem Zweck verfolgt man ebenso wie in Abb. 16 den Gerinnungsverlauf an Hand der Flockungszeiten. Nur setzt man die Beobachtung auch noch lange nach Gerinnungsbeginn fort; die entstehenden Gerinnsel werden durch eine mechanische Rühreinrichtung fortlaufend entfernt, also etwa ähnlich wie beim Defibrinieren des Blutes durch Schlagen. Infolge schließlicher Erschöpfung des Fibrinogenvorrats nimmt hierbei selbstverständlich die Konzentration des Profibrins gegen Ende der Gerinnung stark ab, bis nur noch Spuren vorhanden sind. Wenn nun die Flockungszeit nur vom

Profibringehalt abhängen würde, müßte gegen Ende der Gerinnung die Flockungszeit wiederum länger, schließlich sogar unmeßbar lang werden. Tatsächlich bleibt
sie jedoch auch bei stundenlanger Beobachtung auf dem Wert von einigen
Sekunden stehen, behält also den oben gekennzeichneten asymptotischen Verlauf
bei. Das kurz vor der Gerinnung stehende „alte" Profibrin unterscheidet sich
mithin vom eben gebildeten „jungen" durch eine ganz erheblich kürzere Flockungszeit.

Diese Veränderung des Profibrins wird gesetzmäßig beobachtet, wenn die
Gerinnung bei einem etwa physiologischen Salzgehalt abläuft; ich habe dafür
den Ausdruck „Reifung" des Profibrins vorgeschlagen. Für das Verständnis
der Thrombinwirkung ist es wichtig, zu wissen, ob die Reifung auch ohne weitere
Einwirkung des Thrombins erfolgt. Sonst müßte man annehmen, daß nicht
nur Fibrinogen, sondern auch kolloid gelöstes Fibrin vom Thrombin noch verändert wird. Diese letztere Meinung habe ich in der ersten betreffenden Veröffentlichung [2] vertreten, inzwischen aber an zwei Stellen ([5] sowie Apitz
und Thelen) ausdrücklich widerrufen, nachdem ich mich überzeugt habe, daß
bei annähernd physiologischem Salzgehalt die Reifung auch dann fortschreitet,
wenn das Thrombin durch gerinnungshemmende Zusätze ausgeschaltet wurde.

Der Irrtum beruhte darauf, daß ursprünglich nur das Verhalten bei höherem
Kochsalzgehalt (0,8n-NaCl) beachtet wurde. Hier liegen die Verhältnisse insofern
anders, als Reifung in merklichem Ausmaß erst dann einsetzt, wenn Profibrin
in so großer Menge vorhanden ist, daß die „Löslichkeits"grenze überschritten
wird. Bei geringerem Profibringehalt ist hier die Stabilität so gut, daß auch
spontan keine Reifung eintritt. Dann kann man durch Thrombinzusatz Reifung
erzwingen, aber nicht, wie ich ursprünglich annahm, durch direkte Thrombinwirkung auf Profibrin, sondern einfach durch Erhöhung des Profibringehalts.
Die Beachtung dieser Umstände ist wichtig, weil sie erlauben, den fermentchemischen und den kolloiden Anteil des Gerinnungsvorganges scharf zu trennen:

„Die Umwandlung des Fibrinogens in Profibrin ist irreversibel, chemischer Natur und
thrombinabhängig; die Fällung des Profibrins als Fibrin ist dagegen unter Umständen reversibel, kolloider Natur und tritt spontan ein" (Apitz [5]).

Die Morphogenese der Gerinnung. Während früher die Reifung des Profibrins
in ihrem Wesen recht rätselhaft blieb, sind jetzt einfache Erklärungsmöglichkeiten gegeben, seitdem vor allem durch Wolpers und Ruska das Fibrinmicell
genauer bekannt wurde. Molekül, Micell und Faser sind nicht nur die Bausteine,
sondern damit zugleich die Entwicklungsstufen des Fibrins. Es bedarf wohl
keiner weiteren Begründung, daß im Gerinnungs*beginn* ein Profibrin vorliegen
wird, welches sich vorwiegend aus Fibrin*molekülen* zusammensetzt. Am anderen
Ende der Gerinnung steht die aus Micellen gebildete Faser. Die Frage ist nun,
ob die Fasern aus frei schwimmenden Micellen durch deren Zusammenlagerung
entstehen, oder ob die Fibrinmoleküle unmittelbar in das werdende Fasergerüst
eingebaut werden. Im ersteren Fall gibt es ein micellares Sol als Durchgangsphase der Gerinnung, im letzteren Falle nicht. Ein vorwiegend *micellares* Sol
würde dann dem *gereiften* Profibrin entsprechen.

Schon die Zeitverhältnisse des Gerinnungsvorganges sprechen gegen die
unmittelbare Bildung des Gerüstes aus Fibrinmolekülen. Unter optimalen Verhältnissen kann die Gerinnung in Bruchteilen einer Minute ablaufen. Es ist

kaum vorstellbar, daß in so kurzer Zeit die erhebliche Dicke der Fibrinfaser durch eine Zusammenfügung kleiner molekularer Bausteine erreicht werden kann. Dagegen kann man sich wohl denken, daß die kleinen Baueinheiten der Micelle sich zunächst aus Molekülen zusammenschließen und dann schlagartig zum Fasergerüstwerk zusammentreten. Wie EBBECKE [1] gezeigt hat, ist die mechanische Bewegung in einem gerinnenden Substrat von großem Einfluß. Sie bewirkt, daß nach einer Latenzzeit eine ganz plötzliche Verfestigung erfolgt. Der Latenzzeit würde bei unserer Deutung die Bildung frei schwimmender Micellen, der Verfestigung ihr Zusammentreten zum Gerüst entsprechen. Im gleichen Sinne spricht es, daß das einzelne Micell nicht in der Faser völlig aufgeht, sondern gewöhnlich nur zu einem Teile des Verlaufs in ihr liegt und sogar mehreren Fasern angehören kann. Will man annehmen, daß das Micell innerhalb des Faserverbandes aufgebaut wird, so muß man weiter folgern, daß es als selbständige Baueinheit aus der Faser auswachsen und einem anderen Faserverband dann sekundär wieder eingegliedert werden kann. Damit wäre aber dem Micell schon so viel Selbständigkeit verliehen, daß nicht einzusehen wäre, warum es dann nicht gleich selbständig gebildet wird, nachdem die Bedingungen hierzu so günstig sind.

WOLPERS und RUSKA kommen dementsprechend auch zu folgender Vorstellung:

„Bei einem kontinuierlichen Wachstum von dem Fibrinmolekül bis zur Fibrinfaser durch Längs- und Queraggregation der Fadenmoleküle müßte eine beliebig breite, nicht mehr unterteilte Fibrinfaser entstehen. Wir finden aber Fibrinfasern, deren Breitenaufbau unterteilt ist und stets eine Zusammensetzung aus übermolekularen Bausteinen erkennen läßt. Dieser Aufbau aus Micellen spricht für einen andersartigen Wachstumsvorgang, den wir uns folgendermaßen vorstellen: Die bei der Auslösung des Gerinnungsvorganges entstandenen Fibrinmoleküle (das Problem der Fibrinogen-Profibrin-Fibrin-Umwandlung bleibe unberücksichtigt) befinden sich zunächst als freibewegliche Individuen in dem Blutplasma. Bald lagern sich aber diese wahrscheinlich fadenförmigen Gebilde längsparallel zusammen. Es entsteht ein Fibrinmicell. Dieses Fibrinmicell bewegt sich zunächst gleichfalls frei in dem Blutplasma. Die Summe der freibeweglichen Micellen bildet ein micellares Sol. Stoßen nun zwei Micellen bei ihren Bewegungen aneinander, so wird, falls diese Berührung nicht in einer größeren Ausdehnung parallel der Längsachse erfolgt, kein dauerhafter Kontakt stattfinden. Kommt es aber zur Berührung parallel der Längsachse, so entsteht im Bereich der Berührungslinie ein stabiler Kontakt, die Haftlinie ... Dieses Haftenbleiben in bestimmter Lagerung ist also letzten Endes die Ursache für die Entstehung des reinen Fibringerüstes, andererseits stellt es gleichzeitig den Übergang von einem micellaren Sol in ein micellares Gel dar."

Man kann nach alledem mit gutem Grund annehmen, daß die gestaltliche Entwicklung (Morphogenese) des Fibrins schon im Profibrinstadium angebahnt wird, indem aus dem molekularen zunächst ein micellares Sol wird. Hierdurch wird der Vorgang der Profibrinreifung verständlich; denn es ist leicht einzusehen, daß ein micellares Sol eine bedeutend kürzere Flockungszeit haben wird als ein noch molekular verteiltes, da seine Teilchen sozusagen fertig zum Zusammenfügen sind. Die zunehmende Flockbarkeit oder Reifung des Profibrins entspricht also der Tatsache, daß Fibrinmoleküle zu Anfang, Fibrinmicelle zu Ende der Gerinnung stark vorwiegen. Mithin kommt im Vorgang der Reifung die Aggregation oder Micellbildung im Profibrin zum Ausdruck. Profibrin ist nur insoweit einheitlich, als es chemisch Fibrin und in seinem Kolloidzustand ein Sol darstellt, dagegen nicht einheitlich durch die wechselnd starke Aggregatbildung seiner Teilchen. Die Teilchenvergrößerung bei der Profibrinreifung müßte sich übrigens

mit Hilfe der Ultrazentrifuge auch direkt beweisen lassen; doch scheinen mir die dargelegten Verhältnisse auch ohne einen solchen Nachweis die hier vertretene Deutung schon ausreichend zu sichern.

Es ist nunmehr möglich, ein zusammenhängendes Bild vom Werdegang der wichtigeren Gerinnungsformen zu entwerfen, wenn auch viele Einzelfragen noch der sicheren Klärung harren. Das folgende Schema soll das bisher Bekannte anschaulich machen. Die Ziffern 1—3 bezeichnen dabei die Grundvorgänge der II. Phase: Bildung, Reifung und Flockung des Profibrins. Aus dem micellaren Sol entstehen verschiedenartige micellare Gele; aus dem molekular gelösten Fibrin entsteht vielleicht als ein Molekulargerüst das auch im Dunkelfeld noch homogen erscheinende hyaline oder gelatinöse Fibrin. Ferner können sich die Teilchen des frisch gebildeten Profibrins an fremden Oberflächen als Film zusammenlagern. Dieser Vorgang liegt der agglutinierenden Gerinnung zugrunde, die wegen ihrer großen Bedeutung für die Pathologie der Gerinnung nunmehr zum Abschluß noch ausführlich erörtert wird.

Schematische Zusammenstellung der wichtigsten Formen der Gerinnung. Der umrahmte Bezirk umfaßt das Profibrin, also molekular oder micellar gelöstes Fibrin. Die 3 Grundvorgänge der II. Phase sind mit Zahlen bezeichnet: 1 = Bildung, 2 = Reifung und 3 = Flockung des Profibrins.

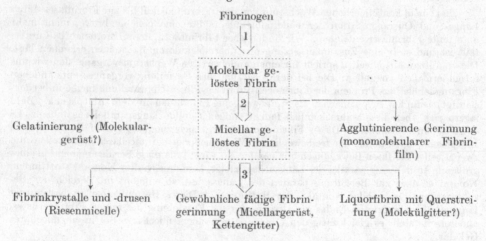

4. Die agglutinierende Gerinnung.

Die Blutgerinnung während des Lebens läuft stets in Gegenwart geformter Blutelemente ab. Das macht sich nicht weiter bemerkbar, wenn gestocktes Blut, z. B. in einem unterbundenen Gefäßabschnitt, schlagartig der Gerinnung verfällt. Dann entsteht kein wesentlich anderes Bild als im Reagensglas. Erfolgt die Gerinnung aber im noch strömenden Blut, so entstehen Bildungen, die man im Reagensglas nicht kennt. Insbesondere ist die Anhäufung von Blutplättchen als früheste und den Bau des Thrombus bestimmende Veränderung erklärungsbedürftig. Im folgenden soll auf Befunde eingegangen werden, welche den Vorgang der Plättchenagglutination betreffen und erlauben, ihn als eine besondere intravitale Gerinnung zu verstehen. Allerdings werden hier zunächst nur die Grundlagen für die Auffassung gegeben, daß durch die Einwirkung von Profibrin

Agglutinationen stattfinden können. Daß diese Möglichkeit dann bei der Thrombose und Blutstillung im Körper auch wirklich zutrifft, muß an Hand einer umfassenden Berücksichtigung aller einschlägigen, besonders auch der experimentellen Befunde nachgewiesen werden. Hierüber wird sodann später berichtet werden.

Das Verhalten des Profibrins gegen Adsorbentien. Die Reaktionen auf Profibrin, welche auf einer Veränderung des Elektrolytgehaltes beruhen, bestehen in einem quantitativen Vergleich mit Fibrinogen. Man stellt durch sie die Verschmälerung der flockungsfreien Zone fest. Grundsätzlich anders ist die Wirkung des Profibrins auf Adsorbentien zu bewerten. Eine entsprechende agglutinierende Wirkung besitzt das native Fibrinogen überhaupt nicht. Es handelt sich also um eine qualitativ neue Eigenschaft des Profibrins.

In eigenen Versuchen wurde festgestellt, daß Profibrin außer Bariumsulfat (BORDET und GENGOU) auch Tierkohle, Kaolin und Tusche agglutiniert. Sicher gibt es noch viele weitere, dazu geeignete Stoffe. Wenn ein Blutplasma suspendierte Teilchen (z. B. Calciumoxalatkrystalle, Eiweißniederschläge, Blutplättchen, Luftbläschen usw.) enthält, so agglutinieren dieselben häufig kurz vor Gerinnungseintritt, also wohl infolge Profibrinwirkung. EBBECKE hat geradezu von einem Luftbläschenagglutinat oder „Schaumthrombus" gesprochen.

Die agglutinierten Teilchen lassen sich weder durch Aufschütteln noch durch Veränderung des Salzgehaltes voneinander trennen. Sie verhalten sich in dieser Hinsicht ebenso wie die freien Profibrinfällungen und Fibrin. Diese Verwandtschaft mit den Flockungsvorgängen äußert sich auch darin, daß die Agglutinationszeit die gleichen Gesetzmäßigkeiten (bei verschiedener Profibrinkonzentration oder im Gerinnungsverlauf) zeigt wie die Flockungszeit. Auch läßt sich zeigen, daß bei der Agglutination tatsächlich ein Eiweißverbrauch stattfindet, indem man durch wiederholtes Zufügen von Kaolin zur gleichen Lösung das gesamte vorhandene Profibrin entfernen kann. Aus alledem läßt sich schließen, daß die Agglutination hier nicht auf Entladungsvorgängen od. dgl. beruht, sondern auf echter Niederschlagsbildung, welche die Teilchen miteinander verbindet. LENGGENHAGER [1] hat derartige Kaolinagglutinate hergestellt und mikroskopisch untersucht; er konnte an ihnen mit der WEIGERT-Färbung kein Fibrin finden. Das entspricht ganz dem Befunde des Verfassers [1], daß zwischen frisch agglutinierten Blutplättchen auf diesem Wege kein Fibrin nachzuweisen ist.

Die Gegenwart der Fremdteilchen erzwingt also eine Niederschlagsbildung zu einer Zeit, wo noch keinerlei spontane Flockung zu erwarten wäre. Da die Wirkung von Adsorbentien darauf beruht, daß sie eine große benetzbare Oberfläche entwickeln, wird man sich fragen, ob verwandte Vorkommnisse an rauhen oder benetzbaren Oberflächen bekannt sind. Es gibt nun tatsächlich eine große Reihe von Beobachtungen, wo die Gerinnung durch derartige Einflüsse beschleunigt wird. Dabei müssen natürlich andere Formen der Gerinnungsförderung — also hauptsächlich durch Plättchenzerfall — ausgeschieden werden. Wie EBBECKE [1] gezeigt hat, sind die angrenzenden Oberflächen bei der Gerinnung auch des plättchenfreien Plasmas von großer Bedeutung. So beginnt die Gerinnung im stehenden Plasma an der Grenzfläche gegen Luft oder Glas. FUCHS [4] erwähnt, daß an einer künstlich aufgerauhten Stelle im Reagensglas die Gerinnung eher als im glatten Teil einsetzt. Auch die von LAMPERT beschriebene Gerinnungsverzögerung durch polierte und wenig benetzbare Oberflächen dürfte wenigstens

zum Teil hierauf beruhen. Wenn im allgemeinen die Gerinnungsbeschleunigung durch Fremdflächen nicht auf die Entstehung einer Oberflächenmembran zurückgeführt wird, so beruht das sicher darauf, daß man hier die Tatsache der Niederschlagsbildung nicht so klar nachweisen kann wie bei der Wirkung suspendierter Adsorbentien. Immerhin wird bei einer auch von Wöhlisch schon bemerkten Erscheinung die Oberflächenmembran direkt sichtbar: Auf gerinnenden Substraten erscheint häufig lange vor dem Gerinnungseintritt ein feinstes Häutchen, das sich mit einer Glasnadel anheben läßt und bei Bewegung der Flüssigkeit manchmal feine knittrige Falten wirft.

Die Ursachen der agglutinierenden Wirkung des Profibrins. Gorter und Mitarbeiter haben exakte Methoden entwickelt, um das Verhalten der Eiweißkörper in Grenzflächen zu studieren. Nicht alle Eiweißkörper haben die Tendenz, sich in geeigneten Oberflächen als monomolekulare Schicht anzureichern, zu „spreiten". Auch beim nativen Fibrinogen ist diese Tendenz äußerst gering. Sie wird aber stark, sobald man das Fibrinogen bestimmten Behandlungen unterwirft (Gorter, Maaskant und van Lookeren Campagne). Neben Trypsin soll auch ein nach Mellanby [3] hergestelltes Prothrombin Spreitung bewirken. Vielleicht hat es sich hierbei in Wirklichkeit um einen Thrombineffekt gehandelt, da gerade dieses Prothrombinpräparat sich bekanntlich spontan zu Thrombin aktiviert. Hierzu würde passen, daß Gorter direkt angibt, auch mit Thrombin sei Spreitung zu erzielen. Es ist ganz unwahrscheinlich, daß gewöhnliches Prothrombin diesen Einfluß auf Fibrinogen ausübt, da beide ja im Plasma vergesellschaftet sind und folglich Fibrinogen stets in den spreitenden Zustand überführt sein müßte. Wöhlisch [6] hat andererseits erwogen, daß die spreitende Wirkung nicht dem Thrombin oder Prothrombin als solchen, sondern begleitenden fibrinolytischen Fermenten zukomme. Wie dem auch sei, so ist doch jetzt schon sicher, daß bereits leichte Veränderungen des Fibrinogenmoleküls, welche als beginnende Denaturation zusammengefaßt werden können, mit dem Übergang in eine spreitende Form verknüpft sind. Hierdurch wird es verständlich, daß Profibrin ein ganz anderes Verhalten gegen fremde Oberflächen und Adsorbentien besitzt als Fibrinogen; die Agglutinationsprobe mit Adsorbentien weist also tatsächlich etwas qualitativ Neues im Profibrin nach.

Die Umhüllung adsorbierender Partikel mit einem Eiweißmantel bedingt an sich noch keine Agglutination. Das zeigt schon die Wirkung zugesetzter Eiweißkörper als Schutzkolloid, also im Sinne der Erhöhung der Stabilität, bei Suspensionskolloiden. Man hat also die Frage zu beantworten, warum es zur Verklebung der Teilchen kommt, die man dabei als Profibrinkugeln mit einem Fremdkörper (z. B. Kaolin) als Kern ansehen kann. Zunächst liegt es nahe, einen Vergleich mit der serologischen Agglutination zu ziehen. Man nimmt nunmehr allgemein an, daß serologische Präcipitine und Agglutinine identisch sind und daß die Agglutination als eine Präcipitation der mit einer Antikörperhülle versehenen Antigenteilchen anzusehen ist (z. B. Dean sowie Heidelberger und Kabat). Die Goldsolreaktion im Liquor als mikroskopisch feine Agglutination beruht auf dem gleichen Vorgang. Hierbei hat Ruska in elektronenoptischen Aufnahmen den umhüllenden Eiweißmantel direkt sichtbar gemacht; in Abb. 17 wird dieses wichtige Bild nach einem Original wiedergegeben, das mir Herr Ruska freundlichst zur Verfügung gestellt hat.

Die hohe Flockungstendenz des Profibrins würde also die Aneinanderlagerung der eiweißbezogenen Partikel in Analogie zu den eben genannten Vorgängen verständlich machen. Die gleiche Wirkung, welche bei der freien Fällung des Profibrins einer Veränderung des Elektrolytgehaltes zukommt, würde hier von der fremden Oberfläche ausgeübt. Man wird nicht fehlgehen, auch hier an eine Dehydratation und dichte Packung der Profibrinmoleküle als Grundlage der Bildung umfangreicher Aggregate zu denken. Dann erklärt sich die Agglutination aufgeschwemmter Adsorbentien durch zwei Einflüsse, nämlich durch die im Fibrinogen noch nicht vorhandene Tendenz des Profibrins zur Spreitung und durch die erleichterte Aggregation des adsorbierten Profibrins.

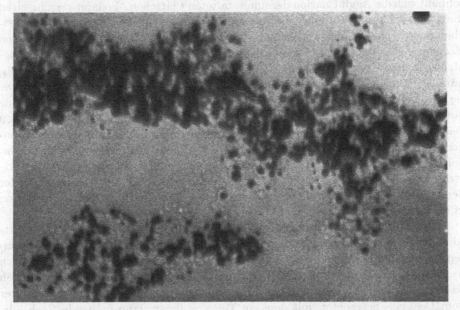

Abb. 17. LANGESche Goldsolreaktion mit Liquor cerebrospinalis bei Paralyse. El.opt. 30000 : 1. (Nach RUSKA.)

Die Agglutination der Blutplättchen im Gerinnungsverlauf. Zwei Voraussetzungen müssen erfüllt sein, damit man eine Agglutination der Blutplättchen durch Profibrin annehmen kann. Wir haben gesehen, daß einerseits dem Profibrin die notwendigen agglutinierenden Eigenschaften in hohem Maße zukommen. Nun fragt sich andererseits, ob die Plättchen die Rolle der agglutinablen Fremdkörper spielen können. Lichtoptisch ist eine derartige Bindesubstanz zwischen agglutinierten Plättchen auch in den frühesten Stadien der Abscheidungsthrombose nicht nachzuweisen (APITZ [1]). Man ist also auf eine indirekte Beweisführung angewiesen.

Zunächst ist das Verhalten der Blutplättchen während der Gerinnung von Interesse, insbesondere in der Zeit reichlichen Profibringehaltes, nämlich kurz vor Eintritt der Gerinnung. Schon BIZZOZERO hat hierüber Beobachtungen angestellt. Wenn er frisch entnommenes Blut mit Zwirnsfäden schlug, konnte „man leicht erkennen, daß eine Zeitlang nur sehr wenige Blutplättchen an den Fäden festkleben; alsdann kommt aber ein Zeitpunkt, wo ihr Ankleben massenhaft erfolgt, und dann ist der Eintritt der Faserstoffgerinnung eben im Anzuge''.

Man muß „das Schlagen bis zu dem Zeitpunkte fortsetzen, auf welchen unmittelbar die Ausscheidung des Faserstoffs folgt". Ducceschi machte darauf aufmerksam, daß man bei entsprechendem Vorgehen auch mit freiem Auge die Plättchenverklumpung als Vorläufer der Gerinnung erkennen kann. Auch die neueren Untersucher stimmen in diesem Punkte völlig überein (z. B. Lenggenhager, Horwitz, Jürgens und Naumann, Tannenberg). Die Plättchen agglutinieren also während der Gerinnung zu der Zeit, wo der Profibrinspiegel bereits eine gewisse Höhe erreicht.

Die Veränderungen der Blutplättchen im Gerinnungsverlauf sind mehrfacher Art. Zuerst spielt sich der bereits näher beschriebene Plättchenzerfall ab. Hieran schließt sich die Agglutination der umgestalteten Plättchen. Sodann verschmelzen die Plättchenhaufen zu einer zusammenhängenden Masse, in der einzelne Plättchen nicht mehr erkannt werden können. Wright und Minot haben den letzteren Vorgang näher untersucht. Leider bezeichnen sie ihn mit dem Ausdruck „visköse Metamorphose", der von Eberth und Schimmelbusch für etwas ganz anderes, nämlich für das Auftreten der Agglutinationstendenz, geprägt wurde. Die terminale Verschmelzung des Agglutinats ist nach Wright und Minot eine automatische Folge starker Agglutination und bleibt daher bei den folgenden Betrachtungen unbeachtet. Es ist noch zu bemerken, daß auch bei der Spontangerinnung des Vollblutes ein Teil der Plättchen nicht agglutiniert. Wahrscheinlich lagern sich die Plättchen eben nur zusammen, wenn sie durch Flüssigkeitsströmungen zusammengeführt werden. Betrachtet man die Gerinnung unter dem Deckglas in einem völlig unbewegten Blut, so kann daher die Agglutination völlig ausbleiben.

Ältere Erklärungsversuche der Plättchenagglutination. Im älteren Schrifttum wird den Plättchen klebrige Beschaffenheit zugeschrieben, um ihre gegenseitige Verklumpung zu erklären. Zweifellos haben sie eine große Neigung, sich fremden Oberflächen sofort nach Berührung anzulagern, wobei sie sich gewöhnlich flach ausbreiten. Bekannt sind derartige Bilder, wenn man Thrombocyten unter dem Deckglas betrachtet, mit dem ein Teil von ihnen dann immer in flach ausgebreitetem Zustand verklebt. Aber dieses Anlagerungsbestreben kann gegenseitig zwischen den Plättchen nicht vorhanden sein. Sonst müßten sie sich ja spontan im strömenden Blute zu Haufen zusammenschließen, was natürlich nicht der Fall ist.

Dementsprechend haben denn auch erstmalig Eberth und Schimmelbusch die Klebrigkeit nicht als Dauereigenschaft betrachtet, sondern auf eine erst durch Schädigung hervorgerufene Neigung zum Verkleben, auf die von ihnen so genannte „visköse Metamorphose", zurückgeführt. Auch Beneke äußert sich noch im gleichen Sinne und stellt sich vor, daß sich langsame Auflösungsvorgänge an der Peripherie des Plättchenplasmas abspielen, welche die Klebrigkeit verursachen. Auf jeden Fall wird bei derartigen Gedankengängen die maßgebliche Veränderung im Plättchen selbst gesucht. Dagegen kann man heute mit großer Bestimmtheit sagen, daß zum Klebrigwerden ein humoraler Vorgang gehört. Das ergibt sich aus den Vorbedingungen der Agglutination, die mit denen der Gerinnung nahe verwandt sind, wie noch erörtert werden soll.

Eine besondere Form humoraler Einwirkung auf Blutplättchen hat hierbei Starlinger mit Sametnik angenommen. Er vergleicht die Agglutination der

Thrombocyten mit derjenigen der Erythrocyten und vermutet eine Entstehung aus gleicher Ursache. Dabei steht er auf dem Boden der vielfach vertretenen Lehre, wonach die beschleunigte Senkung roter Blutkörperchen auf einer Entladung durch Serumeiweißkörper, vor allem Globuline, verursacht ist, welche an die Oberfläche der Blutkörperchen vermehrt adsorbiert werden. Tatsächlich ließ sich durch Entladung der Plättchenaufschwemmungen mit Lanthannitrat eine Agglutination herbeiführen. Jedoch besagt der Versuch für unsere Frage leider nicht viel, weil die Verklumpung erst im Bereich eiweißfällender Konzentrationen des Salzes vor sich geht. Dann aber ist damit zu rechnen, daß die Plättchen mechanisch von dem präcipitierenden Eiweiß mitgeflockt werden.

Auch Tannenberg hat die Plättchenverklumpung auf gleiche Ursachen wie diejenige der Erythrocyten zurückführen wollen. Er begründet diese Annahme mit der unbestreitbaren Feststellung, daß bei der spontanen Vollblutgerinnung nicht nur die Plättchen, sondern auch die Erythrocyten in Form der bekannten „Geldrollen" agglutiniert werden. Wie schon Beneke betont hat, sieht man hierbei aber so gut wie nie, daß Erythro- und Thrombocyten zu gemischten Agglutinaten zusammentreten, was unbedingt zu erwarten wäre, falls sie durch die gleiche Art von Eiweißabscheidung verändert werden. Auch können nach Beneke die beiden Vorgänge in gewissem Grade unabhängig voneinander verlaufen. Schließlich bleibt zu bedenken, daß die sog. Blutsenkung schon unter Umständen eintritt, welche die Plättchenzusammenlagerung geradezu verhindern, so vor allem im Oxalatplasma. So ist bei näherer Prüfung der Gedanke kaum annehmbar, daß die Agglutination dieser beiden geformten Elemente des Blutes — Thrombo- und Erythrocyten — auf gleicher Ursache beruht. Immerhin wäre eine Vertiefung unserer Kenntnisse über die Geldrollenbildung erwünscht, um gegebenenfalls die Einwirkung der hier wirksamen Stoffe oder Faktoren auf Blutplättchen auch direkt prüfen zu können.

Das Problem wird wenig gefördert durch den Befund Aynauds, daß Plättchenaufschwemmungen von einer Reihe Stoffe, wie z. B. Gelatine, Gummi arabicum, Mastix, Ovalbumin, Saponin, Ricin usw., agglutiniert werden. Wright und Minot fanden im Gegensatz hierzu übrigens unter zahlreichen geprüften Stoffen nur Hühnereiweiß wirksam. Zum Teil beruht die Agglutination wohl einfach auf kolloidaler Flockung der als Suspensionskolloid anzusehenden Plättchenaufschwemmung, zum anderen Teil auf schwereren Veränderungen durch Gifte. Mit dem Vorkommen derartiger Stoffe oder Bedingungen in der Blutbahn oder während der Gerinnung ist praktisch kaum zu rechnen.

Die offenkundige Beziehung zwischen Gerinnung und Agglutination hat schließlich den Gedanken aufkommen lassen, daß im Zusammenhang mit der Gerinnung irgendwelche Stoffe frei werden, welche die Plättchen verkleben. Neben Deetjen haben besonders Wright und Minot diese Frage geprüft. Leider sind trotz der großen dabei aufgewandten Mühe die Versuchsergebnisse nur sehr beschränkt zu verwerten. Wright und Minot haben nämlich mit einer 2mal gewaschenen Blutplättchenaufschwemmung gearbeitet, von der man nach zahlreichen entsprechenden Mitteilungen annehmen darf, daß sie ungefähr alle Gerinnungsfaktoren (wohl mit Ausnahme des Ca) in wechselnder, unberechenbarer Menge enthält. Hierzu wurden ein oder mehrere gerinnungswirksame Stoffe gefügt, so daß tatsächlich auch nachträglich nicht zu erraten ist, was nun

eigentlich in dem jeweiligen Gemisch gerinnungsphysiologisch vor sich gegangen ist. Wright und Minot kommen denn auch zu einem ganz unwahrscheinlichen Ergebnis, indem sie „prothrombinartige Stoffe" als Ursache der Agglutination ansehen. Träfe dies zu, so müßte auch im strömenden Normalblut oder im Hirudin- und Heparinblut spontane Agglutination der Plättchen einsetzen, was natürlich nicht der Fall ist.

Immerhin findet man eine nicht unwichtige, verwertbare Angabe. Zum Eintritt stärkerer Agglutination war die Zufügung von Calciumionen erforderlich. Hieraus kann man entnehmen, daß eine der Bedingungen des *Gerinnungs*eintritts auch für die *Agglutination* maßgebend ist.

Die agglutinierende Wirkung des Profibrins auf Blutplättchen. Roskam hat wohl als erster den Gedanken ausgesprochen, daß die Plättchen erst agglutinieren, nachdem sich eine Hülle von Eiweiß auf ihnen niedergeschlagen hat, nach ihrer „Opsonisation", und hat schon Beziehungen zum Gerinnungsvorgang vermutet. Lenggenhager [1, 3] hat sodann aus der an sich schon bekannten zeitlichen Beziehung der Plättchenverklumpung zum Gerinnungsvorgang geschlossen, daß die Plättchen durch eine besondere Form der Gerinnung zusammengefügt werden. Da aber in einem gerinnenden Blut neben Fibrin sicher noch verschiedene andere biologisch hochwirksame Stoffe gebildet werden, genügt die Feststellung dieser zeitlichen Beziehung allein nicht, wenn sie auch eine der wesentlichen Voraussetzungen einer derartigen Anschauung ist. Es kann als sicher gelten, daß die Agglutination der Plättchen im Gerinnungsverlauf mit der Entwicklung größerer Profibrinmengen zusammenfällt. Darüber hinaus soll nun darauf eingegangen werden, wie sich gerinnungsverhütende Mittel auswirken und welche Folgen die vollständige Ausfällung des Profibrins auf die agglutinierenden Eigenschaften des Blutes hat. Schließlich wird über die direkte experimentelle Prüfung der agglutinierenden Eigenschaften des Profibrins berichtet.

Werden einem Plasma gerinnungshemmende Mittel zugesetzt, so agglutinieren die darin enthaltenen Plättchen nicht (z. B. Mosen, Bürker, Pringle und Tait), und zwar trifft dies sowohl für kalkentziehende Salze wie für Hirudin und Heparin zu, also für die Unterbindung entweder der I. oder der II. Phase. Allerdings muß durch sorgfältige Technik die Entstehung auch der kleinsten Thrombinmengen verhütet werden, wie fast alle Untersucher betonen. Offenbar sind die Blutplättchen schon gegen einen sehr geringen Gehalt an Profibrin empfindlich. Die Auslösung der Plättchenagglutination durch Recalcifizieren wurde bereits erwähnt.

Ist andererseits die Gerinnung vollständig abgelaufen, so ist das verbleibende Serum ein ausgezeichnetes Aufbewahrungsmittel für die darin aufgeschwemmten Blutplättchen (Dold). Im älteren Schrifttum finden sich zwar auch gegenteilige Angaben, die also über eine agglutinierende Wirkung von Serum berichten. Wie schon bei der Besprechung der Methodik von Wright und Minot hervorgehoben wurde, besagen derartige Feststellungen nichts, wenn sie an den — meist wohl fibrinogenhaltigen — wässerigen Plättchensuspensionen erhoben wurden. Außerdem ist zu bedenken, daß viele sog. Seren sehr reich an Profibrin sind, so z. B. die durch mechanisches Defibrinieren gewonnenen. Gewisse Eigenschaften des frischen Serums von Kälbern, Pferden und anderen Tieren beruhen nach Maltaner und Johnston [1, 2] auf unvollständigem Ablauf auch der spontanen

Gerinnung; aus der dabei zu beobachtenden Nachgerinnung kann mit großer Wahrscheinlichkeit auf die Gegenwart von Profibrin geschlossen werden.

Der Verfasser [4] hat Versuche über die agglutinierende Wirkung des Profibrins auf Blutplättchen angestellt. Wegen der Labilität des Profibrins im physiologischen Milieu konnte nicht mit reinen Lösungen gearbeitet werden, sondern es wurde die Wirkung eines profibrinhaltigen Plasmas mit derjenigen eines profibrinfreien verglichen, das in allem übrigen genau gleich beschaffen war. Hat man eine agglutinationsfreie Plättchenaufschwemmung zur Verfügung, so findet man nur beim Hinzufügen des profibrinhaltigen Materials Agglutination, die im Dunkelfeld zunächst ohne Mitwirkung fädiger Fibrinfällung verläuft. Häufig erhält man aus Kaninchenblut kein ganz agglutinationsfreies Material; dann ist aber immer noch eine wesentliche Verstärkung der Agglutination durch Profibrinzusatz zu erzielen.

Aus Gründen wissenschaftlicher Genauigkeit ist zu bedauern, daß es nicht möglich ist, reines Profibrin mit Plättchen ohne Beimengungen zusammenzubringen. Erst dann wäre die Möglichkeit ganz sicher ausgeschlossen, daß irgendein anderes, bisher noch unbekanntes Neben- oder Durchgangsprodukt der Gerinnung auf die Plättchen in derartigen Versuchen einwirkt. Sollte z. B. entsprechend der auf S. 119 erwogenen Möglichkeit noch eine *chemische* Zwischenstufe zwischen Fibrinogen und Fibrin existieren, so wäre deren Wirkung auf Plättchen in den eben beschriebenen Agglutinationsversuchen nicht sicher ausgeschlossen. Es sind daher hauptsächlich die ausführlich besprochenen allgemeinen Eigenschaften des Profibrins, welche die ihm zugedachte Rolle als „Agglutinin" der Thrombocyten wahrscheinlich machen, und nicht nur die agglutinierende Wirkung profibrinhaltiger Substrate.

So erlaubt das vertiefte Studium der Bedingungen und Formen des Gerinnungsvorganges, seine Grenzen weiter als bisher zu ziehen. Die Kenntnis einer agglutinierenden Form der Gerinnung wird sich in den folgenden Teilen dieses Berichts als wertvoll erweisen; mit ihrer Hilfe können alle Blutverfestigungen während des Lebens auf Gerinnung zurückgeführt werden. Thrombose und Blutungsübel stellen sich dann als entgegengesetzt gerichtete Störungen ein und desselben Grundvorganges der intravitalen Gerinnung dar.

III. Die myelogene Osteopathie.

Die normalen und pathologischen Beziehungen von Knochenmark zum Knochen.

Von

NICOLA MARKOFF-Chur[1].

Mit 43 Abbildungen.

Inhalt.

---

[1] Aus der Medizinischen Abteilung des Kantonspitals Chur (Schweiz) (Chefarzt Dr. N. MARKOFF).

Literatur[1].

A. Zusammenfassende Bearbeitungen.

ALDER, A.: Atlas des normalen und pathologischen Knochenmarks. Urban & Schwarzenberg 1939.

ASKANAZY: Abschnitt Knochenmark in Handb. HENKE-LUBARSCH 1 (1927).

— Funktion des Knochenmarks unter normalen und pathologischen Bedingungen. Schweiz. med. Wschr. 1932, 681.

ASSMANN: Klinische Röntgendiagnostik. 1934.

CHRISTELLER, in LUBARSCH-OSTERTAG: Erg. Path. 20 (1923).

FIESCHI: Semiologia del Midollo osseo. Pavia 1938.

HAL DOWNEY: Handbook of Haematology. New York 1938.

HENNING: Die Ergebnisse der Šternalpunktion. Erg. inn. Med. 1939.

HITTMAIR-HIRSCHFELD: Handb. d. allg. Hämatologie, Abschnitt Knochenmark. 1933.

KLIMA: Ergebnisse der Sternalpunktion. Erg. Med. 22 (1937/38).

KNOLL: in Handb. HITTMAIR-HIRSCHFELD, Abschnitt embryonale Blutbildung. 1933.

LERICHE: Physiologie et pathologie du Tissu osseux. Paris 1939.

MALLARMÉ: Le myélogramme. Paris 1937.

MERKLEN et WEITZ: Atlas d'Hématologie. Paris 1938.

MORAWITZ: Abschnitt Blut, in BERGMANN-STÄHELIN: Handb. inn. Med. 4, 1924.

NAEGELI: Blutkrankheiten und Blutdiagnostik. 1931.

NORDENSON: Sternalpunktion. Stockholm 1935.

ROHR: Knochenmarksmorphologie des menschlichen Sternalpunktates. Neue dtsch. Klinik 1937.

— Das menschliche Knochenmark. Leipzig 1940.

[1] Am 1. 8. 1940 abgeschlossen.

Segerdahl: Die Sternalpunktion. Acta med. scand. (Stockh.) Suppl. **1935**, 64.
Schilling: Das Knochenmark als Organ. Dtsch. med. Wschr. **1925**, 261, 344, 467, 516, 598.
Schinz: Lehrbuch der Röntgendiagnostik. 1932.
Schmidt, M. B.: in Handb. spez. Path. **1937**, 9, 111.
Schulten: Lehrbuch der klinischen Hämatologie. Leipzig 1939.
— Über die Sternalpunktion. Leipzig 1937.
Willi: Die Leukosen im Kindesalter. Abh. Kinderheilk. **1936**, 43.
Yamamoto: Die feinere Histologie des Knochenmarkes als Ursache der Verschiebung des
neutrophilen Blutbildes. Virchows Arch. **1925**, 258.

B. Einzelarbeiten:
Albrecht: Beitrag zur Marmorknochenkrankheit. Ann. Paed. **153** (1939).
Alder, A.: Zur Diagnostik des multiplen Myeloms. Praxis **1936**, 19.
— Polycythaemia vera mit terminaler Knochenmarkserschöpfung. Med. Klin. **1937**, 34.
Alwens: in Handb. inn. Med. **4** (1926).
— Verh. Ges. Verdgskrkh. **1931**.
— Münch. med. Wschr. **1919**, 11.
Anaquostu: Beitrag zum Studium der symptomatischen Osteosklerosen. Fol. haemat.
(Lpz.) **1933**, 50.
Apitz: Zur Histiogenese der Knochenveränderungen bei osteosklerotischer Anämie. Verh.
dtsch. path. Ges. **1938**.
— Über Knochenveränderungen bei Leukämie. Virchows Arch. **1938**, 302.
Arinkin: Die intravitale Untersuchungsmethodik des Knochenmarkes. Fol. haemat. (Lpz.)
1929, 38.
Asai u. Juo: Klin. Wschr. **1938**, 50.
Askanazy u. Rutishauser: Virchows Arch. **1933**, 291.
— Verh. dtsch. path. Ges. **1904**, 7.
— Les fonctions de la mœlle oseuse. Sang **1930**, 4.
Assmann: Zur osteosklerotischen Anämie. Schweiz. med. Wschr. **1935**, 293.
— Beitr. path. Anat. **41**.
v. Balo: Die Wirkung des Thyroxins auf die Arterien. Beitr. path. Anat. **1939**, 102.
Aschoff: Zur normalen u. pathol. Anat. d. Greisenalters. Med. Klin. **1937**, 46.
v. Baumgarten: Arb. path.-anat. Inst. Tübingen **2** (1894).
Bing u. Plum: Serumproteine bei Leukopenie. Acta med. scand. (Stockh.) **1937**, 427.
Bock: Zbl. inn. Med. **1935**, 282.
Bosanyi: Experiment. Untersuchungen über die Pathogenese der Rachitis. Die biologische
Funktion des Knochenmarks. Wien. klin. Wschr. **1925**, 38.
Boothby u. Snell: Amer. J. Physiol. **1936**, 114.
v. Bréza: Studien über Knochenmarksatmung. Naunyn-Schmiedebergs Arch. **1926**, 117.
Buschke: AT 10 und Thallium. Schweiz. med. Wschr. **1939**, 31.
Charvat: Knochenerkrankung und Mineralstoffwechsel. Med. Klin. **1935**, 52.
Chiari, H.: Knochenerkrankungen und innere Sekretion. Wien. med. Wschr. **1938**, 31.
Custer u. Ahlfeld: J. Labor. a. clin. Med. **1931**, 2, 17.
Daub and Hartmann: Lymphocytic, myelocytic and monocytic neoplasmas. J. amer. med.
Assoc. **1935**, 105.
Dijkstra: L'ostéogénèse dans la maladie des os marmorréns. Ann. d'Anat. path. **1935**, 12.
Dittrich: Über Veränderungen der Knochen bei experimenteller chronischer Fluornatrium-
vergiftung. Naunyn-Schmiedebergs Arch. **1932**, 168.
Doan: Council of embryol, S. 29. 1932.
Döhnert u. Tischendorf: Die Blutzellbildung im Oberschenkelmark bei Lebercirrhose.
Fol. haemat. (Lpz.) **1937**, 58.
Domagk: Gewebsveränderungen nach Röntgenbestrahlungen. Erg. inn. Med. **1928**, 33.
v. Domarus: Über Irrtümer bei Auswertung der Sternalpunktion. Klin. Wschr. **1937**, 16.
Ellermann: Fol. haemat. (Lpz.) **30**.
Engel: Recuring arthritis of the hip associated with acetonaemia. Edinburgh med. J. **64**
(1937).
Etienne et Douglais: Bull. Soc. méd. Hôp. Paris **1922**, 28.

FAHR: Beiträge zur Pathologie des Knochenmarkes und der mit Blutbildung und Hämo-globinstoffwechsel zusammenhängenden Vorgänge. Virchows Arch. **1930**, 275.

FAIRBANK, H. A. T.: Increased and decreased density of bone, with spezial deference to fibrosis of the marrow. Brit. J. Surg. **1939**, 7.

FALUDI: Über die Entstehung der Leukocytose und Leukopenie. Fol. haemat. (Lpz.) **1938**, 59.

FELIX, GROSSMÜCK u. a.: Ein Beitrag zur Physiologie des Knochenmarks. Hoppe-Seylers Z. **1933**, 221.

FRAENKEL: Mitt. Grenzgeb. Med. u. Chir. **1903**, 11.

FREUNDENBERG u. GYÖRGGI: Rachitis. Erg. inn. Med. **1923**, 24.

FÖRSTER: Handb. spez. path. Anat., S. 659. 1854.

GÄNSSLEN: Vortrag Med. Ges. Frankf., ref. Med. Klin. **1938**, 985.

GERSTEL: Über die infantile Form der Marmorknochenkrankheit. Frankf. Z. Path. **1937**, 51.

GLORIEUX: Un cas de marmor skelet. J. belge Radiol. **1937**, 21.

GRASSER: Ein Fall von Marmorknochenkrankheit mit abweichendem Blutbefund. Radiol. Rdsch. **7** (1938).

GRIESHAMMER: Verh. dtsch. path. Ges. **1937**, 30.

GROSS: Zur Frage gesetzmäßiger Veränderungen des Bluteiweißbildes beim multiplen Myelom. Dtsch. Arch. klin. Med. **1935**, 177.

HÄMIG: Arch. klin. Chir. **1897**, 55.

HÄNISCH u. QUERNER: Zur röntgenologischen Differentialdiagnose cystischer Knochen-tumoren. Fortschr. Röntgenstr. **30**.

HAGEDORN: Über einen Fall von aleukämischer Myelose mit Osteosklerose und einer alten Gicht. Z. klin. Med. **1926**, 104.

HALLERMANN: Über das Knochenmark des menschlichen Femurs. Beitr. path. Anat. **1929**, 82.

HALLHOFER: Knochenveränderungen bei Acidose. Virchows Arch. **1933**, 299.

HÄSSLER u. KRAUSPE: Virchows Arch. **1933**, 290.

HARNAPP: Zum Bilde der Marmorknochenkrankheit. Mschr. Kinderheilk. **1937**, 69.

HEIDGER: Ein Fall von Marmorknochenkrankheit beim Erwachsenen. Beitr. path. Anat. **1936**, 97.

HELLMANN: Verh. dtsch. Ges. inn. Med. **1935**.

HELPAP: Zur Kritik der Sternalpunktion. Klin. Wschr. **1937**, 16.

HENCK: Virchows Arch. **78**.

HINTZE, in ADAM-EULER: Krebskrh. Leipzig 1937.

HUNTER: Lancet **1930**, 955.

HIRSCH: Osteopathieformen in ihrer Beziehung zum Lebensalter. Münch. med. Wschr. **1920**, 38.

HOFF: Sitzgsber. 1. Int. Hämatol. Tagung. Münster 1937.

— Blut und vegetative Regulation. Erg. inn. Med. **1928**, 33.

— Über den Einfluß von Bakterienstoffen auf das Blut. Z. exper. Med. **1929**, 67.

— Med. Klin. **1938**, 34 (hypogenitale Anämie).

HOWE: The determination of proteins in blood. J. of biol. Chem. **1921**, 49, 109.

HULTEN: Knochensklerose bei Lymphogranulom. Acta radiol. (Stockh.) **8**.

HUTINEL: Gaz. Hôp. **1** (1920).

JAFFE u. a.: Ammoniumchlorid decalcification. J. of exper. Med. **1932**, 56.

JAHN: Klinische und experimentelle Befunde über Veränderung des Blutes bei schweren schizophrenen Zuständen. Verh. dtsch. Ges. inn. Med. **1936**.

— Die Stoffwechselstörungen der Asthenie und ihre Beziehungen zum Krankheitsbild und zur Behandlung der Schizophrenie. Klin. Wschr. **1938**, 1.

— Dtsch. Z. Nervenheilk. **1935**, 135, 245.

JAKSCH: Zbl. inn. Med. **1927**, 377.

IMHÄUSER: Die Osteoporose der Wirbelsäule als selbständiges Krankheitsbild, ihre klinische und unfallrechtliche Bedeutung. Dtsch. med. Wschr. **1936**, 17.

JÜRGENS: Dtsch. Arch. klin. Med. **1930**, 169.

— Verh. dtsch. Ges. inn. Med. **1935**.

KATASE: Einfluß der Ernährung auf die Konstitution des Organismus. 1931.

KAUFMANN: Diabetes und Trauma, zugleich ein Beitrag zu Bronzediabetes und Marmor-knochenkrankheit. Klin. Wschr. **1929**, 1.

Keilhack: Über das Eiweiß im normalen und pathologischen, veränderten Knochenmark des Menschen. Dtsch. Arch. klin. Med. **1938**, 182.
— Die Hyperproteinämie und Hyperglobulinämie als Symptom einer chron. aleukäm. Myelose. Fol. haemat. (Lpz.) **1936**, 55.
Knittel, F.: Das Knochenmark bei experimenteller Hyperthyreose. Diss. Zch. 1939.
Korsakow: zitiert nach Stoeltzner.
Kramer: Osteogenesis imperfecta congenita et tarda. Erg. inn. Med. **1939**.
v. Kress: Die multiplen cartilaginären Exostosen und ihre Beziehungen zum Geschwulstwachstum. Dtsch. Arch. klin. Med. **1938**, 183.
Laas: Knochenbeteiligung bei Systemerkrankungen des Knochenmarkes. Frankf. Z. Path. **1938**, 52.
Laub and Jackson: Osteopetrosis. Amer. J. clin. Path. **1938**, 8.
Laubmann: Über die Knochenstruktur bei Marmorknochenkrankheit (zit. nach Assmann).
Lauterbrug: Über zwei Fälle von familiärer generalisierter Osteosklerose. Dtsch. Z. Chir. **1931**, 230.
Lehndorff: Die Erythroblastenanämie. Erg. inn. Med. **1936**, 50.
- u. Zack: Fol. haemat. (Lpz.) 8.
Lehnert: Beitr. path. Anat. **1910**, 47.
Leszler: Osteosklerotische Anämie. Fortschr. Röntgenstr. **1938**, 58.
Lichtwitz: Pathologie der Funktionen und Regulationen. 1936.
Looser, in Schinz: Lehrbuch der Röntgendiagnostik. 1932.
— Über Spätrachitis und Osteomalacie. Dtsch. Z. Chir. **152**.
Luschka: Die Nerven des menschlichen Wirbelkanals. Tübingen 1855.
Mansfeld u. Sos: Über die Beziehungen der Schilddrüse zur perniziösen Anämie. Klin. Wschr. **1938**, 11.
Marfan: Bull. Soc. Pédiatr. Paris **1905**, 41.
— J. de Méd. Paris **1910**.
Markoff: Die Beurteilung des Knochenmarkes durch Sternalpunktion. Dtsch. Arch. klin. Med. **1936**, 179.
— Die Reticuloendothelien des Knochenmarkes. Dtsch. Arch. klin. Med. **1937**, 180.
— Zur Frage der Knochenmetastasierung bösartiger Geschwülste. Dtsch. Arch. klin. Med. **1938**, 182.
— Knochenmarksmorphologie und Funktion bei Osteopathien. Schweiz. med. Wschr. **1938**, 6.
— Die klinische Bedeutung der enterogenen Osteopathien. Z. klin. Med. **1939**, 136.
— Intravitale Knochenmarksstudien bei acidöser Osteopathie. Klin. Wschr. **1939**, 24.
— Über myelogene Osteopathie. Fol. haemat. (Lpz.) **1939**, 62.
— Die myelogene Osteopathie. Helvet. med. Acta **1939**.
Martos: Beitr. path. Anat. **1938**, 100.
Mechanik: Untersuchungen über das Gewicht des Knochenmarkes des Menschen. Z. Anat. **1926**, 79.
Morikawa: Die autonome Innervation des Knochenmarkes. Klin. Wschr. **1938**, 2.
Mosti: Ann. ital. Chir. **1939**, 18, 281.
Müller, E. F.: Z. Hyg. **1921**, 91.
- u. Richter: Über die Verteilung des blutbildenden Knochenmarkes im Oberarm, Oberschenkel und Unterschenkel; ref. Kongreßzbl. inn. Med. **93**, 497.
Naegeli: Münch. med. Wschr. **1917**, 1513.
— Münch. med. Wschr. **1918**, 551, 583, 609.
— Polyglobulien und Polycythämien. Jkurse ärztl. Fortbildg **1934**, 25.
Neumann: Zbl. med. W. **1886**.
— Arch. Heilk. **1869**, 11.
Nolli u. Benario: Il morbo di Vaquez. Haematologica **1936**, 17.
Oehme: Beitr. path. Anat. **1908**, 44.
Oesterlin: Virchows Arch. **247**.
Okinaka: Über den Einfluß des Spinalparasympathicus auf die Ausschwemmungsmechanismen der Blutbestandteile. Klin. Wschr. **1938**, 50.
Orsos: Das Bindegewebsgerüst des Knochenmarkes im normalen und pathologischen Zustand. Beitr. path. Anat. **1926**, 76.

PAESSLER: Beitr. path. Anat. **1931**, 78.

PAPILLION u. JIANU: Der Einfluß des vegetativen Systems auf das Knochenmark. Virchows Arch. **1927**, 264.

PASCHLAU: Leukämische Knochenveränderungen im Röntgenbild. Klin. Wschr. **1934**, 40.

MC PEAK and N. CLARENCE: Osteopetrosis. Amer. J. Roentgenol. **1936**, 36.

PÉTU, POLICARD u. DUFOURT: zitiert nach CHARVAT.

PFRÖRRINGER: Leukämie mit tumorartigen, zu Spontanfrakturen führenden Markwucherungen. Fortschr. Röntgenstr. **20**.

POMMER: Arch. klin. Chir. **1925**, 136.

— Untersuchungen über Osteomalacie und Rachitis. Leipzig 1885.

RAVAULT, GRABER u. LÉGER: Die schmerzhafte Osteoporose der Wirbelsäule. J. Méd. Lyon **1939**, 11.

RECKLINGHAUSEN: Virchow-Festschrift 1891.

RECKZEH: Med. Klin. **1940**, 21.

REITER: Anatomische Untersuchungen zur Frage der Inhomogenität des Knochenmarkes im Hinblick auf die Auswertung der Sternalpunktion. Z. exper. Med. **1938**, 103.

ROHOLM: Fluorvergiftung, eine neue Krankheit. Klin. Wschr. **1936**.

ROHR u. HAFTER: Fol. haemat. (Lpz.) **1937**, 58.

ROHR: Bluteiweißkörper und Knochenmarksreticulum. Helvet. med. Acta **5** (1938).

RUTISHAUSER: Experimentelle Studien über die bei chron. Bleivergiftung vorkommenden Knochenveränderungen. Arch. Gewerbepath. **1932**, 3.

— u. MAULBETSCH: Beitr. path. Anat. **1934**, 94.

SCHEERER: Über die Beziehungen zwischen Hormonen und Knochenmark. Fol. haemat. (Lpz.) **1937**, 56.

SCHMID, M.: Blut und Knochenmark bei Morbus Bang. Schweiz. med. Wschr. **1939**.

SCHMIDT, M. B.: Beitr. path. Anat. **1927**, 77.

SCHRETZENMAYER u. BRÖCHELER: Über die Atmung des menschlichen Knochenmarkes. Klin. Wschr. **1936**, 28.

SMITH, R.: Osteopetrosis. Radiology **1937**, 28.

STERNBERG: zitiert nach WALTHARD.

STERNSTRÖM: Über Marmorskelete. Acta radiol. (Stockh.) **1936**, 17.

STOELTZNER: Pflügers Arch. **1908**, 122.

STORTI: Dtsch. Arch. klin. Med. **1938**.

SABETAYEFF: Über Osteoporose und den Kalkstoffwechsel bei Hyperthyreosen. Diss. Zürich 1940.

TOBLER: Über Ostéoarthropathie hypertrophiante pneumique. Diss. Zürich 1939.

UNDRITZ: Die Plasmazellen im Tierreich und ihre anzunehmende Bedeutung als Drüsenzellen für die Bildung der Bluteiweißkörper. Helvet. med. Acta **5** (1938).

— Rev. Med. **1937**, 11/12.

VEREO: A case of marble bones. Brit. J. Radiol. **1938**, 11.

VERSÉ: Verh. dtsch. path. Ges. **1912**, 15.

VOGT: Zur Hämatologie der Knochenerkrankungen. Diss. Königsberg 1935.

VOLKMANN, R., in PITHA-BILLROTH: Handb. der Chir. **1865**, 2.

WALLBACH: Die atypischen Leukämien. Erg. Med. **1932**, 17.

WARREN: The oxygen consumption of rabbit bone marrow in relation to its morphology. Amer. J. Physiol. **1934**, 110.

WALTHARD: Die pathologische Anatomie des Prostatacarcinoms. Bull. schweiz. Ver.igg Krebsbekpfg **1936**, 1.

WAUGH: Interrelation of haematopoetic processes. Amer. J. med. Sci., N. s. **1937**, 193.

WEGELIN: Zur pathologischen Anatomie der Röntgenanämie. Beitr. path. Anat. **1930**, 84.

WETZEL: Handb. Anat. d. Kindes, Abschnitt Knochenmark **1** (1928).

WOLF: Über einen Fall von osteosklerotischer Pseudoleukämie. Beitr. path. Anat. **1932**, 89.

ZADEK: Klin. Wschr. **1928**, 7.

— Dtsch. Z. Chir. **1937**, 248.

ZAHN: Knochensklerose bei Myelom. Dtsch. Z. Chir. **1885**, 22.

ZAROISCH-OSSENITZ: Die Biologie der Auf- und Umbauprozesse des Knochens im Lichte neuerer histologischer und experimenteller Erfahrungen. Wien. klin. Wschr. **1934**, 26.

Einleitung.

„Das Leben kennt überhaupt keine iso-
lierte Organtätigkeit.
  Das Zusammenwirken ist nicht nur das
Gewöhnliche, sondern es ist das, was aus-
schließlich vorkommt." (Aus KREHL:
Pathologische Physiologie. 1932.)

Die intravitale Knochenmarksuntersuchung mittelst der 1929 von ARINKIN
angegebenen Sternalpunktion ist zu einem gewissen Abschluß gelangt. Dies
ist schon daraus ersichtlich, daß in letzter Zeit eine große Anzahl von zusammenfassenden Arbeiten über die morphologischen Ergebnisse erschienen sind.

Die Untersuchung des Sternalpunktates hat manche unklaren Fragen gelöst. Noch harrt aber vieles der Klärung, um so mehr, als durch diese Methode
ganz neue Fragestellungen sich aufdrängen.

Zahlreiche *eigene klinische Beobachtungen* bewogen mich, auf *die Beziehungen
von Knochenmark zum Knochen* unter normalen und pathologischen Bedingungen
näher einzugehen.

Die *experimentelle Bearbeitung* dieser Fragen führte mich zu zahlreichen,
zum großen Teil bisher unbekannten Ergebnissen. Sie stellen einen Abschnitt
der *funktionellen Knochenmarkspathologie* dar, der weiter ausbaufähig ist und
uns über unklare pathogenetische Fragen Auskunft geben kann, andererseits
bisherige therapeutische Mißerfolge bei zahlreichen Erkrankungen des Knochenmarks erklären hilft.

Zweck meiner Arbeit soll somit sein, zu dem so interessanten und für die
praktische Medizin so wichtigen Gebiet der Lehre vom Blut und den blutbildenden
Organen einen kleinen, auf neuen Anschauungen gegründeten Beitrag zu geben.

Einige Schlußfolgerungen werden im Gegensatz zu den Anschauungen der
pathologischen Anatomie stehen. Dies erklärt sich sofort, wenn man bedenkt,
daß der Pathologe einen Endzustand vor sich hat (die postmortalen Veränderungen des Knochenmarkes sind dabei ebenfalls in Betracht zu ziehen: ROHR
und HAFTER, *eigene* Untersuchungen), während man durch die mehrmalige
intravitale und evtl. am Orte der Wahl vorgenommene Knochenmarksuntersuchung in der Lage ist, den *Ablauf der Veränderungen* und insbesondere *Frühstadien* zu beobachten.

Dabei wird die Fragestellung lauten müssen:

1. primäre Knochenmarkserkrankung mit sekundärer Knochenveränderung?
oder

2. primäre Knochenerkrankung mit Beeinflussung des Markes? oder

3. koordinierte Störung beider Organe? Mesenchymale Dysfunktion?

Ich teile die Arbeit in einen allgemeinen und speziellen Teil. Im ersteren
wird auf die Grundlagen der Beurteilung der *Knochenmarksfunktionen* hingewiesen und die Beziehungen von Knochenmark zu Knochen unter normalen
Bedingungen besprochen.

Der zweite Teil betrifft die Knochen-Mark-Relation unter pathologischen
Bedingungen.

Allgemeiner Teil.

I. Bisherige Anschauungen über Beziehungen des Knochenmarkes als Organ zum Knochen.

In der Literatur finden sich nur vereinzelte Angaben über diese Verhältnisse.

Wohl die ersten, die auf eine primäre Markschädigung (Myelopathie) durch Reize oder chronische Infekte hingewiesen haben, sind MARFAN und HUTINEL. Diese beiden französischen Pädiater stellten 1910 und 1920 bei Besprechung der Pathogenese der Rachitis die Hypothese der primären Myelopathie mit spezifischer Osteoblastenschädigung auf. Ähnliche Auffassungen wurden später von ASCHENHEIM und BENJAMIN geäußert.

ASKANAZY erwähnt neben den Beziehungen zu Milz, Blut, endokrinen Drüsen diejenigen zu den Knochen mittels chemischer und physikalischer Faktoren. Letztere werden durch die intraossalen Druckverhältnisse dargestellt.

1918 stellte NAEGELI bei Besprechung der Pathogenese der Osteomalacie seine Knochenmarkshypothese auf. Er wies dabei auf die erhöhten Hämoglobin- und Erythrocytenwerte zu Beginn der Krankheit hin und schloß daraus auf eine primäre Hyperplasie des Knochenmarkes, der sekundäre eine Erweichung des Knochens folgt.

Die Malacie erscheint somit als ein Symptom, aber nicht als das Wesen der Erkrankung.

In ähnlicher Weise wurde für den jugendlichen Organismus die Skeletveränderung bei hämolytischem Ikterus, neuerdings auch bei Chlorose, Sichelzellenanämie, COOLEY-Anämie, konstitutionell familiäre perniciosaartige Kinderanämie-FANCONI und Polycythämie, von GÄNSSLEN als Sekundärerscheinungen bei primärer Hyperaktivität des Knochenmarkes aufgefaßt.

Es handelt sich bei diesen Skeletveränderungen um die Folgen einer Frühmanifestation einer echten Blutkrankheit (sog. *hämatische Dysplasie* nach GÄNSSLEN). Als Grundlagen für ihr Auftreten werden angeführt: 1. Manifestation im Kindesalter; 2. chronischer Verlauf.

Von besonderem Interesse ist dabei der allerdings äußerst seltene Fall einer Kombination von hämolytischem Ikterus mit Osteomalacie.

Abschließend sei noch die Ansicht ZADEKS wiedergegeben, der für die angeborene Form der sog. Marmorknochenkrankheit eine falsche Differenzierung des Knochenmarkes in dem Sinne annimmt, daß statt myeloischen Gewebes Bindegewebe und endostale Sklerose erzeugt wird.

II. Grundlagen der Beurteilung des Knochenmarkes als Organ.

Ergebnisse der intravitalen Knochenmarksuntersuchung (Sternalpunktion).

Durch eine große Zahl von Arbeiten über die intravitale Knochenmarksuntersuchung (ALDER, ARINKIN, BOCK, FIESCHI, HENNING, KLIMA, MALLARMÉ, MERKLEN und WAITZ, NORDENSON, ROHR, SCHULTEN, SEGERDAHL, STORTI, MARKOFF) ist es gelungen, zu gesicherten und endgültigen Ergebnissen zu gelangen. Die Methode hat gegenüber den bisherigen Untersuchungen drei große, von ROHR besonders hervorgehobene Vorteile:

1. Die Gewebsentnahme am Lebenden. Das bedeutet die Ausschaltung der sehr schwer zu beurteilenden postmortalen Vorgänge.

2. Die Beurteilung von frühzeitig auftretenden Veränderungen, nicht mehr nur von Endzuständen, die sehr oft ein ganz anderes Bild der Krankheit vermitteln.

3. Die Beurteilung von Funktionsabläufen, also eine Art funktionelle Pathologie des Knochenmarkes.

Um die notwendige Sicherheit in der Beurteilung des Punktionsergebnisses zu erhalten und Fehlschlüsse soweit als möglich zu vermeiden, muß bei zweifelhaften Befunden die mehrfache Punktion und die histologische Untersuchung des Punktates gefordert werden.

Durch dieses Vorgehen können neben einem normalen Mark die zwei in unserem Zusammenhang wichtigsten Veränderungen gefunden werden: die *Hyperplasie* und die *Hypoplasie* des Knochenmarkes.

Bevor ich darauf näher eingehe, sei erwähnt, daß wir auf Grund der *patho-logisch-anatomischen Untersuchungen* von Virchow (1871), Askanazy, Schilling bei makroskopischer Betrachtung unterscheiden: *das rote Mark, das gelbe oder Fettmark, das gelatinöse oder Gallertmark*.

Die gallertige Atrophie stellt nach Askanazy einen besonderen Zustand der Markatrophie dar, indem es in dem schwindenden Fettgewebe zur Hyperplasie des blutzellbildenden Gewebes kommen kann.

Es ist ferner darauf hinzuweisen, daß schon vor diesen Untersuchungen Neumann 1868, 1869 die Umwandlung von Fettmark in rotes funktionstüchtiges Mark bei Anämien erstmals festgestellt hat.

Diesen 3 Gruppen wurde später noch der Begriff Markhyperplasie, Markhypoplasie, Fasermark bei skorbutartigen Zuständen und ossifiziertes Mark bei Osteosklerose beigefügt.

Wie verhalten sich die Punktionsergebnisse bei diesen drei Markgruppen? Das hyperplastische Mark ist in der Mehrzahl der Fälle ein rotes Mark, besonders bei ausschließlicher oder vorwiegender Beteiligung der Erythropoese an der Hyperplasie. Bei Überwiegen der Myelopoese kann es auch graurot sein.

Das Punktat ist sehr gewebsreich.

Der Schnitt zeigt uns das *Zellmark* und den beinahe völligen Schwund des Fettgewebes an.

Das hypoplastische Mark ist meist weißgelblich und sehr fettreich.

Das Punktat zeigt nur vereinzelte kleine Gewebsbröckel. Bei Markaplasie ist kein Mark mehr erhältlich (Punctio sicca).

Im Schnitt findet sich oft *Fettmark* mit wenigen Zellen der Erythropoese und Leukopoese.

Als besondere Form der Markhypoplasie ist das *Fasermark* zu nennen (auch retikuläres Mark genannt). Das Fasermark kann rötlich sein, zeigt aber bei der histologischen Untersuchung eine Zusammensetzung aus Zellen des Knochenmarkstroma mit mehr oder weniger reichlich Intercellularsubstanz und ganz vereinzelten Zellen des blutzellbildenden Gewebes.

Das Gallertmark, das durch Fettschwund aus Fettmark entsteht, zeigt bei der Punktion eine gallertige Masse und mikroskopisch nur vereinzelte Reticulumzellen.

Als weitere Methode zur Feststellung einer Knochenmarkshyper- oder -hypoplasie wurde von zahlreichen Autoren *die Atmung des Knochenmarkes* bestimmt.

v Bréza bestimmte erstmals mit der Warburg-Methode die Atmung von tierischem und menschlichem Knochenmark und fand beim Menschen einen Wert von 0,13 ccm pro g und pro Minute.

Ähnliche Versuche wurden von Felix, Grossmück, Huck und Matren ausgeführt und auf den Zellreichtum als wichtigen Faktor des Sauerstoffverbrauches hingewiesen.

Aber erst die Untersuchungen von Warren mit dem Thunberg-Wintersteinschen Respirometer führten zu der sicheren Differenzierung der geringen Atmung des Fettgewebes und der gesteigerten bei den jungen Elementen der Erythrocyten.

Schretzenmayer und Bröcheler haben nun versucht, auf Grund der Bestimmung der Atmung von Sternalpunktaten mit der Warburg-Methode einen Einblick in den Funktionszustand des Markes zu erhalten. Nach diesen Untersuchungen weist die Atmung des normalen Markes eine außerordentliche Konstanz vom 18. bis 60. Jahr auf und beträgt im Durchschnitt 18 ccm pro ccm Punktat pro Stunde. Hyperplastische Zustände mit Beteiligung der Erythropoese (nicht bei Megaloblastenmark!) zeigen erhöhte, Zustände von Markerschöpfung verminderte Werte.

Man ist somit mit dieser Methode in der Lage, bis zu einem gewissen Grade Schlüsse auf die Markfunktion zu ziehen.

Wesentlicher sind aber wohl die morphologischen Reihenuntersuchungen am Ausstrich und Schnitt.

Die Beziehungen des Punktionsergebnisses zum Blutbefund.

Es wirft sich die Frage auf, ob wir aus dem Blutbefund allein auf eine Hyper- oder Hypaktivität des Knochenmarkes schließen können oder nicht? Was die Knochenmarkshyperplasie anbetrifft, so ist diese Frage durch die Sternalmarkuntersuchungen intra vitam endgültig geklärt. Befunde von Rohr, Nolli und Benario sowie *eigene* Beobachtungen bei *Polycythaemia vera* ergaben ein hyperplastisches Mark in dem eben besprochenen Sinne. Die Untersuchungen stimmen mit den pathologisch-anatomischen Feststellungen überein: *hyperplastische Panmyelopathie von* Askanazy. Die Erythropoese ist dabei besonders stark beteiligt. Man findet Erythroblastenwerte von 52, 68—138%, bezogen auf 100 Zellen der Leukopoese. Nicht ganz geklärt sind die Verhältnisse bei der *Polyglobulie*. Nach meinen Beobachtungen scheint es aber sicher, daß sich in diesen Fällen das erythropoetische System in vermehrter Tätigkeit befindet. Dafür sprechen vor allem *Knochenmarksbefunde bei Polyglobulie* infolge chronischer Stauungszustände (z. B. Pulmonalstenose). Es kann dabei zur Ausschwemmung von Normoblasten und basophil Punktierten kommen. Letztere können in so großer Zahl vorhanden sein, wie man sie sonst nur bei der Bleiintoxikation findet. Auffällig ist bei diesen Punktaten ferner die große Zahl von Erythroblasten mit Karyorrhexis (Acidosewirkung?).

Diese wenigen Beispiele mögen genügen, um darauf hinzuweisen, daß wir imstande sind, den Zustand des Knochenmarkes zu beurteilen. Die Befunde bei der Polyglobulie sind auch nicht verwunderlich, wenn man bedenkt, daß die Polyglobulie als *reine Mehrleistung der roten Komponente des Knochenmarkes* gedeutet wird (Naegeli). Vorwiegend sind dabei die zentralen Markbildungsstätten (platte Knochen) beteiligt. Nur in extremen Fällen findet sich auch eine

Beteiligung der sog. Reservemarkbildungsstätten der langen Röhrenknochen. In dieser Feststellung liegt der Unterschied gegenüber den Markbefunden bei der Vaquezschen Krankheit.

Auch die Beurteilung des hypoplastischen Markes durch den Blutbefund ist möglich. Letzteres ist ein sehr empfindliches Zeichen und kann früher nachweisbar sein als eine morphologisch erkennbare Markveränderung. Ich denke hier an Fälle von beginnender Panmyelopathie mit Leukopenie, Thrombopenie und Anämie bei morphologisch normal zusammengesetztem Sternalmark.

Wir sind also mit unseren heutigen Untersuchungsmethoden in der Lage, die Knochenmarksfunktion, insbesondere das Vorhandensein einer Hyperplasie oder Hypoplasie des Sternalmarkes, festzustellen.

Was bedeutet dieser Schluß für die übrigen Markabschnitte?

Sternalmark und übrige Markabschnitte.

Helpap und v. Domarus haben kürzlich auf die inhomogene Beschaffenheit des Markes im Brustbein hingewiesen und deshalb sehr zur Vorsicht gemahnt. Dieser sicher vorhandenen Täuschungsmöglichkeit kann durch mehrfache Punktion aus dem Wege gegangen werden. Zu den Untersuchungen von Helpap ist zudem zu bemerken, daß es sich um postmortale Sternalpunktionen handelt, die mit einer Punktion intra vitam nicht übereinstimmen, indem es post mortem oft sehr schwierig ist, Markbröckel zu aspirieren.

Was die übrigen Markabschnitte und deren Zusammensetzung im Vergleich zum Sternalmark anbetrifft, kann folgendes gesagt werden:

Müller und Richter sind auf Grund von 214 obduzierten Fällen zum Schluß gekommen, daß im Humerus und Femur eine gleichmäßige Entwicklung von rotem Mark vorhanden sei. In beiden Knochen liegt die obere Grenze des roten Markes in Höhe der Epiphysenlinie. Mit zunehmendem Alter nimmt der Gehalt an rotem Mark mäßig ab. Die Autoren wiesen auch auf eine durch die Konstitution bedingte Markausbreitung hin. Doch liegen sichere Resultate für diese Frage nicht vor. Döhnert und Tischendorf stellten bei ihren Untersuchungen fest, daß die Umwandlung des roten Markes in Fettmark im Femur erst nach dem 40. Jahr beginne. Zu ähnlichen Ergebnissen gelangt Hallermann, der die Beziehungen von Fettmark zu rotem Mark im menschlichen Femur eingehend bespricht. Fahr fand nur in 7 % reines Fettmark im Femur des Erwachsenen.

Wichtige Untersuchungen liegen von Reiter vor. Er fand, daß *der Zellaufbau des aktiven Knochenmarkes überall ungefähr der gleiche sei* und daß somit *aus dem durch Sternalpunktion erhobenen Markbefund auf die übrigen Markabschnitte geschlossen werden kann.* Diese Tatsache gilt für hyperplastische Zustände, während bei hypoplastischen Veränderungen des Knochenmarkes ein meist uneinheitliches Bild entsteht. In diesen Fällen ist es notwendig, die Knochenmarkspunktion am Orte der Wahl auszuführen. (Man kann auch beim Erwachsenen mit gleicher Technik wie bei der Sternalpunktion z. B. den Femur ohne große Mühe und ohne Folgen punktieren.)

Überblickt man alle diese Befunde und berücksichtigt noch die von Fraenkel und E. F. Müller gefundene Tatsache, daß bei Infekten mit leukopenischer Reaktion, z. B. Typhus, Grippe, das Mark der kleinen Knochen bakterienhaltig, dasjenige der langen Röhrenknochen nicht bakterienhaltig ist, so könnte man

an eine *funktionelle Verschiedenheit der verschiedenen Markabschnitte* denken: dem stabilen Mark der kurzen Knochen ist das labile Mark der Röhrenknochen gegenüberstellbar. Ersteres übt eine regulierende Wirkung auf letzteres, das eine Art *Knochenmarkreserve* darstellt.

Es sei an dieser Stelle auf die *Technik der Knochenmarkspunktion beim Versuchstier* hingewiesen. Sehr bewährt hat sich uns dabei das von LOWELL beschriebene Vorgehen:

Am betäubten Tier wird die Haut über dem zu punktierenden Knochen, im allgemeinen dem Humerus, dem Femur oder der Tibia, an einer Stelle, wo keine größeren Nerven oder Gefäße zu erwarten sind, rasiert oder mit Alkohol angefeuchtet. Dann geht man mit einem wenige Millimeter dicken Nagel, wie er zu chirurgischen Knochenfixationen gebraucht wird und dessen eines Ende zu einem handlichen Griff umgebogen ist, durch die Corticalis in das Knochenmark. Dann wird der Nagel geneigt und noch etwas in den Markkanal eingebohrt. Die Neigung geschieht, um eine etwas größere Strecke in der Spongiosa zu bleiben. Nach Entfernung des Nagels geht man mit einer gekürzten Lumbalkanüle auf dem gleichen Wege durch Weichteile und Corticalis und saugt mit einer aufgesetzten Spritze eine kleine Menge Mark an, das dann zu Ausstrichen und Schnitten verarbeitet werden kann. Eine Wundversorgung ist nicht nötig.

Beziehungen von Markparenchym und Knochenmarkstroma.

Das Knochenmark setzt sich aus zwei ganz verschiedenen Teilen zusammen, die aber beide mesenchymalen Ursprungs sind. Auf der einen Seite finden wir *das myeloische Parenchym* mit der Funktion der Blutzellbildung, auf der anderen *das Knochenmarkstroma im weiteren Sinne.* Letzteres setzt sich zusammen aus *dem Fettgewebe, dem Reticulum oder Stroma* im engeren Sinne: Reticulum und Endothel, dem Endost.

Das Stroma im engeren Sinne. Deutlich kommt hier die Anpassung an die Parenchymfunktion zustande. Kollagenes fibröses Gewebe findet sich nur in ganz geringem Maße als Scheide um Arterien und Nerven (ASKANAZY). Im übrigen ist das Stroma aus einem Reticulum, das sich zwischen den Parenchymzellen befindet, zusammengesetzt.

ROHR hat die im Sternalpunktat vorkommenden Reticulumzellen in drei Typen aufgeteilt: *die phagocytierende Form — die plasmacelluläre Form — die lymphoide Form.*

Diesen drei Typen ist die Endothelzelle anzufügen, die mit den Reticulumzellen funktionell gekuppelt ist.

Ich bin in einer früheren Arbeit zum Schluß gekommen, daß man auf Grund der zu beobachtenden Reaktionen *funktionell zwei Gruppen von Reticulumzellen* unterscheiden kann:

	Phagocytierender, lymphoidocytärer Typus	Plasmacellulärer Typus
Phagocytose	vorhanden	fehlt
Hämosiderinablagerung	vorhanden	fehlt
Fettspeicherung	vorhanden	fehlt
Beziehungen zum Bluteiweiß . .	fehlen	vorhanden
Röntgenbestrahlung	Vermehrung	keine Reaktion (Myelom nicht strahlensensibel!)
Hyperplasie	Retikulose	Retikulom (Myelom)
Ausschwemmung ins Blut . . .	fehlt	als Plasmazellen

Die Kenntnis von der Funktion des gefäßhaltigen Stromas haben sich demnach sehr erweitert. Während bis vor kurzem die Speicherung — Blutfilterfunktion, wie Leber und Milz, mit drei verschieden langen Phasen: Endothelzelle, Reticulumzelle, Lymphe — und Infektabwehr die beiden Hauptfunktionen des Reticulums waren, ergab die intravitale Knochenmarksuntersuchung *Beziehungen zu dem Bluteiweißkörper*. (Bing und Plum, Undritz, Gross, Keilhack, Klima, Jürgens, Rohr, *eigene* Untersuchungen.) Rohr vertritt die Auffassung, daß die plasmacellulären Reticulumzellen des Knochenmarkes mit der Bildung der grobdispersen Eiweißkörper in engstem Zusammenhang stehen.

Für diese Auffassung sprechen meine Beobachtungen über die Bluteiweißverhältnisse bei isoliertem und multiplem Myelom (s. spezieller Teil) sowie das Ansteigen der Refraktionswerte des Blutes und das Positivwerden der Takata-Ara-Reaktion im Serum mit dem vermehrten Auftreten der plasmacellulären Reticulumzellen im Sternalpunktat: Befunde bei Myelom, Lebercirrhose, Nephritis mit Rest-N-Erhöhung, Amyloidose, Panmyelopathie, chronische Infekte.

Unterschiede zwischen Bestimmungen im Knochenmarkspunktatblut und im Venenblut sind nach meinen Untersuchungen nicht vorhanden. *Einige Beispiele* seien auszugsweise ·wiedergegeben:

Fall Lebercirrhose mit perniziöser Anämie, 62 jähriger Mann:

Morphologisch	Serum	Sternalpunktat
Hämoglobin 27% Erythrocyten 950000 FJ. 1,5 Leukocyten 2400 Plasmazellen 0 Thrombopenie	Refraktion 9,78% Viscosität 1,6 Alb./Glob. 100/0 Takata + 1:8 —1:256 Senkung 140 mm 1 Std.	Reichlich, oft vakuolisierte plasmacelluläre Reticulumzellen bei Megaloblastenmark

Befund. Hoher Refraktionswert mit positiver Takata-Reaktion bei reichlich plasmacellulären Reticulumzellen im Sternalmark.

Fall Amyloidose nach Spondylitis, 39 jähriger Mann, Befund vom 2. 5. 35:

Morphologisch	Serum	Sternalpunktat
Hämoglobin 65% Erythrocyten 4370000 FJ. 0,7 Leukocyten 10600 Plasmazellen 0 Plättchen normal	Refraktion 6,9% Senkung 64 mm 1 Std.	Keine Vermehrung der plasmacellulären Reticulumzellen

Befund vom 10. 3. 37:

Morphologisch	Serum	Sternalpunktat
Hämoglobin 23% Erythrocyten 1900000 FJ. 0,6 Leukocyten 6000 Plasmazellen 0	Refraktion 10,31% Viscosität 1,9 Alb./Glob. 45/55 Takata + 1:4—1:256 Senkung 140 mm 1 Std.	Reichlich plasmacelluläre Reticulumzellen, oft vakuolisiert und in Gruppen

Beurteilung. Mit dem Auftreten der plasmacellulären Reticulumzellen in vermehrter Zahl im Sternalmark steigt die Refraktion, und die Takata-Reaktion wird positiv.

Fall Panmyelopathie unbekannter Ätiologie, 17 jähriger Mann, Befund vom 23. 1. 37:

Morphologisch	Serum	Sternalpunktat
Hämoglobin 35%	Refraktion 8,8%	Promyelocytenmark mit einigen, aber nicht auffallend vermehrten Plasmazellen
Erythrocyten 1550000	Viscosität 1,65	
FJ. 1,1	Alb./Glob. 0/100!	
Leukocyten 1600	Takata —	
Plasmazellen 3	Senkung 166 mm 1 Std.	
Thrombocyten 11500		
Gerinnungszeit 4 Minuten		
Befund vom 4. 2. 37:		
Hämoglobin 12%	Refraktion 11,3%	Fast nur plasmacelluläre Reticulumzellen, oft in Verbänden
Leukocyten 600	Viscosität 1,75	
Plättchen 0	Takata ++	
	Senkung 145 mm 1 Std.	

Beurteilung: Steigen der Refraktion und Positivwerden der TAKATA-Reaktion sind gleichzeitig mit dem Nachweis einer Vermehrung der Knochenmarksplasmazellen festzustellen.

In allen Fällen wurde die Leber histologisch untersucht und zeigte nicht die geringste abnorme Veränderung.

Das Endost.

„Wer sein Auge nicht daran gewöhnt hat, wird es im normalen Knochenschnitt leicht übersehen" (ASKANAZY). Im normalen Mark findet sich keine sichere Grenze zum Reticulum. Diese Verhältnisse ändern sich aber sofort, wenn eine gesteigerte Endostfunktion eintritt. Dabei müssen normale und pathologische Verhältnisse unterschieden werden:

normal	pathologisch
Endost: osteoblastische Funktion	Endost: osteoblastische Funktion
osteoklastische „	osteoklastische „
	fibroplastische „

Ich bin auf alle diese Verhältnisse ausführlich eingegangen, weil sie eine der Grundlagen der engen Beziehungen von Knochenmark zu Knochen darstellen.

Dieser besondere anatomische Bau des Knochenmarkes und des Grenzgebietes Endost, wenn man so sagen darf, läßt an bestimmte Beziehungen der beiden Abschnitte — des myeloischen Parenchyms und des Stromas im weiteren Sinne — denken, wobei man eine Funktionsänderung der mesenchymalen Zellen in bestimmter Richtung annehmen muß, wohl am besten erklärbar nach den von HELLMANN dargelegten pathogenetischen Beziehungen:

Schematische Darstellung nach HELLMANN.

Stammzellen für Knochenzellen ← Mesenchymzellen → Stammzellen für Blutzellen
↓
lockeres Bindegewebe
↓
reticuloendotheliales System

Noch besser erklärbar sind die hier zur Diskussion stehenden mesenchymalen Reaktionen durch die von WAUGH angegebene und etwas modifizierte Darstellung (Abb. 1). Aus derselben ist ohne weiteres ersichtlich, daß durch Richtungsänderung der Reaktion des reticuloendothelialen Systems mit einer Ände-

rung des myeloischen Parenchyms zu rechnen ist. Da ersterem, im weitesten Sinne aufgefaßt auch das Endost und somit auch dessen Abkömmlinge, Osteoklasten und Osteoblasten, angehören, ist es verständlich, daß die Änderung

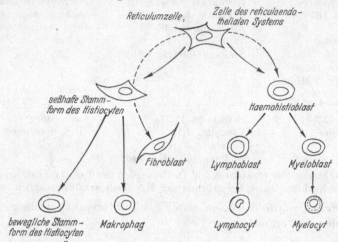

Abb. 1. Schema der genetischen Beziehungen der hauptsächlichsten Zellen des reticuloendothelialen Systems.

nicht nur das myeloische Parenchym, sondern auch den Knochenaufbau betrifft. Letzterer wird denn auch, wie ich später ausführlich darlege, durch die zentralen myelogenen Vorgänge sehr wesentlich beeinflußt.

Zusammenfassung.

Sternalmark	Hyperplasie	Hypoplasie
Punktat	Gewebsreich, rote bis graurote Bröckel	Vereinzelte weißgelbliche Bröckel, viele Fetttropfen. Bei Aplasie: Punctio sicca
Schnitt	Zellmark fast ohne Fettgewebe	Fettmark, evtl. Gallertmark mit vereinzelten Zellen
Makroskopisch	Rotes Mark	Gelbes Mark. Rot bei retikulärem Mark
Atmung	Erhöhte Werte; im WARBURG-Versuch: über 18 ccm/ccm/Std.	Erniedrigte Werte; im WARBURG-Versuch: unter 18 ccm/ccm/Std.
Übrige Markabschnitte	Zellaufbau des aktiven Markes überall gleich	Vom Sternalmarkbefund abweichend. Kontrollpunktion am Orte der Wahl notwendig

III. Grundlagen für die Beurteilung des Knochenaufbaus.

Es kann sich bei dieser Formulierung nicht um eine eingehende Darstellung der speziellen Verhältnisse des Knochenbaus handeln, sondern ich gehe nur so weit auf die Fragen ein, als es in diesem Zusammenhang unbedingt notwendig ist.

Mit einem Satz von M. B. SCHMIDT sind die Vorgänge, die hier besprochen werden sollen und die erworbenen Veränderungen des Knochens betreffen, genügend charakterisiert:

„Bei allen erworbenen Erkrankungen des Knochens kommt eine über das gewöhnliche Maß hinausgehende Resorption oder Neubildung zustande."

1. Osteoporose.

Das anatomische Bild ist gekennzeichnet durch die starke Erweiterung der Gefäßkanäle in der Rinde, der Abnahme der Rindendicke, der Verdünnung und Einschmelzung zahlreicher Knochenbälkchen der Spongiosa. Es handelt sich dabei um eine vorwiegend exzentrische, d. h. *von der Markhöhle ausgehende Atrophie* des Knochens.

Das Wesen der Osteoporose ist eine mangelhafte Apposition bei normaler oder gesteigerter Resorption (POMMER). Man kann auch von einem relativ gesteigerten Abbau des Knochens sprechen.

Der Röntgenbefund ist für die Diagnose sehr wichtig. Bei normaler Knochenform ist die Kontur des Knochens strahlendurchlässiger und weist eine dünne Corticalis auf. Die Struktur ist im großen und ganzen erhalten, die einzelnen Spongiosabälkchen dünn. Rarefikationsherde und cystenartige Gebilde können auftreten. Die Markhöhle wird durch diese Vorgänge breiter als normal.

Die Lokalisation der porotischen Veränderungen ist keine wahllose, abgesehen von ganz bestimmten monostotischen Porosen. Es ist eine seit langem bekannte Tatsache, daß bei generalisiertem Vorkommen der Osteoporose die platten Knochen häufiger und meist vorwiegend befallen sind, während die Diaphysen oft ganz intakt sein können. Diese Feststellung konnte bisher nicht erklärt werden, wird aber verständlich, wenn man den Knochenmarkzustand berücksichtigt, worauf später einzugehen ist. Osteoporosen sind häufig. Man ist beinahe versucht, zu behaupten, daß, wenn man einmal angefangen hat, nach porotischen Knochenveränderungen zu suchen, sie meist auch gefunden werden.

Eine befriedigende *Einteilung der Osteoporosen* gibt es nicht. Für praktische Zwecke kann man nach SCHINZ einteilen in:

einfache Osteoporose: neurotische Inaktivität,

akute Osteoporose: SUDECKsche Knochenatrophie,

chronische Osteoporose: hypertrophische, senile, komplexe.

Eine besondere Stellung nimmt dabei die SUDECKsche Atrophie ein, die heute von ihrem Entdecker als „aktive Heilungsreaktion" gedeutet wird.

Allen anderen Formen kommt als gemeinsames Merkmal die Knochenmarkbeschaffenheit zu, so daß es meines Erachtens nach am besten ist, alle Einteilungsversuche fallenzulassen und nur von *porotischer Osteopathie* zu sprechen.

2. Osteosklerose.

Aus dem *anatomischen Bild* sei hervorgehoben: die Verdickung der Knochenrinde, die breiten, plumpen Bälkchen der Spongiosa und die engen Markräume.

Wesen. Osteosklerose ist die vermehrte Ausbildung von Knochengewebe *in den Markräumen* (M. B. SCHMIDT).

Im Röntgenbild finden wir meist eine normale Knochenform, evtl. eine Verdickung des ganzen Knochens. Die Knochenrinde ist stark verdickt. Es kann zu periostalen Reaktionen kommen. Die Knochenstruktur ist vermehrt, die Spongiosa dichter. Der Prozeß kann so weit gehen, daß die Struktur kaum mehr erkennbar ist und eine Eburneation des Knochens vorliegt. Die Markräume sind verengt.

Die Osteosklerose kann die verschiedensten Knochen befallen. Sie kommt sehr oft generalisiert vor. Häufig und sehr ausgedehnt sind die Veränderungen

an den langen Röhrenknochen, was ganz im Gegensatz zur Osteoporose steht. Für die Skeletbeurteilung in der Praxis ist wichtig, daß auch das Sternum befallen wird. Dieser Knochen ist ja der Punktion sehr leicht zugänglich, und sein Bau kann somit bis zu einem gewissen Grade durch die Punktion beurteilt werden.

Als Beispiel dieser generalisierten Knochensklerose mit Beteiligung des Sternums diene Abb. 2, die ich einer Arbeit von Leszler entnommen habe.

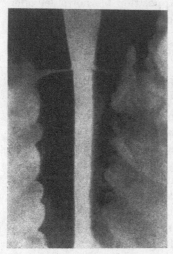

Abb. 2. *Osteosklerose* des Sternum. Links das sklerotische, rechts das normale Sternum. (Nach Leszler.)

Noch viel unübersichtlicher als bei den Osteoporosen ist die *Einteilung der sklerotischen Knochenprozesse*. Eine gewisse Berechtigung hat die Unterscheidung von lokalen und allgemeinen Knochensklerosen, wobei als Vertreter der ersteren die entzündliche Sklerose angeführt werden kann.

Apitz trennt die Marmorknochenkrankheit von der „sich immer mehr herausschälenden" diffusen Osteosklerose bei Blutkrankheiten.

Askanazy unterscheidet drei Gruppen:

1. Osteosklerose an der Stelle einer leukämischen Metaplasie, wobei die im leukämischen Knochenmark auftretenden Vernarbungen und regressiven Veränderungen die Sklerose des Knochens auslösen sollen.

2. Osteosklerose bei Anämie, wobei in diesen Fällen eine angeborene Schwäche des Knochenmarkes vorliege und die Sklerose als Ersatz wegen der Atrophie auftrete.

3. Die Marmorknochenkrankheit nach Albers-Schönberg.

Stenström gibt eine Einteilung rein nach ätiologischen Gesichtspunkten. Er unterscheidet:

Osteosklerose bei Blutkrankheiten,
     ,,   ,, Carcinom,
     ,,   ,, Vergiftungen mit Blei, Phosphor, Strontium, Fluor,
     ,,   ,, Alkaptonurie.

Auf die von einigen Autoren angegebene Unterscheidung von primären und sekundären Sklerosen gehe ich später im speziellen Teil ein. Abschließend soll noch die auf Grund der Röntgenbefunde angegebene Einteilung von Kienböck folgen:

1. Marmorknochen.
2. Toxische Periostitis proliferans.
3. Osteosklerosen bei Blutkrankheiten: Anämie, Leukämie, Lymphogranulom, Gaucher-sche Krankheit.
4. Osteoplastische Carcinose.
5. Osteosklerose bei Akromegalie und Hypophysentumoren.
6. Osteosklerose entzündlichen Ursprungs: Lues, Osteomyelitis.
7. Sog. idiopathische Hyperostosen.

Entsprechend dem Vorgehen bei den Osteoporosen spreche ich in dieser Arbeit von *sklerotischer Osteopathie*, da mir eine zweckmäßige und praktisch bedeutsame Einteilung nicht möglich scheint.

3. Osteomalacie.

Anhangsweise sei kurz die Malacie des Knochens erwähnt (s. S. 174). Sie gehört in diesem Zusammenhang zu den beiden vorausgehenden Abschnitten, da heute die Tendenz immer deutlicher erkennbar ist, nicht mehr so scharf wie früher zu trennen. Übergänge von Osteoporose in malacische Veränderungen sind schon von LOOSER angenommen worden.

Im *anatomischen Bild* ist die Atrophie die praktisch wichtigste Erscheinung (LOOSER). Sie führt zur Verdünnung und Auflockerung der Knochenrinde.

Auf die Pathogenese soll später eingegangen werden.

Im *Röntgenbild* sind die veränderten Knochenformen (Verbiegungen, Kartenherzform des Beckens, Glockenform des Thorax nach ALWENS) und die verwaschene Kontur nachweisbar. Die Diagnose aus dem Röntgenbefund allein kann nicht gestellt werden, da sich nach LOOSER und ASSMANN Osteoporose und Malacie ohne Formveränderung des Knochens nicht unterscheiden lassen. Letzteres hat klinisch zu erfolgen.

Betrachtet man die *Lokalisation* der malacischen Veränderungen, so ist eine gewisse Parallele mit der Osteoporoselokalisation ohne Zweifel feststellbar. Wohl kann die Malacie das ganze Skelet befallen. Die vorwiegenden und hauptsächlichsten Veränderungen finden wir aber an den platten Knochen wie Wirbel, Becken, Schädel. Ihnen folgt die Lokalisation am Oberschenkelknochen.

Die verschiedenen Formen der Osteomalacie können in Anlehnung an die von ALWENS gegebene Einteilung wie folgt gruppiert werden:

primäre Formen	sekundäre Formen
infantile Osteomalacie (Rachitis tarda),	im Puerperium,
nichtpuerperale (postklimakterische) Osteo-malacie,	bei Sprue,
marantische Osteomalacie,	bei Hyperthyreose.
senile Osteomalacie.	

Es hat sich auch bei dieser Gruppe bewährt, einfach von *malacischer* Osteopathie zu sprechen.

Zusammenfassend kommen somit für die zu besprechenden Beziehungen von Knochenmark zu Knochen folgende Knochenveränderungen in Betracht: die porotische Osteopathie — die sklerotische Osteopathie — die malacische Osteopathie.

Kombinationsformen wie: symptomatische Osteopsathyrose: Osteoporose und Spätrachitis — senile und marantische Osteomalacie mit Osteoporose — Spätrachitis mit Übergang in Osteomalacie, wenn mit dem 20. Lebensjahr nicht abheilend (LOOSER).

Eine gemeinsame Erscheinung aller dieser Knochenveränderungen liegt in den *vorwiegend endostalen Vorgängen*. Wir werden später sehen, daß dies sehr wesentlich für die darzustellenden Knochenmark-Knochen-Beziehungen ist.

Eine *Gegenüberstellung der genannten Osteopathien* zeigt umstehende Tabelle.

Auf die Beschaffenheit des Markes soll hier nicht eingegangen werden. Später stelle ich dar, daß diese auffallende, fast schematisch anmutende Einordnung der pathologischen Skeletveränderungen keine zufällige sein kann, sondern vielmehr *der Ausdruck einer durch die morphologische und funktionelle Beschaffenheit des Knochenmarkes bedingten Regulation ist.*

	Porotische Osteopathie	Malacische Osteopathie	Sklerotische Osteopathie
Wesen	Mangelhafter Anbau absolut oder relativ gesteigerter Abbau	Atrophie des Knochens	Vermehrte Bildung von Knochen in den Markräumen
Endostfunktionen:			
osteoplastische	Gesteigert	Gesteigert	Gering
ostevplastische	Gering	Gesteigert	Gesteigert
fibroplastische	Sehr gering	?	Gesteigert
Markraum	Breiter als normal	Breiter als normal	Verengt
Hauptlolkaisation	Vorwiegend platte Knochen. Diaphysen oft intakt.	Vorwiegend platte Knochen: Wirbel, Becken, Schädel	Sehr häufig lange Röhrenknochen, aber auch generalisiert

IV. Die Beziehungen von Knochenmark und Knochenbau in den einzelnen Lebensabschnitten.

Die Knochenmarkbildung beim Embryo ist in den langen Röhrenknochen in der 7. bis 9. Fetalwoche erkennbar (Knoll). Das *primitive Knochenmark* dringt in die verkalkte Knorpelanlage des Skelets an den Ossifikationspunkten in Form eines gefäß- und zellreichen Bindegewebes resorbierend ein. Zugleich werden

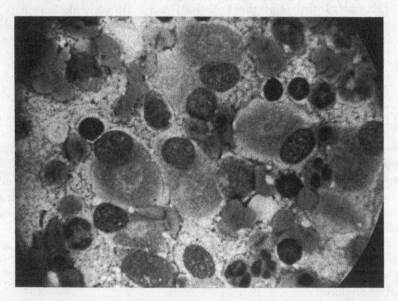

Abb. 3.   Femurknochenmarkausstrich eines 15 cm langen Embryos.   Vergr. 1 : 1000.

jetzt Knochenlamellen angelegt. Ein Knochenmarkausstrich aus dem Femur zeigt in dieser Entwicklungsperiode obige Zusammensetzung (Abb. 3). Das Bild wird von großen basophilen Reticulumzellen beherrscht, die nach der von Rohr angegebenen Einteilung des Knochenmarkreticulums als plasmacelluläre Reticulumzellen bezeichnet werden können. Das basophile Protoplasma zeigt oft zentral um den Kern herum eine leichte acidophile Zone. Der Kern selbst ist locker, grob strukturiert, rund bis längsoval und meist etwas exzentrisch gelegen.

Die Zellen sind sehr leicht lädierbar. Neben diesen als Stammzellen aufzufassenden Formen kann man Myeloblasten, junge Promyelocyten, Metamyelocyten, Myelocyten, Leukocyten, ganz vereinzelte Lymphocyten, Erythroblasten und Megakaryocyten erkennen.

Eines ist hervorzuheben:

Das Mark ist zellreich und in der überwiegenden Mehrzahl der Fälle *ein reines Zellmark* ohne jede Beimengung von Fett.

Die Entwicklung des Knochens geht langsamer vor sich. Die Knochen bleiben relativ weich. Schon in diesem ersten Lebensabschnitt fällt bei Betrachtung des gesamten Knochen- und Knochenmarkaufbaus die große Ausdehnung des roten Markes und die relativ dünne Knochenschale auf.

Beim Neugeborenen findet man nach den übereinstimmenden Angaben aller Autoren in allen Knochen rotes, zellreiches Mark. *Die Tibiapunktion* (proximales Drittel, mediale Fläche) bestätigt diese histologischen Untersuchungen. Der Knochenmarksbefund stimmt mit dem Blutbefund der Neugeburtsperiode überein, da man schon lange weiß, daß bis zum 2. oder 3. Lebensmonat hohe Hämoglobin- und Erythrocytenzahlen gefunden werden: sog. *Polyglobulie des Neugeborenen.*

Diesem im Vergleich zum Erwachsenen als hyperplastisch zu bezeichnenden Knochenmark des Neugeborenen entspricht der Bau des Knochens. Man kennt eine sog. *physiologische Osteoporose*, die besonders bis zum 3. oder 4. Lebensmonat voll ausgeprägt ist und ihren Ausgleich normalerweise im 2. Lebensjahr findet. Diese physiologische Osteoporose wurde bisher als Zeichen einer gewissen Ca- und Phosphorverminderung des kindlichen Skelets angesehen. Es ist aber auffällig, daß diese Porose des Säuglings mit der Knochenmarkshyperplasie und dem hohen Hämoglobin- und Erythrocytenwert zusammenfällt. Diese Koppelung der beiden Organveränderungen kann deshalb keine zufällige sein. Es wirft sich schon hier die Frage auf, ob die physiologische Osteoporose des Säuglings nicht in pathogenetischem Zusammenhang mit dem Markaufbau steht. Auf Grund der später zu erörternden Beziehungen von Knochenmarksmorphologie und -funktion zum Bau des Knochens müssen wir diese Frage bejahen und *auf den wichtigen myelogenen*, bisher ganz vernachlässigten *Faktor beim Auftreten der physiologischen Säuglingsosteoporose* hinweisen.

Knochenmark und Knochen beim gesunden Erwachsenen. Während wir beim Neugeborenen im großen und ganzen ausschließlich rotes, zellreiches Mark antreffen, findet bei der Weiterentwicklung des Organismus eine allmähliche Umwandlung des roten Markanteils in Fettmark statt.

Der Umwandlungsprozeß beginnt im 6. Lebensmonat, geht rasch vorwärts und erreicht ungefähr im 12. bis 15. Lebensjahr die Ausbreitung wie beim Erwachsenen (WETZEL). Man kann mit anderen Worten sagen, daß diese Veränderung eine schon sehr frühzeitig angelegte *Markreserve* darstellt, die erst auf besondere Reize hin sich wieder in rotes zellreiches Mark umwandelt. Diese zentripetale fortschreitende Fettmarkentwicklung kann nach ASKANAZY als *eine Art physiologische lipomatöse Atrophie* aufgefaßt werden.

Die Umwandlung ist zuerst in den Diaphysen nachweisbar. In den Epiphysen trifft man noch ab und zu in Form von zungenförmigen Herden rotes Mark in der Compacta.

Beim Erwachsenen nehmen rotes und gelbes Mark ungefähr den gleichen Raum ein.

Entsprechend dieser Änderung im Aufbau des Knochenmarkes kommt es auch zu einer Änderung des Knochens. Der kindliche Knochen ist hart, kompakter geworden. Er ist besonders an den Stellen hart, wo zellarmes Mark oder Fettmark entstanden ist, aber noch gut punktierbar, wo das rote Mark weiter besteht, z. B. Sternum, Wirbeldornfortsätze und Rippen.

Überblickt man die Ausdehnung des Markes beim Erwachsenen und zieht einen Vergleich mit anderen Organen, so zeigt sich, daß das Knochenmark sämtliche Organe und Organsysteme an absolutem Gewicht übertrifft (*Mechanik*). Die Zunahme der Markmenge geschieht proportional dem Wachstum des Organismus und des Skelets. Die quantitative Entfaltung ist zur Zeit der Konsolidierung des Skelets im 25. bis 58. Jahr erreicht. Der prozentuale Markanteil nimmt während der Entwicklungsperiode kontinuierlich zu und erreicht dann bei Erwachsenen etwa 4,6% des Körpergewichtes.

Mit zunehmendem Alter findet allmählich eine Umwandlung des roten in das gelbe Mark statt. Custer und Ahlfeld fanden bei ihren ausgedehnten histologischen Untersuchungen eine gewisse Gesetzmäßigkeit und konnten feststellen, daß *die Umwandlung in Fettmark* in der Reihenfolge Tibia, Femur, Rippe, Sternum, Wirbelkörper vor sich geht. Knochenmarksreizung mit Funktionssteigerung bewirkt dagegen eine Umkehr dieser Umwandlung in der Reihenfolge Wirbelkörper, Sternum, Rippe, Femur, Tibia.

Dieser *gerichtete Funktionswechsel* innerhalb des gesamten Knochenmarkes läßt sich folgendermaßen darstellen:

Physiologischer Verbrauch (Altern)	Rotes Knochenmark ↑	Gesteigerter physiologischer (z. B. Gravidität) und pathologischer Verbrauch
Zentripetale Umwandlungsrichtung	Gelbes Knochenmark	Zentrifugale Umwandlungsrichtung

Wir haben somit im Erwachsenenalter zwei, nach Funktion des Markes beurteilte, verschiedene Knochengruppen:

a) klatte Knochen mit dem Zentrum der Markfunktion,
b) Röhrenknochen mit der Reservebildungsstätte für rotes Mark.

Zwei Sonderfälle dieser physiologischen Verhältnisse muß ich in diesem Zusammenhang besonders erwähnen: die senile Osteoporose einerseits (nur beim Auftreten im Präsenium als pathologischer Vorgang zu bewerten) und die Schwangerschaftsveränderungen von Mark und Knochen andererseits. Beide Fälle stellen Grenzgebiete des Normalen und Pathologischen dar und weisen eindrücklich auf die in jedem Gebiete der Medizin vorhandene Schwierigkeit bis Unmöglichkeit hin, scharfe Grenzen zwischen physiologischem und pathologischem Geschehen zu ziehen.

1. Knochen und Knochenmark in der Schwangerschaft.

Auf Grund zahlreicher eigener Untersuchungen des Sternalmarkes bei normaler Schwangerschaft bin ich zum Schluß gekommen, daß es ganz bestimmte, durch die Schwangerschaft bedingte Knochenmarksveränderungen gibt, die man

in ihrer Gesamtheit als die *Schwangerschaftsreaktion des Knochenmarkes* bezeichnen kann. Die verschiedenen Knochenmarksysteme ändern sich dabei wie folgt:

a) Erythropoese. Normoblasten, anfänglich an Zahl und Reife normal, werden im Laufe der Gravidität häufiger. Öfters findet man ganze Normo-

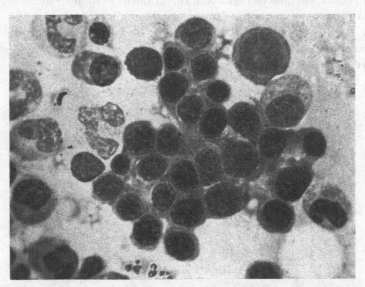

Abb. 4. *Graviditätsknochenmark.* Sternalpunktat. Normoblasteninsel. Oben rechts ein Makroblast. Vergr. 1 : 1000.

blasteninseln (Abb. 4) mit zahlreichen polychromatischen Zellen. Daneben beobachtet man erst einzelne, dann immer zahlreichere große Erythroblasten oder sog. Makroblasten. Megaloblasten kommen nicht vor. Wenn solche beschrieben werden, liegt eine Verwechslung mit Makroblasten oder Proerythroblasten vor. Die ersten Makroblasten trifft man anfangs des 2. Monats an. Als weiteres Zeichen sieht man eine Zunahme der Mitosen. Der Makroblastenbefund bei normalen morphologischen Blutwerten werte ich als eines der Zeichen, das für das Bestehen einer Schwangerschafts - Knochenmarks - Reaktion betrachtet werden kann.

b) Leukopoese. Bei normaler Zusammensetzung des myeloischen Markanteils sind als Besonderheiten hervorzuheben:

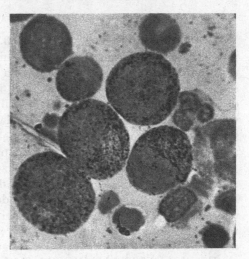

Abb. 5. Vergr. 1 : 1000.

α) Die Graviditätsanisocytose der Promyelocyten. Schon im 2. Monat finden sich zerstreut oder in kleinen Gruppen große Promyelocyten, sog. Riesenformen, wie wir sie sonst nur bei der perniziösen Anämie antreffen. Abb. 5 zeigt eine solche Gruppe. Die Veränderungen werden

gegen die Mitte der Schwangerschaft häufiger und sind bis zum Geburtstermin anzutreffen. Weniger auffällig sind gleiche Größenunterschiede bei den Myelocyten und Metamyelocyten. Im Blut findet sich nichts Ähnliches. Eine sichere Erklärung dieser Befunde kann nicht gegeben werden. Bei anderen Sternalpunktaten, mit Ausnahme von schweren Infektionen, werden sie nicht beobachtet, so daß man an einen speziellen Einfluß der Gravidität denken muß.

β) Die Markeosinophilie. Vom 6. Monat an sind die Eosinophilen im Sternalpunktat vermehrt. Der Befund ist ziemlich häufig zu erheben und deutet auf eine Überempfindlichkeitsreaktion hin.

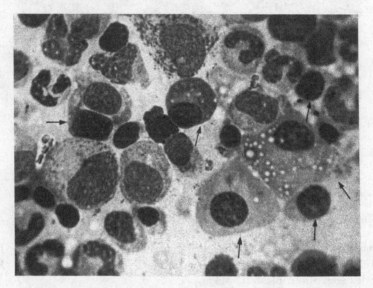

Abb. 6. Vergr. 1 : 1000.

c) Die Reticulumzellen. Schon im 3. Monat kann man kleine Gruppen von plasmacellulären Formen antreffen. Im 6. Monat wird diese Reticulumzellreaktion deutlich und gehört von diesem Zeitpunkt an zum Bild des Schwangerschaftsknochenmarkes. Dieser Befund ist nicht überraschend, da man weiß, daß diese Zelltypen, wie ich schon früher ausgeführt habe, zum Eiweißstoffwechsel in Beziehung stehen und besonders bei anaphylaktischen Zuständen eine starke Reaktion aufweisen. Man trifft neben vermehrter Zahl zahlreiche Mitosen, zwei- und mehrkernige Zellen und hie und da Riesenformen. Die übrigen Zelltypen (lymphoide und phagocytierende) zeigen erst bei pathologischer Schwangerschaft Veränderungen. Die Reaktion des reticuloendothelialen Systems wird bei den pathologischen Vorgängen viel deutlicher. Als Beispiel hierfür verweise ich auf Abb. 6, die ein Sternalmark bei hypochromer Schwangerschaftsanämie mit ausgeprägter Reticulumzellreaktion (mit Pfeil bezeichnet) zeigt und so mehr als viele Worte die Verhältnisse klarlegt.

Für die nachfolgenden Hinweise auf den Zustand des Knochens in der Schwangerschaft ist das *zeitliche Verhalten der Knochenmarksbefunde* von Bedeutung:

Mens II. Normoblasten normal.
　　　　Makroblasten vereinzelt nachweisbar.
　　　　Anisocytose der Promyelocyten.

Mens III. Makroblastengruppen, Mitosen.
Erste Reticulumzellreaktion: plasmacelluläre Typen.

Mens IV. Sehr zellreiches Mark.
Allgemeine Markreaktion.
Mitosen der weißen und roten Zellen reichlich vorhanden.

Mens VI. Normoblasteninseln.
Reichlich Makroblastengruppen.
Ausgesprochene Anisocytose der Promyelocyten.
Markeosinophilie.
Deutliche plasmacelluläre Reaktion.
Höhepunkt der Markreaktion.

Mens IX. Keine Steigerung der Befunde mehr.

Puerperium. Normal, nichts Besonderes.

Wir finden somit, mit anderen Worten, eine *Hyperplasie* des Knochenmarkes in der Schwangerschaft, die im 11. Lunarmonat beginnt, im 3. und besonders im 4. Monat sehr deutlich zu erkennen ist.

Wie verhält sich der Knochen?

Bei der Sternalpunktion fällt vom 4. Graviditätsmonat an eine verminderte Konsistenz des Brustbeins auf. Man punktiert „wie bei einer Osteoporose" und weist damit dieselbe auch nach. Neben dieser *Schwangerschaftsosteoporose* nehmen einzelne Autoren auch eine sog. physiologische Osteomalacie in der Gravidität an. Diese Vorgänge am Knochen fallen mit dem Beginn der Kalkeinlagerung in die Knochen des Kindes zusammen. Man erkennt damit als wichtige Veränderung primärer Art die Knochenmarksreaktion, der die Osteoporose folgt.

2. Die senile Osteoporose.

Unter normalen Bedingungen findet sich mit zunehmendem Alter des Individuums ein Parallelgehen der Veränderungen von Knochenmark und Knochen. Es ergeben sich entsprechend der geringen Reaktionsbreite der morphologischen Blutbestandteile eine allmähliche Umwandlung des roten Markes in Fettmark und parallel dazu das Auftreten der senilen Osteoporose. Dabei fasse ich die sich noch in physiologischen Grenzen haltende senile Osteoporose als Folge des normal zusammengesetzten Markes und dessen Funktion auf, das ja im Vergleich zum Knochenzustand und bei Berücksichtigung der allgemeinen Markreaktionen während des ganzen Lebens auch als „hyperplastisch" bezeichnet werden darf. Dadurch erklärt sich das zeitliche Auftreten der Osteoporose am Skelet. Es wird nicht etwa erst das Sternum oder der Wirbelkörper porotisch, sondern in erster Linie die Extremitätenknochen entsprechend dem früher angeführten gerichteten Funktionswechsel der Markabschnitte.

Die senile Atrophie ist vorwiegend eine exzentrische, also von den Markräumen ausgehende Veränderung mit Weiterwerden der Markräume, Verdünnung der Spongiosabälkchen. Die Zwischenräume werden von Mark ausgefüllt (ALWENS, M. B. SCHMIDT u. a.). Das Mark kann nach Angaben verschiedener Autoren rot sein. Ich möchte diesen Befund zur Regel erheben und darauf hinweisen, daß die Atrophie die platten Knochen, also gerade diejenigen, in denen wir noch normalerweise rotes Mark antreffen, bevorzugt.

Diese Lokalisation ist kein Zufall. Durch den Nachweis der negativen Kalkbilanz (BOOTHBY und SNELL, ETIENNE und DOUGLAIS) ist das Wesen der Osteo-

porose nicht erklärt. Letzteres ist um so mehr der Fall, als nach den ausgedehnten Untersuchungen von Rutishauser an 11 Fällen von seniler Osteoporose und 10 normalen Vergleichsfällen feststeht, daß

1. gleiche Mineraldichte mit gleichem proportionalen Verhältnis der einzelnen Mineralsalze vorhanden ist,

2. die P- und Ca-Werte im Serum in den normalen Grenzen von 2,5—3,5 bzw. 9,1—11,0 mg% liegen.

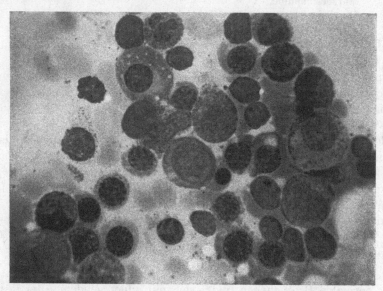

Abb. 7. Sternalmark bei *seniler Osteoporose* (64jähriger Mann). Zellreiches Punktat, mit reichlich Normoblasten, Myelocyten, Reticulumzellen. Vergr. 1 : 1000.

Viel wesentlicher sind sehr wahrscheinlich *die Auffassungen über die Osteoblastenfunktion bei der senilen Osteoporose:*

Hemmung der physiologischen Appositionsvorgänge bei nichtvermehrter lacunärer Resorption (Pommer),

Erschöpfung der Osteoblasten (Schinz),

Hemmung der Osteoblasten durch ein Sekret der basophilen Zellen des Hypophysenvorderlappens (Rutishauser, Lichtwitz).

Es wird dabei von mehreren Autoren betont, daß die Osteoklastenfunktion normal sei. Man kann sich aber auch auf den Standpunkt stellen, daß *diese normale Osteoklastenfunktion bei Hemmung der normalen Osteoblastenfunktion, relativ genommen, eine Mehrfunktion bedeutet.* Ich spreche deshalb von einer *gerichteten mesenchymalen Reaktionsweise* und glaube, daß die allgemeine Entwicklungsrichtung der Vorgänge nach dem früher mitgeteilten Schema von Waugh und Hellmann darstellbar ist.

Das zentrale Problem beim Zustandekommen der senilen Osteoporose liegt in einem myelogenen Faktor.

Dem relativ zellreichen Knochenmark (Abb. 7) entspricht die normale, aber nach den obigen Ausführungen als Mehrleistung aufzufassende Osteoklastenfunktion. Nur so erklärt sich das reichliche Auftreten und die Lokalisation der Osteoporose.

Ob diese gerichtete mesenchymale Reaktion durch das Sekret der basophilen Zellen des Hypophysenvorderlappens zentral gesteuert wird, sei dahingestellt. Auf alle Fälle ist die Parallele mit der CUSHINGschen Krankheit (Polyglobulie, Knochenmarkshyperplasie und Osteoporose) sehr auffällig und deutet auf solche hormonal beeinflußte oder sogar ausgelöste Reaktionen hin.

Den Beweis für diese Auffassungen hat ASCHOFF gegeben. Dem zellreichen Knochenmarkspunktat bei der Sternalpunktion entspricht pathologisch-anatomisch eine „Knochenmarksverjüngung im Greisenalter". Es kommt zu einer Wiederbildung von myeloischem Mark. Entsprechende Veränderungen finden sich im Blutbild des alternden Menschen. RECKZEH konnte im Greisenalter ein Ansteigen der Werte für Hämoglobin und Erythrocyten nachweisen. Der Färbeindex bleibt um 1 herum. Die Gesamtzahl der weißen Blutkörperchen ändert sich nicht, während im Differentialbild ein leichtes Ansteigen der Lymphocyten bis auf 42% beobachtet werden kann. Im Gesamten finden sich nach RECKZEH die den ASCHOFFschen Knochenmarksbefunden entsprechenden Verjüngungserscheinungen im Blutbild.

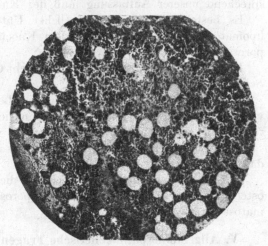

Abb. 8. Sternalmark bei *seniler Osteoporose*. Schnittbild: Zellmark mit geringem Fettgehalt.

Abschließend soll noch eine *Beobachtung von seniler Osteoporose bei Hypoparathyreoidismus* erwähnt werden:

Frl. E. R., 74jährig, 1915 Strumektomie. Nachher keine postoperativen Erscheinungen. Vor etwa 2 Jahren Claviculabruch links. Das vorliegende Leiden begann vor 1 Monat mit Schmerzen im linken Hüftgelenk mit Ausstrahlung in den Oberschenkel. Einige Tage vor der Einweisung auf die Abteilung traten auch im rechten Bein besonders beim Gehen Schmerzen auf. Der Gang wurde sehr beschwerlich, watschelnd. Aus dem *Befund* sind zu erwähnen: Hämoglobin 92%, Erythrocyten 4700000. F.J. 1,0. Leukocyten 5700, davon Neutrophile 69,5%, Eosinophile 4%, Basophile 0,5%, Monocyten 7,5%, Lymphocyten 18,5%. Plättchen normal. Stabkernige normal. Granulation normal. Blutcalcium: am 1.2.41 5,6 mg%, am 10.2.41 7,0 mg%. Magenröntgen außer einem Duodenaldivertikel normal. WaR. negativ. Senkung 24/38 mm in der 1. bis 2. Stunde. Röntgenuntersuchung der Wirbelsäule und des Beckens zeigen eine allgemeine diffuse Osteoporose ohne weitere Veränderungen. Sternalmark (Punktion): sehr zellreich, normal zusammengesetzt.

Der Fall zeigt deutlich, daß das Problem der Altersosteoporose nicht in einer gesteigerten Nebenschilddrüsentätigkeit zu suchen ist, indem bei der vorliegenden Beobachtung neben der ausgebildeten Osteoporose sogar eine Unterfunktion der Nebenschilddrüsen besteht. Hier muß auch auf die *Osteoporosis lipomatosa* (ASKANAZY) eingegangen werden, da sie auf den ersten Blick mit den entwickelten Gedankengängen im Widerspruch steht.

Wie ASKANAZY gefunden hat, sind die Fettzellen des Fettmarkes mit den Fettzellen im übrigen Fettgewebe des Körpers nicht gleichartig. Sie haben eine

andere Jodzahl, eine Neigung zur Infiltration mit Lipoiden und leiten sich von den Reticulumzellen ab.

Man hat nun zu unterscheiden zwischen einem Fettmark als Folge der Aplasie des blutzellbildenden Parenchyms und einer Fettmarkhyperplasie mit folgender Atrophie des myeloischen Parenchyms. Der letztere Vorgang findet sich bei der Osteoporosis lipomatosa und ist als besondere Reaktion mit *Hyperfunktion* eines Teils des Knochenmarkstromas im weiteren Sinne der Hyperfunktion eines anderen Markteils, z. B. des blutzellbildenden Parenchyms, gleichzusetzen. Entsprechend unserer Auffassung muß der Knochen porotischen Bau aufweisen.

Es besteht somit ein wesentlicher Unterschied zur sog. physiologischen lipomatösen Atrophie mit normalem Knochen und dem Zustand der Osteoporosis lipomatosa.

Fassen wir das in dieser kurzen Übersicht Gesagte zusammen, so sind folgende *Schlußfolgerungen* zulässig:

1. Beim Menschen finden sich in allen Lebensabschnitten enge Beziehungen von Knochenmarksmorphologie und -funktion zum Knochenbau.

2. Dem zellreichen Mark entspricht ein weicher, porotischer Knochen.

3. Die myelogenen Verhältnisse sind das Primäre, der jeweilige Knochenbau das Sekundäre.

4. Diese Anschauung trifft auch für die physiologische Schwangerschaftsosteoporose sowie für die senile Osteoporose und die sog. Osteoporosis lipomatosa zu.

V. Allgemeine pathogenetische Fragen über Knochenmarks-Hyper- und -Hypoplasie.

Eine eingehende Bearbeitung ist in diesem Rahmen weder möglich noch notwendig. Ich greife deshalb aus dem ganzen Problem einzelne spezielle Fragen heraus, die für die allgemeine Pathogenese von Bedeutung sind und die vorwiegend regenerativ-hyperplastische Zellmarkentwicklungsvorgänge betreffen.

Man kann eine allgemeine Hyperplasie oder eine solche einzelner Systeme vor sich haben. Für letztere sei als Beispiel an die Polyglobulie erinnert. Naegeli hat nach dem Vorherrschen der Zellen unterschieden: *Erythroblastenmark, myelocytisches Mark, myeloblastisches Mark, lymphatisches Mark, Kombinationsformen.*

Für unsere Untersuchungen ist es wichtig, zu erwähnen, daß es *drei einander übergeordnete Regulationsmechanismen* der Knochenmarksfunktion gibt:

1. Zentralnervöse Regulation im Zwischenhirn (s. bei Hoff).

2. Gruppe der humoralen Regulationsfaktoren:

fördernde Wirkung	hemmende Wirkung
Schilddrüse	Milz
Hypophyse	
Thymus	
Nebennieren	

Mittelstellung
Keimdrüsen
Pankreas
(Rolle des Altersfaktors!)

3. Markbedingte, sog. Eigenregulation des Knochenmarkes.

Interessant sind die zeitlichen Verhältnisse dieser Regulationsmechanismen. Die Zellmarkbildung setzt viel rascher ein, als man sich meist vorstellt. Sehr überzeugend für die Geschwindigkeit dieser Reaktionsweise sind die von SCHILLING ausgeführten Versuche.

Bei Reinjektion von mit Vogelblutkörperchen sensibilisierten Meerschweinchen kommt es zu einer ausgedehnten Zellmarkbildung in folgender Reihenfolge:

erste 3 Minuten: Zellverarmung,
nach 30 „ : kräftige Zellneubildung,
„ 4—8 Stunden: echte Zellmarkbildung mit myelo- und erythropoetischen Herden.

1. Knochenmark und vegetatives Nervensystem.

1850 fand LUSCHKA die vegetative Innervation des Knochenmarkes. Seither liegen eine Reihe von Untersuchungen über dieses Gebiet vor, so daß HOFF von „einer reichlichen vegetativ-nervösen Versorgung der Knochenmarkselemente" spricht.

Eine der ersten Fragen, die sich in diesem Abschnitt stellen, lautet:

Welche Beziehungen hat das vegetative Nervensystem zur Ausbildung von Fettmark oder Zellmark?

Besonders eingehend haben sich damit japanische Autoren beschäftigt (MORIKAWA, OKINATA, ASAI und JUO). Exstirpation der Spinalganglien und des Bauchgrenzstranges führen beim Versuchstier zu folgenden Knochenmarksveränderungen:

Parasympathicusausschaltung	Sympathicusausschaltung	Knochenmark
Tendenz zur Fettmarkbildung vermindert	Tendenz zur roten Zellmarkbildung vermehrt	Menge
		Megakaryocyten
„	„	Erythroblasten
„	„	Myeloblasten
„	„	Myelocyten
„	„	Reticulum
		Blut:
„	„	Hämoglobin
„	„	Leukocyten
„	„	Thrombocyten

Nach diesen Untersuchungen wirkt der Sympathicus hemmend, der Parasympathicus steigernd auf die Knochenmarksfunktion. Die Ausschaltung des letzteren zeigt das Bild der Hypersplenie!

Wie ungemein kompliziert (und wie vorsichtig man in der Auswertung der experimentellen Daten sein muß) die Verhältnisse liegen, zeigt ein Vergleich dieser Resultate mit den Untersuchungen von HOFF über die Abhängigkeit des Blutbildes von vegetativen Regulationsmechanismen:

Sympathicusübergewicht.

Knochenmark	*Blut*
Tendenz zur Fettmarkbildung. Knochenmarkshemmung.	Leukocytose, myeloische Tendenz mit Linksverschiebung, Eosinopenie.

Parasympathicusübergewicht.

Knochenmark	Blut
Tendenz zur roten Zellmarkbildung. Knochen-marksmehrfunktion.	Leukopenie, lymphatische Tendenz, Eosinophilie.

Ausschwemmung durch Spinalparasympathi-cus gefördert.

Dieser sicher sehr auffällige Unterschied von Peripherie und Zentrum ist nicht geklärt. Wir werden ihn bei Besprechung der Wirkung der Acidose auf das Knochenmark wieder antreffen. Vielleicht liegt die Erklärung dieses unterschiedlichen Verhaltens in der Verschiedenheit der jeweiligen vegetativen Funktion: Totalausschaltung eines Teils oder nur Überwiegen des anderen mit Hemmung der Gegenseite. Für unsere Fragen sei immerhin festgehalten, daß nach den ausgedehnten Versuchen der Japaner *eine Ausschaltung des Sympathicus zur roten Zellmarkbildung und eine Parasympathicusausschaltung zur Fettmarkbildung* führt.

2. Knochenmark und Acidose.

Über den Einfluß der Acidose auf das Knochenmark und seine Funktion sind nur wenige Beobachtungen bekanntgeworden. Rohr hat auf die *Veränderungen* der Normoblasten *in der Agone und kurz post mortem* hingewiesen. Er faßt die gefundene ausgeprägte Karyorrhexis als Folge der agonalen Säuerung der Gewebe auf.

Ich fand bei Sternalpunktionen zu Beginn der Agone eine Veränderung des myeloischen Markanteils, indem sich eine Verminderung der neutrophilen Leukocyten nachweisen ließ. Dem entspricht eine relative Vermehrung der Myelocyten. Kurz post mortem findet man etwa 5—20% neutrophile Leukocyten, 6 Stunden post mortem höchstens noch 10%. Das Mark ist zu diesem Zeitpunkt myelocytär-promyelocytär zusammengesetzt.

Intravitale Knochenmarksuntersuchungen zur Beurteilung des Einflusses der Acidose auf die Makromorphologie und -funktion sind aber im allgemeinen nicht möglich, da für einen auffälligen Befund der Grad und die Dauer der p_H-Verschiebung zu gering bzw. zu kurz ist. Entsprechend der von Hoff untersuchten Leukocytose beim diabetischen Koma zeigt das Knochenmark in diesen Fällen eine vorwiegend myelocytär-promyelocytäre Zusammensetzung. Veränderungen der übrigen Knochenmarksysteme sind nicht feststellbar.

Im Tierexperiment sind die Bedingungen günstiger. Man kann über längere Zeit eine Acidose erzeugen und so die Veränderungen des Markes beobachten.

Ich habe aus später zu besprechenden Gründen Katases *acidöse Osteopathie* gewählt. Katase hat gezeigt, daß beim Tier unter den verschiedensten Ernährungsbedingungen Knochenveränderungen erzeugt werden können. Als Ursache dieser nahrungsbedingten Knochenveränderungen fand er eine acidotische Stoffwechsellage. Diese lang dauernden Versuche eignen sich nicht nur für die Beurteilung von Knochenveränderungen (vorwiegend von porotischer Natur), sondern auch für intravitale Knochenmarksuntersuchungen.

Methodik. Versuchstiere: Männlich, ausgewachsene Kaninchen. Ernährung: Die Tiere erhielten entsprechend dem Vorgehen von Katase in den ersten Ver-

suchsperioden von 25 Tagen reinen Rohrzucker und Wasser als Nahrung. Während der zweiten Versuchszeit wurde eine Rohrzucker-Rüben-Ernährung durchgeführt. Es wurden periodisch Blutkontrollen, Tibiapunktionen, Röntgenaufnahmen dieses Knochens und später histologische Untersuchungen von Mark und Knochen ausgeführt.

Die Versuche zeigten nun folgendes Ergebnis:

a) Morphologische *Blutveränderungen*. Unter stetiger Abnahme des Körpergewichtes findet man in der 4. bis 5. Woche nach Versuchsbeginn eine allmählich eintretende Veränderung des morphologischen Blutbefundes im Sinne einer chronisch-sekundären Anämie mit Leukocytose. Die anfänglich hohen Lymphocytenwerte verschwinden. Unter Zunahme dieser Erscheinungen steigen die Reticulocyten auf $50^0/_{00}$ an. Einzelne Normoblasten werden ausgeschwemmt. Es tritt eine Leukopenie auf. Einzig die Plättchen bleiben normal.

Diese Blutbefunde können bei jedem Versuchstier in gleicher Weise beobachtet werden, nur sind die einzelnen Ausschläge verschieden. Zwei Beispiele sollen dieselben zeigen:

Kaninchen Nr. 4.

	1.	13.	25.	36.
	Versuchstag			
Gewicht in g	1771	1850	1550	1130
Hämoglobin, %	75	73	72	71
Erythrocyten, Mill.	4,1	5,5	4,6	4,2
Leukocyten	7000	9000	8500	6900
Pseudoeosinophile	22	20,5	5	45
Lymphocyten	70,5	69,5	93,5	43
Plättchen	normal	normal	normal	normal
Reticulocyten, $^0/_{00}$	7	5	16	50

Kaninchen Nr. 5.

	1.	13.	25.	36.	50.
	Versuchstag				
Gewicht in g	1880	1690	1350	1130	—
Hämoglobin, %	72	74	68	58	64
Erythrocyten, Mill. . . .	4,9	4,0	5,5	3,9	4,15
Leukocyten	6000	5500	11800	15000	4600
Pseudoeosinophile	27	20,5	37,5	48	46
Lymphocyten	64,5	73,5	58,5	43	50,5
Plättchen	normal	normal	normal	normal	normal
Reticulocyten	3	5	7	—	37

b) Die *Veränderungen des Knochenmarkes* (normales Tibiapunktat des Kaninchens s Abschnitt: Knochenmark und Thyroxin). Während man beim erwachsenen Kaninchen in der Regel in der Tibia Fettmark findet, zeigen alle unsere Versuchstiere rotes Mark, das sehr zellreich ist und auf Grund der histologischen Befunde als *reines Zellmark* bezeichnet werden kann.

Myelogramm von Kaninchen Nr. 5 zu Beginn und am Ende der Versuchsperiode. Angaben in %.

	Beginn	Ende		Beginn	Ende
Erythroblasten	19	70	Promyelocyten	4	14
Mitosen	3	14	Myelocyten	34	20
Karyorrhexis	—	5	Metamyelocyten	14	12
polychromatische	$6^1{}_3$	50	Pseudoeosinophile	24	17
Reticulumzellen			Basophile	4	2
phagocytierende	5	3	Monocyten	—	1
plasmacelluläre	1	1	Lymphocyten	14	25
lymphoide	10	8	Megakaryocyten	0,5	1
Myeloblasten	6	20	Mitosen der myeloischen Reihe	—	3

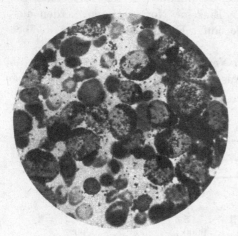

Abb. 9. Acidöse Osteopathie. Tibiapunktat des Kaninchens.

Während die Reticulumzellen und die Megakaryocyten keine wesentliche Änderungen erkennen lassen, fällt die Beteiligung der Erythro- und Myelopoese auf. Man erkennt aus obigem Melogramm die Änderung des Reifungsgrades der Erythroblasten. Die zahlreichen Zellen mit Karyorrhexis erinnern an die von Rohr beschriebenen und oben angeführten Befunde. Im myeloischen System überwiegen die jungen Zellformen (Abb. 9). Dieser Befund kann vom 25. Versuchstag an (3. Punktion) erhoben werden. Das Mark ist, verglichen mit demjenigen des Normaltieres, hyperplastisch geworden.

Die Veränderungen des Knochens sind gegen Ende des Versuches, d. h. gegen den 32. bis 50. Tag nachweisbar. Das Röntgenbild ergibt die Zeichen einer *Osteoporose*. Am klarsten gehen die Verhältnisse aus der Abb. 10 hervor: links erkennt man das hyperplastische, fast reine Zellmark der Tibia. Rechts dagegen findet sich ein Knochenbälkchen mit fünf Osteoklasten, zum Teil in Howshipschen Lacunen.

Wir finden, mit anderen Worten, den *Beginn einer lacunären Knochenresorption,* wodurch die im Röntgenbild aufgetretenen porotischen Veränderungen erklärt sind. Es ist wichtig, auf die zeitlichen Verhältnisse der Reaktionen hinzuweisen, indem sich parallel einer Markhyperplasie eine sichere Vermehrung der Osteoklasten mit Funktionssteigerung nachweisen läßt.

Ich sehe das Wesentliche meiner Versuche im Auftreten einer Knochenmarkshyperplasie. Diese entsteht durch eine Ernährung, die zu Acidose führt. Der Markveränderung folgt ein porotischer Knochenprozeß, der nach Ansicht von Katase „acidös" bedingt sein kann. Die Koppelung der Mark- und Knochenveränderungen ist aber so offenkundig, daß dieselbe auf eine andere Pathogenese der Knochenaffektion hinweist. Wir finden ähnliche Bedingungen, wie sie Naegeli für die Osteomalacie angenommen hat:

Dem primären Vorgang der Markhyperplasie entspricht, gleichsam als Symptom, die sekundär auftretende Knochenveränderung. Die Porose ist myelogen bedingt. Ich nenne sie daher *myelogene Osteopathie* porotischer Natur.

Werden die Versuche über längere Zeit fortgesetzt, so kommt es lokalisiert zu einer Umwandlung des zelligen Markes im Fasermark. Diesen Vorgang beobachtete HASLHOFER, der wie wir bei den nach KATASE ausgeführten Versuchen eine zunehmende „Spongiosierung" des Knochens mit Zellmark beim wachsenden Kaninchen fand. Der lokalen Umwandlung desselben in Fasermark folgte eine Knochenneubildung.

Zu ähnlichen Ergebnissen gelangten JAFFE, BODANSKY und CHANDLER bei Versuchen mit Ammoniumchlorid bei Hunden.

In der Klinik sind ähnliche acidöse Knochenveränderungen bekannt. So weist z. B. ENGEL auf einen Fall hin, bei dem enge Beziehungen zwischen Knochenbau und Acidose bestan-

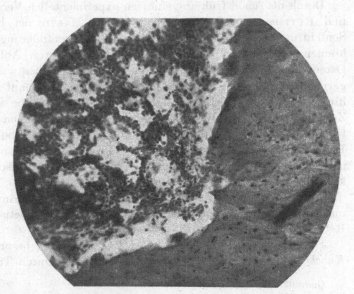

Abb. 10. Knochen und Knochenmark bei acidöser Osteopathie des Kaninchens. Schnitt durch die Tibia.

den: Bei einem 3jährigen Kind traten während mehreren Jahren immer im Anschluß an schwere Anfälle von *acetonämischem Erbrechen* recidivierende Coxitis-schübe auf, die lange als tuberkulös angesehen wurden. Im Röntgenbild fand sich eine Osteoporose ohne weitere Veränderungen. Das über Jahre beobachtete Krankheitsbild zeigte dann mit dem Aufhören der acetonämischen Anfälle ein Schwinden der Knochen- und Gelenkerscheinungen, so daß der Zusammenhang von Acidose und Osteoporose sehr wahrscheinlich ist. Über entsprechende Blut- oder Knochenmarksuntersuchungen fehlen in der Arbeit weitere Angaben.

Ferner ergeben die Untersuchungen von FREUDENBERG und GYÖRGI, daß auch bei der rachitischen Knochenveränderung „das pathologische Verhalten der Gewebe in den zur Ossifikation bestimmten Abschnitten die Reaktion auf die *Dysjonie* des Blutes darstellt, also auf die Acidose in letzter Linie".

Ähnliches gilt für die verschiedenen Formen der Hungerosteopathie (HIRSCH), worauf im speziellen Teil näher eingegangen werden soll.

3. Knochenmark und Thyroxin.

Der Abschnitt sei ein Beispiel einer Wirkung von humoralen Regulationsfaktoren auf das Knochenmark, wobei es sich um eine direkte oder indirekte Inkretwirkung auf das Mark handeln kann.

Bei *der experimentellen Hyperthyreose* haben wir (gemeinsam mit cand. med. F. Knittel) uns folgende Fragen vorgelegt:

1. Welche Veränderungen des Knochenmarkes sind bei der experimentellen Hyperthyreose erkennbar?

2. Zu welchen Blutveränderungen führen sie?

3. Bestehen pathogenetische Beziehungen zwischen Knochenmark und Knochenveränderungen?

Durch die schon früh ausgeführten experimentellen Versuche von Askanazy und Rutishauser, ferner denjenigen von Martos ist bewiesen, daß durch Schilddrüsensubstanz oder Thyroxin Skeletveränderungen erzeugt werden können. Die *hyperthyreotische Osteopathie* ist durch Abbauvorgänge, die zu Osteoporose führen, gekennzeichnet und zeigt daneben auch, allerdings in weit geringerem Maße, im Endzustand Veränderungen, die auf einen Knochenanbau hinweisen. In gemeinsamer Arbeit mit Knittel habe ich durch subcutane Zufuhr von Thyroxin-Roche beim erwachsenen Kaninchen das Bild der Hyperthyreose erzeugt und dabei neben Gewichtskontrolle periodische morphologische Blutuntersuchungen, Knochenmarkspunktionen und Röntgenaufnahmen ausgeführt und schließlich die Befunde durch die histologischen Untersuchungen kontrolliert.

Wir beobachteten dabei etwa 20 Tage nach Versuchsbeginn die ersten Knochenmarksveränderungen, die sich vorwiegend am erythropoetischen System und am Reticulumzellapparat abspielen.

Bevor ich auf die Versuche selbst eingehen kann, bespreche ich *das normale Knochenmarkspunktat des Kaninchens*, gewonnen durch Tibiapunktion:

Quantitative Verhältnisse.

Erythropoese		Myelopoese		Reticulumzellen	
Makroblasten	7	Myeloblasten	6%	plasmacelluläre	1
Normoblasten	12	Promyelocyten	4	phagocytierende	5
Mitosen	3	Myelocyten	34	lymphoide	10
		Metamyelocyten	14	*Megakaryocyten:*	
		Pseudoeosin.	24	2 pro Gesichtsfeld	
		Eosinophile	4		
		Basophile	0		
		Monocyten	0		
		Lymphocyten	13%		

Angabe der Erythroblasten und Reticulumzellen in bezug auf 100 Zellen der Leukopoese. Nichtdifferenzierbare Formen sind häufig, d. h. etwa 1%.

Qualitative Verhältnisse:

Das normale Knochenmarkspunktat (Femur) zeigt beim Kaninchen, rein morphologisch betrachtet, große Ähnlichkeiten mit dem menschlichen Sternalpunktat. Man kann daher die bei letzterem üblichen Bezeichnungen verwenden. Abb. 11 zeigt ein solches Punktat: links eine reife Knochenmarksriesenzelle im Ruhestadium, rechts außen eine phagocytierende Reticulumzelle, unten einige Normoblasten, oben einen pseudoeosinophilen Leukocyten und zwei Promyelocyten.

Nach dem Zeitpunkt ihres Auftretens beobachtet man nun beim hyperthyreotischen Kaninchenknochenmark folgende Vorgänge:

1. Makroskopisch und mikroskopisch erkennt man die Umwandlung von Fettmark in Zellmark. Während bei Versuchsbeginn ungefähr Fettmark zu Zellmark wie 1:1 sich verhalten, bekommen wir nach 20 tägiger Thyroxinzufuhr seines Zellmark, das gegen Ende der Versuchsperiode spärlicher wird.

2. Die Erythropoese ist gesteigert. Während sich normalerweise im Punktat kleine Normoblasten ohne Insel oder Gruppenbildung vorfinden, zeigt sich unter Thyroxineinfluß eine starke Vermehrung der Normoblasten mit vielen polychromatischen Formen. Daneben treten große, sog. Makroblasten auf (Abb. 12). Die Reticulocyten steigen auf 13⁰/₀₀.

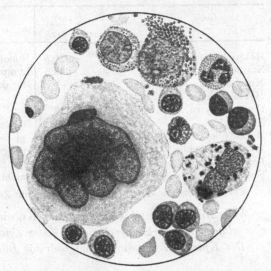

Abb. 11. *Normales Knochenmarkspunktat* aus dem Femur des Kaninchens. Vergr. 1 : 100. (Beschreibung siehe Text.)

3. Das myeloische Mark wird myelocytär-promyelocytär. Zahlreiche Zellen dieses Systems zeigen ebenfalls Kernteilungsfiguren.

4. Der Megakaryocytenapparat ist vorerst unverändert. Gegen den 40. bis

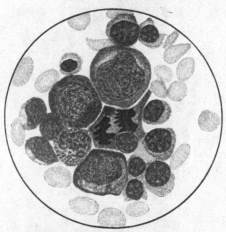

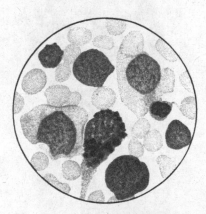

Abb. 12. Knochenmarkspunktat des Kaninchens (Tibia) am 20. Versuchstag nach Thyroxin. 4 Makroblasten, 1 in Mitose. Links außen 2 lymphoide Reticulumzellen. Rechts Normoblasten. Vergr. 1 : 1000.

Abb. 13. Knochenmarkspunktat des Kaninchens (Tibia) am 20. Versuchstag nach Thyroxin: Junge, lymphoide Reticulumzellen, in der Mitte eine phagocytierende Reticulumzelle. Vergr. 1 : 1000.

50. Versuchstag aber finden sich zahlreiche Megakaryocyten mit vielen Jugendformen (Megakaryoblasten).

5. Gleichzeitig mit diesen Vorgängen ist eine Vermehrung der Reticulumzellen (Abb. 13) feststellbar. Vorwiegend sind die lymphoiden und phagocytierenden Formen vermehrt gefunden.

Die quantitativen Verhältnisse gehen aus folgender Gegenüberstellung hervor:

Myelogramm bei experimenteller Hyperthyreose.

	Normal	20.	50.		Normal	20.	50.
		Versuchstag				Versuchstag	
Makroblasten . . .	7	25	29,5	Monocyten	0%	0%	0%
Normoblasten . .	12	140	63,5	Lymphocyten . . .	13	15	11
Mitosen	3	++	++	Megakaryocyten . .	0—2	2—5	bis 7
Myeloblasten . . .	6%	9,5%	7%				
Promyelocyten . .	4	22	13	Pro Gesichtsfeld			
Myelocyten. . . .	34	15	4	Reticulumzellen			
Metamyelocyten .	14	10,5	8,5	plasmacelluläre . .	1	2	3
Pseudoeosinophile .	24	20	49,5	phagocytierende .	5	8	7
Basophile	0	1,5	2	lymphoide	10	18	22
Eosinophile . . .	4	6,5	5	nicht differenzierb.	ca. 1%	1%	ca. 2%

Erythroblasten und Reticulumzellen auf 100 Zellen der Leukopoese bezogen.

Wir finden somit, wenn wir die Knochenmarksbefunde zusammenfassen, *eine allgemeine Markhyperplasie als erstes Zeichen der beginnenden Hyperthyreose. Der Knochen* zeigt röntgenologisch *das Bild der Osteoporose* mit weiten Spon-

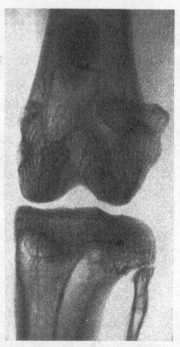
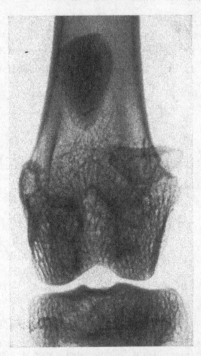

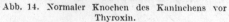

Abb. 14. Normaler Knochen des Kaninchens vor Thyroxin. Abb. 15. Osteoporose beim gleichen Tier am 50. Tage der experimentellen Hyperthyreose.

giosamaschen, dünnen Knochenbälkchen. Die ersten Zeichen dieses Knochen-abbaus finden wir an den Epiphysen der langen Röhrenknochen. Sie gehen aus Abb. 14 und 15 deutlich hervor und werden durch die anatomische Untersuchung bestätigt. Diese Osteopathie nimmt gegen Ende der Versuchsdauer zu.

Gleichzeitig ändert sich nun das *periphere Blutbild*. Die Erythrocytenwerte steigen an und erreichen das Maximum zu dem Zeitpunkt, wo die Knochenmarkveränderungen am deutlichsten werden.

Der Übersicht halber stelle ich in folgender Tabelle die einzelnen Befunde zusammen und wähle als Beispiel unser Versuchstier K_1:

	Normal	10. Tag	20. Tag	30. Tag	40. Tag	50. Tag
Gewicht g	1880	1600	1460	1700	1600	1550
Erythrocyten, Mill.	4,1	4,2	4,1	5,2	5,2	6,72
Hämoglobin, %	78	74	77	73	75	78
Leukocyten	7000	4400	3800	4200	3500	6200
Knochenmark						
Makroskopisch	$1/_2$ Zellmark	$2/_3$ Zellmark	Zellmark	Zellmark	spärlicher	spärlicher
Erythropoese	Normoblasten	gleich	Normobl. Makrobl.	idem	Überwiegen der Makrobl.	idem
Myelopoese	myelocytär	idem	myelo-promyelocytär Mitosen ++	idem	idem	reichlich Neutrophile bis 7.
Megakaryocyten	0—2 pro Gesichtsfeld	idem	2—5			
Reticulumzellen	normal	normal	lymphoide und phagocytierende +++	idem	idem	idem
Knochen	normale Bälkchen		Osteoporose +			Osteoporose +++

Versuchsergebnisse. 1. Thyroxin führt zu einer allgemeinen Markhyperplasie.

2. Dieselbe ist gefolgt von einem Ansteigen der Reticulocyten und Erythrocytenwerte im peripheren Blut, während Hämoglobin und Leukocyten ungefähr gleich bleiben.

3. Als weitere Veränderung finden wir eine Osteoporose, der die allgemeine Hyperplasie des Knochenmarkes immer vorausgeht. Letztere ist somit der primäre Vorgang.

4. Daraus ergibt sich der zwingende Schluß auf eine *myelogen* bedingte *Osteopathie* porotischer Natur.

Zu ähnlichen Versuchsergebnissen kommt, was die Frage der Markhyperplasie betrifft, auch v. BALÒ, der neben einer ausgesprochenen Hyperplasie des roten Markteils eine Myelocytenvermehrung und Veränderungen der Megakaryocyten fand.

4. Knochenmark und Histamin.

JAHN und seine Mitarbeiter konnten zeigen, daß Histaminzufuhr beim Versuchstier die Erythropoese steigert. Es kommt zu einer Umwandlung von Fett- und Zellmark. Diese Wirkung des Histamins wurde zur Erklärung der roten Metaplasie des Oberschenkelknochenmarkes bei Katatonie herangezogen.

Es steht fest, daß Histamin einen fördernden Einfluß auf die Knochenmarksfunktion ausübt. Dabei scheint mir die Annahme der Wirkungsweise über das
autonome Nervensystem als das wahrscheinlichste, da besonders nach den schon
erwähnten Untersuchungen von MORIKAWA, OKINATA u. a. erwiesen ist, daß
der Sympathicus auf die Knochenmarksfunktion hemmend, der Parasympathicus
fördernd wirkt. Der Spinalparasympathicus wirkt aber nicht nur auf die Markfunktion, sondern reguliert auch die Ausschwemmung der Zeilen in förderndem
Sinne.

Die Histaminwirkung eignet sich sehr gut für das Studium der Beziehungen
von Markfunktion zu Knochenbau. Wir dürfen dabei annehmen, Untersuchungsergebnisse wie bei einer parasympathischen Reizung zu erhalten.

Methodik. Versuchstiere: Männliche ausgewachsene Kaninchen. Die Tiere
erhalten anfangs täglich, dann alle 2 Tage 1 ccm 1⁰/₀₀ Histamin-Roche intra-
mnskulär. Alle 8—14 Tage wird neben der Blutuntersuchung eine Tibiapunktion
vorgenommen und so intravital die Markveränderung beobachtet. Röntgenkontrollen des gleichen Knochens geben über die Veränderungen des letzteren
Auskunft. Nach Erreichung der gewünschten Markhyperplasie erfolgt autoptische
Kontrolle.

Unter der Histaminwirkung kommt es initial zu einer geringen Leukocytose,
die von einem Ansteigen des Hämoglobins, der Erythrocyten und der Reticulocyten gefolgt ist. Es finden sich zahlreiche polychromatische Zellen, wodurch
die PRICE-JONES-Kurven nur unwesentlich beeinflußt werden. Nach 29 Tagen
ist das Maximum der Wirkung nachweisbar. Diesen Blutveränderungen entspricht eine durch Punktion und spätere autoptische Kontrolle gut nachweisbare
Markhyperplasie mit besonderer Beteiligung der Erythropoese. Es kommt zur
Umwandlung von Fettmark in rotes Mark.

Bei Versuchsende ist das normalerweise in der Tibia vorkommende Fettmark in rotes Mark umgewandelt. Abb. 16
zeigt die beginnende Zellmarkbildung und
Abb. 17 das Knochenmarkspunktat mit
zahlreichen pseudoeosinophilen Myelocyten und Normoblasten.

Die Röntgenkontrollen der Knochen
ergeben am 34. Versuchstag eine *beginnende Osteoporose* der Epiphysen des Femur und des oberen Tibiaendes.

Es kommt somit auf dem Höhepunkt
der primären Markreaktion sekundär zu
Knochenveränderungen, die zuerst an der
Spongiosa erkennbar sind. Histologisch
erkennt man die beginnende lacunäre
Knochenresorption durch einzelne Osteoklasten in HOWSHIPschen Lacunen. Die
übrigen Organe, insbesondere Leber und

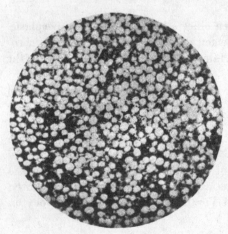

Abb. 16. Übersichtsbild des Tibiamarkes am 34. Versuchstag. Beginnende Zellmarkbildung.

Milz, lassen keine in diesem Zusammenhang wichtige Veränderung erkennen.

Analoge Verhältnisse finden sich beim Menschen. So finden sich in eigener
Beobachtung bei einer 66jährigen Frau mit Katatonie Knochenveränderungen,

die klinisch als eine Mischung von Osteoporose und Osteomalacie gedeutet wurden. Die Autopsie zeigte eine hochgradige Osteoporose mit einzelnen cystenartigen Bildungen und rotem Mark. Veränderungen der endokrinen Drüsen fehlten.

Ich fasse zusammen: 1. Experimentelle Beobachtungen zeigen als Folge einer Histaminwirkung *primär* eine Knochenmarkshyperplasie. Dieselbe betrifft alle Systeme, vorwiegend den erythropoetischen Markteil. Die im peripheren Blut gefundene Polyglobulie ist das Ergebnis dieser Hyperplasie und nicht als Bluteindickungssymptom zu verwerten.

2. *Sekundär* kommt es zu einer porotischen Veränderung des Knochens, an der Spongiosa beginnend. Diese Knochenveränderung ist mit

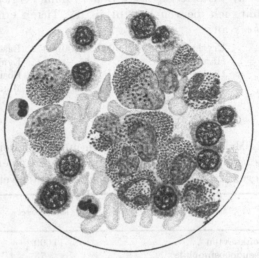

Abb. 17. Tibiamarkpunktat am 34. Versuchstag nach Histamin.

der Markhyperplasie in kausalem Zusammenhang, also *myelogen bedingt und stellt somit den Beginn einer myelogenen Osteopathie dar.*

5. Knochenmark und Strontium.

Wir haben in den vorausgehenden Kapiteln die verschiedensten Entstehungen einer Knochenmarkshyperplasie beschrieben und gezeigt, daß derselben eine Veränderung des Knochenbaus mit Ausbildung einer Osteoporose folgt.

Es war naheliegend, Versuche in umgekehrter Richtung durchzuführen, um zu sehen, wie sich bei einer zunehmenden Hypoplasie des Knochenmarkes der Knochen verhält. Diese Versuche mußten schon deshalb ausgeführt werden, um später die pathogenetischen Fragen, die sich bei Besprechung der Osteosklerose stellen, behandeln zu können.

Ich habe das von KORSAKOW entdeckte und von STOELTZNER, später auch von ALWENS für die Osteoporose und Hungerosteopathie in die Therapie eingeführte Strontium gewählt, von dem wir nach den Untersuchungen von LEHNERT wissen, daß es „einen stark formativen Reiz auf das osteogene Gewebe" ausübt.

Durch Strontium kann die sog. *Strontiumsklerose* erzeugt werden, deren Wesen in einer vermehrten Apposition bei verminderter Resorption liegt. Die Reizbarkeit des osteoblastischen Gewebes ist erhöht (OEHME). Es kommt also zu einer *vermehrten osteoklastischen Funktion des Endostes.* Diese wird nach M. B. SCHMIDT um so deutlicher, je weniger Kalk im Verhältnis zum Strontium zugeführt wird. Der Prozeß kann bis zum Verschwinden der Markräume weitergehen. Das erzeugte Gewebe bleibt weich.

Methodik. Versuchstiere: Ausgewachsene männliche Kaninchen. Gemischte Ernährung mit normalem Kalkgehalt. Die Tiere erhalten erst täglich, dann vom 10. Tag an alle 2 Tage 5 ccm einer 10proz. Lösung von Strontium chloratum intramuskulär.

Blut-, Knochenmark- und Knochenuntersuchungen wie bei den früheren Versuchen mit Thyroxin und Histamin.

a) *Veränderungen des Blutes.* Zum Vergleich der morphologischen Blutwerte führe ich die von Faludi an 182 Tieren ermittelten *Normalzahlen des Kaninchens* an:

Erythrocyten . .5 000 000—6 000 000		Basophile . . . . 2— 3
Hämoglobin . . . . . . 75—80%		Lymphocyten. . . . . . . 50—60
Leukocyten. . . . . 6500—8500		Eosinophile. . . . . . . 1— 2
Plättchen 300 000		Monocyten . . . . 4— 6
Pseudoeosinophile		
segmentkernige . . . 30—40%		
stabkernige. . . . . . . 1—2		

Meine Versuchstiere zeigten nun eine zweiphasige Reaktion. *Erstens* kommt es schon nach der zweiten Injektion zu einer vorübergehenden *Leukopenie* bei normalen Hämoglobin- und Erythrocytenwerten:

	Ausgangswert	5 Stunden	24 Stunden	48 Stunden
		nach der Strontiuminjektion		
Leukocyten	11 000	4266	7000	11 400
Pseudoeosinophile	73	57	45	69
Basophile	1	1	—	2
Eosinophile	—	—	—	—
Monocyten	7,5	2	5,5	6
Lymphocyten	18,5	39	49	22,5
Plasmazellen.	—	1	0,5	0,5

In der Folge sinken die Leukocytenwerte dauernd auf 4000—5000 bei niedrigen Zahlen der Pseudoeosinophilen. Es bildet sich eine leichte chronisch-sekundäre Anämie aus. Die Reticulocytenwerte steigen:

Ausgangswert. 5⁰/₀₀		13. Tag 68⁰/₀₀
3. Tag 35⁰/₀₀		19. ,, ... 36⁰/₀₀
7. ,, ... 30⁰/₀₀		

An den Blutplättchen fehlen Veränderungen.

Das Knochenmark (Femur) zeigt im Verlauf der Versuche einen allmählichen Rückgang der Zellen. Dieser setzt in unseren Versuchen durchschnittlich um den 25. Versuchstag bei 9 g Strontium ein. Quantitativ ist zu dieser Zeit eine Verminderung der Zellen und eine Zunahme des Fettgewebes feststellbar. Die Werte der Myeloblasten, Myelocyten und Metamyelocyten sind konstant bei allen Versuchstieren herabgesetzt. Wir haben den Beginn einer Markhypoplasie vor uns, die alle Systeme, vorab aber die Leukopoese befällt.

Myelogramm am 25. Versuchstag nach 9 g Strontium (in %).

Erythroblasten		Myeloblasten 1
Normoblasten 26¹/₃		Promyelocyten. 5¹/₃
Polychromatische. 6²/₃		Myelocyten 10
Makroblasten 5²/₃		Metamyelocyten 5²/₃
Reticulumzellen		Pseudoeosinophile 30
lymphoide 2²/₃		Basophile 2
plasmacelluläre 1		Eosinophile . . . . —
phagocytierende . . . . ¹/₃		Lymphocyten 1²/₃
Megakaryocyten . . . . ¹/₃		Monocyten . . . . ²/₃
Megakaryoblasten . . . . ²/₃		

Wie ändert sich der Knochenbau? Nach einer Versuchsdauer von einem Monat, in der die Markveränderung deutlich geworden ist, beobachtet man als zweite

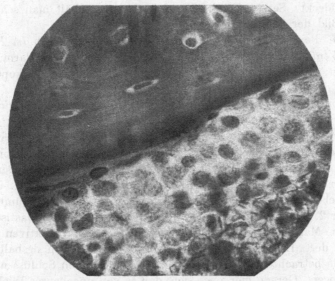

Abb. 18. Starke Vergrößerung. Oben Knochenbälkchen mit jungen Knochenzellen. Unten Osteoblastensaum.

Veränderung das Auftreten von zahlreichen Osteoblasten, in Säumen um die Knochenbälkchen gelagert. Die osteoblastische Funktion des Endostes hat ein-

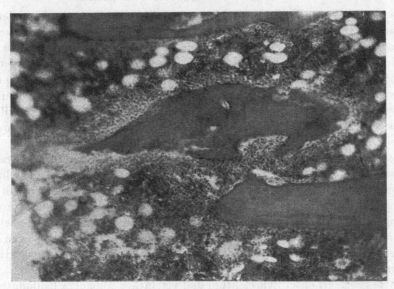

Abb. 19 (wie Abb. 18). Knochen und Knochenmark 1 Monat nach Beginn der Strontiumzufuhr. Helle Säume von Osteoblasten um ein breites Knochenbälkchen. Zellmark mit reichlich Fettgewebe.

gesetzt! Sie folgt somit einer Zellverarmung und Ausbildung einer Markhypoplasie. Abb. 18 und 19 erläutern das Gesagte.

Röntgenologisch ist in diesem Stadium keine sichere Veränderung erkennbar. Dieser Befund stimmt mit den Erfahrungen aus der menschlichen Pathologie überein, wo vielfach erst die pathologisch-anatomische Untersuchung die Knochensklerose aufdeckt. Setzt man die Versuche fort, so erhält man schließlich das bekannte Bild der Strontiumsklerose mit Fasermark.

Ergebnis. Beim Auftreten der Strontiumsklerose finde ich *im Frühstadium die ersten Veränderungen im Knochenmark.* Dasselbe wird zellarm, sein Fettgehalt steigt, Fasermark bildet sich aus, das Blut zeigt eine leukopenische Reaktion.

Dieser primären Knochenmarkreaktion folgt die Osteoblastenreaktion.

6. Knochenmarkshyper- und -hypoplasie als Phasen eines Vorganges.

Ich habe bisher Beispiele gewählt, bei denen entweder die Ausbildung einer Markhyperplasie oder einer Markhypoplasie die einzige, gewissermaßen einseitige, Reaktionsweise festzustellen war. In vielen Fällen kann sich 1. im gleichen Knochen nebeneinander eine hyper- und hypoplastische Markumbildung abspielen oder 2. im gleichen Knochen als 2. Phase einer hyperplastischen Markreaktion eine Markhypo- oder -aplasie ausbilden. Der hyperaktiven Phase folgt eine zweite der „Knochenmarkserschöpfung". Würde man deshalb nur diese Endzustände betrachten, so käme man zu etwas anderen Schlüssen, als meine Versuche zeigen. Gerade hier zeigt sich, daß es von ungeheurer Wichtigkeit ist, Frühstadien und Reaktionsabläufe mittelst intravitalen Untersuchungsmethoden zu beobachten, um Fehlschlüsse zu vermeiden.

7. Der Einfluß von Zirkulationsstörungen.

Blutstase. Diese Frage muß hier besprochen werden, da besonders von Leriche auf diesen Faktor bei der Rarefikation des Knochens hingewiesen wird.

Eine vermehrte Blutfülle des Knochenmarkes findet sich in fast allen Fällen von Herzinsuffizienz. Beobachtungen bei chronischen Stauungszuständen lassen im Knochenmarkspunktat und im histologischen Schnitt eine Anpassung an den Sauerstoffmangel erkennen. Dieser Reiz führt bis zur Ausschwemmung von unreifen, zum Teil kernhaltigen Blutkörperchen, unter denen oft basophil punktierte sich in großer Zahl finden, wie ich schon früher erwähnte. Der Sauerstoffmangel führt somit zu einer Teilhyperplasie des Knochenmarkes.

Diese Tatsache scheint mir für die Bamberger-Pierre Mariesche Krankheit (Ostéoarthropathie hypertrophiante pneumique) von Interesse zu sein. Die Pathogenese dieser Veränderung ist bisher unklar. Neben Zirkulationsstörungen, Störungen der inneren Sekretion, Neuritisfolgen wurden besonders in letzter Zeit Störungen des Oxydationsstoffwechsels in Erwägung gezogen. Die Beziehungen von Knochenmark zu Knochen wurden wenig beachtet. Und doch zeigen gerade die von H. Tobler gefundenen histologischen Markveränderungen Hinweise auf gemeinsame Beziehungen:

„Stets gehen erhöhter Zellreichtum und verstärkte Abbauerscheinungen Hand in Hand. Je stärker die Porose des Knochens ist, desto zellreicher ist das Mark." Andererseits findet sich bei Stellen mit Knochenneubildung Fasermark.

Das Auftreten von Fasermark kann als Endzustand der Markveränderung bei Stauung aufgefaßt werden. Mit der Entwicklung von Fasermark gehen aber

nach unseren obigen Ausführungen endostale Funktionsveränderungen mit gesteigerter Osteoblastenfunktion einher, die das Auftreten der Knochenverdickung auslösen. Nach dieser Auffassung der BAMBERGER-PIERRE MARIEschen *Krankheit* als *primäre Markkrankheit* erklärt sich auch ihr Auftreten bei den verschiedensten Grundkrankheiten, bei denen es sich lange nicht immer um intrathorakische Prozesse handelt.

Hyperämie. Ich verweise auf den speziellen Teil, Abschnitt Polyglobulien S. 182.

Auf die Fragen des *Calciumstoffwechsels* bin ich hier nicht eingegangen, da er als primärer Vorgang bei den besprochenen Fragen nicht in Betracht kommt, sondern als Folgeerscheinung zu werten ist, wenn Störungen desselben auftreten.

VI. Zusammenfassung des allgemeinen Teils.

Ich bin von den Grundlagen der Beurteilung des Knochens und des Knochenmarkes als Organ ausgegangen und habe dann auf die engen Beziehungen der beiden Organe oder Organsysteme zueinander unter Berücksichtigung der einzelnen Lebensabschnitte hingewiesen. Bei der experimentellen Bearbeitung dieser Fragen (Knochenmarkshyperplasie durch Thyroxin, Histamin, Knochenmarkshypoplasie durch Strontium) lassen sich an einzelnen Beispielen die verschiedensten pathogenetischen Faktoren berücksichtigen.

Ich finde gesetzmäßige Beziehungen von Knochenmarksmorphologie und -funktion zum Knochenbau, insbesondere zu den drei Endostfunktionen, der osteoklastischen, der osteoblastischen und der fibroplastischen, die ich in folgende Sätze zusammenfassen möchte:

1. Bei der Knochenmarkshyperplasie zeigt sich eine Mehrleistung der osteoklastischen Endostfunktion.

2. Bei einer Knochenmarkshypoplasie findet sich eine Mehrleistung der osteoblastischen Endostfunktion.

3. Es handelt sich um gekoppelte mesenchymale Reaktionen mit bestimmter Entwicklungsrichtung:

Zellmark (Knochenmarkshyperplasie)   Osteoporose.
Fasermark (Knochenmarkshypoplasie)   Osteosklerose.

4. Die Knochenveränderungen werden durch primäre Markreaktionen ausgelöst. Sie sind demnach *myelogen bedingt.* Dabei hebe ich nochmals hervor, daß es sich bei den Knochenveränderungen um porotische und sklerotische Vorgänge handelt. Bei beiden Formen findet sich die Hauptveränderung zuerst im Mark. Daraus erklärt sich auch das gleichzeitige Vorkommen von Osteopetrose und Osteoporose, für die neuerdings FAIRBANK einen gemeinsamen Faktor annimmt. Dieser gemeinsame Faktor ist das Knochenmark, d. h. sein morphologischer und funktioneller Zustand. Man kann deshalb nicht von einer osteogenen Myelopathie sprechen, sondern von einer *myelogenen Osteopathie.*

5. Funktionelle Verschiedenheit der Markabschnitte mit Trennung in labiles Mark der Röhrenknochen: sog. Markreserve und stabiles Mark der kurzen Knochen drängt sich auf.

6. Von diesem Standpunkte aus betrachtet, kann man nicht einteilen in Krankheiten des intraossalen Bindegewebes, des Reticuloendothels, des eigent-

lichen myeloischen Parenchyms, da bei Betrachtung von Knochenmark und Knochen als Einheit die Veränderungen des reticuloendothelialen Systems und des Markparenchyms auf der einen, die Veränderungen der Endostfunktion auf der anderen Seite stehen.

7. Aus pathogenetischen Gründen erweist es sich als zweckmäßig, die Knochenveränderungen in zwei Gruppen einzuteilen:

a) primär myelogene Osteopathien; b) sekundär myelogene Osteopathien mit primärer Wirkung von humoralen Regulationsfaktoren (besonders Hormone) auf das Knochenmark; c) zugleich ist eine Unterscheidung dieser Osteopathien bei allgemeiner oder partieller Markhyperplasie oder bei Markhypoplasie vorzunehmen.

Spezieller Teil.

I. Die primär myelogene Osteopathie.

1. Überwiegend allgemeine Markhyperplasie und Osteopathie.

Wenn man auch nicht in allen Fällen eine scharfe Trennung in allgemeine und partielle Markhyperplasie durchführen kann, so ist die Mehrleistung aller oder nur eines Knochenmarksystems meist so im Vordergrund, daß sich diese Einteilung rechtfertigt. Es gelingt dadurch auch, einzelne Krankheitsgruppen schärfer voneinander zu trennen.

a) Osteomalacie.

Man könnte auch von einer malacischen Osteopathie sprechen. Die Pathogenese der Knochenveränderung wird sehr verschieden dargestellt. Es wird einerseits auf den Vitamin D-Mangel, andererseits auf ovarielle Störungen hingewiesen. Man weiß auch, daß die Vitaminbehandlung nicht in allen Fällen erfolgreich ist und daß nach Kastration Osteomalacierezidive auftreten. Wir haben gesehen, daß sich in der Schwangerschaft das Knochenmark wie viele andere Organe auf die vermehrte Leistung umstellt und daß man von einer sog. Schwangerschaftsreaktion des Knochenmarkes sprechen kann.

Bei der Osteomalacie hat Naegeli aus den gefundenen Blutveränderungen auf eine vermehrte Knochenmarkstätigkeit geschlossen und seine sog. Knochenmarkshypothese der Osteomalacie aufgestellt.

Nach derselben finden sich zu Beginn der Krankheit hohe Werte für Hämoglobin und Erythrocyten. Im Verlauf der Erscheinungen kann sich nicht selten eine Anämie ausbilden. Dieselbe kann, besonders auf Grund von eigenen Knochenmarksuntersuchungen, als Erschöpfungsreaktion des Knochenmarkes aufgefaßt werden. Intravitale Knochenmarksuntersuchungen liegen bisher nicht vor. Bevor ich auf dieselben eingehe, erwähne ich die bisher festgestellten pathologisch-anatomischen Untersuchungen. Man hat früher nach dem jeweiligen Markzustand von einer Osteomalacie rubra et flava gesprochen, wobei die rote Form bei jüngeren Individuen, die gelbe Form im Senium festgestellt wurde. Schon Förster und Volkmann haben 1854 bzw. 1865 darauf hingewiesen, daß *der Markzustand vom Stadium der Osteomalacie* abhänge, und fanden zu Beginn ein rotes, später ein gelbes Fett- oder Gallertmark. Die fibröse Umwandlung des Markes, die in vielen Fällen von Osteomalacie festgestellt wurde, hat M. B. Schmidt

„als etwas Sekundäres, durch mechanische Einflüsse bedingte Veränderung" aufgefaßt.

Drei Beobachtungen von Osteomalacie sollen ausführlich wiedergegeben werden.

Beobachtung 1. Es handelt sich um eine 26jährige II-Gebärende, die ungefähr im 2. Schwangerschaftsmonat heftige Kreuzschmerzen bekam. Zugleich nahm das Körpergewicht ab, die Kreuzschmerzen wurden heftiger, der Gang wurde mühsam. Schließlich wurden die Beinbewegungen unmöglich, und Knochenschmerzen traten am ganzen Körper auf. Zuletzt konnten auch die Arme nicht mehr bewegt werden.

Befund im 5. Schwangerschaftsmonat. Kopf stark klopfempfindlich. Untere Brust- und Lendenwirbelsäule sehr schmerzhaft auf Druck, Stauchung, Beklopfung und besonders auf Bewegung. Symphysendruckschmerz. Schmerzhafter Achsenstoß der unteren Extremitäten in der Hüftgegend.

Psychisch sehr labil. Vasolabilität. Muskelhypotonie, Adductorenkrämpfe. Parese der unteren Extremitäten. Sensibilität normal. Gesteigerte Patellar- und Achillessehnenreflexe. Babinski rechts positiv. Liquor normal. Urin normal.

Blut. Hb. 105%, Erythrocyten 5,8 Mill. Leukocyten 7800 mit normaler Formel. Plättchen normal.

Sternalmark. Markhyperplasie aller Systeme: Sehr zellreiches Mark mit myelocytärer und promyelocytärer Zusammensetzung. Reichlich Mitosen. Makroblastengruppe. Normoblasten, oft polychromatisch. Megakariocyten reichlich. Zahlreiche plasmacelluläre Reticulumzellen. Knochen: Bei der Punktion weich. Kontrolle nach der Schwangerschaftsunterbrechung: Hart, so daß die Punktion nur mit Mühe ausgeführt werden kann. Verlauf: Darm- und Blasen-

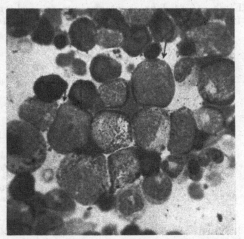

Abb. 20. Sternalpunktat: Puerperale Osteomalacie. Mens V., 26jährige Frau. Pfeil = Makroblasten. Vergr. 1 : 1000.

tätigkeit kamen trotz mechanischer und chemischer Stimulation nicht in Gang. Die Bauchdeckenspannung ließ ganz nach. Die Kraft in den Armen und Händen sank. Nach beginnender Hysterotomie rasche Besserung. Entlassung nach 1 Monat Spitalaufenthalt mit normalem Blutbefund, normalem Knochenmarksbefund und sehr harten Knochen.

Bevor ich auf den Knochenmarksbefund eingehe, sei eine weitere Beobachtung angeführt.

Beobachtung 2. 34jährige II-Gebärende. Untersuchung 8 Tage post partum: In der Vorgeschichte Angaben von Knochenschmerzen im ersten Drittel der Schwangerschaft. Jetziger Befund: Knochenschmerzen, Adductorenspasmus. Parese beider Beine mit fraglichem Babinski rechts. Bei der Geburt normaler Blutstatus, post partum Hb. 63%, Erythrocyten 4390000, FI. 0,7, Leukocyten 8266 mit normaler Formel. Knochenmark: Zellreich, myelocytär, reichlich Normoblasten. Keine besondere Reaktion erkennbar. Mitosenzahl normal. Die in der Schwangerschaft vorhandene Differenz der Zellgröße ist nicht mehr nachweisbar.

Beide Beobachtungen zeigen ungefähr die gleiche Markzusammensetzung. Wir finden eine durch mehrfache Punktionen bestätigte *Hyperplasie aller Marksysteme*, am wenigsten ausgesprochen am Megakaryocytenapparat. Beide Kranke wurden zu Beginn der ausgedehnten Knochenveränderungen untersucht. Die Nachuntersuchung im 1. Fall zeigt uns die reversible Markveränderung an. Das ganze Ergebnis erinnert an eine Art Steigerung der physiologischen Schwanger-

schaftshyperplasie des Knochenmarkes. *Wir kommen somit zum Schlusse, daß durch die intravitale Knochenmarksuntersuchung eine Markhyperplasie zu Beginn der Osteomalacie bewiesen werden kann. Die Dauer und Entwicklung derselben zeigt eine auffallende Parallelität mit dem Knochenprozeß.*

Bei langer Krankheitsdauer kommt es schließlich nach dieser Funktionssteigerung und sehr wahrscheinlich auch auf Grund von Magen-Darm-Veränderungen zu einer Markerschöpfung. Es entwickeln sich die schon lange bekannten *Panmyelopathien bei Osteomalacie*, wie folgende Beobachtung 3 zeigen soll.

Fall 4. 61jährige Frau. Vorgeschichte (gekürzt): 6. bis 20. Jahr epileptische Anfälle. 13. Jahr Menarche. 17. Jahr Ausbildung von X-Beinen, Gehapparat. 20. Jahr schwerfälliges Gehen, Schmerzen in den Beinen und Hüften. 22. Jahr Rückenschmerzen, Ausbildung einer Kyphose. 24. Jahr Spontanfraktur des rechten Humerus mit schlechter Heilungstendenz. 42. Jahr: nach einer längeren stationären Periode (Sonnenbehandlung) wieder Ausbildung einer Thoraxdeformität, heftige Rückenschmerzen, kann nicht mehr gehen (Stammbaum siehe Abschnitt Pathogenese).

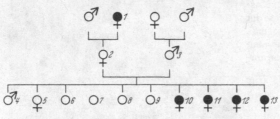

Abb. 21. Stammbaum der Beobachtung 3. 1. Struma, Knochenerkrankung. — 2. 87 Jahre. Apoplexie. — 3. 72 Jahre. Pleuritis. — 4. 42 Jahre. Pneumonie. — 5. Als Säugling †. — 6. bis 9. Gesund. — 10. Zwergwuchs, Anämie seit Jahren. — 11. Rachitis mit 4 Jahren. — 12. Patientin 61 Jahre alt. — 13. Osteomalacie mit 25 Jahren †.

1. Spitalaufenthalt: 1931. Befund: Größe 130, Gewicht 44,4 kg. Kyphoskoliose. Thorax-stauchung. Becken eng. Beine in extremer Valgusstellung. Schädel sehr stark druckempfindlich. Keine abnorme Knochenkonsistenz. Heftige Schmerzen der Knochen. Haut o. B. Zähne fehlend. Innere Organe o. B. Genitale hypoplastisch. Nervensystem: Sehr lebhafte Reflexe. Adductorenspasmus. Keine Tetaniezeichen. Magen: Freie HCl 45, Gesamtacidität 70. Calcium im Serum 11 mg%. Kalium 23 mg%. WaR. negativ. Senkung 108 mm. Hämoglobin 42%. Erythrocyten 4200000, FI. 0,5. Leukocyten 3000, davon Neutrophile 50%, Eosinophile 5%, Basophile 0, Monocyten 5%, Lymphocyten 40%. Keine Vermehrung der Stabkernigen. Feine Granulation. Rote: Blaß, Mikro-Aniso-Poikilocytose. Plättchen normal. Ungebessert entlassen.

2. Spitalaufnahme: 1937. Gewicht jetzt 36 kg. Kachexie. Vermehrte Knochenschmerzen, besonders im Frühling und Herbst. Ganz einseitige Ernährung, keine Früchte.

Bei diesem zweiten Klinikaufenthalt lassen sich unschwer *3 Symptomengruppen* voneinander trennen:

a) *Veränderungen des Skelets.* Diese stehen im Vordergrund: Hochgradige Spontan- und Druckschmerzhaftigkeit sämtlicher Knochen. Besonders deutlich Kompressionsschmerz des Thorax und des Beckens. Rechtskonvexe Kyphoskoliose mit Stauchung des Thorax. Genu valga etwa 15°. Die Progredienz der Veränderungen ist aus den Röntgenbefunden deutlich erkennbar. Man erkennt die Ausbildung der „Glockenform" des Thorax (ALWENS). Hochgradige Osteoporose findet sich vor allem an Wirbelsäule, Rippen, Sternum und Becken. Sehr leicht läßt sich die Knochenatrophie bei der Sternalpunktion beurteilen, wo die Nadel mühelos in den Knochen vordringt.

b) *Blut- und Knochenmarkbefund* zeigen Veränderungen, die im Sinne einer *Panmyelopathie* zu deuten sind. Im Laufe der Jahre ergibt sich auch hierin eine Progression: chronisch sekundäre Anämie mit geringen Regenerationserscheinungen, hochgradige Leukopenie und Thrombopenie. Dabei findet sich eine bei der einheimischen Sprue viel häufiger vorkommende Tendenz zur Hyperchromie.

Einzelne Daten. Hb. 45%, Erythrocyten 3070000, FI. 0,7, Normo-Mikrocyten, einige polychromatische Makrocyten, keine basophil Punktierten. Keine Reticulocyten. Einzelne Normoblasten. Durchmesser 8,0. Mikron. Leukocyten 1066: Neutrophile 50, Eosinophile 7, Monocyten 18, Lymphocyten 25%. Stabkernige und Granulation normal. Plättchen vermindert.

Das *Sternalmark*, makroskopisch dunkelrot, mit geringem Fettgehalt, weist eine äußerst geringe Erythropoese mit vorwiegend kleinen Normoblasten auf. Der myeloische Markanteil ist myelocytär-promyelocytär zusammengesetzt. Die Megakaryocyten sind an Zahl selten, ohne Veränderungen. Auffällig ist hingegen die Vermehrung der Reticulumzellen mit Überwiegen der von ROHR als lymphoide und plasmacelluläre benannten Formen (Abb. 4). So weit die morphologischen Blutveränderungen.

Im Serum fehlen hämolytische Zeichen. Refraktion 6,8%. Viscosität 1,65. Alb.: Globulin = 30:70. Fibrinogen 0,3%. Calcium 8,8 mg%. Senkung 50 mm. WaR. negativ.

c) *Veränderungen des Magen-Darmtractus* sind bei diesem Krankheitsbild mit zunehmender Schwere im Vordergrund. Sie entsprechen dem Bild der chronischen Gastroenteritis: Meteorismus, Druckgefühl, Durchfälle mit massigen Entleerungen eines hellen Stuhles, in dem sich bei einem p_H von 7,0 Neutralfette in vermehrter Menge nachweisen lassen, ohne daß fermentative Störungen faßbar sind. Perioden der Besserung wechseln mit solchen der Verschlimmerung. Die in den letzten Jahren *zunehmenden Magen-Darmsymptome fallen mit der Progression der Skeletveränderungen zusammen.* Wir sind andernorts auf diese Verhältnisse bei Besprechung der Pathogenese näher eingegangen. Als letztes aufgetretenes Zeichen ergibt die Untersuchung eine *Glossitis,* die zu geringer Atrophie der Papillen geführt hat. Die Zähne fehlen vollständig.

Aus dem übrigen Status erwähne ich noch: Temperatur normal. Urin Spur Eiweiß, kein Sediment. Urobilinogen positiv. Vitamin C-Defizit von 2100 mg oder 4 Tage. Blutdruck 130/80. Blutzuckernüchternwert normal.

Verlauf. Therapie refraktär. Progression. Immer bettlägerig. Schwere psychische Alternationen.

Beurteilung. Osteomalacie, die im Laufe der Zeit immer mehr Schübe aufweist. Dieselben zeigen das Bild der enterogenen Osteopathie, indem die progressiven porotisch-malacischen Veränderungen den gastrointestinalen Störungen parallel gehen. Letztere stehen im Krankheitsablauf im Vordergrund. Das Bild erinnert an die Cöliakie des Erwachsenen (KOLL).

Solche Erschöpfungszustände des Knochenmarkes sind nicht selten. Wir werden bei Besprechung der Polycythämie auf ähnliche Endzustände stoßen. Sie weisen alle auf eine vorausgehende Funktionssteigerung hin und zeigen so eindringlich die wichtige Stellung des Knochenmarkes im pathogenetischen Geschehen der malacischen Osteopathie.

Nach diesen Befunden war es nicht uninteressant, die Markverhältnisse bei der *senilen Osteomalacie* zu untersuchen. Schon bei der gewöhnlichen senilen Atrophie tritt das Mark „relativ stark hervor", so daß man, unter diesem Gesichtspunkte betrachtet, von einem zellreichen Altersmark sprechen kann, wie ich im allgemeinen Teil ausgeführt habe.

Man spricht von seniler Osteomalacie bei malacischen Knochenveränderungen nach dem 60. Altersjahr. Meist findet sich eine Kombination mit starker Osteoporose. Vorwiegend sind Thorax und Wirbelsäule betroffen, d. h. die Knochen,

in denen sich auch im hohen Alter noch blutbildendes Knochenmark findet.
Dieses zellreiche Mark kann durch die sternale Punktion nachgewiesen werden
und bildet einen in die Augen springenden Befund bei der sonst anzutreffenden
Organatrophie.

Diese Feststellungen ergänzen die bei den Knochenmarksuntersuchungen bei
Osteomalacie gemachten Erfahrungen. Man kann deshalb nach diesen intravitalen Untersuchungen nur von einer Osteomalacie rubra sprechen. Die sog.
gelbe Osteomalacieform der obenerwähnten Autoren stellt einen Endzustand
bei chronischem Verlauf dar, entsprechend der Beurteilung durch M. B. Schmidt.

b) Das Knochenmark bei Rachitis.

Für den Knochen hat Looser den Satz geprägt, daß „das Wesen der rachitischen und osteomalacischen Knochenveränderungen in einer Hemmung aller
aktiven Vorgänge der Knochenbildung und des Knochenwachstums beruhe".

Während das Blutbild der Rachitis im Gegensatz zur Osteomalacie sehr
uncharakteristisch ist, finden sich Veränderungen des Knochenmarkes. Marfan
und Hutinel haben die Hypothese der Myelopathie als pathogenetischen Faktor
der rachitischen Knochenveränderungen aufgestellt. Chronische Infekte und
Knochenmarksreize sollen zu einer primären Markschädigung führen, der die
spezifische Osteoblastenschädigung mit rachitischer Osteoporose folgt.

Nach den pathologisch-anatomischen Markuntersuchungen findet sich zuerst
hyperämisches, zellreiches Mark, in späteren Stadien zellarmes, fibröses Mark
(Klotz).

Mit diesem allmählichen Wechsel der Knochenmarksbeschaffenheit treten
Endostreaktionen verstärkt auf. Alwens spricht von Endostitis. Der Knochen
kann das Bild der Eburneation aufweisen.

Es finden sich, mit anderen Worten, bei der Rachitis, rein vom morphologischen Standpunkt aus betrachtet, Knochen- und Markveränderungen, die sich
in ihrer Gesamtheit nicht von dem bei der Osteomalacie Gesagten unterscheiden:

Krankheitsbeginn:	*Knochenmark*	*Knochen*
	Hyperämie, Zellreichtum (Hyperplasie)	„rachitisch", weicher Knochen
Krankheitsendstadien:	fibröse Markumwandlung (Hypoplasie)	Eburneation

In neuester Zeit haben Versuche von Bosanyi mit einem wässerigen Knochen-
marksextrakt bei experimenteller Rachitis das Interesse wieder auf eine evtl.
primäre Knochenmarksfunktionsstörung erneut hingelenkt.

c) Polycythaemia vera (Vaquez).

Askanazy hat von einer *Panmyelopathia hyperplastica* gesprochen und damit
das Wesen der Krankheit treffend gekennzeichnet.

Die makroskopische Betrachtung zeigt ein hochrotes und sehr zellreiches Mark
mit viel Megakaryocyten (Askanazy, Schilling). Zahlreiche Stellen, die normalerweise Fettmark aufweisen, sind ebenfalls in zellreiches Mark umgewandelt.
Die Sternalpunktion hat diese allgemeine Markhyperplasie bestätigt.

Über Knochenveränderungen ist wenig bekannt. Man weiß aber sicher, daß
zu Beginn der Erkrankung osteoporotische Veränderungen vorkommen können,

während in den Endstadien der sich über viele Jahre hinziehenden ziemlich seltenen Erkrankung sklerotische Knochenprozesse mit Ausbildung von Fasermark
mit dem Bilde der „terminalen Knochenmarkserschöpfung" vorfinden.

Einen entsprechenden Fall hat ALDER kürzlich veröffentlicht:

Es handelt sich um einen 60 jährigen Mann, der während 18 Jahren beobachtet werden
konnte. Die höchsten morphologischen Blutwerte waren:

Hämoglobin	140%	Eosinophile	5 %
Erythrocyten	10400000	Basophile	2 %
Leukocyten	49100	Monocyten	4 %
davon:		Lymphocyten	3 %
Neutrophile	85%	Myeloblasten	0,5%
		Myelocyten	0,5%

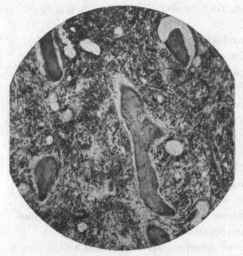

Abb. 22.

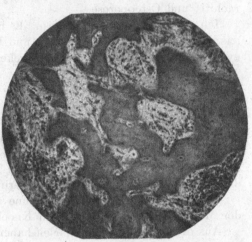

Abb. 23.

Im Verlaufe der Erkrankung kam es, vielleicht z. T. als Therapiefolge (Aderlässe,
Röntgen, Benzol, Phenylhydrazin), zu einer terminalen Knochenmarkserschöpfung, der
der Patient schließlich erlag.

Letzte Blutwerte.

Hämoglobin . . . . 27% Leukocyten 2200
Erythrocyten 1460000
Neutrophile und übrige Zellen wie früher, dazu Ausschwemmung von 14,5% Myelocyten
und 1% Metamyelocyten. Thrombopenie.

Die Knochenmarksuntersuchung ergab ausgedehnte Markfibrose und Knochensklerose. Keine extramedullären Blutbildungsherde. Die genaue Durchsicht
der Präparate der Knochen zeigt nun für unsere im folgenden vertretene Ansicht
genaue Beziehungen zwischen Knochenmark und Knochen.

Abb. 22 zeigt Zellmark mit myeloischen Zellen, einzelnen Megakaryocyten
und Zellen der Erythroporose. Der Knochen dieser Stellen setzt sich aus schmalen
atrophischen Spongiosabälkchen zusammen. Osteoklasten in HOWSHIPschen
Launecn sind erkennbar.

Abb. 23 dagegen zeigt das Bild einer Sklerose mit dicken, breiten Knochen-
balken. Dazwischen erkennt man noch geringe Zellmarkreste und vorwiegend
oder stellenweise ausschließlich Markfibrose mit spindelförmigen Zellen.

Wir sehen somit (erstmals) eine enge Beziehung zwischen Knochenmarkszustand und Knochenbeschaffenheit, *eine Koppelung:*

Zellmark — Knochenatrophie,

Fasermark — Knochensklerose,

wobei der Zustand des Knochenmarks nach dem Gesagten *das primäre Geschehen*
darstellt.

Anhang.

Anhangsweise sei kurz auf die **Osteopsathyrose** eingegangen:

Man unterscheidet zwei Formen: a) Die idiopathische Osteopsathyrose oder
Osteogenesis imperfecta tarda.

b) Die symptomatische Osteopsathyrose als eine Art Kombination von Spätrachitis und Osteoporose.

Ich erwähne nur die erste Form. Es handelt sich um ein vererbbares Leiden,
das durch hochgradige Osteoporose und Knochenbrüchigkeit, blaue Skleren und
evtl. Kombination mit Otosklerose gekennzeichnet ist.

Außer einer leichten Erhöhung der Phosphasate findet sich ein normaler
Blutchemismus. Besondere Blutveränderungen sind nicht bekannt. Das Krankheitsbild wurde schon von Recklinghausen als *myeloplastische Malacie* beschrieben.

Heute faßt man das Krankheitsbild in ähnlicher Weise als Störung der
Mesenchymentwicklung auf, indem die pathologisch-anatomischen Untersuchungen
ein starkes Hervortreten der genannten Markfunktion ergeben haben, während
die Leistung der Osteoblasten sehr gering ist.

Es handelt sich auch hier um eine schon früh erkannte zentrale Stellung
der Markfunktion mit sekundären Knochenveränderungen.

Aus den angeführten Beispielen haben wir gesehen, daß es Krankheitsbilder
mit allgemeiner Markhyperplasie gibt, die erworben oder konstitutionell bedingt
sein können. Gleichzeitige Beobachtungen von Knochenveränderungen weisen
auf enge Beziehungen dieser beiden Organe hin.

*Wir können abschließend sagen, daß die allgemeine Knochenmarkshyperplasie
bei den besprochenen Zuständen einen primären Vorgang darstellt, der malacisch-
porotische Knochenveränderungen zur Folge hat.*

2. Überwiegend partielle Markhyperplasie und Osteopathie.

Während die im vorausgehenden Abschnitt besprochenen Osteopathieformen infolge allgemeiner Markhyperplasie ziemlich selten sind, finden sich häufig
hyperplastische Veränderungen eines Knochenmarksystems bei normalem Bau
der übrigen. Diese hyperplastischen Veränderungen eines einzelnen Systems
können ebenfalls zu Knochenveränderungen führen. Ausgenommen ist bisher
der Riesenzellapparat, bei dem wir keine isolierte Hyperplasie kennen, die einen
Einfluß auf den Knochen haben könnte.

a) Hyperplasie des erythropoetischen Markabschnittes.

Man muß darauf hinweisen, daß trotz sicherer Hyperplasie dieses Markabschnittes dies im Sternalpunktat nicht immer als augenfällig nachweisbar ist.
Punktiert man aber Markstellen, in denen normalerweise schon die Umwandlung

in Fettmark sich vollzogen hat, so finden sich an diesen Stellen ebenfalls die Zeichen der Hyperplasie. Dieser Vorgang verteilt sich auf das ganze Skeletsystem und ist darum nicht immer im Sternalpunktat sehr deutlich.

Nach GÄNSSLEN sind beim jugendlichen Organismus Skeletveränderungen als Sekundärerscheinungen einer primären Hyperaktivität des Knochenmarkes aufzufassen. Als Grundbedingung für ihr Auftreten nennt GÄNSSLEN die Manifestation im Kindesalter mit chronischem Verlauf. Er spricht von einer *hämatischen Dysplasie.*

In dieses Gebiet gehören vor allem die sog. *erblichen hämolytischen Erythropathien.* Ähnlich zu beurteilen sind nicht nur die Skeletveränderungen beim hämolytischen Ikterus, der Sichelzellenanämie, der COOLEY-Anämie, der konstitutionellen familiären perniciosaartigen Kinderanämie FANCONI, sondern auch die Polycythämie der Jugendlichen (WIELAND) und die Chlorose (GÄNSSLEN).

Sternalpunktion und histologische Markuntersuchungen haben bei diesen Krankheitsbildern eine Markhyperplasie ergeben. Das Skelet zeigt eine universelle Osteoporose mit Rarefikation der Trabekel und eine Verdünnung der Corticalis. Vielfach wird eine Störung der Osteoblastenfunktion angenommen, was nach unseren Ausführungen im allgemeinen Teil verständlich wird.

Die stärksten Veränderungen finden sich bei der Erythroblastenanämie (COOLEY) und sind bei dieser Blutkrankheit geradezu ein wichtiges diagnostisches Merkmal.

Unter den oben angeführten Anämien wurde die *Chlorose* aufgeführt. GÄNSSLEN hat erstmals Skeletveränderungen beobachtet. Die Krankheit ist sehr selten geworden. Dementsprechend liegen nur wenige sichere Beobachtungen vor. Nach den Untersuchungen von HEILMEYER liegt eine Asiderose vor.

Das ganze Mark zeigt eine ausgesprochene Vermehrung der Erythropoese mit kleinen und auffallend vielen Makroblasten. Die Reticulumzellen können vermehrt sein. Das Mark ist im ganzen zellreicher als normal, hyperaktiv.

Entsprechend der bisher entwickelten Anschauung über den Einfluß des Markes bei dem Knochenbau finden sich porotische Veränderungen. Die Compacta des Oberschenkelknochens ist, verglichen mit gleichalterigen und gleichgebauten Individuen, dünner, die Markräume weiter, die Spongiosabälkchen schmäler.

Bei der Seltenheit dieses Bildes sei folgende Krankengeschichte kurz wiedergegeben:

Frl. A. Sp., 19 Jahre, Gewicht 54,5 kg. Größe 170 cm. Asthenie. In der Familie keine Blutkrankheiten. Seit Beginn der Pubertät immer blaß mit auffallend wachsartiger, gelblicher Haut. Auftreten von unbestimmten Magenbeschwerden ohne Schmerzen. Nach Zahnextraktion auffallend lange Blutung. Menses sehr unregelmäßig, zeitweise aussetzend, dann wieder 6—7wöchige Blutung.

Befund (gekürzt). Struppige Haare, Nägel normal. Haut blaß, wachsartig. Herz, Lungen o. B. Leber und Milz normal. Nervensystem intakt. Magensaft: Leicht ansteigende Säurekurve, im Nüchternsekret freie HCl −30, Gesamtacidität 10. Nach Coffein-Probetrunk anacid, nach 0,6 Histamin freie HCl 60, Gesamtacidität 78. Magenröntgenbefund: Atonie. Uterusmucosa: Metropathie.

Blutbefund. Hämoglobin 49%, Erythrocyten 3550000, Färbeindex 0,7, Mikroanisocytose, keine Polychromasie, keine basophil Punktierten. Plättchen normal. Leukocyten 7132. Neutrophile 63,5%, Eosinophile 0,5%, Basophile 0,5%, Monocyten 12,5%, Lymphocyten 22,5%, Plasmazellen 0,5%.

Knochenmark. Zellreich, mit zahlreichen Normoblasten, darunter viele Makroblasten. Reticulumzellen vermehrt. Leukopoese normal. Riesenzellen normal. Das Knochenmark zeigt eine sichere Hyperplasie des erythropoetischen Markanteiles.

Abb. 24 zeigt das Sternalpunktat von einem Fall von Gravidität und Chlorose. Das Bild entspricht dem vorhin erwähnten Knochenmarksbefund.

Bei der *perniziösen Anämie* sind mir keine Knochenveränderungen bekannt.

Bei der *Sprueperniciosa* dagegen gehören Knochenveränderungen porotischer oder malacischer Art oft zu den Frühsymptomen. Dabei sind die Magen-, Darmerscheinungen oft noch „sehr diskret". Neben einem enterogenen Faktor muß man bei diesen Skeletveränderungen uach an einen myelogenen denken, da ja die Sternalpunktion die erythropoetische Markhyperplasie ergibt. Unter 21 eigenen Fällen hatten 6 Knochenveränderungen.

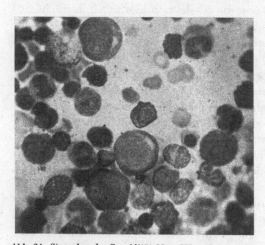

Abb. 24. Sternalmark. Gravidität Mens III und Chlorose. Die 3 großen Zellen sind Makroblasten. Vergr. 1:1000. *Knochen* (Femur): Osteoporose. *Verlauf:* Auf hohe Eisendosen und Salzsäure gute Reaktion.

b) Polyglobulie und Knochen.

Bei der Polyglobulie findet sich eine reine Mehrleistung der roten Markkomponente des Knochenmarkes (NAEGELI). Steigert sich dieser Vorgang so, daß im sog. Reservemark der langen Röhrenknochen die Erythropoese wieder eintritt, das gelbe Mark sich in rotes Mark umwandelt, so können auch im Erwachsenenalter porotische Knochenveränderungen als Folge einer Markveränderung beobachtet werden. Ich habe im allgemeinen Teil eine entsprechende Beobachtung bei einer 60jährigen Frau mit Katatonie und porotisch-malacischen Knochenveränderungen mitgeteilt. Diese Markveränderung findet ihren Ausdruck in den morphologischen Blutbefunden, wobei nebeneiner Hämoglobin- und Erythrocytenvermehrung auch die Werte der Reticulocyten gesteigert sind. Ähnliches gilt für gewisse konstante Polyglobulien bei chronischen Stauungszuständen, bei denen eine vermehrte Knochenmarkstätigkeit durch Blut- und Markuntersuchungen sichergestellt ist und wo porotische Osteopathien in der Folge ebenfalls auftreten können.

c) Leukopoetischer Markabschnitt.

I. Regenerative Vorgänge.

Intravitale und postmortale Markuntersuchungen haben beim akuten und chronischen Infekt Zeichen einer Mehrleistung des Knochenmarkes ergeben. Neben gewissen geringen Veränderungen der Reticulumzellen und der Riesenzellen findet sich vorwiegend eine partielle hyperplastische Markreaktion des leukopoetischen Markabschnittes. Ein Infekt kann sämtliche Knochenmarkssymptome beeinflussen oder nur einzelne in ihrer Funktion ändern. Je nach der Dauer ergibt sich eine andere Markmorphologie.

Hier soll nur von den regenerativen und hyperplastischen Vorgängen die Rede sein. Die Folgezustände bespreche ich im Abschnitt über die hypoplastischen Markveränderungen.

SCHILLING unterscheidet:

Reifes neutrophiles Mark:	Chronische Entzündung ohne Komplikation.
Unreifes neutrophiles Mark.	
Reifes Promyelocytenmark:	Akuter Infekt.
Unreifes Promyelocytenmark:	Schwerer chronischer Infekt mit Komplikation.

Die Markentzündung bietet nun, vom Standpunkt der gemeinsamen Betrachtung von Mark- und Knochenveränderungen aus, interessante Einblicke in die Beziehungen dieser beiden Organe.

Ich habe in meiner früheren Arbeit als Beispiel für diese gemeinsamen Veränderungen die BANG-*Osteomyelitis* gewählt.

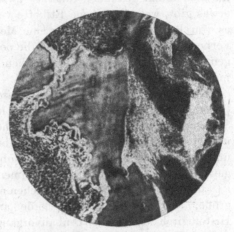

N. A., 28jähriger Mann. Morbus Bang seit mehr als zwei Monaten. Letzter Blutbefund: Hämoglobin 36%. Erythrocyten 2 210 000, F. I. 0,81. Leukocyten 1466, davon Neutrophile 53,5%, Eosinophile 0,5%, Monocyten 8,5%, Lymphocyten 34,0%, Plasmazellen 1,0%, Metamyelocyten 2,5%. Stabkernige vermehrt. Granulation fein. Polychromasie, Basophilpunktierte. Keine Plättchen.

Abb. 25. Zellmark mit Osteoklastensäumen bei Morbus Bang. (Schnitt durch das Sternum.)

Exitus an *hämorrhagischer Diathese* mit Kleinhirnblutung als unmittelbare Todesursache.

Pathologisch-anatomische Befunde. Histologie (P. D. Dr. Walthard, Bern). Hämosiderosis der Leber. Miliare Nekrosen und BANG-Knötchen in der Leber. Trübe Schwellung der Niere. Blutungen im Mark der Niere und im Nierenbecken. Chronischer Milztumor. Miliare BANG-Knötchen in der Milz. Chronische Lymphdrüsenentzündung mit vereinzelten BANG-Knötchen. Ossifizierende Periostitis und Periostblutungen. Chronische Osteomyelitis bei Morbus Bang mit Fibrosis des Marks. Miliäre BANG-Knötchen und Blutungen im Knochenmark. Atrophie des spongiösen Knochens. Nekrose in Milz und Knochen.

Knochen (Sternum) und Knochenmark zeigen das Bild der chronischen Osteomyelitis. Periost zellreich mit reichlich neugebildeten Knochen, dessen Bälkchen oft senkrecht zur Compacta stehen. Über dem neugebildeten Knochen im angrenzenden Bindegewebe und Fettgewebe ausgedehnte Blutungen und diffuse Infiltrate von Lymphocyten und einigen neutrophilen Leukocyten. Bindegewebszellen vielfach stark geschwellt, sehr viele globulifere Zellen.

Mark zwischen den Spongiosabälkchen fast ausschließlich fibrös, bestehend aus zellreichem bis mäßig zellreichem Bindegewebe mit ausgedehnten Blutungen sowie Infiltration von Lymphocyten, Plasmazellen und spärlichen neutrophilen Leukocyten. Bindegewebszellen zum Teil geschwellt. Im Bindegewebe hier und da Knötchen aus Epitheloidzellen, vermischt mit Lymphocyten, einigen Leukocyten und Plasmazellen. Stellenweise noch Herde von myeloischem Mark, daselbst zahlreiche Megakaryocyten. Spongiosabälkchen des Knochens oft ziemlich schmal, atrophisch, oft mit zahlreichen Osteoklasten in HOWSHIPschen Lacunen. Hier und da Herde von zusammengebackenen nekrotischen Spongiosabälkchen (Abb. 25).

Abb. 25 zeigt sehr deutlich eine Stelle mit sehr zellreichem Mark, zahlreichen Osteoklasten in HOWSHIPschen Lacunen und ein atrophisches Knochenbälkchen. Diese Verhältnisse sind an anderen Präparatstellen ebenfalls darstellbar. Ich will damit zeigen, daß auch bei der Markentzündung die Zellmarkreaktion das

Primäre ist. Sie ist gefolgt von einer Vermehrung der Osteoklasten. In der Folge kommt es zur lacunären Knochenresorption. Als Endzustand dieser Reaktionsweise finden wir dann eine fibröse Umwandlung des Knochenmarkes.

II. Die Hyperplasie bei Leukämie; leukämische Osteopathie.

Ob die leukämischen Veränderungen einen echten hyperplastischen Vorgang darstellen, ist nicht entschieden. Die Auffassungen der Leukämie als Neoplasma mehren sich (siehe bei Rohr: Erg. inn. Med. 1939). Askanazy hat sich noch kürzlich dahin geäußert, ,,daß es zwischen Hyperplasie und Neoplasma noch etwas gibt, was eine eigene Etikette verlangt". In unserem Zusammenhang ist es von Bedeutung, daß sicher eine Mehrleistung des myeloischen Markanteiles vorliegt. Vorerst gehe ich nur auf die porotisch-malacischen Knochenveränderungen ein und bespreche die sklerotischen Knochenprozesse im Abschnitt Knochenmarkshypoplasie.

Knochenveränderungen bei *myeloischer Leukose* sind mehrfach beschrieben (Apitz). Als ersten derartigen Fall beschrieb Pfrörringer tumorartige, zu Spontanfrakturen führende Markwucherungen bei Leukämie. Ähnliche Fälle und deren Differentialdiagnose gegenüber Knochentumoren besprechen Hänisch und Querner. Bei Kindern sind subperiostale Osteophytbildungen bekanntgeworden. Die Veränderungen kommen in jedem Lebensabschnitt vor. Paschlan fand bei einem 8jährigen Mädchen mit myeloischer Leukämie im Röntgenbild große, rundliche Aufhellungsherde an Oberarm und Oberschenkelknochen. Histologisch zeigten sich Umbauvorgänge mit myeloischem Mark und spärlichen dünnen Knochenbälkchen mit Osteoklastensäumen sowie fibröse Markabschnitte mit sehr kräftigen Knochenbälkchen und reichlich Osteoblasten.

Ähnliche, aber mehr feine fleckförmige Aufhellungen in den Diaphysen der langen Röhrenknochen beschrieben amerikanische Autoren (Daub und Hartmann). Zahlreiche Beobachtungen finden sich auch in der Arbeit von Willi über Leukosen im Kindesalter. Die häufigste Lokalisation an kurzen platten Knochen (Sternum, Schädel, Wirbel) wird betont. Es kann dabei zu hochgradiger Osteoporose der Wirbelkörper mit Kompressionserscheinungen kommen. Das Studium dieser Krankengeschichten zeigt vorerst nur die Blutveränderung als Folge der Knochenmarkserkrankung, und erst im Verlaufe der Krankheit kommt es dann nach verschieden langer Zeit (in einem Fall schon nach 4 Monaten) zu Knochenveränderungen.

Auch bei den *Lymphadenosen* sind Knochenveränderungen bekannt (Literatur siehe bei Willi, S. 86). Es betrifft dies besonders Formen von lymphatischer Leukämie, die vorwiegend von den Lymphfollikeln des Knochenmarks ausgehen (Askanazy, Storti). Bevorzugt sind ebenfalls die platten Knochen. Histologisch und röntgenologisch finden sich am häufigsten die Zeichen der Osteoporose. Meist ist das ganze Skelet betroffen. Es können aber auch hier herdförmige, cystenartige Bildungen auftreten. Infraktionen und Frakturen sind bekannt.

Die Beobachtung von 2 Fällen von chronisch-lymphatischer Leukämie mit porotischen Skeletveränderungen soll im folgenden kurz besprochen werden:

Beim 1. Fall handelt es sich um einen 85jährigen Mann mit chronisch-lymphatischer Leukämie, bei der nur geringe Lymphdrüsenschwellungen, keine Milz- oder Lebervergrößerung nachweisbar war. Im Blut 40930 Leukocyten mit 15% Neutrophilen, 1% Eosinophilen,

4% Monocyten und 80% meist altkernigen Lymphocyten. Plättchen normal. Hämoglobin 85%. Erythrocyten 5190000. Das Sternalmark zeigte vorwiegend Lymphocyten mit wenigen myeloischen Elementen. Die Untersuchung des Skelets ergab keine Schmerzhaftigkeit. Im Röntgenbild dagegen fand sich eine *ausgedehnte Osteoporose*, besonders im Becken und der Wirbelsäule lokalisiert. Serumkalk 10,0 mg%.

Es handelt sich in diesem Fall um eine vorwiegend im Knochenmark lokalisierte lymphatische Leukämie. Die Knochenatrophie entspricht der einer senilen Osteoporose. Die Veränderungen gehen, verglichen mit den Aufnahmen gleichalteriger Individuen, aber weit über das übliche Maß hinaus, so daß man an Beziehungen von Knochenmark und Knochen denken muß, um so mehr, als die Untersuchung keine anderen Veränderungen, die die Osteoporose hervorrufen konnten, ergab.

In einem 2. Fall von chronisch-lymphatischer Leukämie fanden wir schwerste, im Röntgenbild erkennbare Skeletveränderungen. 72jährige Frau: Kleine cervicale Lymphdrüsen, Leber und Milz nicht vergrößert, Hämoglobin 80%, Erythrocyten 2280000, Leukocyten 120000 mit 2% Neutrophilen und 98% altkernigen Lymphocyten, fast reines Lymphocytenmark mit spärlichen myeloischen Zellen. Serumkalk 9,2 mg%. Auffallend starke Spontan- und Druckschmerzhaftigkeit der Wirbelsäule und der Rippen. Autoptisch: Osteoporose.

Im Verlaufe des Krankheitsbildes traten die Erscheinungen von seiten des Skelets ganz in den Vordergrund. Röntgenologisch fanden sich neben ausgesprochener Knochenatrophie der Wirbel und der Rippen infolge lokalisierter Rarefizierung der Spongiosa *cystenartige Bildungen* (Abb. 26).

Es zeigen sich in diesem Falle die engen Beziehungen des hyperplastischen Knochenmarkes zum Bau des Knochens in deutlicher Weise.

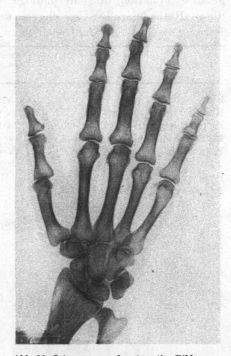

Abb. 26. Osteoporose und cystenartige Bildung an der Radiusepiphyse bei chronisch-lymphatischer Leukämie.

In diesem Zusammenhang muß man noch auf eine Knochenveränderung mit Porosierung und periostaler Neubildung hinweisen, die Laas bei 2 Fällen beschrieben hat, bei denen sich neben einer Systemerkrankung des Knochenmarkes mit Markhyperplasie starke extramedulläre Myelopoese in Milz und Fettgewebe nachweisen ließ, ohne daß die Pathogenese klar war.

Überblickt man diese Befunde, so ergibt sich vor allem bei der diffusen leukämischen Markveränderung eine Porosierung des Knochens, während die knotige Form mit tumorähnlicher Ausbreitung mit Porose und Osteoklasie einhergeht.

Auffällig ist in diesen beiden Fällen die starke Ausbreitung des Markgewebes auf Kosten der Knochen.

Ich fasse kurz zusammen:

In den letzten Jahren mehren sich Beobachtungen über *leukämische Osteopathien*.

Man kann eine solche bei myeloischer und lymphatischer Leukämie unterscheiden. Beiden Formen gemeinsam ist die vorwiegende Lokalisation in den

platten Knochen. Es handelt sich meist um porotische, seltener malacische Prozesse. Die Osteoklasten sind in den untersuchten Fällen an Zahl vermehrt und zeigen vermehrte Tätigkeit. Sie werden in jedem Alter beobachtet und treten erst im Verlaufe der Krankheit auf.

d) Die Hyperplasie des Knochenmarkreticulums.

Aus den intravitalen Markuntersuchungen ergibt sich folgende kurz zusammengefaßte Funktion und Morphologie des Knochenmarkreticulums: ROHR hat diese Reticulumzellen in phagocytierende, plasmacelluläre und lymphoide Formen aufgeteilt. Funktionell kann man zwei Gruppen unterscheiden:

	Phagocytierender, lymphoidocytärer Typus	Plasmacellulärer Typus
Phagocytose	vorhanden	fehlt
Hämosiderinablagerung	vorhanden	fehlt
Fettspeicherung.	vorhanden	fehlt
Beziehungen zum Bluteiweiß. . . .	fehlen	vorhanden
Röntgenbestrahlung.	Vermehrung	keine Reaktion (Myelom nicht strahlensensibel
Hyperplasie	Reticulose	Reticulom (Myelom) als Plasma-
Ausschwemmung ins Blut	fehlt	zellen

In diesem Zusammenhang gehe ich auf zwei Reticulumzellreaktionen ein, da Beziehungen zum Knochenbau vorliegen.

I. Die Reaktion auf Röntgenbestrahlung.

Lokale Strahleneinwirkung auf das Sternalmark läßt nach ungefähr 14 Tagen eine enorme Vermehrung der phagocytierenden Zellformen erkennen. Verfolgt man den Markzustand weiter, so beobachtet man eine allmähliche Rückbildung der Reaktion. Diese Befunde stimmen mit den Untersuchungen bei der Rönt-

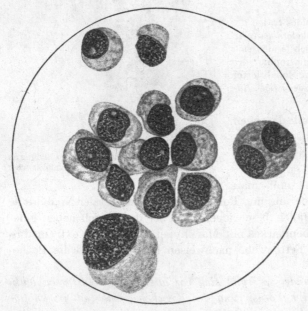

Abb. 27. Sternalpunktat bei plasmacellulärem Myelom. Vergr. 1 : 1000.

genanämie überein. Es kommt bei letzterer, wie das besonders WEGELIN hervorhebt, zu einer Vermehrung der phagocytierenden Elemente. Man findet also bei Röntgenbestrahlung des Knochenmarkes besonders bei lang dauernder Einwirkung (Berufsschäden) eine Reaktion des Reticulums, die um so stärker wird, je länger und intensiver die Strahlenwirkung dauert. In schweren Fällen kann es zum Bild der Panmyelopathie kommen.

Wie verhält sich der Knochen?

Man beobachtet in Übereinstimmung zu den eben besprochenen Veränderungen nach lang dauernder Röntgenbestrahlung eine porotische Knochenreaktion. Die Entwicklung des Mesenchyms in Richtung Reticulumzellvermehrung ist somit von einer Knochenatrophie begleitet. Erst viel später können sklerotische Prozesse beobachtet werden.

II. Die Hyperplasie des Knochenmarkreticulums.

Reticulom, plasmacelluläres Myelom, KAHLERsche Krankheit. Die Auffassung des Myeloms als hyperplastischer, evtl. tumorartiger Prozeß des Knochenmarkreticulums setzt sich heute allgemein durch. Man kehrt damit zu einer schon lange vor der Einführung der Sternalpunktion geäußerten Ansicht zurück.

Bei dieser nicht so seltenen Erkrankung (auf der Abteilung P.D. Dr. ALDER 12 beobachtete Fälle) finden sich nicht immer tumorartige Röntgenveränderungen, sondern häufig nur porotische Knochenprozesse, von denen ein Kenner wie ASSMANN sagt, daß röntgenologisch die Differenzierung von Osteoporose und Myelom nicht immer möglich sei.

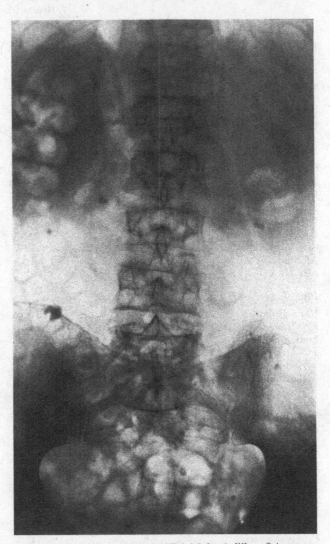

Abb. 28. Multiples Plasmacytom der Wirbelsäule mit diffuser Osteoporose.

Für Myelom sind der Nachweis einer erhöhten Senkung, Hyperproteinämie und das Sternalpunktat zu verwerten. Bei letzterem (Abb. 27) findet sich in allen von uns beobachteten Fällen eine Wucherung der plasmacellulären Reticulumzellen des Knochenmarkes.

Betrachten wir das Myelom mehr unter dem Gesichtspunkt der Beziehungen von Knochenmark zu Knochenveränderung, so findet sich auch hier die Koppelung: Hyperplasie eines Marksystems — Porose des Knochens. Verfolgt man die

Klinische Daten	Circumscriptes plasma-celluläres Myelom: 30jährige Frau[1]	Multiples plasmacelluläres Myelom: 55jähriger Mann
Hauptsymptome	Paraplegie, Röntgen: isolierter Defekt im 7. Brustwirbel	Multiple Knochen-schmerzen (lange rheu-matische Anamnese). Röntgen: Osteoporose, keine sicheren Knoten
Urin: Bence-Jones	negativ	positiv
Serum:		
Senkung: mm/1 Std.	6	118
TAKATA-Reaktion	negativ	+ + + + + +
Viscosität	1,8	2,9
Refraktion	18,56%	12,08%
Fraktionierte Eiweißbestimmung nach HOWE:		
Gesamt-N	1,364g%	1,369 g%
Rest-N.	0,049	0,097
Fibrinogen	0,65	0,025
Euglobulin	0,45	0,957
Pseudoglobulin I	1,75	0,028
Pseudoglobulin II	0,8	0,047
Gesamtglobulin	3,01	1,033
Albumin	4,92	4,99
Alb./Glob.	62/38	17/81
Blutbefunde:		
Hämoglobin %	134	101
Erythrocyten	4 100 000	3 920 000
Leukocyten.	6 240	8 120
Neutrophile.	63	67
Eosinophile.	1,5	1
Basophile	—	—
Monocyten	6,5	2
Lymphocyten	29	27
Plasmazellen	—	3
Plättchen	normal	141 120
Rotes Blutbild	normal	Anisocytose, Polychro-masie
Sternalmark (%-Angaben):		
Erythroblasten	16,33	11
Reticulumzellen	3	2
Myelomzellen.	—	34
Myeloblasten	1	1,5
Promyelocyten	11	5,5
Myelocyten.	17,33	7
Metamyelocyten.	4,5	9
Neutrophile.	70	42,66
Eosinophile.	1,33	1,5
Monocyten	3	4,5
Lymphocyten	10,66	5,5
Megakaryocyten	normal	normal

[1] Ich danke Herrn Dr. G. SCHÖNHOLZER, Med. Universitätsklinik Bern, für die Über-lassung der Untersuchungsbefunde.

Entwicklung des Prozesses, so sieht *man der primären Markveränderung die sekundäre Knochenatrophie* folgen.

Die röntgenologisch festgestellte diffuse Osteoporose (s. Abb. 28) steht auch beim anatomischen Präparat im Vordergrund. Abb. 29 zeigt die hochgradig erweiterten Markräume, die starke Verdünnung der Spongiosabälkchen und einen großen Myelomknoten in einem Lendenwirbel mit Infraktion des Wirbelkörpers.

Diese Koppelung von Osteoporose und Hyperplasie eines Marksystems ist nur beim multiplen Myelom zu finden.

Die selten zu beobachtende circumscripte Form (Literatur bei WALTHARD: Schweiz. med. Wschr. 1924, Nr 12) weist ganz andere klinische Befunde auf, wie die Gegenüberstellung beider Formen zeigt.

Diese Feststellungen sind auch für die Beziehungen der plasmacellulären Reticulumzellen zum Bluteiweiß und der TAKATA-Reaktion von Interesse. Man kann hier wie bei den im allgemeinen Teil aufgezählten Fällen von einem gewissen Parallelgehen der Zahl der Myelomzellen mit den Bluteiweißmengen sprechen, was für die neuerdings von ROHR hervorgehobenen engen Beziehungen von Bluteiweiß zu Knochenmarkreticulumzellen spricht.

Abschließend erwähne ich die engen Beziehungen von Reticulumhyperplasie und Knochen bei *Speicherkrankheiten*, insbesondere beim *Morbus Gaucher*.

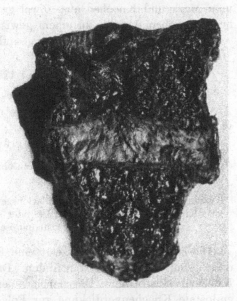

Abb. 29. Multiples Myelom der Wirbelsäule.

Bei allen diesen Krankheitsbildern ist die Knochenläsion das sekundäre, die partielle Markhyperplasie das primäre Geschehen.

Wir haben bei dieser Darstellung der partiellen Knochenmarkshyperplasien gesehen, daß im Grunde genommen die gleichen engen Beziehungen zum Knochensystem bestehen wie bei der allgemeinen Markhyperplasie. Diese voneinander abhängigen Organveränderungen können in jedem Lebensabschnitt beobachtet werden. In den nun folgenden Besprechungen über die hypoplastischen Markveränderungen werde ich auf die Markhyperplasie nochmals eingehen, da man oft als Folge einer länger dauernden Markmehrleistung Markerschöpfungszustände mit Hypoplasie beobachten kann, die wiederum einen Einfluß auf den Knochenbau zur Folge haben, wobei besonders die veränderte Endostfunktion zu berücksichtigen sein wird.

Nur anhangsweise sei die SUDECKsche *Knochenatrophie* erwähnt. Wir wissen heute, daß dieser Atrophieform entzündliche Veränderungen zugrunde liegen. Vielleicht wird die noch nicht klare Pathogenese durch die in dieser Arbeit vertretene Ansicht geklärt werden können. Dazu sind intravitale Knochenmarksuntersuchungen notwendig, um den Ablauf der Knochenmarksreaktion bei dieser Atrophieform beobachten zu können. Die wenigen bisher von mir gemachten Untersuchungen weisen auf eine ausgesprochene Reaktion des Reticulumzellapparates hin. Sichere Schlüsse sind jedoch nur nach Vorliegen einer großen Zahl von Fällen möglich.

3. Allgemeine Markhypoplasie und Osteopathie.

Diese Gruppe ist charakterisiert durch eine Mehrleistung besonders der fibro-plastischen Endostfunktion. Die Markhypoplasie erkennen wir nach den im allgemeinen Teil entwickelten Anschauungen durch Punktion am Orte der Wahl, histologische Markuntersuchung und aus einer Reihe von Blutveränderungen, auf die bei Besprechung der Einzelheiten einzugehen sein wird.

Ich betrachte das ganze Gebiet wie bei den schon besprochenen Abschnitten vom Mark und Knochen aus. Zwei große Gruppen von Veränderungen sollen hervorgehoben und bis zu einem gewissen Grade getrennt werden:

die chronische Markentzündung und die Gruppe der Osteosklerosen.

a) Myelitis chronica.

Bei einer chronisch-infektiösen Markschädigung sind durch die pathologische Anatomie zwei Formen voneinander getrennt worden, die verschiedene Knochenveränderungen aufweisen können.

Ich möchte sie folgendermaßen gruppiert einander gegenüberstellen:

Chronische Myelitis

Knochenmark: wucherndes Granulationsgewebe   Markfibrose
Knochen: rarefizierende Ostitis oder sogenannte   ossifizierende Ostitis
entzündliche Osteoporose (s. früher)   (Osteosklerose)

Die *ossifizierende Ostitis* zeigt eine Knochenbildung in den Markräumen, in denen sich viel Osteoblasten finden. Das Mark wird atrophisch, fibrös und der Knochen sklerotisch. Die narbige Veränderung des Markes hat somit eine endostale Knochenverdickung zur Folge.

Ähnliche Vorgänge finden sich bei gewissen Formen von *Panmyelopathien mit Osteosklerose*. Rohr hat besonders auf die Narbenbildung im Knochenmark hingewiesen.

Pathogenetisch bestehen enge Zusammenhänge mit den Osteosklerosen, da bei beiden Gefäßveränderungen als erste und ursächliche Veränderung von Wichtigkeit sind. So wissen wir seit den Untersuchungen von Orsos, daß bei der Myelitis eine vasculäre Sklerose auftritt, die zum Verschluß der Sinuswände des Knochenmarkes führt, wodurch sich die allmählich auftretende Hypoplasie erklären würde.

Obwohl die Ostitis deformans Paget strenggenommen nicht in dieses Gebiet gehört, so sollen doch einige Worte an dieser Stelle angeführt werden:

Wir wissen, daß es sich um ein Krankheitsbild mit einer gewissen Mittelstellung handelt, bei dem eine Mischung von Osteosklerose und Osteoporose vorliegt. Das Knochenmark der Stellen mit Knochenneubildung ist fibrös, das ganze Krankheitsbild fällt in diesem Zusammenhang durch die Lokalisation der Veränderungen auf, indem man vorwiegend am Schädel, der Wirbelsäule, am Becken, am Brustbein und an den Rippen Veränderungen vorfindet, also an Stellen, wo unter normalen Bedingungen normales, sog. rotes Mark zu finden ist. Es wird daher interessant sein, bei Frühfällen der Ostitis deformans vermehrte Aufmerksamkeit dem Knochenmarksbefund zuzuweisen.

b) Gruppe der Osteosklerosen.

Unter Osteosklerose versteht man seit der von M. B. SCHMIDT gegebenen Definition die vermehrte Ausbildung von Knochengewebe in den Markräumen.

Wohl kein Gebiet der Knochenpathologie oder der Hämatologie ist so unübersichtlich wie die Osteosklerosegruppe. An Einteilungen hat es nicht gefehlt. Alle lehnen sich an einzelne Symptome und zeigen damit unser geringes Wissen über das eigentliche Wesen dieser Krankheitsvorgänge.

Es ist vielleicht gerade hier der Ort, auf die Ausführungen von APITZ hinzuweisen, der als erster auf die einzelnen Osteoskleroseformen aufmerksam machte und das Vorkommen derselben bei den verschiedensten Blutveränderungen, wie Anämie, Leukämie, Polycythämie, als „Stadien einer Krankheit" deutete. Daß solche Abläufe von Knochenmarks- und Knochenreaktionen vorkommen, besteht kein Zweifel. Ich verweise auf den Abschnitt Polycythämie, wo ich den Fall besprochen habe, der diese Entwicklung bis zur Knochenmarkserschöpfung deutlich zeigt. Es wird darauf noch zurückzukommen sein.

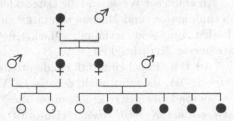

Abb. 30. Osteopetrose in 3 Generationen. Alter der Patienten 11 Monate bis 72 Jahre; immer das ganze Skelet befallen.

Vor allem pathologische Gesichtspunkte leiteten mich bei der *Einteilung der Osterosklerosen* in folgende Gruppen:

I. *Primäre Osteosklerose*. ALBERS-SCHÖNBERGsche Krankheit — Osteopetrose nach KARSHNER. — Klinisch: „Bild der Knochenkrankheit."

II. *Sekundäre Osteosklerose*. Klinisch: „Bild der Blutkrankheit."

a) *Knochenmarkserschöpfungsreaktionen*. Sekundäre Markhypoplasie — Aleukie — Leukämie — Polycythämie — Lymphogranulomatose — Morbus Gaucher.

b) *Toxische Osteosklerosen*. Primäre Markhypoplasien — Osteosklerose bei Alkaptonurie — Fluorvergiftung — Bleivergiftung — Phosphorvergiftung — Arsenvergiftung — Tumorosteosklerose.

Ad I. Die primäre Osteosklerose wurde von HARNAPP in drei Formen eingeteilt: 1. bösartige, brüchige Form mit Anämie — 2. brüchige Form ohne Anämie — 3. gutartige, familiäre Form mit dominantem Erbgang.

Die Zeit des Auftretens ist ganz verschieden. Von zahlreichen Autoren wurde schon ein intrauteriner Beginn festgestellt, in anderen Fällen wird die Krankheit im mittleren Lebensabschnitt oder sogar erst im höheren Alter (GRASSER, LÜDIN) festgestellt. Einen besonders interessanten Stammbaum haben MCPEAK und CLARENCE mitgeteilt (s. Abb. 30).

Diagnostisch ist die Trias der Kiefernekrose, Knochenbrüchigkeit, Bild der „vertèbre noire" schon lange bekannt.

Ad II a. ASKANAZY hat bei diesen Formen zwei Gruppen unterschieden: Einerseits eine Osteosklerose an Stelle einer leukämischen Metaplasie und andererseits eine Gruppe mit angeborener Schwäche des ganzen Markes, durch welche die alte VON BAUMGARTENsche Ansicht des Ersatzes der Knochenmarksatrophie durch die Sklerose des Knochens wieder hervorgehoben wird.

b) Leukämie und Osteosklerose.

Wir haben gesehen, daß bei der leukämischen Hyperplasie porotische Knochenprozesse nicht selten sind.

Es liegen aber auch Beobachtungen über sklerotische Knochenveränderungen vor. In den von Paschlau veröffentlichten Fällen fanden sich Zeichen einer Knochenneubildung mit reichlich Osteoblasten. Die Mehrleistung der osteoblastischen Endostfunktion ist somit sicher. Nicht immer sind die sklerotischen Veränderungen sehr auffällig. Sie können evtl. erst bei der genauen histologischen Untersuchung gefunden werden. Sie sind immer eine terminale Reaktion. Das hyperplastische Knochenmark vernarbt (M. B. Schmidt, Askanazy), so daß der von Grieshammer geprägte Ausdruck der „Osteomyelosklerose" sehr vieles für sich hat.

In ähnlicher Weise sind die Osteosklerosen bei Aleukie, Polycythämie, Lymphogranulomatose und Morbus Gaucher zu erklären. Es handelt sich auch in diesen Fällen um eine terminale Mark-Knochen-Reaktion bei vorausgehender gesteigerter Marktätigkeit.

Ad II b. Es scheint, daß bei den toxischen Sklerosen der Grad der Giftwirkung wichtig ist, da man auch porotische Veränderungen antreffen kann.

Besonders eigenartig ist, unter diesem Gesichtspunkte betrachtet, die *Fluorsklerose der Kryolitharbeiter* (Roholm):

Die „neue Krankheit" ist durch zwei verschiedene Prozesse gekennzeichnet:

1. Knochenporose mit reichlich rotem funktionstüchtigem Mark (Dittrich),

2. Knochensklerose mit Markfibrose, wobei letztere sich besonders in den rotes Mark enthaltenden kurzen Knochen, wie Wirbel, Becken, Rippen, entwickelt. Die Markräume werden eng, die trabekuläre Struktur verwischt. Neben periostalen Ablagerungen und Verkalkung der Bänder kommt es auch zur Kalkablagerung in die Markräume.

Ähnliches gilt für die übrigen toxischen Osteosklerosen, von denen die Tumorsklerose in einem besonderen Abschnitt betrachtet werden soll.

Im folgenden sei auf einzelne Fragen besonders eingegangen:

c) Die Blutveränderungen bei Osteosklerose.

Den Veränderungen des Blutbildes kommt besondere Bedeutung zu, da viele Fälle von Osteosklerose unter dem Bilde einer Blutkrankheit einhergehen. Schon diese Tatsache weist darauf hin, daß die oft nur gering ausgebildete Sklerose nicht die Ursache der Blutveränderungen sein kann. Trotzdem spricht man von osteosklerotischer Anämie. Das osteosklerotische Blutbild kann sehr verschieden sein. In zahlreichen Fällen fehlt eine Anämie, so betrug z. B. in einem von Lauterburg mitgeteilten Fall das Hämoglobin noch 81%, in anderen Fällen traten die Blutveränderungen erst spät auf. Oft sind die Reticulocytenzahlen anfänglich gesteigert. Später kann das Bild der Panmyelopathie mit Anämie, Leukopenie und Thrombopenie auftreten, wobei die Anämie häufig makrocytäre, hyperchrome Bilder aufweist. Sehr vorsichtig sind die „leukämischen Veränderungen" zu beurteilen, da in den meisten Fällen keine Leukämie, sondern eine leukämoide Reaktion vorhanden ist. Viele der als leukämische Osteosklerosen beschriebenen Fälle halten einer Kritik nicht stand und gehören zum größten Teil in das Gebiet der leukämoiden Reaktionen.

Überblickt man diese Daten und zieht daraus die möglichen Schlüsse über das Markbild, so ergibt sich kein sicherer Anhaltspunkt für eine sekundäre, erst nach Einsetzen der Sklerose auftretende Markhypoplasie. Es deuten alle Blutveränderungen vielmehr darauf hin, daß wir es mit primären Markveränderungen zu tun haben, d. h. mit einer primären Myelopathie, der die Osteopathie in Form mehr oder weniger ausgeprägter sklerotischer Prozesse folgt.

Die *chemischen Blutuntersuchungen* sind ziemlich einheitlich und können dahin zusammengefaßt werden, daß

das Calcium normal oder leicht erhöht bis (12,7 mg %) ist,

der Phosphor normal ist und

die Phosphatase meist normale, selten leicht erhöhte Werte aufweist.

d) Die Knochenmarksveränderungen bei Osteosklerose.

Knochenmarkspunktionsergebnisse sind bei Osteosklerose sehr selten. Nach der mir zugänglichen Literatur finde ich eine einzige Angabe bei ALBRECHT und GEISER, die „eine hellgelbe Flüssigkeit mit ähnlichem Zellenverhältnis wie im Blut" fanden.

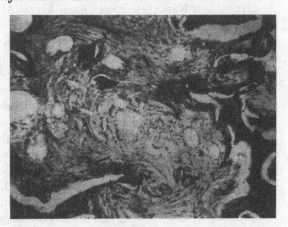

Abb. 31. Knochenmark eines Wirbelkörpers. Teilbild der Spongiosa mit fibrösem, teils zellig infiltriertem Bindegewebe (*a*) zwischen den Knochenbälkchen (*b*). Vergr. 1 : 100. (Nach ASSMANN.)

In einem von GRASSER mitgeteilten Fall wurde 15 Jahre vor Auftreten einer Anämie bei einer Probeexcision mittelzellreiches Fasermark festgestellt. Sehr wichtig sind die Untersuchungen von APITZ, der Frühveränderungen feststellen konnte. Dieselben bestanden in einem allmählichen Schwund der spezifischen Knochenmarkselemente, wobei das primäre pathologische Geschehen einwandfrei durch die histologische Untersuchung festgestellt worden ist. Besonders schön sind die histologischen Markveränderungen in einem von ASSMANN mitgeteilten Fall erkennbar (Abb. 31).

e) Die Knochenveränderungen bei Osteosklerose.

Dieselben sind somit sekundärer Natur. Es handelt sich ausschließlich um endostale Knochenverdickungen. Der histologische Charakter ist bei allen Fällen gleich (WOLF). Die Knochen zeigen eine Gewichtsvermehrung, so daß z. B. nach GLORIEUX ein macerierter rechter Femur bei Osteosklerose 1075 g gegenüber einem normalen Gewicht von 350 g aufwies.

Die Veränderungen der *Leber und der Milz*, die bald vorhanden sind, bald fehlen, sind besonders nach den Anschauungen von ROHR als Zeichen einer extramedullären Hämatopoese aufzufassen.

4. Ätiologie und Pathogenese.

Wohl als erster hat KAUFMANN auf eine endogene Störung beim Auftreten der osteosklerotischen Veränderungen hingewiesen. In der Folge traten immer

mehr drei Theorien in den Vordergrund, die auch heute noch zur Diskussion stehen:

a) fehlerhaftes Zusammenwirken des statischen, endostalen und hämatopoetischen Apparates, besonders von Gerstel vertreten;

b) Markerkrankung mit gestörter Blutbildung und Knochenentwicklung nach M. B. Schmidt, wobei besonders die gemeinsame Wurzel der Störungen des Endostes und des hämatopoetischen Markanteiles betont wird;

c) primärer Endothelschaden nach Apitz: Als Folge eines primären Endothelschadens kommt es nach Apitz „bei schleichendem und fast unmerklichem Schwund der spezifischen Knochenmarkselemente zu einer Fibrindurchtränkung der Gewebe und infolgedessen zur Fasermarkbildung mit folgender Verknöcherung".

Alle drei Auffassungen räumen der Markveränderung einen breiten Platz ein. Besonders wichtig sind dabei die Untersuchungen von Apitz, weil sie einen Frühfall von Osteosklerose betreffen.

Ich habe versucht, experimentell die Pathogenese dieser Veränderung zu studieren, und wählte dazu die *Strontiumwirkung auf das Knochenmark*. Für die Einzeldaten sei auf den allgemeinen Teil verwiesen. Ich wiederhole hier nur das Versuchsergebnis, das eine Veränderung des Markes mit nachfolgender gesteigerter osteoblastischer Endostfunktion ergab und somit auch im Experiment die Markveränderung in den Vordergrund der Erscheinungen stellt. Diese experimentellen Untersuchungen stimmen mit den klinischen und pathologisch-anatomischen Feststellungen überein und berechtigen auch zu folgenden Schlußfolgerungen:

I. Bei der Gruppe der Osteosklerosen finden sich primäre Knochenmarksveränderungen im Sinne einer mehr oder weniger ausgeprägten Markhypoplasie.

II. Dieser primären Markhypoplasie folgt eine gesteigerte osteoblastische Endostfunktion mit geringen oder ausgeprägten Zeichen einer Knochensklerose.

III. Es liegt somit wie bei der porotischen Osteopathie eine *myelogen bedingte Osteosklerose* vor.

IV. Man kann daher nicht von einer osteosklerotischen Anämie sprechen, sondern von einer *Myelopathie mit Osteosklerose*, wobei die Myelopathie bald unter dem Bilde einer Anämie, bald unter dem einer Panmyelopathie sich klinisch äußert.

II. Die sekundär-myelogene Osteopathie.

Ich greife aus der großen Gruppe der *humeralen Regulationsfaktoren* zwei endokrine heraus, bei denen wir eine direkte oder indirekte Inkretwirkung auf das Knochenmark annehmen können.

1. Hyperthyreotische Osteopathie.

Klinische und experimentelle Beobachtungen. Skeletveränderungen bei Basedow wurden zuerst von Recklinghausen und Hämig beschrieben, später auch von Hunter, Askanazy und Rutishauser. Sie bestehen vorwiegend in regressiven Knochenveränderungen mit lacunärer Resorption. Es kommt zu einer Verschmälerung der Compacta mit Bildung von Hohlräumen, Osteoporose (Abb. 32) besonders an der Femurdiaphyse lokalisiert. Askanazy weist im Tierversuch auf die Lokalisation an mechanisch besonders stark beanspruchten Knochen

hin. Die Compacta kann schneidbar werden. CHIARI beschreibt einen Fall, bei dem es zu Angiektasiebildung kam, die klinisch als Metastasen imponierten. Man kennt ferner Spontanfrakturen als Folge der genannten Veränderungen. Die Erkrankung kann mit Knochenbildung einhergehen und ähnliche Bilder wie bei Ostitis fibrosa gen. aufweisen (ASKANAZY, RUTISHAUSER).

Wie verhält sich das Knochenmark bei Hyperthyreose? Nach den bisher vorliegenden Untersuchungen bei der Hyperthyreose des Menschen steht fest, daß zum mindesten für einen Teil der Fälle eine gesteigerte Erythropoese angenommen werden muß. Pathogenetische Betrachtungen im Hinblick auf die Knochenveränderungen fehlen. Pathologisch-anatomische Untersuchungen sprechen von einem hyperaktiven Mark im Gegensatz zum hypaktiven des Myxödems. Andererseits wissen wir, daß bei lang dauernden hyperthyreotischen Zuständen Anämien auftreten können. Es sind insbesondere eine nicht geringe Zahl von perniziösen Anämien beschrieben worden, bei denen sehr wahrscheinlich auf dem Boden einer chronischen Gastroenteritis mit oder ohne Leberschädigung ein Mangel an antianämischem Prinzip auftritt.

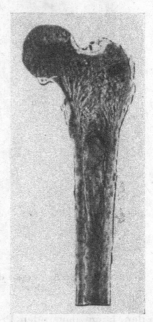

Man kennt ferner die Steigerung der Erythropoese nach Thyroxinverabreichung und mehr als einmal wurde schon das Thyroxin zur Behandlung von hyperchromen und perniziösen Anämien empfohlen und mit Erfolg angewandt. Man kennt ferner bei langer Dauer von Basedowfällen auch chronisch-sekundäre Anämiebilder.

Es steht somit fest, daß zwischen Schilddrüsenfunktion und Knochenmark enge Beziehungen bestehen. MANSFELD spricht von einem myelotropen Hormon, das aus der säureunlöslichen Thyroxinfraktion abgetrennt werden kann.

Abb. 32. Hyperthyreotische Osteopathie des Femur. (Nach MARTOS.)

Zu den früher erwähnten Ergebnissen füge ich eine klinische Beobachtung bei, die in unserem Zusammenhang von Interesse ist:

Fall von Jodhyperthyreose. 64 jähriger Mann, in Beobachtung vom 2. 5. bis 24. 10. 38: Kachexie. Hartnäckige Appetitlosigkeit, hochgradige Obstipation, abwechselnd mit Durchfällen. Schwitzen, Tremor. Keine Augenveränderungen. Keine vergrößerte Schilddrüse. Calcium im Serum normal. Sella turcia intakt. Basalstoffwechsel stark erhöht. Schmerzen im linken Schultergelenk mit geringer Funktionsbehinderung. Rcntgenbefund (Abb. 33a) zeigt schwere Knochenatrophie mit Verdünnung der Corticalis und fleckförmigen Aufhellungsherden in der Spongiosa. Die Veränderungen finden sich nicht nur an der Epiphyse. In sehr großem Ausmaß ist auch die Diaphyse des Humerus betroffen. In der Heilungsphase wieder normaler Knochen (Abb. 33b).

Vergleicht man die *morphologischen Blutveränderungen* mit der Schwere des Krankheitsbildes, so findet sich keine auffällige Parallele. Man kann aber ganz allgemein sagen, daß bei Hyperthyreose die Erythrocytenwerte an der unteren Grenze sich befinden. Abb. 34 zeigt die kurvenmäßige Darstellung der morphologischen Blutbefunde von 50 weiblichen Hyperthyreosen im Vergleich zu den in Aarau festgestellten Normalzahlen der Frau.

Bisher wurden *die Knochenmarksbefunde* sehr wenig beobachtet, und doch zeigen sie sehr interessante Veränderungen. Bei den untersuchten Fällen von hyperthyreotischen Knochenveränderungen findet man neben zellreichem auch fibröses Mark. Dabei hat die pathologisch-anatomische Untersuchung den Nachteil, daß sie uns Endzustände eines verschie-

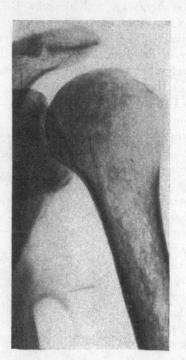 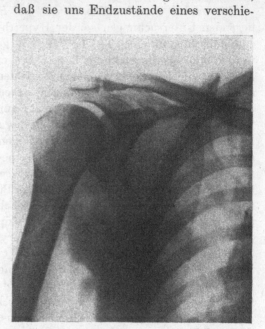

Abb. 33a. Fleckförmige Atrophie des Humerus bei Hyperthyreose.

Abb. 33b. Normaler Humerus nach Heilung der Hyperthyreose.

den lange dauernden Prozesses vorführt, so daß man nur mit größter Vorsicht auf das Vorausgegangene schließen kann.

Intravitale Knochenmarksuntersuchungen sind deshalb unbedingt notwendig.

Knochen	Knochenmark	Blut	Gewicht kg	Grund-umsatz %	Magendarm-tractus
Fleckförmige Knochenatrophie, Entkalkung	hyperaktiv	Hb. 75%, Erytbrocyt. 3 600 000, Leukocyt. 3532	50,2	+ 74,4	Obstipation, Durchfälle
	hyperaktiv auf dem Höhepunkt der Erkrankung	71%, 3 550 000, 3500	50,3	+100,3	Obstipation, Durchfälle
	hypoaktiv: Erschöpfungsphase	64%, 3 680 000, 5000	51,1	+ 65,3	normal
	Erholungsphase	81%, 4 230 000, 4066	54,5	+ 59,7	normal
Normaler Knochen	normal	97%, 5 230 000, 5800	70,7	+16,9	normal

Experimentelle Untersuchungen (s. S. 163) stimmen mit den Beobachtungen am Menschen überein.

Die Frage des Calciumstoffwechsels wurde nicht berücksichtigt. Sie kann schwerlich von erster Bedeutung sein. Dies ist besonders bei den lokalisierten Osteopathieformen der Fall.

Die neuerlichen Untersuchungen von SABETAYEFF bestätigen diese Auffassung, indem dieser Autor bei 10 Fällen von Osteoporosen bei Hyperthyreose keine Acidose, keine vermehrte Kalkausscheidung und keine Abhängigkeit vom Grundumsatz fand und deshalb zum Schluß kommt, daß „das Schilddrüsenhormon einen direkten Einfluß auf den Kalkstoffwechsel und damit auf den Verkalkungszustand des Skeletsystems auszuüben vermag". Ich möchte dem nur noch hinzufügen „über eine Funktionsänderung des Knochenmarkes".

Bei keinem bisher beobachteten Fall konnte ich die Beziehungen von Knochenveränderung zum Knochenmark in so eindeutiger

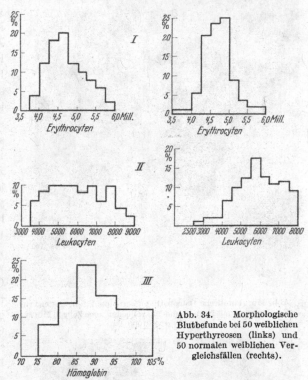

Abb. 34. Morphologische Blutbefunde bei 50 weiblichen Hyperthyreosen (links) und 50 normalen weiblichen Vergleichsfällen (rechts).

Weise beobachten wie gerade hier. Nebenstehende Zusammenstellung zeigt die Reaktionen während des Krankheitsablaufes.

2. Hypophysäre Osteopathie.

Der Hinweis auf diese Form der Knochenveränderung soll als Beispiel einer vorwiegend partiellen Markhyperplasie dienen und zugleich den Hinweis auf die zentrale Stellung der zentral-nervösen Steuerung der Vorgänge im Knochen und Knochenmark sein. Unter den vielen prägnanten Zeichen der CUSHINGschen *Krankheit* treten besonders die Polyglobulie und die Osteoporose der kurzen Knochen hervor. Die Markuntersuchungen dieser Fälle sind noch nicht zahlreich. Die bisherigen Beobachtungen weisen aber auf eine Markhyperplasie als Ursache der peripheren Blutbildänderung hin. Es liegen somit ähnliche Beziehungen vor wie bei der Hyperthyreose. Es ist dabei hervorzuheben, daß man die Polyglobulie, wenn sie überhaupt vorhanden ist, vor den porotischen Knochenveränderungen feststellen kann. Letztere sind Spätsymptome.

Sehr eindrucksvoll finden sich diese Angaben bei der *eunuchoiden Osteopathie* bestätigt. Die Kenntnisse über die Beziehungen der Keimdrüsen bzw. der übergeordneten Hypophysenvorderlappenunterfunktion sind spärlich. Wir wissen einzig, daß die Hodenaplasie oder die Frühkastration eine Verzögerung der Epiphysenverknöcherung nach sich zieht und damit einen Hochwuchs bedingt. Die

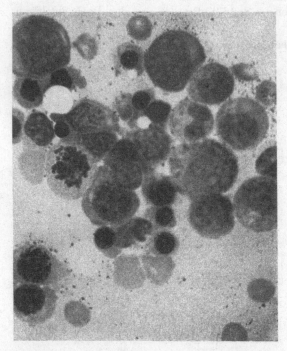

Abb. 35a. Porotische Osteopathie. Sternalpunktion: gesteigerte Erythropoese mit Normo- und Makroblasten, eine Zelle in Mitose. Vergr. 1 : 1000.

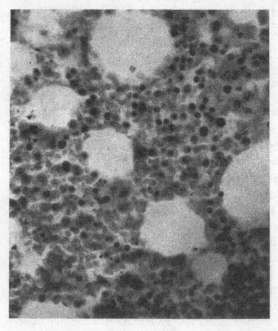

Abb. 35 b.

Hypoplasie der Keimdrüsen führt zum Bilde des Eunuchoidismus, bei dem man Hochwuchs und Fettsucht antreffen kann. Mosti hat in neuester Zeit auf die Anregung der Callusbildung durch Keimdrüsenhormon (Perandren) aufmerksam gemacht und damit einen klinischen Hinweis auf die Zusammenhänge Skelet-Keimdrüsen-Funktion gegeben. Aus der Klinik sind auch Beziehungen zur Knochenmarksfunktion bekannt. Hoff hat eine chloroseartige Anämie bei Hypogenitalismus beschrieben, die durch Keimdrüsen- und Hypophysenvorderlappenhormon gebessert werden konnte. Beim weiblichen Organismus zeigt der Frühausfall der Keimdrüsen nur eine geringe Wirkung auf das Skelet. Größere Veränderungen finden sich dagegen beim Spätausfall. Es sei in diesem Zusammenhang auf die *Osteopathia ovarica* hingewiesen, eine Knochenveränderung, die mit Kreuzschmerzen, Beschwerden beim Stehen und Bücken, Druckempfindlichkeit der Knochen einhergeht und einen normalen Röntgenbefund aufweist. Die Veränderungen sind durch Vitamin D heilbar. Man hat von einer „abgeschwächten" Form von Osteomalacie gesprochen.

Folgende *Beobachtung* zeigt das Gesagte in ausgeprägter Form:

57jähriger Mann A. W. (ich verdanke die Beobachtung Herrn Chefarzt Dr. Häuptli, Chirurg. Abt. des Kantonsspitals Aarau). Der Patient weist das *Vollbild des Eunuchoidismus* auf und kam auf die Chirurg. Klinik wegen einer intraartikulären Oberschenkelfraktur rechts, die er sich bei einem sehr geringfügigen Trauma zugezogen hatte. Die Durchuntersuchung er-

gab eine *generalisierte Osteoporose mit Spontanfraktur des rechten Humerus*. Der Kranke erlag einer abscedierenden Pyelonephritis nach Sinusitis ethmoidalis. Aus dem Obduktionsbefund erwähne ich: Hypoplasie des Genitale, Hypoplasie und Atrophie der Hoden, der Prostata. Cystitis, Pyelonephritis abscedens. Allg. Arteriosklerose mit Coronarsklerose, Bronchitis, Tracheitis, Leberverfettung, septischer Milztumor, Lipomatose und Fibrose der Nebenschilddrüsen. Osteoporose und Spontanfrakturen.

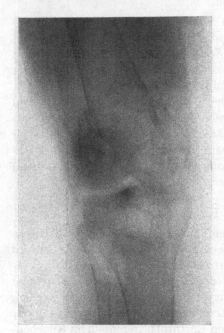

Abb. 35 c.

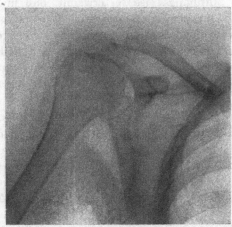

Abb. 35 d.

Die spezielle Untersuchung von Blut, Knochenmark und Knochen hat ergeben:

Blutbefund. Leichte Polyglobulie mit 113% Hämoglobin, 5,8 Mill. Erythrocyten. Leukocyten 8800 mit normaler Formel. Plättchen normal. Calcium im Serum 9,5 mg%.

Knochenmark. Das Sternalpunktat ist *im Ausstrich* (Abb. 35a) sehr zellreich und zeigt vor allem eine gesteigerte Erythropoese mit vielen Normo- und Makroblasten, darunter viele polychromatische Formen. Die übrigen Markabschnitte sind normal. Ähnliche Bilder zeigen die Rippenpunktate. Im *Schnittbild* des Sternalmarkes (Abb. 35 b) geht die Bezeichnung „Zellmark" klar hervor.

Knochen. Der Knochen weist *im Röntgenbild* alle Zeichen einer hochgradigen Osteoporose auf. Besonders ausgeprägt findet sich dieselbe an den Oberarmknochen (Abb. 35c) und am Oberschenkel. Abb. 35d zeigt neben den Osteoporosezeichen die intraartikuläre Fraktur am rechten Oberschenkel. *Histologisch* findet man ebenfalls die Kennzeichen der Osteoporose mit

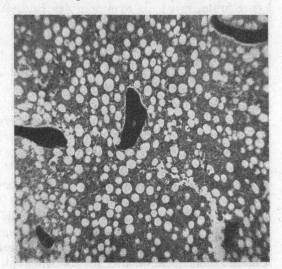

Abb. 35 e. Porotische Osteopathie. Knochenschnitt (Sternum): Spärliche Spongiosa, schmale, spornartig auslaufende Bälkchen. Zellreiches Mark.

spärlichen schlanken Spongiosabälkchen, oft spornartig auslaufend. Einzelne Bälkchen zeigen eine zentrale fleckförmige Verkalkung. Osteoide Säume fehlen. Sehr gering ist

die Zahl der Osteoklasten. Im Gegensatz dazu fällt das zellreiche, rote Mark auf. Abb. 35e zeigt die Verhältnisse an einem Schnitt durch das Sternum, wobei die Beziehungen von Knochenmark zum Knochen deutlich hervorgehen.

Wir finden somit *zusammenfassend* an einem Beispiel von Hypophysen-vorderlappenunterfunktion eine schwere *porotische Osteopathie mit Spontan-frakturen und sowohl bei der Punktion wie im Schnitt sehr zellreichem Knochenmark.* Veränderungen des Kalkstoffwechsels fehlen. Im Vordergrund steht neben der Knochenveränderung die Markveränderung im Sinne einer Hyperplasie.

Anhangsweise sei erwähnt, daß in dieses Gebiet auch einzelne Fälle von *Hyperparathyreoidismus* mit Osteoporose gehören. Das Sternalmark ist, ent-sprechend unseren Ausführungen über die Markveränderungen bei acidotischer Stoffwechsellage, sehr zellreich und stellenweise hyperplastisch. Über die Mark-verhältnisse bei der *progressiven Knochenatrophie* (ASKANAZY, RUTISHAUSER) liegen keine intravitalen Beobachtungen vor.

III. Die Markreaktion bei Knochencarcinose.

Von besonderem Interesse sind in diesem Zusammenhang die Verhältnisse bei der Knochencarcinose. Die Knochenmarksuntersuchung hat sich auch auf diesem Gebiete zu einer wichtigen diagnostischen Methode entwickelt.

a) Die Veränderungen des Blutes und des Knochenmarkes bei *Carcinose* sind sehr mannigfacher Natur. Alle Marksysteme können betroffen werden.

Die *Erythropoese* zeigt: Steigerung der Reticulocytenwerte — Steigerung der Werte für Basophilpunktierte — Auftreten von Erythroblasteninseln im Knochen-mark, als Ausdruck einer biologischen Reaktion auf die Geschwulst im Sinne einer funktionellen lokalisierten Mehrleistung (nach ROHR nicht allein bei Carci-nose vorkommend) — Ausschwemmung von Normoblasten — Anämie, oft hyperchrom, meist als Symptom des Endstadiums vorhanden.

Die *Leukopoese* zeigt:

Ausschwemmung unreifer Elemente bis zum Myelocyten, Promyelocyten und Myeloblasten, leukämoide Reaktion mit großer Gesamtleukocytenzahl; Eosinophilie (s. Fall jugendl. Carcinom und allg. Markhyperplasie).

Veränderungen der Erythrocyten und Leukopoese in den vorher erwähnten Formen wird häufig als „Carcinose-Blutbild" bezeichnet.

Die *Purpura bei Knochencarcinose* hat verschiedene Ursachen. Zum Teil liegen vasculäre Störungen vor, andererseits kann es zu einer Schädigung des Riesenzellapparates durch den Tumor kommen. Im Blut findet sich in solchen Fällen nicht die vor der Generalisation des Tumors zu beobachtende Thrombo-cytose, sondern eine Thrombopenie. Das Knochenmark zeigt wenige oder keine Megakaryocyten, bei den vorhandenen fehlt die Plättchenbildung.

Das *Knochenmarksreticulum* zeigt ebenfalls eine Reaktion bei der Carcinose. Es kommt zu einer Vermehrung der Reticulumzellen im Knochenmarkspunktat. Oft finden sich ganze Zellkomplexe, die sehr schwierig von Tumorzellen zu unter-scheiden sind. Sehr wichtig für die Differentialdiagnose ist die *Gleichmäßigkeit* der Reticulumzellverbände gegenüber der Polymorphie des Tumorzellkomplexes. Beispiele solcher Befunde finden sich in Abb. 36 und 37.

Ein wichtiges Unterscheidungsmerkmal ist ferner die oft stark ausgeprägte Phagocytose der Reticulumzellen.

Beispiel einer allgemeinen Markhyperplasie bei jugendlichem Carcinom. Hans S., 30 Jahre, Carcinom der linken Lunge mit Metastasen in den mesenterialen und regionären Lymphdrüsen sowie in der Leber.

Blutbefund.

	12. 1. 40	22. 1. 40	29. 1. 40	[5. 2. 40	16. 2. 40	19. 2. 40
Hämoglobin						
Rote Blutkörperchen						
FI.						
Leukocyten	17332	24000	39666	49332	15532	54000
Neutrophile . . .	57	57,5	61^2/$_3$	72	54	70^2/$_3$
Eosinophile	27	28	28	22,5	32,5	22^2/$_3$
Basophile	^{1}/$_3$	1,5	2		1,5	^{1}/$_3$
Monocyten	4^1/$_3$	4,0	2^2/$_3$	2,5	5,0	1
Lymphocyten . . .	11^1/$_3$	8,5	5^2/$_3$	3	7	4
Myelocyten						^{2}/$_3$
Metamyelocyten . .						^{2}/$_3$
Plättchen	immer normal toxische Granulat., Stabkernige + +					normal

Sternalmark vom 6. 2. 40: Hyperplastisch mit Eosinophilie, toxischer Granulation der Neutrophilen, Vermehrung der plasmacellulären Reticulumzellen und der Megakaryocyten differenziert:

Reticulumzellen:

phagocytierende	0,4%	lymphoide	0,6%
plasmacelluläre	6,6%	Erythroblasten	27,4%

Leukopoese:

Myeloblasten	0,4%	Basophile	0,2%
Promyelocyten	25,0%	Monocyten	0,2%
Myelocyten	3,4%	Lymphocyten.	0,6%
Metamyelocyten.	3,0%		
Neutrophile.	40,4%		
Eosinophile	27,4%		

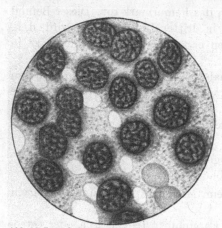

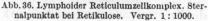

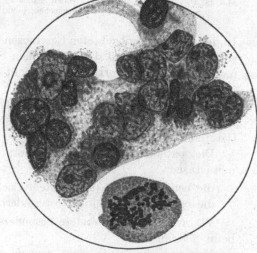

Abb. 36. Lymphoider Reticulumzellkomplex. Sternalpunktat bei Retikulose. Vergr. 1 : 1000.

Abb. 37. Tumorzellkomplex mit Mitose. Sternalpunktat bei primärem Magencarcinom. Vergr. 1 : 1000.

Alle diese Befunde weisen auf eine gesteigerte Marktätigkeit mit Hyperplasie der einen oder anderen Marksysteme hin. Man findet dementsprechend nicht

selten sehr lange Zeit normale Blutwerte, obwohl eine ausgedehnte Metastasierung vorliegt und extramedulläre Blutbildungsherde fehlen.

b) Besonders interessant sind die *Beziehungen von Knochenmark zum Tumor:*

Schon Sternberg hat darauf hingewiesen, daß die Metastasen des Prostata-carcinoms dort im Knochen zur Entwicklung gelangen, wo sich beim Erwachsenen rotes Mark befindet. Dem entspricht die nach dem Lieblingssitz der Metastasen aufgestellte Reihenfolge der befallenen Knochen (nach Schinz):

Knochen des Stammes. Rippen, Wirbel, Sternum — Beckenknochen — prox. Femurabschnitte — prox. Humerusabschnitte — Akromion — Schädeldach — Keilbeinkörper.

Dem entspricht auch die von Hintze angegebene Ausbreitung der Metastasen Stamm — Becken — prox. Femurabschnitte — multipel erst in den Endstadien.

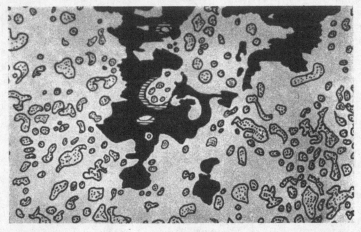

Abb. 38. Osteolytische Carcinose. Reichlich Zellmark, Knochenabbau. Schwarz = alter, lamellärer Knochen; schraffiert = neugebildeter Faserknochen; punktiert = Carcinomstränge; weiß = Knochenmark.

In den von uns beobachteten Carcinosen war das Femurmark rot. Dieser Befund erklärt vielleicht, daß dieser Knochen erst in dritter Linie befallen wird, d. h. nach der von uns vertretenen Ansicht eben erst, wenn sich das Fettmark in Zellmark umgebildet hat.

Man weiß ferner, daß das Myelom niemals im Fettgewebe entsteht, sondern immer im Zellmark. Es liegen hier also ähnliche Bedingungen vor wie für die Carcinommetastase.

Die pathologische Histologie unterscheidet zwei Formen von Knochen-metastasen:

die osteoklastische (auch osteolytische genannt),

die osteoblastische (auch osteosklerotische genannt).

Walthard sah die erstere besonders beim Medullarkrebs, die letztere mehr beim Scirrhus.

Man weiß bis heute nicht, warum ein Carcinom osteoklastisch oder osteo-plastisch metastasiert. Betrachtet man aber die Knochen und das Knochenmark als zwei voneinander abhängige Organsysteme, so fällt auch hier wieder eine Koppelung auf:

Markfibrose — osteoplastische Metastase,
Zellmark   — osteoklastische Metastase.

Die Verhältnisse gehen am klarsten aus zwei von Schinz angegebenen Schemata hervor (Abb. 38, 39).

Gerade die *Tumorosteosklerose* zeigt das typische Bild der Panmyelopathie. Als Beispiel sei folgende Beobachtung gekürzt wiedergegeben, die die Verhältnisse klar darstellt:

Frau B. B., 54jährige Hausfrau. 1935 Magenresektion wegen Ulcuscarcinom. 4 Jahre später Kreuzschmerzen, Abmagerung, Fieberschübe, Auftreten von Hautblutungen, Zahnfleisch- und Nasenblutungen.

Blutbefund: 29% Hämoglobin, 1880000 Erythrocyten, 0,8 FI., 6466 Leukocyten, 73% Neutrophile, 7% Monocyten, 17% Lymphocyten, 1 reifer Myelocyt, 2 Metamyelocyten, 5 Normoblasten, Normo-Mikrocytose, Polychromasie und Basophilpunktierung, Reticulo-

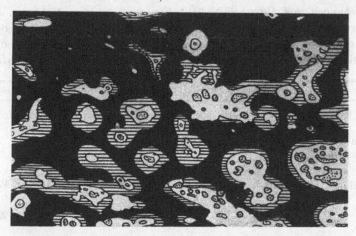

Abb. 39. Osteoplastische Carcinose. Spärlich fibröses Mark, Knochenanbau.

cyten 28⁰/₀₀, Größe nach Bock 7,9 mikron. Thrombocyten 3700, meist große, anormale Plättchen.

Bei einer späteren Untersuchung bis zu 12% Normoblasten.

Sternalpunktat zellarm, vorwiegend Reticulumzellen, ganz vereinzelte myeloische Elemente und Normoblasten, keine Megakaryocyten, keine Tumorzellen.

Histologischer Schnitt: Markhypoplasie.

Autoptischer Befund: Osteoplastische Carcinose der Wirbelsäule und des Schädels, Marmorknochen, im Femur rotes Mark und Blutungen in die serösen Häute, Pachymeningitis haemorrhagica. Miz, Leber normal. Keine extramedulläre Blutbildung.

Meiner Ansicht nach hängt die Entwicklung einer osteoplastischen oder osteoklastischen *Metastasenform* nicht so sehr vom Bau oder dem Sitz des Primärtumors ab, sondern ist nach den obigen Ausführungen *durch den Knochenmarkszustand bedingt*.

Bewirkt der Reiz der Carcinomzellen auf das Mesenchym eine Entwicklung in Richtung Zellmark, so kommt es nach weiter unten erörterten Beobachtungen zu vermehrter Osteoklastentätigkeit, umgekehrt bei der mesenchymalen Zellreaktion in Richtung Fasermark zur vermehrten Osteoplastentätigkeit. Ich sehe demnach die Entstehung der beiden Metastasentypen schematisch wie folgt:

Reiz der Krebszelle
↓
Mesenchymzelle

Zellmark und Osteoklastenvermehrung   Markfibrose und Osteoplastenvermehrung
(Markhyperplasie)   (Markatrophie)
↓   ↓
Osteoklastische Metastase   Osteoplastische Metastase

IV. Die Mark-Knochen-Relation.

Aus den besprochenen Veränderungen, die nicht Einzelbeobachtungen am Sternalmark darstellen, sondern das Ergebnis von Skeletdurchuntersuchungen sind, schälen sich drei wichtige Faktoren heraus, die hier nochmals zusammenfassend betrachtet werden sollen:

1. *Beziehungen von Osteopathielokalisation und funktionstüchtigem Knochenmark.* Betrachten wir Lokalisation der Osteopathien und setzen sie in Beziehung zum Alter des Individuums und der Ausbreitung des funktionstüchtigen Markes, so ergibt sich, wie folgende Tabelle zeigt, eine ganz bestimmte Relation:

Knochenmark	Alter	Osteopathieform	Osteopathielokalisation
Zentripetale Umwandlung des roten in den gelben Markanteil	Jugendliches Individuum	Hungerosteopathie (Bild der Rachitis tarda)	Epiphysenveränderungen
	Mittleres Alter	Hungerosteopathie: Malacie	Wirbel
		Puerperale Osteomalacie	Becken
Fettmarkbildung	Greisenalter	Hungerosteopathie (Bild der Osteomalacie).	Thorax, Wirbel
		Senile Osteomalacie	Thorax, Wirbel

Wir finden somit in jedem Lebensalter enge Beziehungen von Knochenmarksfunktionszustand und Knochenbau. Diese Erkenntnis kann keine zufällige sein. Man kann daher für die oben angeführten Osteopathien den Satz aufstellen:

Das Knochenmark bedingt durch seine morphologische Zusammensetzung und seinen Funktionszustand den Bau des Knochens.

Zu ähnlichen Schlüssen führen Beobachtungen aus dem Gebiete der Pathologie des Knochenmarkes. Es sei an die Pathogenese des Myeloms, das sich immer aus rotem Knochenmark, nie im Fettmark entwickelt, und die eben besprochenen Erscheinungen bei der Knochencarcinose erinnert.

2. Die Veränderungen verlaufen in Phasen, es wechseln Resorption und Aposition im Knochen und dementsprechend vermehrter bzw. verminderter Zellreichtum im Knochenmark miteinander ab. Diese Phasen finden sich auch im Lebensablauf mit dem allmählichen Überwiegen der Resorptionsphase nach einem Gleichgewicht im mittleren Lebensalter; das heißt nichts anderes, als daß zu Beginn und am Ende des Lebens mesenchymal verstärkte Reaktionen, allerdings in umgekehrter Richtung, zu beobachten sind:

$$\text{Resorption} \quad \begin{matrix} < \\ \\ > \end{matrix} \quad \begin{matrix} \text{Jugend} \\ \text{Aposition} \\ \text{Alter.} \end{matrix}$$

3. Die Gesamtheit dieser Vorgänge nenne ich die *Mark-Knochen-Relation.*

Physiologie:		*Pathologie:*
Schwangerschaftsknochenmark	Mark-	Allgemeine und partielle Markhyperthrophie
↓	Knochen-	↓
Schwangerschaftsosteoporose	Relation	Osteopathie $\begin{Bmatrix} \text{primär} \\ \text{sekundär} \end{Bmatrix}$ myelogen

Ich hebe als *wichtigste Phasen* dieser Relation nochmals hervor:

1. Primärer Vorgang: Allgemeine oder partielle Markhyperplasie.
2. Sekundärer Vorgang: Erhöhung der morphologischen Blutwerte.
3. Tertiärer Vorgang: Osteopathie, besonders Osteoporose.
4. Phase: Knochenmarkserschöpfung: entweder mit Rückbildung und Heilung oder Auftreten einer Panmyelopathie, wobei als letzte zu beobachtende Markreaktion eine Vermehrung der Reticulumzellen nachweisbar wird.

In ähnlicher Weise gilt ferner:

1. Primärer Vorgang: Allgemeine Markhypoplasie.
2. Sekundärer Vorgang: Verminderung der morphologischen Blutwerte.
3. Tertiärer Vorgang: Osteopathie in Form einer Osteosklerose.
4. Phase: Panmyelopathie bzw. Fasermarkbildung.

Es besteht somit nach unserer Auffassung kein wesentlicher pathogenetischer Unterschied für die Entstehung einer Osteoporose und Osteosklerose. In beiden Fällen finden sich primäre, allerdings verschiedene Markveränderungen.

Wir haben deshalb als gleichsinnig gerichtete Vorgänge im Knochenmark einander gegenüberzustellen:

$$\text{Zellmark} \quad — \quad \text{Osteoporose}$$
$$\text{Fasermark} \quad — \quad \text{Osteosklerose}$$

oder

$$\text{Zellmark} \quad — \quad \text{Osteoklasten, an Zahl und Funktion gesteigert,}$$
$$\text{Fasermark} \quad — \quad \text{Osteoblasten, an Zahl und Funktion gesteigert.}$$

Dabei müssen wir diese gekoppelten Vorgänge auf eine *Funktionsänderung der Mesenchymzellen in bestimmter Richtung* zurückführen, wohl am besten erklärbar auf den von HELLMANN dargelegten pathogenetischen Beziehungen:

$$\text{Stammzellen für Knochenzellen} \quad — \quad \text{Mesenchymzellen} \quad — \quad \text{Stammzellen für Blutzellen}$$

$$\text{lockeres Bindegewebe}$$

$$\text{reticuloendotheliales System}$$

V. Schlußfolgerungen.

1. Die vergleichende Betrachtung von Knochenbau und Morphologie und Funktion des Knochenmarkes zeigt unter physiologischen und pathologischen Bedingungen eine *Koppelung* von Mark- und Knochenveränderungen.

2. Diese Bindung, die Mark-Knochen-Relation, findet sich bei bestimmten Osteopathieformen, die wir als porotisch und sklerotisch bezeichnen. Alle lassen

primär eine allgemeine oder partielle Markhyperplasie bzw. Markhypoplasie erkennen.

3. Während unter physiologischen Bedingungen Funktion und Morphologie bei Mark und Knochen parallel gehen, ergibt das Studium der Osteopathie-formen eine divergierende Entwicklungsrichtung. Dem osteoporotischen Knochen entspricht nicht das atrophische, hypoaktive, sondern das hyperplastische, hyper-aktive Mark. Die Knochensklerose andererseits zeigt zu Beginn ein hypaktives hypoplastisches Mark mit Ausbildung von Fasermark.

4. Ich stelle abschließend somit den *myelogenen Faktor* für die Pathogenese der erwähnten Osteopathieformen in den Vordergrund. Ist die bei funktioneller Betrachtungsweise nachweisbare Mark-Knochen-Relation gestört, so entwickelt sich ein Syndrom, das ich als *myelogene Osteopathie* bezeichne.

Sie stellt meiner Ansicht nach einen Beweis der von NAEGELI für die Osteo-malacie aufgestellten Knochenmarkshypothese dar. Der von GÄNSSLEN für das Wachstumsalter aufgestellte Begriff der hämatischen Dysplasie gilt, allerdings in etwas anderer Form, auch für den Erwachsenen. Nur finden wir hier nicht die einzige Funktionsrichtung Knochenmark — Knochen, sondern gekoppelte Relationen Zellmark — Osteoporose und Fasermark — Osteosklerose, je nach den vorhandenen Bedingungen.

5. Die Pathologie des Knochenmarkes läßt eine Trennung in Markhypo- und Markhyperplasie zu. Dieses Vorgehen ist für die Beurteilung des jeweiligen Knochenbaues von größter Wichtigkeit. In diesem Zusammenhang ist dabei eine Unterscheidung von Zellbildungsstörung und Zellreifungsstörung nicht not-wendig. Es wurde sogar bewußt von dieser Trennung Abstand genommen.

6. In der gegebenen Übersicht über die normalen und pathologischen Be-ziehungen des Knochenmarkes zum Knochen ließen sich einzelne Wiederholungen und Besprechungen früherer Arbeiten nicht vermeiden. Es kam mir darauf an, den Stand unserer mit der nötigen Kritik dargestellten Kenntnisse auf diesem neuen Gebiete der hämatologischen Forschung zu schildern und damit eine Grund-lage für eine neue Betrachtungsweise der Knochenmarksfunktionen zu geben.

IV. Über die Formen der Reststickstoffsteigerung im Verlauf der Weilschen Krankheit[1].

Von

A. Dohmen, Hamburg.

Mit 11 Abbildungen.

Inhalt.

Literatur.

Achard, Ch.: Spirochétose ictérigène. J. Prat. **47**, 33 (1933).

Adlersberg, D.: Zur Rolle der Leber im Wasserhaushalt. Wien. Arch. inn. Med. **35**, 269 u. 401 (1934).

Alston, J. N. and others: Leptospiral jaundice among sewer workers. Lancet **1935 I**, 806.

---

[1] Aus der I. Med. Klinik der Hansischen Universität (Dir. Prof. Dr. H. H. Berg) Hamburg-Eppendorf.

Ameuille, P.: Néphrite aiguë avec ictère et spirochétose ictéro-hémorragique. Bull. Soc. méd. Hôp. Paris **40**, 2281 (1916).

Ameuille, M. P.: Azotémie et azoturie dans les ictères infectieux. Presse méd. **27**, 189 (1919).

Aoki, Y., K. Kaneko u. T. Morimoto: Weitere Studien über „Hasamiyami . Z. Hyg. **117**, 202 (1936).

Asada, Y., K. Asakura and R. Niitsu: Studies on the detoxicating hormone of the liver (Yakriton). Tohoku J. exper. Med. **13**, 456 (1929).

Asakura, K., and H. Sakurada: Studies on the detoxicating hormone of the liver (Yakriton). Tohoku J. exper. Med. **13**, 450 (1929).

Aufrecht: Die akute Parenchymatose. Ein Beitrag zur Kenntnis der neuen Infektionskrankheit Weils. Dtsch. Arch. klin. Med. **40**, 619 (1887).

Baize, P., et Mayer: Sur un cas de septicémie puerpérale à „bacillus perfringens". Bull. Soc. méd. Hop. Paris **45**, 1924 (1929).

Bauer, R.: Über die Heilwirkung intravenös injizierter Leberextrakte bei hypochlorämischer Urämie. Med. Klin. **31**, I, 380 (1935).

Becher, E.: Über Steigerungen des Blutwertes von Phenol und Phenolderivaten und über das Auftreten von freiem Phenol im Blute bei Lebercirrhose. Münch. med. Wschr. **1930**, 751.

— Welche diagnostischen Schlüsse lassen sich aus starken Verschiedenheiten im Ausfall der Indican- und Xanthoproteinprobe ziehen? Münch. med. Wschr. **1930**, 432.

— Über das Vorkommen aromatischer Gruppen in enteiweißtem Blut, Körperflüssigkeiten und Geweben, nachgewiesen am Ausfall der Xanthoproteinreaktion. Münch. med. Wschr. **1924**, 1676.

— Über eine neue einfache Methode zur Feststellung der Niereninsuffizienz im Blut. Münch. med. Wschr. **1924**, 1611.

— Studien über das Verhalten der Xanthoproteinreaktion im enteiweißten Blut unter normalen und pathologischen Verhältnissen. Dtsch. Arch. klin. Med. **148**, 148 (1925).

— u. E. Herrmann: Studien über das Verhalten der Xanthoproteinreaktion in enteiweißtem Blut unter normalen und pathologischen Verhältnissen. Dtsch. Arch. klin. Med. **152**, 82 (1926).

Becker, F.: Schwere Nierenschädigung nach Leberruptur. Zbl. Chir. **1936**, 674.

Beitzke, H.: Weilsche Krankheit. Handb. d. ärztl. Erfahrungen im Weltkrieg **8**, 152 (1921).

Berg, H. H.: Zur Erkennung und Behandlung der Pankreasnekrose. Zbl. inn. Med. **1938**, Nr 27.

— Diskussionsbemerkung zum Vortrag von Curschmann: Pylorusspasmus bei Tetanie und Migräne. Zbl. inn. Med. **1938**, Nr 26.

Berning, H.: Die Bauchsymptomatologie des diabetischen Komas. Erg. inn. Med. **57**, 582 (1939).

Bingel, A.: Zur Klinik und pathologischen Anatomie neurologischer Komplikationen bei Weilscher Krankheit. Dtsch. Z. Nervenheilk. **141**, 133 (1936).

Borst, J. G. G.: Urämie durch Kochsalzmangel. Z. klin. Med. **117**, 55 (1931).

Bouchard, Ch.: Leçons sur les auto-intoxications dans les maladies. Paris: G. Masson 1887.

Brodin, P.: Les variations de l'azote résiduel du sérum sanguin. Leur importance comme signe d'insuffisance hépatique. Thèse Paris 1913.

Bruhl, I., et R. Moreau: Note sur un cas d'ictère grave mortel, avec azoturie et azotémie et absence presque total de lésions hépatiques. Bull. Soc. méd. Hôp. Paris **37**, 421 (1914).

Castaigne, J.: Le syndrome hépato-rénal aigu. Paris méd. **2**, 296 (1937); Ref. Kongr. Zbl. inn. Med. **93**, 190 (1938).

Cain, A., R. Cattan et A. Bensaude: Trois cas atypiques de spirochétose ictéro-hémorragique. Bull. Soc. méd. Hôp. Paris **51**, 1470 (1935).

Caroli, J.: Un cas d'azotémie fébrile spirochétosique. Bull. Soc. méd. Hôp. Paris **51**, 1513 (1935).

Chauffard, M. A.: Recherches de physiologie pathologiques dans un cas d'ictère infectieux. Semaine méd. **20**, 119 (1900).

Clairmont, P., u. H. v. Haberer: Über die Anurie nach Gallensteinoperationen. Mitt. Grenzgeb. Med. u. Chir. **22**, 159 (1911).

CORNIL, L., et J. VAGUE: Les types anatomiques des hépato-néphritis aiguës. Rev. méd. chir. Mal. Foie etc. 10, 349 (1935); Ref. Kongreßzbl. inn. Med. 84, 130 (1936).

COW, D.: Einige Studien über Diurese. Naunyn-Schmiedebergs Arch. 69, 393 (1912).

DAVIDSON, L. S. P., and J. SMITH: Weil's disease in fish-workers: a clinical, chemical and bacteriological study of forty cases. Quart. J. Med. 29, 263 (1936).

DEMME, H.: Über aseptische idiopathische Meningitiden. Z. Neur. 161, 247 (1938).

DÉROT, M.: Hépatonéphrites et syndromes hépatorénaux. Paris méd. 1, 457 (1937).

— et R. DÉROT-PIQUET: Les hépatonéphrites. Paris: J. B. Ballière et fils 1937.

DOHMEN, A.: Über den hepatorenalen Symptomenkomplex bei der Weilschen Krankheit. Zbl. inn. Med. 1937, Nr 16.

— Über die meningeale Verlaufsform der Weilschen Krankheit. Med. Welt 1939, 1551 u. 1576.

DRÄGERT, E.: Beitrag zur pathol. Anatomie der Weilschen Erkrankung. Virchows Arch. 292, 452 (1934).

DUDAL, P., J. CH. ROUX et GOIFFON: Essai sur l'intoxication par les polypeptides. Presse méd. 42, 1785 (1934).

DUVOIR, LAUDAT, POLLET et J. BERNARD: Hépatonéphrites après ingestion d'un abortif. Hypo-azotémie et hypo-azoturie parallèles à la période de régression. Bull. Soc. méd. Hôp. Paris 49, 607 (1933).

ECKE, W.: Experimentelle Hypochlorämie durch Hypophysenhinterlappenextrakt. Z. Verdauungs- u. Stoffw.krkh. 1, 275 (1939).

ENGEL, R.: Diskussionsvortrag: Coma diabeticum, Kochsalzhaushalt und Nebennieren-funktion. Verh. dtsch. Ges. inn. Med. 1937, 84.

— Hormonalbedingte Salzmangelzustände. Verh. dtsch. Ges. inn. Med. 1938, 276.

EPPINGER, H.: Die Leberkrankheiten. Wien: Julius Springer 1937.

FAHR, TH.: Über das entzündliche Ödem der Niere. Dtsch. med. Wschr. 1936, 1581.

— Über die serösen Entzündungen. Dtsch. med. Wschr. 1936, 1946.

FIESSINGER, N.: L'intoxication par les polypeptides. Presse méd. 42, 1787 (1934).

— Aspects cliniques de la spirochétose ictéro-hémorragique. J. Praet. 47, 9 (1933).

— Angio-cholécystite aiguë. Septicémie eberthienne sans dothiénenterie. Hépato-néphrite avec ictère. Hémorragies et azotémie. Guérison. Bull. Soc. méd. Hôp. Paris 44, 506 (1920).

— A l'occasion de la communication du professeur Pierre Duval. Bull. Soc. méd. Hôp. Paris 51, 1666 (1935).

FRANK, E.: Die akute Azotämie (Reststickstofferhöhung ohne Nierenbeteiligung). Med. Klin. 1932, 1451.

FRERICHS, F. TH.: Klinik der Leberkrankheiten 1. Braunschweig: Vieweg & Sohn 1858.

GARNIER, M.: Syndromes d'insuffisance et des suractivités fonctionelles du foie. Nouv. traité de Méd. 16, 185. Masson & Cie. 1928.

— et J. REILLY: L'ictère infectieux à spirochètes. Bull. Soc. méd. Hôp. Paris 40, 2249 (1916).

— — Les réactions sanguines au cours de la spirochétose ictérogène. Arch. méd. exp. et d'anat. path. 27, 609 (1916/17).

— — Les formes prolongées de la spirochétose ictérogène. (Forme rénale et forme hépato-splénique.) Bull. Soc. méd. Hôp. Paris 43, 711 (1917).

GAUJOUX, E., et J. BRAHIC: A propos des hépatonéphrites. La fonction uréosécretoire au cours des ictères. Bull. méd. 47, 425 (1933).

GEORGOPOULOS, M.: Über die Azotämien der Weilschen Krankheit und des Schwarzwasser-fiebers. Dtsch. Arch. klin. Med. 175, 60 (1933).

GILBERT, A., et P. LEREBOULLET: De l'état des urines dans l'ictère acholurique. C. r. Soc. Biol. Paris 53, 281 (1901).

— — Des urines retardées (opsiurie) dans les cirrhoses. C. r. Soc. Biol. Paris 53, 276 (1901).

— — De l'inversion du rythme colorant des urines dans l'ictère. C. r. Soc. Biol. Paris 53, 279 (1901).

GINSBERG, W.: Diureseversuche. Naunyn-Schmiedebergs Arch. 69, 381 (1912).

GUDZENT: Beiträge zur Kenntnis der Weilschen Krankheit. Z. klin. Med. 85, 273 (1918).

GUILLAIN, G., et J. LEREBOULLET: Spirochétose méningée pure à forme mentale. Bull. Soc. méd. Hôp. Paris 51, 1509 (1935).

HAMBURGER, M., QUELLIEN et BARUK: Spirochétose. Bacillémie concomitante à bacille paratyphique B. Troubles mentaux au cours de la convalescence. Bull. Soc. méd. Hôp. Paris 51, 1662 (1935).

HART, C.: Über die Beziehungen des Icterus infectiosus (Weilsche Krankheit) zur akuten gelben Leberatrophie und zur Lebercirrhose. Münch. med. Wschr. 1917, 1598.

HARVIER, P., F. P. MERKLEN et J. ANTONELLI: Néphrite urémigène consécutive à une septicémie à perfringens post abortum. Bull. Soc. méd. Hôp. Paris 50, 691 (1934).

HEGLER, C.: Weilsche Krankheit (Icterus infectiosus, Spirochaetosis ictero-haemorrhagica). Klin. Fortbildg 1934, 369.

— Icterus infectiosus (Weilsche Krankheit). Klin. Wschr. 1939, 1461.

— Besondere klinische Befunde bei Weilscher Krankheit. Münch. med. Wschr. 1933, 399.

HEILIG, R., u. K. LEDERER: Cholesterin und Wasserhaushalt. Klin. Wschr. 1924, 1765.

HELWIG, F. C., and C. B. SCHUTZ: A further contribution to the liver-kidney syndrome. J. Labor. a. clin. Med. 21, 264 (1935); Ref. Kongreßzbl. inn. Med. 85, 34 (1936).

HILGERMANN: Zur Kasuistik der Weilschen Krankheit. Dtsch. med. Wschr. 1917, 172.

HOESCH, K.: Zur Klinik der Weilschen Krankheit. Z. klin. Med. 110, 557 (1929).

JEZLER, A.: Zur Pathogenese der extrarenal bedingten Harnstoffretention. Klin. Wschr. 11, 371 (1932).

KANEKO: Über die pathol. Anatomie der Spirochaetosis ictero-haemorrhagica Inada (Weilsche Krankheit). Rikola-Verlag 1922.

— K. S. KOTORII u. Y. AOKI: Weitere Studien über die „Hasamiyami". Z. Hyg. 117, 202 (1936).

KERPEL-FRONIUS, E.: Salzmangelzustände und chloroprive Azotämie. Erg. inn. Med. 51, 623 (1936).

KOTORJJ, S.: Zur Klinik der sogenannten „Hasamiyami" (Weil-ähnliche endemische Krankheit). Klin. Wschr. 1935, 1147.

KOURILSKY, R., et H. MAMOU: Les formes „pseudo-grippales" de la spirochétose anictérique. Bull. Soc. méd. Hôp. Paris 51, 1514 (1935).

KRAMER, P. H.: De ziekte van Weil te Rotterdam. Nederl. Tijdschr. Geneesk. 1932 III, 4296.

LANDAU u. v. PAP: Über den Einfluß der Leber auf den Wasserhaushalt. Klin. Wschr. 1923, 1399.

LEDERER, K.: Pneumokokkensepsis mit Leberinsuffizienz und hepatogener Anurie. Wien. Arch. inn. Med. 20, 143 (1933).

LEMIERRE, A., P. N. DESCHAMPS et E. BERNARD: Azotémie mortelle avec intégrité anatomique des reins. Bull. Soc. méd. Hôp. Paris 48, 861 (1924).

LOBMEYER, H.: Die Meningitisform des Feldfiebers. Münch. med. Wschr. 1940, 205.

MANN, FR. C., u. TH. B. MAGATH: Die Wirkungen der totalen Leberexstirpation. Erg. Physiol. I 23, 212 (1924).

MARCHAL, G., P. SOULIÉ et A. ROY: Spirochétose ictéro-hémorragique. Troubles cardiaques et modifications électrocardiographiques. Bull. Soc. méd. Hôp. Paris 51, 1651 (1935).

MARIE, J., et P. GABRIEL: Méningite spirochétosique épidémique. Presse méd. 1935, 1713.

— — La méningite spirochétosique épidémique chez l'enfant. Bull. Soc. méd. Hôp. Paris 51, 1454 (1935).

MARX, H.: Der Wasserhaushalt des gesunden und kranken Menschen. Berlin: Julius Springer 1935.

MAUTNER, H.: Die Bedeutung der Venen und deren Sperrvorrichtungen für den Wasserhaushalt. Wien. Arch. inn. Med. 1924, 251.

— u. E. P. PICK: Über die durch Shockgift erzeugten Zirkulationsstörungen. II. Das Verhalten der überlebenden Leber. Biochem. Z. 127, 72 (1922).

MERKLEN, PR.: Sur une forme d'insuffisance hépato-rénale aiguë. Rev. Méd. 35, 172 (1916).

— Ictère grave; hépato-néphrite aiguë massive. Bull. Soc. méd. Hôp. Paris, in Presse méd. 24, 237 (1916).

— et A. ADNOT: Spirochétose ictérique; azotémie et fièvre; rétention chlorurée sèche. Bull. Soc. méd. Hôp. Paris 48, 246 (1932).

— BICART et ADNOT: Hépatonéphrite aiguë grave. Urée, chlore, réserve alcaline. Guérison. Bull. Soc. méd. Hôp. Paris 47, 1230 (1931).

MERKLEN, PR. et CH. LIOUST: Un cas d'azotémie préictérique. (Azotémie dans les ictères infectieux.) Bull. Soc. méd. Hôp. Paris **41**, 214 (1917).
— — Six nouveaux cas d'intoxication hépato-rénale aiguë avec azotémie. Bull. Soc. méd. Hôp. Paris **40**, 1686 (1916).
— — L'azotémie dans les ictères infectieux. Bull. Soc. méd. Hôp. Paris **40**, 1865 (1916).
— — L'insuffisance hépato-rénale aiguë avec azotémie. Bull. Soc. méd. Hôp. Paris, in Presse méd. **24**, 494 (1916).
MEYER-BISCH, E., u. D. BOCK: Untersuchungen des Mineralstoffwechsels am pankreaslosen Hund. I. Mitt. Der Einfluß der Pankreasexstirpation auf die Zusammensetzung von Blut und Urin. Z. exper. Med. **54**, 131 (1927).
— — Untersuchungen des Mineralstoffwechsels am pankreaslosen Hund. II. Mitt. Der Einfluß der Pankreasexstirpation auf den Natrium- und Chlorgehalt und auf die Quellbarkeit der verschiedenen Organe. Z. exper. Med. **54**, 145 (1927).
MÖBIUS, P. J.: Über die Niere beim Ikterus. Arch. Heilk. **18**, 83 (1877).
MOLITOR, H., u. E. P. PICK: Die Bedeutung der Leber für die Diurese. Naunyn-Schmiedebergs Arch. **67**, 317 (1923).
MOLLARET, P., et J. FERROIR: A propos de deux observations de spirochétose ictéro-hémorragique, dont une avec myocardite mortelle. Contribution à l'étude de la réaction méningée des formes typiques ictérigènes. Bull. Soc. méd. Hôp. Paris **51**, 1662 (1935).
MÜLLER, W.: Zur Kenntnis der meningitischen Form der Weilschen Krankheit. Nervenarzt **1937**, 29.
NONNENBRUCH, W.: Urämie bei Nichtnierenkranken. Med. Welt **1934**, Nr 44.
— Über Azotämien. Med. Klin. **1935**, Nr 4.
— Das hepatorenale Syndrom. Verh. dtsch. Ges. inn. Med. **1939**, 341.
— Das hepatorenale Syndrom und die Hyposthenurie N. Klin. Wschr. **18**, 917 (1939).
— Über das entzündliche Ödem der Niere und das hepatorenale Syndrom. Dtsch. med. Wschr. **1937**, 7.
OETTINGER, W., et P. L. MARIE: Sur un cas d'ictère grave mortel a forme rénale. Bull. Soc. méd. Hôp. Paris **37**, 472 (1914).
OLMER, D., et J. VAGUE: Étude clinique des hépato-néphrites aiguës. Rev. méd.-chir. Mal. Foie etc. **10**, 337 (1935); Ref. Kongreßzbl. inn. Med. **84**, 130 (1936).
PAGNIEZ, PH., et A. ESCALIER: Hépato-néphrite avec énorme azotémie suivie de paratyphoide B. Guérison. Bull. Soc. méd. Hôp. Paris **50**, 316 (1926).
PICK, L.: Zur pathologischen Anatomie des infektiösen Ikterus. Berl. klin. Wschr. **1917**, 451 u. 481.
PICK, E. P.: Die Bedeutung der Leber für den Wasserhaushalt. Verh. dtsch. Ges. inn. Med. **1923**, 107.
PORGES, O.: Über das Coma hypochloraemicum. Klin. Wschr. **1932**, 186.
PYTEL, A.: Zur Frage des hepatorenalen Syndroms. (Experimentelle Untersuchung.) Arch. klin. Chir. **187**, 27 (1937).
REITER, H.: Zur Kenntnis der Weilschen Krankheit. Dtsch. med. Wschr. **1917**, 552.
— Die Weilsche Krankheit. Z. klin. Med. **88**, 459 (1919).
RICHARDIÈRE: Sur un cas d'ictère grave à forme rénale. Semaine méd. **30**, 401 (1890).
RIMPAU, W.: Das deutsche Feldfieber. Erg. inn. Med. **59**, 140 (1940).
RIVET, M. L.: Un cas mortel d'hépato-néphrite aiguë spirochétosique. Bull. Soc. méd. Hôp. Paris **47**, 1239 (1931).
SAKURADA, H.: Studies on the detoxicating hormone of the liver (Yakriton). Tohoku J. exper. Med. **13**, 461 u. 481 (1929).
SATO, A.: Studies on the detoxicating hormone of the liver (Yakriton). Tohoku J. exper. Med. **13**, 502 (1929); **20**, 399 u. 408 (1932/33).
SCHITTENHELM, A.: Die Weilsche Krankheit (Icterus infectiosus). Handb. d. Inn. Med., **1**, 2. Aufl., 1, 679 (1925).
SHAMBOUGH, N. F.: Das Verhalten von Phenylalanin und Tyrosin unter dem Einfluß der Purindiurese. Biochem. Z. **187**, 444 (1927).
— u. G. M. CURTIS: Beobachtungen über die Folgen der intraperitonealen Zufuhr von Phenylalanin und Tyrosin beim Kaninchen bei entnervten Nieren. Biochem. Z. **187**, 437 (1927).

SCHLOSSBERGER, H., J. GRILLO u. L. SCHEELE: Über das Vorkommen von Typen bei der Spirochäte der Weilschen Krankheit. Klin. Wschr. **1935**, 1133.

SCHOTTMÜLLER, H.: Hepatitis und Cholecystitis, eine spezifische toxische Scharlachkomplikation. Klin. Wschr. **1931**, 17.

SCHÜFFNER, W. A. P.: De Serumbehandeling bij de zickte van Weil. Nederl. Tijdschr. Geneesk. **1932 III**, 4303.

— et B. WALCH-SORGDRAGER: Infection-Humaine par leptospira canicola. Off. Internat. Hyg. publ. **29**, 297 (1937); zitiert nach Zbl. Bakter. Ref. I **126**, 286 (1937).

STEINTHAL: Icterus gravis und Anurie. Wien. klin. Wschr. **1911**, 1688.

STRASBURGER, J.: Zur Klinik der Weilschen Krankheit. Dtsch. Arch. klin. Med. **125**, 108 (1918).

TAPIE, J.: Hépato-Néphrite, aiguë massive, anurie; hyperazotémie; réaction myéloide aberrante; Guérison. Presse méd. **26**, 534 (1918).

TETZNER, E.: Serologisch sichergestellter Fall von Weilscher Krankheit — Typ Leptospira canicola — beim Menschen unter dem Bilde einer Meningitis. Klin. Wschr. **1938**, 508.

TREMBUR, F., u. R. SCHALLERT: Zur Klinik der Weilschen Krankheit. Med. Klin. **1916**, 414.

TROISIER, J., M. BARIÉTY et CL. MACREZ: Spirochétose ictéro-hémorragique fébrile pure. Bull. Soc. méd. Hôp. Paris **51**, 1465 (1935).

UHLENHUTH u. FROMME: Experimentelle Untersuchungen über die sogenannte Weilsche Krankheit (ansteckende Gelbsucht). Med. Klin. **1915**, 1202.

— — Weitere experimentelle Untersuchungen über die sogenannte Weilsche Krankheit (ansteckende Gelbsucht). 2. Mitt. Med. Klin. **1915**, 1264.

— — Weilsche Krankheit. Handb. pathog. Mikroorganismen **7 I**, 3. Aufl., 477 (1930).

— u. ZIMMERMANN: Zur Epidemiologie und Therapie der Weilschen Krankheit. Zbl. Bakter. I Orig. **135**, 151 (1935).

VALERA, B., et RUBINO: Sur la nature de l'hyperazotémie des hépatites aiguës. (Hépato-néphrites ou hépatites avec hyperazotémie extrarénale.) Ann. Méd. **37**, 290 (1935).

VOLHARD, F.: Die doppelseitigen hämatogenen Nierenerkrankungen. Handb. d. Inn. Med. von BERGMANN u. STAEHELIN **6**, 1 u. 2 (1931).

WALCH-SORGDRAGER, W.: Les leptospiroses. Bull. de l'Organisation d'hygiène de la Soc. des Nations **8**, 151.

WANGENSTEEN, O. H.: Untersuchungen über die Autolyse der Leber: Die Implantation der Leber in die Bauchhöhle der Ratte. Endokrinol. **2**, 170 (1928).

WEISER, J.: Zur Hepatonephritis. Med. Klin. **1936**, 1524.

WIDAL, F., et E. MAY: Spirochétose ictéro-hémorragique. Nouv. traité de méd. **16 I**, 297. Masson & Cie. 1928.

WIRTH, D.: Leptospirose (Weilsche Krankheit) beim Tier. Zbl. Bakter. I Ref. **125**, 239 (1937).

ZINCK, K. H.: Gestaltliche Leber-Nieren-Schädigungen und hepatorenale Insuffizienz nach Verbrennung. Klin. Wschr. **1940**, 78.

Einleitung.

Die Leber, das größte drüsige Organ des menschlichen Körpers, wirkt auf den Abbau der Nahrungsstoffe im Darm ein; sie greift durch Abgabe der Gallensäuren und von Alkali in den Fettabbau bis zu den Fettsäuren ein. In sie mündet das Pfortadersystem, durch das die im Magendarmkanal bis zu resorbierbarer Größe und zu für den Körper verwendbaren Bausteinen abgebauten Nahrungsstoffe in die Leber gelangen, wo sie z. T. in für den menschlichen Körper verwertbare Nährstoffe umgebaut werden. Von hier können sie an die übrigen Körperzellen weitergegeben werden. Mit dieser Resynthese erschöpft sich aber die Aufgabe der Leber nicht, ihr fallen außerdem noch entgiftende Aufgaben zu, die sich zunächst auf die vom Darm mitresorbierten und für den Körper eine dauernde Gefahr darstellenden Gifte erstrecken. Auch beim intermediären

Stoffwechsel entstehen Abbauprodukte, die, weil sie ebenfalls Zellgifte darstellen, wenn sie zum mindesten in größeren Mengen auftreten, ebenfalls von der Leber in unschädliche chemische Substanzen umgewandelt werden müssen. Die nicht mehr verwertbaren oder sogar schädlichen Endprodukte des Stoffwechsels werden größtenteils nicht durch die Leber ausgeschieden, sondern diese Aufgabe liegt den Nieren ob. Diese für den Körper wesentliche Zusammenarbeit ist schon in gesunden Tagen sehr eng, und sie bleibt es auch, wenn eins dieser Organe erkrankt. Ob und inwieweit dabei eine vikariierende Tätigkeit des einen Organs bei einer Erkrankung des anderen erfolgen kann, ist heute noch eine Streitfrage. So wird von mancher Seite die Ansicht vertreten, daß bei einer Niereninsuffizienz bei einem Versagen der Leber erst die deletäre Folge der Nierenschädigung, das Coma uraemicum, auftrete.

Die Erkrankung eines dieser Organsysteme ist aus den daraus sich ergebenden Funktionsausfällen ohne Schwierigkeiten zu erkennen. Trifft aber eine schädigende Ursache beide Organe und kommt es dann zu einer Störung der Arbeitsleistung, so kann die Entscheidung außerordentlich schwer sein, auf welches Organ nun im einzelnen der Funktionsausfall zurückzuführen ist. Hinzu kommt, daß Leber und Nieren in einem großen Zellstaat ihre Aufgaben zu erfüllen haben und daß Störungen, die außerhalb dieser Organe liegen, also andere Zellsysteme befallen, einmal von ihnen eine Mehrarbeit verlangen, zum anderen aber ist zu bedenken, daß diese Veränderungen unter Umständen auch nicht ohne Rückwirkung auf Leber und Nieren zu bleiben brauchen.

Die physiologischen Aufgaben der Leber.

Um später zu besonderen krankhaften Vorgängen besser Stellung nehmen zu können, seien die physiologischen Aufgaben von Leber und Nieren, soweit sie später zur Diskussion stehende Fragen betreffen, kurz umrissen.

Die Rolle der Leber im Eiweißstoffwechsel.

Im Magen erfolgt der Abbau des großen Eiweißmoleküls bis zu den Peptonen und Albumosen, der weitere Abbau bis zu den Aminosäuren erfolgt im Dünndarm. Nach der Resorption durch die Darmschleimhaut gelangen die Aminosäuren durch die Pfortader in die Leber. Es scheint so, als ob in der Leber eine gewisse Resynthese des Eiweißes stattfindet; jedenfalls zeigt das Blut nach eiweißreicher Kost nach Leberpassage eine Zunahme der Polypeptide (FIESSINGER). Ob in der Leber eine Eiweißspeicherung stattfindet, ist zum mindesten noch strittig. Beim intermediären Eiweißabbau entsteht Ammoniak und ein stickstofffreier Rest. Aus dem Ammoniak entsteht in der Leber der Harnstoff. Ob es bei allen Aminosäuren zu gleichen Abbauprozessen kommt wie beim Arginin, das unter Einwirkung eines Fermentes, der Arginase, in Ornithin und Harnstoff gespalten wird, ist noch nicht erwiesen. Es ist aber wahrscheinlich so, daß zunächst andere Zwischenprodukte entstehen, aus denen erst der Harnstoff gebildet wird. Gegen die Annahme, daß die Fähigkeit der Harnstoffbildung auch anderen Geweben zukomme, sprechen die Feststellungen von MANN und MAGATH, die zeigen konnten, daß eine Harnstoffbildung nach Leberexstirpation beim Tier nicht mehr nachweisbar ist.

Leber und Kohlehydrathaushalt.

Der Zucker, der nach seiner Umwandlung von Polysacchariden zu Monosacchariden in dieser Form resorbiert wird, erfährt in der Leber seine Umwandlung zum Glykogen. Hier kann es gespeichert werden und wird bei Bedarf, insbesondere bei der Arbeit, an die übrigen Körperzellen, vor allen Dingen an den Muskel, abgegeben. Beeinflußt wird der Zuckerstoffwechsel einmal zentral (Zuckerstich CLAUDE BERNARDS) und von einer Reihe von Drüsen mit innerer Sekretion, wie Pankreas, Nebenniere, Hypophyse, Thyreoidea. Eine Erweiterung unserer Kenntnisse über die Rolle, die die Leber im Kohlehydratstoffwechsel spielt und die auch in der Beurteilung der bei Leberkrankheiten gelegentlich auftretenden Kohlehydratstoffwechselstörungen eine Bedeutung für die Klinik haben, haben uns die bekannten Untersuchungen von MANN und MAGATH gebracht. Sie fanden nach der Leberexstirpation einen hochgradigen Abfall der Blutzuckerwerte, der mit einer Abnahme der Körperkräfte, Änderung der Reflexerregbarkeit und Krämpfen einhergeht. Das Tier geht zugrunde, wenn ihm kein Traubenzucker zugeführt wird, erholt sich aber zunächst schlagartig nach Traubenzuckerinjektionen. EPPINGER betont jedoch, daß in der Klinik der Leberinsuffizienz im Coma hepaticum im Verlaufe einer akuten gelben Leberatrophie die Hypoglykämie fehle, und erklärt es damit, daß immerhin noch so viel funktionierendes Lebergewebe erhalten bleibe, das ausreiche, wesentliche Störungen des Kohlehydratstoffwechsels bei solchen Fällen zu verhindern. Er erinnert in diesem Zusammenhang daran, daß nach Experimenten beim Hunde nach Entfernung von 80% der Leber der zurückbleibende Rest ausreichte, um Leberausfallserscheinungen zu verhindern.

Die Rolle der Leber im Fetthaushalt des Körpers interessiert im Zusammenhang mit den später zu besprechenden Fragen nicht und kann daher übergangen werden.

Leber und Wasserhaushalt.

Von wesentlichem Interesse ist dagegen die Anteilnahme der Leber an der Regulation des Wasserhaushaltes des Körpers. Die Leber als solche stellt an sich schon ein großes Wasserreservoir dar, dessen sich der Körper auch unter normalen Umständen bedient, um größere Flüssigkeitsmengen abzufangen (MARX). Neben dieser Rolle als Speicherungsorgan hat nach unserem heutigen Wissen die Leber aber sicher einen Einfluß auf die Regulation des Wasserhaushaltes des Körpers. Die eindeutige Beurteilung dieser Funktion wird aber auch dadurch wieder erschwert, daß hier eine ganze Reihe von anderen Organsystemen mit einwirken wie Hypophyse und Thyreoidea; es besteht weiterhin eine Abhängigkeit vom Mineralhaushalt im Körper. Aus dem Zusammenspiel aller resultiert das Gleichgewicht im Wasserhaushalt. Trotz dieses Wissens dürfen wir aber von den regulativen Aufgaben der anderen Systeme im Zusammenhang der hier unter physiologischen und der später unter pathologischen Verhältnissen zu besprechenden Fragen absehen und uns nur mit den regulativen Maßnahmen befassen, die auf die Leber zurückzuführen sind.

Größere Wassermengen peroral aufgenommen haben einen diuretischen Effekt. Darauf beruht ein Teil unserer Funktionsdiagnostik der Nieren (VOLHARDscher Wasserversuch). GINSBERG stellte die interessante Tatsache fest, daß

diese diuretische Wirkung großer Wassermengen ausbleibt, wenn man die Flüssigkeit unter Umgehung der Leber, etwa durch Injektion in die Vena jugularis, appliziert. Injiziert man aber die gleiche Menge in die Mesenterialvene, so kommt der diuretische Effekt genau so zustande, wie wir ihn nach peroraler Zufuhr auftreten sehen. Das unter Umgehung der Leber zugeführte Wasser muß also in den Geweben gespeichert werden, während das die Leber passierende Wasser sehr bald wieder ausgeschieden wird, und er schließt daraus, daß das per os aufgenommene Wasser aus dem Darm oder der Leber ausgeschwemmte Substanzen enthält, die eine stärkere Diurese zur Folge haben. Cow, der zu den gleichen Feststellungen wie Ginsberg kommt, sah nach einer aus dem Magen und Duodenum gewonnenen Substanz eine deutliche Zunahme der Diurese. Obwohl für die Leber gleichartige Beobachtungen im Tierexperiment bislang noch fehlen, so sind vielleicht doch die klinischen Erfahrungen über den diuretischen Effekt von Leberextrakten (Bauer) in diesem Sinn zu werten. Mautner und Pick wiesen auf Sperrvorrichtungen im Bereich der Lebervenen hin, die auch anatomisch bei Hunden nachweisbar sind und die durch Druckänderung einen Einfluß auf die zirkulierende Wassermenge entweder durch Speicherung in der Leber oder durch Abgabe aus diesem Depot haben. Diese Sperrvorrichtungen der Lebervenen unterliegen nervösen, medikamentösen und hormonalen Einflüssen. Molitor und Pick konnten feststellen, daß die Wasserdiurese beim Hund mit einer Eckschen Fistel anders verläuft als beim normalen, und auf Grund der gleichzeitig gewonnenen Erkenntnisse an entleberten Fröschen schließen sie, daß bei den regulativen Maßnahmen der Leber neben den mechanischen Wirkungen durch die Sperrvorrichtungen der Lebervenen ein Einfluß auf den Wasserhaushalt des Körpers auf hormonalem Wege möglich sei, durch den der Quellungszustand der Gewebe entscheidend beeinflußt werde. Zu der gleichen Ansicht kommen Landau und v. Pap. Der Einfluß der Leber ist weiterhin ersichtlich aus den bereits erwähnten Versuchen Manns und Magaths, die bei einem Teil der entleberten Hunde eine Oligurie und Anurie zustande kommen sahen. Dieser Einfluß der Leber auf den Wasserhaushalt läßt sich also, wie aus den bislang angeführten Untersuchungen ersichtlich, durch Änderung des Mineralstoffwechsels, wie er bei Lebererkrankungen vielleicht unter besonderen Verhältnissen angenommen werden könnte, nicht allein erklären.

Bei einer Reihe von die Leber primär schädigenden Veränderungen finden sich — darauf wird später noch zurückzukommen sein — erhebliche Störungen des Wasserhaushaltes, wie nach Leberruptur und Leberzertrümmerungen (Becker). Gerade in neuerer Zeit hat Nonnenbruch es hervorgehoben, daß die Wirkung der Leber im Rahmen des Wasserhaushaltes sich auch auf die Teile des Körpers erstrecken, die Volhard unter dem Begriff der „Vorniere" zusammenfaßt. In erster Linie hat uns die Klinik gezeigt, daß Störungen des Wasserhaushaltes sowohl in Form einer Polyurie als auch einer Oligurie und Anurie im Verlaufe von Leberkrankheiten vorkommen können, die diagnostisch verwertbar sind und prognostische Schlüsse bis zu einem gewissen Grade zulassen. Wir sind auf Grund dieser klinischen Beobachtungen heute mehr geneigt, gerade den hormonalen Einwirkungen der Leber ein größeres Feld einzuräumen, als es vielleicht früher der Fall war. Andererseits müssen wir insbesondere bei den unter pathologischen Verhältnissen nachweisbaren Störungen des Wasserhaushaltes an

die Möglichkeit denken, daß unter diesen krankhaften Bedingungen erst Produkte entstehen, die auf diese Störungen nicht ohne Einfluß sind. Es ist dabei an die möglichen Zusammenhänge z. B. zu denken, die zwischen Cholesterinstoffwechsel und Wasserhaushalt bestehen, auf die u. a. HEILIG und LEDERER hinwiesen. Diese Erklärung ist aber nicht für die im Laufe von Leberfunktionsstörungen auftretenden Wasserhaushaltsänderungen erschöpfend. Wir müssen also feststellen, daß der Einfluß der Leber auf den Wasserhaushalt unter normalen Umständen schon recht komplex ist, und wir werden sehen, daß unter krankhaften Verhältnissen noch eine Reihe anderer Momente hinzukommen, die die Beurteilung noch erschweren.

Die physiologischen Aufgaben der Niere.

Die Aufgaben der Nieren dürften sich im wesentlichen auf die Ausscheidung der zugeführten Wassermengen und der harnfähigen Abbauprodukte beschränken. Sie besitzen die Fähigkeit, Salze sowohl als auch andere Substanzen in einer höheren Konzentration auszuscheiden, als sie in dem zugeführten Blut vorhanden sind. Nach unserem heutigen Wissen dürften sie in der Harnstoffsynthese keine Rolle spielen. Ihre Beeinflussung des Wasserhaushaltes ist eine mittelbare insofern, als unter normalen Umständen durch Ausscheidung des durch das Blut zugeführten Wassers oder unter krankhaften Vorgängen durch eine Retention hier eine Einwirkung erfolgen kann. Ein unmittelbarer Einfluß auf die in den Wasserdepots vorhandenen Flüssigkeitsmengen kommt ihnen nicht zu.

Geschichtliches zur Leber-Nierenschädigung.

Funktionsstörungen bei bestimmten Formen von Lebererkrankungen haben schon geraume Zeit die Kliniker beschäftigt und sind seit langem bekannt. FRERICHS und MÖBIUS stellten vor 80 bzw. 70 Jahren bereits fest, daß es bei mäßigen Leberschädigungen zu einer vermehrten Diurese, bei schwereren Graden aber zu einer Oligurie und Anurie kommen kann. Diese ersten Beobachtungen scheinen dem klinischen Erfahrungsschatz dann aber wieder verlorengegangen oder längere Zeit wenig beachtet worden zu sein.

Von pathologisch-anatomischen Gesichtspunkten geleitet, wies 1887 AUFRECHT darauf hin, daß es sich bei der WEILschen Krankheit um eine „akute Parenchymatose" handele, bei der neben anderen Organen besonders die Leber und die Niere gemeinsam von der schädigenden Noxe betroffen würden. Pathologisch-physiologische Untersuchungen bei einem Fall von infektiösem Ikterus führten 1900 CHAUFFARD zu den bemerkenswerten Feststellungen, daß es bei seinem Kranken zu einer erheblichen Steigerung der Urinmenge bis zu 6 Litern bei einer gleichzeitig erheblich gesteigerten Harnstoffausscheidung bis zu 146 g in 24 Stunden durch den Urin kam, während gleichzeitig eine verminderte Chlorausscheidung durch den Harn feststellbar war. Abweichungen der Harnstoffausscheidung bei Ikterischen gegenüber der Norm und trotz klinisch manifestem Ikterus eine fehlende oder nur vorübergehende Gallenfarbstoffausscheidung fanden GILBERT und LEREBOULLET 1901.

Die Beobachtungen über Leber- und Nierenfunktionsstörungen blieben aber schon bald nicht auf den infektiösen Ikterus beschränkt. CLAIRMONT und v. HA-

BERER machten 1911 darauf aufmerksam, daß es nach Gallensteinoperationen zu einer Anurie kommen kann; die von ihnen gefundenen degenerativen parenchymatösen Nierenveränderungen führten sie auf eine Schädigung durch den Eingriff und die Narkose zurück. Die vollständige Anurie fanden sie begleitet von einem Versiegen der Gallensekretion, die sie durch ein gleichzeitiges Sistieren der Leberfunktion bedingt ansahen. Über gleiche Beobachtungen berichtete wenig später STEINTHAL.

Ist es allen bisher wiedergegebenen Beobachtungen gemeinsam, daß man schon sehr bald einen ursächlichen Zusammenhang in der Leber und Niere treffenden Schädigung und ihren Funktionsstörungen sah, so ist es doch zu betonen, daß es RICHARDIÈRE schon 1890 war, der bei einem Kranken auf Grund der klinischen Beobachtungen und der bei der Obduktion von ihm erhobenen pathologisch-anatomischen Befunde diese sehr engen Zusammenhänge zusammenfaßte und von einer „akut verlaufenen Hepatonephritis" sprach.

Ein gesteigertes Interesse brachte man diesem Krankheitsbild entgegen, als man während des Weltkrieges in vermehrtem Maße die WEILsche Krankheit zu beobachten Gelegenheit hatte, deren sichere Diagnose erst zu dieser Zeit nach der Entdeckung ihres Erregers durch INADA, IDO und fast gleichzeitig durch HÜBENER, REITER, UHLENHUTH und FROMME möglich war. Es waren fast ausschließlich französische Ärzte (u. a. MERKLEN, LIOUST, GARNIER, REILLY, AMEUILLE, TAPIE), die diese „Hepatonephritis" sowohl in pathologisch-physiologischer Hinsicht als auch in ihrer mannigfaltigen klinischen Symptomatologie eingehender studierten und beschrieben.

Bis in die neueste Zeit hat man sich mit dem Problemen sehr eingehend beschäftigt, die die Klinik des hepatorenalen Symptomenkomplexes mit sich bringt. An vorwiegend kasuistischen Arbeiten und Teilfragen aus diesem Gebiet seien u. a. erwähnt FIESSINGER, PAGNIEZ und ESCALIER, GARNIER, WIDAL und MAY, RIVET; MERKLEN, BICART und ADNOT, ACHARD, HARVIER, MERKLEN und ANTONELLI, GAUJOUX und BRAHIC, CORNIL und VAGUE, CASTAIGNE, VARELA und RUBINO, HELWIG und SCHUTZ, OLMER und VAGUE. Eine zusammenfassende Schilderung der den hepatorenalen Symptomenkomplex betreffenden Fragen und klinischen Erscheinungen von DÉROT und DÉROT-PICQUET muß besonders hervorgehoben werden. Lange Zeit wandte man diesen Fragen in Deutschland keine besondere Aufmerksamkeit zu. Es sind erwähnenswert Beobachtungen von HOESCH, LEDERER und GEORGOPOULOS, vor allen Dingen aber die Arbeiten von NONNENBRUCH, dem wir auf Grund seiner eigenen Erfahrungen wertvolle Beobachtungen und durch Systematisierung der wesentlichsten Befunde eine Ordnung der verschiedenen Formen des hepatorenalen Symptomenkomplexes verdanken.

Zur Definition des Leber-Nierenschadens.

Es waren, wie bereits erwähnt, vorwiegend die anatomisch nachweisbaren Veränderungen, die neben der Klinik besonders bei den infektiösen Ikterusformen nachweisbar waren und die die Veranlassung zur Bezeichnung der „Hepatonephritis" gaben. Als man dann aber erkannte, daß eine der wesentlichsten klinischen Veränderungen der unter dieser Bezeichnung laufenden Krankheitsbilder die Azotämie war, wurde von mancher Seite das größere Gewicht auf die

Veränderungen gelegt, die man als Ausdruck einer vorwiegend renalen Störung auffassen zu können glaubte (Merklen), so daß man die Bezeichnung „Néphrites aiguës avec ictère" deswegen auch für berechtigter ansah (Ameuille), weil man z. T. in diesen Fällen die pathologisch-anatomischen und histologischen Nierenveränderungen stärker als die Leberveränderungen ausgebildet fand. Im allgemeinen ist es so, daß, wenigstens soweit es die Weilsche Krankheit anbelangt, zu einer Zeit, wo der Tod an den Folgen der im Rahmen der durch die Leber-Nierenschäden auftretenden Funktionsausfälle dieser Organe auftritt, in der Leber degenerative Veränderungen überwiegen oder aber allein nachweisbar sind, während im Bereich der Nieren im allgemeinen entzündliche überwiegen, degenerative aber mehr oder weniger ausgesprochen mit vorhanden sind. Beachtet man weiterhin, daß zum mindesten bei diesen Verlaufsformen der Weilschen Krankheit das dramatisch-klinische Geschehen von der Leber weitgehend bestimmt war, so sind die pathologisch-anatomischen Leberbefunde im Gegensatz hierzu geradezu enttäuschend gering. Das Ausmaß der anatomischen Veränderungen geht den hochgradigen pathologisch-physiologischen Ausfällen also keineswegs parallel. Hinzu kommt, daß es Krankheitsbilder gibt, die in vivo Zeichen einer hochgradigen Funktionsstörung der Leber und Nieren boten, bei denen nun aber anatomisch entweder nur ganz geringgradige oder aber auch gar keine Nierenveränderungen nachzuweisen sind. Diese Feststellungen waren es, die Nonnenbruch veranlaßten, für diese Funktionsstörungen die Bezeichnung „hepatorenales Syndrom" zu wählen, eine Bezeichnung, die auch unseres Erachtens deswegen zu Recht besteht, weil sie nicht von pathologisch-anatomischen Voraussetzungen ausgeht, die nicht gegeben zu sein brauchen. Dieses hepatorenale Syndrom (h.r.S.) ist ein rein klinischer Begriff, der sich auf die dabei auftretenden pathologisch-physiologischen Veränderungen stützt, dem auch — bei der genaueren Besprechung der pathologisch-anatomischen Veränderungen wird noch darauf einzugehen sein — kein einheitliches anatomisches Substrat zugrunde liegt.

Definition des hepatorenalen Syndroms.

Wir verstehen unter dem h.r.S. funktionelle Störungen der Leber und der Nieren, die entweder durch eine beide Organe gleichzeitig treffende Noxe ausgelöst werden, oder aber durch eine schädigende Ursache wird zunächst die Leber allein oder vorwiegend allein betroffen derart, daß dadurch Funktionsstörungen ausgelöst werden, die ihrerseits wieder zu einer krankhaften Nierenfunktion Veranlassung geben. Die die Leber allein betreffenden Schäden müssen zu klinisch (und anatomisch) nachweisbaren Leberveränderungen führen. Die primäre Leberschädigung kann entweder durch pathologische Stoffwechselstörungen in der Leber selbst oder aber unvollkommene Entgiftung der normalerweise entstehenden Stoffwechselprodukte evtl. infolge des Fortfalles von Leberhormonen nephrotoxisch wirken. Wir schließen uns Nonnenbruch an, der alle doppelseitigen hämatogenen Nierenerkrankungen im Sinne Volhards nicht zum h.r.S. rechnet, wenn sie mit „Hämaturie, Ödem und Blutdrucksteigerung einhergehen, auch dann, wenn sie mit einer Leberstörung einhergehen". Es muß jedoch hervorgehoben werden, daß im Verlaufe eines h.r.S. es zu einer Entwicklung eines hochgradigen Nierenschadens kommen kann, der irreversibel ist, so daß trotz Rückgangs der Leberverände-

rung die Nierenfunktionsstörung so erheblich sein kann, daß sie jetzt allein das Bild beherrscht und unter Umständen den tödlichen Ausgang bedingt. Kommt es im Laufe eines bereits bestehenden Leberschadens infolge einer anderen Noxe zu einer Nierenschädigung, also beispielsweise bei einem Stauungsikterus infolge einer als Diureticum gegebenen Quecksilberinjektion zu einer Albuminurie, so ist dieses Bild natürlich nicht zum h.r.S. zu rechnen.

Ein h.r.S. hat also stets primäre Leber- oder Leber-Nierenschäden zur Voraussetzung. Es gehört unseres Erachtens das Auftreten von Ödemen nicht zum h.r.S.; diese Veränderungen finden sich eigentlich nur bei den Fällen, bei denen das Grundleiden an sich mit einer Wasserretention einhergeht, wie z. B. Herzinsuffizienzen mit Stauungsorganen und Ödemen oder aber, wo dem Bilde des h.r.S. mehr und mehr das der Niereninsuffizienz folgt, wenn auch zugegeben ist, daß gerade im letzteren Falle die Übergänge fließend sind, so daß eine scharfe Trennung unmöglich ist, wo der h.r.S. nun aufhört und der Zeitpunkt der reinen Niereninsuffizienz beginnt.

Einteilung des hepatorenalen Syndroms.

a) Nach klinischen Gesichtspunkten (DÉROT).

Eine Unterteilung des h.r.S. nach anatomischen Gesichtspunkten ist nicht möglich, weil es keine pathologisch-anatomischen Befunde gibt, die nur dem h.r.S. zukommen und etwa nur im Verlaufe der dabei zu beobachtenden physiologischen Veränderungen auftreten. Von rein klinischen Befunden läßt sich DÉROT leiten, wenn er zu den Hauptsymptomen die Leber-Gallenveränderungen, die Nieren- und Urinveränderungen, die hämorrhagische Diathese und ihre Folgen sowie die neurologischen Veränderungen rechnet, während er zu den Nebenerscheinungen Magen-Darmstörungen, allgemeine körperliche Veränderungen, kardiovasculäre Störungen und das Auftreten von Ödemen zählt.

b) Auf Grund blutchemischer Veränderungen (NONNENBRUCH).

Die bisherigen Einteilungsversuche kranken also daran, daß eine Reihe von Veränderungen, die den h.r.S. sehr wohl zu charakterisieren vermögen, verquickt wurden mit klinischen Erscheinungsformen und Verlaufsarten, die auch sonst bei reinen, voneinander unabhängigen Leber- und Nierenerkrankungen auftreten und die sich nicht nur beim h.r.S. finden. Auf diese Weise ist eine Unterscheidung und Unterteilung schwerlich durchführbar. Es ist daher die NONNENBRUCHsche systematische Einteilung, die von den beim h.r.S. auftretenden Störungen des Eiweißstoffwechsels ausgeht, nur zu begrüßen.

Man unterscheidet im Blut den im Eiweiß befindlichen Stickstoff von dem nach der Fällung des Eiweißes noch verbleibenden Rest an Stickstoff, der sich aus dem Harnstoff und Aminosäuren, Harnsäure, Kreatin, Kreatinin zusammensetzt. Bei den normalen Reststickstoffwerten von 20—40 mg% besteht etwa die Hälfte aus Harnstoff, die andere Hälfte setzt sich aus dem Residualstickstoff zusammen. Unter dem Begriff des Residual-N versteht man die Stickstoffanteile, die sich in den Aminosäuren, der Harnsäure und dem Kreatin finden. Es kann zu einer Steigerung des Rest-N kommen, bei dem sich nur der Harnstoffanteil vermehrt findet, ebenso wie es allein zu einer Vermehrung des Residual-N kom-

men kann, auf der dann die Steigerung des Rest-N beruhen kann, und schließlich kann die Steigerung des Rest-N auf einer Erhöhung beider Faktoren, nämlich des Harnstoffs und des Residual-N, beruhen.

So unterscheidet NONNENBRUCH:

	Harnstoff	Residualstickstoff
Azotämie I	erhöht	normal
Azotämie II	vermindert	erhöht
Azotämie III	erhöht	erhöht

wobei man unter einer Azotämie eine Vermehrung des Reststickstoffs versteht.

Eine Azotämie I nach NONNENBRUCH findet sich in erster Linie bei einer Niereninsuffizienz, bei der es zu einer ungenügenden Ausscheidung des normal gebildeten Harnstoffs kommt (Retentionsurämie). Sie kann aber auch beobachtet werden, wenn bei an sich intakter Nierenfunktion es zu einer erheblichen Verminderung der Flüssigkeitsausscheidung kommt, so daß deswegen der in normaler Menge gebildete Harnstoff nicht eliminiert werden kann (NONNENBRUCH). Wir sahen schließlich eine solche Azotämie I zustande kommen, wenn bei ausreichenden oder sogar überschießenden Harnstoffmengen der Niere eine anomale Harnstoffbildung im Körper vorhanden war, die das normale Ausmaß bei weitem überschritt (Produktionsurämie).

Die Azotämie II, die durch einen Anstieg des Rest-N auf Grund einer Vermehrung des Residualstickstoffs charakterisiert ist, findet sich dann, wenn gleichzeitig auch andere Erscheinungen einer Leberinsuffizienz nachweisbar sind. Man findet sie daher auch meist in den Fällen von akuter gelber Leberatrophie; im Terminalstadium dieser Erkrankung sieht man daher oft auch sehr hohe Werte einer solchen Residualstickstoffvermehrung. Wir haben dabei feststellen können, daß zu Beginn der deutlicheren Insuffizienzerscheinungen sich die Harnstoffwerte noch in den Grenzen der Norm halten, mit Zunahme der Leberschädigung und damit in allgemeiner Hand in Hand gehender Abnahme des funktionierenden Lebergewebes geht der Verlust des Harnstoffbildungsvermögens der Leber, der dann in der Abnahme der Harnstoffwerte seinen Ausdruck findet.

Die Azotämie III, bei der die gleichzeitige Harnstoff- und Residualstickstoffvermehrung die Erhöhung des Rest-N ausmacht, findet sich besonders in den Fällen, in denen trophische Störungen der Leber vorliegen, also besonders bei Herzinsuffizienzen, bei denen diese Form häufiger zu beobachten ist, wenn auch seltener die Azotämie II und I dabei anzutreffen sind. Man findet diese Form aber auch bei den Fällen von primärer Leberschädigung, bei denen immerhin noch ausreichend funktionstüchtiges Lebergewebe vorhanden ist, so vor allen Dingen bei in die Leber metastasierenden Carcinomen und primären Lebercarcinomen, aber auch in Fällen von subakuter oder chronischer gelber Leberatrophie; sie kann sich auch im Terminalstadium nephrogen bedingter Azotämien I finden.

Das h.r.S. sehen wir praktisch bei allen Erkrankungen zustande kommen, die an sich mit einer Leberschädigung einhergehen. Es kann sein, daß das h.r.S. zu einer Zeit schon vorhanden ist, zu der klinisch noch gröbere Leberschäden, wie der Ikterus, fehlen können. Es lassen sich dann aber schon andere funktio-

nelle Leberschäden nachweisen, die wir durch Belastungs- oder andere Funktionsproben der Leber schon zu fassen vermögen. Darauf hinzuweisen erscheint deswegen notwendig, weil in diesem Initialstadium das Auftreten des h.r.S. vielleicht diagnostische Schlüsse erlaubt, sicher aber wesentliche therapeutische Maßnahmen frühzeitig zu treffen gestattet. In Anlehnung an DÉROT und NONNENBRUCH und auf Grund anderer Literaturangaben können wir unterscheiden zwischen primären Lebererkrankungen und solchen, die sekundär eine Erkrankung der Leber zur Folge haben. Nach ätiologischen Gesichtspunkten können wir nach infektiös-toxischen und chemisch-toxischen Gesichtspunkten unterteilen. Es ist jedoch hervorzuheben, daß auch bei den primären Lebererkrankungen toxische Schäden eine Rolle spielen können. Wir können demnach zu den primär und sekundär zu Leberschäden führenden Krankheiten rechnen das in die Leber metastasierende und das primäre Lebercarcinom, die Leberlues, die Lebercirrhose, die Stauungsleber, den Icterus catarrhalis, die Leberatrophie mit ihren akuten, subakuten und chronischen Verlaufsformen, die Stauungsleber und die im Bereich der Gallenwege sich abspielenden und auf die Leber übergreifenden entzündlichen Prozesse.

Leber-Nierengifte, nach deren Einwirkung das hepatorenale Syndrom beobachtet wurde.

Ätiologisch kommen in Betracht:

1. Infektiös-toxische Erkrankungen.

Die durch Leptospiren hervorgerufenen Krankheiten, nämlich die WEILsche Krankheit, Canicola-Infektionen, das Feldfieber, das japanische Herbstfieber, das von italienischer Seite beschriebene Reisfelderfieber, die vermutlich durch ein Virus hervorgerufene Hepatitis epidemica, das Gelbfieber, die Psittakose das Denguefieber, das Rückfallfieber (Febris recurrens), die Lues, Tuberkulose, Lymphogranulomatose sowie die Sepsisfälle, die zu einer Leberschädigung führen, die durch Streptokokken, Pneumokokken, Bact. coli, Staphylokokken, das PFEIFFERsche Influenzabacterium und das Bact. perfringens hervorgerufen werden. Wir sahen bei der durch Tuberkelbakterien bedingten Sepsis, der Typhobacillose Landouzy, den h.r.S. zustande kommen; er wurde weiterhin beobachtet bei der Pneumonie, dem Typhus und dem Paratyphus.

2. Chemisch-toxische Schäden.

a) Phosphor, Quecksilber, Gold, Blei, Arsen.

b) Tetrachloräthan, Tetrachlorkohlenstoff, Amylnitrit, Atophan, Apiol, Trypaflavin, Pikrinsäure, Dinitrobenzol, Resorcin, Pyrocatechine, Avertine, Uransalze.

c) Pilze: Amanita phalloides, Helvella esculenta, Amanita muscaria, Amanita pantherina, Boletus pachypus u. a.

Wir haben seit dem Jahre 1934 den im Verlaufe von Leberschäden auftretenden Veränderungen unser besonderes Interesse entgegengebracht. Wir werden in den später zu besprechenden Urämieformen bei der WEILschen Krankheit eingehender auf die pathologisch-physiologischen Veränderungen einzugehen haben, möchten aber andere hepatorenale Störungen, die wir bei der durch die

Leptospira icterogenes bedingten Krankheit nicht zu sehen Gelegenheit hatten, hier vorwegnehmen. Da sich das Wesentliche an Hand von Beispielen am besten demonstrieren läßt, wählen wir von unserem Beobachtungsmaterial je einen der typischen Fälle aus.

Die Azotämie II als Ausdruck der Leberinsuffizienz.

Fall 1. Die 31 Jahre alte Patientin St. C. gab an, daß ihr 1921 die Tonsillen entfernt worden seien. 1935 hatte sie eine „Blutvergiftung" an der rechten Hand; es wurde deswegen eine Incision gemacht. Während der letzten Jahre war sie wegen ihrer Nervosität in ärztlicher Behandlung und nahm meist Brompräparate. Seit August 1937 bemerkte die Patientin im Liegen und auch während des Schlafes ein Zucken im Kopf; sie konnte während dieser Anfälle nicht sprechen und sich nicht bewegen. Nach kurzer Zeit gingen diese Anfälle wieder vorüber; insgesamt sind sie etwa 4—5mal aufgetreten. 1937 hatte die Patientin einen Partus (Zangengeburt). — Etwa einen Monat vor der Aufnahme badete die Patientin in der Elbe. Am 14. 7. 39 trat ein Schüttelfrost auf, gleichzeitig stellten sich Rücken- und Gliederschmerzen ein. Am nächsten Tage suchte sie einen Arzt auf, der einen Gelenkrheumatismus annahm. Die Beschwerden waren so erheblich, daß sie bettlägerig wurde. Die Temperatur wurde während der ganzen Zeit ihres Krankseins zu Hause nicht gemessen. Wegen ihrer Beschwerden bekam die Patientin Brom, Tct. Valeriana, Acid. acetylobarbituricum, Gelonida antineuralgica und schließlich auch Strophanthin. Am 19. 7. 39 stellte sich ein Ikterus ein; deswegen wurde sie am 20. 7. 39 der Klinik überwiesen.

Bei der körperlichen Untersuchung fand sich ein mäßiger Ikterus. Die Leber überragte den unteren Rippenbogen um etwa zwei Querfinger. Die Milz war nicht nachweisbar vergrößert. Sonst waren bei der körperlichen Untersuchung keine krankhaften Befunde zu erheben. Bei der Aufnahme bestanden Temperaturen von 39,5°, der Blutdruck betrug 135/85 mm Hg nach Riva-Rocci, Leukocyten 5000. Blutsenkung 5 mm nach einer und 20 mm nach 2 Stunden. Im Urin waren Gallenfarbstoffe nachweisbar, die Eiweißprobe ergab eine Trübung. Im Urinsediment fanden sich Erythrocyten ++, Leukocyten +.

Verlauf. Es wurde zunächst auf Grund der anamnestischen Daten und auf Grund der Befunde an eine Weilsche Krankheit gedacht; die Patientin erhielt deswegen auch Weil-Serum. Die am 24. 7. 39 mit dem Blut angestellte Weil-Komplement-Bindung war aber negativ, und es konnten auch bei wiederholter Untersuchung des Sedimentes im Dunkelfeld keine Leptospiren nachgewiesen werden. Am 25. 7. 39 (10. Krankheitstag) fiel auf, daß die vorher deutlich den Rippenbogen überragende Leber nicht mehr tastbar und auch perkutorisch verkleinert war. Im Urin wurde Tyrosin chemisch nachgewiesen. Vom 24. 7. ab waren die Temperaturen auf subfebrile Werte abgesunken. Es war eine deutliche Zunahme des Ikterus feststellbar. Im Urinsediment fanden sich immer noch Erythrocyten etwa in der gleichen Menge wie am Tage der Aufnahme. Es bestand kein Zweifel mehr daran, daß es sich um eine akute gelbe Leberatrophie handelte, wenn auch die Ursache dieses Krankheitsgeschehens nicht zu eruieren war. Am 26. 7. 39 trat plötzlich ein psychotisches Bild auf. Gegen Abend war die Patientin wieder zeitweilig ansprechbarer. Am 27. 7. 39 kam es zu einem Temperaturanstieg bis zu 40,5°, die Patientin war schon morgens komatös gewesen, und es erfolgte am Abend um 21 Uhr der Exitus letalis im tiefen Coma hepaticum. Die Wasserzufuhr, Urinausscheidung und Befunde der chemischen Blutuntersuchung sind aus der folgenden Tabelle ersichtlich.

Datum	Flüssigkeitsaufnahme ccm	Urinmenge ccm	Spez. Gewicht	Bilirubin mg%	Blutzucker mg%	Rest-N %	+U-N %	−U-N %	NaCl mg%	Cholesterin	Indican	Xanthoprotein
22. 7.	900	820	1018	—	—	—	—	—	—	—	—	—
23. 7.	800	800	1018	—	—	—	—	—	—	—	—	—
24. 7.	1400	900	1023	17,2	—	0,031	0,014	0,017	590	—	Ø	78
25. 7.	1350	350	1021	19,3	71	0,036	0,011	0,025	580	—	Ø	66
26. 7.	600	20	—	—	—	—	—	—	—	—	—	—
27. 7.	550 (i.v.)	160	1015	19,3	89	0,052	0,009	0,043	—	137	Ø	144

Obduktionsbefund des hiesigen Pathologischen Instituts (Direktor: Prof. Dr. FAHR). Anatomische Diagnose: Akute gelbe Leberatrophie. Erheblicher Ikterus, Leichenveränderungen. Lebergewicht 810 g. Grobfleckige Epikardblutungen. Etwas schlaffes Myokard. Erweiterung der rechten Herzkammer. Fragliche Herzmuskelverfettung. Allgemein keine nennenswerte Arteriosklerose. Stark hyperämische, etwas ödematöse Lungen. Akute gelbe Leberatrophie. Eingedickte Galle in der Gallenblase. Gallefreie Gallengänge. Etwas geschwollene Nierenrinde. Nierenbeckenschleimhautblutungen. Kleine Uteruskorpusschleimhautblutung. Trübe, lipoidarme Nebennierenrinde. Kolloidkropf mäßigen Grades.

Histologische Befunde. Leber: Akute gelbe Leberatrophie mit ausgedehnter Leberzellnekrose, kleinen Blutungen, geringer Verfettung. Niere: Erhebliche diffuse Verfettung der Hauptstückepithelien. Herz- und Skeletmuskel o. B.

In diesem Fall entwickelte sich fast unter unseren Augen das Bild einer akuten gelben Leberatrophie, der die Patientin im Verlauf einer Woche erlag. Es kam zu einer Störung des Wasserhaushaltes, die sich in einer Oligurie manifestierte. Blutzucker- und Kochsalzwerte lagen noch im Bereich der Norm. Bei zunächst noch normalem Rest-N ergab die genauere Untersuchung aber schon eine deutliche Steigerung des Residualstickstoffes $(\overset{-}{U}-N)$, während die Harnstoffwerte noch annähernd normal waren. Der akute Verlauf der Krankheit erklärt auch, daß es sehr bald schon zu einem ausgeprägten Coma hepaticum kam, das von einem weiteren Anstieg der Residualstickstoff- und einem gleichzeitigen Abfall der Harnstoffwerte $(\overset{+}{U}-N)$ begleitet war. Die Xanthoproteinwerte stiegen erheblich an, wie wir überhaupt gelegentlich sehr hohe Xanthoproteinwerte bei der akuten gelben Leberatrophie fanden, eine Beobachtung, auf die schon BECHER hinwies. Die Kochsalzwerte blieben normal. Der konstante Erythrocytenbefund im Urinsediment ist auf Grund des Obduktionsbefundes nicht als ein Ausdruck der Nierenveränderung, sondern als eine Folge der infolge der hämorrhagischen Diathese aufgetretenen Nierenbeckenblutung anzusehen. Das Krankheitsbild gleicht nahezu dem der experimentellen Leberexstirpation, bei dem MANN und MAGATH ein Absinken der Harnstoffwerte, aber einen erheblichen Anstieg der Aminosäurewerte fanden. Es handelt sich um ein typisches Beispiel einer Azotämie II der NONNENBRUCHschen Einteilung.

Harnstoff- und Residualstickstoffvermehrung im Verlauf von Leberschäden (Azotämie III).

Fall 2. Die 42 Jahre alte Patientin A. K. gab an, daß in ihrer Familie keine besonderen Krankheiten vorgekommen seien. Sie hatte einen Partus gehabt.

1921 wegen einer rechtsseitigen Eierstockentzündung Entfernung des Ovars. 1929 Krankenhausbehandlung wegen einer „Blutvergiftung", die von einer Zehe des rechten Fußes ihren Ausgang nahm. Seit 1935 hat die Patientin zeitweilig kolikartige Schmerzen im rechten Oberbauch, die zum Rücken hin ausstrahlten. Während dieser Koliken kam es zu Erbrechen von schaumig-schleimigen Massen. Eine Gelbsucht soll nie bestanden haben. Der Stuhl war nie entfärbt. — Seit Mitte August 1938 fühlte die Patientin sich matt und elend und war unlustig zur Arbeit. Am 8. 9. 38 bekam sie plötzlich einen Schüttelfrost mit Temperaturen bis 39,7°. Sie klagte über sehr heftige Kopfschmerzen, es bestand eine Obstipation. Seit dem 10. 9. 38 ist die Haut leicht gerötet. Die Menses sind seit einem Jahr unregelmäßig; sie treten alle 2—3 Wochen auf und dauern 3—4 Tage an.

Am 15. 9. 38 Aufnahme in der Klinik. Befund: Patientin in einem reduzierten Allgemein- und Ernährungszustand. Sie macht einen schwerkranken Eindruck. Die Haut ist besonders am Stamm gerötet, es finden sich reichlich Roseolen. Am Halse findet sich in der rechten Supraclaviculargrube eine etwa bohnengroße Drüse, die stark druckempfindlich ist. Eine

etwa erbsengroße Drüse findet sich am rechten Rand der Schilddrüse, ebenfalls druckempfindlich. Die Leber ist um zwei Querfinger vergrößert, stark druckempfindlich. Auch die Gallenblasengegend ist schmerzempfindlich. Nierenlager beiderseits o. B.

Bei der Aufnahme findet sich eine Temperatur von 40,2°. Blutbild: Leukocyten 5400, Stabkernige 3%, Segmentkernige 63%, Lymphocyten 32%, Monocyten 2%, starke toxische Granulierung. Rotes Blutbild nicht verändert. Blutsenkung 32 mm nach einer und 71 mm nach 2 Stunden. WASSERMANNsche Reaktion negativ. RR. 105/60 mm Hg. Im Urinsediment sind keine krankhaften Bestandteile nachweisbar, die Eiweißprobe ist negativ, auch die Diazoprobe. Die Probe auf Urobilinogen ist positiv. Im Blut, Urin und Stuhl sind, auch bei später wiederholter Untersuchung, keine pathogenen Keime nachweisbar. Lungenröntgenbefund: Zwerchfelle o. B. Fleckige Hili. Im rechten Oberfeld eine zarte Fleckzeichnung. Etwas vermehrte Streifenzeichnung im medialen rechten Oberfeld. Sonst Lungenfelder gut lufthaltig. Herz und Gefäßband o. B. Urteil: Rechtes Oberfeld unsauber.

Verlauf. Es bestanden auch in der Folgezeit Temperaturen vom remittierenden Typ. Bis zum 18. 9. 38 sind die bei der Aufnahme nachweisbaren Hautveränderungen wieder geschwunden. Dauernd Klagen über heftige Kopfschmerzen. Am 22. 9. 38 treten wieder roseolenartige Veränderungen an der Bauchhaut auf. Gegen Abend wird die Patientin subikterisch, am nächsten Morgen ist ein deutlicher Ikterus vorhanden. Bilirubin im Serum 2,6 mg%. Die GRUBER-WIDALsche Reaktion ist auch bei Kontrolle negativ auf Typhus, Paratyphus und Bang. Vom 23. 9. 38 ab kommt es zu einer Abnahme der Leukocyten bis 1800, dabei schwinden die Granulocyten mehr und mehr (12% am 26. 9. 38), während gleichzeitig Temperaturen von über 40° bestehen. Am 25. 9. 38 ist die Patientin schwer besinnlich, am 26. 9. 38 wird sie zunehmend komatös, und am 27. 9. 38 erfolgt um 0,30 Uhr der Exitus letalis.

Die chemischen Blut- und Urinuntersuchungen sind aus der folgenden Tabelle ersichtlich, bei der nur die Untersuchungsergebnisse vom 23. bis 26. 9. 38 berücksichtigt sind.

Datum	Urin-menge ccm	Spez. Gewicht	Ge-samt-N im Urin g	NaCl im Urin %	Rest-N g%	+U-N %	−U-N %	Blut-zucker	NaCl mg%	Xan-tho-pro-tein	Indi-can	Bili-rubin mg%
23. 9.	150			0,03	0,100				562			2,6
24. 9.	600	1015		0,05								
25. 9.	2400	1012	18,24									
26. 9.			2,77	0,02	0,100	0,051 =112 mg% Harnstoff	0,049	129	597	47	neg.	

Obduktionsbefund des hiesigen Pathologischen Instituts. Agranulocytose. Verkäsende Drüsentuberkulose. Geringer Ikterus. Hochgradige Fäulnis. Verkäsung der Lungenhilus- und paratrachealen Lymphknoten. Schwellung der periportalen Lymphknoten. Stauungsmilz. Kaum nennenswerte allgemeine Arteriosklerose. Kleine Thromben in den Venen des linken Parametriums. Lungenödem und Hypostase. Ausgedehnte oberflächliche Nekrosen am Zungengrund, Epiglottis und Sinus piriformis. Nekrosen am Anus. Talergroßes Infiltrat am Anfangsteil des unteren Dünndarms. Perihepatische Verwachsungen. Verwachsungen im kleinen Becken. Zustand nach lange zurückliegender Entfernung der linken Adnexe. Adenom im rechten Schilddrüsenlappen. Alte Narbe an der Schamhaargrenze.

Histologische Befunde. Tuberkelbakteriensepsis. Toxische Schädigung der Leukopoese. Weicher Gaumen: Flächenhaft ausgedehnte bakterienreiche Nekrosen mit sehr spärlicher zelliger Reaktion, fast völliges Fehlen der oxydasepositiven Zellen. Leber: Zerfall und Verfettung der Leberzellen an der Läppchenperipherie. Viele knötchenförmige Nekroseherde mit vielen Tuberkelbakterien, oftmals mit stärkerer Blutung. Oxydasepositive Zellen ganz spärlich. Lymphknoten: Ausgedehnte Nekrosen mit massenhaft Ansammlungen von Tuberkelbakterien. Vielfach erhebliche Aktivierung von Makrophagen. Darmgeschwulst: Alle Schichten der Darmwand durchsetzende, aus verschiedenen chromatinreichen spindeligen Zellen und vereinzelten Riesenzellen vom STERNBERGschen Typ bestehende Geschwulst, wahrscheinlich als Sarkom anzusprechen.

Es handelte sich hier um eine Tuberkelbakteriensepsis, bei der der Sepsisherd auch bei der Obduktion nicht sicher nachgewiesen werden konnte. Es ist aber wahrscheinlich, daß es von einem der verkästen Lymphknoten aus zu einer Einschwemmung in das Blut gekommen ist. Die eigenartige, zu Einschmelzungen führende Form dieser Sepsis, bei der es nicht zu einer eigentlichen Tuberkelbildung kommt, ist wegen ihres typhusartigen Verlaufs als Typhobacillose Landouzy bekannt. Die Meinungen gehen bei dieser Sepsisform darüber auseinander, ob eine anergische oder eine hyperergische Reaktionsphase des Körpers zu diesem Bilde der tuberkulösen Sepsis führt. Die Art der Leberveränderungen erklärt in unserem Falle den Ikterus; auf die Leberschädigung ist auch der Anstieg des Residualstickstoffs zurückzuführen. GARNIER hat diese Erscheinungsform der Leberschädigung, wo es zu einer Residual-N- und einer Harnstoffverminderung kommt, als „dissoziierte Insuffizienz" bezeichnet. Eine Nierenschädigung war in vivo nicht nachweisbar; sie scheint auch in tabula nicht in erheblichem Maße vorgelegen zu haben, da eine histologische Untersuchung nicht vorgenommen wurde. Die Nierenfunktion war auch klinisch gut, wie die gute Stickstoffausfuhr es am Tage vor dem Tode noch beweist; diese Stickstoffausfuhr ist sogar überschießend, da die Patientin während dieser Zeit nur Säfte zugeführt bekam, so daß eine wesentliche Eiweißzufuhr nicht erfolgte. Da die ausgeschiedene Stickstoffmenge nicht aus der Nahrung stammen kann, muß sie aus einem vermehrten Eiweißzerfall im Körper herrühren.

Die Formen der Stickstoffsteigerungen im Verlaufe der WEILschen Krankheit.

Bei der 1886 von WEIL beschriebenen und nach ihm benannten Krankheit handelt es sich um eine durch die Leptospira icterogenes bedingte Erkrankung. Nach einer Inkubationszeit von 7—10 Tagen (SCHITTENHELM), die gelegentlich aber auch bis zu 4 Wochen betragen kann (eigene Beobachtung), kommt es meist aus wenig oder gar nicht beeinträchtigter Gesundheit plötzlich zu einem Schüttelfrost und anschließendem hohen Fieberanstieg. Dieser akute Beginn ist durch den plötzlichen Einbruch der Erreger in die Blutbahn bedingt, da sich die Leptospiren von diesem Zeitpunkt ab bis zum Auftreten des Ikterus um den 5. Krankheitstag im kreisenden Blut nachweisen lassen. Es kommt während dieser Zeit zu einer Ansiedlung der Erreger besonders in der Leber und Niere und sehr oft auch in den Meningen, meist aber auch in der Skelet- und Herzmuskulatur (DRÄGERT, MOLLARET und FERROIR, MARCHAL, SOULIÉ und ROY). Mit Beginn des Ikterus lassen sich die Leptospiren nicht mehr im strömenden Blut nachweisen, und sehr bald schon schwinden sie auch an den anderen Ansiedlungsstellen (KANEKO). Sah man lange Zeit die mit einem Ikterus einhergehende Erkrankungsform als einzigen Ausdruck der WEILschen Krankheit an, so wissen wir heute doch, daß es auch meningeale Verlaufsformen ohne Ikterus gibt, die ebenfalls als eine Folge der Infektion mit der Leptospira icterogenes aufzufassen sind (u. a. TROISIER und BOQUIEN, DAVIDSON und SMITH, MARIE und GABRIEL, GUILLAIN und LEREBOULLET, KRAMER, BINGEL, MÜLLER, DEMME, DOHMEN). Gerade diese Fälle sind deswegen besonders interessant, weil sie Schlüsse auf die durch die Leber bedingten Störungen bei den mit Ikterus verlaufenden Krankheitsbildern zulassen. Bei den 10 von uns beschriebenen Fällen, die das Bild einer Meningitis ohne Ikterus geboten hatten, ließen sich bei einem

15

keine Veränderungen nachweisen, die auf eine Nierenschädigung hätten schließen lassen, bei allen anderen fand sich eine Albuminurie und ein pathologischer Sedimentbefund mit Erythrocyten und granulierten und hyalinen Zylindern. Bei keinem dieser Fälle fanden wir aber eine Steigerung des Reststickstoffs. Auch im Schrifttum finden sich nur außerordentlich spärliche Angaben über einen Harnstoffanstieg im Blut bei fehlendem Ikterus. Über einen solchen Fall berichten TROISIER, BARIÉTY und MACREZ, wo es bei einem ihrer Fälle zu einem Rest-N-Anstieg auf 52 mg% kam. Ein weiterer Fall, der wohl hierher gehört, wird von CAROLI beschrieben, der eine Rest-N-Steigerung von 107 mg% aufwies. Einer der von KOURILSKY und MAMOU mitgeteilten Fälle mit einer Rest-N-Steigerung von 75 mg% ist dieser Gruppe wohl zuzuzählen, während ein weiterer Fall, der einen Restharnstoff von 65 mg% aufwies, aber eine „leicht gelbliche Verfärbung" zeigte, nicht ohne weiteres zu den ohne Ikterus verlaufenden WEIL-schen Erkrankungen gezählt werden kann. Zwei weitere, von CAIN, CATTAN und BENSAUDE geschilderte Fälle sind deswegen nicht unter die anikterischen Verlaufsformen zu rechnen, weil sie den ersten Fall ihrer Beobachtung am 11. Krankheitstage erst zu sehen bekamen, während sie bei einem zweiten Fall, den sie als einen ohne Ikterus mit einer Rest-N-Steigerung verlaufenden Fall schildern, die leichte ikterische Verfärbung der Skleren beschreiben. Geringe Ikterusformen sind sehr leicht zu übersehen; nimmt man regelmäßige Bilirubin-bestimmungen vor, so ist man oft erstaunt, wenn man feststellen muß, daß auch mäßige Erhöhungen des Bilirubinspiegels bis 2,0 mg% keine klinisch manifesten Veränderungen der Haut und Skleren zu machen brauchen. Die Faustregel: „Ohne Ikterus stirbt kein Weil-Kranker" (DAVIDSON und SMITH) hat schon ihren Wert, wenn Ausnahmen auch vorkommen, aber doch immerhin selten sind (Tod an den Folgen von Herzmuskelschädigung, Kreislaufkollaps und infolge großer Blutungen auf Grund der hämorrhagischen Diathese, die sich im Verlaufe des Ikterus einstellen kann). Sicher ist jedenfalls, daß kein Mensch, der an einer WEILschen Krankheit leidet, an einer Urämie stirbt, wenn kein Ikterus besteht; wir selbst haben keinen derartigen Fall beobachten können, und uns ist auch kein solcher Fall aus dem Schrifttum bekannt. Dabei ist die Urämie wohl die häufigste Todesursache bei einer Krankheit, die immerhin eine recht hohe Letalität aufweist (WALCH-SORGDRAGER bei einer Zusammenstellung von 370 Fällen 11,9%, HEGLER 25% bei 77 Fällen, die 1926—1933 in Hamburg beobachtet wurden). Die nahen Beziehungen, die zwischen der mit einem Ikterus einhergehenden Krankheitsform und dem Auftreten von Wasserhaushaltsstörun-gen und Eiweißstoffwechselveränderungen bestehen, sowie die Tatsache, daß gerade von der Schwere der Leberveränderung der günstigste oder ungünstigste Verlauf der Krankheit in recht wesentlichem Maße abhängt, beweist eine weitere statistische Zusammenstellung über die WEILsche Krankheit WALCH-SORGDRAGERS:

Unter 123 Weil-Erkrankungen, die mit einem Ikterus einhergingen, boten 13, das sind 11%, keine Anzeichen einer Nephritis, während von 109 Fällen ohne Ikterus 29 oder 25% keine Veränderungen im Sinne einer Nephritis zeigten. Daß die Nierenveränderungen, die im Laufe der mit einem Ikterus einhergehenden Erkrankungen schwerer sind, beweist eine andere Erscheinungsform, nämlich die Oligurie. So boten von 106 Ikteruskranken 38 (= 35%) die Anzeichen einer Oligurie (10 von diesen hatten eine Anurie). Von 34 Todesfällen dieser Gruppe

hatten 29 eine Oligurie (davon 10 eine Anurie). Von den 95 Kranken ohne Ikterus hatten lediglich 5 (etwa 5%) eine Oligurie, *keiner aber eine Anurie*. Nach dem gleichen Autor zeigte sich auch eine weitgehende Übereinstimmung zwischen den obigen Resultaten und der Höhe des Blutharnstoffes: Bei 19 tödlich verlaufenen Fällen fand sich ein Blutharnstoffgehalt zwischen 200 und 600 mg%. Bei den 17 ikterischen Fällen, bei denen die Harnstofferhöhung zurückging, lag der Blutharnstoffwert zwischen 30 und 360 mg%. (Diese Zahl schwankte je nach dem Tage, wo die ersten Untersuchungen vorgenommen werden konnten, und war abhängig davon, ob eine Oligurie vorhanden war oder nicht.) Von den 13 Fällen ohne Ikterus hatte lediglich einer einen Blutharnstoffwert von 130 mg%, bei allen anderen lag er unter 100 mg%.

Es bliebe noch zu erwähnen, daß es neben der Leptospira icterogenes andere Leptospirenarten gibt, die ebenfalls Krankheitsbilder hervorzurufen vermögen, die sich im allgemeinen durch ihren Verlauf und die Art und Häufigkeit ihrer Komplikationen von der WEILschen Krankheit unterscheiden, die aber doch mit dem klinischen Bilde der WEILschen Krankheit das gemein haben, daß auch bei diesen hepatorenale Störungen auftreten können. Abgesehen von einigen in den Tropen auftretenden Leptospireninfektionen, die zum Teil auch klinisch zu wenig erforscht sind, seien hier das Feldfieber genannt, über das RIMPAU jüngst eine zusammenfassende Studie veröffentlichte, das japanische Herbstfieber (KANEKO, KOTORII, AOKI, MORIMOTO). Interessant ist es, daß die beim Hunde die Stuttgarter Hundeseuche bedingende Leptospira canicola auch beim Tier zu schweren Leber-Nierenschädigungen führt (WIRTH). Gelegentlich kommt es auch zu einer Übertragung dieser Leptospiren auf den Menschen (SCHÜFFNER und WALCH-SORGDRAGER, TETZNER).

HEGLER betont 1934, daß er des öfteren Urämieformen bei der WEILschen Krankheit gesehen habe, die durch einen Kochsalzmangel bedingt waren. Er hebt aber hervor, daß der Chlormangel nicht das einzige Moment bei manchen Formen der Urämie im Verlaufe der WEILschen Krankheit sein könne, da es Krankheitsbilder gebe, denen diese Chloropenie fehle und die bei an sich guter Nierenfunktion bezüglich der Wasserausscheidung doch urämisch würden, und glaubt, daß diese Verlaufsformen von den durch die Leber bedingten Schädigungen abhängig seien.

Genauere Analysen der mit einer Reststickstoffsteigerung einhergehenden Erkrankungsformen der WEILschen Krankheit sowie chemische Untersuchungen des Blutes und des Urins, über die wir 1937 schon kurz berichteten, ermöglichen es, drei verschiedene Urämieformen zu unterscheiden, die im Verlaufe einer WEILschen Krankheit auftreten können, nämlich:

1. die hypochlorämische Urämie; 2. die vorwiegende Produktionsurämie; 3. die vorwiegende Retentionsurämie.

1. Die hypochlorämische Azotämie und Urämie.

Als Beispiel für die hypochlorämische Urämie mag folgender Fall angeführt werden:

Fall 3. Der 34 Jahre alte Kaufmann F. M. gab an, als Kind Masern gehabt zu haben. 1916 und 1918 hatte der Patient je eine Woche hohes Fieber gehabt, kann aber nicht mehr angeben, worum es sich damals gehandelt hat. 1923 wurde bei ihm ein Magengeschwür

festgestellt; er mußte Diät einhalten. Wegen der gleichen Beschwerden machte er 1925 und 1931 eine Ulcusdiät durch.

· Am 24. 6. 34 hatte der Patient in der Elbe zum letzten Male gebadet. Eine andere Möglichkeit einer späteren Leptospireninfektion bestand nicht. Am 26. 7. 34 erkrankte er plötzlich mit einem Schüttelfrost, die Körpertemperatur stieg danach auf 39,9° an. Es stellten sich Waden- und Gelenkschmerzen ein. Am nächsten Tage hatte er immer noch 40° Fieber.

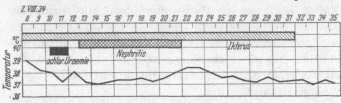

Abb. 1 (Fall 3). Am 10. Krankheitstage kommt es zu einer hypochlorämischen Urämie. Es besteht ein intensiver Ikterus, klinisch aber keine Anzeichen einer Nephritis. Beweist die Unabhängigkeit der Hypochlorämie von der Nierenschädigung.

Am 30. 7. 34 stellten sich außerordentlich heftige Kopfschmerzen ein, die kaum zu ertragen waren. Gleichzeitig fiel eine leichte gelbliche Verfärbung der Haut und Skleren auf. Es kam im Laufe des Tages mehrmals zu starkem Erbrechen. Temperatur 40°. Bis zu seiner Krankenhausaufnahme hielten die Kopf-, Leib- und Wadenschmerzen an. Wegen dieser Veränderungen erfolgte am 2. 8. 34 die Aufnahme in die Klinik.

Befund. Mittelgroßer Mann in schlechtem Allgemeinzustand. Es findet sich ein hochgradiger Ikterus. Es besteht eine deutliche Nackensteifigkeit, positiver Kernig. Der Leib ist weich, die Palpation der Bauchdecken aber sehr schmerzhaft. Die Leber überragt den unteren Rippenbogen um etwa zwei Querfinger, ihr unterer Rand ist druckempfindlich. Die Milz ist nicht nachweisbar vergrößert. Erhebliche Wadenschmerzen auf Druck und bei Bewegungen. Sonstige krankhafte Befunde konnten nicht erhoben werden.

Verlauf. 2. 8. 34: Wegen der deutlichen Zeichen einer Meningitis wird eine Lumbalpunktion vorgenommen: Druck 240 mm Wasser, Zellen 153/3, meist Lymphocyten. Nonne-Apelt +, Weichbrodt +, Pandy +. Mastixkurve: Angedeutete Linkskurve mit tiefem Ausfall bei 5. WaR. im Blut und Liquor negativ. Blutsenkung 91 mm nach 1 Stunde. Im Urin Proben auf Urobilin +, Urobilinogen (+), Gallenfarbstoffe +, Eiweißprobe Hauch. Sediment o. B. RR. 120/80 mm Hg. Leukocyten 14000. Fieberkurve (Abb. 1). 3. 8. 34: Der Patient wird im Laufe des Tages auffallend schläfrig und interessenlos. Gegen Abend ist er nur schwer wach zu bekommen und gibt auf Fragen nach längerem Besinnen erst Antwort. Die Kopfschmerzen sind aber erheblich besser geworden und durchaus zu ertragen. Bilirubin 12 mg%. 4. 8. 34: Der Ikterus hat erheblich zugenommen. Bilirubin 35 mg%. Der psychische Zustand ist unverändert geblieben. Wie die Untersuchung des Blutes vom 3. 8. 34 ergeben hat, besteht eine deutliche hypochlorämische Urämie (Abb. 2). Es wird deshalb eine intravenöse Dauertropfinfusion gemacht, und der Patient erhält außerdem noch rectal einen Tropfeinlauf mit physiologischer Kochsalzlösung. Die Kochsalzzufuhr wird bis zum 6. 8. 34 einschließlich fortgesetzt. Noch während die Kochsalzzufuhr stattfindet, wird der Patient wieder frischer und ist nicht mehr so schläfrig. Am 7. 8. 34 ist der Patient psychisch wieder so frisch wie vorher. Die Kopfschmerzen sind völlig geschwunden. Der Ikterus ist unverändert (am 6. 8. 34 36 mg% Bilirubin). Blutzucker 99 mg%. Während bis zum 7. 8. 34 im Urinsediment keine krankhaften Bestandteile nachweisbar waren, sind an diesem Tage Erythrocyten (—), Leukocyten (+) und granulierte Zylinder nachweisbar.

Abb. 2 (Fall 3). Rest-N-Steigerung infolge Hypochlorämie (Blutkochsalz 420 mg%). Nach Kochsalzgaben von 28 g prompter Abfall des Rest-N auf normale Werte, dagegen nur unwesentlicher Anstieg des Blutkochsalzspiegels (440 mg%). Nach Ausgleich des Kochsalzdefizits des Gewebes kommt es zu einem Rückgang der Azotämie.

Dieser krankhafte Urinbefund bleibt bis zum 15. 8. 34 nachweisbar, wird aber in der Folgezeit nicht mehr gefunden. Es kommt vom 14. 8. bis zum 21. 8. 34 zu einem Rezidiv mit leichtem Fieberanstieg; der Ikterus geht aber während dieser Zeit deutlich zurück. So beträgt der Bilirubingehalt am 20. 8. 34 0,8 mg%. Die Weil-Komplementbindung, die am 3. 8. 34 positiv bis $^{1}/_{100}$ war, steigt am 4. 9. 34 auf $^{1}/_{50000}$ + an. Weitere

Komplikationen traten nicht auf, der Patient wurde am 8.9.34 wieder entlassen. Lange Zeit blieb er aber noch leicht ermüdbar.

Der Kürze halber seien nur für die Zeit, wo die Anzeichen der hypochlorämischen Urämie bestanden, Blutdruck, Urinausscheidung und spezifisches Gewicht in der folgenden Tabelle zusammengestellt:

	2.8.34	3.8.34	4.8.34	5.8.34	6.8.34	7.8.34	8.8.34	9.8.34	10.8.34	11.8.34
Blutdruck (mm Hg) .	120/80	120/75	120/60	120/80	125/75	120/70	115/65	120/60	110/65	
Urinmenge (ccm) . . .	700	2100	2100	2600	3350	2800	2200	2500	2400	2800
Spez. Gew. .	1017	1012	1012	1012	1008	1007	1011	1010	1010	1011

Bei dem Patienten kam es im Verlaufe der WEILschen Krankheit am 9. Krankheitstage zu dem Symptomenbild einer hypochorämischen Urämie. Es bestand zwar schon zur Zeit der Aufnahme ein erheblicher Ikterus, der aber gerade dann auffällig zunahm, als die hypochorämische Urämie auch klinische Erscheinungen zu machen begann (Zunahme des Bilirubins im Blut von 12 auf 35 mg%). Wir wissen zwar nicht, ob nicht schon vorher eine, durch Chlormangel bedingte, beginnende Rest-N-Steigerung vorhanden war; es ist aber immerhin bemerkenswert, daß sie mit der Zunahme des Ikterus zu dem klinisch manifesten Bilde der hypochlorämischen Urämie führte, so daß es nahe liegt, hier an einen ursächlichen Zusammenhang zu denken. Daß in diesem Falle ein ursächlicher Zusammenhang zwischen der Chlorverarmung und der Vermehrung des Rest-N besteht und andere Ursachen dafür nicht in Frage kommen, beweist der Erfolg der Therapie; nach Gaben von 28 g Kochsalz im Laufe von 3 Tagen kam es zu einem Abfall des Reststickstoffs auf normale Werte und gleichzeitig zu einem Schwinden der durch die Azotämie bedingten klinischen Erscheinungen.

Es ist die *Frage* zu ventilieren, *wie es im Laufe der* WEIL*schen Krankheit zu einer solchen Kochsalzverarmung kommen kann.* Unsere Beobachtung in dem später zu schildernden Fall 6 beweist, daß es sicher nicht zu einer vermehrten Ausschwemmung des Chlors durch den Urin kommt. Es ist sogar das Gegenteil festzustellen, daß es nämlich während der Ikterusperiode und am ausgesprochensten während des febrilen Stadiums zu einer deutlichen Verminderung der Chlorausscheidung kommt, die sich auch nicht durch große Kochsalzgaben irgendwie nennenswert beeinflussen läßt, wie wir es immer wieder sahen und wie es in gleicher Weise auch von MERKLEN und LIOUST festgestellt haben. Da es aber auch nicht zu einem Anstieg des Blutchlorspiegels kommt, muß also zwingenderweise angenommen werden, daß es zu einer *Chlorverschiebung* unter diesen krankhaften Verhältnissen kommt *dergestalt, daß bestimmte Gewebe das angeboetene Chlor an sich reißen.* Daß dem in der Tat so ist, dafür spricht auch eine Mitteilung von MERKLEN und ADNOT, die beobachten konnten, wie es bei einem ihrer Patienten zu einer Chlorverarmung des Blutes und gleichzeitig zu einer Rest-N-Steigerung kam. Mit zurückgehendem Ikterus klang aber auch die Hypochlorämie ab, obwohl dem Patienten keine nennenswerten Chlorgaben zugeführt worden waren. Es muß also wieder zu einer Mobilisierung des von den Geweben retinierten Chlors gekommen sein.

Eine solche Retention von Chlor in den Geweben finden wir gar nicht selten. Beim Diabetes mellitus sind sie schon länger bekannt und eingehender studiert

worden (Meyer-Bisch, Engel, Berning). Wir haben an unserer Klinik auf Veranlassung von Herrn Professor Berg diese Fragen schon seit Jahren verfolgt und feststellen können, daß die Infektionskrankheiten wohl ausnahmslos, ja jeder febrile Infekt zu einer solchen Chlorverschiebung Veranlassung geben kann. Sehen wir in diesem Zusammenhang von den Erkrankungen ab, die einen Chlor*verlust* zur Folge haben (Erbrechen, Diarrhöe, ungenügende Zufuhr durch die Nahrung und vermehrte Ausscheidung durch die Nieren bei Ausschwemmung retinierter Flüssigkeitsmengen), so sind diese Verschiebungen des Chlors beim Addison schon länger bekannt; Berg und Berning beschrieben sie auch bei den Fällen von Pankreatitis. Wir haben in der laufenden Kontrolle der Urinchlorausscheidung einen außerordentlich feinen Maßstab für die Störung des Chlorhaushaltes erkennen gelernt. Es läßt sich dabei nämlich feststellen, daß selbst bei ausreichender Chlorzufuhr durch die Nahrung oder auf parenteralem Wege nicht eine vermehrte Ausscheidung wie beim Gesunden die Folge ist, sondern daß es zu einer Retention dieses Chlors kommt, wobei ein Anstieg des Blutchlorspiegels nicht zu erfolgen braucht. Diesen Zustand hat Berg als ,,chloroprive Situation" bezeichnet; er ist nicht identisch mit der ,,hypochlorämischen Azotämie", bei der wir neben der Chlorverarmung des Blutserums gleichzeitig eine Rest-N-Steigerung sehen und je nach ihrem Ausmaß die Zeichen der klinischen Urämie feststellen können. Die ,,chloroprive Situation" *kann* zur ,,hypochlorämischen Azotämie" und zur ,,hypochlorämischen Urämie" führen, sie *braucht* es aber nicht! Geht die auslösende Krankheit zurück, so kommt es entweder zu einer normalen oder gar zunächst vermehrten Chlorausscheidung. Daß auch bei der Weilschen Krankheit die Voraussetzungen die gleichen sind, ergaben auch die Beobachtungen von Chauffard.

Den Nachweis dafür, daß es bei einer Chlorverarmung nicht zu einem gleichmäßigen Chlorverlust aller Gewebe kommt, erbrachten Meyer-Bisch und Bock bei ihren Tierversuchen nach Pankreasexstirpation. Sie stellten dabei fest, daß das Muskelgewebe eine Zunahme; das Blut, die Haut und vor allen Dingen aber die Leber eine deutliche Abnahme des Chlorgehaltes aufwiesen. Daß auch bei der im Laufe der Weilschen Krankheit auftretenden Hypochlorämie die Verhältnisse insofern ähnlich liegen, als die Chlorabnahme in allen Organen nicht die gleiche ist, und daß die Leber vor allen Dingen den größten Chlorverlust aufweist, beweisen die bislang nicht veröffentlichten Untersuchungen Scribas an veraschten Organen von an Weilscher Krankheit und im Verlaufe hypochlorämischer Urämien Verstorbenen.

Darüber, daß *für derartige Zustandsbilder* der *Chlorverlust die auslösende Ursache ist*, besteht heute kein Zweifel mehr. Die Ansichten sind aber darüber noch geteilt, wie man sich das Zustandekommen der Rest-N-Vermehrung im Blut zu erklären hat. Aus einer Exsiccose, die Porges als möglicherweise dabei eine Rolle spielendes Moment mit anführt und durch die Ecke bei seinen Versuchen die Rest-N-Steigerung ausgelöst fand, ist das Bild nicht zurückzuführen, weil es allein durch Wasserzufuhr nicht gelingt, eine Änderung des Zustandes herbeizuführen. Wollte man in der Leber die Hauptursache suchen, so wird man sich vergegenwärtigen müssen, daß zwar der vermehrte Harnstoff in der Leber gebildet werden müßte, wenn es sich bei diesen Bildern in der Tat um eine vermehrte Harnstoffproduktion handelte. Es müßten aber die Substanzen, aus

denen erst in der Leber der Harnstoff gebildet wird, in vermehrtem Maße auftreten, mit anderen Worten, es müßte zu einem vermehrten Eiweißzerfall kommen, der nicht in der Leber vor sich zu gehen braucht; Borst hat bei einem seiner Fälle, bei dem es sich nicht um eine Weilsche Krankheit handelte, eine Harnstoffretention feststellen können, betont aber, daß die anatomisch nachweisbaren Veränderungen in Form von Kalkablagerungen in den Tubuli der Nieren so gering wären, daß eine renale Ursache schon deswegen mehr als unwahrscheinlich sei, wie auch von anderer Seite vermehrte N-Ausscheidung durch die Nieren bei der hypochlorämischen Azotämie im Verlaufe der Weilschen Krankheit beobachtet wurde (Merklen und Adnot, Varela und Rubino, Chauffard, Duvoir, Laudat, Pollet und Bernard). Frank denkt daran, daß eine Wechselwirkung von kochsalzarmem Plasma und Niere bestehen könne, durch die eine Nierenfunktionsstörung mit hervorgerufen werden könnte, und unter Umständen sei daneben noch eine besondere toxische Einwirkung vorhanden, die man zum mindesten in den schweren Formen annehmen müsse. Jetzler faßt die Ansichten dahingehend zusammen: „Diese ‚Chloropénie‘ wird als eigentliche Ursache für die Harnstoffretention angesehen, die als ein Regulationsvorgang zur Beibehaltung der Molekularkonzentration des Blutes betrachtet wird und bei der erst sekundär die Nieren beteiligt sind.“ Gegen diese Annahme läßt sich aber die Beobachtung anführen, daß im Laufe von Harnstoffsteigerungen, die auf einer Nierenerkrankung basieren, es zu einer Hypochlorämie kommen kann. Blum (zitiert nach Borst) konnte in diesen Fällen durch Kochsalzgaben eine Ausschwemmung von Harnstoff erreichen, doch blieb in den meisten Fällen der Blutharnstoff noch hoch. Wenn aber zur Beibehaltung der Molekularkonzentration des Blutes der Harnstoff notwendig wäre, so könnte sich der Körper ja des schon vorhandenen Harnstoffs bedienen, und es brauchte nicht noch zu einer vermehrten Harnstoffbildung zu kommen, da, in Analogie zu anderen Fällen mit hypochlorämischer Azotämie, die schon nephrogen bedingte Harnstoffsteigerung zum Ausgleich der Molekularkonzentration genügen müßte. Außerdem aber müßte man auch bei den hypochlorämischen Azotämien ein bestimmtes Verhältnis zwischen Hypochlorämie und Azotämie feststellen, das jedoch nicht besteht. Weiterhin sehen wir — das verdient hervorgehoben zu werden — Chlormangelzustände des Blutes, die nicht notwendigerweise auch zu einer Reststickstoffvermehrung führen. Kurzum, die große Zahl der aufgestellten Hypothesen scheint zu beweisen, daß wir die Voraussetzungen, worauf einmal bei der Chlorverarmung des Gewebes überhaupt die Rest-N-Steigerung beruht, zum andern weswegen es in den meisten Fällen dabei zu einer solchen Reststickstoffvermehrung kommt, in anderen aber nicht, noch nicht sicher kennen.

Gegen die Chlormangelazotämie ist das Mittel der Wahl das Kochsalz, durch das sich die leichten und mittelschweren Fälle prompt beeinflussen lassen, wie wir es auch bei dem von uns geschilderten Fall erlebten. Dieser günstige Effekt, den die Kochsalzzufuhr bei bestimmten Azotämien der Weilschen Krankheit hat, war den Klinikern schon zu einer Zeit bekannt, als man den ursächlichen Zusammenhang zwischen Chlormangel und Reststickstoffsteigerung noch nicht kannte (Trembur und Schallert, Hillgermann). Sind die durch die Azotämie gesetzten Schäden aber schon zu groß, so erweist sich auch das Kochsalz nicht

mehr als wirksam (BORST). Es kann bei hochgradigen Formen dieser Azotämie neben der Harnstoffvermehrung auch zu einer Vermehrung von Xanthoprotein und von Indican kommen, wie es die Beobachtungen von BORST und FRANK beweisen, wobei eine Blutdrucksteigerung nicht erfolgt, die auch bei unseren . Patienten nicht vorlag.

2. Die vorwiegende Produktionsurämie.

Fall 4. Der 31 Jahre alte Patient G. R. gab an, wegen einer Rachitis in der Kindheit spät laufen gelernt zu haben. 1923 akquirierte er eine Lues; es wurde bei ihm 1923/24, 1924/25 und 1926 je eine kombinierte Bismogenol-Salvarsankur durchgeführt. Die serologischen Reaktionen waren seit der ersten Behandlung negativ. 1930 war er wegen eines Bubo inguinalis 4 Wochen lang in einem Krankenhaus in Behandlung. 1936 hatte er einen Unfall, bei dem es zu einer leichten Verletzung der rechten Großzehe kam. Am 20. 6. 36 badete der Patient in der Elbe und am 22. 6. 36 in einem moorigen Gewässer in der Umgebung Hamburgs. Am 1. 7. 36 traten vormittags sehr heftige Kopfschmerzen auf, und es stellten sich Schwindelgefühl und Benommenheit ein. Es bestanden mäßige Muskelschmerzen, besonders in den Waden, und er konnte schlechter schlucken. Am 2. 7. 36 bestand morgens Fieber von 38,2°. Am Nachmittag des gleichen Tages sah ihn sein behandelnder Arzt, der ihn gleich dem Krankenhaus wegen des Verdachts auf „Kopfgrippe" überwies.

Befund. Es handelte sich um einen mittelgroßen Patienten in gutem Ernährungs- und Kräftezustand. Ein Ikterus bestand nicht. Es fand sich aber eine deutliche Conjunctivitis. Es bestand eine deutliche Nackensteifigkeit, geringer Opisthotonus und angedeuteter Kernig. Die Leber war nicht nachweisbar vergrößert, die Milz eben palpabel. Im Urin war außer einer Eiweißtrübung kein krankhafter Befund zu erheben. Fieber von 39,2°.

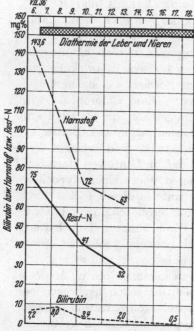

Abb. 3 (Fall 4). Akute Azotämie bei WEILscher Krankheit bei guter N-Ausscheidung (vorwiegende Produktionsurämie). Am 7. 7. Tyrosin im Urin nachweisbar, am 10. 7. Tyrosin nicht mehr nachweisbar. Gewisser Parallelismus von Bilirubinämie und Azotämie. Mit Rückgang der Bilirubinämie auch Schwinden der Azotämie.

Verlauf. 3. 7. 36: Die Temperaturen, die morgens auf 37,6° abgefallen sind, steigen im Laufe des Tages wieder auf 39,8° an. Befinden unverändert. RR. 115/65 mm Hg. Im Urinsediment finden sich vereinzelt Erythrocyten. 4. 7. 36: Das Fieber liegt während des ganzen Tages um 40°. Im Blutbild finden sich 6000 Leukocyten und eine deutliche Linksverschiebung. Das rote Blutbild ist ohne Besonderheiten. Blutsenkung 75 nach einer und 109 mm nach 2 Stunden. Eine Blutkultur wird angelegt, bleibt aber steril. Ein Ikterus ist nicht feststellbar, gegen Abend ist aber der Urin auffällig dunkel gefärbt, die Gallenfarbstoffprobe ist positiv. 5. 7. 36: Der Ikterus ist deutlich geworden. Es sind nicht nur die Skleren, sondern auch die Haut ist gelblich verfärbt. Im Urin tritt bei der Eiweißprobe eine Trübung auf, im Sediment finden sich Erythrocyten (+) und granulierte Zylinder. RR. 125/90 mm Hg. Urinausscheidung 1050 ccm, spezifisches Gewicht 1020, Harnstoffausscheidung 21,8 g. Am gleichen und in den nächsten 2 Tagen werden je 20 ccm Weil-Serum gegeben. 6. 7. 36: Wegen der immer noch bestehenden heftigen Kopfschmerzen wird eine Lumbalpunktion vorgenommen; Zellen 71/3, pathologische Mastixkurve. *Ergebnisse der chemischen Blutuntersuchung s. Abb. 3.* Nachzutragen wäre noch, daß der *Blutkochsalzgehalt* 570 mg% betrug. 7. 7. 36: Die Temperaturen liegen noch um 38,2°. RR. 110/65 mm Hg. Befinden unverändert, die Kopfschmerzen haben etwas an Intensität nachgelassen. Tyrosin

im Urin nachweisbar. Am gleichen Tage wird ein Wasserversuch durchgeführt: Nach einer Flüssigkeitszufuhr von 1000 ccm um 7 Uhr

	10 Uhr	10,30 Uhr	11 Uhr	11,30 Uhr	12 Uhr	13 Uhr	14 Uhr	15 Uhr	16 Uhr	17 Uhr	18 Uhr	19 Uhr	24—7 Uhr
Urinmenge .	390	70	60	65	40	70	85	70	80	85	60	80	450
Spez. Gew. .	1007	1008	1009	1011	1015	1012	1012	1015	1010	1016	1019	1015	1013

Die Flüssigkeitsausfuhr betrug innerhalb der ersten 4 Stunden 625 ccm und in den folgenden 20 Stunden 980 ccm, die Gesamtausscheidung 1605 ccm. 8. 7. 36: Die Temperaturen liegen um 38°. Blutzuckerbelastung nach Zufuhr von 50 g Traubenzucker

	nüchtern	nach 20 Min.	nach 40 Min.	nach 60 Min.	nach 120 Min.	nach 180 Min.	nach 240 Min.
Blutzucker mg% . .	99	135	153	182	150	120	118

9. 7. 36: Die Temperatur ist zum ersten Male wieder bis auf 37° abgesunken. Der Patient fühlt sich aber immer noch sehr schlapp. Er ist sehr abgemagert. RR. 110/60 mm Hg. 10. 7. 36: Immer noch sehr starker Ikterus. Blutkochsalz 570 mg%. Tyrosin im Urin nicht mehr nachweisbar. 13. 7. 36: In wenigen Tagen hat sich der Zustand außerordentlich gebessert. Der Ikterus ist auffallend stark zurückgegangen. Blutkochsalz 570 mg%. 20. 7. 36: Es wird zum letzten Male ein krankhafter Sedimentbefund mit Erythrocyten und hyalinen Zylindern erhoben. Der Zustand hat sich außerordentlich gebessert. Es bestehen keinerlei Beschwerden mehr. 23. 7. 36: Wasserversuch. Nach Zufuhr von 1000 ccm um 7 Uhr werden ausgeschieden:

	7,30 Uhr	8 Uhr	8,30 Uhr	9 Uhr	9,30 Uhr	10 Uhr	10,30 Uhr	11 Uhr	11,30 Uhr
Urinmenge .	60	80	300	65	28	18	15	18	10
Spez. Gew. .	1020	1018	1008	1014	1018	1019	1022	1021	1020

	12 Uhr	13 Uhr	14 Uhr	15 Uhr	16 Uhr	17 Uhr	18 Uhr	19 Uhr	24—7 Uhr
Urinmenge .	13	11	20	30	28	20	15	15	20	170
Spez. Gew. .	1029	1020	1024	1022	1024	1019	1024	1024	1023	1020

Die Flüssigkeitsausfuhr betrug innerhalb der ersten 4 Stunden 584 ccm und in den folgenden 20 Stunden 366 ccm, die Gesamtausscheidung 950 ccm. (Der Versuch wurde an einem heißen Sommertag durchgeführt, so daß ein Teil der zugeführten Flüssigkeitsmenge durch Schweißabsonderung verlorenging). 24. 7. 36: Leichtes, nur 4 Stunden andauerndes Serumspätexanthem. Die Weil-Komplementbindung, die am 10. 7. 36 $1/_{10}$ positiv war, stieg am 20. 7. 36 au $1/_{200}$ an. Die Entlassung erfolgte am 12. 8. 36, ohne daß noch krankhafte Veränderungen nachweisbar gewesen wären.

Fall 5. Der 27 Jahre alte Patient H. W. gab an, daß sein Vater schon seit mehreren Jahren magenleidend sei. Er selbst hatte als Kind eine Diphtherie überstanden. 1930 wurde bei ihm eine Schilddrüsenvergrößerung festgestellt, er wurde deswegen vom Hausarzt mit Jod behandelt. Am 12. 8. 36 hatte der Patient in der Elbe gebadet. Am 30. 8. 36 stellten sich Kopf- und Halsschmerzen ein, und es trat ein Hitzegefühl auf. Im Vordergrund aber standen Schmerzen besonders in den Waden, so daß das Gehen sehr beschwerlich war. Am 3. 9. 36 stellte sich eine Gelbsucht ein, so daß er deswegen der Klinik überwiesen wurde. Dem Patienten war aufgefallen, daß er seit dem Beginn seiner Krankheit sehr viel Urin lassen mußte.

Befund: Es handelte sich um einen Patienten in ausreichendem Ernährungszustand. Die Haut und Skleren waren ikterisch verfärbt. Es fand sich keine Struma. Über den Lungen keine Schalldifferenzen, über beiden Lungen fanden sich vereinzelt trockene, fein- bis mittelblasige Geräusche. Die Leber überragte den unteren Rippenbogen um etwa einen Querfinger. Im Epigastrium wurde ein nicht näher zu lokalisierender Druckschmerz angegeben. Der untere Leberrand war bei der Palpation druckempfindlich. Die Milz war eben tastbar.

Es fanden sich ziemlich starke Wadenschmerzen. Im Blutbild war neben einer Leukocytose von 12000 eine erhebliche Linksverschiebung mit 12% Stabkernigen und 1% Ju-
gendlichen nachweisbar. Die Temperaturen betrugen 38,4°. Im Urin ergab die Eiweißprobe eine Trübung, die Gallenfarbstoffprobe und die Urobilinogenprobe waren positiv. Urinsediment: Vereinzelt Erythro-cyten, Leukocyten, reichlich granulierte Zylinder. Der Patient erhält am gleichen Tage 20 ccm Weil-Serum i.v. und weitere 20 ccm i.m. Auch in den näch-sten 5 Tagen erhält er je 20 ccm i.m. in einer Ge-samtdosis von 140 ccm.

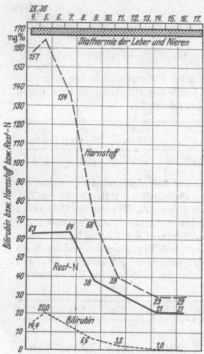

Abb. 4 (Fall 5). Akute Azotämie bei WEIL-
scher Krankheit (die Norm übersteigende
N-Ausscheidung). Am 4. 9. im Urin Tyrosin
nachweisbar, vom 8. 9. ab findet es sich nicht
mehr. Parallelismus von Bilirubinämie und
Azotämie. Unterschied zwischen Rest-N und
Harnstoffkurve durch fehlende Rest-N-Unter-
suchung am 5. 9. bedingt.

Verlauf. 4. 9. 36: Im Laufe des Tages steigt das Fieber auf 39,3° an. Der Ikterus hat an Intensität noch zugenommen. *Gute Urinausscheidung* (s. Abb. 5!). Der Patient macht einen schwerkranken Eindruck. *Ergebnis der chemischen Blutuntersuchung s. Abb. 4!* 5. 9. 36: Die Temperaturen sind auf 37,8° zurück-gegangen. Krankheitsbild unverändert. Immer noch Klagen über Wadenschmerzen. Blutzucker 137 mg% (nüchtern!). Tyrosin im Urin nachweisbar. *Blut-kochsalzspiegel 580 mg%, Xanthoprotein 45, Indican* (+). 6. 9. 36: Der Ikterus hat auch weiterhin an Intensität zugenommen. Der Patient nimmt nur Flüssigkeit zu sich. Weil-Komplementbindung po-sitiv bis $^{1}/_{1600}$. 7. 9. 36: Blutsenkung 110 mm nach einer und 120 mm nach 2 Stunden. RR. 120/70 mm Hg. Blutzucker 121 mg%. *Freie Aminosäuren im Blut-serum 7,7 mg%, Harnsäure unter 2,0 mg%*. Harn-stoffausscheidung 28,3 g. 8. 9. 36: Der Lebertumor ist größer geworden im Vergleich zum Aufnahme-tag; die Leber überragt den unteren Rippenbogen jetzt um 3 Querfinger. RR. 115/65 mm Hg. Durch den Urin werden im Laufe des Tages 0,969 g Am-moniak und 16,91 g Stickstoff ausgeschieden. Tyro-sin im Urin nicht nachweisbar. 9. 9. 36: Der Ikterus ist auffallend stark zurückgegangen. Subjektiv er-hebliche Besserung des Allgemeinbefindens. Seit dem
6. 9. 36 sind die Temperaturen auf subfebrile Werte zurückgegangen. Blutzucker 109 mg%, *Kochsalzspiegel 570 mg%*. Xanthoprotein 20, Indican negativ. 10. 9. 36: Urinuntersuchung:

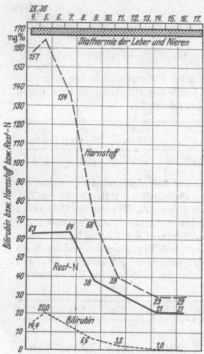

Abb. 5 (Fall 5). Vermehrte, die akute Azotämie weit über-
dauernde Polyurie.

Gallenfarbstoffe sind nicht mehr nachweisbar, Urobilinogen (+), Uro-bilin (+). Ammoniakausscheidung 1,087 g, Stickstoff 10,611 g. Tyrosin im Urin nicht nachweisbar. 11. 9. 36: Blutkochsalzspiegel 560 mg%, Xan-thoprotein 21, Indican negativ, freie Aminosäuren 7,2 mg%. Vom 12. bis 28. 9. 36 kommt es wieder zu einem Fieberanstieg bis anfangs 39,2°. Es bleiben noch subfebrile Temperatu-ren bis zum 5. 10. 36 bestehen. Das Allgemeinbefinden ist während die-ser Zeit relativ gut. Der Patient fühlt sich nur schlapp und matt. Der Ap-

petit bessert sich. Chemische Untersuchungen des Blutes, soweit sie nicht aus der Abb. 4 ersichtlich sind: 14. 9. Blutzucker 99 mg%, Blutkochsalzspiegel 570 mg%, Xanthoprotein 22, Indican negativ, freie Aminosäuren 6,3 mg%. Im Urin immer noch ein pathologischer

Sedimentbefund mit Erythrocyten, granulierten und hyalinen Zylindern. Urinausscheidung 1,044 g Ammoniak, 8,6 g Stickstoff. 16. 9. 36: Blutzucker 100 mg%, Blutkochsalzspiegel 570 mg%, Xanthoprotein 21, Indican negativ, freie Aminosäuren 6,8 mg%. Ammoniakausscheidung 0,972 g, Stickstoff 8,078 g. 17. 9. 36 Wasserversuch. Nach Zufuhr von 1500 ccm Flüssigkeit um 9 Uhr werden ausgeschieden:

	10 Uhr	10,30 Uhr	11 Uhr	11,30 Uhr	12 Uhr	12,30 Uhr	13 Uhr	13,30 Uhr	14 Uhr
Urinmenge . .	350	110	120	70	90	130	120	100	40
Spez. Gew. . .	1005	1002	1002	1004	1004	1003	1004	1002	1004

	16 Uhr	17 Uhr	19 Uhr	21 Uhr	23 Uhr	1 Uhr	3 Uhr	5 Uhr	7 Uhr
Urinmenge . .	250	100	100	120	100	80	50	60	40
Spez. Gew. . .	1001	1002	1004	1004	1004	1005	1005	1008	1013

Die Flüssigkeitsausfuhr betrug innerhalb der ersten 4 Stunden 1090 ccm und in den folgenden 20 Stunden 940 ccm, die Gesamtausscheidung 2030 ccm.

22. 9. 36: Es ist inzwischen zu einem Abfall des Hämoglobins von 74 auf 46% gekommen. Auf Eisengaben hin steigt das Hämoglobin bis zum 28. 9. 36 auf 58% wieder an. 23. 9. 36: Blutzucker 89 mg%, Blutkochsalzspiegel 600 mg%, Xanthoprotein 22, Indican negativ. Im Urin sind zum erstenmal keine krankhaften Bestandteile mehr nachzuweisen.

7. 10. 36: Kochsalzspiegel 590 mg%, Xanthoprotein 20, Indican negativ, freie Aminosäuren 6,4 mg%. Bei einem am 6. 10. 36 durchgeführten Wasserversuch reichlich überschießende Ausscheidung, die Konzentration erreicht nur 1016. Es wird deshalb am 12. 10. ein Durstversuch über 12 Stunden durchgeführt, bei dem aber nur eine Konzentration von 1022 erreicht wird. Da der Patient immer noch leicht ermüdbar ist, wird er am 31. 10. 36 zu einer Nachkur aus der Klinik entlassen. Krankhafte Befunde sind nicht mehr nachweisbar. Er hatte während der akuten Krankheitserscheinungen erheblich an Gewicht abgenommen, das er auch während des Krankenhausaufenthaltes noch nicht wieder eingeholt hatte.

Wir hatten Gelegenheit, ihn am 17. 1. 37 nachzuuntersuchen: Es waren dabei keinerlei krankhafte Befunde mehr zu erheben. Der Bilirubingehalt lag unter 0,5 mg%, das Hämoglobin war auf 93% wieder angestiegen. Bei einem nochmals durchgeführten Wasserversuch war die Ausscheidung intakt, es wurde eine Konzentration von 1029 erreicht.

Fall 6. Der 39 Jahre alte Sielarbeiter R. T. gibt an, sein Vater sei mit 50 Jahren an einer Lungenentzündung, seine Mutter mit 56 Jahren an den Folgen einer Lungentuberkulose gestorben.

Als Kind hatte er Masern und Keuchhusten. 1930 erlitt er einen Unfall. Wegen eines Nervenshocks lag er 5 Tage lang in einem Krankenhaus. 1937 hatte er eine „Blutvergiftung" am rechten Auge und wurde 6 Wochen lang deswegen in einem Krankenhaus behandelt.

Am 1. 9. 40 erkrankte der Patient plötzlich mit einem Schüttelfrost und Fieber bis zu 40,3°. Gleichzeitig traten Wadenkrämpfe auf. Am 2. 9. 40 wollte der Patient zur Arbeit gehen, es traten aber so erhebliche Schmerzen in den Waden auf, daß er sich nicht mehr auf den Füßen halten konnte und sich wieder ins Bett legen mußte. Am 3. 9. 40 holte er einen Arzt, der eine Grippe diagnostizierte. Am 4. 9. 40 war noch keine Besserung aufgetreten. Als der Arzt den Patienten besuchte, wies er ihn darauf hin, daß er als Sielarbeiter beschäftigt sei; daraufhin wies der Arzt den Patienten sofort in die Klinik ein.

Befund bei der Aufnahme am 4. 9. 40: Es handelt sich um einen Patienten in gutem Kräftezustand. Eine ikterische Verfärbung ist weder an der Haut noch an den Schleimhäuten zu erkennen. Es findet sich ein Herpes labialis. Der Oberbauch ist druckschmerzhaft, die Leber ist vergrößert und druckempfindlich. Die Milz ist nicht nachweisbar vergrößert. Bei Druck auf die Wadenmuskulatur starke Schmerzempfindlichkeit. Bei der Aufnahme sind die Lungen auf röntgenologisch ohne einen krankhaften Befund. Fieber besteht bis 39,3°. RR. 150/90 mm Hg. Im Urin ist die Probe auf Urobilinogen positiv, auch die Gallenfarbstoff- und die Eiweißprobe ist positiv. Im Urinsediment finden sich ganz vereinzelt Erythrocyten. Blutbild mit Ausnahme einer Leukocytose von 17200 und einer Linksverschiebung ohne erwähnenswerte Besonderheiten. Der Patient erhält noch am gleichen Tage 20 ccm und in den nächsten Tagen weitere 160 ccm Weil-Serum.

Verlauf. 5. 9. 40: Das Fieber liegt um 38,6°. Der Patient klagt über heftige Kopf-, Leib-
und Wadenschmerzen, Wa.R. negativ. Blutsenkung 70 mm nach einer und 95 mm nach
2 Stunden. *Ergebnisse der chemischen Blutuntersuchung, Harnausscheidung und spezifisches
Gewicht s. Abb. 6!* An weiteren Untersuchungsergebnissen ist nachzutragen: Blutzucker
132 mg%, Xanthoprotein 31, Indican negativ, *Kochsalzspiegel des Blutes 485 mg%.* Auftreten eines leichten Ikterus. Eiweißprobe positiv. 6. 9. 40: Die Temperaturen fallen auf
37,4° ab und halten sich bis zum 11. 9. 40 auf Werten unter 37°. Leib- und Wadenschmerzen
sind so erheblich, daß Eukodal gegeben werden muß. Der Ikterus wird deutlicher. 7. 9. 40:

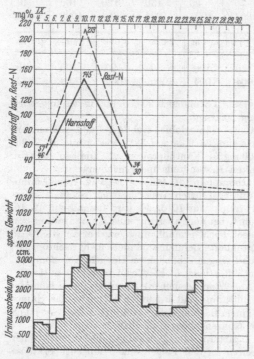

Der Ikterus ist erheblich stärker geworden. Es wird eine Diathermiebehandlung
der Nieren- und Lebergegend durchgeführt. RR. 140/95 mm Hg. Im Urin hat
die Eiweißausscheidung nachgelassen; es
findet sich nur noch eine Trübung. 8. 9. 40:
Immer noch die gleichen Klagen über erhebliche Schmerzen. RR. 140/95 mm Hg.
Eiweißprobe im Urin ergibt ganz leichte
Trübung. 10. 9. 40: *Blutzucker 147 mg%,
Blutkochsalz 509 mg%, Xanthoprotein 45,
Indican positiv,* TAKATA-ARA-Reaktion
negativ, RR. 145/95 mm Hg. 11. 9. 40:
Erneuter Temperaturanstieg. Es finden
sich rechts hinten über dem Unterlappen
die Veränderungen einer Bronchopneumonie. 12. 9. 40: RR. 140/90 mm Hg.
Im Blutbild findet sich eine Linksverschiebung bei einer Leukocytose von
14800. Das Hämoglobin ist auf 84%
abgefallen. 14. 9. 40: Über der Lunge
findet sich rechts hinten unten Pleura-
reiben neben mittelblasigen klingenden
Rasselgeräuschen. 14. 9. 40: Fieberanstieg bis 40,2°. 16. 9. 40: Rest-N 0,034%,
U-N $\overset{+}{0,030}$%, U-N $\overset{-}{0,04}$%, Harnsäure
2 mg%, Blutkochsalz 490 mg%. Die Tyrosinausscheidung durch den Urin wurde
bei diesem Patienten nicht untersucht.

Abb. 6 (Fall 6). Akute Azotämie bei WEILscher Krankheit. Wieder Parallelismus von Azotämie und Bilirubinämie. Vom 8. 9. ab Ultrakurzwellenbestrahlung von Leber
und Nieren. Danach Anstieg der Urinmengen. Auffallend die Hyposthenurie.

In dem Geschehen der nächsten Tage
bis zum 26. 9. 40 steht die *Pneumonie*
völlig im Vordergrund, die auch röntgen-
ologisch sichergestellt wird. Während der ganzen Zeit bleibt der Blutdruck gleich hoch wie
während des ganzen bisherigen Verlaufs. Im Verlaufe der Pneumonie entwickelt sich zunächst ein Exsudat und später ein durch Pneumokokken bedingtes Empyem. Es wird eine
Rippenresektion vorgenommen, doch verstirbt der Patient 5 Tage nach der Rippenresektion
an den Folgen einer Kreislaufschwäche. Der Bilirubingehalt des Blutserums, der noch am
Todestage bestimmt worden war, betrug 1 mg%.

Die Ergebnisse der regelmäßigen Untersuchungen der Kochsalzausfuhr durch den Urin
mögen nur noch angeführt werden:

4. 9. 40	5. 9. 40	6. 9. 40	7. 9. 40	8. 9. 40	9. 9. 40	10.9.40	11.9.40	12.9.40	13.9.40	14.9.40
NaCl-Ausscheidung p.d. in g										
0,11	1,5	0,52	1,47	1,62	1,6	1,52	2,08	2,73	3,75	1,89

15.9.40	16.9.40	17.9.40	18.9.40	19.9.40	20.9.40	21.9.40	22.9.40	23.9.40	24.9.40
NaCl-Ausscheidung p.d. in g									
1,32	1,71	0,56	0,3	0,91	0,72	0,7	0,84	1,12	1,14

Obduktionsbefund. Aus dem hiesigen Pathologischen Institut:

Anatomische Diagnose. Pleuraempyem bei Weilscher Krankheit. Magerkeit, Ikterus. Infektiöse Milzschwellung. Allgemein keine nennenswerte Arteriosklerose. Etwas trübes Myokard. Geringe Erweiterung der rechten Herzkammer. Hyperämische, ödematöse Lungen. Großer, älterer, breit durch die Pleura perforierter mehrbuchtiger, am rechten Unterlappen mit eitriger Pleuritis über der ganzen rechten Lunge einhergehender, weitgehend gereinigter Lungengangränherd. Kleinerer frischer geschlossener Gangränherd neben dem großen. Zustand nach Drainage. Fibrinöse Pleuritis über dem linken Unterlappen mit sero-fibrinösem Erguß. Trübe, ikterische geschwollene Leber. Lebergewicht 1500 g. Stark geschwollene ikterische Nieren. Nierenbeckenschleimhautblutungen. Lipoidarme Nebennierenrinde. Operationswunde an der rechten Brustkorbseite, Zustand nach Resektion eines Teiles der 10. Rippe. Fragliche Wadenmuskeldegeneration.

Histologische Untersuchung. Leber: Trübe Schwellung, in den Läppchenzentren geringe Dissoziation, Gallethromben in den Leberzellen, Gallenspeicherung in den Sternzellen. Niere: Cholämienephrose, interstitielle Nephritis mäßigen Grades. Wadenmuskel: Viele kleine Muskelzerfallsherde mit beginnender Resorption und Organisation. Befund typisch für Weilsche Krankheit.

Es ist also festzustellen, daß der Patient nicht an der Weilschen Krankheit, sondern an den Folgen der im Verlaufe der Weilschen Krankheit sich einstellenden Pneumonie, der Lungengangrän und dem Pleuraempyem an einer Kreislaufschwäche ad exitum kam und daß eine Azotämie zu dieser Zeit nicht mehr bestand.

Das Auffällige in dem klinischen Geschehen der von uns beobachteten Weil-Fälle (zu denen auch der später zu schildernde Fall 7 gehört) ist die Tatsache, daß wir dann die Anzeichen einer Azotämie feststellen konnten, wenn der Ikterus noch zunahm und sich seinem Höhepunkt näherte oder aber ihn schon erreicht hatte. Die Abnahme des Bilirubins ging in unseren Fällen auch einher mit einem Rückgang der Azotämie, die oft ebenso schnell, wie sie aufgetreten war, wieder schwand. Diese Feststellung läßt sich nur dann treffen, wenn man den Bilirubinspiegel des Blutes untersucht und verfolgt, das klinische Bild kann insofern leicht täuschen, weil die intensive Verfärbung der Haut und Skleren noch lange Zeit erhalten bleibt. Sicher wird man sagen können, daß die Bilirubinämie der klinisch augenfälligste Beweis für die Leberschädigung ist, soweit hierfür nicht andere Ursachen, wie gesteigerter Blutzerfall, der bei der Weilschen Krankheit als alleinige Ursache auszuschließen ist, in Frage kommen. Es muß also festgestellt werden, daß ein Parallelismus zwischen Schwere des Leberschadens, soweit er eben in der Bilirubinämie seinen Ausdruck findet, und dem Auftreten der Azotämie besteht. Hierin vermögen wir aber nicht die *Ursache* für das Zustandekommen der Azotämie zu erblicken. Wir sahen nämlich bei einer ganzen Reihe von anderen Weil-Fällen, die wir hier nicht in ihrem Verlauf mit angeführt haben, daß die Bilirubinämie ebenso hohe Werte wie in den angeführten Beobachtungen erreichen kann, ohne daß es aber zu einer Azotämie kam. Hierfür müssen andere Gründe bestehen. Sie können auch nicht renal bedingt sein! bei allen unseren in diese Gruppe hereingehörigen Fällen war die Wasserausscheidung intakt, ja, im Gegenteil, es war sogar eine überschießende Flüssigkeitsausfuhr zu beobachten. Eine vorwiegende Retention von Stickstoff kam aber in keinem unserer Fälle in Frage, da wir feststellen konnten, daß die Ausscheidung dieser Stoffe in Anbetracht der Tatsache, daß unsere Patienten aus therapeutischen Gründen keine eiweißhaltige Nahrung erhielten (es wurden während der

in Frage kommenden Zeit nur Obstsäfte verabreicht), nicht nur ausreichend, sondern sogar überschießend war.

Es ist die Frage, wie es zu diesem Geschehen kommt und in welchem Maße hierfür Leber und Niere verantwortlich sind. Es kommt sicher im Verlaufe der Infektion mit der Leptospira icterogenes zu einer Ansiedlung sowohl in der Leber als auch in der Niere. Man könnte nun annehmen, daß diese gemeinsame Schädigung auch die Noxe darstellte, die schließlich zu der Azotämie führe. Dem steht jedoch gegenüber, daß die Reststickstoffsteigerungen bei den nicht mit einem Ikterus verlaufenden Fällen, die wohl die Zeichen einer Nierenschädigung aufweisen, erheblich seltener sind. Wir haben in keinem unserer Fälle, die lediglich eine Nierenschädigung, nicht aber einen Ikterus oder eine Bilirubinämie zeigten, eine Azotämie gesehen. Merklen und Lioust haben nach eingehenden klinischen Studien feststellen können, daß sowohl beim Icterus infectiosus als auch bei den unter dem Bilde des Icterus catarrhalis zusammengefaßten Bildern zu einer Zeit hepatorenale Störungen nachweisbar waren, zu der überhaupt noch kein Ikterus bestand. Zinck hat auf Grund seiner anatomischen Untersuchungen an Lebern und Nieren von nach Verbrennungen Verstorbenen die außerordentlich wesentliche Feststellung machen können, daß zu einer Zeit, zu der noch keinerlei Erscheinungen der schweren Leberschädigung nachweisbar sind, wenigstens soweit sie den Ikterus betreffen, hepatorenale Veränderungen sich schon finden und daß sich dafür auch pathologisch-anatomische Veränderungen nachweisen lassen. Diese bestanden in ausgedehnten zentralen und intermediären Leberläppchennekrosen und im Bereich der Nieren in einer nekrotisierenden Nephrose samt Glomerulonephrose und einer hypochlorämischen Verkalkung. Gerade den in der präikterischen Phase gemachten Beobachtungen wird man ein besonderes Gewicht beilegen müssen auch in der Beurteilung der Fälle, von denen man annahm, daß ihnen der Leberschaden fehlte, weil man keinen Ikterus nachweisen konnte.

Es bestehen Beobachtungen darüber, daß es *nach primären Lebererkrankungen oder anderen Leberschäden* zu *Störungen* kommen kann, in deren Verlauf man sowohl *funktionelle als auch anatomische Nierenveränderungen* nachzuweisen vermag. Aus der großen Zahl der Mitteilungen sei an die eingangs schon erwähnten Arbeiten von Clairmont und v. Haberer und Steinthal erinnert, die *nach Gallensteinoperationen Anurien* auftreten sahen. Im Tierversuch konnten die Erstgenannten durch Unterbindung der Arteria hepatica Lebernekrosen erzeugen, nach denen es zu Anurie kam, und so den Nachweis erbringen, daß die Entstehung der Anurie auf den Leberschaden zurückzuführen ist. 4 Stunden nach Leberruptur konnte Becker schon schwere akute Parenchymschäden der Nieren nachweisen. Nach einem Trauma der Leber sahen Helwig und Schutz eine Urämie auftreten und fanden histologische Veränderungen der Tubuli, während die Glomeruli intakt waren. Eine wesentliche Erweiterung unseres Wissens auf diesem Gebiet bedeuten die experimentellen Untersuchungen von Pytel. Nach Unterbindung der Leberarterie starben alle Tiere innerhalb von 24—48 Stunden. Bei allen diesen Tieren kam es zu einer progredienten Oligurie bis zur Anurie. Reststickstoffsteigerungen bis zu 175 mg% waren zu beobachten. Nahm er eine subkapsuläre Zerstörung des Lebergewebes vor, so blieben die meisten Tiere zwar am Leben, aber bei der Hälfte dieser Tiere kam es zu einer Oligurie, und bei

allen kam es zwischen dem 3. bis 10. Tage zu einem Rest-N-Anstieg. Injizierte er das Blut von solchen Tieren, denen artefiziell eine schwere Leberschädigung beigebracht war und die auf Grund dieser Schädigung ein hepatorenales Syndrom boten, anderen gesunden Tieren, so kam es auch bei diesen zu einer Reststickstoffvermehrung bis zu 90 mg%. Alle Tiere, sowohl die mit der primären Leberschädigung als auch die, denen das Blut appliziert worden war, zeigten histologisch ganz ausgedehnte Nierenveränderungen. WANGENSTEEN stellte fest, daß nach einer Implantation von Leber in die Bauchhöhle alle Tiere starben; eine Implantation von Milz- und Nierengewebe wurde besser vertragen. Er konnte auch in Alkoholextrakten aus der Leber noch toxische Substanzen nachweisen.

So besteht wohl kein Zweifel darüber, daß im Laufe von Schädigungen der Leber es auch zu Nierenveränderungen kommen kann und daß infolge des Leberschadens entweder erhebliche Störungen der physiologischen Aufgaben die Folge sind, auf Grund deren es zu einer Bildung von für die Nieren und den Organismus schädlichen Substanzen kommt oder daß sie auch normalerweise schon in der Leber vorhanden sind und nur unter diesen krankhaften Verhältnissen frei werden und so an die anderen Zellen des Körpers herangelangen können.

Mannigfaltig sind die *Versuche des Nachweises dieser toxischen Substanzen.* SHAMBOUGH und CURTIS sahen nach der Zufuhr von Tyrosin beim Tier eine Oligurie auftreten, und sie konnten auch in diesen Fällen pathologisch-anatomische Nierenveränderungen nachweisen. Bei den Fällen, die im Verlaufe ihrer mit einem Ikterus einhergehenden Weilschen Krankheit eine Azotämie aufwiesen, haben wir den Nachweis erbringen können, daß sie durch den Urin Tyrosin ausschieden. (Die Untersuchungen wurden von Herrn Dr. JAKOB am hiesigen Physiologisch-Chemischen Institut vorgenommen, der das Tyrosin in diesen Fällen in Krystallform durch Einengung des Urins und durch chemische Proben nachweisen konnte.) Die Tyrosinausscheidung haben wir aber bei allen Fällen vermißt, bei denen der Ikterus, mochte er auch mit einer sehr hohen Bilirubinämie einhergehen, nicht mit einer Azotämie vergesellschaftet war. Er gibt nun aber sicher hepatorenale Veränderungen, bei denen der Nachweis von Tyrosin nicht gelingt. So sehen wir auch in dem Tyrosin, das bei unseren Patienten gefunden wurde, bei denen im Verlaufe des Ikterus eine Azotämie auftrat, nicht so sehr das toxische Moment, wenigstens nicht das einzige, sondern halten die Tyrosinausscheidung mehr für einen Ausdruck der Schwere des Leberschadens.

FIESSINGER ist auf Grund seiner Untersuchungen der Ansicht, daß für die toxischen Veränderungen im Verlaufe schwerer Leberschäden das vermehrte Auftreten der Polypeptide mitverantwortlich sei. Die Polypeptide, die als Zwischenprodukte beim Abbau des großen Eiweißmoleküls entstehen, werden zu einem Teil durch die Nieren ausgeschieden, zum anderen Teil werden sie in der Leber entgiftet, in dem sie sie weiter abbaut. Eine Vermehrung der Polypeptide kommt vor, wenn es zu einem gesteigerten Untergang von Zellen kommt, sie kann aber auch vorhanden sein, wenn eine Herabsetzung der Ausscheidung vorliegt, wie es bei Nierenschäden der Fall ist, und schließlich sah er eine erhebliche Vermehrung bei Lebererkrankungen, insbesondere im Endstadium schwerer Leberstörungen, während sie bei leichten Leberschäden vermißt wird. Diese Steigerung der Polypeptide sah FIESSINGER auch im Tierversuch, wenn er Leber-

nekrosen gesetzt hatte. Die gleiche Ansicht wie FIESSINGER vertreten DUDAL, ROUX und GOIFFON.

SATO und seine Schule (u. a. SAKURADA, ASADA, ASAKURA und NIITSU) sind der Ansicht, in der Leber ein Hormon gefunden zu haben, dessen Wirkung bei schweren Leberschäden leidet, so daß durch seinen Ausfall ein Teil der als Folge dieser Leberveränderungen auftretenden Störungen bedingt wäre.

Die bisher geschilderten klinischen und experimentellen Ergebnisse kann man also dahingehend zusammenfassen, daß es bei schwereren Leberschädigungen zu Nieren- und überhaupt zu anderen Zellveränderungen kommt, die Funktionsausfälle dieser Zellsysteme zur Folge haben, die auch *in pathologisch-anatomischen Veränderungen ihren Ausdruck* finden können. Als *auslösende Momente* kommen hierbei Produkte in Frage, die infolge der Lebererkrankung entweder in der Leber selbst entstehen, oder es handelt sich um Substanzen, die sich auch normalerweise schon in der Leber finden, aber unter diesen krankhaften Verhältnissen erst ausgeschwemmt werden, oder schließlich kommt es infolge der Leberschädigung zu einer partiellen oder völligen Aufhebung der physiologischen Aufgaben der Leber, so daß Stoffwechselabbauprodukte nicht zu chemischen Verbindungen umgebaut werden können, die für den Körper unschädlich sind. Die so entstehenden toxischen Stoffe bilden für die lebende Zelle starke Gifte, die zunächst zu erheblichen Beeinträchtigungen und Funktionsstörungen führen und schließlich ihren Untergang zur Folge haben können.

So sind auch bei der WEILschen Krankheit die Befunde zu erklären, daß bei gleich starkem Ikterus einmal eine Azotämie auftritt, während sie bei dem anderen vermißt wird: Die Unterschiede sind in dem graduellen Ausmaß des Leberschadens, als deren Ausdruck wir in unseren Fällen die Tyrosinausscheidung ansahen, zu suchen.

Bei den von uns angeführten Weil-Patienten war der *Ikterus das führende*, die *Azotämie* aber *das alarmierendste Symptom*, weil wir wissen, daß von ihrem Verlauf in weitestgehendem Maße der Ausgang der Krankheit abhängt. Wir fanden dabei, daß die Reststickstofferhöhung wohl vorwiegend auf eine Vermehrung des Harnstoffs zurückzuführen war. Allerdings haben wir im akuten Stadium der Azotämie keine Bestimmungen des Residual-N vorgenommen, aber es ist schon rein rechnerisch ersichtlich, daß der Harnstoffanteil den größten Anteil an der Rest-N-Erhöhung ausmacht. Wir haben außerdem gelegentlich Bestimmungen der freien Aminosäuren und der Harnsäure auch im akuten Stadium der Azotämie durchgeführt und dabei feststellen können, daß entweder gar keine oder zum mindesten keine nennenswerte Erhöhung dieser Substanzen vorlag. Allerdings machen sie nicht den einzigen Anteil des Residual-N aus, und es sind von anderer Seite gerade Vermehrungen des Kreatins beobachtet worden (OLMER und VAGUE). Die Möglichkeit, daß also eine gewisse Residualstickstoffvermehrung bei unseren Fällen vorgelegen haben kann, muß offen gelassen werden. Das ändert aber nichts an den prinzipiellen Überlegungen und Feststellungen, auf die es ankommt.

Wir sahen *bei unseren Patienten akut-azotämische Zustände* auftreten, für die wir den Nachweis erbringen konnten, daß *eins der wesentlichsten Zeichen* hierfür in der *erheblichen Vermehrung des Harnstoffs* zu erblicken ist. In der Klinik sind diese Veränderungen bislang mit dem Begriff der Niereninsuffizienz verbunden.

Nur NONNENBRUCH hat gezeigt, wie wir bereits erwähnten, daß es auch bei einer intakten Nierenfunktion dann zu einer Vermehrung des in normalem Ausmaß gebildeten Harnstoffs kommen kann, wenn zuwenig Wasser zur Eliminierung des Harnstoffs zur Verfügung steht. Bei den Fällen aber, auf die wir in diesem Zusammenhang Bezug nehmen, war die *Wasserausscheidung nicht nur völlig intakt, sondern im Gegenteil sogar überschießend.* Wir konnten dabei weiterhin feststellen, daß eine *reichliche Ausscheidung von Stickstoff* erfolgte, die in Anbetracht der Tatsache, daß die Eiweißzufuhr während dieser Zeit minimal war (die Patienten erhielten nur 1—1$^1/_2$ l Obstsäfte und etwa 0,5 kg Frischobst), andere als durch die Eiweißzufuhr und die normale Abnutzungsquote zu erklärende Gründe haben muß. Diese Feststellung haben wir nicht allein machen können; zu gleichen Resultaten kamen HOESCH, PAGNIEZ und ESCALIER, WIDAL und MAY, MERKLEN, MERKLEN und LIOUST, DÉROT, AMEUILLE, GARNIER, VARELA und RUBINO, BICART und ADNOT, RIVET, BRUHL und MOREAU, LEMIERRE, DESCHAMPS und BERNARD. Wir haben keine laufenden Untersuchungen der ausgeschiedenen Stickstoffmengen durchgeführt, sondern uns durch häufigere Untersuchungen von der überschießenden Stickstoffausscheidung überzeugt. Weil wir der Ansicht sind, daß diese Feststellungen außerordentlich wichtig für die Beurteilung und Deutung des Krankheitsgeschehens in diesen Fällen sind, seien aus der großen Zahl der angeführten Beobachtungen einige sehr eindrucksvolle angeführt. MERKLEN und LIOUST[1] haben laufende Kontrollen des Blutharnstoffs und der Harnstoffausscheidung vorgenommen. Aus dieser Arbeit geben wir einen Teil der Tabelle wieder, in der sie die Untersuchungsergebnisse ihrer Beobachtung 5 zusammenstellen:

Datum	Urinmenge	Urinharnstoff (Tagesausscheidung) g	Blutharnstoff
17.—18. 6.	4400	53,20	
18.—19. 6.	1130	47,46	
19.—20. 6.	—	—	20. 6. 55 mg%
20.—21. 6.	1400	56,00	
21.—22. 6.	2450	39,20	
22.—23. 6.	2230	39,02	
23.—24. 6.	2070	21,92	23. 6. 100 mg%

Ihrer Beobachtung 6 entnehmen wir folgende Resultate (Teil der Tabelle):

Datum	Urinmenge	Urinharnstoff (Tagesausscheidung) g	Blutharnstoff
15.—17. 8.	410	3,69	17. 8. 145 mg%
18.—19. 8.	1050	18,90	
19.—20. 8.	1580	38,71	
20.—21. 8.	1620	51,84	
21.—22. 8.	1410	47,94	21. 8. 346 mg%

Recht eindrucksvoll ist auch ihre Beobachtung 2: Am 3. Tage seiner Erkrankung wird der Patient aufgenommen, die Urinausscheidung beträgt an

---

[1] MERKLEN et LIOUST: Bull. Soc. méd. Hôp. Paris **40**, 1686 (1916).

diesem Tage 800 ccm, die Harnstoffausscheidung 11,20 g. Die Bestimmung des Harnstoffs im Blut ergibt 333 mg%. In den nächsten 4 Tagen steigt der Blutharnstoff auf 419 mg% an; die Urinmenge beträgt während dieser Zeit 11180 ccm, die ausgeschiedene Harnstoffmenge 212,65 g. In den nächsten 25 Tagen geht der Ikterus zurück, und die azotämischen Veränderungen klingen während der gleichen Zeit ab.

Eine andere Beobachtung verdient wiedergegeben zu werden. Merklen[1] berichtet von seinem Fall 14, daß er bereits mit einem Ikterus zur Aufnahme gelangte. Er starb am 7. Tage nach der Aufnahme (9. Krankheitstag) im tiefen Koma. Die Resultate der chemischen Untersuchungen:

Datum	Urinmenge	Urinharnstoff (Tagesmenge) g	Blutharnstoff mg%
20.—21. 5.	1520	22,50	18. 5. 450 mg%
21.—22. 5.	2090	34,0	20. 5. 400 mg%
22.—23. 5.	2000	30,0	23. 5. 483 mg%

Der Tod erfolgte vom 24. auf den 25. V. Bei der Obduktion fand sich an den Nieren eine „leichte epitheliale Nephritis".

Lemierre, Deschamps und Bernard[2] bestimmten täglich bei einem ihrer Patienten den Harnstoff, Urinmenge und Harnstoffausscheidung. Sie fanden (von uns in nebenstehender tabellarischer Form geordnet:

Urinmenge	Urinharnstoff (Tagesausscheidung) g	Blutharnstoff
500	—	332 mg%
1000	—	463 mg%
2500	52	541 mg%
3000	44	561 mg%
(Todestag) 3500	61	547 mg%

Die histologische Untersuchung ergab an den Nieren „sehr geringfügige epitheliale Läsionen, und auch die noch möglicherweise durch die Leichenveränderungen bedingt".

Hoesch fand bei einem seiner Patienten während der Zeit, wo auch erhöhte Blutharnstoffwerte feststellbar waren, eine vermehrte Ausscheidung des Harnstoffs (270 g in 9 Tagen.)

Die Angaben über die höchsten Harnstoffwerte, die wir im Schrifttum des infektiösen Ikterus verzeichnet sahen, finden sich bei Chauffard, der bei einem seiner Patienten eine Harnstoffausscheidung von 146 g innerhalb von 24 Stunden feststellen konnte.

Wir glauben, daß sowohl unsere eigenen als auch die aus dem Schrifttum angeführten Beobachtungen zu dem Schluß berechtigen, daß diese hochgradigen und zum Teil zum Tode führenden Azotämien nicht in der Form nephrogen bedingt sein können, wie wir es von der Niereninsuffizienz her kennen. Gehört zum Bilde der rein nephrogenen Reststickstoffsteigerung das Unvermögen der Niere, den zunächst noch in normaler Menge gebildeten Harnstoff in ausreichender Weise auszuscheiden, so daß daraus die Reststickstoffvermehrung resultiert, so sehen wir im Gegensatz dazu bei dieser Form der Azotämie im Verlaufe der Weilschen Krankheit (und auch anderer schwerer Ikterusformen) eine weit

---

[1] Merklen: Rev. Méd. **35** (1916).

[2] Lemierre, Deschamps et Bernard: Bull. Soc. méd. Hôp. Paris **48**, 861 (1924).

über das normale Maß hinausgehende Stickstoffausscheidung, die so hoch ist, wie wir nochmals betonen möchten, daß der allein aus der Nahrung und aus dem normalen Untergang der Körperzellen stammende Stickstoffanteil zu ihrer Erklärung nicht ausreicht. Gleichzeitig aber sehen wir eine Reststickstoffsteigerung im Blut auftreten. Wir stehen, soweit die *Entstehung der Harnstoffvermehrung im Blute* es angeht, auf dem Standpunkt, daß hierfür der *Grund sowohl in extrarenalen als auch in renalen krankhaften Vorgängen zu suchen* ist.

GARNIER erklärt die extrarenalen Ursachen der Erscheinungsformen der akuten Azotämie, soweit sie sich in einer Steigerung des Blutharnstoffs äußert, durch eine „Hyperhépatie", die in einer „Suractivité fonctionnelle du foie" bestehe. Ihre Symptome sieht er in einer vermehrten Gallenfarbstoffbildung, der erhöhten Aceturie und einer vermehrten Zuckerbildung. Die vermehrte Harnstoffausscheidung beruht auf einer vermehrten Bildung, die durch vermehrten Zellzerfall oder alimentär bedingt ist. Für den vermehrten Zellzerfall kommen in erster Linie Blutbestandteile in Frage, da das Gift der Leptospiren eine besondere Affinität zu den hämoglobinhaltigen Zellen zu haben scheine. Anatomisch wird diese „Hyperhépatie" so erklärt, daß zwar eine gewisse Anzahl von Zellen zugrunde gegangen, aber eine größere Anzahl neuer gebildet sei. Die Aufgabe der Leber bei diesem Geschehen ist nach unserer Ansicht hierbei aber eine passive und nicht eine aktive, wie GARNIER glaubte. Nicht von sich aus bildet sie ein Mehr an Harnstoff, sie verarbeitet vielmehr das infolge der Schädigung der Peripherie entstehende größere Angebot von Eiweißabbauprodukten zu Harnstoff. Diese Deutung setzt allerdings ein nicht gestörtes Harnstoffbildungsvermögen voraus. Diese Annahme steht in keinem Widerspruch zu den Beobachtungen, die wir auch sonst zu machen in der Lage sind. Einmal verfügt die Leber, wie wir bereits betonten, über eine erhebliche Reserve. Wir kennen aber auch sonst in der Klinik Partialschäden eines Organs. Es sei daran erinnert, daß bei Störungen der exkretorischen Funktionen des Pankreas keine der inkretorischen aufzutreten brauchen. Andere Organsysteme, deren funktionelle Einheit noch sehr viel ausgesprochener ist, zeigen oft derartige partiale Schädigungen in ausgesprochener Weise. So kennen wir an der Niere Glomeruliveränderungen, die nicht auch notwendigerweise eine funktionelle Störung der Aufgaben der Tubuli zur Folge haben, ebensowenig wie das Umgekehrte der Fall zu sein braucht.

Unsere eigene Auffassung in der Erklärung dieser akuten Azotämien geht dahin, daß *infolge der Leberschädigung toxische Substanzen auftreten, die allgemeine Zellgifte darstellen und daher auch u. a. nephrotoxisch wirken. Infolge der Zellschädigung* kommt es zu einem *vermehrten Eiweißzerfall,* wobei die Eiweißabbauprodukte in der Leber zum Harnstoff abgebaut werden. Die Schädigung der Leber hat im Verlauf dieser Formen der akuten Azotämien nicht zu einem Verlust des Harnstoffbildungsvermögens geführt; die Leber kommt, worauf früher bereits hingewiesen ist, als einziges Organ der Harnstoffsynthese nur in Frage. Ihre Leistungsbreite ist außerordentlich groß, wie es die Versuche beweisen, wonach selbst große Verluste an Gewebe nicht zu einer Beeinträchtigung ihrer Funktionen führen. *Der vermehrte Eiweißzerfall geht in der Peripherie vor sich und nicht in der Leber.* Wäre die Leber insuffizient, so würde man eine Erhöhung des Residualstickstoffs finden mit einer gleichzeitigen Abnahme des Harnstoff-

bildungsvermögens. Sehen wir die pathologisch-physiologischen Vorgänge so an, so vermögen wir auch den Weiserschen Standpunkt nicht zu teilen, wenn er die Residualstickstoffvermehrung für den einzigen Ausdruck der Eiweißstoffwechselstörung hält. Der prinzipielle Unterschied ist nicht hierin, sondern in dem unterschiedlichen Verhalten der Leber zu sehen. Verfügs die Leber noch über genügend funktionstüchtiges Gewebe, so kommt es zu einem Abbau bis zum Harnstoff, während erst bei einer Einschränkung oder dem Verlust dieser Fähigkeit bei einer gleichzeitigen Nierenschädigung der Residual-N-Anstieg resultiert.

Einen weiteren Beweis für die Richtigkeit dieser unserer Ansicht sehen wir darin, daß es im Verlaufe dieser akuten Azotämien zu einer *erheblichen Verminde-*

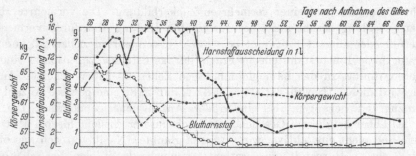

Abb. 7. In der Abbildung ist das Verhalten von Blutharnstoff, Harnstoffausscheidung und Körpergewicht kurvenmäßig dargestellt. Man erkennt, daß es trotz mengenmäßig ausreichender Harnstoffausfuhr zunächst noch zu einem weiteren Blutharnstoffanstieg kommt. Bei etwa gleichbleibender Harnstoffausfuhr kommt es dann aber zu einem Rückgang des Blutharnstoffes innerhalb weniger Tage zum Abfall zur Norm. In Anbetracht der gleichmäßig guten Harnstoffausscheidung kann zunächst der Anstieg des Blutharnstoffes nur auf eine über das normale Maß hinausgehende Harnstoffbildung, der Abfall zur Norm aber nur auf ein Nachlassen der Mehrbildung zurückgeführt werden. Die Mehrbildung des Harnstoffes ist auf einen vermehrten Eiweißabbau durch Zugrundegehen von Zellen zurückzuführen, wie der Abfall der Gewichtskurve es beweist. (Die Abbildung ist der Arbeit von Duvoir, Laudat, Pollet und Bernard [Bull. Soc. méd. Hôp. Paris 49, 607 (1933)] entnommen.)

rung der Erythrocyten und des Hämoglobingehaltes kommt. Dieses Zugrundegehen von Blutkörperchen findet seinen Ausdruck in pathologisch-anatomischen Veränderungen, die sich in einer *vermehrten Eisenspeicherung* äußert. Unser Fall 4 und 5 läßt in sehr schöner Weise dieses Auftreten der Anämie während der akuten Azotämie erkennen. Wir erleben es aber gleichzeitig, daß es während des akuten Verlaufes dieser Erscheinungen zu einer ganz rapiden Abnahme des Körpergewichtes kommt. Auch hierin sehen wir eine Folge des vermehrten Unterganges von Zellen. In sehr eindrucksvoller Weise läßt dieses Verhalten sich in einer kurvenmäßigen Zusammenstellung von Duvoir, Laudat, Pollet und Bernard erkennen, in der Harnstoffausscheidung, Blutharnstoff und Körpergewicht kurvenmäßig dargestellt ist (s. Abb. 7!). Man kann daraus entnehmen, daß bei ausreichender Stickstoffausfuhr es doch zu einer Vermehrung des Harnstoffs im Blut gekommen ist, während gleichzeitig eine erhebliche Gewichtsabnahme auftritt, die erst dann zum Stillstand kommt, als auch die Erscheinungen der akuten Azotämie im Schwinden begriffen sind.

Gar zu häufig kommt es aber auch im Verlaufe dieser Zustände zu einer *Störung der Nierenfunktion.* Als konstantes Symptom der Nierenbeteiligung beim hepatorenalen Syndrom haben wir eine Herabsetzung der Konzentrationsfähigkeit der Nieren gefunden. Sie läßt sich einmal dann nachweisen, wenn man

laufend Bestimmungen des spezifischen Gewichtes der Tagesausscheidungen bei Ikterischen feststellt und wird in unseren Fällen durch den Ausfall des Wasser- und Konzentrationsversuches bewiesen. Die Leistungsbreite der Niere ist eingeschränkt, die in der Hyposthenurie zum Ausdruck kommt, wie sie unsere Fälle 4 und 5, bei denen wir wiederholt Nierenfunktionsprüfungen durchgeführt haben, gerade auch dann die Hyposthenurie erkennen lassen, wenn man die Kranken dursten läßt. AMEUILLE gibt an, daß das Harnstoffkonzentrationsvermögen der normalen Niere bis zu 4,5%, DÉROT, daß es bis zu 5% betrage. DÉROT weist darauf hin, daß in den Fällen von Leber-Nierenschädigung, bei denen gleichzeitig eine vermehrte Polyurie und eine vermehrte Harnstoffausscheidung besteht, diese Konzentrationen nicht erreicht werden, und sieht darin eine der Hauptstörungen der Nierenfunktion.

Durch diese Störungen des Harnstoffausscheidungsvermögens der Niere bei gleichzeitiger Mehrproduktion von Harnstoff ist die Blut-Harnstoffvermehrung erklärt. Kommt es nicht zu einer Behebung der Leberschädigung, so ist die Fortdauer des erhöhten Zellzerfalls in der Peripherie die Folge. Die Leber verarbeitet die ihr zugeführten Eiweißprodukte zu Harnstoff, die Niere aber vermag der vermehrten Harnstoffzufuhr nicht durch eine ausreichende Ausfuhr gerecht zu werden, obwohl die absolute Harnstoffausfuhr gegenüber der Norm erhöht ist. Läßt der erhöhte Zellzerfall nach und damit die vermehrte Harnstoffbildung, so kann die Niere trotz ihrer Schädigung den noch vermehrt im Körper vorhandenen Harnstoff ausscheiden. Es resultiert jetzt aber eine Abnahme des Blutharnstoffs, und schließlich kommt es zum Schwinden der Azotämie. Nach den Untersuchungen NONNENBRUCHs ist aber durch die Herabsetzung des Harnstoffkonzentrationsvermögens der Niere gegenüber der Norm die Hyposthenurie nicht erklärt. Er gibt an, daß eine 1proz. Harnstofflösung nur ein spezifisches Gewicht von 1003 und eine 1proz. Kochsalzlösung nur ein solches von 1005 hat. Das Wesentliche sieht er in einer Herabsetzung der organischen Substanz, worunter er den organischen Rest nach Abzug des Harnstoffanteiles versteht, dessen Aufbau aber im einzelnen noch unbekannt ist. Er macht etwa 2—4% aus und ist vorzüglich für das hohe spezifische Gewicht verantwortlich. Dieser organische Rest erfährt aber ebenfalls bei der Leber-Nierenstörung eine Herabsetzung.

BORDIN hat den oft zitierten Satz aufgestellt: „Der Residualstickstoff ist für die Leber das, was für die Niere der Harnstickstoff bedeutet, seine Vermehrung im Blut ist auf eine Läsion der Leberfunktion zurückzuführen, ebenso wie die Vermehrung des Harnstoffes auf eine Nierenfunktionsstörung zurückzuführen ist." Dieser Satz bedarf heute insofern einer Erweiterung, als es nicht mehr zweifelhaft sein kann, daß es zu einer Vermehrung des Blutharnstoffs kommen kann, für die man nicht allein die Niere verantwortlich zu machen hat, sondern bei deren Zustandekommen auch die Leber mit beteiligt ist.

Wir glauben uns berechtigt, diese Form deswegen als *vorwiegende Produktionsurämie* auffassen zu dürfen, weil hierin der eigentliche Grund der Azotämie begründet ist. Hält sich die Harnstoffbildung wieder in normalen Ausmaßen, so ist die zwar noch geschädigte Niere diesen Anforderungen doch noch gewachsen, und es kommt nicht zu einer Harnstoffvermehrung im Blut.

Gesellt sich zu dem Bild, wie wir es eben beschrieben, noch eine Oligurie oder gar eine Anurie, so ist der baldige deletäre Ausgang gewiß, wenn es nicht

gelingt, die Wasserausscheidung wieder in Gang zu setzen. Aber auch bei dieser Form der Produktionsurämie kann es zum tödlichen Ausgang kommen, wie die Beobachtungen von Lemierre, Deschamps und Bernard, Bruhl und Moreau und Merklen und Lioust beispielsweise beweisen. Daß es auch bei diesen Formen der Azotämie zu einer Erhöhung der Ambardschen Konstante, d. h. des Verhältnisses von Blutharnstoff zu Harnstoffausfuhr kommt, ist nur erklärlich und steht nicht in Widerspruch zu unserer Auffassung, daß es sich hierbei um eine Azotämie handelt, bei der sowohl die Leber- als auch die Nierenschädigung gemeinsam vorhanden sein müssen, um diese Form der Reststickstoffsteigerung zu erklären. Sie ist ja lediglich bei einer Erhöhung Ausdruck des Mißverhältnisses von Harnstoffbildung zur Ausfuhr. So fanden eine Erhöhung der Ambardschen Konstante Hoesch, Gaujoux, Brahic, Garnier und Reilly, und es ließen sich noch einige andere anführen, die gleiche Beobachtungen machen konnten. Aus dem bisher Gesagten ist ersichtlich, daß es während des akut azotämischen Zustandes sogar zu einer Erhöhung dieser Ambardschen Konstante kommen muß.

Bei unseren Kranken, die an einer derartigen akuten Azotämieform litten, haben wir eine Vermehrung des Xanthoproteins und Indicans feststellen können. Gleiche Beobachtungen machten Brahic und Hoesch. Daß Xanthoproteinvermehrungen im Verlaufe von Leberkrankheiten vorkommen, ist bekannt und wird beispielsweise schon von Becher berichtet. Eine Indicanvermehrung deutet aber auf eine vermehrte Aufnahme von toxischen Substanzen vom Darm aus hin. Wir sehen diese Indicanvermehrung als ein charakteristisches Zeichen der Niereninsuffizienz an. Das Auftreten dieser Substanzen beruht zu einem Teil darauf, daß die entgiftende Funktion der Leber fortfällt. Daß dem in der Tat so ist, dafür spricht eine Beobachtung von Hoesch, die er in der gleichen Weise deutet: Bei einem seiner Patienten kam es nach einer Campherinjektion zu einem Zustand schwerster Erregung und zu Krämpfen. Hoesch führt diese Erscheinungen darauf zurück, daß eine mangelhafte Campherglucuronsäurepaarung infolge des Ausfalls der entgiftenden Funktion der Leber vorliegt. Bouchard erbrachte den Beweis, daß der Urin von Kranken, die an einer Urämie leiden, weniger toxisch für das Tier ist als der normale Urin. Um so beachtenswerter erscheinen die Beobachtungen von Chauffard, der feststellen konnte, daß die Toxizität des Urins während der Zustände, die hier zur Diskussion stehen, gesteigert ist. Verimpfte er nämlich Blut oder Urin einem Meerschweinchen intracerebral, so starb das Tier innerhalb von 2, 6 oder spätestens nach 8 Stunden, während es nach Abklingen der Krankheitserscheinungen am Leben blieb, wenn es mit Blut oder Urin geimpft wurde. Gerade die gleich hohe Toxität von Blut und Urin spricht dafür, daß auch hier die Verhältnisse anders liegen als bei der uns bisher bekannten und geläufigen Form der Niereninsuffizienz.

Gegen die Tatsache einer echten Urämie spricht zudem das *Verhalten des Blutdrucks*. Bei allen unseren Patienten haben wir ihn immer niedrig gefunden. Gleiches sahen Beiglböck, Hegler, Strasburger. Eine Erhöhung des Blutdrucks stellten beispielsweise Hoesch und Hamburger und Quellien und Baruk fest; allerdings glauben wir nicht, daß es sich bei diesen Beobachtungen um Veränderungen gehandelt hat, die wir diesen Zuständen zuzurechnen haben,

sondern die nach der Schilderung der Fälle in das Gebiet der vorwiegenden Niereninsuffizienz gehören, das wir anschließend zu besprechen haben.

Es ist hervorzuheben, daß *bei diesen Azotämieformen eine chloroprive Situation* besteht, auf die schon Chauffard hinwies und die wir, wie es unser Fall 6 beweist, nur bestätigen können. Die chloroprive Situation überdauert die Azotämie. Später kommt es aber zu einer vermehrten Chlorausscheidung, wenn nicht andere Krankheiten bestehen, welche die chloroprive Situation begünstigen.

Störungen des Lipoidstoffwechsels haben wir bei unseren Patienten nicht beachtet. Hoesch berichtet von einem seiner Fälle, eine Vermehrung des Cholesterins gefunden zu haben, die dem akut azotämischen Bild nachhinkte.

Störungen des Kohlehydratstoffwechsels wurden von mancher Seite festgestellt, so u. a. von Gudzent, Garnier, Merklen, Bicart und Adnot. Auch bei unserem Patienten war während des akut azotämischen Zustandes eine Hyperglykämie vorhanden, allerdings war eine vermehrte Zuckerausscheidung durch den Urin nicht festzustellen. Sie wurde aber von anderer Seite beobachtet. Pathologisch-anatomische Veränderungen wurden im Bereich des Pankreas nur von Pick, Beitzke, Bruhl und Moreau erhoben. Sie sind jedenfalls im Verlaufe der Weilschen Krankheit außerordentlich selten, so daß man die sehr viel häufigeren Kohlehydratstoffwechselstörungen darauf nicht zurückführen kann. Wir haben nur bei einem unserer Patienten eine Blutzuckerbelastung durchgeführt, während wir bei den anderen bislang beobachteten Fällen wegen des akut azotämischen Zustandes und der Schwere des Krankheitsbildes eine derartige Belastung nicht zumuten konnten. Die angeführte Blutzuckerbelastung ist wenig charakteristisch. Bemerkenswert wäre lediglich das Fehlen der hypoglykämischen Nachschwankung. Wir haben aber beim Scharlach, bei dem Schottmüller und Fahr Leberveränderungen im Sinne einer Hepatitis fanden, bisher unveröffentlichte Untersuchungen durchgeführt. Wir konnten dabei feststellen, daß dann eine Änderung der Blutzuckerkurve vorhanden war, wenn Leberschäden sich nachweisen ließen. Die Veränderungen der Blutzuckerkurve bestanden einmal darin, daß die Ausgangswerte zum Teil hoch lagen, weiterhin fand sich, daß der Blutzuckeranstieg auffallend hohe Werte erreichte und der Abfall zur Norm nur langsam erfolgte und in vielen Fällen noch nach 4 Stunden über 120 mg% lag. Die Norm war oft erst nach 6 Stunden erreicht, aber auch hier konnte eine hypoglykämische Nachschwankung nicht beobachtet werden. Bemerkenswert ist die Tatsache, daß in den Fällen, wo ausgesprochene Abweichungen der Blutzuckerkurve von der Norm bestanden, auch Leberveränderungen nachweisbar waren, die sich in einer vermehrten Urobilin- und Urobilinogenurie äußerten; in einem Teil der Fälle war auch eine Hyperbilirubinämie vorhanden. Die Leberschädigung konnten wir in diesen Fällen weiterhin durch den Ausfall der Galaktose- und Bilirubinbelastungsprobe beweisen. Garnier, der Kohlehydratstoffwechselstörungen in Form von einer Glykosurie bei den Fällen nachzuweisen vermochte, die er als subakute und chronische Leberinsuffizienzen bezeichnet, führt diese Störungen im Zuckerhaushalt auf eine Leberinsuffizienz zurück, ja, er spricht sogar von einem „Diabète par anhépatie". Nach vorher schon angegebenen Feststellungen ist ein solcher Erklärungsversuch deswegen aber abwegig, weil man bei einer Leberinsuffizienz mehr eine Erniedrigung erwarten dürfte. Sehen wir auch am Krankenbett bei den Erscheinungen der

Leberinsuffizienz, wie sie bei der akuten gelben Leberatrophie auftreten, meist keine Verminderung des Blutzuckers, so doch sicher auch keine Vermehrung. Uns erscheint es angebracht, diese Hyperglykämie im Verlaufe der akuten Azotämien bei hepatorenalen Störungen eher durch einen Verlust des Glykogenspeicherungsvermögens der Leber zu erklären, das Drägert auch mikroskopisch nachweisen konnte. Ob es dabei zu einer Glykosurie kommt oder nicht, hängt neben der Höhe des Blutzuckers von dem Grad der Durchlässigkeit des Nierenfilters ab.

Wasserhaushaltsstörungen bei Lebererkrankungen sind bekannt. Den physiologischen Einfluß der Leber auf den Wasserhaushalt haben wir eingangs besprochen. Über krankhafte Veränderungen berichten Gilbert und Lereboullet. Urine, die der gesunde Mensch nach Mahlzeiten entleert, sind klar, während die Nüchternurine am stärksten gefärbt sind. Eine besonders starke Färbung weisen die Urine morgens auf, die nüchtern entleert werden. Bei Leberkranken, so stellen die beiden Autoren fest, verhält es sich genau umgekehrt; jedoch sind diese Veränderungen nicht als ein Gradmesser für die Schwere der Erkrankung anzusehen. Sie stellten weiter fest, daß zwischen der stündlichen Wasserausscheidung und der Zusammensetzung an Harnstoff meist eine Änderung besteht, die lediglich von den Mahlzeiten abhängig ist. Normalerweise sind die Tagesurinmengen die reichlichsten, und zwar dann sind sie am größten, wenn vorher Mahlzeiten aufgenommen wurden. Bei Leberkranken ist es gerade umgekehrt: Im Anschluß an Mahlzeiten nimmt die Urinmenge ab. Sie scheiden meist den Urin aus in den Phasen, in denen sie nüchtern sind. Eine mangelhafte Ausscheidung fand bei Lebererkrankungen Adlersberg. Nonnenbruch berichtet, daß man die Gründe für die Störungen im Wasserhaushalt bei Leberkrankheiten wohl zuerst in dem Gebiete zu suchen hat, das Volhard unter der Vorniere zusammenfaßt, besonders dann, wenn anatomische Nierenveränderungen fehlen.

Daß es *im Verlauf leichter Leberschädigungen* zu einer *Polyurie* kommen kann, war den alten Klinikern bereits bekannt. *Schwerere* lassen eine *Oligurie und Anurie* erkennen. Diese Erfahrungen stimmen mit unseren Beobachtungen auch in den Fällen von katarrhalischem Ikterus überein. Eine Oligurie findet sich in dem von uns angeführten Fall 1, in dem die pathologisch-anatomisch nachgewiesenen Nierenveränderungen für diese Form der Oligurie nicht verantwortlich zu machen sind. Auch bei den akuten hepatorenalen Veränderungen, die mit einer Azotämie einhergehen, kommt es zu Wasserhaushaltsstörungen, die in den von uns wiedergegebenen Fällen in erster Linie in einer Polyurie bestehen. Wir haben gezeigt, daß die Azotämie in diesen Fällen vorwiegend auf eine Vermehrung des Harnstoffes zurückzuführen ist. Nun ist die diuretische Wirkung des Harnstoffs bekannt, und es wäre durchaus denkbar, daß die Polyurie während des akut azotämischen Zustandes eine Harnstoffpolyurie wäre. Dadurch läßt sich aber die Tatsache, daß auch die vermehrte Urinausscheidung noch lange Zeit, nachdem der akut azotämische Zustand überstanden ist, weiterbesteht, nicht erklären (s. Abb. 5; vgl. Fall 3!). Man kann sich vorstellen, daß der Körper sich dieser vermehrten Wasserausscheidung deswegen bedient, um bei der bestehenden Funktionsstörung der Nieren die vermehrte Harnstoffbildung zu kompensieren. Wir sehen aber die Polyurie auch weiterbestehen, wenn er dieses Zustandes Herr geworden ist, und die großen Wassermengen wären zur Ausscheidung des jetzt wieder in normaler Menge gebildeten Harn-

stoffs nicht mehr erforderlich. Uns scheint, daß man nicht mit absoluter Sicherheit in diesen Fällen die dominierende Rolle der Leber beweisen kann. *Dafür* spricht jedoch die Tatsache, daß bei reinen derartigen Nierenveränderungen die Polyurie fehlt sowie ein gewisser Parallelismus zwischen Ikterus und Polyurie insofern, als mit einem Rückgang des Ikterus auch ein Rückgang der Polyurie in manchen Fällen einhergeht.

Zur *Klinik der Azotämien* ist zu sagen, daß in den leichten Formen die Grundkrankheit das klinische Bild beherrscht, nur daß der Erschöpfungszustand vielleicht ein stärkerer ist als bei den ohne Azotämie einhergehenden Ikterusformen. Kommt es zu stärkeren Graden der Azotämie, so tritt eine gewisse Somnolenz auf, aus der aber die Patienten wieder zu erwecken sind. Leitet dieser Zustand zum Koma über, so beherrscht dieses das Geschehen. Wir selbst haben in einem so bedingten Koma noch keinen Patienten gesehen und sind hier auf die Literatur angewiesen. MERKLEN beschreibt dieses Koma wie folgt: Es treten oft Rückenschmerzen auf, urämisches Erbrechen stellt sich ein, Kopfschmerzen sind vorhanden, eine Miosis ist zu beobachten, Sehstörungen, Krämpfe, quälender Singultus und Hämorrhagie können auftreten.

3. Produktionsurämie mit Übergang zur Retentionsurämie.

Fall 7. Der 37 Jahre alte Patient A. S. gab an, während des Weltkrieges eine Gasvergiftung durchgemacht zu haben. An Kinderkrankheiten entsinnt er sich nicht, auch sonst ist er angeblich nie ernstlich krank gewesen. Während des Sommers 1936 hatte der Patient wiederholt im Freien gebadet. Letztes Freibad am 2. 7. 36. Am nächsten Morgen wachte er mit Kopfschmerzen auf, ging aber noch zur Arbeit. Nachmittags hatte er Fieber bis 39,8°, schwitzte sehr stark. Am 4. 7. 36 suchte er einen Arzt auf, der eine Grippe annahm und Schwitzkuren anordnete. Am gleichen Tage bemerkte er auch, daß er nicht mehr recht gehen konnte, weil ihm die Knie schlapp wurden. Während der nächsten 2 Tage stellten sich Wadenschmerzen ein. Gleichzeitig begann er langsam gelb zu werden. Als ihn am 9. 7. 36 der Arzt besuchte, war die Gelbsucht schon sehr hochgradig. Er wies ihn der Klinik ein.

Bei der Aufnahme am 9. 7. 36 klagte der Patient über einen starken Druck in der Magengegend und Beschwerden beim Luftholen. Klagen über dauerndes Kopfweh. Der Appetit war während der ganzen Zeit der Krankheit sehr schlecht. Der Patient bemerkte, daß er während der letzten Tage häufiger Wasser lassen mußte, und daß der Urin sehr dunkel gefärbt war.

Befund. Es handelte sich um einen Patienten in gutem Ernährungszustand. Es bestand eine sehr starke ikterische Verfärbung der Skleren und der Haut. Eine diffuse Klopfempfindlichkeit des Kopfes war vorhanden. Es bestand eine Conjunctivitis, ein Herpes labialis ist nachweisbar. Über den Lungen fanden sich keine Schalldifferenzen, wohl aber vereinzelt Giemen und Pfeifen. Die Leber überragte den rechten unteren Rippenbogen um zwei Querfinger, die Milz war gut tastbar. Es bestanden diffuse Muskelschmerzen, besonders in den Waden. Bei der Aufnahme bestanden Temperaturen von 38,5°. Der Blutdruck betrug 170/120 mm Hg. Blutbild: Hämoglobin 92%, Leukocyten 15600. Myelocyten 15%, Jugendliche 2%, Stabkernige 6%, Segmentkernige 71%, Lymphocyten 16%. Im Urin ergibt die Eiweißprobe eine Trübung. Urobilin, Urobilinogen und Gallenfarbstoffe sind nachweisbar, im Sediment finden sich reichlich Erythrocyten, vereinzelt Leukocyten und granulierte und hyaline Zylinder.

Verlauf. 10. 7. 36: Patient hat am 9. und 10. 7. zusammen insgesamt 60 ccm Weil-Serum bekommen. Blutsenkung 80 mm nach einer und 100 mm nach 2 Stunden. Agglutination auf Weil negativ. Es besteht eine ausgesprochene hämorrhagische Diathese. Außer den in der Abb. 8 und 9 wiedergegebenen Untersuchungsergebnissen findet sich ein Blutzucker von 176 mg% und ein Kochsalzgehalt des Blutes von 550 mg%. 11. 7. 36: RR. 120/80 mm Hg. Befunde sonst unverändert. 13. 7. 36: *Blutzucker 164 mg%. Kochsalz 570 mg%. Harnstoffausscheidung durch den Urin 17 g.* Deutliche Zunahme des Ikterus. Verschlechterung des

Allgemeinzustandes. Teerstühle. Auftreten eines morbiliformen Exanthems. 15. 7. 36: Weitere Verschlechterung des Zustandes, starke Teerstühle, quälender Singultus, Zunahme des morbiliformen Exanthems. *Tyrosin in Krystallen* und durch Farbreaktionen im Urin nachweisbar. Blutdruck 120/80 mm Hg. 17. VII. 36: Sehr starke weitere Verschlechterung. Auftreten von Erbrechen. RR. 140/50 mm Hg. *Kochsalz 540 mg%*. *Blutzucker 149 mg%*. Weil-Komplementbindung positiv bis 1/200. Die Temperaturen liegen seit dem 11. 7. 36 um Werte zwischen 37 und 38°. Gehäuftes Er-

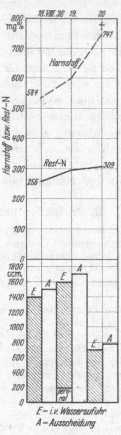

brechen. 18. 7. 36: Weitere Verschlechterung. Der Patient ist somnolent, aber auf Anruf noch ansprechbar. Der Ikterus hat abgenommen. Bilirubin ist im Urin nicht mehr nachweisbar. Indican im Blut stark vermehrt. 19. 7. 36: Die Somnolenz nimmt zu, gegen Abend ist der Patient nicht mehr ansprechbar. Am 20. 7. 36 ist im Urin Tyrosin nicht mehr nachweisbar. Harnstoffausscheidung 2,7 g. Der *Exitus letalis* erfolgt am 21. 7. 36 um 16,20 Uhr.

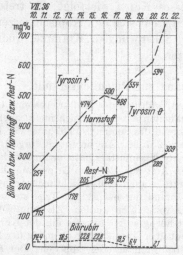

Abb. 8 (Fall 7). WEILsche Krankheit, zunächst unter dem Bilde einer akuten Azotämie (vorwiegenden Produktionsurämie) verlaufend mit ausreichender Harnstoffausscheidung durch den Urin. Anfangs während dieses Stadiums auch Tyrosinausscheidung durch den Urin. Dann aber langsamer Rückgang der Bilirubinämie, kurz dauernder Stillstand der Azotämie. Dann erneute Zunahme der Azotämie, jetzt aber kein Tyrosin mehr im Urin nachweisbar und auch unzureichende Harnstoffausscheidung durch den Urin. Anstieg des Blutdrucks.

Abb. 9 (Fall 7). Bei dem gleichen Patienten erweist sich die Wasserausscheidung als noch intakt. Auch im Präkoma und tiefen Koma werden die intravenös zugeführten Flüssigkeitsmengen noch völlig ausgeschieden.

Obduktionsbefund. (Hiesiges Pathologisches Institut.) Anatomische Diagnose: WEILsche Krankheit. Allgemeiner Ikterus; ikterische Leber; hochgradige interstitielle Nephritis. Hämorrhagische Diathese. Blutungen in der Darmschleimhaut des unteren Ileums, besonders in den Darmlymphknötchen; Blutungen in der Nierenbeckenschleimhaut beiderseits; Blutungen in der Oesophagusschleimhaut nahe an der Kardia mit geringer oberflächlicher Verschorfung; fragliche ganz kleine Blutungen im Gehirn, besonders im Pons. Etwas weiche Milz. Ausgedehnte zusammenfließende Herdpneumonien in den hinteren Lungenteilen. Verkalkter Lymphknoten im Mesenterium. Oberflächlicher Milzkapselriß. Hautblutungen an den Armen.

Histologische Untersuchung. Leber: Gallethromben in den Läppchenmitten, geringe Zellockerung. Starke Eisenspeicherung in den KUPFFERschen Sternzellen, in den Läppchenmitten auch Gallespeicherung. Ganz geringe Eisenspeicherung in den Leberzellen am Läpp-

chenrand. Milz: Hochgradige Eisenspeicherung in den Pulpazellen. Niere: Interstitielle Nephritis mit starkem Ödem der Rinde. Rindenkanälchen erweitert. Vielfach körnige Gallepigmentspeicherung in den Hauptstücken. Knochenmark: Eisenspeicherung in den Reticulumzellen des blutbildenden Markes. Herz, weiche Hirnhaut: Vereinzelt kleine rundzellige Infiltrate. Nebenniere: In der Rinde stellenweise geringe degenerative Veränderungen. Wadenmuskulatur: Vereinzelte Muskelfaserdegeneration mit geringer Zellvermehrung. Darm: Schleimhautblutungen. In Leber und Niere Spirochäten bakterioskopisch nicht nachzuweisen.

Wir sahen bei diesem Patienten zunächst ein Bild, das dem gleicht, das wir eben beschrieben haben. Es fand sich eine WEILsche Krankheit, die unter dem Bilde eines Ikterus mit einem schweren Leberschaden verlief; auch bei diesem Patienten fanden wir zunächst Tyrosin im Urin. Ebenfalls war die Harnstoffausscheidung zunächst noch, nach normalen Maßstäben gemessen, ausreichend, ja sogar infolge der mangelnden alimentären N-Zufuhr überschießend. Bei immerhin ausreichender Diurese kam es nun aber nicht zu einem Rückgang der Azotämie, sondern im Gegenteil zu einem weiteren Anstieg des Rest-N. Gegen Ende der Krankheit war der Ikterus erheblich geringer geworden, das Tyrosin wurde nicht mehr durch den Urin ausgeschieden. Aber *während* die *Wasserausscheidung immer noch ausreichend* war, *kam es mehr und mehr zum Bilde eines urämischen Komas. Jetzt fehlte* jedoch *die überschießende N-Ausscheidung*, die wir bei den anderen Patienten beobachtet hatten. So sahen wir, daß zum Schluß sicher das weitere Ansteigen des Harnstoffs in erster Linie auf einer verminderten Harnstoffausscheidung beruhte. Es kam *gleichzeitig* zu einer *Blutdrucksteigerung* und zu einer *beträchtlichen Vermehrung des Indicans*. Ob gegen Schluß dieses Geschehens noch Veränderungen bestanden, die zu einer vermehrten Harnstoffbildung auch noch Veranlassung gaben, ist unmöglich zu entscheiden. Auf alle Fälle weicht das terminale Stadium dieses Krankheitsverlaufs erheblich von dem initialen und dem auch bei den anderen vorher geschilderten Krankheitsverläufen ab insofern, als der Ikterus geringer wurde und auch die Tyrosinausscheidung schwand; der Leberschaden hatte sich also erheblich gebessert. Dagegen stand *im Vordergrund die renale Insuffizienz*. Die im Verlaufe des Leberschadens sich entwickelnde Nierenschädigung war so hochgradig, daß sie irreversibel war, obwohl die Leberveränderungen sich zurückbildeten. So beherrschte zum Schluß die Niereninsuffizienz das Geschehen. Dabei *muß* die Wasserausscheidung nicht notwendigerweise auch so hochgradig gestört sein, daß deswegen eine Oligurie oder Anurie resultieren müßte (s. Abb. 8). Das Wesentliche ist in diesen Fällen der Rückgang des Harnstoffkonzentrationsvermögens der Niere, wie auch die entsprechenden Beobachtungen der Literatur es beweisen (OETTINGER und MARIE, GARNIER und REILLY, HARVIER, MERKLEN und ANTONELLI).

Bezüglich des *zeitlichen Auftretens der hepatorenalen Veränderungen* ist zu sagen, daß besonders die akut azotämischen Bilder, die in erster Linie auf eine Mehrproduktion von Harnstoff bei einer gleichzeitigen renalen Störung sich entwickeln, sowohl in der präikterischen Phase, meist aber in der ersten ikterischen sich entwickeln. Es hängt von der Schwere der Nierenschädigung ab, ob die Bilder der vorwiegend renalen Insuffizienz gleichzeitig auftreten, so daß die vorwiegende Produktionsurämie überdeckt oder nicht sicher beweisbar ist (MERKLEN, BICART und ADNOT). Recht oft dürfte es so sein, daß man, wie bei

dem von uns zuletzt geschilderten Fall, zwei Phasen unterscheiden kann, wenn man darauf achtet. Es kann aber auch dann, wenn es im Verlaufe der Weilschen Krankheit zu einem Rezidiv kommt, nochmals zu einer Exacerbation des h.r.S. kommen. Nach dem Schrifttum scheint es so zu sein, daß dann, wenn das Rezidiv auch mit einer Zunahme des Ikterus einhergeht, es zu azotämischen Zuständen mit Überwiegen der Mehrproduktion von Harnstoff kommt (Merklen und Lioust, Achard); bei den ohne Ikterus auftretenden Rezidiven scheinen vorwiegend durch Retention bedingte Azotämien aufzutreten.

„Die Entstehung der ikterischen Azotämie erscheint uns als ein Leberphänomen. Die Aufrechterhaltung dieser Azotämie und ihre Schwankungen hängen dagegen von der Unversehrtheit des Nierenfilters ab, die die regelrechte Ausscheidung des gesteigerten Blutharnstoffs erlaubt oder sich dem nur in einem mehr oder weniger großen Maße widersetzt" (Merklen und Lioust). Man muß feststellen, daß gerade diese Fragen noch nicht in einem genügenden Maße beachtet sind und eine weitere Klärung dieser Verhältnisse wünschenswert erscheint.

In der französischen Literatur hat man eine Weile sich dafür interessiert, ob die Tatsache, daß es im Verlaufe der Azotämien zu einem Fieberabfall kommt, mit der Harnstoffsteigerung in einem ursächlichen Zusammenhang steht (u. a. Pagniez und Escalier, Merklen und Adnot, Achard). Heute erscheint es müßig, darüber noch zu streiten, da diese Anschauung deswegen von Merklen, Adnot und Achard abgelehnt ist, weil sie zu Recht die Beobachtung dafür ins Feld führten, daß es auch Fiebersteigerungen zu einer Zeit gibt, zu der der Harnstoff hoch sein kann. Zudem wissen wir, daß einmal um den 5. Tag der Erkrankung der Ikterus auftritt und daß es zu den Eigentümlichkeiten dieser Erkrankung gehört, daß es meist um den 9. Tag zu einem Fieberabfall kommt, ohne daß wir dafür die Gründe anzugeben vermöchten. Zwischen dem 5. und 9. Tag stehen meist aber die akut azotämischen Veränderungen auf der Höhe ihrer Entwicklung, so daß der Temperaturrückgang, wie die Fälle ohne Azotämie es erkennen lassen, wohl zufällig mit der Azotämie zusammenfällt, nicht aber ursächlich etwas hiermit zu tun hat.

Pathologisch-anatomische Veränderungen.

Bei der Schilderung der pathologisch-anatomischen Veränderungen beschränken wir uns absichtlich auf die im Verlaufe der hepatorenalen Störungen auftretenden Leber- und Nierenveränderungen, wobei wir in erster Linie die im Verlaufe der Weilschen Krankheit bekannten Veränderungen berücksichtigen und die bei anderen Krankheiten, die das h.r.S. bieten können, nur kurz streifen werden.

Kommt es im Verlaufe der Weilschen Krankheit zu einer Kochsalzverminderung und zu einer hypochlorämischen Urämie, an deren Folgen der Kranke gestorben ist, so finden sich an den *Nieren* dieser Patienten wohl Veränderungen, wie sie bei der Weilschen Krankheit sehr oft nachweisbar sind. Es sind aber bislang dabei keine Veränderungen bekannt geworden, wie man sie sonst in Form von Kalkablagerungen im Bereich der Tubuli bei hypochlorämischen Zuständen anderer Krankheiten kennt. Es mag sein, daß die meist im Verlauf der Weilschen Krankheit fehlende Alkalose, die nach Kerpel-Fronius für das Auftreten dieser Veränderungen notwendig ist, die Kalknephrose bei der Weilschen Krankheit nicht zur Ausbildung kommen läßt.

Die Veränderungen im Verlaufe der WEILschen Krankheit im Bereich der *Leber*: Die Leber selbst ist in den meisten Fällen etwas vergrößert. Mikroskopisch findet sich eine Dissoziation der Leberzellen, in manchen Fällen ist eine normale Zellstruktur überhaupt nicht mehr zu erkennen. Die Zellen sind unterschiedlich groß, darunter viele Zellen mit mehreren Kernen. Es finden sich viele Kerne-teilungsfiguren, und es läßt sich eine direkte und indirekte Kernteilung nach-weisen. Es können sich Infiltrate im GLISSONSCHEN Dreieck und vereinzelt auch um Lebervenen gruppiert finden (DRÄGERT). Derselbe konnte auch in 2 von 6 Fällen eine Eisenablagerung in den Leber- und Sternzellen nachweisen. Gly-kogen konnte DRÄGERT in einem daraufhin untersuchten Fall nicht nachweisen. BEITZKE sah in wenigen schweren Fällen fleckweise kleine Lebernekrosen und lymphocytäre Infiltrationen. 2 Fälle, die in das Gebiet der akuten gelben Leber-atrophie herüberspielten, aber sich doch von ihr unterschieden, sah PICK. HART beschrieb bei einem Fall Veränderungen, die einer Lebercirrhose ähnelten, wie sie nach subakuter gelber Leberatrophie nachweisbar sein kann. KANEKO gibt an, daß oft die Leberveränderungen außerordentlich gering seien, so daß das schwere Krankheitsbild in einem Gegensatz dazu stehe.

Die *Nierenveränderungen* entsprechen meist dem Bild der interstitiellen Nephritis, wie sie von PICK und BEITZKE bei der WEILschen Krankheit be-schrieben werden. Eine Vergrößerung und ödematöse Schwellung sahen zuerst wohl PICK und BEITZKE. Sie fand sich auch in allen den Fällen, die von DRÄGERT untersucht wurden. Histologisch sah PICK eine trübe Schwellung der Epithelien in den Tubuli contorti und den aufsteigenden Schleifenschenkeln eine oft fort-schreitende Nekrose mit galliger Durchtränkung. Die Glomeruli erweisen sich stets als intakt. FAHR hat besonders auf das entzündliche Ödem der Nieren hingewiesen, das sich gerade auch bei der WEILschen Krankheit nachweisen läßt. Es erscheint wahrscheinlich, daß gerade diese Veränderungen, die durch das entzündliche Ödem der Niere hervorgerufen werden, für die vorwiegend nephrogenen Insuffizienzen verantwortlich zu machen sind. Jedenfalls würde unsere Beobachtung 7 in diesem Sinne sprechen.

Bei hepatorenalen Veränderungen im Verlaufe anderer Krankheiten fand sich das Bild einer embolischen Herdnephritis (BAIZE und MAYER).

NONNENBRUCH betont, daß nicht alle Krankheiten, die klinisch das h.r.S. geboten hatten, durch das *entzündliche Ödem der Nieren* zu erklären seien. Es sind immer wieder zum Tode führende hepatorenale Veränderungen beschrieben wor-den, bei denen keine oder nur außerordentlich geringgradige Nierenveränderungen nachweisbar waren (z. B. LEMIERRE, DESCHAMPS und BERNARD, LEDERER).

Die Diskrepanz, die aber auch in anderer Hinsicht dabei zwischen Klinik und pathologisch-anatomisch nachweisbaren Veränderungen besteht, läßt sich durch unseren Fall 6 belegen, dessen histologische Bilder wir anführen (Abb. 10 und 11). Es handelt sich um die typischen, eben beschriebenen Veränderungen in Leber und Niere. Es ist augenfällig, daß in diesem Fall erhebliche anatomische Veränderungen noch vorhanden waren, als das akut azotämische Bild schon längst abgeklungen war.

DRÄGERT sagt: „Trotz der manchmal recht erheblichen Reststickstoffwerte im Blut finden wir die Veränderungen in den Nieren nicht dementsprechend hochgradig."

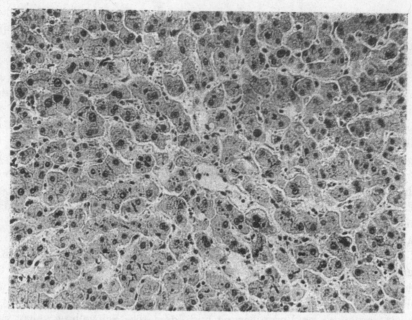

Abb. 10. Histologisches Präparat der Leber des Falles 6. Der Patient starb an den Folgen einer Pneumonie und eines Pleuraempyems. Obwohl die Leber noch deutliche Veränderungen aufweist, war der Ikterus schon geschwunden. Es fanden sich aber noch die typischen Veränderungen, die sich in der Leber bei der Weilschen Krankheit nachweisen lassen. Man erkennt eine Dissoziation der Leberzellen in den Läppchenzentren. Gallethromben in den Leberzellen, zum Teil mehrere Kerne in einer Leberzelle.

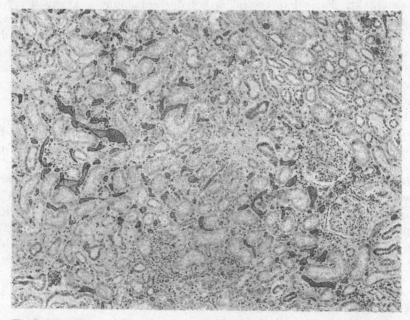

Abb. 11. Histologischer Schnitt durch die Niere des gleichen Falles wie Abb. 10! Es findet sich eine Cholämienephrose. Außerdem lassen sich Blutungen und zellige interstitielle Infiltrationen nachweisen, die Ausdruck einer interstitiellen Nephritis sind. Trotz der zu dieser Zeit noch vorhandenen Veränderungen ist die akute Azotämie, die anfangs bestand, völlig abgeklungen. (Vgl. auch Abb. 6!)

Wir dürfen somit feststellen: Es gibt *keinen* pathologisch-anatomischen Befund, der so typisch wäre, daß er Rückschlüsse auf Art und Ausmaß pathologisch-physiologischer Ausfälle beim klinischen hepatorenalen Syndrom zuließe. Die gelegentlich nach Abklingen der Azotämie noch vorhandenen, oft aber völlig fehlenden pathologisch-anatomischen Befunde stempeln das hepatorenale Syndrom zu einem klinischen Begriff, der auf bestimmten pathologisch-physiologischen Vorgängen beruht.

Therapie.

Zur eigentlich kausalen Behandlung der WEILschen Krankheit haben wir heute die *Serumbehandlung* zu rechnen. Die UHLENHUTHschen, SCHÜFFNERschen und SCHLOSSBERGERschen Erfahrungen beweisen die Berechtigung der Anwendung von Serum. Wir selbst haben in allen unseren Fällen das Serum zur Anwendung gebracht und haben einen günstigen Eindruck gewonnen. Das Hauptgewicht ist aber auf eine recht frühzeitige Serumbehandlung zu legen. Man wird, das haben uns unsere Erfahrungen gelehrt, keine großen Erfolge mehr erwarten dürfen, wenn schon eine Fixierung der Giftstoffe der Leptospiren an die Körperzelle eingetreten ist. So wird man bei einem in der Ausbildung bereits begriffenen oder schon manifesten Ikterus nicht mehr erwarten dürfen, daß noch ein wesentlicher Rückgang eintreten wird. *Wesentlich ist* die *rechtzeitige Erkennung der WEILschen Krankheit und* somit die *Möglichkeit der frühzeitigen spezifischen Behandlung.* Wichtig erscheint uns hierbei die Tatsache, daß man weiß, daß die *initiale Meningitis* bei der WEILschen Krankheit oft auftritt, die somit einen wertvollen diagnostischen Hinweis bedeuten kann. Es mag sein, daß man hin und wieder einmal auf Grund der Verdachtsmomente Serum gibt, wo es sich nicht um eine WEILsche Krankheit handelt — das ist aber auf Grund unserer eigenen Erfahrung nicht sehr häufig. Selbst wenn es geschieht, haben wir noch niemals einen Schaden davon gesehen. Es kann sein, daß diese unsere Einstellung es zur Folge hatte, daß wir bei 16 Weil-Meningitiden 10 mal keinen Ikterus auftreten sahen.

Übrigens berichtet auch LOBMEYER bei dem der WEILschen Krankheit in gewisser Weise ähnlichen Feldfieber über günstige Eindrücke mit der Serumbehandlung.

Es sind aber, das müssen wir nachdrücklich betonen, bei der WEILschen Krankheit große Serummengen zu geben!

Unsere Analyse der hepatorenalen Veränderungen ist bis zu einem gewissen Grade uns aber auch auf Grund der dadurch gewonnenen Erkenntnisse *Wegweiser einer Behandlung dieser Zustände* geworden.

Neben der in der heutigen Klinik wohl meist üblichen Behandlung schwerer Leberschäden mit *Traubenzucker, Insulin, Leberpräparaten* und *Vitaminen* haben wir natürlich in allen den Fällen, bei denen es sich um eine hypochlorämische Urämie handelte, eine *Chlorzufuhr* in Form von Kochsalzgaben vorgenommen. Aber auch bei der „chloropriven Situation" haben wir in hohen Dosen Kochsalz verabreicht, einmal, um einer Hypochlorämie vorzubeugen, zum anderen aber, weil wir den Eindruck hatten, daß sich dadurch auch schwer toxische Zustände beeinflussen ließen.

Die Erkenntnis aber, daß bestimmte Formen der Azotämien auf einem vermehrten Zellzerfall in der Peripherie bei einer intakten Harnstoffpoese der Leber

beruhen, hat uns veranlaßt, eine *so eiweißarme Ernährung wie nur eben möglich* durchzuführen. Einmal erleichtert die große Inappetenz der Kranken diese Maßnahme, und weiterhin ist eine solche Fastenbehandlung deswegen auch ohne Schwierigkeiten durchzuführen, weil die akut azotämischen Zustände meist nur von kurzer Dauer sind und man dann zu einer *vorwiegenden Kohlehydraternährung* übergehen kann, der man schon bald in steigernder Menge Eiweiß zulegen kann. Einer Darreichung von Fett in mäßigen Grenzen steht nach Abklingen des schweren Ikterus meist deswegen nichts im Wege, weil die Fettverdauung bei den sehr oft nichtacholischen Kranken kaum oder gar nicht gestört ist. Während der akut azotämischen Zustände geben wir Obstsäfte mit Traubenzucker.

Über die Erfolge der von Nonnenbruch empfohlenen Behandlung der mit einer Residualstickstoffsteigerung einhergehenden hepatorenalen Veränderungen mit Harnstoffgaben können wir deswegen nicht urteilen, weil wir diese Behandlung in wenigen Fällen nur bei schon fast moribunden Patienten durchgeführt haben.

Allergrößtes Gewicht haben wir bei den Zuständen von akuter Azotämie auf eine *ausreichende Wasserzufuhr* gelegt. Wir haben den Patienten so viel zu trinken gegeben, wie sie nur mochten. War infolge dauernden Erbrechens die perorale Flüssigkeitszufuhr nicht möglich, so haben wir auf eine oft mehrmals am Tage vorgenommene *intravenöse* Flüssigkeitszufuhr in Form von physiologischer Kochsalzlösung allergrößten Wert gelegt. In diesen Fällen von akuter Azotämie im Verlaufe hepatorenaler Störungen hängt die Prognose von der ausreichenden Wasserzufuhr und -ausscheidung ab. Gerade weil die Niere ihr Harnstoffkonzentrationsvermögen weitgehend eingebüßt hat, besteht nur die Möglichkeit für den Körper, den vermehrt gebildeten Harnstoff durch große Flüssigkeitsmengen zu eliminieren. Uns kommt der meist vermehrte Durst der Kranken in diesem unseren therapeutischen Bestreben entgegen. Kommt es aber zu einer Oligurie oder Anurie, so ist das das alarmierende Symptom, das alle Bemühungen verlangt, die Harnausscheidung wieder in Gang zu setzen.

Seit Jahren haben wir bei allen unseren Ikterusfällen eine *Ultrakurzwellenbehandlung der Leber und Nieren* angewendet. Schon Adlersberg erwähnt den diuresefördernden Effekt der Leberdiathermiebehandlung. Bei allen unseren Weil-Patienten, die einen Ikterus boten, ganz gleich, ob sie eine Azotämie hatten oder nicht, haben wir diese Behandlung durchgeführt. Wie aus den Kurven ersichtlich (auch unser Fall 6 erhielt vom 4. Krankheitstage ab eine Kurzwellenbehandlung), kam es zu einem baldigen Abfall der hohen Harnstoffwerte. Das besagt aber gar nichts über den therapeutischen Effekt dieser Behandlung nach dem, was wir heute über die Genese dieser Harnstoffvermehrung wissen. Mehr aber will es bedeuten, daß wir keine Oligurie und Anurie bei den 12 Fällen von Weilscher Krankheit mehr erlebten, die wir seither behandelten. Die unter Umständen progrediente Nierenschädigung, soweit sie die Harnstoffausfuhr angeht, wird in schweren Fällen dadurch nicht behoben. Da aber die Erkrankungen an Weil zahlenmäßig nicht sehr groß sind, könnte auch diese Beobachtung noch ein Zufall sein. Wir haben aber während der ganzen Jahre jede Leberschädigung, soweit sie nicht mechanisch durch Behinderung des Gallenabflusses bedingt war, mit Ultrakurzwellen behandelt und hatten auch dabei einen durchaus günstigen Eindruck. Bei der Krankheitsgruppe des Icterus

catarrhalis geht gar nicht so selten der Ikterus innerhalb relativ kurzer Zeit zurück. Um bei der Aufzählung zu bleiben: Wir sahen auch eine Patientin mit einer akuten gelben Leberatrophie klinisch ausheilen, bei der diese Behandlung durchgeführt worden war; ob allerdings in diesem Fall post oder propter, muß dahingestellt bleiben. Daß es sich dabei tatsächlich um eine akute gelbe Leberatrophie gehandelt hatte, konnte auch anatomisch gesichert werden, weil die Patientin wenige Wochen später nach einem Abort verstarb.

Treten aber doch schwerere und nicht bald zu behebende Oligurien oder gar Anurien auf, so wird man den Versuch machen können, durch die von NONNEN-BRUCH bei solchen Fällen empfohlene *paravertebrale Anästhesie* doch die Ausscheidung wieder in Gang zu bringen. Führt das nicht zum Ziel, so wird man sich auf Grund der von FAHR erhobenen Befunde des entzündlichen Ödems der Niere um so eher zu einer *Dekapsulierung der Niere* entschließen, weil bei dieser Form der Nierenstörung mechanische Veränderungen bis zu einem gewissen Grade mit verantwortlich zu machen sind.

Zusammenfassung.

1. Im Verlaufe von Leber- und Nierenschädigungen kommt es zu Funktionsausfällen beider Organe, die das hepatorenale Syndrom ausmachen.

2. Ausgelöst werden können die Organschäden an Leber und Nieren durch infektiös-toxische Ursachen. Diese auslösenden Schäden schaffen die Voraussetzungen für das Zustandekommen des hepatorenalen Syndroms.

3. Als wesentlich für das Auftreten dieser hepatorenalen Veränderungen erweist sich nämlich die Leberschädigung. So ist es möglich, daß die Leber allein oder zunächst vorwiegend allein betroffen wird. Im Verlaufe der sich entwickelnden Leberschädigung entstehen toxische Substanzen, die

a) in der Leber selbst durch die pathologischen Stoffwechselvorgänge entstehen,

b) eine Folge einer mangelhaften Entgiftung der auch normalerweise entstehenden Stoffwechselprodukte des Körpers darstellen können.

4. Die so entstehenden Gifte stellen ganz allgemein Zellgifte dar, die zunächst Funktionsstörungen der Zelle, unter Umständen auch den Zellentod zur Folge haben. Im Bereich der Nieren führen diese Schädigungen zu einer Herabsetzung des Konzentrationsvermögens der Niere gegenüber Harnstoff.

5. Im Verlaufe des hepatorenalen Syndroms entwickelt sich eine Polyurie, die man als Kompensationsversuch des Körpers ansehen könnte, um das gestörte Harnstoffkonzentrationsvermögen der Niere auszugleichen.

6. Speziell in diesen Fällen läßt sich der sichere Nachweis nicht dafür erbringen, daß die Polyurie hepatogen ist. Die Tatsache jedoch, daß diese Polyurie auch dann noch weiterbesteht, wenn die Notwendigkeit für eine solche vermehrte Flüssigkeitsausfuhr nicht mehr besteht, ließe sich dafür anführen, daß es sich hier doch um einen Einfluß der Leber handelt.

7. Im Verlauf von Leberschäden kann es auch zu anderen Störungen im Wasserhaushalt kommen, die wegen des Fehlens anderer Ursachen und in Anbetracht der fehlenden pathologisch-physiologischen und pathologisch-anatomischen Nierenveränderungen nur auf die Leber bezogen werden können.

Diese Störungen können sich in einer Oligurie und Anurie äußern. So kann es auch bei erhaltenem Konzentrationsvermögen der Niere zu einer Vermehrung des Reststickstoffes im Blut kommen. Auch kann es bei einem Leberschaden bei an sich fehlenden Nierenveränderungen zu einer Hyposthenurie kommen, die in diesen Fällen oft auf die Leber bezogen werden muß.

8. Der nach Enteiweißen des Blutserums verbleibende Rest an Stickstoff setzt sich zusammen aus einem Harnstoffanteil und dem Stickstoff, der in Aminosäuren, Harnsäure, Kreatin und Kreatinin enthalten ist; den letzteren faßt man unter dem Begriff des Residualstickstoffs zusammen.

9. Die im Verlaufe von hepatorenalen Störungen auftretenden Veränderungen können sich beziehen auf den Eiweißstoffwechsel, den Kohlehydratstoffwechsel und den Wasserhaushalt.

10. Das klinische Bild der Leberinsuffizienz geht einher mit einem Verlust des Harnstoffbildungsvermögens der Leber. Es resultiert in diesem Fall ein Anstieg des Residualstickstoffs. Selbst diese schweren Leberschäden führen nicht auf allen Gebieten zu einem Ausfall der Leberfunktionen, auch hier handelt es sich nur um Partialschädigungen. So kommt es in der Klinik auch nicht zu Bildern, die den der experimentellen totalen Leberexstirpation gleichen. Während man nach Leberexstirpationen eine schwere Kohlehydratstoffwechselstörung beobachtet, die zu lebensbedrohlichen Hypoglykämien führt, fehlt die Kohlehydratstoffwechselstörung in dieser Form dem klinischen Bilde der Leberinsuffizienz. Gleichzeitig kann es aber zu Störungen des Wasserhaushaltes kommen. Diese äußern sich meistens in einer Oligurie, die bis zur Anurie gehen kann.

11. Im Verlaufe hepatorenaler Störungen kann eine Vermehrung des Harnstoffstickstoffs und des Residualstickstoffs vorkommen, die beide zusammen die Azotämie ausmachen. GARNIER hat diese Formen treffend als „dissoziierte Insuffizienz" bezeichnet. Übergänge dieser Form der Azotämie zu der allein durch Residualstickstoffvermehrung verursachten Azotämie können dabei beobachtet werden; sie sind dann Folge der zunehmenden Leberinsuffizienz, die mit dem Verlust des Harnstoffbildungsvermögens einhergeht. Auch Wasserstoffwechselstörungen können zum klinischen Bilde dieser Form der Azotämie gehören.

12. Wir haben uns eingehender mit den Azotämieformen der WEILschen Krankheit befaßt. Wir haben dabei den Nachweis dafür erbringen können, daß es auf Grund der Klinik möglich ist, bei dieser Krankheit drei Azotämieformen zu unterscheiden, nämlich

    a) die hypochlorämische Azotämie und Urämie,

    b) die vorwiegende Produktionsurämie,

    c) die vorwiegende Retentionsurämie.

13. Wir halten es für zweckmäßig, die „chloroprive Situation" von der hypochlorämischen Azotämie zu trennen. Unter der „chloropriven Situation" verstehen wir Zustände, die im Verlaufe von Krankheiten auftreten und zu einer Verschiebung des Chlorgehaltes im Gewebe führen. Während dieser Zustände wird vom Körper versucht, den vermehrten Chlorbedarf durch Herabsetzung der Ausscheidung durch den Urin zu decken. Nimmt der Chlorbedarf noch zu, so kann es zu einer Verarmung des Blutes an Chlor kommen. Im Verlaufe der Hypochlorämie kann eine Azotämie auftreten.

14. Die vorwiegende Produktionsurämie, die vor uns auch schon von anderer
Seite beobachtet wurde, steht mit der hypochlorämischen Urämie nicht in einem
ursächlichen Zusammenhang, weil ihr die Hypochlorämie fehlt (Vielleicht aber
ist die hypochlorämische Azotämie auch eine Form, die auf eine vermehrte
Harnstoffbildung zurückzuführen ist; sie unterscheiden sich unter Umständen
nur von der hier behandelten akuten Azotämie durch die anderen Voraussetzungen,
die zum vermehrten Eiweißabbau die Veranlassung geben.) Es kommt zu einer
Azotämie, die auf einen vermehrten Untergang von Körperzellen zurückzuführen
ist. Da bei diesen Formen der Leberschädigung das Harnstoffbildungsvermögen
der Leber nicht geschädigt ist, kommt es zur Azotämie, die vorwiegend auf
einer Harnstoffmehrbildung beruht. Wir haben bei dieser Form der Azotämie
im Verlaufe der Weilschen Krankheit den Beweis dafür erbringen können,
daß der Grund für die Reststickstoffsteigerung dieser Formen nicht auf die
Infektion durch die Leptospira icterogenes zurückzuführen ist, sondern daß in
der Schwere des Leberschadens die Ursache für den vermehrten Zellzerfall begründet ist. Wir sehen nämlich bei gleich starken Bilirubinämien in dem einen
Fall eine derartige Azotämie auftreten, während sie in einem anderen Fall vermißt wird. Wir haben in unseren Fällen den Nachweis erbringen können, daß
während des akut azotämischen Zustandes durch den Urin Tyrosin ausgeschieden
wird, was wir als einen Ausdruck der Schwere der Leberschädigung auffassen.
Sieht man in der Zunahme der Bilirubinämie eine Folge des Weiterschreitens
und der Ausdehnung der krankhaften Vorgänge in der Leber, in dem Rückgang
der Bilirubinämie aber die Folge der Besserung des Leberschadens, so konnten
wir auch hier einen Parallelismus zwischen Bilirubinämie und Azotämie nachweisen. Es fand sich nämlich, daß, wenn eine Azotämie vorhanden war, es zu
einem weiteren Anstieg des Reststickstoffs kam, solange auch der Bilirubingehalt des Serums noch zunahm, und daß mit dem Rückgang der Bilirubinämie
auch ein Rückgang der akuten Azotämie erfolgte. Wir sahen, daß der vermehrte
Zellzerfall kaum in der Leber, sondern vielmehr in der Peripherie, d. h. den
übrigen Körperzellen vor sich ging. Als Beweis dafür konnten wir den rapiden
Abfall des Körpergewichtes während der akut azotämischen Periode anführen
sowie die Tatsache, daß sich während dieser Zeit sehr schnell eine Anämie entwickelt. Die Leber bleibt während dieser ganzen Zeit unverändert groß, ja,
in manchen Fällen nimmt die Vergrößerung noch zu. Es kommt in diesen Fällen
infolge des vermehrten Zellzerfalls zu einem Abbau von Eiweiß, wobei die Leber
infolge ihres intakten Harnstoffbildungsvermögens in der Lage ist, diese Abbauprodukte in Harnstoff umzuwandeln. So ist die Mehrproduktion zu erklären,
als deren Folge wir eine die Norm weit übersteigende Stickstoffausfuhr durch
den Urin sehen können. Obwohl wir sehr nachdrücklich auf die Rolle der Leber
hinweisen mußten, die diese in diesem Geschehen spielt, glauben wir doch hinreichend auf die dabei gleichzeitig auftretenden und nachweisbaren renalen
Störungen hingewiesen zu haben. Die im Verlaufe dieser schweren Leberschädigungen auftretenden Giftstoffe bedeuten ebenso wie für die anderen Körperzellen so auch für die Niere Zellgifte. Auf Grund der nephrotoxischen Wirkung
dieser Substanzen kommt es zu Funktionsstörungen auch im Bereich der Niere.
Diese äußern sich in einer Hyposthenurie, die aber zu einem gewissen Grade
auch hepatogen bedingt sein kann, in erster Linie aber in einer Herabsetzung

des Harnstoffkonzentrationsvermögens der Niere. Infolgedessen kann eine der vermehrten Stickstoffproduktion entsprechende Harnstoffausscheidung nur durch eine Vermehrung der Urinmenge erfolgen. Ist die Harnstoffproduktion höher als die Ausscheidung, so kommt es zu einer Azotämie. Ein Rückgang der Azotämie ist also nur dann zu erwarten, wenn die Voraussetzungen wegfallen, die zu einer vermehrten Stickstoffproduktion Veranlassung gaben, d. h. wenn der schwere Leberschaden behoben wird.

Die schwere Leberschädigung ist offenbar innerhalb kurzer Zeit einer Rückbildung fähig; als Ausdruck der Besserung sahen wir das Schwinden des Tyrosins aus dem Urin und gleichzeitig einen baldigen Rückgang der Azotämie. Die bei dieser Form der akuten Azotämie zu beobachtende Hyperglykämie fassen wir ebenfalls als eine Folge der Leberschädigung auf, weil wir einmal nachweisen konnten, daß auch hier eine Rückkehr zur Norm erfolgt, wenn der schwere Leberschaden sich zurückbildet. Zum anderen aber konnten wir diese Beobachtungen in Parallele setzen zu Veränderungen, die wir im Verlaufe des Scharlachs sehen konnten, wobei wir den Nachweis dafür zu erbringen vermochten, daß eine Abhängigkeit zwischen Leberschädigung und Kohlehydratstoffwechselstörung besteht. Obwohl man die bei dieser Form der Leberschädigung zu beobachtenden Wasserhaushaltsstörungen nicht mit Sicherheit auf die Leber beziehen kann, weil gleichzeitig Nierenveränderungen bestehen, so spricht doch die Tatsache, daß man nach Schwinden der vermehrten Harnstoffbildung die Polyurie weiterbestehen sieht, dafür, an einen Einfluß der Leber auf den Wasserhaushalt auch in diesen Fällen zu denken. Prognostisch sind die Nierenveränderungen im Verlaufe dieser hepatorenalen Störungen günstig zu beurteilen. Sowohl nach unseren als auch nach den in der Literatur wiedergegebenen Erfahrungen sind Nierendauerschäden nicht zu erwarten. Stellt sich im Verlaufe dieser akuten Azotämien eine verminderte Urinausscheidung ein, so ergibt sich aus dem bisher Gesagten die Größe der Gefahr.

15. Sind die im Verlaufe dieser akut azotämischen Zustände erfolgenden Nierenschädigungen sehr hochgradig, so kann eine fortschreitende Nierenfunktionsstörung die Folge sein, derart, daß die renale Insuffizienz das Krankheitsgeschehen beherrscht. Der Endzustand dieser Veränderungen ist das Coma urämicum.

16. Wir haben darauf hinweisen können, daß einheitlich pathologisch-anatomische Veränderungen für die hepatorenalen Störungen nicht aufzuweisen sind. Gelegentlich sind die anatomischen Veränderungen sehr gering oder fehlen völlig. Der Unterschied in der Schwere des zum Tode führenden klinischen Geschehens und den ganz fehlenden anatomischen Veränderungen ist so groß, daß das hepatorenale Syndrom infolge der pathologisch-physiologischen Störungen einen klinischen Begriff darstellt.

17. Neben der bei der Weilschen Krankheit möglichen kausalen Therapie, die in einer Serumbehandlung besteht, haben sich unsere therapeutischen Maßnahmen auf die Behandlung des schweren Leber-Nierenschadens vorwiegend zu beziehen. Neben der üblichen Behandlung schwerer Leber-Nierenschäden mit Insulin, Traubenzucker, Leberpräparaten und Vitaminen und neben diätetischen Maßnahmen hat sich bei uns die Ultrakurzwellenbestrahlung der Leber und der Nieren vorzüglich bewährt. Wegen der immer vorhandenen chloro-

priven Situation sind Kochsalzgaben notwendig, und Chlorgaben sind das Mittel der Wahl bei hypochlorämischen Urämien.

18. Wir haben uns bewußt auf die Darstellung von hepatorenalen Veränderungen im Verlaufe der WEILschen Krankheit beschränkt. Zwar hat die WEILsche Krankheit als Musterbeispiel für bestimmte hepatorenale Störungen gegolten. Es ist aber hervorzuheben, daß die WEILsche Krankheit zwar nicht selten, aber doch kein allzu häufiges Krankheitsbild ist. Dagegen ist das Auftreten hepatorenaler Störungen im Verlaufe anderer Krankheiten häufig. Es wäre wünschenswert, wenn man diesen Veränderungen in der Klinik allgemein eine größere Aufmerksamkeit entgegenbrächte, als es bislang der Fall ist. In der Indikationsstellung zur Operation: Bei manchen Leber-Gallenblasenerkrankungen sind bezüglich der Wahl des Zeitpunktes des Eingriffs Fortschritte zu erwarten, die Klinik der Verbrennungen würde eine andere Beurteilung erfahren, und vielleicht würde auch der postoperative Shock in einem anderen Licht erscheinen.

V. Klinische und hirnbioelektrische Epilepsiestudien[1].

Rudolf Janzen-Hamburg[2].

Mit 12 Abbildungen.

Inhalt.

Literatur.

Abadie: Etiologie générale de l'épilepsie commune. Rev. Neur. **64**, 461 (1935).

Adrian and Matthews: The interpretation of potential-waves in the cortex. J. of Physiol. **81**, 440 (1935).

— and Yamagiva: The origin of the Berger rhythm. Brain **58**, 323 (1935).

Albertoni: Über die Pathogenese der Epilepsie. Moleschotts Untersuchungen **12**, 476 (1881).

Amantea: Über experimentelle beim Versuchstier infolge afferenter Reize erzeugte Epilepsie. Pflügers Arch. **188**, 287 (1921).

Asenjo: Lokalisierte bioelektrische Ableitungen von der Hirnrinde bei experimentellen Störungen des Blutkreislaufes. I. Abklemmung der Carotis communis. Zbl. Neurochir. **3**, 198 (1938).

Astwazaturow: Über Epilepsie bei Tumoren des Schläfenlappens. Mschr. Psychiatr. **29**, 342 (1911).

v. Bechterew: Über das sog. Krampfzentrum und über das Zentrum für die Lokomotion im Niveau der Varolsbrücke. Neur. Zbl. **16**, 4 (1897).

Berger: [1] Über die Entstehung der Erscheinungen des großen epileptischen Anfalles. Klin. Wschr. **14**, 217 (1935).

— [2] Das Elektroencephalogramm des Menschen. Nova acta Leopoldina, Halle **6**, 173 (1938).

---

[1] Aus der Neurologischen Universitätsklinik Hamburg-Eppendorf (Direktor: Prof. Dr. Pette).

[2] Mit Unterstützung der Deutschen Forschungsgemeinschaft.

BINSWANGER: Epilepsie. In Nothnagels Spezielle Pathologie und Therapie. 1904.
— [2] Die Epilepsie. 2. Aufl. 1913.
v. BRAUNMÜHL: Ref., gehalten auf dem Kongreß der Gesellschaft Deutscher Neurologen und Psychiater in München 1937: Epilepsie. Anatom. Teil. Z. Neur. **161**, 292 (1938).
BUMKE: Genuine Epilepsie und symptomatische epileptische Zustände. Handb. der Inneren Med. 3. Aufl., **5**, 2. Teil, 1678.
COLLIER: Lumelian lectures on epilepsy I, II, III. Lancet **1928**, 587, 642, 685.
CONRAD: [1] Erbanlage und Epilepsie. Untersuchungen an einer Serie von 352 Zwillingspaaren. Z. Neur. **153**, 271 (1935).
— [2] Erbanlage und Epilepsie. II. Die diskordanten Eineiigen. Z. Neur. **155**, 254 (1936).
— [3] Erbanlage und Epilepsie. III. Die konkordanten Eineiigen. Z. Neur. **155**, 509 (1936).
— [4] Epilepsie. Vererbung und Konstitution. Z. Neur. **161**, 280 (1936).
DUSSER DE BARENNE: Physiologie der Großhirnrinde. In Bumke-Foersters Handb. der Neurologie **2**, 268 (1937).
ELIAS: Säure als Ursache für Nervenübererregbarkeit, ein Beitrag zur Lehre von der Acidose. Z. exper. Med. **7**, 1 (1918).
FERRIER: Funktionen der Großhirnrinde. 1897.
FOERSTER: [1] Zur Analyse und Pathophysiologie der striären Bewegungsstörungen. Z. Neur. **73**, 1 (1921).
— [2] Hyperventilationsepilepsie. Dtsch. Z. Nervenheilk. **83**, 347 (1925).
— [3] Ref., gehalten vor der Gesellschaft Deutscher Nervenärzte in Düsseldorf: Die Pathogenese des epileptischen Anfalles. Einleitender Überblick, Klinik und Therapie. Dtsch. Z. Nervenheilk. **94**, 15 (1926).
— [4] Die encephalen Tumoren der Oblongata, Pons und des Mesencephalons. IV. Z. Neur. **168**, 492 (1940).
— GAGEL u. MAHONEY: Die encephalen Tumoren des verlängerten Marks, der Brücke und des Mittelhirns. Arch. f. Psychiatr. **110**, 1 (1939).
— — Die encephalen Tumoren der Oblongata, Pons und des Mesencephalons. III. Z. Neur. **168**, 295 (1940).
FRISCH [1] Das vegetative System der Epileptiker. Berlin 1928.
— [2] Die Epilepsie. Biologie. Klinik. Therapie. Wien 1937.
FRITSCH u. HITZIG: Über die elektrische Erregbarkeit des Großhirns. Pflügers Arch. **1870**, 300.
GIBBS, F. A.: Electroencephalography in epilepsy. J. Pediatr. **15**, 749 (1939).
— DAVIS and LENNOX: The electro-encephalogram in epilepsy and in conditions of impaired consciousness. Arch. of Neur. **34**, 1133 (1935).
— LENNOX and E. L. GIBBS: The electro-encephalogram in diagnosis and in localisation of epileptic seizures. Arch. of Neur. **36**, 1225 (1936).
— and GRASS: A Fourier transform of the electro-encephalogram. J. of Neurophysiol. **1**, 521 (1938).
GOWERS: Epilepsy and other chronic convulsive diseases. London 1881.
GOZZANO: Bioelektrische Erscheinungen bei der Reflexepilepsie. J. Psychol. u. Neur. **42**, 24 (1936).
GRUHLE: Epileptische Reaktionen und epileptische Krankheiten. In Bumkes Handb. der Geisteskrankheiten **8**, spezieller Teil IV, 669 (1930).
GRÜTTNER u. BONKÁLÓ: Über Ermüdung und Schlaf auf Grund hirnbioelektrischer Untersuchungen. Arch. f. Psychiatr. **111**, 652 (1940).
HARTENBERG: [1] Une conception nouvelle de l'épilepsie. Presse méd. **1919**, 664.
— [2] Les accidents épileptiques par inhibitions cérébrales incomplètes ou partielles. Presse méd. **1922**, 1111.
HITZIG: [1] Untersuchungen zur Physiologie des Gehirns. Pflügers Arch. **1873**, 397.
— [2] Gesammelte Abhandlungen: Untersuchungen über das Gehirn 1904.
HORSLEY and SCHAEFER: Experiments on the character of the muscular contractions which are evoked by excitation of the various parts of the motor tract. J. of Physiol. **7**, 96 (1886).
HOFF: Über die zentralnervöse Blutregulation. Fortschr. Neur. **1936**, 1.
HYLAND, GOODWIN and HALL: Clinical applications of electroencephalography. Canad. med. Assoc. J. **41**, 239 (1939).

Jackson: [1] Observations on the localization of movements in the cerebral hemispheres as revealed by cases of convulsion, chorea and aphasia. West. Riding Lunatic Asylum Medical Reports 3, 175 (1873).
— [2] Localization of movements in the cerebral hemispheres as revealed by cases of convulsion, chorea and aphasia. Lancet 1, 162 u. 232 (1873).
Janz: Die diagnostische Verwertbarkeit einiger Methoden zur Provokation epileptischer Anfälle. Arch. f. Psychiatr. 106, 67 (1937).
Janzen: [1] Das Verhalten vegetativer Regulationen im Gefolge der Encephalographie. Dtsch. Z. Nervenheilk. 144, 175 (1937).
— [2] Hirnbioelektrische Untersuchungen über den physiol. Schlaf und den Schlafanfall bei Kranken mit genuiner Narkolepsie. Dtsch. Z. Nervenheilk. 149, 93 (1939).
— [3] Klinische Erfahrungen mit Hilfe der Methodik der lokalisierten Ableitung hirnbioelektrischer Erscheinungen durch die Kopfschwarte des Menschen. Vortrag, gehalten auf dem 3. Internationalen Neurologenkongreß, S. 492. Kopenhagen 1939.
— [4] Die Bedeutung der Methode der lokalisierten Ableitung hirnbioelektrischer Erscheinungen für Fragen der menschlichen Pathologie. Forsch. u. Fortschr. 16, 71 (1940).
— u. Kornmüller: [1] Örtliche Unterschiede hirnbioelektrischer Erscheinungen von kranken Menschen bei Ableitung durch die Kopfschwarte. Arch. f. Psychiatr. 109, 274 (1939).
— — [2] Hirnbioelektrische Erscheinungen bei Änderungen der Bewußtseinslage. Dtsch. Z. Nervenheilk. 149, 74 (1939).
— — [3] Hirnbioelektrische Untersuchungen an Kranken mit symptomatischer Epilepsie. Dtsch. Z. Nervenheilk. 150, 283 (1940).
— u. Behnsen: Beitrag zur Pathophysiologie des Anfallsgeschehens, insbesondere des kataplektischen Anfalls beim Narkolepsiesyndrom. Arch. f. Psychiatr. 111, 178 (1940).
— u. Homeyer: Die Methode der erzwungenen Wasseranreicherung zur Provokation epileptischer Anfälle. Münch. med. Wschr. 1939, 1755.
Jasper: Lokalized analysis of the function of the human brain by the electro-encephalogram. Arch. of Neur. 36, 1131 (1936).
— Salomon and Bradly: Studies in behaviour problem children. Amer. J. Psychiatry 95, 641 (1938).
— and Andrews: [1] Human brain-rhythm. I. Recording techniques and preliminary results. J. gen. Psychol. 14, 98 (1936).
— — [2] Electro-encephalography. II. Normal differentiation of occipital and precentral regions in man. Arch. of Neur. 39, 96 (1938).
— and Nichols: Electrical signs of cortical function in epilepsy and allied disorders. Amer. J. Psychiatr. 94, 835 (1938).
— and Hawke: Electro-encephalography. IV. Localization of seizure waves in epilepsy. Arch. of Neur. 39, 885 (1938).
Jung: [1] Elektroencephalographische Befunde bei der Epilepsie und ihren Grenzgebieten. Arch. f. Psychiatr. 109, 335 (1939).
— [2] Das Elektroencephalogramm und seine klinische Anwendung. I. Methodik der Ableitung, Registrierung und Deutung des E.E.G. Nervenarzt 12, 569 (1939).
— [3] II. Das E.E.G. des Gesunden, seine Variationen und Veränderungen und deren Bedeutung für das pathologische E.E.G. Nervenarzt 14, 7 u. 104 (1941).
Kappers: Hypothalamus en epilepsie. Psychiatr. Bl. 42, 274 (1938).
Kornmüller: [1] Die bioelektrischen Erscheinungen der Hirnrindenfelder. Leipzig 1937.
— [2] Die bioelektrischen Erscheinungen architektonischer Felder der Großhirnrinde. Biol. Rev. Cambridge philos. Soc. 10, 383 (1935).
— [3] Der Mechanismus des epileptischen Anfalles auf Grund bioelektrischer Untersuchungen am Zentralnervensystem. Fortschr. Neur. 7, H. 9 u. 10 (1935).
— [4] Die hirnbioelektrische Untersuchung des Menschen. I. Die Grundlagen der Methodik und das Verhalten des Gesunden. Fortschr. Neur. 12, H. 6 (1940).
— [5] Weitere Ergebnisse über die normalen hirnbioelektrischen Erscheinungen des Menschen bei Ableitung durch die Kopfschwarte. Z. Neur. 168, 248 (1940).

KORNMÜLLER u. JANZEN: [1] Die Methodik der lokalisierten Ableitungenhirn bioelektrischer Erscheinungen von der Kopfschwarte des Menschen, ihre Begründung und Begrenzung. Z. Neur. **166**, 287 (1939).
— — [2] Über die normalen bioelektrischen Erscheinungen des menschlichen Gehirns. Arch. f. Psychiatr. **110**, 224 (1939).
— — [3] Hirnbioelektrische Untersuchungen bei genuiner Epilepsie. Dtsch. Z. Nervenheilk. **152**, 78 (1941).
KUSSMAUL u. TENNER: Zitiert nach BINSWANGER.
MCLEAN: Autonomic epilepsy. Arch. of Neur. **32**, 189 (1934).
LENNOX and COBB: Epilepsy. London 1928.
— E. L. GIBBS and F. A. GIBBS: [1] The inheritance of epilepsy as revealed by the electro-encephalogram. J. amer. med. Assoc. **113**, 1002 (1939).
— — — [2] Effect on the electro-encephalogram of drogs and conditions, which influence seizures. Arch. of Neur. **36**, 1236 (1936).
— — — [3] Inheritance of cerebral dysrhythmia and epilepsy. Arch. of Neur. **44**, 1155 (1940).
LOOMIS, HARVEY and HOBART: [1] Cerebral states during sleep as studied by human brain potentials. J. of exper. Psychol. **21**, 127 (1937).
— — — [2] Distribution of disturbance-patterns in the human electro-encephalogram with a special reference to sleep. J. of Neurophysiol. **5**, 411 (1938).
LÖWENBACH: The electro-encephalogram in healthy relatives of epileptics. The constitutional elements in „idiopathic epilepsy". Bull. Hopkins Hosp. **65**, 125 (1939).
LUCIANI: Physiologie des Menschen **3**. Jena 1907.
MATTHES u. CURSCHMANN: Differentialdiagnose innerer Krankheiten. 7. Aufl. Berlin 1934.
MAUTZ: Die Veranlagung zu Krampfanfällen. Leipzig 1937.
v. MEDUNA: Die Konvulsionstherapie der Schizophrenie. Halle 1937.
v. MONAKOW: [1] Gehirnpathologie. Wien 1905.
— [2] Lokalisation im Großhirn. Wiesbaden 1914.
— u. MOURGUE: Biologische Einführung in das Studium der Neurologie und Psychopathologie. Stuttgart 1930.
MORGAN: [1] Further observations on the mammillo-infundibular region of the diencephalon and its relation to epilepsy, dementia and the psychoses. Proc. Soc. exper. Biol. a. Med. **25**, 617 (1928).
— [2] Localized destruction and degenerative processes in the brain in idiopathic epilepsy. Proc. Sox. exper. Biol. a. Med. **28**, 444 (1928).
MUSKENS: Epilepsie. Berlin 1929.
PAWLOW: Vorlesungen über die Arbeit der Großhirnhemisphären. Leningrad 1939.
NACHTSHEIM: [1] Krampfbereitschaft und Erbbild der Epileptiker. Erbarzt **1940**, 1.
— [2] Erbleiden des Nervensystems bei Säugetieren. Handb. der Erbbiologie **5**, 1. Teil, 1.
PENFIELD: Diencephalic autonomic epilepsy. Arch. of Neur. **22**, 358 (1929).
— SÁNTHA and CIPRIANI: Cerebral bloodflow during induzes epileptiform seizures in animals and man. J. of Neur. **2**, 257 (1939).
PETTE: [1] Die epidemische Encephalitis in ihren Folgezuständen. Dtsch. Z. Nervenheilk. **76**, 1 (1923).
— [2] Über den vegetativen Anfall. Z. Neur. **165**, 320 (1938).
— u. JANZEN: Das Verhalten vegetativer Regulationen in der Anfallsbereitschaft bei Epileptikern. Dtsch. Z. Nerzenheilk. **145**, 1 (1938).
POHLISCH: [1] Ref., gehalten auf der Tagung der Gesellschaft Deutscher Neurologen und Psychiater in München 1937: Epilepsie, klinischer Teil. Z. Neur. **161**, 267 (1938).
— [2] Die erbliche Fallsucht. Handb. der Erbkrankheiten **3** (1940).
POLLAK: Anlage und Epilepsie. Arb. neur. Inst. Wien **23**, 118 (1922).
RANSON and INGRAM: Catalepsy caused by lesions between the mammillary bodies and the third nerves in the cat. Amer. J. Physiol. **101**, 690 (1932).
REDLICH u. BINSWANGER: Die klinische Stellung der sog. genuinen Epilepsie. Berlin 1913.
ROHRACHER: Die elektrischen Vorgänge im menschlichen Gehirn. Leipzig 1941.
ROUQUIER: L'épilepsie striée. Encéphale **30**, 338 (1935).
SCHOLZ: [1] Epilepsie. In Bumkes Handb. der Geisteskrankheiten **11**, spezieller Teil VII.

Scholz: [2] Krämpfe im Kindesalter. Pathologisch-anatomischer Teil. Mschr. Kinderheilk. **75**,5 (1938).

Schröder van der Kolk: Bau und Funktionen der Medulla spinalis und oblongata. 1859. (Zitiert nach Binswanger und Muskens.)

Soeken: Striäre Epilepsie. J. Psychiatr. u. Neur. **46**, 329 (1934).

Specht: Vegetatives Nervensystem und Psychopathologie. In L. R. Müller: Lebensnerven und Lebenstriebe, S. 839. Berlin 1931.

Spielmeyer: Ref., gehalten auf der Tagung der Gesellschaft Deutscher Nervenärzte in Düsseldorf: Die Pathogenese des epileptischen Anfalls. Histopathologischer Teil. Dtsch. Z. Nervenheilk. **94**, 54 (1926).

Stauder: [1] Ergebnisse der neueren Epilepsieforschung. Arch. f. Psychiatr. **102**, 457 (1934).

— [2] Epilepsie und Schläfenlappen. Arch. f. Psychiatr. **104**, 181 (1936).

— [3] Ref., gehalten auf der Tagung der Gesellschaft Deutscher Neurologen und Psychiater in München: Epilepsie, Pathogenese und Therapie. Z. Neur. **161**, 321 (1938).

— [4] Epilepsie. Fortschr. Neur. **10**, 163, 189, 237 (1938).

— [5] Epilepsie. Fortschr. Neur. **8**, 1 (1936).

— [6] Konstitution und Wesensveränderung der Epileptiker. Leipzig 1938.

Steblow: [1] Das Problem der Klassifizierung der Epilepsieformen. Z. Neur. **142**, 335 (1932).

— [2] Der epileptische Krampfprozeß im Lichte einiger neuer Ergebnisse. Z. Neur. **150**, 556 (1934).

— [3] Der Mechanismus des epileptischen Krampfanfalles. Psychiatr.-neur. Wschr. **1935**, 3.

Steiner: Epilepsie und Gliom. Arch. f. Psychiatr. **46**, 1091 (1910).

Stern: Die psychischen Störungen bei Hirntumoren und ihre Beziehungen zu den durch Tumorwirkung bedingten diffusen Hirnveränderungen. Arch. f. Psychiatr. **54**, 565 (1914).

Stubbe-Tegglbjaerg: Investigations on epilepsy and water-metabolism. Kopenhagen 1936.

Tönnies: [1] Die Ableitung bioelektrischer Effekte vom uneröffneten Schädel. J. Psychol. u. Neur. **45**, 154 (1933).

— [2] Die unipolare Ableitung elektrischer Spannungen vom menschlichen Gehirn. Naturwiss. **22**, 411 (1934).

Trendelenburg: Örtliche Entstehung und Verlauf des experimentellen Epilepsieanfalles. Dtsch. Z. Nervenheilk. **94**, 58 (1926).

Unverricht: [1] Experimentelle und klinische Untersuchungen über Epilepsie. Arch. f. Psychiatr. **14**, 175 (1883).

— [2] Über experimentelle Epilepsie. Verh. Kongr. Inn. Med. **1887**, 192.

Vogt, C. u. O.: [1] Zur Kenntnis der elektrisch erregbaren Hirnrindengebiete bei den Säugetieren. J. Psychol. u. Neur. **8**, 277 (1907).

— [2] Allgemeine Ergebnisse unserer Hirnforschung. J. Psychol. u. Neur. **25**, Erg.-H, 107 (1932).

Weber u. Jung: Über die epileptische Aura. Z. Neur. **170**, 211 (1940).

Wilson Kinnier: The epilepsies. In Bumke-Foersters Handb. der Neurologie **17**, 1 (1935).

Yakovlev: Neurologic mechanism concerned in epileptic seizures. Arch. of Neur. **37**, 523 (1937).

Ziehen: [1] Zur Physiologie der subcorticalen Ganglien und ihre Beziehung zur Epilepsie. Arch. f. Psychiatr. **21**.

— [2] Experimentelle Untersuchungen zur Pathogenese des epileptischen Anfalles. Allg. Z. Psychiatr. **46**.

Einleitung.

Von einem Verständnis des Wesens und der Ätiologie der Krankheit Epilepsie bzw. der Anfallskrankheiten sind wir noch weit entfernt. Hinsichtlich der Pathogenese des epileptischen Anfalles haben wir eine Fülle von Faktoren kennengelernt (s. z. B. Foerster), ohne zu einer gesicherten oder einheitlichen Auffassung zu kommen. Hinsichtlich des zentralnervösen Mechanismus des Anfallsgeschehens sind wichtige Fragen noch ungeklärt.

Notwendig sind gegenwärtig weniger neue Hypothesenbildungen, die — wie der Wandel der Auffassungen im Laufe der Zeit zeigt — abhängig sind von den jeweils vorherrschenden allgemeinen Richtungen in der Medizin, sondern neue Untersuchungen. Die hier vorgelegte Arbeit bringt neben einem Beitrag zur Frage der Klassifikation Tatsachenmaterial zu noch umstrittenen Fragen. Der referierende Teil findet sich nicht vorangestellt, sondern jeweils zu Beginn der einzelnen Kapitel[1].

Die klinischen Untersuchungen wurden an der Neurologischen Universitätsklinik Hamburg-Eppendorf durchgeführt (s. z. B. die Arbeit gemeinsam mit PETTE), die hirnbioelektrischen Studien am Kaiser Wilhelm-Institut für Hirnforschung in Berlin-Buch (s. die Arbeiten gemeinsam mit KORNMÜLLER). Die in Berlin untersuchten Kranken wurden ausgewählt aus der Forschungsklinik des Kaiser Wilhelm-Institutes, der Neurochirurgischen Klinik der Charité, der Heil- und Pflegeanstalt Berlin-Wuhlgarten für Epilepsiekranke und aus den Bucher Anstalten. Ein Teil der Untersuchungen, auf die sich diese Arbeit stützt, ist — soweit es sich um Einzelfragen handelt — bereits an anderer Stelle ausführlicher veröffentlicht[2].

A. Zum Problem der Klassifikation.

Die bei der Klassifikation der mit Anfällen einhergehenden Krankheiten bisher vorliegenden Begriffsbildungen sind von einer Mannigfalt hinsichtlich der zugrunde gelegten Prinzipien. Anatomisch-lokalisatorische Gesichtspunkte sind enthalten in Namen wie corticale, subcorticale, striäre, spinale Epilepsie, um nur einige zu nennen. Unter Berücksichtigung ätiologischer Gesichtspunkte spricht man von genuiner bzw. idiopathischer oder echter Epilepsie, von Übererregbarkeits-, toxischer, Affekt-, Reflex-, traumatischer Epilepsie, Epilepsie bei hormonalen Störungen, bei organischen Hirnprozessen usw. Endlich gibt es Namensbildungen, die klinische Besonderheiten berücksichtigen, z. B. Epilepsia nocturna, diurna, tarda, Menstruationsepilepsie, Choreaepilepsie, Myoklonusepilepsie usw. Diese Mannigfaltigkeit hat ihre Ursache darin, daß weder durch das Anfallsgeschehen als solches, noch durch ein anatomisches Substrat hinreichende spezifische Merkmale eindeutiger wissenschaftlicher Umgrenzungen gegeben sind.

Als Ergebnis ausgedehnter *pathologisch-anatomischer Untersuchungen* mußte erkannt werden, daß bei organischen Krankheiten des Gehirns weder aus Art noch Sitz eines Prozesses abgeleitet werden kann, ob das betreffende Individuum Krämpfe hatte oder nicht. Ein spezifisches Substrat der sog. idiopathischen bzw. genuinen Epilepsie hat sich nicht nachweisen lassen (s. die zusammenfassenden Arbeiten von SCHOLZ und von v. BRAUNMÜHL). Die von POLLAK und anderen Autoren erhobenen Befunde, die erweisen sollten, daß bei Kranken mit sog. idiopathischer Epilepsie und auch solchen mit Krampfanfällen bei organischen Hirnerkrankungen Zeichen einer minderwertigen Anlage des Gehirns vorhanden sind, sind nicht so häufig, wie dies zur Begründung einer Theorie vorausgesetzt

---

[1] Bei der sehr umfangreichen Epilepsieliteratur ist es unmöglich, alle Arbeiten, die sich auf eine bestimmte Frage beziehen, anzuführen, wenn man den Gang der Darstellung nicht unnötig hemmen will. Daher sind zum Teil nur besonders wichtige oder zusammenfassende Arbeiten genannt. Man wird aber — so hoffe ich — finden, daß keine wesentliche Untersuchung übersehen wurde.

[2] Die Untersuchungen wurden bereits 1939 abgeschlossen. Die Fertigstellung des Manuskriptes verzögerte sich aus äußeren Gründen.

werden müßte (Scholz). Die tatsächlich nachweisbaren anatomischen Veränderungen bei Kranken sind sekundärer Natur, d. h. Folge der mit dem Anfallsgeschehen verbundenen Kreislaufstörungen (Spielmeyer, Scholz, v. Braunmühl).

Der *Anfallsablauf* besitzt in keiner Weise kennzeichnende Eigenschaften. Nur im Zusammenhang mit dem gesamten Krankheitsgeschehen kann man aus der Art des Anfalles gewisse Schlüsse ziehen. Bestimmte Anfallsformen erlauben, wenn sie *ausschließlich* vorkommen (z. B. Absencen, Jackson-Anfälle), in bestimmten Fällen eine spezielle Diagnose. Die gleichen Anfallsformen verlieren im Rahmen anderer Krankheitsbilder, bei denen sie nicht ausschließlich in Erscheinung treten, ihren kennzeichnenden Charakter.

Man konnte daher nur den *ätiologischen Faktor* in den Vordergrund stellen und das Anfallsgeschehen als Symptom auffassen. Gruhle z. B. überschriftet seine bekannte Darstellung: Epileptische Reaktionen und epileptische Krankheiten. Diese Einstellung war bereits ein großer Fortschritt und brachte zahlreiche neue Erkenntnisse. Die Gruppe der echten (idiopathischen, genuinen) Epilepsien engte sich ein, die der sog. symptomatischen wuchs. Es wurde von zahlreichen Autoren die Auffassung vertreten, daß der Begriff der genuinen Epilepsie sich mit zunehmender Erkenntnis ganz auflösen werde (s. z. B. Redlich, Lennox und Cobb, Kinnier-Wilson, Abadie). Für die Epilepsie aus ungeklärter Ursache wurde der Name kryptogenetische Epilepsie in Vorschlag gebracht (Kinnier-Wilson), weil diese Bezeichnung nichts vorwegnehme und gleichzeitig die Aufgabe bezeichne. Binswanger hob hervor, daß die Gruppe der sog. genuinen Epilepsie sich auf „rein konstitutionell-dynamische" Fälle beschränke. Diese Restgruppe wird heute als genuine Epilepsie im eigentlichen Sinne aufgefaßt. Conrad hat mit seinen Zwillingsuntersuchungen dargetan, daß es tatsächlich eine ererbte konstitutionelle Epilepsie gibt[1]. „Genuin" und „ererbt" werden vielfach synonym gebraucht. Während von der Mehrzahl der Kliniker wohl die Auffassung vertreten wird, daß die Diagnose „genuin" eine solche per exclusionem sei, sind einzelne Autoren der Meinung, daß es auch eine *positive* Diagnose der genuinen Epilepsie gebe, und zwar auf Grund einer „spezifischen Wesensänderung" (s. Mauz, Bumcke, vor allem Stauder). Die Untersuchungen Stauders über das Verhalten der Epileptiker im Rohrschach-Versuch stehen in diesem Umfang noch vereinzelt da. Er hebt selbst hervor, daß er in seltenen, noch nicht hinreichend geklärten Fällen von symptomatischer Epilepsie die gleichen Befunde erhoben habe wie bei Kranken mit genuiner Epilepsie. Wir selbst haben auch Fälle (Tumorkranke, Traumatiker) beobachtet, die nach der klinischen Symptomatologie (also ohne Rohrschach-Versuch) eine Wesensveränderung boten, wie sie als charakteristisch für die genuine Epilepsie gilt. Namhafte ausländische Autoren (Kinnier-Wilson, Abadie) vertreten weiterhin die Auffassung, daß man nur von kryptogenetischer Epilepsie sprechen könne

---

[1] Die Feststellung der Erblichkeit bedeutet kein Ende der Forschung, sondern muß uns weiterhin veranlassen, dem Wesen der Krankheit nachzugehen, damit die ärztliche Aufgabe des Heilens vielleicht doch noch einmal eine bessere Grundlage findet, als wir sie heute besitzen. Bereits Gruhle hob hervor, daß der Nachweis der Erblichkeit nicht der pathogenetischen und ätiologischen Forschung enthebe, daß dadurch nur das Problem verschoben werde.

und daß die Erblichkeit und Einheit der Restgruppe „genuine Epilepsie" nicht erwiesen sei.

BUMCKE hat neuerdings im Handbuch der Inneren Medizin den s. E. derzeitigen Stand der Erkenntnis dahingehend zusammengefaßt, daß es eine kontinuierliche Reihe gäbe, an deren einem Ende diejenigen Individuen ständen, die schon auf physiologische Reize mit Krampfanfällen reagierten (genuine Epilepsie), an deren anderem Ende diejenigen stünden, die auf keinen Reiz epileptisch reagierten. Diejenigen Fälle, bei denen eine Krampfbereitschaft zwar vorhanden ist, die aber zur Auslösung des Leidens eines exogenen Faktors bedürfen, werden als „provozierte Epilepsien" (STAUDER) bezeichnet.

Die Einteilung in symptomatische und genuine Epilepsien wertet mit Recht das Anfallsgeschehen nur als Symptom bei der Aufklärung von Krankheiten, die mit Krampfanfällen einhergehen. Diese empirische Einstellung, die bei noch so großer Prägnanz des — oftmals einzigen — Symptoms dieses nicht überwertet, ist klar und auch heuristisch wertvoll. POLISCH hat, in der begrifflichen Klarstellung weitergehend, vorgeschlagen, das Wort Epilepsie nur noch für die erbliche Form der Krankheit zu verwenden, im übrigen aber die Diagnose zu stellen: „Krampfanfälle bei Tumor, Hirnverletzung usw." Dieser Vorschlag ist klar. Das Wort „symptomatische Epilepsie" wird sich in der Praxis aber wohl nicht ganz vermeiden lassen. Ohnehin pflegt man bei erkanntem Grundleiden dieses in der Diagnose voranzustellen. Den Ausdruck „symptomatische Epilepsie" gebraucht man nur dann, wenn Krampfanfälle aus ungeklärter Ursache als einziges Symptom bestehen und doch klinische Erfahrungen, z. B. Erkrankungsalter, Anfallsablauf, den Verdacht nahelegen müssen, daß eine erbliche Fallsucht höchst unwahrscheinlich ist. Eine „symptomatische" Epilepsie im Gegensatz zu einer „idiopathischen" Epilepsie gibt es im strengen Sinne nicht, denn jeder Krampfanfall ist schließlich symptomatisch, also auch jede Krampfkrankheit.

Eine *pathogenetische* Hypothese enthalten diejenigen Einteilungsversuche, die nicht von der Anfallsform und den ätiologischen Faktoren ausgehen, sondern das Anfallsartige des Geschehens als solches in den Mittelpunkt stellen. Es ist bei dieser Einstellung gleichgültig, welcher Art die anfallsweise auftretenden Zustände sind. So werden z. B. Epilepsie, Narkolepsie, Tetanie, Kollapszustände, Zustände von Angina pectoris zusammen betrachtet (COLLIER). Das eigentliche Problem ist bei dieser Einstellung das Wesen der Anfallsbereitschaft schlechthin.

Dieser Gedankengang ist nicht ganz unfruchtbar, könnte doch in Weiterführung desselben dargetan werden, daß die verschiedenen Krankheitsbilder Ausdruck eines lediglich lokalisatorisch verschiedenen primären Angriffspunktes eines gleichartigen Geschehens wären, das selbst wiederum verschiedene Ursachen haben könnte.

Es dürfte heute noch verfrüht sein, den einen oder den anderen Gesichtspunkt ausschließlich in den Vordergrund zu stellen. Erforderlich ist die Analyse umrissener klinischer Krankheitsbilder, z. B. genuine Epilepsie, Pyknolepsie, posttraumatische Epilepsie, Tumor und Epilepsie usw. Erst wenn wir für diese hinreichende Klarheit besitzen, ist vielleicht die Zeit für zusammenfassende Betrachtungen gekommen.

Wir erkennen also, daß wir noch entfernt sind von dem Ziele einer eindeutig bestimmten Begriffsbildung, und daß viel Arbeit erst noch geleistet werden muß, ehe eine rationelle Klassifikation möglich sein wird (vgl. auch die Studie von Steblow aus der Schule Speranskis).

B. Untersuchungen zum zentralnervösen Mechanismus des Anfallsgeschehens.

1. Ist die epileptische Reaktion eine in Bau und Funktion begründete Eigenschaft des Zentralnervensystems?

In diesem Abschnitt soll nicht die Bereitschaft zu Anfällen im allgemeinen untersucht werden, sondern die konkrete Frage, ob bei hinreichender Intensität und Dauer eines Reizes jedes Gehirn einmal „epileptisch" reagieren kann. Die Beantwortung dieser Frage gehört zu den Voraussetzungen der Theorienbildung.

Die epileptische Reaktion ist weitverbreitet. „Spontan auftretende" epileptische Anfälle kommen auch bei Tieren vor, z. B. bei Vögeln, Säugetieren — besonders den Carn voren — (Muskens). Puerperale Krämpfe sind bei Pferden, Kühen, Hunden, Schweinen bekannt. Es soll auch Fälle mit echter Reflexepilepsie geben. In der Tierpathologie ist auch über Fälle von erblicher Epilepsie berichtet worden. Für die höheren Säuger ist lediglich eine Kasuistik vorhanden. Genetische Untersuchungen liegen vor über die Weißfußmaus *Peromyscus* (zit. nach Nachtsheim) und das weiße Wiener Kaninchen (Nachtsheim).

Über die Verbreitung der epileptischen Reaktion auf experimentell gesetzte Reize besitzen wir bei Tieren ausgedehnte Erfahrungen, aber noch keine systematischen Untersuchungen. Reizkrämpfe sind vom Frosch bis zum anthropoiden Affen beobachtet. Das Verhalten gegenüber den verschiedenen Reizarten bzw. Bedingungen ist verschieden. So beobachtete Trendelenburg mit seiner Methode des Wärmereizes nur bei Hunden generalisierte Krampfanfälle, nicht dagegen bei Katzen und Affen. Bei diesen traten in Auswirkung des Reizes lediglich fokale Erscheinungen auf. Auch innerhalb derselben Tierspezies ist bei gleicher Versuchsbedingung der Eintritt der epileptischen Reaktion auf Reize wechselnd (Amantea, Elias, Trendelenburg). Das Alter ist von gewisser Bedeutung. So können z. B. bei ganz jungen Hunden durch den elektrischen Strom noch keine Krämpfe ausgelöst werden. Es seien hier auch die Versuche Danilewskys über Reizungen bei neugeborenen Tieren erwähnt. Offenbar spielt der Grad der Markreifung eine Rolle. Andererseits kann das noch nicht voll ausgereifte Gehirn krampfbereiter sein. Dies hängt offenbar mit der größeren Neigung zur Hirnschwellung zusammen (Versuche Kaneckos an Meerschweinchen unter der Leitung von Kornmüller und Spatz, mündliche Mitteilung).

Beim Menschen bestehen ohne Zweifel in den verschiedenen Lebensphasen Unterschiede hinsichtlich der Krampfbereitschaft. Es ist eine Erfahrungstatsache, daß Kinder auf exogene Schädlichkeiten (z. B. Intoxikationen, Infektionen, Ernährungsstörungen) sehr leicht mit Krämpfen reagieren, während die gleichen „Noxen" beim Erwachsenen in der Regel keine Krämpfe auslösen. Die Reife des Gehirns ist auch beim Menschen maßgebend für den Grad der Bereitschaft zu Krämpfen. Eine Erklärung wäre in Richtung der Beobachtungen Kaneckos zu suchen.

Es scheint nach den bisherigen Erfahrungen beim Menschen erwiesen, daß es keine organische Schädigung des Gehirns gibt, gleich welcher Art und Lokalisation, die mit Sicherheit elipeptische Anfälle auslösen kann (s. Scholz, Foerster). Es ist andererseits bekannt, daß abnorme psychische Anspannungen und Belastungen des vegetativen Nervensystems Anfälle auslösen können. Die Frage, ob bei derartigen außergewöhnlichen Belastungen jeder Mensch epilepsiefähig sei, wurde während des Weltkrieges eingehend bearbeitet und dahin entschieden, daß eine „chronische" Epilepsie dadurch nicht verursacht werden könne, daß es sich in solchen Fällen nur um die Auslösung bei krankhafter Anlage handele (s. bei Gruhle).

Die Erfahrungen bei beiden Gruppen von Reizen (organische Hirnerkrankungen, extreme psychische Anspannungen oder Belastungen des vegetativen Nervensystems), die nach Art eines Massenexperimentes Individuen jeglicher Konstitution und jeglichen Alters treffen, bringen keine Lösungen der Frage, ob jedes Gehirn bei hinreichender Dauer und Intensität eines Reizes einmal epileptisch reagieren kann. Sie zeigen allerdings, daß es Unterschiede in der Reaktionsfähigkeit der einzelnen Individuen gibt. Diese klinischen Erfahrungen lassen aber deswegen keine allgemeinen Schlußfolgerungen zu, weil der Reiz nicht hinreichend abgeschätzt werden kann.

Es dürfte durch klinische Untersuchungen noch nicht hinreichend geklärt sein, daß der generalisierte Anfall bei der sog. traumatischen Frühepilepsie (d. h. die einmalig oder kurzfristig auftretenden nichtfokalen Anfälle unmittelbar nach einem Kopftrauma) oder bei der Hirnschwellung von konstitutionellen Besonderheiten abhängig ist. (Anders ist es für die chronischen Epilepsien bei organischen Prozessen.)

Die Erfahrungen bei Intoxikationen sind im Hinblick auf die aufgeworfene Frage besonders aufschlußreich. Der exogene Reiz trifft hier Individuen ganz verschiedener Anlage. Die eklamptische Form der Urämie z. B. ist zwar im besonderen den akuten Nephritiden jüngerer Individuen eigen, kann aber auch in den Endstadien der Schrumpfniere älterer Menschen vorkommen (s. Matthes-Curschmann). Von anderen Beispielen soll abgesehen (s. solche bei Foerster) und auf diejenigen Intoxikationen bzw. willkürlichen Abänderungen der humoralen Verhältnisse hingewiesen werden, die zum Zwecke der Provokation epileptischer Anfälle angewendet wurden und über die ausreichende Erfahrungen bestehen. Mit der Methode der erzwungenen Wasseranreicherung unter der Wirkung von Hypophysenhinterlappenhormon kann man bei epileptischen Kindern (stärkere Neigung zur Hirnschwellung!) mit experimenteller Sicherheit Krämpfe hervorrufen (MacQuarrie, Jakobsohn u. a.) Wir selbst haben über Erfahrungen bei Erwachsenen berichtet. Bei sorgfältiger Auslese des Materials, wie sie experimentellen Anforderungen entspricht, konnte festgestellt werden, daß es gelingt, auch bei erwachsenen Epilepsiekranken den endogenen Anfallsrhythmus zu durchbrechen und eine echte Provokation zu erzielen (Janzen und Homeyer). Bei gesunden Individuen konnten selbst bei maximaler „Wasservergiftung" Anfälle nicht ausgelöst werden. Dem entsprechen auch Erfahrungen anderer Autoren (Janz, Stubbe Tegglbjaerg u. a.). Diese Provokationsmethode ist also nur bei anfallskranken Menschen erfolgreich. Ganz anders sind die Erfahrungen mit dem Cardiazolversuch. Mit ihm wird keine Provokation

im strengen Sinne erreicht. Cardiazol ist vielmehr ein typisches Krampfgift, es löst bei *allen* Individuen Krämpfe aus. Davon macht man bei der Shocktherapie der Schizophrenie nach v. MEDUNA ausgedehnten Gebrauch. Diese Therapie geht bekanntlich von der Erfahrung aus, daß Epilepsie und Schizophrenie einander ausschließen sollen. Dieses Massenexperiment bei Individuen also, die erfahrungsgemäß sogar eine sehr geringe bzw. keine Krampfbereitschaft besitzen sollen, beweist demnach, daß es mit diesem Krampfgift gelingt, bei hinreichender Intensität des Reizes bei jedem Individuum Anfälle auszulösen. Für die positive Beantwortung der eingangs gestellten Frage genügt es aber, auch nur für *eine* Bedingung nachzuweisen, daß sie bei *allen* Individuen Krampfanfälle auslösen kann. In diesem Zusammenhang soll noch einmal auf tierexperimentelle Erfahrungen hingewiesen werden. KORNMÜLLER konnte zeigen, daß es vom Kaninchen bis zum Affen gelingt, durch lokal oder auf dem Blutwege dargebotene Gifte Krampfströme zu erzeugen. Die abnorme Erregung kann sich ausbreiten und zum generalisierten Anfall führen. Man durfte aus biologischen Gründen annehmen, daß dies auch für den Menschen gelten würde. Die Erfahrungen beim Cardiazolshock bestätigen es. Vgl. zu dieser Frage auch die ausgedehnten Untersuchungen von MUSKENS!

Das Argument braucht aber gar nicht so weit hergeholt zu werden. Die Gleichartigkeit des Ablaufes der wesentlichen Komponenten des generalisierten epileptischen Krampfanfalles in Auswirkung der verschiedenen Bedingungen (endogen, anatomische Prozesse, Intoxikationen, abnorme psychische Anspannungen und Belastungen des vegetativen Nervensystems) zeigt an, daß ein in Eigenschaft und Bau des Gehirns festgelegter Mechanismus zum Ablauf kommt. (Ob das gleiche so allgemein für die sog. kleinen Anfälle gilt, bedürfte noch der Untersuchung.)

In der epileptischen Reaktion enthüllt sich also bei Tier und Mensch ein zentralnervöser Mechanismus, der unter verschiedenen Bedingungen ausgelöst werden kann. Der epileptische Anfall ist eine in Bau und Eigenschaft des Gehirns festgelegte Reaktionsform (vergleichbar etwa dem Fieber, das auch als ein allgemeines Symptom bei zureichenden Bedingungen auftritt). Die epileptische Reaktion braucht daher nicht ausschließlich bei Individuen mit bestimmter Disposition aufzutreten. (Der sichere Beweis für diesen Satz dürfte für die menschliche Pathologie schwer zu erbringen sein. Er ergibt sich aus der Grundvorstellung.) Es gibt aber Unterschiede in der Reaktionsfähigkeit, d. h. der Krampfreizschwelle. (Dieser Satz wird allgemein als Ergebnis klinischer Erfahrungen angesehen, obwohl auch hier der Beweis schwierig sein dürfte.)

Diese Feststellung besitzt nicht nur große theoretische Bedeutung, sondern ebensosehr auch eine praktisch-klinische. Es geht z. B. nicht an, Menschen, die unter außergewöhnlichen Belastungen, gleich welcher Art, einmal epileptisch reagieren, als epileptisch zu bezeichnen. Zur Veranschaulichung seien *folgende Beispiele* gebracht:

1. Ein 1. Offizier auf einem Fischdampfer kommt, während die Flotte in einen Heringsschwarm gerät, mehrere Tage überhaupt nicht zum Schlaf. Es wird Tag und Nacht gefischt. Er ißt kaum, trinkt viel starken Kaffee, raucht sehr viel. Am Steuer bricht er unter den Erscheinungen eines echten generalisierten Krampfanfalles zusammen. Früher und später wurde Derartiges nicht wieder beobachtet. Die klinische Untersuchung (einschließlich Encephalogramm) ergab vollkommen regelrechte Verhältnisse. In der Familie ist keine Belastung nachweisbar.

2. Ein junger Seeflieger, der Typ eines gestählten und elastischen Sportsmannes, kommt mit seinem Flugzeug von See in die große Hitze eines Sommertages auf den Flugplatz. Er hastet in die Stadt, wo er wichtige Aufträge zu erledigen hat. Da er sich völlig überhitzt fühlt, „schüttet" er ein Glas Bier herunter. Kurz darauf bricht er im generalisierten epileptischen Anfall zusammen. Er wird ins Krankenhaus geschafft, dort wird ein zweiter Anfall ärztlich beobachtet und als typischer generalisierter Anfall beschrieben. Auch bei diesem Kranken, der organisch völlig gesund war (Liquor und Encephalogramm o. B.) und aus gesunder Familie stammte, lehnen wir die Diagnose „Epilepsie" ab und bezeichnen den Zustand als einmalige Reaktion.

Wir haben beide Männer auf ihren verantwortungsvollen Posten als dienstfähig erklärt. Wie im zweiten Falle angegeben wurde, folgte der ersten Katastrophe bald die zweite. FOERSTER hat zuerst die Bedeutung des durch den Anfall selbst hervorgerufenen iktogenen Faktors hervorgehoben (im Anschluß an GOWERS). Die Wichtigkeit der Entscheidung in den beiden angeführten und ähnlichen Fällen, die aus der allgemeinen Erkenntnis über das Wesen der epileptischen Reaktion ihre Begründung hernimmt, ist im Zeitalter des Gesetzes zur Verhütung erbkranken Nachwuchses unmittelbar einleuchtend.

2. Das Lokalisationsproblem.

Die klinischen Manifestationen des epileptischen Geschehens sind wechselvoll. Es lag daher die Auffassung nahe, anzunehmen, daß den verschiedenen Anfallsformen verschiedene epileptogene Foci (primäre Angriffsorte des Reizes bzw. Ausgangsorte des Geschehens) im Bereich des Zentralnervensystems zugrunde lägen. Das Problem des Wesens der verschiedenen Anfallsformen wäre somit in ein lokalisatorisches verwandelt.

Die ältere Literatur enthält verschiedene Hypothesen zum Lokalisationsproblem (s. die kritischen Zusammenfassungen bei FOERSTER und MUSKENS). Die älteren Hypothesen werden in der klinischen Nomenklatur benutzt, doch sind nur geringe Ansätze zu einer erneuten Durchdringung des Fragengebietes vorhanden. Das Lokalisationsproblem stand — offenbar aus Mangel an geeigneten Methoden — in letzter Zeit im Hintergrund der Forschung, insbesondere hat auch die Ganzheitslehre das Interesse an lokalisatorischen Fragestellungen vermindert.

Einfach schien die Frage der Lokalisation zu sein, soweit es sich um besondere Anfallsformen handelte. So hat man auf Grund klinischer Beobachtungen vor allem den subcorticalen Ganglien bestimmt charakterisierte Anfallsformen zugeordnet. Es wurde ein anfallsartiges Geschehen mit Überwiegen vegetativer Entäußerungen bei Prozessen im Bereich der Kerne des 3. Ventrikels und des Höhlengraues beobachtet (McLEAN, PENFIELD). Es wurde auf die narkoleptischen und kataleptischen Zustände bei Prozessen im Bereich des Mittelhirns bzw. der hinteren Teile des Zwischenhirns hingewiesen (v. ECONOMO, PETTE, PURVES-STEWART, LUCKSCH, WEISSENBURG). Ganz besonders eindrucksvoll beobachteten wir an unserer Klinik solche Zustände bei den sog. Tumoren der Mittellinie (Spongioblastome). FOERSTER hat vor allem darauf aufmerksam gemacht. Endlich sind auch tonische Anfälle bei Prozessen im 4. Ventrikel beschrieben (FOERSTER). Bei striären Erkrankungen fanden sich eigenartige tonische Krampfzustände (SOEKEN, ROUQUIER). Es ist dabei hervorzuheben, daß im Tierexperiment bei Reizung der subcorticalen Ganglien an verschiedenen Stellen entsprechende Anfallstypen beobachtet werden konnten (HESS, RANSON, INGRAM, MUSKENS, vgl. auch FOERSTERS Operationsbeobachtungen beim Menschen).

Das Hauptproblem war von je die Lokalisation des primären Fokus derjenigen Erscheinungen, die man bei der echten Epilepsie und insbesondere beim generalisierten Anfall beobachtete. Die älteste Lokalisationstheorie ist die von Schroeder van der Kolk. Nach seiner Auffassung konnte das *plötzliche* und *gleichzeitige* Auftreten der Krämpfe nur durch ein Krampfzentrum im Bereich der Medulla oblongata erklärt werden. Nothnagel und Binswanger prüften die Frage experimentell, fanden aber, daß von der Medulla oblongata aus niemals echte epileptische Krämpfe auszulösen waren. Man übertrug auch die Ergebnisse der experimentellen Hirnrindenphysiologie (Hitzig, Fritsch, Ferrier, Albertoni, v. Bechterew, Frank und Pitres, Bubnoff und Heidenhain, Unverricht, Horsley, Munk, C. und O. Vogt) auf die Klinik und stellte die These auf, daß die genuine Epilepsie eine corticale Affektion darstelle[1]. Daß auch bei elektrischer Reizung der menschlichen Hirnrinde generalisierte Anfälle auftreten können, ist allgemein bekannt (Foerster, Penfield)[2]. Man legte großen Wert auf die feinere Analyse des klinischen Anfallsablaufes, um lokalisatorische Hinweise auf den Cortex zu finden (z. B. Adversivbewegungen). In einer bestimmten Phase der Epilepsieforschung gründete sich darauf eine chirurgische Behandlung (s. darüber bei Foerster). Diese therapeutischen Bemühungen sind gescheitert. Neuerdings sind sie unter dem Einfluß hirnbioelektrischer Studien mit neuer Begründung, aber ohne bisher erkennbare Erfolge, wieder aufgelebt (Gibbs und Mitarbeiter).

Der Ort eines anatomischen Prozesses und der Ort eines pathologischen Geschehens sind nicht ohne weiteres zu identifizieren. Darauf beruht ganz allgemein ein Unsicherheitsfaktor bei Lokalisationsbemühungen auf Grund pathologisch-anatomischer Befunde bei Anfallskranken. Abgesehen von diesem allgemeinen Einwand, ist das Ergebnis systematischer anatomisch-lokalisatorischer und histologischer Untersuchungen zum Lokalisationsproblem, und zwar bei genuiner und symptomatischer Epilepsie, bisher negativ gewesen (s. bei Scholz). In ihrer Beweiskraft besonders unsicher sind die Untersuchungen zum Thema „Hirntumor und Epilepsie". Astwazaturoff wies als erster auf die Häufigkeit epileptischer Anfälle bei Temporallappentumoren, und zwar besonders bei Gliomen, hin, Stern konnte dies nicht bestätigen. Neuerdings hat Stauder an Hand eines umfangreichen Literaturstudiums und neuen eigenen Materials die Frage aufgegriffen und auf Ähnlichkeiten des Geschehens bei genuiner Epilepsie und Temporallappengeschwülsten (besonders hinsichtlich der Aura, vgl. dazu die abweichenden Feststellungen bezüglich der Aura von Weber und Jung) hingewiesen. Selbst wenn ausreichende und genaue anatomisch-histologische Belege über die Ausdehnung des Tumors vorhanden wären, so bliebe die pathophysiologische Ausdeutung der Befunde mit Zweifeln belastet (s. oben). Es soll abschließend auf die Angaben über die relative Häufigkeit epileptischer Anfälle bei frontalen und besonders bei parietalen Prozessen hingewiesen werden

---

[1] So lehrte Luciani die Teilnahme der „sensorial-motorischen" Rindenzone an der Erzeugung des epileptischen Anfalles. Die Aura sei Ausdruck eines überempfindlichen Zustandes der sensorischen Rindenzone (vgl. auch Amantea).

[2] Trendelenburg machte darauf aufmerksam, daß Versuche mit elektrischer Reizung nicht eindeutig seien, da man über die Ausbreitung der Stromschleifen keine sicheren Angaben machen könne.

(s. z. B. STERN, REDLICH, FOERSTER u. a.). Alle genannten Feststellungen sind symptomatologisch und praktisch klinisch wichtig, trotz ihres unsicheren Wertes für das pathophysiologische Lokalisationsproblem.

In der neuen Literatur ist die Auffassung von der „subcorticalen" Genese des Anfallsgeschehens stärker in den Vordergrund getreten (s. z. B. SPECHT in L. R. MÜLLER: „Die Lebensnerven"). Eine besondere Stellung nimmt die Schule SPERANSKIS ein (vgl. die deutschen Aufsätze STEBLOWS über die Ergebnisse dieser Forschungen). Auf Grund von Experimenten über die Vereisung der Hirnrinde, die nicht nur im akuten Versuch Krampfanfälle erzeugt, wird die Lehre vorgetragen, daß der gesamte motorische Komplex des epileptischen Anfalles (tonische und klonische Krämpfe, automatische und elementare Bewegungen) durch eine stürmische Entladung subcorticaler Apparate hervorgerufen sei bei der unerläßlichen Bedingung einer gleichzeitigen Herabsetzung bzw. Hemmung der Rindenfunktion. (Es handele sich also um eine Enthemmung!)

Ganz besonders interessant ist es, daß ein vergleichender Anatom wie ARIENS KAPPERS einmal einige wesentliche Literaturangaben über die Beziehung von Hypothalamus und Epilepsie zusammenstellte (s. dort die Literatur). Er weist darauf hin, daß durch Reizung des Hypothalamus epileptische Anfälle ausgelöst werden können, daß bei Epilepsie im Hypothalamus histologische Veränderungen gefunden worden sind (z. B. MORGAN) und daß die Arzneimittel zur Verhütung des Anfalles ausgesprochene Hirnstammnarkotica sind. Er hält die vorhandenen Unterlagen nicht für ausreichend, um daraus den Schluß zu ziehen, daß der Hypothalamus der konstante Ausgangspunkt des Anfallsgeschehens sei. Nur so viel sei daraus zu erkennen, daß die dort gelegenen Zentren konstant dabei beteiligt seien. Auf diese wichtige Frage soll in einem anderen Abschnitt noch näher eingegangen werden.

Am weitesten verbreitet ist die Hypothese von ZIEHEN, nach der der tonische Anteil des Anfalles von subcorticalen, der klonische von corticalen Zentren seinen Ursprung nimmt. In der klinischen Umgangssprache gilt heute wohl die Gleichsetzung klonisch = cortical. DUSSER DE BARENNE konnte zeigen, daß beim Affen durch Reizung auch von subcorticalen Zentren Kloni ausgelöst werden können.

Aus der Darstellung der Hypothesen, die auf Grund der bisher angewandten Methoden genommen sind, geht hervor, daß die Anschauungen über das Lokalisationsproblem beim epileptischen Geschehen noch unsicher sind. Dies gilt sowohl für den großen epileptischen Anfall und seine Komponenten als auch für die verschiedenen Formen sog. „kleiner Anfälle". Abschließend seien noch die Urteile von zwei maßgeblichen Forschern über die Ergebnisse der tierexperimentellen Bemühungen gegeben. MUSKENS stellt fest, daß die Untersuchungen über die experimentelle Epilepsie zwar bedeutende Ergebnisse hinsichtlich der Lokalisation und der Verknüpfung von Zentren gebracht haben, aber keine wesentliche Aufklärung über die Krankheit Epilepsie. TRENDELENBURG spricht sich 1926 in seinem bekannten Referat über die experimentelle Epilepsie dahin aus, daß die Versuche uneinheitlich und nicht eindeutig in ihren Ergebnissen seien. Neue Gesichtspunkte würden sich erst gewinnen lassen, wenn es gelänge, mit Hilfe bioelektrischer Untersuchungen das abnorme Geschehen unmittelbar zu verfolgen.

Es wird im folgenden meine Aufgabe sein, zusammenfassend über solche Untersuchungen zu berichten. Sie wurden gemeinsam mit A. E. Kornmüller durchgeführt. Die Ergebnisse sind zum Teil bereits an anderer Stelle veröffentlicht.

Hinsichtlich der Geschichte der Hirnbioelektrik sei auf Berger, Kornmüller und Rohracher verwiesen. Berger hat das große Verdienst, zuerst nachgewiesen zu haben, daß es gelingt, bei Ableitung von der Kopfschwarte beim Menschen hirnbioelektrische Erscheinungen zu registrieren. Er zeigte bereits, daß die abgeleiteten Potentiale von der Hirn*rinde* stammen (s. auch Janzen und Kornmüller). Er verwendete weite bipolare Ableitungen und fand, daß das Elektrencephalogramm (E.E.G.) über allen Hirngebieten gleichartig aus α-(10/sec-) und β-(22/sec-) Wellen zusammengesetzt sei. Er mußte „ohne weiteres zugeben, daß gerade im Bereich des Stirnhirns, z. B. bei einer Doppelableitung, die α-Wellen nicht selten sehr undeutlich und durch β-Wellen ersetzt sind". Jasper und Tönnies fanden zuerst gewisse örtliche Unterschiede. Kornmüller und Janzen zeigten in systematischen Untersuchungen die Grundlagen einer regionalen Gliederung der Konvexität auf Grund hirnbioelektrischer Kriterien, und zwar mit Hilfe kombinierter bi- und unipolarer Ableitungen.

Es sollen hier nur einige orientierende Hinweise über das E.E.G. des gesunden Menschen im wachen Zustande gegeben werden. Abb. 1 zeigt gleichzeitige uni- und bipolare Ableitungen. Die unipolaren Ableitungen[1] lassen von frontal bis occipital α-Wellen erkennen. Sie sind occipital am regelmäßigsten, treten fast in ununterbrochener Reihenfolge auf, haben die größten Amplituden. Es ist dem Geübten möglich, aus der Form der Kurve den Ableiteort mit hinreichender Genauigkeit zu erkennen. Sehr charakteristische Unterschiede ergeben sich z. B., wenn man von symmetrischen Stellen beider Hemisphären bipolar ableitet. Frontal sind die Schwankungen synchron und amplitudengleich, sie heben sich daher auf (*f* der Abb. 1), occipital sind sie am ausgesprochensten asynchron und auch amplitudenverschieden, man erkennt daher auch bipolar α-Wellen in fast ununterbrochener Reihenfolge (*o* der Abb. 1). Auf weitere Einzelheiten kann in dieser Arbeit nicht eingegangen werden.

Die Methode der lokalisierten Ableitungen hirnbioelektrischer Erscheinungen von der Kopfschwarte wurde von Kornmüller und Janzen im einzelnen dargestellt in ihrer Begründung und Begrenzung, und zwar auf Grund von Tierexperimenten und von Befunden an kranken Menschen mit gesicherten umschriebenen corticalen Herden. Es zeigte sich, daß durch die Kopfschwarte nur ein vergröbertes Abbild der auf der Rinde vorhandenen Potentialschwankungen nachweisbar ist. Die seitliche Streuung durch die über der Rinde liegenden Medien ist begrenzt. (Diese Feststellung steht im Gegensatz zu der von Adrian.) Durch die Begrenzung der physikalischen Streuung bei den üblichen Registrierempfindlichkeiten ist erst die Möglichkeit lokalisierter Ableitungen von der Kopfschwarte gegeben. Die wesentliche Begrenzung erfährt die Methode dadurch, daß nur ein Teil des Cortex in seiner hirnbioelektrischen Tätigkeit zu erfassen ist. Über Änderungen der hirnbioelektrischen Tätigkeit subcorticaler Zentren sind nur indirekte Beobachtungen anzustellen, und zwar auf Grund der sekundären (auf nervösem Wege bedingten) Veränderungen der corticalen Spannungsproduktion. Die Auswertung von Befunden ist recht schwierig. Der einzige sichere Leitfaden ist die Anwendung von Kriterien, die experimentell gewonnen wurden. Diese Auffassung haben wir in unseren Arbeiten vertreten.

---

[1] Bei „unipolaren" Ableitungen dient ein Ohr als „indifferente" Elektrode. Begründung und Kritik s. bei Kornmüller und Janzen.

Ehe die wesentlichen Befunde und Ergebnisse bei der Epilepsie des Menschen vorgetragen werden, ist eine kurze Zusammenfassung der von KORNMÜLLER in Tierexperimenten systematisch herausgearbeiteten hirnbioelektrischen Kennzeichen des epileptogenen Fokus und der Verknüpfung und nervösen Beeinflussung der verschiedenen grauen Teile untereinander bei fokaler *Rinden*epilepsie er-

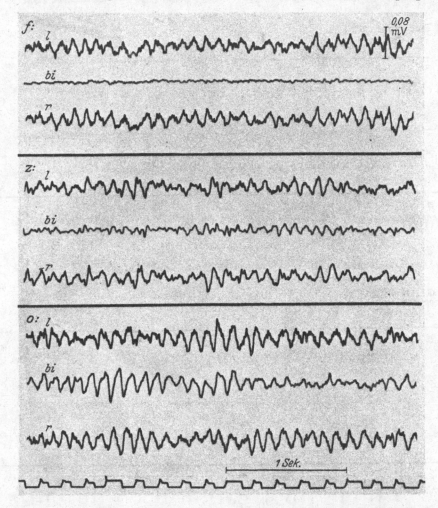

Abb. 1. Gesundes Individuum. Je zwei frontale, zentrale und occipitale „unipolare" Ableitungen von symmetrischen Stellen beider Hemisphären und eine „bipolare" Ableitung von den gleichen Stellen. Die Registrierungen wurden *gleichzeitig* vorgenommen. Ableitungsschema s. Abb. 5. Die Ableitungen *l, bi, r* entsprechen den Ableitungen *IV, VI, VII* in dem Schema der Abb. 5. Entsprechendes gilt für zentral und occipital. *l, r* = links, rechts unipolar. *bi* = von denselben Stellen gleichzeitig bipolar. *f, z, o* = frontal, zentral, occipital. [Aus KORNMÜLLER u. JANZEN: Arch. f. Psychiatr. **110**, 239, (1939).] Weitere Erklärung s. Text!

forderlich: Die Spontanschwankungen, die für verschiedene graue Teile charakteristisch sind, werden abgeändert. Am experimentell gesetzten Fokus treten zuerst einzeln, dann gruppenweise sog. Krampfstrom- (KS-)[1] Einzelentladungen

---

[1] KS ist weiterhin stets die Abkürzung für „Krampfstrom".

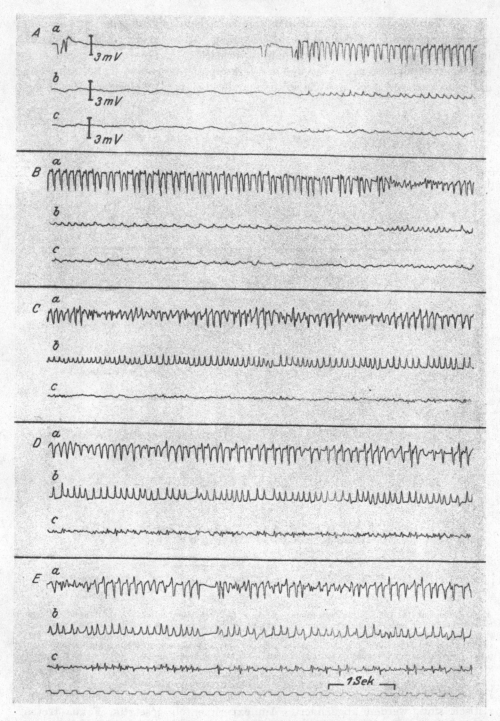

Abb. 2. Lokale Strychninisation an der Stelle, von der Registrierung *a* gewonnen wurde. *a* stellt also die Registrierung der hirnbioelektrischen Erscheinungen eines primären Fokus dar, beginnend mit dem Stadium der KS-Einzelentladungen (*Aa* linker Teil der Kurve). Der KS-Anfall (rechte Hälfte von *Aa*) beginnt gleich mit maximaler Amplitude. *b* und *c* sind Registrierungen von benachbarten Stellen. Man erkennt wie zuerst auf *b*, dann auch auf *c* die KS-Anfälle, langsam an Amplitude, zunehmend, sich entwickeln. Versuchstier: Kaninchen. Ableitungen von der Hirnoberfläche! (Die Abb. wurde mir von Dr. Kornmüller überlassen.)

auf, die gekennzeichnet sind durch ihre Steilheit und Größe. Diese gehen dann in den kontinuierlichen KS-Anfall über. Bei diesem folgen die Entladungen zuerst in ununterbrochener Reihenfolge aufeinander, dann machen sich als Zeichen der Erschöpfung Pausenbildungen bemerkbar. Nach dem Anfall kann man dann eine lange Strecke verminderter Spannungsproduktion beobachten, ein Ausdruck der postparoxysmalen Lähmung der Elemente des Fokus. Andere Stellen können von diesem primären Fokus auf nervösem Wege beeinflußt werden, und zwar sowohl im Sinne einer Hemmung als auch einer Steigerung der normalen hirnbioelektrischen Tätigkeit. Bei einer Steigerung können die KS-Entladungen unmittelbar aus den Spontanschwankungen hervorgehen oder sich zuerst diesen sogar auflagern. Die KS setzen erst später und auch nicht mit maximaler Amplitude ein, diese nimmt vielmehr erst langsam im Laufe des Anfalls zu. Im Anschluß an den KS-Anfall beobachtet man in der Regel keine Zeichen der Erschöpfung. Auf weitere Einzelheiten der Unterscheidung zwischen primär „vom Reiz" und sekundär „auf nervösem Wege" erregtem Ort soll hier nicht eingegangen werden. Zu bemerken ist noch, daß die strukturellen Grenzen auch Barrieren für die abnormen bioelektrischen Erregungen sind und daß durch nervöse Beeinflussung verschiedene graue Teile verschieden reagieren je nach dem primären Reizort. Im Anfallsgeschehen werden auf Grund zeitlicher Verknüpfungen der hirnbioelektrischen Erscheinungen Faserverbindungen zwischen den verschiedenen grauen Teilen erkennbar, die physiologischerweise nicht nachweisbar sind. Es werden offenbar durch die abnormen Erregungen physiologische Barrieren durchschlagen. Abb. 2 möge einen Teil des Gesagten veranschaulichen.

Sehr viel schwieriger zu deuten sind die Befunde, wenn der epileptogene Reiz vom Blut aus wirkt, also gleichzeitig an die verschiedenen grauen Teile gebracht wird. Diese Untersuchungen sind noch nicht erschöpfend durchgeführt; gewisse Gesetzmäßigkeiten würden aber bereits erkannt. Die verschiedenen Areae sind gegenüber verschiedenen auf dem Blutwege wirkenden Giften verschieden empfindlich. Ein bereits experimentell gesetzter Fokus spricht besonders leicht an, und zwar bereits bei Dosen, die sonst noch unterschwellig wären[1]. Diese Untersuchungen entsprechen aus manchen klinischen Gründen eher den Verhältnissen bei der genuinen Epilepsie (s. die Ausführungen von MUSKENS zu dieser Frage).

Im Anschluß an die tierexperimentellen Untersuchungen sind zahlreiche Befunde über abnorm gesteigerten elektrischen Energiewechsel in Form von KS auch bei anfallskranken Menschen beschrieben worden. Die Untersuchungen haben bisher vorwiegend deskriptiv-diagnostischen Charakter (Zusammenfassung s. bei BERGER, JASPER und NICHOLS; F. A. GIBBS, LENNOX und E. L. GIBBS). Einzelheiten hinsichtlich der von anderen Autoren bisher vorgelegten Ergebnisse sollen m Zusammenhang der systematischen Entwicklung der folgenden Untersuchungen dargestellt werden.

Die *hirnbioelektrischen Befunde bei Kranken* mit genuiner Epilepsie sind mannigfaltig und schwer zu deuten. Will man der Auswertung der Befunde die Gesetzmäßigkeiten zugrunde legen, die bei der experimentellen Epilepsie

---

[1] In diesem Zusammenhang sind die Beobachtungen von LANGSTEINER und STIEFLER interessant. Sie fanden, daß beim Cardiazolkrampf des Menschen der provozierte Anfall dem spontan auftretenden gleiche, und zwar besonders bei fokaler Epilepsie. Der Fokus spricht also offenbar sehr leicht an.

erkannt wurden, so muß zuerst für einfache Fälle unter klaren Bedingungen gezeigt werden, daß sie überhaupt anwendbar sind.

Der Beweis konnte unter glücklichen Umständen erbracht werden, und zwar bei zwei Kranken mit kreislaufbedingten, eindeutig fokalen Rindenanfällen. Es ist eine bekannte klinische Erfahrung, daß solche fokalen, flüchtigen Anfälle bei Hypertonikern vorkommen. Sie hinterlassen in der Regel keine dauernden, sondern höchstens flüchtige Funktionsausfälle. Die Anfälle können serienweise nacheinander auftreten, sie können ihren fokalen Charakter aufgeben und generalisiert werden. Sie werden aufgefaßt als bedingt durch lokale Kreislaufstörungen. In den beiden hier aufgeführten Fällen handelt es sich um dieses klinische Bild. Die Registrierungen wurden während und unmittelbar nach den Anfällen vorgenommen. Von beiden Kranken sind natürlich ausgedehnte Intervalluntersuchungen vorhanden.

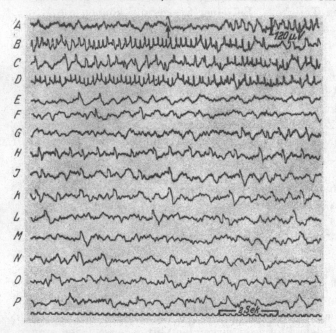

Abb. 3 zeigt Registrierungen von dem Kranken K. E. unmittelbar im Anschluß an einen sog. Adversivanfall nach Art der Anfälle vom rechten frontalen Adversivfeld. Es handelt sich um eine rechte frontozentrale (also bipolare) Ableitung. Ableitungen von anderen Stellen

Abb. 3. Rechte frontozentrale Ableitung während eines Adversivanfalles vom rechten frontalen Adversivfeld. Fortlaufende Registrierung! Zwischen C und D fehlen 32 Sekunden der Registrierung. (Bild wie auf Anfang von D). Weitere Erklärung s. Text!

der Konvexität zeigten den zu besprechenden abnormen Befund nicht. Aus einer Strecke abgeänderter Spontanschwankungen (normalerweise bestehen hier Schwankungen einer Frequenz von etwa 10/sec = α-Wellen, s. Abb. 1 f und z) erhebt sich etwa auf der Mitte von Streifen A eine KS-Einzelentladung. Am Ende von A und Anfang von B erkennt man steile Abläufe in ununterbrochener Reihenfolge (kontinuierlicher KS-Anfall). Ende von B und Anfang von C treten Pausenbildungen auf, dann erfolgen die KS-Entladungen wieder ununterbrochen (Ende C und Streifen D). Im weiteren Verlauf der Ableitung erkennt man immer wieder KS-Einzelentladungen neben den abnorm veränderten Spontanschwankungen.

Im Tierexperiment erfolgt bei lokaler Strychninisation nicht ein einzelner KS-Anfall, sondern in der Regel eine Serie von solchen mit den charakteristischen Stadien: 1. das Stadium der KS-Einzelentladungen, 2. das Stadium des kontinuierlichen KS-Anfalles, der zunehmend die Zeichen der Lähmung aufweist, und 3. nachfolgend wieder das Stadium der Einzelentladungen. Ein gleicher

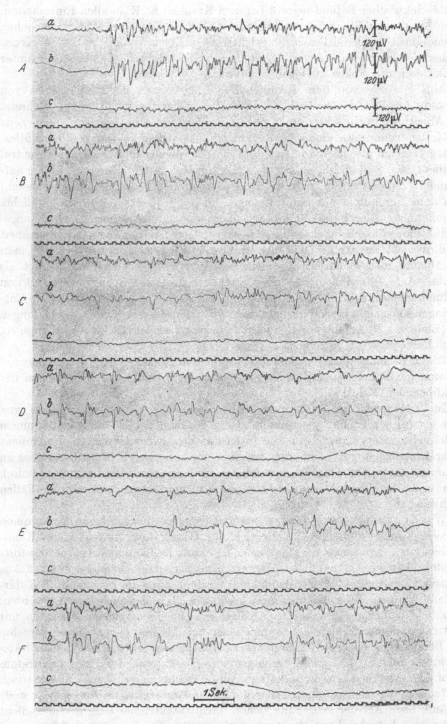

Abb. 4. Dreifache gleichzeitige Registrierung frontozentral rechts (*a*) und links (*b*) und bioccipital (*c*). Zustand nach Serien von JACKSON-Anfällen. Stadium der ausklingenden KS-Anfälle! Weitere Erklärung s. Text!
[Aus JANZEN u. KORNMÜLLER: Dtsch. Z. Nervenheilk. **150**, 288 (1940).]

hirnbioelektrischer Befund besteht bei dem Kranken K. E. in allen Einzelheiten. Nach Art der Anfälle und ihrer Ätiologie mußte ein abnormes *fokales* Geschehen angenommen werden. Die hirnbioelektrischen Erscheinungen mit den Kennzeichen des Fokus wurden von der Stelle der Schädeloberfläche abgeleitet, unter der klinisch der Fokus zu lokalisieren war.

Abb. 4 wurde von dem Kranken St. W. gewonnen nach einer Serie von Jackson-Anfällen, denen abschließend ein generalisierter Anfall folgte. Während der Ableitungen beobachtete man noch dann und wann in unregelmäßigen Zeitabständen vereinzelte klonische Zuckungen. Der Kranke war tief bewußtlos. Abb. 4 *A* zeigt gleichzeitige bipolare Registrierungen, und zwar frontozentral rechts (*a*), links (*b*) und bioccipital (*c*). (Die Streifen *A—F* folgen unmittelbar aufeinander. Zwischen *B* und *C* ist die Registrierung über 27 Sekunden weggelassen.) Von dem Normalbild mit Schwankungen einer Frequenz von 10/sec ist nichts zu erkennen. Bioccipital (*c*) besteht überhaupt nur eine geringe Spannungsproduktion, wahrscheinlich handelt es sich um eine Hemmung. (Mit Sicherheit ist dies nicht zu sagen.) Auf den frontozentralen Ableitungen erkennt man KS-Abläufe, diese sind im allgemeinen links etwas deutlicher ausgeprägt als rechts. Auf *A* beginnt nach einer Strecke reduzierter Spannungsproduktion (Lähmungsstadium nach vorhergehendem KS-Anfall) ein KS-Anfall. Die Entladungen sind zuerst besonders dicht und steil. Allmählich treten Pausenbildungen auf (Ende von *D*, Anfang von *E*), denen dann zuerst wieder KS-Einzelentladungen, dann kurze KS-Anfälle folgen.

Dieser hirnbioelektrische Befund entspricht in Einzelheiten tierexperimentell gewonnenen Befunden bei lokaler Strychninisation, und zwar im Stadium der ausklingenden KS-Anfälle.

Im Tierexperiment kann man beobachten, daß an der unmittelbar vom Reiz getroffenen Stelle lang anhaltend ein Stadium der KS-Einzelentladungen besteht, besonders dann, wenn die Intensität des Reizes gering ist. Es braucht unter Umständen gar nicht zum Stadium des kontinuierlichen KS-Anfalles zu kommen. Auch bei Kranken mit fokaler Epilepsie ist außerhalb des klinisch manifesten Anfallsgeschehen der Fokus in manchen, wenn auch seltenen Fällen nachweisbar.

Wie Kornmüller und Janzen betont haben, ist umschriebenes Vorkommen von KS-Einzelentladungen im Bereich des Cortex kein hinreichendes Kennzeichen zur Diagnose eines epileptogenen Fokus. Es kann sich um nervös fortgeleitete Erregungen handeln. Zur hirnbioelektrischen Diagnose eines Fokus müssen vielmehr zusätzliche Bedingungen erfüllt sein, die oben zum Teil dargestellt wurden. Es sollen nur zwei besonders klare Beispiele gezeigt werden. Abb. 5 ist zusammengestellt aus Ableitungen bei einem kleinen Mädchen mit posttraumatischer Epilepsie. Es fand sich bei ihr eine leichte Spastik rechts im Bereich der oberen Extremität mit trophischen Störungen. Sensibilitätsstörungen fehlten. Die Schulleistungen waren sehr gut. Im Encephalogramm (Prof. Tönnis) war ein krankhafter Befund nicht zu erheben. Bioelektrisch fanden sich über den vorderen Teilen der linken Konvexität teilweise etwas steile Abläufe nach Art der KS. Eine sichere hirnbioelektrische Diagnose war nicht zu stellen. Ausgehend von den tierexperimentellen Erfahrungen, daß bei unterschwelligen Dosen eines Krampfgiftes der Fokus zuerst anspricht, wurde 1 ccm

Cardiazol i.v. gegeben[1]. Jetzt traten die abnormen Erscheinungen eindeutig hervor und waren genau zu lokalisieren. Die auf der Abb. 5 angegebenen

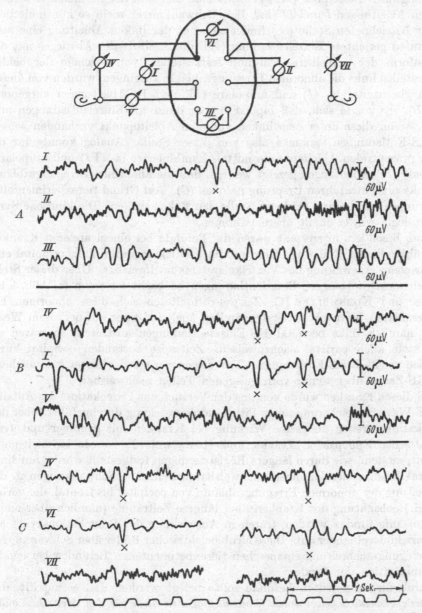

Abb. 5. Lokalisation eines corticalen Fokus bei traumatischer Epilepsie. Erklärung s. Text! [Aus JANZEN u. KORNMÜLLER: Arch. f. Psychiatr. 109, 256 (1939).]

Ableitestellen lagen präzentral, etwas postzentral und parietooccipital. (Diese Festlegung der Ableitestellen mag genügen. Für diagnostische Zwecke wird ein

---

[1] S. Fußnote S. 279.

solcher Punkt photographisch und durch Maßzahlen festgelegt.) *A* stellt eine linke (*I*) und eine rechte (*II*) präzentro-postzentrale und eine bioccipitale (*III*) Ableitung dar. Bioccipital (*III*) erkennt man das Bild der normalen α-Wellen. Auf den Ableitungen *I* und *II* sind diese Schwankungen nicht so kontinuierlich. An der bezeichneten Stelle ($\times$) findet sich auf der linken Ableitung eine steil nach unten gerichtete Einzelentladung (vgl. die Steilheit des Abstieges mit der Kurvenform der α-Wellen). Um nun festzustellen, von welchem der beiden Ableitestellen links die abnormen Erregungsabläufe ausgingen, wurden von diesen Stellen gleichzeitig bi- (*I*) und unipolare (*IV* und *V*) Ableitungen vorgenommen (*B*). Es zeigte sich, daß bipolar immer dann KS-Einzelentladungen auftraten, wenn diese unter dem linken vorderen Ableitepunkt vorhanden waren. Die KS-Entladungen stammen also von dieser Stelle. Analog konnte für die beiden präzentralen Ableitepunkte mittels kombinierter bi- (*VI*) und unipolarer (*IV* und *VII*) Ableitungen gezeigt werden, daß die abnormen Erregungsabläufe von links präzentral ihren Ursprung nahmen (*C*). Auf Grund tierexperimenteller Erfahrungen würde man an dieser Stelle den Fokus suchen. Die klinische Symptomatologie würde damit übereinstimmen.

Ganz besonders interessant waren die Befunde bei einem anderen Kranken mit frühkindlicher Epilepsie. Hier war im Ventrikulogramm links occipital eine umschriebene Ausweitung des Ventrikelsystems nachweisbar. Über dieser Stelle konnten umschriebene KS-Einzelentladungen beobachtet werden (s. Abb. 4 bei Janzen und Kornmüller [1]. Zeitweise breiteten sich diese abnormen Erregungsabläufe bis nach parietalen Stellen aus, und zwar auf nervösem Wege. Wenn nämlich links occipital KS-Einzelentladungen auftraten, so waren sie nicht stets auch parietal nachzuweisen. Zeitweise bestanden occipital kurze Gruppen von 2—3 KS-Entladungen. Von diesen war nur der letzten entsprechend eine KS-Zacke über weiter vorn gelegenen Teilen nachweisbar.

Bei diesen Kranken wurde von uns der Versuch zur Provokation des Anfalles mittels Wasseranreicherung unter Pituglandoleinwirkung durchgeführt (über den Provokationsversuch und seine Wirkung bei Kranken mit genuiner und symptomatischer Epilepsie s. Janzen und Homeyer). Es wurde ein Zeitpunkt gewählt, zu dem, wie durch längere Registrierungen festgestellt wurde, nur links occipital KS-Einzelentladungen nachweisbar waren. Die Schwankungen in der Ausbreitung der abnormen Erregungsabläufe von occipital bis frontal, die vorher nur bei Beobachtung des Kranken über längere Zeiträume (nämlich über einige Monate) aufgefunden wurden, traten in Auswirkung des Provokationsversuches nun kurz hintereinander auf. Diese hirnbioelektrischer Bilder über Schwankungen der Erregungsausbreitung entsprechen tierexperimentellen Befunden bei lokaler Strychninisation der Rinde.

Durch die mitgeteilten Befunde sollte belegt werden, daß es zutrifft, daß die *tierexperimentell gewonnenen Gesetzmäßigkeiten auch für den Menschen gültig* sind. Dies war aus allgemein biologischen Gründen zu erwarten, zumal diese Gesetzmäßigkeiten in Versuchen vom Kaninchen bis zum Affen herausgearbeitet wurden. Wir haben mit dem Nachweis der Gültigkeit der beschriebenen bioelektrischen Kriterien einen Leitfaden gewonnen, der zu der Hoffnung berechtigt, daß mit seiner Hilfe neue Einblicke in den zentralnervösen Mechanismus des Anfallsgeschehens erlangt werden können.

Abschließend sei noch berichtet, daß man in solchen Fällen von symptomatischer Epilepsie, bei denen es sich um diffuse Hirnerkrankungen handelt, ein regelloses Bild abnorm gesteigerter Erregungsabläufe findet, regellos hinsichtlich der Beziehungen der KS-Schwankungen an den verschiedenen Ableitestellen zueinander, der zeitlichen Aufeinanderfolge und schließlich der Polarität der KS-Zacken (Janzen und Kornmüller [3]).

Um das Bild der praktisch-klinischen Bedeutung der Methode der lokalisierten Ableitung hirnbioelektrischer Erscheinungen zu vervollständigen, sei an dieser Stelle eingefügt, daß bei symptomatischer Epilepsie abnorme Steigerungen im Intervall selten sind. Dagegen findet man öfter umschriebene Reduktionen der normalen hirnbioelektrischen Spannungsproduktion. Es handelt sich in diesen Fällen um die corticalen Auswirkungen umschriebener organischer Prozesse. In einigen Fällen konnte hirnbioelektrisch eine Diagnose gestellt werden, bei denen alle operativ diagnostischen Maßnahmen versagt hatten. An den betreffenden Stellen konnten Tumoren, traumatische Cysten usw. operativ bestätigt werden.

Es gibt eine Reihe von Untersuchungen über die *hirnbioelektrischen Erscheinungen bei Kranken mit genuiner Epilepsie* (s. Berger 1939, Jasper und Nichols, F. A. Gibbs, E. L. Gibbs und Lennox, Jung). Die amerikanischen Autoren haben eine weitgehend vollständige Beschreibung der verschiedenen Phänomene gegeben, und zwar besonders für die kleinen Anfälle und Absencen. Sie haben auch besonderen Wert auf Untersuchungen im Intervall gelegt und konnten über die Erfahrungen von Berger hinaus zahlreiche interessante Beobachtungen machen. Es soll hier nur auf das Vorkommen abnormer hirnbioelektrischer Erscheinungen bei „gesunden" Individuen in der Sippe epilepsiekranker Menschen hingewiesen werden (Löwenbach, F. A. Gibbs, E. L. Gibbs und Lennox [3]). Diagnostische Fragen stehen im Vordergrund des Interesses (s. die oben zitierten zusammenfassenden Arbeiten). Jasper und Hawke berichten auch eingehend über die Lokalisation von Krampfströmen. Es handelt sich bei dieser Untersuchung um die Herausarbeitung von Methoden zum Nachweis örtlicher Unterschiede, nicht aber um Untersuchungen zur Frage des „epileptogenen" Fokus. Dieser wesentliche Unterschied wird übersehen.

Berger hat als erster die Frage gestellt, ob das Elektroncephalogramm Aufschlüsse gibt über die Entstehung des großen epileptischen Anfalles (1935 und 1939). Wenn die Antwort auf die Frage: „Was ist Epilepsie?" lautet: „Eine paroxysmale cerebrale Dysrhythmie" (F. A. Gibbs, E. L. Gibbs und Lennox), so kann dies nicht als wesentliche Erweiterung der Beschreibung der Befunde angesehen werden[1]. Berger entwickelt seine Anschauungen auf Grund von Teilregistrierungen während des Anfallsgeschehens, vor und nach demselben. Er nimmt „eine Art Krampfzentrum" in der Gegend des Hypothalamus an. Der große Anfall stellt sich auf Grund seiner Beobachtungen am E.E.G. folgendermaßen dar:

„Von der Hirnrinde oder einer anderen beliebigen Stelle des ZNS. aus wird dem in der Gegend des Thalamus gelegenen, die Rindentätigkeit regelnden Zentrum eine lebhafte Erregung zugeleitet. Diese Erregung bedingt eine Abschaltung der Hirnrinde, die so enthemmt wird; es kommt zur Bewußtlosigkeit. Auf die Enthemmung der Rinde folgt ihre maximale Hemmung, die sich in der Form des Atemstillstandes, des allgemeinen Tonus der gesamten Muskulatur und in primären und sekundären Zirkulationsstörungen geltend macht. Nun erfolgt eine nochmalige Enthemmung der Rinde, die inzwischen in ihrer Funktion geschädigt, mit hohen Krampfwellen auf diese Enthemmung reagiert: das klonische Stadium tritt ein. Nach dessen Abklingen kommt es wieder zu einer mäßigen Hemmung der Hirnrinde, der

---

[1] Ihre Deutungen des hirnbioelektrischen Bildes in Analogie zu Atemstörungen gehören nicht in diesen Zusammenhang.

sich aber auch Erschöpfungssymptome von seiten der im klonischen Stadium ausgepumpten Rinde hinzugesellen. Man könnte so diesen ganzen Vorgang auf eine sehr einfache Formel bringen. Es ist ein zweimaliger Wechsel zwischen Erregung und Lähmung innerhalb des die Großhirnrindentätigkeit regelnden und zügelnden Zentrums in der Nachbarschaft des Thalamus, zu denen die Folgen gleicher Zustände in nächstliegenden Zentren sich hinzugesellen. Es ist also ein zweimaliges Hin- und Herpendeln zwischen Erregung und Lähmung des besonders leicht erregbar gewordenen Zentrums im Zwischenhirn mit seinen Folgewirkungen auf die Tätigkeit der Großhirnrinde, das die Haupterscheinungen des epileptischen Anfalles erklären würde."

Nach diesem zusammenfassenden Bericht über die Ergebnisse der Hirnbioelektrik für die Frage nach dem Mechanismus des Anfallsgeschehens bei der genuinen Epilepsie sollen die *Ergebnisse eigener Untersuchungen* besprochen werden. Die Untersuchungen über das hirnbioelektrische Verhalten während

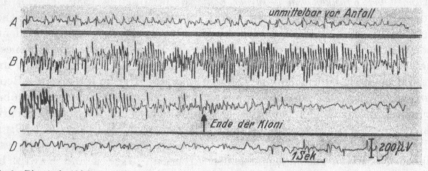

Abb. 6. Bizentrale Ableitung während eines generalisierten epileptischen Anfalles. Weitere Erklärung s. Text!

des großen epileptischen Anfalles sind dadurch erschwert, daß es technisch außerordentlich schwierig ist, verwertbare, geschweige denn von Störungen freie Kurven zu registrieren. Sie sind gestört durch mechanische Erschütterungen der Elektroden und Muskelaktionsströme. So ist es z. B. Berger nie gelungen, während eines generalisierten Anfalles verwertbare Registrierungen durchzuführen. Aus diesem Grunde handeln auch die meisten Untersuchungen von der Absence, vom petit-mal und vom Intervall. Es ist uns gelungen, von allen wesentlichen Anfallsformen störungsfreie oder einwandfrei auswertbare Mehrfachableitungen zu erhalten.

Die hirnbioelektrischen Befunde bei den verschiedenen Anfallsformen seien zunächst beschrieben. Die Diagnose „genuine Epilepsie" war bei den betreffenden Kranken mit allen klinischen Mitteln gesichert.

Abb. 6 zeigt fortlaufend eine bipolare Ableitung von symmetrischen Stellen der Zentralregion beider Hemisphären. Auf Streifen *A* sind die „Spontanschwankungen" vor dem Anfall zu erkennen. Diese sind bereits pathologisch (sie sind es stets bei diesem Kranken, der über viele Wochen klinisch und hirnbioelektrisch beobachtet wurde). Bei einem gesunden Individuum würde man über der genannten Region Gruppen von Schwankungen von etwa 10/sec (= α-Wellen) neben frequenteren Schwankungen (β-Wellen) finden (wie z. B. auf Abb. 1, 7). In diesem Falle erkennt man trägere Schwankungen und unregelmäßig aufeinanderfolgende KS-Einzelentladungen. Diese Erscheinungen wurden nicht nur über der Zentralregion, sondern zu gleicher Zeit auch über den anderen

Regionen in gleicher Weise, aber zeitlich völlig unabhängig davon beobachtet. Es handelt sich also nicht um das Stadium der KS-Einzelentladungen eines „Fokus". Ohne daß das Bild sich merklich ändert, beginnen plötzlich steile hohe Abläufe, die ein Vielfaches der normalen Spannungsproduktion betragen, und zwar in kontinuierlicher Reihenfolge (kontinuierlicher KS-Anfall). Klinisch setzt in diesem Augenblick ein generalisierter epileptischer Anfall ein mit tonischer Einleitungsphase und generalisierten klonischen Zuckungen. Eine strenge zeitliche Beziehung zwischen dem Rhythmus der KS-Entladungen und dem der motorischen Erscheinungen konnte nicht festgestellt werden. Zwischen Streifen B und C fehlen 17 Sekunden Registrierung (unverändertes Bild). Gegen Ende des kontinuierlichen KS-Anfalles treten gewisse Pausenbildungen auf, aber nicht so ausgeprägt wie bei einem corticalen epileptogenen Fokus (s. z. B. Abb. 3 und 4). Bioelektrisch endet der Anfall unscharf im Gegensatz zum klinischen Anfall (s. ↑ auf C). Das Ende der klonischen Phase spiegelt sich hirnbioelektrisch nicht eindeutig und zeitlich bestimmt begrenzt wider. Unmittelbar im Anschluß an den Anfall bestehen praktisch die „Spontanschwankungen" unverändert weiter wie vor dem Anfall. Eine Reduktion der Spannungsproduktion als Zeichen der Erschöpfung der abnorm tätigen nervösen Elemente findet sich nicht (wie z. B. auf Abb. 4). Abb. 6 zeigt nur einen Ausschnitt aus der Registrierung, nämlich das Verhalten bei bizentraler Ableitung, um die Veränderungen übersichtlich hervortreten zu lassen. Gleichzeitig wurde auch bipolar über frontalen und occipitalen Abschnitten abgeleitet. Während die occipitalen Ableitungen ähnliche Veränderungen aufwiesen wie die zentralen, waren über den frontalen Abschnitten überhaupt keine sicheren Veränderungen der Spontanschwankungen während des Anfalles zu erkennen (s. Abb. 2 KORNMÜLLER und JANZEN [3].)

Zusammenfassung des Befundes: Die corticalen bioelektrischen Erscheinungen während des generalisierten epileptischen Anfalles lassen keine Kennzeichen eines Fokus hervortreten.

Hirnbioelektrisch fand sich ein völlig anders geartetes Bild bei einem Kranken, bei dem neben großen Anfällen mit generalisierten tonisch-klonischen Zuckungen auch solche bestanden, die nach klinischem Sprachgebrauch als „subcortical" bezeichnet werden. Ein solcher Anfall begann mit Kopf-, Rumpf- und Blickwendung nach rechts. Bei einer tonischen Starre der gesamten Körpermuskulatur traten nur vereinzelt klonische Zuckungen auf. Im Anschluß an das motorische Krampfstadium beobachtete man bei tiefster Bewußtlosigkeit Speichelfluß in dickem Strahl, Kaubewegungen, eine auffällig zwischen Blässe und tiefster Cyanose wechselnde Gesichtsfarbe. Anschließend bestand ein Schlafzustand, der durch leichte Reize unterbrochen werden konnte, in den der Kranke aber sofort wieder zurückfiel. Abb. 7 zeigt 3fache, gleichzeitige bipolare Registrierungen über der Frontal- (a), Zentral- (b) und Occipital- (c) Region. Auf A (Anfang) erkennt man ein Bild, das normal ist und dem bei einem gesunden Menschen entspricht, obwohl es sich bei dem Kranken um einen schwer wesensveränderten Epileptiker handelt (vgl. dazu BERGER, JASPER und NICHOLS). Occipital bestehen in regelmäßiger Aufeinanderfolge Schwankungen von 10/sec (= α-Wellen), zentral sind sie nicht so kontinuierlich und von geringerer Amplitude. Frontal sind sie kaum vorhanden (infolge von Synchronismus bei bipolarer Ableitung s. oben S. 277, Abb. 1). Bei Augenöffnen (angestrichene Stelle auf Streifen A)

verschwinden die α-Wellen hier vorwiegend occipital (typischer Effekt). *B* ist
37 Sekunden nach dem Beginn einer Hyperventilation gewonnen. Das Bild ist
wesentlich unregelmäßiger, insbesondere ist auch der frontale Synchronismus

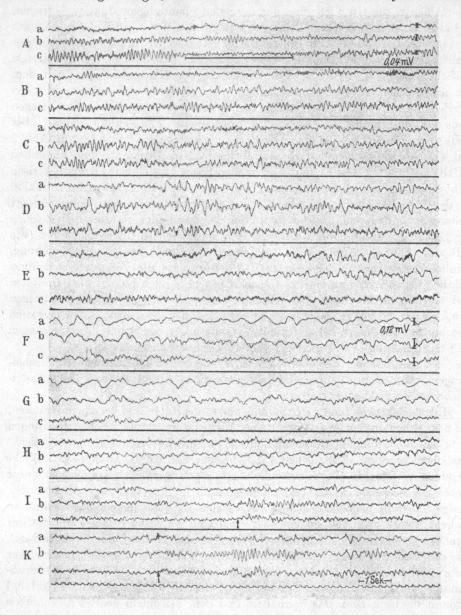

Abb. 7. Ableitungen während eines sog. „subcorticalen" Anfalles. Erklärung s. Text! [Aus Janzen u. Kornmüller: Dtsch. Z. Nervenheilk. **149**, 78 (1939).]

nicht mehr so ausgesprochen. *C*, 2 Minuten nach Beginn der Hyperventilation,
zeigt im wesentlichen dasselbe, es treten schon abnorm träge Schwankungen
auf. *D* und *E* (aufeinanderfolgend 4 Minuten nach Beginn der Hyperventilation)

zeigen ein gegenüber der Norm völlig verändertes Bild. Die Spontanschwankungen von A sind kaum noch zu erkennen. Dafür herrschen abnorme Erscheinungen vor in Form unregelmäßiger träger Abläufe, die zeitweise gleichzeitig über allen drei Ableitungen vorkommen. Klinisch war bei dem Kranken zu diesem Zeitpunkt noch keine Veränderung zu erkennen. Unmittelbar nach E setzte der oben beschriebene Anfall ein. Während der ersten Phase des Anfalles traten nur träge Abläufe geringer Amplitude auf, nicht dagegen das Bild eines KS-Anfalles (die Kurven sind nicht abgebildet, weil sie zum Teil mechanische Verlagerungen aufweisen, sie waren aber einwandfrei auswertbar). In der zweiten Phase des Anfalles bestanden ähnliche hirnbioelektrische Erscheinungen. F (2 Minuten nach Beginn des Anfalles), G (17 Sekunden später) zeigen Ausschnitte davon. Man erkennt träge Schwankungen geringer Amplitude (s. Eichstriche auf F im Gegensatz zu A), denen zentral und occipital Schwankungen 8—10/sec aufgelagert sind. H (6 Minuten nach Beginn des Anfalles) zeigt immer noch ein abnorm verändertes Bild. J und K (22 bzw. 23 Minuten nach Beginn des Anfalles) weisen eine reduzierte Spannungsproduktion auf. Auf Sinnesreize treten vorübergehend die normalen Spontanschwankungen wieder auf (klinisch und hirnbioelektrisch das Bild des Schlafes). Eine ähnliche Beobachtung machte JUNG am Kaiser Wilhelm-Institut für Hirnforschung.

Beurteilung des Befundes: Der „hirnbioelektrischen Aura" entspricht keine klinische. Fokale hirnbioelektrische Erscheinungen waren während des Anfalles im Bereich des Cortex nicht nachweisbar. Es handelt sich vielmehr um ein Bild, wie es sekundären, durch nervöse Fortleitung bedingten Abänderungen von einem — in diesem Falle also nicht cortical gelegenen — primären Fokus entspricht.

Durch diese Beobachtung angeregt, mußte folgende Frage gelöst werden: Die verschiedenen Autoren haben das wechselvolle hirnbioelektrische Bild beim petit-mal beschrieben mit KS-Entladungen wechselnder Form, Dauer und Verteilung. Man muß, wenn man über die diagnostische Aufgabe hinaus der Lösung des Lokalisationsproblems nachgeht, sich an diejenigen Beobachtungen halten, die bei gleichem klinischen Bild ein Minimum an abnormen Erscheinungen aufweisen. Entsprechend dem methodischen Verfahren der holländischen experimentell-physiologischen Schule ist es erforderlich, danach zu suchen, was *noch* an normalen (hier corticalen bioelektrischen) Erscheinungen vorhanden sein kann trotz des abnormen klinischen Geschehens. Alles, was darüber hinaus auftreten kann, wäre also keine notwendige Bedingung des Geschehens. Man hat sich bisher in der schon umfangreichen Literatur im allgemeinen an die auffälligen Befunde gehalten, weil deskriptiv-diagnostische Fragen im Vordergrund standen.

Bei verschiedenen Kranken konnte während sog. kleiner Anfälle von Bewußtseinsverlust verschieden langer Dauer mit tonischem Krampf und mehr oder weniger ausgeprägten klonischen Zuckungen ein wechselndes bioelektrisches Verhalten beobachtet werden. In seltenen Fällen fehlte überhaupt jede nachweisbare Änderung der normalen corticalen Spannungsproduktion. In anderen Fällen konnte lediglich eine Reduktion derselben beobachtet werden und ein Auftreten abnorm träger Schwankungen geringer Amplitude. Diese Abänderungen setzten teilweise erst ein, wenn der Anfall klinisch bereits längere Zeit manifest war und konnten auch vor Ende desselben oder mit diesem verschwinden.

Dabei ist bemerkenswert, daß unmittelbar vor dem Anfall hirnbioelektrische Abänderungen des normalen Bildes auch dann fehlen können, wenn klinisch so eindeutige Auraerscheinungen vorhanden sind, daß der betreffende Kranke einen Anfall mit Sicherheit ankündigen kann. Auch wenn im Verlauf des Anfalls sichere Kloni auftraten, konnten cortical KS-Entladungen fehlen. Gelegentlich konnte bei einem Kranken mit zahlreichen kleinen Anfällen beobachtet werden, daß mit Zunahme der Dauer der Anfälle auch die Änderungen der corticalen Spannungsproduktion zunahmen und zuletzt auch KS auftraten. Es hat sich kein Anhalt dafür ergeben, daß mit dem tonischen Krampf andere corticale Erscheinungen verknüpft sind als mit dem klonischen. In allen Fällen handelt es sich um uni- oder bipolare gleichzeitige Mehrfachregistrierungen. Es ist also nichts übersehen worden. Auf derartige Beobachtungen bei kleinen Anfällen hat man bisher in der ziemlich umfangreichen hirnbioelektrischen Epilepsieliteratur nicht hingewiesen (Abb. zu dem eben Vorgetragenen s. bei Janzen und Kornmüller [3]). Zusammenfassende Beurteilung der Befunde: Bilder mit den hirnbioelektrischen Kennzeichen eines corticalen Fokus wurden bei den kleinen Anfällen nicht beobachtet. Die nachweisbaren Abänderungen der normalen Spannungsproduktion können auf Grund hirnbioelektrischer Kriterien nur als sekundäre, durch nervöse Beeinflussung bedingte angesehen werden.

In den bisher mitgeteilten hirnbioelektrischen Befunden während des Anfallsgeschehens bei genuiner Epilepsie sind bereits zahlreiche Feststellungen im Vergleich zu bisher geltenden Auffassungen enthalten. Die Auswertung der Befunde für das Lokalisationsproblem ist erst nach Darstellung der folgenden Befunde möglich.

Es handelt sich um die *Auswertung der hirnbioelektrischen Erscheinungen während Absencen.* Zeitlich eng verknüpft mit dem Auftreten derselben können Steigerungen der hirnbioelektrischen Tätigkeit im Sinne von KS-Anfällen erfolgen. Diese bieten ein äußerst sinnfälliges Bild. Die Ableitungen sind bei diesen Anfallsformen technisch nicht schwierig, insofern sie einmal durch Hyperventilation sehr leicht zu reproduzieren und daher systematischer Untersuchung zugänglich sind, sodann, weil mechanische Elektrodenerschütterungen und Muskelaktionsströme fehlen. Dieses sinnfällige und immer wieder überraschende Bild beherrscht ganz wesentlich die erst in ihren Anfängen stehende hirnbioelektrische Epilepsieliteratur. Die Befunde als solche sind durch Jasper, Gibbs und deren Mitarbeiter vollständig beschrieben und konnten von anderen Autoren nur bestätigt werden. Kornmüller und Janzen haben zuerst den Versuch unternommen, aus der Analyse der Befunde bei geeigneter Abänderung der Ableitungsmethodik Aufschlüsse über das Lokalisationsproblem und den zentralnervösen Erregungsmechanismus zu gewinnen.

Abb. 8 zeige zuerst ein Beispiel: Die normalen Schwankungen des Wachzustandes erkennt man nicht deutlich, da eine stark reduzierte Registrierempfindlichkeit benutzt werden mußte, um die abnorm starken KS-Entladungen einigermaßen ausreichend zur Darstellung zu bringen. Man ersieht daraus wieder, daß die KS-Entladungen ein Vielfaches der normalen Spannungsproduktion darstellen. Es handelt sich um 3fache gleichzeitige unipolare Registrierungen von der Frontal- (1), Zentral- (2) und Occipitalregion (3). Plötzlich beginnen frontal abnorm steile Abläufe, etwas später zentral und occipital. Die Abläufe

sind gekennzeichnet durch steile und träge Schwankungen („spikes and waves"
der amerikanischen Autoren). Das Bild, das hier nicht im einzelnen analysiert
werden soll, zeigt nicht nur hinsichtlich des Beginnes, sondern auch hinsichtlich
der Kurvenform und der Intensität der Entladungen örtliche Unterschiede.
Zeitlich streng gekoppelt mit der Dauer des KS-Anfalles besteht eine Absence.
Es handelt sich um eine Kranke mit echter Pyknolepsie.

Das eben beschriebene Bild ist charakteristisch bei einer Absence. Es kann
bei Kranken mit genuiner Epilepsie in völlig gleicher Weise vorkommen wie
bei Kranken mit Pyknolepsie.

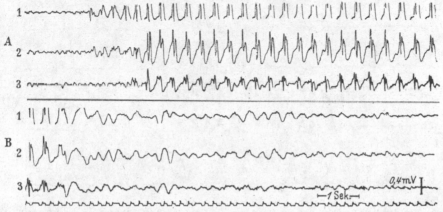

Abb. 8. *A* und *B* fortlaufende „unipolare" Registrierung von frontal (*a*), zentral (*b*) und occipital (*c*) während
einer Absence. Weitere Erklärung s. Text! [Aus KORNMÜLLER u. JANZEN: Z. Neur. **166**, 294 (1939).]

Die Entwicklung der Befunde soll an dieser Stelle kurz unterbrochen werden, um auf
zwei wichtige Tatsachen hinzuweisen, die sich aus den bisher getroffenen Feststellungen
ergeben: 1. Es ist sehr bemerkenswert und bedarf noch weiterer Klärung, daß bei abnormen
Erregungen der gesamten Rinde weder motorische noch sensorische Reizerscheinungen auftreten in Form von Krämpfen oder einer Aura. 2. Das pathophysiologische Geschehen,
gekennzeichnet durch den entsprechenden hirnbioelektrischen Befund, kann bei genuiner
Epilepsie und echter Pyknolepsie das gleiche sein, obwohl die „Krankheiten" Epilepsie und
Pyknolepsie nach klinischer Erfahrung nicht gleich sind. Es ist keineswegs angängig, aus
der Gleichheit des pathophysiologischen Vorganges nosologische Schlüsse zu ziehen. Maßgeblich bleibt hier das Ergebnis gesicherter klinischer Forschung.

Der kontinuierliche KS-Anfall mit regelmäßiger Aufeinanderfolge steiler und
träger Abläufe ist nach übereinstimmender Erfahrung aller Autoren der häufigste
Befund bei einer Absence. Die Beschreibung muß dahin ergänzt werden, daß
nicht, wie an Hand von Abb. 8 gezeigt wurde, die KS-Entladungen über den
verschiedenen Regionen nacheinander beginnen, sondern daß der Beginn in der
Regel gleichzeitig ist (s. Abb. 9 *B*). Wenn man das hirnbioelektrische Bild zum
Einteilungsprinzip wählte, so müßte man bei Übersicht eines geeigneten Materials
feststellen, daß es dann verschiedene Formen von Absencen gäbe; denn es ist
keineswegs so, daß jede Absence mit den bisher beschriebenen hirnbioelektrischen
Erscheinungen verknüpft ist. Für das hier im Mittelpunkt stehende Lokalisationsproblem ist das oben eingeführte methodische Vorgehen maßgebend. Es
muß festgestellt werden, was an abnormen hirnbioelektrischen Erscheinungen
vorhanden sein kann, ohne daß eine Absence eintritt, und umgekehrt was, noch

normal sein kann oder dem oben beschriebenen charakteristischen Bild nicht entsprechend zu sein braucht, wenn bereits eine Absence besteht. Zu dieser Frage zwei Beispiele: 1. *B* der Abb. 9 zeigt von der gleichen Kranken, von der die Registrierungen der Abb. 8 stammen, bei gleicher Elektrodenlage die hirnbioelektrischen Erscheinungen während einer Absence. Der KS-Anfall beginnt über allen drei Ableitstellen gleichzeitig und endet auch gleichzeitig. Zeitlich streng gekoppelt mit der ersten und letzten Entladung sind Anfang und Ende der Absence. Auf *A* erkennt man einen kurz dauernden KS-Anfall, der in Einzel-

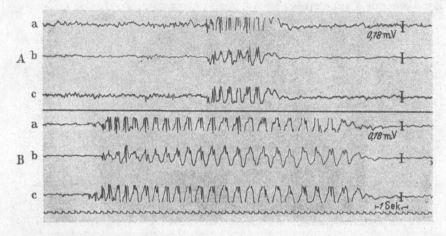

Abb. 9. Von derselben Kranken, von der Abb. 8 gewonnen wurde. Gleiche Ableitungen. *A* KS-Anfall ohne objektives oder subjektives klinisches Symptom. *B* KS-Anfall zeitlich gekoppelt mit Absence. Weitere Erklärung s. Text! [Aus Janzen u. Kornmüller: Dtsch. Z. Nervenheilk. **149**, 86 (1939).]

heiten dem Beginn des großen KS-Anfalles auf *B* entspricht. Solche Bilder wurden häufig (auch bei anderen Kranken) beobachtet, ohne daß objektiv oder subjektiv irgendeine Änderung bei der Kranken bestand. Gleiche Befunde bei Kranken mit genuiner Epilepsie s. bei Janzen und Kornmüller. Mit dem Einsetzen des gleichen abnormen hirnbioelektrischen Geschehens ist also einmal der plötzliche Bewußtseinsverlust verknüpft, das andere Mal nicht. Diese Feststellung zeigt, daß das beschriebene abnorme corticale Geschehen nicht die notwendige Bedingung der Absence ist. Diese Beobachtung wurde neuerdings auch von Hyland, Goodwin und Hall in gleicher Weise ausgewertet. 2. Bei Anfällen von Bewußtlosigkeit ohne motorische Erscheinungen — also reine Absencen — können auch andere hirnbioelektrische Bilder vorkommen. Abb. 10 zeigt z. B. von einem Kranken mit genuiner Epilepsie bifrontale (I) und bioccipitale (III) Registrierungen. Die „Spontanschwankungen" sind hier abnorm (vgl. als Normalbild die Registrierungen auf der Abb. 1, 7*A*). Während der Absencen erkennt man bifrontal eine nicht scharf abgesetzte Aktivierung mit einzelnen KS-Abläufen. Bioccipital ist eine Abänderung der „Spontanschwankungen" nicht sicher feststellbar. Das als charakteristisch und häufig beschriebene Bild des corticalen kontinuierlichen KS-Anfalles ist also nicht das einzige bei Absencen.

Es soll abschließend noch hervorgehoben werden, daß im Anschluß an den kontinuierlichen KS-Anfall keine Reduktion der Spannungsproduktion als

Zeichen der Erschöpfung der abnorm tätigen nervösen Elemente besteht. Es ist ferner zu vermerken, daß bei ungleichzeitigem Beginn des KS-Anfalles über den verschiedenen Regionen jede beliebige Region einmal führend sein kann.

Bei Kranken mit echter Pyknolepsie und genuiner Epilepsie gibt es also in zeitlichem Zusammenhang mit Absencen ein charakteristisches hirnbioelektrisches Bild, das es in vielen Fällen erlaubt, auch ohne Beobachtung des Kranken die Diagnose zu stellen, daß eine Absence vorliegt (vgl. z. B. F. A. GIBBS, E. L. GIBBS und LENNOX). Die abnorme, anfallsartig auftretende Abänderung der Spontanschwankungen in Form des kontinuierlichen KS-Anfalles mit regelmäßiger Aufeinanderfolge steiler und träger Abläufe ist aber nicht ganz allgemein eine notwendige Bedingung einer Absence. Denn das genannte

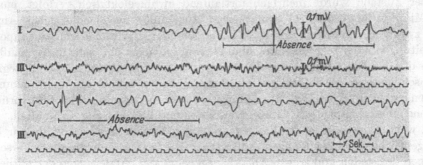

Abb. 10. Bipolare Registrierungen bei Absencen. Weitere Erklärung s. Text! [Aus JANZEN u. KORNMÜLLER: Dtsch. Z. Nervenheilk. 149, 88 (1939).]

hirnbioelektrische Bild ist auch nicht das einzige, das man zeitlich im Zusammenhang mit Absencen findet[1]. Alle bisher erhobenen Befunde enthalten (nach dem früher Gesagten) keine hirnbioelektrischen Kennzeichen eines corticalen Fokus. Umschriebenes Vorkommen von KS-Abläufen (Abb. 10) oder vorzeitiger Beginn an umschriebener Stelle (Abb. 8) sind keine hinreichenden Kennzeichen eines solchen (s. oben). Es ist daher zu schließen, daß es sich bei der Absence nicht um ein primär corticales Geschehen handelt. Dieses kann auf Grund des vorliegenden Materials auch positiv begründet werden. Ein Befund, wie er auf Abb. 10 abgebildet ist, spricht nach den tierexperimentell gewonnenen Erfahrungen dafür, daß es sich um abnorme Erregungen handelt, die durch nervöse Beeinflussung von einer anderen Stelle entstanden sind. Gleichzeitiger oder weitgehend gleichzeitiger Beginn und gleichzeitige Beendigung des KS-Anfalles über *allen* Teilen der Konvexität können ebenfalls Ausdruck einer nervösen Beeinflussung von einem primären — nicht corticalen — Fokus sein, der mit den verschiedenen Rindengebieten in enger Faserverbindung steht. Bei einem Reiz, der auf dem Blutwege wirkend etwa alle Rindengebiete gleichzeitig träfe, würde sich nach tierexperimentellen Erfahrungen wahrscheinlich ein anderes hirnbioelektrisches Bild ergeben.

Die Analyse der mit den Absencen verknüpften hirnbioelektrischen Erscheinungen ist geeignet, weitere Einzelheiten hinsichtlich des Lokalisations-

---

[1] Für unsere Fragestellung kommt es darauf an, Zustände *klinisch gleicher* Art (Absencen) zu vergleichen. Daß man auf Grund hirnbioelektrischer Befunde vielleicht eine Differenzierung von „Absencen" erreichen kann, sei hier noch einmal hervorgehoben (s. S. 291).

problems und des zentralnervösen Mechanismus des Anfallsgeschehens zu ent-
hüllen. Bei einer Kranken mit genuiner Epilepsie beobachteten wir eine Zeitlang massenhaft gehäufte Absencen mit einem hirnbioelektrischen Bild, ähnlich
dem auf Abb. 9 und 8 beschriebenen. Über allen Teilen der erfaßbaren Rinde
traten aufeinanderfolgend steile und träge Abläufe auf im kontinuierlichen
KS-Anfall, der mit der Absence zeitlich streng verknüpft war. Verschiedentlich
konnte nun beobachtet werden, daß KS-Anfall und Absence wie gewöhnlich
begannen, dann aber das Bewußtsein teilweise wiederkehrte, trotzdem der KS-
Anfall unverändert hinsichtlich Form und Verteilung der abnormen Erscheinungen fortbestand. Die Kranke konnte einfache Befehle ausführen, behielt
Testworte, konnte aber nicht sprechen, motorische Erscheinungen fehlten.
Dieser Zustand wurde mehrfach fortlaufend hirnbioelektrisch verfolgt, einmal
22 Minuten lang. Abb. 11 bringt einen Ausschnitt aus einem solchen Anfall,
und zwar vom Anfang bis zum Ende fortlaufend dargestellt eine frontale unipolare
Ableitung von der rechten Seite. Man erkennt zunächst ein mehr unregelmäßiges
Bild der KS-Entladungen mit Überwiegen der steilen Abläufe. Dann beginnt
ein schematisch gleichförmiges Geschehen. Steile und träge Schwankungen
folgen einander regelmäßig. Im Anfang der zweiten Reihe wird das Bild vorübergehend unregelmäßig, um dann unverändert und gleichförmig anzuhalten. Aus
dem weiteren Ablauf ist für die gegenwärtigen Zwecke nur hervorzuheben, daß
gelegentliche Lückenbildungen auftreten. Echte Pausenbildungen, Verschiebungen der steilen und trägen Abläufe gegeneinander, Änderungen der zeitlichen
Aufeinanderfolge als Ausdruck einer Erschöpfung der tätigen Elemente fehlen.
Der Anfall endet mit drei immer kürzer werdenden KS-Gruppen. Dann treten
sofort die „Spontanschwankungen" wieder auf wie vor dem Anfall. Es sind also
keine Zeichen der Erschöpfung der abnorm tätigen nervösen Elemente nachweisbar. Wie bereits früher hervorgehoben, soll auch an dieser Stelle wieder darauf
hingewiesen werden, daß trotz der anscheinend generalisierten KS im Bereich
der Rinde (auf die Grenzen der Methodik wurde oben hingewiesen) motorische
Krämpfe nicht auftraten.

    Die Beobachtung dieser lang anhaltenden Anfälle gab nun die Möglichkeit,
eine andere Frage zu lösen. Die unipolaren Ableitungen von verschiedenen Ableitestellen sehen bei den genannten mit Absencen verknüpften KS-Anfällen
über den verschiedenen Regionen oft sehr gleichförmig aus. Bei der Analyse
der zeitlichen Beziehungen, die Ausdruck morphologischer und dementsprechend
auch funktioneller Verknüpfungen sind (Kornmüller), durch gleichzeitige
Anwendung bi- und unipolarer Ableitungen zeigte sich, daß eine Differenzierung
möglich war. Die auf der Skizze von Abb. 12 angegebenen Ableitestellen 1—5
liegen 2 cm von der Mittellinie und je 2 cm in frontooccipitaler Richtung voneinander entfernt, die Punkte 2', 3', 4' je 1 cm hinter 2, 3, 4. Die unipolaren
Ableitungen 1—5 zeigen ein gleichförmiges Bild (s. 2, 3, 3', 4 auf $ABCD$). Die
bipolaren Ableitungen zwischen 1—2, 2—3 lassen erkennen, daß die trägen
Abläufe der unipolaren Ableitungen offenbar synchron sind, denn sie heben sich
bipolar auf. Das Bild der bipolaren Ableitungen ändert sich sprunghaft hinter
dem Punkt 3. Ableitung 3—4 und 4—5 zeigen das Bild der Aufeinanderfolge
der trägen und steilen Schwankungen genau wie die unipolaren Ableitungen.
Der Synchronismus der trägen Abläufe fehlt also. Die bipolare Ableitung 2'—3'

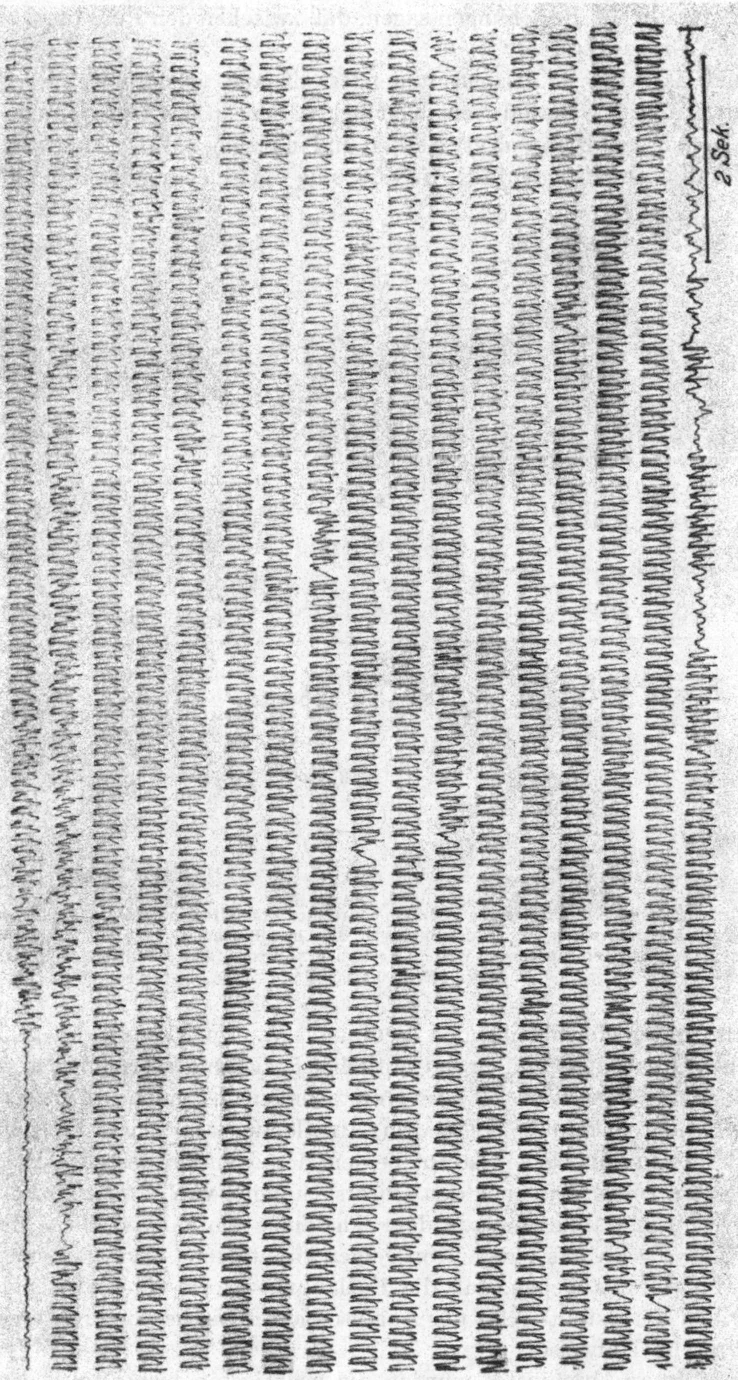

2 Sek.

Abb. 11. 22 Minuten dauernder KS-Anfall. Erklärung s. Text!

zeigt ein mittleres Verhalten zwischen *2—3* und *3—4*. Man kann also auf Grund
der Analyse der zeitlichen Beziehungen sagen, daß zwischen den Punkten *3* und *4*
funktionell eine Grenze besteht.

Der Befund auf Abb. 12 ist zusammengestellt aus wiederholt vorgenommenen Registrierungen während verschiedener Absencen an einem Tage. Er
konnte an anderen Tagen reproduziert werden und in gleicher Weise auch während
eines viele Minuten anhaltenden KS-Anfalles, wie ein solcher auf Abb. 11 dar-

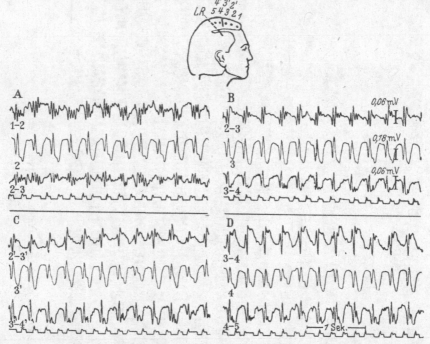

Abb. 12. *A—D* Hirnbioelektrische Differenzierung innerhalb der rechten Frontalregion. KS-Anfälle, die zeitlich
im Zusammenhang mit Absencen auftreten. In der Skizze ist die Linea Rolandica (LR) gestrichelt und vor
dieser eine bioelektrische Grenze eingezeichnet. Weitere Erklärung s. Text! [Aus Kornmüller u. Janzen:
Z. Neur. **166**, 300 (1939).]

gestellt ist, also unter gleichbleibenden Bedingungen. Im Tierexperiment fand
sich, daß solchen Grenzen, die auf Grund zeitlicher Beziehungen ermittelt werden,
eine morphologische entspricht. Die im vorstehenden gefundene Grenze eines
Gebietes mit Synchronisierung der trägen Anteile der abnormen Erregungen
über dem Frontalhirn (das Gebiet ist auf beiden Hemisphären das gleiche) kann
einem Gebiet entsprechen, das nach den Untersuchungen von Walker an Affen
besonders dichte Einstrahlungen aus dem Thalamus empfängt. Diese dichte
Einstrahlung von Fasern aus einem Kerngebiet könnte sehr wohl das morphologische Substrat dafür abgeben, daß die Entladungen form- und phasengleich
sind. Aus der hier dargestellten Art der Analyse bioelektrischer Befunde ergeben
sich lokalisatorische Hinweise.

Zu Eingang dieses Abschnittes wurden die wichtigsten bisher vorliegenden
tierexperimentellen und klinischen Untersuchungsergebnisse zur Frage nach dem
zentralnervösen Mechanismus des epileptischen Geschehens und zum Lokali-

sationsproblem zusammengefaßt. Es wurde auf die ungelösten Probleme hingewiesen.

Seit den Entdeckungen BERGERS und KORNMÜLLERS ist bei Tieren und Menschen ein umfangreiches Material über die hirnbioelektrischen Erscheinungen während des epileptischen Geschehens mitgeteilt worden. Wie hervorgehoben, ist die Einstellung der amerikanischen Autoren vorwiegend deskriptiv-diagnostisch. BERGER hat zuerst versucht, ein wesentliches Problem anzugehen. KORNMÜLLER und JANZEN haben in ihren neueren Untersuchungen neben der klinischen Auswertung des E.E.G. die Frage nach dem zentralnervösen Mechanismus in den Vordergrund gestellt und die Voraussetzungen für die Auswertung der Befunde in dieser Richtung geschaffen. Die wesentlichen Befunde wurden im vorstehenden systematisch entwickelt. In folgendem sollen sie zunächst ausgewertet werden zur Lösung ungeklärter Fragen des Lokalisationsproblems.

Für die fokale Rindenepilepsie konnten im Tierexperiment bestimmte hirnbioelektrische Kennzeichen des epileptogenen Fokus festgelegt werden. An geeigneten Fällen fokaler Rindenepilepsie des Menschen wurde oben gezeigt (s. Abb. 3 und 4), daß die gleichen Kriterien auch beim Menschen gelten. Dieser Nachweis mußte erbracht werden, um Sicherheit hinsichtlich des Geltungsbereiches von Kriterien zu gewinnen, die bei der Analyse der Befunde bei genuiner Epilepsie herangezogen werden können. Die Auswertung der Befunde mußte schwieriger sein als bei der fokalen Rindenepilepsie, weil hier ein weniger umschriebener zentralnervöser Mechanismus erwartet werden konnte. Es konnte gezeigt werden, daß es sog. kleine Anfälle mit Bewußtseinsverlust und tonischen Krämpfen gibt, bei denen selbst dann, wenn sie mit klonischen Krämpfen verbunden sind, abnorm gesteigerte Erregungsabläufe im Bereich der bioelektrisch erfaßbaren *Rinde* nicht nachweisbar sind. Es gibt kurz dauernde Anfälle ohne jede Abänderung der Hirnrindentätigkeit. In anderen Fällen wurden Abänderungen der Hirnrindentätigkeit nachgewiesen, die nach hirnbioelektrischen Kriterien als sekundär aufgefaßt werden mußten, also nicht entstanden durch direkte Einwirkung eines Reizes, sondern als Veränderungen, die von einem anderen primären Angriffspunkt des Reizes aus nervös bedingt sind. Zeichen eines umschriebenen Fokus fehlten. Bei ein und demselben Kranken konnte eine kontinuierliche Reihe festgestellt werden von Anfällen ohne jede Tätigkeitsabänderung der Rinde bis zu solchen mit sekundärer, d. h. nervöser, Beeinflussung derselben. Selbst während eines großen Anfalles mit überwiegend tonischen, aber auch klonischen Krämpfen und ausgesprochenen vegetativen Symptomen, den man nach klinischem Sprachgebrauch als sog. „subcorticalen" Anfall bezeichnet, waren im Bereich des ganzen Cortex nur träge Schwankungen geringer Amplitude als Ausdruck einer sekundären Abänderung der corticalen Tätigkeit nachzuweisen (Abb. 7), abnorme Steigerungen der Spannungsproduktion fehlten, Kennzeichen eines Fokus im Bereich der Rinde wurden nicht erfaßt.

Es kann also festgestellt werden, daß bei den genannten Anfallstypen auf Grund hirnbioelektrischer Kriterien keine Anzeichen gefunden wurden, die dafür sprächen, daß der epileptogene Fokus im Bereich der Rinde zu suchen wäre. Das heißt, daß Bewußtseinsverlust und tonischer Krampf beobachtet werden können, ohne daß die Hirnrinde *primär* in abnormer Tätigkeit ist. Nach dem

eingangs dargestellten methodischen Prinzip mußte aber gerade nach solchen Fällen gesucht werden, bei denen möglichst viel noch normal oder noch nicht abgeändert war. Diese Fälle wurden darum in den Vordergrund gestellt. Es gibt eine andere Form von Anfällen mit Bewußtseinsverlust, bei denen die Rindentätigkeit einfach reduziert ist wie im Schlaf, und zwar im narkoleptischen Anfall (JANZEN). Die hirnbioelektrischen Veränderungen sind ähnlich denen im physiologischen Schlaf. Allerdings wurde ein bei diesem auftretenden sog. K-Komplex (LOOMIS, HARVEY und HOBART, GRÜTTNER und BONKALO) nicht beobachtet. Wenn aus den mitgeteilten Beobachtungen geschlossen werden darf, daß die Hirnrinde an den genannten Anfallssymptomen nicht primär beteiligt ist, so muß doch andererseits auf Grund der sekundären abnormen Abänderungen der Rindentätigkeit angenommen werden, daß an anderer Stelle ein primärer Fokus in abnorme Tätigkeit gerät. Die bei den genannten Anfällen beobachteten Abänderungen der normalen Spannungsproduktion sind derart, wie man sie vom Tierexperiment her als Auswirkungen eines Fokus mit abnorm gesteigerter Tätigkeit (gekennzeichnet durch KS) kennt. Man darf annehmen, daß der „nicht-corticale" Fokus bei den genannten Anfallsformen sich in abnorm gesteigerter Tätigkeit befindet. Ein direkter, experimentell zu führender Beweis steht noch aus. Eine andere Möglichkeit der Beweisführung ergibt sich aus einer Analyse der hirnbioelektrischen Erscheinungen, wie sie an Hand der Besprechung des auf Abb. 12 dargestellten Befundes angedeutet wurde.

Auch nach klinischem Sprachgebrauch nennt man die bisher geschilderten Anfälle oftmals „subcortical". Die vegetativen Symptome des an Hand von Abb. 7 beschriebenen großen Anfalles weisen unmittelbar auf bestimmte diencephale Zentren hin (vgl. KAPPERS und YAKOVLEV).

In einem Fall war eindeutig eine subjektive Aura vorhanden. In dem Zeitpunkt, in dem der betreffende Kranke das Nahen des Anfalles *mit Sicherheit* vorhersagte, konnte im Bereich der Rinde keine Abänderung der Tätigkeit des bioelektrischen Bildes beobachtet werden. Bei einem anderen Kranken waren bereits auffällige abnorme Abänderungen der bioelektrischen Spannungsproduktion im Bereich des Cortex nachweisbar ohne Zeichen einer subjektiven Aura. Es handelt sich sozusagen um eine „bioelektrische Aura". Es ist uns bisher nicht gelungen, hinreichende Untersuchungen an Kranken mit optischer oder einer anderen sensorischen Aura zu machen. (Es sei hier auf die Beobachtungen FOERSTERS über Auraerscheinungen bei Reizung der freiliegenden Rinde hingewiesen, s. seine Karte). Es ist zu vermuten, daß bei solchen Kranken hirnbioelektrische Abänderungen über den betreffenden Sinnesfeldern gefunden werden. Auf Grund tierexperimenteller Untersuchungen wird man KS-Anfälle erwarten.

Schwieriger hinsichtlich der Analyse der Befunde sind diejenigen Anfallsformen, die mit KS-Anfällen einhergehen. Ohne die Auswertung des Befundes beim großen epileptischen Anfall mit generalisierten tonisch-klonischen Zuckungen im einzeln zu wiederholen, soll hier festgehalten werden, daß Zeichen eines umschriebenen *corticalen* epileptogenen Fokus in diesem Falle nicht nachweisbar waren. Der kontinuierliche KS-Anfall setzte, aus „Spontanschwankungen" hervorgehend, schlagartig mit dem klinischen Beginn des Anfalles ein, und zwar nicht über der ganzen Konvexität. Die abnormen Steigerungen der Spannungs-

produktion brauchen also nicht generalisiert zu sein, wie BERGER in seiner Hypothese annahm. Diese wurde oben (S. 285) ausführlich dargestellt. Sie ist entwickelt auf Grund von Teilbeobachtungen. Es ist aber festzustellen, daß nach den hier mitgeteilten Befunden die hirnbioelektrischen Erscheinungen während der einzelnen Phasen des Anfalles nicht derart sind, wie es BERGER angenommen hat. Damit entfällt auch eine eingehende Stellungnahme zu seiner Hypothese über die Genese des epileptischen Anfalles. Dem Kern seiner Auffassung, nämlich die Anschauung von dem primär subcorticalen Ausgang des abnormen Geschehens, kann aber, wenn auch mit anderer Begründung, zugestimmt werden; denn auch beim generalisierten Anfall können die Zeichen der *primären* abnormen *Rinden*tätigkeit fehlen. Es konnte m. W. jedenfalls bisher von anderen Autoren kein positiver Befund erbracht werden.

Abschließend seien die Befunde bei Absencen ausgewertet, die mit Steigerungen der Rindentätigkeit in Form von KS-Abläufen einhergehen. Es wurde festgestellt, daß es reine Formen von Absencen gibt mit umschrieben vorkommenden KS-Abläufen, die die Zeichen der sekundären, auf nervösem Wege bedingten Tätigkeitsabänderung aufweisen. In der Regel beobachtet man einen von den amerikanischen Autoren beim Menschen zuerst beschriebenen kontinuierlichen KS-Anfall mit regelmäßiger Aufeinanderfolge steiler und träger Abläufe („spikes and waves"). Die Erscheinungen setzen in der Regel über allen Teilen der Konvexität gleichzeitig ein. Es kann aber eine Stelle führend sein. Latenzzeiten von solcher Dauer, wie man sie bei intracorticaler Erregungsausbreitung erwarten müßte, werden in der Regel nicht gefunden. Die geringen zeitlichen Unterschiede, die man gelegentlich nachweisen kann, können dafür sprechen, daß die betreffenden Stellen von der auf nervösem Wege erfolgenden Ausbreitung der Erregung (von einem subcorticalen Fokus her) zu verschiedenen Zeiten getroffen werden. Es wurde oben auf Grund der Analyse der Befunde mit hirnbioelektrischen Kriterien gezeigt, daß der primäre Fokus nicht cortical zu suchen ist.

Zusammenfassend ist festzustellen, daß bei allen bisher besprochenen Anfalls-formen (Absencen, petits-maux, generalisierter epileptischer Anfall) auf Grund hirnbioelektrischer Kriterien kein Anhalt gefunden werden konnte dafür, daß der primär epileptogene Fokus im zentralnervösen Mechanismus des Anfallsgeschehens im Bereich der Hirnrinde liegt. Vielmehr weist alles darauf hin, daß die Abänderungen der corticalen Tätigkeit sekundär, d. h. auf nervösem Wege, von einem subcorticalen primären Fokus her entstanden sind. Im jetzigen Stadium der Forschung sind noch keine direkten Aussagen möglich darüber, wo der infracorticale Fokus zu suchen wäre[1].

Die hirnbioelektrischen Untersuchungen bringen *neue Tatsachenerkenntnisse.* Auf Grund klinischer Symptome und experimenteller Untersuchungen an Tieren kam man zu gewissen Hypothesen. MUSKENS lehnte auf Grund kritischer Arbeit und Überlegungen die Beweiskraft der Versuche mit Rindenreizung ab. Schon SCHRÖDER VAN DER KOLK stellte den bedeutenden Gedanken heraus, daß der

---

[1] KORNMÜLLER (mündliche Mitteilung, Arbeit im Druck) hat neuerdings Befunde erhoben, die s. E. mit großer Sicherheit auf einen hypothalamischen Fokus hinweisen. Siehe dazu die Ausführungen des folgenden Abschnittes.

plötzliche und gleichzeitige Beginn des Krampfes gegen eine corticale Genese
und für einen subcorticalen Fokus spräche. Die Schule Speranskis hat auf
Grund von Versuchen mit Rindenvereisung bei Hunden ebenfalls eine corticale
Genese abgelehnt. Allerdings muß die Beweiskraft dieser Versuche offenbleiben,
da es nicht sicher ist, ob bei den ausgedehnten Vereisungen in der Randzone
nicht doch eine Reizquelle gegeben ist. Das schlagartige Einsetzen der Bewußtlosigkeit spricht gegen eine primär corticale Entstehung, etwa im Sinne einer
fortschreitenden Hemmung der Rinde (Pavlov). Baut man umgekehrt, von
den klinischen Symptomen ausgehend, auf, von den kleinen Anfällen bis zum
generalisierten Krampfanfall eine Reihe bildend, indem man annimmt, daß die
Auswirkungen eines Fokus immer weitere Kreise ziehen, so kommt man ebenfalls
zu der Annahme, daß ein Fokus, falls *ein* solcher existiert, subcortical gesucht
werden muß, denn nach unseren pathophysiologischen Kenntnissen muß man
die Symptome der kleinen Anfälle subcortical lokalisieren. An dieser Stelle soll
auf einige klinische Beobachtungen zur Frage des infracorticalen Fokus hingewiesen werden im Anschluß an ähnliche Gedankengänge, wie sie Ariens
Kappers geäußert hat (s. oben S. 275). Es ist eine klinische Erfahrung, daß die
Encephalographie bei therapieresistenten Epileptikern, besonders jüngeren
Individuen, eine entschiedene Besserung bewirken kann. Das Wesen der Encephalographie scheint darin zu bestehen, daß ein Reizzustand im Bereich der
diencephalen Zentren auftritt mit seinen Folgeerscheinungen (Hyperthermie,
Grundumsatzerhöhung, Leukocytose mit Linksverschiebung, Erhöhung der
Blutsenkung usw.) im Sinne des zentralen Fiebers (Hoff, Janzen). Es wird
offenbar durch diesen Reiz eine Umstimmung erzeugt, die einen günstigen Einfluß
auf die Anfallsbereitschaft hat. Den gleichen günstigen Einfluß kann man im
toxischen Fieber beobachten. So stellten wir bei einem Kranken folgendes fest:
Er kam zu uns im Status epilepticus. Mit sehr hohen Dosen Sedativa war ein
therapeutischer Erfolg nicht zu erzielen. Plötzlich traten unter hohem Fieber
die Erscheinungen einer Polyarthritis auf. Die Anfälle verschwanden schlagartig,
auch ohne Medikamente. Mit dem Abklingen des Fiebers setzten die Anfälle
wieder ein. Ein erneuter Fieberanstieg brachte sie wieder zum Verschwinden.
Nach dem Temperaturabfall häuften sich die Anfälle erneut zum Status epilepticus. Da Sedativa keinen Erfolg hatten, wurde in diesem Zustande aus
therapeutischen Gründen eine Encephalographie gemacht. Im Anschluß daran
war der Patient wiederum schlagartig anfallsfrei und erholte sich psychisch
vollständig. Auch das toxische Fieber ist an die Reaktionsfähigkeit der diencephalen Zentren gebunden (Hoff). Es muß hervorgehoben werden, daß im
Schlaf eine Normalisierung der abnormen hirnbioelektrischen Tätigkeit bei
Epileptikern auftreten kann. Andererseits sind klinisch auch Verlaufsformen
bekannt, bei denen nur nächtliche Anfälle auftreten. Die Umstellungen im
Zusammenhang mit dem Schlaf erfolgen ebenfalls im Bereich diencephaler
Zentren. Endlich sei noch ein letztes Argument hervorgehoben, das lokalisatorisch
auf die genannte Region weist. Es ist eine bekannte Tatsache, daß bestimmte
Kranke ganz feste Anfallsrhythmen haben[1]. Wir haben in ausgedehnten Studien
die vegetativen Regulationen bei solchen Kranken untersucht. Sichere und

---

[1] Griffith u. Fox: Lancet **1938**, 409.

einheitliche Veränderungen zeigten sich mit Hilfe der angewandten Methoden (fortlaufende Bestimmung von Blutdruck, Puls, Temperatur, Stoffwechsel, Wasserhaushalt usw.) nicht, obwohl im Einzelfalle bemerkenswerte Befunde erhoben werden konnten[1]. Ohne auf neuere eigene Untersuchungen in diesem Zusammenhange einzugehen, sei auf die Arbeit von PETTE und JANZEN verwiesen. Wenn auch noch nicht objektiv faßbar, so besagt doch schon die Tatsache der strengen Anfallsrhythmen, daß hier eine zentrale Steuerung vorliegen muß. Eine solche wird man aus biologischen Gründen in der Zentralstelle vegetativen Lebens, also diencephal, suchen (vgl. auch SPECHT in L. R. MÜLLER: „Lebensnerven und Lebenstriebe"). Andere Gesichtspunkte, die in die gleiche Richtung weisen, hat FRISCH in seiner Monographie zusammengestellt. Es handelt sich bei den zuletzt vorgetragenen Gedankengängen um Hypothesen auf Grund klinischer Erfahrungen. Diese haben durch die vorher dargestellten Erkenntnisse mit Hilfe der Methode der lokalisierten Ableitung hirnbioelektrischer Erscheinungen während des Anfallsgeschehens eine Begründung erfahren. Besonders hervorgehoben sei die auf Grund des vorgelegten Tatsachenmaterials gewonnene Feststellung, daß nicht die Rinde der Ort des primären abnormen Geschehens sein kann. Damit ist in dem alten Streit schon ein gewisser Fortschritt erreicht. Aufgabe weiterer Forschung ist es, die endgültige Lokalisation zu bestimmen.

Das Lokalisationsproblem soll auf Grund der hirnbioelektrischen Befunde abschließend noch für eine besondere Frage behandelt werden, nämlich im Hinblick auf die Hypothese von ZIEHEN, daß der tonische Anteil des Anfalles infracortical, der klonische Anteil cortical entstehe. Gegen diese Auffassung, die eine weite Verbreitung gefunden hat, sind bereits tierexperimentelle Befunde ins Feld geführt worden. DUSSER DE BARENNE wies beim Affen, die SPERANSKI-Schule an Hunden nach, daß tonischer *und* klonischer Anteil des Anfalles subcortical entstehen können. Die hirnbioelektrischen Befunde können einen klareren Beweis bringen. Es müßte bei corticaler Genese der klonischen Zuckungen im Anfall bei genuiner Epilepsie nachgewiesen werden, daß cortical *in engem zeitlichen Zusammenhang* mit den Kloni KS auftreten. Im Tierexperiment trifft dies für den Anfall bei primärer Reizung der motorischen Rinde zu. Die damit erwiesene Tatsache ist auch nicht in Frage gestellt, sie gilt als feststehendes Gesetz. Beim großen Anfall mit generalisierten klonischen Krämpfen wurden zwar KS über der Konvexität nachgewiesen, der enge zeitliche Zusammenhang des Rhythmus der KS-Entladungen mit dem der klonischen Krämpfe konnte auf Grund des vorliegenden Materials am Menschen bisher nicht mit Sicherheit festgestellt werden. Die Frage kann also für den generalisierten Anfall noch nicht entschieden werden. Anders verhält es sich ganz allgemein mit der Frage, ob unabhängig von corticalen Tätigkeitsänderungen Kloni auftreten können. Dabei ist zunächst der überraschende und noch nicht hinlänglich geklärte Befund anzuführen, daß selbst bei KS-Abläufen, die lange anhaltend (es sei z. B. an Abb. 11 erinnert) generalisiert über dem Cortex vorkommen, keinerlei motorische Entäußerungen beobachtet werden. Dies gilt zunächst nur für die besondere Form der abnormen Erregungen mit regelmäßiger Aufeinanderfolge steiler und träger Entladungen. Für die andere Beobachtungsreihe von tonischen Anfällen mit klonischem Anteil wurde oben gezeigt, daß während des ganzen Geschehens zwar Abänderungen der corticalen Tätigkeit nachweisbar sind, aber keine KS. Die motorische Region (Area gigantopyramidalis nach BRODMANN) liegt beim menschlichen Gehirn zum größten Teil in der Tiefe der Zentralfurche, und aus Tierexperimenten ist bekannt, daß keine Streuung von Spannungsschwankungen in der vorkommenden Größenordnung durch das Gehirn stattfindet (KORNMÜLLER). Es könnte also sein, daß die Abänderungen der motorischen Region bei Ableitungen von der Kopf-

---

[1] LENNOX und COBB stellten fest: Das am meisten Konstante ist die Inkonstanz physiologischer Prozesse bei Epileptikern.

schwarte nicht erfaßt werden. Die sekundäre Abänderung der Rindentätigkeit war bei den genannten Anfällen aber generalisiert, und es ist anzunehmen, daß die motorische Region in gleicher Weise abgeändert ist. Beweisend ist diese Überlegung nicht. Es soll auch noch auf die Beobachtung hingewiesen werden, daß beim kataplektischen Anfall im Rahmen des Narkolepsiesyndroms gelegentlich echte Kloni vorkommen, während die Rinde keine Zeichen gesteigerter Hirntätigkeit aufweist (JANZEN und BEHNSEN). Ich erinnere hier auch an die Untersuchungsergebnisse von MUSKENS.

Man kann also feststellen, daß mit dem Auftreten der Kloni keine damit zeitlich streng gekoppelte Steigerung der corticalen Tätigkeit im Sinne von KS aufzutreten *braucht*. Die hirnbioelektrischen Untersuchungen am Menschen gelangen damit zu dem gleichen Ergebnis wie die tierexperimentellen Forschungen: *Klonische Zuckungen brauchen nicht notwendig corticaler Genese zu sein.*

3. Handelt es sich beim epileptischen Geschehen um Reiz- oder um Enthemmungserscheinungen?

HARTENBERG hat auf Grund klinischer Überlegungen die Theorie entwickelt, daß es sich im Anfallsgeschehen nicht um Reiz-, sondern um Enthemmungserscheinungen handele. Diese Auffassung geht letzten Endes zurück auf H. JACKSON. FOERSTER hat dagegen betont, daß der faradische Strom, durch den mit Sicherheit bei Tier und Mensch epileptische Anfälle ausgelöst werden können, ein exquisiter Reiz sei. Auch die Hirnkrampfgifte, wie Strychnin, Campher, Cardiazol, Coffein, Mezcalin usw., die ausgesprochene Reizgifte sind, regen die grauen Teile zu abnorm starker Tätigkeitssteigerung an.

Zu dieser Frage hat auf Grund hirnbioelektrischer Untersuchungen am Menschen bisher allein BERGER Stellung genommen. Nach seiner Auffassung handelt es sich bei den motorischen Entladungen um eine Enthemmung der Rinde. Er erklärt auf Grund seiner Untersuchungen mit Narkotica die KS-Anfälle als Enthemmungserscheinungen. Tierexperimentell wurden KS-Entladungen bisher nur bei *Reizung* grauer Teile des Zentralnervensystems beobachtet, sie sind ein Ausdruck abnorm gesteigerter Tätigkeit. Die hirnbioelektrischen corticalen Erscheinungen, die man im Zusammenhang mit epileptischen Phänomenen bei Tier und Mensch beobachtet, sind entweder KS oder solche Abänderungen der normalen Tätigkeit, die sekundär in Auswirkung der gesteigerten Tätigkeit eines primären Fokus auftreten. Dies wurde ausführlich dargelegt. Bei tierexperimenteller Epilepsie wurde bioelektrisch nie zuerst Reduktion (Hemmung), dann Steigerung (Enthemmung) beobachtet, sondern stets zuerst eine Steigerung der Tätigkeit. BERGER nimmt in seiner Hypothese an, daß ein diencephales Tonuszentrum primär in Erregung gerate und die Rinde sekundär enthemme. Allerdings pendelt nach ihm das Tonuszentrum zwischen Erregung und Hemmung hin und her. Wir betonen nur, daß das *primäre* Geschehen in abnorm gesteigerter Tätigkeit besteht, wie dies auf Grund hirnbioelektrischer Kriterien aus den Befunden mit hinreichender Sicherheit geschlossen werden kann. Wie man die auf nervösem Wege bedingte Abänderung der Rindentätigkeit bezeichnet, ist ein sekundäres Problem. Stellte sie eine Enthemmung dar, so müßte man erwarten, daß der Eigenrhythmus der differenten grauen Teile besonders deutlich zum Vorschein käme. BERGER hat keine lokalisierten Ableitungen vorgenommen. Auf Grund der eigenen wie auf Grund der abgebildeten

Kurven anderer Autoren muß hervorgehoben werden, daß gerade der Rhythmus der Entladungen über allen Teilen der Rinde gleich ist, während die Kurvenform örtlich etwas verschieden sein kann. Bei einer Kranken konnte folgendes beobachtet werden: Bei ihr traten spontan und durch Hyperventilation ausgelöst KS-Anfälle auf, die zunächst eine unregelmäßige Aufeinanderfolge der Entladungen zeigten, um dann in ein streng rhythmisches Geschehen überzugehen. Erst von diesem Augenblick an bestand Bewußtlosigkeit (s. Anfang der Abb. 11). Die Rhythmisierung ist ein Ausdruck gleichartig fortgeleiteter abnormer Erregungsstöße von einem primären Zentrum, nicht dagegen Ausdruck einer Enthemmung der differenten grauen Teile.

4. Zur Frage der Anfallsbereitschaft.

Es ist eine verbreitete Auffassung, daß das Wesentliche in der Entstehung des epileptischen Anfalles die Bereitschaft des Gehirns zur Krampfreaktion auf endogene und exogene Reize sei. Diese Reaktionsbereitschaft sei verschieden bei verschiedenen Individuen, und zwar aus Anlage oder auf Grund zusätzlicher Bedingungen. „Die gleiche Noxe, von gleichem Sitz, von gleicher Intensität, gleicher Dauer, führt bei dem einem Individuum zum Anfall, bei einem anderen nicht" (FOERSTER).

FOERSTER hat in seinem Epilepsiereferat 1926 bei der Besprechung der Krampfreizschwelle die zahlreichen Faktoren aufgeführt, welche diese nach klinischen Erfahrungen erniedrigen, d. h. die Reaktionsbereitschaft erhöhen sollen.

KORNMÜLLER zeigte an Tieren, daß bei Erhöhung der Krampfbereitschaft durch Gifte (z. B. Mezcalin parenteral, Strychnin lokal) in Auswirkung von Sinnesreizen über den Sinnesfeldern statt der Aktionsströme KS-Anfälle auftreten, die über mehr oder weniger große Rindengebiete irradiieren können. GOZZANO hat diese Beobachtungen zum Ausgang seiner Untersuchungen über die Reflexepilepsie gemacht. Es war natürlich außerordentlich wichtig, zu untersuchen, ob ähnliche Befunde auch am Menschen festzustellen waren. Dies würde bedeuten, daß es gelingt, mit Hilfe hirnbioelektrischer Kennzeichen die Phase der Anfallsbereitschaft zu erkennen, und zwar bereits dann, wenn sie sich noch nicht in klinischem Anfallsgeschehen manifestiert. Es könnten Anhaltspunkte gewonnen werden für einen reflektorischen Charakter der Krankheit. Die Frage, wie sich das Gehirn der Epileptiker gegenüber Reizen verhält, die auf dem Blutwege wirken, war unter klaren Bedingungen bei Fällen mit fokaler corticaler Epilepsie zu prüfen. KORNMÜLLER zeigte im Tierexperiment, daß bei parenteraler Verabfolgung eines Krampfgiftes ein früher gesetztes Fokus zuerst anspricht. Oben wurde an Beispielen von fokaler corticaler Epilepsie beim Menschen gezeigt (S. 283), daß sowohl durch Cardiazol als auch durch erzwungene Wasseranreicherung unter Hypophysenhinterlappenwirkung ein Fokus aktiviert werden kann.

Bei der genuinen Epilepsie liegen Erfahrungen größeren Umfanges für den Hyperventilationsversuch vor. JUNG z. B. gibt an, daß bei neun Zehnteln von 30 untersuchten Fällen abnorme Abänderungen der Hirntätigkeit zu erkennen waren, auch wenn es nicht zum Anfall kam. Wenn es tatsächlich so wäre, so wäre ein ausgezeichneter Ausgangspunkt für weitere Analysen des Geschehens gegeben. KORNMÜLLER und JANZEN konnten aber einen solchen Prozentsatz nicht bestätigen. Es sei erneut hervorgehoben, daß klinisch eindeutige Auraerscheinungen — selbst ein Anfall — einsetzen können, ohne daß zur Zeit sicher faßbare corticale Abänderungen erfolgen. Das abnorme Geschehen, das mit der Anfallsbereitschaft verknüpft ist, braucht sich also cortical überhaupt nicht auszuwirken und ist mit Hilfe der bioelektrischen Methode daher unmittelbar nicht zu erfassen. Durch Sinnesreize konnten bisher im Wachzustand bei Epilepsiekranken keine Abänderungen der hirnbioelektrischen Tätigkeit hervorgerufen werden, weder im Sinne der Hemmung noch der Steigerung, insbesondere ist bis jetzt noch kein Fall bekannt, bei dem es gelang, durch Sinnesreize KS-Anfälle auszulösen. Im Schlaf kann es anders sein. Nach den Untersuchungen von LOOMIS, HARVEY und HOBART ist es ein Kennzeichen des physiologischen (und auch des pathologischen Schlafes, JANZEN), daß in Auswirkung von Sinnesreizen aus dem charakte-

ristischen hirnbioelektrischen Schlafbild mit reduzierter Spannungsproduktion die Spontanschwankungen des Wachzustandes vorübergehend wieder auftreten. — Bei Epilepsiekranken konnten wir erstmalig beobachten, daß auf Sinnesreize im tiefen Schlaf kurze KS-Anfälle auftraten ohne klinische Erscheinungen[1]. Die Krampfbereitschaft, d. h. die Bereitschaft des Gehirns zu abnormen Entladungen, manifestiert sich also. Ganz erstaunlich ist die Tatsache, daß bei Epileptikern im tiefen Schlaf auch spontan KS-Anfälle auftreten können, wobei zu bemerken ist, daß sie mit zunehmender Schlaftiefe in einzelnen Fällen verschwinden können (s. Janzen und Kornmüller). Die Tätigkeit des diencephalen Schlafzentrums kann also die abnorme Rindentätigkeit beeinflussen. Diesen Beobachtungen reihen sich auch die Befunde von Gibbs und seinen Mitarbeitern und Hyland, Goodwin, Hall über den günstigen Einfluß der Hirnstammnarkotica auf die spontan bestehende abnorme hirnbioelektrische Hirntätigkeit bei Epileptikern an. Die Anfallsbereitschaft als solche kann sich also unter Umständen manifestieren. Sie braucht es aber nicht. Dies ist deswegen nicht erstaunlich, weil das wesentliche neurale Geschehen sich offenbar nicht cortical abspielt (s. oben). (Weitere Ansatzpunkte sind gegeben in den Untersuchungen von Gibbs und Grass.) Wir haben zu der Frage, ob es gelingt, die Phase der Anfallsbereitschaft auf Grund hirnbioelektrischer Kennzeichen zu bestimmen, noch unveröffentlichte Untersuchungen angestellt. Dabei wurden die betreffenden Kranken wochenlang klinisch und hirnbioelektrisch kontrolliert. Es wurden auch 24 Stunden lang fortlaufende Registrierungen vorgenommen. Die Anfälle kamen überraschend. Ihr Nahen konnten wir bisher an Änderungen des hirnbioelektrischen Bildes nicht erkennen.

Es ist also hervorzuheben, daß die hirnbioelektrischen Studien uns bisher keine allgemeinen Erkenntnisse über das Wesen der Anfallsbereitschaft vermittelt haben. Das Wesen der Krankheit Epilepsie kann auch durch die Erforschung des nervösen Geschehens allein — also der Vorgänge im reagierenden Organ — nicht ergründet werden. Man muß aber den „neuralen Faktor" stärker, als es in der menschlichen Epilepsieforschung der letzten Jahre geschehen ist, in den Vordergrund stellen.

C. Untersuchungen zur Pathogenese.

Es ist eine allgemeine klinische Regel, ein Geschehen, das akut einsetzt, mit dem Gefäßsystem in Zusammenhang zu bringen. Foerster hat, von Beobachtungen bei Operationen ausgehend, die bekannte angiospastische Theorie über die Entstehung des epileptischen Anfalles weiter begründet, die viele Anhänger hat. Die Untersuchungen der Spielmeyer-Schule über die bei Anfallskranken nachweisbaren anatomischen Veränderungen im Bereich des Zentralnervensystems wurden vielfach zugunsten der Hypothese verwertet. Sie zeigen, daß Kreislaufstörungen im Zusammenhang mit dem Anfall auftreten, eine Tatsache, die außer Zweifel steht. Anatomisch kann an den nachweisbaren Folgen von Kreislaufstörungen aber nicht bewiesen werden, daß diese das Primäre des Anfallsgeschehens seien. Die makroskopischen Beobachtungen von Foerster sind nicht unwidersprochen geblieben (Penfield, Penfield, Santha und Cipriani). Auch bei Tierexperimenten wird makroskopisch die Erbleichung des Cortex in vielen Fällen vermißt (v. Monakow, Kornmüller). Es ist ein wesentliches Ergebnis neuerer Untersuchungen von Scholz, gezeigt zu haben, daß makroskopische Beobachtungen nicht ausreichend sind, daß vielmehr in der Tiefe der Furchen Angiospasmen bestehen können, während die Oberfläche der Windungen noch normal durchblutet erscheint. Durch makroskopische und histologische Untersuchungen wird die Frage nicht endgültig zu klären sein.

---

[1] Grüttner wird im Rahmen der Untersuchungen am Kaiser Wilhelm-Institut für Hirnforschung auf diese Frage besonders eingehen.

Daß es ein Anfallsgeschehen gibt, verbunden mit oder durch Angiospasmen, vermutete schon H. JACKSON, der an einen im Verlaufe eines Gefäßes fortschreitenden Angiospasmus dachte. Bei den sog. angiospastischen Zuständen, die bei Hypertonikern als Ursache der Anfälle angenommen werden, handelt es sich offenbar darum, daß ein anatomischer Schaden durch kleine Massenblutungen zur Reizquelle wird, die fokale Rindenanfälle bzw. generalisierte Anfälle auslösen kann, ähnlich wie man dies bei lokaler Strychninisation beim Tier findet.

Die Lehre vom Angiospasmus als Ursache des epileptischen Anfalles mußte zwangsläufig therapeutische Versuche mit Spasmolytica anregen. Ohne auf die Literatur im einzelnen einzugehen (s. z. B. STAUDER [1]), darf festgestellt werden, daß allgemein anerkannte und ermutigende Erfolge dieser Therapie nicht zu einer Verbreitung verholfen haben, daß vielmehr die Barbitursäurederivate das Feld beherrschen (neben allgemeinen Maßnahmen), die nach bisherigen Erfahrungen und den Ergebnissen tierexperimenteller Untersuchungen (z. B. KEESER) elektiv dämpfend aus das Zwischenhirn wirken.

Gegen die Lehre von der kausalen Bedeutung des Angiospasmus bestehen auch klinische Bedenken. Die Wirkung des Angiospasmus ist die Anämie. Es gibt, wie zuerst KUSSMAUL und TENNER experimentell zeigten, sog. Verblutungskrämpfe, die aber mit epileptischen Anfällen nicht zu vergleichen sind. Bei den klinisch zahlreichen Formen der Anämisierung des Gehirns, vor allem im Kollaps, beobachtet man in der Regel keine Krämpfe. Es können allerdings, wie uns eigene Beobachtungen beim Kollaps (z. B. bei Zisternenpunktionen, beim orthostatischen Kollaps) lehrten, bei diesem tonische Streckzustände und gelegentlich sogar vereinzelte Kloni auftreten. Einen generalisierten großen Anfall sahen wir bisher nicht, und auch das Auftreten der leichten motorischen Erscheinungen ist als sehr selten und ungewöhnlich zu bezeichnen (s. auch KINNIER-WILSON).

KORNMÜLLER [3] hat auf Grund seiner tierexperimentellen Untersuchungen mit lokaler Strychninisation als wichtigsten Einwand gegen die Gefäßtheorie vorgebracht, daß die Ausbreitung der abnormen bioelektrischen Erscheinungen sich an cytoarchitektonische und faseranatomische Einheiten hält, nicht aber an Gefäßbezirke. Diesen Einwand gegen die angiospastische Hypothese kann man auf Grund der hirnbioelektrischen Studien im Anfallsgeschehen beim Menschen nicht in der gleichen Eindeutigkeit wiederholen, weil ausreichende befundmäßige Unterlagen noch nicht vorhanden sind. Immerhin kann man darauf verweisen, daß beim generalisierten Anfall neben Orten mit KS-Entladungen auch solche nachzuweisen sind, an denen die Spontanschwankungen unverändert weiterbestehen, obwohl sie zum gleichen arteriellen Versorgungsgebiet gehören (s. z. B. Besprechung zu Abb. 6). Es sind aber auch andere Einwände möglich auf Grund hirnbioelektrischer Befunde. HARE (zitiert nach KINNIER-WILSON) hat bestimmte Änderungen im Kreislaufgeschehen und bestimmte Phasen des Anfallsgeschehens als gekoppelt angesehen. Unmittelbar vor dem Anfall kommt es nach ihm zu einem Blutdruckabfall und entsprechend zu einer Hirnanämie, die Bewußtlosigkeit und tonische Phase bedingt. Mit der Verbesserung der cerebralen Zirkulation lösen sich die tonischen Spasmen, und die klonischen Konvulsionen beginnen. Bei Wiederherstellung des Blut-

druckes und der cerebralen Zirkulation tritt der Schlaf ein und das Ende der
Konvulsionen. Bereits die klinischen Beobachtungen bei Kollapszuständen
sprechen gegen diese Bedeutung der Zirkulationsstörung. Der mit dem Anfall
einsetzende Bewußtseinsverlust kann cortical mit abnormer Steigerung der bioelektrischen Spannungsproduktion verbunden sein oder aber mit einer solchen
Tätigkeitsabänderung (s. oben S. 297), die Ausdruck einer auf nervösem Wege
bedingten Beeinflussung von einem primär in gesteigerter Tätigkeit sich be-
findenden infracorticalen Fokus ist. Tierexperimentelle Untersuchungen von
Asenjo haben aber ergeben, daß Anämisierung des Gehirns nicht Steigerung
der bioelektrischen Spannungsproduktion bewirkt, sondern einfaches Verschwinden der normalen Spannungsproduktion. (Allerdings handelt es sich bei Asenjos
Versuchen mit Unterbindungen um eine sehr akute Änderung der Durchblutung.
Es können Stadien übersprungen sein, die sonst auftreten. Sie sind also nicht
ganz beweisend in diesem Zusammenhang.) Selbst bei lang anhaltenden KS-
Anfällen können die abnormen Abläufe von Anfang bis Ende mit absoluter
Regelmäßigkeit unverändert aufeinanderfolgen. Bei Schwankungen in der Stärke
der Durchblutung — wenn diese als das Primäre angenommen würde — wäre
dies sehr schwer vorstellbar. Wenn z. B. ein KS-Anfall 22 Minuten unverändert
bestanden hat (s. Abb. 11), so würde man, wenn das neurale Geschehen Auswirkung von Durchblutungsschwankungen wäre, erwarten, daß Schwankungen
in Form und Intensität der abnormen Erregungsabläufe aufträten und der
Übergang zur normalen Tätigkeit ein allmählicher wäre. Dies braucht aber nicht
der Fall zu sein. Der KS-Anfall kann plötzlich abbrechen, und sofort treten
normale Spontanschwankungen wieder auf. Es muß an dieser Stelle auch darauf
hingewiesen werden, daß man bei Epileptikern im tiefen Schlaf spontan KS-
Anfälle auftreten sieht, ohne daß Störungen der Zirkulation oder andere klinische
Erscheinungen erkennbar wären. Wäre die Kreislaufstörung primär eine lokale,
so müßte man hirnbioelektrisch Zeichen eines Fokus finden (Abb. 3 und 4).
Für eine lokale corticale Kreislaufstörung fand sich beim Anfallsgeschehen von
Kranken mit genuiner Epilepsie kein Anhalt. Wird sie als allgemein aufgefaßt,
so müßte bei allem Anfallsgeschehen eine gesetzmäßige, *stets* wiederkehrende
Reihenfolge auch der corticalen hirnbioelektrischen Erscheinungen bestehen. Dies
ist nicht der Fall. Insbesondere weisen die örtlichen Unterschiede der hirnbioelektrischen Tätigkeit über verschiedenen Stellen während der verschiedenen
Anfallsformen darauf hin, daß nicht eine allgemeine und gleichmäßig wirkende
Noxe vorhanden ist. Die Unterschiede der hirnbioelektrischen Bilder bei den
verschiedenen Anfallsformen zeigen deutlich, daß Unterschiede der Lokalisation
des primär neuralen Geschehens das Wesentliche sind.

Zusammenfassung: Auf Grund klinischer und hirnbioelektrischer Befunde
beim Menschen ist es nicht wahrscheinlich, daß eine Hirnanämie, sei es durch
Spasmen oder Versagen des allgemeinen Kreislaufs, die primäre oder wesentliche
Manifestation des epileptischen Geschehens wäre. Die Eigengesetzlichkeit des
neuralen — hirnbioelektrisch erfaßbaren — Geschehens spricht vielmehr dafür,
daß dieses selbständig abläuft. Es kann durch die Annahme einer Anämisierung
nicht hinreichend erklärt werden. Das vasale Geschehen erfolgt gleichzeitig
oder ist Folge.

Diejenigen pathogenetischen Hypothesen, die sich mit dem „vegetativen System" der Epileptiker befassen (vgl. FRISCH, auch eigene Untersuchungen mit PETTE), sollen hier nicht besprochen werden. Derart gerichtete Untersuchungen (s. die Referate von STAUDER) haben gezeigt, daß man eine Fülle pathogenetischer Faktoren und Regulationsstörungen finden kann, aber nicht „eine zentrale" Störung.

Gerade diese Bemühungen haben den Symptomcharakter des epileptischen Geschehens besonders eindrucksvoll erkennen lassen und auf die Notwendigkeit hingewiesen, mit neuen Methoden zuerst das Problem des zentralnervösen Mechanismus erneut anzugehen. Das Ergebnis dieser Untersuchungen wurde im vorangehenden dargestellt. Klinische Gesichtspunkte sind dabei, soweit wie möglich, herangezogen.

VI. Die Entwicklung der epidemischen Kinderlähme in Deutschland und ihr epidemiologischer und klinischer Wandel[1].

Von

A. WINDORFER-Frankfurt a. M.

Mit 34 Abbildungen.

Inhalt.

---

[1] Aus der Universitäts-Kinderklinik Frankfurt a. M. (Direktor: Prof. DE RUDDER).

Literatur.

AASER: Eine Poliomyelitisepidemie im Frühjahr 1912 in Lindaas (Norwegen). Berl. klin. Wschr. **1914 I**, 246.

ALDER: Beobachtungen bei der epidemischen Kinderlähmung vom Jahre 1936. Schweiz. med. Wschr. **1937**, 1068.

ACQUADERNI, A., et A. CENNI: Sopra due casi, l'uno d'encefalite l'altro di poliencefalite inferiore da malattia di Heine-Medin. Riv. Clin. pediatr. **11**, 31 (1913). Ref. Zbl. Kinderheilk. **5**, 453 (1913).

ALSBERG: Kasuistische Beiträge zur Klinik der Heine-Medinschen Krankheit. Arch. Kinderheilk. **46**, 39 (1911).

Amtliche Todesursachenstatistik des Deutschen Reiches.

ANDERHUB: Die Poliomyelitis in der Schweiz 1914—1932. Inaug.-Diss. Basel 1933.

ANDROUSSIER: Die Heine-Medinsche Krankheit in der Schweiz mit besonderer Berücksichtigung einer Epidemie im Kanton Luzern im Herbst 1915. Korresp.bl. Schweiz. Ärzte **46 II**, 961 (1916).

AUERBACH: Über gehäuftes Auftreten und über die Ätiologie der Poliomyelitis anterior acuta infantum. Jb. Kinderheilk. **50**, 41 (1899).

AYCOCK: The significance of the age distribution of poliomyelitis. Evidence of transmission through contact. Amer. J. Hyg. **8**, 35 (1928).

— and LUTHER: Preparalytic poliomyelitis. J. amer. med. Assoc. **1928**. Ref. in Zbl. inn. Med. **50 I**, 459 (1929).

— Seasonel and age studies of poliomyelitis and what they suggest. Amer. J. publ. Health **20**, 41—46 (1930).

— Exposure as a factor in the age distribution of measles, diphtheries and poliomyelitis. Amer. J. publ. Health **24**, 433 (1934).

BAGINSKI: Zur Kasuistik der Poliomyelitis epidemica (Heine-Medinsche Krankheit). Dtsch. med. Wschr. **1911 I**, 145.

BAMATTER: Gehäuftes sporadisches Auftreten von bulbo-pontinen Formen der Kinderlähmung. Arch. Kinderheilk. **101**, 193 (1934).

BAUKE: Klinische Poliomyelitis-Erfahrungen im Württembergischen Unterland 1938. Dtsch. med. Wschr. **1939 I**, 205.

BECKMANN u. a.: Verlauf verschiedener Fälle von Poliomyelitis. Vorträge, gehalten auf der Sitzung der Badeärztl. Ges. Bad Cannstatt 1938. Ref. in Münch. med. Wschr. **1938 II**, 2013.

BENEKE: Die Poliomyelitis acuta. Vortrag, gehalten Ärztl. Verein Marburg am 27. XII. 1909. Ref. in Münch. med. Wschr. **1910**, 176.

BENNHOLDT-THOMSEN: Über die Acceleration der Entwicklung der heutigen Jugend. Klin. Wschr. **1938**, 865.

— Entwicklungsbeschleunigung des Großstadtkindes. In DE RUDDER-LINKE, Biologie der Großstadt. Leipzig 1940.

BESSAU: Über spinale Kinderlähmung. Vereinig. Sächs.-Thüring. Kinderärzte, Leipzig 4. XII. 1927. Ref. in Mschr. Kinderheilk. **38**, 476 (1928).

BIEDERT-FISCHL: Lehrbuch der Kinderkrankheiten s. VOGEL.

BIEHLER v.: Ein Beitrag zur Epidemie der Heine-Medinschen Krankheit in Polen im Jahre 1911. Jb. Kinderheilk. **77**, 348 (1913).

BIESALSKI: Vorbeugung der Heine-Medinschen Krankheit (sog. epidemische Kinderlähmung) in ihrer Art und Bedeutung. Med. Welt **1929**, 421.

BIRK: Über eine in der Umgebung von Tübingen herrschende Epidemie von Heine-Medinscher Krankheit. Med. Korresp.bl. f. Württemberg **92**, 133 (1922).

— Neuere Erfahrungen über die Kinderlähmung. Med. Korresp.bl. f. Württemberg **103**, 303 (1933).

— Über die sog. Prodromalstadium der spinalen Kinderlähmung. Mschr. Kinderheilk. **68**, 73 (1937).

BODENHEIMER: Zitiert bei MARTINI.

BOKAY v.: Die Epidemie von Heine-Medinscher Krankheit im Jahre 1911. Ref. in Münch. med. Wschr. **1913 I**, 323.

BOKAY v. u. VAS: Die Heine-Medin-Epidemie des Jahres 1926 in Rumpfungarn. Jb. Kinderheilk. **119**, 253 (1928).

BOLT, N. A.: Over poliomyelitis, op grond van warnemingen in de algemeene practijk. Nederl. Tijdschr. Geneesk. **4**, 5141 (1939).

BORGSTRÖM: Poliomyelitis anterior acuta bei Zwillingen. Z. menschl. Vererbgs- u. Konstit.-lehre **23**, 540 (1939).

BOSSERT: Einige Beobachtungen während des epidemischen Auftretens der Kinderlähmung in Essen im Jahre 1929. Jb. Kinderheilk. **134**, 79 (1931).

BRANDENBERG: Zur Epidemiologie und Therapie der epidemischen Kinderlähmung. Korresp.bl. Schweiz. Ärzte **42**, 1265 (1912).

BRAULKE: Über entzündliche nichtdiphtherische Stenosen der Trachea und Bronchien. Z. Kinderheilk. **59**, 181 (1937).

BREMER: Über das klinische Bild und die Therapie der Heine-Medinschen Krankheit bei Erwachsenen. Dtsch. Arch. klin. Med. **173**, 58 (1932).

BROCK: Biologische Daten für den Kinderarzt **3**. Berlin 1939.

BROCKMAN u. HELMSCHRODT: Die Poliomyelitisepidemie in Unterfranken Herbst 1938. Klinische Erfahrungen, Beiträge zur Epidemiologie. Münch. med. Wschr. **1939 II**, 1235.

BROEKEMA: Übersicht über einige 1938 in Leiden behandelte Fälle der Heine-Medinschen Krankheit. Mschr. Kindergeneesk. **8**, 193 (1939).

BRÜNING: Über spinale Kinderlähmung in Mecklenburg. Med. Klin. **1934 II**, 1187.

BRYNHI: Poliomyelitis in Byneset 1905—1913. Zbl. Kinderheilk. **34**, 193 (1938).

BURGDÖRFER: Aufbau und Bewegung der Bevölkerung. Leipzig 1935.

BYCHOWSKI: Die Heine-Medinsche Krankheit (Poliomyelitis anterior acuta). Beobachtungen und Erfahrungen der letzten Jahre. Erg. Neur. **2**, 273 (1912—1917).

CAMERER s. KLEINSCHMIDT.

CASTELLANA: Osservazione sull'andamento epidemico della poliomielite in Palermo (citta e provincia) nell'anno 1936 e precedenti. Fol. med. (Napoli) **23**, 886 (1937).

CHRISTENSEN: Erfahrungen aus einer Epidemie von Kinderlähmung in der Kolonie Codthab. Ugeskr. Laeg. (Dänisch) **1934**, 814. Ref. in Zbl. Neur. **74**, 95 (1935).

CHRISTIANSEN: Zitiert bei WERNSTEDT.

CNOPF: Diskussion. Z. Kinderheilk. **1914**, 455. Zitiert bei WERNSTEDT.

CONTAT: Chimiothérapie de la poliomyélite antérieure aigué. Schweiz. med. Wschr. **1938 I**, 669.

CÖRPER: s. KLEINSCHMIDT.

CUSTER: s. ZOLLIKOFER.

DANNENBERG u. OSTERTAG: Poliomyelitis 1938. Berl. med. Ges. Ref. in Med. Welt **1938**, 1856.

DAUER: Studies on the epidemiology of poliomyelitis. Publ. Health Rep. **53**, 1003 (1938).

DEMME: Liquorbefunde bei akuten Infektionen des Nervensystems. Dtsch. Z. Nervenheilk. **111**, 21 (1929).

— Die Liquordiagnostik in Klinik und Praxis. München: J. F. Lehmann 1935.

DEUSSEN: Beitrag zur Epidemiologie der akuten epidemischen Kinderlähmung mit besonderer Berücksichtigung der rheinisch-westfälischen Epidemie 1909. Beitr. Klin. Inf.krkh. **2**, 1 (1913).

DEUTSCHLÄNDER: Die spinale Kinderlähmung. Dtsch. med. Wschr. **1912**, 40.

DOMMERING: Atypische Fälle von akuter Kinderlähmung. Weekbald Nederl. Tijdschr. Geneesk. **2** (1909). Ref. in Jb. Kinderheilk. **72**, 106 (1910).

DONETTI: Brevi considerazioni su d'una epidemia circoscritta di paralisi spinale infantile. Riforma med. **36**, 1152 (1920). Ref. in Zbl. Kinderheilk. **10**, 553 (1921).

DORNEDDEN: Die Ausbreitung der epidemischen Kinderlähmung im Deutschen Reich und die dagegen getroffenen behördlichen Maßnahmen. Arch. soz. Hyg. u. Demographie **3**, 160 (1928).

— Die Ausbreitung der epidemischen Kinderlähmung im Deutschen Reich. Arch. soz. Hyg. u. Demographie, N. F. **8**, 187 (1933/34).

DUBOIS: Beitrag zur Kenntnis der Heine-Medinschen Krankheit (akute Kinderlähmung). Schweiz. med. Wschr. **1923**, 1171 u. 1195.

ECKERT: Über das akute Stadium der epidemischen Kinderlähmung nebst Bekanntgabe eines Falles von Poliomyelitis fulminans. Dtsch. med. Wschr. **1911**, 19.

ECKHARDT: Zur Behandlung der Poliomyelitis acuta epidemica im präparalytischen Stadium mit Rekonvaleszentenserum (Erfahrungen bei der Epidemie in Ontario 1929). Dtsch. med. Wschr. 1931 I, 101.
— Zur Frühbehandlung der epidemischen Kinderlähmung mit Rekonvaleszentenserum. Arch. soz. Hyg. u. Demographie 8, 194 (1933/34).
ECKSTEIN: Encephalitis epidemica anderer Genese. Erg. inn. Med. 36, 535 III (1929).
EICHELBERG: Über spinale Kinderlähmung. Dtsch. med. Wschr. 1910, 112.
EICHHORST: Polioencephalitis acuta infectiosa. Korresp.bl. Schweiz. Ärzte 40, 633 (1910).
ELEY and FLAKE: Acute anterior poliomyelitis following tonsillectomy and adenoidectomy. With special reference to the bulbar form. J. of Pediatr. 13, 63 (1938).
ENGEL u. SEGALL: Zur Häufung von Poliomyelitisfällen des Jahres 1927. Klin. Wschr. 1928, 532.
ERB: Poliomyelitis acuta anterior superior. Dtsch. med. Wschr. 1906 II, 1894.
EXCHAQUET: Poliomyelitis im Kanton Waadt 1937. Rev. Méd. 13, 63 (1938).
FANCONI u. FEER: Die Poliomyelitis im Rahmen der aseptischen Meningitis. Vortrag, gehalten auf der Ges. d. Ärzte in Zürich 21. I. 1937. Ref. in Schweiz. med. Wschr. 1937 I, 544.
— u. GOLDSMITH: Statistische Zusammenstellung der Fälle von Poliomyelitis, Encephalitis lethargica, Encephalitis acuta, Meningitis aseptica und Feersche Neurose, welche in den Jahren 1911 bis 1933 im Kinderspital Zürich behandelt wurden. Schweiz. med. Wschr. 1935 II, 866.
FEER: Diskussion s. FANCONI.
FEY: Beobachtungen bei der Kölner Poliomyelitisepidemie der Erwachsenen im Herbst 1938. Med. Klin. 1939, 538.
FISCHER and MAXWELL: Acute anterior poliomyelitis in New York in 1935. Amer. J. Dis. Childr. 54, 984 (1937).
FÖRSTER: Zur Symptomatologie der Poliomyelitis anterior acuta. Berl. klin. Wschr. 1909, 180.
FREY: Epidemische Kinderlähmung. Bern u. Leipzig: Haupt 1938.
FRIEDEMANN: Die spinale Kinderlähmung. Z. ärztl. Fortbildg 30, 1 u. 33 (1933).
FRIEDJUNG: Zur Kenntnis der Poliomyelitis anterior acuta. Wien. med. Wschr. 1909, 2311.
FÜRNTRATT: Die Poliomyelitis in der Steiermark in den Jahren 1909 und 1910. Österr. San.wesen 23, 113 (1911).
GANTENBERG: Zum Verlauf der diesjährigen Poliomyelitis epidemica. Vortrag, gehalten auf der Berl. med. Ges. 9. XI. 1938. Ref. in Dtsch. med. Wschr. 1938 II, 1891.
GASTERS: Vorläufige Mitteilung über anscheinend epidemisches Auftreten von Poliomyelitis anterior, der sog. Heine-Medinschen Krankheit. Z. Med.beamte 22, 613 (1909).
GILL: Zitiert bei MARTINI.
GLANZMANN: Die cerebellar-ataktische Form der Heine-Medinschen Krankheit. Schweiz. med. Wschr. 1937, 972.
— Parotitis. Schweiz. med. Wschr. 1938, 825.
— Einführung in die Kinderheilkunde. Wien: Julius Springer 1939.
— u. a.: Kinderlähmung ohne Lähmungen. Sitzung d. Schweiz. Ges. f. Pädiatrie 5. und 6. VI. 1937. Schweiz. med. Wschr. 1937, 1053.
GÖPPERT: Zur Kenntnis der Meningitis cerebrospinalis epidemica mit besonderer Berücksichtigung des Kindesalters. Klin. Jb. 15, 523 (1906).
GRAEF: Zur Epidemiologie der akuten Poliomyelitis. Münch. med. Wschr. 1925 I, 55.
GROBER: Zu der rheinisch-westfälischen Epidemie von spinaler Kinderlähmung. Med. Klin. 1909, 1767.
GROSS u. GLANZMANN: Zur Frühdiagnose, Klinik und Serumtherapie der epidemischen Kinderlähmung. Schweiz. med. Wschr. 1933, 961.
GSELL: Die heutige Diagnose der epidemischen Kinderlähmung. Schweiz. med. Wschr. 1937, 509.
— Meningitis serosa. Helvet. med. Acta 4, 857 (1937).
— Drüsenfieber. Dtsch. med. Wschr. 1937, 1759.
Abortive Poliomyelitis. Leipzig: Thieme 1938.
— Myalgia epidemica. Münch. med. Wschr. 1938, 483.

GUNDEL: Die ansteckenden Krankheiten, ihre Epidemiologie, Bekämpfung und spezifische Therapie, S. 488. Leipzig: Thieme 1935.
GUTTMANN: Bilaterale Formen der cerebralen Kinderlähmung. Handb. f. Neurologie (BUMCKE-FÖRSTER) 7, 342. Berlin 1936.
— Epidemiologische, klinische und histologische Erfahrungen während der Poliomyelitis-epidemie 1932 in Schlesien. Med. Klin. 1933 II, 939.
HAGENBACH: Über Poliomyelitisepidemien in der Schweiz. Korresp.bl. Schweiz. Ärzte 40, 1218 (1910).
HÄSSLER: Klinischer Bericht über 165 Fälle von spinaler Kinderlähmung der Leipziger Epidemie 1927. Mschr. Kinderheilk. 42, 202 (1929).
— u. LIEBENAM: Die an der Leipziger Universitäts-Kinderklinik in den Jahren von 1928 bis 1932 beobachteten Poliomyelitiserkrankungen mit besonderer Berücksichtigung der Röntgentherapie. Jb. Kinderheilk. 142, 203 (1934).
— Über die Behandlung der Poliomyelitis anterior acuta mit Rekonvaleszentenserum. Klin. Wschr. 1934, 1249.
— Restbefunde und Spätschädigungen bei den Poliomyelitiskranken der Leipziger Epidemie 1927. Mschr. Kinderheilk. 59, 256 (1934).
HAINISS: Ursprung der Heine-Medinschen Krankheit und die Bedeutung des Initialstadiums. Orvosképzés (ung.) 26, 109 (1936). Ref. Kongreßzbl. inn. Med. 87, 600 (1936).
HAMBURGER: Zur spezifischen Behandlung der Heine-Medinschen Krankheit. Wien. klin. Wschr. 1933, 294.
HARBITZ: Epidemic poliomyelitis in Norwegen. J. amer. med. Assoc. 59, 782 (1912).
HEINE V.: Beobachtungen über Lähmungszustände der unteren Extremität und deren Behandlung. Stuttgart 1840.
— Spinale Kinderlähmung. Monographie. Stuttgart: J. G. Gotta 1860.
HEINLEIN s. KLEINSCHMIDT.
HELLPACH: Pathomorphosen. Med. Welt 1929, 478.
HELLWIG: Anstaltsendemie von Poliomyelitis. Ref. in Münch. med. Wschr. 1924, 688.
HENOCH: Vorlesungen über Kinderkrankheiten. Berlin 1899.
HEUBNER: Lehrbuch der Kinderheilkunde. Leipzig 1906.
HILLENBERG: Epidemiologische Beobachtungen bei gehäuftem Auftreten von Kinderlähmung in Halle a. S. Z. Med.beamte 41, 29 (1928).
HOCHHAUS: Über Poliomyelitis acuta. Münch. med. Wschr. 1909, 2353.
HOEN s. KLEINSCHMIDT.
HOFFMANN: Cerebrale und spinale Kinderlähmung bei Geschwistern. Münch. med. Wschr. 1904, 2251.
— Über eine Epidemie von Poliomyelitis anterior acuta in der Umgebung Heidelbergs im Sommer und Herbst 1908 und bemerkenswerte Beobachtungen aus früheren Jahren. Dtsch. Z. Nervenheilk. 38, 146 (1910).
HOFMEIER: Über spinale Kinderlähmung. Z. ärztl. Fortbildg 34, 401 (1937).
— Zur Erblichkeit der Disposition zu infektiösen Erkrankungen des Nervensystems, insbesondere zur epidemischen Kinderlähmung. Erbarzt 5/6, 139 (1938).
HOKE: Die Komotau-Görkauer Epidemie von Heine-Medinscher Krankheit. Med. Klin. 1929, 421.
HOLZMANN u. NEUMANN: Erfahrungen aus einer Poliomyelitisepidemie mit Häufung pontiner Formen. Dtsch. med. Wschr. 1936 II, 1251.
HOTTINGER: Über die Serumbehandlung der Poliomyelitis. Klin. Wschr. 1933, 329.
HROLV: Beobachtungen aus einer Epidemie von Kinderlähmung in Sukkertoppen, Grönland. Ugeskr. Laeg. (Dänisch) 1934, 804 — Zbl. Kinderheilk. 29, 674 (1934).
HUBER: Bemerkungen zu der Poliomyelitisendemie 1938 in Chemnitz und Umgebung. Mschr. Kinderheilk. 78, 277 (1939).
— Zur Differentialdiagnose der spinalen Kinderlähmung. Münch. med. Wschr. 1938, 167.
HUSLER u. a.: Über Poliomyelitis. Med. Ges. München. Ref. in Med. Welt 1938, 1042.
IBRAHIM: Mitteilungen über eine kleine Poliomyelitisepidemie in München 8. XI. 1912. Münch. Ges. Kinderheilk. Ref. in Z. Kinderheilk. 4, 925 (1913).
JAMIN: Diskussion. Ref. in Z. Kinderheilk. 1914, 455; zit. bei WERNSTEDT.
JENSEN: Zitiert bei KLEINSCHMIDT.

JOHN u. TOOMEY: Poliomyelitis. Jb. Kinderheilk. **143**, 353 (1934).

JONS: Zitiert bei HILLENBERG.

JÖNSON: Zur Epidemiologie der Kinderlähmung (eine statistische Analyse). Acta med. scand. (Stockh.) Suppl. **98** (1938).

JOPPICH s. KLEINSCHMIDT.

JUNGEBLUTH u. THOMPSON: Die epidemische Kinderlähmung. Immunität usw. **3**, H. 1/3.

— — Neuere Forschungen über die spinale Kinderlähmung. Immunität usw. **3**, 1 (1931).

KÄRCHER: Epidemische Kinderlähmung. Bericht des Komitees für die Sammelforschung der New Yorker Epidemie von 1907. Jena: G. Fischer 1910.

KARGER: Lehren aus einer amerikanischen Poliomyelitisepidemie von 1931. Dtsch. med. Wschr. **1932 II**, 1772.

KELLER, THEODOR: Über eine örtlich und zeitlich begrenzte Häufung meningitisch-polio-myelitischer Erkrankungen (Cnopfsches Kinderspital Nürnberg). Inaug.-Diss. Erlangen 1939.

— WALTHER: Über die epidemische Kinderlähmung. Dtsch. med. Wschr. **1935 II**, 1922.

— Zur Diagnostik der Heine-Medinschen Krankheit. Z. ärztl. Fortbildg **34**, 223 (1937).

— Über die „Vorkrankheit" der Poliomyelitis. Kinderärztl. Prax. **10**, 249 (1939).

KERN: Über eine Anstaltsendemie von Heine-Medinscher Krankheit. Münch. med. Wschr. **1914**, 1053.

KIBLER: Die Erkrankungen an Kinderlähmung in Schwäbisch-Hall 1935. Münch. med. Wschr. **1937**, 91.

KISSKALT: Das Wandern der Seuchen. Dtsch. med. Wschr. **1923**, 567.

— Entstehen und Vergehen von Seuchen. Seuchenbekämpfg **3**, 177 (1926).

— Zur Übertragung der Kinderlähmung durch Bacillenträger. Münch. med. Wschr. **1933**, 1676.

KLEINSCHMIDT: Die übertragbare Kinderlähmung. Leipzig 1939.

KLING: Sur la poliomyélite en Suède en 1936. Bull. mens. Off. internat. Hyg. publ. **29**, 2137 (1937). Ref. in Zbl. Kinderheilk. **34**, 443 (1938).

KOCH, E. W.: Über die Veränderung menschlichen Wachstums im ersten Drittel des 20. Jahrhunderts. Ausmaß, Ursache und Folgen für den Einzelnen und für den Staat. Leipzig 1935.

KORCZINSKI: Beiträge zur Klinik der sporadischen Fälle der Heine-Medinschen Krankheit. Wien. klin. Wschr. **1914**, 453.

KRAHNE: Die spinale Kinderlähmung im Freistaat Sachsen in den Jahren 1923—1927 unter besonderer Berücksichtigung der Epidemie im Jahre 1927. Arch. f. Hyg. **101**, 65 (1929).

KRAMÄR u. Liszka: Klinische Erfahrungen bei der Poliomyelitisepidemie in Szeged 1932. Mschr. Kinderheilk. **60**, 136 (1934).

KRAMER: Die spinale Kinderlähmung. Med. Klin. **1909**, 1959.

KRAUSE: Zur Kenntnis der westfälischen Epidemie von akuter Kinderlähmung. Dtsch. med. Wschr. **42**, 1822 (1909).

— Die akute epidemische Kinderlähmung. Z. ärztl. Fortbildg **10**, 173 (1913).

KUBATSCH: Beitrag zur Diagnostik und Therapie der spinalen Kinderlähmung. Jb. Kinderheilk. **149**, 349 (1937).

KUTTER: Die spinale Kinderlähmung und ihre Behandlung. Med. Welt **1927**, 1513.

LANGE, F.: Die epidemische Kinderlähmung. München 1930.

LANGER: Zur Kontagiosität der Heine-Medinschen Krankheit. Beobachtungen aus der steiermärkischen Epidemie im Jahre 1909. Arch. Kinderheilk. **60/61**, 436 (1913).

— Schule und epidemische Kinderlähmung. Beobachtungen aus der steierischen Polio-myelitisepidemie des Jahres 1909. Jb. Kinderheilk. **76**, 143 (1912).

LANGERMANN: Die Kinderlähmung im Großherzogtum Hessen während der Jahre 1909 bis 1914. Z. Hyg. **80**, 65 (1915).

LEAKE: Zitiert bei GSELL.

LEEGARD: Die akute Poliomyelitis in Norwegen. Dtsch. Z. Nervenheilk. **53**, 145 (1915).

Leipziger Gesundheitsamt: Wie erfolgt die Ansteckung bei spinaler Kinderlähmung? Veröff. d. Gesdh.amtes Leipzig über die Poliomyelitisepidemie 1927. Ref. in Münch. med. Wschr. **1927**, 1941.

Levaditti, Schmutz u. Willemin: Beobachtungen und Untersuchungen bei der Poliomyelitisepidemie im Elsaß. Immunität usw. 3, 41 (1931).

Lewandowsky: Die Heine-Medinsche Krankheit bzw. akute Poliomyelitis. Jb. Kinderheilk. 73, 487 (1911).

Linden: Über den heutigen Stand der Poliomyelitisfrage. Arb. Reichsgesdh.amt 65, 149 (1933).

Liechtenstein: Abortive Poliomyelitis acuta. Immunität usw. 3, 68 (1931).

Lindner u. Mally: Zur Poliomyelitisepidemie in Oberösterreich 1908. Dtsch. Z. Nervenheilk. 38, 343 (1910).

Lindstädt: Epidemisches Auftreten der akuten Kinderlähmung (Heine-Medin) in Ostpreußen. Z. Kinderheilk. 47, 372 (1929).

Löcker: Die Poliomyelitisepidemie im oberösterreichischen Landbezirk Steyr. Österr. San.wes. 49, 71 (1909).

Löffler, Georg: Untersuchungen über die Häufigkeit der Meningitis cerebrospinalis epidemica unter besonderer Berücksichtigung ihres zahlenmäßigen Vorkommens im Deutschen Reich und im Ruhrgebiet. Berlin: Schoetz 1938.

Lövegren: Zur Kenntnis der Poliomyelitis anterior acuta und subacuta s. chronica. Jb. Kinderheilk. 61, 269 (1905).

Lovett: Die epidemische Kinderlähmung in den Vereinigten Staaten und Kanada im Jahre 1910. Amer. J. Dis. Childr. Chicago 2, 65 (1911).

Lust: Zur Ätiologie der Poliomyelitis. Vortrag, gehalten auf der 21. Vers. d. Vereinig. südwestdeutscher Kinderärzte Frankfurt a. M. 14. XII. 1913. Zbl. Kinderheilk. 8, 150 (1914).

Mai: Die Kinderlähmung in Altbayern. Die Serumbehandlung und ihre Erfolgsbeurteilung. Münch. med. Wschr. 1938, 393.

— Theoretische und praktische Erkenntnisse über die Kinderlähmung, besonders auch auf Grund der Beobachtungen in München. Öff. Gesdh.dienst A 5, 1 (1939/40).

Maniciatide, Brabescu u. Rusescu: Beobachtungen betreffend die erste Kinderlähmungsepidemie in Rumänien. Z. Kinderheilk. 48, 125 (1929).

Marmann: Die Verbreitung der epidemischen Kinderlähmung in Preußen in den Jahren 1926 und 1927 auf Grund der Berichte der Regierungspräsidenten. Veröff. Med.verw. 30, 171 (1930).

— Die epidemische Kinderlähmung in Preußen im Jahre 1932 unter besonderer Berücksichtigung der Serumanwendung. Veröff. Med.verw. 42, 237 (1934).

Martini: Wege der Seuchen. Stuttgart: Ferd. Enke 1936.

Mathíasson: Poliomyelitis in Island 1924. Norsk. Mag. Laegevidensk. 93, 949 (1932). Ref. in Zbl. Kinderheilk. 27, 600 (1933).

May u. a.: Über spinale Kinderlähmung. Münch. Ges. f. Kinderheilk. 26. XI. 1931. Ref. in Jb. Kinderheilk. 135, 241 (1932).

Mayer: Über Poliomyelitis acuta (Heine-Medinsche Krankheit) an Hand von Beobachtungen in Tirol in der Zeit von 1920 bis Mai 1934. Wien. klin. Wschr. 1934 II, 1441 u. 1477.

Mayerhofer: Die Enteritispoliomyelitis in ihrer Bedeutung für Klinik, Pathogenese und Epidemiologie der Heine-Medinschen Krankheit junger Kinder. Arch. Kinderheilk. 101, 160 (1934).

Medin: Über eine Epidemie von spinaler Kinderlähmung. Verh. d. X. internat. Kongr. Berlin 1890.

Meier: Der Stand der epidemischen Kinderlähmung und ihre Bekämpfung im Deutschen Reich. Reichsgesdh.bl. 13, 367 u. 385 (1938).

— Der gegenwärtige Stand der epidemischen Kinderlähmung. Forsch. u. Fortschr. 14, 347 (1938).

Mettenheim v.: Bericht der Kommission zur Erforschung der Kinderlähmung in Frankfurt a. M. im Jahre 1913. Ärztl. Verein Frankfurt a. M. Ref. in Münch. med. Wschr. 1914, 212.

Meyer: Über die Heine-Medinsche Krankheit — spinale Kinderlähmung — in der Provinz Schleswig-Holstein in den Jahren 1909—1910. Arch. Kinderheilk. 56, 46 (1911).

Morawitz: Die epidemische Kinderlähmung (Poliomyelitis anterior acuta, Heine-Medinsche Krankheit). Handb. d. inn. Med. (Mohr-Staehelin), 3. Aufl., 1, 600 (1934).

Moro: Ein Vorschlag zur Vorbeugung der epidemischen Kinderlähmung. Klin. Wschr. **1930**, 2383.
— Über die epidemische Kinderlähmung und zur Frage ihrer Bekämpfung. Ref. in Klin. Wschr. **1931**, 188.
Müller, A.: Eine epidemisch auftretende Erkrankung des Nervensystems auf Nauru. Arch. Schiffs- u. Tropenhyg. **14**, Nr 17 (1910).
— Ed.: Über die Frühstadien der spinalen Kinderlähmung. Münch. med. Wschr. **1909 II**, 2460.
— Die spinale Kinderlähmung. Eine klinische und epidemiologische Studie. Berlin: Julius Springer 1910.
— Über die epidemische Poliomyelitis. 13. Vers. d. Vereins südwest-dtsch. Kinderärzte in Frankfurt a. M. 12. XII. 1909. Ref. in Jb. Kinderheilk. **71**, 613 (1910).
— Über die bulbäre Form der epidemischen Kinderlähmung. Münch. med. Wschr. **1912**, 177.
— Die „spinale Kinderlähmung" in Marburg und Umgebung. Dtsch. med. Wschr. **1922 II**, 1569.
— Die epidemische Kinderlähmung. Handb. d. inn. Med. **1**, Infekt.-Krankheit S. 389. Berlin: Julius Springer 1925.
— Behandlung der akuten Infektionskrankheiten mit vorwiegender Beteiligung des Nervensystems. Handb. d. ges. Therapie **4**, 336. Jena: Fischer 1927.
— Hans Robert: Abortive Fälle der Erkrankung an Poliomyelitis anterior acuta. Dtsch. med. Wschr. **1936 II**, 1249.
— Helmuth: Die Kinderlähmung in Altbayern. Münch. med. Wschr. **1938**, 353.
Nagel: Zur Poliomyelitis der Erwachsenen. Dtsch. med. Wschr. **1933 II**, 1928.
Neufeld: Einige neue Ergebnisse der epidemiologischen Forschung. Frühere Untersuchungen über latente Durchseuchung. Klin. Wschr. **1929 I**, 49.
— Neue Beobachtungen zur Epidemiologie der Poliomyelitis. Klin. Wschr. **1930**, 1831.
Neurath: Ein Fall von infantiler Hemiplegie, kombiniert mit poliomyelitischer Lähmung des zweiten Beines. Wien. med. Presse **1901**, 2114.
— Beiträge zur Anatomie der Poliomyelitis anterior acuta. Arb. neur. Inst. Wien. Universität **12**, 297. Ref. in Neur. Zbl. **24**, 855 (1905).
— Klinische Studien über Poliomyelitis. II. Klinische Untersuchung an 240 Fällen von spinaler Kinderlähmung. Jb. Kinderheilk. **61**, 742 (1905).
— Pathologisch-anatomische Befunde bei Poliomyelitis anterior acuta. Ges. inn. Med. u. Kinderheilk. Ref. in Wien. med. Wschr. **18**, 341 (1905).
— Erfahrungen während der Poliomyelitisepidemie 1908/09 in Wien. Wien. klin. Wschr. **1909**, 1263.
Nissen: Vergleiche zwischen epidemischer und endemischer Poliomyelitis. Ugeskr. Laeg. (Dänisch) **1935**, 1003. Ref. in Zbl. Kinderheilk. **31**, 467 (1936).
— Studies on nonparalytic poliomyelitis. An epidemic in Haderslev County, Denmark 1934. Acta paediatr. scand. (Stockh.) **18**, 1 (1936).
Nöggerath, Schneider u. Viethen: Beobachtungen bei einer Röntgenbehandlung der epidemischen Kinderlähmung. Z. Kinderheilk. **53**, 233 (1932).
Nordenskiöld: Poliomyelitisepidemie an der Westküste Schwedens im Jahre 1936. Ref. über d. nord. Schrifttum 1937. Kinderärztl. Prax. **9**, 214 (1938).
Nordmann et Duhamel: Lésions oculaires dans l'epidemie de poliomyélite du Bas-Rhin en 1930. Rev. franc. Pédiatr. **7**, 308 (1931).
Nordwall: An epidemic of poliomyelitis. Acta paediatr. (Stockh.) **17**, 508 (1935).
Opitz: Fehldiagnosen bei Poliomyelitis. Kinderärztl. Prax. **8**, 328 (1937).
— Poliomyelitis. Kinderärztl. Prax. **9**, 203 u. 248 (1938).
— Die Encephalitiden. Kinderärztl. Prax. **9**, 567 (1938).
Oppenheim: Zur Encephalitis pontis des Kindesalters, zugleich ein Beitrag zur Symptomatologie der Facialis- und Hypoglossuslähmung. Berl. klin. Wschr. **1899**, 405.
Ostertag s. Dannenberg.
Otte, Erich: Die Poliomyelitisepidemie 1937 in Berlin, beobachtet an 38 Krankheitsfällen im Städt. Krankenhaus am Urban. Inaug.-Diss. Berlin 1939.
Paul: Über neuere Studien zur Epidemiologie der Poliomyelitis in den Vereinigten Staaten. Münch. med. Wschr. **1938**, 430.
— Salinger u. Trask: Abortive Poliomyelitis. Amer. J. Hyg. **17**, 587 u. 601 (1933).

PEIPER: Das Auftreten der spinalen Kinderlähmung (Heine-Medinsche Krankheit) in Vorpommern. Dtsch. med. Wschr. **1910**, 398.
— Über Poliomyelitis. Jkurse ärztl. Fortbildg **27**, 17 (1936).
PEISS: Poliomyelitis anterior acuta in Mecklenburg in den Jahren 1927 bis 1932. Inaug.-Diss. Rostock 1936.
PERRIER: L'épidemie de la maladie de Heine-Medin dans le canton de Fribourg pendant l'automne 1928. Zbl. Kinderheilk. **23**, 453 (1930).
PETENYI: Die Poliomyelitis. Therapia (Budapest) **8**, 363 (1931). Zbl. Kinderheilk. **26**, 543 (1932).
PETERS: Zur Anatomie der Poliomyelitis 1937/38. Med. Welt **1938**, 875.
— Über den Ausbreitungsbereich des Krankheitsvorganges im Zentralnervensystem bei der Heine-Medinschen Krankheit. Münch. med. Wschr. **1938** II, 1073.
PETTE: Akute Infektion und Nervensystem. Münch. med. Wschr. **1929**, 225.
— Poliomyelitis. (Epidemische Kinderlähmung, Heine-Medinsche Krankheit.) Handb. d. Neurol. **13**, 89 (1936).
— Die akut entzündlichen Erkrankungen des Zentralnervensystems. Verh. dtsch. Ges. inn. Med. **50**, 486 (1938).
— Poliomyelitis. Med. Welt **1939**, 71.
PLEUSS: Über gehäuftes Vorkommen spinaler Kinderlähmung. Inaug.-Diss. Kiel 1899.
PFAUNDLER V.: Über stille Feiung (erläutert am Beispiel der Heine-Medinschen Krankheit). Münch. med. Wschr. **1928** I, 45.
— Erwägungen über Poliomyelitis. Münch. med. Wschr. **1938**, 425.
PFISTER: Die sanitätsdienstlichen Maßnahmen während der Kinderlähmungsepidemie des Gebirgsschützenbataillons 11 im Wiederholungskurs 1937 in Erstfeld. Schweiz. med. Wschr. **1938**, 429.
PLAUT: Die Bedeutung der Liquoruntersuchung für die Diagnose der Poliomyelitis. Münch. med. Wschr. **1932**, 1548.
POCKELS: Vergleichende Beobachtungen bei wiederholten Poliomyelitisepidemien am gleichen Ort. Mschr. Kinderheilk. **55**, 259 (1933).
POHLE: Erfahrungen über die Kinderlähmung bei Jugendlichen und Erwachsenen. Med. Welt **1939**, 1406 u. 1431.
POHLEN: Die Organisation zur Bekämpfung der übertragbaren Kinderlähmung im Deutschen Reich. Reichsgesdh.bl. **9**, 886 (1934).
— Ist für den Herbst des Jahres 1934 eine neue Kinderlähmungsepidemie zu erwarten? Versuch einer epidemiologischen Voraussage. Reichsgesdh.bl. **9**, 745 (1934).
— Der epidemiologische Stand der übertragbaren Krankheiten im Deutschen Reich um die Mitte des Jahres 1935: Übertragbare Kinderlähmung. Reichsgesdh.bl. **10**, 716 (1935).
— Der Stand der anzeigepflichtigen Krankheiten im Deutschen Reich am Ende des Jahres 1935. Reichsgesdh.bl. **11**, 186 (1936).
PONGARTZ: Differentialdiagnostische Schwierigkeiten bei Poliomyelitis. Münch. med. Wschr. **1938**, 243.
POTPESCHNIG: Beobachtungen und Untersuchungsergebnisse aus der Steiermärkischen Poliomyelitisepidemie im Jahre 1909. Arch. Kinderheilk. **54**, 343 (1910).
PRINZING: Die Epidemien der Kinderlähmung 1927 in Deutschland und in den Vereinigten Staaten. Dtsch. med. Wschr. **1928** I, 527.
PUSCHNIG: Die Poliomyelitisepidemie des Jahres 1909/10 in Kärnten. Österr. San.wes. **1911**, 12—16.
QUEST: Zur Frage der Pathogenese der Polioencephalitis epidemica. Jb. Kinderheilk. **96**, 324 (1921/22).
Rapport épidemiologique mensuel de la section d'hygiène. Société des Nations, Genève 1924—1938.
RECZEH: Die akute spinale Kinderlähmung im rheinisch-westfälischen Industriebezirk. Med. Klin. **1909**, 1704.
REGER: Unsere Poliomyelitisfälle der letzten drei Jahre. Wien. med. Wschr. **1939** II, 1129 u. 1154.
REICHARDT: Amtsärztliche Überlegungen nach einer Poliomyelitisepidemie. Öff. Gesdh.-dienst A **1939/40**, 642.

Reichsgesundheitsblatt Jahrg. 1924—1940.

REINHOLD: Die spinale Kinderlähmung und die epidemische Genickstarre im Reg.-Bezirk Münster i. W. Inaug.-Diss. Münster i. W. 1935.

REISS: Die oberösterreichische Poliomyelitisepidemie im Rahmen des Linzer Isabellen-Kinderspitales. Wien. klin. Wschr. **1933**, 586.

RENESSE: Zur Epidemiologie der Poliomyelitis anterior acuta. Dtsch. med. Wschr. **1924** I, 38.

RÖMER: Die epidemische Kinderlähmung (Heine-Medinsche Krankheit). Berlin: Julius Springer 1911.

— Experimentelle Poliomyelitis. Erg. inn. Med. 8, 1 (1912).

— Heine-Medinsche Krankheit. KRAUS-BRUGSCH. Spez. Pathologie u. Therapie inn. Krankh., Infektionskrankh. **2**, 653. Berlin 1919.

RÖSLE: Die Statistik der spinalen Kinderlähmung. Immunität usw. 3, 17 (1931).

ROHMER u. a.: Observations clinique et thérapeutiques, faites pendant l'épidemie de poliomyélite d'Alsace en 1930. Rev. franc. Pédiatr. **7**, 257 (1931). Ref. in Zbl. Kinderheilk. **25**, 780 (1931).

ROMINGER: Erfahrungen aus der Kinderlähmungsepidemie in Schleswig-Holstein 1939. Sitzung der med. Ges. Kiel. Ref. in Münch. med. Wschr. **1940**, 414.

ROSSRUCKER: Beiträge zur Epidemiologie und Frühdiagnose der Poliomyelitis acuta. Münch. med. Wschr. **1932**, 905.

DE RUDDER: Die Pathomorphose seuchenhafter Krankheiten. Immunität usw. **2**, 106 (1929/30).

— Diagnose und Frühdiagnose der epidemischen Poliomyelitis. Immunität usw. 3, 53 (1931).

— Zur Epidemiologie und Bekämpfung der spinalen Kinderlähmung. Münch. med. Wschr. **1932**, 901.

— Die akuten Zivilisationsseuchen. Leipzig: Thieme 1934.

— Zur Frage der Familiarität des Diphtherieverlaufes. Z. Kinderheilk. **59**, 431 (1938).

— Ein Vorschlag zur graphischen Kennzeichnung des klinischen „Typus" von Poliomyelitisfällen. Das Epidemiogramm. Klin. Wschr. **1939**, 631.

— Über rudimentäre Poliomyelitis. Vortrag, gehalten in Bad Oeynhausen 13./14. V. 1939. Fortschr. Nervenkrankh. **1939**, 124.

— u. G. A. PETERSEN: Steigert körperliche Anstrengung die Disposition zur epidemischen Kinderlähmung? (Eine epidemiologische Beobachtung.) Klin. Wschr. **1938**, 699.

SAENGER: Zur diesjährigen Poliomyelitisepidemie in Frankfurt a. M. Ärztl. Verein 1. XII. 1924. Dtsch. med. Wschr. **1925** I, 214.

— Zur Heine-Medinschen Krankheit. Dtsch. med. Wschr. **1925** I, 900.

SALFELD u. WEICHSEL: Poliomyelitis im Lichte der heutigen Virusforschung. Schweiz. med. Wschr. **1937** II, 713.

SCHÄFER s. KLEINSCHMIDT.

SCHALL: Klinische Besonderheiten der Tübinger Epidemie von Heine-Medinscher Krankheit im Jahre 1922. Münch. med. Wschr. **1923**, 763.

SCHAUB: Zur Pathologie der epidemischen Kinderlähmung. Inaug.-Diss. Marburg 1911.

SCHIPPERS u. LANGE: Über eine Epidemie der Heine-Medinschen Krankheit in den Niederlanden während des Jahres 1912. Z. Kinderheilk. 8, 359 (1913).

SCHMIDTMANN: Demonstration zur Poliomyelitis. Badeärztl. Ges. Stuttgart-Cannstatt. Sitzung v. 17. X. 1938. Münch. med. Wschr. **1938** II, 2013.

SCHNELL u. GÖBEL: Erfahrungen der Kinderklinik bei der letzten hallischen Epidemie und Ausbreitung der spinalen Kinderlähmung. Sitzung d. Ärztl. Vereins, Halle a. d. Saale. Ref. in Münch. med. Wschr. **1928**, 154.

SCHÖNHOLZER: Über Störung der vegetativen Innervation bei der Poliomyelitis anterior acuta. Dtsch. Arch. klin. Med. **180**, 394 (1937).

SCHOUG: Die Länge der Inkubationszeit bei der akuten Kinderlähmung (Heine-Medinschen Krankheit). Dtsch. med. Wschr. **1913**, 493.

SCHRADER: Amtsärztliche Erfahrungen aus der Kinderlähmungsepidemie des Jahres 1932. Z. Med.beamte **46**, 264 (1933).

SCHULTZE: Zur Pathologischen Anatomie und Ätiologie der akuten Poliomyelitis und der aufsteigenden (Landryschen) Paralyse. Beitr. path. Anat. Suppl. **7**, 551. Jena: Fischer 1905.

SCHUMACHER: Zur Prognose der Facialislähmung bei Poliomyelitis. Münch. med. Wschr.
    1940, 591.
SCHWARZ: Zur Verbreitungsweise der Heine-Medinschen Krankheit in der gegenwärtigen
    Epidemie. Schweiz. med. Wschr. **1923**, 1202.
SEELIGMÜLLER: Spinale Kinderlähmung. In Gerhards Handb. d. Kinderkrankheiten **5 I**
    (1880).
SEHESTEDT: Über die Wirkung des Tetrophans besonders bei der epidemischen Kinder-
    lähmung. Mschr. Kinderheilk. **64**, 119 (1936).
SHERMANN: Behandlung der akuten Poliomyelitis mit Transfusion von Rekonvaleszenten-
    blut. Dtsch. med. Wschr. **1933 II**, 1932.
SIEGL: Betrachtungen über das gleichzeitige Auftreten von Poliomyelitis und aseptischer
    Meningitis in einem Kindergarten. Wien. klin. Wschr. **1937**, 1357.
SIEVERS: Das Epidemiogramm für die Jahre 1938 und 1939 in Köln. Klin. Wschr. **1940 II**,
    766.
SIMONINI: Dati statistici su la diffusione della poliomielite a. a. in Italia. Clin. pediatr. **6**,
    577 (1924).
SPIELER: Zur Epidemie der Heine-Medinschen Krankheit (Poliomyelitis acuta anterior) in
    Wien 1908/09. Wien. med. Wschr. **1910**, 742.
STAEHELIN: Neues aus der Klinik der Infektionskrankheiten. Schweiz med. Wschr. **1939 I**, 1.
STAHEL: Die Poliomyelitisepidemie bei Stab Geb. I R. 37 u. Geb. Sch. Bat. 11, Erstfeld,
    18. bis 30. VII. 1937. Die Abortiv-Poliomyelitis. Schweiz. med. Wschr. **1938**, 86.
STARCK: Die Diagnose der Poliomyelitis acuta. Med. Klin. **51**, 2057 (1912).
STENDER: Erfahrungen über Poliomyelitis aus den Jahren 1931—1936. Klin. Wschr. **1937**,
    1209.
STIEFLER: Über die epidemische spinale Kinderlähmung und ihr Auftreten in Oberösterreich
    (1909). Med. Klin. **1910**, 1743.
— Über das Vorkommen der spinalen Kinderlähmung in Oberösterreich in den Jahren 1909
    bis 1913. Wien. klin. Wschr. **1915 II**, 1079.
— Über die Heine-Medinsche Krankheit und ihr epidemisches Auftreten in Oberösterreich.
    Wien. klin. Wschr. **1933**, 577.
STINER, K.: Die epidemische Kinderlähmung. Bern: Haupt 1938.
STOOSS: Akute Encephalitis im Kindesalter. Eine selbständige Infektionskrankheit. Schweiz.
    med. Wschr. **1926 II**, 758.
STRÜMPELL: Über akute Encephalitis der Kinder. Polioencephalitis acuta, cerebrale Kinder-
    lähmung. Jb. Kinderheilk. **22**, 173 (1885).
— Akute Poliomyelitis. Dtsch. med. Wschr. **1908**, 1611.
— Über Störungen der Sensibilität bei der akuten Poliomyelitis (Poliomyelitis acuta posterior)
    nebst Bemerkungen über die Leitung der Sensibilität im Rückenmark. Dtsch. Z. Nerven-
    heilk. **45**, 124 (1912).
TAYLOR u. AMOSS: Carriage of the virus of poliomyelitis with subsequent developments of
    the infection. J. of exper. Med. **26**, 744 (1917).
TÖRÖK: Die Bedeutung des Liquorchlors für die Frühdiagnose der Heine-Medinschen Krank-
    heit. Wien. klin. Wschr. **1933**, 1150.
TOOMEY: Poliomyelitis. II. The bulbar type. Amer. J. Dis. Childr. **50**, 1362 (1935).
TRASK, VIGNAC u. PAUL: Isolation of poliomyelitis-virus from Human Stools. Proc. Soc.
    exper. Biol. a. Med. **38**, 147 (1937).
TRUMPP: Erkrankungen von Geschwistern an Heine-Medinscher Krankheit. Münch. med.
    Wschr. **1913 I**, 1029.
UFFENHEIMER: Der Stand der Heine-Medinschen Krankheit (epidemische Kinderlähmung)
    in Bayern. Münch. med. Wschr. **1913**, 2833.
UNDERWOOD: Treatment of the deseases of children. Ed. 4, **2**, 84. London: J. Mathews
    1799.
VOGEL: Lehrbuch der Kinderheilkunde. Auf Grund der 8. Aufl. bearb. v. PHILIPP BIEDERT
    u. A. FISCHL. 12. Aufl. Stuttgart 1902.
WALCHAR: Zur Poliomyelitisepidemie in Sachsen 1927. Med. Klin. **1928**, 1584.
WALDER: Die Cerebrospinal-Meningitis-Epidemie in Lommis (Kanton Thurgau) im Sommer
    1901. Korresp.bl. Schweiz. Ärzte **36**, 33 (1906).

WALTNER: Über die Besonderheiten der Poliomyelitisepidemie in Szeged 1932 und über unsere Erfahrungen mit der prophylaktischen Blutschutzimpfung. Arch. Kinderheilk. 100, 147 (1933).

WEBER u. SCHMIDT: Zur Klinik und Differentialdiagnose der Poliomyelitis. Beobachtungen an der Berner Epidemie 1937. Schweiz. med. Wschr. 1938 II, 1289.

WENDENBURG: Poliomyelitis anterior acuta. Statistik der in der Göttinger Medizinischen Klinik und Poliklinik von 1874 bis 1901 beobachteten Fälle von Poliomyelitis. Inaug.-Diss. Göttingen 1903.

WERNSTEDT: Klinische Studien über die zweite große Poliomyelitisepidemie in Schweden 1911—1913. Erg. inn. Med. 25, 706; 26, 248 (1924).

— Abortive Erkrankungen an Poliomyelitis und Frühdiagnose der Krankheit. Kinderärztl. Prax. 1, 3 (1930).

— Epidemiologie und Klinik der Poliomyelitis epidemica. Jkurse ärztl. Fortbildg 21, 33 (1930).

— Symptomatologie, Diagnose und Behandlung der epidemischen Poliomyelitis. Klin. Wschr. 1930, 1828.

— Ist die höhere Morbidität bei Kinderlähmungsepidemien auf dem Lande nur scheinbar? Acta paediatr. (Stockh.) 26, 489 (1939).

WICKMAN: Studien über Poliomyelitis acuta, zugleich ein Beitrag zur Kenntnis der Myelitis acuta. Berlin: S. Karger 1905.

— Beiträge zur Kenntnis der Heine-Medinschen Krankheit (Poliomyelitis acuta und verwandte Erkrankungen). Berlin 1907.

— Über die akute Poliomyelitis und verwandte Erkrankungen (Heine-Medinsche Krankheit). Jb. Kinderheilk. 67 (Erg.-Bd.), 182 (1908).

— Die akute Poliomyelitis bzw. Heine-Medinsche Krankheit. Berlin: Julius Springer 1911.

WIELAND: Das Prodromalstadium der Kinderlähmung und dessen Bedeutung für Frühdiagnose und Therapie. Jb. Kinderheilk. 143, 321 (1934).

— Über die Kinderlähmung in Basel und ihre Frühdiagnose im Prodromalstadium. Schweiz. med. Wschr. 1934, 1066.

— Kinderlähmung, ohne Lähmung oder abortive Form der meningitischen Poliomyelitis. Schweiz. med. Wschr. 1937, 1105.

— Einiges aus der letztjährigen „Basler Poliomyelitisepidemie". Schweiz. med. Wschr. 1938, 753.

— Neue Krankheiten bei Kindern. Bull. Trimestriel 5, Nr 19/20 (1939).

WILLEMIN s. LEWADITTI.

WILLI: Ausbreitung und Bekämpfung der Kinderlähmung 1936. Schweiz. med. Wschr. 1937, 1227.

WINDORFER: Erfahrungen bei der Frankfurter Poliomyelitisepidemie 1938. Mschr. Kinderheilk. 79, 366 (1939).

WITTECK: Poliomyelitis. Wien. klin. Wschr. 1933, 584.

WOKUREK: Die Kinderlähmung im Herbst 1939 in Böhmen und Mähren. Wien. med. Ges. 3. V. 1940. Ref. in Wien. klin. Wschr. 1940, 412.

WOLLENWEBER: Beobachtungen über die epidemisch auftretende „spinale Kinderlähmung". Z. Med.beamte 21, 785 (1909).

ZAPPERT: Bemerkungen über die derzeitige Poliomyelitisepidemie in Wien und Umgebung. Wien. klin. Wschr. 1908, 47.

— Die Epidemie der Poliomyelitis acuta epidemica (Heine-Medinsche Krankheit) in Wien und Niederösterreich im Jahre 1908. Jb. Kinderheilk. 72 (Erg.-Bd.), 107 (1910).

— Studien über die Heine-Medinsche Krankheit (Poliomyelitis acuta). Wien: F. Deuticke 1911.

— Kinderlähmung (spinale), Poliomyelitis, Heine-Medinsche Krankheit. Neue Deutsche Klinik 5, 464 (1930).

— Die Verbreitung der Poliomyelitis in Europa während der letzten zehn Jahre. Wien. klin. Wschr. 1937, 463.

ZENKE: Poliomyelitis und Trauma. Münch. med. Wschr. 1939 II, 115.

ZIKOWSKY: Über Poliomyelitis. Med. Klin. 1940, 1327.

ZOLLIKOFER u. CUSTER: Diagnostische Erfahrungen bei Poliomyelitis. Schweiz. med. Wschr. 1932, 129.

I. Begriff der Pathomorphose. — Pathomorphose bei anderen Krankheiten.

Zu den interessantesten naturwissenschaftlich-medizinischen Problemen gehört die *Pathomorphose* von Krankheiten. Man versteht darunter nach HELLPACH und DE RUDDER plötzliche oder allmähliche Veränderungen im Erscheinungsbild von Krankheiten. Während dieser Begriff in seiner ursprünglichen Prägung für alle Krankheiten angewendet werden kann, spielt er eine ganz besondere Rolle bei den Infektionskrankheiten.

Früher pflegte man bei den Seuchen vom „Genius epidemicus" zu sprechen und drückte damit aus, daß ein uns unbekanntes und von uns unbeeinflußbares Naturgeschehen den Ablauf von Infektionskrankheiten bestimmt und beherrscht. Weil es unmöglich war, maßgeblichen Einfluß auf Auftreten und Verlauf von übertragbaren Krankheiten zu gewinnen, wurde im Sprachgebrauch die höhere Gewalt der Natur personifiziert als ein Genius, der das Kommen und Gehen von Epidemien dirigiert. Der Begriff deckt sich nicht ganz mit dem der Pathomorphose, da auch kausal heute durchsichtige epidemische Häufungen einst jenem Genius epidemicus zur Last gelegt wurden.

Eine Klärung der Ursachen und Gründe, warum die Krankheiten ihre Gestalt zu ändern vermögen, ist uns bis jetzt noch nicht gelungen. Doch ist die Erscheinung als solche so eigenartig und wichtig, daß sie immer wieder untersucht zu werden verdient, um unseren Einblick in ihr Wesen zu vertiefen.

Die Pathomorphose ist uns bei mehreren Infektionskrankheiten bereits geläufig und für sie genau studiert.

So war z. B. die *Diphtherie* einer Schilderung PRINZINGS zufolge in der letzten Hälfte des 18. Jahrhunderts eine weitverbreitete Seuche in Europa, darunter auch in Deutschland. Später verschwand sie und trat erst zu Beginn des 19. Jahrhunderts sporadisch und in kleinen Epidemien wieder auf. Inzwischen war sie in manchen Gegenden des Reiches ganz unbekannt geworden. Erst in den fünfziger Jahren des 19. Jahrhunderts trat hier eine Änderung ein; gegen Ende desselben wurde die Diphtherie eine besonders bösartige und gefürchtete Seuche, die erst in den allerletzten Jahren vor der Jahrhundertwende an Heftigkeit nachließ und zu Beginn des 20. Jahrhunderts noch weiter zurückging.

Die gleiche Veränderung kennen wir bei *Scharlach*. DE RUDDER schreibt darüber: „Man erlebt die Pathomorphose unmittelbar am Krankenbett, man sieht Scharlachfälle von einer Leichtigkeit und Harmlosigkeit, wie man sie früher kaum kannte. Und liest man gar in Berichten um die Mitte des vorigen Jahrhunderts, erfährt man, wie der Scharlach damals Familien ausrottete, in Dörfer einbrach und die Bevölkerung dezimierte, wie er oft in wenigen Tagen zum Tode führte, so könnte man glauben, einer anderen Krankheit gegenüberzustehen." Auch zahlenmäßig hat der Scharlach sehr stark abgenommen. In deutschen Städten waren die Morbiditätszahlen nach KISSKALT:

$$1877 \ldots \ldots 6{,}1 \text{ pro Zehntausend}$$
$$1923 \ldots \ldots 0{,}1 \quad „ \qquad „$$

Zuletzt noch 2 Beispiele, die ganz in der Neuzeit liegen und bei denen die Veränderung so rasch vor sich gegangen ist, daß es ohne zahlenmäßigen Nachweis bereits allgemein klar wurde:

Die *Encephalitis lethargica* trat noch während des Weltkrieges erstmals epidemieartig auf und breitete sich in einem Jahrzehnt von 1915 bis 1925 über ganz Europa und Nordamerika aus. Danach flaute sie ab, so daß jetzt jährlich nur noch sporadische Fälle gemeldet werden und man die Krankheit zur Zeit als ausgesprochen selten bezeichnen kann.

Und als 2. Beispiel aus der gleichen neuen Zeit sei noch die *Influenza* genannt, deren schwere Seuchenjahre ebenfalls noch in deutlicher Erinnerung stehen. KISSKALT sagt davon: „Woher ist sie im Jahre 1918 gekommen? Wir wissen es heute noch nicht sicher. Wir sehen nur, daß eine Krankheit, die in leichten Formen weit verbreitet ist, plötzlich in sehr schwerer Form mit zahlreichen Krankheits- und Todesfällen auftreten kann. Etwas Neues ist dies allerdings nicht; seit etwa 700 Jahren haben wir Berichte, daß die Erscheinung regelmäßig auftritt."

Es sind natürlich eine ganze Reihe von *Erscheinungen, die sich bei einer Seuche ändern können.*

Das geläufigste ist ein *Häufigkeitswandel,* d. h. es treten zahlenmäßig viel mehr oder viel weniger Erkrankungsfälle auf. Wenn eine Zunahme erfolgt, so kann dies entweder in Form höherer Epidemiegipfel geschehen oder aber in einem allgemeinen Ansteigen der Endemien.

Zweitens kann ein *Bildwandel* einsetzen, eine Änderung klinischer Symptome. Diese Veränderung von Erscheinungen kann oft sehr groß sein; ja es kann so weit kommen, daß Erkrankungen als neu beschrieben werden, während es sich nur um Abwandlungen alter Krankheiten handelt. Als charakteristisches Beispiel dieser Art führt DE RUDDER die Pocken mit ihrer Variante Alastrim an; ferner den Scharlach, der infolge seiner Abwandlung zur Entdeckung der sog. vierten Krankheit führte, welche in Wirklichkeit wohl nichts anderes ist als eine leichteste Scharlachform.

Es kann eine Seuche auch dadurch anders werden, daß mehr oder weniger Todesfälle prozentual auftreten, als es bis dahin der Fall war, d. h. die *Letalität* hat einen Wandel erfahren.

Außerdem können natürlich noch viele weitere Eigenarten einer Infektionskrankheit sich ändern, so z. B. die Altersverteilung, die Geschlechtsverteilung, die Verbreitung in Stadt und Land, die Ausbreitung nach geographischen Bezirken oder Ländern und das Auftreten nach Jahreszeit. Dies sind einige der wichtigsten Erscheinungen, die bei einer Seuche eine Abwandlung erfahren können.

Im folgenden soll versucht werden, *an Hand von genauen Unterlagen* zu prüfen, ob und inwieweit für die *Kinderlähme* eine Pathomorphose eintrat. Die Behauptung eines Wandels ist schon öfter aufgestellt worden; ja schon 1909 und in den darauf folgenden Jahren wurde diese Frage viel erörtert, wie später noch gezeigt werden wird.

Während bisher nur immer persönliche Eindrücke die Ursache zu solchen Feststellungen waren, soll hier erstmals für Deutschland versucht werden, an Hand von genauen Unterlagen durch Zahlenwerte die Frage zu klären. Denn auf Grund von Einzelbeobachtungen allein ist man gerade bei Infektionskrankheiten noch nicht in der Lage, Veränderungen sicher zu erfassen, zumal ja Krankheitsänderungen auch in einem Land örtlich und zeitlich ganz verschieden auftreten können.

Die im folgenden verwendeten Zahlenangaben sind den Veröffentlichungen über stattgefundene Epidemien und den amtlichen Meldungen entnommen. Es fehlen also solche Epidemien, über die keine Veröffentlichungen stattgefunden hatten. Da aber seit der Jahrhundertwende so reichlich Angaben über Poliomyelitisepidemien mit entsprechend großen Zahlen vorliegen, wird das Bild doch dem allgemeinen Verlauf entsprechen und klar heraustreten.

II. Geschichtlicher Rückblick über die Ausbreitung der Poliomyelitis in Deutschland.

Epidemiologisch gesehen, ist die Kinderlähme eine noch sehr junge Krankheit. Das Jahr 1840 gilt bei uns in Deutschland als der Markstein der Poliomyelitisgeschichte, weil der *Cannstätter* Orthopäde JAKOB VON HEINE damals seine erste

Abhandlung über die Kinderlähme veröffentlicht und dabei 23 Fälle mitgeteilt hat. Schon 1836 war die Zahl derartiger Fälle, die bei ihm in Behandlung standen, „einige zwanzig". Wir sehen daraus, daß also schon Jahre vorher Poliomyelitis-fälle in Deutschland vorgekommen waren. Doch erst infolge der Herausstellung des Krankheitsbildes durch HEINE wurde Näheres über diese Krankheit mit Lähmungsfolgen bekannt. Die 2. Darstellung gab HEINE im Jahre 1860, wobei er schon 150 Fälle mit Krankengeschichten anführte; dies zeigt, daß in der 2. Hälfte des vorigen Jahrhunderts schon reichlich sporadische Fälle von Kinder-lähme vorgekommen sein müssen. So blieb es bis *gegen die Jahrhundertwende*. *In Frankfurt a. M.* waren von 1892—1897 insgesamt 11 Fälle zur Beobachtung gekommen, von denen AUERBACH berichtet. Im Jahre 1898 trat hier eine Häufung von 15 Erkrankungen ein, die der gleiche Verfasser beschrieb. Ferner war 1898/99 ebenfalls vermehrtes Auftreten im Kreis Grimmen in *Vorpommern* vor-gekommen, wie PEIPER später aus den Krankenblättern der Greifswalder Kinder-klinik feststellen konnte. In *Kiel* waren 1897 schon mehrere Poliomyelitis-erkrankungen aufgetreten, über die PLEUSS berichtet hat. Aus der *Göttinger* Medizinischen Klinik und Poliklinik stammt eine Zusammenstellung von 178 Fällen aus den Jahren 1874 bis 1901, die WENDENBURG gibt. Dann hören wir nichts mehr über örtlich vermehrtes Vorkommen von Kinderlähmefällen bis zum Jahre 1908. In diesem Jahre kam es an verschiedenen Stellen Deutschlands zu ge-häuftem Auftreten, so nach HOFFMANN in der Umgebung von *Heidelberg* mit 36 Fällen, dann in *Hamburg* und Umgebung, wo NONNE 20 Fälle beobachtete.

Im gleichen Jahr fanden die ersten wesentlich größeren Einbrüche der Krank-heit in die *Ostmark* statt. Auch dort waren in den vorhergegangenen Jahren und schon Ende des 19. Jahrhunderts laufend eine Anzahl sporadischer Fälle vorgekommen.

Das zeigt eine Aufstellung von ZAPPERT, über die im Kinderkrankenhaus Wien von 1886—1908 behandelten Fälle:

1886	1887	1888	1889	1890	1891	1892	1893	1894	1895	1896	1897	1898
11	6	12	6	10	3	10	13	15	7	18	18	42

1899	1900	1901	1902	1903	1904	1905	1906	1907	1908			
6	—	—	3	6	19	25	28	13	45			

Da diese Werte nur einen Ausschnitt von den Gesamterkrankungen darstellen — aller-dings aus dem Kinderspital der Hauptstadt —, so ergibt sich nach ZAPPERT, „daß wir es bei der epidemischen Kinderlähmung mit einer hierzulande keineswegs allzu seltenen Krank-heit zu tun haben, um so mehr, als ja bei der Zusammenstellung dieser Ziffern nur die rein spinalen Fälle mit herangezogen wurden, während wir ja jetzt wissen, daß diese nur einen Teil der Erkrankungen darstellen".

Es kam also in der *Ostmark* zwar unerwartet, aber nicht ganz ohne Vorboten *zum epidemischen Ausbruch* der Kinderlähme. Das Jahr 1898 hatte auch hier einen sichtbaren, vorübergehenden Anstieg gebracht; dann kamen ab 1904 wieder höhere Zahlen zum Vorschein, als in früheren Jahren dagewesen waren. — Bei der Epidemie von 1908 erkrankten in Wien 121, in Niederösterreich 129 und in Steyr 68 Personen, also insgesamt 318 Menschen. Dieses Jahr 1908, das erstmals die Bevölkerung der Ostmark in Schrecken versetzte, war aber nur der Auftakt zu der wirklichen epidemischen Ausbreitung der Seuche von 1909.

Die Krankheit griff diesmal noch wesentlich weiter um sich, so daß in Niederösterreich 137, in Oberösterreich 98, in Kärnten 130, in Steiermark 433 und in Wien 168 Erkrankungen vorkamen; insgesamt rund 1000 Fälle.

Dasselbe Jahr 1909 wurde auch für das *Altreich* das Schreckensjahr der *ersten wirklichen Epidemie.* Am meisten wurde das *Ruhrgebiet*, die *Rheinprovinz* und *Westfalen* heimgesucht. In diesen Gebieten ereigneten sich rund 2000 Erkrankungen. Die Ausläufer dieser Epidemie gingen auf *Hessen* über, wo EDUARD MÜLLER 100 Fälle beobachtete und LANGERMANN weitere 33. Von hier aus erstreckte sich die Welle noch bis *Hannover.* EICHELBERG stellte dort 34 Er-

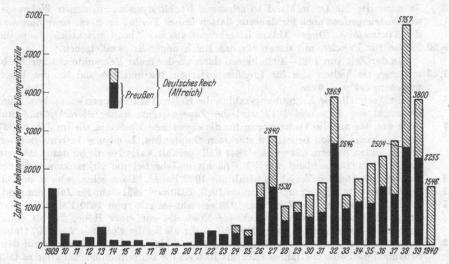

Abb. 1. Erkrankungen an Poliomyelitis in Preußen und seit Einführung der Meldepflicht im Deutschen Reich (Altreich) in den Jahren 1909—1940.

krankungen fest. — Aber auch in ganz anderen Gegenden Deutschlands traten gleichzeitig Herde von Poliomyelitishäufungen auf: In *Schleswig-Holstein* 132 Fälle (MEYER); in *Vorpommern* 51 Fälle (PEIPER) und in *Schlesien* etwa 50 Fälle (FÖRSTER). Preußen hatte in diesem Jahr etwa *1500* Erkrankungen zu verzeichnen.

In Abb. 1 sind ab 1909 die Gesamtzahlen der Erkrankungsfälle in Form von Säulen eingetragen; sie sind bis 1937 dem Reichsgesundheitsblatt entnommen, von da ab sind die entsprechenden Werte nach den Wochenberichten des Reichsgesundheitsblattes errechnet und hinzugefügt. Von 1909—1924 sind nur die Zahlenangaben für Preußen eingezeichnet; *denn erst ab 1924 besteht für die meisten Länder des Reiches Meldepflicht für Poliomyelitis und seit 1927 ist diese erst für alle Länder einheitlich durchgeführt.*

Im einzelnen zeigt die Abb. 1 folgende Verhältnisse:

1911   1910 waren es in Preußen etwas über **300** Fälle, der Ausklang des vorhergegangenen Epidemiejahres. Auch die folgenden Jahre, 1911 und 1912, blieben ohne wesentliche Anhäufung von Erkrankungen; doch hatte sich die Krankheit nun einmal eingenistet und blieb auch weiter über dem Stand, den sie vor der Epidemie von 1909 gehabt hatte. So sind auch für das verhältnismäßig Poliomyelitis-

1912   arme Jahr 1912 für Preußen **220** und für Bayern fast **200** bekanntgeworden. Viel-

1913   leicht war das auch schon wieder der Anfang zu der 1913 folgenden kleinen Epidemie,

21*

die im gesamten Reich etwas über **1000** Fälle verursachte. Ihre Herde befanden sich unter anderem in Heidelberg (71 Fälle, LUST), in Nürnberg (62 Fälle, CNOPF) und in Hessen (168 Fälle, LANGERMANN). — Ganz auffallend ist nun die Tatsache, die sich bei der Betrachtung der nächsten Jahre ergibt, nämlich, daß die Poliomyelitis während des Weltkrieges einen Tiefpunkt erreichte. Wenn man bedenkt, wie Kriege durch ihre Massenansammlungen von Menschen, durch die schlechteren hygienischen Verhältnisse im Felde und die weniger gute Ernährung, die im Welt-

1914/18 krieg für große Teile des Landes zur Unterernährung wurde, alle Arten von Infektionen in ihrer Ausbreitung begünstigen, so erscheint die *Kinderlähmeverminderung* während dieser schwersten Jahre unseres Volkes *ganz ungewöhnlich.* Wir müssen die Tatsache verzeichnen, ohne dafür eine Erklärung geben zu können. Ja sogar die für Deutschland so schweren Nachkriegsjahre, in denen *Wohnungs- und Nahrungselend* noch fortdauerte, hatten *keinen Einfluß im Sinne einer Zunahme der Kinderlähme.* Dieser Ablauf ist sehr gut aus der Abb. 1 ersichtlich, da ja die

1919/20 Zahlen für Preußen mit denen für das Reich ungefähr parallelgehen.

In der Zeit von 1921—1925 kamen dann wieder mehr Erkrankungen zur Beob-

1921/25 achtung; sie hielten sich für Preußen zwischen **300** und **400** und für das Reich zwischen **400** und **600**.

1926 1926 schnellt die Erkrankungszahl in die Höhe. **1619** Personen erkranken. Zum erstenmal seit 1909 und 1913 wird die *Tausendgrenze wieder überschritten.* Und

1927 doch war das nur die Vorbereitung für die eigentliche Epidemie, die im Jahre 1927 fast das ganze Reich befiel; am stärksten Ostpreußen, Land und Provinz Sachsen und im Süden Bayern. Es wurden **2840** Fälle gezählt, so daß es die bis dahin stärkste Epidemie in Deutschland war. Im nächsten Jahr fiel die Erkrankungszahl auf

1928 rund ein Drittel des Vorjahres herab mit 1002 Fällen. Doch schon schickt sie sich

1929/30 neuerdings zum Anstieg an, in dem sie 1929, 1930 und 1931 Jahr für Jahr zunimmt,

1931 so daß 1931 wieder die Höhe von 1926 erreicht ist mit rund **1620** Fällen. — Nun bringt 1932 schon wieder eine schwere Epidemie von einer Höhe, die bis dahin noch nicht vorgekommen war; 1000 Fälle mehr als bei der Epidemie von 1927 traten

1932 auf, so daß im ganzen **3840** Erkrankungen gemeldet wurden. Wir sehen auf dem Schaubild die Säule des Jahres 1932 seit 1909 als die bei weitem höchste, und es fällt der kurze Abstand dieser Epidemiegipfel voneinander auf im Vergleich zu dem Abstand von 1909 zu 1926.

Nun vollzieht sich ein Vorgang, der ganz besonders eindrucksvoll und interessant ist. Wir erleben dieselbe Weiterentwicklung, die sich nach dem Epidemiehöhepunkt von 1927 abgespielt hat, in genau der gleichen Weise noch einmal, mit einem Unterschied: die Erkrankungszahlen sind insgesamt weiter nach oben verschoben.

1933 So läßt sich der Erkrankungsabfall im Jahre 1933, der wieder rund ein Drittel der Fälle des Epidemiejahres 1932 darstellt, genau mit dem von 1926 ver-

1935/37 gleichen. So ereignet sich in den darauffolgenden Jahren 1935—1937 ein allmählicher steter Anstieg der Erkrankungsziffern; und so müssen wir schließlich auch wieder den vorläufigen Abschluß dieser periodischen Entwicklung feststellen: das Emporschnellen der Poliomyelitiserkrankungen zu noch nie dagewesener Höhe im Jahre

1938 1938. **5757** Fälle umfaßte diese schwerste Epidemie, die Deutschland bis jetzt heimgesucht hat, also rund 2000 mehr als die schon recht ausgebreitete Epidemie von 1932. Es ist geradezu überraschend, wie sich diese Entwicklungsperioden gleichen; man erkennt den Anstieg Ende der zwanziger Jahre mit dem Vorboten von 1926; dann 1927 den Höhepunkt, auf den ein Abfall erfolgt. Daran schließt sich schon wieder der nächste allmähliche Anstieg mit dem Vorboten von 1931 für den Höhepunkt des Jahres 1932. Auch hierauf wieder der Abfall, dem das gleiche Emporklettern folgt; und ebenso weist die Säule von 1937 gewissermaßen auf den nächsten Gipfel von 1938 hin. Jede Periode verläuft nur immer wieder bei einem rund 1000 höheren Erkrankungsdurchschnitt.

Dieser Überblick über die Entwicklung und Ausbreitung der Poliomyelitis in Deutschland ergibt ein *mächtiges Zunehmen der Erkrankungen besonders seit Mitte der zwanziger Jahre* dieses Jahrhunderts, immer stärker werdend in den

letzten Jahren. Aus einer ursprünglich sporadischen Infektionskrankheit des vergangenen Jahrhunderts ist zu Beginn des jetzigen eine Krankheit geworden, die plötzlich epidemisch aufflackerte, um dann fast 2 Jahrzehnte wohl vorhanden, aber nicht sehr ausgebreitet weiterzuschwelen. Seit Ende des 2. Jahrzehnts dieses Jahrhunderts aber hat sie sich als eine nun endemische Seuche eingenistet, die erstens an Zahl noch immer zunimmt und zweitens in kurzen Abständen zu gefürchteten Epidemieausbrüchen von ebenfalls immer größer werdender Verbreitung führt.

Wir stehen heute somit vor einer *ganz veränderten Seuchenlage,* als dies vor 20 Jahren der Fall war, wobei man bedenken muß, daß ein Zeitraum von 20 Jahren epidemiologisch gesehen sehr kurz ist.

Eine Pathomorphose der Poliomyelitis hat sich somit vollzogen und vollzieht sich noch. Ihr sinnfälligster Ausdruck ist die gewaltige zahlenmäßige Zunahme der bei uns jetzt heimischen Seuche in Form von Endemien und Epidemien, die ständig größer werden.

Tabelle 1. Übersicht über gehäufte Poliomyelitiserkrankungen und Epidemien in Deutschland. (Zusammengestellt aus Epidemiebeschreibungen und amtlichen Statistiken; letztere bei Morbiditätszahlen von über 0,9 in den Regierungsbezirken aufgeführt.)

1840, *Autor:* J. v. HEINE; *Epidemien:* Sporadische Fälle, ges. 32 Fälle.

1860, *Autor:* J. v. HEINE; *Epidemien:* Sporadische Fälle, ges. 158 Fälle.

1885, *Autor:* v. STRÜMPELL; *Epidemien:* Sporadische Fälle, ges. 24 Fälle (Enceph.).

1888/99, *Autor:* Zitiert bei PEIPER; *Epidemien:* Vorpommern.

1897, *Autor:* PLEUSS; *Epidemien:* Kiel 4 Fälle.

1874/1901, *Autor;* WENDENBURG; *Epidemien;* Göttingen 178 (sporadische) Fälle.

1898, *Autor:* AUERBACH; *Epidemien:* Frankfurt a. M. 15 Fälle.

1908, *Autor:* Amtl. Statistik; *Epidemien:* Deutschland 56 Fälle.

1908, *Autor:* NONNE; *Epidemien:* Umgebung Hamburgs 20 Fälle.

1908, *Autor:* J. HOFFMANN; *Epidemien:* Umgebung Heidelbergs 36 Fälle.

1908, *Autor:* LÖCKER; *Epidemien:* Steyr 68 Fälle.

1908, *Autor:* LINDNER und MALLY; *Epidemien:* Oberösterreich 125 Fälle.

1908/09, *Autor:* ZAPPERT; *Epidemien:* Wien und Niederösterreich 290 Fälle.

1909, *Autor:* DEUSSEN; *Epidemien:* Hagen i. W. 90 Fälle; *Autor;* LANGER; *Epidemien;* Kärnten 130 Fälle; Steiermark 506 Fälle; *Autor:* POTPESCHNIG; *Epidemien:* Steiermark 66 (600) Fälle; *Autor:* FÖRSTER; *Epidemien;* Breslau; *Autor:* PEIPER; *Epidemien:* Vorpommern 51 Fälle; *Autor:* ED. MÜLLER; *Epidemien:* Hessen-Nassau 100 Fälle; *Autor:* GASTERS; *Epidemien:* Stadt- und Landkreis Mühlheim und Oberhausen; 42 Fälle; *Autor:* KRAMER; *Epidemien:* Breslau 190 Fälle; *Autor:* WOLLENWEBER; *Epidemien:* Reg.-Bez. Arnsberg 438 Fälle; *Autor:* Amtl. Statistik; *Epidemien:* Düsseldorf 222 Fälle; *Autor:* EICHELBERG; *Epidemien:* Hannover 34 Fälle.

1909, *Autor:* Amtl. Statistik; *Epidemien:* Deutschland etwa 2400 Fälle; Preußen 1501 Fälle; *Autor:* KRAUSE; *Epidemien:* Ruhrgebiet, Rheinprovinz, Westfalen etwa 2000 Fälle; *Autor:* MEYER; *Epidemien:* Schleswig-Holstein 132 Fälle.

1909/14, *Autor:* LANGERMANN; *Epidemien:* Hessen 208 und 33 Fälle; *Autor:* STIEFLER; *Epidemien;* Oberösterreich 187 Fälle; *Autor:* FÜRNTRATT; *Epidemien:* Steiermark 433 Fälle.

1910, *Autor:* SCHAUB; *Epidemien:* Marburg 65 Fälle; *Autor:* BAGINSKY; *Epidemien:* Berlin.

1910, *Autor:* Amtl. Statistik; *Epidemien:* Preußen 313 Fälle.

1911, *Autor:* Amtl. Statistik; *Epidemien:* Preußen 127 Fälle; *Autor:* IBRAHIM; *Epidemien:* München 13 Fälle.

1912, *Autor:* Amtl. Statistik; *Epidemien:* Preußen 220 Fälle; Bayern 197 Fälle.

1913, *Autor:* Amtl. Statistik; *Epidemien:* Deutschland etwa 1000 Fälle; Preußen 472 Fälle; *Autor:* LANGERMANN; *Epidemien:* Großherzogtum Hessen 168 Fälle; *Autor:* LUST; *Epidemien:* Heidelberg 71 Fälle; *Autor:* CNOPF; *Epidemien:* Nürnberg 62 Fälle; *Autor:*

POCKELS; *Epidemien:* Frankfurt a. M. 38 Fälle; *Autor:* JAMIN; *Epidemien:* Bayern 98 Fälle; *Autor:* UFFENHEIMER; *Epidemien:* Bayern 197 Fälle.

1914, *Autor:* Amtl. Statistik; *Epidemien:* Preußen 149 Fälle.

1915, *Autor:* Amtl. Statistik; *Epidemien:* Preußen 78 Fälle.

1916, *Autor:* Amtl. Statistik; *Epidemien:* Preußen 106 Fälle.

1917, *Autor:* Amtl. Statistik; *Epidemien:* Preußen 67 Fälle.

1918, *Autor:* Amtl. Statistik; *Epidemien:* Preußen 57 Fälle.

1919, *Autor:* Amtl. Statistik; *Epidemien:* Preußen 18 Fälle.

1920, *Autor:* Amtl. Statistik; *Epidemien:* Preußen 41 Fälle.

1921, *Autor:* Amtl. Statistik; *Epidemien:* Preußen 230 Fälle; Deutschland 339 Fälle.

1922, *Autor:* Amtl. Statistik; *Epidemien:* Deutschland 601 Fälle; Preußen 392 Fälle; *Autor:* ED. MÜLLER; *Epidemien:* Marburg 90 Fälle; *Autor:* Amtl. Statistik; *Epidemien:* Kassel 218 Fälle; *Autor:* SCHALL; *Epidemien:* Tübingen 139 Fälle.

1923, *Autor:* Amtl. Statistik; *Epidemien:* Deutschland 550 Fälle; Preußen 306 Fälle.

1924, *Autor:* Amtl. Statistik; *Epidemien:* Deutschland 541 Fälle; Preußen 314 Fälle; *Autor:* SAENGER; *Epidemien:* Frankfurt a. M. 25 Fälle; *Autor:* Amtl. Statistik; *Epidemien:* Magdeburg 94 Fälle; Bayern 77 Fälle; Sachsen 23 Fälle; Württemberg 7 Fälle; Baden 31 Fälle.

1925, *Autor:* Amtl. Statistik; *Epidemien:* Deutschland 395 Fälle; Preußen 220 Fälle; *Autor:* POCKELS; *Epidemien:* Frankfurt a. M. 25 Fälle.

1926, *Autor:* Amtl. Statistik; *Epidemien:* Deutschland 1619 Fälle; Preußen 1220 Fälle.

1926/28, *Autor:* LINDSTAEDT; *Epidemien:* Ostpreußen 177 Fälle.

1926, *Autor:* ENGELMANN; *Epidemien:* Kiel 73 Fälle; *Autor:* HOKE; *Epidemien:* Komotau 12 Fälle; *Autor:* Amtl. Statistik; *Epidemien:* Reg.-Bez. Hildesheim 31 Fälle; Reg.-Bez. Hannover 70 Fälle; Reg.-Bez. Lüneburg 35 Fälle; Lübeck 17 Fälle; *Autor:* JONS; *Epidemien:* Nordhausen 65 Fälle; *Autor:* Amtl. Statistik; *Epidemien:* Hamburg 49 Fälle.

1927, *Autor:* Amtl. Statistik; *Epidemien:* Deutschland 2840 Fälle; Preußen 1530 Fälle; *Autor:* HÄSSLER; *Epidemien:* Leipzig, Ki.-Kl. 165 Fälle; *Autor:* KRAHNE; *Epidemien:* Sachsen 588 Fälle; *Autor:* BESSAU; *Epidemien:* Leipzig, Stadt 203 Fälle; *Autor:* ENGEL; *Epidemien:* Dortmund, Ki.-Kl. 40 Fälle; *Autor:* KUTTER; *Epidemien:* Magdeburg, Ki.-Kl. 30 Fälle; *Autor:* HILLENBERG; *Epidemien:* Halle a. d. S. 12 Fälle; *Autor:* Amtl. Statistik; *Epidemien:* Westfalen 46 Fälle; Merseburg 245 Fälle; Westpreußen 23 Fälle; Thüringen 111 Fälle.

1928, *Autor:* Amtl. Statistik; *Epidemien:* Deutschland 1002 Fälle; Preußen 641 Fälle; Lübeck 9 Fälle.

1929, *Autor:* Amtl. Statistik; *Epidemien:* Deutschland 1157 Fälle; Preußen 852 Fälle; Lüneburg 72 Fälle; Celle 57 Fälle; Kr. Meppen 33 Fälle; Kr. Pinneberg 36 Fälle; Osnabrück 39 Fälle; Ostpreußen 64 Fälle; *Autor:* C. MEYER; *Epidemien:* Tirol, Ki.- und Nerv.-Kl. 19 Fälle.

1930, *Autor:* Amtl. Statistik; *Epidemien:* Deutschland 1363 Fälle; Preußen 712 Fälle; Pfalz 81 Fälle; Baden 199 Fälle; Westpreußen 18 Fälle; Lippe 13 Fälle; *Autor:* ROSSRUCKER; *Epidemien:* Rastatter Bezirk 25 Fälle.

1931, *Autor:* Amtl. Statistik; *Epidemien:* Deutschland 1623 Fälle; Preußen 831 Fälle; *Autor:* POCKELS; *Epidemien:* Frankfurt a. M. 28 Fälle; *Autor:* NÖGGERATH; *Epidemien:* Freiburg 24 Fälle; *Autor:* REISS; *Epidemien:* Linz, Ki.-Kl. 39 Fälle; *Autor:* STIEFLER; *Epidemien:* Oberösterreich 288 Fälle; *Autor:* C. MEYER; *Epidemien:* Tirol 15 Fälle; *Autor:* Amtl. Statistik; *Epidemien:* Oberpfalz-Niederbayern 60 Fälle; Oberbayern 158 Fälle; Westfalen 60 Fälle; Arnsberg, Reg.-Bez. 190 Fälle; Reg.-Bez. Minden 68 Fälle.

1932, *Autor:* Amtl. Statistik; *Epidemien:* Deutschland 3869 Fälle; Preußen 2646 Fälle; *Autor:* GUTTMANN; *Epidemien:* Breslau und Niederschlesien 102 Fälle; Mittelschlesien 223 Fälle; *Autor:* BRÜNING; *Epidemien:* Mecklenburg 72 Fälle.

1927/32, *Autor:* PEISS; *Epidemien:* Mecklenburg 93 Fälle; Strelitz 38 Fälle; *Autor:* HÄSSLER und LIEBENAM; *Epidemien:* Leipzig, Reg.-Bez., Ki.-Kl. 77 Fälle; Leipzig, Reg.-Bez. 125 Fälle; *Autor:* HOLZMANN und NEUMANN; *Epidemien:* Schneidemühl 20 Fälle; *Autor:* Amtl. Statistik; *Epidemien:* Reg.-Bez. Schneidemühl 74 Fälle; Reg.-Bez. Stettin 297 Fälle; Reg.-Bez. Magdeburg 219 Fälle; Reg.-Bez. Hildesheim 102 Fälle; Reg.-Bez. Hannover 128 Fälle; Reg.-Bez. Erfurt 77 Fälle; Reg.-Bez. Breslau 218 Fälle; Reg.-Bez.

Bremen 65 Fälle; Hamburg 98 Fälle; Mecklenburg-Schwerin 36 Fälle; Mecklenburg-Strelitz 37 Fälle; Oldenburg 49 Fälle; Westpreußen 19 Fälle; Frankfurt a. d. Oder 128 Fälle; Braunschweig 7 Fälle.

1932, *Autor:* Amtl. Statistik; *Epidemien:* Reg.-Bez. Potsdam 116 Fälle; Reg.-Bez. Merseburg 120 Fälle.

1933, *Autor:* Amtl. Statistik; *Epidemien:* Deutschland 1318 Fälle; Preußen 948 Fälle; *Autor:* ROSSBUCKER; *Epidemien:* Elsaß 25 Fälle; *Autor:* Amtl. Statistik; *Epidemien:* Reg.-Bez. Köslin 94 Fälle; Reg.-Bez. Aurich 22 Fälle; Reg.-Bez. Schneidemühl 25 Fälle; Reg.-Bez. Allenstein 36 Fälle; Lippe 11 Fälle; Saarland 42 Fälle.

1934, *Autor:* Amtl. Statistik; *Epidemien:* Deutschland 1768 Fälle; Preußen 1148 Fälle; Reg.-Bez. Münster 190 Fälle; Reg.-Bez. Schneidemühl 25 Fälle; Reg.-Bez. Schleswig 116 Fälle; Reg.-Bez. Stade 18 Fälle; Mecklenburg-Schwerin 78 Fälle; Lippe 11 Fälle; Hamburg 81 Fälle.

1934/35, *Autor:* BIRK; *Epidemien:* Hall und Ravensburg 123 Fälle.

1935, *Autor:* Amtl. Statistik; *Epidemien:* Deutschland 2143 Fälle; Preußen 1092 Fälle; *Autor:* SCHESTEDT; *Epidemien:* Münster 23 Fälle; *Autor:* KIBLER; *Epidemien:* Schwäb-Hall 54 Fälle.

1935/36, *Autor:* KUBATSCH; *Epidemien:* Breslau, Ki.-Kl. 54 Fälle; *Autor:* STENDER; *Epidemien:* Breslau, Nerv.-Kl. 51 Fälle; *Autor:* Amtl. Statistik; *Epidemien:* Württemberg 327 Fälle.

1935, *Autor:* Amtl. Statistik; *Epidemien:* Lübeck 19 Fälle; Oldenburg 43 Fälle; Reg.-Bez. Breslau 140 Fälle; Reg.-Bez. Schleswig 106 Fälle; Reg.-Bez. Lüneburg 45 Fälle; Reg.-Bez. Baden 111 Fälle.

1936, *Autor:* Amtl. Statistik; *Epidemien:* Deutschland 2263 Fälle; Preußen 1538 Fälle; *Autor:* OPITZ; *Epidemien:* Berlin 120 Fälle.

1936/38, *Autor:* REGER; *Epidemien:* Wien, Wilhelm.-Spit. 76 Fälle; *Autor:* Amtl. Statistik; *Epidemien:* Bremen 97 Fälle; Reg.-Bez. Stade 20 Fälle; Reg.-Bez. Hannover 94 Fälle; Reg.-Bez. Liegnitz 150 Fälle; Reg.-Bez. Oppeln 94 Fälle; Reg.-Bez. Kassel 80 Fälle; Reg.-Bez. Arnsberg 180 Fälle.

1937, *Autor:* Amtl. Statistik; *Epidemien:* Deutschland 2723 Fälle; Preußen 1332; Berlin 426 Fälle; Reg.-Bez. Stettin 96 Fälle; Reg.-Bez. Potsdam 115 Fälle; München-Oberbayern 676 Fälle; Niederbayern-Oberpfalz 144 Fälle; Schwaben 72 Fälle; *Autor:* PFAUNDLER, MAI und MÜLLER; *Epidemien:* Altbayern und München; rund 200 Fälle; *Autor:* DE RUDDER und PETERSEN; *Epidemien:* N.-Dorf, Oberbayern 21 Fälle; *Autor:* MEIER; *Epidemien:* Rügen 11 Fälle.

1938, *Autor:* Amtl. Statistik; *Epidemien:* Deutschland 5757 Fälle; Preußen 2504 Fälle; *Autor:* BROCKMANN und HELMSCHRODT; *Epidemien:* Unterfranken 302 Fälle; davon in Kliniken in Würzburg 119 Fälle; *Autor:* BAUKE; *Epidemien:* Württemberger Unterland 72 Fälle; *Autor:* REICHARDT; *Epidemien:* Chemnitz 136 Fälle; *Autor:* HUBER; *Epidemien:* Chemnitz 152 Fälle; *Autor:* POHLE; *Epidemien:* Frankfurt a. M., Med. Kl. 48 Fälle; *Autor:* WINDORFER; *Epidemien:* Frankfurt a. M., Ki.-Kl. 151 Fälle; *Autor:* KLEINSCHMIDT und Mitarbeiter; *Epidemien:* Köln 476 Fälle; *Autor:* TH. KELLER; *Epidemien:* Nürnberg, Ki.-Kl. 22 Fälle; *Autor:* Amtl. Statistik; *Epidemien:* Bayern 950 Fälle; Thüringen 119 Fälle; Sachsen 152 Fälle; Baden 288 Fälle; Saarland 136 Fälle; Oberbayern 169 Fälle; Niederbayern-Oberpfalz 91 Fälle; Mittel-Oberfranken 131 Fälle; Schwaben 202 Fälle; Pfalz 73 Fälle; Reg.-Bez. Köln 729 Fälle; Reg.-Bez. Koblenz 133 Fälle; Reg.-Bez. Düsseldorf 233 Fälle; Reg.-Bez. Hessen 168 Fälle; Reg.-Bez. Wiesbaden 233 Fälle; Reg.-Bez. Kassel 93 Fälle; Reg.-Bez. Frankfurt a. d. Oder 113 Fälle; Reg.-Bez. Schneidemühl 21 Fälle; Reg.-Bez. Stettin/Köslin 147 Fälle; Württemberg 912 Fälle; Hamburg 58 Fälle; Bremen 14 Fälle; Ostmark 518 Fälle.

1939, *Autor:* Amtl. Statistik; *Epidemien:* Deutschland ohne Ostmark 3800 Fälle; Deutschland mit Ostmark 4203 Fälle; Preußen 2255 Fälle; Baden 288 Fälle; Württemberg 262 Fälle; Hessen 174 Fälle; Schleswig-Holstein 639 Fälle; Reg.-Bez. Minden 57 Fälle; Reg.-Bez. Potsdam 115 Fälle; Reg.-Bez. Schneidemühl 16 Fälle; Schwaben 74 Fälle; *Autor:* SIEVERS; *Epidemien:* Köln 52 Fälle; *Autor:* Amtl. Statistik; *Epidemien:* Hamburg 141 Fälle; *Autor:* WOKUREK; *Epidemien:* Böhmen, Pardubitz 202 Fälle; Böhmen, Prag 96 Fälle; Mähren 25 Fälle; *Autor:* ROMINGER; *Epidemien:* Schleswig-Holstein 677 Fälle; *Autor:* Amtl. Statistik; *Epidemien:* Bayern 389 Fälle.

In Tabelle 1 ist eine Übersicht über gehäufte Poliomyelitiserkrankungen und Epidemien in Deutschland wiedergegeben.

Sie umfaßt *erstens* die hauptsächlichsten Epidemiebeschreibungen bzw. Mitteilungen über gehäuftes sporadisches Vorkommen der Kinderlähme und *zweitens* die amtlich mitgeteilten Zahlen über Poliomyelitishäufungen; die amtlichen Angaben für Preußen schon ab 1909, für die meisten anderen Länder erst ab 1924. Seit 1924 sind nur Morbiditätszahlen von über 0,9 pro 10000 Einwohner in den Regierungsbezirken mit aufgeführt.

III. Das Verhalten der Poliomyelitis in den einzelnen Regierungsbezirken Deutschlands.

a) An Hand der Morbiditätszahlen.

Ein klares übersichtliches Bild über die Entwicklungsverhältnisse der Poliomyelitis seit 1924 gibt die Tabelle 2. Sie stellt die *Morbiditätszahlen* (d. h. Erkrankungszahlen auf 10000 Einwohner) dar, berechnet aus den absoluten Erkrankungszahlen und der Bevölkerung in den einzelnen Regierungsbezirken, wobei für 1939 die letzte Volkszählung mit berücksichtigt wurde.

Diese *Morbiditätsstatistik* bildet die Grundlage zum Studium der Poliomyelitisausbreitung in Deutschland. Sie soll im folgenden näher betrachtet werden und es soll an den klaren Zahlen geprüft werden, ob und inwieweit sich hierbei eine Veränderung der Kinderlähme in ihrem epidemiologischen Verhalten feststellen läßt.

Die Zahlen habe ich grundsätzlich so bewertet, daß eine Morbiditätsziffer von 0,3 auf 10000 Einwohner *und darüber* als *Häufung* von Poliomyelitisfällen in einem Regierungsbezirk gilt, eine solche *über 0,9* als *Epidemie* anzusehen ist. Die Zeitabschnitte, die miteinander verglichen werden, umfassen jeweils 5—6 Jahre: 1924 mit 1929; 1930 mit 1934; 1935 mit 1939. Da sich der Zeitraum von 1924—1939 nur in 2mal 5 und 1mal 6 Jahre einteilen läßt, ist die 6-Jahres-Periode von 1924—1929 gerechnet, damit durch die Berechnungsmethode auf keinen Fall eine für die letzten Jahre günstigere Verschiebung von vornherein vorgetäuscht wird. Mit dem Jahr 1924 wird begonnen, weil früher keine einheitliche Meldepflicht bestanden hatte; selbst in diesem Jahr fallen noch einzelne kleine Länder aus, was jedoch für die Gesamtberechnung ohne Bedeutung ist.

Die fettgedruckten Zahlen weisen auf die Häufungen bzw. Epidemien in den einzelnen Ländern und Regierungsbezirken hin. Im ersten Abschnitt 1924 bis 1929 sehen wir die Säulenreihe von 1926 mit einer Reihe von fettgedruckten Zahlen, noch bedeutend mehr im Jahr 1927. Wir haben hier die *ausgebreitete Epidemie von 1927 mit ihrem vorbereitenden Anstieg von 1926 vor uns.* Die übrigen Spalten zeigen keine hohen Zahlen.

Die zweite 5-Jahres-Gruppe 1930—1934 zeigt in der Säule von 1931 mehrfach Häufungszahlen und in der von 1932 sogar auffallend viele, dabei eine ganze Reihe von schweren Epidemien. Die folgenden Jahre in dieser Rubrik weisen seltener hohe Zahlen auf. Wir verzeichnen also in diesem Zeitabschnitt den *Epidemievorläufer von 1931 mit der folgenden ausgedehnten Epidemie von 1932.* Ein deutlich anderes Bild bietet nun der dritte 5-Jahres-Abschnitt 1935—1939. Jede Jahressäule hat zahlreiche Poliomyelitis-Häufungszahlen aufzuweisen, dabei von 1937—1939 mit hohen Epidemiezahlen. Wir haben hier also nicht mehr wie in den beiden ersten 5-Jahres-Abteilungen *ein* Epidemiejahr mit seinem Vorstadium vor uns, *sondern jedes Jahr ist mit epidemieartigen Häufungen ausgefüllt, 1938 allerdings am schwersten und ausgebreitetsten, d. h. in den letzten 5 Jahren*

Tabelle 2. Die Morbidität in den deutschen Regierungsbezirken von 1924—1939, berechnet aus den absoluten Erkrankungszahlen und der durchschnittlichen Bevölkerung.

Regierungsbezirk	1924	1925	1926	1927	1928	1929	1930	1931	1932	1933	1934	1935	1936	1937	1938	1939
Königsberg . . .	0,01	0,02	0,1	0,59	0,41	0,2	0,26	0,17	0,33	0,06	0,13	0,11	0,18	0,22	0,07	0,12
Gumbinnen. . .	0,02	—	0,14	0,20	0,46	0,20	0,15	0,24	0,18	0,15	0,05	0,13	0,05	0,3	0,11	0,1
Allenstein . . .	—	0,11	0,42	0,62	0,47	0,6	0,07	0,14	0,18	0,54	0,46	0,37	0,14	0,19	0,03	0,18
Westpreußen . .	0,11	0,30	0,15	0,94	0,15	0,26	0,6	0,11	0,7	0,07	0,14	—	0,46	0,1	0,07	0,07
Berlin	0,09	0,08	0,28	0,22	0,16	0,18	0,1	0,09	0,44	0,47	0,17	0,15	0,23	1,06	0,35	0,86
Potsdam	0,03	0,05	0,31	0,47	0,15	0,12	0,23	0,06	0,88	0,19	0,18	0,13	0,29	0,67	0,54	0,67
Frankfurt a.d.O.	—	0,06	0,30	0,35	0,18	0,13	0,09	0,03	1,04	0,21	0,15	0,03	0,2	0,43	0,85	0,67
Stettin.	0,10	0,03	0,31	0,25	0,22	0,16	0,11	0,01	2,38	0,4	0,14	0,14	0,2	0,8	0,61	0,21
Köslin	0,13	0,10	0,26	0,03	0,14	0,11	0,23	0,07	1,2	1,4	0,13	0,39	0,53	0,34	1,07	0,51
Schneidemühl. .	—	—	0,3	0,15	0,18	0,5	0,27	0,18	2,15	0,71	0,78	0,35	0,26	0,52	0,62	0,33
Breslau	—	0,05	0,16	0,2	0,16	0,15	0,05	0,03	1,09	0,17	0,36	0,72	0,55	0,32	0,36	0,2
Liegnitz . . .	0,05	0,04	0,18	0,14	0,2	0,07	0,1	0,12	0,35	0,22	0,09	0,42	1,24	0,11	0,27	0,18
Oppeln.	0,02	0,01	0,07	0,09	0,11	0,09	0,1	0,34	0,28	0,13	0,11	0,15	0,67	0,19	0,06	0,13
Magdeburg . . .	0,78	0,05	0,59	0,78	0,05	0,12	0,1	0,13	1,94	0,05	0,09	0,04	0,3	0,14	0,36	0,49
Merseburg . . .	0,01	0,04	0,36	1,84	0,08	0,12	0,11	0,03	0,79	0,08	0,07	0,08	0,13	0,32	0,4	0,18
Erfurt	0,03	0,03	1,57	0,59	0,12	0,08	0,18	0,08	1,38	0,16	0,11	0,5	0,45	0,29	0,48	0,07
Schleswig . . .	0,09	0,07	0,41	0,39	0,36	0,34	0,13	0,58	0,53	0,23	0,77	0,7	0,17	0,26	0,16	4,01
Hannover . . .	0,02	0,03	0,85	0,25	0,19	0,32	0,29	0,08	1,57	0,06	0,23	0,18	1,07	0,1	0,14	0,4
Hildesheim . . .	0,03	0,16	0,52	0,20	0,08	0,3	0,16	0,03	1,75	0,07	0,17	0,13	0,28	0,1	0,58	0,21
Lüneburg . . .	—	0,08	0,59	0,22	0,12	1,32	0,2	0,21	0,39	0,02	0,22	0,73	0,57	0,16	0,21	0,27
Stade	—	0,02	0,19	0,15	0,32	0,13	0,32	0,02	0,55	0,04	0,45	0,34	0,74	0,04	0,26	0,13
Osnabrück . . .	—	—	0,11	0,12	0,12	0,9	0,07	0,22	0,3	0,09	0,21	0,59	0,06	0,02	0,12	0,12
Aurich	—	0,03	0,17	0,41	0,13	0,13	0,03	0,17	0,51	0,74	0,22	0,28	0,13	0,24	0,03	0,54
Münster i. W.. .	—	0,08	0,21	0,36	0,12	0,12	0,25	0,46	0,34	0,2	1,47	0,31	0,39	0,12	0,29	0,33
Minden	0,03	0,08	0,27	0,35	0,16	0,12	0,09	0,8	0,34	0,2	0,13	0,35	0,24	0,07	0,09	0,61
Arnsberg	0,06	0,08	0,35	0,57	0,18	0,17	0,28	0,7	0,43	0,21	0,46	0,3	0,62	0,19	0,18	0,38
Kassel	0,16	0,04	0,38	0,68	0,2	0,21	0,11	0,22	0,59	0,13	0,05	0,12	0,73	0,17	0,84	0,38
Wiesbaden . . .	0,38	0,06	0,18	0,37	0,13	0,17	0,09	0,3	0,41	0,13	0,26	0,15	0,13	0,23	1,78	0,38
Koblenz	0,05	0,03	0,21	0,16	0,08	0,16	0,44	0,05	0,17	0,08	0,25	0,36	0,16	0,08	1,67	0,3
Düsseldorf . . .	0,02	0,02	0,33	0,26	0,06	0,4	0,33	0,18	0,26	0,23	0,35	0,28	0,33	0,18	0,60	0,41
Köln	0,07	0,08	0,28	0,35	0,22	0,13	0,39	0,07	0,36	0,17	0,27	0,28	0,56	0,29	5,08	0,49
Trier	0,03	0,1	0,07	0,1	0,03	0,06	0,21	0,03	0,06	0,16	0,04	0,16	0,14	0,08	0,38	0,38
Aachen . . .	0,13	0,05	0,38	0,4	0,07	0,31	0,18	0,16	0,24	0,27	0,19	0,11	0,57	0,12	0,59	0,1
Sigmaringen . .	0,55	0,14	0,14	0,55	—	0,14	0,14	—	0,14	—	0,55	0,95	—	0,27	2,5	0,27
Oberbayern. . .	0,06	0,1	0,04	0,14	0,14	0,09	0,14	1,27	0,77	0,14	0,22	0,4	0,51	4,13	1,0	0,47
Ndbay.-Opf. . .	0,02	0,04	0,03	0,32	0,19	0,06	0,32	0,52	0,54	0,16	0,14	0,16	0,32	0,92	0,65	0,3
Rheinpfalz . . .	0,27	0,16	0,12	0,03	0,06	0,11	0,97	0,04	0,47	0,23	0,08	0,36	0,1	0,18	0,73	0,59
Ob.-Mit.Frank. .	0,09	0,16	0,09	0,83	0,13	0,07	0,15	0,66	0,39	0,07	0,22	0,37	0,06	0,32	0,74	0,39
Unt.Frank.. . .	0,02	0,02	0,14	0,78	0,09	0,02	0,24	0,3	0,16	0,05	0,12	0,47	0,16	0,15	2,6	0,34
Schwaben . . .	0,09	0,05	0,08	0,48	0,41	0,24	0,26	0,22	0,36	0,22	0,23	0,41	0,34	0,75	2,35	0,79
Sachsen	0,06	0,05	0,21	1,15	0,21	0,13	0,17	0,05	0,53	0,15	0,15	0,14	0,15	0,23	0,95	0,29
Württemberg. .	—	0,03	0,03	0,28	—	—	0,01	—	0,18	0,05	0,14	1,2	0,15	0,17	3,3	0,9
Baden	0,14	0,13	0,07	0,22	0,09	0,11	0,84	0,52	0,11	0,11	0,43	0,45	0,3	0,22	1,4	1,1
Thüringen . . .	0,04	0,03	0,39	0,7	0,12	0,1	0,18	0,08	0,5	0,1	0,06	0,17	0,17	0,17	0,7	0,11
Hessen.	0,2	0,06	0,23	0,24	0,08	0,17	0,3	0,14	0,42	0,08	0,09	0,21	0,27	0,2	1,1	1,2
Hamburg . . .	0,07	0,07	0,43	0,22	0,33	0,11	0,07	0,21	0,88	0,17	0,66	0,41	0,15	0,23	0,34	0,83
Mecklenbg.-Sch.	0,26	0,06	0,25	0,12	0,15	0,14	0,29	0,27	0,44	0,22	0,96	0,56	0,32	0,18	0,2	0,34
Oldenburg . . .	—	—	—	0,18	0,11	0,05	0,07	0,45	1,02	0,17	0,05	0,73	0,45	0,19	0,08	0,26
Braunschweig. .	—	—	0,36	0,65	0,16	0,22	0,12	0,12	0,84	0,18	0,02	0,41	0,52	0,1	0,15	0,25
Anhalt.	—	—	0,17	0,22	0,03	0,03	0,08	0,03	0,36	0,08	0,08	0,16	0,27	0,24	0,29	0,46
Bremen	—	—	—	0,38	0,06	0,06	0,09	0,43	1,85	0,11	0,32	0,13	2,6	0,05	0,37	0,32
Lippe	—	0,06	0,06	0,12	0,06	0,06	0,77	0,12	0,41	0,63	0,62	0,51	—	0,11	0,17	0,37
Lübeck	0,24	—	0,97	0,08	0,7	0,15	0,22	0,15	0,37	0,07	0,29	1,4	0,06	—	—	—
Mecklenbg.-Str.	0,09	—	0,18	0,09	0,09	0,27	0,18	0,09	2,55	—	—	—	—	—	—	—
Saarland									0,13	0,51	0,11	0,11	0,06	0,07	1,6	0,17

waren in den einzelnen Regierungsbezirken und Ländern *viel öfter Epidemien oder gehäufte Kinderlähmeerkrankungen als in den früheren gleich großen Zeitabschnitten.* — Soviel ist schon beim bloßen Überblicken der Tabelle deutlich zu erkennen.

Um einen genauen Vergleich zu bekommen, sollen die Zahlen noch nach bestimmten Gesichtspunkten ausgewertet werden.

Wir vergleichen miteinander die Anzahl der Epidemien bzw. Kinderlähmehäufungen in den 3 Zeitabschnitten, also die Anzahl der Ziffern von 0,3 und darüber. Es sind:

$$\text{von 1924 mit 1929} \ldots \ldots 66$$
$$\text{,, 1930 ,, 1934} \ldots \ldots 87$$
$$\text{,, 1935 ,, 1939} \ldots \ldots 130.$$

Das bedeutet, daß wir eine *starke Zunahme der epidemieartigen Häufungen* von Poliomyelitiserkrankungen der letzten Jahre in allmählich ansteigender Kurve feststellen müssen.

2. Wir setzen zueinander in Vergleich, *wie oft ein Regierungsbezirk* bzw. Land in den 5-Jahres-Abschnitten je 1- oder 2mal oder öfter *von Epidemien betroffen* wurde. Daraus läßt sich ersehen, ob die Gebiete im Laufe der Jahre weniger oder öfter heimgesucht worden sind (Tab. 3).

Tabelle 3. Häufigkeit des Befallenseins der verschiedenen Bezirke in den einzelnen Jahresgruppen.

	1924 mit 1929	1930 mit 1934	1935 mit 1939
1mal betroffen:	14 Bezirke	25 Bezirke	11 Bezirke
2 ,, ,,	18 ,,	17 ,,	15 ,,
3 ,, ,,	3 ,,	8 ,,	18 ,,
4 ,, ,,	2 ,,	1 ,,	5 ,,
5 ,, ,,	— ,,		3 ,,

Die erste Rubrik der Tabelle 3 zeigt, daß 1924—1929, d. h. innerhalb von 6 Jahren die betroffenen Bezirke meist 1- oder 2mal heimgesucht wurden. Die zweite Rubrik 1930—1934, ein Zeitraum von 5 Jahren, ergibt schon wesentlich mehr betroffene Bezirke. Diese sind zwar in der Hauptsache auch 1—2mal befallen, jedoch schon 8 Gebietsteile 3mal und einer 4mal. 1935—1939 nimmt die Zahl der 1- und 2mal betroffenen Regierungsbezirke deutlich ab, dafür tritt eine erhebliche Steigerung der 3mal in 5 Jahren heimgesuchten Bezirke ein (18); 5 Bezirke sind sogar 4mal in diesem Zeitraum befallen und 3 je 5mal, d. h. also jedes Jahr. Es zeigt sich aber insgesamt ein zunehmend häufigeres Befallensein der gleichen Gegend von Poliomyelitis.

3. An Hand von Epidemiezahlen wurde festgestellt, wie viele *Bezirke* 2mal oder öfter *in aufeinander folgenden Jahren befallen* wurden, ohne daß also ein freies Jahr dazwischen lag. Dabei fanden sich die in Tabelle 4 dargestellten Verhältnisse.

Es ist klar ersichtlich, daß in der Periode von 1935—1939 viel öfter als in der zweiten und in dieser wieder häufiger als in der ersten, 2 Jahre hindurch hohe Erkrankungszahlen verzeichnet wurden; ja 6mal waren 3 Jahre hintereinander Häufungen, 2mal während 4 Jahren und 3mal sogar während 5 Jahren.

Tabelle 4. Anzahl der durch mehrere sich folgende Jahre von Poliomyelitisepidemie betroffenen Bezirke.

	1924 mit 1929	1930 mit 1934	1935 mit 1939
2 Jahre nacheinander:	12 Bezirke	15 Bezirke	25 Bezirke
3 ,, ,,	— ,,	3 ,,	6 ,,
4 ,, ,,	2 ,,	— ,,	2 ,,
5 ,, ,,	— ,,	— ,,	3 ,,

Dies bedeutet, daß im Abschnitt der letzten 5 Jahre die Poliomyelitisepidemien
bzw. Häufungen nicht nur in mehr Gebieten als früher auftreten, sondern *auch
länger verweilen als in den früheren Zeitabschnitten.*

Zusammenfassend stellen wir also fest:

*Die Epidemien greifen ausgedehnter um sich, d. h. ergreifen mehr Regierungs-
bezirke.*

*Die Epidemien oder Häufungen kehren öfter, d. h. in kürzeren Zeitabständen,
wieder.*

*Die Seuche bleibt länger in den von ihr heimgesuchten Gebieten, als dies früher der
Fall war.*

Diese 3 Punkte lassen sich als grundsätzliche epidemiologische Veränderung
der Poliomyelitis herausstellen.

Die Behauptung, daß solche Veränderungen im Gange seien, wurde mehrfach
aufgestellt, doch konnte ich beweisende Angaben darüber bisher nirgends finden.

b) Der Verlauf der Poliomyelitis in Deutschland von 1924—1939 geographisch nach Regierungsbezirken dargestellt.

*Die Kinderlähme in Deutschland, beurteilt nach den geographischen Skizzen
(Abb. 2—17) der Regierungsbezirke,* zeigt also folgende Erscheinungen:

1. Die mittels der Morbiditätsziffern gefundenen Tatsachen finden durch
das geographische Verhalten ihre Bestätigung:

    a) Es werden *zunehmend mehr Bezirke* von der Kinderlähme *befallen.*

    b) Die *Bezirke* werden zunehmend *schwerer befallen.*

    c) Die *Epidemien* bzw. Häufungen *folgen sich in kürzerem Abstand* als früher.

    d) Die *Epidemien* bzw. Häufungen *verweilen* in den betroffenen Gebieten in
den letzten Jahren *länger als früher.*

2. Die *Größe der Epidemieherde* und Häufungsbezirke *steigert sich im Laufe
der Jahre.* Dies ist zu erkennen:

    a) beim Vergleich der Großepidemiejahre 1927—1932—1938 untereinander;

    b) beim Vergleich der übrigen Jahre untereinander: 1926, 1929, 1930, 1931,
1933, 1935, 1936, 1937, 1939; auch bei diesen nimmt der Umfang der Epidemie-
und Häufungsherde deutlich zu.

3. Die *Großepidemien von 1927 und 1932 ebben schnell ab,* so daß das darauf-
folgende Jahr 1928 ganz frei wird und 1933 nur noch 2 Restherde behält. Die
Großepidemie von 1938 flaut dagegen viel weniger ab, wandert sogar 1939 weiter;
auch bleiben 1939 noch viele Herde und Häufungen.

4. Die Epidemien bzw. Häufungsherde *wandern* innerhalb des Reiches. Das
viel behauptete unregelmäßige *Springen von Epidemien von einem Jahr zum
anderen in völlig fern liegende Gebiete findet kaum statt.*

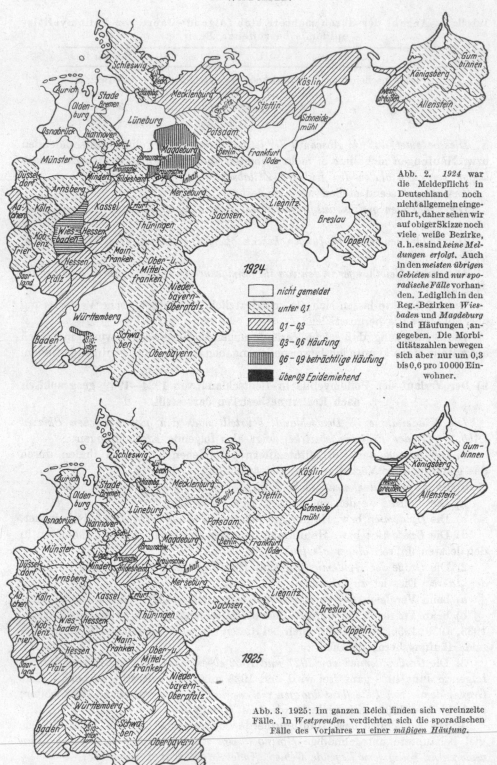

Abb. 2. *1924* war die Meldepflicht in Deutschland noch nicht allgemein eingeführt, daher sehen wir auf obiger Skizze noch viele weiße Bezirke, d. h. es sind *keine Meldungen erfolgt*. Auch in den meisten übrigen *Gebieten* sind *nur sporadische Fälle* vorhanden. Lediglich in den Reg.-Bezirken *Wiesbaden* und *Magdeburg* sind Häufungen ,angegeben. Die Morbiditätszahlen bewegen sich aber nur um 0,3 bis 0,6 pro 10000 Einwohner.

1924

nicht gemeldet

unter 0,1

0,1—0,3

0,3—0,6 Häufung

0,6—0,9 beträchtliche Häufung

über 0,9 Epidemieherd

1925

Abb. 3. 1925: Im ganzen Reich finden sich vereinzelte Fälle. In *Westpreußen* verdichten sich die sporadischen Fälle des Vorjahres zu einer *mäßigen Häufung*.

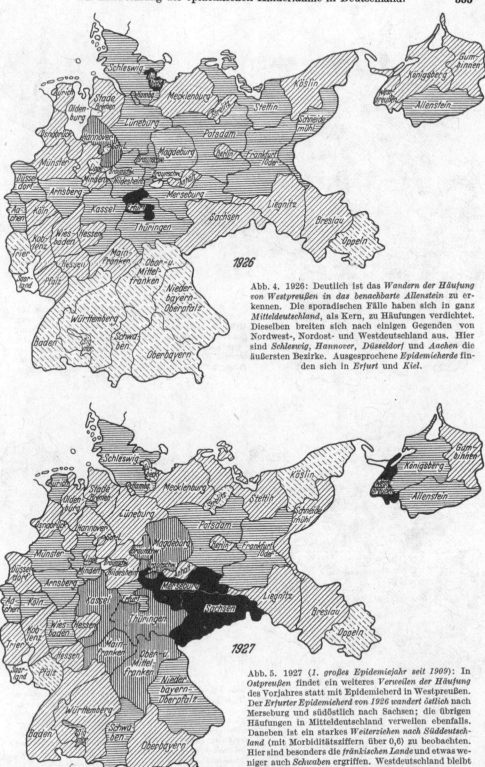

Abb. 4. 1926: Deutlich ist das *Wandern der Häufung von Westpreußen in das benachbarte Allenstein* zu erkennen. Die sporadischen Fälle haben sich in ganz *Mitteldeutschland*, als Kern, zu Häufungen verdichtet. Dieselben breiten sich nach einigen Gegenden von Nordwest-, Nordost- und Westdeutschland aus. Hier sind *Schleswig*, *Hannover*, *Düsseldorf* und *Aachen* die äußersten Bezirke. Ausgesprochene *Epidemieherde* finden sich in *Erfurt* und *Kiel*.

Abb. 5. 1927 (*1. großes Epidemiejahr seit 1909*): In *Ostpreußen* findet ein weiteres *Verweilen der Häufung* des Vorjahres statt mit Epidemieherd in Westpreußen. Der *Erfurter Epidemieherd von 1926* wandert östlich nach Merseburg und südöstlich nach Sachsen; die übrigen Häufungen in Mitteldeutschland verweilen ebenfalls. Daneben ist ein starkes *Weiterziehen nach Süddeutschland* (mit Morbiditätsziffern über 0,6) zu beobachten. Hier sind besonders die *fränkischen Lande* und etwas weniger auch *Schwaben* ergriffen. Westdeutschland bleibt im allgemeinen auf dem Stand des Vorjahres stehen.

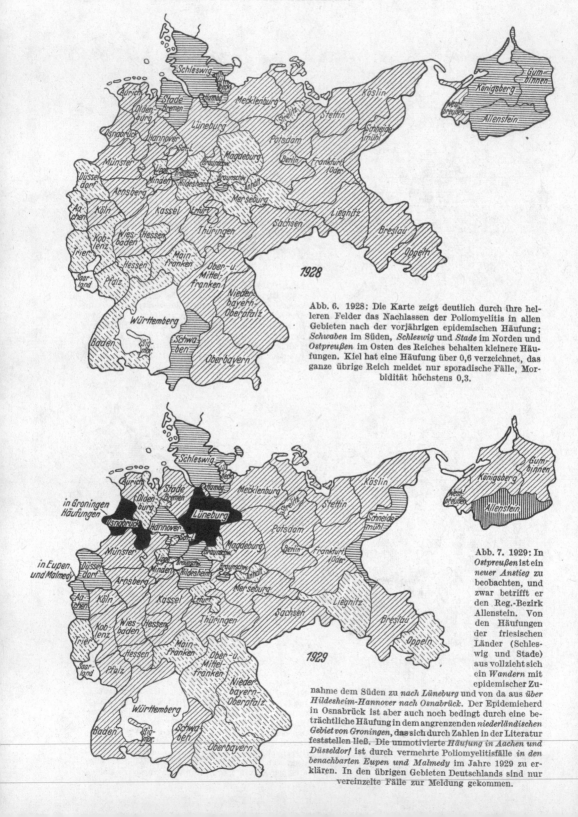

Abb. 6. 1928: Die Karte zeigt deutlich durch ihre helleren Felder das Nachlassen der Poliomyelitis in allen Gebieten nach der vorjährigen epidemischen Häufung; *Schwaben* im Süden, *Schleswig* und *Stade* im Norden und *Ostpreußen* im Osten des Reiches behalten kleinere Häufungen. Kiel hat eine Häufung über 0,6 verzeichnet, das ganze übrige Reich meldet nur sporadische Fälle, Morbidität höchstens 0,3.

Abb. 7. 1929: In *Ostpreußen* ist ein *neuer Anstieg* zu beobachten, und zwar betrifft er den Reg.-Bezirk Allenstein. Von den Häufungen der friesischen Länder (Schleswig und Stade) aus vollzieht sich ein *Wandern* mit epidemischer Zunahme dem Süden zu *nach Lüneburg* und von da aus *über Hildesheim-Hannover nach Osnabrück*. Der Epidemieherd in Osnabrück ist aber auch noch bedingt durch eine beträchtliche Häufung in dem angrenzenden *niederländischen Gebiet von Groningen,* das sich durch Zahlen in der Literatur feststellen ließ. Die unmotivierte *Häufung in Aachen und Düsseldorf* ist durch vermehrte Poliomyelitisfälle *in den benachbarten Eupen und Malmedy* im Jahre 1929 zu erklären. In den übrigen Gebieten Deutschlands sind nur vereinzelte Fälle zur Meldung gekommen.

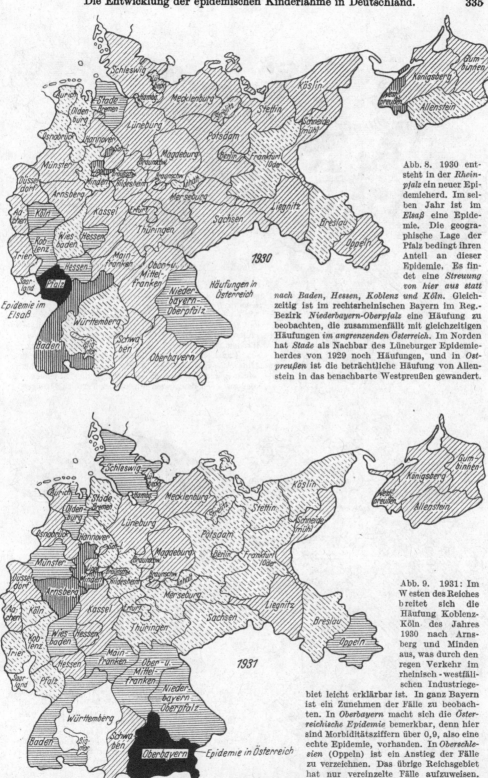

Abb. 8. 1930 entsteht in der *Rheinpfalz* ein neuer Epidemieherd. Im selben Jahr ist im *Elsaß* eine Epidemie. Die geographische Lage der Pfalz bedingt ihren Anteil an dieser Epidemie, Es findet eine *Streuung* von *hier aus statt nach Baden, Hessen, Koblenz und Köln*. Gleichzeitig ist im rechtsrheinischen Bayern im Reg.-Bezirk *Niederbayern-Oberpfalz* eine Häufung zu beobachten, die zusammenfällt mit gleichzeitigen Häufungen *im angrenzenden Österreich*. Im Norden hat *Stade* als Nachbar des Lüneburger Epidemieherdes von 1929 noch Häufungen, und in *Ostpreußen* ist die beträchtliche Häufung von Allenstein in das benachbarte Westpreußen gewandert.

Abb. 9. 1931: Im Westen des Reiches breitet sich die Häufung Koblenz-Köln des Jahres 1930 nach Arnsberg und Minden aus, was durch den regen Verkehr im rheinisch-westfälischen Industriegebiet leicht erklärbar ist. In ganz Bayern ist ein Zunehmen der Fälle zu beobachten. In *Oberbayern* macht sich die *Österreichische Epidemie* bemerkbar, denn hier sind Morbiditätsziffern über 0,9, also eine echte Epidemie, vorhanden. In *Oberschlesien* (Oppeln) ist ein Anstieg der Fälle zu verzeichnen. Das übrige Reichsgebiet hat nur vereinzelte Fälle aufzuweisen.

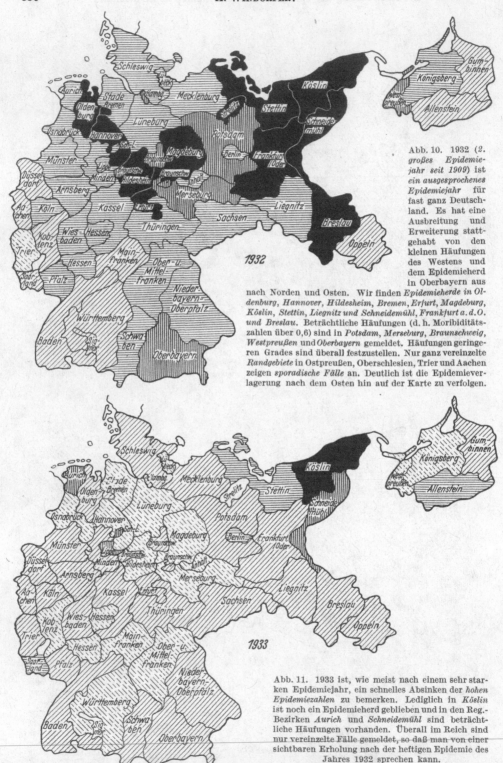

Abb. 10. 1932 (2. großes Epidemiejahr seit 1909) ist ein ausgesprochenes Epidemiejahr für fast ganz Deutschland. Es hat eine Ausbreitung und Erweiterung stattgehabt von den kleinen Häufungen des Westens und dem Epidemieherd in Oberbayern aus nach Norden und Osten. Wir finden Epidemieherde in Oldenburg, Hannover, Hildesheim, Bremen, Erfurt, Magdeburg, Köslin, Stettin, Liegnitz und Schneidemühl, Frankfurt a. d. O. und Breslau. Beträchtliche Häufungen (d. h. Morbiditätszahlen über 0,6) sind in Potsdam, Merseburg, Braunschweig, Westpreußen und Oberbayern gemeldet. Häufungen geringeren Grades sind überall festzustellen. Nur ganz vereinzelte Randgebiete in Ostpreußen, Oberschlesien, Trier und Aachen zeigen sporadische Fälle an. Deutlich ist die Epidemieverlagerung nach dem Osten hin auf der Karte zu verfolgen.

Abb. 11. 1933 ist, wie meist nach einem sehr starken Epidemiejahr, ein schnelles Absinken der hohen Epidemiezahlen zu bemerken. Lediglich in Köslin ist noch ein Epidemieherd geblieben und in den Reg.-Bezirken Aurich und Schneidemühl sind beträchtliche Häufungen vorhanden. Überall im Reich sind nur vereinzelte Fälle gemeldet, so daß man von einer sichtbaren Erholung nach der heftigen Epidemie des Jahres 1932 sprechen kann.

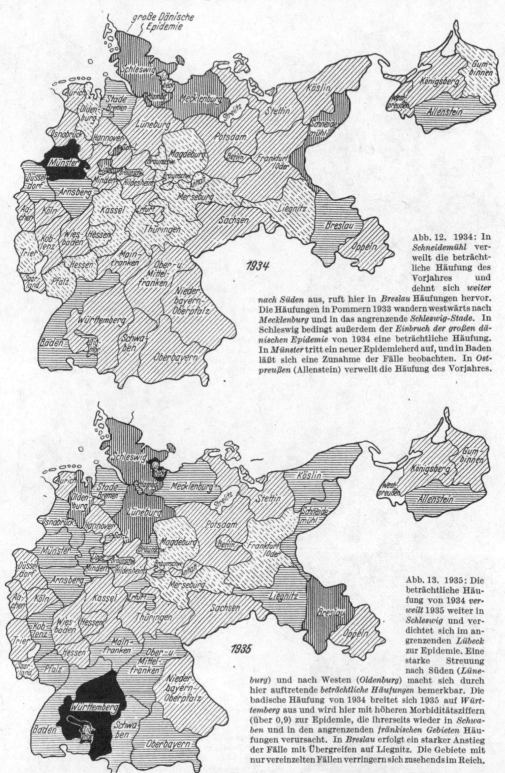

Abb. 12. 1934: In *Schneidemühl* verweilt die beträchtliche Häufung des Vorjahres und dehnt sich *weiter nach Süden* aus, ruft hier in *Breslau* Häufungen hervor. Die Häufungen in Pommern 1933 wandern westwärts nach *Mecklenburg* und in das angrenzende *Schleswig-Stade*. In Schleswig bedingt außerdem der *Einbruch der großen dänischen Epidemie* von 1934 eine beträchtliche Häufung. In *Münster* tritt ein neuer Epidemieherd auf, und in Baden läßt sich eine Zunahme der Fälle beobachten. In *Ostpreußen* (Allenstein) verweilt die Häufung des Vorjahres.

Abb. 13. 1935: Die beträchtliche Häufung von 1934 *verweilt* 1935 weiter in *Schleswig* und verdichtet sich im angrenzenden *Lübeck* zur Epidemie. Eine starke Streuung nach Süden (*Lüneburg*) und nach Westen (*Oldenburg*) macht sich durch hier auftretende *beträchtliche Häufungen* bemerkbar. Die badische Häufung von 1934 breitet sich 1935 auf *Württemberg* aus und wird hier mit höheren Morbiditätsziffern (über 0,9) zur Epidemie, die ihrerseits wieder in *Schwaben* und in den angrenzenden *fränkischen Gebieten* Häufungen verursacht. In *Breslau* erfolgt ein starker Anstieg der Fälle mit Übergreifen auf Liegnitz. Die Gebiete mit nur vereinzelten Fällen verringern sich zusehends im Reich.

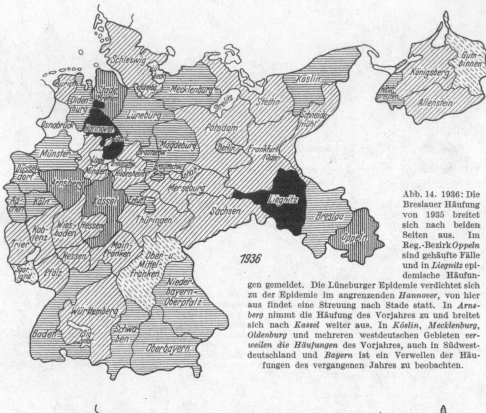

Abb. 14. 1936: Die
Breslauer Häufung
von 1935 breitet
sich nach beiden
Seiten aus. Im
Reg.-Bezirk *Oppeln*
sind gehäufte Fälle
und in *Liegnitz* epi-
demische Häufun-
gen gemeldet. Die Lüneburger Epidemie verdichtet sich
zu der Epidemie im angrenzenden *Hannover*, von hier
aus findet eine Streuung nach Stade statt. In *Arnsberg* nimmt die Häufung des Vorjahres zu und breitet
sich nach *Kassel* weiter aus. In *Köslin, Mecklenburg,
Oldenburg* und mehreren westdeutschen Gebieten *verweilen die Häufungen* des Vorjahres, auch in Südwestdeutschland und *Bayern* ist ein Verweilen der Häufungen des vergangenen Jahres zu beobachten.

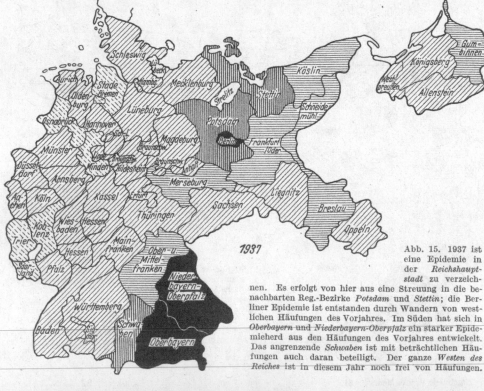

Abb. 15. 1937 ist
eine Epidemie in
der *Reichshaupt-
stadt* zu verzeich-
nen. Es erfolgt von hier aus eine Streuung in die benachbarten Reg.-Bezirke *Potsdam* und *Stettin*; die Berliner Epidemie ist entstanden durch Wandern von west-
lichen Häufungen des Vorjahres. Im Süden hat sich in
Oberbayern und *Niederbayern-Oberpfalz* ein starker Epidemieherd aus den Häufungen des Vorjahres entwickelt.
Das angrenzende *Schwaben* ist mit beträchtlichen Häufungen auch daran beteiligt. Der ganze *Westen des
Reiches* ist in diesem Jahr noch frei von Häufungen.

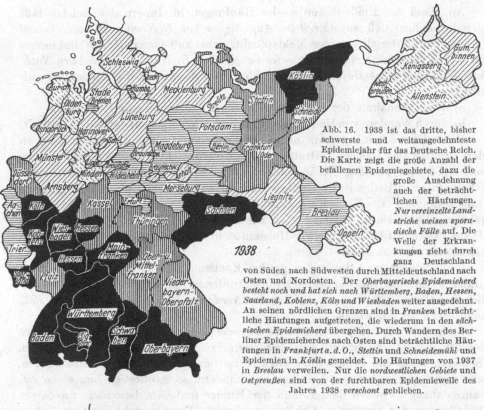

Abb. 16. 1938 ist das dritte, bisher schwerste und weitausgedehnteste Epidemiejahr für das Deutsche Reich. Die Karte zeigt die große Anzahl der befallenen Epidemiegebiete, dazu die große Ausdehnung auch der beträchtlichen Häufungen. *Nur vereinzelte Landstriche weisen sporadische Fälle auf.* Die Welle der Erkrankungen zieht durch ganz Deutschland von Süden nach Südwesten durch Mitteldeutschland nach Osten und Nordosten. *Der Oberbayerische Epidemieherd besteht noch und hat sich nach Württemberg, Baden, Hessen, Saarland, Koblenz, Köln und Wiesbaden weiter ausgedehnt.* An seinen nördlichen Grenzen sind in *Franken* beträchtliche Häufungen aufgetreten, die wiederum in den *sächsischen Epidemieherd* übergehen. Durch Wandern des Berliner Epidemieherdes nach Osten sind beträchtliche Häufungen in *Frankfurt a. d. O.*, *Stettin* und *Schneidemühl* und Epidemien in *Köslin* gemeldet. Die Häufungen von 1937 in *Breslau* verweilen. Nur die *nordwestlichen Gebiete* und *Ostpreußen* sind von der furchtbaren Epidemiewelle des Jahres 1938 *verschont* geblieben.

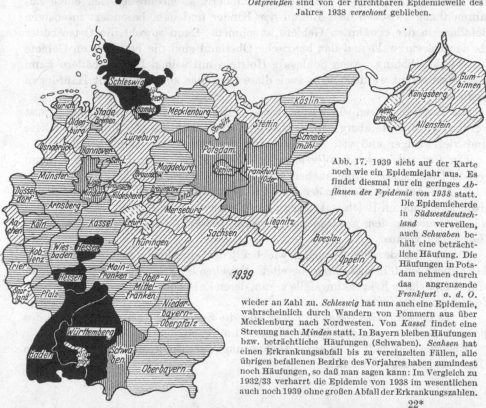

Abb. 17. 1939 sieht auf der Karte noch wie ein Epidemiejahr aus. Es findet diesmal nur ein geringes *Abflauen der Epidemie von 1938* statt. Die Epidemieherde in *Südwestdeutschland* verweilen, auch *Schwaben* behält eine beträchtliche Häufung. Die Häufungen in Potsdam nehmen durch das angrenzende *Frankfurt a. d. O.* wieder an Zahl zu. *Schleswig* hat nun auch eine Epidemie, wahrscheinlich durch Wandern von Pommern aus über Mecklenburg nach Nordwesten. Von *Kassel* findet eine Streuung nach *Minden* statt. In Bayern bleiben Häufungen bzw. beträchtliche Häufungen (Schwaben). *Sachsen* hat einen Erkrankungsabfall bis zu vereinzelten Fällen, alle übrigen befallenen Bezirke des Vorjahres haben zumindest noch Häufungen, so daß man sagen kann: Im Vergleich zu 1932/33 verharrt die Epidemie von 1938 im wesentlichen auch noch 1939 ohne großen Abfall der Erkrankungszahlen.

An Hand der Epidemieherde oder Häufungen im Innern des Reiches läßt sich feststellen, daß *unvorbereitetes Aufschießen von Epidemien nicht vorkommt* (erst seit 1927, der allgemeinen Meldepflicht, sicher zu beurteilen). Es sind immer im Jahre *vor einer Epidemie entweder im gleichen Bezirk oder in nächster Nachbarschaft mindestens Häufungen* vorhanden, von denen aus die Epidemien auftreten:

a) durch Zunahme der Häufung im selben Gebiet bis zur Epidemie;

b) durch Wandern von Häufungen oder Epidemieherden aus der Nachbarschaft.

Wo solche scheinbar ganz neuen Epidemieherde ohne Zusammenhang an den Grenzen des Reiches auftreten, sind sie verursacht durch ein *Überwandern von Epidemien aus den Nachbarländern:* Der Epidemieherd von 1930 in der Rheinpfalz und Baden ist durch die benachbarte elsässische Epidemie im gleichen Jahr bedingt. — Die Epidemie von 1931 in Bayern ist die Fortsetzung der gleichjährigen Epidemie in Österreich. — Die beträchtliche Häufung von Fällen im Jahre 1934 und 1935 in Schleswig-Holstein steht in Verbindung mit der dänischen Großepidemie von 1934.

5. Vergleicht man die beiden großen Epidemiejahre 1932 und 1938 miteinander, so fällt auf, daß die beiden hauptbetroffenen Reichsgebiete sich im wesentlichen ablösen. *1932 ist vorwiegend der Nordosten* heimgesucht, dagegen *1938 vorwiegend der Südwesten.*

6. Es scheint, daß *gewisse Bezirke besonders bevorzugt mehrere Jahre hindurch befallen* werden. Es ist dies z. B. besonders Pommern, Oberbayern und Baden. Bedenkt man, daß gerade diese Gebiete im Sommer sehr viel bereist werden, und zwar am meisten von Familien mit Kindern, so möchte ich hier einen Zusammenhang zwischen dem Reisen der Kinder und dem besonders intensiven Befallensein der erwähnten Gebiete annehmen. Denn sowohl die Ostseebäder als der Schwarzwald und das bayrische Oberland sind die beliebtesten Gebiete zur Kindererholung. Auch Schleswig-Holstein mit seinen Nordseebädern kann noch miterwähnt werden; denn auch diese Gegenden sind öfters mit Häufungen betroffen.

Als Vergleich setzen wir beispielsweise Bezirke, die von Kindern wenig bereist werden, wie Württemberg, Oberschlesien, Ostpreußen, Aachen und Trier. Diese sind viel weniger und viel weniger heftig von der Kinderlähme befallen.

Ein *Unterschied der Bevölkerungsdichte kann hierbei keine Rolle spielen*, denn gerade Oberschlesien und Aachen sind dichtbevölkerte Bezirke.

7. Das *Entstehen der Epidemien* geht *allmählich* vor sich. Es findet keine große Epidemie im Reich statt, wenn im Jahr zuvor überall wenig Erkrankungen waren; sondern den *Epidemiejahren gehen immer erhebliche und ausgedehnte Häufungen* voraus.

Es ist dies derselbe Vorgang wie bei jeder einzelnen örtlichen Epidemie. Auch diese entsteht nicht unvorbereitet. Es gehen im Frühjahr und Frühsommer immer erst einige Erkrankungsfälle voran, deren Zahl höher ist als die zu derselben Zeit in anderen Jahren.

8. Es besteht *keine Gesetzmäßigkeit über die Zeitabstände der Epidemien in den gleichen Bezirken* und der Großepidemien im Reich.

Ebensowenig läßt sich eine Ausbreitung der Epidemien in der gleichen Himmelsrichtung feststellen.

IV. Die Poliomyelitis in anderen Ländern Europas.

Es ist klar, daß man zur Beurteilung einer Seuche innerhalb eines Landes auch davon Kenntnis haben muß, wie sie sich in den angrenzenden Ländern verhält. Je größer der Überblick ist, den man über ihr Auftreten in den anderen Ländern des Erdteils gewinnen kann, um so richtiger wird man sie in ihrem Verhalten beurteilen können.

Es sind daher zum Vergleich und zur Ergänzung der Verhältnisse der Poliomyelitisausbreitung noch weitere Länder heranzuziehen.

1. Die Ostmark (das ehemalige Österreich). Die Ostmark wurde im vorigen Kapitel über die Poliomyelitisentwicklung in Deutschland zugleich mit dem Altreich abgehandelt. Da für den Verlauf durch die Jahrzehnte hindurch jedoch getrennte Zahlen vorliegen, wird sie jetzt gesondert betrachtet (Abb. 18).

Nach den ersten Epidemiejahren um 1910 herum, die schon besprochen wurden, kam es in gleicher Weise wie im Altreich in den Kriegs- und Nachkriegsjahren zu einem bemerkenswerten Tiefstand der Erkrankungsziffern. Nur ganz wenige Fälle kamen sogar bis 1925 zur Beobachtung. 1926 werden erstmals 47 Fälle berichtet. Die hierzu gehörige Abb. 18 verzeichnet diesen kleinen Anstieg, der auch schon wieder auf den bevorstehenden Gipfel hinweist: 1927 gab es 150 Fälle; die erste Epidemie seit dem Anstieg zu Beginn des Jahrhunderts

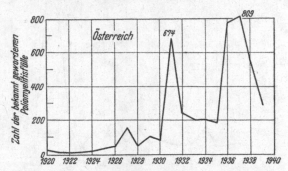

Abb. 18. Erkrankungen an Poliomyelitis in Österreich in den Jahren 1920—1939.

hatte sich breitgemacht. Auf die Verminderung der Fälle im Jahre 1928—1930 folgte dann 1931 ein neuer sehr starker Anstieg mit fast 700 Fällen. Von 1932—1935 waren es dann wieder weniger Erkrankungen, jedoch blieben es jährlich um 200. Außer der epidemischen Erhebung von 1931 war also auch der *Durchschnitt* der Jahresfälle angestiegen. — 1936 erkennt man auf der Abb. 18 einen neuerlichen, noch höheren Anstieg als 1931. Es kam zu 1270 Erkrankungen im Jahre 1936, denen 1937 nochmals fast 1500 Krankheitsfälle folgten. Damit hat die Ostmark ihre *bisher schwerste Epidemie von Kinderlähme* durchgemacht. In den Jahren 1938 und 1939 fällt die Erkrankungsziffer auf rund 800 bzw. 500 je Jahr.

Aus dieser Übersicht über den Poliomyelitisverlauf in der Ostmark ist eindeutig der starke Anstieg der Erkrankungsfälle seit Ende der zwanziger Jahre ersichtlich. Er führt 1931 zur ersten großen Epidemie nach 1908—1910, die sich in den Jahren 1936 und 1937 bereits wiederholt. Der Gipfel von 1931 fällt mit einem Anstieg im Altreich zusammen, der zum Teil durch die Zahlen von dem der Ostmark benachbarten Bayern bedingt wird. 1936 und 1937 als 2. Gipfel haben ebenfalls Beziehung zum Reich, da 1937 die starke Epidemie in Oberbayern war.

Auch für die Ostmark ist somit die starke Zunahme der Kinderlähmefälle zu verzeichnen.

2. Die Schweiz (Abb. 19). Ende des vorigen Jahrhunderts waren auch in der Schweiz die ersten Fälle von Poliomyelitis aufgetreten, wie sich erst nachträglich feststellen ließ. Es waren nur kleine Herde im Jahre 1887 mit wenigen Fällen. 1901 ereignete sich eine *kleine Epidemie in Lommis*, die immerhin 44 Fälle umfaßte

und damals in dem kleinen Ort große Schrecken hervorrief, da die als Cerebro-spinalmeningitis gedeutete Krankheit Lähmungen hinterließ. 1903 und 1904 sowie 1910 kam es dann zu Anhäufungen in *Basel* und Umgebung. Auch 1908 waren mehrere Fälle bei *Luzern* aufgetreten und 1904 eine kleine Epidemie bei *Interlaken*. So gab es also zu Beginn des Jahrhunderts in der Schweiz deutliche *herdförmige Poliomyelitisanhäufungen*. Von 1885—1909 waren im Kinderspital Basel 77 Fälle in Behandlung gestanden, über die Hagenbach berichtet hat. Es breitete sich die Kinderlähme allmählich zunehmend weiter aus. Laufend ereigneten sich jedes Jahr kleine Häufungen von Fällen. Die Ungenauigkeit der Meldungen läßt hier, wie vielfach, in der ersten Zeit dieses Jahrhunderts noch keine sichere Angaben zu. In den Jahren 1913—1919 schwankten die

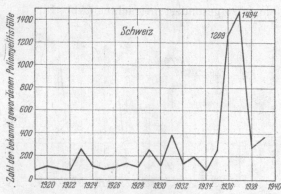

Abb. 19. Erkrankungen an Poliomyelitis in der Schweiz in den Jahren 1919—1939.

mitgeteilten Ziffern zwischen 20 und 80 jährlich. Nach Dubois müssen jedoch in den Jahren 1913—1921 wesentlich mehr als die gemeldeten 552 Fälle vorgekommen sein; denn in der Orthopädischen Klinik von Balgrist seien allein schon 600 Kranke verzeichnet worden, die Todesfälle noch gar nicht mitgerechnet. — Die Abb. 19 zeigt dann im Jahre 1923 einen Anstieg auf etwa 250 Fälle, der von einem zweiten Gipfel im Jahre 1929 fast wieder erreicht wird. 1931 entsteht dann eine Epidemie von 330 Fällen, die weit in den Schatten gestellt wird durch das Hinaufschnellen der Erkrankungsziffer im Jahre 1936 auf 1270. Ja das folgende Jahr 1937 steigerte die Epidemie noch; es wurden fast 1500 Fälle gemeldet. 1938 erfolgt ein Abfall auf nicht ganz 300 Erkrankungen.

Das *Ansteigen der Kinderlähme in der Schweiz im dritten Jahrzehnt dieses Jahrhunderts* kommt deutlich zum Ausdruck. Es verstärkt sich zu schweren Epidemien in der zweiten Hälfte des dritten Jahrzehnts. Auch für die Schweiz trifft die zahlenmäßige Pathomorphose der Poliomyelitis zu.

3. Italien (Abb. 20). Auch Italien hat schon *Ende des vorigen Jahrhunderts einzelne Poliomyelitisanhäufungen* verzeichnet. Im Jahre 1911 beschrieben Acquaderni und Cenni eine kleine Epidemie von 30 Fällen, nachdem 1903 in *Parma* 26 Fälle beobachtet worden waren. — Seit 1925, von wann ab genauere Werte allgemein bekanntgegeben sind, finden sich schon ziemlich hohe Zahlen, so 1925 fast 800 Fälle. 1926 werden es sogar 1320. Nach einem mäßigen Absinken 1927 und 1928 entsteht 1929 ein neuer Gipfel mit 1150 Fällen, wie auf der Abb. 20 dargestellt ist. Einen weiteren, nicht ganz so hohen Anstieg bringt das Jahr 1932 durch die Erkrankung von fast 900 Personen. Die bisherigen Höhepunkte werden aber alle weit übertroffen durch die *großen Epidemien in den Jahren 1936, 1937 und 1938*, wobei jedesmal um 2000 Erkrankungen eintraten; 1937 sogar 2200. Für 1939 stehen nur vorläufige Werte für Januar mit

September 1939 zur Verfügung, um so gewaltiger wirkt die Zahl der vorläufigen Meldung von 3888 an Poliomyelitis Erkrankten in diesem Dreivierteljahr. Alle bisherigen Epidemien sind damit bei weitem übertroffen.

Während die Kurve für Italien in dem Jahrzehnt von 1920—1930 wohl hohe Werte, aber zeitlich keine Zunahme gegen das Ende dieser Periode aufweist, tritt *um die Mitte der dreißiger Jahre ein gewaltiger Anstieg der Kinderlähme* ein, wie wir ihn nun schon in mehreren Staaten kennengelernt haben. Auch Italien ist somit an dem Anwachsen der Poliomyelitiswelle maßgeblich beteiligt.

4. Frankreich hatte bereits Ende des

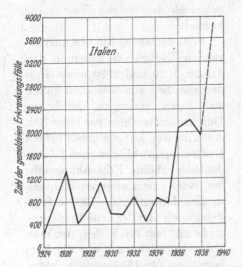

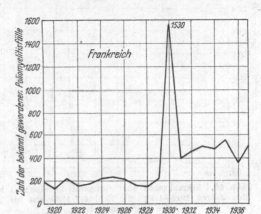

Abb. 20. Erkrankungen an Poliomyelitis in Italien in den Jahren 1924—1939 (die Zahl für 1939 erst für ³/₄ des Jahres angegeben).

Abb. 21. Erkrankungen an Poliomyelitis in Frankreich in den Jahren 1919—1937.

vorigen und zu Beginn dieses Jahrhunderts kleine Häufungen von Poliomyelitis. Jedoch blieben die Jahresdurchschnittszahlen im ganzen sehr niedrig. Seit 1919 stehen diese zur Verfügung. Es handelt sich jährlich nur um rund 200 Fälle. Erst ab 1930, dem ersten Jahr einer mäßigen Epidemie mit 1530 Fällen, steigt die Gesamtzahl deutlich an. Dies ist auf obenstehender Abb. 21 gut ersichtlich. Dabei finden wir auch hier wieder, wie schon bei anderen Ländern, daß nach einer Epidemie die jährlichen Durchschnittswerte um eine gewisse Stufe höher weiter verlaufen.

Auch für *Frankreich* ist also *eine Steigerung der Kinderlähmeerkrankungen seit 1930 festzustellen.*

5. Dänemark. 1919 hatte das kleine Land Dänemark fast 400 Fälle; aber schon 1920 verminderte sich diese hohe Zahl, so daß von 1920—1932 nicht über 200 Fälle je Jahr zur Meldung kamen. 1933 änderte sich dies: es traten 356 Erkrankungen auf, die als deutlicher ungewöhnlicher Anstieg nur das Vorspiel bildeten zu der im nächsten Jahr folgenden Epidemie, wie aus Abb. 22 zu ersehen ist. Das Land, das 3¹/₂ Millionen Einwohner zählt, hatte im Jahre 1934 eine Epidemie von riesigen Ausmaßen. Es erkrankten 4711 Personen. — Die nächsten beiden Jahre brachten einen Abfall der Vor-Epidemie-Werte, aber schon 1937 kam ein neuer Anstieg mit fast 1000 Fällen vor. — In Dänemark fehlen, wie sich aus dieser Zusammenstellung ergab, größere Epidemiegipfel zwischen 1920 und 1932. Erstaunlicherweise war jedoch in dem sonst Polio-

myelitis-ruhigen Jahr 1919 eine Epidemie im Lande zu verzeichnen. Erst 1933 bringt für Dänemark die Ausbreitung der Kinderlähme in epidemischer Form von ungeahnten Ausmaßen. Die Tatsache, daß schon nach 2 Jahren wieder ein erheblicher Epidemiegipfel folgte, beweist, daß es sich auch bei Dänemark um eine *zunehmende Ausbreitung dieser Seuche* handelt.

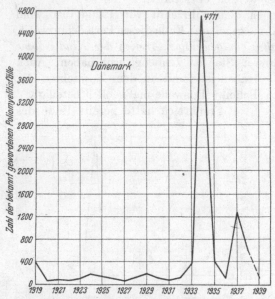

Abb. 22. Erkrankungen an Poliomyelitis in Dänemark in den Jahren 1919—1939 (die Zahl für 1939 erst für ³/₄ des Jahres angegeben).

6. Niederlande. Die uns angrenzenden *Niederlande* haben in den Jahren 1929 und 1930 einen Epidemieanstieg von 500—600 Fällen aus ihren sonstigen jährlichen Durchschnittszahlen von unter 100. Auch nach Abklingen dieser beiden Epidemiejahre bleiben noch 3 Jahre deutlich erhöhte Erkrankungszahlen. Nach einem weiteren Absinken in den Jahren 1935—1937 erfolgt dann auch hier der neue Epidemiegipfel mit fast 700 Fällen, den man aber eigentlich auch nur die Vorbereitung für 1939 nennen kann, wo die Niederlande schon — für nur erst vorläufig bis September einschließlich — 2234 Fälle melden (s. Abb. 23). — Wir sehen hier schon *seit Ende der zwanziger Jahre die starke Zunahme der Kinderlähme, die Ende der dreißiger Jahre wieder ganz stark besonders in Erscheinung tritt.*

7. Schweden. Eines derjenigen Länder, über das wir am besten über die Ausbreitung der Kinderlähme unterrichtet sind, ist *Schweden*; man möchte fast sagen das klassische Land der Kinderlähme. Denn wohl nirgends mehr konnten so genaue Studien über alle Fragen der Kinderlähme mitgeteilt werden wie die von MEDIN, WICKMAN und WERNSTEDT. Die skandinavischen Länder sind durch ihre dünne Besiedlung ganz besonders zu solchen ausgedehnten epidemiologischen Untersuchungen geeignet, wie sie WERNSTEDT angestellt hat.

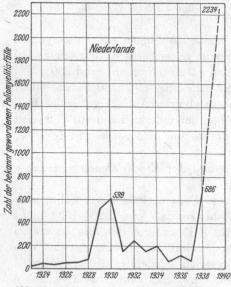

Abb. 23. Erkrankungen an Poliomyelitis in den Niederlanden in den Jahren 1924—1939 (die Zahl für 1939 nur für ³/₄ des Jahres angegeben).

MEDIN, der an der Klärung der damals neuen Krankheit so hervorragend beteiligt ist, daß sie seinen Namen mitträgt, hat 1899 in Stockholm die erste

Epidemie erlebt und beschrieben. — Die erste *große* Epidemie Schwedens trat dann 1905 auf, zu einer Zeit, als die übrigen Länder Europas — außer Norwegen — nur kleine Häufungen aufzuweisen hatten. Schweden mußte damals fast 1200 Erkrankungen erleben; in den beiden folgenden Jahren noch fast je 500 (Abb. 24). — Dann war es 3 Jahre ruhiger, bis 1911—1913 die größte Epidemie ausbrach, die im Laufe dieser 3 Jahre rund 9000 Erkrankungen brachte. Das Jahr 1913 zeigte

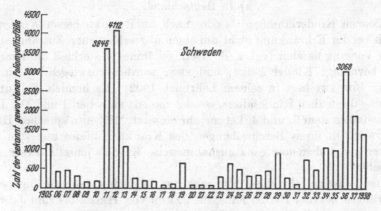

Abb. 24.　Erkrankungen an Poliomyelitis in Schweden in den Jahren 1905—1938.

dabei bereits den deutlichen Rückgang. — Es folgen dann wieder ruhige Jahre, die 1919 durch eine kleine Epidemie von über 800 Fällen unterbrochen werden. Außer kleinen Anstiegen 1924 und 1925 kam es dann erst 1929 wieder zu verstärkter Ausbreitung im Lande mit fast 1000 Fällen. — Von 1932 ab überschreitet die Zahl der Fälle wieder regelmäßig die 500-Grenze und ab 1934 sogar die 1000-Grenze. Ja 1936 steigen die Erkrankungsziffern erstmalig seit der Epidemie von 1911/12 über die 3000 und bleiben 1937 noch um 2000, selbst 1938 noch auf 1500.

Überblicken wir diese Säulenreihe, so fallen *zu Beginn des Jahrhunderts die besonders schweren Epidemien auf, die sich,* wenn auch nicht so stark, *erst im dritten Jahrzehnt wiederholen. Seit 1934 besteht in Schweden wieder eine wesentliche Zunahme der Kinderlähme.*

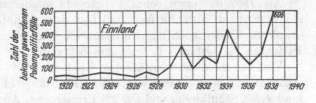

Abb. 25.　Erkrankungen an Poliomyelitis in Finnland in den Jahren 1919—1938.

8. Finnland. Ein ganz besonders deutliches Beispiel für die Zunahme der Kinderlähme in einem Land ist *Finnland*. In den Jahren 1919—1928 handelte es sich nur um sporadische Fälle (Abb. 25). 1929 stieg die Zahl auf 100 und 1930 auf 300. Nach einigen Jahren mit nicht so hohen Erkrankungsziffern folgte dann der Anstieg von 1934 mit über 400 Fällen. Auf ein abermaliges Absinken trat schließlich der dritte wieder gegenüber dem vorigen erhöhte Anstieg ein; es waren über 600 Erkrankungen im Jahre 1938.

Der Anstieg der drei Perioden, wobei eine die vorhergehende gewissermaßen immer nachahmt, nur jeweils um eine Stufe höher, erinnert sehr an die in Deutschland vor sich gehende Zunahme.

Auch Finnland ist von der Kinderlähme im Laufe des vergangenen Jahr-
zehnts immer mehr ergriffen worden. Es bildet *ein eindeutiges Beispiel für die
Pathomorphose der Kinderlähme, die dort seit 12 Jahren aus einer sporadischen
Infektionskrankheit zu einer ausgebreiteten epidemischen wurde.*

V. Kinderlähme und Altersverteilung.
a) In Deutschland.

Den Namen Kinderlähmung — oder nach DE RUDDER besser *Kinderlähme,*
da es sich bei der Erkrankung nicht um einen abgeschlossenen Zustand, sondern
um einen Vorgang handelt (vgl. z. B. „Geflügellähme") — erhielt die Krankheit,
weil sie bevorzugt Kinder befiel; und zwar wurden vorwiegend Kleinkinder
betroffen. BIEDERT sagt in seinem Lehrbuch 1902: „Es handelt sich um eine
Erkrankung des frühen Kindesalters, welche zumeist zwischen 1 und $1^1/_2$ Jahren,
seltener zwischen dem 3. und 4. Lebensjahr einsetzt." Ebenso sprechen HENOCH
und HEUBNER in ihren Beschreibungen des Krankheitsbildes nur vom Kleinkindesalter und haben nur ganz ausnahmsweise Kranke jenseits dieser Altersstufe gesehen.

Am deutlichsten geht diese Tatsache aus folgenden zahlenmäßig belegten
Beobachtungen hervor: Die 20 Fälle, die JAKOB VON HEINE bis zum Jahre 1840
behandelte, hatten alle ihre akute Erkrankung im Alter bis zu 2 Jahren durchgemacht. Bei seinen 130 Fällen, die er 20 Jahre später (1860) beschrieb, fügt
er 86 mal eine Anamnese mit Altersangabe hinzu; alle diese Kinder waren zwischen
$1/_2$ und 3 Jahren alt gewesen, als sie von der Kinderlähme befallen worden waren.
SEELIGMÜLLER, der im GERHARDTschen Handbuch die Kinderlähme bearbeitet,
schreibt über 75 Erkrankungsfälle. Auch sie waren alle Kleinkinder gewesen.

WENDENBURG, der 178 Erkrankungen aus der Göttinger Medizinischen Klinik
und Poliklinik von 1874 bis 1901 zusammenstellen konnte, fand unter dieser
großen Anzahl nur 49, bei denen das Alter verzeichnet war, dabei 47 Kleinkinder
und nur 2, die älter waren.

Als *1909* die erste echte Poliomyelitisepidemie in Deutschland ausbrach,
stellte EDUARD MÜLLER fest, daß fast neun Zehntel der in Hessen-Nassau erkrankten Kinder noch nicht 5 Jahre alt waren und mehr als drei Viertel aller
Patienten die ersten 3 Lebensjahre betrafen.

Von der rheinisch-westfälischen Epidemie 1909, deren Ausläufer die eben erwähnte von Hessen-Nassau war, erfaßt DEUSSEN 507 Fälle; davon waren 90% Kleinkinder, 8% Schulkinder und nur 2% Erwachsene. Auch KRAMER fand bei der Breslauer Epidemie von 1909 bei 196 Fällen 90% Kleinkinder und 7% Schulkinder und
3% Erwachsene. Für Schleswig-Holstein errechnete MEYER im gleichen Jahre auf
115 Erkrankungen 86% Spiel-, 12% Schulkinder und 2% Erwachsene.

UFFENHEIMER fand 1912 bei einer Sammelforschung über die Kinderlähmeerkrankung in Bayern bei 197 Fällen, daß zumeist jüngere Kinder befallen waren
und nur gelegentlich Schulkinder erwähnt seien.

Wir verstehen somit sehr wohl, warum die Krankheit den *Namen „Kinderlähmung"* erhalten hatte. Erkrankungsfälle bei älteren Personen galten nur als
seltene Ausnahme.

Das Verhalten der verschiedenen Altersklassen der Poliomyelitis gegenüber
in ihrem weiteren ansteigenden Verlauf bedarf der Untersuchung.

Dazu kann nur so vorgegangen werden, daß:

1. ungefähr *zusammenliegende Bezirke* im Laufe der Jahre miteinander *verglichen* werden, weil damit die möglichst gleichen Verhältnisse und dieselbe Bevölkerung garantiert sind. Bei einer so wechselvollen und selbst in den gleichen Epidemiezügen veränderlichen Krankheit wie der Kinderlähme sollen durch ein Vergleichen derselben landschaftlichen Gegend in den einzelnen Jahren wenigstens grobe Irrtümer, die durch Rassen- oder Lebensverhältnisse auftreten könnten, ausgeschaltet werden.

2. Als *Vergleich* dient dann noch eine Zusammenstellung der über das Alter erhältlichen Zahlen aus Epidemien und Statistiken *für das ganze Deutsche Reich* von Beginn der Kinderlähme in Deutschland bis zur Jetztzeit.

Westdeutschland (vgl. Tab. 5). Von der rheinisch-westfälisch-hessischen Epidemie im Jahre 1909 war bereits die Rede. In 90—91% waren Kleinkinder die Opfer dieses ersten Einbruches der Seuche in Deutschland, gegenüber nur

Tabelle 5. Altersverteilung und Verschiebung der Poliomyelitisfälle in Westdeutschland.

Verfasser	Gesamtzahl	0—6 Jahre		7—14 Jahre		über 14 Jahre	
		Zahl	%	Zahl	%	Zahl	%
ED. MÜLLER, Hessen-Nassau 1909 .	100	91	91	6	6	3	3
DEUSSEN, Westfalen 1909	507	453	90	40	8	14	2
GASTERS, Mühlheim u. Oberh. 1909	42	42	—	—	—	—	—
WOLLENWEBER, Landkr. Dortmund 1909.	31	31	—	—	—	—	—
SCHAUB, Hessen-Nassau 1910/11. .	65	61		2		2	
LANGERMANN, Großherzogt. Hessen 1909/14 .	208	179	86	21	10	8	4
ED. MÜLLER, Hessen-Nassau 1922 .	94	73	77	21	23		
SEHESTEDT, Münster 1935	23	17		6			
KLEINSCHMIDT-CÖRPER, Köln 1938.	399	262	65	90	23	47	12
FEY, Köln 1938.	371	217	58	90	24	64	18
WINDORFER, Ffm. 1938 Stadt. . .	151	70	46	40	27	41	27
WINDORFER, Ffm. 1938 Klinik (Med. und Ki.-Kl.)	198	84	43	66	33	48	24

6—8% Schulkindern und 2—3% Erwachsenen. GASTERS, der im gleichen Jahre 42 Erkrankungen beobachten konnte, berichtet, daß diese alle Kleinkinder waren. Das gleiche teilt WOLLENWEBER für den Landkreis Dortmund von seinen 31 beschriebenen Fällen mit.

SCHAUB beschrieb 1910/11 das Abflauen der Epidemie in Hessen-Nassau und fand dabei von 65 Erkrankten 61 Kleinkinder; nur je 2 trafen auf die anderen Altersstufen. Eine Zusammenstellung für das Großherzogtum Hessen von 1909 bis 1914 ergibt, daß von 208 Poliomyelitiskranken 86% im Spielalter, 10% im Schulalter und nur 4% über 14 Jahre alt waren. In der Weltkriegs- und Nachkriegszeit sind aus dieser Gegend keine wesentlichen Epidemien verzeichnet. Erst 1922 beschrieb ED. MÜLLER dann die zweite Epidemie in Hessen mit 94 Fällen. 77% Kleinkinder und 23% Schulkinder[1] fanden sich bei der Alters-

---

[1] Bei dieser fast an 100 heranreichenden Zahl scheint mir eine Vomhunderterrechnung gerade noch erlaubt zu sein, während dies für Werte, die weit unter 100 liegen, nicht statthaft ist, weil dadurch Angaben vorgetäuscht werden, die den Tatsachen nicht entsprechen. In den Tabellen wurde in diesen Fällen aus Gründen der Einheitlichkeit beim Lesen zwar Prozentwerte, diese aber in Klammern, eingesetzt.

auszählung. Das sind erstmals ganz andere Werte als die bisherigen. Weniger Kleinkinder, dafür mehr Schulkinder waren diesmal ergriffen.

Es stehen bei diesem Vergleich 91% Kleinkinder aus dem Jahre 1909 einem Wert von nur 77% von 1922 gegenüber.

In *Dortmund* fand 1927 eine Häufung von 40 Fällen statt. In den vorhergehenden Jahren hatte es meist nur 2—10 Fälle jährlich gegeben. Bei dieser Gegenüberstellung der betroffenen Altersklassen 1927 und früher stellt ENGEL fest: „Im Vergleich zu den früheren Jahren bietet sich dieses Mal eine etwas stärkere Beteiligung des Schulalters."

Das ist aus nebenstehender Aufstellung ersichtlich (Tab. 6).

Während also in der ersten Beobachtungsperiode auf 34 Fälle 30 Kleinkinder trafen, erkrankten im Jahre 1927 nach MARMANN 39 Personen, von denen 29 Kleinkinder, aber schon 8 Schulkinder und sogar 2 über 14 Jahre alt waren. Trotzdem die Zahlen klein sind, sieht man doch eine deutliche Altersverschiebung. — 1935 beschrieb SEHESTEDT in Münster 23 Erkrankungen, von denen 17 Kleinkinder und 6 Schulkinder waren. Große Zahlen stehen dann erst wieder für das Jahr 1938, in dem ja gerade auch Westdeutschland heimgesucht wurde, zur Verfügung. Für die Stadt Köln gibt CÖRPER 399 gemeldete Fälle an: 65% von den Erkrankten standen im Vorschulalter, 23% im Schulalter und sogar 12% im Erwachsenenalter.

FEY findet sogar noch mehr nach dem höheren Alter hin verschobene Werte von 58% Klein-, 24% Schulkindern und 18% Erwachsenen. Dieselbe Verfasserin gibt ferner eine sehr hübsche Zusammenstellung, die zeigt, wie die Poliomyelitis fast von Jahr zu Jahr immer stärker die höheren Altersstufen befällt. Aus den Kölner Statistiken seit 1909 geht hervor, daß 1917 der erste Erwachsene mit 17 Jahren als Kinderlähme-krank gemeldet wurde. 1921, als eine kleine Häufung von Fällen in der Stadt zu verzeichnen war, kam der zweite Erwachsenenfall zur Kenntnis. Ab 1926 setzte, gleichzeitig mit der Zunahme der Poliomyelitis, auch eine Vermehrung der erkrankten älteren Personen ein. 1927 werden erstmals Patienten über 20 Jahre betroffen; 1930 wird das Alter von 30 Jahren überschritten, und 1938 fallen auch Erwachsene über 40 Jahre der Krankheit zum Opfer. In diesem Epidemiejahr waren am ganzen 64 (!) erwachsene Menschen befallen.

An Hand der Epidemiezahlen und aus obiger Schilderung geht deutlich hervor, daß eine Altersverschiebung der Poliomyelitiserkrankungen, nämlich ein stärkeres Befallenwerden höherer Altersstufen, erfolgt. Weitere Beispiele werden den Beweis erhärten.

In die Rubrik Westdeutschland ist ferner *Frankfurt a. M.* einbezogen. Für die Entwicklung der Kinderlähme in dieser Stadt liegen mir alle Zahlen vor. Ich greife die Jahre heraus, in denen sich Erkrankungsfälle häuften, und setze diese Jahre zueinander in Vergleich (Tab. 7).

Tabelle 6. Vergleich zwischen den Jahren 1917—1926 und 1927 in bezug auf Altersverteilung der Poliomyelitis bei ungefähr gleicher Anzahl von Fällen.

	1917—1926	1927
0— 6 Jahre . . .	30	29
7—14 ,, . . .	4	8
über 14 ,, . . .	—	2
	34 Fälle	39 Fälle

Tabelle 7. Altersverteilung und -verschiebung der Poliomyelitis nach absoluten Zahlen von Frankfurt a. M.

	1913	1925	1931	1938	1939	1940
0— 6 Jahre	30	20	18	70	20	11
7—14 ,, ...	8	4	5	40	16	11
über 14 ,, ...	—	1	—	41	1	1
	38	25	23	151	37	23

Stellt man Jahre größeren zeitlichen Abstandes und annähernd gleicher Fallzahlen gegenüber, so ergibt sich:

	1913	1939
0— 6 Jahre	30	20
7—14 ,, ...	8	**16**
über 14 ,, ...	—	1
	38	37

Während von 38 Patienten im Jahre 1913 nur 8 Schulkinder und alle übrigen Spielkinder waren, entfielen 1939 auf die fast gleiche Gesamtzahl 16 Schulkinder und sogar 1 Erwachsener.

	1925	1931	1940
0— 6 Jahre.	20	18	11
7—14 ,, ...	4	5	**11**
über 14 ,, ...	1	——	1
	25	23	23

In diesen 3 Jahren sehen wir dieselbe Entwicklung im Ablauf. 1925 sind von 25 Kranken noch 20 Kleinkinder; 1931 von 23 Patienten nur noch 18 und 1940 von ebenfalls 23 Erkrankten nur noch 11! Die andere Hälfte sind schon Schulkinder.

Aus diesen, wenn auch kleinen Zahlen ein und derselben Stadt geht die Altersverschiebung sehr klar hervor.

Außerdem sei Frankfurt a. M. noch als westdeutsche Stadt als Vergleich zu den anderen Epidemien in dieser Gegend des Reiches angeführt. Das Jahr 1938 brachte, wie für ganz Westdeutschland, auch für Frankfurt eine Epidemie von früher noch nicht dagewesenen Ausmaßen. In der Stadt selbst wurden 151 Fälle gemeldet. Von diesen waren 46% Kinder unter 6 Jahren, 27% solche von 6—14 und weitere 27% Erwachsene.

Ziehen wir die in der Universitäts-Kinderklinik und die in der Medizinischen Universitätsklinik behandelten Fälle, die zum Teil nicht aus dem Stadtgebiet stammten, heran, so kommen wir auf eine Zahl von 198 Kranken (zusammengesetzt aus 150 Kindern an der Kinderklinik und 48 an der Inneren Klinik). Die Verteilung auf die Altersklassen ergibt mit 43% Kleinkindern, 33% Schulkindern und 24% Erwachsenen *eine besonders starke Verschiebung nach dem Schulalter hin.* Dies mag bedingt sein durch die Krankheitsfälle, die aus der Umgebung Frankfurts in die Kliniken kamen. Seit WERNSTEDTS Arbeiten ist ja bekannt, daß auf dem Land der Altersdurchschnitt der Erkrankten höher liegt als in der Stadt. Davon wird später noch die Rede sein.

Eine *Altersverschiebung* für Westdeutschland ist, wie auch ein Überblick über die Tabelle 5 zeigt, deutlich vorhanden. Die Vomhundertwerte in der Spalte des Vorschulalters fallen mit zunehmenden Jahren, während sie für das Schul- und Erwachsenenalter ansteigen.

Sachsen. In Tabelle 8 sind die Zahlen aus einigen Epidemien seit 1927 einander gegenübergestellt. Auch hier ergibt sich wieder eindeutig eine Verschiebung des Erkrankungsalters nach höherem Alter zu.

Die Verschiebung gegenüber den Werten von 1927 und 1930, die ihrerseits schon eine deutliche Erhöhung der älteren Kinder und Erwachsenen aufweisen, ist ganz erstaunlich.

Tabelle 8. Altersverteilung der Poliomyelitisfälle in Sachsen.

Verfasser	Ge-samt-zahl	0—6 Jahre		7—14 Jahre		Über 14 Jahre	
		Zahl	%	Zahl	%	Zahl	%
HÄSSLER, Leipzig 1927	203	128	**63**	62	**30,5**	13	**6,5**
KRAHNE, Sachsen 1927	558	361	**65**	147	**26**	50	**9**
HÄSSLER, Leipzig 1932	77	49	(63,6)	28	(36,4)	—	—
Sachsen 1936	78	33	(42)	30	(39)	15	(19)
REICHARDT, Chemnitz 1938 . . .	136	57	**42**	54	**40**	25	**18**

In *Schlesien* ist die Erscheinung bei Gegenüberstellung der Zahlen von 1909 und 1936 ebenfalls sehr ausgeprägt (Tab. 9).

Tabelle 9. Altersverteilung der Poliomyelitisfälle in Schlesien 1936 gegen 1909.

Verfasser	Ge-samt-zahl	0—6 Jahre		7—14 Jahre		Über 14 Jahre	
		Zahl	%	Zahl	%	Zahl	%
KRAMER, Breslau 1909	196	178	90	13	7	5	3
Schlesien 1936	109	57	**52**	26	**24**	26	**24**

In *Südwestdeutschland* stehen die Angaben von HEINE, der, wie erwähnt, 1840 und 1860 nur von Kleinkindererkrankungen sprach, zum Vergleich zur Verfügung. 1908 werden von der Epidemie in Heidelberg bei 36 Fällen Alterszahlen angegeben; es handelt sich 34 mal um Kleinkinder und nur 2 mal um Schulkinder. Die Altersverschiebung wird gut sichtbar an den Zahlen, die SCHALL über die Tübinger Epidemie 1922 mitteilt (Tab. 10).

Tabelle 10.
Altersverteilung der Poliomyelitisfälle in Südwestdeutschland seit 1840.

Verfasser	Ge-samt-zahl	0—6 Jahre		7—14 Jahre		Über 14 Jahre	
		Zahl	%	Zahl	%	Zahl	%
HEINE, Württemberg 1840 . . .	32	32	(100)	0		0	
HEINE, Württemberg 1860 . . .	86	86	(100)	0		0	
HOFMANN, Umgebung Heidelberg 1908.	36	34		2			
SCHALL, Tübingen 1922	134	95	71	30	**22**	9	7
NÖGGERATH, Freiburg 1931 . . .	24	18		6			

Tabelle 11. Altersverteilung der Fälle bei Epidemien in Mitteldeutschland, Mecklenburg und Provinz Brandenburg mit Berlin.

Verfasser	Epidemiegebiet	Ge-samt-zahl	0—6 Jahre		7—14 Jahre		Über 14 Jahre	
			Zahl	%	Zahl	%	Zahl	%
MARMANN . .	Reg.-Bez. Potsdam 1926	42	24	(57,1)	12	(28,6)	6	(14,3)
HILLENBERG .	Nordhausen 1926	31	16	(51,7)	15	(48,3)		
HILLENBERG .	Nordhausen 1927	65		(30)		(70)		
HILLENBERG .	Halle 1927	61	50	(82)	6	(9,8)	5	(8,2)
PEISS	Mecklenburg 1927	93	43	(46,2)	25	**26,9**	25	**26,9**
HOLZMANN und NEUMANN .	Schneidemühl 1936	20	10		7		3	
Amtl. Statistik	Berlin 1937	302		45		**40**		**15**

Bei einer Aufstellung einiger Epidemien aus Mitteldeutschland, Mecklenburg und Provinz Brandenburg mit Berlin wird die Altersverschiebung ebenfalls deutlich (Tab. 11). Besonders die Berliner Epidemie 1937 mit den hohen Prozentwerten für Schulkinder und Erwachsene fällt auf. Bei Mecklenburg wird hereinspielen, daß dies ein ländliches Gebiet ist, in der das Erkrankungsalter ohnedies mehr nach oben verschoben ist.

Genaue Zahlen über die Altersverteilung in *Preußen* von 1929—1936 einschließlich, dem Reichsgesundheitsblatt entnommen, fügen sich ebenso wie die bisher angeführten Zusammenstellungen eindeutig in das Gesamtbild ein. An den Zahlen der 3 Rubriken läßt sich das Steigen und Fallen der Werte für die einzelnen Altersgruppen Jahr für Jahr verfolgen. Während 1929 noch rund 74% der Erkrankten im Vorschulalter verzeichnet sind, haben wir 1936 nur noch 57%; entgegengesetzt verhält sich das Schulalter, bei dem die Zahlen von 15,2% im Jahre 1929 auf 31% im Jahre 1936 ansteigen, und das Erwachsenenalter, das 1936 langsam ansteigend einen Wert von 12% erreicht (Tab. 12).

Tabelle 12. Altersverteilung der Poliomyelitisfälle in Preußen 1929—1936 nach den amtlichen Meldungen.

Verfasser	Gesamt-zahl	Vorschulalter		Schulalter		Über 14 Jahre	
		Zahl	%	Zahl	%	Zahl	%
Preußen 1929	863		73,9		15,2		10,9
,, 1930	691		77		15,5		7,1
,, 1931	831		79,4		13,6		6,9
,, 1932	2646	1830	69	517	19,6	299	11,3
,, 1933	949	565	59,8	256	27	130	8,2
,, 1934	1180	894	67,3	280	23,7	106	9,0
,, 1935	1099	734	66,8	255	22,7	115	10,5
,, 1936	1538	886	57	477	31	175	12

Für *Bayern* stellte UFFENHEIMER, wie schon erwähnt, 1912 fest, daß meist jüngere Kinder und nur gelegentlich Schulkinder befallen werden. Auch IBRAHIM sah 1911 13 Fälle, die alle Kleinkinder betrafen. In krassem Gegensatz stehen hierzu die Zahlen für die Jahre 1936 in Bayern und 1937 von München (s. Tab. 13). Es wird berichtet, daß die Verschiebung nach dem höheren Alter 1937 in München so ausgeprägt war, daß es sogar der Bevölkerung ganz allgemein auffiel.

Tabelle 13.
Altersverschiebung der Poliomyelitis bei einzelnen Epidemien in Bayern.

Verfasser	Ge-samt-zahl	0—6 Jahre		6—14 Jahre		Über 14 Jahre	
		Zahl	%	Zahl	%	Zahl	%
IBRAHIM, München 1911	13	13					
Bayern 1936	323	147	66	44	20	32	14
München 1937	114	45	39	30	27	39	34

Die beiden Großstädte *Berlin und München* nebeneinandergestellt ergeben für die Altersverschiebung der Poliomyelitis besonders eindrucksvolle Zahlen (s. Tab. 14).

In *Nürnberg* fand 1938 eine kleine Häufung von Poliomyelitisfällen statt, die zwar nur 22 Fälle umfaßte, aber trotzdem recht charakteristisch in bezug

auf die Altersverteilung war. Nach TH. KELLER waren im Städtischen Kinderspital 21 Fälle, nur 1 in der Medizinischen Klinik. Das Alter der Erkrankten wird folgendermaßen angegeben:

Tabelle 14. Gegenüberstellung der beiden Großstädte Berlin und München mit besonders krasser Altersverschiebung.

	1937	
	München	Berlin
0— 6 Jahre	39%	45%
6—14 ,, ...	27%	40%
über 14 ,, ...	34%	15%
	114 Fälle	302 Fälle

0— 6 Jahre . . . . . 7 Fälle
6—14 ,, ... 13 ,,
über 14 ,, ... 2 ,,

Wir haben hier also ein Drittel Kleinkinder, dafür zwei Drittel Schulkinder und Erwachsene zusammen.

Einen interessanten Beitrag zu dieser Altersverschiebung geben uns noch die Zahlen von der *Ostmark*. Hier sind in den Jahren der ersten Epidemien schon verhältnismäßig viele Schulkinder und Erwachsene erkrankt. Jedoch zeigen die Zahlen von Niederösterreich und Wien Werte, die denen im Altreich entsprechen, so daß ZAPPERT

Tabelle 15. Altersverschiebung der Poliomyelitiserkrankungen in der Ostmark.

Verfasser	Zahl der Fälle	Vorschulalter		Schulalter		Über 14 Jahre	
		Zahl	%	Zahl	%	Zahl	%
NEURATH, Österreich 1886/1903	279	275	99	4	1	—	
LINDNER und MALLY, Oberösterreich 1908.	94	56		34		6	
ZAPPERT, Niederösterreich 1908	252	210	83	32	13	10	4
LÖCKER, Oberösterreich 1908	69	39		26		4	
FÜRNTRATT, Steiermark 1909	604	381	64	157	26	66	10
POSCHNIG, Kärnten 1909/10.	150	105	70	27	18	18	12
STIEFLER, Oberösterreich 1909/13 . . .	187	91	48	60	32	36	20
STIEFLER, Oberösterreich 1909/31 . . .	288	120	42	59	20	109	38
MAYER, Tirol 1929/34	68	36	(53)	14	(21)	18	(26)

ausdrücklich mitteilt, daß Erwachsene nur in verschwindend geringer Zahl betroffen würden. Auch NEURATH, der eine Zusammenstellung der Fälle von 1886 bis 1903 bringt, findet Verhältnisse, wie sie uns aus den früheren Jahren des Reiches geläufig sind: nämlich 99% Kleinkinder und nur 1% Schulkinder bei 240 Fällen.

Die verhältnismäßig hohen Werte, die von LÖCKER, LINDNER und MALLY und STIEFLER für Oberösterreich, von FÜRNTRATT für Steiermark und von PUSCHNIG für Kärnten angegeben werden und sich im Schulalter zwischen 13 und 32% bewegen, sind wohl folgendermaßen zu erklären:

1. Es handelt sich bei den hier betroffenen Gegenden vorwiegend um *ländliche Gebiete*. Für diese aber hat WERNSTEDT eindeutig nachgewiesen, daß die dort auftretenden Epidemien höhere Altersstufen erfassen als in den Städten. Die Bestätigung, daß diese Annahme für die erwähnten Gebiete zutrifft, findet sich durch die deutlich niedrigeren Zahlen, die ZAPPERT *im gleichen Jahr* für Wien und das städtereichere Niederösterreich angibt.

2. In zweiter Linie spielt der Umstand eine Rolle, daß reichlich sporadische Fälle schon zu Ende des vorigen Jahrhunderts auftraten, wie die Aufstellung

von ZAPPERT und NEURATH ergibt; *die Kinderlähme ist somit in der Ostmark schon längere Zeit heimisch gewesen.* Dies spielt für die Altersverschiebung der Krankheit eine gewisse Rolle, wie später noch gezeigt wird.

Zu der von STIEFLER beschriebenen Epidemie in Österreich 1909—1913 haben wir einen besonders schönen Vergleich in der Epidemie, die 1931 das gleiche Gebiet heimsuchte und von demselben Arzt beschrieben wurde:

Hieraus ist ersichtlich: Die Verschiebung nach dem höheren Alter hat auch hier stattgefunden, und zwar nach der Erwachsenenstufe hin, was auch STIEFLER selbst aufgefallen war.

	1909—1913	1931
0— 6 Jahre	48%	42%
6—14 ,, ...	32%	20%
über 14 ,, ...	20%	38%
	187 Fälle	288 Fälle

Aus diesen Aufstellungen geht hervor, daß die Poliomyelitis *jetzt mehr ältere Kinder und Erwachsene betrifft, als das früher der Fall war. Diese Verschiebung der betroffenen Altersklassen geht allmählich vor sich.*

1. Als Gesamterscheinung ist diese *Änderung der Poliomyelitis-Altersverteilung für das Altreich in der Abb. 26 graphisch dargestellt.*

In den früheren Jahren dieses Jahrhunderts und im vergangenen Jahrhundert wird das Bild vom Kleinkindesalter (helle Fläche) beherrscht. Allmählich zunehmend dehnt sich die Rubrik für die Schulkinder (schraffiert) und Erwachsenen (schwarz) mehr und mehr nach der Mitte zu aus, wobei besonders das Schulalter bis zur Mitte der dreißiger Jahre dieses Jahrhunderts zunimmt. Von hier ab tritt die Säule für das höhere Alter ebenfalls mehr in den Vordergrund. Erwachsenen- und Schulalter zusammen überschreiten dann erstmals 1936 die 50%-Grenze, was sich seitdem häufig wiederholt.

2. Die der Abb. 26 zugrunde liegenden absoluten Zahlen sowie einige weitere Epidemien der Poliomyelitis in Deutschland zeigt die Tabelle 16. Sie verzeichnet in fortlaufender Reihenfolge, angefangen mit HEINE 1840, die hauptsächlichsten Epidemien und Erkrankungshäufungen, von denen Zahlen über die Altersverteilung mitgeteilt worden sind. Außerdem konnten Zusammenstellungen aus dem

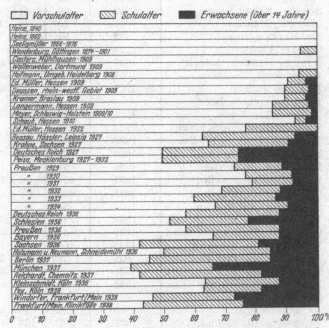

Abb. 26. Altersverschiebung der Poliomyelitis nach Länderstatistiken und Einzelepidemien seit 1840.

Tabelle 16. Übersicht über die hauptsächlichsten Poliomyelitisepidemien und Erkrankungshäufungen in Deutschland, von denen Angaben über Alters verteilung vorhanden sind.

Verfasser und Epidemiegebiet	Jahr der Epidemie	Gesamt-zahl der Fälle	Alter					
			Vorschulalter		Schulalter		Über 14 Jahr	
			Zahl	%	Zahl	%	Zahl	%
HEINE 1840, Südwestdeutschland	bis 1840	32	32	(100)	—		—	
HEINE 1860	1840/60	86	86	(100)	—		—	
WENDENBURG, Göttingen	1874/1901	(178)[1]49	47	95,9	2	4,1		
ED. MÜLLER	1909	100	91	91	6	6	3	3
SEELIGMÜLLER	1866/1878	65	65	(100)				
DEUSSEN	rhein.-westfäl. 1909	507	453	90	40	8	14	2
MEYER, Schleswig-Holstein	1909/10	115	99	86	14	12	2	2
KRAMER, Breslau	1909	196	178	90	13	7	5	3
LANGERMANN, Großherzogtum Hessen	1909/14	208	179	86	21	10	8	4
GASTERS, Mühlhausen-Oberhausen	1909	42	42	(100)				
WOLLENWEBER, Landkreis Dortmund	1909	31	31	(100)				
HOFMANN, Umgebung Heidelberg	1908	36	34	(94,4)	2	(5,6)		
SCHAUB, Hessen-Nassau	1910	65	61	(93,8)	2	(3,1)	2	(3,1)
IBRAHIM, München	1911	13	13	(100)				
ED. MÜLLER, Hessen	1922	94	73	77	21	23	—	
SCHALL, Tübingen	1922	134	95	71	30	22	9	7
BESSAU, HÄSSLER, Leipzig	1927	203	128	63	62	30,5	13	6,5
HILLENBERG, Nordhausen	1927	65		30		70		
KRAHNE, Sachsen	1927	558	361	65	147	26	50	9
Reichsgesundheitsblatt Deutsches Reich	1927	2768		50				
PEISS, Mecklenburg-Schwerin	1927	93	43 }50		25 }25		25 }25	
PEISS, Mecklenburg-Strelitz	1932	38	22		8		8	
Reichs-Ges.-Bl. Preußen	1929	863		73,9		15,2		10,9
Reichs-Ges.-Bl. Preußen	1930	691		77		15,5		7,5
Reichs-Ges.-Bl. Preußen	1931	831		79,4		13,6		7
Reichs-Ges.-Bl. Preußen	1932	2646	1830	69	517	19,6	299	11,4
Reichs-Ges.-Bl. Preußen	1933	955	569	59,9	256	26,4	130	13,7
Reichs-Ges.-Bl. Preußen	1934	1180	894	67,3	280	23,7	106	9,0
Reichs-Ges-.Bl. Deutsch. Reich	1936	2134	1225	57	658	31	251	12
Reichs-Ges.-Bl. Schlesien	1936	109	57	52	26	24	26	24
Reichs-Ges.-Bl. Preußen	1936	1538	886	57	477	31	175	12
Reichs-Ges. Bl. Bayern	1936	223	147	66	44	20	32	14
Reichs-Ges.-Bl. Sachsen	1936	78	33	42	30	39	15	19
HOLZMANN und NEUMANN, Schneidemühl	1936	20	10	(50)	7	(35)	3	(15)
Reichs-Ges.-Bl. Berlin	1937	302	137	45	120	40	45	15
Reichs-Ges.-Bl. München	1937	114	45	39	30	27	39	34
REICHARDT, Chemnitz	1938	136	57	42	54	40	25	18
KLEINSCHMIDT-CÖRPER, Köln	1938	399	262	65	90	23	47	12
FEY, Köln	1938	371	217	58	90	24	64	18
WINDORFER, Ffm.	1938	151	70	46	40	27	41	27
Ffm. Klinikfälle	1938	198	84	43	66	33	48	24

[1] Nur bei 49 Fällen ist das Alter bekannt.

Reichsgesundheitsblatt, die eine Altersübersicht gaben, eingefügt werden. Auch hier haben wir folgendes Bild vor uns: *Hohe Anteilszahlen für das Kleinkindesalter in den Jahren der ersten Epidemien in Deutschland, die mit fortschreitender Zeit sinken, so daß aus den rund 100—90% zu Beginn der epidemischen Ausbreitung bis zu 39% in unserer Zeit werden.* In der Rubrik des Schulalters findet dagegen ein ständig zunehmender Anstieg statt, der von Werten unter 10 bis auf teilweise 40% anwächst. Und schließlich die Gruppe der *Erwachsenen, die ebenfalls im Laufe der Zeit prozentual ansteigt, nachdem sie ganz zu Beginn des Seuchenverlaufes gar keine Rolle spielte.* In den letzten Jahren finden wir Erwachsenenerkrankungen bis zu 34%.

b) Altersverschiebung der Kinderlähme in anderen Ländern Europas (zum Vergleich).

1. Dänemark. Auch in Dänemark sind schon seit Beginn des Jahrhunderts immer Erkrankungsfälle zur Beobachtung gekommen. Wie sich das Alter in diesem Staat verschoben hat, zeigt uns das klassische Beispiel, das NISSEN aufgestellt hat. Da das Land klein und gut übersehbar ist, andererseits eine sehr genaue Statistik hat, sind diese Zahlen für uns besonders aufschlußreich und wertvoll (Tab. 17).

Tabelle 17. Änderung in der Altersverteilung der Poliomyelitis während der Jahre 1910—1934 in Dänemark. (Nach NISSEN.)

Jahr	Gesamtzahl	unter 1 Jahr	1—4 Jahre	5—14 Jahre	über 14 Jahre
1. Kopenhagen:					
1910/11	56	9 (16,1%)	31 (**60,8%**)	10 (17,8%)	3 (5,3%)
1912/18	77	6 (7,8%)	42 (**54,5%**)	21 (31,2%)	5 (6,5%)
1919/25	87	9 (10,3%)	40 (**45,9%**)	32 (36,7%)	6 (6,9%)
1926/32	91	7 (7,4%)	31 (32,9%)	40 (**42,6%**)	16 (16,8%)
1933	43	3 (6,9%)	12 (27,9%)	25 (**58,1%**)	3 (6,9%)
1934	145	3 (21%)	36 (24,8%)	65 (**44,8%**)	41 (**28,3%**)
2. Das übrige Land:					
1910/11	311	30 (10,5%)	178 (**57,7%**)	82 (26,4%)	21 (6,8%)
1912/18	1032	72 (7,0%)	458 (**44,4%**)	226 (21,9%)	75 (7,3%)
1919/25	832	66 (7,9%)	324 (**38,7%**)	309 (37,1%)	133 (15,9%)
1926/32	434	21 (4,9%)	156 (**36,0%**)	153 (35,3%)	103 (23,8%)
1933	330	11 (3,3%)	87 (26,4%)	125 (**50,0%**)	67 (20,3%)
1934	4380	62 (1,4%)	710 (16,2%)	2077 (**47,2%**)	1581 (**36,1%**)

Wir verzeichnen *in Stadt und Land* im Kleinkindesalter von 1—4 Jahren eine *starke Abnahme der Vomhundertwerte* auf fast ein Drittel des Ausgangspunktes im Jahre 1910; dafür ein Ansteigen im Alter von 5—14 Jahren auf über das Doppelte in der Stadt, etwas weniger auf dem Lande; und ebenfalls eine *Zunahme der Anteile im Erwachsenenalter*, die in Kopenhagen das Fünffache von 1910 ausmacht und auf dem Lande sogar das Sechsfache.

2. Schweden (vgl. Tab. 18). 1887 beobachtet MEDIN erstmalig das epidemische Auftreten in *Schweden*. Bis 1895 hatte er 65 Fälle vermerkt, von denen 63 *Kleinkinder* waren. WICKMAN beschrieb die Epidemie von Stockholm aus dem Jahre 1899. Hierbei waren von 53 Patienten 46 Kleinkinder, 2 Schulkinder und 5 über 14jährige. Eine kleine Epidemie in Göteborg 1903 wies 20 Erkrankungs-

fälle auf; es waren 16 Kleinkinder und 2 Schulkinder sowie 2 über 14jährige ergriffen worden. Die dritte von WICKMAN mitgeteilte Epidemie war die große schwedische aus dem Jahre 1905. Allein 886 Lähmungsfälle wurden gezählt. Hier überrascht nun plötzlich die ganz andere Altersverteilung: nur 40% der Erkrankten waren Kinder im Vorschulalter, dagegen 27% Schulkinder und sogar *23% Erwachsene. Diese Werte stehen in schroffem Gegensatz zu den erst aufgezählten der kleineren Epidemien*, bei denen fast alle oder doch weitaus die meisten Kranken

Tabelle 18. Altersverteilung der Poliomyelitis in Schweden.

Verfasser, Jahr und Land	Gesamtzahl	Vorschulalter		Schulalter		Über 14 Jahre	
		Zahl	%	Zahl	%	Zahl	%
MEDIN 1887/95, Stockholm	65	63		1		1	
WICKMAN 1899, Stockholm	53	46		2		5	
WICKMAN 1903, Göteborg	20	16		2		2	
WICKMAN 1905, Schweden	1868	350	40	319	37	199	23
WERNSTEDT 1911/13, Schweden	6899	3309	48	1825	27	1765	25
Göteborg 1932/34 } zitiert nach	274		31,4		45,3		23,3
Lund 1933/34 } NISSEN	63		19,1		34,9		**46,1**
Stockholm 1933/34	196		13,2		39,3		**47,5**
		Diese Fälle nur bei Lähmungen					
JÖNSON, Eskilstuna 1935/37	457	34	8	195	42	228	**50!**
JÖNSON ohne abortive und unsichere .	266	23	9	103	**52,5**	140	38,5
NORDENSKIÖLD, Schweden 1936	315	alle Kinder 155 = 49%				160	**51!**

Kleinkinder waren. — Die größte schwedische Epidemie brach im Jahre 1911 aus und dauerte mit Schwankungen in der Ausbreitung bis 1913. Sie wurde von WERNSTEDT so genau studiert und beschrieben wie wohl kaum je wieder eine zweite. Also auch hier haben wir wieder überraschend hohe Werte für das Schulalter und noch höhere als im Jahre 1905 für das Erwachsenenalter, ein Zeichen, daß die 1905 aufgefallene Veränderung in der Altersverteilung mehr als eine zufällige Ausnahme bildet. In den Jahren 1932—1934 fanden epidemische Häufungen von Kinderlähmefällen u. a. in den Städten Göteborg, Lund und Stockholm statt. Wir erkennen mit Sicherheit eine *regelmäßige Veränderung* der *Altersverteilung* in den *Epidemien* der *verschiedenen Jahre*. — Die beiden folgenden Angaben sollen dies bis 1937 noch vervollständigen. JÖNSON bearbeitete die Epidemie von Eskilstuna von 1935—1937 und fand bei der Aufteilung der 457 Erkrankungsfälle in den 3 Altersgruppen, daß nur 8% Kleinkindern, aber 42% Schulkinder und 50% Erwachsene waren. Da diese Zahlen für alle Erkrankungen, einschließlich abortiver, gelten, habe ich zum genaueren Vergleich auch die 266 Nur-Lähmungsfälle herausgezogen. Dabei ergibt sich ein ziemlich gleicher Prozentwert für die Kleinkinder, nämlich 9%, während sich der für die Schulkinder auf 52,5 erhöht und der für Erwachsene auf 38,5% errechnet wird. Ohne die abortiven Fälle steigt also besonders stark der Wert für die Schulkinder an, dagegen nicht so sehr derjenige für *Erwachsene*. NORDENSKIÖLD hat aus dem Jahre 1936 noch 315 Fälle bearbeitet; er gibt für diese an, daß 49% Kinder waren, dagegen 51% Erwachsene.

Es sind sehr eindrucksvolle Zahlen, die für Schweden die Altersverschiebung der Poliomyelitiserkrankungen beweisen. *Auffallend ist im Gegensatz zu Deutsch-*

land, daß die Veränderung im Jahre 1905 schon so weit fortgeschritten ist oder, besser gesagt, in dieser ersten großen Epidemie schon so weit fortschreitet. In den folgenden Jahren geht diese Verschiebung unaufhaltsam weiter bis in die Jetztzeit, so daß nach den hier vorliegenden Zahlen in der Hauptsache Schulkinder und Erwachsene an Poliomyelitis in Schweden erkrankten. Schweden hat sonach eine noch größere und eine bereits früher einsetzende Gestaltänderung der Kinderlähme in bezug auf die Altersverteilung aufzuweisen.

3. **Die Schweiz** (vgl. Tab. 19). Die ersten Berichte über Poliomyelitis in der Schweiz veröffentlichte HAGENBACH im Jahre 1910. Er teilt 77 Fälle mit, die

Tabelle 19. Altersverteilung der Poliomyelitis in der Schweiz.

Verfasser	Ge-samt-zahl	Kleinkinder		Schulkinder		Über 14 Jahre	
		Zahl	%	Zahl	%	Zahl	%
WALDER, Lommis 1901	41	20		12			
HAGENBACH, Ki.-Kl. Basel 1885/1909	12			7			
		(hat von 77 Fällen nur bei 12 das Alter angegeben)					
EICHELBERG, Schweiz 1910	34	32		2			
BRANDENBERG, Ostschweiz 1910	24	alle 24 Kinder					
DUBOIS 1909/21	456	97		3			
ANDROUSSIER, Kanton Luzern 1915	79	70	(88,6)	9	(11,4)		
SCHWARZ 1913	90	33	(37)	35	(39)	22	(24)
ANDERHUB, ganze Schweiz 1925/30	445	188	40	160	38	97	22
ZOLLIKOFER 1931	70	davon 35 Kinder				35	(50)
WIELAND, Ki.-Kl. Basel 1930/34	25	20		5			
EXCHAQUET, Waadt 1937	127		24		58		18
WEBER und SCHMIDT, Bern 1937	78	39		35		4	
STAHEL, Erstfeld 1937	130					130	100!

in den Jahren 1885—1909 an der Kinderklinik in Basel behandelt worden waren. Zahlen über die Altersverteilung der Kranken werden dabei nur für 19 Fälle angegeben: Es handelt sich um 12 Kleinkinder und 7 Schulkinder. Von den kleinen Erkrankungshäufungen, die 1887 in der Gegend von Möhlin und Mumpf-Zeiningen, 1904 in der Umgebung von Interlaken, 1908 in Wauwil (Luzern) und 1901 in Lommis aufgetreten waren, hat nur die letztere eine erwähnenswerte Bedeutung:

WALDER, der 1901 in Lommis eine ganz eigenartige Epidemie erlebte, die er wegen des Meningitis-ähnlichen Bildes als Cerebrospinal-Meningitis auffaßte, hat uns über 41 Erkrankungen berichtet. Es geht aus der Beschreibung, die von zahlreichen Lähmungen spricht, klar hervor, daß es sich bei dieser Epidemie um die *erste größere Häufung von Poliomyelitisfällen in der Schweiz* handelt. Dem Alter nach waren von den 41 Patienten 20 Kleinkinder, 12 Schulkinder und 9 über 14 jährige. — EICHELBERG konnte 1910 34 Erkrankungen mitteilen. Es waren 32 mal Kleinkinder und 2 mal Schulkinder erkrankt. — Im gleichen Jahre beobachtete BRANDENBERG in der Ostschweiz 24 Kinderlähmefälle, die alle nur Kinder betrafen. — DUBOIS hat von 1909—1921 456 Poliomyelitis-krankheitsfälle zusammengestellt. 97% betrafen Kleinkinder und nur 3% Schul-kinder.

Im Jahre 1915 war im Kanton Luzern eine kleine Epidemie, über die uns ANDROUSSIER berichtet. Die 79 Fälle verteilten sich auf 70 Kleinkinder und

auf nur 7 Schulkinder. — *Aus den bisher angeführten Alterszahlen kommt in den früheren Jahren der Poliomyelitis auch in der Schweiz der überwiegend große Anteil der Kleinkinder an den Erkrankungen zum Ausdruck.* Nur die Epidemie von Lommis macht hier eine gewisse Ausnahme.

Im Jahre 1923 läßt sich nun bereits eine deutliche Veränderung der bisher beschriebenen Altersverteilung erkennen. SCHWARZ berichtet über 90 Fälle, von denen nur 33 Kleinkinder, dagegen schon 35 Schulkinder und 22 Erwachsene über 14 Jahre waren. — ANDERHUB fand bei einer Zusammenstellung der Poliomyelitisfälle der ganzen Schweiz von 1925—1930 445 Fälle mit genauer Altersangabe. Dabei handelt es sich nur in 40% um Kleinkinder, aber schon in 38% um Schulkinder und sogar in 22% um Erwachsene. Diese Werte entsprechen etwa denjenigen, die SCHWARZ 1923 für seine Fälle fand. — ZOLLIKOFER konnte 1931 70 Erkrankungen beobachten, von denen die Hälfte Kinder und die Hälfte Erwachsene über 14 Jahre waren.

Eine Zusammenstellung, die WILLI für die Stadt *Zürich* und die *Kantone St. Gallen* und *Graubünden* vornahm, ergibt für das Jahr *1936* ein deutliches Bild und zeigt, daß sich *bereits erhebliche Veränderungen in der Altersverteilung vollzogen haben.*

Tabelle 20. Altersverteilung der Poliomyelitisfälle des Jahres 1936 in Zürich.
(Nach den Zahlen von WILLI.)

	Gesamtzahl	Kleinkinder		Schulkinder		Über 14 Jahre	
		Zahl	%	Zahl	%	Zahl	%
Stadt Zürich	82	50	61	23	28	9	11
Kanton St. Gallen	201	68	34	83	41	50	25
Kanton Graubünden	104	52	50	29	28	23	22

Aus diesen 3 Vergleichswerten desselben Jahres ist außer der Altersverschiebung gegen früher auch noch die Tatsache ersichtlich, daß auf *dem Lande die Zahlen für die Erwachsenen noch höher sind als in der Stadt,* hier Zürich. — 1937 beschrieb EXCHAQUET eine Epidemie in *Waadt* von 127 Fällen. Nur 24% waren dabei Kleinkinder, aber 58% Schulkinder und 18% Erwachsene. — WEBER und SCHMIDT haben im Jahre 1937 in der Kinderklinik BERN die Poliomyelitiserkrankungen bearbeitet und teilen von 78 Kindern mit, daß 39 im Spielalter und 35 im Schulalter, ja noch 4 über 14 Jahre waren; das bedeutet also, es waren rund die Hälfte kleine, die andere Hälfte größere Kinder. Erwachsene fallen hier zum Vergleich fort, da es sich um die Patienten einer Kinderklinik handelt. — Und schließlich sei noch auf die Epidemie in *Erstfeld* hingewiesen, die STAHEL mitteilte. Es erkrankten dabei 130 Soldaten; 108 davon allerdings nur katarrhalisch-abortiv. Wir haben hier also eine reine Erwachsenenepidemie vor uns, wovon später noch die Rede sein wird (S. 362). Das *Ergebnis,* das man aus der Tabelle über die Schweizer Epidemien mit ihrer Altersverteilung ziehen kann, ist grundsätzlich das gleiche wie bei der Beurteilung der Altersverteilung der bisher besprochenen Länder. *Im Laufe der Jahrzehnte kommt eine Altersverschiebung zum Ausdruck; die Kleinsten werden allmählich prozentual weniger betroffen, um so mehr dafür die größeren Kinder und die Erwachsenen über 14 Jahre.* Die Altersverschiebung ist auch in der Schweiz ausgeprägt und *ungefähr so weit*

fortgeschritten wie in Deutschland; noch nicht so stark wie in Dänemark und Schweden.

4. **Ungarn** (s. Tab. 21). Für *Ungarn* liegen erste amtliche Meldungen aus dem Jahre 1926 vor, die auch v. BOKAY veröffentlicht. Vergleichen wir diese 252 Fälle mit den 397, die v. BOKAY im Jahre 1911 mitteilte, so finden wir die Altersverteilung der Poliomyelitiskranken betreffend: *1911 waren 99,5% Kinder* — davon allein 64,5% unter 3 Jahren —, und nur 0,5% waren Erwachsene über 14 Jahre. 1926 finden sich 97,7% Kleinkinder, 1,6% Schulkinder und 0,7% Erwachsene. Mit anderen Worten: *In Ungarn besteht noch in so späten Jahren wie 1926 eine ganz auffallend hohe Erkrankungszahl für die jüngsten Altersklassen,*

Tabelle 21. Altersverteilung der Poliomyelitis in Ungarn.

Verfasser	Ge-samt-zahl	Kleinkinder		Schulalter		Über 14 Jahre	
		Zahl	%	Zahl	%	Zahl	%
v. BOKAY 1911 . . . . „Noch im 7. Lebensjahre sehr selten!"	397	99,5% Kinder! (64,5% unter 3 Jahren)				3	0,5
v. BOKAY 1926	252	246	97,7	4	1,6	2	0,7
v. BOKAY 1928	45	37		4		4	
v. BOKAY 1932	150	99	66	44	**29,3**	7	4,7
Epidemie von Szeged 1932	99	82	82	17	**17**		

während die älteren Kinder und Erwachsenen fast ganz verschont bleiben. — Auch 1928 waren von 43 mitgeteilten Fällen noch 37 Spielkinder und nur 4 Schüler und 4 Erwachsene. Erst 1932 finden wir bei einer Anzahl von 150 Kranken eine Abnahme der Kleinkindererkrankungen auf 66% und dafür ein Ansteigen im Schulalter auf 29,3% und im Alter über 14 Jahre auf 4,7%. — In der Stadt Szeged selbst ist die Verschiebung noch nicht so stark; es werden hier, wie wir das von Städten kennen, noch mehr Kleinkinder, 82%, und verhältnismäßig weniger Schulkinder, 17%, bei derselben Epidemie betroffen.

Die Altersverschiebung findet auch in Ungarn statt, freilich hier sehr viel später und infolgedessen noch viel weniger ausgeprägt.

5. **Rumänien.** Rumänien hatte noch bis weit in die zwanziger Jahre hinein ganz wenig Fälle jedes Jahr zu verzeichnen. 1927 brachte die erste große Epidemie mit 2133 Erkrankungsfällen an Kinderlähme. Die Altersverteilung nach MANI-CIATIDE war dabei: Kleinkinder bis zu 5 Jahren 93,7%; größere Kinder und Schulkinder bis zu 15 Jahren 6,1% und nur 0,2% Erwachsene. — In der Kinder-klinik in Bukarest wurden im gleichen Jahr 170 Fälle behandelt; 97,8% davon waren ganz junge Kinder unter 4 Jahren und nur 2,2% über 4 Jahre alt.

Man findet also in diesem Staat, der so spät erst seine erste größere Epidemie durchmacht, noch im Jahre 1929 einen so hohen Vomhundertsatz an Kleinkinder-erkrankungen wie in den nordischen Staaten und in Deutschland zu Ende des vorigen und zu Beginn dieses Jahrhunderts.

6. **Spanien.** Ähnlich scheinen die Verhältnisse in *Spanien* zu liegen, wo 1929 eine kleine Epidemie von 112 Fällen beschrieben wurde; dabei waren allein 75% der Erkrankten Kinder bis zu 2 Jahren. — In der Umgebung von Madrid konnten 318 Fälle gesammelt werden, von denen mitgeteilt wird, daß weitaus die Mehrzahl der Kinder unter 5 Jahren waren.

Bei einer anderen Epidemie von 139 Fällen ist das Alter von 97 Erkrankungen bekannt: 94 waren Kinder unter 6 Jahren und nur 3 über 6 Jahre alt.

7. **Frankreich** hatte 1930 die erste größere Epidemie. Vom *Elsaß* teilt WILLEMIN die Altersverteilung mit:

Von 405 Fällen waren 83 % Kleinkinder,

8,5% im Alter von 6—9 Jahren,

8,5% über 10 Jahre alt.

Dazu einen kleinen Vergleich mit einem dem Elsaß benachbarten Gebiet des Altreichs: Schon 1922, also 8 Jahre vorher, waren bei der Epidemie in Tübingen nach SCHALL 22 % Schulkinder und bei derjenigen in Hessen 1922 nach E. MÜLLER 23 % Schulkinder betroffen. Man ersieht den erheblichen Unterschied zwischen den von der Kinderlähme *mehr* und den *weniger* heimgesuchten Gebieten!

8. **Nordamerika** (nur anhangsweise). Amerika ist schon seit Ende des vorigen Jahrhunderts Schauplatz von kleineren Epidemien. So kamen 1894 im Staat Vermont 126 Fälle zur Beobachtung.

1906 traten die Vorboten der großen New Yorker Epidemie des Jahres 1907 bereits auf in Gestalt von 272 Erkrankungen. Das Jahr 1907 brachte für New York rund 2000 Fälle. 87% davon entfielen auf Kleinkinder bis zum 5. Lebensjahr, 10% auf Kinder zwischen 5 und 10 Jahren und 3% auf diejenigen über 10 Jahre. Die nächste und zugleich größte Epidemie Amerikas war im Jahre 1916, bei der auf New York rund 9000 Fälle kamen. Hierbei waren nur noch in 78% die kleinsten Kinder bis 5 Jahre befallen, die größeren bis 10 Jahre schon in 17% und die über 10 jährigen in 5% der Fälle. Im Jahre 1931, in dem New York 2673 Fälle zu verzeichnen hatte, war die Altersverteilung bei 1560 Fällen: 50% Spielkinder, 30% größere Kinder und schon 20% über 10 Jahre alte. *Aus diesen 3 Vergleichswerten ist schon deutlich die charakteristische Altersverschiebung für die Kinderlähme ersichtlich.* Sie kommt aber noch schöner zum Ausdruck, wenn man die Zahlen für 1935 danebensetzt. Von 2100 Fällen, die New York befielen, sind durch FISCHER in 686 Fällen genaue Altersangaben gemacht worden. Wir haben danach nur noch 33,6% erkrankte Kleinkinder, aber schon 41,6% Kinder bis zu 10 Jahren und sogar 24,8% über 10 jährige. Wir haben hier Zahlenwerte, die in ihrer Eindeutigkeit an die von Dänemark herankommen. *In New York besteht sonach eine ganz erhebliche Verschiebung für das Alter der an Poliomyelitis Erkrankten,* wie es in Tabelle 22 nochmals gegenübergestellt ist.

Tabelle 22. Gegenüberstellung von Angaben über Altersverteilung der Poliomyelitisfälle in verschiedenen Jahren in New York.

	1907 %	1916 %	1931 %	1935 %
0— 5 Jahre.	87	78	50	33,6
5—10 ,, ...	10	17	30	41,6
über 10 ,, ...	3	5	20	24,8

Aus den Mitteilungen von DAUER über die *Poliomyelitis* in Amerika geht hervor, daß die gleiche Altersverschiebung, die für New York oben mit Zahlen belegt ist, für die Vereinigten Staaten ganz allgemein Geltung hat. Seiner Zusammenstellung nach waren 1916 $^2/_3$—$^3/_4$ aller Erkrankten im Alter von unter 5 Jahren und nur $^1/_5$ oder noch weniger im Alter von über 10 Jahren. Dagegen

sind seit 1930 nur noch $^1/_3$—$^1/_2$ der Poliomyelitiskranken weniger als 5 Jahre alt, aber schon $^1/_4$—$^1/_3$ älter als 10 Jahre. Diese Veränderung habe sich besonders in den letzten 20 Jahren deutlich allmählich vollzogen.

c) Lokale Epidemien mit Bevorzugung höherer Altersstufen.

In die Kette dieser Tatsachen von der Altersverschiebung der Poliomyelitis passen einige *neuere Epidemien* herein, die besonders auch von diesem Standpunkt aus sehr wesentlich sind.

Aus der Literatur sind sehr wohl örtliche Epidemien in Säuglings- oder Kleinkinderheimen bekanntgeworden. So z. B. die von KERN im Waisenhaus Berlin-Rummelsburg 1914, wo 5 Kinder erkrankten; die von SCHALL 1922 im Tübinger Säuglingsheim beschriebene; 14 Kinder erkrankten an scheinbarer Grippe, 3 davon bekamen typische Lähmungen. — In der Kinderklinik Frankfurt a. M. erkrankten nach der Mitteilung von SAENGER 1924 12 Kinder. Bei 5 von ihnen kam es zu Lähmungen. — Im Kinderheim in Agram erkrankten 1932 alle 8 Säuglinge eines Zimmers; 4 von ihnen bekamen Lähmungen. — SIEGL beschrieb eine Anhäufung von Fällen in einem Wiener Kindergarten 1936, wobei von 7 erkrankten Kindern 3 typische Lähmungen bekamen; 2 von diesen starben. — Solche kleinen Epidemien in Säuglings- und Kleinkinderheimen sind öfter mitgeteilt worden. *Eine* Mitteilung konnte ich finden, wobei außer Säuglingen noch ein 11jähriges Kind und ein 17jähriges Mädchen betroffen wurden. Sie stammt von GRAEF aus dem Krankenhaus Neuendettelsau, wo 1925 außer diesen 4 Erkrankungen noch 3 Abortivfälle vorkamen. Aber *erst der allerneuesten Zeit* ist es vorbehalten, daß von wirklichen *kleinen Epidemien bei Jugendlichen und Erwachsenen* berichtet wird.

1. 1937 war im Zuge der Poliomyelitis durch Oberbayern eine kleine Epidemie in einem *Schülerheim* in N-dorf aufgetreten. Von 107 Jugendlichen im Alter von 13—19 Jahren erkrankten 6 mit Lähmungen und weitere 15 abortiv. Sie blieben die einzigen Fälle des Ortes mit 870 Einwohnern. DE RUDDER und PETERSEN führen diese Epidemie als klassisches Beispiel der Krankheitsauslösung durch körperliche Anstrengung an.

Über diese Internatepidemie in N. wurden von WOLTER an mehreren Orten [Klin. Wschr. **1938**, 1226; Arch. f. Psychiatr. **113**, 196 (1941)] Erörterungen veröffentlicht, die geeignet sind, falsche Vorstellungen über diese Epidemie zu verbreiten, so daß hier eine Richtigstellung zweckmäßig erscheint. WOLTER glaubt, daß ein ,,gasförmiger Giftstoff sich aus chemischen Prozessen in einem verunreinigten Boden bei einem besonderen Feuchtigkeitsgehalt nach Art eines Gärungsprozesses in essentieller Spezifität (SYDENHAM) sich entwickelt und mit der Bodenluft in der beschränkten Raumatmosphäre einer Poliomyelitisörtlichkeit auf dem Wege der Atmungsorgane zur Einwirkung auf den menschlichen (und tierischen) Organismus kommt, und zwar, wie es auch in dem Internat II der Fall war . . .'' WOLTER weiß dann zu berichten, daß ,,die Ursache der auf das Internat II in N. beschränkten Endemie in der Bodenverunreinigung dieses ‚Poliomyelitishauses' zu suchen und zu finden sein dürfte'', ja sogar, ,,daß bis zum Jahresschluß auch keine neuen Erkrankungsfälle auftraten, weil der Gärungsprozeß im Untergrund des Hauses inzwischen abgelaufen war''. Dazu mag festgestellt sein, daß WOLTER den *Ortsnamen der Epidemie überhaupt nicht kennt*, und daß keinerlei Rückfrage in dieser Richtung erfolgte; sonst hätten wir ihm mitteilen können, was hiermit ausdrücklich angefügt sei: daß *beide Internate in N. unmittelbar auf gewachsenem Fels gebaut sind*, der die Gegend als Felsklotz weithin sichtbar überragt, so daß N. schon aus der Ferne burgartig in der Landschaft auffällt. Für Gärungsvorgänge im Boden scheint das eine etwas ungünstige Situation.

2. Die Schulepidemie von St. Gallen (1937), die GSELL beschreibt, fand in einem *Knabeninstitut* in der Schweiz statt. Im Internat waren 230 Schüler im Alter von 12—20 Jahren. Es erkrankten 34 Personen, 3 mit echter Poliomyelitis und 31 abortiv.

3. Die *Krankenhaus*-Epidemie Frohburg (St. Gallen) 1937, die ebenfalls GSELL anführt, hatte bei 28 Erwachsenen 14 Erkrankungen zur Folge. 8 erkrankten mit Beteiligung des Zentralnervensystems und weitere 6 abortiv.

4. Die Epidemie im *Knabeninstitut* Schiers (Schweiz) 1936 hat WILLI mitgeteilt (zit. bei GSELL). Von 354 Schülern erkrankten eine große Anzahl an grippeartigen Erscheinungen mit Gliederschmerzen und Müdigkeit, 3 mal kam es zu echten Lähmungen.

5. Weiter beschreibt STAHEL eine Epidemie bei einer auf Übung befindlichen *Truppe* in Erstfeld (Schweiz) 1937. Von 930 Soldaten wurden 130 krank: 108 hatten katarrhalische Erscheinungen, 16 meningitische Symptome, und 6 bekamen Lähmungen.

Ist es nun nicht auffallend, daß erst in den letzten Jahren solche Epidemien, die neurologische Erscheinungen verursachen, also nicht bloß abortiv verlaufen, bei Jugendlichen und Erwachsenen auftreten?

Es ist auch diese Erscheinung als Zeichen dafür zu werten, daß die Poliomyelitis sich auf höhere Altersstufen auszudehnen beginnt. Wie die Beispiele zeigen, ist dies offenbar schon weitgehend erreicht.

d) Ergebnis der Altersverschiebung für die Länder.

Wenn man die Altersverteilung der Kinderlähme in den verschiedenen Ländern betrachtet, so fällt eine Tatsache besonders auf: *es besteht keine Übereinstimmung in zeitlicher Hinsicht bei der Altersverschiebung.* So haben wir sie für *Schweden und Amerika* beispielsweise schon *viel früher* festgestellt *als für Deutschland;* auch die *Ostmark* ist etwas *dem Reich voraus.* In Dänemark ist gleiches noch ausgeprägter. Die Schweiz ist ungefähr gleichzeitig mit Deutschland. Im Gegensatz dazu ist die Verschiebung *in Ungarn noch nicht so weit fortgeschritten* wie bei uns. *Rumänien* steht sogar 1927 noch bei seiner großen Epidemie gewissermaßen *am Anfang,* d. h. es werden fast nur Kleinkinder befallen. — Auch für Spanien und Frankreich sagen die Berichte aus, daß 1929 bzw. 1930 noch die weitaus überwiegende Zahl bei einer Epidemie Kleinkinder waren. Hier müssen noch zwei weitere Gebiete mit ihren Epidemien abgehandelt werden: *Island mit der Epidemie von 1924* und die *Epidemie auf der Insel Nauru im Stillen Ozean im Jahre 1910.* Bei beiden letztgenannten war *die* Erscheinung auffallend, daß viel ältere Kinder, Jugendliche und Erwachsene betroffen wurden.

Wie kommt es, daß eine Krankheit so verschieden ihre Auswahl trifft in Hinsicht auf das Alter der Befallenen?

Wenn wir die Geschichte der Poliomyelitis in den einzelnen Ländern uns vor Augen halten, so werden wir einen Aufschluß über dieses scheinbar regellose Verhalten der Kinderlähme bekommen: *Die skandinavischen Länder sind diejenigen Länder in Europa, in denen die Poliomyelitis schon am längsten in größerem Ausmaß vorkommt.* Wir erinnern uns der ausgedehnten Epidemien von 1905 und 1911/13, also zu einer Zeit, als in Deutschland erst die Anfänge der Epidemien bestanden. Das gleiche trifft für Dänemark und Amerika zu.

Auch die Ostmark hatte bereits ein Jahr vor Deutschland ausgedehnte Epidemien, und die vorher gebrachte Aufstellung von ZAPPERT und NEURATH zeigte, daß auch schon Ende des vorigen Jahrhunderts vielfach Kinderlähmehäufungen vorgekommen waren. Die mit Deutschland ungefähr gleichzeitig die Altersverschiebung aufzeigende Schweiz nimmt ihren Poliomyelitisanfang auch ungefähr um dieselbe Zeit wie das Reich.

Dagegen kamen in Ungarn nur sporadische Fälle vor, bis 1911, wo eine mäßige Epidemie auftrat, die sich erst 1926 in kleinerem Ausmaß wiederholte und 1931 in wesentlich größerem. Wir ersehen hieraus ein späteres Auftreten der Kinderlähme in Ungarn und eine verhältnismäßig geringe Verbreitung bis um 1930. Dasselbe gilt für Rumänien bis zum Jahre 1927, wo dieses Land seine erste große Epidemie durchmachen mußte, und für Frankreich, das 1930 erstmals eine größere Epidemie hatte. Auch dabei waren die niedersten Altersklassen auffallend stark betroffen, während es in Deutschland damals schon eine deutliche Altersverschiebung gab, wie die Tabelle 16 zeigt.

Somit hat es den Anschein, daß die Altersverschiebung abhängig ist sowohl von der Zeit, seit der die Poliomyelitis epidemisch bzw. endemisch in einem Lande herrscht, als auch von der Größe und Zahl der Epidemien, die dort vorgekommen sind. Daher kommt es, daß die nordischen Länder eine uns vorauseilende Altersverschiebung haben, während Länder wie Ungarn und Rumänien erst der in Deutschland folgen.

Die Tatsache, daß auf Island bei der Epidemie 40% der Erkrankten zwischen 5 und 15 Jahren und 27% zwischen 15 und 65 waren und auf Nauru 190 vorwiegend junge Erwachsene befallen waren, spricht nicht gegen unsere obige Annahme; denn es ist ein Unterschied, ob ein Land mit sporadischen Fällen einer Infektionskrankheit durchsetzt ist und dann plötzlich einen epidemischen Anstieg erlebt oder ob eine von dem Krankheitserreger noch völlig unberührte Bevölkerung auf einmal von dem Virus angegriffen wird. In letzterem Fall steht die ganze Bevölkerung der Infektion schutzlos gegenüber, während in den sporadisch heimgesuchten Ländern doch eine gewisse Abwehr durch die Anwesenheit des Virus besteht.

So ist es erklärlich, daß in Island und auf Nauru die Epidemien viele ältere Personen ergriffen, dagegen in den Ländern mit sporadischem Vorkommen von Poliomyelitis zunächst die kleinsten Kinder befallen werden.

Dieser fast gesetzmäßige Ablauf, daß die Altersverschiebungen von der Dauer der Poliomyelitis in einem Land und von ihrem zahlenmäßig epidemischen Auftreten abhängt, ist zweifellos besonders interessant.

e) Altersverschiebung der Kinderlähme und Durchseuchungspräzession.

An der Tatsache der Altersverschiebung kann kein Zweifel mehr bestehen. Wie sollen wir aber diesen Vorgang erklären? Denn er stellt nicht nur eine eigenartige Erscheinung dar, sondern er steht direkt im Gegensatz zu dem sonst bei Zivilisationsseuchen und gerade bei Poliomyelitis bekannten Vorgang der „Durchseuchungspräzession" (DE RUDDER). Man versteht unter letzterer eine *Vorverlegung* des Erkrankungsalters auf die Kleinkinderstufe mit zunehmender Kontaktgröße der Bevölkerung. In den Städten und davon wieder am stärksten in den Großstädten kommt es durch die enge Berührung der Menschen untereinander schon bei kleinsten Kindern zum Zusammentreffen mit den Erregern der verschiedenen Infektionskrankheiten, das — je nach Höhe des Kontagionsindex der betreffenden Krankheit — gegebenenfalls zum Erkranken führt.

Während früher die Kinder erst in älteren Jahren von den Infektionskrankheiten Masern, Scharlach, Diphtherie, Keuchhusten befallen wurden, hat sich das Erkrankungsalter unter dem Einfluß der zunehmenden Verstädterung geändert. Die Kinder erkranken schon in jüngeren Jahren an diesen Infektionen. Das ist das Wesen der Durchseuchungspräzession bei den Infektionskrankheiten. Dieser frühe Kontakt ist nun nicht so ausgeprägt vorhanden in ländlichen Gegenden, so daß dort die Kinder erst in älteren Jahren ihre typischen „Kinderkrankheiten" durchmachen.

Für die Poliomyelitis hat WERNSTEDT diesen Nachweis bereits an den Epidemien Schwedens in klassischer Weise geführt. So sind auch von der Kinderlähme im Durchschnitt in den Städten mehr kleinere Kinder ergriffen als auf dem Land. Selbst zwischen Großstädten und Kleinstädten ergab sich noch ein deutlicher Unterschied.

Vergegenwärtigen wir uns nun einerseits diese Durchseuchungspräzession, an deren Existenz nach allem Bisherigen nicht zu zweifeln ist, andererseits die eingangs bewiesene Verschiebung der Krankheit nach dem höheren Alter, so erkennen wir, daß hier zwei epidemiologisch bedeutungsvolle Vorgänge nebeneinanderher gehen und sich vielleicht entgegenwirken. In neuerer Zeit tritt nun gerade diese zweite Altersverschiebung immer mehr in den Vordergrund.

Die Erklärung für die *Durchseuchungsbeschleunigung* ist wohl ohne weiteres klar und einleuchtend: Die Bevölkerungszunahme und Ansammlung zumal in den Städten geben die Ursache dafür ab. Wir finden also den Grund in der *Kulturgemeinschaft der Menschheit*.

Auf die vermutliche Deutung der neuen Altersklassenverschiebung wird später noch eingegangen.

Im folgenden sei noch kurz einem Einwand begegnet, daß nämlich die Altersverschiebung vielleicht nur eine scheinbare sei und ihre Ursache in der Änderung des Altersaufbaues der Bevölkerung liege.

Daß die hier erwiesene Altersverschiebung der Poliomyelitis nicht durch einen geänderten Altersklassenaufbau der Bevölkerung erklärt werden kann, geht schon daraus hervor, daß eine Verschiebung vom Kleinkindesalter nach dem Schulalter erfolgte, der Altersaufbau des Kindesalters selbst aber sich im Laufe dieses Jahrhunderts nicht wesentlich geändert hat. Gleiches gilt sinngemäß für die Jahrgänge jugendlicher Erwachsener, die den Hauptanteil der Verschiebung der Poliomyelitisfälle „über 14 Jahre" aufnehmen, selbst aber im Geburtenrückgang der letzten Jahrzehnte doch zahlenmäßig abgenommen haben.

VI. Verlauf, Heilungsaussichten und Ausgang der Poliomyelitiserkrankungen seit Auftreten der Seuche in Deutschland.

Wenn eine Seuche sich in ihren Ausmaßen ändert, in denen sie die Bevölkerung befällt, so ist es sehr naheliegend, daß sie sich auch in ihrer *Verlaufsart* ändert; daß sie entweder gutartiger oder bösartiger wird. Diese Frage ist getrennt von der bisher besprochenen zu behandeln, denn sie ist nicht unbedingt abhängig von der ersteren. Die Tatsache allein, daß sie mehr Individuen befällt, sagt noch nichts darüber aus, ob der Krankheitscharakter selbst ein anderer geworden ist. Es ist klar, daß bei einer Vermehrung der vorkommenden Fälle eine Streuung nach beiden Richtungen stattfinden muß, daß also absolut mehr

Todesfälle und mehr ganz leichte Fälle auftreten werden. Deshalb können uns hier nur die Untersuchungen Auskunft geben, die Vomhundertwerte angeben.

Auf zweierlei Weise kann eine *Veränderung des Schweregrades einer Seuche* eintreten und festgestellt werden: entweder es ändert sich die *Zahl der Todesfälle* im Verhältnis zu der Zahl der Erkrankungen oder aber die *einzelnen Krankheitsfälle* zeigen prozentual mehr leichte oder mehr schwere *Formen*, als dies früher der Fall war. Als schwere Formen bezeichnen wir bei den Infektionskrankheiten aber diejenigen, wobei die Patienten ein schweres akutes Stadium durchmachen, und die, bei denen ernste Komplikationen eintreten, so z. B. bei Scharlach die Otitis, die Nephritis oder schwere Lymphadenitis; oder bei Masern und Keuchhusten die Pneumonie; bei Diphtherie die Herzschädigung und die Lähmungen. Immer aber letztlich kommt es entweder zum tödlichen Ausgang oder zur Heilung. Deshalb geben bei diesen Infektionskrankheiten die Letalitätszahlen immer einen ziemlich guten Anhalt über die Schwere der gesamten Verlaufsart der betreffenden Seuche.

Anders ist es bei der Poliomyelitis. Über die Frage der Schwere von Endemien oder Epidemien der Kinderlähme entscheidet nicht in der Hauptsache die Letalität. Sie zeigt uns nur an, wie schwer die Epidemie in ihrer Tödlichkeit war. Aber das ist nun der Unterschied der Kinderlähme von den anderen Infektionskrankheiten, daß diese Erscheinung nicht die maßgeblichste ist, sondern daß viel schwerer als die Todesfälle die Anzahl der *Verkrüppelungen* nach Poliomyelitis ins Gewicht fällt.

Demnach müssen zur Beantwortung der Frage, ob sich in bezug auf Verlauf, Heilungsaussichten und Ausgang der Krankheit etwas geändert hat, folgende drei Punkte eingehender untersucht und geklärt werden:

1. die nichtparetischen Fälle (Verlauf).
2. die paretischen Fälle (Ausgang).
3. die Letalität (Ausgang).

Es kann sich in jeder einzelnen dieser Erscheinungen etwas verändert haben, und zwar nach der gutartigen oder bösartigen Richtung hin.

1. Die nichtparetischen Formen.

Vorurteilslos und ungeachtet der häufig gemachten Behauptung, es gäbe jetzt vielmehr sog. abortive Fälle als früher, will ich versuchen, an Hand von Zahlen der Epidemien in Deutschland zu einem Urteil zu kommen.

Wir müssen uns dabei an diejenigen sog. Abortivformen halten, die als solche noch *erkennbar* sind, die also aus irgendwelchen klinischen oder epidemiologischen Verdachtsgründen zur Untersuchung kamen und dabei als Poliomyelitisinfektion erkannt wurden. Denn die zahlreichen Erkrankungen der Luft- und Darmwege in der Umgebung Kranker während einer Kinderlähmeepidemie sind nicht erfaßbar, außer bei örtlich abgegrenzten Epidemien; sonst sind sie bestenfalls im Sinne eines allgemeinen Eindrucks bewertbar, zu wirklichen zahlenmäßigen Vergleichen können sie nicht herangezogen werden; es erscheint unmöglich, auch nur irgendwie sichere Zahlenwerte für sie zu erhalten.

Der Ausschnitt derjenigen aparalytisch Erkrankten, die von Kliniken mitgeteilt werden, wird aber im allgemeinen *ungefähr* der gleiche sein. Denn es

kommen dort *die* Fälle zur Beobachtung und Untersuchung, für die ein wirklicher Verdacht besteht, der dann je nachdem bestätigt oder abgelehnt wird.

Es werden also hier in Vergleich gesetzt die bei Epidemien feststellbaren lähmungsfreien Erkrankungen, nicht dagegen die reinen Umgebungskranken, bei denen heute noch keine sichere Diagnose gestellt werden kann. Deshalb soll deren Zugehörigkeit zur Poliomyelitisepidemie keineswegs abgelehnt werden. Nur gibt es zur Zeit noch keine Möglichkeit, sie auch nur halbwegs genau zu erfassen.

Für die hier folgende Untersuchung kann eine Unterteilung in meningitische und sonstige aparalytische Fälle nicht mehr erfolgen. Es ist das für beide Gruppen Gemeinsame eben die Gutartigkeit ihres Verlaufes. Das berechtigt bei dieser Betrachtung ihre Zusammenfassung unter *einen* Gesichtspunkt: *Sind die lähmungsfrei verlaufenden Fälle mehr geworden?*

Die folgende Tabelle 23 gibt eine Übersicht über eine Anzahl von beschriebenen Epidemien, bei denen die nichtparetisch verlaufenen besonders aufgeführt wurden. Natürlich bestehen auch hier noch Unterschiede in den Beurteilungen, so daß Werte von einigen Prozenten keineswegs von Bedeutung sind.

In den ersten 3 Spalten dieser Aufstellung ist Jahr, Ort und Verfasser verzeichnet; in Spalte 4 die Zahl der bei der Epidemie beobachteten Gesamterkrankungsfälle und in 5 diejenige der erwähnten aparalytischen Fälle. Die letzte Rubrik gibt den Vomhundertsatz der abortiven auf die Gesamtfälle an. Dabei ist jedesmal vermerkt, ob es sich laut Veröffentlichung um sog. „abortive", im Sinne von Gsell, oder um meningitische oder nichtparetische handelte. Bei denjenigen Werten, deren Erkrankungszahl weit unter 100 liegt, ist der Prozentwert in Klammern gesetzt.

Vergleicht man nun die Verhältniswerte der aparalytischen Fälle seit Beginn der Poliomyelitisepidemien in Deutschland, so hat es doch *den Anschein, als ob sich diese gerade in den letzten 10 Jahren etwas erhöht haben.* So sind von den letztjährigen Epidemien (Köln, Chemnitz, Frankfurt a. M. usw.) zwischen 20 bis 40% nichtparetische Formen gemeldet.

Freilich muß bedacht werden, daß *die Aufmerksamkeit auf diese Fälle größer und ihre diagnostische Erfassung besser geworden ist.* Wollte man aber damit allein die Zunahme der gutartigen Fälle erklären, so glaube ich, man würde *den* Ärzten, die in früheren Jahren Epidemien beobachtet und beschrieben haben, Unrecht tun. Denn sowohl alle meningitischen und encephalitischen, überhaupt alle mit irgendwelchen Zeichen des Zentralnervensystems einhergehenden Fälle, wären der Aufmerksamkeit der ausgezeichnet beobachtenden älteren Ärzte nicht entgangen. Nur *der* Umstand kann für eine geringere Erfassung von schwer erkennbaren, gutartigen Fällen in früheren Zeiten noch mitspielen, daß damals nicht in dem Umfang Einweisungen in Krankenhäuser stattfanden wie heutzutage. Damit werden jetzt mehr Verdachtsfälle durch die Lumbalpunktion geklärt, als es früher bei der mehr häuslichen Behandlung der Fall war.

Aber trotz aller dieser Einschränkungen glaube ich, als Ergebnis der aufgestellten Tabelle feststellen zu dürfen, daß eine wirkliche Zunahme der gutartigen, d. h. aparalytischen Formen in mäßigem Grade erfolgt ist.

Fügt man hierzu nun noch die allgemeine eindrucksgemäße Beobachtung der Ärzte, die das gleiche besagt, so ergänzen sich diese beiden Feststellungen wohl auch zu einer *Tatsache.*

Tabelle 23.
Epidemien, bei denen aparalytische Fälle besonders aufgeführt waren.

Jahr	Epidemiegebiet	Verfasser	Erkran-kungsfälle	Davon apara-lytische Fälle	%
1908	Oberösterreich	Lindner und Mally	135	14 ab.	10,3
1909	Schleswig-Holstein	Meyer	132	0	0
1910	Marburg	Schaub	65	3	(5)[1]
1912	Bayern	Uffenheimer	197	17 o. L.	8,6
1909/13	Oberösterreich	Stiefler	180	27 ab.	15
1909/14	Großherzogt. Hessen	Langermann	180	8 ab.	4,4
1922	Tübingen	Schall	139	25 ab.	18
1927	Leipzig	Hässler	165	13 meng.	8
1926/28	Königsberg	Lindstädt	32	2 ab.	(6,2)
1927/31	Mecklenburg	Brüning	131	9 ab.	7
1928/31	Leipzig	Hässler und Liebenam	35 } 112	5 meng. } 23	20,5
1932	Leipzig	Hässler und Liebenam	77	18 „	
1929/34	Innsbruck	C. Mayer	68	3 o. L.	(4,4)
1932	Schneidemühl	Holzmann und Neu-mann	20	5 ab.	(25)
1934/35	Hall und Ravens-burg	Birk	123	112	83
1935	Schwäb. Hall	Kibler	86	69 o. L.	(80)
1936/37	München	H. Müller	192	43 o. L.	23
1938	Würzburg	Brockmann und Helm-schredt	119	15 ab.	14,4
1938	Heilbronn	Bauke	69	10 ab. 4 meng.	(20)
1938	Nürnberg	Th. Keller	22	12 o. L.	(54,5)
1938	Frankfurt a. M.	Windorfer	150 } 198	29 o. L. } 20	
1938	Frankfurt a. M.	Pohle	48	10 ab.	
1938	Hessen	de Rudder	255	59 o. L.	23
1938	München	H. Müller	54	20 o. L.	(37,9)
1938	Chemnitz	Huber	152	40 ab. meng.	26,3
1939	Köln	Schäfer	476	166 o. L.	34,8
1939/40	Frankfurt a. M.	Windorfer	59	15 o. L.	(25,4)
1938	Köln	Sievers	52	31	56
1939	Mähren	Wokurek	25	8 meng.	(32)
1939	Schleswig-Holstein	Rominger	637		45
1940	Wien	Zinkovsky	61	40 meng.	65,5

Allerdings kann, wie schon Kleinschmidt feststellte, für das Deutsche Reich keine Rede davon sein, daß die Poliomyelitis ein ganz anderes Gesicht bekommen habe und in der überwiegenden Zahl leichte und abortive Formen neuerdings die Epidemien bildeten, wie es vom Ausland teilweise mitgeteilt wird. Der nächste Abschnitt wird darüber noch berichten.

Ob die „Abortivformen im engeren Sinn" (Gsell), d. h. die nur kurz dauernden unspezifisch anmutenden Erkrankungen während der Kinderlähmeepidemien *mehr* geworden sind gegenüber früher, kann man nicht zahlenmäßig belegen. Daß sie absolut mehr geworden sein müssen, ist ja ohne weiteres klar und verständlich, da doch die Gesamtzahl der Erkrankungen erheblich zugenommen hat. Ich führe im folgenden einige Beispiele an, die zeigen, daß *diese Fälle schon immer sehr häufig waren und nicht etwa jetzt erst in neuerer Zeit aufgefallen sind:*

[1] Bei der Prozentberechnung von Werten unter 100 wurde die Prozentzahl in ( ) gesetzt.

Ed. Müller stellte 1909 von den abortiven Formen fest, „ihre Häufigkeit ist gar nicht abzuschätzen". Er vertrat schon damals die Ansicht, „daß die meisten Fälle ohne gröbere nervöse Ausfallserscheinungen verlaufen". Auch hatte er den Eindruck, daß abortive Erkrankungen die typischen an Zahl weit übertreffen. Als Beispiel führt er ein Städtchen K. an, in dem nur 2 typische Fälle auftraten, jedoch gleichzeitig (im November) sehr zahlreiche, ätiologisch unklare Durchfälle bei Kindern und Erwachsenen. Die Durchfälle waren schwer, hartnäckig, von Diätfehlern unabhängig und mit erheblichen Allgemeinstörungen verbunden. — In einem anderen Ort, wo nur 1 typischer Fall war, gab es ebenfalls viele Brechdurchfälle bei Kindern und Erwachsenen. — Und wieder in einem anderen Dorf mit 1 tödlichen Poliomyelitisfall war eine merkwürdige Häufung von Mandelentzündungen aufgefallen.

Wollenweber behandelte 1909 im Landkreis Dortmund 31 Poliomyelitiskranke und machte dabei Beobachtungen, die er folgendermaßen schildert: „In einer Familie L. in S. erkrankten fast gleichzeitig etwa innerhalb 24 Stunden sämtliche 9 Kinder mit Erbrechen und Durchfall. Die größeren gingen bei der Krankheit umher, die kleineren lagen zu Bett. Alle wurden wieder gesund, nur bei dem 2jährigen Willy, der auch Erbrechen, Durchfall und Fieber gehabt hatte, blieb eine vollständige schlaffe Lähmung eines Armes zurück ... Als ich nun regelmäßig weiter nach Magenkranken in Familien der Kranken forschte, ergaben sich einige Zeit vor oder nachher oder gleichzeitig mit der Kinderlähmung bei anderen Personen schwere Magenkatarrhe ..." Wollenweber führt noch 3 derartige, bis ins einzelne beobachtete Beispiele an und kommt dann zu dem Schluß, „daß es sich um eine Infektionskrankheit handelt, die in der überwiegenden Mehrzahl der Fälle nur Erscheinungen des Magen-Darmkanals, besonders Dickdarmkatarrh (neben mehr oder weniger erheblichen fieberhaften Allgemeinerscheinungen) hervorruft und nur in verhältnismäßig seltenen Fällen zu einer Erkrankung des Zentralnervensystems führt".

Zappert gewann ebenfalls aus seinen Studien über die ostmärkischen Epidemien 1908 und 1909 den Eindruck, daß Abortivformen in der Umgebung typisch Erkrankter sehr häufig vorkämen. Mehrere Kollegen hatten ihm über gleichzeitige Häufung von unbestimmt fieberhaften Prozessen, Influenzafällen mit starken Schmerzen, Auftreten gastrointestinaler Prozesse in der Umgebung echter Poliomyelitisfälle berichtet.

Diese Beobachtungen findet man bei den älteren Verfassern allenthalben. Sie sollen hier nur dazu dienen, aufzuzeigen, daß diese Art von Abortivfällen, die verdächtigen Umgebungsfälle, schon immer sehr häufig waren. Interessant ist in diesem Zusammenhang eine Äußerung Wernstedts: „das die Krankheit im Distrikt Hernösand mit vielen Abortivfällen auftrat, und daß dabei ein Symptom ‚Steifheit und Schmerzen im Nacken' so konstant war, daß die Bevölkerung der Krankheit den Namen *Nackenkrankheit* gab". *Denn man muß aus Mitteilungen über Epidemien in neuerer Zeit oftmals den Eindruck gewinnen, als ob das Auftreten von zahlreichen Umgebungserkrankungen erst eine Erscheinung jüngeren Datums wäre. Das ist, wie ersichtlich, keineswegs der Fall. Deshalb erscheint es mir nur aus eindrucksgemäßen Beobachtungen heraus keineswegs als bewiesen, daß eine relative Zunahme dieser leichtesten Erkrankungsformen stattgefunden hat.* Eine *absolute* Zunahme ist wohl sicher und, wie schon betont, selbstverständlich bei der größeren Ausbreitung des Virus und der Erkrankungen. Auch einzelne Epidemien, bei denen sich dank umschriebener örtlicher Verhältnisse und vorzüglicher Beobachtung Zahlen von überraschendem Ausmaß *errechnen* lassen, beweisen noch nicht die prinzipielle Zunahme im Verhältnis zu den typischen Erkrankungsformen. Denn eine so vielgestaltige Krankheit wie die Poliomyelitis kann natürlich Epidemien, die aus der Regel fallen, hervorrufen, ohne daß ein allgemeiner Gestaltwandel in dem bestimmten Vorgang vorliegen muß.

Als *Ergebnis* obiger Betrachtungen möchte ich feststellen, *daß die gutartigen, d. i. aparalytischen Formen der Kinderlähme in Deutschland tatsächlich in mäßigen*

Graden mehr geworden sind im Verhältnis zur Gesamtzahl der Erkrankungsfälle. — Ob die „abortiven Formen im engeren Sinne", d. h. die unspezifischen Erkrankungen in der Umgebung Poliomyelitiskranker dieselbe Entwicklung erfahren haben, läßt sich nicht exakt feststellen. Jedoch möchte ich glauben, daß diese unspezifisch anmutenden Umgebungserkrankungen, auf die Gesamtzahl bezogen, nicht in dem Maße tatsächlich zugenommen haben, wie es vielfach angenommen wird. Mitteilungen älterer Verfasser beweisen dies.

2. Nichtparetische Formen in anderen Ländern.

GSELL bespricht die Frage der *Abortivfälle in anderen Ländern* und findet, „daß in Schweden der Prozentsatz der abortiven Fälle immer ungefähr gleichgeblieben ist".

Die folgenden Zahlen entsprechen nicht ganz denen, wie sie GSELL wiedergibt, da ich die Nichtparesefälle prozentual auf die Gesamtfälle berechne (s. Tab. 24); die Werte bleiben aber grundsätzlich die gleichen. Ferner konnte ich noch die Werte für 1938 nach KLING hinzufügen.

Tabelle 24. Zusammenstellung nichtparetischer Fälle in Schweden, nach verschiedenen Berichten prozentual angegeben.

Jahr und Autor	Zahl der Fälle	Davon nichtparetische	
		absolut	%
1905 (WICKMAN)	1034	166	16
1911/13 (WERNSTEDT) . .	9447	2207	23
1936 (WERNSTEDT; Kling)	1765	388	21,7
1938 (Kling)	1450	?	25,5

Danach ergibt sich nun doch eine Verschiebung in Richtung *Zunahme der lähmungsfreien Fälle um rund 10%.*

Da es sich bei den hier angeführten Werten um *Durchschnittszahlen* für die betreffenden Jahre handelt, können sie nicht direkt mit den Vomhundertwerten aus einzelnen Epidemien, wie z. B. Deutschland oder Schweiz, in Parallele gesetzt werden. Während bei den Epidemiewerten hohe und niedere Zahlen vorkommen, gleichen sich die Werte im Durchschnitt aus, so daß 10% hierbei mehr bedeuten.

Man kann somit doch wohl von einer Zunahme der aparalytischen Fälle, also einer Veränderung, auch für Schweden sprechen.

Von *Amerika* gibt GSELL die Werte an, die LEAKE aufführt; danach seien es 1916 fast 100% Lähmungsfälle gewesen, 1930 nur noch rund 70% und 1935 rund 50%. Seit 1930 seien in mehreren Herden so wenig Lähmungsfälle beobachtet worden wie nie vorher. So in Connecticut 1931 und in Pennsylvanien 1932 nur 12%, in Virginia 1935 nur 14% (PAUL). Es besteht natürlich die Frage, inwieweit die unsicheren abortiven Formen hierbei mitgezählt wurden. PAUL urteilt hier besonders vorsichtig und sagt: „Zwar wissen wir nicht, ob abortive Fälle heutzutage in Nordamerika häufiger sind als vor 20 oder mehr Jahren, doch werden sie zweifellos häufiger erkannt."

GSELL glaubt ferner, aus den amerikanischen Berichten herauszulesen, daß die Mortalität geringer geworden sei. Und so kommt er zu der Ansicht, daß

in Nordamerika in den letzten Jahren „sowohl die nichtparetischen wie die Abortivformen unzweifelhaft viel häufiger geworden" seien, und daß sich der Epidemiecharakter geändert habe.

Für die *Schweiz* gibt ebenfalls Gsell einen Abriß der Entwicklung. Er kommt dabei zu dem Ergebnis, daß besonders 1936 und 1937 die nichtparetischen meningitischen Fälle erheblich mehr geworden sind.

Tabelle 25. Nichtparetische meningitische Fälle in der Schweiz.

	1936	1937
Kantonsspital Aarau	172 — 35%	
Kantonsspital St. Gallen	70 — 46%	71 — 62%
Kinderklinik Basel	26 — 73%	46 — 61%
Kinderklinik Zürich	113 — 15%	
Med. Klinik Zürich		48 — 31%
Med. Kliniken Bern		33 — 36%
Kantonsspital Münsterlingen	93 — 39%	

Die angegebenen Vomhundertwerte sind nicht zweckmäßig, da die meisten absoluten Zahlen weit unter dem Hundertwert liegen. Auf diese Weise kommen Werte von 73% zustande, die in dieser Form nicht verwertbar sind. Jedoch scheinen in der Schweiz die meningitischen Fälle noch wesentlich mehr in den Vordergrund getreten zu sein als bei uns im Deutschen Reich. Die übereinstimmenden Mitteilungen der Schweizer Verfasser bestätigen das. Es hängt das wohl mit der noch stärkeren Ausbreitung der Poliomyelitis in der Schweiz in den Jahren 1936 und 1937 zusammen. Denn das größte Epidemiejahr 1937 mit 1500 Fällen bedeutet eine Morbidität von 3,6 auf 10000 Einwohner, während die stärkste deutsche Epidemie mit fast 6000 Fällen einer solchen von 0,85 auf 10000 Einwohner entspricht.

Ich stimme daher der Meinung Gsells zu: „Je stärker ein Land von eigentlichen Poliomyelitisepidemien heimgesucht wird, um so größer wird die Zahl der Abortivfälle."

Aus diesen Beispielen geht hervor, wie unrichtig es ist, wenn Epidemien verschiedener Länder miteinander verglichen werden, wie es so oft geschieht. Meist werden die ersten skandinavischen und die amerikanischen Epidemien als Ausgangsvergleich genommen zu denen der Jetztzeit. Es gibt aber in den Ländern eine Reihe von Verschiedenheiten gerade auch bei der Kinderlähme, so daß diese Vergleiche zu ungenau sind. Es ist wohl möglich, gewisse Schlüsse zu ziehen, aber ein richtiger Vergleich von Zahlenwerten läßt sich nicht machen.

Zur Frage, ob die rein abortiven Formen „im engeren Sinne" (Gsell) in der Schweiz zugenommen haben, meint auch Gsell, es sei schwer zu beurteilen, bejaht aber dann die Frage.

Für Deutschland kann ich auf Grund eigener Nachforschungen dieses Ergebnis nicht zahlenmäßig belegen, da es nicht möglich ist, hierfür genaue Werte anzuführen. Ich möchte nur zu bedenken geben, daß bei einer Steigerung der Kinderlähmerkrankungen auf das 8—10fache von früher natürlich auch diese Fälle entsprechend zunehmen müssen. Dies bedeutet aber noch keine außergewöhnliche, sondern nur die selbstverständliche Zunahme. Es gilt also zu prüfen, ob eine *relative* Zunahme der Abortivfälle (im engeren Sinne) besteht.

Dies dürfte sehr schwer exakt nachzuweisen sein. Denn nur eine absolute Zunahme der Erkrankungsfälle bedeutet natürlich keine Charakteränderung der Seuche in bezug auf eine besondere Erkrankungsart, sondern es ist nur die Folge des Häufigkeitswandels der Poliomyelitis.

Ich kann somit die Feststellung GSELLS: „Gewechselt im zahlenmäßigen Auftreten hat die klinische Manifestationsform dieser Infektionskrankheit", nur in bezug auf die aparalytischen echten Poliomyelitisfälle bekräftigen, während ich für die Umgebungsfälle, GSELLS abortive Fälle im engeren Sinn, dies für Deutschland nicht für bewiesen erachte.

3. Die paretischen Formen. (Die Epidemiebeschreibung. — Das Epidemiogramm.)

Wie im vorliegenden Teil nachgewiesen wurde, sind die gutartigen, aparalytischen Fälle insgesamt mehr geworden. Untersucht man nun den *Ausgang* der Gesamterkrankungsfälle, so muß sich notwendigerweise ein besseres Ergebnis herausstellen als früher, da die lähmungsfrei gebliebenen Fälle auch wieder als geheilt mitgezählt werden.

Da die Einreihung, was noch als sog. abortive Poliomyelitis mitgezählt werden soll, nach Epidemie und Verfasser sehr schwankt, kann mit diesen Zahlen nicht ohne weiteres gerechnet werden.

Jedoch genügt die obige Schlußfolgerung, um festzustellen, *daß, auf die Gesamtzahl der Kinderlähmeerkrankungen berechnet, heutzutage mehr wiedergenesen als früher.* Das bedeutet aber natürlich nicht von vorneherein, daß die *Heilungsaussichten* bessere sind. Vielmehr sind es diejenigen Fälle, bei denen gar keine Lähmungen auftreten, welche die Gesamtprognose verbessern.

Die Frage der Heilungsaussichten muß deshalb getrennt betrachtet werden. Dafür dürfen nur die Fälle berücksichtigt werden, bei denen tatsächlich Lähmungen aufgetreten sind.

Für den *Ausgang* der Erkrankungen ist es von größter Bedeutung, zu untersuchen, wie sich die paretischen Fälle verhalten haben. Zahlenmäßig haben sie bei dem starken Ansteigen der Kinderlähmefälle in Deutschland natürlich zugenommen. Berechnet auf die Gesamtzahl der vorkommenden Poliomyelitisfälle muß aber eine relative Verringerung eingetreten sein, nachdem wir festgestellt haben, daß die nichtparetischen Formen etwas mehr geworden sind.

Die Lähmungsfälle können sich nun aber noch in anderer Beziehung als in der zahlenmäßigen ändern: *Sind sie schwerer oder leichter geworden?* Heilen die Lähmungen besser oder schlechter? Diese Frage nach der *Heilung der Lähmungsformen* soll uns im folgenden beschäftigen. Es ist wichtig, zu erfahren, ob die Heilungsquote seit den ersten Epidemien die gleiche geblieben ist oder ob sie sich erhöht oder verringert hat. Daraus kann man einen Schluß auf die Schwere der Erkrankungsfälle ziehen.

Eine kritische Zusammenstellung der für diese Frage notwendigen Zahlen ist schwierig, da durchaus keine einheitliche Beurteilung der poliomyelitischen Erkrankungsfolgen besteht. Deshalb ist es unmöglich, die in den Arbeiten angegebenen Vomhundertwerte einfach zu übernehmen und einander gegenüberzustellen. Ferner werden die Heilungserfolge ganz unterschiedlich einmal auf die Gesamtzahl der Fälle, das andere Mal nur auf Paresefälle berechnet. Will man hierfür also einigermaßen vergleichbare Zahlen erhalten, so muß versucht werden, von einem einheitlichen Gesichtspunkt aus die veröffentlichten Ergebnisse zu ordnen. Es wurde dabei nun so vorgegangen, daß der *Prozentsatz der zurückbleibenden*

Lähmungen nur auf die paretischen Formen ohne Todesfälle berechnet wurde. Damit ist wenigstens die gröbste Verschiedenheit, die durch wechselnd starkes Hereinbeziehen der Abortivformen bedingt wird, ausgeschaltet.

Zum andern mußte eine einheitliche Beurteilung gefunden werden: Was gehört noch zu den verbleibenden Lähmungsfällen und was kann schon als Heilung gelten? Da nicht nur die persönliche Beurteilung, sondern auch die Ausdrucksweisen für die Befunde sehr schwanken, nahm ich die Trennung der Gruppen da vor, wo sie nach eigenen Erfahrungen am besten möglich ist: Alles, was noch mit Lähmung oder Paresen oder nur „Besserung" bei der Untersuchung bezeichnet wurde, kommt zu der *Gruppe „Restlähmungen".* Alles, was als Heilung oder geringe motorische Schwäche beurteilt wurde, wird in die *Gruppe „geheilt"* eingeteilt.

Man mag entgegenhalten, daß viele leichtere Paresen noch zu Heilungen werden; das spielt hierfür aber keine Rolle, da fast alle Beurteilungen des Ausganges der Fälle schon nach 2—4 Monaten vorgenommen sind, das Besserwerden also für alle gleichmäßig zutrifft. — Im übrigen bin ich der Ansicht, daß die Folgezustände von paretischen Erkrankungen, besonders von den Kinderärzten, eher zu gut als zu schlecht beurteilt werden. Denn es ist ein großer Unterschied, ob man die einzelnen Muskelfunktionen im Krankenzimmer prüft oder ob man die Gesamtfunktion im Leben vor Augen hat. Mäßige Paresen werden bei Entlassung aus dem Krankenhaus oft als unbedeutend angesehen, während sie im täglichen Leben mit seinen allseitigen Anforderungen an das harmonische Zusammenspiel sämtlicher Muskelgruppen erst deutlich zur Geltung kommen. Da der erstbehandelnde Arzt noch unter dem Eindruck der schrecklichen Lage steht, in welcher der Kranke im akuten Stadium mit seinen Lähmungen war, so sieht er jede Besserung als wesentlichen Erfolg an. Anders jedoch die Nichtbeteiligten, unter denen sich eines Tages der Kranke wieder bewegen wird. Diese sehen nur jeden, auch kleinsten Defekt, und der Betroffene gilt als körperlich nicht mehr ganz gesund und vollwertig. Daß dies, besonders beim weiblichen Geschlecht, eine für ihre Zukunft sehr große Rolle spielt, wird niemand bestreiten können. Aus diesen Erwägungen heraus nahm ich oben geschilderte Einteilung vor, daß alles, was nicht als „geheilt" oder „nur geringe motorische Schwäche" bezeichnet wurde, als Folgezustand nach Poliomyelitis gilt. Daß von den Paresen mit der Zeit auch noch ein Teil ausheilt, wird nicht bezweifelt. Doch liegen *vergleichbare* Nachuntersuchungen nach 1 oder 2 Jahren zwischen früher und jetzt nicht vor.

Die folgende Tabelle 26 gibt eine Zusammenstellung derjenigen veröffentlichten Epidemien wieder, die genauere Zahlen über den Ausgang enthalten haben.

Neben Jahr, Epidemiegegend und Verfasser ist, in der 4. Spalte, die Zahl der Lähmungsfälle ohne Todesfälle angegeben. Danach folgt die Zahl der zurückgebliebenen Lähmungen, die in der letzten Rubrik in Prozent der Lähmungsfälle ausgedrückt ist. Einzelne kleine Zahlen sind durch Bruchwerte wiedergegeben.

Ein Überblick über die letzte Spalte zeigt doch sehr klar (trotz aller vorerwähnten Schwankungen), daß im allgemeinen rund zwischen 50 und 70% der aufgetretenen Lähmungen nach einigen Monaten noch deutliche Restbefunde aufweisen.

Besonders erwähnenswert ist noch das Ergebnis von HÄSSLER, der $^1/_2$ und 5 Jahre nach der Epidemie eigens eine Nachuntersuchung anstellte. — Selbst die kleineren Zahlen passen mit ihren Werten von zwei Drittel und Dreiviertel der Fälle sehr gut zu dem Gesamtbild. *Ungefähr 50—70% der Lähmungsfälle hatten also nach einigen Monaten noch deutliche Restbefunde.*

Es läßt sich auf Grund dieser Zusammenstellung *nicht behaupten, daß im Laufe der Zeit eine sichtliche Änderung hierin aufgetreten ist.* Wenn man bedenkt, daß

Tabelle 26. Zusammenstellung der Epidemien mit Angaben über den Ausgang der Krankheit. (Prozentangaben von Zahlen unter 100 sind in Klammern gesetzt.)

Jahr der Epidemie	Epidemiegebiet	Verfasser	Paresefälle ohne Todesfälle	Fälle mit Restlähmungen	
				Anzahl	%
1908	Wien und Niederösterreich	ZAPPERT	266 (alle F.)	200	67,7
1909	Hessen-Nassau	ED. MÜLLER	84	85	71,0
1910	Marburg	SCHAUB	58	48	(82,7)
1909/13	Oberösterreich	STIEFLER	130	93	71,5
1909/14	Großherzogtum Hessen	LANGERMANN	172	127	73
1927	Leipzig	HÄSSLER	134	64	50
	Leipzig (1932 Nachunters.)	HÄSSLER	103	91	88
1927/31	Mecklenburg	BRÜNING	89	63	71
1930	Rastatt	ROSSRUCKER	12	9	(75)
1931	Freiburg	NÖGGERATH	17	12	(70,6)
1935	Schwäb. Hall	KIBLER	17	10	(58,8)
1935/36	Breslau	KUBATSCH	54 (alle F.)	38	(70,3)
1936	Schneidemühl	HOLZMANN und NEUMANN	9		(50)
1937	München	HUSLER	230 (alle F.)	115	50
1930/37	München	MAI	275	142	52
1938	Chemnitz	HUBER	97	50	51,5
1938	Köln	KLEINSCHMIDT	272	189	70
1938	Ffn.	WINDORFER	111	54	50
1939	Köln	SIEVERS	22	9	(40,4)

die einzelnen Epidemien in ihrer Schwere schon sehr schwanken, und daß die Mitteilungen über die betreffenden Epidemien sowie die Beurteilungen ihre persönlichen Noten tragen, so ist die Übereinstimmung der Werte erstaunlich und fast gleichbleibend. *Eine Änderung in bezug auf den Ausgang der Paresefälle besteht somit nicht.*

Wie sehr die Beurteilungen von Lähmungsfolgen schwanken, zeigt folgendes kurze Beispiel:

HÄSSLER stellte 1932 bei der Nachuntersuchung der Kinder von 1927, also nach 5 Jahren, fest, daß von 15 Facialislähmungen noch bei 14 Patienten die Folgen nachweisbar waren. Er kann daher das Urteil ED. MÜLLERs nicht bestätigen, der die Facialislähmungen als prognostisch günstig bezeichnete. Neuerdings hat SCHUMACHER an Hand der Facialisparesen bei der Kölner Epidemie 1938 nach 1—1¹/₂ Jahren ebenfalls Nachuntersuchungen gemacht. Er kommt zu dem Urteil, daß von 32 Nachuntersuchten 18 geheilt waren, während man bei 14 noch Reste der Lähmungen im Gesicht bemerkte. Er bezeichnet die Prognose auch als günstig. Wieviel weiter müssen erst die Beurteilungen von Funktionen der Extremitäten auseinandergehen!

Neben diese speziellen Untersuchungen stellen wir nun noch die Meinung von Ärzten, die nach anderen Gesichtspunkten urteilten: FRITZ LANGE sagt auf Grund seiner genauen Kenntnis der Kinderlähme und seiner ausgedehnten Erfahrungen: „Über 10% erliegen der Krankheit, und von den mit dem Leben davongekommenen ist mindestens die Hälfte durch die Kinderlähmung zu Krüppeln geworden." So beurteilt er die Lage 1930. Und ich kann nur sagen, auf die Paresefälle angewendet hat sie sich nicht geändert seither.

Hören wir dazu noch, was MEIER, der die Statistik der Kinderlähme seit Jahren eingehend bearbeitet, sagt: „Nach einer rohen Schätzung an Hand der gegenwärtigen Erkrankungsverhältnisse in Deutschland machen innerhalb eines

Geburtsjahrgangs von je 1 Million Kindern 2000 im Laufe ihrer Jugend eine Kinderlähmung durch; von diesen 2000 werden nur etwa 600 geheilt; 1200 bleiben invalide. 200 sterben an der Krankheit." Das bedeutet in Verhältniszahlen ausgedrückt, daß ungefähr 10% sterben, 30% geheilt werden und 60% Folgezustände zurückbehalten. Auf die Paresefälle allein angewendet käme ein noch höherer Prozentsatz heraus. Diese Zahlenwerte entsprechen durchaus denjenigen, die an Hand der Epidemiebeschreibungen ermittelt wurden. *Eine Pathomorphose besteht also für den Ausgang der Lähmungsfälle jedenfalls nicht.*

Der Vollständigkeit halber seien hier noch einige Zahlen über die Gesamtzahl der Kinderlähmefolgen mit aufgeführt.

BIESALSKI errechnete *1906*, daß auf 10000 Einwohner rund 9,1 durch Poliomyelitis Körperbehinderte treffen; in manchen Landesteilen sogar 12 und mehr. — Von allen Krüppelleiden der Schulkinder waren mindestens 15% auf Kinderlähme zurückzuführen. Von den insgesamt 75183 Gebrechlichen im Jahr 1906 in Deutschland waren *11165* davon *Poliomyelitis-Körperbehinderte.*

Nach der Reichsgebrechlichenzählung *1925/26* gab es *122486 durch Kinderlähme Körperbehinderte* im damaligen Altreich, davon 18939 Schwergebrechliche. — Von 55220 Gebrechlichen unter 20 Jahren waren insgesamt 12190, d. i. 22%, durch Kinderlähme hervorgerufen.

Es gibt kaum eine Infektionskrankheit, die so vielgestaltig und verschieden verlaufen kann wie die Kinderlähme. Das ist in ihrer Eigenart bestimmt, daß der Sitz und die Schwere des Erkrankungsherdes fast unübersehbar wechseln kann. Dazu kommen alle Abstufungen abortiver und rudimentärer Formen, die eine klare Zusammenfassung einzelner Gruppen fast unmöglich machen.

1. *Die sog. abortiven Formen* beschäftigen in den letzten Jahren zunehmend die Verfasser. GSELL hat daher diesen Abortivformen eine eigene Einzeldarstellung gewidmet, wobei er in „Abortivformen im engeren Sinn" und „im weiteren Sinn" einteilt. Die erste Gruppe umfaßt nur Fälle ohne Erscheinungen des Zentralnervensystems. SCHÄFER schließt sich dem an, fordert aber nun auch normalen Liquor als Zeichen einer Abortiverkrankung, da sonst bereits eine Kr.-Erscheinung des Zentralnervensystems vorliege. Ich kann diesem letzteren Vorschlag zustimmen, besonders wenn er bezweckt, den Ausdruck Abortivform möglichst zu verdrängen. Denn wenn man diese Forderung SCHÄFERS einhält, dann wird die Diagnose abortive Poliomyelitis nur noch eine Wahrscheinlichkeitsdiagnose, gestellt aus uncharakterisierten klinischen Erscheinungen und der epidemiologischen Möglichkeit oder Wahrscheinlichkeit.

Entweder man findet klinische Anhaltspunkte (einschließlich Lumbalpunktion) dafür, daß es eine Kinderlähmeerkrankung ist, dann ist sie als nichtparetisch oder aparalytisch oder meningitisch oder allenfalls als rudimentär zu bezeichnen. Damit weiß man dann, daß es sich um eine wirkliche Poliomyelitis handelt. Finden sich aber keine sicheren Anhaltspunkte, dann ist es viel klarer und eindeutiger, solche Fälle *Verdachtsfälle* oder *verdächtige Umgebungsfälle* zu nennen („suspekte Kontaktfälle" nach WIELAND).

Im Interesse einer klaren Begriffsprägung wäre es daher am besten, den so sehr dehnbaren und jetzt abgebrauchten *Ausdruck abortive Poliomyelitis ganz auszumerzen.*

In den hier angestellten Untersuchungen wurde daher die uneinheitliche Bezeichnung „abortiv" nicht gebraucht und ebenso wie bei KLEINSCHMIDT nur zwischen *paretischen* und *nichtparetischen* Formen unterschieden wird.

2. Für die *paretischen Formen* sind verschiedene Einteilungen im Gebrauch; die einen mit vielen Unterteilungen bis ins einzelne gehend, die anderen wieder mehr großzügig zusammenfassend. Auch besteht keine Einheitlichkeit in der Bezeichnung der Restlähmungen, die nach Ablauf des akuten Stadiums zurückbleiben. Das macht sich beim Studium der Frage, ob prozentual weniger Lähmungen zurückbleiben, sehr erschwerend bemerkbar. Eine allgemein anwendbare Einteilung und Bezeichnung ist hierfür ebenfalls sehr wünschenswert.

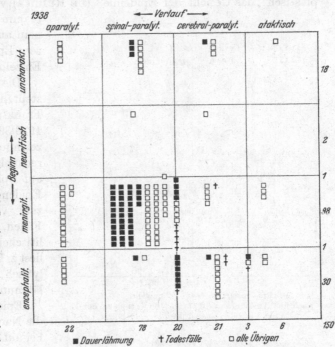

Abb. 27. Epidemiogramm der an der Universitäts-Kinderklinik Frankfurt/Main beobachteten Poliomyelitisfälle des Jahres 1938 (in absoluten Zahlen).

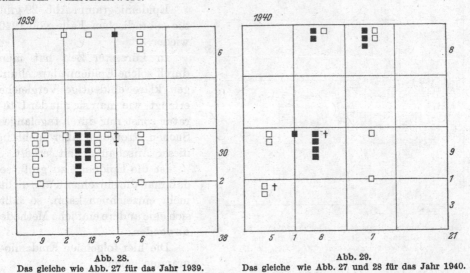

Abb. 28.
Das gleiche wie Abb. 27 für das Jahr 1939.

Abb. 29.
Das gleiche wie Abb. 27 und 28 für das Jahr 1940.

1938 hat DE RUDDER ein Schema aufgestellt, das als sog. „Epidemiogramm" zu verwenden ist. Da bei der Einteilung des Schemas in *Beginn* und *Verlauf*

der Erkrankung unterteilt ist und durch die einzusetzenden Zeichen auch noch der *Ausgang* der einzelnen Erkrankungsfälle angezeigt wird, hat man hierbei plastisch „das Gesicht der Epidemie" (DE RUDDER) vor sich. Dieses Epidemio-

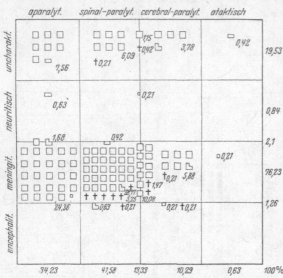

Abb. 30. Epidemiogramm der Poliomyelitis in Köln 1938 (nach den Angaben von SIEVERS). Die Verteilung der Fälle in Prozenten ausgedrückt († Todesfälle).

gramm hat den großen Vorteil, daß man auf engem Raum den ganzen Epidemiecharakter in allen Einzelheiten übersehen kann.

Die drei nebeneinandergestellten Epidemiogramme von Frankfurt a. M. aus den Jahren 1938/39/40 geben durch die Einzeichnung der einzelnen Fälle ein recht plastisches Bild. Man erkennt auf Epidemiogramm Abb. 27 die Epidemie von 1938 mit der Mehrzahl von meningitisch-spinalen Fällen, die große Zahl encephalitischer Erkrankungen, und man liest z. B. sofort ab, daß 22 aparalytisch und 6 ataktisch, also 28 lähmungsfrei verlaufen sind.

Epidemiogramm Abb. 28 zeigt die Nachepidemie von 1939, wobei auf 38 Gesamtfälle 9 aparalytische kommen. Dabei sind auffallend wenige encephalitische vorhanden.

Epidemiogramm Abb. 29 gibt die sporadischen Fälle von 1940 wieder.

In kürzester Zeit hat man durch solche Epidemiedarstellungen klare eindeutige Vergleiche erlangt, wie man sie aus der Literatur sonst nur durch tagelanges Suchen, trotzdem aber nicht in dieser Anschaulichkeit, erhält.

Ist die Epidemie zu groß, so daß man die einzelnen Fälle nicht mehr einzeichnen kann, so läßt sich eine andere einfache Methode anwenden:

Die hier folgenden Epidemiogramme geben

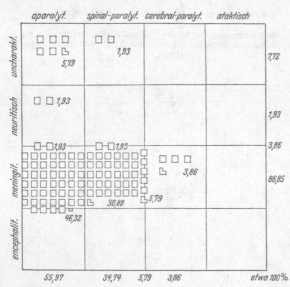

Abb. 31. Epidemiogramm der Poliomyelitis in Köln 1939 (nach den Angaben von SIEVERS). Die Verteilung der Fälle in Prozenten ausgedrückt († Todesfälle).

I. die Epidemie von Köln 1938 und 1939 (SIEVERS) (Abb. 33 und 31) und
II. die Epidemie in Hessen 1938 (DE RUDDER) (Abb. 32)

wieder. Und zwar sind hier, da es sich das eine Mal um fast 500 Fälle, das andere

Mal um 255 Fälle handelt, die entsprechenden *Vomhundertwerte eingetragen*, die zu den einzelnen Erkrankungs- und Verlaufsformen gehören. Auch in dieser Weise erhält man ein eindeutiges und übersichtliches Bild von der stattgehabten Epidemie.

4. Letalität.

Im vorhergehenden wurden die Krankheitsfolgen der Seuche betrachtet. Dies wird nun im folgenden ergänzt durch die Letalitätswerte. Es muß als dritter wichtiger Punkt geprüft werden, wie sich die Letalität der Kinderlähme bisher verhalten hat, ob sie gleich geblieben ist oder ob sie sich verändert hat.

Denn die Letalität ist die andere bedeutungsvolle Erscheinung, die den *Ausgang von Kinderlähmeepidemien* bestimmt.

Und zwar soll diese Untersuchung stattfinden *an Hand der*

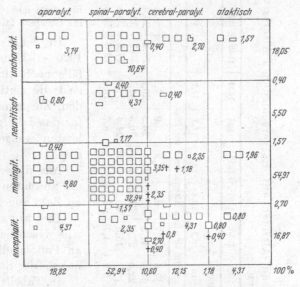

Abb. 32. Epidemiogramm der Poliomyelitis in Hessen 1938, die Zahlen nach DE RUDDER in Prozenten ausgedrückt († Todesfälle).

amtlichen Todesursachenstatistik und *an Hand von Epidemiemitteilungen.* Daraus entsteht dann das Bild, das wir uns über den Gesamtverlauf und Ausgang zu machen haben.

a) Die Letalität für Deutschland. Die folgende Tabelle 27 gibt die Sterbefälle für Deutschland an.

Die Angaben sind der Todesursachenstatistik der *standesamtlich gemeldeten Todesfälle* entnommen. Die *seuchenpolizeilichen Angaben über die Todesfälle* der Poliomyelitis decken

Tabelle 27. Sterbefälle an Poliomyelitis (absolute Zahlen) für Deutschland nach den amtlichen Statistiken der deutschen Standesämter.

Alter in Jahren	1920	1921	1922	1923	1924	1925	1926	1927	1928	1929	1930	1931	1932	1933	1934	1935	1936	1937
0— 1	11	16	17	15	17	16	20	32	16	20	6	11	25	9	21	23	25	25
1— 5	16	32	36	43	47	39	89	155	54	72	61	73	139	61	78	74	85	121
6—15	13	28	23	20	28	23	66	103	47	39	36	53	130	84	91	100	106	140
16—30	2	6	11	6	9	7	25	56	24	31	20	27	75	56	48	48	68	92
über 30	—	2	—	2	2	3	5	17	9	12	6	6	32	20	29	35	47	47
Gesamtzahl der Todesfälle	42	84	87	86	103	88	205	363	150	174	129	170	401	230	267	280	331	435

sich mit diesen bis zum Jahre 1932. Von da ab treten Unterschiede in den Zahlenwerten für die gleichen Jahre ein, die wohl durch die schwankenden Meldegenauigkeiten bzw. Ungenauigkeiten bedingt sind. Da sich zudem die Zahlenangaben noch nach Jahren erhöhen durch Nachmeldungen, aber die Zusammenstellung der seuchenpolizeilich gemeldeten Fälle sehr frühzeitig, im gleichen oder nächstfolgenden Jahr, erfolgt, während die Statistik der Todesursachen erst nach Jahren abgeschlossen wird, scheinen mir diese letzteren Zahlen die größere Gewähr für Genauigkeit zu bieten.

Tabelle 28. Verteilung der Todesfälle an Poliomyelitis in Deutschland (Altreich) auf die verschiedenen Altersstufen in Vomhundertwerten.

Lebensjahre	1920	1921	1922	1923	1924	1925	1926	1927	1928	1929	1930	1931	1932	1933	1934	1935	1936	1937
Gesamtletalität in %	—	(24,7)	(14,4)	(15,6)	19	(21)	12,7	12,7	14,8	15	9,5	10,4	10,3	17,5	15,1	13,0	10,2	15,9
Die Gesamtletalität verteilt sich prozentual auf die einzelnen Altersklassen wie folgt:																		
0—1	(23,8)	(19,0)	(19,5)	(17,4)	16,5	(18,1)	9,8	8,8	10,6	11,6	4,7	6,5	6,2	3,9	7,9	8,2	7,5	5,8
2—5	(38,0)	(38,0)	(41,3)	(50,0)	45,1	(44,3)	43,3	42,7	36	41,4	47,2	42,9	34,7	26,5	29,2	26,4	25,6	28,1
6—15	(30,9)	(33,3)	(26,4)	(23,2)	27,1	(26,1)	32,2	28,4	31,4	22,4	27,9	31,2	32,4	36,5	34,1	35,7	32,0	32,1
15—30	(4,7)	(7,1)	(12,7)	(6,0)	8,7	(7,9)	12,2	15,4	16	17,7	15,5	15,9	18,7	24,4	17,9	17,2	20,6	21,2
über 30	—	(2,3)	—	(2,3)	1,9	(3,4)	2,5	4,7	6	6,9	4,7	3,5	8	8,7	10,9	12,5	14,3	10,8

Sollten indes diagnostische Fehler bei der Leichenschau eine gewisse Rolle spielen, so bleibt der Fehler durch die Jahrzehnte hindurch der gleiche und kann für vergleichende Untersuchungen nicht nennenswert ins Gewicht fallen.

In der Tabelle 27, die für die Jahre von 1920—1937 einschließlich reicht, sind die Sterbefälle nach Alter geordnet aufgeführt, für 1938 sind die amtlichen Zahlen noch nicht vorhanden. Zusammengezählt ergeben diese Werte die für das Jahr gemeldeten Sterbefälle, die in der letzten waagerechten Spalte zusammengestellt sind.

Aus dieser Aufstellung ist zu ersehen, daß die absoluten Todeszahlen seit 1920 erheblich an Zahl zugenommen haben.

Dies war zu erwarten, denn wir haben S. 328 eine wesentliche Zunahme der Erkrankungsfälle an Poliomyelitis festgestellt, der nun die Zunahme der Sterblichkeitsfälle entspricht.

In Tabelle 28 ist zunächst die Gesamtletalität der Krankheit, d. h. die Zahl der auf je 100 Erkrankte an der Krankheit Gestorbenen in den laufenden Kalenderjahren angegeben; dann wurde die prozentuale Verteilung dieser sämtlichen Todesfälle jedes Jahres auf die verschiedenen Altersstufen berechnet; das ist also *nicht* die Altersklassenletalität. Die Berechnung derselben ist nicht möglich, da die Erkrankten bedauerlicherweise in der amtlichen Statistik nicht nach Altersklassen ausgeschieden werden (vgl. Tab. 16[1]).

Da die absoluten Zahlen der Todesfälle von 1920—1923 und die von 1925 *unter* 100 sind, also eine Prozentrechnung nicht ganz korrekt ist, sind diese Zahlen in Klammern gesetzt.

Die Werte der Gesamtletalität für das Deutsche Reich schwanken ungefähr zwischen 10 und 20%. Beim Lesen der Reihe von links nach rechts ergibt sich *kein Anhalt für eine Regel-*

---

[1] Es ist ersichtlich, wie wichtig es wäre, wenn neben der zahlenmäßigen Erfassung der Kinderlähmerkrankungen auch das *Alter* der Patienten amtlich mit veröffentlicht würde und womöglich sogar noch die *Form* der Erkrankung, ob paretisch oder nichtparetisch. Diese genaueren Angaben würden zur besseren Erforschung und Aufklärung der Krankheit wesentlich beitragen.

mäßigkeit der Zahlenveränderungen. Wir finden sowohl im Jahrzehnt von 1920 bis 1930 größere und kleinere Werte in wahlloser Aufeinanderfolge, dasselbe ist zwischen 1930 und 1937 der Fall.

Eine *Änderung der Gesamtletalität der Kinderlähme* hat aber *seit 1924 in Deutschland nicht stattgefunden.* Der Durchschnittswert der Letalität seit 1927, dem Jahr, von dem ab eine allgemeine Meldepflicht in allen deutschen Ländern eingeführt wurde, ergibt 13,3%. ED. MÜLLER errechnete einen Durchschnittswert aus verschiedenen Epidemien mit 13,4% Letalität.

Wenn wir die Anteilswerte der einzelnen Altersklassen an den Gesamttodesfällen in der Tabelle 28 von links nach rechts lesen, d. h. von 1920 anfangend bis in die letztvergangenen Jahre, so stellen wir in den einzelnen Altersspalten folgendes fest:

Auf das *Alter von 0—1 Jahr* entfallen in den zwanziger Jahren hohe Anteile sämtlicher Todesfälle, die gegen Ende des gleichen Jahrzehnts schon kleiner werden, um zwischen 1930 und 1940 noch immer weiter *herunterzugehen,* so daß sie nur *ein Drittel bis ein Viertel der Anfangswerte* ausmachen. — Die zweite *Altersstufe von 2—5 Jahren* ergibt *ebenfalls einen deutlich erkennbaren Abfall* der Todesfallanteile. Er setzt hier erst mit dem Jahr 1932 ein und ist auch nicht so auffallend stark wie bei den Säuglingen. — Die *Altersgruppe von 5—15 Jahren* bietet in der angegebenen Zeitspanne im ganzen gesehen keine Verschiebung nach höherer oder niedrigerer Beteiligung an den Gesamttodesfällen. Sie hält sich mit Schwankungen zwischen 26 und 35%, jedoch ist aus den Schwankungen keine Regelmäßigkeit zu entnehmen. — *Ein ganz anderes Bild zeigt das Alter von 15—30 Jahren:* Um 1920 herum niedere Altersanteilswerte, die gegen Ende der zwanziger Jahre schon wesentlich ansteigen und gar zwischen 1930 und 1940 mit zunehmend höherer Jahreszahl noch weiter stark in die Höhe gehen, *so daß die Anfangsziffern verdoppelt, ja zum Teil verdreifacht werden. Dasselbe ist bei den Todesfällen der über 30-jährigen der Fall.* Hier verdrei- und vervierfachen sich die Ausgangswerte der Tabelle bis zum Ende der Vergleichszeit.

Aus der Altersaufteilung der Gesamttodesfälle in den einzelnen Jahren ersieht man somit:

Die Beteiligung des Säuglingsalters an den Poliomyelitis-Todesfällen nimmt im besprochenen Zeitraum prozentual ab.

Auch im Kleinkindesalter besteht noch ein deutlicher Rückgang dieser Anteile.

Im Alter von 5—15 Jahren ist keine Verschiebung eingetreten.

Dafür ist der Prozentsatz der Todesfälle für die 15—30jährigen in den letzten Jahren deutlich gestiegen. Es treffen also prozentual bedeutend mehr Erwachsene auf die Gesamtzahl der Todesfälle: denn auch die Rubrik der über 30jährigen ergibt die nämliche Verschiebung; ja sogar noch in höherem Grade als bei den jüngeren Erwachsenen. Wir haben bei ungefähr gleichbleibender, d. h. unregelmäßig schwankender Gesamtletalität eine prozentuale Verschiebung der Todesfälle nach dem höheren Alter hin. Während in den Jahren nach 1920 Säuglingen, Kleinkindern und Schulkindern die größte Zahl der Todesfälle zur Last fällt, sind gegen Ende des letztvergangenen Jahrzehnts viel mehr jugendliche Erwachsene und ältere Erwachsene an der Todeszahl beteiligt. — Soweit die reinen Tatsachen, die sich aus den Zahlen klar und eindeutig ergeben. Und diese

Erscheinung findet sogar statt trotz einer gegenläufigen und entgegenwirkenden Verschiebung im prozentualen Altersklassenaufbau der Bevölkerung seit 1933 (seit dem Steigen der Geburtenziffer). Die Letalitätsverschiebung der Poliomyelitis würde also bei Umrechnung auf eine Standardbevölkerung noch verstärkt; da es hier jedoch nur auf das Prinzipielle der Erscheinung, nicht auf das Quantitative ankommt, wurde diese Umrechnung nicht durchgeführt.

Eine Erklärung für diese auffallende Erscheinung zu geben, wäre nun nicht möglich, wenn wir nicht die Ergebnisse des früheren Abschnittes S. 346 zur Verfügung hätten: die Altersverschiebung bei den Erkrankten. Bringen wir diese beiden Tatsachen in Zusammenhang, so läßt sich die Frage nach der Ursache der Letalitätsverschiebung beantworten:

Da prozentual mehr Jugendliche und Erwachsene erkranken als früher und da bei diesen die Tödlichkeit ohnedies größer ist als bei den Säuglingen und Kleinkindern, entsteht eine so mächtige Verschiebung der Todesfälle nach den höheren Altersklassen hin. Wir sehen hierin andererseits den Beweis für die Richtigkeit der Altersverschiebung der Erkrankungsfälle, als deren Folge die Zunahme der Todesfälle bei den höheren Altersklassen zu verzeichnen ist.

Die beiden Untersuchungen ergänzen sich also vollkommen und ergeben das Bild einer *Pathomorphose in Form einer Verschiebung des Erkrankungsalters* und einer damit einhergehenden prozentualen Verschiebung der Todesfälle ebenfalls nach dem höheren Alter zu.

Letalität für Preußen. Zum Vergleich mit den Ergebnissen für Deutschland seien nun noch die Zahlen des größten Landes innerhalb von Deutschland herangezogen, um auf diese Weise einen kleineren Ausschnitt zu erhalten. Man kann danach prüfen, ob eine Übereinstimmung der beiden Ergebnisse besteht oder nicht. Das Land *Preußen* wird dazu gewählt, weil einesteils genaue Angaben von 1920 mit 1934 vorliegen, andernteils die Zahlenwerte zum weitaus größten Teil so groß sind, daß sie die Hundertgrenze überschreiten und so zu Prozentwerten umgerechnet werden können. Für die kleineren Länder fehlt diese Möglichkeit; deshalb kann auch keine Aufstellung für die übrigen deutschen Länder einzeln vorgenommen werden, die natürlich das klarste Bild abgäbe.

In der Tabelle 29 sind die Werte für Preußen zusammengestellt. Der *Abschnitt I* gibt wieder die *absoluten Zahlen der Todesfälle* von 1920—1934 einschließlich nach Alter an und zeigt in der untersten Reihe von links nach rechts die *deutliche Zunahme der Todesfälle*, die der Zunahme der Erkrankungsfälle in Preußen und der Zunahme der Todesfälle im Reich parallel geht.

Der *Abschnitt II* verzeichnet wieder die prozentualen Anteilswerte der einzelnen Altersklassen an den jährlichen Poliomyelitistodesfällen.

Ein Vergleich mit der entsprechenden Aufstellung für das ganze Reich ergibt nun:

Im Reich verringerten sich die Anteile des Säuglingsalters an den Poliomyelitistodesfällen in der Beobachtungszeit auf ein Drittel bis ein Viertel der Anfangswerte; für Preußen stellen wir dasselbe fest, wenn wir z. B. 1923 und 1924 den Jahren 1930—1933 gegenüberstellen. Im Kleinkindesalter nehmen für Preußen ebenso wie für Deutschland die Zahlen deutlich ab; übereinstimmend beide Male besonders ab 1922.

Tabelle 29. I. Absolute Todesfälle an Poliomyelitis in Preußen von 1920 mit 1934 und ihre Aufteilung nach Altersstufen.

Alter in Jahren	1920	1921	1922	1923	1924	1925	1926	1927	1928	1929	1930	1931	1932	1933	1934
0—1	8	9	14	9	9	13	15	19	10	14	2	5	25	9	21
1—5	12	27	28	25	29	16	76	92	33	65	34	43	139	61	78
5—15	11	24	21	16	21	17	54	44	31	31	21	30	130	84	91
15—30	1	5	10	3	6	4	16	37	15	26	12	13	75	56	48
über 30	—	1	—	—	1	1	3	11	5	7	5	5	32	20	29
Gesamtzahl der Todesfälle . . .	32	66	73	53	66	51	164	203	94	143	74	96	401	230	267

Tabelle 29a. II. Letalitätsziffern für Preußen nach Altersgruppen in Vomhundertwerten.

Die Gesamtletalität in den einzelnen Jahren für Preußen beträgt:

Lebensjahre	1920	1921	1922	1923	1924	1925	1926	1927	1928	1929	1930	1931	1932	1933	1934
Gesamtletalität in %															
	—	18,4	18,3	17,3	21,0	23,1	13,4	13,9	14,6	16,7	10,3	9,5	15,1	24,2	22,5
Die Gesamtletalität verteilt sich prozentual auf die einzelnen Altersklassen wie folgt															
0—1	25,0	13,6	19,2	16,9	13,2	25,5	9,1	9,4	10,6	9,8	2,7	5,2	6,2	3,9	7,9
1—5	37,5	41,0	38,4	47,2	43,9	31,4	46,3	45,3	35,1	45,4	45,9	44,8	34,8	26,3	29,3
5—15	34,4	36,3	28,7	28,3	31,8	33,3	39,0	26,6	33,0	21,7	28,4	31,2	32,4	36,5	34,1
15—30	3,1	7,6	13,7	5,6	9,0	7,8	9,8	18,3	16,0	18,2	16,2	13,6	18,7	24,3	17,9
über 30	—	1,5	—	—	1,5	2,0	1,8	5,4	5,3	4,9	6,8	5,2	7,9	8,6	10,8

Die dritte Altersstufe von 5—15 Jahren ergibt ungleichmäßige abwechselnde Werte für die Höhe der Letalitätsanteile, hier sowohl wie für Gesamtdeutschland. — Die Beteiligung der jugendlichen Erwachsenen von 15—30 Jahren dagegen steigt erheblich an und verdoppelt sich, wenn man die einwandfreien Vomhundertzahlen von 1926 mit 1934 vergleicht, gegen 1933 nimmt sie sogar um das Zweieinhalbfache zu. Für Deutschland liegen die Zunahmen der gleichen Jahre etwas niedriger; jedoch finden wir die nämliche Zunahme, wenn die Zahlen von 1924 mit denen von 1933—1937 verglichen werden. — Das Ansteigen der Todesfälle bei den älteren Erwachsenen über 30 Jahre zeigt in den beiden Tabellen genaue Übereinstimmung, eine Zunahme um das 3—5fache. Dabei gilt das über den Altersklassenaufbau S. 379 Gesagte naturgemäß auch für Preußen.

Die Gesamtletalität des Deutschen Reiches ergibt nun aber überraschenderweise einen gewissen — wenn auch nicht sehr großen — Unterschied von der Preußens: in letzterem ist eine um 1—7% höhere Letalität in einzelnen Jahren zu verzeichnen. Da die Zahlenwerte sowohl für Deutschland als auch für Preußen aus den standesamtlichen Todesursachenstatistiken entnommen sind, ist ein so genauer Vergleich erlaubt und ein rechnerischer Irrtum nicht die Ursache des Unterschiedes. Dieser muß vielmehr tatsächlich bestehen. Überblicken wir zu diesem Zweck noch einmal die Morbiditätstabelle S. 325 für das ganze Deutsche Reich, so ist festzustellen, daß die Länder außer Preußen und Bayern bis 1932 sehr wenig von der Kinderlähme betroffen waren, ebenfalls 1933 und 1934, während in Preußen auch in diesen beiden Jahren je eine Epidemie mit fast 1,5 Poliomyelitismorbidität pro 10000 Einwohner herrschte. Daher erklären sich die, mit den entsprechenden Reichszahlen verglichen, etwas höheren Letalitätszahlen für Preußen. Erst in den letzten Jahren sind auch die anderen Länder Deutschlands zunehmend mehr von Poliomyelitis heimgesucht worden.

Als drittes sollen noch die Letalitätszahlen der *Ostmark* herangezogen werden. Sie sind allerdings nicht der standesamtlichen Todesursachenstatistik entnommen, sondern dem Reichsgesundheitsblatt, und sind infolgedessen in ihrer Höhe nicht direkt mit denen vom Altreich vergleichbar. Aber sie sind untereinander sehr wohl in Vergleich zu setzen, so daß wir über den Verlauf der Letalität von 1924 mit 1939 in der Ostmark ein Bild erhalten können.

Tabelle 30. Letalitätszahlen für die Ostmark von 1924 mit 1939.

Jahr	Letalität %
1924	21,5
1925	26,7
1932	10,0
1933	9,0

Mitte der zwanziger Jahre erscheinen hohe Tödlichkeitswerte, die dann stark abnehmen und 1931 mit nur 7,8% ihren tiefsten Punkt erreichen. 1935 aber steigen sie schon wieder auf das Dreifache an und schwanken bis 1939 zwischen 10 und 25. Man kann also auch hier *keinesfalls von einer gleichlaufenden Bewegung der Letalität* in einem oder anderem Sinne in der Zeit von 1924—1939 sprechen. Aus diesen Jahres-Tödlichkeitszahlen errechnet sich ein Mittelwert von rund 13,9% Letalität.

Letalität an Hand der Epidemien. Haben wir nun an Hand der statistischen Zahlen für Deutschland die Letalität verfolgt, so können wir jetzt noch zur Ergänzung die *Tödlichkeitsziffern der einzelnen Epidemien*, soweit sie mitgeteilt sind, zusammenstellen und beurteilen. Denn es besteht natürlich ein Unterschied in dem Krankengut, aus dem sich die Letalitätszahlen errechnen. Das

eine Mal, beim Durchschnitt für das ganze Reich oder Preußen, werden die Zahlen der Epidemien mit denen der sporadisch bzw. endemisch vorkommenden Fälle und denen der Epidemien zusammengezählt und der Mittelwert genommen. Das andere Mal, bei der hier folgenden Aufstellung, haben die Zahlen nur für die einzelnen Epidemien Geltung. Ich habe eine größere Anzahl von Epidemien in Deutschland, bei denen die Letalität mitgeteilt war, in zeitlicher Aufeinanderfolge zusammengestellt (Tab. 31).

Es ergibt sich beim Vergleich der *Letalitätsziffern der verschiedenen Epidemien,* daß sie in ihrer Größenordnung *schwanken, daß aber in den letzten Jahren doch deutlich niedrigere Werte für die Tödlichkeit vorhanden sind.*

Hier möchte ich kurz auf eine interessante Erscheinung zu sprechen kommen, bei der wir zwar von einer *Veränderung* sprechen, die aber *keineswegs als Pathomorphose im eigentlichen Sinne* angesehen werden kann:

1. Im Verlauf einer Epidemie tritt häufig die Mehrzahl der schweren Erkrankungen und der Todesfälle zu Beginn und im ersten Teil des Epidemieablaufes auf. *Gegen Ende des Seuchenganges werden die Fälle dagegen leichter, und es ereignen sich weniger Todesfälle.* Dies ist auch für die Poliomyelitis beschrieben worden, so z. B. in letzter Zeit von NISSEN für die ausgedehnte Epidemie in Dänemark im Jahre 1934 mit 4711 Fällen; ferner neuerdings von SIEVERS für die Kölner Epidemie von 1938.

2. Auf eine große Epidemie folgt im nächsten Jahr zwar ein erheblicher Abfall, aber es ereignen sich doch immer noch mehr Fälle im Jahresdurchschnitt als in den Jahren *vor* der eigentlichen Epidemie. *Diese gehäuften Fälle des Nachepidemiejahres sind nun ebenfalls oftmals leichter als die des eigentlichen Epidemiejahres.* Für Köln wurde dies in dem der großen 1938er Epidemie folgenden Jahr 1939 festgestellt und von SIEVERS mitgeteilt. Der Vergleich, den SIEVERS jedoch in dieser Hinsicht mit den Leipziger Epidemien von 1927 und 1932 zieht, ist hierbei nicht ganz am Platze. Denn bei Leipzig handelte es sich um zwei getrennte epidemische Häufungen von Kinderlähmefällen im Abstand von 5 Jahren; während für Köln die beiden Jahre 1938/39 natürlich *eine einzige* Epidemie mit ihrem Rückgang bedeutete. Die Fälle von 1939 sind hier nur als der Ausklang der Häufung von 1938 zu werten.

Diese beiden Erscheinungen, bei denen eine Veränderung im Seuchengang eine Rolle spielt, lassen sich wohl durch dieselbe Ursache erklären: Tritt eine Epidemie auf, so werden *zuerst sozusagen die „Anfälligsten" ergriffen,* erkranken zum Teil schwer, und einige davon sterben. Im Laufe von Monaten, während denen sich das Krankheitsvirus immer weiter auf die Bevölkerung ausbreitet, werden nun auch die weniger Anfälligen heimgesucht, bei denen die Infektion dann zum Teil noch angeht, aber nicht zu so schweren Erscheinungen führt, weil die Widerstandskraft dieser Individuen eine größere ist. Möglicherweise spielt auch mit herein, daß die Virulenz des Poliomyelitiserregers sich im großen und ganzen rasch erschöpft, wofür der Erkrankungsabfall nach einem Epidemiejahr sprechen würde.

Damit läßt sich nun einerseits das Leichterwerden von Epidemien in einem Jahresablauf erklären als auch die Gutartigkeit der Krankheit im Jahr *nach* der eigentlichen Epidemie. So fand SIEVERS, daß im Jahr nach der großen Kölner Epidemie sich bei 52 Erkrankungen kein Todesfall ereignete.

Da dieses Verhalten der Seuche jedoch mit einer gewissen Regelmäßigkeit auftritt und zu ihrer Eigenart im Ablauf gehört, kann man hierbei nicht von einer wirklichen Pathomorphose sprechen.

Theoretisch betrachtet hätte auch bei den Einzelepidemien eine Zunahme der Gesamtletalität stattfinden müssen, da mehr Jugendliche und Erwachsene von der Poliomyelitis in den letzten Jahren betroffen werden, wie in früheren Abschnitten gezeigt. Bei diesen höheren Altersklassen besteht aber eine größere Tödlichkeit als bei den Kindern. Sonach wäre die Folge von zahlreicheren Erwachsenenerkrankungen eine Erhöhung der Sterblichkeitsziffer.

Andererseits ist verschiedentlich behauptet worden, daß die Poliomyelitisletalität sinke; und wie die Zahlen der Epidemieübersicht ergeben, nicht mit

Tabelle 31. Letalität einzelner Poliomyelitisepidemien in Deutschland.

Verfasser, Epidemiegebiet	Jahr	Letalität %	Todesfälle	Erkran-kungsfälle
ZAPPERT, Österreich.	1905	10		266
ZAPPERT, Niederösterreich	1908	10,8	61	555
ZAPPERT, Österreich.	1903/11	17,1		
KRAUSE, Westfalen	1909	12,3	78	633
KRAUSE, Bez. Arnsberg	1909	15,1	66	436
ZAPPERT (Sammelforsch.)	1908/09	10,9	61	555
FÜRNTRATT, Steiermark	1908	13,16	57	433
MALLY und LINDNER, Oberösterreich . . .	1908	(22,5)	16	71
MÜLLER, Hessen-Nassau	1909	16	16	100
LANGERMANN, Großherzogtum Hessen. . .	1909/10	18,2	6	33
PEIPER, Vorpommern	1909	(11,7)	6	51
DEUSSEN, Westfalen.	1909	14,4		90
EICHELBERG, Hannover	1909	(20,5)	7	34
LANGERMANN, Großherzogtum Hessen. . .	1911/14	12,5	22	175
STIEFLER, Österreich	1915	15		153
SCHALL, Tübingen.	1922	10,3		107
HILLENBERG, Nordhausen	1927	(30,7)	20	65
Dortmund, Landkreis	1927	12,8		
BRÜNING, Mecklenburg	1927/32	10		131
HOLZMANN und NEUMANN, Schneidemühl .	1932	(33)	6	20
LINDSTAEDT, Königsberg.	1926/28	13		177
BESSAU, Leipzig	1927	13	26	203
Leipzig, Stadt	1927	15	25	165
HÄSSLER, Leipzig (Kinderklinik)	1927	11		199
HILLENBERG, Halle	1927	(8,2)	5	61
STIEFLER, Oberösterreich	1931	8	23	288
GUTTMANN, Schlesien	1932	11,1	34	306
ROSSRUCKER, Elsaß	1933	(12)	3	25
OPITZ, Berlin.	1936	11,6		120
REGER, Wien.	1936/39	(11,8)	9	76
MAI, München (Kinderklinik)	1937	12,6	19	150
HUSLER, München-Schwabing	1937	12		260
REICHARDT, Chemnitz.	1938	14,7	20	136
HUBER, Chemnitz (Kinderklinik)	1938	10,5	16	152
BROCKMANN und HELMSCHRODT, Unter-franken	1938	8	24	302
BROCKMANN und HELMSCHRODT, Würz-burger Kliniken	1938	9	11	119
BAUKE, Heilbronn	1938	(3)	2	72
WINDORFER, Frankfurt a. M. Stadt	1938	12	18	151
WINDORFER, Frankfurt a. M. (Kinderklinik)	1938	7	10	150
DE RUDDER, Hessen	1938	5,5	14	255
KLEINSCHMIDT, Köln	1938	7,9	38	476
SIEVERS, Köln	1939	(0)	0	52
ROMINGER, Schleswig-Holstein	1939	3,5		637

Unrecht. Denn es ist auf der Tabelle 31 zu ersehen, daß gerade die großen letzt-jährigen Epidemien in verschiedenen Herden verhältnismäßig niedrige Letalitäts-werte aufweisen.

Außerdem findet man aber auch Zusammenstellungen von Jahresübersichten, bei denen ebenfalls mit fortschreitenden Jahren fallende Letalitätszahlen an-gegeben sind.

Wie sind alle diese verschiedenen Behauptungen zu erklären?

Am einfachsten sind die zuletzt genannten Jahresdurchschnittszahlen mit fallender Letalitätsziffer verständlich. Für die früheren Jahre sind die standesamtlich gemeldeten Tödlichkeitswerte eingesetzt, die inzwischen in das Schrifttum übernommen worden sind. Für die allerletzten Jahre jedoch stehen nur *die* Zahlen zur Verfügung, die dem Gesundheitsamt gemeldet wurden und deshalb nur als vorläufig gelten können. Sie sind somit zu niedrig. Auf diese Weise entsteht ein *scheinbares* Absinken der Letalität im Jahresdurchschnitt. Deshalb ist heute eine zuverlässige Letalitätsberechnung nur bis zum Jahre 1937 möglich.

Eine *Erklärung* für die beiden anscheinend sich widersprechenden Feststellungen, daß *die Epidemieletalitätszahlen kleiner werden, der Altersverschiebung entsprechend aber die Letalität ansteigen müßte*, wäre folgendermaßen möglich: Wenn wir uns erinnern, daß im vorigen Kapitel an Hand von Zahlen nachgewiesen wurde, daß die nichtparetischen Fälle zugenommen haben, so ist die Folge für die Letalität, daß diese sinken muß. Dazu kommt, daß die Ärzte heutzutage viel mehr mit der Kinderlähmerkrankung vertraut werden und auch mehr leichte Fälle erkennen, die dann zur Meldung kommen. Zudem haben sich die klinischen diagnostischen Methoden verfeinert, so daß die uncharakteristischen Formen in größerer Zahl als früher festgestellt und gemeldet werden. Wird dann die Letalitätszahl für die auf solche Weise vergrößerte Erkrankungszahl berechnet, so muß erstere dadurch niedriger werden.

Da nun einerseits die Letalität durch die steigende Anzahl der Erwachsenenerkrankungen zunehmen muß, andererseits ein Absinken durch die vermehrten nichtparetischen und besser erfaßten leichten Fälle erfolgt, so laufen hier zwei Vorgänge einander entgegen. Wie aus den statistischen Angaben zu ersehen ist, heben sie sich bis 1937 im *Jahresdurchschnitt* auf oder aber überschneiden sich in den einzelnen Jahren so verschieden, daß jedenfalls keine gleichmäßige Änderung der Gesamtletalität zustande kommt. Bei den *Epidemien* der letzten Jahre überwiegt anscheinend die Zunahme der aparalytischen Fälle, die sich ja besonders während großer Epidemien häufen. Wie es sich im Jahresdurchschnitt von 1937 ab auswirkt, muß abgewartet werden.

Jedenfalls ersieht man deutlich, wie vielgestaltig die Faktoren sind, die eine derartige Entwicklung beeinflussen und schließlich gestalten.

Im bisherigen wurde die Letalität betrachtet, wie sie aus den amtlichen Meldungen der Erkrankungs- und Todesfälle hervorgeht oder wie sie bei den einzelnen Epidemien berechnet wurde.

Da aber die Einbeziehung von sog. Abortivformen ganz nach persönlicher Beurteilung wechselt, so ist ein Vergleich der Epidemiewerte natürlich nicht ganz genau. Um auch hier wieder die Fehlergrenzen möglichst einzuengen, wird im folgenden die Zahl der Todesfälle nur auf die Zahl der Lähmungsfälle (einschließlich tödlich verlaufender) berechnet.

Überblickt man die Tabelle 32, so zeigt sich, daß sich *im Laufe der Entwicklung der Poliomyelitis seit 1908 keine erkennbare gleichmäßige Veränderung der Letalität der Lähmungsfälle vollzogen hat.* Eine Verschiebung der Letalitätswerte nach oben oder unten ist nicht vorhanden. Die Zahl der ersten deutschen Epidemien von 1908—1909 sind überall etwas höher als die dann später folgenden;

Tabelle 32. Letalität (nur auf Lähmungsfälle bezogen) der Poliomyelitis aus einzelnen Epidemien.

Jahr	Verfasser	Epidemiegebiet	Nur Paresefälle	Todesfälle	%
1908	LINDNER und MALLY	Oberösterreich	111	16	14,4
1909	ED. MÜLLER	Hessen-Nassau	100	16	16
1909	WOLLENWEBER	Arnsberg, Reg.-Bez.	438	66	15
1909	DEUSSEN	Hagen	90	13	14,4
1909/10	MEYER	Schleswig-Holstein	132	—	3
1912	UFFENHEIMER	Bayern	180	20	11,1
1909/13	STIEFLER	Oberösterreich	153	23	15
1909/14	LANGERMANN	Großherzogtum Hessen	200	28	14
1922	SCHALL	Tübingen	107	14	13
1927	HÄSSLER	Leipzig	152	18	11,8
1926/28	LINDSTÄDT	Ostpreußen	177	23	13
1927/32	BRÜNING	Mecklenburg	122	13	10,6
1930/37	MAI	München	321	46	14,3
1936/38	REGER	Wien	76	9	11,8
1938	BROCKMANN und HELM- SCHRODT	Würzburg	104	11	10,5
1938	WINDORFER POHLE	Ffm. } Kliniken	111 } 149 38	10 } 15 5	10
1938	KLEINSCHMIDT	Köln	310	38	12,3
1938	HUBER	Chemnitz (Kinderklinik)	113	16	14,1
1938	REICHARDT	Chemnitz Stadt	136	20	14,7

jedoch ist der Unterschied nirgends groß und deutlich genug, daß man eine wirkliche Veränderung gegenüber den jetzigen Werten feststellen dürfte.

Auffallend ist der niedrige Letalitätswert von Schleswig-Holstein 1909—1910 von 3%. Es ist nun interessant, daß 1939 bei einer Epidemie im gleichen Gebiet mit 637 Fällen wieder eine sehr niedrige Sterblichkeit errechnet wurde, auf die Gesamtfälle bezogen 3,5% (ROMINGER). Das würde, auf die Paresefälle umgerechnet, eine Letalität von 6,5% geben, also immer noch einen recht niedrigen Wert. Gerade aus solchen *Vergleichen zweier Epidemien in der gleichen Gegend nach langer Zeit* läßt sich gut beurteilen, ob sich in dem zu untersuchenden Punkt etwas geändert hat. An der Frage der Altersverschiebung ist gerade bei dieser Methode die Veränderung klar ersichtlich gewesen (s. z. B. S. 347, Tab. 5).

Die Tatsache, daß in derselben Gegend nach so langem Abstand die Epidemien auffallend gutartig verlaufen, bestätigt die Feststellung KISSKALTs, daß Infektionskrankheiten in verschiedenen Gegenden eines Landes ganz verschieden schwer verlaufen können. KISSKALT bespricht dies ebenfalls für Scharlach und Masern.

Außerdem paßt die Epidemie von Schleswig-Holstein auch zu der besonders gutartigen von Dänemark im Jahre 1934.

Es besteht somit nach den angestellten Untersuchungen keine Änderung der Tödlichkeit der Kinderlähme, wenn man die Todesfälle nur auf die Lähmungsfälle berechnet. Der Ausgang der Lähmungsfälle in bezug auf die Letalität ist der gleiche geblieben.

Das Gesamtergebnis der Untersuchungen über einen Wandel in Verlauf und Ausgang der Erkrankungsfälle an Kinderlähme läßt sich damit zusammenfassen:

1. *Der Verlauf hat sich insofern geändert, als prozentual mehr gutartige, d. i. lähmungslose Formen auftreten als früher.*

2. *Läßt man diese, insgesamt nichtparetischen Fälle beiseite und vergleicht die Lähmungsfälle der neueren Zeit* mit denjenigen früherer Epidemien, um die Frage nach einer Veränderung des *Ausganges* beantworten zu können, so findet man:

Die Zahl der Restlähmungen nach Epidemien hat sich prozentual nicht nachweislich verändert.

Berechnet auf die Gesamtzahl der Fälle muß dann natürlich eine scheinbare Besserung des Ausganges eingetreten sein, weil hier die von Anfang an aparalytischen Fälle mit ins Gewicht fallen. Der *Ausgang der Paresefälle aber ist eben ziemlich gleichgeblieben.*

3. Die *Letalität bei den einzelnen Epidemien* hat sich gerade in den allerletzten Jahren während der großen Durchseuchung *vermindert.* Das ist hauptsächlich auf die während der großen Epidemien zunehmende Zahl von aparalytischen Erkrankungen und deren bessere Erfassung und Meldung zurückzuführen.

Im Jahresdurchschnitt ist von 1927—1937 in Deutschland *keine Letalitätsverminderung zu verzeichnen.*

4. *Wird die Letalität nur auf die Lähmungsfälle berechnet, so ist auch bei den Epidemien keine Änderung eingetreten.*

Somit ist der Ausgang der Lähmungsfälle in bezug auf Krankheitsfolgen und Tödlichkeit der gleiche geblieben

5. Letalität in anderen Ländern.

Zu einem Vergleich mit den Letalitätswerten des Deutschen Reiches werden noch diejenigen der anderen Staaten mitherangezogen. Es ergibt sich daraus ein vollständigeres Bild, wenn man weiß, wie eine Seuche in den übrigen, besonders den benachbarten Ländern abläuft. Daß auch die Letalität nach Ländern erheblich wechseln kann, ebenso wie die Erkrankungszahlen, läßt die folgende Tabelle 33 erkennen.

In dieser Zusammenstellung finden sich für eine Reihe von Ländern die amtlichen Zahlen für die *Erkrankungs-* und *Todesfälle.*

Aus diesen Zahlen wurden die entsprechenden *Morbiditäts-* und *Letalitäts*werte errechnet. Hiermit kann ein Vergleich sowohl im gleichen Land als auch der Staaten untereinander leicht erfolgen.

Im Hinblick auf die Zahl der *Erkrankungsfälle* und die *Morbidität* sei nur noch einmal kurz auf die allgemeine Zunahme der Poliomyelitis in den letzten 10—20 Jahren hingewiesen. Die deutlichsten Beispiele hierfür wurden schon vorne in Form von Kurven dargestellt. Für die übrigen Staaten ist es hier noch ablesbar.

Vor Besprechung von Einzelfragen zur Letalität auf Grund der Tabelle 33 müssen einige Feststellungen getroffen werden:

In fast allen Ländern waren die Todesfälle an Kinderlähme *frühzeitiger* meldepflichtig als die Erkrankungsfälle. Es dauert aber bekanntlich einige Zeit, bis sich das Meldewesen für eine gewisse Krankheit eingespielt hat. Deshalb wird es meist so sein, daß *in den weiter zurückliegenden Jahren bereits richtige Zahlen für die Todesfälle vorliegen, während diejenigen für die Erkrankungsfälle erheblich zu niedrig sind.* Die Folge davon ist eine sehr hohe Letalitätsziffer. Ein charakteristisches Beispiel dafür ist die Schweiz. Deshalb können die Zahlen nicht ohne weiteres kritiklos verglichen werden. Erst nachdem dieses Anfangsstadium überwunden ist, haben die Zahlen volle Geltung. — Ferner sind *die* Werte zu ungenau, die auf absolute Erkrankungszahlen weit unter 100 bezogen sind. — Die

Tabelle 33. Die Poliomyelitis in verschiedenen Ländern, zahlenmäßig wiedergegeben.

Erklärung: I absolute Anzahl der Erkrankungsfälle; II Morbidität auf 10000 der Bevölkerung;
III absolute Anzahl der Todesfälle; IV Letalität auf 100 Erkrankte.

Zu I und II: Es ergibt sich in fast allen Ländern eine *erhebliche Zunahme der Poliomyelitis*, zu ersehen aus der steigenden Zahl der absoluten Erkrankungen und der *Morbidität*.

Zu III und IV: Die *Sterblichkeitszahlen* können nicht absolut, sondern nur im Verhältnis zur Erkrankungszahl gewertet werden, d. h. maßgebend ist für die Beurteilung allein die Letalität (IV).

* bedeutet, daß Zahl nur für die ersten drei Viertel des Jahres gilt.

	I	II	III	IV		I	II	III	IV		I	II	III	IV
	Belgien.				1913	191	(0,67)			1931	389	(0,1)	98	(25,1)
1929	245	(0,3)			1914	146	(0,5)			1932	754	(0,18)	178	(23,5)
1930	130	(0,16)			1915	30	(0,1)			1933	790	(0,2)	202	(25,3)
1931	69	(0,08)			1916	43	(0,15)			1934	668	(0,15)	135	(20,2)
1932	226	(0,3)			1917	70	(0,24)			1935	692	(0,17)		
1933	128	(0,17)			1918	28	(0,09)			1936	574	(0,14)		
1934	57	(0,07)			1919	389	(1,28)			1937	861	(0,2)		
1935	37	(0,05)			1920	60	(0,19)	20	(33,3)	1938	1614	(0,4)		
1936	22*	(0,03)			1921	70	(0,21)	11	(15,7)					
1937	153*	(0,24)			1922	59	(0,18)	15	(25,4)		**Finnland.**			
1938	31*	(0,04)			1923	76	(0,23)	16	(18,4)	1919	12	(0,04)		
	Bulgarien.				1924	154	(0,45)	32	(21,1)	1920	19	(0,06)		
	Meldepflicht seit 1927.				1925	115	(0,33)	23	(19,5)	1921	15	(0,04)		
					1926	64	(0,11)	11	(17,2)	1922	30	(0,09)		
1927	31	(0,06)	4	(12,9)	1927	34	(0,1)	5	(14,7)	1923	47	(0,14)		
1928	10	(0,02)	5	(50)	1928	85	(0,24)	9	(10,6)	1924	45	(0,13)		
1929	26	(0,05)	5	(20)	1929	164	(0,47)	9	(5,4)	1925	28	(0,08)		
1930	14	(0,03)	2	(14,4)	1930	79	(0,22)	12	(15,2)	1926	12	(0,03)		
1931	14	(0,03)			1931	30	(0,07)	4	(13)	1927	52	(0,15)		
1932	22	(0,04)	4	(18)	1932	75	(0,21)	15	(20)	1928	24	(0,07)		
1933	50	(0,08)	7	(14)	1933	356	(1)	40	(11,2)	1929	97	(0,27)		
1934	70	(0,12)	7	(10)	1934	4711	(12,9)	107	(2,3)	1930	288	(0,79)		
1935	52	(0,09)	4	(7,7)	1935	381	(1,1)			1931	86	(0,28)		
1936	19	(0,03)	7	(36,8)	1936	74	(0,21)			1932	197	(0,55)		
1937	37	(0,07)	7	(20)	1937	1241	(3,5)			1933	135	(0,38)		
1938	13*	(0,02)	2	(15,4)	1938	562	(1,6)			1934	426	(1,2)		
					1939	99*	(0,28)			1935	228	(0,6)		
	Canada.									1936	126	(0,3)		
1924	217	(0,24)	110	(50,7)		**England.**				1937	225	(0,6)		
1925	171	(0,18)	93	(54,4)		Meldepflicht seit 1924.				1938	606	(1,7)		
1926	137	(0,15)	93	(68)	1913	729	(0,2)	217	(29,8)	1939	66*	(0,1)		
1927	640	(0,68)	193	(30,2)	1914	509	(0,14)	192	(37,7)					
1928	788	(0,82)	182	(23,1)	1915	517	(0,14)	178	(29)		**Frankreich.**			
1929	753	(0,76)	152	(8,5)	1916	704	(0,2)	200	(28,4)		Meldepflicht seit 1916.			
1930	1030	(1,09)	215	(10,4)	1917	357	(0,1)	174	(48,7)	1919	194	(0,05)		
1931	1195	(1,45)	225	(10,5)	1918	236	(0,07)			1920	134	(0,03)		
1932	955	(1,0)	163	(21)	1919	615	(0,17)	183	(29,8)	1921	211	(0,05)		
1933	247	(0,26)	73	(29,5)	1920	329	(0,09)	134	(40,8)	1922	165	(0,04)		
1934	513	(0,54)	84	(10,5)	1921	539	(0,14)	169	(31,4)	1923	175	(0,04)		
1935	133	(0,14)	19	(14,2)	1922	386	(0,1)	136	(35,2)	1924	216	(0,05)		
1936	426	(0,44)	51	(11,7)	1923	644	(0,17)	119	(18,5)	1925	222	(0,06)		
1937	3225	(3,4)	162	(5,0)	1924	860	(0,2)	157	(18,3)	1926	214	(0,05)		
1938	124	(0,13)	12	(9,6)	1925	422	(0,1)	156	(37)	1927	156	(0,04)		
					1926	1297	(0,3)	235	(18,1)	1928	140	(0,03)		
	Dänemark.				1927	899	(0,2)	182	(20,3)	1929	203	(0,05)		
1910	190	(0,54)			1928	546	(0,14)	167	(30,6)	1930	1530	(0,37)		
1911	301	(1,09)			1929	623	(0,16)	140	(22,4)	1931	384	(0,1)		
1912	318	(1,13)			1930	597	(0,15)	164	(27,7)	1932	450	(0,1)		

Tabelle 33 (Fortsetzung).

	I	II	III	IV
1933	497	(0,1)		
1934	471	(0,1)		
1935	542	(0,1)		
1936	360	(0,08)		
1937	492	(0,1)		
1938	280*	(0,06)		
Island.				
1923	2	(0,2)		
1924	463	(46,3)	89	(19,2)
1925	26	(2,6)		
1926	2	(0,2)		
1927	12	(1,16)	1	
1928	4	(0,4)		
1929	9	(0,87)		
1930	11	(1)	1	(9)
1931	18	(1,7)		
1932	81	(7,9)	15	(18,5)
1933	8	(0,7)	1	(12,5)
1934	7	(0,6)		
1935	255	(2,51)		
1936	53	(5,2)		
1937	5	(0,4)		
1938	7*	(0,6)		
Italien.				
1924	250	(0,06)		
1925	780	(0,2)	588	(75,4)
1926	1320	(0,32)	519	(48)
1927	404	(0,08)		
1928	683	(0,17)	465	(68)
1929	1141	(0,28)	538	(47,1)
1930	595	(0,14)	364	(61)
1931	573	(0,16)	415	(70)
1932	895	(0,21)	366	(41)
1933	437	(0,1)	267	(60)
1934	839	(0,2)		
1935	782	(0,19)		
1936	2071	(0,5)		
1937	2207	(0,53)		
1938	1923	(0,46)		
1939	3888*	(0,94)		
Ehemals Jugoslawien.				
1927	10	(0,008)		
1928	6	(0,004)	2	
1929	13	(0,01)	2	(15,3)
1930	18	(0,01)	3	(21,2)
1931	12	(0,008)	1	(10)
1932	204	(0,16)	23	(11,2)
1933	43	(0,03)	13	(30,2)
1934	43	(0,03)	5	(11,6)
1935	32	(0,02)	2	(6,2)
1936	88	(0,06)	12	(13,6)

	I	II	III	IV
1937	74	(0,06)	16	(21,6)
1938	29*	(0,02)	3	(10)
Niederlande.				
1923	16	(0,02)		
1924	39	(0,05)	19	(50)
1925	32	(0,04)	9	(28,1)
1926	49	(0,07)	16	(32,7)
1927	50	(0,07)	15	(30)
1928	75	(0,1)	18	(24)
1929	511	(0,65)	79	(15,4)
1930	599	(0,76)	56	(9,5)
1931	145	(1,3)	17	(13,5)
1932	242	(0,3)	26	(11,2)
1933	148	(0,2)	21	(14,2)
1934	198	(0,2)	20	(10,1)
1935	52	(0,07)		
1936	104	(0,13)		
1937	60	(0,08)		
1938	686	(0,7)		
1939	2234*	(2,8)		
Norwegen.				
1905	981	(4,24)	106	(10,8)
1906	466	(2,0)	50	(10,7)
1907	204	(0,87)	31	(15,2)
1908	59	(0,25)	10	(16,9)
1909	51	(0,21)	8	(15,7)
1910	57	(0,24)	13	(22,8)
1911	1820	(7,55)	281	(15,4)
1912	425	(1,75)	74	(17,4)
1913	543	(2,21)	81	(14,9)
1914	210	(0,8)	32	(15,2)
1915	100	(0,4)	19	(19)
1916	96	(0,38)	23	(24)
9917	132	(0,5)	25	(18,9)
1918	54	(0,2)	13	(24,1)
1919	176	(0,67)	27	(15,3)
1920	135	(0,5)	21	(15,6)
1921	48	(0,18)	14	(29,2)
1922	49	(0,18)	8	(16,3)
1923	75	(0,27)	11	(14,7)
1924	85	(0,3)	15	(17,6)
1925	642	(2,32)	77	(12)
1926	195	(0,7)	34	(17,4)
1927	178	(0,34)	26	(14,6)
1928	117	(0,4)	20	(14,6)
1929	214	(0,45)	45	(21)
1930	34	(0,12)	5	(14,7)
1931	58	(0,09)	14	(24)
1932	111	(0,4)	21	(19)
1933	230	(0,84)	33	(14,3)
1934	354	(1,3)		
1935	110	(0,4)		

	I	II	III	IV
1936	920	(3,3)		
1937	178	(0,6)		
1938	82	(0,3)		
1939	44*	(0,18)		
Ostmark (Österreich).				
1920	26	(0,04)		
1921	13	(0,02)		
1922	10	(0,02)		
1923	14	(0,02)		
1924	19	(0,03)	4	(21,5)
1925	15	(0,02)	4	(26,7)
1926	47	(0,07)	10	(21,3)
1927	150	(0,2)	14	(9,3)
1928	60	(0,09)	9	(8,3)
1929	112	(0,17)	15	(9,8)
1930	82	(0,12)	13	(11)
1931	674	(0,94)	70	(7,8)
1932	246	(0,37)	29	(10)
1933	210	(0,32)	19	(9)
1934	207	(0,32)	22	(10,6)
1935	183	(0,28)	37	(20,2)
1936	764	(1,1)	60	(8)
1937	809	(1,2)	99	(12,2)
1938	518	(0,77)	126	(24,3)
1939	285*	(0,4)		(10,8)
Polen. Meldepflicht seit 1927.				
1927	64	(0,02)	6	(10)
1928	66	(0,02)	5	(12)
1929	46	(0,01)	2	(4,3)
1930	41	(0,01)	5	(12,1)
1931	43	(0,01)	6	(15,8)
1932	147	(0,04)	9	(6,1)
1933	78	(0,02)	9	(12)
1934	100	(0,03)	13	(13)
1935	69	(0,02)		
1936	253	(0,08)	21	(8,3)
1937	165	(0,05)		
1938	126	(0,04)		
Rumänien. Meldepflicht seit 1927.				
1927	2133	(1,24)	226	(10,5)
1928	472	(0,27)	66	(11,6)
1929	130	(0,76)	16	(12,3)
1930	126	(0,07)	22	(17,4)
1931	267	(0,15)	37	(14,2)
1932	137	(0,08)	19	(14)
1933	67	(0,04)	13	(19,4)
1934	98	(0,05)	15	(15,3)
1935	55	(0,03)		
1936	226	(0,13)		
1937	164	(0,09)		

Tabelle 33 (Fortsetzung).

	I	II	III	IV
1938	150	(0,08)		
1939	81*	(0,05)		

Schweden.
Meldepflicht seit 1905.

	I	II	III	IV
1905	1199	(2,27)	134	(11,2)
1906	429	(0,8)	90	(21)
1907	467	(0,87)	96	(20,6)
1908	316	(0,58)	80	(25,3)
1909	172	(0,3)	50	(29,1)
1910	186	(0,3)	49	(26,3)
1911	3646	(6,63)	662	(15,4)
1912	4112	(7,37)	632	(15,4)
1913	1220	(2,17)	231	(18,9)
1914	325	(0,5)	73	(22,5)
1915	214	(0,38)	64	(30)
1916	207	(0,36)	59	(28,5)
1917	99	(0,17)	31	(31,3)
1918	122	(0,2)	37	(30,3)
1919	820	(1,41)	132	(16)
1920	181	(0,3)	42	(23,2)
1921	141	(0,24)	40	(28,4)
1922	112	(0,19)	29	(25,9)
1923	313	(0,5)	73	(23,6)
1924	664	(1,09)	166	(25,3)
1925	517	(0,86)	101	(19,5)
1926	341	(0,56)	67	(19,6)
1927	385	(0,63)	49	(13,1)
1928	485	(0,8)	47	(9,7)
1929	950	(1,54)	118	(12,4)
1930	309	(0,49)	52	(16,8)
1931	136	(0,17)	18	(13,2)
1932	784	(1,2)	105	(13,3)
1933	511	(0,8)		
1934	1100	(1,8)		
1935	1038	(1,7)		
1936	3068	(5,0)		
1937	1931	(3,1)		
1938	1450	(2,3)		
1939	346*	(0,5)		

Schweiz.
Meldepflicht seit 1914.

	I	II	III	IV
1905			11	
1906			12	
1907			26	
1908			21	
1909			19	
1910			19	

	I	II	III	IV
1911			27	
1912			34	
1913	87	(0,22)	36	
1914	54	(0,14)	27	(51)
1915	87	(0,12)	30	(34)
1916	78	(0,2)	28	(35)
1917	55	(0,14)	18	(34)
1918	67	(0,07)	14	(22)
1919	85	(0,08)	25	(30)
1920	107	(0,27)	25	(24)
1921	94	(0,2)	13	(18,1)
1922	77	(0,17)	18	(27,7)
1923	262	(0,66)	52	(20,2)
1924	112	(0,28)	28	(25,9)
1925	98	(0,24)	28	(30,1)
1926	106	(0,25)	16	(16,5)
1927	134	(0,34)	29	(21,6)
1928	109	(0,25)	25	(23)
1929	241	(0,58)	38	(16,6)
1930	129	(0,26)	19	(18,1)
1931	386	(0,8)	58	(15)
1932	147	(0,35)	27	(18)
1933	199	(0,48)	27	(13,6)
1934	80	(0,19)		
1935	247	(0,6)		
1936	1269	(3,0)		
1937	1494	(3,6)		
1938	283	(0,7)		
1939	366*	(0,9)		

Spanien.
Meldepflicht seit 1919.

	I	II	III	IV
1930	506	(0,24)	34	(6,7)
1931	567	(0,25)	51	(8,9)
1932	321	(0,14)	36	(11,2)
1933	233	(0,1)	32	(13,7)
1934	339	(0,15)	32	(9,4)
1935	136	(0,08)	17	(12,5)

Ehemals Tschechoslovakei.

	I	II	III	IV
1926	36	(0,02)	29	
1927	113	(0,08)	14	(12,3)
1928	24	(0,02)	20	(83,3)
1929	54	(0,04)	17	(16,6)
1930	343	(0,27)	31	(9)
1931	368	(0,27)	25	(6,8)
1932	152	(0,11)	17	(11,1)
1933	63	(0,04)	9	(14,2)
1934	203	(0,15)	17	(8,3)

	I	II	III	IV
1935	275	(0,2)	31	(11,3)
1936	201	(0,15)	23	(11,4)
1937	32*	(0,02)	7	(21,8)

Vereinigte Staaten.

	I	II	III	IV
1911			1060	
1912			1136	
1913			864	
1914			720	
1915				
1916				
1917				
1918				
1919	1790	(0,21)	747	(41,7)
1920	2225	(0,25)	769	(34,6)
1921	6253	(0,71)	1589	(24,9)
1922	2222	(0,24)	773	(34,8)
1923	3172	(0,35)	878	(26,7)
1924	5178	(0,52)	1079	(20,9)
1925	5809	(0,56)	1582	(27,2)
1926	2543	(0,25)	902	(35,8)
1927	10533	(0,89)	2166	(21,0)
1928	5169	(0,45)	1381	(26,8)
1929	2910	(0,27)	843	(28,9)
1930	9247	(0,73)	1411	(15,2)
1931	16686	(1,23)	2102	(12,6)
1932	3876	(0,3)	824	(21,2)
1933	5042	(0,42)	807	(16,0)
1934	9288	(0,78)	852	(9,1)
1935	11688	(0,98)		
1936	2300	(0,19)		
1937	5537	(0,46)		
1938	1164*	(0,08)		

Ungarn.

	I	II	III	IV
1926	252	(0,28)	11	(4,3)
1927			6	
1928	151	(0,18)	33	(19,8)
1929	108	(0,12)	16	(15,6)
1930	59	(0,07)	9	(15,2)
1931	1109	(1,18)	136	(12,1)
1932	437	(0,54)	63	(14,4)
1933	139	(0,17)	13	(10)
1934	168	(0,21)	20	(12)
1935	305	(0,38)		
1936	531	(0,66)	58	(10,8)
1937	160	(0,20)		
1938	297	(0,37)		
1939	442*	(0,55)		

Zahlenwerte für die letztvergangenen Jahre fehlen leider, da die Statistiken hierfür noch nicht abgeschlossen vorliegen.

Die Frage, die hier interessiert, lautet: Hat sich die *Letalität* der Kinderlähme im Laufe der Zeit in den einzelnen Ländern *geändert?*

Dazu sollen zuerst diejenigen Staaten betrachtet werden, von denen schon am längsten Zahlenergebnisse vorliegen:

Norwegen schwankt in seiner Letalität zwischen 10 und rund 25%. Dabei besteht, wie man sieht, *keine gesetzmäßige Veränderung der Letalität.*

Schweden weist Letalitätswerte zwischen 10 und 30% auf. In den Jahren *1927—1932 sinken die Werte gegenüber vorher etwas ab.* Doch sind gerade in den Epidemiejahren 1905 und 1911/12 ähnlich niedere Werte dagewesen. Es besteht also insgesamt ein leichter Rückgang der Letalität.

England zeigt keine grundsätzliche Veränderung der Letalität. Auffallend sind die hohen Letalitätswerte.

Österreich, die heutige Ostmark. Bei einer Gegenüberstellung der Sterblichkeitswerte von 1927 ab, seitdem absolute Zahlen *über* 100 vorliegen, ergibt sich in diesen 12 Jahren *keine gleichmäßige Verschiebung* nach *irgendeiner Richtung hin,* wie bereits erörtert wurde.

Schweiz: Für die Zeitspanne von 1921—1933 (da die vorhergehenden Jahreswerte die eingangs betonten Unsicherheitsfaktoren aufweisen) *ist ein leichtes Absinken der Letalität seit 1929 feststellbar.*

Vereinigte Staaten von Amerika. In dem Zeitraum von 1919—1934 *läßt sich ein deutliches Zurückgehen der Letalität erkennen.*

Wenn man nun die drei Länder, *Schweden, Schweiz* und *USA.,* genauer untersucht, bei denen ein Absinken der Letalität in Erscheinung getreten ist, so zeigt sich, daß es Staaten sind, in denen 1. die Erkrankungszahl erheblich im Steigen begriffen ist und 2. von diesen besonders die aparalytischen Fälle zugenommen haben.

Auch auf eine weitere allgemeine Beobachtung muß noch aufmerksam gemacht werden: *In den Jahren mit großen Epidemien ist die Letalität fast regelmäßig besonders niedrig.*

Im Zusammenwirken von zwei Tatsachen glaube ich den Grund dafür zu sehen: 1. werden in Epidemiezeiten natürlich wesentlich mehr Fälle erfaßt und gemeldet, weil die allgemeine Aufmerksamkeit auf Kinderlähme eine viel größere ist; 2. während großer Epidemien ist die prozentuale Beteiligung der nichtparetischen und sog. abortiven Fälle an sich und ohne Rücksicht auf die obengenannte bessere Erfassung viel größer.

Das wurde an Hand der Ergebnisse über die nichtparetischen Formen schon festgestellt (s. S. 369) und findet nun hier seine Bestätigung.

Aus dem Rahmen einer Letalität von rund 10—20% fallen von 17 Ländern mit Letalitätsangaben *England* und *Italien* mit auffallend hohen Werten heraus. Diese liegen bei England zwischen 20 und 50% und bei Italien sogar zwischen 40 und 75%! Eine Erklärung für diese Ausnahmen ist mir nicht bekannt.

Es ergibt sich also insgesamt:

In manchen Staaten (Schweden, Schweiz, USA.) findet ein geringes Absinken der Letalität statt, das parallel geht mit dem Ansteigen der Erkrankungsfälle.

In den übrigen Ländern ist eine eindeutige Bewegung der Letalitätsziffern nicht feststellbar.

Es ist zu erwarten, daß gerade die Werte für die letztvergangenen Jahre mit so hohen Poliomyelitiszahlen, die aus statistischen Gründen noch nicht endgültig vorliegen, in dieser Hinsicht aufschlußreich sein werden.

VII. Einige Krankheitszeichen: Frühsymptome und Frühstadium.

Es ist nicht möglich, alle Symptome der Poliomyelitis im einzelnen hier auf-zuführen und zu besprechen. Das ist auch nicht nötig. Es sollen nur die wich-tigsten Erwähnung finden und nur diejenigen eingehender behandelt werden, bei denen auf Grund der Epidemieschilderungen die Möglichkeit einer Veränderung gegeben erscheint. Auch das Frühstadium der Krankheit findet in diesem Zu-sammenhang gleich Berücksichtigung.

Das Fieber gehört seit jeher zu den Hauptsymptomen. Seit v. HEINE be-richten alle Verfasser darüber. Auch heutzutage finden wir es in den weitaus meisten Fällen, wobei übereinstimmend betont wird, daß es in Höhe und Ver-lauf keinen Aufschluß über die Schwere des Krankheitsfalles gibt.

Zu den wesentlichen Erscheinungen des Frühstadiums zählen die *Krankheits-zeichen der Atem- und Darmwege*. Katarrhe der oberen Luftwege spielen eine große Rolle, ebenso Anginen, auch Bronchitis ist oft genannt. Die Symptome von seiten der Verdauungswege äußern sich in Erbrechen und Durchfall, häufig aber auch in Verstopfung. Wenn man die Epidemieberichte in dieser Richtung studiert, so läßt sich *keine Regel auffinden, unter welchen Umständen oder in welchen Zeitabschnitten die einen oder anderen Symptome vorherrschend wurden.*

So konnte schon ED. MÜLLER feststellen, daß die westfälische Epidemie 1909 haupt-sächlich mit einleitenden Darmstörungen einherging, während er selbst im benachbarten Hessen-Nassau vorwiegend katarrhalische Befunde der Atemwege erlebte. Wir sehen also, wie schon früher im gleichen Jahr in einzelnen Gegenden die vorherrschenden Krankheits-zeichen verschieden waren. — HEINE hatte vorwiegend von Diarrhöen und Erbrechen be-richtet. — HÄSSLER fand 1927 in 32% seiner Fälle Obstipation und nur in 4% Durchfall. — SCHÄFER stellte bei der großen Kölner Epidemie 83mal Durchfall und 64mal Obstipation fest.

Eine grundsätzliche Änderung oder Verschiebung dieser wichtigen einleitenden Krankheitszeichen nach einer bestimmten Richtung hin ist sonach nicht erfolgt.

Die *Schweiße* wurden bei manchen Epidemien recht zahlreich, bei anderen wieder wenig beobachtet (ED. MÜLLER 75%; SCHÄFER, Köln, 25%).

Regelmäßig erscheinen in den Schilderungen die Angaben über heftige *Schmerzen in den befallenen Extremitäten*. Diese Schmerzen treten meist schon vor den Lähmungen auf.

Bereits HEINE hatte besonders darauf hingewiesen. Er deutet das Schreien des Kindes bei Krankheitsausbruch als Folge der Spontanschmerzen. ED. MÜLLER rechnete sie zu den Kardinalsymptomen. Er fand sie bei neun Zehntel seiner Fälle. — ZAPPERT beschreibt sie 1910 als ein überaus häufiges Frühzeichen, das lange anhalten kann: ,,Sie können auch nach Ablauf des Fiebers und bei kompletten Lähmungen weiterbestehen und die Rekonva-leszenz verzögern.`` Unsere eigenen Erfahrungen bei der Frankfurter Epidemie 1938 bestätigen gerade diese letztere Beobachtung vollkommen. Die Angaben über Schmerzen sind auch heute in allen Schilderungen vorhanden. Und jeder, der am Bett eines Frischerkrankten stand, weiß, wie sehr sich die Kinder wegen dieser Schmerzen vor jeder Berührung fürchten.

Interessant ist es, zu verfolgen, daß *Hauterscheinungen* als Anfangszeichen der Poliomyelitis — von vornherein nicht als selbstverständliches Symptom zu betrachten — auch schon von den älteren Verfassern geschildert wurden.

ED. MÜLLER erwähnt sie als Herpes und morbilliforme und scarlatiniforme Exantheme. STIEFLER sah Blutaustritte in die Haut. HÄSSLER stellte Hauterscheinungen bei 24% seiner Patienten fest. SCHÄFER in Köln bei 9 Kranken. Wir selbst erlebten sie bei 150 Fällen 8mal. Sie treten also manchmal mehr, in anderen Epidemien wieder weniger auf, so daß sich nichts grundsätzlich verändert hat.

Einer näheren Betrachtung bedarf noch das *Einsetzen* der Lähmungen und das *Frühstadium*.

Überall im Schrifttum spielt die sog. „*Morgenlähmung*" eine Rolle. Der Ausdruck soll besagen, daß plötzlich eines Morgens eine Lähmung vorhanden ist, ohne daß vorher Anzeichen einer Erkrankung an Kinderlähme aufgefallen sind. Dieses unvermutete, plötzliche Auftreten von Lähmungen wird besonders in den früheren Schilderungen hervorgehoben und immer wieder betont. Das besagt also, daß *ein erkennbares Prodromalstadium in diesen Fällen nicht vorgelegen habe.*

HEINE berichtet in seinen Mitteilungen, daß oftmals die Lähmungen unvermittelt aufgetreten seien. WENDENBURG zählte unter seinen 58 behandelten Erkrankungen 10 Fälle, bei denen die Lähmungen plötzlich über Nacht eingesetzt hätten. HENOCH war der Ansicht, daß plötzliche Lähmungen nicht oft vorkämen, und meint, das Frühstadium werde wohl meist übersehen. ZAPPERT hat das Prodromalstadium nach den Epidemien von 1908—1909 bereits recht gut gekannt: „Die Kenntnis einer größeren Menge frischer Fälle von epidemischer Kinderlähmung hat unsere Erfahrungen über die Prodromalsymptome des Leidens beträchtlich erweitert. In früherer Zeit hat man diese Prodromalzeichen wenig beachtet oder gar nicht gekannt und wurde oft genug durch das scheinbar plötzliche Auftreten einer Lähmung überrascht. Es wird allerdings auch die Möglichkeit erwogen, ob nicht das Vorhandensein fieberhafter Vorläufer tatsächlich eine Eigentümlichkeit der jetzigen Epidemie bzw. des gehäuften Auftretens der Krankheit überhaupt sei. Doch kann leicht nachgewiesen werden, daß auch bei diesem, namentlich dann, wenn es sich um besser beobachtete Fälle handelt, die Prodromalsymptome nicht gefehlt haben, und daß wohl nur durch das vorwiegende Studium poliklinischer Fälle die ersten Krankheitszeichen zu wenig berücksichtigt wurden. Es muß übrigens ausdrücklich darauf hingewiesen werden, daß eine ganze Reihe von älteren Autoren, so auch HEINE und MEDIN, die Prodromalsymptome ganz gut gekannt haben." — „Früher hat man sich das Auftreten von Lähmungen als rasches, plötzliches vorgestellt. Das ist nicht so. Der Verlauf ist vielmehr der, daß gegen Ende des Prodromalstadiums sich die Lähmungserscheinungen einstellen, innerhalb der nächsten Tage aber sowohl an Intensität als an Ausbreitung beträchtlich zunehmen."

LANGERMANN fand 1909—1914, daß sich die Lähmungen allmählich entwickelten. Und auch MEYER sah bei der Epidemie in Schleswig-Holstein 1909 nur 1 sog. Morgenlähmung unter 132 Fällen. — STIEFLER beobachtete bei 187 Fällen mit Ausnahme von 3mal immer ein meist mehrtägiges Prodromalstadium.

Das neuere Schrifttum führt die Morgenlähmung übereinstimmend als selten an. So sah REGER 1938 unter 78 Fällen nur 4 plötzlich einsetzen. In Köln wurde es bei 400 Fällen nur 5mal beobachtet.

Es hat sich also *seit dem Beginn der wirklich epidemischen Kinderlähme im Vorkommen der „Morgenlähmung" nichts geändert.* Daß bei den sporadischen Erkrankungen etwas mehr diese plötzlichen Lähmungsfälle aufgetreten sind, kann vielleicht sein. Aber sicher sind in den meisten solchen Fällen die uncharakteristischen und oftmals geringen Prodromi übersehen worden, wie auch SCHÄFER annimmt. Gerade die Krankheitsvorgeschichten, die HEINE hierzu mitteilt, können nicht als *ärztliche* Beobachtungen gelten, sondern beruhen nur auf den *Erzählungen der Angehörigen*, und zwar *mehrere Jahre nach dem akuten Stadium.* Hier spielen natürlich Erinnerungstäuschungen mit herein.

Die Tatsache, daß die Kranken im Frühstadium meist noch nicht als Poliomyelitispatienten erfaßt und erkannt werden, da außer der Lumbalpunktion eine Diagnosemöglichkeit fehlt, ändert nichts an dem wirklichen Vorhandensein dieses Stadiums; es wird dann eben meist erst rückschauend als solches erkannt.

Krämpfe und *Konvulsionen* spielen in den Schilderungen von Poliomyelitiserkrankungen früherer Jahre eine gewisse Rolle.

So erwähnt Heine bei seinen 32 Fällen bis 1840 10mal und bei 93 Fällen, die 1860 einzeln angeführt werden, 55mal Konvulsionen, Gichter oder Fraisen im Beginn der Erkrankung.

Wendenburg teilt bei 58 Fällen 5mal totale und 9mal teilweise Krämpfe mit. Er ist erstaunt, daß Seeligmüller sie bei 67 Patienten nur (!) 11mal sah.

Henoch dagegen sagt, daß die Konvulsionen selten seien. Auerbach sah unter 15 Fällen im Jahre 1889 3mal Krämpfe, und Potpeschnig betont, daß 1909 bei kleineren Kindern wiederholt zu Beginn der Erkrankung Fraisen aufgetreten seien.

Bei Zappert heißt es, daß „mehrfach Konvulsionen und Zuckungen als Frühsymptom" gesehen worden waren.

Stiefler beschreibt sie jedoch nur 3mal unter 187 Fällen. Hässler erlebte sie 1927 unter 165 Kranken nur 2mal. Ebenso oft Huber unter 152 Patienten.

In Köln wurden 12mal Krämpfe beobachtet, bezogen auf 400 Kranke, also selten. Meist waren sie leicht und von kurzer Dauer, besonders waren junge Kinder betroffen, wie Schäfer mitteilt.

In den Berichten der letzten Jahre spielen somit *Krämpfe* als Anfangssymptom eine untergeordnete Rolle. Man kommt zu dem Eindruck, *als ob sie früher öfter beobachtet worden wären*. Diese Tatsache ist auch Glanzmann aufgefallen.

Eine Erklärung, warum es früher vielleicht mehr zu initialen Krämpfen bei der Poliomyelitis gekommen ist, ist natürlich schwer zu geben. Es ist möglich, daß bei den früher so oft erwähnten Gichtern oder Fraisen spasmophile Krämpfe mit hereinspielten, die durch die beginnende Krankheit ausgelöst wurden. Daß die antirachitische Vorbeugung und Behandlung die Spasmophiliekrämpfe herabgemindert hat, ist sicher; denn wenn man in den Berichten der alten Ärzte nachliest, spielen die Krämpfe bei Säuglingen allgemein eine viel größere Rolle als heute.

Andererseits sind Krämpfe wirklich häufig nur bei Heine beschrieben, der sie selbst zudem ja nicht beobachtet hat, sondern wieder nur der Schilderung der Eltern mehrere Jahre später entnimmt. Auch wurde als Gichter oder Fraisen früher vielerlei bezeichnet; Zuckungen in einzelnen Körpergebieten sind ja auch heute bei Poliomyelitis keineswegs selten und werden immer wieder mitgeteilt, jedoch eben nicht unter der Bezeichnung „Krämpfe".

Ich glaube also, daß ein Wenigerwerden der Krämpfe nicht als eine Änderung im klinischen Verlauf der Poliomyelitis zu deuten ist; sondern entweder handelte es sich früher um spasmophile Krämpfe oder aber nur um örtliche Zuckungen, wie sie auch jetzt noch oft beobachtet werden.

Das meningitische Syndrom und die meningitische Form. Die *Nackensteifigkeit* ist für uns eines der bekanntesten Symptome der Poliomeyelitis. Es wird mancherorts behauptet (Gsell, Wieland u. a.), daß es heute häufiger die Kinderlähme begleitet, als das früher der Fall war. Zahlenmäßig ist das nicht zu erfassen, da genaue Angaben darüber nur selten vorhanden sind. Ich möchte aber feststellen, daß meningitische Zeichen früher keineswegs so selten waren, wie das oft vermutet wird.

Heubner schreibt in seinem Lehrbuch 1906, daß bei Beginn der Poliomyelitis oft an Meningitis gedacht werde. — Zappert sagt: „Unter den cerebralen Symptomen verdienen die meningitischen große Beachtung, da sie recht häufig vorkommen und differentialdiagnostisch manche Schwierigkeiten darbieten können." Er führt auch gleich ein praktisches Beispiel an, das obige Behauptung bestätigt: „So war in einem Ort im Süden Österreichs dem Gemeindearzt das Auftreten einer Reihe schwerer meningitischer Krankheitsfälle in benachbarten Häusern aufgefallen. Er machte Anzeige mit Wahrscheinlichkeitsdiagnose Cerebrospinalmeningitis. Doch stellten sich bei weiteren Erkrankungsfällen charakteristische spinale Lähmungen ein."

Ein weiteres Beispiel dieser Art ist die bekannte Epidemie von LOMMIS in der Schweiz 1901, die von dem genau beobachtenden Arzt WALDER als Cerebrospinalmeningitis-Epidemie beschrieben wurde. Auf Grund der Schilderungen der Lähmungsfälle konnte auch diese Epidemie nachträglich als Poliomyelitisepidemie geklärt werden. In der Hälfte der Fälle waren Lähmungen eingetreten.

LINDNER und MALLY konnten 1908 feststellen, daß die meningeale Reizung ein recht häufiges Symptom sei. EDUARD MÜLLER wußte von den meningitischen Erscheinungen schon, daß sie die hauptsächlichste Äußerung der Infektion sein können. Er hatte auch beobachtet, daß die meningitischen Reizerscheinungen fast stets den Paresen vorauseilen.

POTPESCHNIG war der Meinung, „auch das Auftreten der Poliomyelitis unter mehr oder minder stark vorherrschenden meningitischen, neuritischen Erscheinungen stellt nichts Neues dar".

RÖMER sagt: „Die Häufigkeit der meningitischen Fälle kann nicht besser gekennzeichnet werden als durch die längere Zeit ernstlich für möglich gehaltene Irrlehre, daß die Kinderlähme und die epidemische Meningitis ätiologisch identisch seien."

Daraus ist klar ersichtlich, daß auch früher die Nackensteifigkeit und das meningitische Syndrom ein geläufiges Krankheitszeichen waren. Daß bei den verhältnismäßig wenigen Fällen der Vorepidemiezeit nicht so oft meningitische Erscheinungen zu sehen waren, ist wohl möglich. Doch, wie angeführt, weist auch HEUBNER schon auf dieses Krankheitszeichen hin. Und schon während der ersten Epidemien war der Meningismus keineswegs eine Ausnahme.

Heute muß unterschieden werden zwischen der *meningitischen Erkrankungsform*, deren einzige klinische Äußerung die Nackensteifigkeit ist, und dem *meningischen Syndrom*, das bei der Mehrzahl auch der spinalen Fälle einleitend gefunden wird.

Daß die meningitisch-nichtparetischen Fälle mehr geworden sind gegenüber früher, ist wohl sicher. Das geht auch aus dem Nachweis der Zunahme der aparalytischen Fälle hervor, deren Hauptanteil ja die meningitischen stellen. Daß die Nackensteifigkeit und die ihr entsprechenden Zeichen als Symptom aber soviel mehr geworden wären, ist, wie gesagt, zahlenmäßig nicht zu belegen.

Wir selbst fanden meningitische Symptome bei 98 von 150 Kranken, das ist in 65%. In Köln waren sie bei 254 von 428 Kranken vorhanden, also in rund 60% der Fälle. In Hessen 1938 nach DE RUDDER 151mal von 255 Erkrankten, d. i. rund 60%.

VIII. Erkrankungsformen mit Gehirnbeteiligung. („Meningoencephalitis poliomyelitica." — Cerebrale Lähmungen im weitesten Sinne.)

Über diese Formen ist zunächst eine kurze begriffliche Klärung nötig. Schon die beiden letztbesprochenen Symptome des vorigen Kapitels betreffen eigentlich Erscheinungen des Gehirns. Da diese aber auch bei allen Formen von Meningitis vorkommen, hat man sich daran gewöhnt, sie als sog. „meningitische Formen" abzutrennen von den hier zu besprechenden eigentlichen Gehirnformen.

Eine unmittelbare Gehirnbeteiligung, d. h. nicht von den Meningen ausgelöst, tritt in zwei grundsätzlich zu trennenden Formen auf:

1. als „*encephalitisches Bild*", besonders im Beginn, und
2. als „*cerebrale Lähmung*" (im weitesten Sinne) im Verlauf der Krankheit.

Zu 1: Das *encephalitische Bild* charakterisiert DE RUDDER bei der Erläuterung zur Handhabung des Epidemiogrammes wie folgt: „Tiefe, meist tagelange Schlafsucht bis zu schwerer Benommenheit in der ersten Krankheitszeit beherrscht wie bei den klassischen Encephalitisformen das Krankheitsbild."

Es handelt sich dabei klinisch und anatomisch um eine Meningoencephalitis. Zur näheren Kennzeichnung wird das Beiwort „poliomyelitica" hinzugefügt und dadurch eine eindeutige Namengebung erreicht: „*Meningo-Encephalitis poliomyelitica.*"

Der Ausdruck „Polioencephalitis" wird wegen der strittigen STRÜMPELLschen Form vermieden. Die von STRÜMPELL 1885 aufgestellte Form bezieht sich nur auf eine Erkrankung der Großhirnrinde. Neuerdings wird vielfach angezweifelt, ob diese Fälle überhaupt zur Gruppe der Kinderlähme gehören. Es ist hier nicht der Ort, um auf diese ungeklärten Fragen weiter einzugehen. Für die Bearbeitung unseres Themas spielt diese Frage keine wesentliche Rolle, denn auch wenn es diese Form gibt, ist sie so verhältnismäßig selten, daß sie bei unseren Zahlen nicht ins Gewicht fällt.

Zu 2: Was zu den „*cerebralen Lähmungen*" im weitesten Sinne gehört, legt DE RUDDER folgendermaßen fest: „Hierunter fallen alle nichtspinalen Lähmungen pontiner, bulbärer, capsulärer Art. Das Wort *cerebral* wird hier also im weitesten Sinne gebraucht." — Für diesen Überbegriff trat schon ZAPPERT früher ein, und vom pathologisch-anatomischen Standpunkt aus betont HEINLEIN die Zugehörigkeit der bulbären und pontinen Formen zum Gehirn.

Diese beiden genannten Formen brauchen sich nun keineswegs zu folgen. Daß sie aber oftmals zusammentreffen, ist naheliegend. Doch kann jede Form auch getrennt für sich vorkommen.

Es soll nun im folgenden untersucht werden, ob, ganz allgemein, diejenigen Kinderlähmeerkrankungen, die sich von der Medulla aufwärts abspielen, überhaupt häufiger geworden sind, *ob also das Gehirn insgesamt öfter mitergriffen wird vom Krankheitsprozeß, als das früher der Fall war.* Dies wurde von manchen Verfassern in den letzten Jahren hin und wieder behauptet (BAUKE, BROCKMANN und HELMSCHRODT, GANTENBERG, HOLZMANN und NEUMANN, H. MÜLLER u. a.).

a) Deutschland. Daher soll hier ein Vergleich zwischen den ersten Zeiten des Poliomyelitisvorkommens in Deutschland und der Jetztzeit gezogen werden.

Eine genaue Unterscheidung zwischen den encephalitischen und cerebralen Formen kann hier natürlich nicht mehr gemacht werden, da die Mehrzahl der Epidemiebeschreibungen dies nicht ermöglicht.

HEINE hatte 1840 festgestellt: „Hirnsymptome sind während des Krankheitsprozesses nicht zu verkennen, erlöschen aber mit den Anfällen vollkommen. Auge, Sprache, Gehör, Gesichtsausdruck deuten auf keinerlei Störungen der Cerebralfunktion." Daß in der Anamnese seiner Fälle ganz besonders häufig einleitende Krämpfe angeführt sind, wurde schon besprochen: denn diese, sowohl wie Benommenheit, Somnolenz, Bewußtlosigkeit, Koma usw., sind ja Zeichen einer Hirnbeteiligung und müssen hier mit in Betracht gezogen werden als cerebrale Erscheinungen, die sich geändert haben können.

HENOCH schreibt in seinem Lehrbuch 1899: „Fast alle Autoren negieren die Teilnahme des Gehirnes. LEYDEN bemerkt ausdrücklich, daß Facialis, Hypoglossus und Augennerven niemals beteiligt waren." HENOCH selbst aber kann eine eigene Beobachtung hinzufügen, bei der er eine Lähmung des linken Facialis und des rechten Armes sah. — Als Symptome sind ferner bei ihm erwähnt Somnolenz und selten Sopor.

HEUBNER erlebte bei den Poliomyelitisfällen, daß sich bald nach Erkrankungsbeginn allgemeine Benommenheit und Schlafsucht einstellten. Zuckungen, auch Krämpfe, seien gar nicht selten.

WENDENBURG sagt 1902: „Kopf, Augen, Ohren, Kehlkopf und Schlund bleiben nach unseren Beobachtungen stets frei. Ebensolche Resultate fand SEELIGMÜLLER.

Als Anfangssymptom nennt WENDENBURG u. a. Apathie oder dauernde Schläfrigkeit und allgemeine Konvulsionen. Er sah bei seinen Fällen 5mal Krämpfe allgemeiner Natur und 9mal solche mit örtlichem Sitz.

AUERBACH, der 1895 15 Fälle beschrieb, hebt 2 Fälle besonders hervor. Den einen, der auffallende Schlafsucht mit folgenden Lähmungen bot, und den anderen mit einer Facialislähmung und 3 tägiger Apathie.

HOFFMANN verzeichnet unter seinen 36 Fällen im Jahre 1908 bereits 6 Facialisparesen, 2 Halsmuskel-, 1 Zungen-, 1 Kaumuskel- und 1 Augenmuskelparese und urteilt daher: „Bulbäre Kernlähmungen sind weder bei Kindern noch Erwachsenen, auch in sporadischen Fällen so selten, wie bisher angenommen."

So weit die Ansichten über eine *Mitbeteiligung der zentralen Teile bei der Kinderlähme vor Auftreten der größeren Epidemien.* Dazu muß noch bemerkt werden, daß die „LANDRYsche Paralyse" damals noch meist als eine *eigene Krankheit* angesehen und somit nicht zur Kinderlähme gezählt wurde, wodurch natürlich eine Reihe hierher zählender Fälle unbeachtet blieb.

Mit dem gehäufteren, d. h. epidemischen Auftreten der Poliomyelitis in Deutschland häufen sich die Angaben über cerebrale Formen in dem hier behandelten Sinne.

ED. MÜLLER, der als einer der ersten eine Epidemie selbst mit erlebte, genau verfolgte und beschrieb, berichtet uns folgendes: „Nicht selten ist vornehmlich der Bulbus bzw. der Hirnstamm befallen, so daß die typischen Rückenmarkslähmungen fehlen und das Leiden sich in Form einer akuten bulbären Lähmung zeigt." — Und an anderer Stelle: „Vielfach handelt es sich gar nicht um eine spinale, sondern um eine bulbäre und gelegentlich sogar um cerebrale Kinderlähmung." · Auch weiß MÜLLER bereits, daß *am häufigsten von den Hirnnerven der Facialis* betroffen wird. Unter seinen 100 Fällen zählte er 13 Facialisparesen und 3 Abducensparesen. — 3mal fand er außerdem spastische Paresen (zusammen 19%), die er als Folge der Pyramidenbahnerkrankungen betrachtet, jedenfalls Erkrankungen mit sicherem cerebralem Sitz (im weiteren Sinn). — Von den Symptomen, die auf eine Mitbeteiligung des Gehirns hinweisen, sagt er: „Recht häufig waren aber die Kinder in den ersten Krankheitstagen *auffallend schläfrig*[1]. Manchmal schliefen die Kleinen Tag und Nacht, sie wurden von selbst gar nicht wach."

ZAPPERT, der die ostmärkische Epidemie von 1908—1909 zum Teil selbst miterlebt, zum Teil in Form einer Sammelforschung zusammengestellt hat, sagt folgendes: „Eine Beteiligung der Hirnnerven an dem Symptomenbild der HEINE-MEDINschen Krankheit *ist recht häufig*"[1], entweder mit spinaler Lähmung kombiniert oder allein. Von 266 Erkrankungen 17%, davon waren 25 Mischformen von spinalen mit Hirnnervenlähmungen, 4 allein bulbopontin und 14 LANDRYsche Paralysen. — Außerdem gab es 2 Fälle mit encephalitischen Symptomen und folgenden spastischen Lähmungen. — Bei dem Überblick über die Sammelforschung faßt ZAPPERT die bulbären, pontinen, encephalitischen Formen und auch die meningitischen als *cerebral* zusammen und findet die Zahl der *isolierten cerebralen* Formen keineswegs gering: Unter 555 Fällen waren 63, d. h. *11,3% von rein cerebralem Typus.* Die Fälle, bei denen spinale und cerebrale Symptome vereinigt vorkamen, waren noch bedeutend größer.

Auch POTPESCHNIG sah 1908 in der Epidemie von Steiermark *Facialisparesen in größerer Zahl,* und STIEFLER zählte neben 112 spinalen *12 rein cerebrale und 22 kombinierte Formen* (24%) (8mal Facialis, 2mal Oculomotorius, 1mal Abducens und 1mal Hypoglossus): ferner 2 Fälle mit spastischer Hemiplegie. — 11mal traten schwere Delirien, 10mal Somnolenz und 3mal Krämpfe auf, außerdem mehrmals Zuckungen und choreatische Unruhe.

LINDNER und MALLY hatten bei ihren 66 Fällen *5 Hirnnervenparesen* (7,5%).

SCHAUB, der 1910 65 Fälle aus Marburg mitteilt, sagt: „In einer größeren Reihe von Fällen (9%) trat eine Beteiligung des bulbären Hirngebietes in Erscheinung, meist in Verbindung mit spinalen Symptomen." Er führt *6 mal Facialisparesen, seltener Hypoglossus-, Trigeminus- und Augenmuskelnervenbeteiligung* an.

MEYER hatte bei der Epidemie in Schleswig-Holstein 1909 auf 132 Lähmungsfälle 6 (d. i. 4,5%) *mit bulbär-pontinem Sitz, und zwar Facialislähmungen* gesehen. — Mehrmals wird auch *Benommenheit,* die sich bis zur *Somnolenz* steigerte, vermerkt.

---

[1] Sperrung hier im Zitat.

LANGERMANN erklärt: „Sehr oft werden auch die Hirnnerven allein oder mitergriffen, am häufigsten der Facialis einseitig, oft kombiniert mit Hypoglossus, seltener Abducens, Oculomotorius, Opticus, am wenigsten die anderen." „Ein Teil der Fälle verläuft unter ataktischen und spastischen Erscheinungen mit Steigerung der Reflexe." Seine Fälle teilte er auf in 156 spinale und *44 cerebrale* (encephalitisch, meningitisch, Landry und bulbär [d. i. 22%]). Der *Facialis war 14mal ergriffen, 4mal die Augenmuskeln.*

UFFENHEIMER konnte aus seinen 197 Fällen der Sammelforschung 1912 in Bayern 36mal Gehirnnervenlähmung und 23mal Gehirnlähmung feststellen.

SCHALL hatte 1922 neben 84 spinalen *9 rein bulbäre und 12 Mischformen* gesehen (20%). Außerdem wurden 2mal Krämpfe beobachtet.

LINDSTÄDT fand 1926—1928 von 32 Fällen *4mal einen pontinen, 2mal rein cerebralen* und *1mal spastisch-hemiplegischen* Typus (fast die Hälfte der Fälle). — Die cerebralen Erkrankungen hatten *Somnolenz* und *Apathie* gezeigt. 1 Fall begann mit Krämpfen.

LINDEN teilt mit, daß bei einer Epidemie in Nordhausen 1926—1927 von 65 Fällen 10%, *also 6—7 bulbäre Symptome, besonders Facialisparesen* hatten. Auch in Berlin hatte 1926 ein Teil der Fälle cerebralen Charakter.

HÄSSLER fand 1927 auf 165 Erkrankungen 31mal bulbäre Fälle, d. i. in 18,6%. — *Die Mischform von spinal und cerebral war 11mal aufgetreten.* Dazu waren unter 13 meningitischen Erkrankungen mit gutem Ausgang in einigen Fällen flüchtige Facialisparesen. — 1mal war eine ataktische Störung aufgetreten.

1928—1931 verzeichnete die Leipziger Kinderklinik bei 30 Poliomyelitisfällen *5 pontin-bulbäre und 3 Mischformen* (d. i. ein Viertel aller Fälle). — 1932 auf 77 Fälle *8 bulbär-pontine* und *2 Mischformen* (13%).

ENGEL hatte 1927 bei 40 Erkrankungen *6 Hirnnervenlähmungen* (15%). NÖGGERATH beschreibt 1931 unter 24 Fällen *5 mal encephalitische* Symptome (20%).

MAYER 1934 aus Wien von 68 Erkrankungen 5mal die bulbär-pontine Form.

1935 weist W. KELLER auf ein „enormes Schlafbedürfnis hin, das schon vor Eintritt der Lähmungen zu beobachten ist und auch nachher noch mehrere Tage anhält, so daß man fast an eine Encephalitis lethargica denken kann".

HOLZMANN und NEUMANN beschrieben 1936 eine kleine Epidemie in Schneidemühl, die 20 Fälle umfaßte. 5 davon waren abortiv, so daß nur noch 15 paretische verblieben. Von diesen 15 waren *10,* (zwei Drittel) *pontin* und nur 5 zeigten spinale Lähmungen. Zwar sind die Zahlen klein, doch ist das Verhältnis recht auffallend, gegenüber dem sonst gewohnten direkt umgekehrt.

Im Jahre 1937 hat H. MÜLLER über die Münchner Epidemie berichtet und ein recht häufiges Vorkommen der zentral angreifenden Schädigungen ebenfalls hervorgehoben: „Was die Epidemie von 1936—1937 vor allem interessant macht, ist die Tendenz der Krankheit zur cerebralen und cerebellaren Lokalisation." Mehrfach wurden *encephalitische Bilder* (ohne spastische Paresen) beobachtet, noch häufiger ataktische Fälle.

Auch MAI schrieb hierüber: „Neben Hirnnervenerkrankungen haben wir ganz besonders oft im letzten Jahr mehrere Male an Kindern mehrtägige Benommenheit, Ataxie, Pulsionen, Nystagmus, Hyperkinesen, auch Schlafumkehr beobachtet, Erscheinungen, die völlig das Gepräge einer encephalitischen oder cerebellaren Erkrankung tragen." Und MAI stellt daher fest: „An der wesentlich größeren Häufung solcher Poliomyelitisfälle ließ sich wieder die bekannte Tatsache erkennen, daß Seuchen, unter ihnen besonders Viruskrankheiten, einen Wechsel im Gesamtbild der Epidemie zeigen." Ebenso teilte HUSLER, der über 262 Erkrankungsfälle verfügte, mit, daß häufig Bilder einer Encephalitis ohne Ausfalls- und Lähmungserscheinungen beobachtet wurden.

Bei der von BROCKMANN und HELMSCHRODT beschriebenen Epidemie in Unterfranken 1938 fiel den Verfassern auch die *starke Beteiligung der Hirnnervengebiete* besonders auf. Von 104 Kindern im Würzburger Kinderspital zeigten *11 derartige Erscheinungen* (*Facialis, Hypoglossus, Accessorius, Glossopharyngeus*), und dazu kam 1 encephalitischer Fall. Im Fuldaer Landkreis waren sogar von 43 kranken Kindern *12mal Facialis und Abducens* betroffen (28%).

BAUKE stellt ebenfalls gerade den *encephalitischen Charakter* zahlreicher Erkrankungen in den Vordergrund. Von 69 klinisch behandelten Patienten im Krankenhaus Heilbronn 1938 sind gut *ein Drittel der Fälle mit cerebraler Lokalisation* gewesen. Dabei ist oft das *Bild*

einer Encephalitis (Hyperkinesen, Schlafumkehr) beobachtet worden. BAUKE sagt: „Wir möchten auf Grund dieser Beobachtungen die vorherrschende Verlaufsform unserer Erkrankungswelle ,1938 im Heilbronner Bezirk als Meningo-Myelo-Encephalitis bezeichnen."

Die gleiche Beobachtung hatte GANTENBERG 1938 in Berlin gemacht. An Hand von 60 Fällen weist er auf den besonderen Charakter der Epidemie mit der ausgesprochenen Mitbeteiligung der Meningen hin, die nicht nur in Form eines Meningismus, sondern in Form einer echten Meningitis bestanden. Auch *Lähmungen im Hirnnervengebiet* traten sehr hervor. Deshalb benennt auch GANTENBERG die in Berlin beobachtete Erkrankungsform „*Meningo-Myelo-Encephalitis*".

In Köln wurden von KLEINSCHMIDT und Mitarbeitern *112 mal bulbär-pontine Fälle* (einschließlich der Mischformen) verzeichnet, d. i. *in 36,1% aller Lähmungsfälle!* Davon waren 49, also 15,8%, isoliert aufgetreten. Am *häufigsten wieder die Facialisparesen,* nämlich insgesamt 74 mal; das bedeutet, in 23,9% aller paretischen Fälle war der Facialis beteiligt. — *29 mal war die Facialisparese das einzige Poliomyelitiszeichen* (HOEN, SCHUMACHER). — Bei 7 Kindern wurde zu Krankheitsbeginn *tiefe Bewußtlosigkeit* beobachtet, die mehrere Tage anhielt. 1 Fall mit spastischer Hemiplegie wird ebenfalls berichtet. Es ließ sich dabei Polioencephalitis nicht sicher ausschließen (HEINLEIN).

Wir hatten 1938 in *Frankfurt a. M.* Gelegenheit, 150 poliomyelitiskranke Kinder in der Klinik zu beobachten, und erlebten *21 mal Hirnnervenlähmungen und weitere 30 mal encephalitische Erscheinungen* mit schwerer Schlafsucht bis zur Benommenheit und Koma (s. Epidemiogramm bei DE RUDDER und SIEVERS, aus dem sowohl die cerebralparalytischen, als auch die encephalitischen ohne weiteres klar ablesbar sind!). 1 Kind hatte eine Halbseitenlähmung mit Sprachlähmung; letzteres Symptom fanden wir noch ein zweites Mal, diesmal als alleiniges Zeichen einer Poliomyelitis, die durch Lumbalpunktat gesichert war. Die cerebralen Formen beliefen sich also auf *35% von sämtlichen paretischen Fällen,* ein Vomhundertsatz, der genau dem bei der Kölner Epidemie entspricht. — POHLE, der die erwachsenen Poliomyelitiskranken des gleichen Jahres in der Med. Universitätsklinik Frankfurt verfolgt hat, teilt mit, daß von den 48 Fällen 27 spinal, 10 abortiv (9 davon meningitisch), *10 bulbospinal und 1 cerebroencephalitisch* war, somit auch fast ein Drittel der paretischen Fälle mit dem Krankheitssitz im Gehirn.

Die Zusammenstellung, die DE RUDDER von der Mehrzahl der Fälle Hessens (Frankfurt und Gießen) gab, zeigte, daß von *255 Erkrankungen 92 mit cerebralen oder encephalitischen Symptomen* einhergingen, d. i. *36%.*

Die beiden *Epidemiogramme,* S. 375ff., das von DE RUDDER über Hessen 1938 und das von SIEVERS über Köln 1938 und 1939, zeigen sehr eindrucksvoll die klare Darstellungsweise von Epidemien mittels des Schemas von DE RUDDER. Aus diesen Epidemiogrammen ersieht man sowohl sehr gut das Gesamtbild, das die jeweilige Epidemie bot, als auch alle Einzelfragen, die den Betrachter interessieren. In unserem Fall ist die Orientierung über die cerebralen und encephalitischen Formen und ihre rasche Auszählung erwünscht. Man kann am Ende einer Rubrik ohne weiteres die gewünschten Werte ablesen.

Auf den hier wiedergegebenen Epidemiogrammen ist die Auswertung der Epidemien in Vomhundertzahlen angelegt. Es ist also der Prozentsatz der einzelnen Formen direkt angegeben.

Die beiden Schemata von SIEVERS zeigen auch sehr schön, wie bei Darstellungen mehrerer Jahrgänge ein anschaulicher *Vergleich* gezogen werden kann, der durch das Bild viel klarer und übersichtlicher wirkt als durch bloße Zahlenangaben.

Hingewiesen sei auch noch auf die Möglichkeit, der schwierigen Frage der nichtparetischen Fälle nachzugehen. Auch ihre Verteilung ist, gleichzeitig nach Erkrankungsbeginn-Symptomen geordnet, direkt abzulesen.

Gerade wenn man gezwungen ist, Vergleiche von Epidemieschilderungen zu ziehen, empfindet man die Darstellung im Epidemiogramm sehr einfach und

eindeutig. Denn bekanntlich wirken die vielen verschiedenen Benennungen und Einteilungsarten der Kinderlähme für vergleichende' Untersuchungen, die bei Seuchen immer notwendig sind, recht hinderlich.

Eine wichtige Ergänzung dieser klinischen Beobachtungen, die für eine stärkere Zunahme der im Gehirn angreifenden Poliomyelitisinfektion sprechen, geben uns die *pathologisch-anatomischen Befunde.*

G. PETERS hat die Befunde an 39 an Kinderlähme Verstorbenen während der Epidemie in München und Oberbayern 1937 erhoben. Er erklärt die klinischen Erscheinungen, die H. MÜLLER als encephalitische Symptome beschrieben hatte: ,,Diese klinischen Beobachtungen lassen sich leicht verstehen, wenn man die anatomischen Veränderungen der letztjährigen Fälle gesehen hat. In allen untersuchten Fällen war das Gehirn in mehr oder weniger ausgedehntem Maße von entzündlichen Veränderungen befallen, in wenigen Fällen übertrafen die Veränderungen im Gehirn sogar diejenigen im Rückenmark." Für das klinische Bild, das der Encephalitis lethargica ähnlich erscheint, sind ,,vor allem die häufig gefundenen Veränderungen im Zwischen- und Mittelhirn" verantwortlich zu machen.

Ebenso konnte PETERS in allen Fällen entzündliche Veränderungen in den Meningen des Rückenmarks und Gehirns finden, wodurch der häufige meningitische Befund erklärt wird.

Auch HEINLEIN, der die 48 Todesfälle der Kölner Epidemie von 1938 untersucht hat, fand ,,in einem sehr hohen Prozentsatz das Gehirn beteiligt". ,,Das Kleinhirn ist fast in allen Fällen erkrankt"; desgleichen recht häufig das verlängerte Mark und die Brücke. Auch für die weichen Hirnhäute konnte HEINLEIN feststellen, daß sie ,,so gut wie in allen Fällen Infiltrate aufweisen". HEINLEIN spricht von einer ,,Verschiebung des Prozesses kranialwärts".

Dieselben Befunde hatte SCHMIDTMANN, wie sie in der Badeärztlichen Gesellschaft Stuttgart-Cannstatt mitteilte. Sie wies ebenfalls auf die deutlichen meningitischen Prozesse hin, die öfters gesehen wurden.

Und OSTERTAG stellt mit Bezug auf die Sektionsbefunde der Fälle von GANTEBERG fest, daß die meningitischen Erscheinungen alles bisher Bekannte übersteigen und die pathologisch-anatomische Bestätigung der klinischen Erscheinungen bilden.

Wenn wir abschließend ein Urteil fällen wollen, *ob diese Hirnformen der Kinderlähme im Verhältnis zur Gesamtzahl der Lähmungserkrankungen mehr geworden sind*, so müssen die bekannten Einschränkungen in der Vergleichsmöglichkeit der Zahlen beachtet werden: Die Benennung ist nicht genau die gleiche, früher und jetzt; die Werte sind nicht immer eindeutig auf die Anzahl der Paresefälle angegeben. Doch lassen die Zahlen und Beschreibungen trotzdem noch ein klares Bild für die Beurteilung entstehen, da eine große Zahl von Schilderungen zur Verfügung standen.

Diejenigen Poliomyelitisformen, die das Gehirn ergreifen, hat es nach den hier angeführten Beschreibungen immer gegeben, seitdem die Kinderlähme in Deutschland auftritt. Während des sporadischen Vorkommens der Poliomyelitis natürlich entsprechend selten; seit dem epidemischen Auftreten aber doch in einem bestimmten, greifbaren Vomhundertsatz aller Fälle. Nach den angeführten Beispielen in rund 10—20% der Gesamterkrankungen.

Diese cerebralen Formen waren also keineswegs früher Ausnahmefälle, wie es oft fälschlich angenommen wird. Die alten Epidemieschilderungen belehren uns darüber.

Aber in den letzten Jahren haben die Gehirnformen (cerebrale im weitesten Sinne und Meningoencephalitis poliomyelitica) doch deutlich verhältnismäßig *mehr* zugenommen, so daß sich so hohe Werte ergaben, wie sie sonst nicht vorhanden waren.

Wir stellen also fest: Die Beteiligung des Gehirns am Krankheitsprozeß der Kinderlähme gab es immer, und zwar in einem bestimmten Prozentsatz der Fälle, der zwischen 10 und 20 zu schwanken pflegte. Die großen Epidemien der letztvergangenen Jahre zeigen nun aber Werte bis zu 35· und 36% bei großen Erkrankungszahlen, so daß man doch annehmen muß, daß *diese Erkrankungsform im Verhältnis mehr zugenommen hat.*

Wir müssen uns dabei aber unbedingt an Zahlen halten, denn die Eindrücke allein sind zu unbestimmt und führen ohne Vergleichsmaß leicht zu übertriebenen Vorstellungen über die Zunahme der Hirnformen.

Es haben sonach zugenommen:

1. die meningitischen Erkrankungs*formen* der Kinderlähme,
2. die Hirnnervenlähmungen,
3. die Erkrankungsformen mit encephalitischem Gepräge,
4. vielleicht die meningitischen Symptome der typischen Poliomyelitisfälle (zahlenmäßig nicht beweisbar).

b) In anderen Ländern. Am meisten haben die *Schweizer* Verfasser ein stärkeres Hervortreten cerebraler Erscheinungen (im weitesten Sinne) und davon vor allem der meningitischen Formen vermerkt.

Die Zunahme der meningitisch-aparalytischen Fälle wurde von FANCONI, GSELL, WIELAND und anderen wiederholt herausgestellt. Ihrer Ansicht nach sind auch die meningitischen *Symptome* bei den Lähmungsformen vermehrt in Erscheinung getreten. So schreibt GSELL: „Die meningitische Poliomyelitis ist heute die Haupterscheinungsform der Poliomyelitis. Wenn von nichtparetischen Formen gesprochen wird, wird meist nur an die seröse Meningitis gedacht. Ihre Häufigkeit wechselt in den einzelnen Epidemien beträchtlich ... Ein Prozentsatz von 50—70% aller Poliomyelitiserkrankungen ist bei sorgfältigen epidemiologischen Untersuchungen ... öfters erreicht worden. Die meningitischen Krankheitserscheinungen kommen aber nicht nur als solche vor, sondern sie sind auch bei den Lähmungsfällen oft und stark ausgesprochen und gehören heute zum gewöhnlichen Bild der Poliomyelitiserkrankungen. — Im Klinikmaterial sind deshalb die meningitischen Erscheinungen in 90—95% aller Formen vorzufinden, da einfach abortive, rasch ausheilende Erkrankungen gewöhnlich nicht zur Spitalaufnahme gelangen."

Aber auch die *Zunahme bulbärer und encephalitischer Formen* ist in der Schweiz aufgefallen.

Ich führe weiter GSELL an: „Im Herbst 1928 herrschte im Kanton Freiburg eine kleine Epidemie, die zuerst unter dem Bild der Encephalitis auftrat. Die 48 Erkrankungen verliefen nach PERRIER unter folgenden 3 Formen: 26 paretische, 15 bulbäre, 7 encephalitische. Die Letalität war hoch (19 Fälle)."

Das bedeutet also, daß bei der Hälfte der Fälle ein cerebraler Sitz der Krankheit vorlag. ZOLLIKOFER und CUSTER fanden 1931 bei ihren 70 Fällen mehrfach Abducensparesen, wiederholt Diplopie, 1mal Ophthalmoplegia bilat. ext., verschiedentlich Sprachstörungen, am meisten aber Facialisparesen. Ihre Beobachtungen fassen sie folgendermaßen zusammen: „Durch das vorwiegende oder exklusive Befallensein von Hirnnerven wird das klinische Bild einer Encephalitis hervorgerufen. Kommen noch andere encephalitische Symptome dazu, z. B. hochgradige Schlafsucht ..., so werden die Grenzen gegenüber den übrigen Encephalitiden immer verwischter."

1937 fanden WEBER und SCHMID bei 78 Kinderlähmefällen: 10 bulbär-pontine, 2 encephalo-myelitische, 1 ataktische und 3 LANDRY-Formen neben 24 meningitischen, 36 spinalen und 1 neuritischen. Das bedeutet also 16 cerebrale und 24 meningitische auf 78 Gesamtfälle, es sind das mehr als ein Fünftel cerebrale Formen und fast ein Drittel meningitische. So kommen die Verfasser zu der Ansicht: „Rein bulbäre und pontine Formen gehörten in früheren Epidemien zu den größten Seltenheiten. Erst in der neueren Literatur finden sich häufiger Angaben über diese Formen."

ALDER sah 1936 auf 157 Erkrankungen allein 7 Facialisparesen und hebt das als auffallende Tatsache hervor.

STAHEL hatte unter den 6 Lähmungsfällen der Erstfelder Epidemie sogar 2 Facialislähmungen.

BAMATTER stellte die Fälle der Züricher Kinderklinik von 1928—1933 zusammen. Dabei ergab sich, daß

1928 auf	4	Poliomyelitisfälle	1	cerebraler traf	
1929 „	25	„	3	cerebrale trafen	
1930 „	7	„	1	cerebraler traf	
1931 „	24	„	1	„	„
1932 auf	4	Poliomyelitisfälle	3	cerebrale trafen	
1933 „	12	„	3	„	„

Aus seinen Untersuchungen zieht der Verfasser das Ergebnis, daß früher nur ausnahmsweise Facialislähmungen und Bulbärparalysen gesehen worden seien, selbst während der Epidemiejahre von 1929 und 1931. Dagegen seien von September 1932—1933 *außerhalb* einer Epidemie 6 Fälle mit Bulbärsymptomen aufgetreten.

Außerdem weist BAMATTER auf vermehrtes Auftreten von sporadischen Encephalitiden und Meningitisformen in der Schweiz hin.

Im Anschluß an die Schweiz soll noch auf eine gleichlautende *Beobachtung im Elsaß* im Jahre 1930 bei der Epidemie hingewiesen werden:

NORDMANN und DUHAMEL fanden bei 185 Patienten in 19 Fällen allein Augenstörungen (Abducens, Oculomotorius, Pupillenstörungen, Nystagmus, Lagophthalmus). Diese Tatsache fiel den Verfassern ebenfalls auf, so daß sie die Meinung vertreten, die Poliomyelitis nehme mehr und mehr das Bild der Polioencephalitis an.

Schließlich sei noch angeführt, daß sich auch in *Schweden* die Poliomyelitis in der Richtung der reinen Encephalitis weiterentwickle, wie GSELL erwähnt.

Zuletzt noch einen interessanten Beitrag aus *Amerika* zu dieser Frage. Ich führe die folgende Mitteilung an, trotzdem mir ein brauchbarer Vergleich zu früheren Jahren fehlt, denn sie ist doch äußerst einprägsam.

ELEY und FLAKE in Boston berichten, daß von 418 Kinderlähmefällen 287 spinal und *131 bulbär* waren. Da eine ganze Reihe von den Fällen kürzere oder längere Zeit nach der Mandelentfernung auftraten, trennten sie die Kranken in solche *mit* und *ohne* Tonsillen und nach den Erkrankungs*formen*. Sie fanden nun, daß bis 20 Tage nach Tonsillektomie oder Adenotomie 17mal bulbäre Erkrankungen einsetzten. Dagegen spinale nur 8mal und dies sogar noch in der verlängerten Beobachtungszeit bis zum 30. Tag nach dem Eingriff.

Als weiterer Beitrag für die Bedeutung der Tonsillen und ihren Zusammenhang mit bulbären Erkrankungen untersuchten sie die 418 Fälle, wie oben schon angeführt, daraufhin, wer noch im Besitz der Tonsillen war, und fanden:

a) Von den 287 Kranken mit *spinalen Formen* hatten
184 noch ihre Tonsillen,
95 keine mehr,
8 innerhalb der letzten 30 Tage entfernt bekommen.

b) Von den 131 Kranken mit *bulbären Formen* hatten
40 noch ihre Tonsillen,
74! keine mehr,
17! innerhalb der letzten 20 Tage entfernt bekommen.

Aus diesen Ergebnissen geht einmal *die ausnehmend starke Beteiligung der bulbären Formen* an der Poliomyelitis hervor. Zum andern ist der hier aufgezeigte Zusammenhang zwischen dem *Fehlen und Entfernen der Tonsillen und dem bulbären Sitz der Kinderlähme* sehr bedeutungsvoll.

Wir dürften in Europa kaum zu solchen großen Vergleichszahlen kommen, wenn man errechnet, daß hier bei 418 Kranken auf 224 „Tonsillenbesitzer" 194! Patienten ohne Tonsillen treffen. Trotzdem wird es *von Interesse sein, diese Frage auch bei uns eingehend zu verfolgen und zu prüfen.*

IX. Einige weitere Eigenarten der Poliomyelitis.
1. Konstitution.

Auf die Frage nach der Konstitution der von der Krankheit Betroffenen muß ebenfalls noch eingegangen werden.

Angaben liegen allerdings nur bezüglich sehr einfacher Konstitutionsmerkmale, wie „blühend", „gesund aussehend", „schwächlich" usw. vor. Das mag daran liegen, daß eine einheitliche Einteilung der Kinder nach Konstitutionstypen bisher nie gelang.

Wir lesen bei HEINE, daß es besonders kräftige und gesunde Kinder waren, die von einer Kinderlähme heimgesucht wurden. Auch ED. MÜLLER schreibt in seinen Epidemieschilderungen, daß es sich keineswegs um schwächliche oder „weniger widerstandsfähige" Kinder gehandelt hat, sondern daß es immer kräftige und vorher ganz gesunde Kinder waren mit guter körperlicher und geistiger Entwicklung. — WENDENBURG schreibt bei 58 klinisch behandelten Kindern (1874—1901), daß 35 als kräftig, gut genährt oder blühend bezeichnet worden waren, weitere 15 Kinder als normal oder gesund und nur 8 als dürftig oder mäßig entwickelt; und er folgert daraus: „Das Resultat wäre also dasselbe, zu dem STRÜMPELL, EICHHORST und früher v. HEINE gekommen sind, daß gutgenährte Kinder häufig der Poliomyelitis zum Opfer fallen."

SEELIGMÜLLER fand die Krankheit bei gesunden und schwächlichen Kindern.

HILLENBERG sagt 1927: „... es werden meist blühend gesunde Kinder befallen ..."

Nehmen wir *zum Vergleich* mit früher die *Meinungen und Feststellungen über die Konstitution aus den jüngeren Epidemien:* H. MÜLLER fand bei der Beurteilung der Patienten der Münchner Kinderklinik aus den Jahren 1936/37, daß es meist besonders kräftige Kinder waren.

WEBER und SCHMIDT urteilen auf Grund der Berner Epidemie von 1937 mit 454 Fällen, daß meist kräftige Kinder aus voller Gesundheit heraus erkrankten.

CAMERER fand für die Kölner Fälle kein Übergewicht der kräftigen Kinder und führt an, daß HÄSSLER das gleiche Ergebnis mitgeteilt habe. Beim Auszählen der 150 Kranken der Frankfurter Epidemie konnten auch wir nur feststellen, daß es sich um ein Durchschnittskrankengut von Kindern handelte, bei dem aber *sicher nicht die schwächlichen überwogen.*

Man könnte hierin also, wenn man will, eine gewisse Verschiebung feststellen. Die Erklärung glaube ich darin zu sehen, daß eben mit dem weiteren Umsichgreifen der Krankheit auch der Rahmen der davon ergriffenen Kinder ein größerer wird, nicht bloß der Zahl nach, sondern auch der Konstitution nach.

Andererseits ist zu bedenken, daß sich die *Berichte der früheren Ärzte nur auf Säuglinge und Kleinkinder* beziehen, während jetzt auch die Schulkinder einen großen Anteil der Erkrankten stellen. Da aber *gutgenährte gesunde Säuglinge und Kleinkinder keineswegs als Schulkinder auch noch kräftig und dick aussehen müssen,*

sondern gerade in diesen Wachstumsjahren mehr an Länge als an Körperfülle zunehmen, scheint es mir wohl möglich, daß dies eine Verschiebung in der Beurteilung der Konstitution hervorrufen kann.

Das Zusammenwirken dieser beiden Umstände kann, glaube ich, die nicht ganz einheitliche Beurteilung erklären.

2. Das Geschlechtsverhältnis.

Eine seit der Erforschung der Poliomyelitis beachtete Erscheinung ist die *Geschlechtsverteilung*, und zwar wurde fast immer ein *Überwiegen des männlichen Geschlechts* gefunden. Einige Stichproben sollen beweisen, daß hierbei *keine Änderung eingetreten* ist.

SEELIGMÜLLER fand bei 75 im GERHARDTschen Handbuch veröffentlichten Fällen eine Verteilung von 44 Knaben auf 31 Mädchen. — Auch bei STRÜMPELL und EICHHORST (zit. bei WENDENBURG) findet sich die übereinstimmende Angabe, daß das männliche Geschlecht häufiger an Kinderlähme erkrankt als das weibliche. — WENDENBURG selbst fand bei Zusammenstellung der Göttinger Fälle von 1874—1901 99 Knaben und 72 Mädchen. — ZAPPERT gibt eine stärkere Beteiligung der Jungen an. — Und LINDNER und MALLY zählten auf 57 männliche nur 37 weibliche Kinder. — DEUSSEN fand von 90 Kranken 56% männlichen und 44% weiblichen Geschlechts. — ED. MÜLLER hatte über 53 Knaben und 47 Mädchen berichtet. — LANGERMANN fand ein Verhältnis von 102 zu 85. — HÄSSLER berichtet 1927 von 89 Knaben und 76 Mädchen. — In Köln fand man auf 205 Jungen 194 Mädchen. — Und wir selbst in Frankfurt zählten 88 Knaben und 62 Mädchen aus.

Tabelle 34. Das Geschlechtsverhältnis bei einzelnen Epidemien, berechnet auf 100 erkrankte Mädchen.

Jahr	Autor	Gesamtzahl der Fälle	Pro 100
1874/1901	WENDENBURG, Göttingen	162	137,5
1880	SEELIGMÜLLER	75	142
1908	LINDNER und MALLY	94	154
1909	ED. MÜLLER	100	112,8
1909/14	LANGERMANN	197	120
1927	HÄSSLER	165	117,1
1938	KLEINSCHMIDT	399	105,6
1938	WINDORFER	150	141,9

Es bedarf an Hand dieser wenigen Beispiele auf der Tabelle 34 keiner besonderen Erörterung; ohne weiteres ist ersichtlich, daß dieses für die Poliomyelitis charakteristische Geschlechtsverhältnis mit dem *stärkeren Betroffensein des männlichen Geschlechts im Laufe der Zeit unverändert geblieben ist.*

Auf der Tabelle 34 ist zwar eine Verschiedenartigkeit des Geschlechtsverhältnisses zu bemerken, jedoch ist diese nicht gesetzmäßig, sondern regellos.

3. Geschwisterfälle.

Wenn man die Poliomyelitisstudien der älteren Verfasser liest, so findet man immer wieder den Meinungsaustausch, ob die Kinderlähme eine übertragbare Krankheit sei. Diejenigen, die das früher ablehnten, führen dabei meist als einen wesentlichen Punkt für ihre Theorie die Tatsache an, daß so selten Ge-

schwistererkrankungen beobachtet würden, wie man das sonst von Infektionskrankheiten nicht gewohnt sei. Verfolgt man das deutsche Schrifttum nach dieser Frage, so stößt man auf die widersprechendsten Feststellungen. Dies mag damit zusammenhängen, daß oft schon bei Häufungen von 20—40 Fällen Schlüsse gezogen wurden, die bei so verhältnismäßig kleinen Zahlen noch nicht berechtigt sind. Ich habe aus mehreren größeren Epidemien in Deutschland die Zahlen für Geschwistererkrankungen ausgezogen und zusammen mit der Gesamterkrankungszahl aufgestellt, s. Tabelle 35.

Tabelle 35. Geschwisterfälle von Poliomyelitis.

POTPESCHNIG 1909:	In größerer Zahl während der Epidemie. Auch Erkrankungen von Hausgenossen.
ZAPPERT 1909:	Relativ häufig, auf 266 Fälle 8mal. Noch 1903 bei ungewöhnlicher Häufung von Erkrankungen keine Geschwisterfälle beobachtet. 1909 auch Erkrankungen von Hausgenossen, insgesamt auf 555 Fälle: 39mal Erkrankungen von Geschwistern oder Hausgenossen.
MEYER 1909:	Auf 132 Fälle 8mal.
LINDNER und MALLY 1908:	Unter 94 Fällen 14 Geschwistererkrankungen.
DEUSSEN 1909.	Von 90 Fällen 3mal.
ED. MÜLLER 1909:	Auf 100 Fälle 7mal.
UFFENHEIMER 1912:	Zitiert 11 Ärzte, die allein in München und Umgebung Geschwisterfälle beobachtet hatten.
STIEFLER 1909—1913:	Auf 187 Patienten 18 Familienfälle.
LANGERMANN 1910:	Bei 208 Fällen 6mal.
HÄSSLER 1927:	Bei 165 Fällen 5mal.
HÄSSLER 1932:	Auf 70 Fälle 2mal.
STIEFLER 1931:	Auf 288 Fälle 7mal.
HUBER 1938:	Auf 152 Fälle 3mal.
OPITZ 1937 (zit. b. HUBER):	Unter 120 Fällen 15mal.
KLEINSCHMIDT 1938:	36mal, d. i. 9%, auf die Gesamtzahl.
WINDORFER 1938:	Auf 150 Fälle 4mal (80 Patienten hatten Geschwister).
ROMINGER 1939:	Auf 637 Fälle 7mal.

Man ersieht daraus, daß *Geschwistererkrankungen keineswegs so selten sind, wie es oft behauptet wird,* allerdings wesentlich seltener als bei anderen Infektionskrankheiten, z. B. Diphtherie, Scharlach, Keuchhusten usw., wie das dem viel kleineren Kontagionsindex der Poliomyelitis entspricht. *Geschwistererkrankungen kommen durchschnittlich in einem Vomhundertsatz von 3—10 vor.*

Dieser Prozentsatz der Geschwistererkrankungen hat sich im Laufe der Zeit nicht sichtlich geändert. Da aber die Erkrankungszahl an Kinderlähmefällen größer geworden ist, ist natürlich auch diejenige der Geschwistererkrankungen *absolut gestiegen.* Und so wird der Anschein erweckt, als kämen Geschwisterfälle heutzutage „häufiger" vor als früher. Das „häufiger" stimmt, aber *nur absolut häufiger,* nicht aber im Vergleich zur Gesamtzahl der Erkrankungsfälle. Hier ist noch darauf hinzuweisen, daß genaue Angaben über die Familien*größe* der betreffenden Familien fehlen. Erst damit könnte man arbeiten.

4. Jahreszeitliches Auftreten.

Die Besprechung der jahreszeitlichen Gebundenheit der Kinderlähme spielt von jeher eine große Rolle. Die Poliomyelitis ist eine Erkrankung, die in beiden gemäßigten Zonen vorwiegend im Spätsommer vorkommt. Die Gipfel zeigen

sehr raschen Anstieg zum Maximum und fast ebenso raschen Abfall („Impulstyp" einer jahreszeitlichen Häufigkeitserkrankung nach DE RUDDER). Sporadische Fälle können aber das ganze Jahr beobachtet werden. Das war schon immer so. Es gab nun Epidemien, die ihren Höhepunkt im August, andere, die ihn im September, und wieder andere, die ihn erst im Oktober hatten. Die Gipfel im September/Oktober bilden die Regel. Manche Epidemien erstrecken sich mit

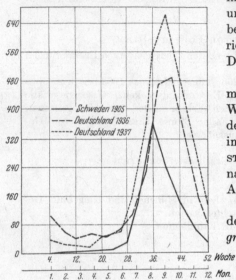

ihren ausklingenden Fällen bis in den Winter und das nächste Frühjahr hinein. Das wird besonders immer bei größeren Epidemien berichtet. Gerade bei derjenigen von 1938 in Deutschland war es auch der Fall.

In Ausnahmefällen können kleine Epidemien auch im Winter auftreten, worauf schon WERNSTEDT hinwies, so z. B. wurde in Schweden eine Hausepidemie in einem Kinderheim im Januar 1934 gesehen, an der nach CHRISTIANSEN 30 Kinder im Alter von 1—20 Monaten beteiligt waren. Aber das sind eben Ausnahmen.

Die folgende Aufzählung von einigen Epidemien in Deutschland soll zeigen, daß eine *grundsätzliche Verschiebung im jahreszeitlichen Ablauf von Poliomyelitisepidemien nicht eingetreten ist.* Denn Vorverlegung nach den Frühjahrsmonaten oder späteres Auftreten bis in den Herbst hinein sind nicht als regelmäßige Verschiebungen beobachtet worden.

Abb. 33. Jahreszeitliche Verteilung von Poliomyelitisfällen mit dem typischen Spätsommergipfel, der sich in den letzten Jahrzehnten nicht veränderte (die Zahlen für Schweden nach WICKMAN, für Deutschland nach der Reichsstatistik).

Die gehäuften sporadischen Fälle von WENDENBURG ergaben, daß das Maximum der Häufigkeit in die Monate Juli bis September fiel. ZAPPERT fand, daß sowohl bei den sporadischen Fällen von 1886—1897 als auch bei der Häufung im Jahre 1898 die meisten Fälle im Sommer waren. Die Epidemie von 1908/09 in der Ostmark dauerte vom Juli bis Herbst. Den Winter hindurch gab es noch weitaus vermehrte Fälle. Der Höhepunkt lag für die Provinz im Oktober, für Wien im September.

HÄSSLER beobachtete 1927, daß der Anstieg schon im Mai erfolgte, der Höhepunkt lag im September. Ganz erloschen ist die Epidemie erst im Frühjahr 1928. Auch die Münchner Epidemie von 1937 hatte im September ihr Maximum.

Die großen Epidemien von 1938 fanden ebenfalls überall im Sommer und Herbst statt. In Köln im August, September, Oktober; in den beiden ersteren Monaten annähernd gleich stark, im Oktober abflauend. — In Frankfurt a. M. war der Epidemiehöhepunkt im September.

Dabei konnten auch wir die Beobachtung machen, daß es in dem darauffolgenden Winter noch mehr Fälle als sonst gab, das genannte langsame Ausklingen der Epidemie.

Es ist hieraus ohne weiteres ersichtlich, daß sich im Jahreszeitenablauf der Seuche keine grundsätzliche, irgendwie konstante Veränderung vollzogen hat (s. Abb. 33).

X. Erklärungsversuche und Schlußbetrachtung.
1. Die Gesamtzunahme der Kinderlähme.

E. Martini stellt folgende grundlegenden Sätze auf:

1. Eine Seuche ist eine durch parasitische Lebewesen hervorgerufene häufige Erkrankung.

2. Eine Seuche ist in ihrer Verbreitung und Häufigkeit durch Verbreitung und Häufigkeit des sie erregenden Schmarotzers mitbestimmt.

3. Andererseits ist die Seuchenlage auch mitbestimmt durch das Maß der Empfindlichkeit bzw. Widerstandsfähigkeit der Bevölkerung. Diese „Disposition" kann rassenmäßig oder erworben sein.

Es ist kein Zufall, daß heute auch bei den seuchenhaften Krankheiten der *Mensch mit Konstitution und Disposition* im Mittelpunkt des Forschungsinteresses steht. Es entspricht dies den allgemeinen neueren Anschauungen, die den Erb- und Umweltfaktoren im Krankheitsgeschehen des Einzelnen eine größere Rolle einräumen als früher. In der Zeit der Entwicklung der bakteriologischen Ära waren diese Vorstellungen zurückgetreten gegenüber den Krankheitserregern. Wir befinden uns also heutzutage gewissermaßen auf der entgegengesetzten Seite des Pendelausschlages. Denn wir können mit Recht die jetzt so intensiv betriebene Konstitutionsforschung als die Reaktion auf die bakteriologische Betrachtungsweise ansehen. — Das drückt sich auch bei den Infektionskrankheiten aus. Und so kommt es, daß auch für die Rätsel der Seuchen zur Zeit mehr der erkrankte Mensch mit seinen Eigenschaften im Mittelpunkt des Interesses steht und von diesem Gesichtspunkt aus die Erklärung gesucht wird.

Für die Gesamtzunahme der Kinderlähme hat nun besonders Wieland eine Dispositionssteigerung der Menschen gegenüber Erkrankungen des Zentralnervensystems als Ursache angenommen. Wieland ist der Ansicht, es weise vieles darauf hin, daß wir es „mit einer veränderten Disposition oder Beschaffenheit des Mutterbodens, mit einer erhöhten Empfindlichkeit gewisser Organsysteme, speziell des Zentralnervensystems vieler Individuen der Gegenwart" zu tun haben.

Die Möglichkeit, daß es im Falle der Poliomyelitis der Mensch mit seiner Kultur wäre, der den Grund für die stärkere Ausbreitung der Seuche bildet, erscheint zunächst auch naheliegend: Gegen Ende des vorigen Jahrhunderts nahmen die sporadischen Fälle zu, mit Beginn dieses Jahrhunderts traten die Epidemien auf. Das geht zeitlich einher mit der Zunahme des Verkehrs, mit der Zunahme der Städte, insbesondere der Großstädte. Mit der fortschreitenden Motorisierung und Technisierung aller Lebenseinrichtungen, mit der Zunahme des Lärmes und der Arbeitsintensität, die zu stärkeren nervösen Anspannungen führten. Es könnte begreiflich erscheinen, daß diese Menschheit für eine Infektionskrankheit des Zentralnervensystems empfänglicher geworden ist.

Aber viele Tatsachen lassen sich damit nicht vereinen, nämlich:

1. der Umstand, daß die Krankheit in Europa epidemieartig *zuerst* in den ausgesprochen *ländlichen Staaten Skandinaviens* aufgetreten ist. Bei uns im heutigen Deutschen Reich zuerst im *Landgebiet der Ostmark*. Gerade in diesen Teilen hat die Zunahme des Verkehrs und die Vergroßstädterung keine so wichtige Rolle gespielt; und somit tritt auch die allgemein nervöse Belastung — wenn man sie als förderndes Moment annehmen wollte — dafür ganz in den Hintergrund.

2. die auffallende *Abnahme der Kinderlähme während des Weltkrieges*. Es ist ohne weiteres klar, daß der Weltkrieg mit allen seinen Auswirkungen und die Nachkriegsjahre die schwerste Belastungsprobe des Zentralnervensystems für die Menschen Europas, zumal für uns Deutsche darstellte. Körperlich und seelisch bildete er für unser Volk einen noch kaum dagewesenen Tiefpunkt.

Wenn nun das geschädigte menschliche Nervensystem für gewisse Erreger ein besonders guter Angriffspunkt sein soll, so könnte man erwarten, daß es für Erreger einer infektiösen Krankheit des Zentralnervensystems überhaupt keine bessere Gelegenheit gäbe, sich mächtig zu verbreiten, als die damalige Nervenbelastung der Menschen. Die Poliomyelitis herrschte aber gerade damals so wenig wie seit Beginn ihres epidemischen Auftretens niemals sonst. Im Gegensatz dazu hat sich in den letztvergangenen 6—7 Jahren eine neue erhebliche Steigerung der Kinderlähme bemerkbar gemacht, in einer Zeit also, wo die Menschen im Deutschen Reich wieder in Arbeit und Brot stehen, in einer Zeit, in der auch keineswegs eine Zerrüttung des Nervensystems vorhanden war wie im Krieg. An diesen Tatsachen kann man nicht vorbeisehen.

Und wenn wir zum Vergleich die anderen Staaten heranziehen, so sehen wir, daß es auch in unseren Nachbarländern während des Weltkriegs sehr wenig Poliomyelitis gab, seit den 20er und 30er Jahren aber fast überall eine starke Zunahme besteht. Die eingangs gezeigten Abbildungen (S. 341—345) und die Tabelle 33 über die Zahlen des Auslandes geben klaren Aufschluß darüber.

Auch E. MARTINI mahnt zur Vorsicht mit solchen allgemeinen Annahmen, daß etwa die Menschen heutzutage schlechtweg als widerstandsloser zu gelten hätten: „Verbreitet ist die Vorstellung, der Kulturmensch sei durch Mangel der Auslese und durch allerlei Kulturschädigungen weniger widerstandsfähig. Das ist in einigen Fällen richtig, z. B. beim Flecktyphus, aber keineswegs allgemein, wie die Leistungen unseres Volkes im Felde in Europa, Asien und Afrika gezeigt haben." Und man darf hinzufügen: heute nach 25 Jahren in unvergleichlichem Maße wieder von neuem zeigen.

Die Möglichkeit, daß gerade die stärkere Zusammenballung der Menschen in Städten und die stärkere Durchmischung der Bevölkerung infolge größeren Verkehrs begünstigend auf die Ausbreitung der Seuche wirkte, ist nicht zu bestreiten. Hier liegt aber schon keine Dispositionsänderung des Menschen mehr vor, sondern die menschliche Kultur schafft die Voraussetzung für eine vermehrte Ausbreitung des Erregers.

Doch ist es nicht die Weiterverbreitung des Erregers allein, die zu so schweren Epidemien führt. So müssen z. B. Massenansammlungen in einem Epidemiegebiet noch keineswegs zu allgemeiner Ausweitung der Epidemie führen.

HILLENBERG schreibt 1927 von Halle, wo damals eine Epidemie mit 61 Fällen herrschte: „Der große Herbstmarkt in Halle im September wurde nicht abgesagt, ich war gespannt auf das Experiment hinsichtlich der Verbreitung der Krankheit. Es erfolgte nichts. Das Ausbleiben einer Exacerbation der Seuche ist wohl kaum damit zu erklären, daß sich empfängliche Individuen nicht mehr gefunden hätten. Vielmehr muß meines Erachtens eine Änderung in der Virulenz des Erregers eingetreten sein, die für Neuinfektionen nicht mehr ausreichte. So hat die Epidemie verhältnismäßig schnell ihr Ende gefunden."

Dazu noch ein Beispiel aus der neuesten Zeit:

Seit 1933 findet alljährlich im September, also zur Hauptpoliomyelitiszeit, in Nürnberg der *Reichsparteitag* in größtem Ausmaß statt, zu dem Tausende und aber Tausende junge

Menschen aus allen Teilen Deutschlands zusammenströmen. In jedem dieser Jahre war aber in irgendeinem Gebiet des Reiches eine Kinderlähmeepidemie oder Häufung, von der die Parteitagteilnehmer die Infektion mitverschleppen konnten. Ja sogar 1938, im Jahre der größten Epidemieausbreitung der Kinderlähme in Deutschland, wobei auch Franken betroffen war, fand der Reichsparteitag statt. Dabei war in Nürnberg selbst eine kleine Häufung von einigen 20 Fällen. Es traten aber keine nachweislichen Erkrankungshäufungen auf, weder bei den Teilnehmern des Parteitages, noch auch wurde die kleine Häufung in Nürnberg zur Epidemie. Dabei waren genug empfängliche und durch die Anstrengung sicher mehr als sonst disponierte Menschen vorhanden, die sich auf engstem Raum drängten und durchmischten. Man hätte doch erwarten müssen, daß bei solch enger Berührung zwischen Einheimischen und Gästen von auswärts die Krankheit sich zu einer Riesenepidemie ausdehnte. Nichts Derartiges geschah.

Ich möchte deshalb daraus schließen, daß es im Falle der Kinderlähme nicht eine Veränderung der menschlichen Erkrankungsbereitschaft sein kann, die zu dem großen allgemeinen Seuchenanstieg führte, sondern daß eine erheblich vermehrte Ausbreitung und eine erhöhte Virulenz des Erregers daran die Schuld tragen.

Wie beim Kommen und Gehen anderer Seuchen müssen auch bei der Poliomyelitis Eigenschaften des Krankheitserregers maßgeblich mit im Spiele sein, die bestimmen, *wann* es zu einer epidemischen Ausbreitung kommt und *wann nicht*.

Welche *äußeren* oder *inneren Einflüsse* es sind, die auf den Erreger dahingehend einwirken, ist noch nicht bekannt. Es ist aber durchaus denkbar, daß gerade die äußeren Einflüsse solcherart eines Tages erforscht werden, wie das für andere Infektionen, vor allem Zoonosen, bereits geglückt ist. Als derartiges Beispiel führt MARTINI die Malaria an und schreibt darüber: „Die Tatsache, daß eine gewisse *Vorhersage* des Verlaufes der jährlichen Malariaepidemien (GILL) oder einer Pestepidemie (BODENHEIMER) möglich ist, kann doch nicht ohne Wirkung bleiben und muß ... zur Erkenntnis bringen, daß Klima, Boden und Kultur in ihrer Beziehung zu den Lebensgesetzlichkeiten des Krankheitserregers und seiner Wirte das epidemiologisch Entscheidende ist."

Für Viruskrankheiten sind so eingehende Erkenntnisse noch nicht vorhanden. Bei der Poliomyelitis spricht z. B. die stark ausgeprägte jahreszeitliche Bindung auch dafür, daß Umweltfaktoren des Krankheitserregers eine wesentliche Rolle für den Seuchengang spielen.

Daß ein gewisser Grad von Vorhersage auch bei der Kinderlähme möglich ist, wurde in den geographischen Schilderungen gezeigt, aus denen sich ergab, daß eine Epidemie nie ohne vorhergehende Mahnung auftritt.

MAI macht für das Kommen und Gehen der epidemischen Wellen eine besondere Virulenzsteigerung des Virus verantwortlich, „nachdem alle anderen Deutungsmöglichkeiten widerlegbar sind".

Die Meinung WERNSTEDTs geht dahin, daß aus unbekannten Ursachen, die aber wahrscheinlich in biologischen Eigentümlichkeiten des Poliomyelitisvirus zu suchen sind, die allgemein verbreiteten Infektionsstoffe an Virulenz zunehmen und dadurch lokale Epidemien entstehen. Von dort aus werden die pathogenen Keime verbreitet (zit. nach CÖRPER).

Die starke Zunahme der Poliomyelitis in fast allen europäischen und außereuropäischen Ländern ist also wohl als Folge einer verstärkten Ausbreitung des Virus und einer größeren Virulenz durch günstigere Bedingungen anzusehen.

Eine Steigerung der Erkrankungsbereitschaft der heutigen Menschheit an Poliomyelitis läßt sich nicht beweisen und ist unwahrscheinlich.

2. Die Altersklassenverschiebung der Kinderlähme.

Bei der Abhandlung der Altersverschiebung wurde schon besprochen, daß dieser Vorgang um so erstaunlicher ist, als er der bei den Zivilisationsseuchen bekannten Durchseuchungspräzession entgegen verläuft. Als Ursache der letzteren wurde die Kulturgemeinschaft der Menschheit in den Städten festgestellt.

Welches ist nun aber die Ursache der neuen Altersverschiebung, nach der mit zunehmender Ausbreitung der Poliomyelitis innerhalb einer Bevölkerung prozentual immer mehr ältere Kinder und Erwachsene von der Krankheit betroffen werden?

Sind diese vielleicht neuerdings erkrankungsbereiter geworden?

Die Untersuchungen von Koch und die neuesten von Bennholdt-Thomsen, die eine körperliche und geistige Entwicklungsbeschleunigung unserer Jugend feststellten, würden in dieser Richtung weisen.

Es könnte sein, daß das allzu rasch entwickelte Zentralnervensystem der jungen Menschen für das Poliomyelitisvirus eine viel bessere Angriffsmöglichkeit bietet, als das früher der Fall war.

Dem steht allerdings wieder entgegen, daß gerade in *ländlichen Gebieten* die *Altersverschiebung* noch *stärker* ausgeprägt ist. Zum anderen haben wir in *den* Ländern die stärkste Altersverschiebung in Europa, die am längsten schon die Kinderlähmeepidemien haben, nämlich die dünn besiedelten skandinavischen Länder Norwegen und Schweden, und zwar schon 1905 und 1911—1913. Man kann aber wohl kaum annehmen, daß die Entwicklungsbeschleunigung oder erhöhte Empfindlichkeit des Zentralnervensystems in diesen Ländern schon zu jener Zeit so stark ausgeprägt war, daß sie damals Ursache für eine Altersverschiebung sein konnte.

Und schließlich *ist es gerade der gesetzmäßige Ablauf der Altersverschiebung in den einzelnen Ländern zu ganz verschiedenen Zeiten, der damit nicht erklärt wird.* Diese Erscheinung, daß die Altersverschiebung in den Ländern mit vielen und großen Poliomyelitisendemien und -epidemien eine viel größere ist als in den übrigen, muß wohl als vom Krankheitserreger bedingt erklärt werden; etwa so, daß infolge zunehmender Ausbreitung des Virus dieses kontagiöser und „virulenter" wurde. Denn es ist anzunehmen, daß eine solche Veränderung, die in jedem Land, aber zu ganz verschiedenen Zeiten nach bestimmten Gesetzen vor sich geht, abhängig sein muß vom Krankheitserreger und seinem Seuchengang in den betreffenden Ländern.

Daß die Beteiligung älterer Kinder und Erwachsener an Epidemien gewissermaßen ein Gradmesser der Virulenz sei, nahmen schon die amerikanischen Autoren bei der Sammelforschung nach der Epidemie von 1907 an, und ich kann dem nur beipflichten. Denn die *wachsende Altersverschiebung geht mit der zahlenmäßigen Zunahme der Poliomyelitisfälle parallel*, wie oben dargestellt ist. So sehen wir uns veranlaßt, auch die Erklärung für die Altersklassenverschiebung im Krankheitserreger zu suchen. Gerade die viel stärkere Ausbreitung des Virus, die aus der zahlenmäßigen Zunahme hervorgeht, kann vielleicht zu solchen Veränderungen Veranlassung geben. Während früher bei einer geringen oder mäßigen Verbreitung des Infektionserregers in erster Linie nur der widerstandslosere Kleinkindorganismus erkrankt ist, kommt es durch die zunehmende Ausdehnung und vielleicht auch Virulenz immer mehr zu Erkrankungen bei älteren Kindern und Erwachsenen.

3. Die vermehrte Zunahme der im Gehirn lokalisierten Erkrankungsformen.

Zu den Besonderheiten, welche die Entwicklung und Wandlung der Kinderlähme auszeichnen, gehört ferner noch die Erscheinung, daß die cerebralen Formen im weiteren Sinne und die Meningoencephalitis poliomyelitica im Verhältnis zur Gesamtzahl etwas *mehr* zugenommen haben.

Wie soll das erklärt werden?

Wir haben gesehen, daß es cerebrale Erkrankungsformen (im weiteren Sinne) der Kinderlähme schon immer gegeben hat; zur Zeit der wenigen sporadischen Fälle entsprechend selten, seit Beginn der Epidemien zu Beginn dieses Jahrhunderts in einem Vomhundertsatz von 10—20 der Gesamtfälle und in der jüngsten Zeit nun bis zu 36% in Deutschland. Diese deutliche „Verschiebung der Poliomyelitis kranialwärts" (HEINLEIN) im Laufe der Zeit verlangt natürlich eine Erklärung.

Die Schweizer Ärzte (ALDER, FANCONI, WIE-

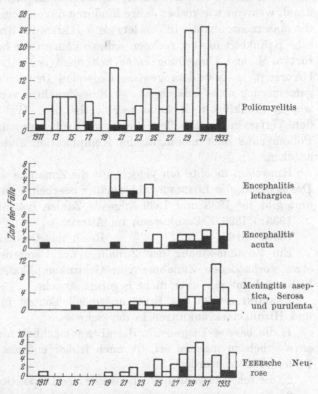

Abb. 34. Zahl von Erkrankungsfällen und Todesfällen (diese schwarz) seit 1911 (nach FANCONI).

LAND u. a.) bringen diese Erscheinung und überhaupt die Zunahme der Poliomyelitis in Verbindung mit der Zunahme von Hirnkomplikationen bei anderen Infektionskrankheiten (Masern, Varicellen, Keuchhusten, Mumps, Schutzpockenimpfung) und mit der Zunahme der sog. aseptischen Meningitiden und dem Auftreten der Encephalitis lethargica 1915—1925. Sie betonen insbesondere ein auffallendes Hervortreten derartiger cerebraler Erkrankungen in den letzten Jahren.

FANCONI bringt eine Zusammenstellung solcher Fälle der Züricher Kinderklinik von 1911 bis 1933. Er rechnet dabei, wie aus der Abb. 34 zu ersehen ist, die FEERsche Krankheit zu derselben Kategorie, indem angenommen wird, daß es sich dabei um eine Erkrankung des vegetativen Nervensystems oder deren Zentren handelt.

Aus dieser Aufstellung geht hervor, daß die beschriebenen Erkrankungen im Laufe der letzten 15 Jahre in Zürich mehr zur Beobachtung gekommen sind. Diese Feststellung ist nur *eine* von mehreren. Auch FEER, GSELL, WIELAND u. a. haben derartige Erscheinungen mitgeteilt.

Wir selbst machten die Erfahrung, daß Gehirnkomplikationen bei Infektionskrankheiten hin und wieder auftreten. Doch sind die Zahlen noch zu klein, als daß ein bindender Schluß für unsere Fälle möglich wäre.

Von den postinfektiösen Encephalitiden sahen wir die Keuchhustenencephalitis in den letzten 4 Jahren 5 mal; die Mumpsencephalitis bzw. Meningitis 1939/40 3 mal, während wir vorher Jahre hindurch davon keinen Fall bekommen hatten; die Masernencephalitis in den letzten 5 Jahren nur 3 mal. Sofern man die FEERsche Krankheit hierher rechnen will, so können wir berichten, daß sie in Frankfurt a. M. und Umgebung keine Seltenheit ist. Aber gerade diese Krankheit bevorzugt ja besonders gewisse Gegenden Deutschlands, so daß eine Verallgemeinerung nicht zulässig ist. — Eine Zunahme von aseptischen Meningitiden war in Frankfurt a. M. keineswegs vorhanden. Wir möchten uns hierbei auch den Verfassern anschließen, die diese Hirnhautentzündungen als meningitische Poliomyelitis oder meningitische Komplikation anderer Infektionskrankheiten ansehen.

Hinweisen möchte ich jedoch auf die Zunahme der Meningitis epidemica in Deutschland, die LÖFFLER zahlenmäßig bearbeitet hat. Das Reichsgesundheitsamt gibt für 1938 und 1939 folgende Zahlen bekannt:

1938: 1826 Erkrankungen im Altreich,

1939: 6169 „ „ Reich mit Ostmark und Sudetenland.

Ein Zusammenhang der Zunahme der Cerebrospinalmeningitis mit einer etwa vorhandenen Zunahme von Gehirnkomplikationen bei Infektionskrankheiten scheint mir aber nicht gegeben zu sein.

FANCONI erwägt als Erklärungsmöglichkeiten für die zahlreicheren Hirnund Hirnhauterkrankungen in der Schweiz

1. die bessere Diagnostik, die aber tatsächlich nicht maßgeblich dafür verantwortlich zu machen sei, da auch früher encephalitische und meningitische Bilder erkannt wurden;

2. die schon erwähnte Möglichkeit einer Dispositionsänderung der Menschen;

3. die Annahme einer stärkeren epidemieartigen Verbreitung eines oder mehrerer nahe verwandter Vira mit spezifischer Affinität zum Zentralnervensystem.

FANCONI hält die letzte Annahme für die wahrscheinlichste.

Dagegen tritt WIELAND, wie wir schon hörten, besonders für die Möglichkeit einer Dispositionsänderung der Menschen ein. Er gibt der Vermutung Ausdruck, daß „nicht bloß infolge der pandemischen Influenza, sondern ebensosehr infolge der vielen komplexen chronischen Kriegs- und Nachkriegsschäden mit ihren somatischen und psychischen Erschütterungen (Seuchen, Angst, Unter- und Fehlernährung, Wohnungs- und Milieu-Elend) eine bleibende Schwächung oder Einbuße des Zentralnervensystems" entstanden sei. Dadurch ist eine „gewisse Sensibilisierung oder Überempfindlichkeit der Nervensubstanz mancher disponierter Individuen gegeben . . . gegenüber neurotropen Viren, die früher nicht oder nur ausnahmsweise pathogen wirkten, dies aber heute in ungleich stärkerem Maße zu tun vermögen".

Es ist ja auch naheliegend, die geistige, nervöse und seelische starke Beanspruchung, ja zum großen Teil Überbeanspruchung der Menschen der Neuzeit für solche Vorgänge verantwortlich zu machen. Organe, die übermäßig gereizt

und dadurch geschädigt werden, sind für Infektionen mehr empfänglich als normal belastete Organsysteme. In dieser Richtung ist das Gehirn der modernen Menschen sicher als überlastet und damit vielleicht krankheitsbereiter anzusprechen.

Die Frage ist nun nur: Trifft das auch schon für das Kindesalter zu, das doch noch nicht dieser Arbeitsbelastung ausgesetzt ist? Ist das kindliche Zentralnervensystem auch schon mehr, als physiologisch erlaubt, beansprucht? Für die Beantwortung dieser Frage sind die schon angeführten Feststellungen von KOCH und von BENNHOLDT-THOMSEN wichtig, die sowohl eine körperliche als auch eine geistige erhebliche Entwicklungsbeschleunigung der Kinder seit etwa 30 Jahren beweisen. Besonders trifft das für die Stadtkinder zu. BENNHOLDT-THOMSEN vermutet als Ursache die viel stärkere geistige Anregung, die die Kinder heutzutage schon in jüngsten Jahren durch ihre Umgebung erhalten und denen wiederum gerade die Stadtkinder am meisten unterworfen sind. Begünstigt wird dieser Vorgang durch die Abwanderung gerade der geistig regeren Schichten vom Lande in die Stadt.

Es wäre somit möglich, daß das rascher entwickelte und dadurch vielleicht empfindlichere Gehirn der Kinder der Neuzeit einen besseren Boden für dort angreifende Krankheitserreger bildet, als es früher der Fall war.

Der einzige Grund für die Zunahme cerebraler Erkrankungen wird es aber nicht sein. Denn *erstens* ist die Anpassungsfähigkeit des menschlichen Organismus eine sehr große, und es ist noch nicht bewiesen, ob die frühzeitigere geistige Entwicklung der Kinder wirklich einen merkbaren Schaden im Sinne einer größeren Widerstandslosigkeit gegenüber Krankheitserregern darstellt.

Und zweitens findet sich bei dem Überblick über die genannten Krankheiten keine Erklärung dafür, warum die Encephalitis lethargica fast 10 Jahre die Gehirne von meist jugendlichen Menschen befallen hat und, trotzdem sie einen so guten Nährboden hatte — wie die Epidemie ja zeigt —, ziemlich rasch wieder fast ganz verschwunden ist.

Diese Tatsachen sprechen dagegen, daß die menschliche Disposition allein die Schuld an der Zunahme meningitisch-encephalitischer Erkrankungen hat.

Es scheint mir demnach doch so, daß bestimmte Eigenschaften des Erregers auch eine Rolle mitspielen.

Daß Bakterien sich nicht nur in bezug auf Kommen und Gehen, also auf Zunahme und Abnahme ändern, sondern auch in einzelnen Eigenschaften, ist ja sicher. Gerade der Vorgang, daß *Krankheitserreger ihren Angriffspunkt im menschlichen Organismus verlegen*, ist nichts Neues. Ich erinnere an die Diphtherie, deren Lokalisation im Kehlkopf früher so viel häufiger war wie jetzt.

HAGENBACH, der das noch selbst erlebt hatte, schildert es sehr anschaulich: „Im Beginn meiner pädiatrischen Tätigkeit in Basel, Ende der sechziger Jahre des letzten Jahrhunderts, sprach man bloß von Croup und sah diese Krankheit für wenig oder gar nicht infektiös an. Es war damals nicht gebräuchlich, etwa diese Fälle abzusondern. Die Affektion erstreckte sich auf den Kehlkopf, und eine Beteiligung anderer Organe, wie Rachen usw., war eine große Ausnahme. Vom Jahre 1824—1867 wurden in Basel etwa 10 Todesfälle beobachtet. Vom Jahre 1868 an nahm die Krankheit bei uns einen epidemischen Charakter an, die Todesfälle pro Jahr beliefen sich auf 20, 30 und mehr im Jahr, 1881 sogar auf 62. Die Krankheit zeigte ein vielfach verändertes Bild, dasjenige der heutigen Diphtherie." So kann sich eine Krankheit ändern; dabei kann man wohl nicht Dispositionsänderung für die Abwandlung der Kehlkopf- in die Rachendiphtherie annehmen.

Ja sogar nach Gegenden und Zeiten können solche Vorgänge sich ändern. So war zuzeiten, als der diphtherische Croup noch in allen Gegenden Deutschlands großen Schrecken verbreitete, etwa um 1920, die Düsseldorfer Kinderklinik so gut wie ausgesperrt davon[1].

Im Winter 1937 traten gehäuft ödemartige Schwellungen des Kehlkopfeinganges bei Diphtherie auf, die zum Exitus führten, wie BRAULKE aus der Marburger Kinderklinik damals berichtete. *Wir* machten in Frankfurt a. M. dieselbe Beobachtung und verfügen ebenso wie BRAULKE über Sektionsergebnisse.

Ein anderes Beispiel, daß das Organ der schwersten Erkrankungsform wechseln kann, erlebten wir im Winter 1937, als auf einer Scharlachstation, auf der die Kinder zum Ausschleusen erst in den späteren Wochen der Isolierung waren, Mumps eingeschleppt wurde. Es traten bei mehreren Kindern die Haupterscheinungen nicht an der Parotis, sondern an Submaxillaris und Sublingualis auf, so daß die ersten derartigen Fälle den alarmierenden Verdacht einer toxischen Diphtherie mit periglandulärem Ödem machten. Da dazwischen einzelne gewöhnliche Mumpsfälle auftraten und auch die atypischen völlig harmlos verliefen, ließen sich Diphtherie und Scharlachlymphadenitis ausschließen.

Man kann also aus dem Umstand, daß Infektionskrankheiten sich auf einmal an anderen Stellen des Organismus *mehr* als bisher auswirken, nicht ohne weiteres auf eine Dispositionsänderung des Organs schließen.

Im Falle der Meningoencephalitis poliomyelitica und der Cerebralformen der Poliomyelitis möchte ich vielmehr glauben, daß sich die beiden Möglichkeiten entgegenkommen: Eine gewisse Empfindlichkeit des Gehirns ist gegeben, dazu hat der Erreger gleichzeitig größere Neigung zur Lokalisation im Gehirn gewonnen. Auf diese Weise kommen die etwa häufigeren cerebralen Infektionen bei der Poliomyelitis zustande.

Für die Gehirnkomplikationen anderer Infektionskrankheiten trifft wohl dasselbe zu.

Dagegen wird die Zunahme der Meningitis epidemica genau so wie die der Poliomyelitis auf einer vermehrten Ausbreitung und Kontagiosität der Erreger beruhen.

Man muß also zu der Ansicht kommen, daß es nicht nur Eigenheiten des Menschen sind, die zu solchen Abwandlungen im Krankheitsgeschehen führen können, sondern auch solche der Erreger.

Der Einwand aber, es sei noch kein exakter Beweis dafür erbracht, daß die Virulenz der Erreger sich ändern könne, scheint mir nicht stichhaltig. Denn erstens müssen wir meines Erachtens die gleiche Möglichkeit, die wir vom menschlichen Organismus kennen und Dispositionsänderung nennen, auch dem Mikrokosmos eines Erregers zubilligen. Das betont auch KISSKALT, indem er erklärt: „Nicht nur der Mensch wechselt in seinen Eigenschaften, sondern auch die Bakterien."

Und zweitens haben wir genügend Vergleichsschlüsse von anderen Infektionskrankheiten. Die Encephalitis lethargica wurde schon erwähnt. Ich wüßte nicht, wie man ihr Auftreten und ihr Vergehen schon nach 10 Jahren anders, als durch die Viruseigenschaften bedingt, auffassen könnte. Denn man könnte für das Entstehen allenfalls noch eine menschliche Resistenzverminderung durch die Weltkriegsjahre annehmen (v. METTENHEIM zitiert bei FANCONI), aber für das *Zurückgehen* der Krankheit findet sich keine Erklärung von

---

[1] Der damalige Leiter der Kinderklinik erklärte, er habe noch kein Kind an Croup sterben sehen.

seiten des Menschen. Auch die Möglichkeit einer allgemeinen Durchseuchung und dadurch verursachten Immunität ist nicht gegeben.

4. Bleibt schließlich noch übrig die *Zunahme der leichteren aparalytischen Fälle*, die sich ebenfalls nachweisen ließ, zu erklären.

Die Poliomyelitis ist eine Krankheit, die nicht bloß *ein* typisches Krankheitsbild hervorruft, sondern alle Übergangsformen von den leichtesten unkenntlichen Erscheinungen an bis zu den schwersten Bildern mit tödlichem Koma innerhalb weniger Stunden, mit und ohne Lähmungen. Dazu kommen die vielen Umgebungsfälle mit ihren ganz unspezifischen Krankheitszeichen, deren Anzahl niemand kennt, da, wie schon besprochen, bis heute keine Diagnosemöglichkeit besteht.

Sehen wir uns nach einer Vergleichsmöglichkeit mit einer anderen Krankheit um, so scheiden alle anderen spezifischen Infektionen aus, da sie ziemlich einheitliche Erscheinungen hervorrufen. Es bleibt nur *eine* Erkrankung, die so ähnliche Abstufungen in den Erkrankungsformen erzeugt wie die Poliomyelitis: die *Grippe*.

Treten Grippeepidemien auf, so kommt es zwar auch zu einem starken Anstieg der schweren Fälle und der Todesfälle, aber am meisten treten die durchschnittlichen Fälle mäßigen und leichten Grades in den Vordergrund.

So ähnlich scheinen mir die Verhältnisse bei der Poliomyelitis zu liegen. Die ausgedehnten Epidemien erzeugen, je größer sie werden, um so mehr auch leichtere Erkrankungsformen. Vielleicht ist es dadurch zu erklären, daß das zu solchen Zeiten sehr verbreitete Virus auch die sonst abwehrkräftigeren Körper noch gerade krank macht, aber nicht hinreicht, um sie schwer, d. h. durch Lähmungen, zu schädigen.

Die neueren Untersuchungen, die ergaben, daß aparalytische und meningitische Poliomyelitispatienten nach Überstehen der Krankheit *mehr* sog. Neutralisationsstoffe im Blut haben als an Lähmungen Erkrankte, sprechen in der gleichen Richtung und machen die Vermutung um so wahrscheinlicher (JENSEN, zit. bei KLEINSCHMIDT-JOPPICH).

Die Pathomorphose im Rückblick und ihre Deutung.

Es ist gezeigt worden, daß die Kinderlähme einen Wandel durchmachte seit der Zeit, da sie sich in Deutschland festgesetzt hat. Wenn wir diesen Wandel mit seinen Einzelerscheinungen an uns vorüberziehen lassen, so müssen wir noch eine wichtige Feststellung als Erkenntnis machen:

Es sind im Laufe der Entwicklung der Kinderlähme in Deutschland keinerlei *neue* Erscheinungen klinischer oder epidemiologischer Art aufgetreten. Alles das, was wir jetzt als auffällig empfinden, ist nur aus der starken Weiterverbreitung der Seuche entstanden, wobei freilich einzelne Erscheinungen sich stärker ausgeprägt und mehr zugenommen haben als andere. So sind in der Vorepidemiezeit schon vereinzelt Erwachsenenfälle bekannt. Ebenfalls selten, aber doch schon genannt, sind cerebrale Verlaufsformen und abortive Erkrankungen. *Nichts bei der jetzt hierzulande auftretenden Kinderlähmung ist grundsätzlich neu*, sondern war bei den sporadischen Fällen schon da, wenigstens angedeutet.

Bereits in den Jahren 1908—1910 und später wurde die Frage viel erörtert, ob die Kinderlähme sich geändert habe. Denn es traten so viele Erscheinungen

und Tatsachen auf, die man früher nicht allgemein gekannt hatte. So tritt besonders Grober 1909 für die Annahme einer Charakteränderung ein. Als Grund führt er an, daß mehr Fälle als früher auftreten; daß viel intensivere Erscheinungen und andere Verlaufseigentümlichkeiten bestehen; daß Todesfälle häufiger seien als früher; daß nicht mehr ausschließlich kleine Kinder befallen werden; daß Erkrankungen im Bulbärgebiet auftreten; ferner daß im Krankheitsbeginn Darmerscheinungen im Vordergrund stehen; daß die abortiven Formen häufiger seien. Auch die Beteiligung des Gehirns werde viel öfter gesehen, manchmal bestehe starke Benommenheit.

Und so kommt Grober zu dem Eindruck, „daß sich hier unter unseren Augen eine Infektionskrankheit in ihrem Charakter ändert... aus einer seltenen und nicht sehr gefürchteten Krankheit eine andere sich entwickelt, deren Eigenschaften sich von denen ihrer Stammformen wesentlich unterscheiden".

Auch der Schweizer Kliniker Hagenbach betonte 1910 die große Verschiedenheit der Symptome zwischen den bisherigen sporadischen und jetzigen epidemischen Fällen: „Bei den sporadischen waren wir nicht gewohnt, heftige langdauernde Schmerzen in den Beinen zu beobachten, so stark, daß die Anwendung von Narkotica notwendig wurde. Ferner waren Nackensteifigkeit, Lähmungen von Gehirnnerven (Facialis, Augenmuskeln) etwas nicht Gewohntes damals, ebensowenig wie Lähmungen des Mastdarms und der Blase, Auftreten von Ischurie, von hartnäckiger Verstopfung. Meningitische Symptome waren bei den epidemischen Fällen derart im Vordergrund, daß wir im Beginn der Epidemie fälschlich Meningitis cerebrospinalis diagnostizierten." Ja, Hagenbach erklärt, daß die aufgeführten Symptome bisher weder in der Literatur noch in den Krankenjournalen des Spitals erwähnt gewesen waren.

Ist es nicht überraschend, daß damals dieselben Beobachtungen auffielen wie heutzutage? Man kann sie direkt für die jetzige Zeit übernehmen, so sehr stimmen sie mit unseren scheinbar „neuen" Erfahrungen überein.

Eichelberg, Ed. Müller und Zappert lehnten die Auffassung einer Wandlung damals ab mit der Begründung, alles, was jetzt (1909) auftrete, habe es schon vorher gegeben, nur insgesamt viel seltener, entsprechend der geringeren Zahl der Erkrankungen.

Gerade diese beiden Meinungen erscheinen mir mit ihrer jeweiligen Begründung sehr aufschlußreich und interessant. Denn sie haben meines Erachtens beide recht. Es ist eine Änderung eingetreten, jedoch nichts prinzipiell Neues entstanden. *Und so stehen wir heute genau wieder vor derselben Frage, die sich in gleicher Weise beantworten läßt: Es sind auch heute Veränderungen aufgetreten, die aber alle nichts Neues darstellen, vielmehr nur eine Weiterentwicklung mit besonders starker Ausprägung einiger Erscheinungen, so daß dadurch eine erhebliche Verschiebung des epidemiologischen und klinischen Bildes entstanden ist.*

Es vollzieht sich so gewissermaßen eine zwangsläufig vorbestimmte Entwicklung der Kinderlähme. Alles, was damals bei dem epidemischen Auftreten der Seuche schon aufgefallen ist, tritt jetzt bei neuerlicher starker Erkrankungszunahme noch mehr in den Vordergrund. Ich kann hierin nur den Beweis für die Annahme erblicken, daß der Erreger selbst diese Entwicklung maßgebend mitbestimmt, da wir die völlige Übereinstimmung der für die Seuche typischen Veränderungen damals und jetzt erkennen; sowohl 1908—1910 beim ersten

epidemischen Auftreten und in den letzten 10—15 Jahren seit der verstärkten Zunahme.

Es findet eine ganz bestimmte Weiterentwicklung der Seuche statt, gleichlaufend mit der zunehmend stärkeren Ausbreitung des Virus.

Wir sind berechtigt, hier von einer Pathomorphose zu sprechen. Doch müssen wir wissen, daß es sich nicht um neue Erscheinungen handelt, sondern um eine anscheinend gesetzmäßige Entwicklung in bestimmter Richtung, bei der gewisse Symptome immer mehr in den Vordergrund treten, da epidemiologisch eine starke Ausbreitung der Seuche vor sich gegangen ist, die begleitet wird von einer Verschiebung des klinischen Bildes und der befallenen Altersklassen.

Wenn zu Beginn ein Vergleich der Poliomyelitis mit anderen Infektionskrankheiten, die eine Pathomorphose durchgemacht haben, angestellt wurde, so soll zum Schluß noch darauf hingewiesen werden, wie auch die Entwicklung der epidemischen Kinderlähme ganz parallel geht mit derjenigen von anderen Infektionen:

Wir hören bei den alten Ärzten, daß viel darüber geschrieben wurde, ob die Poliomyelitis eine ansteckende Krankheit sei oder nicht. Die Epidemien gaben der letzteren Auffassung recht. Dann kam die Kinderlähme aber wieder so sporadisch vor, daß ihre Ansteckungsfähigkeit im praktischen Leben vernachlässigt werden konnte, so daß noch vor etwa 20, ja 15 Jahren die sporadisch in Kliniken eingelieferten Fälle dort auf der allgemeinen Abteilung bei den innerlich kranken Kindern lagen. Und heute haben wir erschreckend große Epidemien. Es heißt oftmals in den Beschreibungen, daß die ganze Stadt verseucht war (wenn auch größtenteils nur durch die Umgebungsfälle in leichterer Form), und für die Patienten selbst ist eine mehrwöchige Isolierfrist festgesetzt.

Eine nach Krankheitslokalisation (nicht Erreger) nahe verwandte Infektionskrankheit hat sich *ebenso* entwickelt: die *Cerebrospinalmeningitis*. WERNSTEDT schreibt darüber: „Auch die epidemische Cerebrospinalmeningitis machte einst, wie jetzt die epidemische Kinderlähmung, nicht den Eindruck einer kontagiösen Krankheit. Auch sie trat anfangs mit vereinzelten Fällen auf. Allmählich häuften sie sich, wie später auch die Kinderlähmungsfälle, zu kleineren Epidemien. Dann traten die großen Epidemien auf, die ganz denen entsprechen, mit denen die Kinderlähmung in den letzten Jahren aufgetreten ist."

Und als zweites Beispiel die schon angeführte Schilderung von HAGENBACH über die Entwicklung der Diphtherie in der Schweiz.

Man betrachtete Ende der sechziger Jahre des vorigen Jahrhunderts den „Croup", wie die Diphtherie damals hieß, nur als wenig oder gar nicht infektiös. Es fand keine Isolierung statt. Von 1840 ab gab es mehr Fälle mit tödlichem Ausgang. Von 1868 ab kam es in Basel zur epidemischen Ausbreitung. Gleichzeitig mit der Zunahme der Seuche ging der Krankheitsprozeß vom Kehlkopf mehr und mehr auf den Rachen über.

Hieraus kann man ersehen, daß die epidemische Kinderlähme nicht nur in ihrem Gestaltwandel, sondern auch in ihrem Entwicklungsgang sehr viel Übereinstimmendes mit anderen Infektionskrankheiten hat. Sie fällt also keineswegs aus dem allgemeinen Rahmen der ansteckenden Krankheiten heraus. Die vielen ungeklärten Fragen führen manche Verfasser dazu, der Poliomyelitis eine Sonderstellung unter den Seuchen einzuräumen, die ihr aber keineswegs zu-

kommt. Denn auch bei den meisten anderen Infektionskrankheiten sind die gleichen Probleme, wie wechselnder Seuchengang, Jahreszeitenbedingtheit, Kontagiosität u. a. m. nicht völlig geklärt.

Ergebnis.

Die Kinderlähme ist in Deutschland Mitte des vorigen Jahrhunderts als *sporadische Infektionskrankheit* entstanden. Langsam nahm die Krankheit gegen Ende des letzten Jahrhunderts zu, und bei Beginn dieses Jahrhunderts tritt eine *erste Pathomorphose* ein; zuerst in Skandinavien, von 1908 ab in Deutschland. Die Infektionskrankheit wird zu einer *Seuche* mit ausgesprochenen *Epidemien*. Das klinische Bild krystallisiert sich immer mehr und mehr heraus, und es wird eine Vielgestaltigkeit desselben sichtbar, wie man sie zur Zeit des sporadischen Auftretens nicht so gekannt hatte. Insofern ist man berechtigt, von einer Weiterentwicklung des klinischen Bildes zu sprechen, so daß *als Folge der epidemiologischen eine klinische Pathomorphose heraustritt.*

Während in der Weltkriegs- und Nachkriegszeit ein auffallender Tiefstand der Kinderlähme zu verzeichnen ist, nehmen Mitte der zwanziger Jahre die Erkrankungsfälle in Deutschland wieder zu. In der Folge entstehen bei weiterem Ansteigen der Seuche immer höher werdende Epidemiegipfel mit der höchsten Steigerung 1938/39. Auch hier geht *mit der zweiten epidemiologischen Pathomorphose eine klinische einher.* Das, was sich bei der ersten Pathomorphose bereits deutlich angekündigt hatte, entwickelt sich in verstärktem Maße weiter, so daß neben dem typischen Bild der spinalen Lähmungen immer mehr das der Erkrankungen ohne Lähmungen und das cerebraler Erkrankungen sowie das Betroffenwerden höherer Altersklassen in den Vordergrund tritt.

Es ist somit nichts prinzipiell Neues bei der Kinderlähme entstanden, sondern infolge einer fast gesetzmäßigen Weiterentwicklung hat sich das Krankheitsbild nach der angeführten Richtung verschoben und so verändert.

Wir befinden uns mitten in dieser Pathomorphose der Kinderlähme.

XI. Zusammenfassung.

1. Die Pathomorphose von Infektionskrankheiten ist ein biologisch wichtiges Problem. Für Diphtherie, Scharlach, Influenza und andere längst eingehend besprochen, wird hier zur Frage einer Pathomorphose der Poliomyelitis Stellung genommen und an Hand genauer zahlenmäßiger Unterlagen eine Untersuchung vorgenommen, die mehr Beweiskraft besitzen soll als nur eindrucksgemäße Einzelschilderungen.

2. Die Poliomyelitis ist Mitte des letzten Jahrhunderts als sporadische Infektionskrankheit aufgetaucht, gegen Ende desselben nehmen die Fälle zu und führen zu Häufungen. Zu Beginn des 20. Jahrhunderts findet erstmalig ein epidemisches Auftreten, von 1908 ab in Deutschland, statt. Während des Weltkrieges ist ein auffälliger Tiefstand der Poliomyelitis zu verzeichnen. Erst Mitte der zwanziger Jahre tritt erneut eine Steigerung auf, die 1927 zu einer größeren Epidemie führt, 1932 zum nächsthöheren Gipfel und schließlich 1938/39 zur stärksten epidemischen Ausbreitung, die bisher in Deutschland war. Eine Pathomorphose der Krankheit ist durch das starke Umsichgreifen gegeben.

3. An Hand der Morbiditätsstatistik für die Regierungsbezirke des Deutschen Reiches läßt sich nachweisen, daß die Epidemien immer mehr räumlich um sich greifen, d. h. zunehmend mehr Regierungsbezirke betreffen; daß die *Epidemien häufiger*, in kürzeren Abständen wiederkehren; daß die Epidemien länger in den betreffenden Bezirken verweilen, als das früher der Fall war.

An Hand der geographischen Skizzen wird der Seuchenverlauf in den einzelnen Regierungsbezirken dargestellt. Dabei ergibt sich einmal die Bestätigung der durch die Morbiditätsstatistik gefundenen Tatsachen. Ferner erkennt man: *Die Größe der Epidemieherde steigert sich im Laufe der Jahre.* Die Großepidemien von 1927 und 1932 ebben noch rasch ab, nicht mehr dagegen diejenige von 1938. — *Die Epidemien wandern innerhalb des Reiches. Es besteht kein unmotiviertes sog. Springen von Epidemieherden*, sondern diese entwickeln sich entweder aus *Häufungen im gleichen Gebiet* oder durch *Wandern von Häufungen des Nachbargebietes* (auch von Nachbarländern).

In den beiden größten Epidemiejahren 1932 und 1938 lösen sich die Epidemiegebiete im Reich räumlich ab (1932 der Nordosten; 1938 der Südwesten).

Gewisse Bezirke werden bevorzugt heimgesucht. Es sind diejenigen, die als *Erholungsgebiete für Kinder* am meisten bereist werden (Pommern—Ostsee; Baden —Schwarzwald; Oberbayern—Hochland).

Vor einem Epidemiegipfel treten immer erst Häufungen von Fällen auf. Das trifft auf einzelne Städte und ebenso auf größere Epidemiebezirke zu.

Periodisches Wiederkehren von Epidemien in den Regierungsbezirken ist nicht ersichtlich.

4. Zur Ergänzung wird die Poliomyelitisentwicklung in anderen Ländern zahlenmäßig verfolgt und durch Kurven dargestellt. Dabei ergibt sich übereinstimmend die *Zunahme innerhalb der letzten zwei Jahrzehnte für fast alle Länder.*

5. Beim Vergleich der von der Kinderlähme betroffenen *Altersklassen* seit Poliomyelitisbeginn in Deutschland ergibt sich die auffallende Tatsache, daß sich das *Krankheitsalter allmählich nach den älteren Jahrgängen verschiebt*, so daß heutzutage sehr viele Schulkinder und eine beträchtliche Zahl Erwachsener befallen werden, während früher fast nur die Kleinkinder heimgesucht wurden.

Der Nachweis wird geführt durch Vergleich der Altersangaben bei den Epidemien in gleichen Gegenden des Deutschen Reiches. — Eine Zusammenstellung aller größeren Epidemien Deutschlands und einiger amtlicher Mitteilungen ergibt dasselbe Bild einer allmählich vor sich gehenden Altersverschiebung.

In anderen Ländern wird derselbe Vorgang beobachtet (Dänemark, Schweden, Schweiz, Amerika).

Die neuerdings beschriebenen *Jugendlichen- und Erwachsenenepidemien* in Oberbayern (DE RUDDER) und in der Schweiz (GSELL) bekräftigen die Altersverschiebung der Poliomyelitis.

Obwohl sich die Altersverschiebung in vielen Ländern vollzieht, findet man doch sehr unterschiedliche Zahlenwerte beim Vergleich gegeneinander. Die Untersuchung nach dem Grund dieser Erscheinung ergibt, daß *die Höhe und die Zeit der Altersverschiebung maßgeblich abhängt von der Dauer, seit wann die Poliomyelitis in dem betreffenden Land herrscht, und von der Stärke der Epidemien, die in dieser Zeit stattgefunden haben.* Deshalb stehen z. B. Länder, wie Ungarn, noch ganz im Beginn der Altersverschiebung, und Rumänien zeigt sie überhaupt

kaum. Den Gegensatz dazu bildet Schweden, das schon bei den großen Epidemien 1905 und 1911—1913 starke Altersverschiebung aufweist.

Die beiden Vorgänge *Durchseuchungspräzession* einerseits und *Krankheitsverschiebung nach dem höheren Alter andererseits laufen einander entgegen.* Dabei tritt die Altersverschiebung, selbst in Städten, immer mehr in den Vordergrund, wie die angeführten Zahlen ergeben.

Die Erklärung dafür muß wohl in der vermehrten Verbreitung und vermehrten Virulenz des Erregers gesucht werden, da dieses Geschehen überall eintritt und mit dem Ansteigen der Poliomyeliterkrankungen parallel geht.

6. Um zu einem Urteil zu kommen, ob sich Verlauf, Heilungsaussichten und Ausgang der Poliomyelitis in Deutschland seit Auftreten der Seuche geändert haben, werden die nichtparetischen, die paretischen Erkrankungsformen und die Letalität getrennt betrachtet.

Es ergibt sich, daß die *nichtparetischen Formen mit zunehmender Ausbreitung der Kinderlähme relativ mehr geworden sind.* — Dasselbe trifft auch in anderen Ländern zu (Schweden, Schweiz, Amerika).

Die *Heilungsaussichten der paretischen Formen sind* jedoch *nicht anders geworden*, als sie früher waren, wie Vergleiche über den Ausgang der Epidemien beweisen.

Zur allgemeinen Verständigung wäre es dringend wünschenswert, wenn die *Benennungen und Bezeichnungen der einzelnen Erkrankungsformen sowie die Lähmungsfolgen endlich nach einheitlichen Gesichtspunkten geordnet* und angewendet würden, da die vielen Arten von Namen ein genaues Vergleichen sehr erschweren. Das Epidemiogramm von DE RUDDER wird dafür als besonders geeignet vorgeschlagen, da es eine erschöpfende Darstellung gibt, die einfach, klar und übersichtlich ist.

Die Frage einer Änderung der Letalität wird an Hand von Zahlen der amtlichen Todesursachenstatistik und an Hand der Epidemien betrachtet. Dabei wird klar, daß die Jahresdurchschnittswerte für Deutschland und für Preußen von 1924—1937 keine gleichmäßige Veränderung zeigen.

Dagegen zeigen die *Letalitätszahlen der Epidemien ein Absinken*, besonders in den letzten Jahren. Erklärt muß das werden durch die Zunahme der aparalytischen Fälle, die sogar noch die Letalitätssteigerung überwiegt, welche durch das häufigere Erkranken älterer Jahrgänge entstehen müßte.

Die gemeldeten Zahlen für das *Ausland* verlaufen nicht einheitlich. Während *in den meisten Ländern keine grundsätzliche Änderung der Letalität* verzeichnet werden kann, sinkt sie in der Schweiz, in Schweden und Amerika in den letzten Jahren ab.

7. *Wichtige klinische Symptome der Poliomyelitis* (Fieber, Störungen der Atem- und Darmwege, Schwitzen, Schmerzen, Hauterscheinungen, Einsetzen von Lähmungen und Verlauf des Frühstadiums) *haben sich nicht geändert.* — Weniger oft als früher werden heutzutage Krämpfe geschildert. Es ist jedoch anzunehmen, daß es sich dabei nicht um eine Änderung eines poliomyelitischen Symptoms handelt, sondern vielleicht um die früher häufigeren spasmophilen Krämpfe, sofern es nicht überhaupt zum großen Teil örtliche Zuckungen waren (Gichter, Fraisen), die auch jetzt oft beschrieben werden.

8. Das meningitische Syndrom war schon immer eines der wichtigsten Krankheitssymptome der Poliomyelitis. Ob es als *Krankheitszeichen* als solches heutzutage die Kinderlähme häufiger begleitet als früher, ist zahlenmäßig nicht zu belegen. Jedoch sind die *meningitischen Krankheitsformen*, d. h. diejenigen, bei denen sich die Erkrankung in einem Bild mit Meningitiserscheinungen erschöpft, häufiger geworden. Sie stellen den Hauptanteil der aparalytischen Fälle.

9. Unter dem Namen *cerebrale* Formen werden hier all diejenigen zusammengefaßt, die sich im Encephalon abspielen: 1. die Meningoencephalitis poliomyelitica und 2. die Hirnnervenlähmungen. Diese cerebralen Formen im weitesten Sinne sind ebenfalls verhältnismäßig etwas mehr geworden, besonders in den Epidemien der letzten Jahre bei der starken Ausbreitung der Kinderlähme in Deutschland. An Hand der Epidemieschilderungen wird diese Tatsache nachgewiesen.

Dasselbe wird in noch größerem Maße von der Schweiz mitgeteilt.

10. Einige Besonderheiten der Poliomyelitis werden noch auf die Möglichkeit einer Veränderung untersucht. *Konstitution* und *Geschlechtsverhältnis* der Erkrankten, die *Anzahl der Geschwisterfälle* bei den Epidemien und die bevorzugte *Jahreszeit* des epidemischen Auftretens haben sich *nicht verändert*.

11. Die Erklärung für die *Zunahme der Poliomyelitis allgemein* wird hauptsächlich in der stärkeren Ausbreitung und Virulenz des Erregers gesucht. Denn *es sind keine prinzipiell neuen Erscheinungen entstanden, sondern die seit jeher vorhandenen haben sich gleichzeitig mit der starken Zunahme der Seuche weiter* herausgebildet mit Bevorzugung einzelner Symptome.

Bereits 1908/09 beim ersten epidemischen Auftreten der Kinderlähme in Deutschland war *diese Verschiebung von Symptomen aufgefallen*. Es lag zu dieser Zeit eine erste Pathomorphose vor, wobei schon damals mit der epidemiologischen eine klinische einherging. Die starke Poliomyelitiszunahme der letzten 10—20 Jahre hat die gleichsinnige zweite Pathomorphose verursacht, wobei ebenfalls wieder das klinische Bild mitbeteiligt ist. Es ist die anscheinend gesetzmäßige Fortentwicklung von 1908/09.

Die *Altersklassenverschiebung nach dem höheren Alter hin* kann ebenfalls in Zunahme, Verbreitung und Bösartigkeit des Poliomyelitisvirus ihre vermutliche Erklärung finden. Während früher nur der widerstandslosere Kleinkindorganismus erkrankte, wird jetzt auch das Schulkind und der Erwachsene zunehmend mehr ergriffen.

Da bei den jetzigen großen Epidemien infolgedessen auch die von vornherein widerstandsfähigeren Körper befallen werden, bei denen es nicht zu schwerer Erkrankung und Lähmung kommt, hat auch die *Zahl der aparalytischen Fälle zugenommen*.

Eine Erklärung für die relative Zunahme der *cerebralen* Formen wird zum Teil in einer erhöhten Disposition zu cerebralen Erkrankungen, auch postinfektiöser Encephalitisarten, gesehen, zum andern Teil aber auch in Eigenschaften des Erregers, die seit jeher bestanden, jetzt aber mehr in den Vordergrund treten. Die beiden Änderungen summieren sich zu dem etwas häufigeren cerebralen Vorkommen der Poliomyelitis.

VII. Neuere Ergebnisse der Diabetesbehandlung[1].

Von

H. A. HEINSEN[2]-Gießen.

Mit 17 Abbildungen.

Inhalt.

Literatur.

AITKEN: Duration of action of zinc protamine insulin. Lancet **1938 II**, 768.

ALLAN: Present day problems in the management of diabetes. Canad. med. Assoc. J. **39**, 36 (1938).

ALVAREZ: Bestrahlung der Hypophyse bei schwerem Diabetes. Ref. Kongreßzbl. inn. Med. **92**, 368 (1937).

D'AMATO u. LOMBARDI: Neue Untersuchungen über den praktischen Wert der Leber-Insulin-therapie des Diabetes. Med. Klin. **1940**, 125.

AMMON: Erfahrungen mit Depotinsulinen. Dtsch. med. Wschr. **1938 II**, 1388.

ANSELMINO: Hypophyse, Kohlehydratstoffwechsel und Diabetes. Schweiz. med. Wschr. **1937**, 1061.

ASSMANN, E.: Allg. homöop. Ztg. **1939**, 121.

BANSE: Ergebnisse und Erfahrungen mit verschiedenen Verzögerungsinsulinen in der Diabetesbehandlung. Med. Welt **1938**, 1359.

— Verbesserte deutsche Verzögerungsinsuline. Med. Welt **1940**, 909.

— Herzschädigungen durch guanidinhaltige Antidiabetica. Dtsch. med. Wschr. **1938**, 120.

— Der Zuckerkranke im Berufsleben. Z. ärztl. Fortbildg **1939**, 167.

BARTELHEIMER: Hypophysenvorderlappen und Diabetes. Klin. Wschr. **1939**, 647.

— Hypophysärer Diabetes. Dtsch. Arch. klin. Med. **184**, 185 (1939).

— Das Vitamin C in der Diabetesbehandlung. Med. Klin. **1939**, 117.

— Zur Frage des neurogenen Diabetes. Med. Klin. **1939 I**, 145.

---

[1] Aus der Medizinischen und Nervenklinik der Universität Gießen.
[2] Zur Zeit als Oberarzt der Luftwaffe im Felde.

BAUER: Die günstige Beeinflussung eines Diabetes mellit. bei Akromegalie durch Hypophysenbestrahlung mit einigen Beobachtungen an hypophysektomierten Hunden. Münch. med. Wschr. **1940**, 1002.

BECKER-FREYSENG u. VEIEL: Die Vorteile eines Insulins mit Depotwirkung vergleichend therapeutisch geprüft mit Zink-Protamin-Insulin. Med. Welt **1938**, 1354.

BECKERT: Erfahrungen in der Behandlung des Diabetes mellitus mit Depotinsulin „Bayer". Münch. med. Wschr. **1938**, 1594.

— Die Behandlung des Diabetes mellitus mit Hefe. Münch. med. Wschr. **1938**, 1231. Ergänzende Mitteilung über die Behandlung des Diabetes mellitus mit Hefe. Dtsch. med. Wschr. **1939**, 1078.

— Erfahrungen in der Behandlung des Diabetes mellitus mit Protamin-Zink-Insulin. Münch. med. Wschr. **1939**, 491.

— Die moderne Behandlung der Zuckerkrankheit. Med. Welt **1940**, 621 u. 651.

BECKMANN u. WEITZSÄCKER: Klinische Erfahrungen mit verschiedenen Depotinsulinen. Klin. Wschr. **1938 II**, 1321 — Med. Klin. **1940**, 376.

BERG: Zink-Protamin-Insulin. Verh. dtsch. Ges. inn. Med. **1938**, 292.

BERNHARD-DILCHER-PRÜFER u. SCHIMERT: Behandlung der Störungen der inneren Sekretion und des Stoffwechsels. **6/7** der Möglichkeiten der Therapie. Stuttgart: Hippokrates-Verlag Marquardt & Cie. 1940.

BERNING: Erfolg und Kritik der Behandlung mit Verzögerungsinsulinen. Dtsch. Z. Verdgs-usw. Krkh. **2**, 22 (1939).

BERTRAM: Über Aktivierung des Insulins durch Eiweißkörper. Klin. Wschr. **1926**, 2057.

— Die Zuckerkrankheit. Leipzig: Georg Thieme 1939.

— Über Depotinsuline. Med. Klin. **1938**, 1186.

— Über den Wert nächtlicher Insulininjektionen. Med. Welt **1938**, 598.

— Die Praxis der Depotinsulinbehandlung. Aussprache. Med. Klin. **1940**, 1337.

BEYER: Wandlungen in der Ernährungsfrage der Zuckerkranken. Hippokrates **1938**, 739.

BOHNENKAMP: Diabetes und Kreislauf. Med. Welt **1938**, 1695.

BOLLER: Moderne Diabetestherapie. Wien. klin. Wschr. **1939**, 441.

— Aussprache über die Praxis der Depotinsulinbehandlung. Med. Klin. **1940**, 1335.

— u. PILGERSTORFER: Blutzuckerstudien über Protamin-Zink-Insulin. Z. klin. Med. **134**, 300 (1938).

— — Die Hypoglykämie bei Protamin-Zink-Insulin-Anwendung. Klin. Wschr. **1938 II**, 1065.

BOULIN et BONNET: L'insulin histone. Bull. Soc. méd. Hôp. Paris III **55**, 535 (1939).

BRAUCH u. SCHULTZ: Zur Arbeitstherapie des Diabetes. Klin. Wschr. **1939**, 642.

BRAUCHLE: Die naturheilkundliche Behandlung des Diabetes. Verh. dtsch. Ges. inn. Med. **1937**, 58.

BRENTANO: Die Ernährungsbehandlung des Diabetes. Diskussionsvortrag. Verh. dtsch. Ges. inn. Med. **1937**, 75.

— Besprechung zum Thema: Erfolge der Depotinsulinbehandlung. Dtsch. med. Wschr. **1938**, 1095.

BROCKMÜLLER: Über die Behandlung der diabetischen Acidose mit Bernsteinsäure. Münch. med. Wschr. **1938**, 252.

BÜRGER: Die Ernährungsbehandlung des Diabetes. Verh. dtsch. Ges. inn. Med. **1937**, 23. Die moderne Insulinbehandlung, insbesondere mit Depotpräparaten. Aussprache. Verh. Ges. Verdgskrkh. **1938**, 253.

— Aussprache über die Praxis der Depotinsulinbehandlung. Med. Klin. **1940**, 1269.

BURKE and McINTYRE: The effects of vitamin B on insulin hypoglucemia and sugar tolerance. J. of Pharmacol. **64**, 465 (1938).

CHIARI: Diabetes im Kindesalter. Wien. klin. Wschr. **1939**, 1058.

CONSTAM: Erfahrungen mit Protamin-Zink-Insulin, einem Insulin mit verlängerter Wirkungsdauer. Schweiz. med. Wschr. **1938 I**, 556.

DÄNZER u. WERNLY: Protamin-Zink-Insulin in der Praxis. Schweiz. Rdsch. Med. **12**, 3 (1939).

DECANEAS u. UIBERRAK: Studie über die verschiedene Insulinempfindlichkeit der Diabetiker. Klin. Wschr. **1940**, 347 u. 366.

DENNIG: Aussprache über die Praxis der Depotinsulinbehandlung. Med. Klin. **1940**, 1338.

DEPISCH: Die Diät- und Insulinbehandlung der Zuckerkranken. Wien: Julius Springer 1939.
— u. LEIFER: Über ambulante Diabetesbehandlung. Wien. klin. Wschr. **1939**, 353.
DESEÖ: Über den Blutzuckerspiegel senkende Stoffe. Ref. Med. Mlin. **1939**, 1323.
DIBOLD, FREY u. LAPP: Bemerkungen zur Bernsteinsäuretherapie diabetischer Acidosen. Dtsch. med. Wschr. **1937**, 1505.
DIEKER: Die diätetische Einstellung des Zuckerkranken während des Krieges. Hippokrates **1940**, 481.
DIENST: Experimentelle Untersuchungen über Hypoglykämie und hypoglykämischen Shock. Verh. Ges. Verdgskrkh. **1938**, 284.
— Insulin und Säurebasenhaushalt. Klin. Wschr. **1939**, 1614.
— Aussprache über die Praxis der Depotinsulinbehandlung. Med. Klin. **1940**, 1272.
— DIEMER u. SCHEER: Ist der Diabetes durch die Vitamine B und C beeinflußbar? Dtsch. med. Wschr **1939**, 718.
DOHAN and LUKENS: Persistent diabetes following the injection of anterior pituitary extract. Amer. J. Physiol. **125**, 188 (1939).
DONHOFER u. LIPOSITS: Insulinbedarf und Diabetestyp. Dtsch. Arch. klin. Med. **183**, 218 (1938); **184**, 179 (1939).
DOUGLAS: Hämatoporphyrin und Blutzucker. Klin. Wschr. **1939**, 1396.
DRYSDALE: Protamine insulin in juvenile diabetes. J. amer. med. Assoc. **108**, 1250 (1937).
ENGEL: Coma diabeticum, Kochsalzhaushalt und Nebennierenfunktion. Verh. dtsch. Ges. inn. Med. **1937**, 84.
— Zur Behandlung des hypophysären Diabetes. Dtsch. Z. Verdgs- usw. Krkh. **1**, 94 (1938). Die Einstellung der Zuckerkranken mit Protamin-Zink-Insulin. Z. ärztl. Fortbildg **1938**, 312.
ENGELMANN: Inwieweit bestehen Gefahren bei der Depotinsulinbehandlung? Z. ärztl. Fortbildg **1939**, 746.
EPSTEIN u. LORENZ: Theoretisches über organspezifische Lipoidextrakte und deren therapeutische Verwendung. Wien. med. Wschr. **1940**, 109.
ERCKLENTZ: Die Ernährungsbehandlung des Diabetes. Aussprache. Verh. dtsch. Ges. inn. Med. **1937**, 92.
FALTA: Die Zuckerkrankheit. Berlin u. Wien: Urban & Schwarzenberg 1939.
— Über Protamin-Zink-Insulin. Klin. Wschr. **1937**, 1633.
— Protamin-Zink-Insulin und Insulinresistenz. Wien. Arch. inn. Med. **32**, 97 (1937).
— Die Ernährungsbehandlung des Diabates. Diskussionsvortrag. Verh. dtsch. Ges. inn. Med. **1937**, 54.
— Die moderne Insulinbehandlung insbesondere mit Depotpräparaten. Verh. Ges. Verdgskrkh. **1938**, 226 u. 289.
— Depotinsulin. Wien. med. Wschr. **1939**, 248.
— Insulinbehandlung und Diabetestyp. Dtsch. Arch. klin. Med. **184**, 175 (1939).
— Aussprache über die Praxis der Depotinsulinbehandlung. Med. Klin. **1940**, 1361.
— Augenblicksfragen in der Diabetesbehandlung. Ärztl. Praxis **1940**, 123.
— u. PILGERSTORFER: Kriegskost und Diabetes. Med. Klin. **1939**, 1445.
FRANK: Die diätetische Behandlung des Diabates mellitus mit Sauerkraut. Mschr. Kinderheilk. **74**, 65 (1938).
Frey: Über Insuline mit protrahierter Wirkung unter besonderer Berücksichtigung des Zink-Protamin-Insulins beim kindlichen Diabetes. Med. Klin. **1937**, 1731.
GAEHTGENS: Aussprache. Verh. dtsch. Ges. inn. Med. **1938**, 363.
GOLDER: Erfahrungen mit antidiabetischen Pflanzendrogen. Dtsch. med. Wschr. **1939**, 804.
GOTTLEBE: Vitamin B_1 und Kohlehydratstoffwechsel. Z. klin. Med. **133**, 739 (1938).
— Klinische Erfahrungen mit Depotinsulinen. Klin. Wschr. **1939**, 486.
GRAFE: Die Ernährungsbehandlung des Diabates. Diskussionsvortrag. Verh. dtsch. Ges. inn. Med. **1937**, 78.
— Fortschritte in der Insulinbehandlung. Münch. med. Wschr. **1939**, 481.
— Aussprache über die Praxis der Depotinsulinbehandlung. Med. Klin. **1940**, 1308.
GRAHAM: The use of a mixture of ordinary and protamine insulin. Acta med. scand. (Stockh.) Suppl. **78**, 678 (1938).
GREIFF: Diabetes-Probleme. Leipzig: Joh. Ambrosius Barth 1940.

GROTE: Aussprache über die Praxis der Depotinsulinbehandlung. Med. Klin. **1940**, 1309.
— Aussprache. Verh. dtsch. Ges. inn. Med. **1937**, 95.
GRUNKE: Aussprache über die Praxis der Depotinsulinbehandlung. Med. Klin. **1940**, 1361.
GUIST u. LATZEL: Eine rasche Entzuckerungsmethode insulinempfindlicher Diabetiker und ihre Verwertbarkeit in der Augenheilkunde. Wien. med. Wschr. **1939**, 1167.
GYÖRGY: Therapeutische Beeinflussung des Diabates durch hochwertige Hodenhormone. Wien. klin. Wschr. **1939**, 1024.
HADORN u. WALTHARD: Experimentelle Untersuchungen über anatomische Herzmuskelveränderungen im Insulinshock. Z. exper. Med. **105**, 174 (1939).
HAGEDORN: Die moderne Insulinbehandlung insbesondere mit Depotpräparaten. Verh. Ges. Verdgskrkh. **1938**, 201.
— Fortschritte in der Insulintherapie. Schweiz. med. Wschr. **1938**, 37.
HAAGER: Vergleichende Prüfung verschiedener Depotinsuline an pankreaslosen Hunden. Dtsch. Z. Verdgs- usw. Krkh. **79**, 1 (1940).
HANGARTER: Über diätetische Heilweisen. Med. Klin. **1939**, 1149.
HARTMANN: Depotinsulinbehandlung des Diabates mellitus. Münch. med. Wschr. **1940**, 817.
— Depotinsulin bei Diabetes mellitus. Klin. Wschr. **1940**, 751.
HEEP: Die Insulinbehandlung in der Chirurgie, insbesondere zur Frage der Verwendbarkeit des Depotinsulins. Zbl. inn. Med. **11**, 607 (1939).
HEINSEN: Ketonkörperbildung aus Aminosäuren. Erg. inn. Med. **54**, 672 (1938).
— Ketonkörperbildung aus Aminosäuren. II. Über das Verhalten der sog. „ketogenen" Aminosäuren in der Niere. Z. exper. Med. **106**, 733 (1939).
— Lactoflavin und Leberglykogen. Unveröffentlichte Versuche.
— u. OSTERWALD: Über das Verhalten der Acetonkörper, des Glykogens und Zuckers im Blut bei extrem einseitiger Ernährung. Z. exper. Med. **101**, 212 (1937).
— u. REINWEIN: Über die Behandlung von Zuckerkranken mit Protamin-Zink-Insulin. Dtsch. med. Wschr. **1938**, 325.
HENNING: Aussprache über die Praxis der Depotinsulinbehandlung. Med. Klin. **1940**, 1338.
HERLIGKOFFER: Zur Arzneibehandlung bei Zuckerkranken. Hippokrates **1938**, 240.
HERMANN u. KASSOWITZ: Experimentelle Grundlagen der percutanen Insulinwirkung. Klin. Wschr. **1935**, 1531.
HERBST: Die Bedeutung der Hyperglykämie für die Stoffwechsellage des Diabeteskranken. Verh. dtsch. Ges. inn. Med. **1937**, 87.
— Insulinresistenter Diabetes. Ther. Gegenw. **12**, 535 (1938).
— Echte Insulinresistenz. Med. Welt **1939**, 135.
HEUPKE: Aussprache über die Praxis der Depotinsulinbehandlung. Med. Klin. **1940**, 1238.
HERZOG u. HÖRNISCH: Ein Beitrag zum Problem Depotinsulin. Med. Klin. **1939**, 908.
HIMSWORTH: Diabates mellitus. Lancet **1936 I**, 127.
— Protamine insulin and zinc protamin insulin in the treatment of diabetes. Brit. med. J. **1**, 541 (1937).
HINSBERG: Über den Einfluß der Porphyrine auf die Hypophyse. Klin. Wschr. **1939**, 180.
HÖGLER: Aussprache über die Praxis der Depotinsulinbehandlung. Med. Klin. **1940**, 1334.
HOFF: Beiträge zur Pathogenese der Zuckerkrankheit. Münch. med. Wschr. **1938**, 161, 209 u. 245.
HOLLAND u. WEYER: Zur Behandlung der Zuckerharnruhr mit Depotinsulin (Deposulin). Münch. med. Wschr. **1938**, 215.
— — Vergleichende Untersuchungen über Depotinsuline. Zbl. inn. Med. **5**, 72 (1940).
HORN: Über Insulinpräparate von protrahierter Wirkungsdauer. Münch. med. Wschr. **1940**, 725.
HÜHNERFELD: Die Wirkung des Hämatoporphyrin-Nencki beim Diabetes mellitus. Klin. Wschr. **1939**, 908.
HUNGERLAND: Über die Wirkung von Leberextrakt auf die Insulinhypoglykämie. Klin. Wschr. **1939**, 647.
IRLE: Nativinsulin. Med. Klin. **1939**, 1316.
JAMIN: Zitiert nach BARTELHEIMER.
JOSLIN: The treatment of diabetes. Philadelphia sixth edition. Lea and Febiger.
— Die moderne Insulinbehandlung, insbesondere mit Depotpräparaten. Verh. Ges. Verdgskrkh. **1938**, 201.

Jensen: Das Insulin, seine Chemie und Physiologie. Wien. med. Wschr. **1939**, 174.

Katsch: Zum Gegenwartsstreit über die Ernährungsführung der Zuckerkranken. Med. Welt **1937**, 1767.

— Aussprache über die moderne Insulinbehandlung, insbesondere mit Depotpräparaten. Verh. Ges. Verdgskrkh. **1938**, 246.

— Aussprache. Verh. dtsch. Ges. inn. Med. **1938**, 294.

— Moderne Diabetesprobleme. Z. ärztl. Fortbildg **17**, 513 (1939).

— Aussprache über die Praxis der Depotinsulinbehandlung. Med. Klin. **1940**, 1307.

Keller: Elektrische Gruppen und praktische Medizin. Klin. Wschr. **1938**, 807.

Kestermann: Aussprache über die Praxis der Depotinsulinbehandlung. Med. Klin. **1940**, 1271.

— u. Schleining: Die Behandlung des Diabetes mellitus mit Zink-Protamin-Insulin „Novo". Z. klin. Med. **133**, 780 (1938).

— — Weitere Erfahrungen mit der Depotinsulinbehandlung. Med. Klin. **1939**, 567.

Khittl: Kasuistische Betrachtung zur Hebung der Kohlehydrattoleranz durch Combizym bei leichtem und mittelschwerem Diabetes. Med. Klin. **1940**, 865.

Kingisepp u. Talli: Percutane Insulinresorption. Klin. Wschr. **1939**, 1323.

Klaften: Über die vaginale Einverleibung des Insulin. Wien. med. Wschr. **1937**, 7.

Köster: Die Behandlung des Diabetes mellitus mit Depotinsulin. Dtsch. med. Wschr. **1939**, 697.

Kohl: Untersuchungen über die insulinzerstörende Kraft (IZK.) des Blutes. Med. Klin. **1939**, 1383.

Korany u. v. Szent-György: Über Bernsteinsäurebehandlung diabetischer Acidosen. Dtsch. med. Wschr. **1937**, 1029.

Kraus: Die Ernährung des Zuckerkranken im Rahmen der Kriegswirtschaft. Hippokrates **1940**, 417.

Kuhlmey: Sind Diabetes oder extrainsuläre Glykosurie durch männliches Hormon zu beeinflussen? Dtsch. med. Wschr. **1939**, 5.

Kutschera v. Aichbergen: Tuberkulose und Diabetes. Wien. klin. Wschr. **1939**, 166.

Langeroon: Diabète sucré et radiothérapie (radiothérapie hypophysaire en particulier). Bull. Soc. méd. Hôp. Paris III **53**, 1050 (1937).

Langfeldt: Die Glykogenbildung nach Ascorbinsäurezufuhr. Scand. Arch. Physiol. (Berl. u. Lpz.) **80**, 223 (1938).

Lasch: Erfahrungen mit einem neuen Depotinsulin. Dtsch. med. Wschr. **1940**, 1154.

— u. Schönbrunner: Über die Erhaltung der Insulinwirkung in Verdauungssäften durch Beigabe organischer Farbstoffe. Klin. Wschr. **1938**, 1114.

— — Experimentelle Untersuchungen über perorale Insulintherapie unter Beigabe organischer Farbstoffe. Klin. Wschr. **1938**, 1177.

Latzel: Über Organextrakte. Wien. med. Wschr. **1938**, 14; **1939**, 12.

Lau u. Meythaler: Katamnestische Ergebnisse bei Rostocker Diabetikern der letzten 10 Jahre. Klin. Wschr. **1940**, 463.

Lawrence: The treatment of insulin cases by one daily injection. Acta med. scand. (Stockh.) Suppl. **90**, 32 (1938).

Lehrmund: Die Behandlung des Diabetes mellitus mit Zink-Protamin-Insulin in der Ambulanz. Fortschr. Ther. **15**, 80 u. 157 (1939).

Liebe: Zur Behandlung des kindlichen Diabetes mit Depotinsulinen. Mschr. Kinderheilk. **80**, 273 (1939).

Lincke: Kriegsernährung und Diabetes. Med. Welt **1940**, 110.

Lindsay, Rice and Selinger: Protamine insulin as a contributing factor in the death of a diabetic patient with cerebral arteriosclerosis. Amer. int. Med. **10**, 1892 (1937).

Linneweh u. Eitel: Über Depotinsulinbehandlung des kindlichen Diabetes. Klin. Wschr. **1938**, 1507.

Litzner: Aussprache über die Praxis der Depotinsulinbehandlung. Med. Klin. **1940**, 1270.

Lohmann: Zur Wirkung des Insulins auf die Zuckerverwertung im Glykogenzerfall. Gasstoffwechselversuche. Z. klin. Med. **135**, 505 (1939).

Lucke: Die Bedeutung des kontrainsulären Vorderlappenhormons für die Regeneration des Kohlehydratstoffwechsels. Z. ärztl. Fortbildg **18**, 551 (1939).

LUPS: Glucosurie nach Insulinkoma. Klin. Wschr. **1938**, 6.

MADAUS: Diabetes mellitus und seine Behandlung. Medizinisch-biolog. Schriftenreihe Heft 14. Dresden: Rohrwasser-Radebeul 1940.

MÄHLER: Diabetes mellitus. (Ein Beitrag zur Diagnose und zum sozialen Problem des Diabetes mellitus.) Münch. med. Wschr. **1940**, 783.

MAIER-WEINERTSGRÜN: Versuche mit der Insulinsalbe Ilocutan. Klin. Wschr. **1936**, 1245.

— Erfahrungen mit Depotinsulin. Dtsch. Z. Verdgs- usw. Krkh. **1**, 13 (1938).

MALTEN: Ambulante Einstellung auf Insulin. Berlin u. Wien: Urban & Schwarzenberg 1940.

MARQUARDT: Über Adrenalin-Inaktivierung durch Bernsteinsäure. Klin. Wschr. **1938**, 1445.

MARTIN: Vitaminfreie Ernährung und Insulinwirksamkeit. Hoppe-Seylers Z. **248**, 242 (1937).

— B-Vitamine und Kohlehydratstoffwechsel. Verh. dtsch. Ges. inn. Med. **1938**, 420.

— Vergleichende Untersuchungen über die Wirkung verschiedener Depotinsuline. Z. exper. Med. **105**, 599 (1939).

McCULLACH: Protamine zinc insulin in diabetes. Ann. int. Med. **11**, 1979 (1938).

MELLINGHOFF u. VOGES: Verzögerungsinsuline bei Stoffwechselgesunden. Dtsch. Arch. klin. Med. **185**, 345 (1939).

MERTEN u. HINSBERG: Hypophysenvorderlappen und Kohlehydratstoffwechsel. Klin. Wschr. **1939**, 1238.

MÖLLERSTRÖM: Die Bedeutung des endogenen Rhythmus für die Insulinbehandlung und die Diabetestherapie. Verh. Ges. Verdgskrkh. **1938**, 255.

MONAUNI: Vitamin B_1 und Kohlehydratstoffwechsel. Z. klin. Med. **131**, 533 (1937).

MONTOLIVO: Sull'azione ipoglicemizzante della rosa canina. Riforma med. **1939**, 527.

MOSONYI u. ASZÓDI: Beeinflussung der Langerhansschen Inseln durch den Vagus mittels der Vitamine B_1 und C. Klin. Wschr. **1938**, 337.

MÜLLER, F.: Blutketontagesprofile und Stoffwechseleinstellung des Diabetes. Zbl. inn. Med. **4**, 83 (1939).

— u. BUCHWALDT: Der Einfluß der Bernsteinsäure auf die diabetische Ketosis. Klin. Wschr. **1938**, 1364.

NEUHOFF and RABINOWITSCH: Protamine zinc-insulin. Arch. int. Med. **62**, 447 (1938).

NONNENBRUCH: Die Ernährungsbehandlung des Diabetes. Diskussionsvortrag. Verh. dtsch. Ges. inn. Med. **1937**, 75.

— Aussprache über die Praxis der Depotinsulinbehandlung. Med. Klin. **1940**, 1237.

NORPOTH: Therapeutische Fortschritte auf den Gebieten der Erkrankungen der Verdauungsorgane und des Stoffwechsels. Fortschr. Ther. **1939**, 470.

NYLIN, V. EULER u. HÖGBERG: Einfluß von Aneurin und Insulin auf den Zucker- und Brenztraubensäuregehalt des Blutes. Klin. Wschr. **1940**, 433.

OEHME: Aussprache über die Praxis der Depotinsulinbehandlung. Med. Klin. **1940**, 1238.

OELKERS: Untersuchungen über den Einfluß von Arsen- und Antimonverbindungen auf den Zuckerstoffwechsel. Naunyn-Schmiedebergs Arch. **191**, 661 (1939).

OELLER: Protamin-Zink-Insulin. Verh. dtsch. Ges. inn. Med. **1938**, 395.

— Über die Wirkungsart der Depotinsuline bei einmaliger täglicher Injektion. Münch. med. Wschr. **1939**, 1689.

OSHIMA, TERASHIMA u. MATSUTANI: Über den Einfluß von l-Ascorbinsäure (Vitamin C) auf Diabetes mellitus. Med. Klin. **1938**, 262.

OTTO: Blutzuckersenkung durch Bohnenschalen. Hippokrates **1938**, 51.

PANNHORST: Die Mitarbeit des Diabetikers an der Überwindung der Zuckerkrankheit. Dtsch. med. Wschr. **1937**, 481.

— u. BARTELHEIMER: Änderung der Blutzuckerregulation unter Verzögerungsinsulin. Z. klin. Med. **136**, 81 (1939).

PANOFF: Über die kohlehydratreiche Kost beim kindlichen Diabetes. Fortschr. Ther. **1937**, 430.

POCZKA: Leitsätze für die Behandlung Zuckerkranker. Fortschr. Ther. **1937**, 649.

— Diabetesprobleme. Dtsch. med. Wschr. **1937**, 1502.

PRÜFER: Der Zuckerkranke im Berufsleben. Z. ärztl. Fortbildg **1940**, 338.

RABINOWITSCH, FOWLER and BENSLEY: The use of protamine zinc insulin in diabetic coma. Canad. med. Assoc. J. **37**, 105 (1937).

RAYMOND-HAMET: Über die Wirkung von Corynanthin auf die männliche Genitalfunktion. Naunyn-Schmiedebergs Arch. **184**, 680 (1937).

REINWEIN: Protamin-Zink-Insulin. Erg. physikal.-diätet. Therapie 1, 341 (1939).
— Neuzeitliche Fragen bei Diabetes mellitus. Hippokrates 1940, 1.
— Aussprache über die Praxis der Depotinsulinbehandlung. Med. Klin. 1940, 1235 u. 1362.
REISS: Hypophysenvorderlappen und Stoffwechselfunktion. Klin. Wschr. 1939, 57.
RICKETTS: Problems connected with the use of protamine zinc insulin. Ann. int. Med. 11, 777 (1937).
ROBBERS: Moderne Diabetesbehandlung. Med. Welt 1939, 1426.
— u. STOLL: Die Einstellung der Zuckerkranken auf Dauerinsulin. Med. Klin. 1938, 1215.
ROLLER: Die Nierenschwelle und ihre Beeinflussung durch Vitamin C. Bemerkungen. Klin. Wschr. 1940, 449.
ROSTOSKI: Die moderne Insulinbehandlung, insbesondere mit Depotpräparaten. Aussprache. Verh. Ges. Verdgskrkh. 1938, 254.
SALLER: Zur Behandlung des Diabetes mellitus. Hippokrates 1939, 121 u. 145.
SCHILLING: Zitiert nach BARTELHEIMER.
SCHITTENHELM: Aus dem Indikationsgebiet der Strahlenbehandlung von Hypophyse, Schilddrüse und Nebenniere. Strahlenther. 66, 373 (1939).
— u. REUTER: Hat Pankreasmellin einen Wert bei der Behandlung des Diabetes mellitus? Münch. med. Wschr. 1937, 1215.
SCHLOMKA: Über neuere Fragen und Ergebnisse auf dem Gebiet der Stoffwechselkrankheiten. Med. Klin. 1938, 1339.
SCHNETZ: Über eine insulinsparende Wirkung des Kupfers. Klin. Wschr. 1937, 664.
— Die insulinsparenden arzneilichen Behandlungsweisen. Verh. Ges. Verdgskrkh. 1938, 264.
SCHÖNE: Über die Beeinflussung des Kohlehydratstoffwechsels durch Sexualhormone. Klin. Wschr. 1940, 657.
SCHRAMM: Erfahrungen mit Zink-Protamin-Insulin und Depotinsulin „Bayer". Klin. Wschr. 1940, 470.
— Depotinsulinbehandlung des Diabetes mellitus mit Deposulin Brunnengräber. Dtsch. Arch. klin. Med. 182, 402 (1938).
SCHRANK: Die Behandlung des Diabetes mellitus mit Depotinsulin (Deposulin). Dtsch. med. Wschr. 1938, 1677.
SCHRÖDER: Die klinische Bedeutung des Vitamin B_1. Verh. dtsch. Ges. inn. Med. 1938, 339.
SCHULER: Untersuchungen über die Behandlung der Zuckerkrankheit. Klin. Wschr. 1937, 1113; 1938, 77.
SCHWAB: Influence opposée de doses faibles et fortes des sels d'aluminium sur l'hypoglycémie insulinique et sur l'hyperglycémie adrénalinique. C. r. Acad. Sci. Paris 206, 211 (1938).
— Modifications apportées a l'action hypoglycémiante de l'insuline et hyperglycémiante de l'adrénaline, par l'addition des sels de nickel, de fer ou de cuivre. C. r. Acad. Sci. Paris 207, 409 (1938).
SCHWEERS: Klinische Untersuchungen zur Behandlung des Diabetes mellitus mit Depotinsulin „Insugerman". Klin. Wschr. 1937, 392.
— Die Komplikationen des Diabetes mellitus und ihre Behandlung. Ther. Gegenw. 1938, 401.
SCOTT and FISHER: Zitiert nach STRIECK.
SEYDERHELM: Polyglandulärer Diabetes mellitus. Dtsch. med. Wschr. 1937, 477.
— Aussprache. Verh. dtsch. Ges. inn. Med. 1937, 142.
SOES: Über die Bedeutung außerpankreatischer Faktoren für die diabetische Stoffwechselstörung. Naunyn-Schmiedebergs Arch. 192, 457 (1939).
SRNETZ: Bedeuten die Depotinsuline einen Fortschritt in der Diabetesbehandlung? Med. Klin. 1939, 348.
STEINKE: Zur Brunnenbehandlung der Verdauungs- und Stoffwechselkrankheiten im Kurort. II. Brunnentherapie der Zuckerharnruhr. Med. Welt 1937, 1292.
— Über die diätetische Behandlung des Zuckerkranken im Kurort. Ernährung 2, 140 (1937).
STEPP: Die Zusammenhänge zwischen Vitaminbedarf und Zuckergenuß. Ernährung 3, 196 (1938).
— Über gewisse Beziehungen der Regulation des Kohlehydratstoffwechsels zum Vitaminstoffwechsel. Wien. klin. Wschr. 1940, 617.
STÖTTER: Die Behandlung des Diabetes mit Protamininsulinen. Dtsch. Arch. klin. Med. 182, 413 (1938).

STÖGER: Die Nierenschwelle und ihre Beeinflussung durch Vitamin C. Klin. Wschr. **1940**, 171 u. 630.

STÖRMER: Aussprache über die Praxis der Depotinsulinbehandlung. Med. Klin. **1940**, 1310.

STÖRRING: Über den heutigen Stand der Diabetestherapie. Fortschr. Ther. **1937**, 215; **1938**, 11.

STOLL: Zur Depotwirkung des Nativinsulins. Med. Welt **1939**, 1603.

STOLTE: Die Ernährungsbehandlung des Diabetes. Diskussionsvortrag. Verh. dtsch. Ges. inn. Med. **1937**, 69.

— Behandlung zuckerkranker Kinder. Arch. Kinderheilk. **114**, 193 (1938).

— u. WOLFF: Die Behandlung der kindlichen Zuckerkrankheit bei frei gewählter Kost. Erg. inn. Med. **56**, 154 (1939).

STRAUB, H.: Die Ernährungsbehandlung des Diabetes. Diskussionsvortrag. Verh. dtsch. Ges. inn. Med. **1937**, 81.

STRAUCH: Hypophyse und Zuckerkrankheit. Dtsch. med. Wschr. **1939**, 1715.

STRIECK: Experimentelle und klinische Untersuchungen mit neuen Insulinen. Dtsch. Arch. klin. Med. **182**, 373 (1938).

— Die moderne Insulinbehandlung, insbesondere mit Depotpräparaten. Verh. Ges. Verdgskrkh. **1938**, 248.

— Klinische Erfahrungen über die Anwendung neuer Insuline. Erg. inn. Med. **57**, 546 (1940).

TAEGER: Einige Beobachtungen bei der Depotinsulinbehandlung. Dtsch. med. Wschr. **1939**, 1718.

— u. Danish: Klinische Erfahrungen mit Deposulin. Klin. Wschr. **1937**, 1639.

TAUBENHAUS: Protamin-Zink-Insulin und insulinrefraktärer Diabetes. Wien. Arch. inn. Med. **62**, 55 (1938).

TILLGREN et CARLBORG: Le traitement diabétique par insuline de dépôt et par administration d'insuline très matinale. Acta med. scand. (Stockh.) Suppl. **90**, 73 (1938).

TONUTTI u. WALLRAF: Über die Vitamin B_1-Wirkung im Tierversuch. Klin. Wschr. **1939**, 535.

TOSCHEW: Über die Wirkung des Salyrgans auf den Blutzucker. Wien. klin. Wschr. **1940**, 388.

TRACHSLER: Erfahrungen mit Zink-Protamin-Insulin bei jugendlichen Diabetikern. Schweiz. med. Wschr. **1939**, 869.

UMBER: Erfolge der Depotinsulinbehandlung. Dtsch. med. Wschr. **1938**, 1025.

— Fortschritte in der Depotinsulinfrage. Verh. Ges. Verdgskrkh. **1939**, 241.

— Die Stoffwechselkrankheiten in der Praxis. München-Berlin: J. F. Lehmann 1939.

— Neue Wege der Diabetesbekämpfung. Ther. Gegenw. **1940**, 65.

— Zur Kriegsernährung der Diabetiker. Hippokrates **1940**, 417.

— Aussprache über die Praxis der Depotinsulinbehandlung. Med. Klin. **1940**, 1236.

— STÖRRING u. FÖLLMER: Erfolge mit einem neuartigen Depotinsulin ohne Protaminzusatz (Surfeninsulin). Klin. Wschr. **1938**, 443.

— — u. GLET: Klinische und ambulante Erfahrungen mit verschiedenen Insulindepotpräparaten an 250 Diabetikern. Klin. Wschr. **1938**, 190.

— — u. ENGELMANN: Weitere klinische Erfahrungen an 250 Diabetikern mit dem neuartigen Nativinsulindepot. Klin. Wschr. **1939**, 837.

VEIEL: Über die ambulante Umstellung Zuckerkranker auf Depotinsulin. Med. Klin. **1939**, 1339.

VEIL u. LIPPROSS: „Unspezifische" Wirkungen der männlichen Keimdrüsenhormone. Klin. Wschr. **1938**, 655.

WALINSKI u. HAHN: Erfahrungen mit Depotinsulin „Bayer". Med. Klin. **1939**, 1114.

WEISS u. HESS: Behandlung des Diabetes mit Depotinsulin. Münch. med. Wschr. **1938**, 2009.

WEITZEL: Insulinartig wirkende Substanzen pflanzlicher Herkunft als Hilfsmittel in der Behandlung der Zuckerkrankheit. Landarzt **1940**, 433 u. 441.

WESSKOTT: Die Verwendbarkeit vermindert Leistungsfähiger im Erwerbsleben. III. Der Zuckerkranke. Dtsch. med. Wschr. **1938**, 1548.

— Hat das Insulin die Kurorte bei Behandlung der Zuckerkrankheit überflüssig gemacht? Z. Kurwortwiss. **1**, 7 (1931).

WIENSKOWSKI: Tierexperimentelle Untersuchungen über die blutzuckersenkende Wirkung einer Reihe von natürlichen Mineralwässern und deren Nachahmungen (künstliche Salzgemische). Balneologe **6**, 262 (1939).

Wille: Vitamin C und Kohlehydratstoffwechsel. Dtsch. med. Wschr. **1939**, 1117.

Wilson: Vitamin B_1 und Kohlehydratstoffwechsel. Z. klin. Med. **136**, 77 (1939).

Wohlenberg: Deposulin (Brunnengräber) und kohlehydratreiche Ernährung der Zuckerkranken. Klin. Wschr. **1939**, 1444.

Wuhrmann: Über Insulinwirkung durch rectale Zufuhr mit Suppositorien beim Diabetiker. Schweiz. med. Wschr. **1939**, 787.

Zenker u. Zopff: Der Diabetes mellitus in der Chirurgie. Chirurg **1939**, 787.

Zirwer: Beobachtungen über Insulindepotbehandlung. Klin. Wschr. **1937**, 1121.

I. Einleitung.

Wenn ich mich, entsprechend dem Wunsche der Schriftleitung, der Aufgabe unterzogen habe, eine Übersicht der Ergebnisse und Wandlungen der Diabetesbehandlung in den letzten Jahren zu geben, so bin ich mir dabei der Lücken bewußt, die eine solche zusammenfassende Darstellung gerade auf dem Gebiet des Diabetes in bezug auf vollständige Wiedergabe des gesamten Schrifttums notwendigerweise aufweisen muß. Es ist im Rahmen dieser Abhandlung bei dem Umfang des Schrifttums selbstverständlich nicht möglich, das Thema erschöpfend zu behandeln, ebenso wie es ausgeschlossen ist, auf jede einzelne Arbeit, die auf diesem Gebiet in den letzten Jahren erschienen ist, näher einzugehen. Durch die Einführung der Speicherinsuline in die Behandlung der Zuckerkrankheit ist diese selbst, sowohl was die Insulintherapie als auch was die Diätetik anbetrifft, so einschneidenden Änderungen und Wandlungen unterworfen worden, daß Joslin mit Recht vom Beginn einer neuen Ära, der „Hagedorn-Ära", sprechen konnte. Seit den Jahren 1937/38 wurden über dieses Gebiet eine solche Fülle in- und ausländischer Arbeiten veröffentlicht, daß es weit über den Rahmen dieser Abhandlung hinausgehen würde, wenn aus der Menge dieser Publikationen und verschiedenen Meinungen mehr als die wesentlichen Grundzüge hervorgehoben werden sollten. In bezug auf die Speicherinsuline kann ich mich um so mehr auf die Darstellung der Hauptpunkte beschränken, als bereits Zusammenfassungen dieser Behandlungsweise in den Verhandlungsberichten der Gesellschaft für Verdauungs- und Stoffwechselkrankheiten aus dem Jahre 1938, sowie in den Darstellungen von Reinwein und von Strieck vorliegen, in denen eine Fülle von Einzelheiten enthalten ist. Über Einzelheiten der diätetischen Einstellung geben eine Reihe von ausgezeichneten Lehrbüchern (Umber, Falta, Bertram, Depisch) genaue Auskunft. Die ausländische Literatur war mir infolge des Krieges nur zu einem Teil zugänglich; doch habe ich bereits hieraus den Eindruck gewonnen, daß wesentlich Neues, was von unseren Forschungsergebnissen und Erfahrungen in Deutschland nennenswert abweicht oder unsere Kenntnisse auf dem Gebiete der Diabetestherapie erheblich bereichern könnte, darin nicht enthalten zu sein scheint. Das Fehlen der Kenntnis dieses ausländischen Schrifttums dürfte deshalb weniger eine Lücke im Inhalt dieser Abhandlung als eine solche im Literaturverzeichnis darstellen.

II. Diätetik.

Wie schon erwähnt, hat die Behandlung des Diabetes mellitus durch die Einführung der Speicher- oder Verzögerungsinsuline in die Therapie einen grundlegenden Wandel erfahren. Seit 3 Jahren erscheinen in fast ununterbrochener Folge Mitteilungen, die über die Vorzüge dieser Insuline und ihrer Wirkung

gegenüber dem Altinsulin berichten, ebenso wie von der Industrie immer neue Speicherinsuline in den Handel gebracht werden. Man sollte danach meinen, daß gegenüber dieser neuen Insulintherapie die diätetische Behandlung des Diabetes völlig in den Hintergrund getreten ist und anscheinend keine nennenswerte Rolle mehr spielt. Bestärkt wird man in dieser Meinung dadurch, daß auch bei der Behandlung des Diabetes des Erwachsenen in den letzten Jahren immer wieder die Frage der sog. freien Kost auftaucht, die STOLTE in die Therapie des kindlichen Diabetes unter dem Schutz von Altinsulin eingeführt hat.

Demgegenüber muß mit allem Nachdruck betont werden, daß eine *genaue diätetische Einstellung nach wie vor auch bei Verwendung der Speicherinsuline im Mittelpunkt jeder Diabetesbehandlung* steht, ja daß sie sogar dabei eine noch größere Sorgfalt erfordert als beim Altinsulin. Die meisten Autoren sind wie UMBER, BERTRAM u. a. der Ansicht, daß die Diättherapie „vielleicht noch höherer Sachkenntnis und Aufmerksamkeit bedarf", und daß „ohne Diätbehandlung auch das Insulin auf die Dauer nichts nützt"!

Wenn so unter den Internisten mit wenigen Ausnahmen Einigkeit darüber besteht, daß diätetische Einstellung und genaue Diätvorschriften für den Diabetiker notwendig sind, und daß es nicht angängig ist, dem Kranken selbst die Auswahl von Art und Menge seiner Nahrung zu überlassen, so gehen doch die Ansichten über die zweckmäßigste Art der Ernährung des Zuckerkranken nicht unerheblich auseinander. Leider hat die Polemik über diese Fragen, über die Zweckmäßigkeit einer kohlehydratarmen oder kohlehydratreichen Kost, über den Nutzen oder Schaden von reichlich oder wenig Fett und Eiweiß usw., bei einzelnen Autoren zu einem gewissen Schematismus der Therapie geführt, der bei keiner anderen Krankheit so unangebracht sein dürfte wie gerade beim Diabetes. Ich stimme hierin unbedingt FALTA bei, wenn er feststellt, „daß es *nicht eine* optimale Diät bei der Insulinierung gibt, *sondern viele optimale Diäten*, deren Zusammensetzung von dem jeweiligen Ernährungszustand, von der Art des Falles, von dem Vorhandensein von Komplikationen und vielen anderen Faktoren abhängig ist". Je individueller die Behandlung gehandhabt wird, desto besser ist es für den Kranken, und man kann getrost hinzufügen: Um so befriedigender muß es für den Arzt sein! Es gibt kaum eine Krankheit, die so viel Möglichkeiten der Behandlung bietet wie die Zuckerkrankheit, und erst in der Ausnutzung *aller* dieser Möglichkeiten zeigt sich die Kunst des Arztes. Das besagt keineswegs, daß nicht gewisse Grundregeln als Rahmen der Therapie eingehalten werden müssen, um entsprechende Erfolge zu erzielen; aber innerhalb dieses Rahmens bietet der Diabetes die Möglichkeit, jeden Kranken individuell und andersartig entsprechend seinen Bedürfnissen zu behandeln.

Caloriengehalt der Nahrung.

Im allgemeinen besteht unter den Autoren Einigkeit darüber, daß eine *Überfütterung* des Diabetikers *unzweckmäßig* und für den Verlauf der Krankheit ungünstig ist. Es wird eine *knappe, aber ausreichende Kost* gefordert. Selbstverständlich ist dabei eine Unterernährung ebenfalls zu vermeiden, da bei ihr die Gefahr der Acidose im Hintergrund steht und vor allem die Arbeits- und Leistungsfähigkeit des Diabetikers herabgesetzt, wenn nicht unmöglich gemacht wird. BÜRGER hat aus diesen Gründen zwischen einer Aufbau-, einer Erhaltungs-

und einer Reduktionskost je nach Körperbau, Allgemeinzustand, Stoffwechsellage usw. unterschieden. Schon hieraus ergibt sich die individuelle Behandlung.
Bei jedem Diabetiker soll nach Möglichkeit Normalgewicht unter Berücksichtigung
von Körpergröße, Körpertyp und Lebensalter angestrebt werden. Als Durchschnitt für einen normalgewichtigen Zuckerkranken nennt Poczka Werte von
20 bis höchstens 35 Calorien, Umber von 20—25—30 Calorien pro Kilogramm
Körpergewicht. Bertram führt als Beispiel für einen adipösen Kranken
1400 Calorien pro Tag, für einen Jugendlichen etwa 2400 Calorien an.
Falta steht auf dem Standpunkt, den auch wir häufig für die Kostverordnungen bei der Entlassung unserer Diabetiker aus der Klinik einnehmen, daß es nicht unbedingt notwendig ist, jedem Diabetiker die Calorien
vorzuschreiben. Er nennt den Appetit „einen ausgezeichneten Regulator" und
läßt dem Kranken, abgesehen von besonderen Fällen, die Möglichkeit, neben den
vorgeschriebenen Eiweiß- und Kohlehydratmengen die Zufuhr der Gesamt-
calorien durch Wahl der noch aufzunehmenden Fettmenge je nach Appetit und
Bedarf selbst zu regeln. Das ist in manchen Fällen — wie wir uns selbst überzeugen konnten — auch in bezug auf die Eiweißzufuhr möglich und führt dann
automatisch zu einer Anpassung an Arbeitsmaß und soziale Lage des Kranken,
beides Faktoren, die bei der Kostzuteilung unbedingt zu berücksichtigen sind.
Während der klinischen Einstellung ist es im allgemeinen zweckmäßig, sich an
die von Umber u. a. angegebenen, obengenannten Zahlen zu halten, so daß man
auf Werte von etwa 1800—2500 Calorien pro Tag bei Normalgewichtigen kommt.
Bei abgemagerten Kranken machen wir daneben Gebrauch von einer Aufbaukost
mit höherer Calorienzahl, bei adipösen Diabetikern von einer Entfettungsdiät.
Es ist unbedingt Katsch zuzustimmen, daß sich „die Calorienzufuhr etwas
elastisch an die Arbeits- und Lebensverhältnisse, an deren Wechsel von Tag zu
Tag, von Sommer zu Winter, vom Wochen- zum Sonntag in sinnvoller Weise
anpassen" muß.

Höhe der Kohlehydratzufuhr.

Noch wichtiger als die Frage der Calorienzuteilung ist naturgemäß bei der
Zuckerkrankheit die *Höhe der Kohlehydratzufuhr*, über die die Meinungen nicht
einheitlich sind. Es existieren im großen und ganzen zwei Richtungen, von denen
die eine das klassische Prinzip der Schonung des Inselapparates durch mehr oder
minder starke Beschränkung der Kohlehydratzufuhr, die andere das Prinzip
der Übung durch reichliche Verabfolgung von Kohlehydraten vertritt. Von den
Vertretern des Schonungsprinzips wird dabei betont, daß in Analogie zur Erkrankung anderer Organe die Schonungstherapie auch beim Pankreasdiabetes
eine Leistungssteigerung des Inselorgans in vielen Fällen zur Folge hat, wie die
klassische Diabetesbehandlung beweist, während durch eine dauernde Über-
lastung schließlich ein Erschöpfungszustand mit Zusammenbruch des Stoffwechsels eintreten kann. Die Vertreter der Übungstherapie halten dem entgegen,
daß eine kohlehydratarme Schonungsdiät zur Inaktivitätsatrophie des Inselapparates führt, während durch eine kohlehydratreiche Kost eine Übung und
damit Leistungssteigerung des Pankreas erzielt werden kann. Dem Extrem
dieser letzten Richtung, der von Stolte für die Behandlung zuckerkranker
Kinder eingeführten sog. „freien Kost", haben sich für die Therapie des Diabetes

der Erwachsenen nur ganz vereinzelt Internisten angeschlossen (ERCKLENTZ als „bedingt freie Kost" u. a.). Von den meisten Autoren wird eine Begrenzung und Festlegung der einzelnen Nahrungsstoffe in der Diät des Diabetikers gefordert. Wenn sich nun bis vor wenigen Jahren die Ansichten der Vertreter des „Schonungs- und des Übungsprinzips" in ziemlich schroffer Front gegenüberstanden, so hat man jetzt nach Einführung der Speicherinsuline in die Therapie doch den Eindruck, daß sich diese Fronten etwas aufgelockert und ihre Schroffheit verloren haben. Hinzu kommt, daß durch den Krieg die Kohlehydrate der Hauptnährstoff für die Bevölkerung allgemein geworden sind und damit auch für den Zuckerkranken mehr in den Vordergrund rücken, als es früher der Fall war. Es wird von einigen Autoren (UMBER, GRAFE u. a.) zwar immer noch das „Schonungsprinzip" dem „Prinzip des Trainings" (BERTRAM, BRENTANO u. a.) entgegengesetzt, wobei sich die Frage erhebt, ob derartig krasse Gegenüberstellungen heute noch berechtigt sind; im allgemeinen ist jedoch festzustellen, daß *seit der Einführung der Speicherinsuline in die Diabetesbehandlung eine kohlehydratreichere Kost* verordnet wird, als es vorher beim Altinsulin der Fall war. Man hat den Eindruck, daß nur noch vereinzelt Autoren Anhänger einer ausgesprochen kohlehydratarmen Diät sind, und daß Kostformen von 60—80 g KH. am Tag, wie sie früher nicht selten verabreicht wurden, endgültig der Vergangenheit angehören. HEUPKE ist allerdings auch in dieser Beziehung sehr zurückhaltend; er überschreitet im allgemeinen 100 g KH. am Tag nicht und gibt häufig „nur 100 g Brotwerte" (etwa 70 g KH.). Gaben von 250 g KH. täglich werden von ihm mit der Begründung abgelehnt, daß dabei die Kranken auch nicht arbeitsfähiger sind als mit den kleinen KH.-Mengen. Auch UMBER hält 1—2 g KH. pro Kilogramm Körpergewicht für ausreichend; er weist allerdings darauf hin, daß „die soziale Lage, die Reichhaltigkeit des häuslichen Mittagstisches, individuelles KH.-Bedürfnis hier eine individuelle Rolle spielen". „Wie viele Diabetiker der gehobenen Klassen lehnen es mir ab, mehr als 6—7 Zulagen (i. c. 72—84 g KH.) in ihre Kost aufzunehmen." Mehr als 10 Zulagen (= 120 g KH.) ausschließlich der Gemüse verordnet UMBER nur in vereinzelten Fällen. In seiner neuesten Stellungnahme zu diesen Fragen weist er allerdings darauf hin, daß „die Kriegsernährungsverhältnisse, zumal bei der arbeitenden Bevölkerung, heute zu relativ hoher KH.-Zufuhr (12 Zulagen = 144 g KH. und mehr) zwingen". LITZNER schreibt: „Die tägliche KH.-Menge übersteigt in der Regel niemals 10—12 WBE. (120—144 g KH.)." GRAFE nennt Zahlen von 100—150 g KH. täglich als „Mittelwert".

Gegenüber diesen Kostformen mit noch relativ geringen bis mäßigen KH.-Mengen werden z. B. von BERTRAM in den meisten Fällen 200—250 g KH. täglich verabreicht. Ebenso reichlich KH. gibt anscheinend auch NONNENBRUCH, der die notwendigen „Calorien auf Eiweiß, Fett und KH. so verteilt, daß auf 1 kg Körpergewicht je etwa 1 g Eiweiß und 1 g Fett kommen und der Rest durch KH. gedeckt wird". Nimmt man einen normalgewichtigen Diabetiker von 75 kg an, der eine Kost von etwa 2000 Calorien bekommt, so enthält diese dann etwa 240 g KH. FALTA verabreicht in „manchen und besonders in den hochgradig insulinempfindlichen Fällen 300—400 Semmeläquivalente entsprechend 180—240 g KH., besonders dann, wenn diese Individuen schwer zu arbeiten haben". Auch *Grote* verordnet bei Schwerarbeitern 215—240 g KH.,

hält sich im übrigen aber an eine Tagesmenge von 15 WBE. (= 180 g KH.). Dieser *Durchschnittswert von 180 g KH.* wird *von den meisten Autoren* als zweckmäßig angesehen. So nennen REINWEIN, KATSCH u. a. KH.-Mengen von 150 bis 170 g, DENNIG 150—250 g, STÖRMER 200 g, STRIECK 180—200 g usw. BOLLER gibt ebenfalls 170—190 g KH. an; bei Komplikationen, z. B. Tuberkulose, geht er bis auf das Doppelte. Er führt aus: „Bei der obengenannten Tages-KH.-Menge schien mir auch die Einstellung bzw. Umstellung auf Depotinsulin am leichtesten zu gelingen. Sicher läßt sich der Diabetes auf Dauerinsulin bei kohlehydratarmer Kost viel schwerer einstellen als bei kohlehydratreicher Kost." KATSCH hält stärkere KH.-Belastungen als 150—170 g KH. „vorübergehend für möglich, aber für die Toleranzlage bedenklich". „Dagegen muß der von uns besonders untersuchte Faktor der körperlichen Arbeit neben dem Insulin- und Kostfaktor in der Einstellung Berücksichtigung finden. Wirkliche Schwerarbeiter brauchen und vertragen höhere KH.-Mengen bis zu 300 g."

Diese letzte Feststellung von KATSCH weist wieder mit Recht auf die *individuelle Behandlungsweise jedes einzelnen Diabetikers* und die *Vermeidung jeden Schematismus* hin. Wir stimmen unbedingt BÜRGER zu, der auf dem Internistenkongreß 1937 ausführte: „*Im einzelnen Falle* kommt es nicht auf das KH.-Minimum oder -Maximum, sondern auf das *Kohleoptimum* an." Daß dieses Optimum bei jedem einzelnen Kranken verschieden sein kann, beweisen unter anderem folgende Beobachtungen, die auch wir an der Klinik wiederholt machen konnten. Gibt man gut eingestellten Zuckerkranken eine KH.-Zulage von 60 bis 80 g zu ihrer bisherigen Diät mit mittlerem KH.-Gehalt, so findet sich bei einem Teil eine deutliche Verschlechterung der Stoffwechsellage mit Auftreten einer Glykosurie, Steigerung des Blutzuckerspiegels, Verminderung der KH.-Bilanz

Tabelle 1. Besserung der Stoffwechsellage durch zusätzliche KH.-Zufuhr in einem Falle, Verschlechterung im anderen Falle. (Nach REINWEIN.)

Ernährung	Insulin	Urin	KH.-Bilanz	Blutzucker in 3 stündiger Periode
42 jähriger Mann, seit 1½ Jahren Diabetes.				
120 g KH., 70 g E., 2400 Cal	8.30 Uhr 6.20 „	5,0	115	0,230; 0,150; 0,170 0,200; 0,180
120 g KH., 70 g E., 2400 Cal	8.30 Uhr 6.20 „	8,2	112	0,240; 0,160; 0,160 0,210; 0,185
180 g KH., 70 g E., 2400 Cal	8.30 Uhr 6.20 „	15	165	0,230; 0,170; 0,150 0,200; 0,180
180 g KH., 70 g E., 2400 Cal	8.30 Uhr 6.20 „	3	177	0,210; 0,160; 0,160 0,190; 0,175
36 jährige Frau, seit 3 Jahren Diabetes.				
120 g KH., 60 g E., 2200 Cal	8.30 Uhr 6.30 „	2,0	118	0,300; 0,270; 0,250 0,220; 0,280
120 g KH., 60 g E., 2200 Cal	8.30 Uhr 6.30 „	2,7	117	0,290; 0,250; 0,270 0,230; 0,270
190 g KH., 60 g E., 2200 Cal	8.30 Uhr 6.30 „	20,5	160	0,296; 0,240; 0,280 0,240; 0,265
190 g KH., 60 g E., 2200 Cal	8.30 Uhr 6.30 „	42,0	138	0,300; 0,290; 0,300 0,270; 0,260
190 g KH., 60 g E., 2200 Cal	8.30 Uhr 6.30 „	70,8	110	0,290; 0,350; 0,340 0,300; 0,280

usw., wie man es auch eigentlich erwartet. Bei einem anderen Teil der Diabetiker dagegen wirkt sich unter den gleichen Bedingungen diese Zulage günstig aus; die KH.-Bilanz steigt, die Blutzuckertageskurve reguliert sich teilweise sogar auf ein niedrigeres Niveau ein. Auch ADLERSBERG und PORGES, sowie FALTA haben diese zunächst paradox anmutenden Beobachtungen beschrieben; FALTA weist auf die enorme Steigerung des Glucoseäquivalents des Insulins bei der 2. Gruppe hin und führt sie auf die Dämpfung der Gegenregulation durch die reichlichere KH.-Zufuhr zurück. Danach kommen, wie auch FALTA, UMBER,

Tabelle 2. Steigerung des Glucoseäquivalents des Insulins durch KH.-Zulage bei einem insulinempfindlichen Diabetiker. (Nach FALTA.)

	Zeit	G. K.	S. Ae.	F.	I. B.	D. im A. V.	Gl. Ae.
Br.,	18 Tage	G. K.	120	100	110	154	1,4
20 ♀	22 „	G. K.	400	100	108	310	2,9

GRAFE u. a. betonen, für die KH.-Anreicherung der Kost hauptsächlich Diabetestypen in Betracht, die neben der Pankreasinsuffizienz eine Überfunktion der unter dem Begriff der „Gegenregulation" (FALTA) oder „kontrainsulären Wirkungsgruppe" (HOFF) zusammengefaßten inkretorischen Drüsen wie Nebenniere, Hypophyse, Schilddrüse u. a. aufweisen. Nach FALTA reagiert besonders der insulinüberempfindliche, zur Acidose neigende Diabetiker gut auf derartige KH.-Zulagen.

Aus diesen Feststellungen ergibt sich zwanglos der Schluß, daß es weder angebracht ist, nunmehr bei allen Diabetikern generell die Zufuhr großer KH.-Mengen zu propagieren, wie es von mancher Seite geschieht, ebenso wie nicht jeder Zuckerkranke für eine stärkere Beschränkung der KH. geeignet ist. Vielmehr muß *in jedem Einzelfalle* der Versuch gemacht werden, das *KH.-Optimum unter Berücksichtigung von Alter, Ernährungszustand und Körpertyp, individuellem KH.-Bedürfnis, sozialer Stellung und Beruf, sowie nicht zuletzt der Stoffwechsellage des einzelnen Diabetestyps* herauszufinden. Erst dann kann die Einstellung als „optimal" bezeichnet werden. Jedes Schema jedoch ist vom Übel!

Selbstverständlich widerspricht es diesen Forderungen nicht, große Rahmengrenzen des KH.-Bedarfs des Diabetikers anzugeben; wir haben im allgemeinen die Erfahrung gemacht, daß das Optimum vieler unserer Kranken im Durchschnitt zwischen 170 und 200 g KH. zu liegen scheint, ohne damit feststellen zu wollen, daß nicht in einzelnen, besonders gelagerten Fällen größere oder geringere Mengen von KH. verabreicht werden. Diese Zahlen sollen natürlich nur einen Durchschnittswert für die *Dauerkost* unter dem Schutz von Speicherinsulin darstellen. Wie auch andere Autoren konnten wir häufig die Beobachtung machen, daß es bei manchen Diabetikern, insbesondere wenn diese vorher längere Zeit kohlehydratarm ernährt waren, gelang, durch eine für einige Wochen eingeschobene, sehr kohlehydratreiche Kost („*kurzfristige KH.-Mast*") die Toleranz zu heben, wenn die Glykogendepots aufgefüllt wurden. Besonders bei Zuckerkranken, die vorher mit Insulin schwierig einzustellen waren und starke Schwankungen der Blutzuckertageskurve aufwiesen, fand sich nach Durchführung dieser kohlehydratreichen Diät eine deutliche Besserung der Stoffwechsellage. Auch KESTERMANN u. a. weisen auf ähnliche Beobachtungen hin. Nach den Ansichten der FALTASchen Schule dürfte dieser Effekt, wie schon erwähnt, auf eine Dämpfung

der Gegenregulation bei bestimmten Diabetestypen zurückzuführen sein. Bertram meint, daß „der Grund dieser Stoffwechselverbesserung darin liegt, daß
mit Auffüllung der Glykogenreserven und dadurch bedingter Beseitigung der
Acidose das stets beim Zuckerkranken noch produzierte Eigeninsulin wieder
wirksam wird, nachdem sich vorher seine Wirkung an der Acidose verpufft hatte".
Auch der Erfolg der Hafertage wird darauf zurückgeführt. Diese letztere Anschauung würde sich mit den Ansichten von Dienst über die Abhängigkeit der
Insulinwirkung vom Säurebasenhaushalt decken, auf die ich später noch zurückkommen werde.

Was die *Zusammensetzung der KH.-Mengen aus den einzelnen Nahrungsmitteln*
anbetrifft, so macht sich immer mehr das Bestreben bemerkbar, den Zuckerkranken mit *natürlichen Nahrungsstoffen* zu ernähren. Die verschiedenen Arten
von „Diabetikerbrot", „Diabetikermehl" usw. werden im allgemeinen abgelehnt.
Besonderer Wert wird auf reichliche Zufuhr von Frischgemüse und Obst gelegt.
Das läßt sich zwar in der Praxis in manchen Fällen aus wirtschaftlichen Gründen
nicht immer verwirklichen, ist aber anzustreben.

In den obengenannten Zahlen von 150—200 g KH. am Tag sind im allgemeinen die KH. der *Gemüse* nicht enthalten; ausgenommen sind Wurzelgemüse
und Hülsenfrüchte. Bertram gibt von den kohlehydratärmeren Gemüsen beliebige Mengen; der in den Nährmitteltabellen angegebene KH.-Gehalt wird
vernachlässigt wegen der nicht genau bestimmbaren Resorptionsverhältnisse
dieser Gemüse-KH., die außerdem zum großen Teil aus schwer verdaulicher
Cellulose bestehen. Falta, Depisch u. a. erlauben etwa 600—800 g täglich
hiervon; von kohlehydratreicheren Gemüsen wie Rosenkohl, Rotkraut usw. wird
das erste Kochwasser fortgeschüttet. Selbstverständlich müssen die sehr kohlehydratreichen Hülsenfrüchte, die auch eine nicht unerhebliche Menge Eiweiß
enthalten, mit in die Kost eingerechnet werden; sie sind nur im Rahmen der
Gesamt-KH.-Menge erlaubt. Das gleiche gilt für die *Kartoffel*, die wir *mehr
als früher in unseren Kostverordnungen berücksichtigen*, besonders dann, wenn
es sich um minderbemittelte Volkskreise handelt, die auf dieses billige Nahrungsmittel angewiesen sind. Außerdem enthält die Kartoffel, wie in den letzten
Jahren immer wieder festgestellt wurde, erhebliche Mengen Vitamin C, besonders
in Form der Pellkartoffel, und ergänzt so die Vitaminzufuhr an Stelle des teuren
Obstes. Gerade bei der ärmeren Bevölkerung stößt eine regelmäßige *Obstzufuhr*
wegen der Preisfrage auf Schwierigkeiten, wenn wir auch möglichst bemüht
sind, die Dauerkost der Zuckerkranken mit diesem Nahrungsmittel auszu-
gestalten. Man darf sich nur nicht der Illusion hingeben, daß der Kranke auch
nach seiner Entlassung in jedem Fall sich die gleich großen Obstmengen täglich
erlauben kann, die ihm im allgemeinen in den Kliniken verabreicht werden.
Soweit es die soziale Lage zuläßt, verordne ich 20—30 g KH. täglich in Obst,
wobei ich mir darüber im klaren bin, daß damit die mengenmäßige Angabe wegen
des außerordentlich schwankenden KH.-Gehalts je nach Reifung und Obstsorte
nur eine angenäherte ist, worauf auch Falta u. a. hinweisen. Malten hält
die Ernährung des Diabetikers mit Gemüse, Kartoffeln, Obst und Vollkornbrot
deshalb für besonders wichtig, weil sie „schwer lösliche Nahrungsmittel" darstellen im Gegensatz zu den „leicht löslichen" des Weißbrots, der Nudeln, Kuchen
und Kompotte. Nach seiner Ansicht ist diese Art der Ernährung gerade bei den

protrahiert wirkenden Speicherinsulinen erforderlich, da dem langsamen Zustrom des Insulins auch eine langsame Resorption der KH. entgegenstehen muß, während schnell resorbierbare KH. eine hyperglykämische „Spitze" hervorrufen und zur Glykosurie führen. BRAUCHLE und andere Ärzte der naturheilkundlichen Richtung propagieren für die Diät des Diabetikers vorwiegend eine Kost aus rohem Obst, Nüssen, rohen und gedämpften Gemüsen usw., um damit „dem Organismus einen starken Basenüberschuß zuzuführen" und ein Gegengewicht gegen die Acidose zu haben. Sie weisen besonders auf die „heilende Rohkostwirkung" hin. Abgesehen von der Fraglichkeit der letzten Behauptung wird natürlich eine solche Kost in vielen Fällen auf Schwierigkeiten äußerer Art stoßen.

Brot verabreicht man am besten in Form von Kommißbrot, Schwarzbrot oder Vollkornbrot; Weißbrot geben wir nur ausnahmsweise bei Magen-Darmstörungen oder ähnlichen Komplikationen. Wir gebrauchen deshalb auch nicht die Bezeichnung „Weißbroteinheit", sondern lehren unsere Kranken, nach „Kohlehydraten" zu rechnen. „Diabetikerbrot", Grahambrot oder ähnliches wird von uns nicht verordnet, da es keinerlei Vorteile bietet, wie auch UMBER, BERTRAM u. a. betonen. Der Brotgehalt der Nahrung wechselt bei jedem unserer Diabetiker, je nach persönlichen Wünschen, individuellem KH.-Bedürfnis, Beruf, Alter usw. Schwerarbeiter bekommen, sofern es ihre Einstellung erlaubt, im allgemeinen mehr Brot, zumal wenn sie den ganzen Tag über von Hause fort sind. Aus diesen Gründen ist auch auf eine zweckmäßige Brotverteilung großer Wert zu legen; ich komme später darauf zurück. Im allgemeinen versuche ich, mindestens 70 g KH. täglich in Brot zu verabfolgen. BERTRAM gibt als Mindestmaß seiner Standarddiät 6 WBE. (= 72 g KH.) an; die Standardkost von DEPISCH enthält 3 Semmeln (= 72 g KH.). STRIECK verabreicht etwa die Hälfte der KH. in Brot, den Rest in Gemüse und Obst. Es gilt aber auch hier, was ich schon des öfteren betonte, daß man den individuellen, zum Teil landschaftsgebundenen Bedürfnissen des Kranken und seinen Eßgewohnheiten Rechnung tragen muß.

Fett- und Eiweißgehalt der Kost.

Ebenso wie die Frage nach der Größe der KH.-Zufuhr ist diejenige nach der *Verteilung der Calorien auf die einzelnen Nahrungsstoffe* immer von Bedeutung gewesen. Wenn sich auch hierin, im Gegensatz zu der obenerwähnten KH.-Anreicherung der Kost des Diabetikers, in den letzten Jahren keine nennenswerten Wandlungen vollzogen haben, so ist doch die Auffassung über die *dem Diabetiker zuträglichsten Fett- und Eiweißmengen* nicht ganz einheitlich. Prinzipiell besteht sowohl die Möglichkeit, dem Zuckerkranken beide Nahrungsstoffe gleichmäßig in adäquaten Mengen zu verabreichen, als auch ihm jeweils den einen oder anderen von beiden weitgehend zu beschränken und ihn so mit einer vorwiegend KH. und Fett oder KH. und Eiweiß enthaltenden Kost zu ernähren. Diese letztere Form, das sog. *Zweinährstoffsystem*, hat sich im allgemeinen sehr gut bewährt, besonders dann, wenn es sich um die rein diätetische Behandlungsweise der Zuckerkrankheit handelte. So bevorzugen GRAFE, UMBER u. a. bei Normalgewichtigen eine mehr fettreiche Diät, während KATSCH, BERTRAM, GROTE u. a. auf dem Standpunkt stehen, daß eine Beschränkung des Fettes in

der Diät des Diabetikers zweckmäßig ist. Allerdings ist es doch wohl nicht so, wie STÖRRING meint, daß KATSCH u. a. „fast ausschließlich die fettarme, protein-reiche Diäteinstellung verwenden"; denn gerade KATSCH weist darauf hin, daß durchschnittlich die Kost des normalen Menschen nur etwa 100 g Fett täg-lich enthält, und daß man die gleiche Menge auch dem Diabetiker zubilligen sollte. Von einer ausgesprochen „fettarmen" Kost kann also nicht die Rede sein. Auch BERTRAM überschreitet im allgemeinen 100 g Fett pro Tag nicht. Er weist dabei auf die Gefahr der Acidose hin, sowie auf die Ansicht von BOLLER, daß das in den Fetten reichlich enthaltene Vitamin A die Wirksamkeit des Insulins herabsetzt. Nach UMBER sind jedoch die Fette, entsprechend der von ihm geforderten Beschränkung der KH., „von größter Bedeutung für die Ernährung der Diabetiker"; eine Einschränkung zugunsten des Eiweißes oder der KH., wie z. B. PORGES und ADLERSBERG sie fordern, wird abgelehnt. Selbstverständ-lich gilt dies nur für normalgewichtige Diabetiker; STÖRRING aus der UMBER-schen Klinik weist darauf hin, daß bei adipösen Zuckerkranken eine „stark fett-beschränkte, eiweißreichere Kost" verabfolgt wird.

NONNENBRUCH nennt je 1 g Eiweiß und Fett pro Kilogramm Körpergewicht; das ist also eine fettarme Diät mit mittlerem Eiweißgehalt. Auch UMBER gibt mittlere Eiweißmengen von 1 g pro Kilogramm Körpergewicht; GRAFE hält 75 bis 100 g Eiweiß täglich für ausreichend. Ein Teil dieses Eiweißes ist selbst-verständlich dabei pflanzlicher Herkunft; von UMBER wird der Wert durchschnitt-lich mit etwa $^1/_7$ des Gesamteiweißes angegeben. Von naturheilkundlicher Seite (BRAUCHLE, DILCHER u. a.) wird eine weitgehende Beschränkung, sogar völliger Entzug des tierischen Eiweißes zugunsten des pflanzlichen gefordert; allerdings wird das Eiweiß der Milch und ihrer Produkte nicht als „so schädlich" ange-sehen. FALTA verordnet *beim mit Insulin behandelten Diabetiker eine gemischte Kost*; er steht auf dem Standpunkt, daß es am zweckmäßigsten ist, „dem Dia-betiker dabei eine Kost zu geben, in der das *Verhältnis von KH. zu Eiweiß zu Fett annähernd dasselbe ist wie in der Durchschnittskost normaler Menschen*". FALTAS Standardkost enthält etwa 100 g Eiweiß und 100—150 g Fett. Bei be-stimmten, „eiweißempfindlichen" Fällen, z. B. schweren Acidosen, wird jedoch die Eiweißzufuhr stärker beschränkt zugunsten der KH.-Menge.

Wir können der Ansicht FALTAS über die Annäherung der Diät des Zucker-kranken an die Kost gesunder Menschen durchaus zustimmen. Auch wir ver-suchen immer wieder, die Kost unserer Diabetiker der normalen menschlichen Ernährungsweise anzugleichen; 60—80 g Eiweiß und 100—120 g Fett sind bei unseren normalgewichtigen Diabetikern die Regel. Selbstverständlich wird daneben von Fettzulagen bei Abgemagerten, sowie von einer fettarmen, eiweiß-reicheren Abmagerungskost bei Adipösen Gebrauch gemacht.

Wenn sich *diese Ausführungen* über die Verteilung von KH., Fett und Eiweiß in der Diät des Diabetikers hauptsächlich und vorwiegend auf die *Dauerkost bei Insulin- bzw. Speicherinsulinbehandlung* bezogen haben, so gibt es daneben noch eine ganze Reihe von Kostformen, die als *Einstellungsdiät* mehr der kurz-fristigen Behandlung in der Klinik oder auch besonders ausgewählten Fällen vorbehalten sind. Es sind dies Schalttage, Gemüse- und Obsttage, strenge Tage, Hafer- und Mehlfrüchtekuren, Saftfasten usw., die bei entsprechender Indi-kationsstellung immer noch ihre Berechtigung haben. Wie viele andere Autoren

machen wir bei geeigneten Fällen immer wieder davon Gebrauch. Sie sind und bleiben aber, zumal im Zeitalter der Speicherinsuline, „Schaltdiäten"; als Dauerkost bekommt der Zuckerkranke heute mehr und häufiger als früher eine *Diät, die der Ernährung des gesunden Menschen angeglichen ist* und die Gewähr dafür bietet, ihn nach Möglichkeit *arbeits- und leistungsfähig* zu erhalten. Dabei ist wesentlich, worauf auch REINWEIN neuerdings wieder hinweist, „daß eigentlich jeder Kranke praktisch seine individuelle Behandlungsweise verlangt, die im voraus nicht immer und niemals schematisch angegeben werden kann".

„Freie Kost" bei Erwachsenen.

In diesem Zusammenhang sei abschließend noch auf die sog. *freie Kost* eingegangen, die von STOLTE in die Behandlung des kindlichen Diabetes eingeführt wurde und deren Anwendung sich auf pädiatrischer Seite eine ganze Reihe von Ärzten angeschlossen hat. Bei einer Rundfrage BÜRGERs im Jahre 1937 sprachen sich von 28 Kinderklinikern 12 für die freie Diät aus. Von internistischer Seite wird sie jedoch *in der Therapie des Diabetes des Erwachsenen* fast einhellig *abgelehnt;* nur vereinzelt finden sich unter den Internisten Anhänger dieser Ernährungsform (ERCKLENTZ, HEGLER, REYE u. a.). UMBER, GRAFE u. a. haben darauf hingewiesen, daß die freie Kost die für jeden Diabetiker notwendige Diätdisziplin untergräbt, und daß durch die dauernden und unausbleiblichen starken Blut- und Harnzuckerschwankungen und die damit verbundene Überbeanspruchung des Pankreas die Toleranz mit der Zeit sicher verschlechtert wird. Wenn auch, wie oben erwähnt, von verschiedenen Seiten eine Annäherung der Kost des Diabetikers an die Ernährung des gesunden Menschen mit Recht gefordert wird, so sind sich doch fast alle Autoren darüber einig, daß eine *dauernd gleichmäßige Zusammensetzung der Diät für den Erwachsenen unerläßlich* ist. Das ist bei der freien Kost, die Auswahl und Menge der Nahrungsmittel dem Kranken überläßt, keineswegs der Fall. Abgesehen davon ist, wie STOLTE selbst zugibt, die Durchführung der freien Kost nur bei intelligenten Menschen möglich. Ob sie tatsächlich eine psychische Entlastung, jedenfalls für den erwachsenen Kranken bedeutet, — ein Punkt, der von ihren Verfechtern an erster Stelle ins Feld geführt wird —, erscheint sehr fraglich. Unseres Erachtens stellt eine dreimal täglich durchzuführende Urinkontrolle mit nachfolgender Entscheidung über Notwendigkeit und gegebenenfalls Höhe der nächsten Insulindosis eher eine psychische Belastung als Entlastung dar, die durch die „Freiheit" der Kost keineswegs aufgewogen wird. Die meisten Kranken fühlen sich zweifellos mit einer fest umrissenen Diät- und Insulineinstellung, die ihnen jede eigene Entscheidung abnimmt, wohler, weil sie wissen, daß ihnen bei Einhaltung der Vorschriften keine unangenehmen Zwischenfälle passieren können. Durch die Einführung der Speicherinsuline ist übrigens die Frage der freien Kost wieder sehr in den Hintergrund getreten, da eine Anwendung dieser Insuline nach freiem Ermessen des Kranken selbst kaum in Frage kommen dürfte, wenn Zwischenfälle vermieden werden sollen. Außerdem bringen gerade die Speicherinsuline mit ihrer Herabsetzung der Spritzenzahl usw., wie wir noch sehen werden, weitgehend die „psychischen und physischen Erleichterungen", die als Vorteile der freien Kost gerühmt werden.

III. Speicherinsuline.

Wenn ich den Abschnitt über Speicher- oder Verzögerungsinsuline in dieser Abhandlung vor den des Altinsulins setze, so geschieht das bewußt und mit Absicht. Es soll damit die Bedeutung hervorgehoben werden, die diesen neuartigen Insulinen schon jetzt in der Therapie des Diabetes zukommt; sie haben sich in der relativ kurzen Zeit weniger Jahre bereits den ersten Platz erobert und die Anwendung des Altinsulins weitgehend zurückgedrängt und auf wenige, eng umschriebene Indikationsstellungen beschränkt.

Im Rahmen dieser Arbeit ist es nicht möglich, die Fülle von Publikationen, die die Einführung der Speicherinsuline in die Diabetestherapie hervorgerufen hat, auch nur einigermaßen erschöpfend zu behandeln, ebenso wie die Zusammenstellung der Literatur keinen Anspruch auf absolute Vollständigkeit machen kann. Es besteht aber hierfür auch keine zwingende Notwendigkeit insofern, als bereits in einigen zusammenfassenden Arbeiten (REINWEIN, STRIECK) eine genaue Darstellung der Entwicklung der Speicherinsuline mit allen Einzelheiten und von den ersten Anfängen an gegeben worden ist, wobei meiner Kenntnis nach die gesamte Weltliteratur weitgehend Berücksichtigung gefunden hat. Ich sehe meine Aufgabe vor allem darin, die wesentlichsten Gesichtspunkte der Diabetestherapie mit Speicherinsulinen noch einmal herauszuheben und dabei vor allem ihre Weiterentwicklung und Verbesserung in den letzten 2—3 Jahren darzulegen.

Insuline mit Zusatz gefäßkontrahierender Mittel.

Man unterscheidet in der Entwicklung der Speicherinsuline *zwei große Gruppen* nach dem *Prinzip*, auf dem die *Verzögerung der Insulinwirkung im Organismus* beruht und durch das sie hervorgerufen wird. Der eine Weg, den man beschritten hat, um diese Verzögerung zu erreichen, besteht darin, daß durch *Zusatz eines gefäßkontrahierenden Mittels zum Insulin* die Resorption aus dem injizierten Bezirk gedrosselt und verlangsamt wird. Auf diesem Prinzip sind die Versuche mit Zusatz von Pituitrin (WERNER und MOGNIO), von Adrenalin (W. CLAUSEN) und von Hypophysin im Deposulin „Brunnengräber" aufgebaut. Das Adrenalininsulin „Novo" (CLAUSEN) wird heute in Deutschland nicht mehr verwandt und, soweit mir bekannt ist, auch von der Herstellerfirma nicht mehr in den Handel gebracht. Dagegen befindet sich das *Deposulin „Brunnengräber"* als einziges Verzögerungsinsulin dieser Gruppe noch im Gebrauch. Über seinen Wert und seine Brauchbarkeit liegt eine Reihe von zum Teil schon älteren Publikationen vor (SCHWEERS, ZIRWER, TAEGER und DANISH, HOLLAND und WEYER, SCHRAMM, SCHRANK u. a.), die über gute Erfolge mit diesem Insulin berichten. Bei leichten und mittelschweren Diabetikern soll es möglich sein, 2 oder 3 Injektionen Altinsulin durch 1 Deposulininjektion zu ersetzen. SCHWEERS verwandte dabei maximal Einzeldosen von 120 E. und gibt an, daß die stärkste Wirkung nach 6—8 Stunden einzutreten pflegt. SCHRANK überschreitet 100 E. pro Injektion nicht. Auch die Gesamtmenge des Deposulins soll nach HOLLAND und WEYER, SCHRANK u. a. etwas geringer sein als die beim gleichen Patienten verwandte Menge Altinsulin. Wesentlich ist nach Ansicht aller dieser Autoren eine Verschiebung und Verteilung der KH.-Gaben auf den Vormittag und Mittag bei Insulinverabreichung am Morgen, sowie eine streng subcutane Injektion des

Präparates. Nach Schramm ist es zweckmäßig, „am Abend gar keine KH. mehr zu geben"; auch Schweers empfiehlt Einschränkung der KH. bei der Abendmahlzeit. Diese Forderung ergibt sich aus dem Wirkungsmaximum des Deposulins nach etwa 6—8 Stunden. Schrank sah bei „einer gut ausbalancierten Diät-Deposulineinstellung meist schon nach einigen Tagen eine weitere Toleranzbesserung eintreten, die einen langsamen Deposulinabbau gestattet". Schramm weist darauf hin, daß „bei den schweren Fällen, die 60 und mehr Einheiten Insulin benötigten, mehr Schwierigkeiten zu überwinden" waren. Ohne geeignete Verschiebung auf die erste Tageshälfte treten hypoglykämische Erscheinungen auf, die übrigens auch bei nicht streng subcutan durchgeführter Injektion gesehen wurden. Unter den neueren Arbeiten konnte Wohlenberg nachweisen, daß unter Deposulin eine Assimilation größerer KH.-Mengen möglich war;

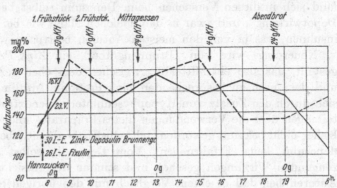

Abb. 1. Vergleich der Blutzuckerwirkung von Zink-Deposulin mit einem Protamin-Zink-Insulin. (Nach Beckmann und Weitzsäcker.)

Deposulin wurde dabei meist in 2 Injektionen verabreicht, um ein zu starkes Absinken des Blutzuckers zu vermeiden.

Im Gegensatz zu diesen angeblich relativ günstigen Ergebnissen steht heute die überwiegende Zahl der Autoren auf dem Standpunkt Umbers, „daß *die mit inkretorischen Substanzen* (Adrenalin, Pituitrin) *kombinierten Insuline keinen Depotcharakter* haben". Auch Deposulin wird von Umber und seinen Mitarbeitern abgelehnt, da die Depotwirkung nicht ausreichend war und schwere Reaktionen nicht zu vermeiden waren. Beckmann und Weitzsäcker kommen zu dem Ergebnis, daß sich „wohl eine leichte Einsparung an Insulineinheiten und Erhöhung der KH.-Zufuhr erreichen" ließ; „im Gesamtresultat befriedigt jedoch das Deposulin nicht". Dem Zink-Protamin-Insulin gegenüber erwies es sich deutlich unterlegen. Auch Heinsen und Reinwein, Bertram, Strieck u. a. betonen diese Unterlegenheit gegenüber dem Zink-Protamin-Insulin; sie weisen außerdem auf den *Nachteil der streng subcutanen Injektion* hin, die von vielen Patienten nicht sachgemäß durchgeführt werden kann und dann zu hypoglykämischen Erscheinungen Veranlassung gibt. Katsch, Litzner, Boller u. a. lehnen Deposulin ebenfalls ab, da es gegenüber dem Altinsulin nur geringe Vorteile besitzt; nach Katsch soll seine Wirkung nur 12 Stunden lang anhalten.

„Eine wesentlich bessere Depotwirkung mit dem *Zinkdeposulin,* als wir sie von Deposulin allein gesehen hatten", beschreiben Beckmann und Weitzsäcker. Sie fanden eine deutliche Besserung der Stoffwechsellage mit diesem neuen Insulin; die Blutzuckertageskurven sollen denen des Zink-Protamin-Insulins ähneln. Es handelt sich bei diesem Präparat um einen Abkömmling des Deposulins, ein Insulin also, dem neben Hypophysenhinterlappenextrakt entsprechend den Ver-

suchen von Scott und Fisher noch ein *Zinksalz* zugesetzt worden ist, wodurch eine Steigerung und Verstärkung der Wirkungsverzögerung erzielt werden soll. Auch von *Brentano* wird über gute Erfolge mit Zinkdeposulin berichtet; er lehnt andere Speicherinsuline, die eine Eiweißkomponente enthalten, wegen der angeblichen Gefahr der allergischen Reaktion ab. Martin ist im Gegensatz zu Beckmann und Weitzsäcker der Ansicht, daß — auf Grund von Tierversuchen — „Zinkdeposulin keinen Fortschritt gegenüber Deposulin" darstellt; die Verzögerungswirkung soll sogar noch geringer sein als beim Deposulin. Allerdings fand sich in diesen Versuchen beim Deposulin selbst bereits eine „vollwertige Depotwirkung", und zwar in dem gleichen Maße wie bei den übrigen Speicherinsulinen, was ja von den meisten Autoren bestritten wird.

Neuerdings wird von „Brunnengräber" ein *Zink-Protamin-Deposulin* hergestellt, das also ein Mittelding zwischen dem eben genannten Zinkdeposulin und dem noch zu besprechenden Zink-Protamin-Insulin darstellt, von dem es sich durch den Zusatz von Hypophysenhinterlappenextrakt unterscheidet. Mitteilungen über die Verwendungen dieses Präparates und seines Wertes sind mir bisher nicht bekannt geworden. Ich selbst habe damit, ebenso wie mit dem Zinkdeposulin, keine Erfahrungen. Vom Deposulin selbst habe ich keine überzeugenden Wirkungen gesehen und stimme der Ansicht der meisten anderen Autoren bei, daß es einem Vergleich mit den übrigen Speicherinsulinen nicht standhält.

„Echte" Speicherinsuline.

Während man nach Bertram Insuline, deren Resorptionsverzögerung auf dem Zusatz vasoconstrictorischer Mittel basiert, nicht als Depotinsuline bezeichnen sollte, hat man bei den „*eigentlichen*" Speicherinsulinen im Gegensatz zu den eben genannten einen anderen Weg beschritten, um eine Verlangsamung der Resorption zu erreichen: Entsprechend den grundlegenden Versuchen Hagedorns und seiner Mitarbeiter wird das *Insulin an einen sog.* „*Resorptionsverzögerer*" (Bertram) *gebunden*, so daß eine *schwer lösliche Verbindung* entsteht, aus der das Insulin nur langsam im Gewebe frei wird und somit auch erst langsam und protrahiert seine Wirkung entfalten kann. Alle diese „echten" Speicherinsuline haben infolgedessen eine gewisse „Anlaufszeit", bevor überhaupt eine Wirkung eintritt; sie besitzen weiterhin natürlich ein „Wirkungsmaximum", das sich über eine gewisse Zeit erstrecken kann und dem sich die „Auslaufszeit" anschließt, in der die Insulinwirkung langsam nachläßt. Die Wirkungsdauer der einzelnen Speicherinsuline soll verschieden sein.

Protamin- und Zink-Protamin-Insulin.

Auch bei den den einzelnen Speicherinsulinen als „*Resorptionsverzögerer*" zugrunde liegenden Stoffen handelt es sich um *ganz verschiedenartige Substanzen*. Praktische Bedeutung gewannen zuerst die Untersuchungen von Hagedorn, Jensen und Krarup, die, entsprechend früheren Versuchen von Bertram, de Jongh und Laqueur, eine *Verbindung des Insulins mit bestimmten Eiweißkörpern, den basischen Protaminen*, vornahmen. Sie fanden, daß bei Kuppelung von Insulin an Mono-, Di- oder Triprotamine (Kossel) eine in Wasser unlösliche Verbindung entsteht, die nach Injektion im Organismus ein Depot im Gewebe

bildet, aus dem, wahrscheinlich durch fermentative Tätigkeit der Körperzellen, Insulin langsam abgespalten wird. So kommt es zu einer langsamen und lang dauernden Abgabe von Insulin an das Blut und damit zu einer protrahierten Wirkung auf den Zuckerhaushalt. Am besten bewährte sich dabei ein Protamin aus dem Sperma der Regenbogenforelle; aber auch andere Eiweißkörper, wie Spermin (Scott und Fisher), Histon (Boulin und Bonnet) usw., wurden an Insulin mit guter Wirkung gekoppelt. Auf Einzelheiten der Entwicklung der verschiedensten Präparate soll hier nicht näher eingegangen werden; sie sind bei Reinwein, Strieck, Stötter u. a. ausführlich beschrieben. Das *Protamininsulin* Hagedorns wurde, außer von ihm selbst, besonders in Amerika (Joslin und Mitarbeiter u. a.) und England (Himsworth u. a.) verwandt; in Deutschland war es nicht im Handel, so daß es nur wenigen Autoren (Umber, Störring und Glet, Stötter u. a.) zur Verfügung stand. Die Erfahrungen mit diesen Speicherinsulinen waren bereits ausgezeichnete: Es gelang, eine Vervielfachung der Wirkungsdauer bei Verminderung der Injektionsdosis und -zahl zu erzielen; noch 14 Stunden nach Verabfolgung des Protamininsulins konnte eine deutliche Wirkung auf den Blutzucker nachgewiesen werden. Bei entsprechender Änderung der KH.-Verteilung, die bei dem veränderten Wirkungsmechanismus notwendig war, sah man eine Hebung der KH.-Toleranz und konnte im allgemeinen die KH.-Zufuhr steigern.

Eine Vermehrung dieser Vorteile und damit eine Verbesserung erfuhr das Protamininsulin durch die Untersuchungen von Scott und Fisher, die eine weitere Verlängerung der Wirkungsdauer durch Zusatz kleinster Zinkmengen erzielen konnten. Auch andere Metalle, wie Nickel, Kobalt, Kupfer usw., haben eine ähnliche Wirkung, auf die ich später noch zurückkommen werde. Dieses neue Insulin, das sog. *Protamin-Zink-Insulin*, fand aus kommerziellen Gründen ebenfalls zuerst Eingang in den skandinavischen Ländern, in Amerika sowie in England. In Deutschland erschien als erstes Präparat im Handel das Zink-Protamin-Insulin „Novo"; über Erfahrungen damit berichteten beim kindlichen Diabetes zuerst Frey, beim Diabetes des Erwachsenen Falta und Heinsen und Reinwein. Schon von diesen Autoren wurde auf die Vorteile des Zink-Protamin-Insulins „Novo" gegenüber dem Altinsulin hingewiesen, die sich weitgehend mit den Erfahrungen der ausländischen Forscher (Hagedorn, Joslin u. a.) deckten und in der Folgezeit in einer großen Anzahl von Veröffentlichungen ihre Bestätigung fanden. Von diesen seien nur genannt: Kestermann und Schleining, Boller und Pilgerstorfer, Köster, Bertram, Umber und Mitarbeiter, Robbers und Stoll, Constam, Becker-Freyseng und Veiel, Strieck, Banse, Oeller, Berning, Beckert, Baumgärtl, Grafe, Beckmann und Weitzsäcker, Stötter, Srnetz, Veiel, Lehrmund, Horn, Schramm, Dänzer und Wernly und viele andere Autoren. Ein Teil dieser Untersuchungen wurde mit dem Protamin-Zink-Insulin „Degewop" durchgeführt, das auf dem gleichen Prinzip wie das Zink-Protamin-Insulin „Novo" basiert; die Wirkung dieser beiden Speicherinsuline wird deshalb von den meisten Autoren als gleichartig angenommen. Das gleiche dürfte für das Fixulin „Schering" Gültigkeit haben, über das Beckmann und Weitzsäcker berichteten. Allerdings hat es den Nachteil, daß die Pufferlösung erst kurz vor der Injektion zum eigentlichen Speicherinsulin hinzugesetzt werden muß, was für den Kranken unbequem ist

und zu Ungenauigkeiten in der Dosierung führen kann. Die anderen beiden Zink-Protamin-Insuline stellen dagegen eine fertige Suspension des Insulinniederschlags mit der Pufferlösung in einer einzigen Ampulle dar. Auf Einzelheiten der Wirkungsweise wird später im Zusammenhang mit den übrigen Speicherinsulinen eingegangen.

Surfeninsulin.

Eine *andere Zusammensetzung* als diese Zink-Protamin-Insuline hat das *Depotinsulin „Bayer"*, bei dem die protrahierte Wirkung nicht durch Zusatz eines Eiweißkörpers, sondern einer chemischen Substanz, des Tiefenantisepticums *Surfen* (Bis-methyl-aminochinolylcarbamidhydrochlorid) erreicht wird. Auch dieses Präparat, bei dem als Vorzug das Fehlen des Eiweißes und damit einer möglichen anaphylaktischen Reaktion hervorgehoben wird, wurde ebenfalls von einer ganzen Reihe von Autoren, als ersten UMBER und seinen Mitarbeitern, untersucht und von ausgezeichneter Depotwirkung befunden (UMBER, STÖRRING und FÖLLMER, GOTTLEBE, BANSE, MALTEN, OELLER, WALINSKI und HAHN, BECKMANN, BECKERT, BAUMGÄRTL, HORN, SCHRAMM, HOLLAND und WEYER, SRNETZ, GRAFE, STRIECK, ROBBERS und STOLL u. a.). Das Surfeninsulin stellt, ebenso wie die Protamin-Zink-Insuline, eine kolloidale Suspension in einer wässerigen Lösung dar und muß gleichfalls vor der Injektion durch Schütteln gleichmäßig verteilt werden.

Neuerdings erscheint das Surfeninsulin auch als *Depotinsulin „Klar"* im Handel. Dieses Präparat stellt nicht mehr eine Suspension, sondern eine klare Insulin-Surfen-Lösung dar, wodurch kleine technische Nachteile bei der Injektion, die evtl. der trüben Suspension anhaften können, vermieden werden sollen. Das Depotinsulin „Klar" flockt infolge der Änderung des p_H im Gewebe wieder aus und bildet so, ebenso wie die übrigen Speicherinsuline, ein Depot, aus dem das Insulin dann langsam abgespalten wird. BANSE und HAAGER berichten über die gleichen guten Eigenschaften, die auch dem Depotinsulin „Bayer" zugeschrieben werden. Auch GRAFE weist auf seine Vorzüge hin.

Nativinsulin.

Neben diesen beiden Speicherinsulinen wird von „Bayer" noch das *Nativinsulin* hergestellt, bei dem es sich um eine Fraktion handelt, die außer Magnesiumchlorid (an Stelle von Zinkchlorid) *keinen weiteren Zusatz als Resorptionsverzögerer* enthalten soll[1]. Sie wird bei neutraler Reaktion aus Kälberpankreas extrahiert — die Extraktion des Altinsulins erfolgt bei saurer Reaktion — und soll möglicherweise „die native, d. h. im Organismus physiologisch vorliegende Speicherform des Pankreashormons" darstellen. Zufolge seiner Extraktionsmethode dürfte ihm noch *Begleiteiweiß des Schlachttieres* anhaften, so daß sich ein weiterer Eiweißzusatz natürlich erübrigt. Seine Depotwirkung ist wohl, außer auf den Magnesiumzusatz, auf diese Eiweißbeimengung zurückzuführen. UMBER, STÖRRING und ENGELMANN, STOLL, IRLE, BECKMANN und WEITZSÄCKER, HORN, OELLER u. a. berichten über gute Erfolge.

---

[1] *Anmerkung bei der Korrektur.* Aus einer inzwischen erschienenen Mitteilung von UMBER (Diabetesbehandlung und Depotinsulin. Klin. Wschr. **1941**, 558) geht hervor, daß *auch* das *Nativinsulin* ebenso wie die Protamin-Zink-Insuline neben Magnesium einen *Zusatz von Zink* enthält.

Neuerdings wird von „Degewop" das *Neoinsulin* als neues Speicherinsulin hergestellt, das nach einer Mitteilung von LASCH die gleiche Wirkung haben soll wie die Zink-Protamin-Insuline. Auch UMBER hält es für „gut verträglich und wirksam". *An Stelle des Eiweißzusatzes* enthält es ein *basisches Lipoid*, dessen Stickstoffgehalt nur 1,2% beträgt, also praktisch eiweißfrei ist. Weitere Erfahrungen mit diesem Insulin liegen anscheinend noch nicht vor.

Schädlichkeit der verschiedenen Zusätze der einzelnen Insuline.

Bei der Vielzahl dieser verschiedenen Speicherinsuline erhebt sich die Frage, ob ihr Vorhandensein wirklich einem therapeutischen Bedürfnis entspricht und ob eine Berechtigung dafür vielleicht in einer verschiedenartigen Wirkung der einzelnen Insuline begründet ist. Nach der Art ihrer Zusammensetzung stehen sich die *Speicherinsuline mit und ohne Eiweißzusatz*, sowie *mit und ohne Metallbeimengung* gegenüber. Eiweißkörper enthalten die Zink-Protamin-Insuline und das Nativinsulin; eiweißfrei sind Surfen- und Neo-Insulin. Zink findet sich ebenfalls in den Zink-Protamin-Insulinen, während das Nativinsulin an seiner Stelle Magnesium enthält[1]. Birgt nun dieser Eiweiß- oder Zinkgehalt oder der Surfenzusatz die Möglichkeit irgendwelcher Schädlichkeiten oder Gefahren in sich und bestehen auch sonst Unterschiede in der Wirkung der einzelnen Speicherinsuline?

Eiweißzusatz.

Was die erste Frage anbetrifft, so ist es zunächst rein theoretisch denkbar, daß der Zusatz eines körperfremden Eiweißes die Möglichkeit einer Sensibilisierung und anaphylaktischen Reaktion bietet. In den vergangenen 10—15 Jahren war es immer das Bestreben der Industrie, möglichst ein hochgereinigtes, von Ballasteiweißstoffen freies Insulin herzustellen, um diese allergischen Erscheinungen, die bei den ersten Altinsulinpräparaten beobachtet wurden, auszuschalten. Es erscheint deshalb zunächst eigenartig, wenn das gereinigte, praktisch eiweißfreie Insulin nunmehr wieder Zusätze von körperfremdem Eiweiß erhält, um eine Verzögerung der Resorption zu erzielen, oder wenn man, wie beim Nativinsulin, wieder bewußt von einer Beseitigung des anhaftenden Eiweißes Abstand nimmt.

Wider Erwarten wurden aber *anaphylaktische Reaktionen* mit diesen neuen Speicherinsulinen *recht selten* beobachtet. Aus der amerikanischen Literatur (JOSLIN, RICKETS u. a.) sind einige Fälle von Allergie bekanntgeworden. Auch KESTERMANN und SCHLEINING sahen zweimal eine Urticaria, sowie ein anderes Mal Fieber, Durchfälle und Erbrechen nach Injektion von Zink-Protamin-Insulin, die möglicherweise als Ausdruck einer Anaphylaxie gewertet werden können. BANSE weist darauf hin, daß „bei einer Gesamtzahl von jetzt weit über 450 mit Zink-Protamin-Insulin behandelten Diabetikern achtmal Überempfindlichkeitsreaktionen auftraten, die allerdings teilweise so starke Allgemeinerscheinungen, vor allem Exantheme, auslösten, daß das Insulin gewechselt werden mußte". BRENTANO berichtet ebenfalls über allergische Reaktionen und meint, „daß die Wahrscheinlichkeit recht groß zu sein scheint, daß bei längerem und ausgedehnterem Gebrauch derartiger Insuline mit künstlichem

---

[1] Vgl. Fußnote S. 444.

Eiweißzusatz die Gefahr der Anaphylaxie noch bedeutend zunehmen wird". Er lehnt deshalb den Gebrauch der Protamininsuline ab. Von anderen Autoren dagegen (UMBER, LITZNER, BERTRAM, BECKERT u. a.) wurden anaphylaktische Erscheinungen nicht beobachtet; BÜRGER teilt mit, daß er sie bei 4000 Injektionen niemals gesehen hat. Auch nach GRAFE gehören sie zu den größten Seltenheiten. Ich selbst konnte unangenehme Nebenerscheinungen nach Zink-Protamin-Insulin „Novo" ebenfalls niemals feststellen; keinesfalls kann ich DEPISCH zustimmen, der den Eindruck hat, daß sie beim Zink-Protamin-Insulin häufiger sind als beim Altinsulin. BERNING ist der Ansicht, „daß durch Protamine keine Antigenreaktionen ausgelöst werden". „Die Gruppe der Protamine scheint durch ihren relativ einfachen Polypeptidcharakter unter den Eiweißstoffen insofern eine Ausnahmestellung einzunehmen, als die Gefahr einer Sensibilisierung und Auftretens einer Allergie auch bei länger dauernder Behandlung nur selten gegeben ist" (LASCH). Die Gefahren und Unannehmlichkeiten, die in dem Eiweißzusatz einiger Speicherinsuline theoretisch begründet sein könnten, sind also minimal und spielen praktisch keine Rolle. Auf keinen Fall kann daraus das Recht einer Ablehnung dieser Insuline abgeleitet werden.

Zinkzusatz.

Weiterhin dürfte aber auch die *Zinkbeimengung*, soweit es bis jetzt zu übersehen ist, ohne schädigenden Einfluß auf den Organismus oder einzelne Organe sein. JOSLIN hält diese Möglichkeit für unwahrscheinlich und weist darauf hin, daß ein Mensch 14 Jahre lang täglich 100 E. Zink-Protamin-Insulin injizieren müsse, um ungefähr die Hälfte des im Körper normalerweise schon vorhandenen Zinks von außen zuzuführen. Nach GRAFE „würden bei täglichen Gaben von 50 E., einer schon beträchtlichen Menge, im Jahre 36,5 mg Zink aufgenommen werden, eine minimale Menge, die vielleicht nicht viel höher ist als diejenige, die der Mensch sonst unbemerkt auf anderen Wegen aufnimmt". Trotzdem muß nach GRAFE „mit der Möglichkeit von Vergiftungserscheinungen auf lange Sicht gerechnet werden. Die bisherigen, ziemlich zahlreichen Untersuchungen aus Amerika sprechen aber gegen einen toxischen Effekt auch erheblich größerer Dosen. Immerhin ist ein Endurteil heute noch nicht möglich". HÖGLER glaubt infolge Zink-Protamin-Insulin-Behandlung „bei zwei Diabetikern mit Nierenstörungen (primär-chronischer Schrumpfniere) einen ungünstigen Einfluß beobachtet zu haben". Er meint, daß Zink in kleinen Mengen bei jahrelanger Anwendung für den Organismus nicht ganz gleichgültig ist. Nach STRIECK dagegen ist es unwahrscheinlich, daß die geringen Zinkmengen des Zink-Protamin-Insulins den inneren Organen Schaden zufügen können. Er weist auf den interessanten Befund hin, daß die Bauchspeicheldrüse des Diabetikers nur halb soviel Zink enthält wie die des gesunden Menschen. Zink wird außerdem dauernd durch den Darm ausgeschieden (HELLER und BURKE). Auch wir halten, ebenso wie BERNING, KATSCH, KESTERMANN u. a., eine *Schädigung durch diese geringen Zinkmengen des Zink-Protamin-Insulins für nicht wahrscheinlich.*

Surfen- und Magnesiumzusatz.

Was das Auftreten von Organschädigungen durch den *Surfenzusatz* des Depotinsulins „Bayer" anbetrifft, so teilt UMBER mit, daß er bei 50, zum Teil bis zu 9 Monaten behandelten Diabetikern niemals Nierenschädigungen habe

nachweisen können. Er hält es für die Nieren für „völlig unschädlich“. Ebenso handelt es sich nach UMBER bei dem *Magnesiumzusatz* des Nativinsulins um „Spuren eines völlig harmlosen Mineralstoffes des Serums“[1]

Lokalreaktionen.

Ebenso wie die Allgemeinerscheinungen des Organismus nach Verabreichung von Speicherinsulinen scheinen auch *Lokalreaktionen* an der Injektionsstelle eine nur untergeordnete Rolle zu spielen. Bekannt ist, daß die ersten Chargen des Surfeninsulins stärkere lokale Reizerscheinungen wie Schmerzen, Rötung und Schwellung der Injektionsstelle, Infiltrationen usw. auslösten (UMBER, BANSE u. a.), doch sind sie nach UMBER und KATSCH seit der Herabsetzung des Surfengehalts selten geworden. LITZNER sah lokale Reizerscheinungen, ebenso wie beim Altinsulin, auch beim Nativinsulin. Nach BERTRAM treten sie bei allen Depotinsulinen „doch etwas häufiger auf als nach Altinsulin“. BOLLER stellt fest, daß „das Surfeninsulin nicht selten entzündliche Reaktionen an der Injektionsstelle zur Folge“ hatte. STÖRMER beobachtete sie in der Anfangszeit auch beim Protamin-Zink-Insulin „Degewop“, in der letzten Zeit allerdings nur noch selten. Nach GRUNKE fanden sich Lokalreaktionen nur beim Surfeninsulin, nicht beim Protamin-Zink-Insulin „Degewop“ und beim Nativinsulin. Auch GROTE sah keine nennenswerten Erscheinungen beim Nativinsulin, ebenso wie ich selbst solche nicht beim Zink-Protamin-Insulin „Novo“ beobachten konnte. In ähnlichem Sinne wie die genannten Mitteilungen äußern sich eine ganze Reihe weiterer Autoren. Es scheint also hin und wieder bei den meisten Präparaten zu einer geringfügigen Reizung der Injektionsstelle gekommen zu sein; im allgemeinen aber ist die Verträglichkeit der Speicherinsuline jetzt doch eine recht gute, so daß diese kleinen und relativ seltenen Unannehmlichkeiten im Verhältnis zu ihren Vorzügen keine große Rolle spielen. Wesentlich ist eine einwandfreie und richtige Injektionstechnik, bei der unter anderem das Insulin *tief intramuskulär* verabfolgt wird. Im übrigen dürfte der Ansicht von REINWEIN, GRAFE, BÜRGER, NONNENBRUCH u. a. beizustimmen sein, daß *lokale Reizerscheinungen nach Speicherinsulinen nicht häufiger* sind *als nach Altinsulin.*

Verschiedenartige Wirkung der einzelnen Speicherinsuline.

Wenn so die *gute Verträglichkeit der Speicherinsuline* allgemein heutzutage weitgehend sichergestellt ist, so gehen über die Frage nach der Gleichartigkeit der Wirkung dieser verschiedenen Insuline auf Blutzucker und Stoffwechsellage die Meinungen auseinander. Insbesondere in bezug auf *Dauer und Intensität der Wirkung*, sowie *Gleichmäßigkeit über einen längeren Zeitraum* sind die Ansichten recht verschieden. UMBER, BERTRAM, BOLLER, DENNIG, SCHRAMM u. a. halten die Zink-Protamin-Insuline „Novo“ und „Degewop“, sowie das Surfenund Nativinsulin für vollkommen gleichwertig und Art und Dauer der Wirkung dieser Insuline für nicht nennenswert unterschiedlich. Auch nach STÖRMER „unterscheiden sich diese drei Präparate nicht wesentlich voneinander, obwohl man den Eindruck hat, daß die Einstellung mit Nativinsulin vielleicht am schnellsten gelingt“. Ebenso hatte GRUNKE den Eindruck, daß bei Umstellungen von

---

[1] Vgl. Fußnote S. 444.

anderen Depotinsulinen auf Nativinsulin bei gleicher, teilweise sogar kohlehydrat-
reicherer Kost geringere Mengen Nativinsulin gebraucht wurden, um die Stoffwechsellage auszugleichen, während nach BECKMANN und WEITZSÄCKER „das
Nativinsulin im allgemeinen dem Zink-Protamin-Insulin bzw. Fixulin völlig
gleichwertig ist". Die Menge der vom Nativinsulin verbrauchten Einheiten war
die gleiche; ebenso trat keine Verbesserung der Stoffwechsellage gegenüber den
anderen Speicherinsulinen ein. Nach BANSE entspricht Depotinsulin „Klar"
durchaus dem Surfeninsulin in seinem Wirkungsmechanismus und zeigte in der
Zeit von über 8 Monaten keinen Wirkungsnachlaß. „In verschiedenen Fällen
konnte festgestellt wer-
den, daß die Anfangswir-
kung des ‚Depotinsulin
Klar' der der Surfensus-
pension sogar überlegen
war." Das Maximum der
Blutzuckerwirkung liegt
bei 5 Stunden nach
der Injektion. Surfenin-
sulin zeigt nach BANSE
einen deutlichen Wir-
kungsnachlaß nach etwa
16 Stunden; ein Befund,
der von UMBER bestrit-
ten wird.

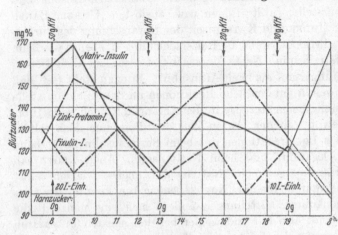

Abb. 2. Die Blutzuckerwirkung verschiedener Speicherinsuline. (Nach
BECKMANN und WEITZSÄCKER.)

HORN stellte verglei-
chende Untersuchungen
zwischen Zink-Protamin-Insulin, Surfen- und Nativinsulin an. Er fand dabei, daß
das Surfeninsulin schneller wirkt und rascher wieder in seiner Wirkung nachläßt,
und meint, „daß der Wirkungsmechanismus der Zink-Protamin-Insuline vorteilhafter ist als der des Surfeninsulins". Außerdem weist HORN unter anderem darauf
hin, daß die antiketogene Wirkung beim Zink-Protamin-Insulin verläßlicher und
besser ist als beim Surfeninsulin. Dagegen kommt das Nativinsulin dem Zink-
Protamin-Insulin völlig gleich; es bewirkte „sogar in manchen Fällen ein noch
günstigeres Tagesprofil". Mit diesen Ergebnissen der Untersuchungen von HORN
decken sich zum Teil auch die Befunde von KATSCH, sowie von F. MÜLLER. KATSCH
teilt mit, daß bei Nativinsulin und Zink-Protamin-Insulin „Novo" die Wirkung
erst nach 4—5 Stunden einsetzt und dann länger als 24 Stunden anhält; dagegen
beginnt die Wirkung des Surfeninsulins bereits nach 1—2 Stunden und ist nach
etwa 20 Stunden beendet. Nativinsulin zeigt nach KATSCH noch stärkere Wir-
kungsschwankungen; es „scheint mir für die Praxis noch nicht voll ausgereift".
Interessant ist die Beobachtung von F. MÜLLER, daß die abendliche Injektion
von Zink-Protamin-Insulin sich besonders günstig auf die Morgenketonämie
auswirkt. Ich komme später hierauf zurück. — Die Feststellungen von KATSCH
über die Wirkungsart der einzelnen Speicherinsuline decken sich annähernd
auch mit den Erfahrungen von OELLER; für das Nativinsulin gibt dieser einen
Wirkungsbeginn von 2—3 Stunden an. Dagegen ist GOTTLEBE wohl der einzige,
nach dessen Ansicht das Surfeninsulin eine längere Wirkung auf die Blutzucker-

kurve ausübt als das Zink-Protamin-Insulin „Novo"; das Maximum der Wirkung soll nach Verabreichung von Zink-Protamin-Insulin bei 7 Stunden, nach Surfeninsulin bei 11 Stunden p. i. liegen.

IRLE hat im Gegensatz zu UMBER, KATSCH u. a. die Feststellung gemacht, daß die Wirkung des Nativinsulins „nicht immer 24 Stunden anhält". Auch BECKMANN und WEITZSÄCKER fanden eine nicht so ausgiebige Wirkung, besonders während der Nacht, wie beim Fixulin. UMBER, STÖRRING und ENGELMANN sahen bei Nativinsulin ein Ausbleiben der beim Depotinsulin „Bayer" eintretenden initialen Blutzuckersteigerung.

Für das Neo-Insulin „Degewop", das, wie bereits berichtet, an Stelle des Eiweißzusatzes ein basisches Lipoid enthält, hat LASCH „eine völlig gleiche Wirkung gegenüber den schon bekannten Protamin-Zink-Insulinen sowohl in Stärke als auch bei der Dauer der Blutzuckersenkung" festgestellt, wobei der Eintritt der Blutzuckererniedrigung beim Neo-Insulin vielleicht etwas schneller erfolgt, ohne daß die Wirkung früher beendet ist. Nach BOULIN und BONNET soll auch das Histoninsulin die gleiche günstige Wirkung haben.

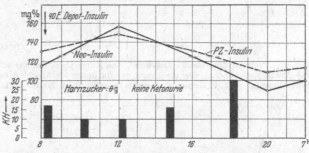

Abb. 3. Vergleich der Wirkung von Protamin-Zink- und Neo-Insulin. (Nach LASCH.)

Während die genannten Mitteilungen sich vorwiegend auf die Wirkungsdauer und Wirkungsart einer einmaligen Injektion der verschiedenen Speicherinsuline beziehen, hat BAUMGÄRTL Untersuchungen über *Wirkungsänderung und Wirkungsnachlaß bei lang dauernder Behandlung* angestellt und das *Verhalten der Blutzuckertageskurven in seinen Einzelheiten* genau verfolgt. Er kommt dabei — an einem großen Krankengut von mehreren hundert Diabetikern — zu dem Ergebnis, daß „die Senkung der Blutzuckerwerte bei den drei Präparaten (Protamin-Zink-Insulin ,Degewop', Zink-Protamin-Insulin ,Novo' und Depotinsulin ,Bayer') grundverschieden" ist. Wegen der grundsätzlichen Bedeutung, die diesen Befunden zukommt und die eine Nachprüfung unbedingt wünschenswert erscheinen läßt, sei der entsprechende Abschnitt aus der Arbeit BAUMGÄRTLS hier wörtlich mitgeteilt:

„Bei *Protamin-Zink-Insulin Degewop* unterliegt die Blutzuckerkurve großen und gefährlichen Schwankungen und senkt dabei im ganzen den bei Behandlung mit Normalinsulin gewohnten Blutzuckerspiegel nur in der ersten Zeit nach der Umstellung von Normalinsulin nennenswert, um dann in der Folgezeit fast wieder an die Ausgangswerte bei Normalinsulinbehandlung heranzureichen. Die Wirkung des Protamin-Zink-Insulin Degewop läßt also im Laufe der Monate nach. Bei der großen Anzahl der Fälle kann das kein Zufall sein. Im Gegensatz zu der bei der Insulinshockbehandlung der Schizophrenie so oft beobachteten Sensibilisierung mit ihren verheerenden Folgen handelt es sich hier wahrscheinlich um eine Anregung der sympathischen Gegenregulation, welche man gemeinhin als Gewöhnung bezeichnet. Die *Depot-Bayer-Kurve* verläuft ohne diese beträchtlichen Schwankungsspannungen wesentlich ausgeglichener, verfügt in den ersten Monaten nach der Umstellung über ein diskretes Wirksamkeitsfeld gegenüber dem Ausgangswert bei Normalinsulinbehandlung, steigt aber leider im Verlaufe der Folgemonate zum Ausgangswert zurück und verläuft dann mit sehr schlechten Werten über der Normalinsulinbasis. Die *Zink-Protamin-Insulin-Novo-Kurve*

erfüllt alle Anforderungen eines brauchbaren Dauerinsulins vollauf; Senkung der Blutzuckerkurve bis zu normalen Werten, ausgeglichener Verlauf außerhalb der hypo-hyperglykämischen
Gefahrengrenze, kein Nachlassen der Wirkung bei längerer Anwendung, im Gegenteil mit
der Zeit bei immer größerer Stabilisierung bei stoffwechselnormalen Werten gegenüber dem
Wirkungsverlauf der beiden ersten Präparate kann dieser Vorzug gar nicht genügend hervorgehoben werden."

Nach BAUMGÄRTL hat auch HERTZOG beim Surfeninsulin und Protamin-
Zink-Insulin „Degewop" ein Nachlassen der Wirksamkeit im Laufe der Zeit
feststellen können. HAA-
GER und BÜRGER wei-
sen darauf hin, daß das
Zink - Protamin - Insulin
„Novo" „das wirksam-
ste und wirtschaftlich-
ste" ist; 50 E. davon
sollen in ihrer Wirkung
etwa 70 E. der übrigen
Speicherinsuline ent-
sprechen. HEINSEN und
REINWEIN haben eben-
falls mit diesem Insulin
ausgezeichnete Erfah-
rungen gemacht.

Zusammenfassend
kann man nach diesen
Ausführungen die Fest-
stellung machen, daß *bei
den einzelnen Speicher-
insulinen zum Teil nicht
unerhebliche Verschieden-
heiten* in bezug auf Wir-
kungsdauer und Wir-
kungsart zu bestehen
scheinen, denen bei ihrer
Anwendung und bei der
vergleichenden Beurtei-
lung der mit ihnen er-
zielten Resultate Rech-
nung zu tragen ist. Da-
nach ist es sicher nicht

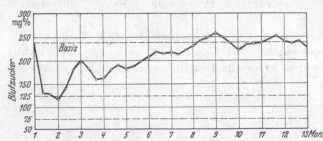

Abb. 4. „Protamin-Zink-Insulin Degewop". Die Kurve stellt den Verlauf
des Blutzuckers während der 12 Monate dar, in denen im Anschluß an
Normalinsulin „P.-Z.-I. Degewop" gespritzt wurde. (Nach BAUMGÄRTL.)

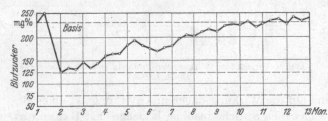

Abb. 5. „Depotinsulin Bayer". Die Kurve stellt den Verlauf des Blutzuckers während der 12 Monate dar, in denen im Anschluß an Normalinsulin „Depot-Insulin Bayer" gespritzt wurde. (Nach BAUMGÄRTL.)

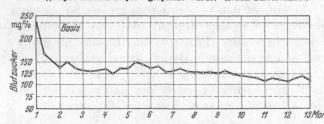

Abb. 6. „Zink-Protamin-Insulin Novo". Die Kurve stellt den Verlauf des
Blutzuckers während der 12 Monate dar, in denen im Anschluß an Normalinsulin „Z.-P.-I. Novo" gespritzt wurde. (Nach BAUMGÄRTL.)

zweckmäßig, in der Therapie des Diabetes nur ein einziges und bestimmtes
Präparat zu verwenden und mit diesem gleichmäßig alle Diabetiker zu behandeln.
Bei Kenntnis der verschiedenen Präparate mit ihren verschiedenartigen und
verschieden dauernden Wirkungen ist es vielleicht im Laufe der Zeit möglich,
viele Diabetiker mit einem ihrer Stoffwechsellage und den Besonderheiten ihres
Falles adäquaten Insulin einzustellen und damit gegebenenfalls nicht nur in
bezug auf die Diät, sondern vielleicht auch bei der Auswahl des Insulinpräparates
eine individuelle Behandlung durchzuführen. Dieser Weg wurde bereits von

einzelnen Autoren in seinen ersten Anfängen beschritten. KATSCH gibt an, daß z. B. „Kranke, die man mit *einer* Einspritzung einstellen will und die ausgesprochen zu nächtlichen Ausscheidungen neigen, am besten mit Zink-Protamin-Insulin eingestellt" werden. Ist es dagegen z. B. aus irgendwelchen Gründen (hoher Blutzucker am Vormittag, Notwendigkeit der Zufuhr größerer Brotmengen am Morgen aus beruflichen Gründen usw.) wünschenswert, einen möglichst raschen Eintritt der morgendlichen Insulinspritze bei entsprechender Protrahierung der Tageswirkung zu erzielen, so käme ein schneller wirkendes Insulin wie etwa das Surfeninsulin in Betracht. Beim Auftreten unangenehmer Nebenerscheinungen endlich besteht die Möglichkeit, ein Präparat gegen ein anderes mit andersartiger Zusammensetzung auszutauschen, worauf auch HÖGLER aufmerksam macht. Diese Beispiele lassen sich beliebig vermehren; ein Vergleich mit den verschiedenen Digitalispräparaten und ihren unterschiedlichen Eigenschaften dürfte nicht abwegig sein. Weitere Versuche in der angegebenen Richtung halte ich für wünschenswert und aussichtsreich; vielleicht ergibt sich dabei eine Vervollkommnung der Speicherinsulintherapie.

Betrachtet man die Frage nach der Gleichwertigkeit der einzelnen Speicherinsuline von dieser Seite, so ist jeder Streit darüber müßig. Es ist gar nicht notwendig, vielleicht nicht einmal wünschenswert und für die weitere Entwicklung der Diabetesbehandlung nicht vorteilhaft, daß alle Speicherinsuline eine gleichartige Wirkung haben. Bei einer einigermaßen erträglichen Begrenzung der Zahl kann eine Verschiedenheit in der Wirkung für den einstellenden Fachmann durchaus von Vorteil sein, das therapeutische Rüstzeug des Diabetes bereichern und die Behandlung individueller gestalten und verbessern. Jedenfalls ist es, wie OELLER mit Recht betont, nicht angängig, einfach das Speicherinsulinpräparat zu wechseln, „wenn das für den Einzelfall erprobte Depotinsulin in verschiedenen Apotheken nicht vorrätig sein sollte".

Eigenschaften der Speicherinsuline und Behandlung des Diabetes.

Trotz dieser Verschiedenheiten in der Wirkungsweise sind *allen Speicherinsulinen Haupteigenschaften gemeinsam*, die gegenüber dem Altinsulin eine Reihe von gleichen grundsätzlichen Vorteilen bieten und einen wesentlichen Fortschritt in der Behandlung der Zuckerkrankheit darstellen. Dadurch, daß die Wirkung dieser Insuline auf den Blutzuckerspiegel nicht mehr eine stoßartige und kurzfristige ist wie beim Altinsulin, sondern daß aus einem Depot Insulin langsam und gleichmäßig und über einen längeren Zeitraum abgegeben wird, nähert sich die Therapie mehr den physiologischen Vorgängen im Stoffwechsel des gesunden Menschen.

Herabsetzung der Zahl der Injektionen.

Einer der wesentlichsten Vorteile der Speicherinsulinbehandlung ist die *Herabsetzung der Zahl der täglichen Injektionen*, die selbstverständlich für den Kranken in Hinblick auf das ihm während des ganzen Lebens anhaftende Leiden eine ungeheure und kaum nachfühlbare Erleichterung bedeutet. Hieraus ist es zu verstehen, wenn JOSLIN behauptet, daß die Einstellung des Diabetikers zu seiner Krankheit eine grundlegend andere geworden ist. Stellt man sich beispielsweise einen Kranken vor, der mit seinem 30. Lebensjahre einen mani-

festen Diabetes bekommt und 60 Jahre alt wird, so braucht dieser Patient heutzutage bei einer Einstellung auf 1 Speicherinsulingabe an Stelle von 2 Altinsulinspritzen täglich — Konstantbleiben der Stoffwechsellage vorausgesetzt — während der Dauer seiner Krankheit rund 11 000 Injektionen weniger zu machen,

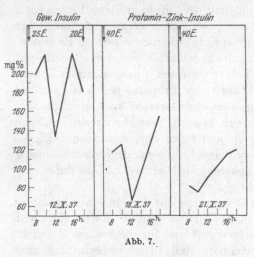

Abb. 7.

als er sie früher mit Altinsulin hätte vornehmen müssen. Schon aus diesem willkürlich gewählten, primitiven Beispiel geht hervor, welch große psychische und auch physische Entlastung die Speicherinsulinbehandlung für den Kranken allein infolge der Verminderung der Spritzenzahl darstellt. Bereits in unserer ersten Mitteilung (HEINSEN und REINWEIN) wiesen wir darauf hin, daß es „in sehr vielen Fällen möglich war, an Stelle von 2 oder 3 Injektionen (Altinsulin) mit einer einzigen Injektion Zink-Protamin-Insulin auszukommen". Diese Tatsache wurde vorher schon von ausländischen Autoren als wesentlicher Gesichtspunkt herausgestellt; nach JOSLIN kommen 90% aller Diabetiker mit einer Spritze am Tag aus. In allen Publikationen kehrt die Erwähnung dieses Vorzugs der Speicherinsuline regelmäßig wieder. KATSCH, UMBER, DENNIG, GRUNKE, GROTE, BERTRAM und fast alle

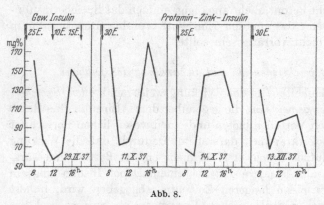

Abb. 8.

Abb. 7 und 8. Umstellung von Altinsulin auf Zink-Protamin-Insulin „Novo". (Nach HEINSEN und REINWEIN.)

anderen Autoren sind der Ansicht, daß es mit 1—2 Injektionen Speicherinsulin im allgemeinen gelingt, auch die Stoffwechsellage des schweren Diabetikers gut einzustellen. „Kein schwer Zuckerkranker benötigt für die Dauer mehr als 2 Injektionen am Tag" (UMBER). „Bei dem größten Teil unserer Zuckerkranken genügt eine Depotinsulininjektion im Verlauf von 24 Stunden" (BERTRAM). Häufig kann man an Stelle von 2 Injektionen Altinsulin mit 1 Gabe Speicherinsulin auskommen und 3—4 Altinsulinspritzen durch 2 Spritzen Speicherinsulin ersetzen. Jedoch stellt diese Angabe keine unbedingte Regel dar; in manchen Fällen brauchte ich auch für 3 Altinsulinspritzen nur 1 Injektion Speicherinsulin zu verabreichen, während andererseits bei einigen jugendlichen Diabetikern die Spritzenzahl von 2 Injektionen am Tag auch durch Verwendung von Speicherinsulin nicht vermindert werden konnte. Auf diese Tatsache wird auch von anderen Autoren (KATSCH,

FALTA u. a.) hingewiesen. Trotzdem ist auch in den wenigen letztgenannten Fällen, wie KATSCH mit Recht betont, häufig eine Umstellung auf Speicherinsulin immer noch von Vorteil; ich komme später auf diese Frage zurück.

An dieser Stelle sei eingeflochten, daß es natürlich im Rahmen dieser Abhandlung nicht möglich ist, im einzelnen die Anschauungen aller Autoren aufzuführen, zumal über diese Grundfragen im allgemeinen nur geringfügige Meinungsverschiedenheiten bestehen, die im Verhältnis zum Ganzen meist von nur untergeordneter Bedeutung sind.

Verminderung der Gesamtinsulinmenge und Steigerung der KH.-Zufuhr.

Ebenso wie über die Verminderung der Spritzenzahl besteht im wesentlichen Einigkeit darüber, daß sich in vielen Fällen mit der Verabreichung von Speicherinsulin auch die *Gesamtinsulinmenge des Tages herabsetzen* läßt. STRIECK teilt mit, daß „in etwa der Hälfte der Fälle eine Insulinersparnis zu erzielen" ist; KATSCH stellt fest, daß „bald mehr, bald weniger Insulin gespart wird". Auch BÜRGER, BERTRAM, LITZNER, BOLLER, GRAFE und viele andere Kliniker stimmen dieser Ansicht bei. Nach FALTA kommt eine Einsparung von Insulin häufig vor, ist aber nicht die Regel. „Bei schweren und insbesondere insulinempfindlichen Fällen ist sie selten." Die *Menge der eingesparten Insulineinheiten* wird von HEINSEN und REINWEIN mit *durchschnittlich 20—30%* angegeben; bei leichten Fällen kann sie sogar 40% betragen. Nach HÖGLER, BERTRAM, STÖRMER u. a. beträgt sie etwa ein Drittel, nach BOLLER 25—40%, nach HEUPKE 20%, nach KESTERMANN sogar bis zu 50% und mehr in manchen Fällen. Im allgemeinen kann man also wohl mit einer Speicherinsulindosis rechnen, die nur etwa zwei Drittel der täglichen Altinsulinmenge ausmacht. Die Ursache dieser Einsparung wird von BÜRGER darin gesehen, daß nach den Untersuchungen von LUZ und JANNING sich die insulinzerstörende Kraft des Blutes gegenüber den Speicherinsulinen weniger stark und langsamer auswirkt „als gegenüber den kolloidale Einhüllungen entbehrenden Altinsulinen". JOSLIN, HEINSEN und REINWEIN, KESTERMANN, GROTE u. a. weisen darauf hin, daß durch die protrahierte Wirkung des Speicherinsulins der morgendliche Ausgangspunkt der Blutzuckertageskurve bereits gesenkt wird, und daß Schwankungen und „Spitzen", wie z. B. durch die Mahlzeiten, nicht mehr solche Höhen erreichen wie unter Altinsulin. Nach FALTA wird durch diese „Nivellierung des Blutzuckers die Gegenregulation viel weniger in Anspruch genommen, wodurch das Glucoseäquivalent des Insulins zunimmt".

Selbstverständlich bedeutet diese *Insulinersparnis* für den Kranken oder für den öffentlichen Kostenträger auch einen gewissen finanziellen Vorteil, der aber meines Erachtens nicht so sehr ins Gewicht fällt wie die Tatsache, daß sich dadurch *bei gleichbleibender Insulinmenge* in vielen Fällen eine *Erhöhung der KH.-Zufuhr* erreichen läßt. BOLLER teilt mit, daß er grundsätzlich „diese Ersparnis zu einer entsprechenden Steigerung der KH.-Gaben" benutzt und nach Möglichkeit die Insulindosis nicht herabsetzt. Er versucht dadurch, wie ich eingangs betonte, „den KH.-Verzehr des Zuckerkranken weitgehend dem des Normalen anzupassen". Ebenso sieht BERTRAM „den Hauptgewinn der Behandlung mit Depotinsulin für den Zuckerkranken darin, daß die diätetischen Maßnahmen für den Kranken außerordentlich erleichtert werden können". Auch HÖGLER weist auf die „Erhöhung der KH. entsprechend der Zunahme des Glucoseäquivalents ohne Änderung der Insulingaben" hin.

Verteilung der Insulingaben.

Was die *Verteilung der Insulingaben auf die Tageszeiten* anbetrifft, so läßt sich natürlich eine allgemein gültige Norm für alle Diabetiker nicht angeben. Sie richtet sich ganz nach Stoffwechsellage, Blutzuckertageskurve, Beruf und damit Verteilung der Mahlzeiten und sonstigen persönlichen und klinischen Bedürfnissen des Kranken, denen sie individuell angepaßt werden muß. Bei Verabreichung einer einzigen Dosis Speicherinsulin täglich hat es sich in den meisten Fällen als zweckmäßig herausgestellt, diese *Injektion frühmorgens oder im Laufe des Vormittags* zu verabreichen, wobei das Verhalten der Blutzuckertageskurve als Kriterium für die günstigste Injektionszeit dient. In einigen Fällen wurden von HEINSEN und REINWEIN auch Gaben von *Zink-Protamin-Insulin als einzige Tagesdosis am späten Abend* verabfolgt, ohne daß hinterher noch eine Mahlzeit gereicht wurde. Selbstverständlich gilt das nicht, wie STRIECK, BOLLER, STÖTTER u. a. es fälschlicherweise auffaßten, für alle Kranke, sondern nur für ganz bestimmte wenige Ausnahmen, nämlich dann, wenn der Blutzucker im Laufe der Nacht stark ansteigt und am frühen Morgen ein Maximum zeigt oder wenn es sich um Kranke handelt, die z. B. aus beruflichen Gründen morgens sehr früh reichliche Mengen Brot zu sich nehmen müssen wie Schwerarbeiter mit einem weiten Weg zur Arbeitsstätte u. a. Auch Nachtarbeiter wie Eisenbahner, Nacht-

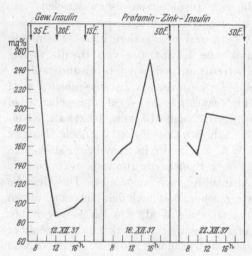

Abb. 9. Verabreichung von Zink-Protamin-Insulin als „späte Abendinjektion". (Nach HEINSEN und REINWEIN.)

wächter usw. sind häufig für diese abendlichen Injektionen geeignet; sie haben sich uns in diesen und noch einigen anderen Fällen sehr gut bewährt und werden dann je nach Stoffwechsellage um 22—23 Uhr verabreicht. Auch GRAFE weist darauf hin, daß in solchen Fällen die Abendinjektion zweckmäßiger sein kann als die morgendliche Insulingabe. Interessant war mir in diesem Zusammenhang die Feststellung von F. MÜLLER aus dem Garzer Diabetikerheim, daß bei Zuckerkranken im allgemeinen morgens ein stark erhöhter Blutketonspiegel besteht, der auch bei der üblichen Einstellung ziemlich hartnäckig seine Höhe hielt. Auf diese *Morgenketonämie* wirkte sich dagegen *besonders günstig die Abendinjektion von Zink-Protamin-Insulin* aus. Es besteht also hierin ein weiterer Vorteil der abendlichen Speicherinsulinspritzen, wobei allerdings nochmals betont werden soll, daß sie sich nur für ganz bestimmte und sorgfältig ausgewählte Fälle eignen.

Werden 2 Injektionen täglich notwendig, so hat es sich in vielen Fällen — von Ausnahmen abgesehen — als zweckmäßig erwiesen, mit der ersten Spritze die größere Anzahl Einheiten zu verabfolgen und sie morgens etwa $^1/_2$—1 Stunde vor dem Frühstück zu geben. Die zweite Injektion ist dann mehr oder weniger kleiner als die erste und erfolgt am Abend etwa 1 Stunde vor dem Abendessen

oder auch im Laufe des Nachmittags. Es hat sich dabei aber herausgestellt, daß es bei der Speicherinsulinbehandlung im allgemeinen nicht so wesentlich wie beim Altinsulin ist, eine strenge Abhängigkeit zwischen Nahrungsaufnahme und Injektionszeit zu wahren. In manchen Fällen mußten die Injektionen sogar 2 oder mehr Stunden vor der nächsten Mahlzeit verabreicht werden, weil das für eine gute Nivellierung der Blutzuckerkurve am günstigsten war. KESTERMANN meint zwar, daß die vorteilhafteste Injektionszeit 1 Stunde vor der Brotmahlzeit liegt, da der hypoglykämische Effekt bereits nach 1—2 Stunden eintritt. Ich kann mich neben GROTE und anderen Autoren dieser Ansicht nicht unbedingt anschließen. Auch BERTRAM weist darauf hin, daß die *zeitliche Verteilung der Insulininjektionen meistens unabhängig von der Nahrungszufuhr* vorgenommen wird. Sie ist zweifellos nicht nur von dieser, sondern von einer ganzen Reihe weiterer Faktoren abhängig und erfolgt am zweckmäßigsten unter Kontrolle der Blutzuckertageswerte. So kann manchmal, wie auch KATSCH hervorhebt, eine kleine zusätzliche Abend- oder Nachtspritze von wenigen Einheiten *ohne* nachfolgende Mahlzeit sehr von Vorteil sein.

Von OELLER wird übrigens in jedem Falle die Einstellung auf *nur 1 Injektion am Tag* gefordert, da wegen der Überschneidung der Wirkung zweier Spritzen sonst leicht hypoglykämische Erscheinungen auftreten können. OELLER verabreicht deshalb nur eine einzige Injektion am Morgen, die allerdings dann gegebenenfalls sehr große Insulinmengen enthält. Auch BOLLER verhält sich aus den gleichen Gründen ablehnend gegen eine zweite Speicherinsulinspritze am Tag. Selbstverständlich versuchen auch wir, ebenso wie die meisten anderen Autoren, nach Möglichkeit mit einer Injektion am Morgen oder Abend auszukommen. In manchen Fällen läßt sich jedoch eine zweite Injektion nicht vermeiden, wenn man nicht auf eine gute Einstellung verzichten will oder die Gefahren der von OELLER verwandten hohen Insulindosen auf sich nehmen will. Auf den Vorteil der besseren Nivellierung der Blutzuckertageskurve in diesen Fällen, selbst wenn also eine Herabsetzung der Spritzenzahl gegenüber dem Altinsulin nicht möglich ist, wurde bereits hingewiesen.

Kombinationsbehandlung mit Altinsulin.

Wie bereits STRIECK mitteilt, „war eine *Kombinationsbehandlung von Alt- mit Protamininsulin* zu Beginn der HAGEDORN-Ära die Regel". Zum Teil wurden beide Insuline gleichzeitig, zum Teil Speicherinsulin am Abend — Altinsulin am Morgen gegeben. Auch jetzt wird von einer Reihe von Autoren darauf hingewiesen, daß es häufig notwendig ist, bei der abendlichen zweiten Injektion an Stelle von Speicherinsulin Altinsulin zu verwenden, besonders dann, wenn Neigung zu nächtlichen hypoglykämischen Reaktionen besteht. Andererseits ist es in solchen Fällen sehr wohl möglich, durch verstärkte, geeignet gelagerte KH.-Gaben einen zu starken Effekt der Speicherinsulininjektion zu kompensieren. So weist STRIECK darauf hin, daß man oft noch in einer „Spätmahlzeit" um 22—23 Uhr 40—60 g KH. geben kann. Auch von anderen Autoren wird von einer Verabreichung von Brot, Milch oder Obst vor dem Schlafengehen in entsprechenden Fällen Gebrauch gemacht. Die Verwendung von Alt- und Speicherinsulin nebeneinander, die zur Einstellung in der Klinik vorübergehend möglich ist, lehnen REINWEIN, KATSCH, GROTE, BOLLER u. a. als Dauerbehandlung ab,

während Grafe, Strieck, Hagedorn, Bertram, Falta u. a. in manchen Fällen hiervon Gebrauch zu machen scheinen. Allerdings ist auch Strieck der Ansicht,

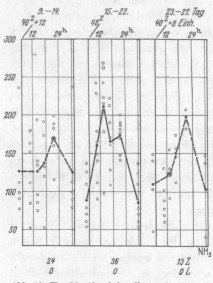

Abb. 10. Kombinationsbehandlung mit Alt- und Speicherinsulin. (Nach Hagedorn.)

daß die Fälle, „bei denen eine Kombinationsbehandlung die bessere Therapie darstellt, zu den Seltenheiten" gehören. Es handelt sich meistens um solche, die morgens ein Blutzuckermaximum aufweisen und bei denen die Wirkung der morgendlichen Speicherinsulininjektion für den Vormittag noch nicht ausreichend ist, um genügend KH. verbrennen zu können. Immerhin sollte man meines Erachtens bei solchen Kranken einen Versuch mit den von Heinsen und Reinwein empfohlenen „späten Abendinjektionen" von Speicherinsulin machen. Auch eine Umstellung auf eins der Speicherinsuline mit schnellerem Wirkungseintritt könnte bei frühmorgendlicher Injektion von Vorteil sein. Ich möchte glauben, daß die Erfolge hiermit sicher nicht schlechter sein werden als mit der zusätzlichen Altinsulingabe. Jedenfalls halte ich die Gefahr einer Kombinationsbehandlung mit Alt- und Speicherinsulin wegen der Möglichkeit von Verwechslungen für so groß, daß man von ihr außer in der Klinik nur bei sehr intelligenten Patienten Gebrauch machen sollte.

Höhe der Insulindosen.

Was die Größe der einzelnen Insulindosen anbetrifft, so läßt sich natürlich generell eine bestimmte Höhe dafür nicht angeben. Wie schon erwähnt, pflegt bei 2 Injektionen täglich die morgendliche Spritze die größere zu sein, während nachmittags oder abends weniger Insulin verabreicht wird. Nach Katsch und Banse übersteigt die Morgeninjektion 50 E. nicht; abends werden nicht mehr als 20 E. gegeben. Auch Engelmann, Grafe, Litzner, Reinwein, Bertram, Dennig u. a. teilen mit, daß sie mehr als 40—50 E. pro Injektion im allgemeinen nicht oder nur sehr ungern verabreichen, da die Gefahr des hypoglykämischen Shocks sonst zu groß ist. Andere Autoren wie Umber, Falta, Boller, Oeller u. a. geben in einer Spritze eine größere Menge von Einheiten; so werden Zahlen von 60—80—100, ja sogar 120 E. und mehr genannt. Ich selbst verhalte mich diesen hohen Dosen gegenüber sehr zurückhaltend, wenn ich auch zugebe, daß in dem einen oder anderen Falle eine Injektion von 60—80 E. sicher anstandslos vertragen wird. Katsch hat sicher recht mit der Feststellung, daß eine Zufuhr von 100 E. und mehr offensichtlich die physiologische Insulinabgabe des Pankreas übersteigt und die Kranken früher oder später in die Gefahr unangenehmer hypoglykämischer Reaktionen bringt.

Verteilung der KH.-Gaben.

Fast alle Autoren sind sich darüber einig, daß der Frage der KH.-Verteilung bei der Speicherinsulinbehandlung eine besondere Bedeutung zukommt. Ich wies

bereits auf die „Spätmahlzeit" hin, die in vielen Fällen nächtliche Hypoglykämien verhüten kann. Bereits in ihrer ersten Mitteilung betonten HEINSEN
und REINWEIN die Notwendigkeit einer zweckmäßigen Brotverteilung. GRUNKE
u. a. stellen fest, daß KH.-Gaben und Insulindosen aufeinander abgestimmt
sein müssen. KESTERMANN gibt als optimale KH.-Verteilung folgendes Schema
an: 1. und 2. Frühstück 40%, Mittagessen 25%, Nachmittag 10% und Abendessen 25% der Gesamt-KH. des Tages. BERTRAM dagegen verabfolgt bei einer
einmaligen Insulinmorgendosis die größten KH.-Mengen in den Nachmittags-
und Abendstunden. Andere Autoren, wie UMBER, LITZNER, REINWEIN u. a.,
sprechen sich mehr für eine gleichmäßige Verteilung der KH. über den ganzen
Tag aus. GRUNKE weist jedoch mit Recht darauf hin, daß man gelegentlich
die Hauptmenge der KH. zu einem bestimmten Zeitpunkt, z. B. abends, geben
muß; auch STÖRMER betont diesen „gezielten KH.-Ausgleich". HEINSEN und
REINWEIN konnten zeigen, daß es bei Verabreichung einer einmaligen ungedeckten
Abendinjektion um 22 oder 23 Uhr und entsprechender Stoffwechsellage möglich
ist, die Hauptmenge der KH. — entsprechend den Bedürfnissen des Kranken —
auf den Vormittag zu verlegen. Als Prinzip für die *Verteilung der KH.* haben wir
uns *nie an ein Schema* gehalten, sondern als *Ziel* einen möglichst *gleichmäßigen
und ausgeglichenen Verlauf der Blutzuckertageskurve* angestrebt. Dieses Ziel,
zusammen mit den Lebensgewohnheiten des Kranken, bestimmt die Zeiten und
Mengen der KH.-Gaben. Ich bin mit STRIECK der Ansicht, daß sich für die
zweckmäßigste Verteilung der KH. keine festen Regeln aufstellen lassen, sondern
daß jeder Kranke entsprechend seiner Stoffwechsellage und seinen Lebens- und
Berufsgewohnheiten behandelt werden muß. „Nichts ist bei der Diabetestherapie
unzweckmäßiger als irgendein Schematismus" (STRIECK).

Ein- und Umstellung auf Speicherinsulin.

Das gilt im gleichen Maße wie für die Verteilung der Insulin- und KH.-Gaben
auch für die verschiedenen Methoden der Ein- und Umstellung auf Speicherinsulin,
die von den einzelnen Autoren als jeweils zweckmäßigste angegeben werden. Die
Möglichkeiten hierfür sind naturgemäß sehr mannigfaltig: So kann die Umstellung beispielsweise derart erfolgen, daß an Stelle von 2 Altinsulininjektionen
am Tag plötzlich eine einzige Spritze Speicherinsulin am Morgen bei entsprechender Verminderung der Einheitenzahl gegeben wird. Andererseits besteht ebenso
die Möglichkeit, zunächst 2 Speicherinsulinspritzen täglich in Höhe von etwa
zwei Drittel der Altinsulindosis zu verabreichen und dann die eine davon langsam
abzubauen. Weiterhin ist es bei einer Einstellung auf 2 Altinsulinspritzen möglich, zunächst nur die eine davon durch Speicherinsulin zu ersetzen, die andere
dagegen vorsichtig zu vermindern und schließlich ganz fortzulassen. Auch die
Verabreichung von Altinsulin gleichzeitig mit der morgendlichen Speicherinsulininjektion für die Übergangszeit führt zum Ziel, wie einige Autoren zeigen
konnten. HEINSEN und REINWEIN betonten schon früher, daß man *über die
beste Art der Umstellung keine bindenden Angaben* machen kann. Es führen
viele Wege zum Ziel; welchen man im Einzelfall einschlagen will, hängt vom
persönlichen Geschmack, von den eigenen Erfahrungen und vom Können des
Arztes, nicht zuletzt aber auch von der Eigenart des Falles ab. Von fast allen
Autoren wird dabei ziemlich einheitlich betont, daß bei der Neueinstellung oder

Umstellung auf Speicherinsulin natürlich immer nur ein Faktor gleichzeitig geändert werden darf, nämlich entweder die Kost- oder die Insulineinstellung, nicht aber beides zugleich. Außerdem wird darauf hingewiesen, daß es nicht angängig ist, wie beim Altinsulin täglich Änderungen in der Insulineinstellung vorzunehmen. Die Speicherinsuline haben entsprechend ihrer protrahierten Wirkung eine gewisse Anlaufszeit, ehe sie das Wirkungsoptimum erreicht haben, so daß Änderungen der Einstellung erst nach Verlauf von 2—3 Tagen durchgeführt werden sollen, wenn unangenehme Zwischenfälle oder Fehleinstellungen vermieden werden sollen. Weiterhin hat es sich als zweckmäßig erwiesen, die Einstellung nicht gleich bei der Entlassung des Kranken aus der Klinik abzuschließen, sondern etwa 3—4 Wochen nach Rückkehr des Patienten in seinen Beruf eine Nachkontrolle vorzunehmen. Es machen sich dann nicht selten inzwischen eingetretene Veränderungen oder Unausgeglichenheiten in den Blutzuckertageswerten bemerkbar, die durch kleine Umstellungen in der KH.-Verteilung oder Insulindosierung beseitigt werden können. Erst auf diese Weise ist eine gute Dauereinstellung zu erzielen.

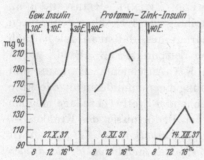

Abb. 11. Kontrolle der Umstellung auf Speicherinsulin nach 5 Wochen. (Nach HEINSEN und REINWEIN.)

Ob bei jeder *Neueinstellung* eines Kranken *auf Insulin* diese zunächst auf Altinsulin, erst dann auf Speicherinsulin erfolgen soll oder ob sofort eine Einstellung auf Speicherinsulin zweckmäßig ist, hängt sehr von der Eigenart des Falles und von den persönlichen Erfahrungen des Arztes ab. Im Anfang haben wir zunächst grundsätzlich jeden Kranken auf Altinsulin eingestellt und dann erst die Umstellung vorgenommen, um Vergleiche zu haben und Erfahrungen sammeln zu können. Jetzt nehmen wir häufig Neueinstellungen, insbesondere bei leichten Diabetikern, gleich auf Speicherinsulin vor, ohne dabei Zwischenfälle gesehen zu haben. Bei schwerem Diabetes, besonders bei insulinempfindlichen, jugendlichen Fällen, dürfte eine primäre Einstellung auf Altinsulin mit sekundärer Umstellung vorzuziehen sein. OEHME, UMBER, GRAFE, DENNIG, BOLLER, HENNIG u. a. befürworten eine sofortige Einstellung auf Speicherinsulin, jedoch hauptsächlich wohl nur bei unkomplizierten Fällen. BERTRAM führt sie nur bei leichten Diabetikern durch, während er mittelschwere und schwere Fälle zunächst auf Altinsulin einstellt. Auch FALTA, GROTE, HÖGLER u. a. halten eine Neueinstellung auf Speicherinsulin nicht immer für zweckmäßig. GROTE gibt beispielsweise bei acidosegefährdeten Kranken immer erst Altinsulin, und FALTA weist darauf hin, daß es Fälle gibt, die überhaupt nicht auf Speicherinsulin umgestellt werden sollen.

Ambulante Einstellung.

In der letzten Zeit ist verschiedentlich die *Frage* aufgeworfen worden, ob es zweckmäßig ist, Diabetiker *ambulant auf Speicherinsulin* ein- oder umzustellen. So haben BECKMANN und WEITZSÄCKER, VEIEL und auch LEHRMUND über anscheinend gute Erfahrungen bei der Umstellung von leichten und mittelschweren

Diabetikern berichtet, die ambulant vorgenommen wurde. Auch OEHME ist der Ansicht, daß Warnungen vor der ambulanten Umstellung auf Speicherinsulin „dem Einführungsstadium dieser Therapie" angehören. Von den Vertretern der ambulanten Diabeteseinstellung allgemein (MALTEN, DEPISCH u. a.) wird als wesentlicher Vorteil das Belassen des Kranken in seiner Umgebung und seinem Beruf angeführt, wodurch spätere Hypoglykämien infolge ungewohnter körperlicher Beanspruchung, insbesondere Muskelarbeit, vermieden werden sollen. Die Mehrzahl der Autoren steht jedoch der ambulanten Einstellung auf Speicherinsulin sehr zurückhaltend gegenüber. KATSCH, STÖRMER, GRAFE, GROTE u. a. halten sie nur bei leichten Fällen für berechtigt; von BOLLER, BÜRGER, LITZNER, STRIECK u. a. wird *jede ambulante Einstellung von Zuckerkranken auf Speicherinsulin abgelehnt.* BÜRGER weist dabei auf die Schwierigkeiten einer Abstimmung der Nahrungsmittel unter körperlicher Arbeit auf die Depotinsulinmenge hin; GROTE steht auf dem Standpunkt, daß eine klinische Einstellung beim Speicherinsulin notwendiger als beim Altinsulin ist. Ich selbst stimme durchaus der Ansicht von BOLLER, STRIECK u. a bei, daß *jeder Diabetiker zur erstmaligen Insulineinstellung, „gleichgültig, ob dieselbe auf Al insulin oder Depotinsulin gemacht werden soll", in stationäre Behandlung gehört.* Erst dadurch scheint es mir möglich zu sein, eine optimale und individuelle Einstellung zu erreichen, die nur durch dauernde und genaue Überwachung und Kontrolle des Kranken während der Einstellungszeit gewährleistet wird, wie sie praktisch nur stationär durchführbar ist. Das gilt nicht nur für die *Umstellung auf Speicherinsulin,* die, wie STRIECK mit Recht feststellt, „schwieriger und zeitraubender" ist, sondern meines Erachtens für *jede Einstellung auf Insulin* überhaupt. Befürchtungen der Art, daß danach vermehrt Hypoglykämien bei Rückkehr in den Beruf infolge ungewohnter Muskelarbeit oder aus ähnlichen Gründen auftreten, bestehen bei regelrecht durchgeführter Arbeitstherapie in der Klinik sicher nicht zu Recht. Ich konnte sie praktisch niemals beobachten. Nach der Entlassung wird der Kranke selbstverständlich in die Weiterbehandlung des Hausarztes überwiesen.

Normalisierung von Blut- und Harnzucker?

Für das Speicherinsulin erhebt sich in gleicher Weise wie für das Altinsulin und die Zuckerkrankheit überhaupt die in den letzten Jahren eifrig diskutierte Frage, ob der Zuckerkranke so einzustellen ist, daß eine *normale oder fast normale Blutzuckertageskurve und Zuckerfreiheit des Harns* resultiert *oder* ob eine *mehr oder minder starke Hyperglykämie und Glykosurie* zu dulden, nicht schädlich oder sogar zweckmäßig ist. Die Ansichten der Autoren hierüber stehen sich ziemlich unverändert gegenüber, ohne daß die Argumente der einen Richtung die der anderen überwiegen könnten. Ich bin darauf bereits bei der diätetischen Behandlung und der Frage der „Schonung" oder der „Übung" des Pankreas eingegangen, die sich prinzipiell mit der jetzt aufgeworfenen Frage deckt. BÜRGER prägte auf der Tagung der Deutschen Gesellschaft für innere Medizin 1937 den Satz: „Die Harmlosigkeit einer dauernden Hyperglykämie und Glykosurie ist bisher nicht erwiesen"; ein Standpunkt, der auch jetzt noch von einer ganzen Reihe von Autoren wie GRAFE, UMBER, REINWEIN u. a. geteilt wird. Allerdings

läßt sich nach REINWEIN eine Restglykosurie beim Speicherinsulin nicht immer vermeiden. Auch BÜRGER selbst, GRAFE u. a. betonen, daß es bei schwer körperlich arbeitenden Diabetikern oder bei solchen, die zu Hypoglykämien neigen, wünschenswert sein kann, eine geringe Restglykosurie bestehen zu lassen, um Shocks zu vermeiden. Im übrigen hat GRAFE darauf hingewiesen, daß „jede Hyperglykämie eine Peitsche für das Pankreas" bedeutet und damit zwangsläufig zu einer Erschöpfung des Organs und Verschlechterung der Toleranz führt. DIENST betont wiederholt, daß eine Restglykosurie fast immer mit einer Restacidose einhergeht, die sich, wenn nicht durch Vermehrung von Ketonkörpern, so doch zum mindesten durch vermehrte Ammoniakausscheidung dokumentiert. Wegen der Gefahr der Acidose ist deshalb Zuckerfreiheit des Harns anzustreben. Demgegenüber hält BERTRAM, der zwar die Ketonkörperbildung fürchtet und einen besonders großen Wert auf ihre Beseitigung legt, zusammen mit BRENTANO u. a. eine mäßige Erhöhung des Blutzuckers auf 180—200 mg% und eine tägliche Glykosurie von etwa 10—20 g für ungefährlich und bedeutungslos. Auch KATSCH und seine Mitarbeiter lassen bei der Einstellung auf Speicherinsulin in vielen Fällen eine Restglykosurie bewußt bestehen, um damit eine Reserve bei plötzlichen körperlichen Anstrengungen zu schaffen und hypoglykämische Shocks zu verhindern. KATSCH warnt deshalb besonders vor der „Überinsulinierung". DEPISCH weist darauf hin, daß sich manche Diabetiker jahrelang bei mäßiger Glykosurie in ihrer Stoffwechsellage gut halten, wobei es sich um gutartig-stationäre Fälle bei älteren Menschen handelt. Dagegen pflegt beim jugendlichen progredienten Diabetiker eine leichte Glykosurie eine nachhaltige Verschlechterung der Toleranz nach sich zu ziehen, die übrigens manchmal auch in den vorher erwähnten gutartigen Fällen mit der Zeit eintreten kann. Aus diesen Gründen werden dauernde Aglykosurie und möglichst günstige Blutzuckerwerte angestrebt. Auch FALTA vermeidet bei leichten und mittelschweren insulinempfindlichen Fällen mit Recht eine nennenswerte Hyperglykämie und versucht, „durch möglichst genaue Einstellung des Blutzuckers auf die fortschreitende Degeneration des Inselorgans retardierend zu wirken". Er fügt allerdings hinzu, daß es bei schweren insulinempfindlichen Diabetikern wegen der Gefahr der Hypoglykämie zweckmäßiger ist, nicht völlige Zuckerfreiheit des Harns und normale Blutzuckerwerte zu erzwingen. Dieser Ansicht FALTAS ist durchaus beizustimmen; nicht selten sieht man bei jugendlichen Diabetikern immer wieder nach geringfügigen spontanen Glykosurien oder bei leichten Diätfehlern eine prompt einsetzende und zunehmende Toleranzverschlechterung. Ebenso muß man sich allerdings darüber im klaren sein, daß viele insulinresistente und ältere Diabetiker eine mäßige Hyperglykämie und Glykosurie ohne Schaden für ihre Toleranz jahrelang gut vertragen.

Von einigen Autoren (KATSCH, REINWEIN u. a.) — das sei hier eingefügt — wird übrigens darauf hingewiesen, daß es manchmal bei der Speicherinsulinbehandlung zu sog. „*spontanen Entgleisungen*" des Stoffwechsels kommen kann, die sich, ohne daß eine äußere Ursache erkennbar wäre, im plötzlichen Auftreten einer stärkeren Glykosurie äußern. Diese kann nach einigen Tagen wieder von selbst ohne Änderung der Kost- und Insulineinstellung verschwinden, bedarf allerdings genauer Kontrolle und Beobachtung, um Zwischenfälle zu vermeiden.

Hypoglykämien.

Einen relativ großen Raum nimmt im Schrifttum über die Speicherinsulin-behandlung der Hinweis auf *hypoglykämische Shocks* ein. Die Berechtigung hierfür scheint mir nicht so sehr in ihrem gehäuften Auftreten zu liegen — HEINSEN und REINWEIN sahen Hypoglykämien beim Zink-Protamin-Insulin „Novo" keineswegs häufiger als beim Altinsulin —, als vielmehr in dem Umstand, daß ihre Symptomatologie eine andere ist als beim Altinsulin. Die bekannten neuro-vegetativen Symptome des klassischen Insulinshocks wie Schwitzen, Zittern, Heißhunger usw., sind, wie fast alle Autoren einstimmig angeben, beim Speicher-insulin sehr selten zu beobachten. Dafür treten cerebrale und psychische Er-scheinungen wie Kopfschmerzen, Bewußtlosigkeit, psychische Erregungs- und Hemmungszustände, Verstimmungen, Schwindel, Apathie, Vergeßlichkeit, sowie dyspeptische Störungen auf. BOLLER weist besonders auf die Kollapsgefahr bei den lang dauernden Shocks hin, die sich entsprechend der protrahierten Wirkung der Speicherinsuline über viele Stunden ausdehnen können. BOLLER und PILGERSTORFER sahen zwei Fälle mit schwersten hypoglykämischen Zu-ständen, die im schweren Kollaps mit völligem Darniederliegen des Kreislaufs ad exitum kamen. Auch von einigen anderen Autoren, wie LINDSAY u. a., wird über Todesfälle im Shock berichtet; besonders gefährdet sollen danach ältere Diabetiker mit cerebral- und coronarsklerotischen Erscheinungen sein. Von KATSCH wurde auf den sog. „kriechenden" oder „schleichenden" Shock aufmerk-sam gemacht, der die Arbeitsleistung des Diabetikers sehr beeinträchtigt; latente Hypoglykämien und shocknahe Zustände mit ihren psychischen Anomalien müssen vermieden werden, zumal von BRAUCH deutliche funktionelle Verände-rungen am Myokard wie Abflachung der T-Zacke im Ekg. usw. festgestellt werden konnten. KATSCH betont, daß es selbst bei extrem niedrigen Blutzuckerwerten — in einem Falle 6 mg%! — keineswegs zu einer Manifestation des Shocks im üblichen Sinne zu kommen braucht. Entsprechend der protrahierten Wirkung des Speicherinsulins pflegen Hypoglykämien häufig nachts oder in den frühen Morgenstunden aufzutreten und werden dann vom Kranken nicht selten ver-schlafen und nicht bemerkt. BOLLER und PILGERSTORFER nehmen an, daß hohe Nüchternblutzuckerwerte am Morgen ebenso Ausdruck einer Unter- als auch einer Überdosierung sein können und im letzten Falle als Zeichen des Ansprechens der Gegenregulation auf nächtliche Hypoglykämien anzusehen sind. STRIECK lehnt für die Mehrzahl der Fälle diesen Standpunkt ab; er fand beispielsweise bei 30 genau untersuchten Fällen, daß hoher Nüchternblutzucker immer auf eine Unterdosierung des Insulins zurückzuführen war.

Wenn so zwar die *Symptomatologie der Hypoglykämie und die Dauer der Shocks beim Speicherinsulin eine ganz andere* ist, *als* wir sie *beim Altinsulin* gewohnt sind, so muß doch festgestellt werden, daß darin *keinesfalls eine Einschränkung des therapeutischen Wertes* liegt, wie es von einigen Seiten dargestellt wird, sondern eine Aufforderung an den Arzt, mit der entsprechenden Sorgfalt diese Zustände zu vermeiden. Es wurde bereits darauf hingewiesen, daß das durchaus möglich ist, wenn die Einstellung besonders sorgfältig vorgenommen wird (HEINSEN und REINWEIN, LITZNER u. a.). Keinesfalls darf es „bei etwa 30% aller Diabetiker" zu Hypoglykämien kommen, wie es KESTERMANN beschreibt. Man kann KATSCH durchaus beipflichten, wenn er aus solchen Gründen Injektionen von 100 E.

und mehr verdammt; bei 50—60 E. pro Injektion ist die Gefahr des hypoglykämischen Shocks zweifellos viel geringer. Auf die späten Abendgaben von etwas
Obst oder Brot bei Neigung zu nächtlichen Shocks wurde bereits hingewiesen;
sie stellen ein gutes Mittel dagegen dar. Weiterhin ist bei jeder Einstellung eine
genaue Blutzuckerkontrolle in Form von Tagesprofilen notwendig, wie auch
STRIECK u. a. betonen; nur diese gestattet einen hinreichenden Einblick in die
Stoffwechsellage. Aus dem gleichen Grunde sind meines Erachtens auch ambulante Ein- und Umstellungen auf Speicherinsulin abzulehnen; es ist notwendig,
daß die Kranken für einige Wochen — nicht für 8 Tage! — in stationäre Behandlung kommen. Erst nach dieser Zeit hat sich der Stoffwechsel den veränderten Bedingungen der Insulinbehandlung angepaßt und zeigt meist keine
abrupten Änderungen mehr. Bei der Einstellung selbst ist zu berücksichtigen,
daß sie nicht zu schnell vorgenommen wird; besonders eine kurz aufeinanderfolgende Erhöhung der Insulindosen ist kontraindiziert, da die Speicherinsuline,
wie schon erwähnt, eine gewisse Anlaufzeit bis zur optimalen Wirkung haben.
Selbstverständlich muß die Einstellung auf Speicherinsulin — ebenso wie die
auf Altinsulin — in Anpassung an die Arbeitsverhältnisse des Kranken vorgenommen werden und der hypoglykämisierende Effekt der Muskelarbeit berücksichtigt werden; von FALTA und anderen Autoren wird eine zusätzliche
kleine KH.-Gabe vor jeder größeren körperlichen Anstrengung vorgeschlagen,
die ohne Zweifel sehr zweckmäßig ist.

Daß von einigen Autoren das Argument der Gefahr nächtlicher Hypoglykämien gegen die von HEINSEN und REINWEIN empfohlenen späten Abendgaben
von Speicherinsulin angeführt wird, ist völlig abwegig, wenn die für diese Behandlungsweise bestimmten Fälle entsprechend den von uns angegebenen
Kautelen ausgesucht werden, nämlich entsprechend der Bedingung eines schon
vorhandenen oder alimentär zu erzielenden Blutzuckermaximums in den frühen
Morgenstunden mit langsamem Anstieg der Blutzuckerkurve in der Nacht. Die
Tatsache, daß wir niemals Hypoglykämien dabei gesehen haben, spricht ebensosehr für die Sorgfalt unserer Einstellung und Auswahl wie für die guten Möglichkeiten dieser Behandlungsweise. Ich möchte überhaupt mit STRIECK und anderen
Autoren annehmen, daß die *Zahl der hypoglykämischen Zustände* bei Verwendung
von Speicherinsulin und entsprechend sorgfältiger Einstellung eher abnehmen
sollte als zunehmen; zum mindesten dürfte sie *nicht größer* sein *als beim Altinsulin*.
Die Schwere dieser Shocks mahnt zur besonderen Sorgfalt und Vorsicht, keineswegs aber zur Furcht vor dem Speicherinsulin!

Wissen muß der Kranke außerdem, daß eine drohende oder auftretende Hypoglykämie nicht, wie beim Altinsulin, durch eine einmalige kleine Zuckergabe
zu beheben ist, sondern daß es notwendig sein kann, mehrmals und evtl. noch
über Stunden größere Mengen rasch resorbierbarer KH. zu nehmen. In der Klinik
werden daneben intravenöse und rectale Traubenzuckerinfusionen verabreicht,
dazu bei Bedarf Analeptica, wenn nötig in hohen Dosen. BOLLER hat außerdem
Adrenalin- und Kochsalzverabfolgung empfohlen.

Indikation zur Behandlung mit Speicherinsulinen.

Die *Indikationsstellung für die Behandlung mit Speicherinsulin* ist im großen
und ganzen die gleiche wie bei Altinsulin. FALTA hat diese ganz allgemein dahin-

gehend präzisiert, daß eine Insulinbehandlung angezeigt ist, „wenn wir durch diätetische Maßnahmen allein den Ernährungszustand und die Leistungsfähigkeit nicht mehr auf entsprechender Höhe zu erhalten vermögen". Auf *einige Unterschiede der Indikation* zwischen Alt- und Speicherinsulin, z. B. im Koma, bei Komplikationen usw., soll im nächsten Abschnitt eingegangen werden.

Grundsätzlich sollte bei jeder Neueinstellung eines Diabetikers auf Insulin versucht werden, sie mit Speicherinsulin durchzuführen. Darüber, ob auch jeder Diabetiker, der bereits seit längerer Zeit gut mit Altinsulin eingestellt ist, nun auf Speicherinsulin umgestellt werden soll, gehen die Meinungen auseinander. Braucht ein Zuckerkranker nur 1—2 Injektionen Altinsulin bei *günstiger* Stoffwechsellage, so kann man darüber streiten, ob eine Umstellung ratsam ist, zumal wenn eine Herabsetzung der Spritzenzahl nicht möglich ist. In manchen Fällen bietet das Speicherinsulin anscheinend doch noch den Vorteil einer besseren Nivellierung der Blutzuckertageskurve, gegebenenfalls auch der Einsparung von Einheiten. GRAFE, DÄNZER und WERNLY u. a. lehnen allerdings bei einer einmaligen Altinsulingabe am Tag und guter Einstellung ein Umsetzen auf Speicherinsulin ab. Wird eine Herabsetzung der Spritzenzahl bei 2 und mehr Injektionen vom Kranken selbst gewünscht, so ist unbedingt der Versuch einer Umstellung zu machen, ebenso natürlich bei jedem Fall, in dem die Einstellung mit Altinsulin nicht ideal ist. Es soll aber dabei nicht verschwiegen werden, daß immer wieder von einzelnen Fällen berichtet wird, bei denen sich die Umstellung auf Speicherinsulin keineswegs vorteilhaft, manchmal sogar zum Nachteil der Stoffwechsellage auswirkte; allerdings gehören diese Fälle zu den Seltenheiten. HEINSEN und REINWEIN, FALTA, DEPISCH u. a. weisen darauf hin, daß sich bei manchen labilen, insulinüberempfindlichen Diabetikern nach Speicherinsulin die gleichen starken Schwankungen der Blutzuckerkurve und der Glykosurie finden, die diese Fälle auch bereits unter Altinsulin zeigen. Sie pendeln dabei fast immer zwischen Acidose und Hypoglykämie hin und her; die Ursache hierfür wird von FALTA und BOLLER in einer starken Labilität der Gegenregulation gesehen. Bei diesen Fällen kann man die Frage aufwerfen, ob sie nicht unter dem nur kurzfristig wirkenden Altinsulin besser eingestellt sind. Auch BERTRAM berichtet über vereinzelte Fälle, in denen sich unter mehrfachen Gaben Altinsulin eine bessere Stoffwechsellage fand als unter Speicherinsulin; er weist im übrigen mit Recht darauf hin, daß es auch bei jugendlichen Diabetikern gelingt, mit Speicherinsulin günstige Blutzuckerwerte zu erreichen. FALTA konnte feststellen, daß sich insulinempfindliche und insulinresistente Diabetiker dem Speicherinsulin gegenüber völlig gleich verhalten. Gerade die starken Schwankungen der Blutzuckerkurve, wie man sie häufig bei insulinempfindlichen Jugendlichen sieht, lassen sich bei entsprechend sorgfältiger Verteilung der KH.-Gaben, evtl. Verabreichung einer kleinen KH.-Menge am späten Abend (FALTA), meist sehr gut ausgleichen und vermeiden.

Ganz allgemein hat sich *Speicherinsulin besonders bei gleichmäßiger Lebensweise* der Zuckerkranken bewährt (KATSCH). Bei Menschen mit ungleichmäßiger Lebensweise, unregelmäßiger Ernährung, heftigen Aufregungen, stark wechselnder Körperarbeit usw. ist nach FALTA, KATSCH u. a. häufig das Altinsulin vorzuziehen. Im großen und ganzen aber hat man den Eindruck, daß die Indikation für die Insulinbehandlung überhaupt mit Speicherinsulin beim unkomplizierten Diabetes

eher etwas weiter zu stellen ist als beim Altinsulin. So wird man, wie Joslin betont, bei der Vereinfachung der Insulinapplikation für den Kranken bei solchen Diabetikern, die sich mit ihrer Toleranz gerade an der Grenze zwischen rein diätetischer und kombinierter Insulin-Diät-Behandlung befinden, lieber etwas früher zum Speicherinsulin greifen, als diese Kranken den schädlichen Folgen einer stärker kohlehydratbeschränkten Kost aussetzen.

Joslin ist weiterhin der Meinung, daß viele Zuckerkranke, die früher lieber scharfe Diätbeschränkungen auf sich genommen haben, um sich nicht einer mehrmaligen Insulininjektion täglich unterziehen zu müssen, jetzt gern dafür eine einzige Speicherinsulininjektion auf sich nehmen. Insofern hat sich die Einstellung des Diabetikers zu seiner Krankheit wesentlich geändert. Von den verschiedensten Seiten wurde darauf hingewiesen, daß aber auch das Lebensgefühl des Zuckerkranken, seine Stimmung, seine Arbeitslust usw. nach Umstellung von Alt- auf Speicherinsulin ganz andere gesteigerte und bessere geworden sind. Auch ich hatte immer wieder diesen Eindruck. Katsch führt die Erhöhung der psychischen und körperlichen Leistungsfähigkeit unter anderem auf den ruhigeren und gedämpfteren Verlauf der Tagesblutzuckerkurve und die Vermeidung von shocknahen Zuständen durch das Speicherinsulin zurück. Die unter Altinsulin meist pathologisch-konkav verlaufenden Blutzuckerkurven schwererer Diabetiker zeigen nach der Umstellung einen konvexen Verlauf, ähnlich wie die Kurven gesunder Menschen. Katsch stellt fest, daß *durch das Speicherinsulin Arbeitsmöglichkeit und Arbeitsfähigkeit verbessert* werden. Strieck erklärt die Steigerung der Lebensfreude neben der Ausgeglichenheit des Blutzuckerverlaufs durch die fehlende Acidose „infolge eines anders verlaufenden endogenen Stoffwechsels"; anscheinend ist „die unangenehmste diabetische Stoffwechselstörung, die endogene Bildung von Zucker und Aceton, unvergleichlich besser mit Depotinsulin zu beherrschen" als mit Altinsulin. Es ist Katsch beizupflichten, wenn er feststellt, daß die Einführung der Speicherinsuline e nen großen Fortschritt, „ein Glück und einen Segen für die Diabetiker bedeutet. Sie bedeutet aber auch eine erhöhte ärztliche Verpflichtung: es muß mehr erreicht werden als bisher"!

IV. Altinsulin.

Bereits im vorigen Abschnitt habe ich darauf hingewiesen, daß es Fälle gibt, in denen das Speicherinsulin anscheinend keinerlei Vorteile gegenüber dem Altinsulin hat und bei denen es sogar zweckmäßiger sein kann, das gewohnte Altinsulin beizubehalten oder neu zu verwenden. Es sind dies, wie bereits erwähnt, insulinüberempfindliche „Schaukler" (Falta) mit labilem Blutzucker und Neigung zu schweren Hypoglykämien, die häufig mit Speicherinsulin nicht besser einzustellen sind und manchmal unter Altinsulin nicht so rasche Blutzuckerstürze bekommen. Weiterhin gehören in diese Gruppe Kranke mit sehr unregelmäßiger Lebensweise, stark schwankender Tageseinteilung und wechselnd starker Muskelarbeit, bei denen die Verwendung von Altinsulin manchmal vorzuziehen ist. Auch Diabetiker, die mit einer einmaligen, nicht sehr großen Injektion von Altinsulin schon jahrelang sich in einer günstigen Stoffwechsellage befinden, können vielleicht ebenfalls hierher gerechnet werden; nach Ansicht einiger Autoren soll man bei ihnen Abstand von einer Umstellung auf Speicherinsulin nehmen.

Komabehandlung.

Außer dieser kleinen Gruppe ganz bestimmter Fälle gibt es aber auch beim „normalen" Diabetiker *Zustände, bei denen das Speicherinsulin durch Altinsulin ersetzt* werden muß. Da ist zunächst das *Coma diabeticum* zu nennen. Es ist einleuchtend, daß in diesem Zustand, in dem es auf eine möglichst schnelle Wirkung des Insulins zur Beseitigung der das Leben bedrohenden Acidose ankommt, ein protrahiert wirkendes Insulin nur von Schaden sein kann. So sind sich denn auch alle Autoren darüber einig, daß das Mittel der Wahl *im Koma das Altinsulin* ist. Die überwiegende Mehrzahl der Autoren, wie KATSCH, UMBER, GRAFE, BERTRAM, FALTA, BÜRGER u. a., lehnen weiterhin aber auch jede zusätzliche Verabreichung von Speicherinsulin im Koma selbst ab Dagegen wird von ausländischer Seite (JOSLIN, RABINOWITSCH u. a.) auf den Nutzen einer Speicherinsulininjektion auch beim Präkoma und Koma hingewiesen. Auch STRIECK und DENNIG haben sich zustimmend hierzu geäußert. STRIECK gibt nach dem Vorschlag von RABINOWITSCH 50—150 E. Protamin-Zink-Insulin als Basaldosis und gleichzeitig 50—100 E. Altinsulin subcutan oder intravenös und hat damit gute Erfolge gesehen. RABINOWITSCH verabfolgt außerdem 200—300 g Glucose als Infusion oder oral und gibt an, daß diese großen Mengen Traubenzucker unter Speicherinsulin rasch assimiliert werden und damit die Acidose schnell zum Verschwinden bringen.

Von einigen anderen Autoren wird zwar im tiefen Koma kein Speicherinsulin neben Altinsulin verwandt, jedoch nach Beseitigung der akuten Gefahr sofort wieder verabreicht und erst dann das während des Komas gegebene Altinsulin langsam abgebaut. Was die Dosierung des Altinsulins im Koma anbetrifft, so müssen häufig außerordentlich hohe Dosen verabreicht werden, um die KH.-Verbrennung und den Glykogenansatz wieder in Gang zu bringen und aufrechtzuerhalten. Nach einer hohen Anfangsdosis, die am besten intravenös gegeben wird, können entweder mehr oder minder große Injektionen subcutan alle 2 Stunden verabreicht werden oder, wie BERTRAM es vorschlägt, kleinste Dosen von je 10 E. verzettelt alle $^1/_2$—1 Stunde. Im übrigen läßt sich bei der Insulinbehandlung des Komas noch weniger als für alle anderen therapeutischen Maßnahmen ein Schema aufstellen; sie richtet sich ganz individuell nach den Bedürfnissen des Einzelfalles. Die Richtlinien dafür sind seit langem bekannt.

Nicht ganz einheitlich sind die Ansichten über die Zweckmäßigkeit einer *Traubenzuckerzufuhr im Koma,* wenn auch wohl die meisten Autoren heute auf dem Standpunkt stehen, daß eine Zuckergabe von 50—100 g gleich zu Beginn der Komabehandlung angebracht ist. UMBER empfiehlt dabei an Stelle von Dextrose Lävulose, da sie schneller glykogenisiert wird. Einige andere Autoren lehnen eine Zuckerzufuhr dagegen mit dem Hinweis ab, daß Blut und Gewebe noch genügend Zucker zur Verbrennung der Ketonkörper enthalten. FALTA hält eine Zuckerzufuhr nur in schweren Fällen für notwendig, in denen zwar die Zuckerausscheidung im Harn verschwindet, die Acidose aber bestehen bleibt. DEPISCH weist darauf hin, daß durch die Zuckerzufuhr die im Koma exzessiv gesteigerte Gegenregulation eine Dämpfung erfährt. Zur Ausschaltung dieser Gegenregulationssteigerung macht er weiterhin den Vorschlag, bei insulinresistentem Koma die Leberinnervation durch paravertebrale Anästhesie von

D_8—D_{10} zu blockieren; bei jugendlichen Diabetikern kann dieser Effekt even-
tuell auch durch Ergotamin-Atropin erreicht werden.

Neben der Zuckerzufuhr hat sich in den letzten Jahren immer mehr die gleich-
zeitige *Verabreichung genügend großer Kochsalzmengen* durchgesetzt; es soll damit
unter anderem eine gewisse Insulinhemmung, wie man sie bei hypochlorämischen
Zuständen im Koma sieht, zum Verschwinden gebracht werden. POCZKA und
Mitarbeiter, ENGEL, GLATZEL u. a. haben auf diese Zusammenhänge zwischen
Insulinresistenz und Hypochlorämie hingewiesen, nachdem bereits MEYER-
BISCH, JOSLIN u. a. gezeigt hatten, daß es beim Coma diabeticum zu Austrock-
nungserscheinungen mit schwersten Störungen des Mineralhaushalts bis zur
Anurie kommen kann. In diesem Zusammenhang sei betont, daß selbstverständlich zur Auffüllung des Kreislaufs eine erhebliche Flüssigkeitszufuhr erforderlich
sein kann, die man am besten subcutan oder rectal — nicht intravenös — vornimmt. Ebenso selbstverständlich ist eine Stützung des Herzens und Kreislaufs
mit Strophanthin und Analeptica in ausreichenden Dosen.

Die *Alkalitherapie* des Komas ist seit der Einführung des Insulins etwas in
den Hintergrund getreten. Sie scheint in schweren Fällen mit lang bestehender
Bewußtlosigkeit aber doch noch ihre Berechtigung zu haben, wie immer wieder
hervorgehoben wird. HERBST betont vor allem die Wichtigkeit der Alkalizufuhr
für die Durchbrechung der Insulinresistenz in hochgradig acidotischen Fällen
und weist darauf hin, daß Komatöse, bei denen höchste Insulindosen versagt
haben, ,,nach der Zufuhr von Insulin und Alkali plötzlich aus ihrem Koma erwachen". Auch ich habe einige Male diese frappante Wirkung gesehen und wende
in ausgesuchten Fällen die Alkalizufuhr (20—30 g Natr. bicarb. in 4proz. kohlen-
säuregesättigter Lösung langsam intravenös) immer wieder mit gutem Erfolg
an. Nekrosen kommen dabei kaum vor; ebenso steht die Kollapsgefahr im
Hintergrund. UMBER weist übrigens darauf hin, daß Alkalizufuhr auch die
Ausschwemmung der Ketonkörper fördert.

Komplikationen des Diabetes.

Ebenso wie die zusätzliche Verwendung von Speicherinsulin im Koma nicht
ganz einheitlich beurteilt wird, gehen auch die Ansichten über die *Behandlung
von diabetischen Komplikationen* wie akuten interkurrenten Infekten, Gangrän,
Tuberkulose mit Speicherinsulin, sowie seine Anwendung bei chirurgischen Eingriffen etwas auseinander. Während einige Autoren (GROTE, REINWEIN u. a.)
bei Operationen die vorher auf Speicherinsulin eingestellten Diabetiker auch
weiterhin bei dieser Einstellung belassen, halten andere, wie UMBER, BERTRAM,
FALTA u. a., eine Umstellung auf Altinsulin oder zum mindesten die zusätzliche
Verabreichung von Altinsulin für zweckmäßiger, um leichter damit eine An-
gleichung an die Schwankungen der gegebenenfalls veränderten Nahrungszufuhr
erreichen zu können. Auch bei interkurrenten Infekten wird von den meisten
die zusätzliche Verabreichung von Altinsulin bevorzugt. Bei diesem Vorgehen
wird der erhöhte Insulinbedarf durch Altinsulin ausgeglichen; dieses kann beim
Abklingen der Erkrankungen langsam entsprechend der Toleranzverbesserung
wieder abgebaut werden, ohne daß es notwendig ist, dann auch die Grund-
einstellung auf Speicherinsulin von neuem aufbauen zu müssen. Bei den mehr
chronischen Infekten wie Tuberkulose jedoch bietet zweifellos das Speicher-

insulin Vorteile, da es leichter ist, damit eine möglichst normale Blutzuckerkurve und die Verwertung größerer KH.-Mengen zu erzielen (KUTSCHERA v. AICH-BERGEN, u. a.). UMBER gibt bei zu Hypoglykämien neigenden tuberkulösen Diabetikern als Basis Speicherinsulin und gleicht Stoffwechselschwankungen mit Altinsulin aus. Auch bei der Gangrän hat sich Speicherinsulin nach KATSCH, BOLLER, GROTE u. a. sehr bewährt, während BÜRGER es für vorteilhafter hält, die beginnende Gangrän mit mehreren Gaben Altinsulin zu behandeln.

Ich möchte glauben, daß *bei Infekten, Operationen und sonstigen Erkrankungen*, die eine *normale Nahrungsaufnahme* zulassen und nur *vorübergehend* mit einem *kurzfristigen Insulinmehrbedarf* einhergehen, eine *kombinierte Speicher-Altinsulin-Behandlung* Gutes leistet und den Ansprüchen gerecht wird. Ist allerdings eine völlige Umstellung der Nahrungszufuhr bei diesen Erkrankungen erforderlich und erfährt die Stoffwechsellage über den Insulinmehrbedarf hinaus eine grundlegende Änderung, so dürfte die Altinsulinbehandlung vorzuziehen sein.

V. Insulinapplikation durch Haut, Schleimhäute und Magen-Darmkanal.

Die Vorteile, die die Behandlung des Diabetes mit Speicherinsulinen gegenüber dem Altinsulin bietet, werden von allen Forschern anerkannt. Sie werden auch nicht vermindert durch die im vorigen Abschnitt genannten Ausnahmezustände und -fälle, in denen die Therapie mit Altinsulin auch weiterhin ihre Berechtigung behält.

Perorales Insulin.

Wenn so also die Entdeckung der Speicherinsuline einen erheblichen Fortschritt in der Behandlung der Zuckerkrankheit darstellt, so sind wir von dem *Idealzustand*, nämlich der *peroralen Anwendung des Insulins*, anscheinend noch weit entfernt. Die Bemühungen, ein oral wirksames Insulin zu schaffen, sind mannigfaltig und gehen zum Teil schon sehr weit zurück. Sie scheiterten mehr oder weniger an der Tatsache, daß das Insulin durch die Verdauungsfermente des Magen-Darmkanals zerstört und damit unwirksam gemacht wird. Versuche, die Resorption durch Beigabe von Alkohol, Saponin oder Gallensäuren zu fördern, waren ohne praktischen Erfolg. LASCH und SCHÖNBRUNNER stellten fest, daß die Zugabe gewisser saurer, organischer Farbstoffe, wie Kongo- und Trypanrot, und gewisser basischer Farbstoffe, wie Malachitgrün, das Insulin gegen die Verdauung durch Pepsin und Trypsin zu schützen vermag. Sie stellten daraufhin *Insulintabletten* her, die außer diesen *Farbstoffen* noch eine bestimmte Menge Saponin zur Resorptionsförderung enthielten. Dieser letzte Zusatz erwies sich als zweckmäßig, da in Tierversuchen festgestellt wurde, daß ohne ihn — wahrscheinlich wegen der erheblichen Molekülgröße des Insulins — im Darm nur etwa 10—20% des zugeführten Insulins zur Resorption und damit zur Wirkung gelangen. Mit diesen Tabletten wurden leichte und mittelschwere Diabetiker über längere Zeit, teilweise 6—11 Monate lang, behandelt, wobei sich zeigte, daß eine ausreichende Insulinresorption stattfindet, und daß eine gute Einstellung über einen längeren Zeitraum zu erreichen ist. Die von LASCH und SCHÖNBRUNNER angeführten Fälle ließen sich ohne Insulin nicht entzuckern und zeigten nach Verabreichung der Insulintabletten einen deutlichen Rückgang der Zuckerausscheidung, zum Teil Aglykosurie, und eine Herabsetzung der Blut-

zuckertageswerte. Vergleichsversuche mit injizierbarem Insulin ergaben den Beweis für die Möglichkeit, eine bestimmte Menge injizierbares Insulin (20 bis 40 bis 60 E. täglich) durch perorales Insulin zu ersetzen, wobei das Verhältnis etwa 1 : 2 bzw. 1 : 4 war; es wurden also durchschnittlich Mengen bis zu 150 E. täglich in Form von Insulintabletten verabreicht. Auffallend ist allerdings, daß bei den als Beispiele angeführten Fällen die tägliche KH.-Zufuhr sehr niedrig liegt: Meist wurde eine Standardkost mit nur 50 g KH. am Tag verabreicht.

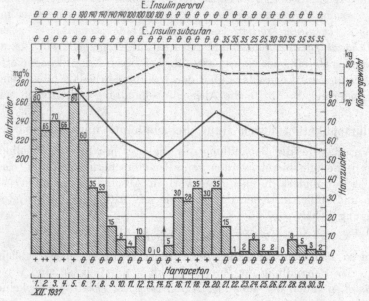

Abb. 12. Die Wirkungsweise des peroralen Insulins. (Nach LASCH und SCHÖNBRUNNER.)

Nur in zwei der mitgeteilten Fälle lagen die KH.-Mengen mit 100 bzw. 175 g KH. höher, wobei nur der letztgenannte Fall in seiner Größenordnung den Bedürfnissen des täglichen Lebens und den Erkenntnissen der letzten Jahre entsprechen dürfte. Wenn also diese Art der Behandlung tatsächlich Aussicht auf Erfolg haben soll, so muß zunächst die Frage geprüft werden, ob auch bei einer für die Praxis ausreichenden KH.-Menge eine Einstellung mit Insulintabletten möglich ist. Selbstverständlich dürfen außerdem die aus den genannten Farbstoffen und Saponin bestehenden Zusätze auf die Dauer keine schädlichen Nebenwirkungen lokaler oder allgemeiner Art verursachen. Nach den Angaben der Verfasser soll die letzte Forderung, abgesehen von gelegentlichen Reizerscheinungen des Magen-Darmkanals in Einzelfällen, bis zur beobachteten Dauer von 11 Monaten erfüllt sein.

Rektale Insulinzufuhr.

Von einem ähnlichen Prinzip wie LASCH und SCHÖNBRUNNER ging WUHRMANN bei der *rectalen Verabreichung von Insulin* aus. Entsprechend den Versuchen von BRAHN und LANGNER stellte er insulinhaltige Suppositorien her, die zum Schutz gegen die im alkalischen Milieu wirksamen tryptischen Darmfermente eine Säure und zur Förderung der Resorption des Insulins Saponin enthielten.

Bei leichten Altersdiabetikern fand sich damit eine deutliche Senkung der Blutzuckerkurve mit Verminderung der Glykosurie; auch bei einem schweren jugendlichen Diabetiker war eine mäßige Blutzuckersenkung festzustellen. Blutzuckertageskurven über 24 Stunden ergaben eine protrahierte Wirkung der Insulinsuppositorien von etwa 7—8 Stunden, wobei die Blutzuckerkurve im Gegensatz zum Leerversuch und zur Insulinapplikation durch Injektion relativ ausgeglichen und ohne stärkere Spitzen verlief. Die KH. wurden dabei in einer Gesamtmenge von 140 g ziemlich gleichmäßig über den Tag verteilt. Allerdings waren die verabreichten Mengen Insulin sehr hoch; die Suppositorien enthielten je 200 E.; insgesamt wurden auf einmal 400—800 E. (!) verabreicht. WUHRMANN hat auf diese Weise 14 Diabetiker behandelt; davon zeigten nur zwei keine deutliche Wirkung der Insulinzäpfchen. Weitere Untersuchungen werden in Aussicht gestellt.

Vaginale Insulinzufuhr.

Während die vorstehenden Versuche die Schleimhaut des Darmkanals benutzten, um von ihr aus Insulin zur Resorption zu bringen, hat KLAFTEN den Versuch gemacht, durch die *Schleimhaut der Vagina* Insulin in den Organismus einzubringen. Es stellte sich jedoch heraus, daß die Resorptionsfähigkeit der Scheide für Insulin nur gering ist; auch eine einigermaßen exakte Dosierung ließ sich nicht erzielen, so daß eine Behandlung von diabetischen Frauen auf diese Weise nicht in Betracht kam.

Insulinapplikation durch andere Schleimhäute.

Auch frühere Versuche über eine Applikation von *Insulin durch die Schleimhäute der Nase, der Zunge, der Konjunktiven oder der Bronchien* (Inhalation) sind ohne praktische Bedeutung geblieben. Das noch im Handel befindliche Präparat „Insulingual comp." enthält neben Insulin noch einen Zusatz von Galegaextrakt, also das Alkaloid Galegin, das ein Derivat des Guanidins darstellt. Ich komme auf die Gefährlichkeit dieser Stoffe noch zurück.

Perkutane Insulinzufuhr.

Entgegen älteren Versuchen von HERMANN, KASSOWITZ und PRIBRAM konnte MAIER-WEINERTSGRÜN auch mit der *Insulinsalbe* „Ilocutan" *bei percutaner Anwendung* keinerlei Wirkung auf den Blutzucker des gesunden oder zuckerkranken Menschen beobachten, selbst wenn die von diesen Autoren vorgeschriebenen Kautelen der peinlichen Befreiung der Haut von Cholesterin, das angeblich die Wirkung hemmen soll, und Neutralisation der im Schweiß vorkommenden Säuren genau beachtet wurden. Neuerdings berichten KINGISEPP und TALI über Versuche mit einem „saponinähnlichen" Präparat, das die Insulinresorption durch die Haut fördern und bei Tieren, zusammen mit Insulin gegeben, eine nicht unerhebliche Blutzuckersenkung hervorrufen soll. Praktische Bedeutung haben diese Untersuchungen bisher nicht erlangt.

Ich bin der Meinung, daß es für die praktische Frage einer Insulindauertherapie keinen nennenswerten Sinn hat, immer wieder Versuche anzustellen mit dem Ziel, Insulin durch die Haut oder alle möglichen Schleimhäute in den Körper einzuführen. Derartige Applikationsweisen lassen sich bei einer auf Jahre und Jahrzehnte berechneten Substitutionstherapie beim einzelnen Kranken in

der Praxis niemals durchführen, ganz abgesehen davon, daß Schädigungen des Organismus an den Applikationsstellen durch die verschiedenen „Resorptions-förderer" oder Beimengungen auf die Dauer sicher nicht zu vermeiden sind. Der einzige Weg, der Aussicht hätte, sich auch im täglichen Leben des Zuckerkranken durchzusetzen und zu bewähren, wäre die *perorale Insulinbehandlung*. Sie würde mit einem Schlage eine Revolution der Diabetestherapie überhaupt herbeiführen. Leider sind wir davon anscheinend noch weit entfernt. Immerhin sind alle Versuche in dieser Richtung sehr zu begrüßen und zu fördern.

VI. Allgemeinbehandlung und Kurorte.

Die überwiegende Mehrzahl der Autoren steht heutzutage auf dem Stand-punkt, daß es nicht nur möglich, sondern auch notwendig ist, den Diabetiker wieder in das *Berufsleben* einzubauen. Selbstverständlich ist das nur mit Ein-schränkungen und unter Einhaltung besonderer Bedingungen möglich; es eignen sich hierzu nur gut eingestellte und in ihrem KH.-Stoffwechsel kompensierte Kranke, ebenso wie nicht jeder Beruf für jeden Diabetiker in Frage kommt. So scheiden im allgemeinen Berufe des Verkehrswesens, wie Lokomotiv- und Zugführer, Straßenbahnführer, berufsmäßige Kraftwagenlenker usw., aus. Wes-kott erhebt sogar die Forderung, daß „kein mit Insulin behandelter Diabetiker an das Steuer eines Kraftwagens" gehört. Auch Berufe, die eine sehr unregel-mäßige Lebensweise mit sich bringen, wie Reisende, Vertreter und ähnliche, sind im allgemeinen wenig geeignet; Banse lehnt ebenso die Berufe des Bäckers, Gastwirts oder Kochs mit Recht ab. Abgesehen von diesen in Hinblick auf das Ganze relativ geringen Ausnahmen sollen sich Zuckerkranke, auch mittelschwere und schwere Fälle, wenn ihre Stoffwechsellage ausgeglichen werden kann, un-bedingt ein Tätigkeitsfeld im Leben suchen und nach Möglichkeit nur ausnahms-weise und unter besonderen Umständen invalidisiert werden.

Arbeitstherapie des Diabetes.

Hält man sich diese Grundsätze vor Augen, so ist daraus auch die Konse-quenz für Therapie und Einstellung des Zuckerkranken in der Klinik zu ziehen. Von all den verschiedenen Fragen, die sich aus der Kenntnis der obengenannten Grundsätze ergeben, soll im Rahmen dieser Abhandlung nur auf eine der wesent-lichsten, nämlich auf die *Arbeitstherapie durch Muskelarbeit*, eingegangen werden, die leider immer noch nicht Allgemeingut aller, die Zuckerkrankheit behandelnden Ärzte geworden ist. Joslin prägte den Satz: „Der Diabetes wird behandelt durch Diät, Insulin und Muskelarbeit." In Deutschland haben besonders Bürger und Katsch sich das Verdienst erworben, immer wieder auf die Notwendigkeit dieser Form der Diabetesbehandlung hingewiesen zu haben. Sie gingen davon aus, daß durch Muskelarbeit — sowohl beim gesunden Menschen als auch beim Diabetiker — der Verbrauch der KH. und die Verbrennung der Ketonkörper in der arbeitenden Muskulatur gesteigert wird, und daß Muskelarbeit weiterhin die Insulinproduktion des Pankreas fördert. Man findet deshalb bei Zucker-kranken, die zuviel Insulin erhalten, häufig eine sog. Arbeitshypoglykämie, auf die besonders Katsch hingewiesen hat. Andererseits kommt es an Sonn- und Feiertagen, an denen der Diabetiker seine gewohnte Arbeit nicht ausübt, leicht zu einer Glykosurie (Brauch). Aus diesen Tatsachen ergibt sich die Forderung,

daß *einerseits bei der Behandlung des Diabetikers* in der Klinik die *Vorteile der Muskelarbeit auf die Stoffwechsellage therapeutisch ausgenutzt* werden müssen, daß *andererseits* aber auch — und das ist sehr wichtig — *der Effekt der Berufsarbeit* außerhalb der Klinik *bereits bei der Einstellung berücksichtigt* werden muß. Weiterhin ist es demzufolge notwendig, bei Zuckerkranken, deren Beruf eine mehr sitzende Lebensweise erfordert, für *dosierte* körperliche Bewegung in Form von Sport, Wandern, Spaziergängen usw. Sorge zu tragen. Es ist also bereits bei der klinischen Einstellung darauf zu achten, daß diese nicht etwa im Bett vorgenommen wird oder daß die Kranken dabei herumliegen und herumsitzen; vielmehr soll von ihnen im Rahmen des Klinikbetriebes eine Tätigkeit ausgeübt werden, die möglichst derjenigen ihres Berufes nahekommt. Sie können zum Essenholen, Säubern der Zimmer und Säle, zu gärtnerischen Arbeiten usw. herangezogen werden. Ist das nicht möglich, müssen Sport und Körperübungen betrieben oder die Kranken zu größeren Spaziergängen und dosierten Marschleistungen angehalten werden. Dabei ist auf das Auftreten hypoglykämischer Zustände, evtl. unter Blutzuckerkontrolle, zu achten und entsprechend Insulin- und KH.-Gaben zu verändern. Geschieht das nicht, so treten bei der Entlassung aus der Klinik und Wiederaufnahme der Berufsarbeit oder bei zusätzlicher sportlicher Betätigung im täglichen Leben leicht Hypoglykämien mit all ihren Schäden auf, auf deren Bedeutung und Folgen besonders die Schule KATSCH, neuerdings BRAUCH und SCHULTZ, immer wieder hingewiesen haben. FALTA macht auf den Unterschied der Einstellung mit Speicherinsulin gegenüber dem Altinsulin in ihrer Beziehung zur Muskelarbeit aufmerksam. Während bei der Behandlung mit Altinsulin zu den Zeiten der Muskelarbeit das Insulin vom Kranken reduziert oder fortgelassen werden mußte, läßt sich die Anpassung beim Speicherinsulin nur so durchführen, daß vor oder während der Arbeit eine bestimmte Menge KH. zur üblichen Kost zugelegt wird.

Über diese Tatsachen muß auch der Kranke selbst aufgeklärt und belehrt werden.

In diesem Zusammenhang sei auch auf die von naturheilkundlicher Seite besonders betonten physikalischen Therapiemaßnahmen hingewiesen. BRAUCHLE, DILCHER u. a. fordern beim Diabetes Atemübungen, Gymnastik, Selbstmassage, Ganzwaschungen, Wechselduschen und Reibe- oder Bürstenbäder. Auch Luft- und Sonnenbäder, sowie Wärmeanwendungen in Form von heißen Leibwickeln und ansteigenden Teilbäder sollen die Stoffwechsellage bessern. Viele dieser Maßnahmen werden auch von der sog. Schulmedizin schon seit langem in Anwendung gebracht; ihr Nutzen ergibt sich aus den oben gemachten Ausführungen.

Wie REINWEIN neuerdings wieder betont, braucht eine solche Einstellung, die die Wiederherstellung der Arbeitsfähigkeit des Kranken zum Ziel hat, natürlich eine gewisse Zeit. Es genügt nicht, Insulin- und Diäteinstellung vorzunehmen und dann dem Kranken irgendeine Arbeit zuzuteilen, sondern es ist notwendig, Verteilung der Ernährung und des Insulins und Ausmaß der Arbeit aufeinander abzustimmen, genau festzulegen und zu überwachen.

Regelung der Lebensweise des Diabetikers.

Zur Allgemeinbehandlung gehört auch die *Regelung der Lebensweise* des Zuckerkranken. BERTRAM fordert ausreichenden Schlaf und viel Aufenthalt in frischer Luft. Alkohol ist nur im Rahmen der Kostverordnungen erlaubt; Rauchen

soll eine möglichst weitgehende Beschränkung erfahren oder sogar — wenn möglich — ganz aufgegeben werden, da das Nicotin die Adrenalinproduktion fördert
und außerdem die Gefäße schädigt. Auf Pflege der Zähne ist besonders zu achten.
Wesentlich ist die *Beseitigung jeder Art von Fokus* wegen der immer wieder dadurch bedingten Verschlechterung der Stoffwechsellage. Selbstverständlich sind
körperliche Sauberkeit, insbesondere regelmäßige Fußwaschungen wegen der
Gefahr der Infektion und Gangrän, sowie Regelung der Darmtätigkeit. Diese
Dinge sind seit langem bekannt, so daß sie nur gestreift werden sollen.

Kurorte und Mineralwässer.

Ausführlicher behandelt werden muß die Frage der *Kurorte und Mineralwässer*, die besonders in der letzten Zeit wieder verschiedentlich aufgegriffen
wurde. Über ihren Wert und vor allem über die Wirkungsweise der verschiedenen
Mineralwässer bestehen erhebliche Meinungsverschiedenheiten. BERTRAM ist
der Ansicht, daß die guten Erfolge der Kurorte sicher nicht auf den Mineralwasserkuren beruhen, sondern daß sie im Milieuwechsel, in der Ruhe und Ausspannung vom Beruf und in der geregelten körperlichen Bewegung in frischer
Luft zu suchen sind. Auch UMBER meint, daß die Brunnenwirkung nur eine
geringe Rolle spielt. Dagegen betonen andere Autoren die spezifisch blutzuckersenkende Wirkung der Mineralwässer; insbesondere sollen alkalische Wässer
nach PRÜFER die Hyperglykämie herabsetzen. Aus früheren Jahren liegen eine
ganze Reihe von Arbeiten vor, in denen immer wieder auf diesen Effekt bei
bestimmten Brunnen (Karlsbader Mühlbrunnen, Neuenahrer Sprudel, Homburger
Elisabethbrunnen u. a.) hingewiesen wird. Diese Wässer sind vorwiegend
alkalisch und alkalisch-sulfatisch. Nach neueren experimentellen Untersuchungen
von WIENSKOWSKI war bei den *natürlichen* Wässern von Kissingen (Rakoczy-
Quelle), Homburg (Elisabethbrunnen), Mergentheim (Wilhelmsquelle), Karlsbad
(Mühlbrunn), Neuenahr und anderen eindeutig eine Senkung der Blutzuckerbelastungskurve festzustellen, während sie nach *künstlich* hergestellten Salzen
dieser Brunnen vermißt wurde. WIENSKOWSKI vermutet deshalb in den natürlichen Quellen „biologisch wirksame Faktoren". STEINKE und WESKOTT betonen,
daß Brunnenkuren eine Transmineralisation mit Wiederherstellung des durch
die Erkrankung gestörten Ionengleichgewichts mit Verschiebung nach der
basischen Seite bewirken. Dadurch wird der acidotische Stoffwechsel beeinflußt,
was eine Verstärkung der Insulinwirkung mit Senkung des Blutzuckerspiegels,
Verstärkung der Glykogenspeicherung und Verbesserung der KH.-Toleranz zur
Folge hat. In diesem Zusammenhang sind erwähnenswert die Beobachtungen
von DIENST, die bereits bei der Alkalitherapie des Komas kurz gestreift wurden.
bei Diabetikern fand sich nach Säuerung eine Abschwächung der Insulinwirkung
und Verstärkung der Adrenalinwirkung, während Alkalisierung den umgekehrten
Effekt hatte. Auch HERBST hat auf ähnliche Feststellungen hingewiesen und
erklärt so, ebenso wie DIENST, die oft vorhandene Wirkungslosigkeit höchster
Insulindosen im Coma diabeticum. Bekannt ist weiterhin die von POCZKA,
GLATZEL, ENGEL u. a. beobachtete Abhängigkeit einer optimalen Insulinwirkung
von dem Vorhandensein einer genügenden Kochsalzkonzentration im Organismus.
KELLER macht darauf aufmerksam, daß beim Diabetes nicht nur eine Fehl-
verteilung des Zuckers vorliegt, sondern auch eine solche anderer, negativ ge-

ladener Elektrolyte in den Geweben und im Blutserum, wie Kalium, Phosphorsäure, sowie auch des positiv geladenen Kochsalzes. Insulin setzt nun nicht nur den Blutzuckerspiegel herab, sondern vermindert auch die ganze elektronegative Gruppe im Blut.

Alle diese Einzelheiten sind vielleicht doch in dem Sinne zu verwerten, daß man nicht ohne weiteres eine spezifische Wirksamkeit der Mineralwasserkuren auf die diabetische Stoffwechsellage ablehnen kann. Es ist keineswegs unwahrscheinlich, daß diese alkalischen, alkalisch-sulfatischen und kochsalzhaltigen Quellen mit ihrer *Regulierung und*

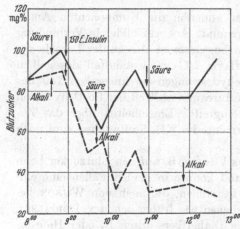

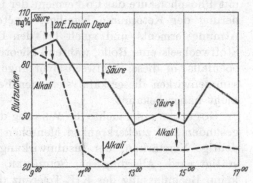

Abb. 13a. Die gleiche Insulindosis wird durch Säureinjektion in ihrer Wirkung abgeschwächt (hoher Blutzucker), durch Alkaliinjektion verstärkt (niedriger Blutzucker). (Nach DIENST.)

Abb. 13b. Die gleiche Dosis Depotinsulin wird durch Säureinjektion in ihrer Wirkung abgeschwächt (geringere Blutzuckersenkung), durch Alkaliinjektion verstärkt (protrahiert tiefe Blutzuckersenkung). (Nach DIENST.)

Wiederherstellung des Ionengleichgewichts, der Verschiebung der Stoffwechsellage nach der basischen Seite und der regelmäßigen Zufuhr größerer Kochsalzmengen Senkungen des Blutzuckerspiegels durch *Verstärkung der Insulinwirkung* und damit Verbesserung der KH.-Toleranz bewirken. Daß außerdem bei den Kuren in Homburg, Mergentheim, Marienbad, Neuenahr und anderen Bädern den äußeren Faktoren, wie Milieuwechsel, Ausspannung und Erholung usw., eine große Bedeutung für die Besserung der Stoffwechsellage zukommt, steht außer Zweifel.

Unspezifische Reiztherapie.

Zum Schluß sei noch, als auch zur Allgemeinbehandlung gehörend, die *unspezifische Reiztherapie des Diabetes* nach SINGER erwähnt, der annimmt, daß es durch den Reiz zu einer Leistungssteigerung aller Zellen und damit auch vermehrten Absonderung von Insulin kommt. Zur Hervorbringung dieses Reizes werden Injektionen von Caseosan, nach SALLER auch von Novoprotin, Aolan, Yatren-Casein und anderen Eiweißstoffen vorgenommen; die KH.-Toleranz soll sich danach nicht unbeträchtlich erhöhen. FALTA, BERTRAM u. a. konnten diese Befunde nicht bestätigen und lehnen diese Art der Therapie als nutzlos ab.

VII. Vitamine.

Wie seit einigen Jahren bekanntgeworden ist, bestehen zwischen dem KH.-Stoffwechsel und einigen Vitaminen enge Beziehungen. So kommt es z. B. bei übermäßiger Zufuhr von KH. ohne entsprechende Mengen Vitamin B zu Krank-

heitserscheinungen, wie sie aus dem Bilde der Beriberi bekannt sind. Je größer der KH.-Umsatz ist, desto größer ist auch der Bedarf des Organismus an Vitamin B_1 und umgekehrt. Ist der Vitamin B_1-Gehalt der Nahrung oder des Organismus nicht ausreichend, so entstehen Störungen im KH.-Stoffwechsel, die sich im Auftreten eines Intermediärproduktes des Zuckerabbaus, der Brenztraubensäure, äußern.

Vitamin B.

Der *Vitamin B-Komplex* enthält unter anderem die Komponenten Aneurin (B_1), Lactoflavin (B_2) und Nicotinsäureamid. Aneurin bildet in Verbindung mit Phosphorsäure das Co-Ferment der Carboxylase, ist also an der Decarboxylierung der Ketosäuren beteiligt. Lactoflavin ist ein Bestandteil des gelben Atmungsferments und spielt bei den Dehydrierungen im anaeroben Teil des Stoffwechsels eine Rolle, während Nicotinsäureamid als Teil der Co-Dehydrasen ebenfalls in diese Stoffwechselvorgänge eingreift. Einzelheiten über das Zusammenwirken dieser katalysierenden Fermente im KH.-Stoffwechsel sind noch nicht näher bekannt.

GOTTLEBE untersuchte die Wirkung des Vitamin B_1 auf den Blutzucker beim gesunden und zuckerkranken Menschen und konnte in beiden Fällen eine eindeutige Verstärkung der Insulinwirkung feststellen, die auch von WILSON bestätigt wird. Allerdings hat SCHRÖDER, ebenso wie früher schon v. DRIGALSKI, keine Beeinflussung der KH.-Toleranz des Diabetikers durch B_1 oder Hefe erreichen können; er lehnt auch die von TISLOWITZ festgestellte Wirkungssteigerung kleiner Insulindosen durch Vitamin B ab. MARTIN dagegen berichtet ebenfalls über Zusammenhänge zwischen Vitamin B und Insulinwirksamkeit. Er fand bei pankreaslosen diabetischen Hunden bei vitaminfreier Kost mit der Zeit ein Nachlassen der Insulinwirkung, so daß auch mit sehr großen Insulingaben die Glykosurie nicht mehr zu unterdrücken war. Bei Rückkehr zur normalen Ernährung oder Verabreichung von Vitamin B ging auch die Glykosurie zurück, die Insulindosen mußten wieder herabgesetzt werden, da es sonst zu hypoglykämischen Zuständen kam. SCHLOMKA bestätigt diese Beobachtungen, nach denen die Insulinwirkung vom Vorhandensein einer ausreichenden Menge Vitamin B_2 abhängig zu sein scheint; Lactoflavin wirkt in manchen Fällen insulinsparend.

MOSONYI und ASZODI führten Untersuchungen an Gesunden und Diabetikern durch. Sie stellten fest, daß B_1 bei allen gesunden Menschen und bei dem größten Teil der Zuckerkranken eine Blutzuckersenkung und vermehrte Absonderung von Insulin hervorruft. „Durch längere, teils parenterale, teils perorale Verabreichung beider Vitamine (B_1 und C) kann eine beträchtliche *KH.-Toleranzsteigerung*, sogar zeitweilige völlige Substituierung des Insulins bei Diabetikern erzielt werden". Die Autoren nehmen an, daß sich durch Zufuhr von B_1 eine Aktivitätssteigerung der LANGERHANSschen Inseln herbeiführen läßt, wobei sich am besten die Kombination mit Vitamin C bewährt hat. Danach handelt es sich also nicht nur um eine Verstärkung der Wirkung des von außen zugeführten Insulins (MARTIN, GOTTLEBE u. a.), sondern anscheinend um eine Anregung der verbliebenen funktionstüchtigen Teile des Pankreas selbst. Auf Grund dieser Ergebnisse haben dann DIENST und Mitarbeiter ebenfalls an Diabetikern Versuche über die Einwirkung der Vitamine B und C auf die KH.-Toleranz angestellt, die

auch zu positiven Resultaten führten. Die Kranken wurden lange vorher auf Diät und Insulin exakt eingestellt und erhielten dann das Präparat „Dia-Be-Vitrat" als Zulage. Dabei fanden sich als Zeichen einer Steigerung der KH.-Toleranz Einsparung von Insulin, Senkung des Nüchternblutzuckers und des Harnzuckergehalts, sowie gute Nivellierung der Blutzuckerprofile mit Vermeidung von hypoglykämischen Reaktionen. Auf diesen letzten Punkt, das bessere Ausgeglichensein der Blutzuckertageskurve, wird von DIENST besonders hingewiesen; es wurde früher bereits von MONAUNI bei Gaben von Vitamin B_1 allein beobachtet. Es wird angenommen, daß der Diabetiker bei seinem erhöhten Zuckergehalt auch größere Mengen Vitamin B zum Abbau der KH. braucht, so daß man von einem „*relativen B-Mangel*" im Verhältnis zum gesunden Menschen sprechen kann. Der Zuckerstoffwechsel ist beim Diabetiker, insbesondere unter großen Insulingaben, stark erhöht, wodurch es zu einer Erschöpfung der Vitaminvorräte kommen kann. Die Wirkung der Vitaminzufuhr wird nach DIENST und Mitarbeitern in einer katalytischen Beschleunigung des Zuckerabbaus gesehen, wobei die Blutzuckersenkung möglicherweise durch Beseitigung der acidotischen Stoffwechselprodukte, Milch- und Brenztraubensäure, hervorgerufen wird. Eine Funktionsertüchtigung des Pankreas (MOSONYI und ASZODI) wird abgelehnt.

STEPP weist auf die regularisierende Wirkung der Vitaminbehandlung bei Blutzuckerabweichungen hin; Lactoflavin soll die Hyperglykämie des Diabetikers herabsetzen. Nach meinen eigenen Untersuchungen scheint Lactoflavin im Tierversuch den Gehalt der Leber an Glykogen zu vermehren. Auch MARTIN ist der Ansicht, daß die Anwesenheit von Vitamin B_2 notwendig zur Erzielung einer normalen Insulinwirkung ist.

Auf den Gehalt des Vitamin B-Komplexes sind wahrscheinlich auch die guten Erfolge zurückzuführen, die BECKERT mit *Hefe und Hefepräparaten* bei manchen Diabetikern erzielen konnte. Ihre „insulinähnliche" Wirkung war bereits Ende des vorigen Jahrhunderts bekannt. BECKERT konnte an einem Krankengut von 120 Diabetikern feststellen, daß in etwa 30% der leichten Fälle eine Besserung der KH.-Toleranz zu erreichen war. Das ist natürlich kein sehr hoher Prozentsatz; immerhin entsprechen die in der Hefe verabreichten Vitaminmengen auch nicht annähernd denen der reinen chemischen Vitaminpräparate; DIENST und Mitarbeiter wiesen besonders auf die Notwendigkeit großer Vitamingaben zur Erzielung einer entsprechenden Wirkung hin.

Vitamin C.

Die letztgenannten Autoren verwandten bei ihren Versuchen das Präparat „Dia-Be-Vitrat", daß neben dem Vitamin B-Komplex auch *Vitamin C* enthält. Die von ihnen damit erzielte Steigerung der KH.-Toleranz war übrigens nicht etwa abhängig von einem etwa vorher festgestellten C-Defizit oder B_1-Mangel. Die *Stellung des Vitamin C im KH.-Stoffwechsel* ist nicht ganz eindeutig. Nach Untersuchungen von OSHIMA, TERASHIMA und MATSUTANI soll ein Einfluß auf den Blutzucker des Gesunden nicht bestehen. Dagegen fanden MOSONYI und ASZODI eine deutliche Senkung des Blutzuckerspiegels auch beim gesunden Menschen, die nach $1^1/_2$—2 Stunden ihren tiefsten Punkt erreichte und dann von einer Steigerung mit nachfolgender nochmaliger Senkung gefolgt wurde. Die

Kurve zeigte also einen zweiphasischen Verlauf, der von den Autoren auf die Einwirkung der Gegenregulation mit Adrenalinausschüttung zurückgeführt wird. Gleichzeitig glauben sie, eine Insulinmehrabsonderung wie beim Vitamin B nachweisen zu können. Bei Zuckerkranken konnte dieser Effekt nur bei leichten und mittelschweren Fällen erzielt werden, während schwere Diabetiker sogar mit einer Blutzuckersteigerung reagierten und die Insulinmehrabsonderung vermissen ließen. Empfohlen wird beim Diabetes die Verabreichung von Ascorbinsäure in Kombination mit Vitamin B_1, da durch Ascorbinsäure die anfänglich hyperglykämisierende Wirkung des B_1 aufgehoben werden soll. Eine Verstärkung des Effektes der Blutzuckersenkung konnte allerdings durch diese Vitaminkombination nicht erzielt werden. Auch BARTELHEIMER konnte bei Diabetikern nachweisen, daß das Durchschnitts-Tagesprofil der Blutzuckerkurven nach Absättigung mit Vitamin C deutlich tiefer lag als vorher. Er nimmt einen günstigen Einfluß auf den KH.-Stoffwechsel an und schreibt der Ascorbinsäure eine insulinsparende Wirkung auf Grund einer pharmakologischen Wirkungsweise zu. Den von MOSONYI und ASZODI angegebenen Unterschied im Verhalten der leichten und schweren Zuckerkranken konnte er nicht bestätigen. Bei längerer Verabreichung konnte auch eine Hebung der KH.-Toleranz und eine günstige Wirkung auf die Acidose festgestellt werden. Manchmal bestand der Eindruck, als ob der Blutzucker stärker als die Glykosurie beeinflußt wurde, was auf eine Senkung der Nierenschwelle zurückzuführen sein müßte. Im Gegensatz hierzu nimmt STÖGER eine Abdichtung der Niere durch Vitamin C und damit Erhöhung des Schwellenwertes an. Gegen diese Auffassung wendet sich ROLLER, der früher bereits eine Verminderung der Glykosurie beim Diabetes durch große Ascorbinsäuregaben beobachtet hatte.

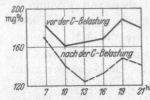

Abb. 14. Durchschnitts-Blutzuckertagesprofil von 32 Diabetikern. (Nach BARTELHEIMER.)

Vitamin A.

In diesem Zusammenhang sei noch erwähnt, daß nach STÖGER die *Beschränkung der Vitamin A-Zufuhr* eine noch wirkungsvollere und günstigere Maßnahme für den Diabetiker darstellt als die Verabreichung von Vitamin C. Auch BOLLER ist der Ansicht, daß Vitamin A die Wirksamkeit des Insulins herabsetzt.

Wenn so also an einer günstigen Wirkung der Vitamine B und C auf den diabetischen Stoffwechsel kaum noch gezweifelt werden kann, so soll damit *keineswegs* die *Notwendigkeit einer generellen Verwendung dieser Vitamine in der praktischen Diabetesbehandlung* festgestellt werden. In den meisten Fällen enthält eine gemischte, gemüse- und obstreiche Kost, besonders wenn sie durch die Vitamin C-reiche Kartoffel ergänzt wird, sicher genügend Vitamine, um eine ausreichende Versorgung des Organismus zu garantieren und eine optimale Wirkung des Insulins auch ohne Zugabe von Vitaminpräparaten sicherzustellen. Dabei soll nicht bestritten werden, daß es in Einzelfällen — z. B. nach längerer einseitiger Ernährung, nach und bei lang anhaltenden Infekten usw. — einmal zu einer Erschöpfung der Vitaminvorräte des Körpers kommen kann, die eine zusätzliche Zufuhr von Vitaminen zweckmäßig und notwendig erscheinen lassen kann. Auch bei hochgradig insulinresistenten Fällen kann ein Versuch mit

Vitamin B und C angebracht sein. Daß eine Besserung der Stoffwechsellage bei dafür geeigneten Kranken erzielt werden kann, zeigen die oben angeführten Beobachtungen. Es ist aber UMBER zuzustimmen, daß „alle diese Einwirkungen sich natürlich mit dem Insulineffekt nicht messen können".

VIII. Hormone.
Hypophysenvorderlappenhormone.

Ebenso wie die Vitamine sind auch einzelne Hormone in den letzten Jahren zum Gegenstand therapeutischer Versuche beim Diabetes gemacht worden. Es handelt sich dabei hauptsächlich um *Sexualhormonpräparate.* Schon seit langem sind Beziehungen zwischen den endokrinen Drüsen, insbesondere der Hypophyse, und dem KH.-Stoffwechsel bekannt, auf die hier nur kurz eingegangen werden kann. In tierexperimentellen Untersuchungen konnte HOUSSAY zeigen, daß es gelingt, durch Entfernung der Hypophyse einen vorher gesetzten Pankreasdiabetes abzuschwächen oder sogar aufzuheben, um ihn dann durch Injektion von Hypophysenvorderlappenextrakt wieder hervorrufen zu können. Diese grundlegenden Versuche wurden ergänzt durch weitere, in denen es HOUSSAY, ebenso wie YOUNG, DOHAN und LUKENS, möglich war, auch durch einfache Injektion eines Hypophysenvorderlappenextraktes vorübergehend bei gesunden Tieren eine diabetische Stoffwechselstörung zu erzeugen. Dieser sog. „HOUSSAY-Effekt" der Hypophyse wird auf ein dem Insulin antagonistisch wirkendes Hormon zurückgeführt, dessen Wirksamkeit nicht an die Intaktheit von Schilddrüse, Nebennieren oder vegetativem Nervensystem gebunden ist. Demgegenüber wirkt das von LUCKE im Hypophysenvorderlappen nachgewiesene „kontrainsuläre" Hormon über Sympathicus und Nebenniere blutzuckersteigernd, und zwar anscheinend durch Ausschüttung von Adrenalin. Ein drittes Hormon des Hypophysenvorderlappens soll neben dem hyperglykämisierenden Effekt eine Verminderung des Leberglykogens zur Folge haben. Es ist fraglich, ob es sich bei diesen Hormonen der Hypophyse, die den KH.-Stoffwechsel beeinflussen, tatsächlich um verschiedene Wirkstoffe handelt. So bestreitet z. B. REISS die Existenz des pankreatogenen Hormons von ANSELMINO und HOFFMANN, das direkt die LANGERHANSschen Inseln beeinflussen soll; auch die anderen direkt wirksamen, hyperglykämisierenden Stoffe des Hypophysenvorderlappens werden von ihm abgelehnt. Dagegen nimmt er das Vorhandensein von corticotropen und thyreotropen Wirkstoffen mit der von ihnen ausgelösten Mehrproduktion von Nebennieren- und Schilddrüsenhormon und entsprechendem Einfluß auf den Stoffwechsel an.

Interessant sind kasuistische Mitteilungen, die die Ergebnisse der tierexperimentellen Untersuchungen auch beim Menschen bestätigen. So teilt z. B. unter anderem STRAUCH mit, daß er einen Jungen wegen Dystrophia adiposo-genitalis mit Praephyson behandelte und damit den Krankheitszustand erheblich bessern konnte. Als sehr unangenehme Nebenwirkung kam es jedoch nach der Injektion des Hypophysenvorderlappenpräparates zum Auftreten eines echten Diabetes mellitus, der sich bis zum Präkoma entwickelte. Dieser Fall stellt eine schöne Parallele zu den HOUSSAY-YOUNGschen Versuchen dar. Weitere Zusammenhänge zwischen Hypophyse und KH.-Stoffwechsel sind in der Klinik der hypophysären

Erkrankungen seit langem bekannt; es sei nur an die diabetischen Störungen bei Morbus Cushing und Akromegalie erinnert.

Aus all diesen Untersuchungen geht der bedeutende Einfluß der Hypophyse auf den KH.-Stoffwechsel hervor; das wirksame Prinzip des Hypophysenvorderlappens dürfte einen der wesentlichsten Gegenspieler des Insulins, wenn nicht *den* Antagonisten überhaupt darstellen. Nach diesen Überlegungen lag der Gedanke nicht fern, den Diabetes nicht nur durch Unterstützung des Pankreas durch Verabreichung von Insulin, sondern auch durch *Schwächung des Hypophysenvorderlappens* beeinflussen zu können, und damit den gleichen oder einen ähnlichen Effekt auf die Stoffwechselstörung zu erzielen. Als besonders geeignet kamen hierfür Zuckerkranke in Frage, bei denen die diabetische Stoffwechsellage vorwiegend in einer Erkrankung der Hypophyse ihren Ursprung zu haben schien oder die zum mindesten Zeichen einer hypophysären Überfunktion aufwiesen.

Röntgenbestrahlung.

Wie BARTELHEIMER ausführt, sind für diese Art der Therapie grundsätzlich drei Wege gangbar: erstens die Operation eines evtl. vorhandenen Hypophysentumors; zweitens die *Röntgenbestrahlung der Hypophyse*, die besonders beim Morbus Cushing, vereinzelt auch bei der Akromegalie mit gutem Erfolg durchgeführt wurde (BAUER, JAMIN, SCHILLING, ENGEL u. a.). In letzter Zeit berichtet HOFF ebenso wie BAUER ausführlich hierüber. Beim Diabetes mit hypophysären Zügen konnten LANGEROON, ALVAREZ u. a. durch *Hypophysen- und* zum Teil auch *Nebennierenbestrahlung* die Stoffwechsellage günstig beeinflussen. SCHITTENHELM hält weitere Versuche in dieser Richtung für erwünscht und aussichtsreich.

Sexualhormone.

Eine dritte Möglichkeit der hypophysenhemmenden Behandlung besteht in der *Verabfolgung von Sexualhormonen.* Ihre Einwirkung auf die Hypophyse ist aus der Gynäkologie her bekannt. So gelingt es beispielsweise, durch Verabreichung von Ovarialhormon die Milchabsonderung nach der Geburt durch Hemmung des Lactationshormons der Hypophyse zum Verschwinden zu bringen, wenn dies aus irgendwelchen Gründen erforderlich sein sollte. Der gegenteilige Effekt, nämlich das Einschießen der Milch, tritt bekanntlich auf, wenn nach dem Ausstoßen der Placenta die hemmende Wirkung des von ihr abgesonderten Follikelhormons auf den Hypophysenvorderlappen in Fortfall kommt; erst dann tritt die Hypophyse durch Abgabe des Lactationshormons in Tätigkeit.

Auf der Grundlage dieser Beobachtungen haben bereits früher amerikanische Autoren mit mehr oder minder großem Erfolg eine Beeinflussung des experimentellen und des menschlichen Diabetes versucht, ohne daß die Ergebnisse so eindeutig waren, daß sie in die Therapie der Zuckerkrankheit Eingang gefunden hätten. Neuerdings konnten dann VEIL und LIPPROSS nachweisen, daß es bei Zuckerkranken, besonders bei Altersdiabetikern, möglich ist, durch *männliches Keimdrüsenhormon* den Blutzuckerspiegel deutlich zu senken. Dabei wurde auch eine Besserung des Gesamtzustandes erzielt; die KH.-Toleranz nahm zu. In einem Fall konnte sogar nach einigen Monaten das Insulin, das vorher jahrelang gegeben wurde, ganz abgesetzt werden. Bei gesunden und jugendlichen Menschen war ein Einfluß auf den Blutzucker dagegen nicht festzustellen. Im

Gegensatz hierzu fand KUHLMEY keinerlei Wirkung auf den Blutzuckerspiegel und die KH.-Toleranz, weder bei Gesunden noch bei Diabetikern, auch bei nicht solchen, die bereits Störungen der Potenz aufwiesen. BARTELHEIMER dagegen sah bei Zuckerkranken mit hypophysärer Überfunktion sowohl bei Frauen als auch bei Männern in einem Teil der Fälle unter dem Einfluß von weiblichem (Progynon) und männlichem (Testoviron) Keimdrüsenhormon wiederholt eine Steigerung der KH.-Toleranz. Allerdings war diese nie so erheblich, daß es möglich gewesen wäre, das Insulin wesentlich zu vermindern. Die Versuche wurden jedoch nicht über eine längere Zeit fortgesetzt, so daß über einen eventuellen Dauererfolg nichts ausgesagt werden kann. Nach BARTELHEIMER sahen auch MARX bei klimakterischen Diabetikerinnen und POLITZER bei solchen mit ovarieller Insuffizienz durch Follikulin in einigen Fällen eine Verstärkung der Insulinwirkung. GYÖRGY beobachtete bei 9 von 16 mit Androstin und Hogival behandelten Zuckerkranken eine deutliche Besserung der Stoffwechsellage, wobei allerdings die Wirkung der Hormonbehandlung nach etwa 4—5 Monaten wieder abnahm. Während dieser Zeit trat eine erhebliche

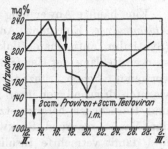

Abb. 15. Die Wirkung von Sexualhormonen auf den Blutzucker. (Nach VEIL und LIPPROSS.)

Verbesserung der Toleranz ein, so daß die KH.-Zufuhr erhöht, die Insulingaben herabgesetzt werden konnten. SCHÖNE konnte bei nicht mit Insulin behandelten Diabetikerinnen im Klimakterium eine vorübergehenden Senkung des Blutzuckertagesprofils durch Progynon erzielen; nach Absetzen des Präparates stieg der Blutzucker jedoch bald wieder an. Unter zusätzlicher Insulinbehandlung ließen sich 5—10 E. Insulin täglich einsparen; auch die Stoffwechsellage besserte sich in einem Falle für etwa 2 Monate. Versuchsweise verabreichtes Hypophysenvorderlappenhormon hatte eine deutliche Erhöhung der Blutzuckerkurven zur Folge.

Bei der Betrachtung dieser Ergebnisse kommt man notwendigerweise zu dem Schluß, daß die Behandlung der Zuckerkrankheit mit Sexualhormonen zwar theoretisch interessant ist, bisher aber anscheinend nicht den praktischen Wert hat, der ihre generelle Einführung in die Therapie wünschenswert erscheinen läßt. Am günstigsten scheinen die Resultate, wie zu erwarten, beim hypophysären Diabetes und beim Diabetes mit Potenzstörungen, im Klimakterium usw. zu sein. Im übrigen liegt der Wert dieser Experimente mehr auf theoretisch-wissenschaftlichem Gebiet, weil uns durch sie ein Einblick in die komplizierten Vorgänge in der Beziehung zwischen Stoffwechsel und innersekretorischen Drüsen ermöglicht wird. Ob bei der geringen Hebung der KH.-Toleranz durch Sexualhormone, die im Verhältnis zum Insulin minimal ist, der Hormontherapie des Diabetes jemals eine nennenswerte Bedeutung zukommen wird, muß abgewartet werden.

IX. Medikamente, Drogen und „Antidiabetica".

Es gibt immer wieder Zuckerkranke, die den begreiflichen Wunsch haben, an Stelle der Insulinspritzen andere, peroral einzunehmende Präparate gegen ihre Krankheit zu verwenden oder gegebenenfalls dadurch eine Lockerung ihrer Diätvorschriften zu erreichen. Ebenso gibt es immer noch Ärzte, die aus irgend-

welchen Gründen das Bestreben haben, diesen Wünschen ihrer Patienten nach-
und entgegenzukommen. So ist es denn kein Wunder, daß eine Unzahl von
Medikamenten und Drogen, Tees und Wässern auf dem Markt ist, die als sog.
„Antidiabetica" in der Therapie des Diabetes Verwendung finden. Entsprechend
zahlreich ist auch die Zahl der Publikationen, die über diese Präparate verfaßt
worden sind. Aus den Arbeiten der letzten Jahre auf diesem Gebiet seien hier
einige herausgegriffen.

Guanidinpräparate.

Eine häufige Anwendung fanden in früheren Jahren das *Guanidin und seine
Abkömmlinge*. Eine ganze Anzahl von Guanidinpräparaten sind noch im Handel
(Synthalin, Anticoman, Glukhorment, Omalkan u. a.) und werden infolge der
starken Reklame der Herstellerfirmen auch immer noch von Ärzten und Kranken
verwandt. Schon frühzeitig wurde ihre Giftwirkung erkannt; viele Autoren
warnten dringend vor ihrer Anwendung. Daß es mit ihnen möglich ist, Blut-
und Harnzucker herabzusetzen, ist bekannt; nach BERTRAM wirken sie über
den Vagus, während REINWEIN eine Sympathicuswirkung auf das Pankreas
und damit vermehrte Insulinproduktion annimmt. GRAFE bezeichnet sie als
„Peitsche" für die Bauchspeicheldrüse, wodurch es zu einer Überbeanspruchung
und Erschöpfung des Inselapparates mit all ihren Folgen, wie Zusammenbruch
des KH.-Stoffwechsels, Koma usw., kommen kann. BERTRAM nennt als Intoxi-
kationserscheinungen Nierenschädigungen, Dyspepsien, Ikterus, ja sogar akute
gelbe Leberatrophie und lehnt, ebenso wie UMBER, REINWEIN und viele andere
Autoren, ihre Verwendung mit Recht ab. BANSE konnte nach Anwendung von
Synthalin und Anticoman schwere Herzschädigungen, wie Reizleitungsstörungen
und Myokardschäden, beobachten. Ganz abgesehen von diesen Intoxikations-
möglichkeiten ist aber auch die tatsächliche Wirkung auf den KH.-Stoffwechsel
sehr gering und lohnt deshalb gar nicht das Risiko. SCHULER konnte zwar
vorübergehend eine Blut- und Harnzuckersenkung und Verminderung der
Acidose feststellen; die Wirkung der Präparate ließ aber bald nach. UMBER
gibt an, daß bei leichten Diabetikern bestenfalls 20—30 g KH. pro Tag mehr
verwertbar gemacht werden können. Bei dieser geringen Wirksamkeit der
genannten Präparate und ihrer dazu umgekehrt proportionalen Giftigkeit ist
zu hoffen, daß sie bald aus der Therapie des Diabetes und damit auch vom Markt
verschwinden.

Glucokinine.

Harmloser, wenn auch nicht wirksamer als diese Guanidinpräparate, sind
die sog. „*Pflanzeninsuline*" *oder Glucokinine*, wie sie z. B. in den Diabetikertees
in den letzten Jahren wieder besonders von naturheilerischer Seite empfohlen
werden. Es handelt sich um Stoffe, die eine dem Insulin ähnliche Wirkung auf
den KH.-Stoffwechsel ausüben sollen, sich in ihrer Wirksamkeit aber nicht mit
diesem messen können. DILCHER verabreicht beispielsweise im Anschluß an
Fastenkuren als Übergang bei Diabetikern Tee aus Bohnenschalen, Geißblatt
oder Lorbeerblättern. Als weitere glucokininhaltige Pflanzen und Pflanzenteile
sind Heidel- und Brombeerblätter, Petersilienwurzeln, Zwiebeln, Eicheln,
Kastanien, Jambulblätter, Tausendgüldenkraut, Riedgras, Seifenwurzel, Wermut,
Mistel, Salbei, Holunder, Eichenrinde u. a. bekannt. Auch unter den Gemüsen

finden sich solche: Spinat, Zichorienwurzeln, Topinambur und Schwarzwurzel; ferner werden die Wurzeln des Löwenzahns, die Knollen der Herbstzeitlose, der Dahlie und Sonnenblume, der Eselsdistel als für den Diabetiker besonders zuträglich empfohlen. Als Präparate des Handels aus diesen Pflanzen seien Mythillin und Phaseolin genannt. Die Wirkung dieser Pflanzen und ihrer Präparate wird außer auf die in ihnen angeblich enthaltenden Glucokinine auf ihren Gehalt an Bitterstoffen, Saponinen, Schwefel und Absinthol bezogen (HERLIGKOFFER). Nach MADAUS wirken Tees, Extrakte oder Präparate daraus blutzuckersenkend und insulinsparend, wenn auch schwächer und langsamer als Insulin. OTTO stellte bei Tieren, die als Futter grüne Bohnenschoten erhalten hatten, Blutzuckersenkung und Abflachung der Blutzuckerbelastungskurve nach Traubenzucker fest. Dagegen sah GOLDER bei Diabetikern nach Heidelbeerblätter- und Bohnenschalentee praktisch keine Änderung der KH.-Toleranz, nach Tee aus Geißraute nur in etwa ein Fünftel der Fälle eine leichte Senkung des Blut- und Harnzuckers. Er verweist auf die Untersuchungen von STIRNADEL, der durch Verabreichung von Geißraute „merkliche Mengen von Insulin" eingespart haben will. Bemerkenswert ist, daß in den Versuchen von GOLDER Geißrautentee Übelkeit, Brechreiz und Herzklopfen hervorrief. Da die Geißraute das Alkaloid Galegin, einen Abkömmling des Guanidins, enthält, ist daran zu denken, daß hierauf sowohl „insulinähnliche" als auch toxische Wirkung beruht. Mit diesem Tee dürfte also besondere Vorsicht geboten sein! Auch HERLIGKOFFER gibt bei diesen Mitteln schlechten Geschmack, sowie Verdauungsstörungen und Magenschmerzen als Übelstand an. Nach MONTOLIVO üben Extrakte aus Früchten der Hundsrose im Tierversuch und an gesunden und zuckerkranken Menschen eine deutliche blutzuckersenkende Wirkung aus. Hierbei drängt sich der Gedanke auf, ob nicht die Ursache hierfür in dem hohen Vitamin C-Gehalt, den diese Früchte bekanntlich haben, zu suchen ist. Als Kuriosum zu erwähnen ist noch eine Mitteilung von FRANK über die gute therapeutische Wirkung von Sauerkraut beim kindlichen Diabetes.

Neben den genannten glucokininhaltigen Pflanzen und Drogen sollen auch ätherische Öle beim Diabetes wirksam sein: Genannt werden Eucalyptus- und Kümmelöl, Muskatnuß, Wacholder, Knoblauch, Meerrettich und andere (SALLER). Ebenso soll ein Alkaloid der Yohimbe, das Corynanthin, nach RAYMOND-HAMET den Blutzucker senken.

Der Einfluß aller dieser Tees, Drogen und Präparate auf die diabetische Stoffwechsellage ist gering und nicht zu vergleichen mit der Insulinwirkung. Im Zeitalter des Insulins, insbesondere des Speicherinsulins, haben sie den letzten Rest ihrer Bedeutung vollends verloren. Sie gefährden den Kranken, worauf REINWEIN mit Recht hinweist, wenn sie nach einer Einstellung plötzlich als Ersatz für Insulin gegeben werden, indem sie ihn ins Koma bringen; sie entführen ihn häufig aus der ärztlichen Kontrolle und nehmen ihm die notwendige Vorsicht (HERLIGKOFFER). Von ihrer Verordnung durch Ärzte sollte auf jeden Fall Abstand genommen werden.

Fermentpräparate.

Als harmlose, zusätzliche „Substitutionstherapie" soll weiterhin die Verabreichung von *Fermentpräparaten* genannt werden. Sie basiert auf der seit

langem bekannten Tatsache, daß der Diabetes manchmal mit Störungen dyspeptischer Natur verbunden ist, die ihre Ursache in Erkrankungen der Gallenblase (Cholelithiasis, Cholecystitis) und der äußeren Pankreassekretion (chron. Pankreatitis) haben. Gastroduodenale Störungen spielen dabei eine Rolle. V. Bergmann hat wiederholt auf diese Zusammenhänge hingewiesen. Therapeutisch ausgebaut wurde die Behandlung solcher „cholangiogen-gastroduodenalen" Diabetesfälle besonders von Schnetz, der nach Anwendung des Pankreasfermentpräparates „Pankreon" wiederholt eine deutliche Hebung der KH.-Toleranz sah. Die Behandlung wurde teilweise mit Kupfergaben kombiniert, auf deren Bedeutung ich später noch eingehen werde. Schnetz erklärt die Behandlungserfolge weniger durch eine direkte Wirkung des Pankreons auf den Blutzucker als vielmehr dadurch, daß durch die Wiederherstellung und Besserung der äußeren Pankreassekretion auch die innere Sekretion des Insulins normalisiert und regularisiert wird. Auch Saller weist auf diese Art der Behandlung mit der Begründung hin, daß sie eine Entlastung der Bauchspeicheldrüse bei der Eiweiß- und Fettverdauung bedeute, und daß damit gleichzeitig eine Schonung des ganzen Pankreas einschließlich des Inselapparates verbunden sei. Schon das Guanidinpräparat „Anticoman" enthält einen Zusatz von Pankreasferment und soll deshalb weniger Leber- und Darmstörungen verursachen (Schuler). Khittl beschreibt Besserung der diabetischen Stoffwechsellage nach Verabfolgung von „Combizym" bei einem mittelschweren Diabetes mit Leber- und Darmstörungen; er meint, daß die Ruhigstellung der sekretorischen Tätigkeit der Bauchspeicheldrüse auch der inneren Sekretion zugute kommt. Nach einer Mitteilung von Schittenhelm und Reuter setzt Pankreasmellin, ein „Pankreasferment-Inselhormonpräparat", den erhöhten Blutzucker etwas herab; sein Einfluß auf den KH.-Stoffwechsel ist aber zu gering. Es kann deshalb — und das gilt natürlich für alle diese Fermentpräparate — Insulin nicht ersetzen. In einigen ausgewählten, speziellen Fällen soll ein gewisser Nutzen dieser Präparate nicht bestritten werden.

Organextrakte.

Ebenso wie Pankreasfermentpräparate werden auch *Extrakte aus anderen Organen* in der Therapie des Diabetes verwandt. Schon Ende des vorigen Jahrhunderts versuchte man die Behandlung mit *Leber und Leberextrakten*. Besonders die Amerikaner und Italiener haben sich mit diesen Fragen eingehend befaßt und berichten ziemlich einmütig über Blutzuckersenkungen bei Diabetikern. Eine zusammenfassende Darstellung dieser früheren Ergebnisse findet sich bei D'Amato und Lombardi. Bertram lehnt allerdings die Lebertherapie, ebenso wie die mit anderen Organextrakten, als wirkungslos ab. Neuerdings teilen nun D'Amato und Lombardi, die bereits 1937 Untersuchungsergebnisse über eine kombinierte Leber-Insulin-Behandlung veröffentlicht hatten, weitere Versuche an Diabetikern mit, in denen sie ihre früheren Resultate bestätigen und erweitern konnten. Sie fanden eine Verstärkung der Insulinwirkung durch Lebergaben mit besserer Nivellierung der Blutzuckertageskurve, die sich auch dann erzielen ließ, wenn Insulin und Leberextrakt vor der Injektion in einer Spritze gemischt wurden. Interessant sind die Versuche mit *Protamin-Zink-Insulin*, das ebenfalls *mit Leberextrakt gemischt* verabreicht wurde. Im Gegensatz zum reinen Protamin-

Zink-Insulin setzte die Blutzuckersenkung mit dieser Mischung bereits in der ersten Stunde ein. Weiterhin konnte beobachtet werden, daß die Schwankungen des Blutzuckers nach den Mahlzeiten nach Leberzusatz viel geringer waren als bei reinem Zink-Protamin-Insulin, während die Kurven in der Nacht flacher und ausgeglichener verliefen. D'AMATO und LOMBARDI meinen deshalb, daß nächtliche Hypoglykämien seltener sind. Ferner soll sich auch eine Steigerung der KH.-Toleranz bemerkbar machen. Diese Ergebnisse sind interessant und bedürfen der Nachprüfung. HUNGERLAND konnte bereits im Tierversuch nachweisen, daß Leberextrakte die Reaktion auf Insulin verändern. Auch er fand

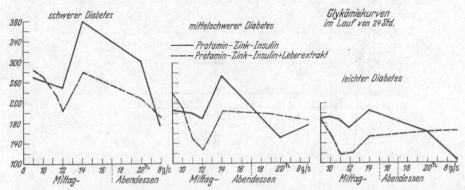

Abb. 16. Veränderung der Protamin-Zink-Insulin-Wirkung durch Zusatz von Leberextrakt. (Nach D'AMATO und LOMBARDI.)

einen rascheren Abfall des Blutzuckers, sogar schon bei Altinsulin, nachdem die Tiere vorher mit Leber behandelt waren. Der Blutzucker stieg dann wieder schneller und höher an als unter Insulin allein. Im ganzen war also die Insulinwirkung beschleunigt und etwas verkürzt. Welche in den Leberextrakten enthaltenen Stoffe hierfür verantwortlich zu machen sind, ist noch unklar; vielleicht spielen der Vitamin B-Komplex, sowie auch Gallensäuren, Cholesterin und Lecithin eine Rolle.

Sollten sich diese Ergebnisse, insbesondere die der Untersuchungen D'AMATOS und LOMBARDIS, bestätigen, so könnten sie von Bedeutung für die weitere Entwicklung der Speicherinsulintherapie sein, die dadurch eine Verbesserung und einen Ausbau erfahren dürfte. Gerade die Herbeiführung eines schnelleren Wirkungseintritts des Speicherinsulins bei gleichbleibender protrahierter Wirkung, die bessere Nivellierung der Blutzuckertageskurve nach den Mahlzeiten, sowie die Vermeidung nächtlicher Hypoglykämien scheint mir besonders beachtlich und erwähnenswert zu sein.

Geringere Bedeutung scheinen mir dagegen Behandlungsversuche mit *Lipoidextrakten aus Pankreas und Zwischenhirn* zu haben, über die LATZEL und GUIST in der neueren Literatur berichten. Diese Extrakte sollen die Wirkung des Insulins verstärken, es teilweise sogar ersetzen und ihren Anwendungsbereich besonders dann haben, wenn es gilt, Zuckerkranke rasch, z. B. vor dringlichen Operationen, zu entzuckern. Die mitgeteilten Resultate sind jedoch nicht so überzeugend, daß sie nicht auch ohne diese Extrakte mit Insulin allein hätten erzielt werden können.

Hämatoporphyrin.

Interessant, wenn auch zunächst nur vom theoretischen Standpunkt, sind neuere Experimente von Hühnerfeld, den Blutzucker mit Photodyn, einem *Hämatoporphyrin*präparat, zu senken. Schon früher hatte Hühnerfeld festgestellt, daß Photodyn hypoglykämisierend wirkt. In neueren Untersuchungen an Diabetikern fand sich regelmäßig eine deutliche Herabsetzung des erhöhten

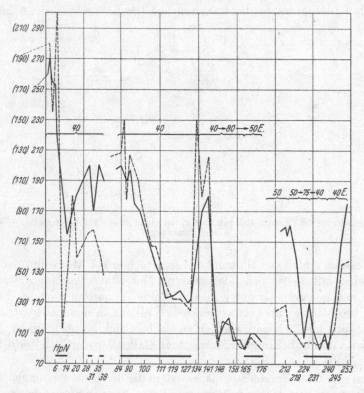

Abb. 17. Zusätzliche Behandlung eines Diabetikers mit Hämatoporphyrin. (Nach Hühnerfeld.)

Blutzuckers, so daß *30—40% Insulin eingespart* werden konnten. Hühnerfeld läßt die Frage offen, ob es sich um eine katalytische Wirkung oder um einen hormonalen Einfluß auf den KH.-Stoffwechsel über die Hypophyse handelt, zumal auf diese von anderen Autoren (Hinsberg u. a.) tierexperimentell eine Einwirkung des Hämatoporphyrins sichergestellt wurde. Graf Douglas konnte die Blutzuckersenkung durch Photodyn an Kaninchen bestätigen, allerdings nur, wenn diese dem Tageslicht ausgesetzt waren und nicht im Dunkeln gehalten wurden. Es dürfte sich also um ein photodynamisches Phänomen handeln. Es bleibt abzuwarten, ob sich aus diesen Untersuchungen Hühnerfelds praktische Folgerungen für die Diabetesbehandlung ergeben, wobei zunächst eine schädigende Wirkung des Photodyns bei Dauertherapie auszuschließen wäre.

Metalle.

Seit langem bekannt sind Versuche, *Metalle* zur Verstärkung der Insulinwirkung zu verwenden. Tierexperimentell konnte bei Nickel, Kobalt, Thallium,
Kupfer, Zink, Antimon, Cadmium usw. eine Blutzuckersenkung bzw. Verlängerung des Insulineffekts beobachtet werden. Bekanntgeworden sind besonders
die Untersuchungen von Scott und Fisher: Sie stellten fest, daß die Krystallisation des Insulins an das Vorhandensein von *Zink* gebunden ist, und daß durch
den Zusatz dieses Metalls zu Protamininsulin dessen Wirkung erheblich verlängert
und verstärkt wird. Diese Experimente wurden die Grundlage der heutigen
Behandlung mit Zink-Protamin-Insulin.

Während in den Versuchen von Scott und Fisher das Metall Zink an das
Insulin gebunden wurde und dadurch dessen Wirkung wesentlich veränderte,
hat Schnetz *Kupfer* als solches zusätzlich peroral verabreicht. Es ließ sich
dadurch bei Diabetikern eine deutliche Besserung der Stoffwechsellage mit Blut-
und Harnzuckersenkung, Insulinersparnis (10—40 E.) und Hebung der KH.-
Toleranz erzielen. Die täglich verabfolgten Kupfermengen betragen 10—20 mg
und sollen angeblich unschädlich sein. Die Wirkung des Kupfers wird in einer
Katalyse der Oxydationsvorgänge gesehen, sowie wegen der Affinität des Metalls
zur Leber in einer Erhöhung des Glykogenfixierungsvermögens und Abschwächung
der Reaktion auf glykogenolytische Reize. Schnetz kombinierte die Kupfer-
behandlung auch mit einer Verabreichung von Pankreasferment- und Vitamin B_1-
und C-Präparaten und sah damit gute Erfolge. Saller meint, daß vielleicht
die gute Wirkung von Maulbeerblättern beim Diabetes auf ihren Gehalt an
Kupfer (0,024%) zurückzuführen ist. Neuerdings macht Oehme darauf aufmerksam, daß nach Krabbenhoeft auch Eisen am pankreasdiabetischen Hund die
Insulinwirkung verstärkt.

Bernsteinsäure.

Während den bisher genannten Untersuchungen als Ziel der Gedanke zugrunde
lag, eine Senkung des Blutzuckerspiegels und Hebung der KH.-Toleranz zu erzielen, sollte die *Bernsteinsäure*, die vor einigen Jahren von Korany und v. Szent-
Györgi in der Therapie des Diabetes verwandt wurde, einen Einfluß auf die
Acidose haben. Die Autoren nahmen an, daß sie als Katalysator im KH.-Stoff-
wechsel wirkt und den oxydativen Abbau der Brenztraubensäure veranlaßt.
An einigen Diabetikern konnten Korany und Szent-Györgi zeigen, daß die
acidotische Stoffwechsellage durch kleine Mengen Bernsteinsäure beseitigt werden
kann und nicht wieder auftritt, wenn täglich 1 g Bernsteinsäure verabreicht wird.
Die Ergebnisse dieser Untersuchungen konnten leider von Dibold, Frey und
Lapp nicht bestätigt werden; diese fanden keinerlei Einfluß auf die Acetonurie bei
Gesunden und bei jugendlichen Diabetikern. Auch Müller und Buchwaldt
sahen nach Fettbelastung keine Änderung der Harn- und Blutketonkörper-
mengen durch Bernsteinsäure. Im Gegensatz hierzu ergaben neuere Versuche
von Brockmüller jedoch wieder die Möglichkeit einer Beseitigung der diabetischen Acidose durch Bernsteinsäure, und zwar unabhängig von der Insulinzufuhr.
Brockmüller empfiehlt das Präparat als Adjuvans der Insulintherapie, wenn
auch eine Substitution des Insulins nicht möglich ist. Theoretisch interessant

ist in diesem Zusammenhang die Beobachtung von Marquardt, daß Bernsteinsäure die Fähigkeit hat, Adrenalin zu inaktivieren und zu zerstören, eine Eigenschaft, die durch die Gegenwart von Ascorbinsäure wieder aufgehoben wird. Es
scheint demnach, als ob die Akten über die therapeutische Wirkung der Bernsteinsäure beim Diabetes noch nicht geschlossen sind. Vielleicht ergeben sich
neue Gesichtspunkte und eine Klärung der bisherigen widersprechenden Resultate,
wenn man, wie Marquardt meint, die Wirksamkeit der Bernsteinsäure auf die
diabetische Stoffwechsellage in Zusammenhang mit dem Vitamin C-Haushalt
untersucht.

In den vorhergehenden Abschnitten wurde bereits auf die Beziehungen hingewiesen, die zwischen dem Diabetes und einer Reihe von innersekretorischen
Drüsen bestehen. Die Wirkstoffe dieser Drüsen, Hypophyse — Nebenniere —
Schilddrüse, sowie auch das vegetative Nervensystem können im Einzelfall einen
mehr oder minder großen Einfluß auf die diabetische Stoffwechsellage ausüben.
Da ihre Wirkung der des Insulins entgegengesetzt ist, werden sie bekanntlich
von der Faltaschen Schule unter dem Begriff der „Gegenregulation", von Hoff
als „kontrainsuläre Wirkungsgruppe" zusammengefaßt. Wie Hoff feststellt,
enthält jeder einzelne Diabetesfall in mehr oder minder starkem Maße das Problem
der vegetativen Wechselwirkungen zahlreicher Faktoren, deren Bilanz die jeweilige
Stoffwechselstörung darstellt.

Medikamentöse Behandlung des Diabetes.

An Versuchen, durch therapeutische Beeinflussung dieser „kontrainsulären"
Wirkungsgruppe" als Ganzes oder einzelner ihrer Faktoren eine Besserung der
diabetischen Stoffwechsellage zu erreichen, hat es nicht gefehlt. Es wurden
bereits die günstige Wirkung der kohlehydratreichen Kost auf die Gegenregulation, die Bestrahlung von Hypophyse und Nebenniere in bestimmten Fällen,
sowie die Behandlungsversuche mit Sexualhormonen erwähnt. Auch eine medikamentöse Therapie führt in vielen Fällen zum Ziel. Seyderhelm weist darauf
hin, daß er bei einer Gruppe von Diabetikern mit Hypophysenvorderlappen-
störung und Grundumsatzsteigerung als Folge der Mehrproduktion von thyreotropem Hormon ausgezeichnete Erfolge mit einer antithyreoiden Behandlung
erzielen konnte. Es wurden Tyronorman und Dijodtyrosin verabfolgt, wodurch
eine bessere KH.-Verwertung als mit Insulin allein erreicht werden konnte. Auch
Hoff befürwortet diese Therapie. Er erwähnt ferner gute Erfolge mit den
Zwischenhirnnarkoticis Luminal und Prominal bei vegetativ übererregbaren
Diabetikern. Bertram sah in vielen Fällen Besserung nach Verabfolgung von
Bellergal, einem Kombinationspräparat aus Bellafolin, Gynergen und Luminal,
das außer seiner sedativen Wirkung eine regulierende über den Vagus und Sympathicus hat. So ist es also möglich, in gewissen Fällen von Zuckerkrankheit,
in denen die kontrainsulären Einflüsse eine mehr oder minder große Rolle spielen
(Gegenregulationstyp, polyglandulärer oder hypophysärer Diabetes usw.), eine
Besserung der Stoffwechsellage nicht nur durch Unterstützung des Pankreas,
sondern auch durch Hemmung und Beeinflussung seiner Antagonisten durch
bestimmte Medikamente zu erzielen.

Homöopathie.

Zum Schluß seien der Vollständigkeit halber noch einige weitere *Medikamente und chemische Substanzen* erwähnt, die *von homöopathischer Seite* bei der Behandlung des Diabetes verwandt werden. Ihre Eignung dafür wird, entsprechend der „Simile"-Therapie der Homöopathie, damit begründet, daß das Krankheitsbild der Vergiftung mit diesen Stoffen die gleichen oder ähnlichen Symptome aufweise, wie sie auch der Zuckerkrankheit eigentümlich sind. So werden beispielsweise für das Arsen Durst, Harnflut, rasche Abmagerung usw. als Indikation angesehen. Weiterhin fordert die homöopathische Anschauungsweise, daß auch eine „personotrope Übereinstimmung" des Kranken mit den Eigenschaften des Medikaments vorhanden sein muß (SCHIMERT); so soll es z. B. nur Sinn haben, Schwefel beim sog. „Sulfurtyp" zu geben. Außer diesen beiden Substanzen, Arsen und Schwefel, nennt SCHIMERT als Antidiabetica noch Phosphorsäure, Curare, Kreosot, Secale und Plumbum, selbstverständlich in entsprechender Verreibung, die zwischen D_2 und D_{12} liegt. SALLER weist weiterhin auf die gute Wirkung der Belladonna und der Mercurpräparate, sowie von Acid. lacticum bei bestimmten Fällen von Diabetes hin. Bezüglich der Wirksamkeit dieser Stoffe äußert sich E. ASSMANN in der Allg. homöopathischen Zeitung in folgender Weise, der kaum etwas hinzuzufügen sein dürfte: „Homöopathische Mittel, das muß unmißverständlich betont werden, können weder das Insulin noch die richtigen diätetischen Maßnahmen ersetzen. ... Von dem Mißerfolg habe ich mich oft genug überzeugen müssen. Ich habe nacheinander so ziemlich alle der von STAUFFER, JOUSSET, BOERICKE und ROYAL genannten Diabetikermittel ausprobiert, ohne etwas Besonderes davon gesehen zu haben."

X. Schluß.

In den vorangehenden Abschnitten dieser Abhandlung wurde der Versuch gemacht, einen Überblick über die Entwicklung der Diabetestherapie in den letzten Jahren zu geben und ihre Fortschritte, sowie Untersuchungsergebnisse, die eine Vervollkommnung dieser Therapie zum Ziel hatten, aufzuzeigen. Den nachhaltigsten Einfluß übte zweifellos die Entdeckung der Speicherinsuline aus, die zu grundlegenden Wandlungen der Diabetesbehandlung und nach JOSLIN zum Beginn einer neuen Ära geführt hat. Die Vorteile und Erleichterungen, die diese neue Art der Insulinbehandlung den Kranken gebracht hat, wirken sich bis in das große Gebiet der Diätetik aus und geben dem Diabetiker neue Lebensfreude und verbesserte Arbeitsmöglichkeiten.

Im Vergleich mit diesen Fortschritten und Erfolgen, die durch die Speicherinsulinbehandlung erzielt wurden, treten alle anderen Versuche und Methoden, eine Verbesserung der Diabetestherapie herbeizuführen, an Bedeutung weit zurück. Viele dieser Versuche sind theoretisch interessant und vermitteln uns weitere Einblicke in den komplizierten Zusammenhang des Stoffwechselgeschehens. Unsere Kenntnis von den Beziehungen des KH.-Stoffwechsels z. B. zu dem großen Gebiet der Vitamin- und Hormonwirkungen hat durch sie eine bedeutende Erweiterung erfahren. Hier sind auch gewisse Ansätze zu einer Vervollkommnung der Diabetestherapie zu erkennen. Praktische Bedeutung haben diese Behandlungsversuche jedoch zunächst nur in einzelnen besonderen

Fällen erlangt. Vorerst hat im wesentlichen immer noch der Ausspruch JOSLINS Gültigkeit: Die Zuckerkrankheit wird behandelt mit Diät, Insulin und Muskelarbeit.

Die Insulintherapie der Zuckerkrankheit hat in der Entdeckung des Speicherinsulins zweifellos einen Höhepunkt erreicht, ohne daß damit ihre Entwicklung abgeschlossen ist. Die Untersuchungen über neue Speicherinsuline mit wirksameren Zusätzen sind noch nicht beendet; vielleicht führen sie zu einer weiteren Verbesserung dieser Insulinart. Sie haben anscheinend das Bestreben, das Ideal der Insulinanwendung durch Schaffung eines peroralen Insulins zu erreichen, wieder etwas in den Hintergrund gedrängt. Versuche nach dieser Richtung liegen jedoch vor, ohne bisher zu einem brauchbaren Ergebnis geführt zu haben. Darüber, daß erst in der peroralen Insulinapplikation die Behandlung der Zuckerkrankheit ihre Krönung und Vollendung finden wird, sind die Meinungen einig. So sind weitere Versuche auf diesem Gebiet zu begrüßen und anzustreben.

VIII. Die Kropfprophylaxe.

Von

H. J. Wespi-Eggenberger[1].

Mit 14 Abbildungen.

Inhalt.

---

[1] Aus der Universitäts-Frauenklinik Zürich (Direktor: Prof. Dr. E. Anderes).

Literatur.

Aus Gründen der Raumersparnis werden nur die seit 1928 bzw. 1932 erschienenen Arbeiten aufgeführt. Für die früheren Arbeiten verweisen wir auf die Monographien von Eggenberger (1928), Ucko (1932) und Wegelin (1926).

Abelin, Ch.: Über den Jodgehalt von Kröpfen im Vergleich zu ihrer histologischen Struktur und ihrer Wirkung im Kaulquappenversuch. Naunyn-Schmiedebergs Arch. **124**, 1 (1927).

Abelin, I.: Ergebnisse und Probleme der neueren Schilddrüsenforschung. Wien. klin. Wschr. **1936**, 1185.

— Thyreogenes und nichtthyreogenes Jod. Schweiz. med. Wschr. **1939**, 1241.

— u. C. Wegelin: Über den Einfluß des Dijodtyrosins auf die Schilddrüsenaktivität. Klin. Wschr. **1932**, 2103.

Ambrosi, V.: La profilassi del gozzo-endemico nella provincia di Sondrio. Riv. Milizia Sanitar. **1937**, Nr 14.

Ammon, R., u. W. Dirscherl: Fermente, Hormone, Vitamine. Leipzig: Georg Thieme 1938.

ASCHOFF, L.: Über den Kropf bei Neugeborenen und Kindern. Arch. Kinderheilk. **105**, 159 (1935).
— Über das Kropfleiden. Münch. med. Wschr. **1940**, 2.
BAYARD, O.: Ergebnisse der Kropfprophylaxe im Kanton Wallis, nebst Bemerkungen zur Kropffrage. Schweiz. med. Wschr. **1937**, 1093.
BERARD, L., et CH. DUNET: Rapport sur l'étiologie et l'épidémiologie du goître endémique. Ber. internat. Kropfkonf. **1927**, 276.
BERGFELD, W.: Schilddrüse und Ernährung in kropfarmen und kropfreichen Gebieten in Oberbaden. Z. exper. Med. **107**, 106 (1939).
BERNHARD, E.: Zur Frage der Beeinflußbarkeit kindlicher Schilddrüsen durch Jodmedikation bei der Mutter vor und während der Gravidität. Helvet. med. Acta **2**, 605 (1936).
BERNHEIM, J.: Die sog. thyreogene Adynamie Eggenbergers und ihr angeblicher statistischer Beweis. Schweiz. med. Wschr. **1936**, 11.
BIRCHER, E.: Jodiertes Kochsalz für die ganze Schweiz. Schweiz. med. Wschr. **1929**, 123.
— Das Kropfproblem. Dresden und Leipzig: Th. Steinkopff 1937.
BLUM, F.: Studien zur Physiologie der Schilddrüse. IV. Kropfnoxe — Basedownoxe. Endokrinol. **19**, 19 (1937).
BOMSKOV, CH.: Methodik der Hormonforschung. Leipzig: Georg Thieme 1937.
BOOTHBY, W. M.: Disease of the thyroid gland. Arch. int. Med. **56**, 136 (1935).
BREITNER, B.: Grundsätzliches zur Frage der Ätiologie des Kropfes. Klin. Wschr. **1933**, 1475.
BRUMANN, F.: Untersuchungen zur Funktion der Schilddrüse. Helvet. med. Acta **3**, 227 (1936).
McCARRISON, R.: Recent researches on the aetiology of goitre. Ber. internat. Kropfkonf. **1933**, 354.
CASTALDI: Zitiert nach EGGENBERGER.
CAUER, H.: Über das Jod der Luft. Chemismus, Transport und bioklimatische Bedeutung. Z. physik. Ther. **43**, 135 (1932).
McCLENDON, J. F.: Das Verhältnis von Kropf zu Basedowscher Krankheit und das Vorkommen von Jod. Münch. med. Wschr. **1936**, 1002.
— Iodine and the incidence of goiter. The University of Minnesota Press. Minneapolis 1939.
CLINQUART: Zitiert nach McCLENDON.
McCORDOCK, H. A.: The effect of combined feeding of potassium iodide and anterior lobe of the pituitary upon the thyroid gland. Amer. J. Path. **5**, 171 (1929).
CURTIS, G. M.: The iodine relationships of thyroid disease. Surg. etc. **62**, 365 (1936).
DAVIS, C. H.: Hypothyroidism as a problem in women. A basal metabolism study of 600 cases. Amer. J. Obstetr. **30**, 570 (1935).
DEVOLD, O., F. BATT, K. CLOSS og J. BACKER: En strumaundersøkelse fra Modum. Norsk Mag. Laegevidensk. **1937**, 899.
DIETERLE u. EUGSTER: Ergebnisse einer neuen Kropfexpedition. Ber. internat. Kropfkonf. **1933**, 495.
DIEUDONNE, A.: Prophylaxe des Kropfes in Bayern. Ber. internat. Kropfkonf. **1927**, 540.
DIND, E.: Endémie goitreuse et prophylaxie par le sel iodé dans le Canton de Vaud. Thèse de Lausanne 1939.
DRENNAN, MALCOLM and COX: Zitiert nach HERCUS and AITKEN.
DUERST, J. U.: Die Ursachen der Entstehung des Kropfes. Bern: Hans Huber 1941.
DUNGAL, N. P.: Weight of thyroid gland and atherosclerosis. Lancet **230**, 1354 (1936).
EERLAND, L. D.: Kropf in Niederländisch-Indien. Ber. internat. Kropfkonf. **1933**, 469.
— Over krop in Kediri (Java). Geneesk. Tijdschr. Nederl.-Indië **1934**.
— Ervaringen over struma endemica en thyreotoxicose. Geneesk.Bl. **37**, 43 (1939).
EGGENBERGER, H.: Diskussionsvotum zur Kropfprophylaxe. Ber. internat. Kropfkonf. **1927**, 544.
— Kropf und Kretinismus. In Hirschs Handb. inn. Sekr. **3**, 684. Leipzig: Curt Kabitzsch 1928.
— Struma maritima. Verh. schweiz. naturf. Ges. **1931**, 362.
— 10 Jahre Kropfverhütung in Appenzell a. Rh. mit durchschnittlich 0,08 mg Jod im täglichen Speisesalz. Protok. der Schweiz. Kropfkommission vom 29. Sept. 1932.
— Die Jodmangeltheorie und ihre Erfolge. Ber. internat. Kropfkonf. **1933**, 454.

Eggenberger, H.: Resultaten van een meer dan tien jaren doorgevoerde jodiumprophylaxe tegen endemische krop. Geneeskl.Bl. **32**, 77 (1934).
— Über eine allgemein durchführbare Prophylaxe von Kropf- und Basedow-Rezidiv. Helvet. med. Acta **3**, 103 (1936).
— Kropfprophylaxe. Privater Sonderdruck 1938.
— Jodthyreotoxikosen und ihre Verhütung durch biologische Joddosen. Trans. internat. Goiter Conf. **1938**, 68.
— Die Prophylaxe der Dysthyreosen und ihre Wirkung auf die Wehrfähigkeit. Praxis **1940**, Nr 38.
— Persönliche Angaben und bisher unveröffentlichtes Material.
— and F. M. Messerli: Theory and results of prophylaxis of endemic goiter in Switzerland. Trans. internat. Goiter Conf. **1938**, 64.
Eggert, B.: Morphologie und Histophysiologie der normalen Schilddrüse. Leipzig: J. A. Barth 1938.
Else, J. E.: The relationsship of iodine to thyroid hyperplasia and function. Endocrinology **13**, 40 (1929).
Eugster, J.: Zur Erblichkeitsfrage der endemischen Struma. Arch. Klaus-Stiftg **9**, 275 (1934); **10**, 101 (1935); **11**, 369 (1936).
— Der endemische Kropf. Klin. Fortbildg **4**, 243 (1936).
— Welchen Einfluß hat die Kropfendemie mit ihren Begleiterscheinungen auf die Diensttauglichkeit in der gesamten Armee. Vjschr. schweiz. San.offiz. **13**, 24 (1936).
— Zur Frage der Dienstuntauglichkeit infolge der Kropfendemie und ihren Folgen. Vjschr. schweiz. San.offiz. **14**, 76 (1937).
— Kropfproblem und Bodenatmung. Arch. Klaus-Stiftg **12**, 27 (1937).
— Neue Gesichtspunkte in der Prophylaxe gegen den endemischen Kropf und Kretinismus. Ther. Gegenw. **1935**, H. 3.
— Die Beziehungen zwischen Kropfendemie und Capillarbild. Schweiz. med. Wschr. **1941**, 351.
Fellenberg, Th. v.: Das Vorkommen, der Kreislauf und der Stoffwechsel des Jods. Erg. Physiol. **25**, 176 (1926).
Flueck, W.: Die Schweizerische Basedowstatistik von 1922—1924. Ein Beitrag zur Kenntnis des Jodbasedow. Schweiz. med. Wschr.**1928**, 2 u. 28.
Friedgood, H. B : Similarity of the iodin remission in experimental anterior hypophyseal hyperthyreoidism, the hyperthyreoidism of acromegaly and that of exophthalmic goiter. Endocrinology **20**, 526 (1936).
Fuchs, R.: Beobachtungen über die Schilddrüsenentwicklung im Allgäu. Münch. med. Wschr. **1940**, 1409.
Graemiger, O.: Verbrauch von jodiertem Kochsalz in den Gemeinden des Physikatskreises Werdenberg-Sargans. Schweiz. med. Wschr. **1932**, 843.
Gray, S. H., and L. Loeb: The effect of the oral administration of potassium iodide and thyroid substance on the mitotic proliferation and structure of acini in the thyroid gland in guinea pigs. Amer. J. Path. **4**, 257 (1928).
Guggisberg, H.: Bedeutung und Verhütung des Neugeborenenkropfes. Arch. Gynäk. **167**, 622 (1938).
Hadorn, W.: Neue Auffassungen über Basedow und Hyperthyreosen. Helvet. med. Acta **5**, 600 (1938).
Haemmerli, M.: Zum Kropfproblem. Schweiz. med. Wschr. **1931**, 881.
Hausmann, W., u. J. Wagner-Jauregg: Über Kropfvorkommen bei Tieren. Wien. klin. Wschr. **1937**, 4.
Hellwig, C. A.: Thyroid adenoma in experimental animals. Amer. J. Canc. **23**, 550 (1935).
— Experimental goiter due to calcium. Arch. Surg. **40**, 98 (1940).
Hercus, C. E., and H. A. A. Aitken: Miscellaneous studies on the iodine and goitre problem in New Zealand. J. of Hyg. **33**, 55 (1933).
— — H. M. S. Thomson and G. H. Cox: Further observations on the occurrence of iodine in relation to endemic goitre in New Zealand and on iodine metabolism. J. of Hyg. **31**, 493 (1931).
— and H. D. Purves: Studies on endemic and experimental goitre. J. of Hyg. **36**, 182 (1936).
Hoejer, J. A.: Die Ätiologie des endemischen Kropfes. Ber. internat. Kropfkonf. **1933**, 435.

HOELZER, H.: Über Arteriosklerose im Kindesalter bei angeborenem vollkommenem Schild-
drüsenmangel. Beitr. path. Anat. **104**, 289 (1940).

HUNZIKER, H., u. H. EGGENBERGER: Die Prophylaxe der großen Schilddrüse. Bern und
Leipzig: E. Bircher 1924.

IRSIGLER, F. H.: Die Wirkung intraperitonealer und peroraler Jodkaligaben auf die Rattenschilddrüse. Beitr. path. Anat. **85**, 221 (1930).

JACKSON, C. M., and M. T. P'AN: The effects of dietary deficiency of iodin upon the thyroid
and parathyroid glands in the rat. Endocrinology **16**, 146 (1932).

JAEGER, H.: Untersuchungen über den Jodstoffwechsel der Bevölkerung Südbadens. Dtsch.
Arch. klin. Med. **182**, 300 (1938).

JAENSCH, W.: Das Kropfproblem und die letzten Ergebnisse der Hautcapillarmikroskopie
am Lebenden zur Frage der Differenzierungsstörungen der Konstitution. Ber. internat.
Kropfkonf. **1933**, 549.

JAHN, D.: Jodschaden und Vollsalzprophylaxe. Münch. med. Wschr. **1931**, 744.
— Der Jodstoffwechsel im Gebiet der badischen Kropfendemie. Verh. dtsch. Ges. inn.
Med. **1937**, 304.

JITTA, N. M. J.: Het kropvraagstuk in Nederland. Rijksuitgeverij, Dienst van de Nederl.
Staatscourant 1932.

JORDI, A.: The biological value, iodine content, histologic structural and clinical picture
of goiter. Arch. int. Med. **49**, 541 (1932).
— Kropfhäufigkeit und soziale Lage. Schweiz. med. Wschr. **1939**, 348.

DE JOSSELIN DE JONG, R.: Die pathologische Anatomie der Struma bei Hyperthyreose resp.
Morbus Graves-Basedow. Ber. internat. Kropfkonf. **1933**, 1.
— Die Bekämpfung des Kropfes in den Niederlanden. Schweiz. med. Wschr. **1938**, 813.

JUNG, A.: Zur Pharmakologie der D-Vitamine. Praxis **1938**, Nr 48.

KIMBALL, O. P.: Prevention of goiter in Michigan and Ohio. J. amer. med. Assoc. **108**,
860 (1937).

KOCH, F.: Studien über die Morphologie der normalen Schilddrüse. II. Die Schilddrüsen
der Kinder und Erwachsenen. Acta path. scand. (Kopenh.) **16**, 250 (1939).

KOLLER, A.: Anormalenzählung in Appenzell a. Rh. im Jahre 1937. Zürich: Art. Inst. Orell
Füssli 1939.

KOLNITZ, H. v., and R. E. REMINGTON: Chemical studies on 150 normal human thyroids from
Charleston S. C. Endocrinology **17**, 563 (1933).

VAN KOOTEN: Zitiert nach WEGELIN 1941.

KOWALEWITSCH, M. D.: Der Kropf im Kabardiner-Balkaren-Gebiet. Ref. Münch. med.
Wschr. **1940**, 709.

Kropfumfrage, veranstaltet von der Red. der Schweiz. med. Wschr. Schweiz. med. Wschr.
1932, 582, 607 u. 626.

KUPZIS, J.: Die Jodfrage in Lettland im Zusammenhang mit dem Kropfe. Z. Hyg. **113**,
551 (1932).

KUSCHINSKY, G.: Über die Bedingungen der Sekretion des thyreotropen Hormons der Hypophyse. Naunyn-Schmiedebergs Arch. **170**, 510 (1933).

LANG, TH.: Zur Ätiologie des endemischen Kropfes. Ber. internat. Kropfkonf. **1933**, 567.
— Über die Bodenaufschluß- und Radioaktivitätshypothese des endemischen Kropfes.
Münch. med. Wschr. **1940**, 150.

LAUENER, P.: Fünfzehn Jahre Kropfbekämpfung in den Schulen der Stadt Bern. Schweiz.
med. Wschr. **1936**, 207.
— Ein Beitrag zur Begründung der Notwendigkeit einer planmäßigen Kropfbekämpfung.
Schweiz. med. Wschr. **1936**, 189.

LEDERER, H., u. F. M. MESSERLI: Zur Radioaktivitätstheorie des endemischen Kropfes.
Schweiz. med. Wschr. **1939**, 408.

LELAND, J. P., and G. L. FOSTER: A method for the determination of thyroxine in the thyroid.
J. of biol. Chem. **95**, 165 (1932).

LEVINE, H., R. E. REMINGTON and H. v. KOLNITZ: Studies on the relation of diet to goiter.
I. A dietary technic for the study of goiter in the rat. J. Nutrit. **6**, 325 (1933).
— Studies on the relation of diet to goiter. II. The iodine requirement of the rat. J. Nutrit.
6, 347 (1933).

Liebegott, G.: Über die Jodwirkung auf die kropfige Schilddrüse. Endokrinol. **21**, 81 (1939).

Loeb, L.: Schilddrüse, Jod und Hypophysenvorderlappen. Klin. Wschr. **1932**, 2121 u. 2156.

Loeser, A.: Die schilddrüsenwirksame Substanz des Hypophysenvorderlappens. Naunyn-Schmiedebergs Arch. **176**, 697 (1934).

Lunde, G.: Ein Inland-Kropfgebiet ohne Jodmangel. Ber. internat. Kropfkonf. **1933**, 585.

— K. Closs u. O. Ch. Pedersen: Untersuchungen über den Jodstoffwechsel. III. Untersuchungen über den Blutjodspiegel bei der primären Thyreotoxikose. Biochem. Z. **206**, 261 (1929).

Marchesa, A.: Le anomalie della tiroide in rapporto colla radioattività dell'acqua. Ber. internat. Kropfkonf. **1933**, 573.

Marine, D., in W. Raab: Die Drüsen mit innerer Sekretion. Wien-Leipzig: Aesculap-Verlag 1937.

Messerli, F. M.: Contribution à l'étiologie du goître endémique. Ber. internat. Kropfkonf. **1933**, 497.

— Contribution à l'étiologie et à la prophylaxie du goître endémique. Bull. Soc. vaudoise Sc. natur. **60**, 311 (1939).

— Où en sont les problèmes de l'étiologie et de la prophylaxie du goître endémique? Rev. d'Hyg. **61**, 321 (1939).

Muehe, I.: Über Jodschäden, unter besonderer Berücksichtigung von Vollsalzschäden. Dtsch. Arch. klin. Med. **77**, 345 (1935).

Muggia, G.: Le condizioni della tiroide in Valtellina otto anni dopo l'introduzione del „Sale iodurato". Ber. internat. Kropfkonf. **1933**, 548.

Mujica: Der endemische Kropf in Argentinien. Schweiz. med. Wschr. **1940**, 1087.

Nager, F. R.: Die Beziehungen des endemischen Kretinismus zum Gehörorgan. In Denkers und Kahlers Handb. der Hals-, Nasen- und Ohrenheilkunde **6**, 617. Berlin: Springer und München: J. F. Bergmann 1926.

Nicod, J. L.: Contribution à l'étude de l'évolution de l'endémie goitreuse dans le canton de Vaud. Rev. méd. Suisse rom. **60**, 591 (1940).

Nitschke, A.: Die Bedeutung der Schilddrüse für die Wirkung des D-Vitamins und die Rachitisgenese. Klin. Wschr. **1933**, 1793.

Noda, K.: Endemic goiter in Manchoukuo and its relation to the iodine of the soil. Ref. Endokrinol. **22**, 285 (1939).

De Oca, M.: Das histologische Bild der japanischen Schilddrüse als Norm. Beitr. path. Anat. **85**, 33 (1930).

Parmelee, A. H., E. Allen, I. Stein and H. Buxbaum: Three cases of congenital goiter. Amer. J. Obstetr. **40**, 145 (1940).

Pighini, G.: Le nuove ricerche sulla etiologia del gozzo endemico. Ber. internat. Kropfkonf. **1933**, 404.

Plass, E. D., and W. A. Yoakam: Basal metabolism studies in normal, pregnant women with normal and pathologic thyroid glands. Amer. J. Obstetr. **18**, 556 (1929).

Pradervand, L.: Über den Einfluß der allgemeinen Jodprophylaxe auf die Schilddrüse des Neugeborenen. Endokrinol. **23**, 1 (1940).

De Quervain u. Wegelin: Der endemische Kretinismus. Berlin und Wien: Springer 1936.

Raab, W.: Jodschäden in der Wiener Bevölkerung. Wien. klin. Wschr. **1931**, 309.

— Nachtrag zur Frage der Jodschädigungen. Wien. klin. Wschr. **1931**, 452.

— Zur Frage der Jodempfindlichkeit Erwachsener. Wien. med. Wschr. **1932**, 1548.

Rabinovitch, J.: The effect of feeding potassium iodide on the proliferative activity of the thyroid gland in guinea pigs. Amer. J. Path. **4**, 601 (1928).

— Effect of intraperitoneal injections of potassium iodide on proliferative activity of thyroid gland in rats. Proc. Soc. exper. Biol. a. Med. **28**, 394 (1931).

Reith, J. F.: Kropf und Jod in Holland. Schweiz. med. Wschr. **1933**, 791.

— Über den Jodgehalt der Atmosphäre in Holland. Biochem. Z. **260**, 115 (1933).

— Jodstoffwechselberechnungen. Eine Entgegnung. Dtsch. Arch. klin. Med. **185**, 652 (1940).

Remington, R. E.: Does fat in the diet affect the thyroid? J. Nutrit. **16**, 417 (1938).

— Improved growth in rats on iodine deficient diets. J. Nutrit. **13**; 223 (1937).

— E. J. Coulson and H. Levine: Studies on the relation of diet to goître. IV. The antigoitrogenic value of some foods. J. Nutrit. **12**, 27 (1936).

REMINGTON, R. E. and H. LEVINE: Studies on the relation of diet to goiter. III. Further observations on a goitrogenic diet. J. Nutrit. 11, 343 (1936).

RENAUD, A.: Sur la présence de noyaux adénomateux dans le goitre diffus de l'enfant et sur la sensibilité spécifique à l'iode du tissu adénomateux jeune. Ber. internat. Kropfkonf. 1933, 607.

SAEGESSER, M.: Schilddrüse, Jod und Kropf. Helvet. med. Acta 6, Suppl. IV (1939).

SCHEFFER, L.: Jodgehalt der Nahrung und Kropfhäufigkeit. Biochem. Z. 247, 418 (1932).

— Über die Jodbilanz normaler Menschen. Biochem. Z. 259, 11 (1933).

— Jodstoffwechsel bei Schilddrüsenkranken. Klin. Wschr. 1933, 1285.

— u. L. v. MEGAY: Jodstoffwechsel von Kropfträgern. Klin. Wschr. 1935, 1360.

SCHIECK, G.: Vollsalzbasedow. Münch. med. Wschr. 1930, 1124.

SCHMELLING, J. W.: Over de normale en vergroote schildklier gedurende de embryonale ontwikkeling, bij den pasgeborene en bij het jonge kind in Nederland. Acad. Proefschrift Utrecht 1934.

SCHMITZ-MOORMANN, P.: Zur Strumafrage. Mitt. Grenzgeb. Med. u. Chir. 39, 82 (1926).

— u. F. MEIS: Jodmangel und Struma. Experimentelle Studie zur Frage der Abhängigkeit des Größenwachstums der Schilddrüse von der Jodzufuhr. Mitt. Grenzgeb. Med. u. Chir. 41, 131 (1928).

SCHNETZ, A.: Beitrag zur anatomischen Kontrolle der Jodprophylaxe des endemischen Kropfes. Endokrinol. 19, 164 (1937).

SHARPLESS, G. R.: A new goiter-producing diet for the rat. Proc. Soc. exper. Biol. a. Med. 38, 166 (1938).

SIEBERT, W. J., and E. W. THURSTON: Basal metabolism after KJ with acid extract of anterior pituitary glands, pituitary tablets and with thyroid. Proc. Soc. exper. Biol. a. Med. 29, 652 (1932).

SIGURJONSSON, J.: Über Beziehungen des Jodreichtums zur Größe und Struktur der Schilddrüse. Virchows Arch. 301, 91 (1938).

SILBERBERG, M.: Effects of combined administration of extracts of anterior lobe of pituitary and of potassium iodide on thyroid gland. Proc. Soc. exper. Biol. a. Med. 27, 166 (1929).

SILBERSCHMIDT, W.: Die Prophylaxe des endemischen Kropfes. Ber. internat. Kropfkonf. 1927, 498.

DE SNOO: Struma congenita. Nederl. Tijdschr. Geneesk. 1932, 199.

SPENCE, A. W.: Researches on the aetiology of goiter. Barthol. Hosp. Rep. London 67, 202 (1934).

STACPOOLE, H. H.: Bocio endemico en el Distritto Federal y Estudio Comparativo de la Inteligencia de los Ninos Bociosos e Indemnes de esta Entidad. Trans. int. Goiter Conf. 1938, 76.

STEINMANN, B.: Über den Einfluß der Jodprophylaxe auf die Schilddrüse des Neugeborenen. Endokrinol. 16, 395 (1936).

STINER, O.: Toxische Substanzen als Ursachen des Kropfes. Ber. internat. Kropfkonf. 1933, 611.

STRAUB, J., u. T. TOEROEK: Über die Verbreitung des Kropfes in Ungarn und dessen Zusammenhang mit der Radioaktivität des Bodens und Trinkwassers. Z. Hyg. 121, 181 (1939).

SUGIURA, K., and ST. R. BENEDICT: Effect of various goiter-producing diets on the growth of carcinoma, sarcoma and melanoma in animals. Amer. J. Canc. 23, 541 (1935).

SUNDER-PLASSMANN, P.: Morbus Basedow. Klin. Wschr. 1940, 1073.

— Basedow-Studien. Berlin: Springer 1941.

— Die Basedowsche Krankheit und ihre Behandlung. Dtsch. med. Wschr. 1941, 141.

THOMPSON, J.: The influence of calcium and iodine on growing rats. Endocrinology 17, 537 (1933).

TOBLER, L.: Untersuchungen über die Körperlänge und ihre Variationen an Stellungspflichtigen der Kantone Luzern, Schwyz, Unterwalden und Appenzell. Arch. Klaus-Stiftg 12, 235 (1937).

TUBIASZ, ST.: The results of iodine-salt treatment of endemic goiter in Poland. Trans. internat. Goiter Conf. 1938, 91.

UCKO, H.: Kropf und Jodmangeltheorie. Erg. inn. Med. 43, 366 (1932).

UFFENORDE, H.: Über die Wirkungen jodhaltiger Salinenluft auf Schilddrüsenhyperplasie. Z. exper. Med. **93**, 547 (1934).

VANUCCI: Zitiert nach EGGENBERGER.

VILLELA, G. G., et A. PENNA DE AZEVEDO: Études sur la thyroide normale à Rio de Janeiro. C. r. Soc. Biol. Paris **107**, 182 (1931).

WAGNER-JAUREGG, J.: Über die Ausbreitung der Kropfprophylaxe durch jodiertes Speisesalz. Wien. klin. Wschr. **1937**, 797.

— Kropfbekämpfung und Kropfverhütung in Österreich. Wien: Springer 1938.

— Über Kropfverhütung durch jodiertes Wasserleitungswasser. Wien. med. Wschr. **1940**, 207.

WEBSTER, B.: Studies in the experimental production of simple goiter. Ber. internat. Kropfkonf. **1933**, 443.

WEGELIN, C.: Schilddrüse. In Henke-Lubarschs Handb. spez. path. Anat. **8**, 1. Berlin: Springer 1926.

— Die Wirkung des Jodes auf die fetale Schilddrüse. Schweiz. med. Wschr. **1926**, 867.

— Die pathologische Anatomie der Struma maligna und der Kretinenschilddrüse. Ber. internat. Kropfkonf. **1927**, 43.

— Anatomische Kontrolle der Jodprophylaxe des endemischen Kropfes. Schweiz. med. Wschr. **1936**, 1064.

— Struma diffusa colloides beim Neugeborenen. Schweiz. med. Wschr. **1941**, 350.

WESPI, H. J.: Die Verhütung des Neugeborenenkropfes. Schweiz. med. Wschr. **1940**, 925.

— u. H. EGGENBERGER JUN.: Kropfprophylaxe und Diensttauglichkeit. Schweiz. med. Wschr. **1941**, 1184.

WIELAND, E.: Das Kropfproblem im Kindesalter. Arch. Kinderheilk. **105**, 129 (1935).

YOAKAM, W. A.: The thyroid gland in pregnancy, a clinical study in a region of endemic goiter. Amer. J. Obstetr. **15**, 617 (1928).

YOUNG, M., M. G. CRABTREE and E. M. MASON: Ref. in Lancet **231**, 1073 (1936).

ZIMMERMANN, H.: Zur Häufigkeit von Jod-Thyreotoxikosen und Vollsalzschädigungen. Münch. med. Wschr. **1931**, 52.

I. Einleitung.

> Motto: Alle Dinge sind Gift, und nichts ist ohne Gift.
> Allein die Dosis macht, daß ein Ding kein Gift
> ist. (PARACELSUS.)

Die Darstellung der Grundlagen und Erfolge der Kropfprophylaxe war durch die Schriftleitung der „Ergebnisse" ursprünglich meinem Schwiegervater, Herrn Dr. EGGENBERGER in Herisau, übertragen worden, der sich seit 20 Jahren unermüdlich für die Prophylaxe einsetzt. Anderweitige Inanspruchnahme erlaubte ihm die Durchführung dieser Arbeit nicht. Nachdem ich die Vorarbeiten begonnen hatte und mich durch das eingehende Studium des Schrifttums und durch zahlreiche Besprechungen mit meinem Schwiegervater mit der Fragestellung vertraut gemacht hatte, mußten wir uns dazu entschließen, daß ich die Arbeit schrieb, weil er selber für absehbare Zeit sich ihrer nicht annehmen konnte. Ich hoffe, daß die jetzt vorliegende Übersicht, trotzdem sie nicht von Herrn Dr. EGGENBERGER selber verfaßt werden konnte, doch der von ihm seit langem vertretenen Jodmangeltheorie des Kropfes gerecht wird und dazu beitragen kann, der weiteren Ausbreitung der Kropfprophylaxe mit jodiertem Salz, die sich so segensreich ausgewirkt hat, zum Durchbruch zu verhelfen.

Meinem Schwiegervater möchte ich an dieser Stelle herzlich danken für die eigentliche Anregung zu dieser Arbeit, für die vielen wertvollen Hinweise und Vorschläge, für die Überlassung zahlreicher Sonderdrucke sonst schwer zugänglicher Arbeiten und seines reichhaltigen Materials, das hier zum Teil erstmals veröffentlicht wird.

1. Ziel der vorliegenden Arbeit.

„Vorbeugen ist besser als Heilen." Um diesem alten ärztlichen Grundsatz Geltung zu verschaffen, bedarf es neben des guten Willens zur Tat auch der klaren Kenntnis des Weges, auf dem die vorbeugenden Maßnahmen durchgeführt

werden müssen. Wir sind heute in der glücklichen Lage, nicht nur den Weg zeichnen zu können, auf dem die Verhütung des Kropfes und der damit verbundenen kretinischen Degeneration möglich ist, sondern wir können auch über eine bereits mehr als 20jährige praktische Erfahrung mit überzeugenden Erfolgen berichten.

An und für sich könnte ein prophylaktisches Verfahren rein empirisch gefunden werden, und vielerorts hält man auch die hier zu beschreibende Jodprophylaxe des Kropfes für ein solches. Es liegt uns aber daran, zu zeigen, daß die Jodprophylaxe eine auch theoretisch sehr gut begründete Maßnahme darstellt, die dadurch wirkt, daß sie den als eigentliche exogene Kropfursache aufzufassenden Jodmangel der Kropfgebiete beseitigt. Wir haben daher der Besprechung der Durchführung und Erfolge der Kropfprophylaxe eine Darstellung unserer heutigen Auffassung über die Ursache und Entstehungsweise des Kropfes vorausgeschickt, die sich vor allem mit der Jodmangeltheorie befaßt.

Wir müssen immer wieder betonen, daß die Einführung der Kropfprophylaxe nie möglich gewesen wäre, wenn ihre Verfechter nicht von der Jodmangeltheorie überzeugt gewesen wären und die Prophylaxe als eine streng kausale betrachtet hätten. Wir glauben auch, daß sich die Jodprophylaxe nur so weit durchsetzen und Bestand haben wird, als sie als eine sich aus der Kropfätiologie zwingend ergebende Notwendigkeit betrachtet wird. Dies ist aber nur möglich mit der Jodmangeltheorie als Grundlage. Diese gibt uns auch eine klare Vorstellung von der physiologischen Dosierung und Wirkungsweise des Jodes und beseitigt damit die unbegründete Angst vor Jodschädigungen durch die Prophylaxe.

Unsere Arbeit hat ihren Zweck erreicht, wenn es ihr gelingt, die verantwortlichen Gesundheitsbehörden aller Länder, die bisher die Kropfprophylaxe nicht oder nur ungenügend eingeführt haben, von der Richtigkeit und Unschädlichkeit des hier beschriebenen und vorgeschlagenen Verfahrens zu überzeugen. Wir hoffen, daß dann auch der tatkräftige Wille der Regierungsstellen zur Durchführung der notwendigen Maßnahmen nicht fehle.

2. Der Begriff der „normalen" Schilddrüse.

Das Ziel der Kropfprophylaxe liegt darin, das Auftreten des Kropfes und der mit ihm in Zusammenhang stehenden vielfältigen kretinischen Erscheinungen zu verhüten und anatomisch und funktionell normale Schilddrüsenverhältnisse zu erzielen und zu erhalten. Wohl bei keinem anderen Organ des menschlichen Körpers ist der Begriff des „Normalen" so schwer zu bestimmen wie bei der Schilddrüse. Als Norm gilt im allgemeinen der Durchschnittswert bei einer Bevölkerung, wobei für die individuellen Schwankungen noch ein gewisser Spielraum gelassen werden muß. Aus allen vorliegenden Zusammenstellungen der Schilddrüsengewichte (EGGENBERGER, SCHNETZ, WEGELIN u. a.) geht nun immer wieder hervor, daß das durchschnittliche Schilddrüsengewicht in den stärker verkropften Gebirgsgegenden bedeutend höher ist als im wenig verkropften oder kropffreien Tiefland und an der Meeresküste. Die Ermittlung der Norm aus dem Durchschnittswert einer Bevölkerung ist daher für die Schilddrüse durchaus verfehlt. Sie wäre nur da richtig, wo es sich um eine sicher kropffreie Bevölkerung handelt. Allgemein anerkannte Kriterien, an denen wir die Kropffreiheit einer Bevölkerung erkennen können, fehlen uns aber bis dahin (s. dazu auch S. 499). Aus der Feststellung, daß mit zunehmender Abnahme

der Verkropfung eines Gebietes auch das durchschnittliche Schilddrüsengewicht zunehmend kleiner wird, müssen wir folgern, *daß als eigentliche Norm der niedrigste Wert anzunehmen ist, der bei einer schilddrüsengesunden Bevölkerung bis dahin beobachtet werden konnte.* Eine normale Schilddrüsenfunktion ist selbstverständlich Vorbedingung, damit nicht bereits unterfunktionierende atrophische oder hypoplastische Schilddrüsen als Ideal der Schilddrüse aufgefaßt werden.

Die niedrigsten Schilddrüsengewichte wurden bis jetzt in Island festgestellt, wo DUNGAL einen Durchschnitt von 11,3 g bei erwachsenen Frauen und 14,9 g bei Männern, SIGURJONSSON 11,0 g bei Frauen und 14,3 g bei Männern fand. Die Schwankungsbreite betrug bei SIGURJONSSON 6—32,5 g. Wenn wir die extremsten Werte als vielleicht bereits pathologisch außer acht lassen, dann kommen wir zu normalen individuellen Schwankungen von 9—18 g. *Als ideales normales Schilddrüsengewicht wären demnach etwa 14 g anzunehmen mit einer Schwankungsbreite von 9—18 g.*

Es würde aber zu weit führen, wenn wir diese Idealnorm als strengen Maßstab zur Beurteilung aller Schilddrüsen anwenden wollten. Wir kämen dann zur Folgerung, daß außer Island kein anderes Gebiet der Erdoberfläche kropffrei wäre. Es gibt aber sicher auch noch andere Gegenden, in denen wir von einer

Tabelle 1. Schilddrüsengewichte der Erwachsenen in praktisch kropffreien Gebieten.

Autor	Gebiet	Untersuchtes Objekt	Zahl der untersuchten Fälle	Grenzwerte in Gramm	Durchschnittliches Gewicht in Gramm
CASTALDI	Florenz	Erwachsene	227	—	19,4
DUNGAL	Island	Männer 20—50 jährig	14	(7) 14—16 (24)	14,9
		Frauen 20—50 jährig	20	7—19	11,3
	London	Männer 20—50 jährig	78	—	20,5
		Frauen 20—50 jährig	52	—	19,4
HORISAWA	Japan	Männer 26—42 jährig	—	—	17,5
		Frauen 20—33 jährig	—	—	15,3
KOCH	Süd-	Männer	100	8—67	18
	schweden	Frauen	163		19
v. KOLNITZ u. REMINGTON	Charleston USA.	Erwachsene 21—30 jährig	32	—	20,4
		Erwachsene 31—40 jährig	37	—	20,0
		Erwachsene 41—50 jährig	30	—	20,3
SIGURJONSSON	Island	Männer 20—50 jährig	49	6—18 (32,5)	14,3
		Frauen 20—50 jährig			11,0
VANUCCI	Florenz	Erwachsene	200	14—20	17,5
VILLELA und AZEVEDO	Rio de Janeiro	Erwachsene	22	8—42,7	18,9
		Männer	—	—	21,0
		Frauen	—	—	15,5

Kropfendemie auch nicht in Andeutung sprechen können, die aber diese ideal niedrigen Schilddrüsengewichtsverhältnisse nicht erreichen. Ich habe in Tabelle 1 die diesbezüglichen Angaben des Schrifttums zusammengestellt. Aus dieser Tabelle geht hervor, daß wir noch ein durchschnittliches Schilddrüsengewicht

von bis etwa 20 g als praktisch normal betrachten dürfen. Wenn wir für die individuelle Schwankungsbreite ± 5 g in Rechnung setzen, können wir folgern, daß als **Höchstgewicht der normalen Schilddrüse des Erwachsenen 25 g** anzunehmen sind.

Eine Schilddrüse von 25 g oder weniger ist praktisch unfühlbar, und wir können daher für die klinische Beurteilung der Schilddrüse feststellen: **Die normale Schilddrüse ist unfühlbar.** Jede fühlbare Anschwellung der Schilddrüse muß bereits als kropfig betrachtet werden.

Für die Ermittlung der Norm wäre es wichtig, Kriterien zu haben, aus denen wir die Kropffreiheit eines Gebietes sicher ersehen könnten. Aus den in Tabelle 1 zusammengestellten Arbeiten und weiteren Beobachtungen scheinen mir einige Punkte erwähnenswert, die sich evtl. als solche *Kriterien der Norm* eignen könnten und die ich daher hier anführen und zur Nachprüfung empfehlen möchte.

Der erste Punkt betrifft den *Kolloidgehalt der Neugeborenenschilddrüse.*

Unter guten Bedingungen zeigt die Neugeborenenschilddrüse, ähnlich wie die des Erwachsenen, gut ausgebildete Follikel mit reichlich Kolloid (EGGENBERGER, DE OCA, WEGELIN), so daß zum mindesten gesagt werden kann, daß Gebiete, in denen die Neugeborenenschilddrüse das Bild der Thyreoidea diffusa parenchymatosa aufweist, nicht als kropffrei angesehen werden dürfen.

Der zweite Punkt betrifft die *Beziehung zwischen Schilddrüsengröße und Geschlecht.*

Während in Kropfgebieten die Frauen durchschnittlich schwerere Schilddrüsen aufweisen als die Männer, ist in einigen als kropffrei anzusehenden Gebieten die Schilddrüse des Mannes schwerer als die der Frau (DUNGAL, HORISAWA, SIGURJONSSON, VILLELA und AZEVEDO). Es erscheint daher möglich, diese Feststellung als einen Anhaltspunkt für die Ermittlung der Norm aufzufassen. Wieweit sie entscheidend ist, muß durch weitere Untersuchungen geklärt werden.

Noch umstritten ist die Frage nach dem Vorkommen von *Adenomen* in normalen Schilddrüsen.

Sicher steht, daß mit Abnahme der Verkropfung Zahl und Größe der Adenome abnehmen (ASCHOFF, WEGELIN). DE OCA fand in normalen japanischen Schilddrüsen überhaupt keine Adenome. Aus diesen Beobachtungen könnte geschlossen werden, daß das Freisein von Adenomen als weiteres Kriterium der Norm gefordert werden muß. Demgegenüber steht das Ergebnis der Untersuchungen von SIGURJONSSON, der in den isländischen Schilddrüsen mit ideal niedrigen Gewichten nicht allzuselten allerdings meist mikroskopisch kleine knotige Hyperplasien fand. Die gleiche Feststellung machte auch ASCHOFF bei Schilddrüsen aus „kropffreien" Gebieten. Wir möchten daher diese Frage vorläufig noch offenlassen.

Zur Raumersparnis verzichten wir auf die tabellarische und kurvenmäßige Wiedergabe der Arbeiten von SIGURJONSSON und von v. KOLNITZ und REMINGTON, aus denen die *Lebenskurve der normalen Schilddrüse* am schönsten abgelesen werden kann (s. auch ASCHOFF und WEGELIN). Die normale Schilddrüse hat beim Neugeborenen ein Gewicht von etwa 1,5 g. Dieses steigt allmählich an und erreicht mit 20—30 Jahren seine größte Höhe, die wir, wie oben erwähnt, mit maximal 25 g noch als normal ansehen. Auf dieser Höhe bleibt die Schilddrüse etwa vom 20. bis 50. Lebensjahr. Mit dem Alter nimmt das Schilddrüsengewicht wieder etwas ab.

In der vorliegenden Arbeit mußten wir uns für die Frage der Kropfhäufigkeit in erster
Linie auf die Angaben der angeführten Autoren verlassen und darauf verzichten, den von
uns geforderten strengen Maßstab in der Abgrenzung von Kropf und normaler Schilddrüse
überall anzuwenden.

3. Definition von Kropf und Kretinismus.

Der Begriff Struma wird nach Wegelin auf jede länger dauernde Anschwellung
der Schilddrüse angewendet. In dieser Arbeit verstehen wir unter Kropf jede
benigne Vergrößerung der Schilddrüse, die über das Normalmaß hinausgeht und
nicht auf eine entzündliche Veränderung zurückgeführt werden kann und die
auch nicht eine echte teratoide Bildung derselben darstellt. Der endemische
Kropf, der sich in einem ersten Stadium als diffuse Hyperplasie, in einem späteren
vor allem durch adenomatöse Veränderungen äußert, ist dadurch charakterisiert,
daß er die Bevölkerung bestimmter Gebiete ganz oder größtenteils befällt und
häufig mit einer Unterfunktion der Schilddrüse verbunden ist.

Die Bevölkerung der Endemiegebiete weist in der Regel eine Reihe schwerer
und leichterer organischer Veränderungen auf, deren schwerste Form wir als
Kretinismus bezeichnen. De Quervain hat 1923 den Kretinismus folgendermaßen
definiert:

„Der Kretinismus ist ein endemisch in Zentren schwerer endemischer Verkropfung
auftretender Komplex von somatischen und psychischen, hauptsächlich am Skelet, Integument und Nervensystem in Erscheinung tretenden Störungen, bei welchen Verlangsamung
der Entwicklungs- und Lebensvorgänge eine Hauptrolle spielt, und welche weder auf eine
anderweitige angeborene oder erworbene cerebrale Erkrankung (Encephalitis usw.) noch
auf eine scharf umschriebene, von der Kropfendemie unabhängige Skeleterkrankung wie
Rachitis, Chondrodystrophie usw. zurückgeführt werden können."

De Quervain macht dabei darauf aufmerksam, daß die Definition des Kretinismus
besonders auch dadurch schwierig sei, weil das Krankheitsbild sowohl in somatischer wie
auch in psychischer Hinsicht äußerst vielgestaltig ist und weil wir es in der Abgrenzung
gegenüber dem Normalzustand mit fließenden Übergängen zu tun hätten.

Durch die moderne Jodmangeltheorie mit ihrer funktionellen Betrachtungsweise sind Ursache und Entstehung von Kropf und Kretinismus weitgehend
abgeklärt. Die Hauptrolle kommt dem exogenen Jodmangel in den Kropfgebieten zu und der dadurch bedingten Beeinträchtigung der Produktion des
Schilddrüsenhormons. Es liegt nahe, zu versuchen, den endemischen Kropf
und Kretinismus neu von dieser Seite her zu definieren (s. auch S. 526 und 560).

Diese moderne Definition müßte u. E. folgendermaßen lauten: *Der endemische
Kretinismus stellt die Summe aller durch eine ungenügende Schilddrüsenfunktion
bedingten prä- und postnatalen Entwicklungs- und Stoffwechselstörungen dar,
welche infolge der in Endemiegebieten herrschenden Jodarmut zustande kommen.*

Die klinische Ähnlichkeit des Kretinismus mit den oft kaum von ihm abzugrenzenden
Fällen von Thyreoaplasie, erworbenem infantilem Myxödem und Kachexia thyreopriva
erklären sich durch die all diesen Formen gemeinsame ungenügende Schilddrüsenfunktion.
Für die Definition des Kretinismus entscheidend ist die Tatsache, daß die ungenügende
Schilddrüsenfunktion direkt oder indirekt bedingt ist durch eine ungenügende exogene Jod-
zufuhr. Der wechselnde Jodbedarf, die wechselnde Höhe der Jodzufuhr und die Variationen
im Zeitpunkt der Einwirkung des Jodmangels erklären die Vielgestaltigkeit des klinischen
Bildes des Kretinismus in qualitativer und quantitativer Hinsicht.

Der *endemische Kropf* wäre in gleicher Weise *zu definieren als eine hyperplastische Reaktion der Schilddrüse auf die infolge des exogenen Jodmangels ent-*

stehende andauernde ungenügende Versorgung des Organismus mit Schilddrüsen-hormon.

Als erste Reaktion tritt eine reversible, als kompensatorische Hypertrophie aufzufassende Vergrößerung der Schilddrüse ein (Struma diffusa). Durch die Bildung und Vergrößerung umschriebener hyperplastischer Knoten, die sich als echte benigne Tumoren verhalten und sekundäre Veränderungen verschiedenster Art eingehen können, entsteht als zweites Stadium das Bild der Struma nodosa.

Der gemeinsame ätiologische Faktor bei der Entstehung von Kropf und Kretinismus, der exogene Jodmangel, erklärt das immer wieder festzustellende gemeinsame Vorkommen dieser beiden Affektionen.

4. Die Bedeutung von Kropf und Kretinismus.

Der Kropf an sich stellt mit seiner Verunstaltung des Halses nicht nur einen Schönheitsfehler dar. Durch die Kompression der Trachea kann er die Leistungs-fähigkeit eines Menschen stark herabsetzen und bei Neugeborenen direkt zum Tod an Asphyxie führen. Die wegen der Trachealkompression notwendig werdende Strumektomie schließt neben den allgemeinen Operationsgefahren speziell die Gefahr der Recurrensparese und der postoperativen Tetanie in sich. Der Kropf bildet auch die Grundlage für eine spätere maligne Entartung der Schilddrüse und den Boden für das Auftreten eines Morbus *Basedow* (Basedowifi-zierung).

Für die Allgemeinheit ist nicht so sehr der Kropf als vielmehr der Kretinismus mit seinen vielfältigen Erscheinungsformen von Bedeutung. Wir werden auf das klinische Bild des Kretinismus später eingehen (S. 558). Hier sei nur fest-gehalten, daß die soziale Unbrauchbarkeit der kretinischen Idioten, die Leistungs-verminderung der Taubstummen und Schwerhörigen eine schwere finanzielle Belastung des Fürsorgewesens und damit der Volkswirtschaft mit sich bringen. Die Verminderung der Fruchtbarkeit der Kretinen, die Geburtsschwierigkeiten beim kretinisch verengten Becken, die Vermehrung der Todesfälle bei Neu-geborenen sind bevölkerungspolitisch bedeutungsvoll. Sie beeinträchtigen auch die Wehrfähigkeit eines Volkes, die zudem noch durch den Kropf an sich, die Hörstörungen, die Geistesschwäche und den Minderwuchs sehr wesentlich herab-gesetzt wird. Nicht zu vergessen ist schließlich auch das moralisch-ethische Moment, indem der durch den Kretinismus bedingte Verlust an Intellekt und körperlicher und geistiger Leistungsfähigkeit nicht nur die Menschenwürde und das Ansehen des Einzelnen, sondern auch dasjenige ganzer Bevölkerungsteile herabsetzen kann.

Die nachteilige Beeinflussung von Volkswirtschaft, Bevölkerungspolitik, Wehr-fähigkeit und Ansehen eines Volkes durch den Kretinismus läßt uns auch ermessen, welch weittragende segensreiche Wirkungen einer richtigen Kropfprophylaxe zukommen müssen. Es ist daher gerechtfertigt, wenn wir uns eingehend mit den Ursachen von Kropf und Kretinismus und den daraus resultierenden Ver-hütungsmöglichkeiten beschäftigen. Diese sind nicht nur für den einzelnen Arzt, sondern noch viel mehr für die Gesundheitsbehörden von Interesse, da es sich weniger um Fragen des individuellen Wohlergehens als um solche des all-gemeinen Volkswohls handelt.

II. Ursache und Entstehungsweise des endemischen Kropfes.

A. Grundsätzliche Bemerkungeu zur Frage der Kropfursache und der Kropfentstehung.

Die vielfältigen Bemühungen um die Erforschung der Kropfursachen und der Kropf-entstehung auf pathologisch-anatomischem, klinischem, endemiologischem, physiologischem und chemisch-physikalischem Gebiet haben eine Reihe von Tatsachen klargestellt, die heute allgemein anerkannt werden müssen. Diese Feststellungen, die wir bei einer ersprieß-lichen Diskussion als Grundlage voraussetzen, haben wir diesem Abschnitt vorangestellt, soweit sie nicht die Frage des Jodmangels direkt betreffen. Ebenso möchten wir einige grundsätzliche Überlegungen, die uns die umstrittenen Fragen klären helfen, bereits hier vorwegnehmen.

Wiederholte Kropfuntersuchungen in gleichen Gebieten haben gezeigt, daß die Verteilung des Kropfes auf der Erdoberfläche weitgehend konstant bleibt, wenn auch Intensitätsschwankungen vorkommen und vor allem fast überall der schwere Kretinismus zurückzugehen scheint (E. Bircher, Berard und Dunet, Dieterle und Eugster, de Quervain und Wegelin u. a.). Aus den eingehenden Untersuchungen von Eugster, Lang, Siemens geht ferner mit Sicherheit hervor, daß eine echte Vererbung bei der Kropfentstehung keine Rolle spielt. Im gleichen Sinne sprechen auch die weiter unten zu beschreibenden Ergebnisse der Kropfprophylaxe, die zeigen, daß die Kropfendemie innerhalb einer Generation zum Verschwinden gebracht werden kann. Es steht daher heute fest, daß als eigentliche „spezifische" **Kropfursache** nur ein **exogener, weitgehend ortsgebundener Faktor** in Frage kommen kann. Es bleibt dabei für diese Überlegungen gleichgültig, ob diese Kropfursache, wie wir es annehmen, einheitlich in der Jodarmut der Kropfgebiete zu suchen ist oder ob es sich um eine Vielheit von Ursachen handelt. Dagegen scheint es uns grundlegend wichtig, *daß als spezifische Kropfursache nur ein Faktor angesprochen wird, der in der kropffreien Zone nicht nachzuweisen ist.*

Betrachten wir nämlich die Verhältnisse etwas näher, dann erkennen wir, daß neben der eigentlichen Kropfursache noch eine Reihe unspezifischer Momente bei der Entstehung des Kropfes maßgebend beteiligt sind.

So läßt sich fast durchgehend feststellen, daß in Kropfgebieten — ceteris paribus — Frauen viel stärker vom Kropf befallen sind als Männer. Die nähere Analyse ergibt, daß diese kropfbegünstigende Wirkung des weiblichen Geschlechtes vor allem auf der Be-lastung der Frau durch die Gravidität beruht. In der kropffreien Zone führt die Schwanger-schaft nicht zur Kropfbildung, im Endemiegebiet hat sie einen deutlichen, die Kropfbildung verstärkenden Einfluß. Die Kropfbildung wird also durch unspezifische endogene Faktoren begünstigt, die den Einfluß der Kropfursache gleichsam verstärken oder überhaupt erst wirksam werden lassen, ohne diese aber unwirksam bleiben.

In ähnlicher Weise konnte Eugster nachweisen, daß in Endemiegebieten im gleichen Hause lebende Menschen in den unteren Stockwerken eine viel stärkere Kropfentwicklung zeigen als die in den oberen Stockwerken wohnhaften. Auch in kropffreien Zonen leben Menschen in unteren Stockwerken, ja sogar in Kellerwohnungen, bekommen aber keinen Kropf. Wie die Gravidität als endogener Faktor, so begünstigt die Bodennähe als unspezifi-scher exogener Faktor also bloß die Kropfentwicklung, ohne selber Kropfursache zu sein.

Die Kropfentwicklung wird begünstigt durch eine Reihe von unspezifischen exogenen und endogenen Faktoren, die die Wirkung der eigentlichen Kropfursache verstärken oder diese überhaupt erst wirksam werden lassen, für sich allein aber nie zur Kropfentwicklung führen können. Ich möchte vorschlagen, diese Faktoren,

die durch ihre Wirkungsweise in Kropfgebieten das Manifestwerden des Kropfes im Einzelfalle wesentlich beeinflussen, zusammenfassend als **Manifestationsfaktoren** zu bezeichnen.

Die klinisch-endemiologische Forschung hat eine ganze Reihe solcher Manifestationsfaktoren aufgedeckt. Neben der obenerwähnten Gravidität und der Bodennähe der Wohnungen gehören dazu die Wachstumsperioden der Pubertät und der Fetalzeit, Lichtmangel, Kälte, fehlende Unterkellerung und Abdichtung der Wohnhäuser, schlechte hygienische Verhältnisse anderer Art, Vitaminmangelzustände, hoher Calciumgehalt von Wasser und Nahrung, Verwurmung, Infekte.

Die Unterscheidung zwischen spezifischer Kropfursache und Manifestationsfaktor ist im Endemiegebiet selber unmöglich durchzuführen, diese ergibt sich erst aus der Untersuchung der kropffreien Zone. Wir halten daher auch die genaue Untersuchung des „Kleinklimas" der Endemiegebiete zur Klärung der Kropfursache für verfehlt, weil diese nur der Erforschung der Manifestationsfaktoren dient. Die eigentliche Kropfursache kann nur durch die Gegenüberstellung der Verhältnisse in wirklich kropffreien Zonen und in Endemiegebieten erfaßt werden.

Die fehlende Beachtung dieses Umstandes erklärt uns auch die Tatsache, daß fast jeder der zahlreichen Manifestationsfaktoren bereits durch irgendeinen Autor als *die* Kropfursache angesprochen worden ist, indem die tatsächlich vorhandene kropfbegünstigende Wirkung fälschlicherweise verallgemeinert und als kausal für die Kropfentwicklung überhaupt angesehen wurde. Es ist selbstverständlich, daß alle diese Theorien einer eingehenden Prüfung nicht standhalten und abgelehnt werden müssen.

Von ebenso grundsätzlicher Bedeutung ist die durch ASCHOFF und WEGELIN geforderte *scharfe Trennung* der diffusen Schilddrüsenhyperplasie, der *Struma diffusa, von* den Adenombildungen in der Schilddrüse, *der Struma nodosa* und die Feststellung, **daß jeder Kropf als diffuse Schilddrüsenhyperplasie beginnt.** Diejenigen Erscheinungen, die das klinische und pathologisch-anatomische Bild des Kropfes bei der ersten Betrachtung so kompliziert erscheinen lassen und damit auch die Ätiologieforschung erschweren, sind die Adenome und die in ihnen auftretenden sekundären Veränderungen wie Fibrosen, Verkalkungen, Blutungen, Cystenbildungen usw. Dadurch, daß wir wissen, daß das ganze Krankheitsbild des Kropfes sich auf der diffusen Schilddrüsenhyperplasie aufbaut, wird es ermöglicht, *die ganze Fragestellung auf die Erforschung der Ursache und Entstehungsweise der diffusen Schilddrüsenhyperplasie zu beschränken* und sie dadurch gleichzeitig einer funktionellen Betrachtungsweise zugänglich zu machen.

Anfangs gehen die Adenome in ihrem Wachstum der diffusen Hyperplasie parallel (ASCHOFF). Dieser Parallelismus ist aber nicht vollständig. Als echte benigne Tumoren gehorchen die Adenome weitgehend eigenen Wachstums- und funktionellen Gesetzen, die mit der eigentlichen Kropfursache nichts mehr zu tun haben. Während die diffuse Hyperplasie sich vollkommen zurückbilden kann, sind die Adenome und die verschiedenartigen sekundären Veränderungen kaum reversibel. Diese Tatsache ist gerade auch bei der Beurteilung der Therapie wichtig — eine Prophylaxe im eigentlichen Sinne kommt ja bei diesen Fällen nicht mehr in Betracht. Eine kausale Therapie kann aus den oben beschriebenen Gründen nur bei einer Struma diffusa von Erfolg gekrönt sein. Immerhin hat die Beobachtung gezeigt, daß nach Wegfall der Kropfursache auch die Adenome meist wenigstens ihr Wachstum einstellen, oft sich etwas zurückbilden bei Jugendlichen sogar klinisch verschwinden können (RENAUD).

Bei der Betrachtung der Kropfentstehung sind auch die *Zeitverhältnisse* genau zu beachten, und zwar sowohl die Zeitdauer der Kropfentwicklung und -rückbildung wie auch die zeitliche Einwirkung der Kropfursache in ihrem Verhalten zur Kropfbildung und in bezug auf das Lebensalter. Die Kropfbildung ist ein ausgesprochen chronischer Vorgang. Wandert ein Individuum aus einer kropffreien Zone in ein schweres Endemiegebiet aus, so tritt frühestens nach 3 Monaten, meist erst nach $^1/_2$—1 Jahr ein Kropf auf. Ebenso bedarf die Rückbildung des Kropfes — wobei nur die reversible Struma diffusa in Frage kommt — eine ähnlich lange Zeit, oft sogar mehrere Jahre. Adenome verschwinden, wie schon erwähnt wurde, kaum mehr ganz. Ein Kropf kann also noch bestehen, wenn die Kropfursache schon längst nicht mehr einwirkt. *Die Untersuchung von Kropfträgern braucht deshalb nichts über die Kropfursache auszusagen*, sie gibt uns nur sichere Anhaltspunkte über die durch den Kropf geschaffenen Veränderungen des Organismus. Für die Erfassung der Kropfursache ist daher nicht die Untersuchung der Kropfträger, sondern die der Gegend von Wichtigkeit.

Die ganze Kropfforschung leidet darunter, daß natürlicherweise das Interesse für den Kropf hauptsächlich in Endemiegebieten rege ist. Dadurch fehlt aber meist der richtige Maßstab für das, was normal ist, denn im allgemeinen nimmt man als Norm den landesüblichen Durchschnitt an. Ganz normale Werte sind zudem auch darum nur schwer erhältlich, weil eigentlich kropffreie Zonen sehr selten sind. Bei Vergleichsuntersuchungen müssen aber soweit wie möglich auch richtig *kropffreie Zonen als Maßstab für das Normale* berücksichtigt werden.

Wir haben schon darauf hingewiesen, daß neben der spezifischen Kropfursache noch eine ganze Reihe unspezifischer sog. Manifestationsfaktoren an der Kropfentstehung beteiligt sind. Es muß sogar damit gerechnet werden, daß der Einfluß der Manifestationsfaktoren Intensitätsschwankungen der Kropfendemie und damit Intensitätsschwankungen der Kropfursache vortäuscht. Im Einzelfalle lassen sich diese Verhältnisse nie genau abschätzen oder eliminieren. Diese können *nur* durch *statistische Untersuchungen an Hand großer Zahlen* zum Verschwinden gebracht werden. Einzelbeobachtungen haben daher für die Lösung des Kropfproblems nur eine beschränkte Bedeutung, *entscheidend ist die Übereinstimmung in der großen Linie.*

B. Die Jodmangeltheorie.
1. Historisches.

Die erste Formulierung der Jodmangeltheorie stammt nach den Ausführungen de Quervains von Prevost, der 1849 die Ansicht äußerte, daß Kropf da auftrete, wo Jod und Brom im Trinkwasser fehlen. In eingehenden Untersuchungen konnte Chatin (1850—1876) diese Theorie bestätigen, indem er eine umgekehrte Proportionalität zwischen Jodvorkommen in der Natur und Kropfhäufigkeit nachwies. Seine Jodmangeltheorie formulierte er nach Eggenberger (l. c. S. 787) in den folgenden Sätzen:

a) Kropf und Kretinismus sind unbekannt in Gegenden, die normal jodiert sind.

b) Diese Krankheiten treten auf, wenn das Mengenverhältnis des Jodes abnimmt.

c) Das Jod ist ein Specificum gegen Kropf.

In der Folgezeit wurden aber die Resultate seiner Untersuchungen angezweifelt, vor allem weil Nachuntersucher mit weniger feinen Methoden sie nicht bestätigen konnten. Die scharfe Kritik von St. Lager (1867) trug das ihrige dazu bei, die Jodmangeltheorie zu perhorreszieren und sie der Vergessenheit anheimfallen zu lassen (Eggenberger). Dazu mag der Umstand beigetragen haben, daß man sich in der damaligen Zeit über die Bedeutung des Jodes gar keine Vorstellung machen konnte und zudem die Möglichkeit der Wirkung derart kleiner Mengen, wie sie beim Jod vorkommen, überhaupt nicht in Betracht zog.

Erst 1914 führte Grumme die Entstehung des Myxödems und des Gebirgskropfes wieder auf einen Jodmangel zurück, und unabhängig von ihm stellte 1914/15 Heinrich Hunziker seine Jodmangeltheorie auf, indem er den „Kropf als eine Anpassung an jodarme Nahrung" bezeichnete. Hunziker ging aus von der 20 Jahre früher durch Baumann gemachten Entdeckung, daß die Schilddrüse Jod enthalte und von der daraus entwickelten Vorstellung, daß sie das Jod aus dem Blute aufnehme und in ein für den Organismus unentbehrliches jodhaltiges Produkt, das „Thyrjod", umwandle, sowie von der Beobachtung, daß ganz kleine Mengen von Jod genügen, um eine diffus vergrößerte Schilddrüse zur Rückbildung zu bringen. Die Annahme, daß in Kropfgebieten die Jodaufnahme kleiner sei als in den kropffreien, war für ihn eigentlich ein Postulat und keine Erfahrungstatsache. Erst später, mit der Verfeinerung der chemischen Methoden wurde diese postulierte und bereits 50 Jahre früher von Chatin nachgewiesene umgekehrte Proportionalität zwischen Joddichte der Natur und Kropfhäufigkeit erneut bestätigt (v. Fellenberg, McClendon, Hercus, Reith u. v. a. s. S. 511 ff.). Hunzikers Theorie wurde von Bayard und von Eggenberger aufgenommen, wobei vor allem der letztere die Tatsache scharf formulierte, daß das Jod nicht als ein Medikament, sondern als ein anorganischer Nahrungsstoff aufzufassen sei und seine Entdeckung des sog. „Naturexperimentes" im Kanton Waadt (s. S. 534) als weitere Stütze der Jodmangeltheorie ins Feld führte. Eine wesentliche Bestätigung der Jodmangeltheorie bildeten die glänzenden Erfolge der auf ihr aufgebauten Kropfprophylaxe, die zuerst im kleinen Verband (Bayard), dann im großen (Eggenberger) eingeführt wurde und mit deren Ergebnissen wir uns ausführlich befassen werden.

Heute muß u. E. die Jodmangeltheorie des Kropfes als die einzige gut gesicherte Kropftheorie anerkannt werden. Die heutige Vorstellung, die wir uns über die Wirkungsweise des Jodmangels und seine Beziehung zu den anderen an der Kropfbildung beteiligten Faktoren machen müssen, soll im Zusammenhange weiter unten (S. 522) besprochen werden.

2. Die Grundlagen der Jodmangeltheorie.

a) Physiologie und Pharmakologie des Jodes.

Die Grundlage unserer heutigen Kenntnisse über die physiologische Bedeutung des Jodes wurde 1895 durch Baumann in Freiburg i. Br. geschaffen, der feststellte, daß Jod fast in allen Schilddrüsen nachzuweisen war. Seine Entdeckung wurde durch zahlreiche Forscher, von denen wir nur Abelin, von Fellenberg, Fenger, Kendall, Lunde Closs und Wuelfert, Marine, Oswald erwähnen,

vervollständigt und schließlich durch die endgültige Klärung der Konstitution des Thyroxins und dessen Synthese durch Harington und Barger 1927 zu einem gewissen Abschluß gebracht.

Als eigentliches Hormon der Schilddrüse kann man nach Abelin und Ammon und Dirscherl (l. c. S. 177) einen Thyroxin und Dijodtyrosin enthaltenden Eiweißkörper betrachten. Den wichtigsten Bestandteil stellt dabei zweifellos das **Thyroxin** dar, denn mit ihm allein lassen sich alle Wirkungen erzielen, die auch dem Schilddrüsenpulver zukommen. Das Thyroxinmolekül enthält 4 Jodatome, die 65 Gew.-% ausmachen. Deren bedeutungsvolle Rolle kommt am besten zum Ausdruck, wenn wir nach Eggenberger in der Thyroxinformel die Atomgewichte flächenhaft einzeichnen (Abb. 1). Wird das Jod aus dem Thyroxinmolekül entfernt, so verliert dieses seine Wirksamkeit vollkommen, ebenso wie auch die Wirkung der Schilddrüsensubstanz aufhört, wenn dieser das Jod entzogen wird. *Das Jod stellt einen integrierenden und quantitativ überwiegenden Bestandteil des Thyroxins dar und ist für die Synthese desselben unentbehrlich.*

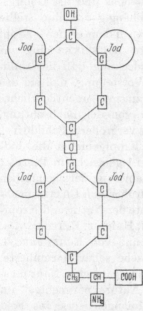

Abb. 1. Atomgewichtsverhältnisse im Thyroxinmolekül. (Darstellung nach Eggenberger.)

Im allgemeinen pflegen wir Wirkstoffe, deren Totalsynthese der Körper nicht selber durchführen kann, die also entweder in ihrer wirksamen Form aufgenommen werden müssen oder die der Körper aus aufgenommenen unwirksamen Vorstufen herzustellen pflegt, als Vitamine zu bezeichnen (Ammon und Dirscherl). Bei konsequenter Verfolgung dieser Definition wäre das Thyroxin als Vitamin und das *Jod als Provitamin* zu bezeichnen. Es ist aber nicht üblich, den Vitaminbegriff auch auf den anorganischen Bereich auszudehnen, und nachdem die allgemein herrschende Ansicht keinen grundsätzlichen Unterschied mehr macht zwischen Vitaminen und Hormonen (Ammon und Dirscherl), halten wir es ebenfalls nicht für notwendig, diese Klassifikation ins Extreme zu treiben, und halten nach wie vor die Einreihung des Thyroxins in die Gruppe der Hormone für natürlicher.

Immerhin scheint es uns wichtig, auf diese Überlegungen hinzuweisen, weil daraus die Berechtigung hervorgeht, *den Jodmangel mit Vitaminmangel parallel* zu setzen, so daß auch der Begriff des *Kropfes als Jodmangelkrankheit* durchaus in den Rahmen unserer allgemein üblichen Anschauungen paßt. Wir können dementsprechend auch die prophylaktischen und kurativen Wirkungen des Jodes auf den Kropf ebenso als prophylaktische und kurative Tests betrachten und quantitativ auswerten, wie man das beim Nachweis und der Auswertung der Vitamine zu tun pflegt.

Konsequenterweise darf das Jod nicht mehr nur als körperfremdes Medikament betrachtet werden. **Das Jod ist ein lebensnotwendiger anorganischer Nahrungsstoff.** Am besten würde man es wegen seiner innigen Beziehungen zum Hormonhaushalt in die Gruppe der Schutzstoffe (McCollum) einreihen, wenn es nicht dem anorganischen Reich angehören würde. Eggenberger hat von einem kryptotrophen Element gesprochen.

Die Rolle des Jodes als Baustein des Schilddrüsenhormons ist u. E. für das Kropfproblem von entscheidender Bedeutung.

Sie erklärt uns, warum zwangsläufig bei einer andauernd ungenügenden Jodzufuhr die Versorgung des Organismus mit Schilddrüsenhormon leidet und als Kompensationsversuch die Schilddrüse hyperplasiert. Unter physiologischen Verhältnissen steht diese Funktion des Jodes wohl im Vordergrund, und wir verstehen daher, warum das Jod in seiner Wirkung so weitgehend parallel geht mit derjenigen von Thyroxin oder Schilddrüsensubstanz.

Aus zahlreichen Versuchen geht deutlich hervor, daß das Jod die gleiche „beruhigende" Wirkung auf die Schilddrüse ausübt, wie sie durch Verabreichung von Thyroxin oder Schilddrüsensubstanz erzielt wird.

Die Unterschiede in der Wirkung von Jod und Thyroxin oder Schilddrüsensubstanz erklären sich daraus, daß die letzteren Substanzen direkt und entsprechend der zugeführten Menge zur Wirkung gelangen, während dies für das Jod nur so weit der Fall ist, als es durch die Schilddrüse umgewandelt werden kann. Die Thyroxinwirkung des Jodes hängt also ab von der Größe und der Leistungsfähigkeit der Schilddrüse.

Wird im Tierexperiment die Schilddrüse weitgehend reseziert, so tritt eine als kompensatorisch aufzufassende Schilddrüsenhyperplasie ein (HALSTED, MARINE, WEGELIN u. v. a.). Diese Hyperplasie ist durch Zufuhr von Schilddrüsensubstanz oder Thyroxin in allen Fällen aufzuhalten. Bei wenig weitgehender Resektion kann auch Jod diese Hyperplasie aufhalten. Bei weitgehender Resektion, d. h. also dann, wenn der Schilddrüsenrest nicht genügt, um trotz Jodzufuhr genügend Hormon zu bilden, tritt die Hyperplasie trotz Jodzufuhr ein.

Auch die ähnliche, aber schwächere Wirkung des Jodes auf die Sekretion des thyreotropen Hormons im Hypophysenvorderlappen und die herdförmige Hemmung der Wirkung des thyreotropen Hormons (KUSCHINSKY, LOESER, SILBERBERG) lassen sich auf diese Weise erklären.

Jodzufuhr scheint die Produktion des Schilddrüsenhormons nicht nur überhaupt erst zu ermöglichen, sondern durch einen gewissen Überschuß auch zu erleichtern.

Wird nämlich in den obenerwähnten Versuchen mit Schilddrüsenresektion nicht mehr als drei Viertel der Schilddrüse entfernt, dann tritt bei Jodzufuhr keine kompensatorische Hyperplasie auf (ELSE, MARINE). Es muß aus diesem Versuch geschlossen werden, daß bei genügendem Jodangebot schon ein Viertel der Schilddrüse genügt, um die Hormonmenge zu produzieren, für die vorher bei normalem Jodangebot die ganze Drüse benötigt wurde.

Die Erleichterung der Hormonproduktion ist allein schon durch das Massenwirkungsgesetz genügend zu erklären und bedarf nicht der Annahme irgendwelcher spezifischen Wirkung des Jodes.

Neben der Rolle des Jodes beim Aufbau des Schilddrüsenhormons muß nach neueren Untersuchungen vor allem auch der *Jodstoffwechsel an sich* beachtet werden. Für das Kropf-, besonders aber für das Basedowproblem scheint mir das Ergebnis der Untersuchungen von SAEGESSER wesentlich zu sein, daß der Jodstoffwechsel durch das Schilddrüsenhormon reguliert wird, vor allem aber die Tatsache, *daß Jod und Schilddrüsenhormon gewissermaßen Antagonisten sein können.* Zur Aufrechterhaltung des Normalzustandes müssen deshalb organisch gebundenes Jod (Schilddrüsenhormon) und anorganisches Jod in einem bestimmten Verhältnis zueinander stehen.

Dieser Antagonismus geht aus der grundumsatzsenkenden Wirkung des Jods im Tierexperiment (SIEBERT und THURSTON, FRIEDGOOD) sowie auch aus seiner bekannten günstigen grundumsatzsenkenden Wirkung bei Anwendung hoher Dosen beim Morbus Basedow des Menschen hervor. Auch die Hemmung der schilddrüsenaktivierenden Wirkung hoher Jod-

dosen durch gleichzeitige Verabreichung von Präparaten mit Schilddrüsenwirkung (McCor-dock) spricht für einen solchen Antagonismus.

Beim *Basedow* ist nach Lunde Closs und Pedersen das Verhältnis des organischen zum anorganischen Jod zuungunsten des letzteren gestört. Durch Zufuhr großer Jodmengen wird interessanterweise nicht nur dieses Verhältnis wieder ins Gleichgewicht gebracht, sondern es tritt auch eine Senkung der absoluten organischen Jodwerte ein. Auf diese Weise erklären sich die überraschenden Erfolge der Basedowbehandlung mit hohen Joddosen, wie sie von Plummer und von Boothby inauguriert wurde.

Die Doppelrolle des Jodes als Bestandteil des Schilddrüsenhormons und als anorganische Substanz mit gegensätzlicher Wirkung erlaubt uns auch, gewisse einander widersprechende Beobachtungen über die Jodwirkung zu erklären durch die genaue Berücksichtigung der angewandten Dosis, der Zeitdauer seiner Einwirkung sowie der Ausgangslage des Organismus.

Wir haben weiter oben auf den engen Parallelismus hingewiesen, der zwischen Jod und Vitaminen besteht, und haben vom Jod als anorganischem Vitamin oder Provitamin gesprochen. Dieser Parallelismus besteht auch in der Dosierungsfrage.

A. Jung hat kürzlich den Ausdruck der „Pharmakologie der Vitamine" geschaffen. Er machte dabei darauf aufmerksam, daß die Isolierung und künstliche Herstellung der Vitamine es heute erlaube, dieselben in Dosen zu verabreichen, die mit einer Behebung des Mangelzustandes nichts mehr zu tun haben. Als „pharmakologisch" bezeichnet Jung die Verabreichung von Vitaminen bei Krankheiten, die mit einem Vitaminmangel nichts zu tun haben, sowie die Vitaminzufuhr in unphysiologisch hohen Dosen.

In gleicher Weise, wie dies Jung für die D-Vitamine getan hat, möchten wir *auch für das Jod eine Unterscheidung zwischen seiner physiologischen und seiner pharmakologischen Funktion fordern.*

Die pharmakologische Wirkung hoher Joddosen auf Zustände, die mit einem Jodmangel nichts zu tun haben und die auch keine direkte Beziehungen zur Schilddrüse aufweisen, also die Anwendung des Jodes als Desinfiziens, Expectorans usw., können wir hier übergehen, da sie für das Kropfproblem irrelevant sind. Ebenso möchten wir die Frage der Wirkung hoher Joddosen auf die extrathyreoidealen Organe hier nicht berühren und uns bloß mit dem Einfluß auf die Schilddrüse befassen.

Rabinovitch beurteilte die Reaktion der Schilddrüse an Hand der Mitosenzahlen. Wir geben hier seine Untersuchungsresultate an Meerschweinchen bei peroraler Jodverabreichung wieder (Tab. 2, Abb. 2).

Tabelle 2. Mitosenzahlen in Meerschweinchenschilddrüsen nach peroraler Jod-kaliverabreichung. (Nach Rabinovitch.)

Versuchsdauer	Kontrollen	10 mg KJ	20 mg KJ	100 mg KJ
10 Tage . . .	127	280	370	420
15 Tage . . .	160	1720	3500	5164
16 Tage . . .	—	1680	—	4320
18 Tage . . .	212	2939	3480	5320
20 Tage . . .	80	2212	4208	8000
30 Tage . . .	245	40	120	600
Durchschnitt .	165			

Jod in überphysiologischen Dosen erzeugt also eine deutliche Aktivierung der Schilddrüse, die erst nach dem 10. Tage einsetzt und mit dem 20. Tage etwa ihr Maximum erreicht. Am 30. Tage hat sich die Schilddrüse wieder beruhigt,

die Mitosenzahlen sind zum Teil sogar unter die Norm abgesunken. Die Wirkung geht proportional zur Joddosis. Histologisch traten nach RABINOVITCH, abgesehen von einer Erhöhung der Mitosenzahlen, keine wesentlichen Veränderungen auf, außer einer auffallenden Zunahme der intrafollikulären Phagocyten. Bei intraperitonealer Verabfolgung des Jodes fand RABINOVITCH ein ähnliches Verhalten, doch war die Rückkehr zur Norm nicht so auffallend wie bei peroraler Verabreichung. Eine ähnliche vorübergehende Reizwirkung des Jodes konnte RABINOVITCH, ebenso IRSIGLER auch bei Ratten beobachten.

Es liegt nahe, die Entstehung des Jod-Basedow in Parallele zu setzen mit dieser Reizwirkung hoher Joddosen. Wir möchten aber doch annehmen, daß bei der Entstehung des Basedow viel verwickeltere Verhältnisse vorliegen, vor allem muß eine nervös-konstitutionelle Komponente (OSWALD, SUNDER-PLASSMANN) vorliegen, außerdem tritt Jod-Basedow nur bei kropfig veränderter Schilddrüse, fast ausschließlich bei Struma nodosa auf.

Die früher erwähnte antagonistische Wirkung des Jodes zum Schilddrüsenhormon bietet uns eine sehr einfache Erklärung für die Reizwirkung hoher Joddosen, die im ersten Augenblick in direktem Gegensatz zu der sonst beschriebenen beruhigenden Wirkung des Jodes steht. Durch die plötzliche Erhöhung des anorganischen Jodspiegels tritt eine Störung im Verhältnis von organischem zu anorganischem Jod zuungunsten des ersteren ein, also eine Art Thyroxinmangel. Die Aktivierung der

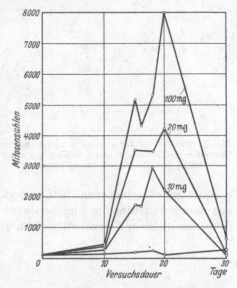

Abb. 2. Mitosenzahlen in Meerschweinchenschilddrüsen nach peroraler Jodkaliverabreichung. (Nach RABINOVITCH.)

Schilddrüse wäre dann zu verstehen als eine Kompensation zur Behebung dieses Mangels und zum Ausgleich des gestörten Verhältnisses der beiden Jodfraktionen.

Damit in Übereinstimmung steht die Beobachtung von MCCORDOCK, daß bei gleichzeitiger Zufuhr von Jod und Substanzen mit Schilddrüsenwirkung diese Aktivierung der Schilddrüse ausbleibt.

Wegen der Erleichterung der Hormonproduktion unter dem Einfluß hoher Joddosen kommt es relativ rasch zu einer Wiederherstellung des Gleichgewichtes zwischen anorganischem und organischem Jod, allerdings bei absolut höheren Werten beider Fraktionen. Entsprechend diesem „Gleichgewicht auf höherem Niveau", wie ich es bezeichnen möchte, bestände eine effektive Mehrleistung der Schilddrüse, die auch mit einer echten Volumenzunahme verbunden sein könnte. Im Tierversuche scheint diese bisher noch nicht beobachtet worden zu sein, dagegen möchten wir das Auftreten von kongenitalen Kolloidstrumen nach lange fortgesetzter medikamentöser Zufuhr hoher Joddosen bei der Mutter während der Schwangerschaft auf diese Weise erklären. Solche kongenitale Kolloidkröpfe nach hohen Joddosen sind von VAN KOOTEN, PARMELEE und Mitarbeiter, SCHMELLING, DE SNOO u. a. beschrieben worden. Mit dem endemischen Kropf hat diese Form der Schilddrüsenvergrößerung nichts zu tun.

Die Frage der Physiologie und Pharmakologie des Jodes ist zur Zeit noch im Fluß. Für das Problem des endemischen Kropfes dürfte die Anerkennung der Rolle des Jodes als anorganischer Nahrungsstoff und als Baustein des Schilddrüsenhormons entscheidend sein. Von der weiteren Forschung ist nur noch die Klärung von Einzelheiten zu erwarten. Anders steht es mit dem Basedowproblem, das viel enger mit der Frage des extrathyreoidealen Jodstoffwechsels verbunden zu sein scheint. Hier dürfte unsere Kenntnis noch wesentlich bereichert werden. Für den heutigen Stand unseres Wissens verweisen wir auf die Monographie von Saegesser, da wir uns aus Gründen der Raumbeschränkung nicht näher mit diesem für unser Thema nur sekundären Problem befassen können. Dagegen scheint es uns wichtig, zusammenfassend einen Überblick über die Wirkung des Jodes bei zeitlich und quantitativ verschiedenen Bedingungen zu geben. Wir haben zu diesem Zweck aus dem Schrifttum die Angaben über die Jodwirkung auf die normale Schilddrüse des gleichen Versuchstiers, nämlich der Ratte, zusammengestellt (Abb. 3).

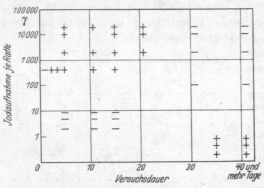

Abb. 3. Wirkung des Jodes auf die Rattenschilddrüse. (Zusammengestellt nach Angaben von Levine u. Mitarbeiter, Irsigler, Rabinovitch, Thompson.)

Die Zusammenstellung umfaßt die Arbeiten von Irsigler, Levine Remington und von Kolnitz, Rabinovitch und von Thompson. Die Arbeit von Chouke war uns leider nicht zugänglich.

Der Übersicht halber haben wir uns darauf beschränkt, die Aktivierung der Schilddrüse einfach mit einem + einzutragen, ohne Rücksicht auf die ihr im speziellen zugrunde liegende histologische Veränderung. Ein normaler Schilddrüsenbefund entsprechend der sog. Ruheschilddrüse wurde mit einem — bezeichnet. Um die Ordinate, auf der die Jodwerte eingetragen wurden, nicht ins Unendliche wachsen zu lassen, wurden die Jodwerte entsprechend ihrem Logarithmus aufgezeichnet.

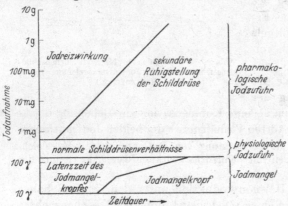

Abb. 4. Schematische Darstellung der Wirkung verschieden hoher Jodzufuhr auf die normale menschliche Schilddrüse.

In einem zweiten gleichartigen Schema (Abb. 4) haben wir versucht, die aus Abb. 3 abzulesenden Gesetzmäßigkeiten herauszuheben und auf den Menschen umzudeuten. Wir setzten daher die Jodwerte entsprechend dem physiologischen Jodbedarf des Menschen (s. S. 576) ein und verzichteten auf eine genaue Zeiteinteilung.

Aus den in Abb. 3 und 4 zusammengestellten Untersuchungen möchten wir als wichtigstes Ergebnis hervorheben, daß sich in bezug auf die Jodmengen drei Gruppen abgrenzen lassen:

a) eine mittlere physiologische Jodzufuhr,

b) eine geringere, unterphysiologische Jodzufuhr (Jodmangel),

c) eine höhere, überphysiologische, pharmakologische Jodzufuhr.

Unter dem Einfluß der *physiologischen Jodzufuhr* behält die Schilddrüse ihre normale Struktur. Für den Menschen haben wir diese Dosis mit 150—500 γ angesetzt. Selbstverständlich kommen dabei individuelle Schwankungen vor. Aus anderen Überlegungen (s. S. 576) ist anzunehmen, daß der minimale Jodbedarf zwischen 50 und 150 γ schwankt.

Eine Jodzufuhr, die unterhalb des physiologischen Bereiches liegt, muß als *Jodmangel* bezeichnet werden. Anfänglich wird dieser Jodmangel durch die Jodreserven der normalen Schilddrüse ausgeglichen und kommt deshalb nicht zur Auswirkung. Bei genügend langer Dauer des Jodmangels werden aber die Reserven erschöpft, und es tritt die eigentliche Mangelwirkung, die Hyperplasie und Kropfbildung, ein. Dementsprechend finden wir in Abb. 4 im Bereich der unterphysiologischen Joddosen zuerst die Latenzzeit und erst dann den Jodmangelkropf eingetragen.

Bei der *überphysiologischen Jodzufuhr* tritt die Reizwirkung sehr bald ein. Es kommt dann aber, wie wir oben beschrieben, zu einem Gleichgewicht auf höherem Niveau und damit zu einer sekundären Ruhigstellung der Schilddrüse.

b) Das Jodvorkommen in der Natur und die Jodaufnahme des Menschen.

Joduntersuchungen sind relativ schwierig durchzuführen, und bei nicht ganz Geübten und nicht ganz einwandfreier Methodik ist mit großen Analysenfehlern zu rechnen. Dazu kommt noch, daß die verschiedenen Methoden anscheinend nicht zu ganz gleichen Werten führen.

Ein Beispiel dafür gibt McClendon, der eine gleiche Blutprobe von 11 verschiedenen Chemikern untersuchen ließ. Deren Untersuchungsresultate schwankten von 80—690 γ/kg. Eine andere Gruppe von Chemikern kam bei der gleichen Erdprobe auf Werte von 4100 bis 30000 γ/kg.

Vergleiche an Hand der Werte verschiedener Autoren können daher wegen der verschiedenen Methodik zu Fehlschlüssen führen. Eine große Zahl angeblicher Gegenbeweise gegen die Jodmangeltheorie beruhen auf der Nichtberücksichtigung dieses Umstandes.

Man muß sich auch immer klar vor Augen halten, daß für die Kropfentstehung *allein die Gesamtjodaufnahme maßgebend* ist und aus Werten von Luft, Boden, Trinkwasser, Nahrungsmitteln usw. allein keine weittragenden Schlüsse gezogen werden dürfen. Leider wurde die Gesamtjodaufnahme nur selten untersucht, wohl weil immer noch veraltete Theorien wie die Trinkwassertheorie bei der Auswahl der Objekte ausschlaggebend waren. Immerhin muß selbstverständlich ein gewisser Parallelismus zwischen der Gesamtjodaufnahme und dem Jodgehalt von Boden, Trinkwasser oder Pflanzen bestehen, doch ist auch hier die große Linie wichtig und nicht Einzeluntersuchungen. Natürlich kann ein abnorm hoher Jodgehalt des Wassers oder eines vielgebrauchten Nahrungsmittels (Meerfische z. B.) die Gesamtjodaufnahme entscheidend beeinflussen, dies gilt aber nicht umgekehrt von niedrigen Werten, da diese durch andere Faktoren kompensiert werden können.

Ferner ist zu beachten, daß auch die Zubereitung der Nahrung und Eßgewohnheiten die Jodaufnahme im Einzelfalle stark beeinflussen. Scheffer
weist speziell darauf hin, daß vor allem die „tischfertige" Nahrung untersucht
werden sollte.

Die Ergebnisse der Joduntersuchungen der ganzen Welt sind kürzlich von
McClendon monographisch verarbeitet worden. Für ausführlichere Angaben
verweisen wir auf dessen Arbeit.

Wenn wir auch, wie oben erwähnt, den Untersuchungen von Luft, Boden,
Trinkwasser nur eine beschränkte Bedeutung zumessen können, so möchten wir
diese der Vollständigkeit halber und weil sie im Zusammenhang doch eine sehr
schöne Bestätigung der Jodmangeltheorie darstellen, hier kurz berücksichtigen.

Jodgehalt der Luft. Bestimmungen des Jodgehaltes der Luft wurden von
Cauer, v. Fellenberg, Mazzocco, Reith u. a. durchgeführt. Nach Cauer u. a.
hat die kontinentale Luft einen durchschnittlichen Jodgehalt von $0,4 \gamma$ pro
1000 Liter, woraus sich eine ungefähre tägliche Jodaufnahme durch die Lunge
von etwa 8γ errechnen läßt, die praktisch kaum eine Rolle spielt. In der Nähe
von jodhaltigen Quellen oder an Küsten relativ jodhaltiger Meere aber kann
der Jodgehalt der Luft bedeutend höher sein und damit auch die Jodaufnahme
aus der Luft praktisch bedeutungsvoll werden, wie dies aus Tabelle 3 hervorgeht,
die auch die umgekehrte Proportionalität zwischen Jodgehalt der Luft und
Kropfhäufigkeit sehr deutlich zeigt.

Tabelle 3. Jodgehalt der Luft und Jodaufnahme durch die Lungen.
(Nach Cauer.)

	Durchschnittlicher Jodgehalt der Luft in γ pro 1000 Liter	Errechnete Jodaufnahme aus der Luft in γ pro Tag
Kontinentale Luft im Durchschnitt. (Kropffreie und verkropfte Gebiete)	0,4	8,0
Erhöhter Jodgehalt der Luft in der Nähe jodreicher Quellen. (Kropffreies Kreuznach.)	2,4	50,0
Jodreiche Luft auf dem Meer bei der Insel Föhr (kropffrei)	mehr als 4,0	mehr als 80,0

Jodgehalt des Bodens. Entsprechend der weitgehenden Bodengebundenheit
der Kropfendemien lag es nahe, dem Jodgehalt des Bodens eine besondere Bedeutung zuzuschreiben, und es ist klar, daß eine ungefähre Parallelität zwischen
dem Bodenjod und der Jodaufnahme in der betreffenden Gegend bestehen muß,
da nachgewiesenermaßen der Jodgehalt der Pflanzen durch den Jodgehalt des
Bodens stark beeinflußt wird (v. Fellenberg, Scharrer u. a.), wobei allerdings
die Löslichkeitsverhältnisse von Bedeutung sind. Wir verweisen diesbezüglich
auf die Monographie von McClendon, in der auch der Zusammenhang zwischen
geologischer Formation und Jodvorkommen dargestellt ist. Für unsere Zwecke
kommt eigentlich nur der Jodgehalt des Humus in Frage. Bleyer, v. Fellenberg, Hercus Benson und Carter, Kupzis, Mazzocco, Noda, Reith sowie
Stacpoole haben übereinstimmend eine umgekehrte Proportionalität zwischen
Jodgehalt des Bodens und Kropfhäufigkeit nachgewiesen oder zum mindesten
einen verminderten Jodgehalt des Bodens in Endemiegebieten, und zwar in den
verschiedensten Teilen des Erdballs. Hercus Benson und Carter haben die

Übereinstimmung so weitgehend gefunden, daß sie diese direkt graphisch in Form der mathematisch die umgekehrte Proportionalität ausdrückenden Hyperbel darzustellen versuchten. Die bezeichnendsten Werte aus der Arbeit obiger Autoren sind in Tabelle 4 zusammengestellt.

Jodgehalt des Trinkwassers. In gleicher Weise wie beim Boden findet auch beim Trinkwasser die große Mehrzahl aller Untersucher eine umgekehrte Proportionalität zwischen Jodgehalt und Kropfhäufigkeit. Wir erwähnen hier

Tabelle 4. Jodgehalt des Bodens und Kropfhäufigkeit in Neuseeland. (Nach HERCUS BENSON und CARTER.)

Untersuchter Distrikt	Kropfhäufigkeit in Proz.	Durchschnittlicher Jodgehalt des Bodens in γ/kg
South Canterbury .	62	300
Hutt Valley	41	1 600
Wellington	25	4 000
Taranaki	4	16 600

MATHES und WALLRABE in Deutschland, YOUNG, CRABTREE und MASON in England, REITH sowie JITTA in Holland, KUPZIS in Lettland, HOEJER in Schweden, STRAUB und TOEROEK in Ungarn, McCLENDON und HATHAWAY sowie KIMBALL in den Vereinigten Staaten, MAZZOCCO in Argentinien, HERCUS BENSON und

Tabelle 5. Jodgehalt des Trinkwassers und Kropfhäufigkeit in Schweden. (Nach HOEJER.)

Zonenteile	Kropfhäufigkeit in Proz.	Durchschnittlicher Jodgehalt des Trinkwassers in γ/Liter
Småland (stark kropfig)	22—44	3,1
Waldkommune Hallands (Übergangsbezirk)	15—16	4,8
Ackerkommune Hallands (kropfarmes Küstengebiet). . .	8—9	8,2

CARTER in Neuseeland. Im großen ganzen zum gleichen Ergebnis, aber mit Abweichungen in Einzelheiten kommen UCKO in Deutschland, ADLERCREUTZ in Finnland, STACPOOLE in Mexiko, WALKER in Canada. Niedrige Werte in Kropfgebieten findet v. FELLENBERG in der Schweiz, hohe Werte in kropfarmen Gebieten Belgiens CLINQUART, ORR GODDEN und DUNDAS finden in England das Wasser von Kropfgebieten ebenso jodarm wie das in anderen Teilen Englands, wobei sie allerdings kropfarme und verkropfte Gebiete nicht auseinanderhalten. JEGER konnte zeigen, daß die Kinder der Gemeinde Rothenbrunnen im Kt. Graubünden, die von einer stark jodhaltigen Quelle tranken, kropffrei blieben, während alle umliegenden Gemeinden stark verkropft waren. Die von REITH für

Tabelle 6. Jodgehalt des Trinkwassers und Kropfhäufigkeit in Ungarn. (Nach STRAUB und TOEROEK.)

Ort	Kropfhäufigkeit in Proz.	Jodgehalt des Trinkwassers in γ/Liter
Omasso	83,3	0,68
Bodahegyközseg . .	82,2	0,26
Ohuta	50—60	1,50
Ujhuta	40—50	2,60
Vamospercs	22,6	5,40
Hajduhadhaz . . .	11,7	4,50
Tihany	0	7,50
Debrecen	0	10,00
Nadudvar	0	21,70

Holland festgestellten Beziehungen, die sich auf die Untersuchungen der ganzen Erdoberfläche anwenden lassen, wurden von ihm folgendermaßen formuliert: *In Endemiegebieten ist das Trinkwasser durchgehend jodarm. In keiner Gemeinde,*

deren Bevölkerung Kropf aufweist, ist Leitungswasser mit 10 oder mehr γ Jod im Liter zu finden. Jodreiches Wasser mit mehr als 20 γ pro Liter geht immer mit Kropffreiheit parallel.

Als Beispiele für die Joduntersuchungen des Trinkwassers geben wir die Tabelle von Hoejer aus Schweden (Tab. 5) und von Straub und Toeroek aus Ungarn (Tab. 6) wieder.

Jodgehalt von pflanzlichen und tierischen Nahrungsmitteln. Eine vollständige Zusammenstellung aller bisherigen Ergebnisse findet sich in der Monographie von McClendon, so daß wir hier nur die wichtigsten Punkte besprechen möchten.

Besonders jodreich sind die Meeralgen, von denen die in Japan als Zugabe zur Nahrung gebräuchliche *Kombu* bis 5740000 γ Jod pro kg Trockengewicht enthält. Dann folgen die *Meerfische* (bis 29340 γ Jod pro kg Trockengewicht), wobei besonders die in toto eßbaren Fische, die noch Leber, Laich und Schilddrüse enthalten, jodreich sind. Auch der aus der Dorschleber gewonnene *Lebertran* enthält 3370—16500 γ Jod pro kg. Bei den Landpflanzen und Landtieren hängt der Jodgehalt in hohem Maße vom Umgebungsjod (Boden) ab. Ceteris paribus ergibt sich nach dem Jodgehalt absteigend geordnet ungefähr folgende Reihenfolge: Eier, Milch, Blattgemüse, Wurzelgemüse, Muskelfleisch.

Hunziker, ebenso Kupzis, haben eingehend betont, daß durch intensiven Ackerbau, Gartenbau, Milchexportwirtschaft dem Boden ständig Jod entzogen wird, so daß eine gewisse Jodverarmung eintritt. Dadurch erklärt sich wahrscheinlich die in gewissen Gegenden (z. B. Holland) beobachtete Zunahme des Kropfes.

Entfernung jodreicher Bestandteile von Nahrungsmitteln (Kerngehäuse, Schalen usw.), Wegschütten des Kochwassers, verringert den Jodgehalt beträchtlich. Durch Bevorzugung gewisser Nahrungsmittel kann trotz anscheinend gleicher Ernährung sogar bei einzelnen Gliedern der gleichen Familie die Jodaufnahme beträchtlich variieren.

Stoffwechseluntersuchungen (v. Fellenberg, Scheffer) zeigen, daß praktisch alles aufgenommene Jod resorbiert wird. Nur bei Darmstörungen muß damit gerechnet werden, daß Jod unresorbiert fortgeht.

Zur Beurteilung der Beziehung des Jodgehaltes von Nahrungsmitteln zur Kropfintensität haben wir aus der Literatur die zwei hauptsächlich untersuchten Nahrungsmittel — Milch und Eier — ausgewählt, und zwar alle diejenigen Untersuchungen, bei denen vom gleichen Autor sowohl Muster aus Kropfgegenden als solche aus kropfarmen bzw. kropffreien Gebieten untersucht worden waren (Tab. 7).

Milch und Eier sind, wie aus Tabelle 7 deutlich hervorgeht, *in Kropfgegenden bedeutend jodärmer als in kropfarmen bzw. kropffreien Gebieten,* und zwar ist der Unterschied 3—4fach; ähnliche Unterschiede finden sich auch bei den meisten anderen, weniger häufig untersuchten Nahrungsmitteln, die wir aus Platzmangel hier nicht aufführen können.

Besonderes Interesse verdienen diejenigen Nahrungsmittel, die, in üblicher Dosis aufgenommen, genügen, um mindestens eine die Kropfbildung bereits deutlich beeinflussende Dosis von 50 γ zuzuführen. Dazu gehören (in Klammern jeweils der Jodgehalt der pro Tag bei üblichem Genuß aufgenommenen Menge) vor allem die Meerfische, z. B. Büchsensardinen (36—105 γ), Kabeljau (282—2455 γ), jodreiche Mineralwasser, z. B. Eglisauer als Eglisana

Tabelle 7. Jodgehalt von Milch und Eiern und ihre Beziehung zur Kropfendemie.

	Autor	Jodgehalt in γ/kg	
		Muster aus Kropfgegenden	Muster aus kropffreiem bzw. kropfarmem Gebiet
Milch	BODNAR und STRAUB	15	25
	DEVOLD und Mitarbeiter.	17,8	19,4
	v. FELLENBERG	3	9
	HERCUS, AITKEN usw..	6	11
	HERCUS und ROBERTS.	15	25
	MAZZOCCO	25—35	150—180
	REITH	3,1—12,0	25,2—112,5
	UCKO	22,5	44
	YOUNG, CRABTREE, MASON	8,3	7,6
	Durchschnitt	13,9	41,7
Eier	BLEYER	54	65—140
	DEVOLD und Mitarbeiter	111	219
	HERCUS, AITKEN usw..	41	394
	HERCUS und ROBERTS.	56	137
	MAZZOCCO	65—80	200—220
	UCKO	52,8—64,0	60—1050
	Durchschnitt	65,5	269,6

oder Orangina (450 γ), Kombu 26450 γ), Austern (88 γ), Brunnenkresse (90 γ), Lebertran (50—100 γ).

Jodaufnahme und Jodausscheidung. Die für die Jodmangeltheorie entscheidende Untersuchung ist diejenige der Jodaufnahme und deren Beziehung zur Kropfintensität. Direkte Jodbestimmungen in der „tischfertigen" Nahrung wurden bis jetzt nur von SAEGESSER und von SCHEFFER und nie vergleichend zwischen kropffreien und verkropften Gebieten durchgeführt. Die meisten Autoren haben die Jodaufnahme an Hand eines Durchschnittsspeisezettels aus dem Jodgehalt der einzelnen Nahrungsmittel errechnet.

Dabei müssen natürlich die an Ort und Stelle gewachsenen und gebrauchten Nahrungsmittel untersucht worden sein. Berechnungen an Hand irgendeiner Tabelle sind wertlos. Es bestehen deutliche jahreszeitliche Schwankungen (SAEGESSER in Tab. 8), die ebenfalls berücksichtigt werden sollten. Meist fehlen aber die dazu nötigen Angaben, so daß wir diese Differenzierung in Tabelle 8 nicht durchführen konnten.

Die im Schrifttum vorhandenen Angaben über die Jodaufnahme des Menschen haben wir in Tabelle 8 zusammengestellt und nach der Stärke der Kropfendemie in der betreffenden Gegend gruppiert.

Aus Tabelle 8 geht mit aller wünschenswerten Deutlichkeit hervor, *daß die Jodaufnahme umgekehrt proportional ist zur Stärke der Kropfendemie, so daß damit der Hauptbeweis für die Jodmangeltheorie erbracht ist.* Sie gibt uns auch bereits weitgehende Anhaltspunkte für die absolute Höhe der Jodaufnahme. Wir müssen aber dabei berücksichtigen, daß die Nahrungsmitteluntersuchungen technisch ziemlich schwierig durchzuführen und mit Jodverlusten verbunden sind (HERCUS und PURVES), so daß die absoluten Werte zu niedrig ausfallen. Aus diesem Grunde scheinen uns die technisch leichter durchzuführenden Bestimmungen der *Urinjodausscheidung* für die Ermittlung der absoluten Werte der Jodaufnahme sicherere Anhaltspunkte zu geben. Derartige Bestimmungen

Tabelle 8. Die Jodaufnahme des Menschen und ihre Beziehung
zur Kropfendemie.

	Autor	Ort und Bemerkungen	Jodaufnahme in γ pro Tag		
			Kropf-gegend	Leichte Endemie	Kropffreie Zone
Direkte Be-stimmungen aus tischferti-ger Nahrung	Saegesser	Frutigen? (Kropfgegend) Januar September	34 93		
	Scheffer	Pecs (leichte Endemie)		60—70	
Aus Nahrungs-mitteln errechnete Werte	Bodnar und Straub	Bodahegyközseg (verkropft) Nadudvar (kropffrei)	15,8		60,7
	v. Fellenberg	Signau (verkropft) Chaux-de-Fonds (fast kropf-frei)	13,0	31,3	
	Hercus, Aitken usw.	Neuseeland: Kropfgegend Kropfarmes Gebiet	14,05	25,6	
	Hercus und Roberts	Neuseeland: Kropfgegend Kropfarmes Gebiet	26,0	40,3	
	Mazzocco	Salta (verkropft)	24		
	Reith	Rhein-Maas-Gebiet (ver-kropft) Nordgroningen (kropffrei)	46		112
	Scheffer	Pecs (leichte Endemie)		110,0	
	Ucko	Norddeutsche Tiefebene (schwach kropfig) Nordfriesische Inseln (kropffrei)		30,7—53,1	über 70,6
		Durchschnitt aus obigen Werten:	29,0	50,7	über 81,1

wurden auch häufiger durchgeführt als die Untersuchungen der Jodaufnahme,
so daß auch aus diesem Grunde die Fehlermöglichkeiten kleiner sind. Wir haben
die aus dem Schrifttum erhältlichen Angaben in Tabelle 9 gesammelt und wie
in Tabelle 8 nach der Stärke der Kropfendemie in dem untersuchten Gebiet
geordnet.

Die in der Tabelle aufgeführten Zahlen mußten zum Teil aus den Angaben der einzelnen
Autoren als Durchschnittswerte errechnet werden. Da teilweise nur die Grenzwerte zur
Verfügung standen, entspricht der errechnete Durchschnittswert nicht überall dem eigentlichen Durchschnitt. Zum Teil mußte auch die Tagesausscheidung aus dem Jodgehalt pro
Liter Urin errechnet werden. Wir nahmen dabei eine Tagesmenge von 1500 ccm an. Wenn
die so erhaltenen Gesamtdurchschnittswerte mathematisch auch nicht absolut einwandfrei
sind, so erlauben sie doch, die Unterschiede, die sich aus der verschiedenen Methodik der
einzelnen Untersucher ergeben, zu eliminieren und kommen damit den wahren Werten wohl
am nächsten.

Wie in Tabelle 8, erkennen wir auch in Tabelle 9 deutlich die *umgekehrte
Proportionalität zwischen Urinjodausscheidung und Stärke der Kropfendemie.* Die
absoluten Werte sind dabei höher als in Tabelle 8 und betragen 36,5 für ausgesprochene Kropfgegenden, 67,4 für Gebiete schwacher Endemie und 158,6

Tabelle 9. Die Jodausscheidung im Urin und ihre Beziehung zur Kropfendemie.

Autor	Ort und Bemerkungen	Jodausscheidung im Urin in 24 Stunden bzw. 1500 ccm in γ			
		Einzel-werte	Durchschnitt		
			Kropf-gegend	Leichte Ende-mie	Kropf-freie Zone
BODNAR und STRAUB	Bodahegyközseg (gesunde Erwachsene)	35,0	35,0		
DEVOLD und Mitarbeiter	Modum (Kropfgegend)	23,4	23,4		
	Oslo (kropffrei)	35,1			35,1
EERLAND-TRIEBART	Java: Kropfträger	72			
	Celebes: Kropffreie aus Kropfgebiet	114			
	Kropfträger	69		87,9	
	Sumatra: Kropfträger	64,5			
	Kropffreie aus Kropfgebiet	120			
	Kropffreie Zone Java	198			168,5
	Kropffreie Zone Celebes	139			
v. FELLENBERG	Kaisten (61% Kropf)	19	18		
	Hunzenschwil (56% Kropf)	17			
	Effingen (1% Kropf)	64		64	
	Ligurische Küste (kropffrei)	112			142,5
	Vik i Sogn	173			
HERCUS und AITKEN	Neuseeland: Kropfgegend	26	26		
	Samoa (kropffrei)	302			302
HERCUS und PURVES	Cromwell (61% Kropf)	25	25		
	New Plymouth (7% Kropf)	57		57	
	Samoa (kropffrei)	146			146
HERCUS und ROBERTS	Neuseeland: Kropfgegend	37,5	37,5		
	Kropffrei bzw. kropfarm	73,5		73,5	
JAHN-JAEGER-REITH	Schwarzwald (Kropfgegend)	48,0	48,0		
	Rheinebene (kropfarm)	60,6		60,6	
KUPZIS	Zesvaine (Kropfgegend)				
	Kropfträgerin	61,7	71,2		
	Gesunde Frau	80,6			
	Riga (Kropf selten)				
	Kropfträgerin	63		110	
	Gesunder Mann	157			
	Kemeri (kropffrei)	130			130
NICOLAYSEN-LUNDE	Sandsvaer (Kropfgegend) Nichtfischesser	43	43		
REITH	Breda (47% Schulkropf)	29	38		
	Kampen (41% Schulkropf)	47			
	Zutphen (9% Schulkropf)	51		51	
	Barendrecht (kropffrei)	186			186
SAEGESSER	Kropfträger in Frutigen?	37,2	36,3		
	Kropffreie in Frutigen?	35,3			
SCHEFFER	Pecs (schwache Endemie)	35,2		35,2	
Durchschnitt aus allen obigen Werten:			36,5	67,4	158,6
Aus der Jodausscheidung errechnete Jodaufnahme (Aus-scheidung = 70% der Aufnahme)			52,1	96,3	226,6

für die kropffreie Zone. Dies ist um so auffallender, als die Urinjodausscheidung ja nur einen Teil der Gesamtjodaufnahme ausmacht.

In einem Stoffwechselversuch mit stark eingeschränkter Jodaufnahme konnte v. Fellenberg nachweisen, daß ungefähr 70% des aufgenommenen Jodes im Urin ausgeschieden wurden. Andere Untersuchungen mit normaler Jodaufnahme haben dann allerdings gezeigt, daß dieser Wert von 70% wohl zu hoch gegriffen ist, daß andererseits auch keine absolute Konstanz zwischen Jodaufnahme und Urinjodausscheidung besteht. Vor allem darf die Jodausscheidung durch die Haut, besonders bei starkem Schwitzen (Sommer!), nicht vernachlässigt werden und ebensowenig die Jodabgabe durch die Lunge. Schilddrüsenerkrankungen stören die Beziehung zwischen Aufnahme und Ausscheidung beträchlich.

Auch wenn wir für die Berechnung der absoluten Werte der Jodaufnahme die zum kleinsten Betrag führende Annahme von v. Fellenberg, daß die Jodausscheidung 70% der Aufnahme sei, wählen, so kommen wir aus dem Durchschnittswert von 149,8 γ trotzdem auf eine *tägliche durchschnittliche Jodaufnahme von 226 γ in der kropffreien Zone*, während diese im schwachkropfigen Gebiet bei 96,3 γ und im ausgesprochenen Endemiegebiet bei 52,1 γ liegt. Für ganz schwere Endemiegebiete wie Hunzenschwil und Kaisten fand v. Fellenberg noch viel niedrigere Zahlen. Auch wenn wir annehmen, daß hierbei Analysenverluste mitspielen, so halten wir es doch für wahrscheinlich, daß für Gebiete stärkster Endemie die Jodaufnahme auf nur etwa 40 γ anzusetzen ist.

Die Joduntersuchungen von Luft, Boden, Trinkwasser ergeben ebenso wie die von pflanzlichen und tierischen Nahrungsmitteln und die der Gesamtjodaufnahme und der Urinjodausscheidung *durchgehend eine ausgesprochene umgekehrte Proportionalität zwischen Jodvorkommen und Kropf.*

Der Hauptbeweis für die Jodmangeltheorie, nämlich der Nachweis, daß die Jodaufnahme in Kropfgebieten kleiner ist als in der kropffreien Zone, darf damit als endgültig erbracht gelten.

Für die praktischen Bedürfnisse, vor allem für die Beurteilung der zur Kropfprophylaxe notwendigen täglichen zusätzlichen Jodzufuhr, ist die Kenntnis der absoluten Werte der Jodaufnahme notwendig. Diese berechnen wir am besten aus der Urinjodausscheidung, da wir damit der Wirklichkeit am nächsten kommen, während die Nahrungsjodbestimmungen aus technischen Gründen meist zu zu kleinen Werten führen.

Unter Berücksichtigung aller Untersuchungsergebnisse glauben wir nicht fehlzugehen, wenn wir die Beziehung der absoluten Werte der Jodaufnahme zur Kropfendemie folgendermaßen formulieren:

In der kropffreien Zone beträgt die tägliche durchschnittliche Jodaufnahme mehr als 150 γ, in schweren Endemiegebieten liegt sie unter 60 γ. In Gebieten mit sporadischem Kropf, leichter und mittelschwerer Endemie, schwankt sie zwischen 60 und 150 γ, wobei die Stärke der Endemie mit zunehmend besserer Jodversorgung abnimmt.

Unter Annahme eines Körpergewichtes von 60 kg können wir die obige Beziehung in Anlehnung an Eggenberger auch folgendermaßen formulieren:

Kropf tritt nicht auf, wenn die tägliche durchschnittliche Jodaufnahme mehr als $2^1/_2 \gamma$ beträgt. Er wird endemisch, wenn diese 2 γ nicht mehr erreicht und verbindet sich mit Kretinismus, wenn sie unter 1 γ sinkt.

Für die Umrechnung auf verschiedene Lebensalter sowie für die Übertragung der Ergebnisse von Tierexperimenten auf die Menschen scheint die Beziehung zum Calorienbedarf

vorteilhafter zu sein. Unter der Annahme eines Calorienverbrauches von 3000 Calorien wäre demnach zu folgern, *daß kein Kropf mehr auftritt, wenn pro 100 Calorien mehr als 5 γ Jod zugeführt werden.*

EGGENBERGER (l. c. S. 799) hat seinerzeit die Beziehung zwischen Jodaufnahme und Kropfvorkommen übersichtlich in einer Tabelle wiedergegeben. Die damaligen Werte müssen nach den neueren Joduntersuchungen durchgehend als zu klein angesehen werden. Wir geben daher diese Tabelle vereinfacht und mit den heute als richtig anzusehenden Werten nochmals wieder (Tab. 10).

Tabelle 10. Schematische Übersicht über die Beziehung zwischen durchschnittlicher täglicher Jodaufnahme und Stärke der Kropfendemie.

Durchschnittliche Jodaufnahme pro Tag in γ	Charakter der Kropfendemie
über 150	Ganz kropffreie Zone.
100—150	Sporadischer Kropf. Kein Kretinismus.
60—100	Leichte bis mittelschwere Endemie. Kretinismus wenig ausgeprägt.
unter 60	Schwere Endemie mit allgemeiner kretinischer Degeneration, Vollkretinen, Idioten, Taubstummen.

c) Der Jodgehalt der Schilddrüse und des Kropfes.

Seit dem erstmaligen Nachweis des Jodes in der Schilddrüse durch BAUMANN 1895 ist der Jodgehalt der normalen und kropfigen Schilddrüse Gegenstand vielfacher Untersuchungen gewesen.

Es ist nicht einfach, aus der verwirrenden Fülle von Einzelbeobachtungen ein klares Bild zu erhalten. Eine gewisse Übersicht wird erst möglich durch die Berücksichtigung des histologischen Bildes. Bei den nodösen Strumen ist es aber wegen deren Mannigfaltigkeit kaum möglich, eine einheitliche Diagnose zu stellen, mit der der Jodgehalt in Beziehung gesetzt werden kann. Dazu kommt noch der sehr störende Einfluß des meist nicht kontrollierbaren früheren Jodgenusses. Alle diese Fehlermöglichkeiten, zu denen sich noch die technischen Schwierigkeiten der Jodbestimmung hinzugesellen, machen es verständlich, daß eine Gesetzmäßigkeit, in die sich sämtliche Beobachtungen einordnen ließen, nicht zu erwarten ist. Aus den Arbeiten von ABELIN, HERCUS und ROBERTS, JORDI, A. KOCHER, KENDALL und SIMONSON, von KOLNITZ und REMINGTON, LELAND und FOSTER, LUNDE CLOSS und WUELFERT, MARINE, MAZZOCCO und ARIAS-ARANDA, OSWALD, SAEGESSER, SCHMITZ-MOORMANN, SEIDEL und FENGER, SIGURJONSSON, SPATZ, TORINO und RUFF lassen sich aber einwandfrei folgende Regeln ableiten:

Der Jodgehalt der Schilddrüse zeigt jahreszeitliche Schwankungen mit Maxima in den Sommermonaten (Juli) und Minima im Winter und Frühjahr (Februar). Wir gehen wohl nicht fehl, wenn wir diese zum Teil auf die jahreszeitlichen Schwankungen der Jodzufuhr zurückführen.

Die normale Schilddrüse enthält insgesamt 8—12 mg Jod. Der relative Jodgehalt beträgt durchschnittlich etwa $0,4^0/_{00}$, bezogen auf die frische Drüse, und $1,5—2,2^0/_{00}$, bezogen auf das Trockengewicht. Der relative Jodgehalt aller nichtbehandelten Strumen ist immer niedriger als der normaler Schilddrüsen, einzig die diffuse Kolloidstruma kann gleiche oder sogar noch etwas höhere Jodwerte aufweisen als die normale Schilddrüse, wobei natürlich die Frage einer vorgängigen Jodzufuhr offenbleibt. Meistens ist auch der absolute Jodgehalt der

Strumen kleiner, doch kann dieser infolge der starken Gewichtsvermehrung ausnahmsweise höher sein, bei den Kolloidstrumen sogar in der Mehrzahl der Fälle. Besonders jodarm sind die parenchymatösen Strumen, vor allem die Neugeborenenstruma, aber auch die kolloidlose Basedowstruma. Entsprechend dem Jodgehalt können wir die diffusen Schilddrüsenvergrößerungen ungefähr nach folgender Reihenfolge ordnen: Struma diffusa parenchymatosa neonat., simplex, basedowiana; Struma diffusa colloid. prolif.; Struma diffusa coll. macrofoll. non prolif.; normale Schilddrüse. Schilddrüsen aus kropffreien Zonen sind absolut und relativ jodreicher als diejenigen aus Kropfgebieten.

Der Jodgehalt der Schilddrüse steht also im umgekehrten Verhältnis zur Intensität der kropfigen Degeneration.

Bei erhöhter Jodzufuhr steigt der Jodgehalt aller Kröpfe stark an und erreicht sogar übernormale Werte. Die stärkste Erhöhung zeigt dabei die Basedowschilddrüse. Diese Beobachtung beweist, daß an dem verminderten Jodgehalt der kropfigen Schilddrüsen nicht etwa ein vermindertes Jodbindungsvermögen des Gewebes Schuld sein kann. *Wir müssen vielmehr annehmen, daß der erniedrigte Jodgehalt der kropfig veränderten Schilddrüsen eine Folge der verminderten Jodzufuhr in Kropfgegenden darstellt, und dürfen diese Tatsache als eine weitere wesentliche Stütze der Jodmangeltheorie betrachten.*

d) Die kropfverhütende Wirkung des Jodes.

Die kropfverhütende Wirkung des Jodes, die den eigentlichen Gegenstand unserer Arbeit bildet, soll weiter unten ausführlich dargestellt werden. Sie ist sowohl beim Menschen als auch beim spontanen und experimentellen Kropf der Tiere so vielfach bestätigt worden, daß sie von niemandem mehr bestritten wird und eine der besten Stützen der Jodmangeltheorie darstellt.

Die Meinungsverschiedenheiten beziehen sich eigentlich nur noch auf die Frage der Wirkungsweise des Jodes. Während die Vertreter der Jodmangeltheorie die kropfverhütende Wirkung des Jodes mit der Behebung des Jodmangels erklären, gibt es immer noch vereinzelte Autoren, die an einer „Entgiftung der Kropfnoxe" durch das Jod festhalten. Es ist daher wichtig, daß es gelungen ist, die kropferzeugende Wirkung des Jodmangels direkt zu beweisen.

e) Der experimentell erzeugte Jodmangelkropf.

Der einwandfreie Beweis für die Richtigkeit der Jodmangeltheorie, das „Experimentum crucis", kann nur positiv, d. h. durch den Nachweis der kropferzeugenden Wirkung einer jodarmen Diät erbracht werden. Dazu ist weiter zu fordern, daß diese Versuche in einer sonst als kropffrei bekannten Gegend durchgeführt werden, damit auch die Wirkung irgendwelcher orts- und bodengebundener Kropfnoxe sicher ausgeschaltet ist. Selbstverständlich muß die Nahrung im übrigen vollwertig sein.

Die Erzeugung eines Kropfes bzw. einer Schilddrüsenhyperplasie mit jodarmer Nahrung ist zuerst McClendon und Williams 1923 gelungen, ihnen folgten Hercus und Roberts sowie Drennan, Malcolm und Cox. Die Versuche dieser Autoren sind aber nicht absolut beweisend, weil sie entweder nicht in kropffreien Gegenden durchgeführt wurden oder weil das Ergebnis nicht ganz überzeugend ausfiel.

Die in der Literatur vielfach zitierten Versuche von TANABE gehören nicht hierher, weil TANABE den Jodgehalt der Versuchsnahrung gar nicht bestimmte und nur aus der kropfverhütenden Wirkung des Jodzusatzes auf die Jodarmut schloß. Seine Versuche gehören daher in das Kapitel der Prophylaxe. Der gleiche Einwand gilt für die Versuche von HAYDEN WENNER und RUCKER sowie für die negativ ausgefallenen Versuche von JACKSON und P'AN, HELLWIG und von LANG. Die letzteren Autoren haben den Jodgehalt der Versuchsnahrung ebenfalls nicht bestimmt, und das negative Resultat ist sehr wahrscheinlich damit zu erklären, daß sie gar keine jodarme Kost verwendeten.

Bei den ebenfalls negativ ausgefallenen Versuchen von PIGHINI scheinen neben dem Jod noch weitere lebensnotwendige Substanzen in der Versuchsnahrung gefehlt zu haben. Wenigstens stellten die Tiere unter dieser Nahrung ihr Wachstum ein oder gingen gar zugrunde. Beweisende Versuche dürfen aber natürlich nur mit einer sonst vollwertigen Diät durchgeführt werden.

Vor einigen Jahren konnten nun LEVINE, REMINGTON und v. KOLNITZ in geradezu klassisch zu nennenden Versuchen die kropferzeugende Wirkung des

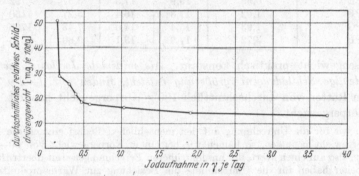

Abb. 5. Beziehung zwischen Jodaufnahme und Schilddrüsengewicht bei Ratten. (Nach LEVINE, REMINGTON und VON KOLNITZ.)

Jodmangels bei Ratten in dem völlig kropffreien Charleston in Südkarolina (USA.) absolut einwandfrei nachweisen.

Diese Autoren verwendeten als jodarme Diät die Rachitis erzeugende Kost nach STEENBOCK und BLACK, deren Mangel an Vitamin D sie durch Zusatz von etwas bestrahlter Hefe ausglichen. Diese Kost enthält 15 γ Jod pro kg, ist also ausgesprochen jodarm. Durch Zufügen von Jodkali konnte der Jodgehalt ohne weitere Änderung der Grunddiät erhöht werden. Zum Versuch wurden Ratten von etwa 60 g Anfangs- und 110 g Endgewicht verwendet, die Versuchsdauer betrug einheitlich 35 Tage.

Das Ergebnis der ausgedehnten Untersuchungen ist in Tabelle 11 zusammengefaßt und kommt noch deutlicher zum Ausdruck bei der graphischen Darstellung (Abb. 5), in der die Abhängigkeit des Schilddrüsengewichtes von der Jodaufnahme dargestellt ist. Wir erkennen eine deutliche umgekehrte Proportionalität zwischen der Jodaufnahme und dem Schilddrüsengewicht mit ausgesprochener Schilddrüsenhyperplasie unter dem Einfluß der jodarmen Kost.

Das „Experimentum crucis" der Jodmangeltheorie, nämlich der Nachweis der kropferzeugenden Wirkung einer jodarmen Kost in einer kropffreien Gegend ist damit auf einwandfreie Art erbracht worden.

Analysieren wir das Ergebnis dieser Untersuchungen noch weiter, dann erkennen wir, daß bei einer täglichen Jodaufnahme von weniger als 1,0 γ eine Schilddrüsenvergrößerung eintritt, die ganz ausgesprochen wird, wenn die Aufnahme unter 0,5 γ sinkt. Bei einer Jodaufnahme von mehr als 2 γ bleibt das

Tabelle 11. Schilddrüsengewicht und Jodgehalt von Rattenschilddrüsen in ihrer Beziehung zum Jodgehalt der Diät. (Nach Levine, Remington und von Kolnitz.)

(Versuchsdauer 35 Tage.)

Diätform	Durchschnittliche Jodaufnahme pro Ratte und Tag in γ	Durchschnittliches Schilddrüsengewicht		Jodgehalt der Schilddrüse	
		effektiv in mg	relativ mg/100 g	effektiv in γ	relativ in γ pro g Trockensubstanz
GP	0,14	57,7	50,6	0,76	70
GPA	0,18	32,9	28,6	0,73	102
GPB	0,29	29,1	25,5	1,05	165
GPC	0,38	23,8	21,4	1,55	282
GPD	0,48	20,9	18,4	2,53	494
GPE	0,59	19,9	17,5	3,57	792
GPF	1,02	17,3	16,4	5,27	1150
GPG	1,93	15,4	14,0	7,43	1765
GPH	3,72	14,9	13,1	9,60	2275

Schilddrüsengewicht praktisch konstant. *Als minimale Joddosis, bei der noch keine eindeutige Schilddrüsenvergrößerung entsteht, finden wir 1—2 γ oder, da es sich um Ratten von durchschnittlich 100 g Körpergewicht handelt, 10—20 γ pro kg Körpergewicht.*

Würden wir für die Umrechnung auf den menschlichen Bedarf einfach die Beziehung zum Körpergewicht benutzen, so kämen wir bei einem Körpergewicht von 60—70 kg auf 600—1400 γ, also auf einen Wert, der unsere früheren Berechnungen weit übertrifft. Levine und Mitarbeiter haben für die Umrechnung die Beziehung zur Wärmeproduktion herangezogen. Nehmen wir als durchschnittlichen Calorienbedarf der Ratte 50 und für den Menschen 3000 Calorien an, so ist der Calorienbedarf des Menschen 60mal größer als der der Ratte, und dementsprechend wäre auch der Jodbedarf des Menschen 60mal größer anzunehmen als derjenige der Ratte.

Unter Berücksichtigung des Verhältnisses des Wärmebedarfs von Ratte und Mensch errechnen wir aus der minimalen Joddosis von 1—2 γ für die Ratte einen minimalen Jodbedarf von 60—120 γ für den Menschen.

Remington und Levine geben an, daß die kropferzeugende Wirkung ihrer Diät von Coplan und Sampson, ebenso von Sugiura und Benedict bestätigt worden sei.

Ebenso wie Levine und Mitarbeiter konnte auch J. Thompson die kropferzeugende Wirkung einer jodarmen Diät bei Ratten einwandfrei nachweisen. Sie verwendete eine Diät von 30 γ Jod pro kg, so daß also eine Ratte ungefähr 0,3 γ im Tag bekam. Da ihre Resultate den obigen durchaus entsprechen, können wir auf eine eingehendere Besprechung ihrer Arbeit verzichten.

3. Die Pathogenese des endemischen Kropfes und des Kretinismus.

In Anbetracht der vielfach bestätigten umgekehrten Proportionalität zwischen Jodvorkommen in der Natur und Kropfhäufigkeit sowie der gelungenen experimentellen Erzeugung von Schilddrüsenhyperplasien in einer kropffreien Gegend durch jodarme Nahrung müssen wir heute die Jodmangeltheorie als die best bewiesene Kropftheorie betrachten. Sie wird noch unterstützt durch die glänzenden Erfolge der auf ihr aufgebauten Kropfprophylaxe mit jodiertem Kochsalz. Sie kann uns aber erst dann vollständig befriedigen, wenn es ihr gelingt, auch die

Entstehungsweise des Kropfes so zu erklären, daß sie unseren anerkannten Anschauungen entspricht. Wir wollen daher in diesem Abschnitt versuchen, im Sinne der modernen „funktionellen Pathologie" und des „konditionalen Denkens" die Pathogenese von Kropf und Kretinismus auf Grund der Jodmangeltheorie zu beschreiben.

Eine ausführlichere Darstellung der Pathogenese mit eingehender Begründung und ausführlichen Literaturhinweisen soll andernorts erfolgen. Hier seien nur die Hauptzüge unserer Anschauung kurz aufgeführt.

Der heutige Stand unserer Kenntnisse über die Regulation von Tätigkeit und Wachstum der Schilddrüse läßt sich folgendermaßen zusammenfassen:

Tätigkeit und Wachstum der Schilddrüse stehen unter dem Einfluß des thyreotropen Hormons des Hypophysenvorderlappens. Dieses bewirkt eine erhöhte Abgabe von Schilddrüsenhormon an das Blut und gleichzeitig eine Wachstumsanregung der Schilddrüse. Erhöhung des Schilddrüsenhormonspiegels im Blut hemmt die Bildung und Ausschüttung des thyreotropen Hormons, Mangel an Schilddrüsenhormon fördert sie. Die Schilddrüse kann dadurch ihre Tätigkeit und ihre Größe gleichsam selber regulieren. Die hormonalen Mechanismen scheinen durch solche des Nervensystems unterstützt zu werden.

Aus dieser Formulierung ist für die Pathogenese der Schilddrüsenhyperplasie als grundlegend hervorzuheben, *daß Mangel an Schilddrüsenhormon zu einer Anregung von Tätigkeit und Wachstum führen muß.*

Es liegt u. E. durchaus kein Grund vor, die diffuse Schilddrüsenhyperplasie, die die Grundlage jeder Kropfbildung darstellt, grundsätzlich anders zu betrachten und auf andere Ursachen zurückzuführen als auf die bekannten Schilddrüsenregulationsmechanismen. Wir glauben daher berechtigt zu sein, für die Betrachtung der Pathogenese der diffusen Schilddrüsenhyperplasie die gleichen Überlegungen anzuwenden, wie sie für die Betrachtung der Schilddrüsenhyperplasie überhaupt angewendet werden müssen.

Wir stellen daher den *Mangel an Schilddrüsenhormon* in das Zentrum unserer Betrachtung, weil dieser funktionell die auslösende Ursache für die Wachstumsanregung der Schilddrüse und damit auch für die Entstehung der Hyperplasie und des Kropfes darstellt.

Mangel an Schilddrüsenhormon muß entstehen, wenn aus irgendwelchen Gründen *Störungen im Aufbau des Schilddrüsenhormons* auftreten. Wir geben in Abb. 6 eine schematische Übersicht über die Störungsmöglichkeiten des Hormonaufbaus.

Aus diesem Schema ist für unser Problem bedeutungsvoll die *Störung des Hormonaufbaus bei mangelnder exogener Jodzufuhr.* Die Wirkungsweise des exogenen Jodmangels ist damit klargestellt. Sie tritt allerdings wohl erst dann richtig in Erscheinung, wenn die Jodreserven der Schilddrüse erschöpft oder wenigstens weitgehend reduziert sind.

Bei der Pathogenese des Kretinismus wird uns auch die sekundäre Atrophie der Kretinenschilddrüse beschäftigen. Die unterwertige Kretinenschilddrüse kann schon bei normalem Jodangebot wohl nur ungenügend Hormon produzieren, bei exogenem Jodmangel wird diese Störung noch verstärkt. Interessant ist ferner die Störung des Hormonaufbaus durch den Kropf selber, und zwar einesteils durch die Kompression des aktiven Parenchyms, vor allem bei Struma nodosa, dazu kommt vielleicht noch eine Störung der Zelltätigkeit an sich.

Ein Mangel an Schilddrüsenhormon kann aber auch eintreten, wenn aus irgendwelchen Gründen der Bedarf des Organismus erhöht wird. Die *Frage des Hormonbedarfs und ihrer Beeinflussung* ist noch weitgehend ungelöst. Sie ist besonders

aus dem Grunde schwierig zu beantworten, weil wir über den Angriffspunkt und die Wirkungsweise des Thyroxins bzw. des Schilddrüsenhormons noch sehr wenig Klarheit haben.

Grundsätzlich müssen für das Zustandekommen eines erhöhten Hormonbedarfes folgende Möglichkeiten für jede der verschiedenen Partialfunktionen des Schilddrüsenhormons gesondert in Betracht gezogen werden:

a) Eine Steigerung derjenigen Vorgänge, für welche das Schilddrüsenhormon benötigt wird (Verbrennungsvorgänge, Wachstumsvorgänge usw.).

Schema der Störungsmöglichkeiten beim Aufbau des Schilddrüsenhormons.

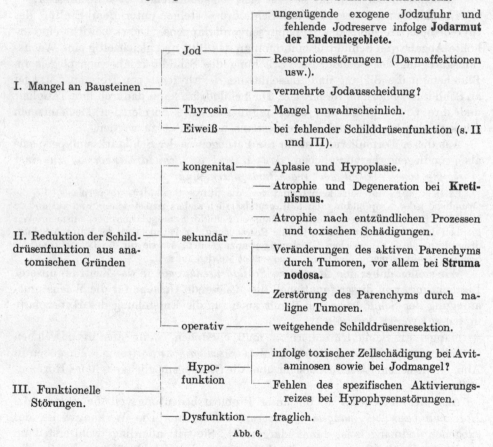

Abb. 6.

b) Ein Überwiegen von antagonistisch wirkenden Faktoren (z. B. gegensätzliche Wirkung von Thyroxin und Insulin auf die Glykogenspeicherung der Leber, von Acetonitril und Thyroxin auf Verbrennungsvorgänge).

c) Ein Ausfall von synergistisch wirkenden Faktoren (z. B. ähnliche Wirkung von Eisen und Thyroxin bei Verbrennungsvorgängen, von Adrenalin und Thyroxin auf Glykogenmobilisierung in der Leber, Vitamin D und Thyroxin auf Kalkstoffwechsel usw.).

d) Eine „Neutralisation" des Schilddrüsenhormons (z. B. Bildung unwirksamer Verbindungen von Thyroxin mit Kupfersalzen bei Hunden).

Die Frage der Partialfunktionen des Schilddrüsenhormons und die Wirkungsweise der meisten hier in Betracht kommenden Faktoren ist noch zu wenig ge-

klärt, als daß wir schon ein abschließendes Bild geben könnten. Es soll daher auch das Schema in Abb. 7, in dem wir diese Beziehungen darstellen, nur als ein Versuch aufgefaßt werden, möglichst alle hier in Frage kommenden Einflüsse unter einem einheitlichen Gesichtspunkt zu ordnen. Anspruch auf Vollständigkeit oder absolute Richtigkeit kann und will diese Übersicht nicht erheben. Immerhin

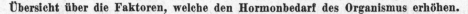

Übersicht über die Faktoren, welche den Hormonbedarf des Organismus erhöhen.

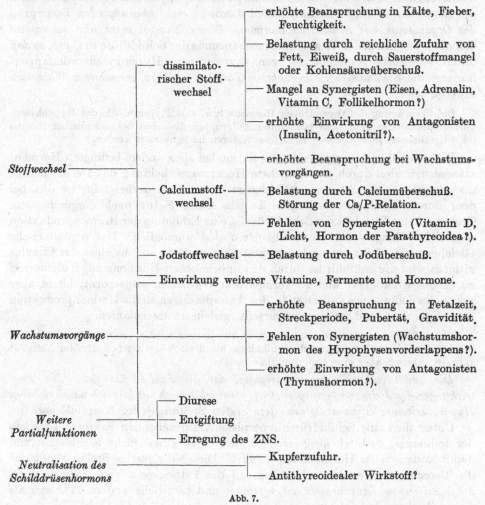

Abb. 7.

können wir heute schon feststellen, daß die *Wirkung der* von uns als *Manifestationsfaktoren* beschriebenen Momente (Kälte, Sauerstoffmangel, Kohlensäureüberschuß, Belichtung, D-Vitaminmangel, Acetonitril, Infekte, andere Vitamine, Hormone und Fermente) sicher *durch die Beeinflussung des Hormonbedarfes zu erklären* ist, wenn auch für einen großen Teil derselben die Wirkungsweise noch genauer abgeklärt werden muß.

Daß daneben auch *Störungen des Regulationssystems* selber für die vollständige Erfassung der Schilddrüsenphysiologie und Pathologie in Betracht gezogen

werden müssen, sei ebenfalls erwähnt. Für das Problem des endemischen Kropfes und des Kretinismus spielen diese u. E. kaum eine Rolle, dagegen sind sie wohl für die Genese des Morbus Basedow entscheidend.

Wenn wir die oben entwickelten Anschauungen unserer Vorstellung von der **Genese des Jodmangelkropfes** zugrunde legen, kommen wir zu folgendem Bild:

Jod ist zum Aufbau des Thyroxins und damit des Schilddrüsenhormons unentbehrlich. Ungenügende Jodzufuhr, *Jodmangel, führt zwangsläufig zu einer ungenügenden Hormonproduktion und damit zu einer ungenügenden Versorgung des Organismus mit Schilddrüsenhormon.* Dieser Mangel setzt nun seinerseits den oben beschriebenen Regulationsmechanismus der Schilddrüse in Gang, *so daß durch vermehrte Ausschüttung von thyreotropem Hypophysenvorderlappen-hormon die Schilddrüse zu vermehrter Tätigkeit und zu vermehrtem Wachstum angeregt wird.*

Die Vermehrung des thyreotropen Hormons bzw. eine Hypertrophie des Hypophysen-vorderlappens oder wenigstens bestimmter Zellgruppen desselben bei endemischer Struma oder Kretinismus konnte durch zahlreiche Autoren nachgewiesen werden.

Während die nun einsetzende Regulation bei allen anders bedingten Hormon-mangelzuständen durch die vermehrte Hormonausscheidung das Defizit behebt und damit das regulatorische Gleichgewicht rasch wiederherstellt, ist dies bei dem durch Jodmangel bedingten Defizit seiner Natur nach ausgeschlossen. Trotz erhöhter Tätigkeit der Schilddrüse ist eine Erhöhung der Hormonproduktion wegen des Mangels am Hormonbaustein Jod unmöglich. Das regulatorische Gleichgewicht bleibt infolgedessen weiterhin gestört, und in einer Art Circulus vitiosus wird die Schilddrüse durch den unbehobenen Hormonmangel *andauernd* zu erhöhter Tätigkeit und zu vermehrtem Wachstum angespornt, bleibt aber wegen des Jodmangels außerstande, den Anforderungen an die Hormonproduktion zu entsprechen, und ist dazu verurteilt, gleichsam leerzulaufen.

Dieser Circulus vitiosus erklärt uns auch den immer wieder festgestellten Gegensatz, daß bei der endemischen Struma die Schilddrüse histologisch alle Zeichen erhöhter Aktivität aufweist, klinisch aber eine Unterfunktion besteht.

Die andauernde Wachstumsanregung, der die Schilddrüse unter den Aus-wirkungen des Jodmangels ausgesetzt ist, führt schließlich zur klinisch nachweisbaren Hyperplasie, der Struma diffusa, dem ersten Stadium jeder Kropfbildung.

Unter allen eine Schilddrüsenhyperplasie verursachenden Faktoren ist allein der Jodmangel dadurch ausgezeichnet, daß er zu einem nicht behebbaren und damit andauernden Hormonmangel führt. Diese einzigartige Stellung gibt uns die Berechtigung, auch im Hinblick auf die Pathogenese vom *Jodmangel als der spezifischen Kropfursache* zu sprechen und sämtliche andere Faktoren als unspezifisch zu bezeichnen.

Aus unseren Überlegungen geht ferner hervor, daß für die Kropfbildung nicht die absolute Höhe der Hormonproduktion und der Jodzufuhr ausschlag-gebend ist. *Entscheidend für das Einsetzen des Regulationsmechanismus und damit für die Kropfentstehung ist die ungenügende Deckung des Schilddrüsenhormon-bedarfs des Organismus, also der **relative Hormonmangel**.*

Selbstverständlich spielt aber auch die absolute Höhe der Jodzufuhr eine Rolle. Sobald diese eine gewisse optimale Höhe erreicht hat, bei der auch maxi-male Ansprüche des Organismus gedeckt werden, kann ein Kropf überhaupt

nicht mehr entstehen. Erst wenn diese optimale Menge unterschritten wird, kann ein relativer Hormonmangel eintreten. *Endemiegebiete zeichnen sich dadurch aus, daß ihr durchschnittliches Jodniveau so niedrig ist, daß infolge der geringen exogenen Jodzufuhr (spezifische Kropfursache) die Möglichkeit zur Entstehung eines relativen Hormonmangels immer gegeben ist. Im Einzelfalle hängt es dann von den verschiedenen, den Jod- oder Hormonbedarf des Organismus steigernden unspezifischen endogenen und exogenen Bedingungen (Manifestationsfaktoren) ab, ob ein vorübergehender oder dauernder relativer Hormonmangel und damit ein Kropf auftritt.*

Die genaue Erfassung dieser Verhältnisse wird dadurch erschwert, daß die Schilddrüse einen gewissen Jodvorrat aufweist, so daß der Jodmangel erst nach einer bestimmten Latenzzeit wirkt, d. h. anscheinend dann, wenn der Jodgehalt der Schilddrüse unter ein bestimmtes Minimum abgesunken ist. Sehr wahrscheinlich spielt dabei auch die absolute Größe der Schilddrüse eine Rolle.

Wir haben versucht, die hier entwickelte Vorstellung von der Pathogenese des endemischen Jodmangelkropfes in einem Schema darzustellen (Abb. 8).

Schema der Pathogenese des endemischen Jodmangelkropfes.

Steigerung des Schilddrüsenhormonbedarfes
durch
Manifestationsfaktoren
wie Gravidität, Kälte, Calciumüberschuß
usw.

Störungen im Aufbau des Schilddrüsenhormons, vor allem durch exogenen
Jodmangel

↓ ↓

ungenügende Deckung des Schilddrüsenhormonbedarfes des Organismus.
Relativer Hormonmangel

↓

Aktivierung und Wachstumsanregung der
Schilddrüse.

Jodmangel

↓

Andauer der Aktivierung und Wachstumsanregung bis zum
Kropf
bei Jodmangel, weil Ausgleich nicht geschaffen werden kann.

genügende Jodzufuhr

↓

Ausgleich oder „Gleichgewicht auf höherem
Niveau", wenn genügend Jod vorhanden
(bis zur Struma diffusa colloides), so daß
Hormonproduktion genügend gesteigert
werden kann.

Abb. 8.

Neben der diffusen Hyperplasie kommt es beim Menschen auch zu umschriebenen Wucherungen, die zum Teil auch in normalen Schilddrüsen vorzukommen scheinen, unter dem Einfluß des Wachstumsreizes aber besonders häufig entstehen, starkes Wachstum zeigen und so zum Bilde der **Struma nodosa** führen.

Nebenbei möchten wir darauf hinweisen, daß uns die Pathogenese der nodösen Struma einen weitgehenden Einblick in die Wachstumsbedingungen eines echten benignen Tumors vermittelt. Da die Entwicklung maligner Strumen eng an die Kropfbildung gebunden ist, geht dieser Einblick sogar bis gegen das Gebiet der Krebsentwicklung und ist damit von hohem praktischen und theoretischen Interesse.

Die klinischen Erscheinungen, die durch die ungenügende Schilddrüsenhormonversorgung des Organismus entstehen, fassen wir zusammen unter dem Begriff der **Hypothyreose,** deren vielgestaltige Erscheinungsformen im Bilde des **Kretinismus** gipfeln. Entsprechend der vielseitigen Wirkung des Schilddrüsenhormons finden wir neben reinen Stoffwechselstörungen (Grundumsatzsenkung) und anderen rein funktionellen Veränderungen vor allem auch Störungen der Wachstums- und Differenzierungsvorgänge. Praktisch sind die mannigfaltigen hypothyreotischen Entwicklungshemmungen infolge des exogenen Jodmangels viel bedeutungsvoller als der Kropf, und wir sind der Ansicht, daß auch die Kropfprophylaxe viel mehr im Hinblick auf die Verhütung der Hypothyreose als auf die Verhütung des Kropfes betrachtet und bewertet werden sollte (s. S. 561). Die hypothyreotischen Entwicklungshemmungen beeinflussen vor allem auch das intrauterine Wachstum des Feten und beeinträchtigen in hohem Maße die Fähigkeit gewisser Organsysteme zur Weiterentwicklung. Daraus erklärt sich die schlechte therapeutische Beeinflußbarkeit des *endemischen Kretinismus,* der *u. E. die Summe aller durch den exogenen Jodmangel bedingten prä- und postnatalen hypothyreotischen Entwicklungs- und Stoffwechselstörungen darstellt.*

Von besonderer Bedeutung ist dabei die Tatsache, daß sich als Folge der Hypothyreose degenerativ-atrophische Vorgänge in der Schilddrüse abspielen, die nun ihrerseits wieder die Hypothyreose durch die anatomische Störung verstärken. Dadurch erklärt sich zum Teil die schlechte Beeinflußbarkeit des Kretinismus durch Jodzufuhr.

Es würde den Rahmen dieser Arbeit überschreiten, wenn wir auch noch die Pathogenese des **Morbus Basedow** berühren wollten.

Wir möchten nur darauf hinweisen, daß bei intaktem Schilddrüsenregulationssystem eine echte, andauernde Hyperthyreose gar nicht auftreten sollte. Es muß sich daher bei der Hyperthyreose um eine Störung im Regulationssystem handeln, entsprechend der von zahlreichen Autoren schon immer betonten „nervösen" Genese des M. Basedow, die auch in den neuesten Arbeiten (Sunder-Plassmann) wieder vertreten wird. Immerhin muß aus klinisch-statistischen Beobachtungen ein gewisser Zusammenhang zwischen endemischer Struma und Hyperthyreose angenommen werden (McClendon, Eggenberger). Auch scheint der eigentliche „Jodbasedow" nur bei Kropfträgern vorzukommen. Daß dieser erst auf unphysiologisch hohe Joddosen hin auftritt, sei ebenfalls bemerkt. Wir möchten diesen Zusammenhang mit einer gewissen funktionellen Selbständigkeit der Kropfknoten erklären, die ihre Funktion dem Bedürfnis des Organismus nicht anpassen und daher den Organismus unter Umständen mit Schilddrüsenhormon überschwemmen können. Daneben muß wahrscheinlich ein Verlust der Anpassungsfähigkeit des Regulationssystems bei lang dauerndem Jodmangel angenommen werden. Auf die Anschauung Saegessers, daß die Thyreotoxikose nicht auf der absoluten Menge des Schilddrüsenhormons, sondern auf einer Störung des Verhältnisses Schilddrüsenhormon zu anorganischem Jod beruhe, haben wir bereits früher hingewiesen.

4. Argumente gegen die Jodmangeltheorie.

Die Argumente, welche gegen die Jodmangeltheorie ins Feld geführt werden, lassen sich in zwei Gruppen ordnen. Die einen beziehen sich auf Beobachtungen, die der kropferzeugenden Wirkung des Jodmangels zu widersprechen scheinen. Die anderen bestreiten den Einfluß des Jodmangels an sich nicht, betrachten ihn aber als nebensächlich oder führen die Jodwirkung zum mindesten nicht auf die Behebung eines Mangelzustandes zurück und nehmen als eigentliche Kropfursache andere Faktoren an.

Die von uns bei den „Grundlagen der Jodmangeltheorie" zuerst erwähnte *physiologische Bedeutung des Jodes* als Baustein des Schilddrüsenhormons wird heute nirgends mehr ernsthaft bestritten.

Was die umgekehrte Proportionalität zwischen *Jodvorkommen in der Natur* und Kropfhäufigkeit anbelangt, können wir feststellen, daß alle Autoren, die die allein maßgebende Jodaufnahme oder Ausscheidung gleichzeitig in Kropfgebieten und kropffreien oder kropfarmen Gebieten untersucht haben, diese umgekehrte Relation bestätigen konnten (s. Tab. 8 und 9). Die einzige gegensätzliche Beobachtung stammt von LUNDE bzw. von IVERSEN, LUNDE und WUELFERT.

In Veitestranden, einem abgelegenen Tal in Norwegen in der Nähe des Sognefjordes, fanden diese Autoren bei erwachsenen Männern eine tägliche Urinjodausscheidung von 132 bis 345 γ. Die Bevölkerung war stark verkropft. Einer der gleichen Untersucher (LUNDE) hatte im ebenfalls kropfigen Sandsvaer die Urinjodausscheidung 29—87 γ gefunden. Der Jodgehalt des Trinkwassers in Veitestranden war — abgesehen von zwei relativ jodhaltigen Quellen — gering, ebenso der von Forellen und Kartoffeln.

Da diese Untersuchungen ganz allein unter sehr zahlreichen entgegengesetzten stehen, können wir ihnen schon aus diesem Grunde keine entscheidende Bedeutung zumessen. Es ist auch nicht erklärlich, wieso bei der angeblich hauptsächlich aus Fleisch (jodarme Forellen?) und jodarmen Kartoffeln bestehenden eintönigen Nahrung so auffallend hohe Urinjodwerte vorkommen sollen. Wir glauben deshalb, daß irgendein Fehler bei diesen Untersuchungen unterlaufen ist, und sie sollten u. E. unbedingt nachgeprüft werden. Vorläufig können wir sie wegen dieser ungeklärten Widersprüche nicht als Gegenbeweis gegen die Jodmangeltheorie anerkennen.

Gegenüber den Untersuchungen der Jodaufnahme und Ausscheidung sind die Joduntersuchungen in Boden, Wasser usw. nur von untergeordneter Bedeutung, und es ist eine absolute Übereinstimmung von vornherein gar nicht zu erwarten. Wir können deshalb darauf verzichten, diejenigen Autoren zu widerlegen, die aus Untersuchungen von Boden, Wasser usw. glauben, die Jodmangeltheorie ablehnen zu müssen. Diese Befunde berühren das Kernproblem der Jodmangeltheorie nicht, für die allein die Jodaufnahme entscheidend ist. Wir möchten aber doch betonen, daß überraschenderweise die Übereinstimmung trotzdem weitgehend bestätigt wurde (s. S. 511ff.). Ein Großteil der entgegengesetzten Befunde beruht auf ungenügender chemischer Methodik oder auf dem Vergleich von Gebieten mit nur unwesentlich verschiedener Kropffrequenz; zum Teil liegen auch falsche Interpretationen der Befunde vor.

Die *prophylaktische Wirkung* des Jodes auf den Kropf des Menschen und des spontanen und experimentellen Tierkropfes ist, soweit wir sehen, nicht bestritten, aber vielfach bestätigt worden.

Die einzige interessante gegensätzliche Beobachtung betrifft das Auftreten von Neugeborenenkröpfen bei lang dauernder Verabreichung hoher Joddosen an die Mütter, das von VAN KOOTEN, PARMELEE und Mitarbeiter, SCHMELLING sowie von DE SNOO beschrieben wurde. Die genauere Untersuchung dieser Fälle, soweit sie möglich war, zeigte aber, daß es sich um Kolloidstrumen handelte und nicht um die dem endemischen Kropf entsprechende Struma diffusa parenchymatosa. Es sind also keine mit dem endemischen Kropf identifizierbare Schilddrüsenveränderungen. Die ursächliche Jodzufuhr von bis zu 3 000 000 γ, die also 20 000 mal höher ist als die physiologische, zeigt ebenfalls, daß es sich um durchaus ungewöhnliche Verhältnisse handelt. Entsprechend unseren früheren Ausführungen (s. S. 509) muß diese Form der Neugeborenenstruma mit der antagonistischen Wirkung des Jodes zum Thyroxin erklärt werden.

Die Einwände gegen die *experimentelle Erzeugung des Jodmangelkropfes* haben wir zum Teil schon früher besprochen (s. S. 521). Bei der experimentellen Kropferzeugung muß darauf geachtet werden, daß wie bei anderen Fütterungsexperimenten die Nahrung bis auf die zu prüfende Substanz vollwertig ist, und daß die Tiere an Gewicht zunehmen. Die widersprechenden Versuche von Pighini beruhen sicher auf einer derartigen, auch an anderen Stoffen mangelhaften Diät, da der Autor ausdrücklich angibt, daß die Tiere abnahmen und größtenteils zugrunde gingen. Die Versuche von Hellwig, Lang sind deshalb nicht stichhaltig, weil die Autoren den Jodgehalt der Nahrung gar nicht bestimmten. Es erscheint zwar selbstverständlich, muß aber doch besonders betont werden, daß nicht jede experimentelle Schilddrüsenvergrößerung mit dem endemischen Kropf gleichgesetzt werden darf. Die Schilddrüsenvergrößerung als Folge einer besonders an Vitamin A armen Diät, der sog. „lymphoid goiter" von McCarrison, der einzige, der anscheinend auch bei genügender Jodzufuhr auftreten kann, ist entzündlicher Natur und mit der endemischen Struma nicht zu vergleichen.

Zusammenfassend können wir feststellen, daß keine stichhaltigen Argumente gegen die Jodmangeltheorie des endemischen Kropfes vorliegen.

C. Andere Kropftheorien.

Von den fast 50 Kropftheorien, die St. Lager im Jahre 1867 aufzählen konnte, sind die meisten der fortschreitenden Erkenntnis zum Opfer gefallen. Heute können nur noch wenige Ansichten ernsthaft diskutiert werden.

Gewissermaßen außerhalb jeder Diskussion steht die Ansicht, daß der Kropf durch eine heute noch **unbekannte Kropfnoxe** verursacht werde, deren Klarstellung der Zukunft überlassen werden muß. Ihr gegenüber können wir nur feststellen, daß u. E. die Jodmangeltheorie die Kropfentstehung so befriedigend erklärt, daß wir keinen Grund haben, an einer unbekannten Noxe festzuhalten. Die Jodwirkung wird durch die Anhänger dieser Theorie sowie auch durch die Anhänger anderer Theorien mit einer entgiftenden Wirkung des Jodes erklärt.

Es ist in diesem Zusammenhang interessant, auf eine Parallele in der Geschichte einer anderen Mangelkrankheit hinzuweisen. Ganz ähnlich wie heute noch von vielen Autoren eine entgiftende Wirkung des Jodes auf die Kropfnoxe angenommen wird, hat man früher die Heilwirkung der Silberhaut des Reises auf die Beriberi erklärt. Sogar Eijkman selber, der Entdecker dieser Wirkung, hielt an der Auffassung fest, daß die Beriberi durch Toxine verursacht werde, die durch die Reiskleie unschädlich gemacht würden (Ammon und Dirscherl: l. c. S. 316).

Von der Mehrzahl aller Autoren wird heute die Ansicht vertreten, daß der Kropf durch das **Zusammenwirken multipler Faktoren** bedingt sei. Diese Theorie stellt gleichsam eine Zusammenfassung der früheren Theorien dar. Unsere Vorfahren und eine große Zahl heute noch lebender Autoren haben ein unendliches Beobachtungsmaterial zusammengetragen, aus dem die kropfbegünstigende Wirkung zahlreicher Faktoren unbestreitbar hervorgeht. Es wäre u. E. falsch, wenn wir alle diese Beobachtungen als unrichtig hinstellen wollten. Sie bestehen — mit wenigen Ausnahmen — sicher zu Recht. Falsch war nur ihre Verallgemeinerung.

Einige Autoren heben unter den vielen Faktoren einzelne besonders hervor, ohne aber den Einfluß der anderen verneinen zu können.

So hat LANG die von REPIN und PFAUNDLER begründete *Radioaktivitäts-theorie* aufgenommen, die die Hauptursache der Kropfentstehung in einem er-höhten Gehalt von Boden, Wasser und Luft an radioaktiven Substanzen sieht. Bis jetzt ist es allerdings nicht gelungen, zwingende Beweise für diese Theorie zu erbringen. Dagegen ist sie von LEDERER und MESSERLI sowie STRAUB und TOEROEK durch gegenteilige Beobachtungen widerlegt worden.

Die Erweiterung, die LANG der Theorie durch die Betonung des „Bodenaufschlusses" gegeben hat, ist weder allseitig bewiesen noch eine sichere Stütze der Radioaktivitätstheorie, da sie ebensogut auch für die Jodmangeltheorie in Anspruch genommen werden kann. Auf-geschlossene Böden können, wie dies HUNZIKER schon 1918 erwog, wahrscheinlich ihr Jod leichter verlieren, so daß „Bodenaufschluß" und Jodmangel einander ungefähr parallel gehen.

DUERST hat in seiner vor kurzem erschienenen Monographie die Rolle des *Sauerstoffmangels* und des *Überschusses an Kohlensäureanhydrid* besonders be-tont. Wie EUGSTER aus seinen eigenen Untersuchungen und denen von HOEJER zeigt, spielt gerade der letztere Faktor als „*Bodenatmung*" in der Beeinflussung der Kropffrequenz im Endemiegebiet sicher eine wesentliche Rolle.

Der Wirkungsmechanismus dieser Gase auf die Schilddrüse muß noch näher geklärt werden. Wir stimmen mit DUERST darin vollkommen überein, daß die funktionelle Be-trachtungsweise uns hier am weitesten bringen kann. BREITNER hat diese als erster schon vor bald 30 Jahren gefordert, und wir selber sind dieser Anregung in der vorliegenden Arbeit ebenfalls nachgekommen. Dagegen bedürfen verschiedene Angaben von DUERST noch einer eingehenden Nachprüfung. So stellt die Auffassung, daß Kolloid- und Parenchymkropf gleich-sam Gegenpole seien, etwas durchaus Neuartiges dar, das mit den bisherigen gut begründeten Vorstellungen, daß der Parenchymkropf die Grundlage jeder Kropfbildung darstelle (s. be-sonders MARINE), in direktem Gegensatz steht. Auch die Auffassung, daß bei geringem Hormonbedarf des Organismus die Schilddrüse die Tendenz zeige, das Parenchym zu ver-mehren (l. c. S. 158), steht mit der bisherigen Auffassung der kompensatorischen Hyperplasie bei Hormonmangel in Widerspruch (s. S. 507). Vor allem aber müssen wir der Meinung von DUERST entgegentreten, daß das Jod ein „Sauerstoffersatzmittel" (l. c. S. 377) darstelle. Auch wenn Jod bzw. Thyroxin und Sauerstoff bei den Verbrennungsvorgängen gleichsinnig beteiligt sind, so ist doch ihre Wirkungsweise grundverschieden. Thyroxin ist Katalysator, Sauerstoff ist Oxydationsmittel. Das geht schon aus den quantitativen Verhältnissen hervor, indem der Mensch täglich etwa 2 kg Sauerstoff atmet, aber maximal 200 γ (also 10 Millionen! mal weniger) Jod verbraucht. Die Auffassung, daß Jod ein Sauerstoffersatz sei, ist u. E. ebenso falsch, wie wenn wir die Vitamin B-Gruppe als Kohlehydratersatz betrachten würden, weil sie am Kohlehydratstoffwechsel beteiligt ist.

Im Grunde genommen anerkennt die *Jodmangeltheorie* die Wirkung der multiplen Faktoren durchaus. Sie unterscheidet sich aber grundsätzlich dadurch, daß sie den Jodmangel als conditio sine qua non des Kropfes betrachtet, alle andern Faktoren nur als kropfbegünstigende Momente, die erst bei Anwesenheit des Jodmangels zur Wirkung gelangen.

Eine Lösung der Frage, ob die multiplen, an der Kropfentstehung beteiligten Faktoren gleichwertig sind oder ob einem derselben, insbesondere dem Jod-mangel, eine überragende Stellung zugesprochen werden muß, läßt sich heute auf zwei Wegen durchführen.

Der erste liegt in der vergleichenden Betrachtung der Verhältnisse in wirklich kropffreien Zonen und in Endemiegebieten. Sobald wir die Forderung aufstellen, daß als Kropfursache nur ein Faktor betrachtet werden darf, der in der kropf-freien Zone nicht vorkommt, erkennen wir, daß unter den als Kropfursache angeschuldigten Faktoren einzig der Jodmangel dieser Forderung entspricht. Der Jodreichtum der kropffreien Zonen ist unbestritten. Alle anderen Momente

kommen, soweit überhaupt darauf untersucht worden ist (hygienische Verhältnisse, Infektionsmöglichkeiten, Bauverhältnisse), auch in der kropffreien Zone
vor. Sie sind dementsprechend nicht als eigentliche Kropfursachen, sondern
als Manifestationsfaktoren (s. S. 503) aufzufassen.

Der zweite Weg geht von der prophylaktischen Wirkung des Jodes aus.
Die Tatsache, daß bei genügender Jodzufuhr kein endemischer Kropf mehr
entsteht, ist heute nicht mehr zu bestreiten. Zur Diskussion steht daher nur noch
die Frage, ob die Jodzufuhr durch Entgiftung irgendwelcher „Noxen" wirkt oder
dadurch, daß sie den an sich als Kropfursache aufzufassenden Jodmangel behebt.
Damit ist aber das Problem vom Gebiete der Ätiologie auf das der Pathogenese
verschoben, und die Lösung der Frage der Kropfursache muß von dieser Seite
her erfolgen.

Wir glauben im Kapitel über die Pathogenese gezeigt zu haben, daß wir aus unseren
Kenntnissen der Schilddrüsenphysiologie und der Regulation von Wachstum und Tätigkeit
der Schilddrüse ohne weiteres die Entstehung einer Hyperplasie infolge der reinen Wirkung
des Jodmangels erklären und verstehen können. Neu ist unsere Darstellung darin, daß sie
den Bedarf des Organismus an Schilddrüsenhormon in das Zentrum der Betrachtung stellt.
Die besondere Stellung des Jodes in der Pathogenese des Kropfes gegenüber allen anderen
Faktoren ergibt sich dann daraus, daß der Jodmangel allein einen unbehebbaren und damit andauernden Hormonmangel herbeiführt, während alle anderen Störungen nur vorübergehend auftreten und durch vermehrte Hormonabgabe rasch kompensiert werden können.

Auch von seiten der Pathogenese aus muß daher dem Jodmangel eine durchaus einzigartige Stellung eingeräumt werden. Er allein führt zu einer andauernd
ungenügenden Versorgung des Organismus mit Schilddrüsenhormon und darum
zu einer exzessiven Hyperplasie, wie sie der Kropf darstellt. Alle anderen Faktoren wirken nur insofern, als sie den Hormonbedarf des Organismus erhöhen
oder auf andere Weise den exogenen Jodmangel verstärken.

Die Jodmangeltheorie ermöglicht uns, die vielen Beobachtungen, die zu der
heute von den meisten Autoren vertretenen Auffassung der multiplen Kropfursachen geführt hat, anzuerkennen und trotzdem die sonst so rätselhafte Wirkung
des Jodes als absolut physiologisch zu verstehen. Wir glauben daher dieses Kapitel
nicht besser beschließen zu können, als indem wir die *Grundzüge der Jodmangeltheorie* zusammenfassen, die u. E. das alte Problem der Ursache und Entstehungsweise des endemischen Kropfes in ihren Hauptpunkten endgültig gelöst hat.

Der endemische Kropf entsteht nur da, wo die durchschnittliche tägliche
Jodaufnahme ein gewisses Minimum von etwa 150γ im Tag nicht erreicht.
Der Jodmangel ist daher als die spezifische Kropfursache aufzufassen. An der
Kropfbildung sind zahlreiche weitere Faktoren endogener und exogener Natur
mitbeteiligt. Diese kommen aber nur da zur Auswirkung, wo die Jodaufnahme
dieses obenerwähnte Minimum nicht erreicht. Sie sind deshalb nur als unspezifische, die Kropfbildung begünstigende Faktoren und nicht als Kropfursachen
aufzufassen.

Die Kropfbildung stellt eine kompensatorische Hyperplasie der Schilddrüse
dar, bedingt durch eine andauernd ungenügende Versorgung des Organismus
mit Schilddrüsenhormon. Diese wird verursacht durch den exogenen Jodmangel
als spezifischer Ursache und verstärkt durch die endogenen und exogenen
unspezifischen Faktoren (Manifestationsfaktoren), die den Hormonbedarf des
Organismus erhöhen.

III. Durchführung und Erfolge der Kropfprophylaxe.

A. Historisches.

Wie es nicht anders zu erwarten ist, zeigt die Geschichte der Kropfprophylaxe, daß die vorgeschlagenen Maßnahmen immer eng mit den Vorstellungen über die Entstehungsweise verbunden war. Irgendwelche praktische Bedeutung kam aber den verschiedenen vereinzelten Vorschlägen nicht zu, so daß wir auf ihre Besprechung verzichten und uns sofort der Prophylaxe mittels Jodes zuwenden können (s. auch S. 580ff.)

Die Beschreibung der Geschichte der Jodprophylaxe muß mit der Besprechung der Jodtherapie beginnen, die ihr den Boden bereitet hat.

Die Spongia usta, d. h. die Meerschwammasche aus Fucus vesiculosus, soll nach E. BIRCHER schon 15 Jahrhunderte vor Christi Geburt von den Chinesen als Wein, Pille oder Pulver gegen den Kropf angewandt worden sein. Auch HIPPOKRATES soll sie gekannt haben. Nach DE QUERVAIN, der die Geschichte der Jodmedikation bis 1922 dargestellt hat, war der Berner Arzt STRAUB in Hofwil der erste, der 1819 das kurz vorher (1811) von COURTOIS entdeckte Element Jod in der Spongia usta nachwies und die Vermutung äußerte, daß dieses das wirksame Prinzip bei der Kropfbehandlung sei. 1820 empfahl COINDET in Genf das Jod als solches in Form von Jodtinktur als Kropfmittel, und zwar in einer Dosierung von 5—6 Tropfen, steigend bis 20 Tropfen.

Die Wirkung dieser Kropftherapie für bestimmte Kropfformen war augenfällig, und seither ist die therapeutische Wirkung des Jodes auf den Kropf immer wieder bestätigt worden. Dies zeigen auch die Erfolge der prophylaktischen Jodverabreichung, welche vielfach ebensosehr Therapie wie Prophylaxe ist.

Schon COINDET beobachtete aber bei seiner Jodverabreichung unerwünschte Nebenwirkungen in Form von Abmagerung, Tachykardie, Herzklopfen, Zittern, Schlaflosigkeit, ein klinisches Bild, das später RILLIET (1861) als „iodisme constitutionel" beschrieb und das wir seit KOCHER allgemein als „Jodbasedow" bezeichnen. Diese ungewollten schädlichen Nebenwirkungen — eine Folge der unphysiologischen Dosierung, wie wir heute wissen — waren es, die trotz der guten Wirkung des Jodes seiner allgemeinen Anwendung immer wieder Schranken setzten. Sie brachten auch die Versuche einer Jodbehandlung im großen durch Jodierung des Kochsalzes in Kropfgegenden oder in Kropffamilien (BOUSSINGAULT 1831, KOESTL 1855, GRANGE 1860 u. a.) immer wieder zum Scheitern. Es wurden zwar auch später noch Versuche mit einer allgemeinen Kropfbehandlung unternommen, wir erwähnen hier nur GALLI-VALERIO und GRASSI (1904), die die Verabreichung von Jodtinktur an Schulkinder im Veltlin empfahlen, und ROUX, der 1917 die Aufhängung weithalsiger Jodflaschen in Schulzimmern einführte. Die in der ganzen europäischen Ärzteschaft verbreitete Angst vor dem Jod war aber für dessen weitere Verbreitung denkbar ungünstig.

Der Anstoß zu einer neuen Ära kam daher von jenseits des Meeres, von den mit der europäischen Jodangst weit weniger belasteten Amerikanern.

1910 und in den folgenden Jahren konnten MARINE und LENHART sowie GAYLORD und Mitarbeiter zeigen, daß der in Fischbrutanstalten Nordamerikas endemische Kropf bei Forellen und anderen Fischen durch Zusatz von Jod zum

Wasser heilbar und verhütbar war. Nachdem sich auch bei anderen Tieren der günstige Erfolg des Jodes auf Kropf und Folgeerscheinungen hatte nachweisen lassen, wurde 1917 von Marine und Kimball in der Stadt Akron (Ohio) an einer Schule ein groß angelegter Versuch einer Kropfbekämpfung eingeleitet, indem zweimal jährlich je 2 g NaJ, verteilt auf 10 Tage, verabreicht wurden. Die damit erzielten Ergebnisse in bezug auf Kropftherapie und Prophylaxe waren so überzeugend, daß unter diesem Anstoß auch erneute Bemühungen in Europa in die Wege geleitet wurden. Vor allem waren es die Schulärzte, in erster Linie Klinger, ebenso Lauener, die 1919/20 eine allgemeine Jodmedikation bei Schulkindern einführten, welche wegen ihrer auffallend guten Resultate rasch allgemeine Anerkennung fand. 1920 wurde auch durch Sloan in Cleveland (Ohio) wieder ein jodiertes Salz eingeführt.

Während diese Schulbehandlung sich entwickelte, hatte aber bereits die letzte Phase der modernen „ätiologischen" Kropfprophylaxe eingesetzt. Bis dahin war die Wirkung des Jodes im Grunde genommen immer unverständlich gewesen und die Jodbehandlung als eine rein empirische angesehen worden. Man hatte das Jod als ein Medikament betrachtet, in seiner Wirkung vergleichbar mit der des Salvarsans bei der Lues oder der des Chinins bei der Malaria. 1895 hatte der physiologische Chemiker Baumann in Freiburg i. Br. erstmals Jod in Schilddrüsen nachgewiesen. Seine Entdeckung wurde aber für die Erklärung der Jodwirkung vorerst gar nicht herangezogen. Erst 1914/15 stellte Heinrich Hunziker seine Jodmangeltheorie auf, indem er annahm, daß die Schilddrüse das Jod zur Herstellung des „Thyrjod" benötige, und daß der Kropf eine Anpassung der Schilddrüse an eine ungenügende Jodzufuhr sei. Dieser Annahme, daß der Kropf eine kompensatorische Veränderung der Schilddrüse auf einen Jodmangel sei, schlossen sich auch Bayard und Eggenberger an, wobei der letztere vor allem die heute selbstverständliche Bedeutung des Jodes als anorganischer Nahrungsstoff betonte. Die Jodverabreichung war damit nicht mehr als eine medikamentöse aufzufassen, sondern als eine physiologische, bestimmt zur Ergänzung der in Kropfgebieten ungenügenden Jodzufuhr. Nachdem Hunziker und Bayard durch individuelle Versuche bzw. durch Verabreichung von jodiertem Kochsalz in zwei Walliser Dörfern die Menge des notwendigen Jodes mit etwa 100 γ bestimmt hatten, wurde durch die Bemühungen von Eggenberger auf Grund eines Volksbegehrens im Februar 1922 erstmals im Kanton Appenzell-Ausserrhoden jodiertes Kochsalz im großen zum Verkauf bereitgestellt und damit die moderne Kropfprophylaxe eingeleitet.

Den Mut und die Berechtigung, dem Appenzeller Volk die Einführung des jodierten Salzes, des „Vollsalzes", zu empfehlen, gab Eggenberger in erster Linie die Entdeckung des sog. „Naturexperimentes im Kt. Waadt". An Hand einer von H. Bircher aufgestellten Kropfkarte konnte er nämlich die auffallende Tatsache feststellen, daß die Verbreitung des Kropfes an der Grenze der beiden Kantone Waadt und Freiburg eng an die politischen Grenzen gebunden war. Die Dörfer des Kt. Waadt waren praktisch kropffrei, während die Dörfer des Kt. Freiburg einen hohen Prozentsatz von Kropfigen aufwiesen. Dabei sind die geologischen und klimatischen Verhältnisse dieser Dörfer durchaus gleichartig, da durch den ganz unregelmäßigen Grenzverlauf und zahlreiche Enklaven die Gebiete der beiden Kantone vollständig ineinander verflochten sind. Die Erklärung für diese auffallende politische Beeinflussung der Kropfhäufigkeit gab das kantonale Salzmonopol. Der Kt. Waadt besaß eine eigene Saline in Bex, deren Sole in früheren Untersuchungen als stark jodhaltig befunden worden war, der Kt. Freiburg bezog sein Salz aus den Schweizer Salinen in Rheinfelden,

das gar kein Jod enthielt. Damit war ungewollt ein großes Experiment mit jodiertem Kochsalz gemacht worden, dessen überzeugendes Ergebnis die Einführung des Vollsalzes vollständig rechtfertigte.

Schon 1923 führten auch andere Schweizer Kantone und Österreich das „Vollsalz" ein. Ihnen folgten 1924 Bayern und Teile der Vereinigten Staaten, 1925 Italien und Neuseeland, später Niederländisch-Indien, Norwegen, Canada, Polen, Rußland (AMBROSI, DEVOLD und Mitarbeiter, EERLAND, EGGENBERGER, FUCHS, HERCUS und Mitarbeiter, KIMBALL, KOWALEWITSCH, TUBIASZ, WAGNER-JAUREGG).

Eine allgemeine Prophylaxe besteht, soweit wir dies aus dem Schrifttum beurteilen können, nur in einigen Schweizer Kantonen und im Veltlin, in allen übrigen Gebieten ist der Vollsalzkonsum freiwillig, erfaßt dementsprechend nie die gesamte Bevölkerung. In den Vereinigten Staaten, England und Holland haben einige größere Dörfer und Städte eine Jodierung des Trinkwassers eingeführt, von der naturgemäß alle an die Wasserversorgung angeschlossenen Einwohner erfaßt werden (McCLENDON, WAGNER-JAUREGG). In den Vereinigten Staaten hat SLOAN (zit. nach MARINE) bereits 1920 ein jodiertes Speisesalz angewendet, ähnlich wie BAYARD einige Jahre vorher in der Schweiz; zum allgemeinen Verkauf gelangte es aber anscheinend erst 1924 (KIMBALL).

B. Die „medikamentöse" Prophylaxe.

Mit der von uns etwas willkürlich gewählten Bezeichnung der „medikamentösen Prophylaxe" möchten wir andeuten, daß die hier besprochenen Prophylaxeformen sich bewußt auf die rein empirische Wirkung des Jodes als Kropfmittel stützen, die biologische Rolle des Jodes übersehen und darum meistens auch die heute als optimal und physiologisch anzusehende Jodmenge weit überschreiten.

Trotzdem wir diese Auffassung und die daraus resultierende Form der Prophylaxe heute für überholt ansehen, halten wir eine Besprechung ihrer Resultate für angezeigt, hat doch diese Art der Prophylaxe der modernen den Boden bereitet.

Wie wir in der Besprechung der geschichtlichen Entwicklung ausführten, wurde der erste im großen angelegte Versuch einer Kropfprophylaxe von MARINE und KIMBALL in den Schulen von Akron (Ohio) 1917 begonnen. Eigentlich war schon dieser Versuch nicht auf die reine therapeutische Erfahrung mit dem Jod aufgebaut. In ausgedehnten Untersuchungen zusammen mit verschiedenen Mitarbeitern hatte MARINE nämlich zeigen können, daß durch Jodverabreichung bei Tieren Kropf nicht nur geheilt, sondern auch das Auftreten von Kropfendemien verhütet werden konnte. Ebenso hatte er gefunden, daß die Schilddrüse immer dann die Zeichen der Hyperplasie und damit den Beginn einer Kropfentwicklung aufweist, wenn ihr Jodgehalt unter eine bestimmte Konzentration von etwa $1^0/_{00}$, bezogen auf das Trockengewicht, sinkt. Seine Bemühungen waren deshalb nicht einfach eine Ausdehnung der Kropftherapie auf normale Schilddrüsen, sondern sie zielten unter Rücksicht auf diese biologischen Kenntnisse darauf ab, die Schilddrüsen gleichsam mit Jod zu sättigen. Zu diesem Zwecke wurde zweimal jährlich im Frühjahr und Herbst 10 Tage lang je 0,2 g, zusammen also 2 g NaJ, verabreicht.

Es liegt auf der Hand, diese Jodstöße zu vergleichen mit den heute zur Rachitisbekämpfung propagierten Vigantolstößen.

Das Ergebnis dieser Behandlung nach einer Beobachtungszeit von 6 bis 30 Monaten ist in Tabelle 12 zusammengestellt.

Tabelle 12. Ergebnisse einer Kropfprophylaxe mit Jodstößen (10 Tage lang je 0,2 g NaJ) zweimal pro Jahr in den Schulen von Akron. (Nach Marine und Kimball.)

Befund bei der		Jodprophylaxe		Ohne Jod	
ersten Untersuchung	letzten Untersuchung	Zahl der Untersuchten	%	Zahl der Untersuchten	%
Normal	Unverändert	906	99,8	910	72,4
	Zunahme	2	0,2	347	27,6
Leicht vergrößert	Unverändert	477	41,9	698	72,8
	Zunahme	3	0,3	127	13,3
	Abnahme	659	57,8	134	13,9
Mäßig vergrößert	Unverändert	29	20,3	57	64,0
	Zunahme	0	0,0	21	23,6
	Abnahme	114	79,7	11	12,4
Total		2190		2305	

Da jeder Schüler bzw. Schülerin vor und nach Einwirkung der Prophylaxe untersucht worden ist, läßt sich die therapeutische und die prophylaktische Wirkung hier klar unterscheiden, was bei den meisten späteren Untersuchungen nur noch beschränkt möglich ist. Eine prophylaktische Wirkung erkennen wir daran, daß die Kropffrequenz gegenüber den Kontrollfällen kleiner bleibt, und zwar indem entweder Kropf nicht auftritt oder ein bereits bestehender Kropf nicht größer wird. Dabei ist natürlich Voraussetzung, daß bei den Kontrollfällen die Zahl der Kröpfe bzw. ihre Größe zunimmt.

Berechnung der prophylaktischen Jodwirkung.

	Jodprophylaxe	Kontrollfälle ohne Jod
Zahl der Untersuchten	2190	2305
Normalfälle.	908	1257
Kropf neu aufgetreten.	2 = 0,2%	347 = 27,6%

Während also nach Ablauf der Beobachtungszeit bei 27,6% der Schüler mit ursprünglich normalen Schilddrüsen ein Kropf aufgetreten war, zeigten bloß 0,2% der Schüler, die der Prophylaxe unterworfen waren, eine Schilddrüsenvergrößerung, praktisch hatte sich also die Kropfentwicklung vollständig verhüten lassen.

Selbstverständlich äußert sich die prophylaktische Wirkung auch darin, daß schon bestehende Kröpfe nicht in dem Maße zunehmen wie bei den Kontrollfällen. Doch ist hier die prophylaktische Wirkung nicht mehr so rein zu erkennen, weil es sich schon um pathologisch veränderte Schilddrüsen handelt und, wie aus Tabelle 12 hervorgeht, auch spontane Rückgänge der Kröpfe vorkommen.

Die therapeutische Wirkung läßt sich aus den Unterschieden in der Frequenz der abnehmenden Kröpfe ermessen:

Berechnung der therapeutischen Wirkung der Prophylaxe.

	Jodprophylaxe:	Kontrollfälle ohne Jod:
Zahl der Kropfigen	1282	1048
Abnahme des Kropfes	773 = 60,4%	145 = 13,8%

Während bei den Kontrollfällen nur 13,8% einen spontanen Rückgang aufwiesen, waren es bei den der Prophylaxe unterworfenen 60,4%, also ein ganz unbestreitbares therapeutisches Resultat.

Bei den meisten Untersuchungen handelt es sich um Massenuntersuchungen, bei denen die Veränderungen beim einzelnen nicht erfaßt werden, sondern nur die Kropffrequenz im ganzen. Wir können dann therapeutische und prophylaktische Wirkung nicht streng auseinanderhalten. Beide äußern sich nur in einer geringeren absoluten Kropffrequenz.

Fälle von sicherem Basedow infolge dieser Behandlung wurden von den beiden Autoren nicht beobachtet, dagegen erwähnen sie einige Fälle, und zwar weniger als 0,5% von Jodidiosynkrasie, ohne näher anzugeben, wie sich diese geäußert habe. Die Fälle seien aber alle so leicht gewesen, daß die Behandlung nicht unterbrochen werden mußte.

Die beiden Autoren wiesen darauf hin, daß im Grunde genommen nur so viel Jod gegeben werden sollte, daß es von den Zellen gespeichert werden könne. Bei der Stoßbehandlung werde der größte Teil des verabreichten Jodes wieder ausgeschieden, da die Schilddrüse nur eine beschränkte Aufnahmefähigkeit für Jod habe. Dieser Ansicht müssen wir durchaus beipflichten und die Stoßtherapie als überholt ablehnen. Abgesehen von den Gefahren des Jodbasedow, mit der bei dieser Art Jodverabreichung bei kropfigen Erwachsenen gerechnet werden muß, entspricht sie den physiologischen Bedingungen der Schilddrüsen und des Jodhaushaltes durchaus nicht. Nachdem wir heute wissen, daß der Jodgehalt der normalen Schilddrüse maximal 12 mg beträgt, erscheint es unsinnig, 10 Tage lang hintereinander die Schilddrüse mit täglich 200 mg Jod zu bombardieren.

KLINGER, dem wir die Propagierung der medikamentösen Prophylaxe in Europa verdanken, hat denn auch bereits diese Stoßtherapie verlassen und die wöchentliche Verabreichung von je einer jodhaltigen Tablette eingeführt. Er gebrauchte Tabletten mit 60 mg Jodostarin (= 30 mg Jod) oder mit 3 mg NaJ und mußte dabei überraschenderweise feststellen, daß die geringere Menge anorganischen Jodes besser wirkte. Auch die seitherigen Erfahrungen anderer Autoren und besonders die mit der Verwendung des jodierten Salzes haben die Frage: *Anorganisches oder organisch gebundenes Jod?* zugunsten des anorganischen Jodes entschieden. Es scheint heute sicher, daß der Organismus das Jod am besten als Ion resorbiert und zum Aufbau des Schilddrüsenhormons ebenfalls atomares Jod benutzt. Anorganisches Jod wird quantitativ resorbiert (NIKLAS und Mitarbeiter u. a.). Beim organisch gebundenen Jod sind die Resorptionsverhältnisse, soweit wir sehen, nicht so klar, und es erscheint möglich, daß nicht alles organisch gebundene Jod vom Organismus verwertet werden kann (FELLENBERG). Die früher vielfach behauptete bessere Verträglichkeit der organischen Jodpräparate ist wahrscheinlich nur auf ihre schlechtere Resorption zurückzuführen. Heute müssen wir auf jeden Fall feststellen, daß das anorganische Jod sich sowohl zur Behandlung und Verhütung des Kropfes wie auch zur Basedowbehandlung (PLUMMER) absolut bewährt hat und kein Grund vorliegt, es durch die teureren organischen Präparate zu ersetzen.

Die Resultate von KLINGER waren ebenfalls sehr überzeugend. Die Befunde bei den Kropfuntersuchungen vor und nach einer 15monatigen Behandlung mit wöchentlich einer Tablette Jodostarin von 60 mg während der Schulperiode sind in Tabelle 13 zusammengestellt.

Die von KLINGER inaugurierte Kropfprophylaxe fand rasche Verbreitung. In seinem Referat an der 1. Internat. Kropfkonferenz in Bern 1927 konnte

Tabelle 13. Kropfbefunde bei Schulkindern vor und nach einer 15monatigen Behandlung mit wöchentlich 1 Tablette Jodostarin zu 60 mg. (Nach KLINGER.)

	Kropfstadien							
	I	I—II	II	II—III	III	III—IV und IV	Total	Kropf in Proz.
Vor Behandlung	23	56	92	232	210	82	760	90,0
Nach Behandlung	200	261	165	17	0	0	643	28,3

SILBERSCHMIDT bereits auf die übereinstimmend günstigen und die Untersuchungen von KLINGER bestätigenden Erfahrungen von STEINLIN in St. Gallen,
KRAFT in Zürich, E. FRITZSCHE in Glarus und von LAUENER in Bern hinweisen
und auf die Untersuchungen von H. HUNZIKER und v. WYSS, die mit der noch
kleineren Dosis von 1 mg KJ wöchentlich ebenfalls einen deutlichen Rückgang
des Schulkropfes festgestellt hatten.

Sogar die nur 2 Monate lang dauernde Tablettenbehandlung bei Rekruten führte nach
SILBERSCHMIDT in einem Teil der Fälle zu einem deutlichen Rückgang der Kröpfe, da die
Verabreichung aber nur bei Kropfigen geschah, kann von einer Prophylaxe nicht gesprochen
werden.

Irgendwelche unangenehme Nebenerscheinungen konnten von keinem der
erwähnten Autoren beobachtet werden, so daß schon 1927 die medikamentöse
Kropfprophylaxe bei den Schulkindern als absolut ungefährlich bezeichnet werden
durfte. Wir können es uns erübrigen, auf die verschiedenen weiteren Mitteilungen
über die Schulkropfbekämpfung einzugehen, da sie alle zu dem gleichen Ergebnis
kommen (ECKSTEIN und FELDMANN u. a., GERSBACH, MUJICA, NICOLAYSEN,
v. SCHEURLEN, WAGNER-JAUREGG). Wir möchten einzig noch auf die Untersuchungen von JORDI und die von LAUENER hinweisen, weil sich diese über eine
relativ lange Untersuchungszeit erstrecken.

JORDI berichtet über Kropfuntersuchungen an Schülern der Stadt Zürich.
Hier wurde 1mal wöchentlich 1 Tablette mit 3 mg NaJ verabreicht. Dazu
kommt allerdings noch die Wirkung der 1931 in verstärktem Maße im Kt. Zürich
eingeführten Prophylaxe mit jodiertem Kochsalz, so daß sich die beiden Maßnahmen gegenseitig unterstützen. Bei dem Jahrgang 1925/26, der 1931 in
die Schule eintrat, fand JORDI Verhältnisse, wie sie in Tabelle 14 wiedergegeben sind.

Tabelle 14. Schilddrüsenverhältnisse von Züricher Schulkindern des Jahr-
ganges 1925/26 bei Prophylaxe mit wöchentlich 3 mg NaJ. (Nach JORDI.)

Untersuchungsdatum	Schuljahr	Zahl der Untersuchten	Normale Schilddrüsen Stadium I %	Palpable Schilddrüsen Stadium II %	Sichtbare Schilddrüsen Stadium III %
1931/32	1.	2612	57,1	36,9	6,0
1934/35	4.	3155	72,5	24,2	3,3
1937/38	7.	2979	79,6	19,1	1,3

Während wir sonst mit zunehmendem Alter eine ständig zunehmende Kropffrequenz feststellen, finden wir in Zürich unter dem Einfluß der Schulprophylaxe,
allerdings verstärkt durch die Wirkung des jodierten Kochsalzes, eine ständige
Abnahme der Kropffrequenz mit steigendem Alter. Die Jodverabreichung hat
hier also, wie schon KLINGER und die übrigen Untersucher feststellen konnten,
nicht nur eine prophylaktische, sondern auch eine ausgesprochene therapeutische
Wirkung.

Über die längste Beobachtungszeit mit der medikamentösen Kropfprophylaxe
bei Schülern verfügt wohl LAUENER in Bern. Dort wurde 1919 die Prophylaxe
eingeführt durch Verabreichung von täglich 0,5 mg oder wöchentlich 3 mg Jod.
Während 1919 von den Schülern des 9. Schuljahres nur 6% normale Schilddrüsen
aufwiesen, waren es 1934 83,3%. Allerdings muß dabei zugegeben werden, daß

auch schon die Erstklässer, die noch gar keine Schulprophylaxe durchgemacht hatten, 1934 bedeutend bessere Schilddrüsenverhältnisse aufwiesen als 1919. Dies muß, wie LAUENER annimmt, auf die Wirkung der Kochsalzjodierung zurückgeführt werden.

Die medikamentöse Kropfbekämpfung in den Schulen ist trotz der guten Ergebnisse deshalb unbefriedigend, weil sie erst im Schulalter anfangen kann, wenn, wie z. B. aus der obenstehenden Tabelle von JORDI hervorgeht, bereits mehr als die Hälfte aller Schulkinder keine normale Schilddrüse mehr aufweisen. Die eigentliche Prophylaxe muß viel früher einsetzen, und zwar, wie wir noch eingehender begründen werden, während der intrauterinen Entwicklung. Es ist auch durchaus unbefriedigend, mit der Kropfprophylaxe nach der Entlassung aus der Schule wieder aufzuhören, trotzdem die den Kropf verursachende Schädlichkeit weiter einwirkt. Die medikamentöse Prophylaxe bedarf aber so sehr der Mitwirkung der Betroffenen, daß sie außerhalb des Schulalters oder evtl. noch der Militärdienstzeit nicht mit Erfolg durchzuführen ist. Es ist daher auch nicht verwunderlich, daß wir nur eine einzige ausführliche Angabe über erfolgreiche Durchführung bei Schwangeren finden in der Arbeit von YOAKAM bzw. von PLASS und YOAKAM.

YOAKAM führte bei Schwangeren im Beginn und im zweiten Drittel der Schwangerschaft Jodstöße durch in gleicher Weise, wie sie MARINE und KIMBALL bei den Schulkindern von Akron beschrieben hatten. Später kam dann in Detroit jodiertes Salz zum Verkauf, dessen Wirkung auf die Neugeborenenstrumen YOAKAM ebenfalls untersuchte. Seine Untersuchungsergebnisse sind in Tabelle 15 zusammengestellt.

Tabelle 15. Die Einwirkung von Jodstößen und vom Genuß jodierten Salzes bei schwangeren Frauen auf die Schilddrüse des Neugeborenen. (Nach PLASS und YOAKAM.)

	Keine Prophylaxe	Zweimalige Jodstöße	Jodiertes Salz
Zahl der Neugeborenen	161	160	243
Davon hatten Strumen	80	40	11
In Prozent.	49,7	25,0	4,5

Im Gegensatz zu den Erfahrungen bei den Schulkindern in Akron durch MARINE und KIMBALL sehen wir hier, daß durch die Jodstoßbehandlung keine vollständige Verhütung des Neugeborenenkropfes möglich ist. Wir möchten annehmen, daß der Jodverbrauch in der Schwangerschaft so groß ist, daß die bloß zweimalige Sättigung nicht genügt, besonders weil anscheinend in der Schwangerschaft noch mit einer abnorm erhöhten Jodausscheidung gerechnet werden muß (CURTIS). Im Gegensatz dazu ist die Prophylaxe mit jodiertem Salz imstande, den Neugeborenenkropf praktisch vollständig zu verhüten. Neben diesen Autoren berichtet einzig noch DAVIS aus dem kropfigen Milwaukee, daß unter etwa 1000 Neugeborenen keines mehr eine kongenitale Schilddrüsenhyperplasie aufgewiesen habe, seitdem er den Schwangeren Jod verabreiche.

Wegen der abnorm hohen Dosierung des Jodes im Kochsalz, wie sie in Amerika üblich ist (200 mg KJ pro kg Kochsalz), möchten wir auch noch die Erfahrungen von KIMBALL mit diesem Salz unter der Überschrift medikamentöse Prophylaxe

besprechen. Dabei ist allerdings zu betonen, daß in Amerika die Jodierung sich meist auf das Tafelsalz bezieht, von dem im allgemeinen nur etwa 1 g pro die, also nur der 10. Teil des gesamten Kochsalzverbrauchs, aufgenommen wird.

KIMBALL führte 1935 eine große Untersuchung in den Schulen von Michigan durch, wobei er durch Fragebogen sich nach dem Genuß von jodiertem Salz erkundigte. Von 47360 Schülern, die angeblich seit mindestens 3 Jahren jodiertes Salz gebraucht hatten, zeigten 2,88% einen Kropf, während von 9429 Schülern, die kein Jodsalz oder dieses weniger als 3 Jahre gebraucht hatten, 19,29% einen Kropf aufwiesen. Der Unterschied in der Kropfhäufigkeit ist also auch hier sehr augenfällig. Jodismus wurde unter den Jodsalz gebrauchenden Schülern nie beobachtet, dagegen zeigten 4, die kein Jodsalz benutzten, leicht toxische Kröpfe. Auch unter den Erwachsenen, die wegen Basedow operiert wurden, hatte die überwiegende Mehrzahl mit „toxischem" Kropf kein jodiertes Salz genommen, sondern dieses bewußt vermieden.

C. Die „ätiologische" Prophylaxe.

Unter der ätiologischen Prophylaxe verstehen wir diejenige Form der Prophylaxe, die sich auf die Erkenntnis stützt, daß die Ursache des endemischen Kropfes in der zu geringen Jodkonzentration in den Kropfgebieten und der dadurch bedingten zu geringen Jodzufuhr liegt. Ihr Bestreben muß demendsprechend dahin gehen, *durch eine tägliche zusätzliche Jodzufuhr die Gesamtjodaufnahme zu vermehren und womöglich auf die optimale Höhe zu bringen.* Wir haben bei der medikamentösen Prophylaxe darauf hingewiesen, daß es im Grunde genommen unsinnig sei, mit der prophylaktischen Maßnahme erst im Schulalter zu beginnen, wenn bereits die Hälfte aller Schüler mit Kropf behaftet ist, und mit der Prophylaxe nach deren Entlassung aus der Schule wieder auszusetzen, trotzdem die Gefahr der Kropfbildung weiterbesteht. *Die Prophylaxe muß den Menschen im Endemiegebiet während seines ganzen Lebens begleiten,* da der Mensch im Endemiegebiet ja ständig der Möglichkeit der Kropfentstehung ausgesetzt ist. Allerdings wissen wir, daß erwachsene Männer nach Beendigung des Wachstums und Frauen jenseits des Klimakteriums nur sehr selten zur Neuentstehung eines Kropfes neigen. Dagegen müssen wir besonderen Nachdruck auf den Umstand legen, daß die Prophylaxe auch schon während des intrauterinen Lebens erfolgt. Zudem handelt es sich nicht nur darum, den Kropf zu beseitigen. Viel wichtiger ist die Bekämpfung aller mit dem Kropf bzw. dem Jodmangel in Beziehung stehenden und durch letzteren bedingten hypothyreotischen Störungen, die weitgehend schon während der intrauterinen Entwicklung auftreten. Wir müssen sogar annehmen, daß auch das Wachstum und die Entwicklung der Geschlechtszellen durch die Hypothyreose nachteilig beeinflußt wird, so daß die Prophylaxe im Grunde genommen schon vor der Befruchtung einsetzen soll.

Als einfachstes Mittel, die notwendige zusätzliche Erhöhung der Jodzufuhr bei der gesamten Bevölkerung zu erreichen, hat sich die *Jodierung des Kochsalzes* erwiesen und bewährt. Die hier zu besprechenden Erfolge der Prophylaxe sind alle mittels jodierten Kochsalzes erzielt worden. Das Kochsalz ist der natürliche Jodträger. Zahlreiche Salzvorkommen enthalten Jod, entsprechend der auch im Meerwasser bestehenden Mischung von Jod und Kochsalz. EGGENBERGER hat

darum in Anlehnung an diese natürlichen Bedingungen für das jodierte Kochsalz den Namen „*Vollsalz*" vorgeschlagen. Allerdings ist das Jod wegen seiner leichten Wasserlöslichkeit in vielen natürlichen Salzvorkommen aus dem Palaeozoicum ausgewaschen worden.

Die Technik der Salzjodierung ist äußerst einfach (s. S. 579). Da der Kochsalzverbrauch innerhalb relativ engen Grenzen schwankt, ist auch eine gewisse Konstanz in der Jodaufnahme gegeben, wie sie mit keinem anderen Jodträger erreicht werden könnte.

Bei der Einführung des Vollsalzes im Kt. Appenzell 1922 betrug der Jodgehalt 10 mg KJ pro kg Kochsalz. 1923 wurde dann auf Vorschlag der Schweizer Kropfkommission von den Salinen ein jodiertes Salz mit 5 mg KJ pro kg zum Verkauf gebracht, welches das stärker jodierte wegen seines billigeren Preises verdrängte. Zur Zeit wird in der ganzen Schweiz wie im Deutschen Reich und den meisten übrigen Staaten ein Vollsalz mit 5 mg KJ pro kg verwendet. Diese Dosierung ist natürlich bei der Beurteilung der Erfolge zu beachten. Wir werden später (S. 578) eingehender begründen, daß u. E. diese Dosierung zu gering ist und zum mindesten auf 10 mg erhöht werden sollte. Einzig Italien hat die Dosierung von 10 mg behalten, Neuseeland wählte 4 mg; in den Vereinigten Staaten sind, wie erwähnt, teilweise viel höhere Konzentrationen von 200 mg üblich, allerdings wird dann meistens nur das Tafelsalz jodiert.

Für die *Beurteilung der Erfolge* stehen neben den mühsamen Untersuchungen der Gesamtbevölkerung vor allem die Beobachtungen an Neugeborenen, Schülern und an den Stellungspflichtigen zur Verfügung.

1. Die klinische Beurteilung der Erfolge der Kropfprophylaxe.

a) Die Verhütung des Neugeborenenkropfes.

In schweren Endemiegebieten kommen mehr als die Hälfte aller Neugeborenen bereits mit einer vergrößerten Schilddrüse, einer Struma congenita, zur Welt (WEGELIN). *Eine Kropfverhütung im wahren Sinne des Wortes ist daher nur während der intrauterinen Entwicklung möglich.* Jede später einsetzende gegen den Kropf gerichtete Maßnahme ist immer zum Teil auch Therapie, wenigstens soweit es sich um Massenuntersuchungen handelt. *Dementsprechend gibt allein die Untersuchung der Schilddrüsenverhältnisse bei Neugeborenen einen einwandfreien Maßstab für die Beurteilung der Erfolge der Kropfprophylaxe.*

Zur klinischen Untersuchung der Neugeborenenschilddrüsen möchten wir folgendes bemerken. Zuverlässige Angaben über die Häufigkeit des Neugeborenenkropfes sind nur dann möglich, wenn die Schilddrüsen systematisch untersucht werden. Eine normale Schilddrüse ist bei der Palpation nicht zu fühlen oder höchstens der Isthmus als ein dünner Strang auf der Trachea nachzuweisen. Ist einer oder beide Seitenlappen zu fühlen, dann müssen wir die Schilddrüse als kropfig bezeichnen. Diese vergrößerten Schilddrüsen — von GUGGISBERG als mittlere Strumen bezeichnet — sind klinisch durchaus unauffällig und werden deshalb immer übersehen, sofern nicht nach ihnen gesucht wird. Klinisch auffällig sind einzig die sehr großen Strumen, die wegen ihrer Größe bemerkt werden oder meistens darum, weil sie bereits die Trachea stenosieren und so zu leichter oder schwerer Asphyxie, evtl. sogar zum Erstickungstod führen.

Zur Palpation der Schilddrüse empfiehlt es sich, die Neugeborenen mit der linken Hand von hinten her unter den Schulterblättern zu heben, so daß der Kopf leicht nach hinten fällt und die vordere Halsregion gut hervortritt. Die Palpation wird am besten mit einem Finger

ausgeführt und mit Vorteil kurz nach dem Stillen, weil dann die Kinder ruhig sind. Von den meisten Autoren wird empfohlen, die Untersuchung erst nach dem 3. Lebenstage durchzuführen, weil dann die Geburtshyperämie abgeklungen ist.

Schon kurze Zeit nach der Einführung des jodierten Salzes im *Kt. Appenzell* konnte Zeller über das völlige Verschwinden der Neugeborenenkröpfe berichten, und diese ausgezeichnete Wirkung des jodierten Salzes wurde von Eggenberger nachher zu wiederholten Malen bestätigt. Die Zusammenstellung der Eggenbergerschen Untersuchungsresultate durch Wespi, die die Jahre 1926—1939 umfaßt, ist in Tabelle 16 wiedergegeben.

Dabei muß hervorgehoben werden, daß die ersten günstigen Resultate, über die Zeller berichtete, unter dem Einfluß eines mit 10 mg pro kg jodierten Salzes zustande kamen. Nach 1923 wurde dieses im kleinen hergestellte Salz durch das billigere, von den Salinen gelieferte Vollsalz mit nur 5 mg KJ pro kg verdrängt. Eggenberger entschloß sich daraufhin zu einer individuellen Prophylaxe bei den Schwangeren. Sämtliche Schwangere, die das Bezirksspital Herisau aufsuchten, erhielten 100 g Salz mit 1⁰/₀₀ KJ als sog. „Stammischung". Von diesem war 1 Eßlöffel voll mit 1 kg Haushaltsalz gut zu mischen. Es entstand so ein Kochsalz mit 15—20 mg KJ pro kg, das auch für salzarme Diät genügend Jod enthielt. Die günstigen Resultate, die Eggenberger zu wiederholten Malen mitteilen konnte, beziehen sich auf die dieser Prophylaxe unterworfenen Frauen bzw. Neugeborenen und nicht auf die Wirkung der allgemeinen Prophylaxe mit dem üblichen schwach dosierten Vollsalz.

Tabelle 16. Jodgehalt des Kochsalzes und Neugeborenenschilddrüsen in Herisau. (Nach Wespi.)

Jodgehalt des Koch-salzes in mg KJ pro kg Kochsalz	Zahl der Untersuchten	Normale Schilddrüse		Struma	
		Schilddrüsen unfühlbar %	Nur Isthmus fühlbar %	Nur fühlbare Struma %	Meßbare Struma %
0	150	67,3	12,0	12,0	8,7
2—5	763	85,7	7,9	6,0	0,4
15—20	1186	91,8	5,6	2,6	0,0

Aus Tabelle 16, die die Resultate einer 14jährigen Vergleichsuntersuchung enthält, geht klar hervor, daß die individuelle Prophylaxe die großen Strumen restlos beseitigt, weil sie als Vergleichsuntersuchung von jahreszeitlichen Schwankungen und vor allem auch von individuell schwankenden Beurteilungen absolut frei ist; letztere sind auch darum fast vollständig ausgeschaltet, weil die Untersuchungen immer vom gleichen Untersucher vorgenommen wurden.

Die Zahl der kleinen, d. h. nur bei der systematischen Palpation fühlbaren Strumen ist mit 2,6% ebenfalls auffallend niedrig, besonders wenn wir bedenken, daß der Jodgehalt des Kochsalzes bei der Geburt bestimmt wurde, die Zeitdauer der Prophylaxe dabei aber nicht berücksichtigt wurde. In manchen Fällen mag diese Zeitdauer nur 2—4 Wochen betragen haben. Es ist anzunehmen, daß bei längerer Anwendung des jodierten Salzes in allen Fällen die Zahl der Strumen überhaupt 0 gewesen wäre. Betonen möchten wir weiter, daß fast alle Mütter kropfig veränderte Schilddrüsen aufwiesen, daß sich diese Erfolge also trotz Kropf bei der Mutter erzielen lassen. Diese Beobachtungen lassen uns einen paraphorischen Einfluß, d. h. eine Beeinflussung des Plasmas der Erbzellen, wie sie Eugster annimmt, ablehnen und sprechen durchaus für eine reine exogene Schädigung, d. h. für die Wirkung des Jodmangels während der Schwangerschaft.

Weiter läßt sich aus Tabelle 16 auch entnehmen, daß schon die bis heute übliche schwache Dosierung von 5 mg (durch Lagerung und Jodverlust kann der Jodgehalt bis auf 2 mg zurückgehen) einen deutlichen Einfluß auf die Kropfhäufigkeit ausübt, indem wir in dieser Gruppe total 6,4% Strumen finden gegenüber 20,7% bei den Untersuchten, die gar keiner Prophylaxe

unterlagen. Im Vergleich zu den Verhältnissen vor 1922, wo etwa 50% Neugeborenenstrumen festgestellt wurden, ist auch dies ein wesentlicher Fortschritt. Wir möchten diesen mit der ganz leichten Erhöhung des Jodniveaus infolge indirekten Vollsalzgenusses in Rauchfleisch, Brot und Milch, durch gelegentlichen direkten Vollsalzverbrauch und wohl auch mit der Erhöhung des Jodniveaus durch Zufuhr jodreicherer Nahrung (Meerfische, Brot aus Weizen kropffreier Gegenden, jodreichere Gemüse und Südfrüchte usw. aus kropffreien bzw. kropfarmen Gebieten) erklären.

Eine Bestätigung der obenerwähnten Befunde von ZELLER und EGGENBERGER hat GUGGISBERG erbracht.

GUGGISBERG verglich die Häufigkeit des Neugeborenenkropfes im *Kt. Bern* von 1925 mit derjenigen von 1937 nach Einführung einer fakultativen Prophylaxe mit dem in der Schweiz üblichen Vollsalz, das 5 mg KJ pro kg enthält. Seine Untersuchung ist in Tabelle 17 zusammengefaßt.

Tabelle 17. Schilddrüsenverhältnisse bei den Neugeborenen in Bern vor und nach Einführung der Kropfprophylaxe. (Nach GUGGISBERG.)

	Normale Schilddrüsen %	Mittlere Struma %	Große Struma %
1925 (ohne allgemeine Prophylaxe)	47,0	38,0	15,0
1937 (nach Einführung einer allgemeinen fakultativen Prophylaxe mit Vollsalz [5 mg KJ pro kg])	69,6	30,2	0,2

Aus Tabelle 17 geht hervor, daß die Einführung des Vollsalzes im Kt. Bern zu einem deutlichen Rückgang der Kropfhäufigkeit geführt hat, wobei vor allem die großen Strumen praktisch vollständig verschwunden sind. Die ungenügende Wirkung des Vollsalzes möchten wir an Hand unserer Erfahrungen (s. Tab. 16) auf die ungenügende Dosierung des Jodes im Kochsalz zurückführen.

Die Prophylaxe der Neugeborenenstruma ist nicht nur darum von fundamentaler Bedeutung, weil nur sie die einzig wirkliche Prophylaxe darstellt, sie erlangt ihre volle Bedeutung vielmehr noch im Hinblick auf die Verhütung des Kretinismus. Es ist heute allgemein anerkannt, daß der größte und wichtigste Anteil der kretinischen Störungen intrauterin entsteht, weitgehend irreversibel ist und daher einer postnatalen Behandlung praktisch nicht oder nur unvollständig zugänglich ist. Während der Kropf an sich auch noch in den ersten Lebensjahren erfolgreich bekämpft werden kann, ist eine Bekämpfung, d. h. eine Verhütung des Kretinismus, nur intrauterin möglich. Einzig die pränatale Kropfprophylaxe verhütet daher nicht nur den Kropf, sondern auch den Kretinismus.

b) Die Kropfverhütung bei Schulkindern.

Obschon wir nur bei Neugeborenen die prophylaktische Wirkung des Jodes rein — und zugleich am raschesten — feststellen können, sind doch auch die Untersuchungen an Schulkindern von größter Bedeutung für die Beurteilung der Erfolge der Kropfprophylaxe. Da in Kropfgebieten meist schon mehr als die Hälfte der in die Schule eintretenden Kinder eine vergrößerte Schilddrüse aufweist, bedarf es allerdings bei Massenuntersuchungen besonderer statistischer Methoden, um die prophylaktische und die therapeutische Wirkung des Jodes

auf den Kropf auseinanderzuhalten. Wir möchten diese Schwierigkeiten besonders darum betonen, weil auch heute noch vielfach die Begriffe Prophylaxe und Therapie nicht scharf getrennt werden. *Kropfprophylaxe im wahren Sinne heißt Verhinderung des Auftretens eines Kropfes bei einem Individuum mit einer normalen Schilddrüse*. Der zufällige — bzw. der aus der Jodmangelätiologie des Kropfes sich ergebende — Umstand, daß für den Kropf die prophylaktische und die therapeutische Joddosis praktisch identisch sind, bringt es mit sich, daß wir mit der Prophylaxe immer auch Therapie treiben. Da zudem die meisten kindlichen Kröpfe therapeutisch gut beeinflußbar sind und sich daher unter der Prophylaxe zurückbilden, macht bei den Schulkinderuntersuchungen diese Vermengung von Therapie und Prophylaxe keine größeren Schwierigkeiten, und wir können uns im allgemeinen mit dem Resultat von Massenuntersuchungen ohne weiteres begnügen, in denen sich der prophylaktische Einfluß als Stillstand der Kropfbildung mit dem therapeutischen als Rückgang schon bestehender Kröpfe verbindet.

Dagegen müssen wir festhalten, daß bei den Erwachsenen diese Unterscheidung scharf gemacht wird. Die Erwachsenenstruma stellt meistens eine Struma nodosa dar, die therapeutisch nicht mehr oder wenigstens nur noch teilweise beeinflußbar ist. In Kropfgebieten sind meistens sämtliche Erwachsene verkropft. Von einer Prophylaxe kann bei Erwachsenen gar nicht mehr gesprochen werden, es handelt sich höchstens noch um therapeutische Beeinflussung.

Der Kropf nimmt mit zunehmendem Alter an Größe wie auch an Häufigkeit zu, und erreicht als sog. *Pubertätsstruma* gleichsam ein Maximum. Bei Vergleichsuntersuchungen muß deshalb immer der Altersaufbau der Untersuchten besonders berücksichtigt werden, um Fehlschlüsse zu vermeiden. Aus diesem Grunde sind Vergleichsuntersuchungen Gleichaltriger, z. B. der neu in die Schule Eintretenden, in erster Linie maßgebend.

Die normale kindliche Schilddrüse ist unfühlbar. Jede fühlbare Vergrößerung bedeutet daher schon Kropf. Da bei der Beurteilung der — therapeutischen — Erfolge der Jodverabreichung nicht nur die Verminderung der Zahl der Kropfigen, sondern auch die graduelle Größenverminderung der Schilddrüsen wesentlich ist, wird von den meisten Untersuchern eine Unterteilung der Kröpfe in verschiedene Grade durchgeführt. Ein vielgebrauchtes Schema stammt von Klinger. Etwas einfacher ist die Einteilung nach Bayard in I. Normale Schilddrüsen, II. Palpable Schilddrüsen, III. „Dicker Hals", IV. Größere Kröpfe. Um den subjektiven Fehler bei diesen Einteilungen auszumerzen, hat H. Hunziker die Schilddrüsenmessung empfohlen, wobei die sog. „Rahmenfläche" als Vergleichsmaßstab dient (s. Eggenberger).

Die ersten Versuche über die Wirkung physiologischer Joddosen von Bayard 1918—1920 waren noch durchaus medikamentös-therapeutisch eingestellt. Ähnliches gilt auch für den 1917 von Roux gemachten Vorschlag, Jod in weithalsigen Flaschen in Schulzimmern aufzuhängen. Dagegen finden wir in den Untersuchungen von Hunziker und von Wyss, die 1920 begonnen wurden, bereits eine Unterscheidung zwischen Prophylaxe und Therapie, die dann besonders in der Monographie von Hunziker und Eggenberger klar formuliert wurde. In den meisten späteren Arbeiten wurde diese Unterscheidung nicht mehr gemacht, und wir werden daher meistens nur von den Erfolgen der Prophylaxe

im gesamten, also über die prophylaktischen und therapeutischen Erfolge zusammen, berichten können.

Über die Erfolge des ersten Jahres in dem mit der Kropfprophylaxe vorangegangenen *Kt. Appenzell A.-Rh.* berichtete ZELLER.

ZELLER faßte das Resultat seiner Untersuchungen folgendermaßen zusammen:

a) Bei den Primarschülern reduzierten sich die Schilddrüsen nach 1 Jahr um durchschnittlich $^1/_3$—$^1/_4$.

b) Bei den Sekundarschülern wurden sie um etwa $^1/_5$ kleiner.

c) Die Schulkindergeneration 1923 wies eine kleinere durchschnittliche Schilddrüse auf als die Generation 1922.

d) Bei Schülern, die der Prophylaxe nicht unterstellt waren, nahmen die Schilddrüsen zu.

Diese Erfolge wurden, wie früher erwähnt, durch ein mit 10 mg KJ pro kg jodiertes Vollsalz erzielt. Sie hielten aber auch nach der Reduktion der Joddosis auf 5 mg KJ pro kg an.

Nach EGGENBERGER ergaben die in Herisau vorgenommenen Schilddrüsenmessungen bei den in die Schule eintretenden 6jährigen Kindern folgende Werte:

1922 durchschnittlich	26,3 qcm	Schilddrüsenrahmenfläche	
1923	,,	16,4 ,,	,,
1924	,,	11,0 ,,	,,
1925	,,	9,0 ,,	,,
1926	,,	7,0 ,,	,,
1927—1937 zwischen	6,0 und 6,7 qcm		,,

Innerhalb $4^1/_2$ Jahren waren die Schilddrüsen der in die Schule eintretenden Kinder praktisch normal geworden, da wir als Rahmenfläche der normalen Schilddrüse 5—6 qcm annehmen müssen.

An der 1. Internat. Kropfkonferenz 1927 in Bern konnte DIEUDONNE über ganz ähnliche Erfahrungen aus *Bayern* berichten, wo 1924 versuchsweise ein Vollsalz mit 5 mg KJ pro kg eingeführt worden war. In seinem Referat verwendete er auch Untersuchungen von SEPP und von MADLENER.

Am deutlichsten waren die Erfolge in Kempten, wo nach DIEUDONNE folgende Schilddrüsenflächen bei den 6jährigen Kindern gemessen wurden:

1924 (vor der Prophylaxe) . . . . . Mädchen	22,8 qcm	Knaben	23,8 qcm
1926 (nach 2 Jahren Vollsalz). . . . ,,	9,4 ,,	,,	11,3 ,,
1927 (,, 3 ,, ,,). . . . ,,	7,9 ,,	,,	10,5 ,,

Von besonderem Interesse sind die Arbeiten, die nun bereits über eine längere Beobachtungsdauer verfügen. WAGNER v. JAUREGG, der sich unablässig für die Einführung und Weiterführung der Kropfprophylaxe im ehemaligen Österreich bemüht hat, berichtete 1938 monographisch über die Erfolge der Kropfbekämpfung in *Österreich*. Dieses hat im Herbst 1923 auf den Vorschlag von WAGNER in Anlehnung an das Schweizer Vorbild ein Vollsalz mit 5 mg KJ pro kg fakultativ eingeführt. Wegen einer ziemlich heftigen Gegnerschaft blieb der Verbrauch allerdings meistens recht bescheiden, vor allem in den eigentlichen Kropfgebieten, so daß der Erfolg der Kropfbekämpfung nur schwer zu beurteilen ist. Richtig zu verwerten sind daher nur die Zahlen aus dem politischen Bezirk Murau, in dem 1923 das Vollsalz fakultativ und 1929 obligatorisch eingeführt

wurde. Die Beurteilung der Schilddrüsengröße erfolgte in Anlehnung an das Schema von Bayard. Das Ergebnis der Untersuchungen in Murau ist in Tabelle 18 wiedergegeben.

Tabelle 18. Kropfzahlen bei den schulbesuchenden Kindern des politischen Bezirkes Murau. (Nach Wagner v. Jauregg.) (Vollsalz 1923 fakultativ, 1929 obligatorisch eingeführt.)

		Zahl der Untersuchten	Kropf überhaupt	Kropf nach		
				Abb. 2	Abb. 3	Abb. 4
Knaben	1923	1837	62,33	35,98	19,54	6,8
	1931	915	53,9	48,2	4,7	1,1
	1936	1022	36,5	32,19	4,20	0,10
Mädchen	1923	1771	67,42	38,17	22,19	7,06
	1931	913	56,3	50,04	5,70	0,55
	1936	993	38,97	32,02	6,54	0,40

Ein deutlicher Rückgang der Kropffrequenz ist, wie aus Tabelle 18 hervorgeht, unbedingt festzustellen. Dagegen kann von einem Verschwinden der Kropfendemie nicht gesprochen werden. Wir werden später auf diesen Umstand zurückkommen. U. E. muß er mit der ungenügenden Dosierung des Jodes erklärt werden. Ganz auffällig ist der starke Rückgang der großen Kröpfe (sog. Abb. 4), während die schwächeren Grade nur wenig zurückgegangen sind.

Einen viel beträchtlicheren Rückgang der Kropfendemie unter dem Einfluß des Vollsalzes konnte Bayard im *Kt. Wallis* beobachten (Tab. 19).

Der Schweizer Kt. Wallis hat 1924 das Vollsalz mit 5 mg KJ pro kg eingeführt. Ab 1925 betrug dessen Verbrauch immer mehr als 50% des gesamten Salzverbrauchs und seit 1931 wird soz. ausschließlich Vollsalz verwendet.

Tabelle 19. Schilddrüsenverhältnisse bei Schulkindern im Kt. Wallis vor und nach Einführung der Kropfprophylaxe. (Nach Bayard.)

	Normale Schilddrüse %	Schilddrüse palpabel %	„Dicker Hals" %	Größere Kröpfe %
1920 vor Prophylaxe	28,8	54,3	14,9	2,0
1934 nach 10 Jahren allgemeiner fakultativer Prophylaxe	70,5	27,3	2,1	0,15

Während 1920 mehr als 70% aller Schulkinder eine vergrößerte Schilddrüse aufgewiesen hatten, war 1934 nach 10jähriger Prophylaxe das Resultat gerade umgekehrt, indem mehr als 70% aller Schulkinder eine normale Schilddrüse besaßen. Der Prozentsatz der Kinder mit dicken Hälsen und größeren Kröpfen betrug noch 2,25%. Diese geringe Zahl ist um so imponierender, wenn wir bedenken, daß das Wallis das klassische Kropfland ist, in welchem schon Napoleon eine Kretinenzählung durchführen ließ, um zu ermitteln, in welchem Maße der Kretinismus die Wehrfähigkeit der Kropfgegenden herabsetzt. Heute hat das Wallis Schilddrüsenverhältnisse, wie sie zum Teil in der als kropffrei angesehenen norddeutschen Tiefebene nicht besser sind.

Daß Lauener in Bern den Rückgang der Kropfendemie bei den neu in die Schule eintretenden Bernern ebenfalls auf die Wirkung des jodierten Salzes zurückführt, haben wir schon früher erwähnt (S. 539). Den gleichen Rückgang konnte auch Jordi bei den Schulrekruten in Zürich feststellen, nachdem Zürich

durch Regierungsratserlaß 1931 den Vollsalzverbrauch wesentlich gesteigert hatte. Da die Zahlen nichts Neues bringen, verzichten wir auf deren Wiedergabe.

Die Beobachtungen von HAEMMERLI in der Gemeinde Lenzburg im Schweizer Kt. Aargau entsprechen den Beobachtungen von WAGNER V. JAUREGG in Murau (Tab. 18). HAEMMERLI konnte nach 6jährigem, praktisch 100proz. Vollsalzverbrauch einen Rückgang des Schulkropfes von 80 auf 50% feststellen.

Besonderer Beachtung bedürfen die Feststellungen über die Kropfhäufigkeit im *Veltlin*, weil dort die einzigen länger dauernden Beobachtungen über die Wirkung eines mit 10 mg KJ pro kg jodierten Salzes gemacht werden konnten.

Im stark verkropften Veltlin wurde im April 1925 ein Vollsalz mit 10 mg KJ pro kg zum Verkauf gebracht, und zwar wurde das gesamte zum Verkauf gelangende Salz jodiert. Die Resultate wurden erstmals von MUGGIA mitgeteilt; über die neuesten Erfahrungen berichtet AMBROSI im Jahre 1937 (Tab. 20).

Tabelle 20. Kropf bei Schulkindern im Veltlin. (Nach AMBROSI.)

Untersuchungsdatum	Kropffrequenz %	Untersucher
1023/24 vor Einführung der Prophylaxe	57	MUGGIA
3 Jahre später	12,5	MUGGIA
Weitere 3 Jahre später.	7,8	MUGGIA
Neueste Statistik (1936) (?)	1,4	Dorfärzte

Die Einführung des Vollsalzes im Veltlin hat innerhalb 3 Jahren die Kropffrequenz von 57% auf 12,5% herabsetzen können. Nach 11jährigem Vollsalzgebrauch ist der Kropf auf 1,4% zurückgegangen, also praktisch verschwunden.

Interessieren die Zahlen von AMBROSI vor allem wegen der höheren Joddosierung, die u. E. allgemein durchgeführt werden sollte, so sind die Erfahrungen von MESSERLI im *Kt. Waadt* wegen ihrer langen Beobachtungszeit besonders wertvoll und verlangen deshalb eine eingehendere Wiedergabe.

Die Waadt hat als erster Schweizer Kanton — neben Nidwalden — unter der Führung des Chirurgen ROUX 1924 die Vollsalzprophylaxe 100proz. eingeführt und seither ununterbrochen ausschließlich jodiertes Kochsalz verbraucht.

MESSERLI hat jährlich die Kinder des Oeuvre Vidy-Plage untersucht auf ihre Schilddrüsenverhältnisse. Das Resultat seiner Untersuchung ist in Tabelle 21 und zur anschaulicheren Darstellung in Abb. 9 wiedergegeben.

Aus der Tabelle 21 und Abb. 9 geht hervor, daß unter der Wirkung der Vollsalzprophylaxe die Kropfendemie bei den Schulkindern von Lausanne ver-

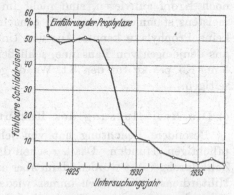

Abb. 9. Schilddrüsenverhältnisse bei Schulkindern von Lausanne nach Einführung der Kropfprophylaxe. (Nach MESSERLI.)

schwunden ist. Seit 1932 sind vergrößerte Schilddrüsen nur noch bei Kindern zu finden, die nicht in Lausanne geboren sind und aus zugewanderten Familien stammen.

Auffallend und eigentlich unerklärlich ist die Tatsache, daß in den Jahren 1925—1927, trotzdem damals die Prophylaxe schon voll eingesetzt hatte, ein Rückgang der Kröpfe nicht

festzustellen ist. Erst 1928 setzte ein leichter Rückgang ein, der dann 1929 ganz ausgesprochen wurde und seither geblieben ist. Wir möchten annehmen, daß dabei zum Teil subjektive Faktoren — schärferer Maßstab bei der Beurteilung — eine Rolle gespielt haben, denn es scheint kaum glaubhaft, daß die Wirkung des jodierten Salzes erst nach 4 jähriger Latenz und dann so sprunghaft einsetzen soll.

Neben den Schülern von Lausanne hat Messerli 1921 und 1937 auch die Schüler des Broyetales untersucht. Er fand dort 1921 77,3% mit Kropf, 1937

Tabelle 21. Schilddrüsenverhältnisse bei Schülern des Oeuvre Vidy-Plage in Lausanne von 1923—1937. (Nach Messerli.)

Untersuchungs-jahr	Zahl der Untersuchten	Schilddrüsenbefunde in Proz.		
		normal	fühlbar	dicke Hälse und eigentliche Kröpfe
1923	383	42,3	51,5	6,2
1924	375	45,6	48,0	6,4
1925	310	45,2	49,0	5,8
1926	323	45,2	50,6	4,2
1927	317	44,2	49,9	5,9
1928	322	56,5	38,2	5,3
1929	508	81,9	16,7	1,4
1930	435	88,7	11,3	0
1931	270	90,0	10,0	0
1932	270	94,4	5,6	0
1933	251	96,0	4,0	0
1934	221	97,3	2,7	0
1935	237	98,7	1,3	0
1936	212	96,7	3,3	0
1937	285	99,3	0,7	0

nur noch 21,6%. Die meisten Kinder des waadtländischen Broyetales, die 1937 noch Kropf aufwiesen, sind nicht im Kt. Waadt geboren, sondern auswärts, meistens stammen sie aus dem benachbarten Kt. Freiburg, der praktisch noch keine Prophylaxe kennt. Aus den Untersuchungen im Broyetal läßt sich, wie aus denjenigen von Lausanne, schließen, daß die Jodierung des Kochsalzes mit 5 mg KJ pro kg für den Kt. Waadt genügt, um den Kropf vollständig zu beseitigen.

c) Die Beeinflussung des Rekrutenkropfes durch die Prophylaxe.

Besondere Beachtung hat von jeher auch der Kropf bei den Stellungspflichtigen gefunden. Das lag schon daran, daß hier Untersuchungen in großer Zahl durchgeführt wurden, dann aber auch daran, daß die Zahl der wegen Kropf Militärdienstuntauglichen immer wieder auf die Bedeutung der Kropfendemie aufmerksam machte. Die statistische Verwertung der Rekrutierungsuntersuchungen ist allerdings öfters kritisiert worden. Der Wechsel der Untersucher und die daraus resultierende uneinheitliche Beurteilung machen weitgehende Rückschlüsse aus den erhältlichen Zahlen auch tatsächlich unmöglich, soweit es sich um eine bindende Beurteilung der Zahl der Kropfigen überhaupt handelt. Anders verhält es sich aber bei der Feststellung der Zahl der wegen Kropf Dienstuntauglichen. Hier finden wir einen einheitlichen Maßstab, eben die Militärtauglichkeit, an den sich sämtliche Untersucher halten müssen, und

durch das Interesse des einzelnen Untersuchten wie auch dasjenige des Staates wird die Einheitlichkeit in der Beurteilung weitgehend gewährleistet.

Für einzelne Jahrgänge läßt sich auch bei besonderer Instruktion der Untersucher eine sehr verwertbare Untersuchung über die absoluten Verhältnisse durchführen, wie das z. B. in der Schweiz 1924/25 geschah (STINER).

Für die Beurteilung der Prophylaxe im eigentlichen Sinne kann vorerst der Rekrutenkropf noch kaum verwertet werden wegen der Kürze der Beobachtungszeiten. Da in ausgesprocheneren Kropfgebieten 100% aller Schüler im Pubertätsalter eine vergrößerte Schilddrüse aufweisen, zeigt der Rückgang des Rekrutenkropfes in den ersten Jahren nach Einsetzen der Vollsalzverabreichung im Grunde genommen nur eine therapeutische Wirkung an.

Im *Kt. Appenzell* ist nach Einführung der Prophylaxe im Jahre 1922 die Zahl der wegen Kropf Dienstuntauglichen nach EGGENBERGER und MESSERLI innerhalb 16 Jahren von 70% auf 1°/$_{00}$ zurückgegangen. EGGENBERGER gibt an, daß in den letzten Jahren mehrfach Jahrgänge rekrutiert worden seien, bei denen kein einziger wegen Kropf untauglich erklärt werden mußte. Die Schilddrüsenrahmenfläche ging deutlich zurück. 1923 betrug sie im Durchschnitt 33,4 qcm, 1931 20,7 qcm und 1940 nur noch 17,0 qcm. Über die palpatorischen Schilddrüsenbefunde orientiert Tabelle 22. Während bis 1928 sämtliche Stellungspflichtige eine meßbar hypertrophische oder kropfig veränderte Schilddrüse aufgewiesen hatten, zeigten 1931 schon 12% eine unfühlbare, also endemiologisch normale Schilddrüse, 1937 sogar schon 52,9%, also mehr als die Hälfte aller Untersuchten.

Tabelle 22. Schilddrüsenbefunde bei den Stellungspflichtigen des Kt. Appenzell A.-Rh. (Nach EGGENBERGER.)

Untersuchungs-jahr	Zahl der Untersuchten	Schilddrüsenbefunde in Proz.		
		unfühlbar	fühlbar, aber nicht meßbar	meßbar
1923	118	0	0	100
1926	165	0	0	100
1928	161	0	0	100
1929	189	8	15	77
1930	221	16,2	30,8	53
1931	166	12,0	25,9	62,1
1937	134	52,9	32,8	14,3

MESSERLI hat die Zahl der wegen Kropf untauglich erklärten Stellungspflichtigen des *Kt. Waadt* von 1920—1937 zusammengestellt (Tab. 23). Da der Kt. Waadt die Prophylaxe mit jodiertem Salz (5 mg KJ/kg) 1924 vollständig eingeführt hat, lassen sich an diesen Zahlen die Auswirkungen der Prophylaxe sehr gut verfolgen.

MESSERLI hat die Zahl der Waadtländer und der nichtwaadtländischen Schweizer getrennt aufgeführt. Zur Ermittlung der Prozentzahlen haben wir die Gesamtsumme der Untersuchten errechnet und aufgeführt.

Wie beim Schulkropf sehen wir auch beim Rekrutenkropf im Kt. Waadt den merkwürdig sprunghaften Rückgang im Jahre 1929. Eine Erklärung für dieses Verhalten ist schwer zu finden, auf jeden Fall ist es kaum mit der reinen Wirkung der Prophylaxe in Einklang zu bringen, sondern muß zum Teil auf eine

Tabelle 23. Rekrutenkropf im Kt. Waadt. (Nach Messerli.)

Untersuchungs-jahr	Zahl der Untersuchten	Wegen Kropf vom Dienst befreit			
		Waadtländer	aus übrigen Kantonen	total	
				Zahl	%₀₀

Untersuchungs-jahr	Zahl der Untersuchten	Waadtländer	aus übrigen Kantonen	Zahl	%/₀₀
1920	4029	11	20	31	7,7
1921	3457	19	36	55	15,9
1922	3344	24	11	43	12,9
1923	3222	10	12	22	6,8
1924	3187	23	21	44	13,8
1925	3964	35	35	70	17,7
1926	3722	14	18	32	8,6
1927	3716	28	44	72	19,4
1928	4035	81	77	158	39,1
1929	3711	1	2	3	0,8
1930	2938	9	9	18	6,1
1931	3531	1	6	7	2,0
1932	3601	2	4	6	1,7
1933	3420	2	5	7	2,1
1934	3087	5	3	8	2,6
1935	3049	0	0	0	0
1936	2859	1	1	2	0,7
1937	2884	2	1	3	1,0

andere Beurteilung zurückgeführt werden. Das gleiche gilt für die abnorme Zunahme im Jahre 1928 auf das Doppelte bis Vierfache der früheren Jahrgänge. Hier muß eine besondere Einstellung der Untersuchungskommissionen hinein spielen. Diese verschiedene Beurteilung durch die Untersuchungskommissionen läßt sich am besten eliminieren, wenn wir verschiedene Jahrgänge gruppenweise zusammenfassen, wie wir das in Tabelle 24 getan haben.

Tabelle 24. Rekrutenkropf im Kt. Waadt.
(Zusammenfassung aus Tabelle 23.)

Untersuchungsjahr	Zahl der Untersuchten	Wegen Kropf vom Dienst befreit	
		Zahl	%₀
1920—1924	17239	195	11,3
1925—1928	15637	332	21,2
1929—1932	13781	34	2,5
1933—1937	15299	20	1,3

Auch wenn wir eine seit ungefähr 1930 etwas verschärfte Praxis der Untersuchungskommissionen annehmen, die einen Rückgang der Kropfendemie vortäuscht, ist doch der Rückgang der wegen Kropf Dienstuntauglichen um das 10fache so auffallend und zugleich so anhaltend, daß wir ihn nicht als zufällig bezeichnen können und ihn als einen Beweis für die Wirksamkeit der Prophylaxe verwerten dürfen.

Um die Unterschiede in der Beurteilung der Rekruten möglichst auszuschließen, haben wir (Wespi und Eggenberger jun.) zwei Gruppen von Schweizer Kantonen miteinander verglichen. Die einen (Nidwalden, Neuenburg, Schaffhausen, Schwyz, Obwalden, Zug) führen die Prophylaxe seit den Jahren 1923 bis 1927 praktisch vollständig durch, während die anderen (Luzern, Freiburg, Solothurn, Aargau) immer weniger als 15% Vollsalz verbrauchten.

Durch die vergleichende Untersuchung ist es möglich, alle für die ganze Schweiz gemeinsamen Einflüsse, wie die Schärfe der Handhabung der Rekrutierungsvorschriften, Klima-

schwankungen, Wirtschaftslage, auszuschließen, so daß die zu errechnenden Unterschiede vollständig auf die Prophylaxe zurückgeführt werden können.

Das Ergebnis dieser Untersuchung ist in Tabelle 25 wiedergegeben und in Abb. 10 graphisch dargestellt. Wir erkennen daraus, daß ein allgemeiner leichter

Tabelle 25. Dienstuntauglichkeit wegen Kropf. (Nach WESPI und EGGENBERGER JUN.)

Jahrgang bzw. Jahresgruppen	Kantone mit vollständiger Prophylaxe seit 1924—1927			Kantone ohne bzw. mit ganz ungenügender Prophylaxe			Verhältnis der Promillezahlen der wegen Kropf vom Dienst befreiten Stellungspflichtigen in den Kantonen mit und ohne Prophylaxe
	Gesamtzahl der untersuchten Stellungspflichtigen	Wegen Kropf vom Militärdienst befreit		Gesamtzahl der untersuchten Stellungspflichtigen	Wegen Kropf vom Militärdienst befreit		
		Zahl	‰		Zahl	‰	
1916 und 1918	5501	92	18,4	11000	403	36,3	1 : 2,0
1920	2733	70	25,6	5767	256	44,3	1 : 1,7
1922/23	5070	166	32,7	12862	506	39,2	1 : 1,2
1924/25	5823	164	28,2	14410	622	43,2	1 : 1,5
1926/27	5805	127	21,8	13787	396	28,7	1 : 1,3
1928/29	5970	39	6,5	14849	250	16,8	1 : 2,6
1930/31	5920	17	2,9	14371	155	10,8	1 : 3,7
1932/33	5070	22	4,3	13133	207	15,7	1 : 3,7
1934/35	4520	6	1,3	12151	235	19,3	1 : 14,8
1936/37	4479	4	0,9	11964	175	14,6	1 : 16,2
1938	2347	2	0,9	5874	63	10,7	1 : 11,9

Rückgang in der Zahl der wegen Kropf Dienstuntauglichen seit 1926 auch ohne Prophylaxe deutlich erkennbar ist. Als wichtigstes Ergebnis können wir aber festhalten, daß der Rückgang der Kropfendemie in den Kantonen mit vollständiger Prophylaxe unverhältnismäßig stärker ist als in den Kantonen mit ganz mangelhafter Prophylaxe. Das kommt besonders in den in Tabelle 24 ausgerechneten Verhältniszahlen zum Ausdruck. Vor Einführung der Prophylaxe schwankte das Verhältnis der Prozentzahlen in den Prophylaxekantonen und den Vergleichskantonen zwischen 1:1,2 und 1:2. Nach Einführung der Prophylaxe wurde der Unterschied zunehmend größer, betrug 1930 bis 1933 schon 1:3,7 und war in den letzten Jah-

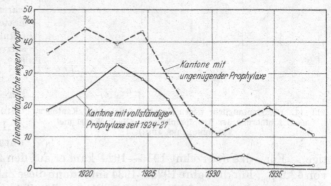

Abb. 10. Dienstuntauglichkeit wegen Kropf in Kantonen mit ungenügender und solchen mit vollständiger Prophylaxe. (Nach WESPI und EGGENBERGER JUN.)

ren noch ausgesprochener zwischen 1:11,9 und 1:16,2. *Die Zahl der wegen Kropf vom Militärdienst Befreiten hat in den Kantonen mit vollständiger Prophylaxe also etwa 8mal stärker abgenommen als in den Vergleichskantonen.*

Um den zeitlichen Verlauf des Rückganges der Kropfendemie nach Einführung der Prophylaxe zahlenmäßig deutlicher erfassen zu können, haben wir

die Rekrutierungsresultate der Prophylaxekantone auch noch nach ihrer Beziehung zum Zeitpunkt des Prophylaxebeginnes zusammengestellt (Tabelle 26 und Abb. 11).

Tabelle 26. Verlauf der Kropfendemie nach Einführung der vollständigen Prophylaxe in den Kantonen Nidwalden, Neuenburg, Schaffhausen, Schwyz, Obwalden, Zug. (Nach WESPI und EGGENBERGER JUN.)

Jahre nach Einführung	Gesamtzahl der untersuchten Stellungspflichtigen	Wegen Kropf vom Militärdienst befreit		Jahre nach Einführung	Gesamtzahl der untersuchten Stellungspflichtigen	Wegen Kropf vom Militärdienst befreit	
		Zahl	⁰/₀₀			Zahl	⁰/₀₀
0	3094	82	26,5	6	2586	10	3,8
1	2995	58	19,4	7	2570	7	2,7
2	2724	27	9,9	8	2432	12	4,9
3	3236	18	5,6	9	2273	1	0,4
4	3127	9	2,9	10	2243	2	0,9
5	2907	5	1,7	11	2297	3	1,3

Im Gegensatz zu MESSERLI können wir feststellen, daß der Rückgang der Dienstbefreiungen wegen Kropf schon im ersten Jahr nach Einführung der Prophylaxe beginnt und nicht erst nach einer gewissen Latenzzeit deutlich wird. Er geht in den folgenden Jahren noch weiter, allerdings mit langsam zunehmender Verflachung der Kurve. Mit Dienstbefreiungen von weniger als 1⁰/₀₀ werden aber Zahlen erreicht, wie sie im Tiefland nicht besser sind.

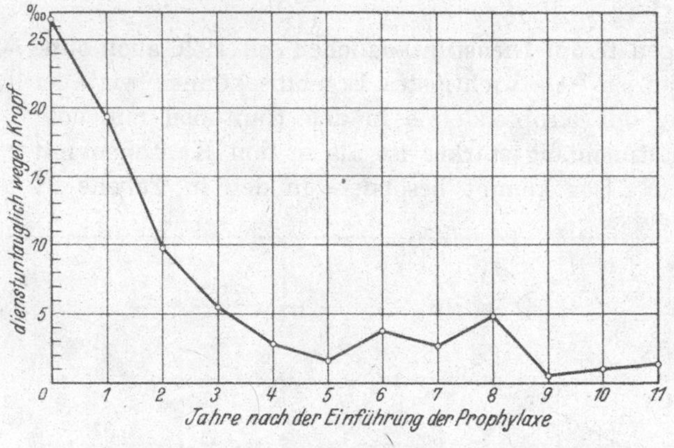

EGGENBERGER und MESSERLI berichten, daß entsprechend den Angaben von ZANGERL im *Kt. St. Gallen* 1917 40⁰/₀₀ der Rekruten wegen Kropf dienstuntauglich gewesen seien. 1938 waren es noch 5⁰/₀₀. St. Gallen hatte 1923 die Kropfprophylaxe fakultativ eingeführt, der Vollsalzverbrauch betrug maximal 69%.

Abb. 11. Dienstuntaugliche wegen Kropf in 6 Schweizer Kantonen nach Einführung der Kropfprophylaxe. (Nach WESPI und EGGENBERGER JUN.)

Für die *ganze Schweiz* berechnete EUGSTER in dem Jahrzehnt 1905—1914 41,1⁰/₀₀ wegen Kropf dienstuntaugliche Stellungspflichtige. Für das Jahrzehnt 1915—1924 kam er auf den fast genau gleichen Wert von 42,2⁰/₀₀. Für die Jahre 1925—1934 sinkt dann diese Zahl sprunghaft auf 17,3⁰/₀₀. Wir gehen sicher nicht fehl, wenn wir diesen plötzlichen starken Rückgang dem Einfluß der Kropfprophylaxe zuschreiben, die nach 1922 eingeführt wurde.

Über einen deutlichen Rückgang des Rekrutenkropfes unter dem Einfluß der Prophylaxe berichtet auch AMBROSI aus dem *italienischen Veltlin*, wo 1925 ein mit 10 mg KJ/kg jodiertes Vollsalz 100proz. eingeführt wurde (Tab. 27). In Übereinstimmung mit unseren Beobachtungen (Tab. 26) finden wir hier einen Rückgang bereits in den ersten Jahren nach Einführung der Prophylaxe, der sich im Laufe der folgenden Jahre noch deutlich verstärkt.

Polen führte am 1. 1. 35 in der Provinz Krakau ein mit 5 mg KJ/kg jodiertes Salz ein, wobei überhaupt nur noch dieses zum Verkauf gebracht wurde. Die Einführung erfolgte „stumm", d. h. ohne öffentliche Ankündigung, nur die Ärzte wurden informiert. In Krakau herrscht, wie in den übrigen nördlichen Provinzen Polens, eine leichte Kropfendemie. Die Erfolge zeigten sich fast augenblicklich, wie dies aus der Arbeit von TUBIASZ (Tab. 28) hervorgeht.

Tabelle 27. Rückgang des Rekrutenkropfes im Veltlin nach Einführung der Kropfprophylaxe. (Nach AMBROSI.)

Untersuchungsjahr	Zahl der wegen Kropf Dienstuntauglichen %o
1920—1924	11
1925—1929	4
1930—1934	1

Wie beim Schulkropf (WAGNER-JAUREGG, BAYARD u. a.) betraf auch beim Rekrutenkropf der Rückgang vor allem die großen Kröpfe (Tab. 29). Auch in anderen Provinzen, in denen teilweise jodiertes Salz verwendet wurde (Lwow, Schlesien), war ein starkes Sinken der Kropffrequenz zu beobachten.

Tabelle 28. Kropfhäufigkeit in der Provinz Krakau. (Nach TUBIASZ.)

Untersuchungsjahr	Kropf bei Rekruten in %
1930—1934 (vor der Prophylaxe)	17,6
1935 (am 1. 1. 1935 Vollsalz eingeführt).	6,4
1936	3,6
1937	2,9

Tabelle 29. Differenzierung der Rekrutenkröpfe in der Provinz Krakau vor und nach der Einführung der Kropfprophylaxe. (Nach TUBIASZ.)

Untersuchungsjahr	Kropfhäufigkeit in Proz.			
	total	kleine Kröpfe	größere Kröpfe	Kröpfe mit Kompl.
1930—1934	17,6	4,4	7,4	5,8
1937	2,9	2,0	0,7	0,2

d) Die Beeinflussung des Kropfes beim Erwachsenen durch die Prophylaxe.

Beim Erwachsenen kann noch weniger als beim Rekruten von einer eigentlichen prophylaktischen Wirkung gesprochen werden, und statistische Resultate können wir daher überhaupt noch nicht mitteilen. Immerhin erscheint es uns angebracht, die individuellen Beobachtungen und den Allgemeineindruck über die Beeinflussung des Erwachsenenkropfes hier anzuschließen.

In seinem Bericht über das Resultat des ersten Jahres der Kropfbekämpfung im Kt. Appenzell konnte ZELLER bereits berichten, daß die hyperplastischen Strumen der Erwachsenen langsam abgenommen hätten. Diese Beobachtung bestätigte EGGENBERGER vor allem bei der Beobachtung von Schwangeren.

EGGENBERGER verdanke ich auch die einzigen zahlenmäßig verwertbaren Angaben über den Erwachsenenkropf. Es betrifft dies die Schilddrüsenmessungen bei den Wöchnerinnen des Bezirksspitals Herisau, die in Tabelle 30 und Abb. 12 wiedergegeben sind. Wir erkennen daraus deutlich, wie unter dem Einfluß der Prophylaxe ein Rückgang der Schilddrüsengröße festzustellen ist. Bei den St. Gallerinnen tritt dieser Rückgang entsprechend dem späteren Einsetzen der intensiveren Prophylaxe auch erst später ein. Bei Frauen, die unter der Prophylaxe standen, konnte EGGENBERGER nie eine Vergrößerung der Schilddrüse während der Schwangerschaft beobachten. Bei allen Erwachsenen zeigten die parenchymatösen, nodösen und kolloiden Strumen eine Abnahme.

Tabelle 30. Schilddrüsenrahmenfläche der Wöchnerinnen des Bezirksspitals Herisau. (Nach Eggenberger.)

Untersuchungs-jahr	Appenzellerinnen		St. Gallerinnen	
	Zahl der Untersuchten	Durchschnitt-liche Schild-drüsenrahmen-fläche in qcm	Zahl der Untersuchten	Durchschnitt-liche Schild-drüsenrahmen-fläche in qcm
1922	25	44,0		
1923	36	40,0		
1926	84	36,7	12	45,5
1927	91	32,6	35	35,6
1928	95	32,0	40	34,0
1929	99	29,8	49	39,4
1930	92	34,5	44	39,5
1931	121	32,4	35	41,3
1932	92	32,0	51	36,0
1933	106	31,5	54	35,6
1934	100	30,9	49	33,2
1935	161	30,1	47	36,3
1936	127	26,1	31	30,1
1937	122	24,8	49	32,4
1938	171	28,1	38	35,4
1939	176	29,1	38	28,9
1940 (1.1. bis 30.9).	130	26,0	18	33,7

Auch Messerli in Lausanne machte die gleichen Beobachtungen. Unter dem Einfluß der Prophylaxe stellten die bereits bestehenden Kröpfe ihr Wachstum ein. Der Rückgang betraf vor allem den parenchymatösen Anteil, so daß schon bestehende Knoten deutlicher hervortraten. Mit einem Verschwinden der Knoten kann nicht gerechnet werden, hier bewirkt die Prophylaxe meistens nur einen Stillstand des Wachstums, häufig allerdings auch noch einen leichten Rückgang.

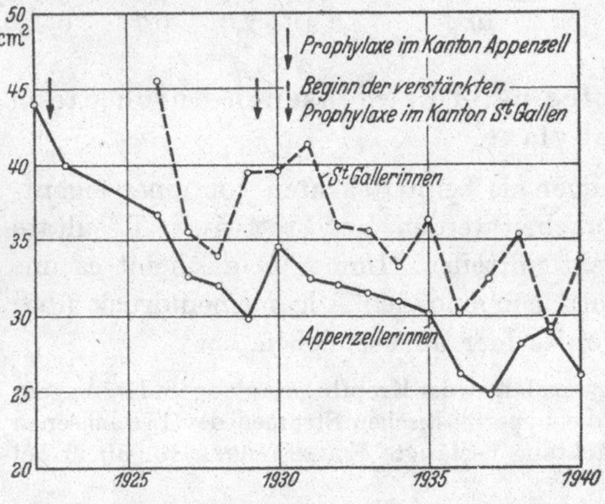

Alle bisher vorliegenden Beobachtungen sprechen also dafür, daß der therapeutische Effekt der Prophylaxe, wie er besonders an den Schulkindern beobachtet werden kann, sich auch auf den Kropf des Erwachsenen auswirkt. Allerdings sind nur die diffusen Hyperplasien voll rückbildungsfähig. Die Knotenstrumen bzw. die knotigen Anteile stellen das Weiterwachstum ein, gehen meistens sogar etwas zurück, ein Verschwinden dieser irreversiblen Neubildungen ist aber nicht zu erwarten.

Abb. 12. Schilddrüsenrahmenflächen der Wöchnerinnen im Bezirksspital Herisau. (Nach Eggenberger.)

Einen weiteren Hinweis auf diesen Stillstand des Kropfwachstums und den teilweisen Rückgang der Hyperplasien geben uns auch die Zahlen über Kropfoperationen. Schon früh konnte Eggenberger über den starken Rückgang der Zahl der Kropfoperationen in Herisau berichten.

Nach Marine hat McClure aus Michigan in gleicher Weise berichtet, daß unter dem Einfluß der Kropfprophylaxe die Kropfoperationen in sieben Spitälern von Südmichigan von 1452 im Jahre 1927 auf 591 im Jahre 1933 zurückgingen. Ähnliche Beobachtungen wurden nach Fuchs auch im bayrischen Allgäu und nach Graemiger im Physikatskreis Werdenberg-Sargans gemacht.

2. Die pathologisch-anatomische Beurteilung der Erfolge der Kropfprophylaxe.

a) Neugeborenenschilddrüse.

Die pathologisch-anatomische und histologische Beurteilung der Erfolge der Prophylaxe muß sich naturgemäß in erster Linie auf die Untersuchung an Neugeborenenschilddrüsen stützen. Sektionen oder Schilddrüsenoperationen bei Schulkindern, die zur Beurteilung der Prophylaxe noch in Frage kämen, sind zu selten, als daß sie zahlenmäßig ins Gewicht fallen würden.

Neben EGGENBERGER haben sich eigentlich nur WEGELIN und seine Schüler mit der Untersuchung von Neugeborenenschilddrüsen befaßt; neuerdings noch E. DIND unter NICOD.

WEGELIN machte 1926 als erster darauf aufmerksam, daß seit der Einführung der Kropfprophylaxe nun auch in Kropfgegenden Kolloid in den Schilddrüsen von Neugeborenen anzutreffen sei. Diese Angabe konnte EGGENBERGER wiederholt bestätigen, und auch von den Schülern WEGELINS wurde das Auftreten von Kolloid immer wieder beobachtet (PRADERVAND). Durch diese Befunde hat sich der Begriff des Normalen gründlich geändert. Während man früher die normale Neugeborenenschilddrüse als kolloidfrei betrachtete, müssen wir heute betonen, daß sich die ganz normale Neugeborenenschilddrüse kaum von der des Erwachsenen unterscheidet.

Bei bereits intrauterin bestehenden Hyperplasien kann die unter Jodzufuhr einsetzende Kolloidspeicherung zur Ausbildung einer Struma diffusa colloides führen (PRADERVAND, WEGELIN). Dieses sonst äußerst seltene Bild muß wohl in solchen Fällen als Rückbildungsstadium aufgefaßt werden, entsprechend dem Schema von MARINE.

Parallel zu dem klinisch beobachteten Rückgang der Schilddrüsengröße finden wir auch eine starke Verminderung des Schilddrüsengewichtes bei Neugeborenen unter dem Einfluß der Prophylaxe.

EGGENBERGER hat in seinem Handbuchbeitrag auf die Annäherung der Schilddrüsengewichte im kropfigen Kt. Appenzell an diejenigen des kropffreien Rom als erfreuliche Folge der Prophylaxe hingewiesen.

Über das zahlenmäßig größte Material berichtet PRADERVAND unter WEGELIN aus Bern, wobei er auch die Untersuchungen von STEINMANN mitverwendet (Tab. 31).

Tabelle 31. Einfluß der Kropfprophylaxe auf das Gewicht der Neugeborenenschilddrüsen in Bern. (Nach PRADERVAND.)

	Untersuchungsjahr	Durchschnittliches Schilddrüsengewicht	
		absolut g	relativ g/kg Körpergew.
Ohne Prophylaxe	1909—1914	9,99	3,43
	1915—1919	8,54	3,00
	1920—1924	8,89	3,12
Unvollständige Prophylaxe	1925—1929	6,99	2,31
	1930—1934	6,19	1,98
Allgemeine Prophylaxe	1936—1938	3,74	1,23

1924 wurde im Kt. Bern durch die Abgabe von jodiertem Salz in sehr beschränktem Ausmaß eine noch ganz unvollständige Prophylaxe begonnen. 1936

wurde dieses Salz (5 mg KJ pro kg) allgemeiner, aber immer noch fakultativ eingeführt und dadurch die Prophylaxe wesentlich verbessert. Der Erfolg ist in
dem sprunghaften Sinken des Schilddrüsengewichtes von über 6 g auf unter
4 g sehr deutlich zu erkennen. Schon die unvollständige Prophylaxe führte zu
einem deutlich erkennbaren Rückgang von 8—9 auf 7—6 g. Wie bei der klinischen
Untersuchung, so zeigt sich auch bei der pathologisch-anatomischen, daß die
Neugeborenenstruma die am raschesten auf prophylaktische Maßnahmen reagie-
rende Kropfform darstellt.

PRADERVAND berechnete auch den Prozentsatz der über 3 g schweren und deshalb
nach WEGELIN als kropfig zu bezeichnenden Schilddrüsen im Berner Material. Während
WEGELIN im Zeitraum 1911—1921 83,4% aller Neugeborenenschilddrüsen mehr als 3 g
schwer gefunden hatte, sank dieser Prozentsatz auf 68,1% in den Jahren 1930—1934 und
ging nach Einführung der allgemeinen Prophylaxe auf 43,1% in den Jahren 1936—1938
zurück.

Aus der Dissertation von E. DIND, die über Schilddrüsenuntersuchungen
in Lausanne in den Jahren 1920—1923 und 1936/37 berichtet, habe ich für
Neugeborene bis zum 1. Lebensmonat die in Tabelle 32 wiedergegebenen Zahlen
berechnet.

Tabelle 32. Beeinflussung der Neugeborenenschilddrüse in Lausanne durch
die Kropfprophylaxe. (Errechnet nach DIND.)

Untersuchungsjahr	Zahl der Untersuchungen	Minimal- und Maximalgewicht g	Durchschnitts- gewicht g
1920—1923 vor Prophylaxe	21	1—15	6,8
1936—1937 unter Prophylaxe	5	1—3	1,9

Das durchschnittliche Schilddrüsengewicht in Lausanne hat unter dem Einfluß der 1924 eingeführten Prophylaxe mit Vollsalz zu 5 mg KJ pro kg ganz
bedeutend abgenommen und muß jetzt als annähernd normal bezeichnet werden.
Allerdings ist die Zahl der untersuchten Schilddrüsen zu gering, um weitgehende
Schlüsse zu ziehen.

b) Kropf jenseits des Neugeborenenalters.

Eine Differenzierung der pathologisch-anatomischen Befunde in Schul-,
Rekruten- und Erwachsenenkropf, wie dies bei den klinischen Untersuchungen
notwendig war, erübrigt sich, weil deren Zahl sehr gering ist.

SCHNETZ hat unter WEGELIN versucht, die Einwirkung der noch ganz unvoll-
ständigen Vollsalzprophylaxe im Kt. Bern (s. oben), zu der sich allerdings die
weitgehende Schulprophylaxe (LAUENER) addiert, von pathologisch-anatomischer
Seite aus zu klären, soweit es sich nicht um Neugeborene handelt. Als Resultat
seiner ausführlichen statistischen Untersuchungen, auf deren Wiedergabe wir verzichten können, hat er festgestellt, daß die Kropfhäufigkeit der 3 Monate bis
20 Jahre alten im Berner Path.-Anat. Institut sezierten Individuen von 83,82%
in den Jahren 1909—1924 auf 66,15% in den Jahren 1930—1934 abgenommen
hat. In den Altersklassen über 30 Jahren ist kein wesentlicher Unterschied
in der Kropfhäufigkeit festzustellen.

Die Zahl der Knotenkröpfe sinkt in den letzten 10 Jahren der Untersuchung
stärker; die Knotenbildung erfolgt seit 1924 wesentlich später.

Das Gesamtbild der durch die Jodprophylaxe bedingten Veränderungen entspricht einer Intensitätsverminderung der Kropfendemie.

DIND hat unter NICOD die Schilddrüsengewichte im Path.-Anat. Institut Lausanne von 1920—1923 denen von 1936/37 gegenübergestellt. Als Beispiel bringen wir in Tabelle 33 die Durchschnittsgewichte der Schilddrüsen ohne Adenome.

Tabelle 33. Durchschnittsgewichte der Schilddrüsen ohne Adenome in den einzelnen Altersklassen 1920—1923 vor und 1936/37 nach 12jähriger Durchführung der Prophylaxe. (Nach DIND und nach NICOD.)

| Altersgruppe | Durchschnittliches Schilddrüsengewicht in g | | | |
| | Männer | | Frauen | |
	1920—1923	1936/37	1920—1923	1936/37
5—10	52	—	10,6	6
10—15	21	10	40	23
15—20	47	24	18,6	15
20—25	25	31,3	57,6	23
25—30	30	28,8	38,7	34,7
30—35	23	35	40,5	23,3
35—40	34,8	27,7	—	33,2
40—45	43	29	43	36
45—50	54	40,1	39	28,5
50—55	43	36,4	62	40,8
55—60	44,6	41	39	59,7
60—65	55,6	48	65,5	56
65—70	38,5	44,6	57,3	30,1
70—75	96,6	37	65	29
75—...	77,5	36	20	24,6

Im Durchschnitt sind die Schilddrüsengewichte 1936/37, 12 Jahre nach Einführung der Prophylaxe, deutlich kleiner als 1920—1923, und zwar auch bei den Erwachsenen. Der klinisch feststellbare therapeutische Effekt der Prophylaxe läßt sich also auch pathologisch-anatomisch nachweisen.

Infolge der zum Teil kleinen Zahl untersuchter Fälle in einzelnen Altersgruppen sind die Werte teilweise etwas sprunghaft angeordnet.

DIND hat das Auftreten der Adenome besonders untersucht (Tab. 34). Wie SCHNETZ konnte auch sie feststellen, daß die Adenome später auftreten und durch-

Tabelle 34. Adenomhäufigkeit vor und nach Einführung der Prophylaxe. (Nach DIND.)

| Untersuchungsjahr | Adenomhäufigkeit | |
	Männer %	Frauen %
1920—1923 vor Prophylaxe	38,1	50
1936—1937 nach 12 Jahren Prophylaxe	18,9	34,5

schnittlich seltener werden. Während 1920—1923 Adenome schon bei neugeborenen Knaben und bei 15—20jährigen Mädchen beobachtet werden konnten, waren solche 1936 weder bei Männern noch bei Frauen unter 25 Jahren vorhanden. Die Prophylaxe wirkt sich also nicht nur auf die diffusen Hyperplasien, sondern auch auf die Knotenstrumen günstig aus.

D. Die Verhütung der hypothyreotischen Erscheinungen und insbesondere des Kretinismus.

Ihre volle Bedeutung erlangt die Prophylaxe erst im Hinblick auf die Verhütung des Kretinismus, bzw. ganz allgemein ausgedrückt, durch die Verhütung der hypothyreotischen Erscheinungen. Diese sind wegen ihrer verheerenden Auswirkungen auf die Volksgesundheit praktisch viel wichtiger als der Kropf selber, der ja an sich mehr einen Schönheitsfehler darstellt. Da der Erfolg der Prophylaxe infolge der Kürze der Beobachtungszeit zum Teil noch gar nicht überall beurteilt werden kann, möchten wir einen kurzen Hinweis auf die vielfältigen Erscheinungsformen der Hypothyreose vorausschicken, aus dem zu ersehen ist, welch große Bedeutung der Prophylaxe gerade in dieser Hinsicht zukommen muß.

1. Die Auswirkungen der Hypothyreose.

Alle Forscher, die sich mit dem Studium des Kretinismus beschäftigt haben, mußten immer wieder feststellen, daß es schwierig, ja fast unmöglich ist, die Auswirkungen und auch den Begriff des Kretinismus klar zu erfassen. Die Störungen betreffen in erster Linie das Skeletsystem, das Nervensystem und das Integument. Dabei ist aber ein derartiger Wechsel in der Kombination und der Intensität der verschiedenen Symptome festzustellen, daß eine enorme Mannigfaltigkeit des klinischen Bildes resultiert. Es ist bis jetzt nicht gelungen, ein einziges Symptom nachzuweisen, aus dem sich die Diagnose klinisch in jedem Fall einwandfrei stellen ließe.

Für eine eingehendere Beschreibung der kretinischen Störungen verweisen wir auf Eggenberger und die Monographie von de Quervain und Wegelin; für die vorliegende Arbeit müssen wir uns mit einer Aufzählung der wichtigsten Befunde begnügen.

Die Störungen des **Skeletsystems** äußern sich in erster Linie in einem *Minderwuchs*, d. h. in einer starken Hemmung des Längenwachstums. Wir finden durchgehend eine Verzögerung des Auftretens der Knochenkerne und der Verknöcherung mit herabgesetzter Leistung der abnorm lang bestehenden Knorpelzonen. Die *besondere Schädelform* der Kretinen sowie einer großen Zahl sonst nichtkretinischer Personen in den Endemiegebieten, die *allgemeine Beckenverengerung*, die zu geburtshilflichen Komplikationen Anlaß gibt, sind ebenfalls auf diese Störung des Knochenwachstums zurückzuführen. Als Spätfolge ist die *deformierende Arthritis*, besonders die des Hüftgelenkes („Kretinenhüfte"), von praktischer Bedeutung.

Die *schlechte Körperhaltung*, der *watschelnde Gang* der Kretinen sind zum Teil mit der Störung des Knochenwachstums im Zusammenhang, zum Teil hängen sie aber auch mit der geistigen Beschränktheit und der fehlenden Differenzierung des Nervensystems zusammen. Daneben finden wir eine Minderwertigkeit der **Muskulatur,** die sich auch in einer erhöhten Anfälligkeit für *Hernien* äußert. Von den Veränderungen der **Haut** hat vor allem das *Myxödem* das Interesse auf sich gelenkt und dem ganzen Krankheitsbild der Hypothyreose in einzelnen Sprachgebieten den Namen gegeben. Zu ihr gesellt sich noch die *Trockenheit* der Haut und die Störungen des *Haarwuchses*. Unter den ektodermalen Gebilden zeigen die **Zähne** die Folgen der Hypothyreose ziemlich ausgesprochen.

Nach EGGENBERGER geht die Verbreitung der *Zahncaries* weitgehend parallel mit der Verbreitung des Kropfes, das *Sperrgebiß* ist auf eine Knochenwachstumshemmung der Unter- und Oberkiefer zurückzuführen, die ebenfalls hypothyreotisch bedingt sein kann. Unter den Störungen des **Nervensystems** ist in erster Linie die kretinische *Idiotie* zu erwähnen. Hier finden wir alle Intensitätsschwankungen vom bildungsunfähigen Idioten bis zum kaum auffallenden Beschränkten. Es zeigt sich aber auch die Schwierigkeit im Abgrenzen der hypothyreotisch bedingten Geistesschwäche von den andersartig bedingten Intelligenzstörungen. Im Einzelfall läßt sich die Unterscheidung meistens gar nicht durchführen, sofern nicht andere hypothyreotische Merkmale die Diagnose ermöglichen. Es wird daher die Einordnung immer nur mit einer gewissen Willkür erfolgen können. Scheinbar müssen auch andere Störungen des Nervensystems, z. B. *moralische Defekte*, oder Infantilismen, wie das *Bettnässen*, auf hypothyreotische Entwicklungshemmungen zurückgeführt werden (KOLLER). Die gleichen Intensitätsschwankungen und diagnostischen Schwierigkeiten finden wir bei den Hörstörungen, deren schwerster Grad als **endemische Taubstummheit** bezeichnet wird. Auch hier bestehen alle möglichen Variationen von der Hörstummheit und der richtigen Taubstummheit bis zu leicht angedeuteten Sprachfehlern und der leichten, erst im Alter auftretenden Schwerhörigkeit. Ein einheitliches Symptom, aus dem sich die hypothyreotische Genese diagnostizieren ließe, besteht nach NAGER nicht, die Diagnose muß auch hier aus anderen hypothyreotischen Begleiterscheinungen gestellt werden. Das *Auge* scheint relativ wenig beteiligt. Erwähnenswert ist der häufige *Strabismus* bei Kretinen, ebenso die starke *Hyperopie* (VOGT, nach EGGENBERGER).

In bezug auf das **Blutgefäßsystem** haben die capillarmikroskopischen Untersuchungen von JAENSCH u. a. gezeigt, daß die *Capillarentwicklung* durch die Hypothyreose schwer beeinträchtigt wird. Wir möchten das nach EGGENBERGERS Erfahrung besonders häufige Vorkommen von *Varicen* in Endemiegebieten mit dieser Hypoplasie des Gefäßsystems in Beziehung bringen. In diesem Zusammenhang ist auch die Beobachtung von DUNGAL zu erwähnen, daß im kropffreien Island die *Arteriosklerose* viel seltener ist als andernorts, während umgekehrt HOELZER bei einem Mädchen mit kongenitaler Schilddrüsenaplasie das Auftreten einer hochgradigen Arteriosklerose beobachten konnte. Die häufige *Anämie* der Kretinen hängt wohl mit einer hypothyreotisch bedingten Unterfunktion des Knochenmarkes zusammen. Für das sog. *Kropfherz* (FEER u. a.), d. h. eine mit größeren Neugeborenenstrumen meist verbundene Herzvergrößerung, muß die Frage der Entstehungsweise noch offengelassen werden. Aus statistischen Untersuchungen und mehr klinischen Eindrücken ist auch noch für eine ganze Reihe weiterer Störungen die Hypothyreose als Ursache oder wenigstens als wesentlich mitbeteiligter Faktor anzusehen. So für *adenoide Wucherungen* (LAUENER) und für die Entstehung von *Myomen* und *Ovarialcysten* (EGGENBERGER). Von BAYARD wird auch aus theoretischen Überlegungen und an Hand zahlenmäßiger Korrelationen der Hypothyreose eine wesentliche Rolle bei der *Krebsentstehung* zugeschrieben. Auf die Häufigkeit der Hernien haben wir bereits hingewiesen. In das gleiche Kapitel der statischen Insuffizienzerscheinungen gehören neben den ebenfalls schon erwähnten Varicen auch die *Plattfüße*. Bei einer Reihe von Störungen haben erst die Erfahrungen mit der Prophylaxe

gezeigt, daß hier die Hypothyreose mitbeteiligt ist, obschon auch klinische Erfahrungen und Analogien im Tierreich darauf schließen lassen konnten, wir erwähnen hier die *angeborene Lebensschwäche, intrauterinen Fruchttod* und auch die *Mißbildungen* (Eggenberger).

Selbstverständlich müssen wir uns darüber klar sein, daß sämtliche hier aufgezählten Störungen auch durch ganz andere Bedingungen verursacht sein können.

Wir erwähnen hier nur die Rolle der Rachitis für die Entstehung des Minderwuchses, müssen aber dabei gleichzeitig auf die klinisch (Nitschke) und experimentell (Saegesser, Thompson u. a.) nachgewiesenen Beziehungen zwischen Schilddrüsenfunktion und Rachitis aufmerksam machen.

Immerhin wird u. E. bei den nicht direkt als kretinisch oder kretinoid in die Augen fallenden Störungen viel zuwenig an die ursächliche Rolle der Hypothyreose gedacht. Wenn auch für einzelne Krankheitsgruppen die hypothyreotische Ätiologie noch umstritten ist (z. B. für die angeborene Lebensschwäche [Wieland, Bernheim]), so halten wir doch ihre Erwähnung für angebracht, weil diese Beziehungen u. E. noch eine viel umfassendere Abklärung verdienen, und weil gerade bei Nachuntersuchungen und bei der Beurteilung der Prophylaxeerfolge viel mehr auf sie geachtet werden sollte.

2. Bemerkungen zur Entstehungsweise der hypothyreotischen Störungen.

Die 1892 von Th. Kocher auf Grund der Parallele zwischen Kachexia thyreopriva und Kretinismus ausgesprochene Ansicht, daß der Kretinismus durch eine frühzeitige Aufhebung oder Beeinträchtigung der Schilddrüsenfunktion zu erklären sei, beginnt sich immer mehr durchzusetzen. Die Jodmangeltheorie erlaubt wie keine andere Kropftheorie, sich zwanglos dieser Ansicht einzuordnen und zugleich die Erklärung zu geben für die enge Verbindung zwischen Kropf und Kretinismus. Bei der nach Schilddrüsenexstirpation einsetzenden Kachexia thyreopriva wie auch beim sog. ,,sporadischen", d. h. durch Thyreoaplasie oder frühzeitige Schilddrüsenzerstörung verursachten Kretinismus kommt die Hypothyreose durch das Fehlen des Schilddrüsenparenchyms zustande, *beim endemischen Kretinismus ist die Hypothyreose bedingt durch die ungenügende Zufuhr von Jod als Hormonbaustoff.*

Als weiterer wichtiger Punkt ist festzuhalten, daß die schwersten hypothyreotischen Störungen intrauterin entstehen. Da der Fetus in den ersten Monaten noch ganz auf das mütterliche Schilddrüsenhormon angewiesen ist, könnten wir den Kretinismus, soweit er pränatal bedingt ist, als die *Auswirkung der mütterlichen Hypothyreose auf das Kind* bezeichnen. Es werden dabei vor allem die Anlagen zur Weiterentwicklung zum Teil irreversibel geschädigt. Damit erklärt sich die schwere oder unmögliche therapeutische Beeinflussung der kretinischen Störungen. Zu den intrauterin entstehenden hypothyreotischen Schädigungen gesellen sich noch die postnatalen. Die Wirkung des Jodmangels wird dabei verstärkt durch die für den schweren Kretinismus typischen Atrophie und degenerative Schädigung der Schilddrüse. Der *Kretinismus* wäre demnach, wie wir das bereits definierten, *die Summe der durch prä- und postnatale Hypothyreose bedingten Störungen der Wachstums- und Differenzierungsvorgänge und des Stoffwechsels. Die ungeheure Mannigfaltigkeit in der Intensität und der Sym-*

ptomatologie der hypothyreotischen Störungen erklärt sich durch die verschiedene Intensität der Hypothyreose bzw. des Jodmangels und durch die Verschiedenheiten in bezug auf Zeitpunkt und Dauer ihres Einwirkens.

Besonders empfindlich scheinen die Wachstums- und Differenzierungsvorgänge zu sein. Zum mindesten erklärt uns diese Annahme auf einfache Weise, warum die Hypothyreose sich um so stärker auswirkt, je früher sie einsetzt.

Da die Schilddrüse einen gewissen Jodvorrat speichern kann, ist es klar, daß eine eigentliche Schilddrüseninsuffizienz erst dann einsetzt, wenn der Jodmangel so chronisch andauert und zugleich so hochgradig ist, daß eine Erschöpfung des Jodgehaltes bis zur funktionellen Insuffizienz eintritt. Dies ist aber nur in den ausgesprochen jodarmen, d. h. den schweren Endemiegebieten möglich, und damit erklärt sich die Beschränkung des Kretinismus auf dieselben. Die Größe der Schilddrüse spielt dabei an sich keine Rolle, immerhin sind kropfige Schilddrüsen im allgemeinen jodärmer, und bei der Knotenstruma spielt zugleich noch die Einschränkung des aktiven Parenchyms eine Rolle. Damit erklärt sich die Beobachtung, daß Kretinen sozusagen nur von Müttern mit Knotenkröpfen geboren werden. Da mit Zunahme der Zahl der Geburten, hauptsächlich wenn sie rasch aufeinanderfolgen, die Schilddrüse ihren Jodvorrat immer mehr erschöpft, ist auch die Zunahme der Kretinen mit der zunehmenden Zahl in der Kinderreihe (EUGSTER) verständlich. Die Auffassung des Kretinismus als mütterliche Hypothyreose läßt uns auch begreifen, warum nur der Zustand der Schilddrüse der Mutter, nicht aber derjenige des Vaters einen Einfluß auf die Entstehung des Kretinismus ausübt.

3. Die Erfolge der Kropfprophylaxe in bezug auf die Verhütung und Bekämpfung der hypothyreotischen Erscheinungen.

Während die Erfolge der Prophylaxe des Kropfes durch zahlreiche Autoren untersucht und einheitlich bestätigt wurden, ist der Frage nach der Verhütung der hypothyreotischen Erscheinungen merkwürdigerweise bisher nur wenig nachgegangen worden. Das liegt zum großen Teil wohl daran, daß die Kürze der Beobachtungszeit weitgehende Feststellungen noch gar nicht erlaubt hat. Da die Verhütung der schweren hypothyreotischen Erscheinungen in der Fetalzeit erfolgen muß, ist ihre Beurteilung an Hand von Schulkinderuntersuchungen erst nach 7 Jahren möglich. Rasche Erfolge lassen sich nur bei Neugeborenen feststellen. Auch zur Beurteilung der nach der Geburt erst einsetzenden Hypothyreose und ihrer Verhütung bedarf es einer gewissen Beobachtungszeit, die eher länger ist als zur Beurteilung der Wirkung auf den Kropf. Zum Teil ist der Mangel an einschlägigem Schrifttum allerdings auch damit zu erklären, daß die Bedeutung der Hypothyreose erst allmählich erkannt wird. Wir hoffen mit dieser Darstellung der Erforschung der Hypothyreose und der Beobachtung der oft überraschend weit sich erstreckenden und vielfach unerwarteten Erfolge der Kropfprophylaxe neue Anregung zu geben.

Da der Minderwuchs eines der charakteristischen Symptome des Kretinismus darstellt, liegt es nahe, die Beeinflussung des **Längenwachstums** zu untersuchen und dieses als einen Prüfstein für die Erfolge der Prophylaxe zu betrachten.

Beim *Neugeborenen* liegen u. W. keine entsprechenden Untersuchungen vor. Ein Erfolg wäre eigentlich zu erwarten, weil GUGGISBERG feststellen konnte, daß im kropfigen Bern die durchschnittliche Länge der Neugeborenen deutlich kleiner ist als in kropfarmen bzw. kropffreien Vergleichsgebieten. Er fand auch viel häufiger Ossifikationshemmungen in Bern als anderswo. Dagegen konnte EGGENBERGER einen deutlichen Anstieg des durchschnittlichen *Geburtsgewichtes* im Kt. Appenzell unter dem Einfluß der Prophylaxe beobachten. Dieses stieg

bei den neugeborenen Einlingen von mehr als 45 cm Länge von 3260 g in den
Jahren 1916—1921 auf 3392 g in den Jahren 1926—1931, also um 132 g, während
es in Basel im gleichen Zeitraum nur um 23 g anstieg. Eine ähnliche Gewichts-
erhöhung wie im Kt. Appenzell läßt sich aus der Arbeit PRADERVAND auch für
den Kt. Bern errechnen und muß sicher zum Teil auf die Prophylaxe zurückgeführt werden.

Bei *Schulkindern* ist das Längenwachstum mehrfach beobachtet und eine
deutliche Verbesserung desselben unter dem Einfluß der Prophylaxe festgestellt
worden. Schon HUNZIKER konnte in seiner Monographie mitteilen, *daß die
prophylaktische Jodverabreichung die natürliche Tendenz des Längenwachstums
unterstütze.* Auch KLINGER
fand eine deutliche Ver-
besserung des Wachstums
unter dem Einfluß der
„medikamentösen" Pro-
phylaxe. Über ausgedehn-
tere Untersuchungen im Kt.
Appenzell berichtet EGGEN-
BERGER (Tab. 35). Die gleiche starke Zunahme der
Körperlänge wurde auch
von KOLLER anläßlich der
Schwachbegabtenzählung

Tabelle 35. Durchschnittliche Körperlänge und
Körpergewicht bei 6½jährigen Schülern in
Herisau. (Nach EGGENBERGER.)

Untersuchungs-jahr	Zahl der Schüler	Länge ohne Schuhe cm	Gewicht kg
1922	141	111,2	19,7
1924	147	112,4	20,2
1929	179	114,8	20,9
1932	149	115,7	21,4
1934	148	114,9	21,0
1936	112	116,3	21,6
1937	119	115,0	22,0

1937 im Kt. Appenzell bestätigt. Besonders zu betonen ist dabei die Tatsache,
daß die Längenzunahme mit einer Gewichtsvermehrung — und wie bei Rekruten
festgestellt werden kann, mit einer Vermehrung des Brustumfanges — einhergeht.
Die Prophylaxe bewirkt also nicht etwa eine Asthenisierung der Bevölkerung,
sondern sie erreicht die Vermehrung eines durchaus proportionierten Wachstums und führt damit zu einer **Verbesserung der Konstitution.**

Über die Längenzunahme bei Rekruten bzw. Stellungspflichtigen finden wir
wieder Angaben bei EGGENBERGER, zu denen wir als Ergänzung noch Zahlen
von TOBLER beigefügt haben (Tab. 36).

Wir ersehen aus Tabelle 36 und noch besser aus der graphischen Darstellung
(Abb. 13), daß die sonst durch ihre sprichwörtliche Kleinheit ausgezeichneten
Appenzeller in den letzten 15 Jahren unter dem Einfluß der Prophylaxe ein stark
gesteigertes Längenwachstum aufweisen. Der bisher von den Anthropologen
als *Rassemerkmal* angesprochene Kleinwuchs hat sich durch eine einfache
diätetische Maßnahme *beseitigen* lassen und als exogen bedingte endokrine
Störung herausgestellt.

Wir sind uns selbstverständlich darüber klar, daß an der Zunahme der Körperlänge
auch noch andere Faktoren, wie die Rachitisbekämpfung, bessere Ernährung, Besonnung,
vermehrte Körperübungen, mitgewirkt haben. Eine Längenzunahme ist ja auch in anderen
Kantonen ohne Prophylaxe (Luzern) beobachtet worden, allerdings in geringerem Ausmaß
(TOBLER u. a.). Die Behauptung von TOBLER, daß die Längenzunahme im Kt. Appenzell
schon vor der Einführung der Prophylaxe begonnen habe, wird durch unsere Tabelle widerlegt. Sie kam zu ihrem falschen Schluß, weil das von ihr gewählte Untersuchungsjahr 1914
zufälligerweise einen etwas höheren Durchschnitt als die anderen Jahrgänge aufwies. Für
1924 ist die Erhöhung nicht zufällig, sondern dadurch bedingt, daß in diesem Jahr die

Tabelle 36. Durchschnittliche Körperlänge und Brustumfang bei den Stellungspflichtigen des Kt. Appenzell a. Rh. (Zusammengestellt nach EGGENBERGER und
nach TOBLER.)

Untersuchungs-jahr	Autor	Zahl der Stellungs-pflichtigen	Mittlere Körper-länge cm	Mittlerer Brust-umfang cm
1884	T.	364	160,5	81,4
1890	E.	464	159,3	83,2
1894	T.	399	160,2	83,9
1904	T.	406	160,4	82,2
1910	E.	477	161,3	83,7
1914	T.	308	162,6	83,6
1920	E.	400	161,4	84,7
1924	T.	308	165,0	87,0
1930	E.	413	165,1	86,4
1931	E.	321	165,9	87,1
1932	E.	306	166,3	86,6
1933	E.	279	166,1	86,5
1934	E.	277	166,7	86,6
1935	E.	285	167,1	87,5
1936	E.	254	167,8	86,7
1937	E.	290	168,1	87,6
1938	E.	280	168,1	87 0

Rekrutierung um 1 Jahr verschoben und deshalb die durchschnittliche Länge höher wurde,
zudem war in diesem Jahr schon ein Einfluß der Prophylaxe möglich, da diese bereits 2 Jahre
vorher eingeführt worden war.

Der schwere **Kretinismus** als solcher, d. h. die Zahl der Personen, welche
schon in ihrer äußeren Erscheinung als typische Kretine imponieren, ist allgemein
stark zurückgegangen, wie verschiedene Autoren berichten.

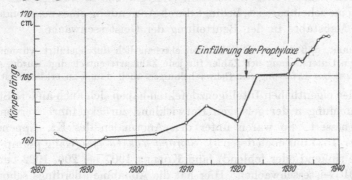

Abb. 13. Durchschnittliche Körperlänge der Appenzeller Stellungspflichtigen. (Nach EGGENBERGER und
nach TOBLER.)

Die Formulierung, daß der Kretinismus vor Eisenbahn und Auto zurückgewichen sei,
gibt deutlich an, auf welche Weise dieser Rückgang zu erklären ist. Zur Behebung des
schweren Kretinismus bedurfte es nur einer geringen Erhöhung der Jodzufuhr, wie sie durch
vermehrten Genuß von Nahrungsmitteln aus jodreicheren, kropfärmeren Gegenden zustande
kommt (Meerfische, Brotgetreide, Früchte, Gemüse, Gefrierfleisch usw.). Diese prophylaktische Wirkung unbeabsichtigter und unbewußter Erhöhung der Jodzufuhr wird viel
zuwenig beachtet.

Im Kt. Appenzell fand KOLLER 1907 30 und 1922 40 Kinder mit Kretinen-
typ. 1937 konnte er trotz gleichem Maßstab nur noch 9 kretinische Kinder

zählen, von denen kein einziges den Typus des Vollkretinen bot. Diese starke Abnahme seit 1922 kann u. E. nur als Wirkung der 1922 eingeführten Prophylaxe erklärt werden.

Im Veltlin ging der Prozentsatz der wegen endemischer Thyreopathie (dicker Hals, Kropf, Kretinismus, Taubstummheit, Stottern, Kleinwuchs) Dienstuntauglichen von $38^0/_{00}$ in den Jahren 1920—1924 auf $13^0/_{00}$ in den Jahren 1930—1934 zurück (Ambrosi). Der volle Erfolg der Prophylaxe bei Rekruten wird sich aber wegen der intrauterinen Genese erst nach 20 Jahren zeigen.

Zur Beurteilung einer Auswirkung der Prophylaxe auf den hypothyreotischen **Schwachsinn** liegen einzig die Tabellen von Koller vor, die sich an Hand der von ihm durchgeführten Anormalenzählungen im Kt. Appenzell in den Jahren 1907, 1922 und 1937 ergeben. Wir haben die den Schwachsinn betreffenden Zahlen aus den Arbeiten Kollers umgerechnet und in Tabelle 37 zusammengestellt.

Tabelle 37. Häufigkeit des Schwachsinns bei Schulkindern des Kt. Appenzell a. Rh. (Errechnet und zusammengestellt nach Koller.)

Untersuchungs-jahr	Zahl der Schulkinder	Schwachsinnige		
		leichten Grades	mittleren Grades	schweren Grades
1907	9919	227		142 = 1,43 %
1922	9573	191	74	116 = 1,12 %
1937	6198	199	120	25 = 0,40 %

An Hand Tabelle 37 ist in erster Linie eine *starke Abnahme des hochgradigen Schwachsinns von 1,43 auf 0,4%* festzustellen. Demgegenüber steht eine Zunahme der leichteren Grade von Schwachsinn. Wir glauben allerdings, daß diese Zunahme nur eine scheinbare ist, bedingt durch Anwendung eines zusehends schärfer werdenden Maßstabes in der Beurteilung der Geistesschwäche.

Dazu kommt, daß die ersten Zählungen ehrenamtlich durchgeführt wurden, während bei der letzten Untersuchung der Zähler für jede Zählkarte entschädigt wurde, so daß der Anreiz zur besseren Erfassung der Schwachsinnigen auch damit zu erklären ist.

Neben den eigentlichen Intelligenzdefekten haben sich auch andere Störungen, die auf Hemmungen der geistigen Entwicklung zurückgeführt werden müssen, deutlich gebessert. So waren unter den Anormalen des Kt. Appenzell 1922 84 *Bettnässer*, 1937 nur noch deren 31. *Störungen des Ganges* (Gang plump-unsicher, in die Knie sinkend oder fehlend) fand Koller 1907 bei 206, 1922 bei 148 und 1937 bei 101 Geistesschwachen. Hier hat die Abnahme allerdings schon vor der Einführung der Prophylaxe begonnen, sich aber nach derselben verstärkt.

Nach Messerli sollen viele Lehrer angeben, daß die Schulkinder unter dem Einfluß der Prophylaxe im Kt. Waadt aufgeweckter und lebhafter geworden seien.

Eggenberger hat auf die direkt überraschende Tatsache aufmerksam gemacht, daß die Todesfälle an *angeborener Lebensschwäche* und Frühgeburt unter dem Einfluß der Prophylaxe abnahmen. Über die gleiche Beobachtung berichtet Ambrosi aus dem Veltlin. Im Tierreich sind ähnliche Erfolge auch bei Schweinen und Schafen (Marine) sowie bei Steinböcken (Eggenberger) und experimentell bei Ratten (Schmelling) erzielt worden. Dagegen beob-

achtete REMINGTON normale Zahlen lebender Jungen bei sehr jodarmer Ernährung. Für den Menschen ist der Begriff der „thyreogenen Adynamie" nicht unbestritten geblieben (WIELAND, BERNHEIM) und bedarf noch weiterer Bestätigung. Das letztere gilt auch für die Abnahme der kongenitalen *Mißbildungen* im Kt. Appenzell nach Einführung der Prophylaxe.

Besonders erfreulich und u. E. in erster Linie als Erfolg der Kropfprophylaxe anzusprechen ist die starke *Abnahme der* **Taubstummheit**, wie sie in den letzten Jahren in der Schweiz beobachtet werden konnte.

Den deutlichsten Anhaltspunkt hierfür gibt uns die Schülerzahl der Schweizer Taubstummenanstalten. Dank der Tätigkeit der „Pro Infirmis" werden zur Zeit in der Schweiz wohl restlos alle taubstummen Kinder erfaßt und den Taubstummenschulen zugeführt, so daß die Zahl der Insassen praktisch zugleich die volle Zahl der jugendlichen Taubstummen in der Schweiz angibt.

Wir haben in Tabelle 38 die zahlenmäßigen Angaben über die taubstummen Schüler seit 1912, soweit wir sie erhalten konnten, zusammengestellt und gleichzeitig den prozentualen Anteil des Vollsalzes am gesamten Salzverbrauch aufgeführt. Um den Unterschied in den Angaben bei der kurvenmäßigen Darstellung in Abb. 14 auszugleichen, haben wir dort die Zahlen des Stat. Jahrbuches nur bis 1927 verwendet. Da der Einfluß des Vollsalzes, entsprechend der intrauterinen Genese der Taubstummheit (NAGER), sich erst 7—8 Jahre später auf die Schülerzahlen auswirken konnte, haben wir in Abb. 14 die Kurve des Vollsalzverbrauches um 8 Jahre nach rechts verschoben. *Wir können feststellen, daß die Abnahme der Taubstummheit in der Schweiz gerade in dem Zeitpunkt eintritt, in dem sie nach dem Beginn der Prophylaxe zu erwarten war.* Wir gehen sicher nicht fehl, wenn wir dieses Zusammentreffen als ein kausales auffassen.

Tabelle 38. Schülerzahlen der Schweizer Taubstummenanstalten und prozentualer Vollsalzverbrauch in der Schweiz.

Jahr	Schülerzahlen		Vollsalzverbrauch in Proz. des gesamten Salzverbrauches nach EGGENBERGER	Jahr	Schülerzahlen		Vollsalzverbrauch in Proz. des gesamten Salzverbrauches nach EGGENBERGER
	*	**			*	**	
1912	783			1927	910		29
1913	808			1928	941		27
1914	824			1929	967		30
1915	813			1930	1031	950	34
1916	804			1931	1089		33
1917	844			1932			39
1918	877			1933			38
1919	845			1934		838	40
1920	833			1935			40
1921	840			1936			51
1922	793		0,4	1937		597	54
1923	812		8	1938			
1924	823		16	1939		479	
1925	854		22	1940			
1926	889		26	1941			

* Schülerbestände jeweils am 1. Januar des betreffenden Jahres laut Stat. Jahrbücher der Schweiz (1922—1930) inkl. einiger erwachsener Insassen.

** Schülerbestände im Laufe (Frühjahr) des betreffenden Jahres nach A. LAUENER bzw. Angaben des Sekret. des Schweizer Verbandes für Taubstummenhilfe.

An diesem Rückgang sind selbstverständlich auch noch andere Faktoren, in erster Linie der allgemeine Rückgang der Schülerzahl, beteiligt. Andererseits ist aber die tatsächliche Abnahme der Taubstummheit noch beträchtlicher, als sie in den obenerwähnten Zahlen zum Ausdruck kommt. Ein Teil der Anstalten hat nämlich ein weiteres Schuljahr eingeführt, andere haben neben den eigentlich Taubstummen auch noch Schwerhörige aufgenommen und damit die Zahl ihrer Insassen künstlich gehoben. Andere Faktoren — Eheverhinderung bei Taubstummen, eugenische Sterilisierung, Einschränkung anderer zur Taubstummheit führender Krankheiten — sind wohl nicht wesentlich an diesem Rückgang beteiligt. Daß soziale Momente nicht mitspielen, haben wir schon oben betont. Die Schweizer Vereini-

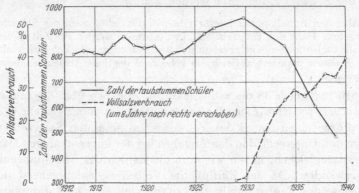

Abb. 14. Abnahme der Taubstummheit in der Schweiz mit der Zunahme des Vollsalzverbrauches.

gung „Pro Infirmis" ist imstande, in jedem Falle von Taubstummheit die Verbringung in eine Anstalt zu finanzieren. Der Rückgang der Taubstummheit ist deshalb in erster Linie auf die Behebung der Hypothyreose durch die Kropfprophylaxe zurückzuführen.

Für den Kt. Appenzell fand Koller 1907 47 eigentliche Taubstumme, 1922 16 und 1937 15. Der Rückgang setzte also schon vor Einführung der Vollsalzprophylaxe ein. Wieweit er mit der unbewußten Erhöhung der Jodzufuhr durch eingeführte Nahrungsmittel zu erklären ist, bleibt natürlich eine offene Frage. Das gleiche gilt für *Sprachstörungen* bei den Anormalen, die ebenfalls schon vor Einführung des Vollsalzes abgenommen haben, wobei der Rückgang 1937 aber noch ausgesprochener wurde. Dagegen hat die Zahl der Gehörstörungen bei den Geistesschwachen sich besonders seit 1922 vermindert. 1907 wurden 87 = 23,5% Geistesschwache mit fehlendem oder schwachem Gehör gezählt, 1922 54 14,2% und 1937 nur noch 1 = 0,2%.

E. Die Kropfprophylaxe im Tierreich.

1. Die Verhütung des endemischen Kropfes und des Kretinismus im Tierreich.

Bei wildlebenden Tieren kommt eine Kropfprophylaxe naturgemäß nicht in Frage. Diese Tiere zeigen nach Duerst (l. c. S. 103) nur sehr selten größere Kröpfe, dagegen ist bei allen in den Alpen lebenden Säugern eine relative Größenvermehrung festzustellen. Bei den domestizierten Tieren aller Gattungen sind Kröpfe kein seltenes Ereignis (Duerst, Hausmann und Wagner, Huguenin).

Die ersten eingehenden Untersuchungen über Kropfprophylaxe im Tierreich stammen von Marine und Lenhart, die den in Fischzüchtereien Nordamerikas endemischen Kropf bei Forellen durch Zusatz von Jodtinktur zum Wasser, aber auch durch bloße Verfütterung von jodreichen Meerfischen heilen und verhüten konnten. Über die gleichen Erfahrungen berichteten fast gleichzeitig Gaylord und Marsh sowie Gaylord Marsh und Bush, nach welchen Jod in Verdünnung von 1:32 Millionen noch wirksam war. Merkwürdigerweise erwähnen sie auch einen Rückgang des Kropfes nach Zusatz von Sublimat.

Der größte Teil der diesbezüglichen Arbeiten war uns leider nicht im Original zugänglich, so daß wir sie nur aus zweiter Hand kennen. KEITH (zit. nach McCLENDON), ebenso MARINE und KIMBALL berichten, daß im Pembertontal in Britisch-Kolumbien alle Haustiere (Pferde, Kühe, Ziegen, Schweine, Hühner, Enten) derart von einer Kropfendemie betroffen gewesen seien, daß ihre Jungen entweder tot zur Welt gekommen seien oder nur wenige Stunden gelebt hätten. Durch Jodprophylaxe hätten diese verheerenden Erscheinungen eingedämmt werden können. HART und STEENBOCK (zit. nach McCLENDON) hätten den Kropf bei Schweinen verhütet durch Zusatz von 2200 γ Jod zu einem Kilogramm Schweinefutter. In den übrigen Arbeiten fehlt eine Angabe über die Dosierung. Auch SMITH (zit. nach OSWALD) habe die Haarlosigkeit und Lebensschwäche der Ferkel, die als eine hypothyreotische Erscheinung aufzufassen ist, durch Jodfütterung verhüten können. HAUSMANN und WAGNER v. JAUREGG erwähnen in ihrer Arbeit über Kropfvorkommen bei Tieren, daß COERMI bei Lämmern, von denen viele Kröpfe und haarlose Stellen hatten und eingingen, eine Jodfütterung eingeführt habe, worauf diese Übel verschwunden seien. WELCH habe Schafen zur Kropfverhütung Jod gegeben, ERVARD, LAMB und GASSLER trächtigen Schafen zur Kropfverhütung bei den Jungen, KALKUS habe das gleiche bei Angorakatzen gemacht und FUNKE bei Ziegen.

EGGENBERGER konnte in der Steinbockkolonie von St. Gallen die Todesfälle an angeborener Lebensschwäche bei den Zicklein durch Verfütterung jodierten Salzes an die Muttertiere verhüten.

Erfahrungen mit der Verabreichung von Jod oder jodiertem Salz an Milchtiere (NIKLAS, STROBEL und SCHARRER) zeigen, daß die Milchsekretion unbeeinflußt oder eher etwas gesteigert wird. Der Jodgehalt der Milch wird erhöht. Es ist selbstverständlich, daß nicht nur der Mensch, sondern auch seine Haustiere dem Jodmangel der Endemiegebiete unterliegen, und *es sollte deshalb die Prophylaxe mit Vollsalz auch bei den Haustieren durchgeführt werden.* Die Erhöhung des Jodgehaltes von Milch und Fleisch führt indirekt auch zu einer Erhöhung der Jodaufnahme beim Menschen.

2. Die kropfverhütende Wirkung des Jodes im Tierexperiment.

Die Zahl der Arbeiten, die sich mit der experimentellen Erzeugung von Schilddrüsenhyperplasien und Kropf und seinen Entstehungsbedingungen befassen, ist so unendlich groß, daß sie unmöglich vollständig erwähnt werden können. Es sei deshalb nur auf einige uns besonders wichtig erscheinende hingewiesen.

Die erstmals von WAGNER, später von HORSLEY, HALSTED, EISELSBERG u. a. (Lit. s. bei SCHMITZ-MOORMANN und MEIS) beobachteten *Schilddrüsenhyperplasien nach partieller Schilddrüsenresektion* können nach den Untersuchungen von MARINE, seinen Schülern und anderen Autoren durch Jodzufuhr verhindert werden. Diese verhindert auch die Erzeugung von Schilddrüsenvergrößerungen durch „*jodarme*", *meistens zugleich kalkreiche Kost* (HAYDEN, WENNER und RUCKER; KRAUSS und MONROE; SCHMELLING; TANABE; THOMPSON; UFFENORDE) oder andere Kostformen (SHARPLESS), durch *Kohlfütterung* (BLUM; SPENCE, WEBSTER u. a.), durch *Acetonitril* (BRUMANN u. a.) und die Schilddrüsenhyperplasie unter *Kälteeinfluß* (ABELIN und WEGELIN, MERKE).

Die Jodwirkung stellt sich oft durchaus ungewollt als störendes Element bei den Experimenten ein. So gibt REMINGTON an, daß McCARRISON und die MELLANRYS bei ihren Experimenten mit fettreichen Kostformen mit allen Fettarten Kröpfe erzeugen konnten, nur nicht mit Lebertran. Dieser unerwartete Befund erklärt sich durch den hohen Jodgehalt des Lebertrans. Ähnlich ging es HALSTED (zit. nach BOOTHBY) bei seinen Versuchen mit der

kompensatorischen Schilddrüsenhypertrophie nach deren partieller Resektion. In Unkenntnis der Jodwirkung desinfizierte er in einer zweiten Versuchsserie jeweilen die Haut der Versuchstiere mit Jodtinktur und war überrascht, daß er seine eigenen früheren Versuche plötzlich nicht mehr wiederholen konnte.

Die Zahl der Arbeiten, die die Verhütung des experimentellen Kropfes durch Jodzufuhr bestätigen, ist so groß, daß diese Tatsache eine der experimentell am besten gesicherten Feststellungen darstellt.

Die einzige Ausnahme macht der „lymphoid goiter" von McCarrison, der aber auch in anderer Hinsicht eine Ausnahmestellung einnimmt und mit der endemischen Struma gar keine Ähnlichkeit hat.

Leider wurde bei den wenigsten Experimenten der quantitativen Seite des Problems Beachtung geschenkt und meistens ganz unphysiologisch hohe Joddosen verabreicht, so daß sie zur Lösung der Frage nach der physiologischen Joddosis nur wenig beitragen.

F. Die Gefahren der Kropfprophylaxe.

Der Hauptwiderstand, der sich bis dahin der allgemeinen Einführung der Kropfprophylaxe entgegenstellte, lag in der Angst vor den Schädigungen durch die erhöhte Jodzufuhr.

Wie wir weiter oben ausführten, zeigten sich schon bei der ersten von Coindet 1820 bewußt eingeführten Kropftherapie mit Jod vereinzelte schwere Störungen, die weitgehende Ähnlichkeit mit dem später von Basedow und Graves beschriebenen und nach ihnen benannten Krankheitsbilde zeigten. Eingehender wurden diese Folgen der Jodmedikation 1860 von Rilliet als „iodisme constitutionel" beschrieben. Seine Beobachtungen wurden auch später immer wieder bestätigt, und heute darf das Krankheitsbild, das wir allgemein als „Jodbasedow" oder „Jodhyperthyreoidismus" bezeichnen, als allgemein anerkannt betrachtet werden (E. Bircher, Oswald, Saegesser).

Nach A. Oswald, der sich eingehend mit der Frage des *Jodhyperthyreoidismus* beschäftigt hat, treten etwa 10—14 Tage nach Beginn der Jodmedikation die ersten Erscheinungen auf. Als Hauptsymptome erwähnt er ausgesprochene Nervosität, motorische Unruhe, Aufgeregtheit, gemütliche Depression, Schlaflosigkeit, Tachykardie, Herzklopfen, kardiale Dyspnoe, Schwitzen, Bulimie oder Anorexie, hochgradige Abmagerung und Kräfteverfall. Das schwere Krankheitsbild kann trotz Aussetzen der Jodmedikation 2—3 Monate andauern, um dann spontan zurückzugehen.

Es lag nun selbstverständlich nahe, auch dem bei der Kropfprophylaxe zugeführten Jod die Möglichkeit der Erzeugung eines Jodbasedow zuzuschreiben, und die Vollsalzschädigungen haben dann auch verschiedentlich zu großen Polemiken und Umfragen im Schrifttum geführt.

Eine sachliche Diskussion über die Frage der Jodschädigungen durch die Prophylaxe und insbesondere das Vollsalz muß u. E. ausgehen von der *physiologischen Bedeutung des Jodes.* Es steht heute fest, daß das Jod ubiquitär vorkommt und von jedem Menschen täglich in einer gewissen Menge aufgenommen wird. Ebenso kann über die Tatsache, daß das Jod als Bestandteil des Schilddrüsenhormones für den normalen Ablauf der Lebensvorgänge unentbehrlich ist, kein Zweifel mehr herrschen. Die früher erhobenen Warnungen vor dem Jod an sich sind daher als absolut überholt zu betrachten. *Zur Diskussion steht einzig die Frage, von welcher Dosis an Jodschädigungen auftreten können.*

Diese Frage kann selbstverständlich nur durch die klinische Erfahrung entschieden werden. Oswald gibt in einer Arbeit an, daß schon kleine Dosen Schädigungen auslösen könnten. Unter kleinen Dosen versteht er aber 0,1 g (100000 γ), also Dosen, die etwa 1000 mal größer sind als die bei der Prophylaxe verwendeten. Später erwähnt er Schädigungen mit 9 mg nach 10—14 Tagen. Schon 1860 hat D'Espine festgestellt, daß die *kleinste schädliche Dosis oberhalb 0,5 mg (500 γ)* liege. Flueck kommt an Hand des Schrifttums zu dem gleichen Resultat.

Als Folge der „medikamentösen" Schulprophylaxe, bei der diese minimale Dosis zum Teil weit überschritten wurde, konnten sozusagen nie irgendwelche Schädigungen beobachtet werden (Gersbach, Klinger, Marine und Kimball u. a.).

Bei der Einführung der Vollsalzprophylaxe wurde von den verschiedensten Untersuchern streng auf das Auftreten der beschriebenen Jodschäden geachtet. Wie Eggenberger, Fuchs, Graemiger, Guggisberg, Muggia, Silberschmidt, Tubiasz, Wagner-Jauregg übereinstimmend berichten, konnten sie aber nie einen sicheren Fall von Jodschädigung feststellen. Flueck, der im Auftrag der Schweizer Kropfkommission allen gemeldeten Fällen von Jodschädigung nachging, kam zum Schluß, daß die Frequenz der nach Einführung des Vollsalzes auftretenden Hyperthyreosen nicht größer sei als die der spontan, ohne Jodgebrauch auftretenden. Messerli sah in den ersten Jahren der Prophylaxe im Kt. Waadt ganz wenige Fälle, die evtl. mit dem Salzgebrauch in Zusammenhang gebracht werden könnten, seit 1932 keinen einzigen mehr. Eerland berichtet sogar, daß seit der Einführung der Prophylaxe in Kediri (Niederländisch-Indien) die Zahl der Thyreotoxikosefälle abgenommen habe. Diese klinischen Erfahrungen nach Einführung der Prophylaxe sprechen alle absolut dafür, *daß eine zusätzliche Jodzufuhr in der physiologischen Dosis von 50—150 γ keinerlei Schädigungen im Sinne eines Jodbasedow hervorruft.*

Demgegenüber hat eine ganze Reihe von Autoren über Vollsalzschädigungen berichtet (Bircher, Jahn, „Kropfumfrage" der Schweiz. med. Wschr., Muehe, Raab, Roth, Schieck, Zimmermann u. a.).

Der größte Teil dieser Fälle ist nicht unbestritten geblieben. Vielfach wurde der Jodgehalt des Kochsalzes nur aus der Anamnese heraus behauptet und sozusagen nie untersucht bzw. durch Untersuchungen bei den Salzverkäufern verifiziert. Da die Konsumenten und sogar die Verkäufer sehr häufig nur schlecht über den Jodgehalt des Kochsalzes orientiert sind (Eggenberger, Raab, Wagner-Jauregg) und sich die Angaben der Patienten bei der Nachkontrolle oft als falsch erweisen, ist sicher ein gut Teil der sog. Vollsalzschäden mit unjodiertem Salz zustande gekommen, also gar nicht auf das Jod zurückzuführen.

Weiter stand die Diagnose Jodthyreotoxikose oft auf sehr schwachen Füßen. Das gilt, wie Hadorn kürzlich feststellte, ja auch für die Diagnose des Basedow bzw. der Hyperthyreose überhaupt. Tuberkulo-toxische Erscheinungen, Neurosen aller Art wurden und werden als Hyperthyreosen bezeichnet.

Es wäre u. E. falsch, wenn wir einfach bestreiten wollten, daß bei Vollsalzkonsum nicht auch Hyperthyreosen auftreten sollten. Man hat bei der ganzen Diskussion oft zu wenig beachtet, daß Thyreotoxikosen immer auch spontan auftreten. Je verbreiteter der Vollsalzkonsum in einer Bevölkerung wird, desto häufiger muß aus bloßer Wahrscheinlichkeit heraus auch das Zusammentreffen von Vollsalzkonsum und Thyreotoxikosen werden. In den Angaben von Jahn

und Muehe, die über eine große und unausgelesene Zahl von Basedowfällen berichten, entspricht daher auch der Prozentsatz der Vollsalzthyreotoxikosen in München fast genau der Prozentzahl des Vollsalzkonsums, so wie das auch Flueck aus der Schweiz feststellen konnte. Die Tatsache, daß bis jetzt noch von keinem Autor mehr Vollsalzhyperthyreosen beobachtet wurden, als der zu erwartenden Zahl endogener Fälle entspricht, ist ein weiterer Beweis dafür, daß eine echte Schädigung durch das Vollsalz nicht vorkommt.

Die meisten sog. Vollsalzschäden sind daher als endogene Thyreotoxikosen aufzufassen, deren Auftreten zufällig mit der Einführung des Vollsalzes zusammentraf. Daneben müssen wir aber bedenken, daß in Kropfgebieten sicher immer eine gewisse Zahl gleichsam latenter Basedowfälle vorkommen, die einzig deshalb keine Erscheinungen machen, weil infolge der absolut ungenügenden Jodzufuhr kein wirksames Hormon gebildet werden kann. Diese latenten Fälle müssen manifest werden, sobald die Jodzufuhr genügend erhöht wird.

Sie sind zu vergleichen mit Diabetikern, die erst von einer gewissen Kohlehydratmenge an eine Glykosurie entwickeln und bei ganz kohlehydratarmer Ernährung symptomfrei bleiben.

Wir halten es grundsätzlich für falsch, krankhafte Erscheinungen, die auftreten bei Zufuhr eines lebensnotwendigen Stoffes innerhalb physiologischer Grenzen als „Schädigungen" zu bezeichnen. Ebensowenig wie wir einen Diabetes als Kohlehydratschädigung oder ein nephritisches Ödem als Kochsalzschädigung bezeichnen, ebensowenig dürfen wir beim Manifestwerden eines latenten Basedow unter physiologischer Jodzufuhr von einer Jodschädigung sprechen. In allen diesen Fällen liegt die eigentliche Krankheitsursache nicht in der Zufuhr des Stoffes, sondern in der krankhaften Veranlagung oder Störung des Organismus.

Die wenigen Menschen, bei denen ein latenter Basedow infolge der Erhöhung der Jodzufuhr manifest wird, dürfen die allgemeine Anwendung der Prophylaxe nicht hindern. Solche Fälle müssen im Hinblick auf die vielfach größeren Schäden, die durch Kropf und Kretinismus entstehen, in Kauf genommen werden. Es wäre falsch, Zehntausende kropfig werden zu lassen, nur weil man nicht riskieren will, daß ein Einzelner wegen der Prophylaxe an Basedow erkrankt. Auch hier geht Gemeinnutz vor Eigennutz.

Da der Zustand des latenten Basedow aller Wahrscheinlichkeit nach mit einer Störung des Jodstoffwechsels verbunden ist, müssen sich unangenehme Erscheinungen am ehesten vermeiden lassen, wenn die Belastung des Jodstoffwechsels durch die Prophylaxe möglichst gering gehalten wird und auch innert der physiologischen Grenzen die Erhöhung der Jodzufuhr nur stufenweise erfolgt. Als ideale Form der Einführung der Prophylaxe sehen wir daher das Vorgehen von Bayard an:

Einführung eines mit 5 mg KJ/kg jodierten Salzes. Halbjährliche Erhöhung der Dosis um 5 mg KJ/kg, bis die von uns als voll wirksam angesehene Dosis von 20 mg KJ/kg erreicht ist.

Dieses Vorgehen hat natürlich nur da einen Sinn, wo das jodierte Salz obligatorisch zum Verkauf gelangt, weil nur dann der Einzelne diese allmähliche Erhöhung des Jodniveaus sicher mitmacht.

Der Verwirklichung dieser idealen Form stellen sich eine gewisse technische Schwierigkeit und wohl auch finanzielle Bedenken entgegen. Als Ausgleichs-

lösung, die den Mittelweg zwischen idealer Prophylaxe und praktisch Möglichem innehält, ist der Vorschlag von EGGENBERGER anzusehen, der für die **Einführung eines mit 10 mg KJ/kg jodierten Salzes zum allgemeinen Gebrauch** eintritt.

Man hat bisher wegen dieser sog. „Vollsalzschäden" neben dem jodierten Salz immer auch unjodiertes Salz zum Verkauf gebracht, zum mindesten so, daß dieses unjodierte Salz in besonderen Packungen gegen ärztliche Verschreibung erhältlich war. Sofern an der Bedingung festgehalten wird, unjodiertes Salz nur gegen ärztliche Verschreibung abzugeben, ist u. E. gegen dieses Verfahren nichts einzuwenden. Es beeinträchtigt die Durchführung der allgemeinen Prophylaxe kaum, gewährleistet aber doch eine gewisse persönliche Freizügigkeit und dämpft damit den Widerstand jodängstlicher Individuen. Ob die Abgabe unjodierten Salzes notwendig ist, möchten wir allerdings bezweifeln. Die überraschenden Erfolge der Basedowbehandlung mit hohen Joddosen (PLUMMER, BOOTHBY) haben uns gezeigt, daß die Jodfrage nicht so einfach ist, wie es früher schien, und daß wir nicht einfach von einer Giftwirkung des Jodes sprechen können. In diesem Zusammenhang ist die Feststellung von SAEGESSER erwähnenswert, daß gerade die Prophylaxedosis von etwa 50 γ die optimale Dosis zur Behandlung des Jodbasedow darstellen soll. Demnach wäre die Kropfprophylaxe zugleich auch die optimale Therapie des Jodbasedow, und es erscheint unnötig, ja geradezu falsch, Hyperthyreotikern unjodiertes Salz zu verschreiben.

Bei dem überphysiologisch hochjodierten Kochsalz, wie es in den Vereinigten Staaten zum Verkauf gelangt, liegt die Tagesdosis weit oberhalb von 500 γ, und es ist nicht ausgeschlossen, daß bei der Benutzung dieses Salzes echter Jodbasedow auftreten kann. Nach den Erfahrungen von KIMBALL ist dies zwar nicht der Fall, dagegen hat E. BIRCHER anläßlich einer Umfrage von zahlreichen amerikanischen Klinikern Angaben über Jodschädigungen erhalten, die nach unserem Dafürhalten durch diese hohe Joddosis erklärt werden müssen.

Neben der Dosierung interessieren uns an der Frage des Jodbasedow noch einige Eigenheiten, die für die Kropfprophylaxe wichtig sind. Vor allem möchten wir festhalten, daß nach übereinstimmenden klinischen Erfahrungen aller Autoren Jodbasedow nur bei Kropfträgern auftritt. In Gegenden, in denen Kropf unbekannt ist, kommt auch der Jodbasedow nicht vor. Wir können aus dieser Tatsache schließen, *daß die Kropfprophylaxe mit der Herstellung normaler Schilddrüsenverhältnisse zugleich die Gefahr eines Jodbasedow herabsetzen und schließlich dessen Auftreten überhaupt verunmöglichen wird.*

Wir möchten in diesem Zusammenhang darauf hinweisen, daß nach EGGENBERGER sowie nach McCLENDON auch das Auftreten des „genuinen" Basedow in einem gewissen Parallelismus zur Häufigkeit des endemischen Kropfes steht. Auch nach den Mitteilungen anderer Autoren kann geschlossen werden, daß zum mindesten die Randgebiete der Endemiezonen einen besonders günstiger Boden für das Entstehen des genuinen Basedow darstellen. Darnach würde eine voll wirksame Prophylaxe zugleich auch das Auftreten des Morbus Basedow verhindern.

Bei Kindern ist der Jodbasedow unbekannt. Nach OSWALD befällt er sozusagen ausschließlich „nervöse" Menschen. In dieser Beziehung besteht eine ganz auffällige Übereinstimmung mit dem genuinen Basedow, dessen nervöse Genese von vielen Autoren betont und neuerdings besonders durch die schönen Untersuchungen von SUNDER-PLASSMANN unserem Verständnis nähergerückt ist.

Es sei kurz darauf hingewiesen, daß besonders die nodösen Strumen den Anlaß zur Ausbildung von Jodbasedow geben (SILBERSCHMIDT). Das ist wohl damit zu erklären, daß die Adenome auch funktionell eine gewisse Unabhängigkeit zeigen, so daß sie unter dem Einfluß hoher Joddosen abnorme Mengen von Hormon abgeben können, ohne daß das

Schilddrüsenregulationssystem eingreift. Auch hier wäre also wie bei der Pathogenese des genuinen Basedow nicht das Jod an sich, sondern eine Störung des nervös-humoralen Regulationssystems ursächlich beteiligt.

Psychologisch wesentlich ist die Tatsache, daß bei der Prüfung der als Vollsalzschäden gemeldeten Basedowerkrankungen sich immer wieder feststellen ließ, daß die betreffenden Kranken durch die mit der Einführung der Prophylaxe verbundene Aufklärung auf ihren Kropf aufmerksam geworden waren und versucht hatten, ihn durch irgendeines der frei im Handel befindlichen stark jodhaltigen Kropfmittel zu vertreiben. Die daraufhin einsetzende Jodschädigung wurde dann aber nicht etwa diesem Kropfmittel, sondern dem jodierten Salz zugeschrieben.

Wir halten es aus diesem Grund für angezeigt, die *Prophylaxe* nicht mit einer Propaganda oder Kropfaufklärung einzuleiten, sondern diese „stumm" einzuführen, indem einfach durch Regierungsverordnung an Stelle des gewöhnlichen Kochsalzes jodiertes in den Verkauf gebracht wird. Es hängt von der Gesetzgebung des einzelnen Landes ab, auf welche Weise dies zustande gebracht wird, sei es durch einen Regierungsbeschluß, sei es durch eine Änderung des Lebensmittel- oder eines anderen Gesetzes.

Die „stumme" Einführung hat den weiteren Vorteil, daß auch die zweite Gruppe von Leuten mit angeblichen Jodsalzschädigungen, nämlich die schweren Neurotiker, gar nicht dazukommen, ihre vielfältigen Störungen dem Jodsalz zuzuschreiben, weil sie von dessen Einführung gar nichts wissen. Selbst die Urbilder der Demokratie, unsere Landsgemeindekantone wie Nidwalden, haben diese diktatorische Art der Einführung der Prophylaxe gewählt.

Als *Jodismus* werden diejenigen Erscheinungen bezeichnet, die bei abnorm empfindlichen Menschen entstehen als Folge der direkten Einwirkung des Jodes an der Eintrittsstelle (Jodekzem) oder als Folge der Ausscheidung durch Haut und Schleimhäute nach innerlicher Verabreichung hoher Dosen (Jodacne, Jodschnupfen, Jodbronchitis usw.) (Oswald). Bei der Prophylaxe ist mit solchen Erscheinungen nicht zu rechnen.

Von Nicod und anderen Autoren wird auch die Frage aufgeworfen, ob nicht die Jodzufuhr die *Gefahr der Atrophie und Hypofunktion der Schilddrüse* mit sich bringe. Diese Frage muß selbstverständlich verneint werden, schon an Hand der Beobachtungen in den jodreichen Kropfgebieten, in denen wir lauter Leute mit optimaler Schilddrüsenfunktion finden. Auch rein theoretische Betrachtungen über die Schilddrüsenphysiologie und die Regulation von Tätigkeit und Wachstum der Schilddrüse kommen zum gleichen Schluß. Die Gewichtsabnahme unter dem Einfluß der erhöhten Jodzufuhr stellt keine Atrophie dar, sondern nur eine Rückkehr von der pathologischen bzw. funktionellen Hypertrophie zur Norm.

G. Die Berechnung des normalen Jodbedarfs beim Menschen.

Für die praktische Durchführung der Kropfprophylaxe ist die Bestimmung des normalen Jodbedarfs des Menschen von entscheidender Bedeutung. Wir müssen uns aber klar sein, daß die Bestimmung des Bedarfs an einem Wirkstoff keineswegs einfach ist, was am besten an dem zur Zeit im Schrifttum herrschenden regen Streit über den Bedarf an Vitamin C zu ersehen ist. Wir glauben in unserem Falle eine Entscheidung am ehesten treffen zu können, wenn wir sämtliche in

Betracht kommenden Verfahren, die uns Anhaltspunkte zur Bestimmung der gesuchten Werte geben, berücksichtigen und gegeneinander abwägen. Selbstverständlich müssen wir mit individuellen Schwankungen rechnen, so daß wir im Grunde genommen den minimalen und maximalen Jodbedarf bestimmen müssen. Noch wichtiger erscheint uns die Frage, welche Joddosis wir als optimal ansehen müssen. Wir glauben im vorliegenden Falle diese Frage dahin entscheiden zu können, daß wir als optimale Jodzufuhr diejenige Menge betrachten können, die imstande ist, auch den maximalen Bedarf zu decken. *Die optimale Joddosis wäre demnach mit dem maximalen Jodbedarf gleichzusetzen.* Jede Jodzufuhr, die unter der maximalen liegt, schließt die Gefahr in sich, daß sie bei einzelnen Individuen zu einem Mangelzustand führt. Wie wir gesehen haben, beginnt die Möglichkeit einer schädlichen Jodwirkung nach den bisherigen Erfahrungen bei einer Dosis von $500\,\gamma$. Es ist selbstverständlich, daß eine Jodzufuhr dementsprechend nur dann als optimal bezeichnet werden darf, wenn sie unter dieser Höhe liegt. Dies ist, wie wir sehen werden, tatsächlich der Fall.

1. Schätzung des Jodbedarfs aus dem Jodgehalt des Blutes.

Einen gewissen Anhaltspunkt für den Jodbedarf des Menschen gibt uns die Betrachtung des Blutjodspiegels. Aus praktischen Gründen interessiert uns vor allem das Verhältnis von Jod zum Chlor. Nach McCLENDON variieren die von verschiedenen Autoren gefundenen Blutjodwerte sehr stark, was wohl größtenteils auf die verschiedene Methodik zurückzuführen ist. Als durchschnittlicher Blutjodwert sind etwa $12\,\gamma\%$ anzunehmen. Der Gehalt des menschlichen Blutes an Kochsalz beträgt ungefähr 600 mg%. Das Verhältnis Jod:Kochsalz berechnet sich dementsprechend mit 1:50000, dasjenige von Jod:Chlor mit 1:30000. Nehmen wir an, daß der Stoffumsatz an Jod und Kochsalz proportional zu der im Blute vorhandenen Menge vor sich geht, dann müßte *bei einer Kochsalzaufnahme von täglich 10 g die tägliche Jodaufnahme $200\,\gamma$ betragen.*

2. Schätzung des Jodbedarfs aus dem Jodgehalt der Milch.

Aus Tabelle 7 ist zu entnehmen, daß im kropffreien Gebiet, welches uns für die Errechnung der optimalen Jodzufuhr maßgebend ist, der Jodgehalt in einem Liter Kuhmilch $41,7\,\gamma$ beträgt. Unter der Voraussetzung, daß die Milch das Jod gerade in der für das Kuhkalb optimalen Dosis enthält, können wir daraus einen Anhaltspunkt auch für den Jodbedarf des Menschen gewinnen. Denn es ist anzunehmen, daß der relative Jodbedarf von Mensch und höherem Säugetier nicht wesentlich verschieden ist. Zur Umrechnung dient uns die Beziehung zum calorischen Wert, was wegen der engen Verbundenheit von Schilddrüse und Wärmehaushalt das sicherste Resultat zu ergeben verspricht. Ein Liter Milch ergibt bei der Verbrennung 700 Calorien, *100 Calorien entsprechen demnach $6,0\,\gamma$ Jod.* Bei einem Calorienbedarf des Menschen von 3000 muß aus dieser Beziehung *eine optimale Jodaufnahme von $180\,\gamma$* für den Erwachsenen angenommen werden.

3. Schätzung des Joddefizits in Kropfgebieten aus dem Jodgehalt der Schilddrüse.

Nach verschiedenen Untersuchern dürfen wir den Jodgehalt der Schilddrüse mit ungefähr 10 mg annehmen. Die durchschnittliche Konzentration beträgt

dabei $2^0/_{00}$, bezogen auf das Trockengewicht. Eine deutliche Schilddrüsenhyperplasie beginnt nach Marine dann, wenn diese Konzentration auf die Hälfte zurückgegangen ist. Aus klinischen Erfahrungen wissen wir, daß Individuen bei Verlegung ihres Wohnsitzes aus kropffreien Gebieten in Kropfgebiete erst nach etwa 3—6 Monaten, d. h. nach 100—200 Tagen Kropfbildung zeigen. Nehmen wir an, daß nach 100 Tagen der Jodgehalt der Schilddrüse auf die Hälfte reduziert worden ist, so ergibt sich daraus ein *Joddefizit im Kropfgebiet von 50 γ*. Zur Bestimmung des Jodbedarfes selber müßte natürlich die Höhe der Jodaufnahme im Kropfgebiet bekannt sein. Für die Prophylaxe allein genügt allerdings die Bestimmung des Defizits, da das Ziel der Prophylaxe ja darin besteht, dieses Defizit auszugleichen.

4. Bestimmung der Jodaufnahme im kropffreien Gebiet.

In der kropffreien Zone muß nach unserer Annahme die Jodzufuhr als optimal betrachtet werden, denn sie ist dort derart, daß eine Kropfbildung nicht auftritt. Wir haben weiter oben die im Schrifttum vorhandenen Angaben über die Jodaufnahme in ihrer Beziehung zur Kropfendemie zusammengestellt. *Die als optimal anzusehende Jodaufnahme im kropffreien Gebiet beträgt nach Tabelle 8 mehr als 81,1 γ.*

5. Errechnung des Jodbedarfs aus der Urinjodausscheidung im kropffreien Gebiet.

Aus technischen Gründen halten wir die Errechnung der Jodaufnahme aus der Bestimmung der Urinjodausscheidung für genauer als die direkte Bestimmung oder Berechnung der Jodaufnahme aus der Nahrung (s. S. 515). Aus Tabelle 9 ergibt sich als durchschnittlicher Wert der Urinjodausscheidung in 24 Stunden im kropffreien Gebiet ein Wert von 158,6 γ. Wie wir weiter oben ausführten, wird nur ein Teil des aufgenommenen Jodes durch den Urin ausgeschieden, nach den Untersuchungen von v. Fellenberg beträgt dieser Anteil etwa 70%. Zur Berechnung der Jodaufnahme muß daher die Urinjodausscheidung mit 100/70 multipliziert werden. *Die als optimal anzusehende Jodaufnahme im kropffreien Gebiet berechnet sich dann an Hand der Bestimmung der Urinjodausscheidung auf 226,6 γ.* Betreffs der Beziehung zwischen Kropfendemie und Jodniveau verweisen wir auf Tabelle 10.

Aus Tabelle 9 ergibt sich ferner, daß auch in ziemlich schweren Kropfgebieten die Urinjodausscheidung im Durchschnitt 40 γ, die Jodaufnahme demnach etwa 60 γ beträgt. Da nach klinischen Erfahrungen (Eugster) erwachsene Männer, welche aus einem kropffreien Gebiet in ein Kropfgebiet einwandern, im allgemeinen keinen Kropf mehr bekommen, möchten wir annehmen, daß dieses niedrige Jodniveau den Bedarf des erwachsenen Mannes deckt, und *daß demnach der minimale Jodbedarf des Menschen etwas weniger als 60 γ beträgt.*

6. Berechnung des minimalen Jodbedarfs aus dem Thyroxinbedarf des Menschen.

Über den Thyroxinbedarf des Menschen liegt eine interessante Untersuchung von Boothby vor. Dieser bestimmte mit seinen Mitarbeitern bei einem myxödematösen Patienten die minimale Thyroxindosis, die genügte, um die Wärmeproduktion auf normaler Höhe zu halten. Er kam auf eine Dosis von 250 γ. Diese Menge enthält 162 γ Jod. Dabei ist aber zu berücksichtigen, daß das

künstliche Thyroxin ein Racemat aus links- und rechtsdrehendem Thyroxin darstellt, während im Organismus praktisch nur das l-Thyroxin vorkommt und aktiv ist. Die wirksame Jodmenge ist deshalb nur halb so groß anzusetzen, *so daß mit etwa 80 γ als minimalem Bedarf zu rechnen ist.* Diese Versuche wurden allerdings an einem Myxödematösen durchgeführt, dessen Jodstoffwechsel nicht als normal betrachtet werden darf, so daß das Resultat dieser Untersuchung nicht ohne weiteres auf den gesunden Menschen übertragen werden kann.

7. Berechnung des Jodbedarfs des Menschen aus dem Tierexperiment.

LEVINE und Mitarbeiter haben aus ihren Rattenexperimenten (s. S. 522) den Jodbedarf der Ratte mit 1—2 γ bestimmt. Da die Ratten durchschnittlich 100 g schwer waren, kommen wir daraus auf einen Jodbedarf von 10—20 γ pro kg, und wenn wir diese Zahl auf einen Menschen von 60 kg übertragen, auf 600—1200 γ. LEVINE und seine Mitarbeiter, denen wir uns durchaus anschließen möchten, halten eine gewichtsmäßige Umrechnung auf den Menschen aber für unrichtig. Sie beziehen sich für ihre Umrechnung auf den Calorienbedarf. Dieses Vorgehen scheint wegen der engen Beziehungen zwischen der Schilddrüse und dem Stoffwechsel ein viel einwandfreieres Resultat zu versprechen. Der durchschnittliche Calorienverbrauch einer Ratte beträgt 50, nehmen wir den des Menschen zu 3000 an, so bekommen wir ein Verhältnis von 1:60, und der *Jodbedarf des Menschen würde demnach 60—120 γ betragen.* Da die Ratte erst bei 2 γ eine sicher unveränderte Schilddrüse zeigt, wäre der höhere Wert von *120 γ als optimale Dosis* einzusetzen.

8. Bestimmung des Joddefizits aus den Erfahrungen der Kropftherapie und Prophylaxe.

Auch in Kropfgebieten erreicht die Jodaufnahme selbstverständlich eine gewisse Höhe. Sie ist nach den vorliegenden Untersuchungen (Tab. 8 und 9) auf 40—100 γ anzusetzen. Die Feststellung der für eine wirksame Prophylaxe notwendigen minimalen Joddosis ermöglicht daher nur die Berechnung des Joddefizits. Die Gesamtjodaufnahme selber ist durch Summierung der natürlichen und dieser zusätzlich prophylaktischen Jodzufuhr zu berechnen.

Eigentliche Untersuchungen zur Feststellung der minimalen, aber doch sicher wirksamen Joddosis wurden bis dahin nur wenige durchgeführt, doch lassen sich aus Angaben des Schrifttums weitgehende Anhaltspunkte zur Ermittlung dieser Dosis gewinnen. Da es sich, wie erwähnt, um die Feststellung eines Defizits handelt, ist es auch begreiflich, warum die zu berechnenden Zahlen nicht einheitlich sind; das Defizit wechselt natürlich mit dem Jodniveau der untersuchten Gebiete.

Nach den ersten Erfahrungen von HUNZIKER genügen 100 γ KJ, also 76,5 γ Jod, um bei Erwachsenen einen therapeutischen Effekt auf den Kropf zu erreichen. EGGENBERGER hält nach seinen Erfahrungen max. 150 γ KJ, entsprechend 114 γ Jod, für notwendig. BAYARD, ebenso KASPAR konnten bei Schulkindern schon mit 50 γ KJ entsprechend 38 γ Jod Kröpfe beseitigen.

Von den Massenerfahrungen mit der allgemeinen Prophylaxe möchten wir zuerst diejenigen von MESSERLI erwähnen, der im Kt. Waadt ein praktisch voll-

ständiges Verschwinden der Kropfendemie beobachtet hat. Das im Kt. Waadt benutzte Vollsalz enthält 5 mg KJ pro kg, so daß bei einem Salzverbrauch von 10 g im Tag eine Jodaufnahme von 38 γ resultiert. *Das Joddefizit im Kt. Waadt wäre demnach mit 38 γ vollständig gedeckt.* Demgegenüber konnte Haemmerli in Lenzburg, Wagner v. Jauregg im Bezirk Murau trotz jahrelangem 100proz. Verbrauch des gleichen Salzes keinen vollständigen Rückgang des Schulkropfes beobachten. In diesen Gebieten muß das Joddefizit also höher sein als 38 γ. An Hand gleichzeitiger Untersuchungen des Zustandes der Neugeborenenschilddrüsen und des Jodgehaltes des von den Müttern während der Schwangerschaft benutzten Salzes durch Eggenberger konnten wir einwandfrei nachweisen, daß eine sichere Verhütung des Neugeborenenkropfes durch eine zusätzliche Jodzufuhr von 150 γ KJ gleich 115 γ Jod sicher möglich ist (Wespi). Eine Zufuhr von 38 γ Jod genügt zur völligen Verhütung des Neugeborenenkropfes in Herisau nicht. Nach den Erfahrungen des ersten Jahres der Kropfbekämpfung im Kt. Appenzell (Zeller, Eggenberger) genügt schon die Zufuhr von 100 γ KJ gleich 76,5 γ Jod, um praktisch alle Neugeborenenstrumen zu verhüten. *Das Joddefizit bei den Schwangeren in einer Kropfgegend ist demnach mit etwa 80 γ einzuschätzen, es liegt sicher unter 120 γ.*

9. Zusammenfassung.

Der Übersichtlichkeit halber haben wir die mit den verschiedenen im vorstehenden ausgeführten Überlegungen und Erfahrungen sich ergebenden Werte tabellarisch zusammengestellt (Tab. 39).

Tabelle 39. Übersicht über die Ergebnisse der verschiedenen Verfahren zur Ermittlung des Jodbedarfs des Menschen.

Berechnungsart	Jodbedarf in γ pro Tag		Joddefizit in Kropfgebieten in γ pro Tag
	minimal	optimal	
Blutjodwert		200	
Jodgehalt der Milch.		180	
Schilddrüsenjodgehalt			50
Direkte Bestimmung der Jod-			
aufnahme		mehr als 81,1	
Urinjodausscheidung.	weniger als 60	226,6	
Thyroxinbedarf	80		
Tierexperiment		120	
Prophylaxe.			40—80, weniger als 120

Zusammenfassend möchten wir aus diesen Betrachtungen folgende Schlüsse ziehen: *Der Jodbedarf des Menschen schwankt zwischen weniger als 60 und ungefähr 200 γ.* Es ist anzunehmen, daß der maximale Wert von 200 γ nur unter besonders ungünstigen Bedingungen erreicht wird und im allgemeinen 150 γ nicht überschreitet. *Als optimale Dosis der Jodzufuhr möchten wir daher 150—200 γ annehmen.* Mit dieser Dosis sollte auch das maximale Jodbedürfnis des Organismus immer gedeckt werden können, besonders wenn wir berücksichtigen, daß die Jodreserve der Schilddrüse genügt, um kurz dauernde Defizite ohne weiteres auszugleichen.

H. Dosierung und Technik der Salzjodierung.

1. Dosierung.

Das Ziel der Kropfprophylaxe besteht darin, das sich aus dem niedrigen Jodniveau der Kropfgegenden ergebende Joddefizit zu decken. Die Aufgabe, die sich uns daher als erste stellt, ist die Entscheidung der Frage, welche Joddosis dem Salze zugefügt werden muß, um dieses Ziel zu erreichen.

Bei der Berechnung haben wir neben der Höhe des Joddefizits auch die Quantität des Salzverbrauches zu berücksichtigen, d. h. zwei biologische Größen, die naturgemäß einer gewissen Variationsbreite unterworfen sind. Weiter spielen chemisch-physikalische Tatsachen, vor allem der Jodverlust bei der Lagerung des Salzes, eine Rolle, und schließlich darf auch das wirtschaftliche Moment nicht außer acht gelassen werden.

a) Festlegung des durch die Prophylaxe zu deckenden Joddefizits.

Das für die Prophylaxe maßgebende Joddefizit errechnet sich als Differenz zwischen optimaler Joddosis und der effektiven Jodaufnahme im Endemiegebiet.

Wir haben im vorhergehenden Abschnitt ausgeführt, daß die *optimale Jodzufuhr* des Menschen auf 150—200 γ anzusetzen ist. Wir müssen uns darüber klar sein, daß der Jodbedarf des größten Teiles einer Bevölkerung wahrscheinlich schon bei einer Dosis von 100 γ genügend gedeckt ist. Wir halten es aber für richtiger, bei der Berechnung der für die Prophylaxe notwendigen Joddosis nicht von dem durchschnittlichen Bedarf auszugehen, sondern die optimale Jodversorgung oder, besser gesagt, den maximalen Bedarf in Rechnung zu setzen. Denn wenn wir schon darangehen, den Kropf zu beseitigen, dann möchten wir dieses Ziel auch gleich vollständig erreichen und nicht auf halbem Wege stehenbleiben. Das ist aber nur möglich, wenn wir dafür sorgen, daß auch bei maximalem Jodbedarf kein Defizit mehr entstehen kann. Aus wirtschaftlichen Gründen müssen wir allerdings danach trachten, einen möglichst niedrigen Wert zu wählen, denn je höher der Jodgehalt des Kochsalzes angesetzt wird, desto teurer wird selbstverständlich die Prophylaxe. Aus diesen Überlegungen heraus möchten wir für die Berechnung den unteren Wert der optimalen Dosis, also 150 γ, einsetzen. Ein höherer Jodbedarf ist, wenn überhaupt, dann nur ganz ausnahmsweise und wohl nur während ganz kurzer Zeitperioden zu erwarten, und für solche Spitzenleistungen genügt die Jodreserve der Schilddrüse ohne weiteres. Überhaupt müssen wir in unseren Überlegungen immer wieder in Betracht ziehen, daß die Schilddrüse mit ihrer relativ großen Jodreserve vorübergehende Störungen in der Jodaufnahme ausgleichen kann, so daß für den Organismus im Grunde genommen nicht die einzelne Tagesdosis wichtig ist, sondern die durchschnittliche tägliche Jodaufnahme auf einen größeren Zeitraum berechnet.

Die effektive Jodaufnahme in Kropfgebieten möchten wir nach Tabelle 10 auf 50—100 γ annehmen. Das Joddefizit würde dementsprechend ebenfalls 50—100 γ betragen. Für die allgemeine Prophylaxe in einem größeren Gebiet, die auf feinere regionale und jahreszeitliche Schwankungen keine Rücksicht nehmen kann, handelt es sich darum, das Joddefizit auch bei der minimalen natürlichen Jodaufnahme von etwa 50 γ zu decken. *Das für die Berechnung einer voll wirksamen Prophylaxe maßgebende Joddefizit ist daher mit 100 γ anzunehmen.*

b) Joddosierung des Kochsalzes.

Nach Eggenberger beträgt die durchschnittliche Kochsalzaufnahme im Tag etwa 10 g. Sie steigt auch bei starken Salzessern nicht über 30 g. Die Jodaufnahme aus dem Kochsalz ist direkt proportional zum Salzverbrauch und natürlich auch zur Höhe der Jodierung. Für die für unsere Überlegungen hauptsächlich in Frage kommenden Dosen haben wir die entsprechenden Jodwerte in Tabelle 40 zusammengestellt. Aus dieser Tabelle läßt sich ablesen, daß bei einer durchschnittlichen Salzaufnahme von 10 g pro Tag die zu einer voll wirksamen Prophylaxe notwendige zusätzliche Jodzufuhr von 100 γ bei einer Jodierung mit 15 mg KJ/kg sicher erreicht ist.

Tabelle 40. Tägliche Jodaufnahme in γ bei verschiedener Höhe der Salzjodierung und des durchschnittlichen Salzverbrauches.

Jodgehalt des Kochsalzes	Tägliche durchschnittliche Salzaufnahme			
	6 g	10 g	15 g	30 g
	Tägliche durchschnittliche Jodaufnahme in γ			
20 mg KJ/kg	**92**	153	230	459
15 mg KJ/kg	69	**114**	172	344
10 mg KJ/kg	46	76	115	229
5 mg KJ/kg	23	38	57	115

Für die Verhütung des Neugeborenenkropfes und der fetalen Hypothyreose ist die Deckung des Joddefizits während der Schwangerschaft unerläßlich. Nun sollte aber nach übereinstimmender Ansicht der Geburtshelfer in der Schwangerschaft, besonders in deren zweiten Hälfte, der Kochsalzverbrauch möglichst eingeschränkt werden im Hinblick auf die Verhütung der Schwangerschaftsnephropathie und der Eklampsie. Bei einer eingeschränkten Kochsalzaufnahme von etwa 6 g ist aber, wie aus Tabelle 40 hervorgeht, einzig das mit 20 mg jodierte Kochsalz imstande, eine zusätzliche Jodzufuhr von annähernd 100 γ zu gewährleisten.

Die Untersuchungen von Eggenberger und von v. Fellenberg haben ferner gezeigt, daß das Kochsalz bei der Lagerung einen Teil seines Jodes verliert. Diese Tatsache ist neuerdings von Guggisberg, Pradervand und Wegelin bestätigt worden. Wenn auch bei raschem Umsatz des Salzes der Jodverlust bedeutungslos sein kann, so spielt er bei längerer Lagerung, insbesondere in der jetzigen Zeit mit ihrer Kriegsvorratshaltung, eine wesentliche Rolle; kann doch dadurch der Jodgehalt des Salzes auf die Hälfte, wenn nicht noch mehr zurückgehen. Eine Erhöhung der Joddosis im Kochsalz um etwa 30% über den erforderlichen Wert, wie er bei einer Erhöhung von 15 auf 20 mg KJ/kg zustande kommt, wäre also auch aus diesem Grunde durchaus berechtigt.

Beide Überlegungen führen uns zum Schluß, *daß einzig die Jodierung des Kochsalzes mit 20 mg KJ/kg eine voll wirksame Prophylaxe ermöglicht.*

Dabei muß allerdings zugegeben werden, daß bei dieser Dosierung der Jodbedarf des größten Teiles der Bevölkerung übergenug gedeckt ist. Dies besonders dann, wenn es sich nicht um die Zentren schwerer Endemien, sondern nur um ihre Randgebiete handelt. Wirtschaftliche Erwägungen dürften sich einer derartigen „Verschwendung" des Jodes entgegenstellen. Wir sind daher der Ansicht,

daß vorläufig, entsprechend dem Vorschlag von EGGENBERGER, *eine Dosis von 10 mg KJ pro kg Kochsalz für die Kropfprophylaxe empfohlen werden sollte.* Wir müssen uns dabei bewußt sein, daß eine restlose Beseitigung des Kropfes mit dieser Dosierung nicht sicher möglich ist, doch sollten damit immerhin Bedingungen hergestellt werden können, wie sie etwa in der Norddeutschen Tiefebene herrschen. Es wird Sache der Nachkontrolle sein, zu entscheiden, ob und in welchen Gebieten nachträglich die Dosierung auf 20 mg erhöht werden muß.

2. Technik der Salzjodierung.

Wir können in dieser für den Mediziner bestimmten Arbeit darauf verzichten, auf Einzelheiten in der Technik der Salzjodierung einzugehen, und uns auf die grundsätzlich wichtigen Fragen beschränken.

Die ursprünglich fast unlösbar scheinende Aufgabe der Salzjodierung ist durch die von EGGENBERGER entdeckte Tatsache leicht gemacht worden, daß jeder Kochsalzkrystall von einem oberflächlichen, festhaftenden Flüssigkeitsmantel umgeben ist, in dem sich wasserlösliche Stoffe wie in einer einheitlichen Flüssigkeit verteilen.

Gießt man 1 ccm einer schwachen wässerigen Methylenblaulösung über 1 kg Kochsalz und rührt das Salz ein paarmal um, so ist man erstaunt, wie rasch und gleichmäßig sich der Farbstoff über alle Krystalle verteilt und schließlich vollständig verschwindet.

In gleicher Weise läßt sich auch eine Jodkalilösung durch Umrührung während einer halben Minute absolut gleichmäßig verteilen.

In den Rheinsalinen wird nach EGGENBERGER eine 1 prom. Jodkalilösung in entsprechender Menge mit Hilfe eines Sprays so fein auf das zu jodierende Salz verteilt, daß beim nachherigen Passieren der Schüttelrinne die Mischung gleichmäßig genug wird.

In der Saline Bex wird nach DIND ein hochjodiertes Salz hergestellt und dieses in entsprechender Menge mit dem zu jodierenden Kochsalz gemischt.

Beim sog. Siedeverfahren nimmt nach EGGENBERGER das Kochsalz 10% der Mutterlauge als Oberflächenwasser mit. Aus dieser Tatsache läßt sich in einfacher Weise berechnen, wie hoch die Jodkalikonzentration in der Siedepfanne und in der zufließenden Sole gemacht werden muß, damit ein bestimmter Jodgehalt des Kochsalzes erreicht wird. Diese Art der Jodierung stellt nach EGGENBERGER das einfachste und zugleich billigste Verfahren dar.

3. Die Jodbestimmung im Kochsalz.

Für den an der Durchführung der Prophylaxe interessierten Arzt und den damit betrauten Salinenfachmann und Lebensmittelinspektor ist es selbstverständlich wichtig, daß er sich auf möglichst einfache Weise einen Anhaltspunkt über den Jodgehalt des Kochsalzes verschaffen kann. Zu dessen genauen Bestimmung bedarf es komplizierterer analytischer Verfahren, auf die wir hier nicht näher eingehen möchten. Zur raschen Feststellung, ob ein Salz überhaupt jodiert ist, und zur ungefähren quantitativen Bestimmung des Jodgehaltes im Salz hat EGGENBERGER ein Verfahren angegeben.

Das EGGENBERGERsche *Vollsalzreagens* hat folgende Zusammensetzung:

0,5—1 proz. wasserlösliche Stärke 10,0
25 proz. Schwefelsäure . . . . gtt. II
0,5 Kaliumnitritlösung (Diazo II) . . . . gtt. IV

Die Lösung ist für den Gebrauch frisch herzustellen. Die Stärkelösung und Schwefelsäure können allerdings schon vorher zusammengebracht werden, nur die Kaliumnitritlösung muß jeweils erst kurz vorher zugegeben werden.

Ein Tropfen dieses Reagens erzeugt auf dem jodierten Salz eine rasch eintretende Blaufärbung (Jodstärkereaktion), deren Intensität in den zur Salzjodierung gebräuchlichen Dosen proportional ist zum Jodgehalt. Eine Farbtafel über diese Reaktion findet sich in der Eggenbergerschen Monographie (S. 808).

Noch etwas feiner ist eine auf dem gleichen Prinzip aufgebaute Ringprobe nach v. Fellenberg (s. Hunziker und Eggenberger [l. c. S. 305]), die in der Durchführung etwas umständlicher ist, aber ebenfalls keine weitere chemische Vorbildung voraussetzt.

J. Die individuelle Kropfprophylaxe.

Überall da, wo eine allgemeine Prophylaxe noch nicht oder nur unvollständig durchgeführt wird, kann sich der Einzelne individuell helfen oder durch seinen Arzt helfen lassen. Die *individuelle* Prophylaxe, die insbesondere zur Verhütung des Kropfrezidivs und in der Schwangerschaft angezeigt ist, erfolgt am besten durch die Herstellung eines jodierten Salzes im eigenen Haushalt, und zwar entsprechend unseren früheren Ausführungen in einer Dosierung von 20 mg KJ pro kg Kochsalz. Am einfachsten gestaltet sie sich durch Zufügen von 20 ccm einer 1 proz. Kal. jodat.-Lösung nach folgender Vorschrift:

Rp.   Kal. jodat.   0,2
           Aq. dest. ad   200,0
M. D. S.   20 ccm (1 Eßlöffel voll) während 1 Minute mit
           1 kg Kochsalz in breiter Schüssel gut mischen.

Kann die individuelle Prophylaxe nicht durch die Jodierung des Salzes erfolgen, z. B. wenn der Patient in einem Großbetrieb speist, so muß die Zufuhr durch Verordnung der notwendigen Menge von 100 γ Jod als Medikament erfolgen, am besten durch tägliche Aufnahme von 3 Tropfen einer 1 proz. Jodkalilösung:

Rp.   Kal. jodat.   0,02
           Aq. dest. ad   20,0
M. D. S.   Täglich 3 Tropfen in etwas Wasser.

Wir müssen uns aber dabei klar sein, daß diese Medikation lebenslänglich fortzusetzen ist, und daher eine unausgesetzte Aufmerksamkeit des Betroffenen erfordert, die ein psychisch gesunder Mensch kaum je aufbringen wird. Es ist aus diesem Grunde dringend zu wünschen, daß überall da, wo der Kropf endemisch herrscht und deshalb die Prophylaxe notwendig ist, sie von Staats wegen allgemein durchgeführt wird, so daß sich der Einzelne nicht zu bemühen braucht.

K. Übersicht über die verschiedenen Verfahren der Prophylaxe.

1. Die Behebung des Jodmangels.

Alle Verfahren, deren Ziel darin liegt, die Jodzufuhr in Kropfgebieten zu erhöhen, dürfen wir insofern als „ätiologisch" bezeichnen, als sie sich gegen den als spezifische exogene Kropfursache aufzufassenden Jodmangel der Endemiegebiete richten.

a) Jodierung des Kochsalzes.

In den vorhergehenden Abschnitten haben wir uns praktisch fast ausschließlich mit der Prophylaxe mittels der Kochsalzjodierung beschäftigt. Diese Form der Prophylaxe halten wir für weitaus die beste, weil sie erlaubt, die gesamte Bevölkerung eines Endemiegebietes zu erfassen, und zwar ungewollt und unmerklich, so daß ihre Durchführung nicht vom Eifer und der Aufmerksamkeit des Einzelnen abhängt. Ferner verunmöglicht der in relativ engen Grenzen schwankende Bedarf an Kochsalz sowohl Unter- wie Überdosierungen, weil die Schwankungen der Jodzufuhr, die dem Organismus zugemutet werden können, viel größer sind als die des Kochsalzes. Für eine allgemeine Prophylaxe sehr wichtig ist schließlich die Tatsache, daß die Jodierung des Kochsalzes sich technisch sehr einfach und mit einem möglichst geringen Verlust an Jod durchführen läßt, so daß die Kochsalzjodierung auch die billigste Methode der Prophylaxe darstellt.

b) Medikamentöse Prophylaxe.

Die medikamentöse Prophylaxe, über deren Durchführung und Erfolge wir in den vorhergehenden Abschnitten ebenfalls berichtet haben, ist für die Einführung der Prophylaxe bedeutungsvoll gewesen. Heute sollte sie u. E. überall durch die allgemeine Prophylaxe mittels des jodierten Salzes ersetzt werden.

c) Jodierung des Trinkwassers.

Dieses zuerst 1923 in Rochester (N. Y.) eingeführte Verfahren wurde später auch in Derbyshire (England) und vor allem in Holland angewendet (McCLENDON, JOSSELIN DE JONG, WAGNER-JAUREGG). Es hat den Nachteil, daß es nur für Orte mit zentraler Wasserversorgung in Frage kommt, also nie die Bevölkerung eines ganzen Landes erreicht. Da mit dem Trinkwasser auch gleichzeitig das Gebrauchswasser jodiert werden muß, ergibt sich eine sehr unwirtschaftliche Ausnutzung des Jodes. Technisch scheint die Durchführung nicht schwierig zu sein.

d) Jodierung der Luft.

Das 1917 von ROUX vorgeschlagene Verfahren, die Luft in Schulzimmern durch Aufhängen weithalsiger, mit Jod gefüllter Flaschen an Jod anzureichern, hat heute nur noch historisches Interesse.

e) Jodanreicherung in Nahrungsmitteln.

Da in den Kropfgebieten alle Nahrungsmittel einen verminderten Jodgehalt aufweisen, liegt es nahe, die Jodzufuhr durch künstliche Anreicherung der Nahrungsmittel mit Jod zu erhöhen.

Durch Jodfütterung an Milchvieh kann der Jodgehalt von Milch und Fleisch, durch Verfütterung an Hühner diejenige von Eiern stark erhöht werden. Jodkalidüngung führt zu einer Jodanreicherung in den Pflanzen, die vor allem die Blattgemüse betrifft. So begrüßenswert an sich eine Erhöhung des Jodgehaltes der Nahrungsmittel wäre, so ist doch daran festzuhalten, daß schon aus ökonomischen Gründen dieses Vorgehen als Prophylaxemaßnahme nicht in Frage kommt. Es war zu diskutieren in einem Zeitpunkt, als man glaubte, der Organismus könne organisch gebundenes Jod besser verwerten als anorganisches. Seitdem

das Gegenteil sichersteht, müssen wir den Verfahren mit anorganischem Jod den Vorrang lassen. Abgesehen von der Unmöglichkeit einer exakten Dosierung ist auch eine Erfassung der gesamten Bevölkerung auf diese Weise unmöglich. Die gleiche Einschränkung gilt für die Propagierung an sich jodhaltiger Nahrungsmittel, wie Meerfische.

Wenn auch die künstliche Anreicherung der Nahrungsmittel und die Verwendung natürlicher sehr jodhaltiger Produkte als eigentliche Prophylaxemaßnahme bei der ganzen Bevölkerung nicht in Frage kommt, so möchten wir doch die Rolle, die der Nahrungsmittelaustausch bei der Kropfbekämpfung spielt, besonders hervorheben.

f) Die Rolle des Nahrungsmittelaustausches.

Eine Erhöhung der Jodzufuhr kommt zum Teil ganz ungewollt durch die Einfuhr von Nahrungsmitteln aus jodreichen kropffreien Zonen in die Kropfgebiete zustande. Wenn auch der Jodgehalt der meisten Nahrungsmittel nicht so hoch ist, daß es einer vollen Prophylaxedosis entspricht, wie bei den Meerfischen, so beträgt die durch diesen Austausch erfolgende Erhöhung der Jodzufuhr doch sehr bald 10—20, ja bis 50 γ. Die vielfach beobachteten spontanen Abschwächungen der Kropfendemie, vor allem aber der allgemein beobachtete Rückgang des Kretinismus schon vor der Einführung der Prophylaxe, muß u. E. unbedingt mit dieser Erhöhung der Jodzufuhr im Zusammenhang stehen. Der Rückgang des Kretinismus vor Eisenbahn und Auto findet damit seine natürliche Erklärung. Wenn wir bedenken, welch enorme Rolle heute die Nahrungsmitteleinfuhr und der Nahrungsmittelaustausch insbesondere für eine Stadtbevölkerung spielt (Milch, Milchprodukte, Eier, Brotgetreide, Früchte, Gemüse, Fleischwaren usw.), dann können wir ermessen, wie stark die Jodzufuhr davon beeinflußt werden muß. U. E. ist auch die immer wieder festzustellende geringere Kropffrequenz bei der Stadtbevölkerung damit zu erklären. In diesem Zusammenhang sei auf den hohen Jodkaligehalt des Chilesalpeters hingewiesen, der indirekt auch den Jodgehalt des damit gedüngten Bodens und seiner Produkte erhöht.

2. Die Bekämpfung der Manifestationsfaktoren.

Die zweite Gruppe von Verfahren, die zur Kropfbekämpfung angegeben worden sind, richtet sich gegen verschiedene von uns als Manifestationsfaktoren bezeichnete unspezifische exogene, die Kropfbildung begünstigende Momente. Allen diesen Verfahren haftet naturgemäß der Nachteil an, daß sie den einzigen überall wirksamen Faktor, den Jodmangel, nicht beseitigen und daher keine sichere und allgemein wirksame Prophylaxe darstellen. Sie können zwar eine gewisse Entlastung der Schilddrüsenfunktion herbeiführen und damit die Kropffrequenz etwas herabsetzen. Die optimalen Bedingungen für eine normale Schilddrüsenfunktion stellen sie aber nicht her. Vielfach sind die Faktoren, gegen die sie sich richten, auch nur ganz lokal beschränkt, so daß auch aus diesem Grund Wirkung und Gegenwirkung durchaus nicht allgemein in Erscheinung treten können. Die endogenen Manifestationsfaktoren wie Wachstum, Gravidität entziehen sich selbstverständlich einer Bekämpfung.

Ein großer Teil der hierher gehörenden, auf veralteten Kropftheorien beruhenden Kropf-bekämpfungsmaßnahmen hat heute nur noch historisches Interesse. Wir erwähnen hier das *Abkochen des Trinkwassers* und die *Darmdesinfektionsverfahren*.

Die *Verbesserung der hygienischen Verhältnisse* und die *Verbesserung der Ernährung*, vor allem der *Vitaminversorgung*, sind selbstverständlich begrüßenswerte Fortschritte in jeder Beziehung und mögen auch einen gewissen Rückgang in der Kropffrequenz bewirken, sie dürfen aber in ihrer Bedeutung für die Kropf-prophylaxe nicht überschätzt werden. Das gleiche gilt von den Vorschlägen EUGSTERS, der besonders die *bessere Unterkellerung der Häuser*, *Abdichtung gegen Grundwasser*, *Verlegung der Schlafzimmer in obere Stockwerke* sowie den Bau von Schulhäusern, Ferienheimen usw. an „kropffreien" Stellen des Endemie-gebietes propagiert.

Die Radioaktivitätstheorie hat bisher noch zu keinen praktisch durchführbaren Pro-phylaxevorschlägen geführt. DUERST, der vor allem die Rolle des Sauerstoffmangels betont — der u. E. nicht als Kropfursache, sondern ebenfalls als Manifestationsfaktor aufzufassen ist —, lehnt die sich aus seiner Theorie ergebende Prophylaxe mit der umgehängten Sauerstoff-flasche selber ab und tritt für die Jodprophylaxe ein.

Die Erfolge all dieser Vorschläge, soweit sie praktisch erprobt sind, treten gegenüber der Jodprophylaxe durchaus in den Hintergrund. Sie lassen sich auch nie bei der gesamten Bevölkerung durchführen, schon allein wegen der Preis-frage. Man berechne nur einmal die Kosten einer allgemeinen Wohnungssanierung und vergleiche dazu den Preis der Vollsalzprophylaxe. *Es wäre ein großer Rück-schritt, wenn auf Grund dieser Vorschläge die weitere Einführung und Durchführung der bewährten Prophylaxe mit jodiertem Kochsalz vernachlässigt werden sollte.*

IV. Zusammenfassung.

Ich halte es für angezeigt, zum Schlusse unserer Ausführungen die wesent-lichsten Punkte zusammenzufassen. Damit soll insbesondere dem mit der Ein-führung und praktischen Durchführung der Prophylaxe betrauten Amtsarzt eine rasche Orientierung ermöglicht und mühevolles Nachschlagen erspart werden.

1. Ursache und Entstehungsweise des Kropfes.

Kropf tritt nur in Gebieten auf, in denen die tägliche durchschnittliche Jod-aufnahme unter 150 γ liegt. Dieser *exogene Jodmangel* ist als die *spezifische Ursache des endemischen Kropfes* aufzufassen. Bei der Kropfentstehung sind dazu eine große Zahl unspezifischer endogener und exogener Faktoren mitbeteiligt (Gravidität, schlechte Wohnungsverhältnisse, Sauerstoffmangel, Kohlensäure-überschuß, Lichtmangel, Störungen in der Vitaminzufuhr, Calciumüberschuß, schlechte hygienische Verhältnisse usw.). Alle diese Einflüsse erzeugen an sich keinen Kropf. Sie stellen also nur *unspezifische, die Kropfentstehung begünstigende Momente* dar. Wir haben für sie die Bezeichnung *Manifestationsfaktoren* vor-geschlagen.

Das *Jod* ist ein Baustein des Schilddrüsenhormons und als solcher für den Organismus durch nichts anderes zu ersetzen. Dementsprechend muß es als ein *unentbehrlicher anorganischer Nahrungsstoff* aufgefaßt werden, vergleichbar mit Eisen und anderen unentbehrlichen Elementen. Als Baustein eines Wirk-stoffes erfüllt es die gleichen Aufgaben wie viele Vitamine.

Jodmangel führt zu einer *Störung im Aufbau des Schilddrüsenhormons* und dadurch zu einer ungenügenden Versorgung des Organismus mit demselben. Die *Manifestationsfaktoren* verstärken die Wirkung des Jodmangels zum Teil durch eine Störung der Jodaufnahme, hauptsächlich aber dadurch, daß sie den *Bedarf* des Organismus *an Schilddrüsenhormon erhöhen* und damit die Entstehung eines *relativen Hormonmangels* begünstigen.

Der *relative Hormonmangel* ist das auslösende Moment in der Kropfbildung. Er bewirkt zwangsläufig, entsprechend dem Regulationsmechanismus der Schilddrüse, eine kompensatorische Anregung von Tätigkeit und Wachstum der Schilddrüse. Die spezifische Wirkung des Jodmangels liegt darin, daß er einen Ausgleich des relativen Hormonmangels seiner Natur nach nicht zuläßt. Es kommt dadurch zu einem andauernden Mangelzustand und damit zu einer fortgesetzten Wachstumsanregung der Schilddrüse, die zu deren exzessiven Hyperplasie, dem Kropf, führt.

Die *Auswirkungen des Hormonmangels*, der schon in der Fetalzeit einsetzen kann, zeigen sich vor allem in Störungen der Wachstums- und Differenzierungsvorgänge und des Stoffwechsels. Sie führen zu dem klinischen Bild der Hypothyreose bzw. des *Kretinismus*. Entsprechend den mannigfaltigen Variationen in der Intensität und im Zeitpunkt der Einwirkung des Hormonmangels ist das Bild des Kretinismus äußerst vielgestaltig und zeigt fließende Übergänge gegen das Normale.

2. Kropfprophylaxe.

Das Ziel der Prophylaxe besteht in der Verhütung des Auftretens von Kropf und Kretinismus. Es wird erreicht durch die *Bekämpfung des exogenen Jodmangels*, indem *durch eine zusätzliche Jodzufuhr von etwa 100 γ im Tag* die niedrige Jodaufnahme in den Kropfgebieten von 50—100 γ auf die optimale Höhe von 150 bis 200 γ gebracht wird.

Eine richtige Prophylaxe muß die *gesamte Bevölkerung* eines Endemiegebietes umfassen. Als einfachstes Verfahren zur gleichmäßigen Hebung der Jodaufnahme bei der gesamten Bevölkerung hat sich die **Jodierung des Kochsalzes** erwiesen und durchaus bewährt. Da im Endemiegebiet auch die Haustiere unter dem Jodmangel leiden, soll auch das für das *Vieh* bestimmte Salz in gleicher Weise jodiert werden.

Um eine zusätzliche Jodzufuhr von 100 γ auch unter ungünstigsten Bedingungen zu gewährleisten, muß das Salz mit 20 mg KJ pro kg jodiert werden. Die Erhöhung der Jodzufuhr sollte womöglich stufenweise erfolgen, um die Anforderungen an den Jodstoffwechsel möglichst niedrig zu halten. *Als ideale Form der Prophylaxe* wäre deshalb die *Einführung eines mit 5 mg KJ/kg jodierten Salzes* und die *stufenweise, etwa halbjährliche Erhöhung der Dosis um 5 mg bis zur optimalen Höhe von 20 mg KJ/kg* zu betrachten. Einfacher, billiger und für den größten Teil der Bevölkerung besonders in den nicht sehr ausgesprochenen Endemiegebieten durchaus genügend ist die **direkte Einführung eines mit 10 mg KJ pro kg jodierten Salzes** zum allgemeinen Gebrauch nach dem Vorschlag von Eggenberger.

Irgendwelche *Jodschädigungen* sind durch diese Erhöhung der Jodzufuhr *nicht zu befürchten*, da sie durchaus innert den Grenzen des physiologischen Bedarfes bleibt.

Es ist dafür zu sorgen, daß *ausschließlich jodiertes Salz* frei in den Handel kommt, damit nicht Kauf und Verkauf desselben der Initiative des Einzelnen überlassen bleibt, weil nur auf diese Weise die gesamte Bevölkerung erfaßt wird.

Die *Einführung* des jodierten Salzes soll „*stumm*", d. h. ohne Propaganda und ohne Aufklärung der Bevölkerung erfolgen.

Die *administrativen und gesetzgeberischen Maßnahmen*, die zur Einführung der Prophylaxe ergriffen werden müssen, hängen von der Gesetzgebung des betreffenden Landes ab und können deshalb hier nicht näher besprochen werden.

3. Schlußbetrachtungen.

Die Jodmangeltheorie hat das Problem der Entstehung des endemischen Kropfes und des Kretinismus, um dessen Entwirrung seit mehr als 100 Jahren unsere besten Kliniker und Naturwissenschaftler sich intensiv bemüht haben, in seinen Hauptzügen gelöst. Die auf ihr beruhende Kropfverhütung mittels jodierten Salzes hat sich seit bald 20 Jahren glänzend bewährt, und die damit gewonnenen Erfahrungen haben auch die Frage der Dosierung völlig abgeklärt. Es handelt sich heute nur noch darum, diese Erkenntnisse allgemein bekannt-zumachen und die sich daraus ergebenden Folgerungen durchgreifend anzuwenden, dann wird schon die nächste Generation frei von Kropf und Kretinismus heran-wachsen.

Diese Aufgabe geht über den Bereich der Medizin hinaus und ist eine An-gelegenheit der Staatsregierungen. Wir haben mit dieser Arbeit versucht, die Grundlagen zusammenzufassen, aus denen heraus sie die Verantwortung zur Durchführung der Kropfprophylaxe voll auf sich nehmen können.

IX. Ergebnisse und Probleme der Leukämiebehandlung mit Röntgenstrahlen[1].

Bearbeitet an einem Krankengut von 40 Jahren.

Von

R. BAUER und A. VOGT-Tübingen.

Mit 7 Abbildungen.

Inhalt.

Literatur.

ANDRES u. SHIWAGO: Karyologische Studien an myeloischer Leukämie des Menschen. Fol. haemat. (Lpz.) **49**, 1 (1933).

APITZ: Einige Auswirkungen der Tumorauffassung der Leukämie auf das ärztliche Handeln. Dtsch. med. Wschr. **1941**, 286.

— Die Leukämien als Neubildung. Virchows Arch. **299**, 1 (1937).

ARENDT u. GLOOR: Resultate der Röntgenbestrahlung bei chronischen Leukämien. Strahlenther. **44**, 715 (1932).

ARNETH, J.: Über das qualitative und quantitative Thrombocytenblutbild bei der chronischen myeloisch-leukämischen Reaktion (myeloischen Leukämie) unter dem Einfluß der Röntgenbehandlung. Indikationen und Kontraindikationen. Strahlenther. **59**, 104 (1937).

— Qualitative Blutuntersuchungen bei lymphatischer Leukämie und lymphatischer Pseudoleukämie. Dtsch. Arch. klin. Med. **170**, 658 (1931).

BARDACHZI: Die Röntgenstrahlenbehandlung der Blutkrankheiten. Neue Dtsch. Klin. **15**, 583 (1938).

— EPSTEIN u. FIEDLER: Zur Behandlung der chronischen Leukämie. Med. Klin. **1931 II**, 1671.

— u. MLEJNECKY: Die Strahlentherapie der Leukämie. Münch. med. Wschr. **1937 II**, 1737.

---

[1] Aus dem Röntgeninstitut (Leiter: Doz. Dr. med. habil. R. BAUER) der Medizin. Univ.-Klinik und Poliklinik zu Tübingen (Direktor: Prof. Dr. FR. KOCH).

BAUER, R.: Untersuchungen über die Einwirkung unterschiedlich verabfolgter Röntgenstrahlung auf das Knochenmark und seine Zellelemente, zugleich ein Beitrag zum Zeitfaktorproblem. Strahlenther. **67**, 424 (1940).
— Über Homogenbestrahlungen der Milz bei chronischer Myelose. Röntgenprax. **13**, 331 (1941).
BETSCH: Wirkt die Röntgentherapie bei Leukämien lebensverlängernd? Diss. Tübingen 1923.
BIERMANN: Beiträge zur Behandlung der Leukämie mit Röntgenstrahlen. Dtsch. med. Wschr. **1912 I**, 7.
BIGNAMI: Sul compartomento dei basofili circolanti nelle mielosi leucemichi trattate coi raggi X. Riv. Radiol. e Fisica med. Suppl. **2 I**, 158 (1930).
— Die Radiotherapie der Blutkrankheiten. Strahlenther. **43**, 43 (1932).
BOCK: Zur pathologischen Physiologie der Erythropoese. Verh. dtsch. Ges. inn. Med. LII. Kongr. **1940**, 372.
— u. FRENZEL: Splenogene Knochenmarkshemmung (tierexperimenteller Beweis). Klin. Wschr. **1938 II**, 1315.
BODE: Über Röntgentotalbestrahlungen bei Leukämie und Mycosis fungoides. Dermat. Wschr. **1936 II**, 1335.
BONANO: Segni ematologici prognostici nella radioterapia della leucemia. Atti Congr. ital. Radiol. med. **2**, 180 (1930).
BRAUNER et GOTTLIEB: Les modifications du myélogramme au cours de la roentgenthérapie. Sang **13**, 963 (1939).
BRINNITZER: Biologische Wirkungen auf Blut und blutbildende Organe im Tierversuch. und beim Menschen. Strahlenther. **52**, 699 (1935).
DE BRUIN: Chronische lymphatische Leukämie im Kindesalter. Fol. haemat. (Lpz.) **48**, 433 (1932).
BURGDÖRFER, FRIEDRICH: Die Statistik in Deutschland nach ihrem heutigen Stand. Berlin 1940.
— Staatsmedizinische Abhandlungen. Heft 8. Leipzig 1935.
— Volk ohne Jugend. Berlin-Grunewald 1932.
CARL: Über das normale weiße Blutbild. Diss. Frankfurt a. M. 1936.
CASATI: Experimentelle Untersuchungen über die Röntgenwirkung auf das Knochenmark. Strahlenther. **32**, 721 (1929).
— Experimentelle Untersuchungen über die Röntgenwirkung auf das Knochenmark. II. Mitt. Strahlenther. **38**, 315 (1930).
— Experimentelle Untersuchungen über die Röntgenwirkung auf das Knochenmark. III. Mitt. Strahlenther. **43**, 582 (1932).
CASSELBAUM: Über die Charakteränderung der Leukämie. Diss. Rostock 1928.
CAVALETTI: Anemia aplastica nel corso di una leucemia mieloide trattata con i raggi X. Policlinico Sez. prat. **1931 I**, 660.
CRAVER and MACCOMB: Lymphatic leukemia with thymic enlargement: A brief review of the literature with case reports. Amer. J. Canc. **16**, 277 (1932).
CURSCHMANN: Über Krankheitswellen. Münch. med. Wschr. **1926 II**, 2237.
— Zur Morbidität der Leukämien, insbesondere auch im hohen Alter. Dtsch. med. Wschr. **1935 I**, 285.
— Über familiäre Leukämie. Klin. Wschr. **1936 I**, 185.
— Bemerkungen zur Therapie der chronischen Leukämie. Strahlenther. **54**, 79 (1935).
DAIGGER: Zur Röntgenbehandlung der Leukämien. Diss. Köln 1937.
DALE: Total Roentgen irridation of chronic leukemia. Acta radiol. (Stockh.) **19**, 539 (1938).
— Eine neue Methode der Röntgenbehandlung von Leukämie. Acta radiol. (Stockh.) **12**, 263 (1931).
— Die Wirkung der Röntgenstrahlen und die Ergebnisse der Röntgenstrahlenbehandlung bei Leukämie (Norwegisch). Nord. med. Tidskr. **1933**, 298, zit. nach Zbl. Radiol. **15**, 531.
DAVID: Richtlinien für die Behandlung der Leukämien und des malignen Lymphogranuloms. Schweiz. med. Wschr. **1934 I**, 351.
DECASTELLO: Beitrag zur Kenntnis der familiären Leukämie. Med. Klin. **1939 II**, 1255.
DOMAGK: Gewebsveränderungen nach Röntgenbestrahlungen. Erg. inn. Med. **33**, 1 (1928).
DOUB and HARTMANN: Lymphocytic, myelocytic and monocytic neoplasms. J. amer. med. Assoc. **105**, 942 (1935).

Ducuin, Marques et Miletzky: Radiothérapie totale dans les maladies des organes hémato-poétiques. Modifications sanguines et déductions pratiques. J. de Radiol. **21**, 250 (1937).

Eichhorst: Über Erkrankungen des Nervensystems im Verlaufe der Leukämie. Dtsch. Arch. klin. Med. **61**, 519 (1898).

Elkhoff: Die Häufigkeit der perniziösen Anämie und Leukämie während der letzten 17 Jahre auf Grund der Krankheitsfälle der beiden medizinischen Kliniken in München. Diss. München 1928.

Engelbreth-Holm: Ergebnisse der Leukoseforschung der letzten Jahre. Erg. inn. Med. **56**, 267 (1939).

— An die Jahreszeit gebundene Schwankungen im Vorkommen akuter Leukose. Klin. Wschr. **1935 II**, 1677.

Englmann: Die Einwirkung der Röntgenstrahlen auf das blutbildende Knochenmark des Menschen unter besonderer Berücksichtigung der Wirkung in Abhängigkeit von der Zeit. Fortschr. Röntgenstr. (Kongreßheft) **52** (1935).

Eschbach: Anzeigestellung und Leitung der Röntgenstrahlenbehandlung bei Leukämie. Röntgenprax. **12**, 295 (1940).

Faass: Beobachtungen zum Problem der akuten myeloischen Leukämie an Hand von 11 Fällen aus der 2. Medizinischen Univ.-Klinik Hamburg-Eppendorf. Diss. Hamburg 1938.

Fieschi, A.: Ricerche sulle modificazioni della composizione citologica del midollo nei leucemici, dopo la terapia Roentgen. Scr. ital. Radiobiol. med. **5**, 256 (1938).

— Vergangene und moderne Forschungen über die Leukämien im Lichte der ätiopatho-genetischen Probleme. Erg. inn. Med. **51**, 386 (1936).

Fieschi u. Kienle: Über Röntgenstrahlenwirkung auf die Milz bei myeloischer Leukämie. Exper. Med. **108**, 22 (1940).

Forfota: Beiträge zur Frage der allgemeinen Wirkung der Röntgenstrahlen. Akute Pan-myelophthise im Anschluß an die Röntgenbehandlung einer lymphoiden Leukämie. Fortschr. Röntgenstr. **54**, 522 (1936).

Frola: Effecti della irediagione con raggi Roentgen su quadro emetologico degli animali splenectomizzati. Boll. Soc. ital. Biol. sper. **4**, 647 (1929).

Gaal: Aussprache zu Forfota (Frage der allgemeinen Wirkung der Röntgenstrahlen). Fortschr. Röntgenstr. **54**, 523 (1936).

Gänsslen: Erbpathologie des Blutes und der blutbildenden Organe. Berlin 1940.

Gilbert: De la roentgenthérapie segmentaire et de la téléroentgenthérapie totale dans certaines affections systématisées (leucémies chroniques, érythrémie essentielle, granulo-matose maligne). Radiol. Rdsch. **7**, 2288 (1938).

Giles: Radiotherapy in chronic myelogenous leukemia. Radiology **17**, 704 (1931).

Gloor: Ein Fall von geheilter Myeloblastenleukämie. Münch. med. Wschr. **1930 I**, 1096.

Gloor-Meyer: Die Behandlung der Leukämien. Ther. Gegenw. **77**, 155 (1936).

Grafe: Stoffwechseluntersuchungen bei Milz- und Lebererkrankungen. Dtsch. Arch. klin. Med. **139**, 354 (1922).

Graser: Über einige ungewöhnliche Verlaufsformen von myeloischer Leukämie und Aleukia haemorrhagica. Diss. Frankfurt a. M. 1938.

Gregorie: Wirkung von Röntgenstrahlen auf das Knochenmark „in vivo" und „in vitro". Strahlenther. **65**, 163 (1939).

Grilli: Rendiconto statistico di un quinquennio di roentgenterapia considerazioni in merito alla roentgenterapia delle flogosi oculari e delle leucemie. Arch. di Radiol. **14**, 463 (1939).

Groat: Leukemia showing haploid leukoplasts undergoing mitotic division in circulating blood. Amer. J. med. Sci. **185**, 624 (1933).

Guanini: Circa il comportamento dei leucemici alla roentgenterapia dopo impregnazione con il thorotrast e senza. Osservazione di un casa segnito per dicci anni e di altri per tempo minore. Riforma med. **133**, 1388.

Guyot: À propos d'un cas de leucémie aiguë traité par la pantéléroentgenthérapie. Bull. Soc. franç. Électrothér. et Radiol. **45**, 348 (1936).

Hammerschlag u. Knospe: Strahlenbehandlung bei myeloischer Leukämie. Strahlenther. **37**, 693 (1930).

HARRISON and REEVES: The roentgen treatment of leukemia, with report of a pregnancy in a case of lymphatic leukemia. Radiology **32**, 284 (1939).

HEIBERG: Die leukämischen und leukotischen Atypien und Geschwülste und das Wesen der Leukämie. Leipzig 1933.

HEINECKE: Experimentelle Untersuchungen über die Einwirkung der Röntgenstrahlen auf das Knochenmark nebst einigen Bemerkungen über die Röntgentherapie der Leukämie und Pseudoleukämie und des Sarkoms. Dtsch. Z. Chir. **78**, 196 (1905).

— Experimentelle Untersuchungen über die Einwirkung der Röntgenstrahlen auf innere Organe. Mitt. Grenzgeb. Med. u. Chir. **14**, 21 (1905).

HERZOG: Über die Wirkung der Röntgenstrahlen auf die Blutregeneration. Strahlenther. **19**, 759 (1925).

HOFFMANN and CRAVER: Chronic myelogenous leukemia. Value of irridation and its effect on the duration of life. J. amer. med. Assoc. **97**, 836 (1931).

HOLFELDER: Die Tiefentherapie. Leipzig 1938.

HOLTHUSEN, in Meyers Lehrbuch der Strahlenther. **3**. Berlin-Wien 1926.

— in Einführung in die Röntgenologie. Leipzig 1940.

JAFFÉ: Erythropoesis in leukemia. Fol. haemat. (Lpz.) **49**, 51 (1933).

JENKINSON: Myelogenous leucemia. Amer. J. Roentgenol. **29**, 91 (1933).

JOMBRES: Zur Frage der Hemmungswirkung der Milz auf das Knochenmark. Z. exper. Med. **106**, 4—5 (1939).

ISAACS: Blood changes in the leukemies and the lymphomata and their bearing on roentgentherapie. Amer. J. Roentgenol. **24**, 648 (1930).

JUGENBURG u. TSCHOTSCHIA: Neue Ergebnisse zum Verständnis des Leukämieverlaufs. Strahlenther. **41**, 86 (1931).

JÜRGENS: Zur Therapie der Leukämien. Z. ärztl. Fortbildg **35**, 584 (1938).

IZAR e CASTRONOVO: Particolare comportamento dei leucemici alla roentgenterapia dopo impregnazione col thorotrast. Atti Accad. Peloritana Messina **35**, 121 (1934) — Riforma med. **133**, 703 Univ. Messina.

KLEWITZ u. SCHUSTER: Zur Prognose der Leukämie. Dtsch. med. Wschr. **1922**, 1003.

KOVACS u. VARGA: Beiträge zur Strahlenbehandlung der Leukämie. Ther. Gegenw. **71**, 394 (1930).

KRAUSE: Verlauf und Blutbildveränderungen der Leukämien nach Röntgenbestrahlungen. Bleichroda a. H. 1936.

KRUMBHAAR: The lymphatoid diseases. J. amer. med. Assoc. **106**, 286 (1936).

KUGLAND: Zur Frage der Röntgentherapie bei der chronischen Leukämie an Hand der Kasuistik unserer Klinik von 1920—1931. Diss. Kiel 1932.

KÜPFERLE: Die Röntgenbehandlung der Blutkrankheiten. Strahlenther. **47**, 179 (1933).

LAMBIN et GÉRAD: Variation de la fréquence saisonnière de la leucémie aiguë. Sang **8**, 730 (1934).

LANGER: Roentgentherapy in hyperplastic blood dyscrasias. New technique for myeloid and lymphatic leucemia, polycythemia rubra vera and Hodgkins' disease. Amer. J. Roentgenol. **34**, 214 (1935).

LATTA and EHLERS: The effects on the blood and the haematopoetic organs of repeated chort exposures to the X rays. Amer. J. Anat. **47**, 447 (1931).

LEAVELL: Chronic leukemia. A study of the incidence and factors influencing the duration of life. Amer. J. med. Sci. **196**, 329 (1938).

LEUCUTIA: Irridation in lymphosarcoma, Hodgkins' disease and leukemia. (A statistical analysis.) Amer. J. med. Sci. **188**, 612 (1934).

LINDE: Der Verlauf der Leukämien in Abhängigkeit vom Lebensalter. Z. Altersforsch. **2**, 173 (1940).

MACALPIN, KENNETH, ROSSGOLDEN and EDSALL: The roentgentreatment of chronic leukemia. Amer. J. Roentgenol. **26**, 47 (1931).

MACCOMB: A case of lymphatic pseudoleukemia treated by continuous irredation of eintire body. Surg. Clin. N. Amer. **13**, 406 (1933).

MARCHALL et MALLET: Sur une nouvelle méthode de radiothérapie dans le traitement des leucémies. Le téléroentgenthérapie totale. Bull. Soc. méd. Hôp. Paris III **19**, 737 (1933).

MARCHALL et MALLET: La téléroentgenthérapie totale dans les maladies du sang et des organes hématopoétiques. J. belge Radiol. **24**, 301 (1935).

— — COTTENOT et LEMOINE: La téléroentgenthérapie totale dans le traitement des leucémies et de la maladie de Hodgkins. Presse méd. **1934 II**, 1763.

— — et BELLIN: Les résultats actuels de la téléroentgenthérapie totale dans le traitement des hémopathies. Paris méd. **1938 I**, 113.

MOUTARD: À propos d'un cas particulièrement grave de leucémie traité par les rayons X. Bull. Soc. franç. Électrothér. et Radiol. **47**, 39 (1938).

MEISSNER: Zur Behandlung leukämischer Folgezustände. Röntgenprax. **2**, 414 (1930).

MEYER, G.: Das weiße Blutbild in Hamburg. Diss. Frankfurt a. M. 1939.

MIDDLETON, MEYER and POHLE: The influence of Roentgen therapie upon the basal metabolism in leukemia. Radiology **26**, 586 (1936).

MILANI: Three important points in the X-rays treatment of myelogenous leukemia: The spontaneous leukocytic crises, the reversal of the sensitivity retio of red and white cells, the surrival of irradiates myelocytes. Radiology **17**, 1032 (1931).

— Modificationi della curva leucocitaria nella roentgenterapia della leucemia monocitica. Atti Congr. ital. Radiol. med. **2**, 123 (1930).

DU MESNIL u. DE ROCHEMONT: Einführung in die Strahlenheilkunde. Berlin und Wien 1937.

MILCHNER u. MOSSE: Zur Frage der Behandlung der Blutkrankheiten mit Röntgenstrahlen. Berl. klin. Wschr. **1904**, 1267.

MINOT, BUCKMAN et ISAACS: Chronic myelogenous leukemie, age incidents duration and benefits derived from irradiation. J. amer. med. Assoc. **82**, 1489 (1924).

MÖSCHLIN u. ROHR: Klinische und morphologische Gesichtspunkte zur Auffassung der Myelose als Neoplasma. Erg. inn. Med. **57**, 723 (1939).

NAEGELI: Blutkrankheiten und Blutdiagnostik. Berlin 1931.

— Diagnostische und allgemeine Probleme bei Leukämien. Münch. med. Wschr. **1933 I**, 635.

NEIDHARDT: Zur Frage der Therapie der akuten Leukämie. Strahlenther. **16**, 124 (1924).

NEMENOW: Neue Wege bei der Leukämiebehandlung. Strahlenther. **41**, 77 (1931).

NIELSEN: Chronic professional ray poisoning, a discussion based on a case of leucemia in a radium worker. Acta radiol. (Stockh.) **13**, 385 (1932).

NYSTRÖM: Zur Kenntnis der chronischen Leukämie und ihrer Behandlung. Erfahrungen an 87 röntgenbestrahlten Fällen chronischer, myeloischer und lymphatischer Leukämie. Finska Läk. rädsk. Hde. **73**, 247 (1931), zit. nach Zbl. Radiol. **12**, 62.

OLGILVIE: Post mortem report on a case of chronic myelogenous leukemia treated by radiation. Brit. J. Radiol. **5**, 428 (1932).

PARRISIUS: Röntgenbehandlung innerer Krankheiten. Leipzig 1926.

PAPE: Röntgentherapie der Blutkrankheiten. Wien. klin. Wschr. **1934 II**, 1459.

POPP and WATKINS: The hematologic diagnosis and roentgenologic treatment of myelogenous leukemia. Radiology **34**, 663 (1940).

PARLAVECCHIO: Policlinico Sez. med. **47**, 194 (1940).

PATZOLD: Zur Bewertung der Blutbefunde in der Röntgentherapie der Blutkrankheiten. Strahlenther. **62**, 710 (1938).

PERONA: Sulla oportunita di variare la tecnica durante il trattamento Roentgen della leucemia mieloide. Atti Congr. ital. Radiol. med. **2**, 174 (1930).

PIÑEY: Conversion of chronic into acute leucemie myelosis: A contribution to the study of the "myeloblast" and of the nature of the leukemie prozess. Brit. J. Radiol. **5**, 289 (1932).

POSSATI: Die Röntgenstrahlenbehandlung der Leukämie mit veränderlichen Filtern. Ein Sonderverfahren in einigen Krankheitsabschnitten. Strahlenther. **65**, 54 (1939).

PRINZING: Handbuch der medizinischen Statistik. 2. Aufl. Jena 1931.

RADOJEVIC: Erfahrungen mit Röntgenbehandlung der chronischen myeloischen Leukämie. Röntgenprax. **4**, 598 (1932).

RIETTI: Die akuten Leukämien. Erg. inn. Med. **54**, 397 (1938).

RIKL: Unsere Erfahrungen über den Erfolg der Milzbestrahlung bei chronischen myeloischen Leukämien. Med. Klin. **1930 I**, 891.

ROHR: Das menschliche Knochenmark. Leipzig 1940.

ROSENTHAL and HARRIES: Leukemia. J. amer. med. Assoc. **104**, 702 (1935).

ROTHE-MEYER u. ENGELBRETH-HOLM: Experimentelle Studien über die Beziehungen zwischen Hühnerleukose und Sarkom an der Hand eines Stammes von übertragbarer Leukose-Sarkom-Kombination. Acta path. scand. (Kopenh.) **10**, 380 (1933).

RÖVEKAMP: Die Strahlenbehandlung bei Blutkrankheiten. Med. Klin. **1937 I**, 570.

DE RUDDER: Grundriß einer Meteorbiologie des Menschen. Berlin 1938.

SARAZENI e SALVATORI: Contributo alla roentgenterapia della emopatie. Atti Congr. ital. Radiol. med. **2**, 158 (1930).

SCHULTEN: Lehrbuch der klinischen Hämatologie. Leipzig 1939.

SCOTT-WARTHIN: Über die im leukämischen Gewebe durch Röntgenbestrahlung hervorgerufenen Veränderungen. Strahlenther. **4**, 722 (1914).

SEYDERHELM u. KRATZEISEN: Vergleichende Untersuchungen über die Beeinflussung des Blutbildes bei myeloider Leukämie durch galvanischen Schwachstrom und Röntgenstrahlen. Z. klin. Med. **88**, 161 (1919).

SIZILIANO e BANCI BUONAMICI: Studi sul midollo osseo sotto l'azione dei raggi X. Arch. di Radiol. **6**, 1108 (1930).

SGALITZER: Praktische Anwendung der Röntgentotalbestrahlung bei Polycythämie und chronischer Leukämie. Strahlenther. **56**, 526 (1936).

— Über Röntgentotalbestrahlungen bei Blutkrankheiten. Wien. klin. Wschr. **1937 I**, 125.

SOLOMON: Über die Behandlung und Prognose der Leukämien, insbesondere die günstigen Erfolge bei der nur die Milz betreffenden Form der lymphatischen Leukämie. Strahlenther. **56**, 526 (1936).

STAGELSCHMIDT: Zur Klinik der Leukämien. Fol. haemat. (Lpz.) **51**, 50 (1933).

STEINITZ: Über die Wirkung kleinster und größerer Röntgendosen bei schweren Blutkrankheiten. Fortschr. Röntgenstr. **45**, 720 (1932) — Strahlenther. **44**, 739 (1932).

STEPHENS: Chronic myelogenous leukemia. Observations before and during remissions induced by solution of potassium arsenite and by Roentgen therapy with particular reference to bone marrow. Amer. J. med. Sci. **194**, 25 (1937).

STÖGER: Zur Klinik und Therapie der lymphatischen Leukämie. Münch. med. Wschr. **1940 II**, 1047.

TESCHENDORFF: Die Indikationen zur Bestrahlung des ganzen menschlichen Körpers mit Röntgenstrahlen (Leukämie, Aleukämie, Polycythämie, Lymphogranulom und Tumormetastasen). Fortschr. Ther. **13**, 481 (1937).

— Über Bestrahlung des ganzen menschlichen Körpers bei Blutkrankheiten. Strahlenther. **26**, 720 (1927).

— Über Röntgentotalbestrahlungen. Dtsch. med. Wschr. **1931 II**, 1445.

— Röntgenbestrahlung des ganzen Menschen bei Blutkrankheiten. Verh. dtsch. Ges. inn. Med. **1935**, 329.

TJADEN: Zur Frage der Zunahme der Leukämien (statistische Zusammenstellung der in den Jahren 1889—1927 an der Medizinischen Klinik zu Leipzig beobachteten Fälle von Leukämie). Diss. Leipzig 1928/29.

TISCHENDORF: Akute und subakute Myeloblastenleukämien (ihre Diagnose und Differentialdiagnose). Dtsch. Arch. klin. Med. **185**, 579 (1940).

— u. HERZOG: Mehrjährige Beobachtungen über chronische Leukämien und Polycythämien. Dtsch. Arch. klin. Med. **185**, 640 (1940).

WATT: Leukemia and deep X ray therapie. Guy's Hosp. Rep. **86**, 175 (1936).

WEIL u. ASCHKANAZY: Bull. Soc. méd. Hôp. Paris **54** (1938), zit. nach SCHULTEN.

WEISS: Die Krebssterblichkeit in Baden. Berlin-Wien 1932.

WILLI: Die Leukosen im Kindesalter. Berlin 1936.

WINDHOLZ: Die Frühreaktion der leukämischen Milz nach Röntgenbestrahlung. Klin. Wschr. **1932 I**, 323.

WINTROBE and HASENBUSH: Chronic leukemia. The early phase of chronic leukemia, the results of treatment and the effects of complicating infections, a study of eigthy-six adults. Arch. int. Med. **64**, 701 (1939).

WÜNSCHE: Fortlaufende Untersuchungen über den Einfluß der Röntgenstrahlen auf das Knochenmark. Naunyn-Schmiedebergs Arch. **189**, 581 (1938).

ZAUBITZER: Betrachtungen über die chronische myeloische Leukämie und ihren Verlauf in Abhängigkeit vom Lebensalter. Diss. Leipzig 1933.

Einleitung.

Wenn man sich einige Jahre besonders eingehend mit der Behandlung einer Krankheitsgruppe befaßt hat, so stellt sich zwangsläufig das Bedürfnis ein, sich selbst und anderen einen Rechenschaftsbericht über die bisherigen Ergebnisse abzulegen, um vor allem den Wert einer Behandlungsmethode zu prüfen, als falsch Erkanntes auszumerzen und unter Umständen neue Gesichtspunkte herauszustellen. So haben vor allem Chirurgen und Strahlentherapeuten immer wieder an Hand von sorgfältig bearbeitetem statistischem Material derartige Querschnitte einer Behandlungsmethode gezogen, um durch die Zahl den subjektiven Eindruck zu ergänzen und oft auch zu berichtigen; denn niemals wird sich das Urteil gerade des Erfahrenen über eine Behandlungsmethode auf diesen oder jenen günstigen oder ungünstigen Eindruck bei einigen wenigen Kranken stützen wollen.

In der vorliegenden Arbeit soll ein derartiger Querschnitt für die Röntgenstrahlenbehandlung der Leukämien, insbesondere der chronischen Formen, gezogen werden. Seit der Einführung dieser Behandlungsmethode im Jahre 1903 durch Senn sind zahlreiche Arbeiten zu diesem Thema erschienen, und man durfte den Eindruck gewinnen, als ob ein mindestens vorläufiger Abschluß erreicht sei. Bei Durchsicht der reichhaltigen Literatur muß aber eines auffallen: Selbst neueste Arbeiten stützen sich immer noch, was statistische bzw. zahlenmäßige Angaben anbelangt, auf Veröffentlichungen, die oft Jahrzehnte zurückliegen, oder sie enthalten ein zahlenmäßig so kleines Material, daß ihm Beweiskraft nicht zukommen kann. Unberücksichtigt bleibt dabei meist die Frage, ob es denn nicht im Laufe dieser nahezu vier Jahrzehnte gelungen ist, durch unsere klinischen, insbesondere strahlentherapeutischen Maßnahmen eine Verbesserung der Behandlungsergebnisse zu erzielen. Es ergibt sich auch bei Durchsicht der Leukämieliteratur die Tatsache, daß in Deutschland, ja soweit wir sehen, in Europa, ein größeres Material von Leukämiefällen noch nicht nach biologischen Gesichtspunkten bearbeitet wurde. Es wäre ja durchaus möglich, daß z. B. das Geschlechterverhältnis und die Altersverteilung in Deutschland anders ist als in Amerika mit seiner anderen rassischen Zusammensetzung und seinem anderen Klima. Wir nehmen daher die Auswertung der strahlentherapeutischen Erfolgsstatistik zum Anlaß, das reiche Material der Klinik auch von biologischen Gesichtspunkten, die in der Leukämieliteratur zur Zeit erörtert werden, soweit dies möglich ist, auszuwerten.

Die Mitteilung von Senn und kurz danach Pusey, Schütze und Arneth erregten erhebliches Aufsehen. Von der offensichtlichen Wirkung der Röntgenstrahlen bei der Leukämie erwartete man sehr viel. Fast alle bekannten deutschen Kliniker unternahmen in den Jahren 1904—1908 Behandlungsversuche mit Röntgenstrahlen bei den Leukämien. Aus der Fülle der Namen seien nur die bekanntesten genannt. Umfragen über die Methode und Wirkung der Röntgenstrahlen stellten an Grawitz, Fränkel, Krehl, v. Leube, v. Mehring, v. Norden, Pappenheim, Strümpel und Türk. Albers-Schönberg, Arneth, Linser, Curschmann, Lossen, Sternberg, Unverricht u. a. befaßten sich in größeren Arbeiten mit der Frage der Röntgenbehandlung der Leukämie. In der Medizinischen Universitätsklinik Tübingen, wurden die ersten Röntgenbestrahlungen

bei Leukämiekranken im Jahre 1905 vorgenommen. Diese Arbeit, die vom Standpunkt des Strahlentherapeuten die Fragen der Therapie, im besonderen der Strahlentherapie, behandeln soll, muß sich vorwiegend auf die Verwertung der chronischen Leukämien beschränken, da bei diesen die Strahlenbehandlung vorzüglich angewandt wird und auch ihre eindeutigsten Erfolge hat. Von den akuten Leukämien gänzlich abzusehen, hielten wir aber für verfehlt, da akute und chronische Formen doch wohl eine pathogenetische Krankheitseinheit darstellen und die unbestreitbaren Erfolge bei der Strahlentherapie der chronischen Formen immer wieder das Problem der Röntgenbehandlung auch der akuten Leukämien uns vor Augen führt. Es erfolgte aus diesem Material 1933 eine größere Veröffentlichung von STAGELSCHMIDT: „Zur Klinik der Leukämien", die sich neben dem Problem der Zunahme der Häufigkeit der Leukämien gegenüber früheren Jahren vorwiegend mit den akuten Leukämien befaßt. Die Strahlentherapie wird in dieser Arbeit nur gestreift, eine strahlentherapeutische Erfolgsstatistik ist in ihr nicht enthalten. 1925 wurde von BETSCH in Form einer Dissertation eine Erfolgsstatistik aufgestellt. Die in ihr verwerteten Zahlen sind jedoch noch zu klein, um ihnen eine allgemeine Gültigkeit zuzuerkennen. Von der Hinzunahme der Lymphosarkome und der seltenen Myelome und Chlorome haben wir abgesehen. Es verweisen zwar die neuesten Arbeiten auf dem Gebiet der Leukoseforschung (ROHR, MÖSCHLIN und ROHR, ENGELBRETH-HOLM, APITZ, RIETTI) diese Erkrankungen zu den Leukosen und sehen in ihnen teils mit Sicherheit, teils mit Wahrscheinlichkeit nur eine besonders maligne tumoröse Form der leukämischen Erkrankungen mit fließenden Übergängen zu den chronischen Leukämien. Doch ist diese Auffassung, wie SCHULTEN auch betont, nicht unwidersprochen (WIDEMANN u. a.). Keinesfalls fühlen wir uns berufen, uns hier in den Streit der Anschauungen zu mischen, so interessant für den Strahlentherapeuten — und dies soll besonders hervorgehoben werden — die Tatsache ist, daß sich die Meinung, es handle sich bei allen Leukämieformen letzlich doch um Geschwulstbildungen, in neuerer Zeit mehr und mehr durchzusetzen beginnt.

Zusammensetzung des Krankengutes.

Bevor wir nun näher auf die *Zusammensetzung unseres Krankengutes* eingehen, bedürfen die Begriffe der chronischen und akuten bzw. der leukämischen und aleukämischen Leukämie, so wie wir sie anwenden, eine nähere Definition. Die Absicht, auf Grund eines Materials von Jahrzehnten über den Erfolg der Therapie der Leukämien zu berichten, läßt sich nur unter Zugrundelegung der Einteilung dieser Erkrankungen, wie sie an der Klinik üblich war, durchführen. Nachträglich aus den Krankenblättern, zumal älterer Jahrgänge, die Diagnose zu ändern, kann unter Umständen nur in ganz vereinzelten und besonders auffallenden Fällen möglich sein. In den Krankenblättern aus früheren Jahren finden wir die Namen CURSCHMANN, LIEBERMEISTER, LINSER, NAEGELI, OTTFRIED MÜLLER, VEIEL, GÄNSSLEN, NIEKAU, MAYER-LIST, PARISIUS, die alle jahrelang an der Klinik gearbeitet haben. Damit ist uns die Gewähr gegeben, daß die Diagnosen gerechtfertigt sind und die Behandlung nach klinischen Gesichtspunkten durchgeführt wurde. Wir haben uns daher fast ausschließlich an die Krankenblattdiagnosen gehalten. Dies scheint uns um so mehr berechtigt, als wir heute wissen, daß bezüglich der Akuität einer Leukämie eine scharfe Abgrenzung

zwischen chronisch und akut manchmal nur schwer möglich ist. Eine einfache Einteilung nach Monaten der Lebenszeit (teils 3 Monate, teils 6 Monate), wie dies z. B. in amerikanischen Statistiken der Fall ist, vereinfacht das Problem in einer Weise, die auch im Hinblick auf die Therapie uns heute nicht mehr zulässig erscheint. Es stehen also für die Annahme einer akuten Leukämie klinische Erscheinungen im Vordergrund, wie kurze Anamnese, toxisches Fieber, Schleimhautblutungen, reichlich pathologische Leukocytenformen, rascher, zum Tode führender Verlauf. Es darf hervorgehoben werden, daß keiner unserer statistisch verwerteten akuten Fälle länger als 8 Monate vom mutmaßlichen Beginn der Erkrankung an gelebt hat. Weiterhin finden sich bei den akuten Leukämien Trennung in myeloische und lymphatische Formen. Ob eine solche Trennung heute noch Berechtigung hat, mag dahingestellt sein. Jedenfalls sind mit entsprechender Begründung diese Diagnosen in den Krankenblättern verzeichnet, und wir hielten uns nicht für berechtigt, diese Formen einfach zusammenzufassen. Derjenige, der diese Unterscheidung nicht billigt, mag dies für sich tun. Ähnliche Verhältnisse liegen vor bei der Abgrenzung der Begriffe leukämische und aleukämische Leukämie. Wir konnten durchweg in den Krankenprotokollen feststellen, daß unter dem Begriff einer aleukämischen Myelose oder Lymphadenose eine Erkrankung verstanden wurde, die subnormale Leukocytenwerte aufwies. Es ist uns bekannt, daß im Verlauf einer Leukämie auch ohne therapeutische Maßnahmen eine subnormale Leukocytenzahl in eine übernormale oder umgekehrt sich ändern kann. Da wir alle Krankengeschichten eingehend durchgesehen haben, dürfen wir sagen, daß dies bei den von uns ausgewerteten Leukämiefällen, abgesehen von einigen Finalstadien, nicht der Fall war. Wie schwierig bei dem einen oder andern Kranken hier die Verhältnisse liegen können, ist unzweifelhaft; aber deshalb auf die statistische Erfassung der Leukämie überhaupt zu verzichten, halten wir für ungerechtfertigt. Mit ähnlichen Gründen müßte man auf die Auswertung eines Krankengutes maligner Tumoren verzichten, da bekanntlich selbst die histologische Diagnose, von der rein klinischen ganz zu schweigen, sehr unsicher sein kann. Was die Monocytenleukämien anlangt, so sind dieselben unter dem Einfluß der NAEGELIschen Schule früher wahrscheinlich als myeloische Leukämien diagnostiziert worden. Wenn in späteren Jahren vereinzelt die Diagnose gestellt wurde, so haben wir die Fälle unberücksichtigt gelassen, da ihre Aufführung ja nur unter Mitteilung des klinischen Befundes als kasuistischer Beitrag von Wert wäre. Dies würde aber den Rahmen der Arbeit überschreiten.

Zu bemerken ist noch, daß wir nur über die Leukämien der Erwachsenen berichten können. Kinder werden in der Medizinischen Klinik seit Jahrzehnten nicht mehr aufgenommen.

Den ersten Platz in unserem Material nehmen die chronischen Leukämien ein, die akuten Formen treten mengenmäßig stark zurück. 219 chronischen Leukämien stehen 51 akute Leukämien gegenüber, das sind 18,8%. Dieses Verhältnis ist 1933 von STAGELSCHMIDT aus der Tübinger Klinik mit 14% angegeben worden. KRUMBHAAR, ROSENTHAL und Mitarbeiter geben 34 und 38% an. FAAS findet gleich viel akute und chronische Leukämien. Daß in der Tübinger Klinik die relative Zahl der akuten Leukämien so klein ist, ist wohl auf den äußeren Umstand zurückzuführen, daß die Prognose der akuten Leukämien

allgemein als infaust gilt und daher eine Überweisung diagnostisch geklärter Fälle an die Klinik seltener erfolgt.

Über die von STAGELSCHMIDT, CURSCHMANN, TJADEN, ELKHOFF und LEAVELL erörterte Frage der Zunahme der Erkrankungen an Leuk. in den letzten Jahrzehnten wird später in dem Zusammenhang mit der Besprechung der Altersverteilung beim Erwachsenen zu reden sein.

Wir geben im folgenden eine Übersicht über die uns vorliegenden Fälle von Leuk. aus den Jahren 1900—1938. Nach Ausscheidung von 17 Krankenblättern, vorwiegend aus den Jahren 1900—1920, bei denen die Diagnose der Leuk. und besonders der aleukämischen Leuk. auf Grund der Krankenblätter nicht nachprüfbar oder zweifelhaft war und nach Abzug von 12 Fällen, bei denen das Todesdatum nicht mehr festgestellt werden konnte, war es möglich, bei den nachfolgend aufgeführten Kranken durch Anfrage an die Standesämter das Todesdatum festzustellen und die Diagnose an Hand der wiedergegebenen Untersuchungsbefunde zu bestätigen.

Chronische myeloische und lymphatische Leukämien.

Jahrgänge	Zahl	Myel.	Lymph.	Männer	Frauen	Bestrahlt	Nicht-bestrahlt
1901—1910	35	23	12	24	11	19	16
1911—1920	45	20	25	29	16	39	6
1921—1930	68	36	32	42	26	66	2
1931—1938	53	29	24	34	19	50	3
Summe	201	108	93	129	72	174	27

Die nichtbestrahlten chronischen Leuk. stellen, abgesehen von 8 Fällen aus den Jahren 1901—1905, eine Auswahl dar. Es wurde entweder wegen des schweren Allgemeinzustandes oder aus äußeren Gründen die Bestrahlungsbehandlung nicht vorgenommen. Daher sind diese 27 nichtbestrahlten Leukämiekranken nur für die Statistik der alters- und jahreszeitlichen Verteilung der Morbidität und Mortalität mitverwertet worden

Weiterhin kamen zur stationären Behandlung in den Jahren 1900—1938:

Akute myeloische Leukämien: 30, davon männlich 13, weiblich 17.
Akute lymphatische Leukämien: 18, davon männlich 11, weiblich 7.
Aleukämische chronische Lymphadenosen: 15, davon männlich 13, weiblich 2, bestrahlt 11, nichtbestrahlt 4, davon leben noch 2.
Aleukämische chronische Myelosen: 3, davon männlich 2, weiblich 1.
Akute aleukämische Lymphadenosen wurden nicht diagnostiziert.
Aleukämische akute Myelosen: 3, davon männlich 1, weiblich 2.

Schließlich seien hier noch die Aleukien aufgeführt, weil bei ihnen als Röntgenbehandlung die Knochenmarkreizbehandlung in Frage kam und in 5 Fällen durchgeführt wurde. Auch sie interessieren hier nur im Zusammenhang mit dem Problem der Altersverteilung der Krankheiten des weißen Blutes.

Aleukien: 16, davon männlich 11, weiblich 5, bestrahlt 5.
Benzolaleukien: 2, davon männlich 2.
Summe der bis jetzt angeführten Kranken: 288.

Biologisch-statistische Ergebnisse.

Zunächst sei nun über die *biologisch-statistischen Ergebnisse* berichtet. Von der Aufstellung einer Morbiditätsstatistik für die verschiedenen Formen der Leukosen sehen wir ab, da eine solche auf Grund eines Klinikmaterials aufgestellte Statistik nie einen Einblick in die tatsächliche Morbidität geben kann. Die Leukosesterblichkeit wird von Nielssen mit 1 auf 50000 Einwohner geschätzt, einen ähnlichen Prozentsatz geben Dublin und Lotka für Amerika an. In den Kinderkliniken kommen mehr Leuk. zur Aufnahme, was die Folge der größeren Häufigkeit, besonders der akuteren Formen, dieser Erkrankung bei den Kindern ist.

Die lymphatischen und myeloischen chronischen Leuk. kommen etwa *gleich häufig* vor. Wir finden 55% myeloische und 45% lymphatische derartige Formen. Unter Zuzählung der akuten erhalten wir das Verhältnis mit 53% myeloischen zu 47% lymphatischen Leuk. Das entspricht zum Teil den Werten, die von anderen Seiten angegeben werden (Gram und Nielssen 50% : 50%, Leavell 60% : 40%, Osgood 62% : 38%, Rosenthal u. Harris 66,7% : 33,3%). Jagic und Klima finden mehr lymphatische Leuk. als myeloische.

Auffallend ist die Tatsache, daß von den Leuk. *mehr Männer als Frauen* befallen werden. Diesen Unterschied in der Geschlechtsverteilung stellen auch Hoffmann u. Craver, Leavell, Minot, Buckman u. Isaaks, Rosenthal und Harris sowie Stagelschmidt fest. Das Geschlechtsverhältnis ergibt sich für die chronische myeloische und lymphatische Leuk. zusammen mit 129 : 72 zuungunsten der Männer, es erkranken also mehr Männer als Frauen. Nach Prozentzahlen ausgerechnet sind es 64% Männer und 36% Frauen. Hierbei ist allerdings noch zu beachten, daß im allgemeinen 10% weniger Frauen in der Klinik zur Aufnahme kommen, es müßte daher die wirkliche Zahl der an Leuk. erkrankenden Frauen etwas höher sein. Für die Verhältnisse in Deutschland ist aber zu berücksichtigen, daß der Frauenüberschuß in der Bevölkerung der Nachkriegsjahre 10% übersteigt und daß daher, normale Verhältnisse vorausgesetzt, die prozentuale Erkrankung der Männer noch höher sein wird, als wie wir sie finden. Dies aus folgenden Gründen: 1910 betrug der Frauenüberschuß in der deutschen Bevölkerung nach Burgdörfer 29⁰/₀₀. Er betrug 1925 für die 25—30jährigen 15%, für die 30—35jährigen 26%(!), für die 35—40jährigen 18% und für 40—45jährige 10%. Dieser Frauenüberschuß, der für die zur Zeit 45—50 Jahre alten Frauen also mindestens ein Viertel beträgt, muß sich in den kommenden Jahren auch in der Geschlechtsverteilung, besonders der chronischen lymphatischen Leuk., die in 85% der Fälle im Alter von 40—60 Jahren auftritt und insgesamt in 72% bei Männern vorkommt, zu einer relativen Mehrbeteiligung der Frauen führen. Die Kurve Abb. 1 zeigt das Überwiegen der Männer eindeutig. Auf die der Kurve zugrunde gelegte Altersverteilung wird noch einzugehen sein.

Nach chronischen lymphatischen und myeloischen Leuk. getrennt ergibt sich das Geschlechterverhältnis für die chronische myeloische Leuk. mit 60% Männern und 40% Frauen und für die chronisch lymphatische Leuk. mit 72% Männern und 28% Frauen. Diese Werte stimmen im großen ganzen mit den von Hoffmann u. Crawer, Leavell, Minot, Buckman u. Isaaks Rosen-

THAL u. HARRIS, STAGELSCHMIDT und WARD angegebenen Zahlen überein. Die eindeutige Tatsache, daß mehr Männer in allen Altersstufen an chronischer Leuk. erkranken, und daß bei den chronischen lymphatischen Leuk. die Zahl der Männer fast 3mal so groß ist, zeigt die Kurve 2 sehr eindrucksvoll. Diese Tatsache des Überwiegens des männlichen Geschlechtes kann unseres Erachtens nicht, wie das z. B. beim Lippen-, Kehlkopf-, Oesophagus- und Magencarcinom angenommen wird, auf äußere Noxen, etwa den stärkeren Alkoholgenuß und das Rauchen der Männer, zurückgeführt werden, denn es finden sich auch bei den Kinderleukämien d e gleichen Zahlenverhältnisse. So beobachtete WILLI 64% Leuk. bei Knaben gegen 36% bei Mädchen. Die lymphogenen Leukämieformen finden sich bei den Kindern häufiger. WILLI hat 82% lymphogener Formen gefunden. Es ist dazu festzustellen, daß die lymphogenen Formen beim männlichen Geschlecht in allen Lebensaltern stark überwiegen.

Bei der *akuten* Leuk. der Erwachsenen finden wir keine eindeutige Bevorzugung des männlichen Geschlechtes. Allerdings sind unsere Zahlen sehr klein. ROHR u. MOESCHLIN finden bei den akuten Leuk. 62% Männer.

Über die Frage nach der *Ursache des Überwiegens des männlichen Geschlechtes* finden sich in der Leukämieliteratur keinerlei Betrachtungen, obgleich nur bei wenigen Krankheiten solch große Unterschiede in der Verteilung auf Männer und Frauen festzustellen sind. Dem Handbuch der medizinischen Statistik von PRINZING entnehmen wir folgende Angaben: Es erkranken mehr Männer als Frauen an Blinddarmentzündung, Magengeschwür, Diabetes, Krebs der Speiseröhre und des Magens, Idiotie, Taubstummheit, Psychopathie, Epilepsie und Schizophrenie. Dazu kommt noch die Übersterblichkeit der Knaben. Frauen

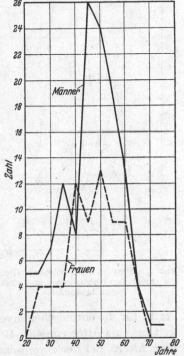

Abb. 1. Altersverteilung und Geschlechtsverteilung der an chronischer Leukämie insgesamt erkrankten Männer und Frauen.

erkranken häufiger an Basedow, Gallensteinen und Endokarditis. Ähnliche Zahlenverhältnisse wie bei den Leuk. finden sich nur be m Magengeschwür, den Carcinomen der Lippen, des Kehlkopfes, der Speiseröhre und des Magens. Will man überhaupt eine Erklärung geben für diesen Geschlechterunterschied, so scheint es so zu sein, daß die B!utkrankheiten, die zu Blutungsneigung führen, allgemein beim männlichen Geschlechte häufiger sind. Es geht allerdings nicht an, die Leuk. deshalb direkt mit der Bluterkrankheit, die nur bei den Männern dominant auftritt, zu vergleichen. Die Frage der Erblichkeit der Leuk. muß ohnedies noch offen bleiben (SCHULTEN), wenn gleich eine Reihe von Autoren (GÄNSSLEN, DE CASTELLO u. a.) das Vorliegen eines erblichen Anlagefaktors annehmen. Wir möchten glauben, daß Geschlechtsfaktoren auch bei den Leuk. die Ursache der Bevorzugung der Männer darstellen. Über die Verhältniszahlen der Häufigkeit bestimmter Krankheiten bei Männer und Frauen ist an sich

noch relativ wenig bekannt. Dieses biologisch nicht unwesentliche Gebiet bedarf noch der grundsätzlichen Bearbeitung.

Allgemein wurde festgestellt, daß bei den chronischen und akuten sowie bei den myeloischen und lymphatischen Leuk. in bestimmten *Altersgruppen* eine Häufung des Auftretens festzustellen ist. Diese Verhältnisse zeigen die *kurvenmäßigen Darstellungen der Abb. 1—4.* Die Kurve Abb. 1 zeigt eine Auszählung nach 5-Jahres-Gruppen der myeloischen und lymphatischen chronischen Leuk. Es ergibt sich ein für Frauen und Männer im wesentlichen gleichsinniger Anstieg der Erkranktenziffer bis zum 50. bis 55. Jahr und dann ein etwas steilerer Abfall. Von 201 Kranken gehören 120, das sind 60%, der Altersgruppe von 40—60 Jahren an, der Rest von 81 Kranken (40%) verteilt sich auf die höheren und niedereren 30 Jahrgänge. Die meisten chronischen aleukämischen Lymphadenosen (66^1/$_3$%) fallen in die Altersgruppe von 50—66 Jahren. Für beide Krankheitsformen getrennt ergibt sich ebenfalls ein gleichsinniges Ansteigen der Erkrankungszahl für Männer und Frauen mit zunehmendem Alter (Abb. 2). Diese Kurve zeigt außerdem, daß der Gipfel der Häufigkeitskurve für die chronisch-myeloischen Leuk. etwa 10 Jahre früher liegt. Diese Verhältnisse zeigen sich noch deutlicher bei der Auszählung nach 2-Jahres-Gruppen. Die Kurve Abb. 3

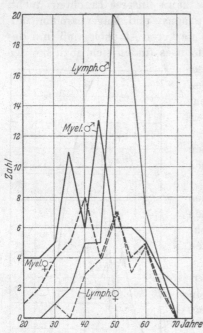

Abb. 2. Alters- und Geschlechtsverteilung der chronischen lymphatischen und myeloischen Leukämien.

ergibt für die chronischen myeloischen Leuk. ein langsames Ansteigen der Häufigkeit bis zum Alter von 48—49 Jahren und ein ähnliches Abfallen mit zunehmendem Alter. Bei der chronischen lymphatischen Leuk. liegt der Gipfel der Kurve bei 52—53 Jahren, also etwa 4 Jahre später. Die Kurve beginnt vom 46. bis

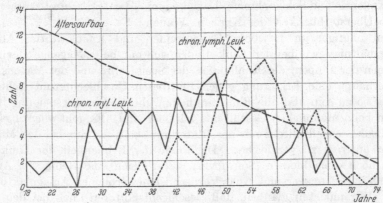

Abb. 3. Altersverteilung der chronischen myeloischen und chronischen lymphatischen Leukämien neben der Stärke der einzelnen Jahrgänge (Altersaufbau) in der Bevölkerung des Deutschen Reiches nach der Volkszählung von 1925 (^{1}/$_3$ cm = 100000 Menschen).

47. Jahr steil anzusteigen. Bei der chronischen myeloischen Leuk. verteilt sich die Hälfte der Erkrankungen ungefähr auf das 40. bis 60. Lebensjahr, bei der chronischen lymphatischen Leuk. ungefähr auf das 50. bis 59. Lebensjahr.

Kurve Abb. 4 zeigt unten nach 4-Jahres-Gruppen geordnet die Altersverteilung der akuten myeloischen Leuk. und in der Mitte die Altersverteilung der akuten lymphatischen Leuk. Beide Formen der Erkrankung treten vorwiegend vor dem 40. Lebensjahr auf, was besonders bei den akuten lymphatischen Leuk. auffällig ist. Das gleiche Verhalten fand auch RIETTI. Die obere Kurve zeigt, daß die Aleukien im weiteren Sinne ein-schließlich der Agranulocytosen vorwie-gend bei Kranken unter 40 Jahren be-obachtet wurden. Dagegen hat GOETZ die meisten Aleukien bei Kranken von etwa 60 Jahren gefunden. Ein Überwiegen der Frauen, wie es SCHULTEN angibt, finden wir nicht. Im übrigen halten wir aber unsere Zahlen für die Aleukien für zu klein, als daß sie beweisend sein könnten. Der Vollständigkeit halber sei noch das Alter der 3 akuten aleukämischen Mye-losen: 30, 31 und 60 Jahre und der 3 chro-nischen aleukämischen Myelosen: 55, 64 und 66 Jahre angeführt.

Es ist also festzustellen, daß die *akuten Leuk. bei den Erwachsenen in früheren Jahren* auftreten und daß sie *mit zu-nehmendem Alter seltener* werden. Gleiche

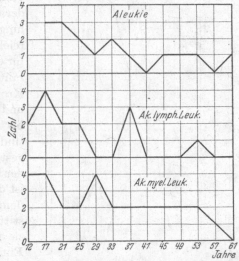

Abb. 4. Altersverteilung der akuten leukämischen Lymphadenosen und Myelosen und der Aleukien.

Feststellungen machten DE BRUIN, WILLI, HOFFMANN u. CRAVER sowie ROHR u. MÖSCHLIN, die hervorheben, daß die akuten Formen besonders häufig bei Kindern sind, und daß bei diesen chronischen Leuk. insbesondere die lymphogenen sehr selten sind. ENGELBRETH-HOLM findet dagegen noch eine Häufung der akuten Formen nach dem 50. Lebensjahr, die wir nicht sehen. Es mag dies damit zusammenhängen, daß wir insgesamt über weniger akute Fälle verfügen.

Die *Häufigkeit der chronischen Leuk. mit zunehmendem Alter* entspricht im groben den Feststellungen von LEAVELL, MINOT, BUCKMAN u. ISAAKS, HOFF-MANN u. CRAVER, ROSENTHAL u. HARRIS, MIDDLETON. Wir finden den Gipfel der Häufigkeit und die zahlenmäßige Verteilung gegenüber diesen Autoren etwas nach der Seite des Alters verschoben. Bei den chronischen myeloischen Leuk. finden wir den Gipfel der Häufigkeit bei 48—49 Jahren und die Hälfte der Fälle zwischen 40—65 Jahren gegenüber 30—40 Jahren, wie die erwähnten Autoren angeben. Bei den chronischen lymphatischen Leuk. ist der Höhepunkt bei 52 bis 53 Jahren gegenüber 45—55 Jahren nach andern Angaben, indes die Hälfte aller Kranken sich im 50. bis 59. Lebensjahr befindet. Lediglich STÖGER findet die gleiche Altersverteilung bei der lymphatischen Leuk. wie wir. Vielleicht sind diese Unterschiede auf die anderen klimatischen Verhältnisse zurückzu-führen, wie auch STÖGER annimmt, da alle diese größeren Statistiken in Amerika aufgestellt wurden. Wahrscheinlicher ist jedoch, daß die andere Altersverteilung

in der Gesamtbevölkerung zur Zeit der Aufstellung dieser Statistik hierfür verantwortlich zu machen ist.

Diese Altersverteilung ist nicht ausschließlich die Folge der mit dem Alter zunehmenden Gesamtmorbidität, wie die Kurve Abb. 5 zeigt, auch unterscheidet sie sich z. B. von der Krebsmortalität. Die kurvenmäßige Darstellung zeigt deutlich, daß die Kurve der Gesamtmortalität gegenüber beiden Leukämieformen ihren Gipfel 10—15 Jahre später erreicht und später abfällt, die Kurve der Krebsmortalität verläuft breiter wie die der Altersverteilung der chronischen Leuk., und die Altersverteilung der chronischen myeloischen Leuk. erreicht ihren Gipfel 10 Jahre früher. Die Zahlen für die Gesamtmortalität und die Krebsmortalität sind dem Buche von K. Weiss: „Die Krebssterblichkeit in Baden", entnommen und stellen die Zahlen für die Jahre 1881 bis 1930 dar. Die Zahlen für den Krebs sind in Promille der Gesamtmortalität dargestellt. Die Ursache dieser Altersverteilung der Erkrankungen an den chronischen Leuk. ist demnach eine besondere biologische, mit dem Alter zusammenhängende, wohl konstitutionelle Eigentümlichkeit. Wir möchten sie als eine Altersdisposition zur „malignen" Entartung des blutbildenden Systems in Anlehnung an die gesteigerte Bereitschaft zur malignen Entartung der epithelialen Organe im Alter auffassen.

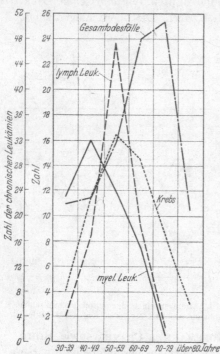

Abb. 5. Alter der Leukämiekranken, Altersverteilung der Todesfälle an Krebs in Promille der Gesamtsterblichkeit ($^1/_2$ cm = 1 $^0/_{00}$) und der Gesamtsterblichkeit ($^1/_2$ cm 1000 Todesfälle) nach 10-Jahres-Gruppen.

Der Vergleich der Stärke der Altersklassen, die in Kurve Abb. 3 nach dem Ergebnis der Volkszählung von 1925 eingezeichnet ist, bestätigt diese Feststellung. Es ergibt sich ein regelmäßiges Absteigen der Stärke der Altersklassen gegenüber dem flachen Ansteigen der Häufigkeit der chronischen myeloischen Leuk. bis zum 48. bis 49. Lebensjahr und dann ein Absinken beider Kurven. Noch ausgeprägter ist diese Erscheinung bei der chronischen lymphatischen Leuk., bei der der Anstieg steiler und kürzer ist und später einsetzt, dafür aber auch der Abfall steiler ist. An sehr großen Sammelstatistiken müßten sich alle diese mit dem Alter zusammenhängenden Erscheinungen noch deutlicher erkennen lassen, da sich hierbei auch für die Leuk. eine genügend große Zahl von Fällen aus den einzelnen Jahresgruppen ergäbe, die dann ohne weiteres mit den Zahlen der Volkszählungen vergleichbar wären.

Die *Bevorzugung der Altersklasse von 40—60 Jahren* ist unseres Erachtens auch die Ursache für die allgemein beobachtete Zunahme der chronischen Leuk., über die Curschmann, Casselbaum, Tjaden, Elkhoff und Stagelschmidt berichten. Sie ist unseres Erachtens die Folge der stärkeren Besetzung der letzten 15 Jahrgänge mit Menschen in den Altersgruppen von 40—60 Jahren.

Die Kurve Abb. 6 stellt diese Verhältnisse graphisch dar. Wir können nur die chronischen Leuk. in diesem Sinne auswerten, da die akuten Fälle aus Gründen, über die wir bereits berichtet haben, seltener in die Klinik eingeliefert werden. Wir sehen ein Ansteigen der absoluten Zahlen der Erkrankungen an chronischer Leuk., der mittleren jährlichen Krankenzahl der Klinik unter Weglassung der Weltkriegsjahre und der Zahl der 40—60jährigen Männer nach den Volkszählungen von 1910, 1925 und 1933 nach BURGDÖRFER, außerdem die absolute Zahl der 40—60jährigen Kranken mit chronischer Leuk. Nach Prozentzahlen die Zahlen für die Jahre 1901—1910 = 100% gesetzt, ergibt sich untenstehende Tabelle, der wir auch noch die Zahl der 40—60jährigen Klinikpatienten aus den Jahren 1909, 1913, 1929 und 1939 anfügen.

Es steigt also die Zahl der behandelten Leuk. um 83%, die mittlere jährliche Krankenzahl der Klinik um 39%, die durchschnittliche Stärke der Jahrgänge der 40—60jährigen um 65% und die Zahl der 40—60jährigen unter den Kranken der Klinik um 80%. Demgegenüber steigt die Zahl der 40—60jährigen, an chronischer Leuk. Erkrankten, um 104%. Es wäre also zu erwarten, daß die Zahl der chronischen Leuk. wegen der Bevorzugung des Alters von 40—60 Jahren um 65% ansteige und wegen der erhöhten Belegung der Klinik um 38%, das ergibt zusammen 104%. Wegen der Zunahme der 40—60jährigen, die die Klinik aufsuchten, wäre zu erwarten gewesen, daß die Zahl der chronischen Leuk. um 80% angestiegen wäre. Daraus ergibt sich eine Differenz von 24%. Vergleichen

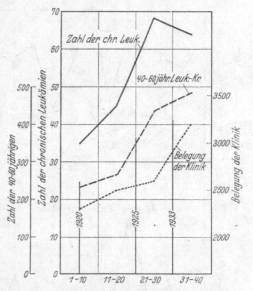

Abb. 6. Zahl der Leukämien im gesamten und der 40—60jährigen Leukämiekranken, Stärke der Jahrgänge der 40—60jährigen in der Bevölkerung und mittlere jährliche Krankenzahl (Belegung) der Klinik in der Zeit von 1901—1940.

wir diese Differenz mit den von STAGELSCHMIDT und ELKHOFF ohne die Beachtung des Altersaufbaues der Bevölkerung festgestellten Zahlen, so ergibt die Umrechnung, daß nach STAGELSCHMIDT gegenüber 1889 die Zahl der Leuk. um 300% zugenommen hat und nach ELKHOFF 1924 gegenüber 1914 um 132%. Unter diesen Umständen ist die Differenz von 24%, die wir unter Beachtung des

	Jahrgänge			
	1901—1910 %	1911—1920 %	1921—1930 %	1931—1940 %
Zahl der Erkrankten an chronischer Leuk. . .	100	129	194	183
Mittlere jährliche Krankenzahl der Klinik . .	100	109	113	139
Durchschnittliche Stärke der Jahrgänge der 40—60jährigen	100	100	144	165
Zahl der beobachteten Leuk. bei 40- bis 60jährigen	100	113	183	204
Zahl der 40—60jährigen in der Klinik	100	113	172	180

Altersaufbaus der Bevölkerung für die Zeit von 1910—1940 feststellen können, sehr klein. Wir können uns daher nicht der Meinung anschließen, daß die Häufigkeit der Erkrankung an chronischer Leuk. allgemein nennenswert zugenommen habe. Es sind vielmehr lediglich mehr Menschen da, die das Alter, in dem die Wahrscheinlichkeit des Auftretens einer Leuk. gegeben ist, erreichen.

Für die kommenden Jahrzehnte ist zu erwarten, daß nach den von Burg-dörfer errechneten voraussichtlichen Veränderungen des Altersaufbaues der

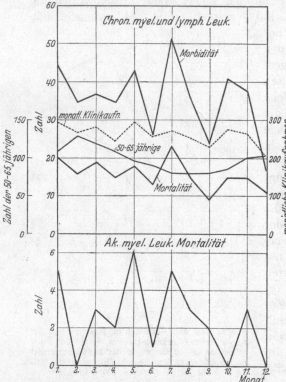

deutschen Bevölkerung in den Jahren 1950—1960 die Zahl der chronischen Leuk. weiterhin um mehr als ein Drittel zunehmen wird, und daß sie dann in den Jahren 1960 bis 1975 gegenüber 1930 um etwa die Hälfte wieder abnimmt, da dann sich die geringe Geburtenzahl der Jahre 1915—1920 auswirken wird. Für die chronische lymphatische Leuk. werden sich diese Verhältnisse in noch stärkerem Maße auswirken, da fast 85% der an ihr Erkrankten den Jahrgängen von 40—60 Jahren angehören.

Lamblin u. Gérad sowie Engelbreth-Holm haben für die *akuten Leuk.* festgestellt, daß diese im Winterhalbjahr häufiger auftreten. Engelbreth-Holm findet den Beginn der Erkrankung in 47 Fällen im Winterhalbjahr und in 22 Fällen im Sommerhalbjahr. Diese jahreszeitliche Verteilung der Erkrankungen wird allerdings nur bei den Erwachsenen gefunden. Engelbreth-Holm und Rothe-Mayer haben auch experimentell im Winter eine stärkere Empfänglichkeit für die

Abb. 7. Klinikaufnahmen und Todestage der chronischen myeloischen und lymphatischen Leukämien sowie die Todestage der akuten myeloischen Leukämien, nach Monaten im Vergleich zu den durchschnittlichen monatlichen Klinikaufnahmen und zur monatlichen Sterblichkeit der 50 bis 65jährigen.

übertragbare Hühnerleuk. gefunden. Bei den *chronischen Leuk.* ist es allerdings schwer, den Beginn der Erkrankung auf einen bestimmten Zeitpunkt mit ausreichender Sicherheit festzulegen. Wir haben daher die sicheren Daten der Klinikaufnahmen und die Todesdaten der Kranken mit chronischer Leuk. unter dem Gesichtspunkt der jahreszeitlichen Verteilung in Kurve Abb. 7 zusammengestellt. Klinikaufnahme und der Tod sind ja in den meisten Fällen durch eine Progredienz der Erkrankung bedingt. Es ergibt sich für die Klinikaufnahmen und die Todesfälle keine Häufung im Winter, dagegen gegenüber den geringen Schwankungen der durchschnittlichen monatlichen Klinikaufnahmen (Durchschnitt aus 4 Jahren: 1928, 1929, 1938, 1939) eine deutliche Häufung im Juli und August mit Tiefständen im Juni und September. Gegen-

über der monatlichen Zahl der Todesfälle der 50—65jährigen, bei denen die
Saisonschwankungen bei den Kindern und Jugendlichen wegfallen, die im
Sommer absinkt, bedeutet diese Häufung vielleicht doch ein vermehrtes Auftreten der ungünstigen Verlaufsform bei den chronischen Leuk. im Sommer
(Zahlen nach PRINZING für die Niederlande 1915—1920). Faßt man die Klinikaufnahmen in 2 Monatsgruppen zusammen, so ergibt sich für Juli und August
zusammen gegenüber dem Mittel noch ein Überwiegen um 15%, was auch für
die erhöhte Morbidität im Sommer spricht, besonders gegenüber der Tatsache,
daß in diesen beiden Monaten die Sterblichkeit allgemein und die Sterblichkeit
der 50—60jährigen am niedrigsten ist. Wir sind uns der Fraglichkeit dieses
Ergebnisses bewußt. Die Zahl der 428 Klinikaufnahmen und 185 Todesfälle ist
an sich für einen statistischen Schluß dieser Art zu klein. Es läßt sich lediglich
mit Wahrscheinlichkeit feststellen, daß im Gegensatz zum Frühjahrs-Winter-
Gipfel der Sterblichkeit und der Krankheitshäufigkeit bei den meisten Krankheiten (DE RUDDER) bei den chronischen Leuk. eine Häufung der Sterblichkeit
und der Verschlechterung des Krankheitszustandes in den Sommermonaten
auftritt. Sicher ist, daß im normalen Blutbild Leukocytenanstiege im Frühjahr
und Herbst verzeichnet werden (CARL G. MEYER). Der letztere Autor findet,
daß dieser Anstieg durch eine Zunahme der neutrophilen Zellen verursacht ist.
Er findet auch, allerdings bei nur 30 Fällen von myeloischer Leuk., eine Häufung
der Klinikaufnahmen im Juni und schließt daraus, daß mit der Frühjahrsleukocytose das vermehrte Auftreten von leukämischen Erkrankungen einhergeht,
die dann später so weit fortschreiten, daß sie Erscheinungen machen. So aufschlußreich diese Ergebnisse auch für unsere Vorstellungen der Genese der Leuk.
sein können, so mahnt gerade die Tatsache, daß unsere Morbiditäts- und Mor-
talitätskurven trotz der nicht kleinen Zahlen erhebliche Schwankungen aufweisen, zur Vorsicht. Es kommt bei solchen statistischen Feststellungen nicht
nur auf den Anstieg und das prozentuale Verhältnis zum Mittelwert und zum
kleinsten Wert an, sondern es ist dabei zu bedenken, daß der verspätete Eintritt der Frühjahrswitterung Schwankungen hervorrufen kann, die sich gegenseitig aufheben, wenn man die Schwankungswerte für das „Summenjahr" feststellt. Wir müssen daher mit DE RUDDER betonen, daß sichere Erkenntnisse
sich über diese Dinge nur dann gewinnen lassen, wenn es gelingt, eine große
Zahl von Ärzten für diese Probleme zu interessieren, damit man genügend große
Zahlen gewinnt. Wenn es gelänge, die Todesdaten und Diagnosen aller Leukämiefälle nur eines Jahres im Großdeutschen Reiche, die wir auf 1500 schätzen, zu
erfahren, so wäre deren Zahl für die einzelnen Klimagebiete noch ausreichend
groß genug, die bioklimatischen Fragen rasch zu klären. Wir betrachten den
von uns gefundenen Anstieg der Mortalität der chronischen Leuk. im Juli und
August gerade deshalb, weil die Gesamtmortalität in diesen Monaten am niedrigsten ist, als eine Tatsache, die uns mit Wahrscheinlichkeit annehmen läßt, daß
das Absinken der Leukocytenzahl im Winter und das Ansteigen derselben im
Frühjahr wenigstens bei einem Teil der Kranken in einen ursächlichen Zusammenhang mit der Entstehung der Krankheit zu bringen ist.

Bei den akuten myeloischen Leuk. scheinen diese Verhältnisse ähnlich zu
liegen, wie die untere Kurve auf Abb. 7 zeigt. Es berechtigen aber die kleinen
Zahlen nicht zu weitergehenden Schlüssen.

Erfolgsstatistik.

Da der weitaus größte Teil der Kranken mit chronischen Leuk. bestrahlt wurde, ist es uns möglich, eine sich über Jahrzehnte erstreckende *Erfolgsstatistik* über die durch anderweitige klinische Behandlung ergänzte Röntgenstrahlen-behandlung aufzustellen. Im ganzen verfügen wir nur über 27 nichtbestrahlte Leuk., von denen 8 in der Zeit vor Einführung der Röntgenbehandlung beob-achtet wurden. Auf die Zeit vor 1900 zurückzugreifen, um etwa eine größere Zahl von nichtbestrahlten Leuk. zum Vergleich mit den bestrahlten zu erhalten, erscheint uns nicht möglich, da die Diagnose der Leuk. in früheren Zeiten nicht häufig gestellt wurde und erst allgemein seit etwa 1900 in einwandfreier Form gestellt werden kann. Bei den 19 nichtbestrahlten Fällen in der Zeit nach 1905 handelt es sich meist um moribund oder in letztem Endstadium eingelieferte Kranke. Die im folgenden mitgeteilte Erfolgsstatistik verwertet aber im übrigen alle Fälle, so daß dieselben keine Auswahl, sondern praktisch das gesamte Ma-terial der Klinik darstellen.

Da die chronischen Leuk. nur in seltenen Fällen mit schweren Krankheits-symptomen beginnen, vergehen durchschnittlich 12 Monate bis die Kranken nach dem Auftreten noch anamnestisch faßbarer Symptome in die Klinik kommen. Diese Zeit hat sich im Laufe der Jahre, wie sich aus dem Vergleich der Zahlen der durchschnittlichen Gesamtkrankheitsdauer mit der Lebensdauer nach Be-ginn der Strahlenbehandlung ergibt, nicht geändert. Sicher werden heute mehr Leuk. diagnostiziert als früher, aber die Kranken kommen meist doch erst in einem fortgeschritteneren Stadium zum Arzt, der die Diagnose stellt.

Fast alle Kranken wurden zusätzlich mit Arsen in Form von Natr. cacodyli-cum, Acid. arsenic., Arsacetin, Liqu. Fowleri, Kal. arsenic., NAEGELIscher Lö-sung u. a. m. behandelt. Bei vorhandener Anämie wurden Eisenpräparate, selten Leber verabfolgt. Bluttransfusionen wurden in den letzten 10 Jahren nach den üblichen klinischen Indikationen bei einzelnen Kranken wiederholt vorgenommen.

Insgesamt wurden *in den Jahren 1905—1938 174 chronische Leuk. mit Röntgen-strahlen behandelt,* und zwar *96 myeloische* und *78 lymphatische Formen.* Davon lebten im Frühjahr 1939, dem Zeitpunkt des Abschlusses unserer Statistik, 16, 7 myeloische und 9 lymphatische Leuk. Von diesen gehören aber allein 14 den Jahrgängen 1936—1938 an. Aus den Jahren bis 1935 lebten noch 2 myeloische Leuk. Da die durchschnittliche Lebenserwartung der Jahrgänge 1936—1938 zum Zeitpunkt der Aufstellung der Statistik noch nicht erfüllt war und dadurch nicht unerhebliche Fehler in den Zahlenwerten sich ergeben hätten, haben wir in den nachfolgenden Tabellen nur die Jahrgänge 1905—1935 ausgewertet, also einen Zeitraum von 30 Jahren für die Erfolgsstatistik gegenüber 38 Jahren für die biologische Statistik herausgegriffen. Für die später zu besprechenden Fragen der Bestrahlungstechnik, der Wirkungsweise der Röntgenstrahlen u. a. haben wir auch die zur Bestrahlung kommenden Kranken der Jahre 1935—1940 ver-wertet, so daß wir wohl berechtigt sind, von einem insgesamt zur Auswertung gekommenen Krankengut aus 4 Jahrzehnten zu sprechen.

Ziehen wir also die in den Jahren 1936—1938 behandelten Fälle chronischer Leuk. von den vorerwähnten 174 ab, so ergeben sich für die Zeitspanne von

1905—1936 151 mit Röntgenstrahlen behandelte Kranke, und zwar *86 myeloische* und *65 lymphatische chronische Leuk.* Aus nachstehender Tabelle sind die *Lebenszeiten dieser Kranken,* vom Beginn der Röntgenbestrahlung an gerechnet, ersichtlich.

Lebenszeit der chronischen myeloischen Leukämien nach Beginn der Röntgenbehandlung. Jahrgang 1905—1935 (86 Fälle).

Es starben vor Ablauf eines Jahres 26 Fälle = 30,2%.
Es lebten nach

	1 Jahr	2 Jahren	3 Jahren	4 Jahren	5 Jahren	6 Jahren	7 Jahren
Zahl	60	30	18	11	4	3	2
Prozent	69,8	34,9	20,9	12,8	4,6	3,5	2,3

Lebenszeit der lymphatischen Leukämien nach Beginn der Röntgenbehandlung. Jahrgang 1905—1935 (65 Fälle).

Es starben vor Ablauf eines Jahres 25 Fälle = 38,5%.
Es lebten nach

	1 Jahr	2 Jahren	3 Jahren	4 Jahren	5 Jahren	6 Jahren	7 Jahren
Zahl	40	23	11	7	2	1	1
Prozent	61,5	35,4	16,9	10,8	3,1	1,5	1,5

Man ersieht, daß sich *keine nennenswerten Differenzen* bezüglich der Lebenszeiten zwischen myeloischer und lymphatischer Leuk. ergeben, und daß man nicht berechtigt ist, von der lymphatischen Leuk. als der Krankheitsform mit den günstigeren Lebensaussichten zu sprechen, wie dies teilweise heute noch geschieht.

Es zeigt sich auch, daß die durchschnittliche Lebenserwartung aus dem Gesamtkrankengut nach Monaten errechnet für myeloische und lymphatische Erkrankung praktisch die gleiche ist. Wir haben sie sowohl vom mutmaßlichen Beginn der Krankheit wie auch vom Zeitpunkt des Beginnes der Strahlenbehandlung an berechnet. Wir finden bei der Myelose für den ersteren Fall 31,3 Monate, im 2. Fall 21,5 Monate und für die Lymphadenose im 1. Fall 33,1 Monate und im 2. Fall 21,3 Monate.

Es ist eingewendet worden, daß die die Lebenszeit betreffenden Resultate statistischer Feststellungen bei den Leuk. doch nur von fraglichem Wert seien, da sich ja der Beginn der Erkrankung nur wenig genau feststellen lasse. Dies trifft für den wahren Krankheitsbeginn aber nicht nur der Leuk., sondern auch zahlreicher anderer, schleichend beginnender Leiden, so insbesondere für die bösartigen Geschwülste zu. Immer werden wir lediglich auf den Beginn der Krankheitssymptome angewiesen sein, und so haben wir als Beginn der Erkrankung laut Angabe der Krankenblätter das Auftreten von ständiger Müdigkeit, erheblichem Nachlassen der Leistungsfähigkeit, Beschwerden infolge des Milztumors und der Drüsenschwellungen sowie Haut- und Schleimhautblutungen gewertet. Mag man auch den sich daraus ergebenden Lebenszeitzahlen kritisch gegenüberstehen, so liegt aber doch der Beginn der Strahlenbehandlung einwandfrei fest, und die Übereinstimmung der Resultate für beide Zeitpunkte zeigt uns, daß der vorerwähnte Einwand nicht grundsätzlich zu Recht besteht.

Die *Angaben der Literatur über die Lebenszeit röntgenbestrahlter Leuk.* sind im einzelnen schwankend und weichen von unseren Resultaten teilweise nicht un-

erheblich ab, weshalb eine Anzahl der wichtigsten Angaben hier aufgeführt
werden soll. Nyström (87 Fälle, davon 54 myeloische und 33 lymphatische
Leuk.) gibt eine durchschnittliche Lebensdauer nach Auftreten der ersten
Symptome bei chronischen myeloischen Leuk. mit 33,7, bei lymphatischen Leuk.
mit nur 12,2 Monaten an. Hoffmann u. Craver errechnen für die chronischen
myeloischen Leuk. eine durchschnittliche Gesamtlebensdauer von 3,36 Jahren,
für die Lebensdauer nach Beginn der Bestrahlung 2,26 Jahre (82 Fälle). Die
Einzellebenszeit schwankte zwischen 6 Monaten und 16 Jahren. Die Autoren
sind der Ansicht, daß durch die Bestrahlungsbehandlung ein durchschnittlicher
Lebensgewinn von 10 Monaten erzielt wird. Minot, Buckman u. Isaacs
(78 bestrahlte chronische myeloische Leuk.) geben als durchschnittliche Lebensdauer 3,50 Jahre an. Diesen 78 Fällen werden 52 Nichtbestrahlte gegenübergestellt, bei denen eine Lebensdauer von 3,04 Jahren errechnet wurde. Es handelt sich dabei um eine in der Leukämieliteratur besonders oft zitierte Angabe,
und es wird daraus meist der Schluß gezogen, daß die Röntgenbestrahlung der
Leuk. keinen lebensverlängernden Einfluß auf die Erkrankung habe. In der
Originalarbeit ist aber festzustellen, daß es sich gar nicht um röntgenbestrahlte,
sondern um „chiefly with radium"-bestrahlte Fälle handelt, und es erscheint
zunächst einmal fraglich, ob man berechtigt ist, die heute hauptsächlich geübte
Röntgenbestrahlung mit der Radiumbestrahlung zu vergleichen, und ob der
Schluß auf die nichtlebensverlängernde Wirkung der Röntgenbestrahlungen ohne
weiteres hingenommen werden muß. Klewitz u. Schuster haben bei 53 Fällen (23 lymphatischen und 30 myeloischen Leuk.) einen durchschnittliche Lebensdauer von 31 Monaten und 20 Tagen für die myeloische und 23 Monate und
21 Tage für die lymphatische Leuk., vom mutmaßlichen Beginn der Erkrankung
an gerechnet, festgestellt. Auch sie sind der Ansicht, daß die Röntgenbestrahlung
die Lebenszeit nicht wesentlich verlängert. Rosenthal u. Harris finden bei
116 chronischen myeloischen Leuk., daß 35% in der Zeit von 4—12 Monaten
sterben, 45% leben 2—4 Jahre, und nur wenige Fälle zeigen eine Lebensdauer
von 5—11 Jahren. Bei 96 chronischen lymphatischen Leuk. stellen sie praktisch
das gleiche Ergebnis fest. Rikl fand bei 31 chronischen myeloischen Leuk. eine
Lebensdauer von 1—4$^{1}/_{2}$ Jahren. Kugland (23 myeloische und 21 lymphatische
Leuk.) stellt fest, daß bei beiden Formen nach 1 Jahr noch 90% am Leben sind,
nach 3 Jahren noch 50% der myeloischen Fälle, weniger bei den lymphatischen.
Leukutia findet die Lebensverlängerung durch Röntgenbestrahlung gering.
Bei einer durchschnittlichen Lebenserwartung von 3$^{1}/_{2}$ Jahren nimmt er eine
Verlängerung von $^{1}/_{4}$—$^{1}/_{3}$ der sonst zu erwartenden Lebenszeit an. Die günstigste
durchschnittliche Lebenszeit wird wohl von Arendt u. Gloor mit über 4 Jah-
ren angegeben bei einem Material von 39 myeloischen Leuk. Die wesentlichste
Lebenszeitverlängerung durch Röntgenbestrahlung wird von Watt genannt.
Bei 141 Fällen (89 myeloische und 36 lymphatische Leuk.) vergleicht er die
durchschnittliche Lebensdauer aus den Jahren bis 1926 mit den 10 folgenden
Jahren bis 1936. Während bis 1926 nach Beginn der Strahlenbehandlung bei
myeloischer Leuk. nur 8 Monate Lebensdauer und bei lymphatischer Leuk.
nur 4,4 Monate gefunden wurde, hat sich nach seinen Angaben 1936 für die
myeloische Leuk. diese Zahl vervierfacht und für die lymphatische Leuk. verdreifacht.

Auch uns hat aus naheliegenden Gründen die Frage besonders interessiert, ob sich nicht an einem über Jahrzehnte sich erstreckenden Material eine Verbesserung der Lebensaussichten der chronischen Leuk. feststellen läßt. Es erschien uns wenig wahrscheinlich, daß die verbesserten klinischen Behandlungsmethoden, vor allem aber die von 1905—1935 doch erheblich geänderten Bestrahlungsbedingungen, ebenso wie die fortschreitende Erkenntnis des Wesens der biologischen Strahlenwirkung ohne Einfluß auf die Aussichten unserer Leukämiekranken geblieben sein sollten. Wir haben daher eine Aufteilung unseres Krankengutes nach Jahresgruppen vorgenommen und die durchschnittliche Lebensdauer sowohl nach Beginn der Erkrankung als auch nach Beginn der Strahlenbehandlung errechnet. Es ergibt sich danach folgendes Bild:

	Jahrgang			
	1905—1910	1911—1920	1921—1930	1931—1935
Chronische myeloische Leukämien (86 Fälle).				
Nach Beginn der Strahlenbehandlung	13,7	14,1	25,3	29,3 Monate
Gesamtdauer der Krankheit. . .	25,7	27,1	33,6	38,9 Monate
Chronische lymphatische Leukämien (65 Fälle).				
Nach Beginn der Strahlenbehandlung	17,4	19,6	20,8	22,6 Monate
Gesamtdauer der Krankheit. . .	27,0	34,3	30,5	36,7 Monate

Eindeutig weisen diese Zahlen aus, daß eine *Verbesserung der Lebensaussichten der Leukämiekranken* eingetreten ist. Dabei handelt es sich nicht um eine rein statistische Verbesserung, wie sie sich durch das zufällige Eintreten vereinzelter, besonders erheblicher Lebensverlängerungen auswirken kann, vielmehr darf, da unsere Lebenszeitenübersicht keinen Fall verzeichnet, der länger als 7 Jahre gelebt hat, angenommen werden, daß wirklich der Durchschnitt der Kranken in den letzten Jahrgängen eben länger gelebt hat. Wenn wir uns auch vor Augen halten, daß die Lebensverlängerung keine sehr erhebliche genannt werden darf, so beträgt sie doch für die myeloische Leuk. mehr als das Doppelte zwischen den Jahren 1905 und 1935, und wir glauben, daß bei den quo ad vitam prognostisch noch so durchaus ungünstigen Aussichten der Leukämiekranken auch ein derartiger Gewinn von Bedeutung ist, um so mehr, als sich die Kranken ja, abgesehen von den letzten Wochen des Endstadiums, in einer meist befriedigenden körperlichen und geistigen Verfassung befinden. Wir halten die Lebenserwartung der bestrahlten Leukämiekranken, wie HOFFMANN u. CRAVER oder WATT, für besser als die der unbestrahlten. Allerdings sind wir nicht in der Lage, dies zahlenmäßig an unserem Material zu beweisen, da uns eine genügend große Anzahl unbestrahlter Kranker nicht zur Verfügung stand und ein Zurückgreifen auf die Jahre vor 1905 uns wegen der damaligen schlechteren diagnostischen Möglichkeiten untunlich erschien. Angesichts der oben niedergelegten Zahlen stellen aber unseres Erachtens die Arbeiten von MINOT, BUCKMAN u. ISAACS oder von KLEWITZ u. SCHUSTER keinen Beweis für die nichtlebensverlängernde Wirkung der Röntgenstrahlen dar und sind mit ihrer Auffassung als überholt anzusehen.

Von den weiteren Gruppen der leukämischen Erkrankungen lassen sich wegen der kleinen Zahlen keine Erfolgsstatistiken aufstellen. Lediglich die Gruppe der 15 aleukämischen Lymphadenosen, von denen 4 nıcht bestrahlt wurden, ist groß genug, einen einigermaßen brauchbaren Überblick zu geben. Die mittlere Lebensdauer der 11 Bestrahlten betrug 11,8 Monate nach Beginn der Strahlenbehandlung. Es starben im Laufe des 1. Jahres = 53,5%, es lebten mehr als 1 Jahr 5 = 45,4%, es lebten nach 2 Jahren noch 3 = 27,2%, es lebten nach 3 Jahren 0.

Schließlich ist noch zu erwähnen, daß wir keine Unterschiede in der Lebensdauer von leukämiekranken Männern und Frauen feststellen konnten, obgleich man annehmen dürfte, daß, wenn die Frauen schon weniger an Leuk. erkranken, die Krankheit bei ihnen vielleicht auch weniger progredient in Erscheinung tritt.

Auch eine Abhängigkeit der Krankheitsdauer vom Alter konnten wir nicht feststellen. Für die chronische myeloische Leuk. gibt dagegen Leavell an, daß diese kürzer ist in jungen Jahren als in höherem Alter. Minot, Isaacs u. Leavell sowie Linde stellen das gleiche bei den chronischen lymphatischen Leuk. fest.

Von den insgesamt 48 akuten Leuk. der Jahre 1905—1938 wurden nur vereinzelte Fälle mit Röntgenstrahlen behandelt. Eine Erfolgsstatistik läßt sich auch für diese Erkrankungsform nicht aufstellen. In den letzten Jahren haben wir aber wiederholt akute Leuk. bestrahlt und werden später darauf noch zurückkommen.

Wirkungsweise der Röntgenstrahlung.

Bevor wir auf die Bestrahlungstechnik und daraus sich ergebende Fragestellungen eingehen, möchten wir einige allgemeine Bemerkungen über die gedachte Wirkungsweise der Röntgenstrahlen bei den Leukosen vorausschicken. Da ist zunächst festzustellen, daß unsere Kenntnisse in dieser Hinsicht noch sehr beschränkt sind und nur wenige Tatsachen uns hier und da einen flüchtigen Einblick in das biologische Geschehen gewähren, der günstigstenfalls die Aufstellung dieser oder jener Hypothese rechtfertigt. Daran ist zweifellos mit die Tatsache schuld, daß man sich über die Entstehung und das Wesen der leukämischen Erkrankungen überhaupt noch nicht im klaren ist. Da es sich bei den Leukämien um Erkrankungen des hämatopoetischen Systems handelt, werden wir uns zunächst fragen, wie weit sich unsere Kenntnisse über die direkte Strahlenwirkung auf diese Organe erstrecken. Seit den Untersuchungen Heinekes sind zahlreiche Veröffentlichungen zu diesem Thema erfolgt (Heineke, Milchner u. Mosse, Aubertin u. Beaujard, Krause u. Ziegler, Helber u. Linser, Krömecke, Regaud u. Lacassagne, v. Albertini, Sipowsky, Casati, Wünsche, Gregori, Englmann, Wegelin, Papperitz u. Langendorff, Bauer), und wir können feststellen, daß hier kaum noch erhebliche Lücken vorhanden sind. Es handelt sich dabei aber hauptsächlich um Untersuchungen, die das *gesunde* hämatopoetische System betreffen und daher zur Erklärung der Strahlenwirkung am erkrankten Organ nur in bedingter Form herangezogen werden können. Man kann nun allerdings einwenden, daß dieses erkrankte Organ keine wesentlich anderen Zellelemente finden läßt als das gesunde und ein etwa naheliegender Vergleich mit gesundem und neoplastischem Gewebe unzutreffend sei. Es scheint uns aber nach allen Beobachtungen an

Leukämiekranken wahrscheinlich, daß die Wirkungsweise der Strahlen am gesunden hämatopoetischen System nicht verglichen werden kann mit der am erkrankten. Es bedarf unseres Erachtens noch der Klärung, inwieweit die Strahlenreaktionen hier andere sind, wobei allerdings von vornherein fraglich sein wird, ob sich ein Unterschied am morphologischen Bild der Zellen oder am funktionellen Verhalten derselben fassen lassen wird[1]. Es liegen Beobachtungen vor, die aufzeigen, daß ein Vergleich von normalem und leukotischem Knochenmarksgewebe in mancher Hinsicht Unterschiede ergeben, die es denkbar erscheinen lassen, daß die Wirkungsweise der Röntgenstrahlen eine verschiedene ist. So hat z. B. Bock gefunden, daß das Knochenmark von chronischen Myelosen, das in bezug auf seine zellige Zusammensetzung sich von der Norm kaum unterscheidet, einen deutlich erhöhten Sauerstoffverbrauch aufweisen kann und sich damit als in einem andern Aktionszustand befindlich erweist. Für leukämisches Knochenmark, das in seiner Zellzusammensetzung erheblich von der Norm abweicht, ist der Sauerstoffverbrauch noch höher. Auch sonst wurden einige Abweichungen im Stoffwechsel festgestellt (s. Literatur bei Engelbreth-Holm). In morphologischer Hinsicht sind bezüglich der Zellgröße, der Mitoseformen, der Kernkörperchen, der abnormen Lädierbarkeit der Chromosomenzahl Unterschiede zwischen Zellen des normalen und leukotischen Markgewebes beschrieben (Naegeli, Rohr, Möschlin u. Rohr, Andres u. Shiwago, Groat, Heiberg).

Faßt man die von verschiedenen Autoren vertretenen Auffassungen über die Strahlenwirkung bei den Leuk. zusammen, so ergibt sich, daß fast allgemein neben Lokalwirkungen auf das myelo- oder lymphoblastische Gewebe eine Allgemeinwirkung angenommen wird. Je nachdem wird dabei den direkten, lokalen Strahleneinflüssen auf die Zellen oder der Allgemeinwirkung die größere Bedeutung zugemessen (Arendt u. Gloor, Holthusen, du Mesnil, Milani, Bignami, Forfota, Gaal, Isaacs, David u. a.). Die Lokalwirkung denkt man sich bei der bekannten Empfindlichkeit der Zellen des hämatopoetischen Gewebes vorwiegend als zellzerstörende Wirkung. Nur einzelne Autoren (z. B. Isaacs) meinen, daß es sich dabei lediglich um eine Beschleunigung des Reifungsprozesses handle. Diese letztere Annahme hat aber wenig Wahrscheinlichkeit für sich. Beobachtungen am Knochenmark bestrahlter Leukämiekranker sind in letzter Zeit vereinzelt mitgeteilt worden (Fieschi, Stephens, Brauner u. Gottlieb), die den destruierenden Einfluß der Röntgenstrahlen auf die Zellen auch des leukämischen Markes erkennen lassen. Auch im strömenden Blut wurden von Parlavecchio nach Röntgenbestrahlungen bei Leuk. Degenerationszeichen an Frühformen der myeloischen Zellreihe gefunden. In Mitteilungen von Sektionsergebnissen bestrahlter Leukämiekranker finden sich in gleicher Art Angaben über die zellzerstörende Wirkung der Strahlen (Piney, Windholz). Olgilvie hingegen fand bei der Sektion einer kurz vor dem Tode noch täglich bestrahlten chronischen Myelose keinen Anhalt für Zerstörung im Gewebe der bestrahlten Milz. Wir selbst haben mehrere Sektionen chronischer und akuter Leukämien beobachtet, bei denen, trotz wiederholter Bestrahlungen, sich mikroskopisch und makroskopisch kein Anhalt für Veränderungen destruk-

---

[1] Gemeinsam mit Bock haben wir derartige Untersuchungen eingeleitet.

tiver Art in der bestrahlten Milz oder Knochenmark fanden. Es muß aber betont werden, daß die Bestrahlungen meist Tage bis Wochen vor Eintritt des Todes nicht mehr stattgefunden hatten, und daß die angewandten Dosen relativ klein gewesen sind. Es besteht kein Zweifel, daß man bei größeren Dosen und Untersuchungen kurz nach Verabreichung einer Bestrahlung Zeichen von Zellzerfall findet. Man muß auch bedenken, daß die Regenerationskraft gerade des hämatopoetischen Gewebes eine außerordentlich große ist, so daß innerhalb kurzer Zeit Zerstörungsprozesse wieder ausgeglichen werden können. Für den gesteigerten Zellzerfall nach Bestrahlungen spricht auch die wiederholt bei Leukämiekranken beobachtete, vermehrte Harnsäureausscheidung im Urin (LOSSEN u. MORAWITZ, KÖNIGER, HOLTHUSEN, JUGENBURG u. TSCHOTSCHIA, STÖGER u. a.). Fraglich erscheint, ob der gesamte nach Bestrahlungen auftretende Untergang von Zellen auf direkte Strahleneinflüsse zurückzuführen ist oder ob er nicht teilweise durch andere Ursachen ausgelöst bzw. unterhalten wird. Gerade die protrahierte Wirkung unserer doch recht kleinen Dosen läßt daran denken; Leukolysine oder -toxine, wie sie im Serum nachgewiesen wurden und die auch spontan einmal zu „leukolytischen Krisen" führen können, stehen dabei im Vordergrund der Erwägungen (GRILLI).

Damit aber kommen wir zum Problem der *sog. indirekten oder Allgemeinwirkung unserer Strahlen*. Wenn wir auch über das Wesen einer indirekten Wirkung auf das Krankheitsgeschehen, wie schon betont, noch wenig wissen, kann unseres Erachtens aber dieselbe so wenig abgestritten werden wie der sicher nachgewiesene direkte Einfluß auf die Zellen des hämatopoetischen Systems. HOLTHUSEN drückt die Gesamtwirkung der Strahlen im leukämischen Krankheitsgeschehen besonders treffend aus, wenn er meint, daß eine Reihe komplizierter biologischer Vorgänge durch die Strahleneinwirkung lediglich zur Auslösung gebracht würde. Einige Gründe zur Annahme einer derartigen Allgemeinwirkung seien hier angeführt. Wenn ein großer Milztumor einer noch unbehandelten chronischen myeloischen Leuk. durch 2—3 Bestrahlungen mit kleinen Dosen im Verlauf von Wochen sich weitgehend zurückbildet, so kann eine derartige Erscheinung bei der zwar hohen Strahlenempfindlichkeit, aber auch intensiven Regenerationskraft der granulopoetischen Zellreihe keinesfalls durch die zellzerstörende Wirkung der Strahlen am Erfolgsorgan Milz allein erklärt werden. Dies um so weniger, als der Milztumor nun oft monatelang verkleinert bleibt. Nach all unseren Erfahrungen würden derartige Strahlendosen an den Zellen des normalen Knochenmarks keinerlei erkennbare Veränderungen nach solcher Zeit zurücklassen. Hier muß also ein Regulationsmechanismus einsetzen, der einen hemmenden Einfluß auf die weitere Bildung proliferativen myeloischen Gewebes hat. Bekannt sind weiter die Beobachtungen bei lymphatischer Leuk., daß nach Bestrahlung von Drüsenpaketen sich auch die vergrößerten Drüsen an andern, nichtbestrahlten Stellen deutlich zurückbilden (GAAL, DU MESNIL u. a.). Wir selbst können diese Beobachtungen an unserem Material eindeutig bestätigen. Sodann liegen Mitteilungen vor, wonach mikroskopisch-histologische Veränderungen an Teilen des hämatopoetischen Systems beobachtet wurden, die nicht der direkten Röntgenbestrahlung ausgesetzt waren, so daß man auch von einer sog. Fernwirkung der Röntgenstrahlen gesprochen hat (FORFOTA). Auch Stoffwechseluntersuchungen, so vor allem Messungen der ausgeschiedenen

Harnsäuremengen zeigen, daß eine vermehrte Harnsäureausscheidung zu Zeiten des Rückgangs der klinischen Erscheinungen oft parallel dem Absinken der Leukocytenzahl einsetzt, während später die Harnsäurewerte unter die Norm fallen, woraus auf eine der primären Zellzerstörung folgende Einengung der Zellneubildung geschlossen wird (zit. nach PARRISIUS). Auch die zweifelsfreie Wirksamkeit von Totalbestrahlungen bei Leuk. ist unseres Erachtens in erster Linie durch Allgemeinwirkung erklärbar. Bei den besonders kleinen Herddosen dieser Bestrahlungsform muß die Annahme einer vorwiegenden Lokalwirkung besonders unwahrscheinlich erscheinen. Wenn NAEGELI die Leuk. als Hyperplasien des leukopoetischen Systems infolge von Störungen im Regulationsmechanismus auffaßt und dabei in erster Linie an Störungen inkretorischer Art denkt, fällt es uns nicht schwer, diese Vorstellungen für einen umgekehrten Ablauf des Geschehens im Sinne der Restitution auf die Strahlenwirkung auszudehnen. Daß eine solche Erklärung nicht völlig abwegig ist, mag aus der Tatsache hervorgehen, daß wir ja auch bestimmte Formen der Hyperthyreose mittels Bestrahlungen der Hypophyse bzw. des Zwischenhirns wieder ins Gleichgewicht zu bringen vermögen, also auch hier eine ausgesprochene Fern- oder, wenn man sagen will, Allgemeinwirkung vorliegt. Wenn also etwa ein Versagen eines humoralen Regulationsmechanismus Ursache der Leukämieerkrankung sein kann, so könnte durch die Röntgenbestrahlung diese regulatorische Wirkung wenigstens zeitweise wiederhergestellt werden. Da nun bei der myeloischen Leuk. insonderheit Milzbestrahlungen als wirksam befunden werden, mag es naheliegen, als Bildungsstätte eines solchen Stoffes an dieses Organ zu denken. Es sei hier hervorgehoben, daß BOCK u. FRENZEL im Tierversuch nachgewiesen haben, daß die Milz physiologischerweise einen Hemmungsstoff auf die Zellproduktion des Knochenmarks abgibt. Wir haben, solchen Gedankengängen folgend, bei einigen chronischen myeloischen Leuk. mit großen Milztumoren unter sorgfältiger Abdeckung der Milz Totalbestrahlungen vorgenommen und hierbei eindeutiges Ausbleiben oder doch erheblich geringere und flüchtigere Reaktionen im klinischen Bilde wie im Blutbefund feststellen können. Dies traf sowohl für Fälle zu, die noch nie bestrahlt worden waren, als auch für solche, die auf frühere Totalbestrahlungen ohne Abdeckung der Milz günstige Reaktionen erkennen ließen. Wurden bei ausbleibender Wirkung derartiger *Totalbestrahlungen ohne Milz* im Anschluß nun Milzbestrahlungen vorgenommen, so trat in kurzer Zeit der gewünschte und erwartete Erfolg ein. Bemerkt sei hier, daß auch die Annahme von ROHR, daß es sich bei den im Blut befindlichen leukämischen Zellen in erster Linie um solche extramedullärer Herkunft handle, uns durch die Ergebnisse einer solchen Bestrahlungsanordnung eine weitere Bestätigung zu finden scheint. PAPPENHEIM hat isolierte Milzbestrahlungen mit hohen Dosen im Tierversuch vorgenommen und sichere Reaktionen sowohl am Knochenmark als auch in der Zusammensetzung der weißen Zellen des strömenden Blutes beobachtet. Hier werden weitere Untersuchungen, die wir bereits eingeleitet haben, vielleicht Klärung bringen können. In diesem Zusammenhang sei noch einer Beobachtung von POLITZER gedacht, der bei einigen Leukämiefällen nach Röntgenbestrahlung eine vor der Strahlenbehandlung nicht vorhandene Eosinophilie im Sputum und vorübergehende asthmatische Bronchitis festgestellt hat, die er auf Proteinkörperwirkung zurückführt. Daß solche regulatorisch wirkende

Umstimmung im Krankheitsverlauf einer Leuk. auch ohne Röntgenbestrahlung gelegentlich vorkommen kann, zeigen die Mitteilungen von Spontanremissionen z. B. nach fieberhaften Infekten (Curschmann, Meissner). Ob es sich bei einer Allgemeinwirkung nun um inkretorische Regulationsmechanismen, um fermentative Wirkung, um durch den Zellzerfall gebildete Leukotoxine bzw. Leukolysine oder sonstige Proteinkörperwirkungen handelt, muß also zunächst noch vollkommen offen gelassen werden, ebenso wie die Frage nach dem Ansatzpunkt dieser Wirkungen.

Wenn wir im vorstehenden als Ursache der Strahlenwirkung vorwiegend eine regulatorische Allgemeinwirkung angenommen haben, so soll doch nicht der Eindruck erweckt werden, als ob wir uns damit der Ansicht Naegelis über das Wesen der Leuk. und ihre Entstehungsursachen unbedingt anschließen wollten. Es werden zur Zeit so gute Gründe für die Tumornatur jeder Leukoseform angeführt, daß man daran nicht einfach vorübergehen kann. Es scheint uns auch, als ob die im Vordergrund stehende Allgemeinwirkung der Strahlen nur für bestimmte Leukoseformen, nämlich für die verhältnismäßig gutartigen chronischen Leukämien als Erklärung brauchbar wäre, Formen der Erkrankung, die eben noch zeitweise regulierbar sind. Handelt es sich dagegen um leukotische Erkrankungen, deren tumorartiger Charakter eindeutig ist, etwa Lymphosarkome, Myelome oder Chlorome, so sind wir bestrebt, durch lokale strahlentherapeutische Maßnahmen lokale Veränderungen, d. i. zeitweise Rückbildungen, zu erzielen, ohne daß wir einer Allgemeinwirkung irgendwelcher Art einen nennenswerten Einfluß zuzuschreiben geneigt wären. Unser strahlentherapeutisches Denken und Handeln ist hier von Grundsätzen geleitet, die aus unserer Erfahrung bei der Behandlung der Tumoren abgeleitet sind, wobei die Annahme einer Allgemeinwirkung der Strahlen eine gänzlich untergeordnete Rolle spielt. Es liegt aber, wenn man die Leukosen als eine Einheit mit fließenden Übergängen von der chronischen Leuk. zu den obengenannten leukotischen Tumoren im Sinne der Tumorätiologie auffaßt (Rohr, Möschlin u. Rohr, Apitz, Engelbreth-Holm), unseres Erachtens kein Widerspruch in der Annahme einer bei den chronischen Leuk. im Vordergrund stehenden allgemeinen und bei den Tumorformen vorwiegend lokalen Wirkung unserer Strahlung. Vielleicht sind wir eines Tages in der Lage, auch bei manchen anderen Geschwulstformen in einem heute noch nicht erkennbaren Stadium ihrer Entstehung ebenfalls allgemein-regulatorisch und nicht nur lokal-destruierend mit unseren Strahlen einzugreifen.

Bestrahlungstechnik und damit zusammenhängende Fragen.

Den nun folgenden Ausführungen über die *technische Seite der Strahlenbehandlung der Leuk.* sei eine kurze Angabe der in den Jahren 1905—1935 an der Klinik geübten Bestrahlungstechnik vorausgeschickt. Verständlicherweise hat mit der Entwicklung der technischen Bedingungen und strahlenbiologischen Kenntnisse in diesen drei Jahrzehnten mancher Wechsel stattgefunden. Da durch eine Überschwemmung des Filmarchivs die Bestrahlungsprotokolle bis zum Jahre 1926 in Verlust gerieten, waren wir bezüglich früherer Bestrahlungsdaten auf die zum Teil spärlichen und unvollkommenen Angaben der Krankenblätter angewiesen. Es hat aber Parrisius 1926 die in den Jahren seiner Arbeit als Leiter der Röntgen-

abteilung der hiesigen Klinik gesammelten Erfahrungen in seinem Buche „Röntgenbehandlung innerer Krankheiten" niedergelegt, so daß wir hierin zurück bis zum Jahre 1919/20 einen einwandfreien Nachweis der geübten Bestrahlungstechnik haben. In den weiter zurückliegenden Jahren wurden Röntgenbestrahlungen nicht durch die Klinik selbst, sondern durch die teilweise mit der Klinik verbundene Hautklinik ausgeführt. Es wurde in diesen Jahren nach unseren Erkundigungen mit einem 25—30 cm-Funkeninduktor (Apex-Apparatur der Fa. Reiniger-Gebbert & Schall) bestrahlt. Die effektiven Spannungen dieser Apparatur dürften nicht mehr als 80—90 kV betragen haben. Es wurden nur Aluminiumfilter verwandt. In den Krankengeschichten finden sich vereinzelt Angaben, daß mit Röhren von 8 oder 10 Wehnelt bestrahlt worden sei. Die Bestrahlungszeiten schwankten zwischen 10—40 Minuten für ein Milzfeld, das ohne Tubus aus einer Entfernung von 40 cm mit Gasentladungsröhren verabfolgt wurde. Die Anzahl der Bestrahlungen war verschieden, meist wurden 6—10 Bestrahlungen in Abständen von mehreren Tagen vorgenommen. Wie bei myeloischen wurde nicht selten auch bei lymphatischen Leuk. nur die Milz bestrahlt, in anderen Fällen aber auch die vergrößerten Drüsenpakete. Lesen wir in den Krankengeschichten die Schilderungen der Wirkungsweise dieser Bestrahlung in diesem Zeitabschnitt, finden sich neben Angaben von deutlichem Zurückgehen klinischer Symptome wie Milz- und Drüsenvergrößerungen oder der Leukocytenzahl recht oft aber die Bemerkung, daß kein eindeutiger Erfolg der Behandlung zu sehen sei. Z. B. 1908: Nach 6 Milzbestrahlungen mit harter Röhre jeden Mittwoch und Samstag je 20 Minuten Blutbild unverändert, aber Wohlbefinden und Gewichtszunahme des Kranken; nach 10 Bestrahlungen immer noch keine Änderung des Blutbefundes (250 000 Leukocyten). Oder 1910: Nach 10maliger Milzbestrahlung bei myeloischer Leuk. Leukocytenzahl von 233 000 auf 245 000 angestiegen, der große Milztumor nicht verkleinert. 1915: Milzbestrahlung bei lymphatischer Leuk. Nach 4maliger Bestrahlung Milz etwas kleiner, auch Halsdrüsen etwas verkleinert, Leukocytenzahl nicht beeinflußt.

Nach dem Weltkrieg wurde mit einem klinikeigenen Symmetrieapparat der vorerwähnten Firma, einem 43 cm-Funkeninduktor, bestrahlt, und zwar bis zum Jahr 1928, in dem eine Kondensatormaschine (Stabilivolt) beschafft wurde. Die effektive Spannung des Symmetrieapparates, bei dem Härtegrade eingestellt und in den Protokollen vermerkt wurden, betrug etwa 120—130 kV. Die max. Spannung lag bei 200 kV. Es wurde mit 0,5 Zn- und Al-Filter bestrahlt, nur die Drüsenpakete teilweise mit reinem Al-Filter. Die Milz wurde in mehrere Felder eingeteilt von 6 × 8 cm Größe und pro Feld zunächst einmal $^1/_4$ HED verabfolgt. Teilweise wurde diese Dosis auf $^1/_2$—$^2/_3$ HED. erhöht. Unter Kontrolle des Blutbildes wurden die Bestrahlungen in mehrtägigen Abständen verabreicht. Bei lymphatischer Leuk. wurden die Dosen für die Milz meist größer gewählt, die Drüsenpakete erhielten $^1/_2$—$^3/_4$ HED. aus 23 cm FH.-Distanz. In den späteren Jahren von 1928—1936 ist an dieser Art des Vorgehens wenig geändert worden. Lediglich die Milzfelder wurden etwas vergrößert (10 × 15 cm). Die übrigen Bedingungen waren 180 kV Spannung, 0,5 Cu + 3 mm Al-Filter, 4 mA, 30 oder 40 cm FH.-Distanz. Meist wurde je Milzbestrahlung eine Dosis von $^1/_3$ HED. gewählt, es wurden aber auch größere ($^2/_3$ HED.) oder kleinere ($^1/_6$ HED.) Dosen je nach Krankheitsfall angewandt.

Überlegt man, was an *Änderungen der Technik* in dieser Zeit besonders auffallend ist, so kann man ohne Zweifel feststellen, daß vor allem die Anwendung einer kürzeren durchschnittlichen Wellenlänge der Strahlung hervorzuheben ist. Diese Änderung wurde ungefähr mit der Wende des 2. Jahrzehnts (1919 bis 1920) getroffen. Damit aber scheint uns die im statistischen Teil der Arbeit dargelegte Besserung der durchschnittlichen Lebenszeit in erster Linie erklärbar. Betrachten wir uns noch einmal die dort niedergelegten Zahlen nach Beginn der Strahlenbehandlung, so sehen wir, daß die am stärksten ins Auge fallende Verbesserung bei der myeloischen Leuk. sich zwischen dem 2. und 3. Jahrzehnt mit 14,1 zu 25,3 Monaten durchschnittlicher Lebenszeit ergibt. Bei der lymphatischen Leuk. bleibt dieser „Sprung" aus, und wir haben es mit einer geringfügigeren, langsam ansteigenden Verbesserung der Lebenszeit zu tun. Infolgedessen verschiebt sich die Lebensaussicht unserer myeloischen und lymphatischen Leukämiekranken nicht unwesentlich. Während in den früheren Jahren die Lebenserwartung der an lymphatischer Leuk. Erkrankten besser war (17,4 Monate lymphatische Leuk. gegenüber 13,7 Monaten myeloische Leuk.), hat sich das Verhältnis zugunsten der myeloischen Leuk. gewandelt (20,8 gegenüber 25,3 Monaten). Der Vorsprung der lymphatischen Leukämiekranken bezüglich ihrer Lebenserwartung wurde nicht nur eingeholt, sondern sogar überholt, so daß wir heute der chronischen myeloischen Leuk. die etwas günstigere Prognose stellen können. Es hat sich aber die durchschnittliche Lebenszeit auch in den Jahren 1930—1935 noch weiterhin, und zwar für beide Leukämieformen gebessert (22,6 Monate lymphatische Leuk.; 29,3 Monate myeloische Leuk.). Auch hier hat die myeloische Leuk. den Vorsprung, und wir haben berechtigten Grund anzunehmen, daß auch in den Jahren von 1935—1940 eine weitere Verbesserung eingetreten ist. Wir werden später den Beweis dafür erbringen.

Fragen wir uns nach den *Ursachen dieses unterschiedlichen Verhaltens der Lebenszeit bei den beiden Leukämieformen*, so sehen wir, wie schon gesagt, die Ursache für die sprunghafte Verbesserung bei der chronischen Myelose in erster Linie in der Änderung der Bestrahlungstechnik, die das heute von uns angestrebte Ziel einer möglichst homogenen Durchstrahlung der Milz um ein entscheidendes Stück vorwärtsgebracht hat. Statt der bislang zur Anwendung gelangenden vorwiegenden „Oberflächentherapie" wurde eine wesentlich durchdringungsfähigere Strahlung angewandt; mit Beschaffung eines Kondensatorapparates wurden diese Verhältnisse weiterhin gebessert, die Spannungen konstanter, und als man vom ausgesprochenen Kleinfeld zu größeren Feldern überging, immer gleichmäßigere Bestrahlungsverhältnisse für den Milztumor geschaffen. Bei den Lymphadenosen konnte eine derartige Entwicklung nicht eintreten. Hier ist der vorwiegende Ansatzpunkt der Strahlung, die meist oberflächlich gelegenen Drüsenpakete, die auch bei einer verhältnismäßig langwelligen Strahlung noch ausreichend durchstrahlt werden. Auch die Feldgröße konnte hierbei keine Rolle spielen, da dieselbe ja immer schon, der Größe des Drüsenpaketes entsprechend, gewählt worden war. So ist im Gegensatz zu der auffallenden Verbesserung der Lebenszeit bei der chronischen myeloischen Leuk. nur eine geringere Verbesserung bei der chronischen lymphatischen Leuk. zu verzeichnen, da hier eben die Änderungen der Bestrahlungsbedingungen weniger ins Gewicht fielen. Einem Einwand, der gegen unsere Annahme gemacht werden könnte, wollen

wir an dieser Stelle zuvorkommen. Man könnte hervorheben, daß die Besserung der Lebensaussichten der Leuk. durch eine frühzeitigere Erfassung der Erkrankten im Laufe der Jahrzehnte erfolgt sei, oder daß eine individuellere und den klinischen Befund stärker berücksichtigende Bestrahlungsweise diesen Erfolg ausgemacht habe. Dies kann unseres Erachtens nicht oder nur zum geringeren Teil zutreffen. Bessere diagnostische Möglichkeiten stehen heute, wenn wir vielleicht von der Sternalpunktion absehen, die aber erst 1932 eingeführt wurde und bekanntlich in den Frühstadien gerade der Myelosen oft im Stiche läßt, nicht zur Verfügung als in den Jahren 1910—1920. Nach wie vor kommen auch die Kranken mit myeloischer Leuk. meist später zum Arzt als die mit lymphatischer, da die Drüsenschwellungen früher die Aufmerksamkeit erregen als die vergrößerte Milz, und doch ist es gerade die chronische Myelose, die die besseren Ergebnisse heute zeigt. Daß die klinisch-medikamentöse Behandlung eine wesentlich andere geworden sei, wird ebenfalls niemand ernsthaft behaupten wollen. An unserer Klinik hat sich an der medikamentösen Therapie von 1905—1935 ausweislich unserer Krankengeschichten nichts grundlegend geändert. Zugegeben werden muß, daß die Strahlendosierung heute eine vorsichtigere und die klinischen, insbesondere die Blutbildkontrollen, noch sorgfältiger geworden sind, da wir wissen, daß davon das Schicksal unserer Kranken weitgehend abhängt. Wir möchten aber behaupten und finden dies gerade in unserem Krankenblattmaterial bestätigt, daß auch schon in früheren Jahren derartige Gesichtspunkte nicht unberücksichtigt gelassen worden sind.

Wenn wir der *Bestrahlungsform* somit einen so erheblichen Wert in der Behandlung der Leuk. zumessen, müssen wir uns damit noch eingehender befassen. In der Literatur finden sich zwar reichlich Angaben über die verschiedenste angewandte Technik, aber leider nur äußerst spärliche, zahlenmäßige Mitteilungen über die damit erzielten Erfolge. Was den Bestrahlungsort anbelangt, so steht im Vordergrund der Angaben bei der myeloischen Leuk. die Milz, bei der lymphatischen Leuk. Drüsenpakete, unter Umständen ebenfalls die Milz. Alleinige Knochenbestrahlungen haben nach BARDACHZI, EPSTEIN u. FIEDLER bei myeloischer Leuk. keinen Erfolg, empfohlen wird für fortgeschrittene Fälle Milz- und Knochenbestrahlungen (nach HOLZKNECHT), alleinige Milzbestrahlungen im Beginn der Erkrankung, wenn der Sitz noch auf die Milz beschränkt sei. Durch zu frühe und zu häufige Knochenmarksbestrahlungen werden nach Ansicht der Autoren Schädigungen hervorgerufen, die vor allem sich in rascher auftretenden Rezidiven und einem frühzeitigen Einsetzen der refraktären Phase auswirkten. HOFFMANN u. CRAVER haben Milz allein (44 Fälle) und Milz- und Röhrenknochen (27 Fälle) bestrahlt. Sie fanden keine Unterschiede in der durchschnittlichen Lebensdauer der Kranken, die im 1. Falle 3,30, im 2. Fall 3,35 Jahre betrug. MOUTARD beschreibt einen Fall myeloischer Leuk., bei dem durch Milzbestrahlungen die Zahl der Leukocyten zur Norm gebracht wurde, während die ebenfalls vorhandene Anämie sich erst auf Knochenmarksbestrahlungen besserte. Keine besseren Erfolge bei Milz- und Knochenmarksbestrahlungen als bei alleiniger Milzbestrahlung sah auch KUGLAND bei seinen Fällen. Von manchen Autoren wird neben der Milz auch Leberbestrahlung empfohlen, da sich ja häufig auch in der Leber wucherndes myeloisches Gewebe findet (SARAZENI u. SALVATORI, BIGNAMI). Daß bei lymphatischer Leuk. die Drüsen in

erster Linie zu bestrahlen sind, darüber sind sich alle Autoren einig. Solomon hat bei lymphatischer Leuk. mit alleinigem Sitz in der vergrößerten Milz von Milzbestrahlungen mit großen Dosen gute Erfolge gesehen. Nach den Feststellungen von Jugenburg und Tschotschia, daß die ungehinderte Ausscheidung der im Überschuß gebildeten Harnsäure eine Rolle beim Leukämieverlauf spiele, hat Nemenow die Bestrahlung der Nieren vor der eigentlichen Milz- oder Knochenmarksbestrahlung empfohlen, um die durch leukämische Infiltrate verursachte „Nierenblockade" aufzuheben. Das Vorgehen hat aber keine allgemeine Nachahmung gefunden. Gloor-Meyer glaubt ebenfalls bei Vorbehandlung der Nieren mit Röntgenbestrahlung oder Diathermie bessere Resultate gesehen zu haben und meint mit der Behandlung einer infolge der vermehrten Harnsäureausscheidung einsetzenden Nierenreizung oder einem Harnleiterverschluß vorzubeugen. Schließlich sei erwähnt, daß Langer Bestrahlungen der Sympathicusstränge und vegetativen Ganglien befürwortete, da er in Leukämie, Polycythämie und Lymphogranulom Erkrankungen sieht, die durch Auswirkung einer krankhaften Funktion des vegetativen Nervensystems entstehen. Auch Kombination von Röntgenstrahlen und galvanischem Schwachstrom sind empfohlen worden (Seyderhelm und Kratzeisen).

Ein neues Moment in der Bestrahlungstechnik der Blutkrankheiten wurde vor nunmehr 10 Jahren durch die gleichzeitig von Teschendorff und von Dale angegebene *Totalbestrahlung* eingeführt. Die Methode hat eine vorwiegend günstige Beurteilung erfahren, doch fehlt es nicht an ablehnenden Stimmen. Teschendorff bestrahlt aus 1,80—2 m Abstand mit üblichen Tiefentherapiebedingungen und gibt anfänglich wöchentlich 2 Sitzungen mit je 6—15 r, abwechselnd auf Vorder- und Rückseite des Körpers. Zur Erhaltung des meist erst nach einigen Bestrahlungen einsetzenden Erfolges werden später 1—2 Sitzungen monatlich meist noch verabfolgt. Dale verwandte größere Dosen, $1/10$ bis $4/5$ HED. insgesamt in einer Bestrahlungsserie. Er hält das Verfahren für wirksamer und schonender als Lokalbestrahlungen. Bei 19 totalbestrahlten Leukämiekranken wurde eine durchschnittliche Lebensdauer von 19 Monaten nach Beginn der Behandlung erzielt. Es handelt sich hier um die einzige, bislang über Totalbestrahlungen veröffentlichte zahlenmäßige Angabe. Dieselbe ergibt aber ein schlechteres Resultat als z. B. die in dieser Arbeit niedergelegten Zahlenangaben bei Lokalbestrahlungen. Es bedürfen die Angaben Dales einer ausführlichen Nachprüfung an größerem Krankengut. Auch Marschal und Mallet berichten über günstige Resultate, verlangen aber, um eine wirkliche Ganzbestrahlung des Körpers auszuführen, die Einhaltung eines Abstandes von 3,4 m und benutzen dabei eine Filterung von 1,5 mm Cu. Auch Harrison u. Reeves (1939) sind der Ansicht, daß die Totalbestrahlung der lokalen Applikation von Röntgenstrahlen auf Milz und Drüsen überlegen ist. Sie verabfolgen 25—50 r auf Front- und Rückenseite abwechselnd täglich bis zu einer Gesamtdosis von 200—300 r. Im Gegensatz zu andern Autoren (z. B. Gilbert), die die Kombination von Lokal- und Totalbestrahlungen empfehlen, raten sie nur zu letzterer Form. Gilbert hält Totalbestrahlungen für angreifender und rät im Beginn einer Behandlung davon ab, während die obengenannten Autoren übereinstimmend der Totalbestrahlung gerade die bessere Verträglichkeit nachsagen. Auch Marschal, Mallet u. Bellin wollen die Totalbestrahlungen

gerade zu Beginn der Behandlung angewandt wissen, um dann z. B. bei ungenügendem Rückgang eines Milztumors diesen noch lokal nachzubestrahlen. Bode hebt die günstige Wirkung der Totalbestrahlung auch bei Hautformen der lymphatischen Leuk. hervor. Eine völlige Ablehnung als gefährlich erfährt dagegen die Totalbestrahlung durch BARDACHZI u. MLEJNECKY. Vielfach wird weiterhin hervorgehoben, daß eine strahlenrefraktär gewordene Leuk. auf Totalbestrahlungen noch ansprechen könne.

Was die von den verschiedenen Autoren angewandten Dosen betrifft, so wurden sie eben für die Ganzbestrahlungen genannt. Für *Lokalbestrahlungen* waren die *Dosen* in früheren Jahrzehnten meist höher als heute, ja vereinzelt wurden auch einmalige, große Intensivdosen verabfolgt (ROSENTHAL). Auch RIKL gibt Anfangsdosen von 50% HED. an. Dabei gelangt er im Verlauf einer Erkrankung zu erheblichen Gesamtdosen, z. B. bei einer myeloischen Leuk. im Verlaufe von $4^1/_2$ Jahren mit 32 Milzbestrahlungen zu 10 HED. Die Dosen auf Milz und Drüsen bei lymphatischer Leuk. wurden meist noch höher gewählt, wie schon PARRISIUS angibt, der übrigens gerade bei der myeloischen Leuk. ein vorsichtigeres und kontrolliertes Vorgehen empfiehlt. In späterer Zeit wurden die Einzel- und Gesamtdosen, wie dies aus unseren Ausführungen zu Eingang dieses Abschnittes hervorgeht, vielfach verkleinert. Zumal bei noch unbehandelten Fällen begann man sich mit der Dosis vorsichtig vorzutasten, um die manchmal beobachteten, sehr stürmischen Reaktionen zu vermeiden. Auch die Intervalle wurden weniger schematisch als früher gewählt und der Reaktionsweise des Einzelfalles unter Beobachtung von Blutbild und dem Allgemeinzustand angepaßt. In letzter Zeit wurden von BARDACHZI u. MLEJNECKY sowie auch von ESCHBACH anfängliche Einzeldosen von 20—30 r bei myeloischer Leuk. auf die Milz angegeben. Bei ungenügender Reaktion könnten diese Dosen bis 150 r gesteigert werden. Als Gesamtdosen geben die ersteren Autoren in 3—6 Wochen 400—800 r auf die Milz. Für die lymphatische Leuk. nennt ESCHBACH 150—200 r als anfängliche Einzeldosis auf die Drüsen.

Auch bezüglich der *Feldgröße* herrscht keine Einheitlichkeit. Im allgemeinen ist man heute im Gegensatz zu früher geneigt, größere Felder bei Milzbestrahlungen anzuwenden, wie dies HOLFELDER schon lange empfohlen hat. Inwieweit die Anwendung großer Felder heute verallgemeinert ist, ist schwer zu beurteilen. Zweifelsohne werden auch heute noch vielfach Kleinfelder angewandt. So empfehlen POPP u. WATKINS in jüngster Zeit als Methode der Wahl 9 kleine Felder auf die Milz und geben je Feld 80—225 r, je nach Akuität des Falles. Bei leukopenischen Formen wählen sie Einzeldosen von 75 r. Sie empfehlen dabei eine Spannung von 135 kV und Al-Filter. Damit sind wir aber bei der zur Anwendung zu bringenden Strahlenqualität angelangt. Auch hier herrschen noch geteilte Meinungen, wenn auch die Mehrzahl der Autoren zumindest für die Bestrahlung der Milz und tiefer gelegener Drüsenpakete Spannungen von 180—200 kV mit Cu-Filter vorschlagen. Erst bei schlechter Ansprechbarkeit solle man von der anfänglich zu verwendenden Al-gefilterten Strahlung zur Zn-Filterung übergehen, empfehlen KOVACS und VARGA. Auch GILES will, um einer zu bald einsetzenden Strahlenresistenz vorzubeugen, langsam im Laufe der Behandlung mit Spannung und Filter hochgehen. In der Annahme, daß verschiedene Wellenlängen der Strahlung spezifisch auf bestimmte Zellelemente des proliferierenden

leukämischen Gewebes in der Milz wirkten, rät POSSATI die kontinuierliche Anwendung einer verschieden gefilterten Strahlung. Zweifelsohne werden heute noch in manchen Krankenanstalten auch bei großen Milztumoren Al-Filter und niedere Spannungen angewandt, wie wir gelegentlich aus uns zugesandten Bestrahlungsprotokollen auch in letzter Zeit noch ersehen konnten.

Was nun unsere *eigene Stellungnahme zu den in Frage stehenden Bestrahlungsformen* anbelangt, so gründet sich unsere Erfahrung, abgesehen von dem von uns durchgearbeiteten Krankengut früherer Jahrzehnte, auf Beobachtungen an von uns selbst in der Zeit von 1937—1941 behandelten 32 chronischen myeloischen Leuk., 26 chronischen lymphatischen Leuk., 7 akuten Leuk., 4 aleukämischen Lymphadenosen und 1 aleukämischen Myelose. Um ein eigenes Urteil über die Erfolgsmöglichkeit wie auch über die Wirkungsweise unserer Strahlen zu erhalten, haben wir in diesen Jahren verschiedene Bestrahlungsformen angewandt.

Wenden wir uns zunächst der *chronischen myeloischen Leuk.* zu. Der *Wert* und die *Wirksamkeit der Milzbestrahlung* ist *unbestritten*. Wir haben in nicht einem bislang unbestrahlten Fall ein Versagen dieser Bestrahlungsform gesehen. Eine primäre Strahlenunempfindlichkeit gibt es bei richtiger Wahl der Dosis, des Feldes, des Bestrahlungsintervalles und der Strahlenqualität nicht. Daß KLIENEBERGER 1913 in 30% seiner Bestrahlungsfälle eine primäre Strahlenfestigkeit festgestellt hat, bestätigt unseres Erachtens nur unsere wiederholt geäußerte Annahme von der schlechteren Wirkungsweise der in damaliger Zeit zur Anwendung gelangenden Strahlenqualität. Wohl aber beobachtet man verschiedenes Ausmaß und verschiedene Geschwindigkeit der Reaktion auf die Bestrahlung. Wenn wir bei einem Kranken mit 3 Milzbestrahlungen von 50 r und zeitlichen Abständen, die sich nach der zu beobachtenden Reaktion des Blutbildes und des klinischen Befundes richten, auskommen, sind bei anderen Kranken sowohl höhere Einzeldosen als auch häufigere Bestrahlungen erforderlich, um zu gleichen Resultaten zu gelangen. Hier kann nicht schematisiert, nur individualisiert werden. Höhere Einzeldosen als 150 r haben wir in den letzten Jahren nicht angewandt. Im Gegensatz zu früheren Jahren suchen wir aber nicht die Milz in Kleinfelder aufzuteilen, sondern bestrahlen den Milztumor, auch wenn er noch so groß ist, möglichst homogen in einer Sitzung. Wir nehmen die Milz in eine von hinten und vorn tangential angesetzte Zange mit einem Teil des Strahlenkegels eines 20 × 24-Tubus und verabfolgen, wenn der Zustand es irgend erlaubt, beide Felder an einem Tag. Je nach Größe des Milztumors werden wir, um eine hinlänglich homogene Bestrahlung zu erzielen, die Dosis pro Feld variieren müssen. Bei sehr großer Milz ist die Verwendung eines sog. Zusatzfeldes erforderlich. Es wird mit 185 kV eff. und 1,0 mm Cu-Filter bestrahlt, was einer gemessenen Halbwertschicht von 1,40 mm Cu entspricht. Um keine zu langen Bestrahlungszeiten zu erhalten, wird die Dosis mit 15 mA aus 40 cm FHD. verabfolgt. Auch die obengenannten Dosen sind also als Homogendosen zu verstehen (50—150 r). Von dieser Art des Vorgehens, das wir als *Homogenbestrahlung der Milz* bezeichnen möchten, haben wir in den letzten Jahren kein Versagen gesehen. An anderer Stelle ist bereits von dem einen von uns (BAUER) ausführlich über diese Art der Technik berichtet worden. Besonders hervorzuheben ist ferner die Tatsache, daß wir auch bei notwendig werdenden

Bestrahlungen im weiteren Verlauf der Erkrankung eine gleich günstige Reaktionsfähigkeit beobachten konnten und selbst bei Fällen, die 3 und mehr
Jahre schon behandelt worden waren, mit oft gleichen, selten gering erhöhten
Dosen neue Remissionen erzielten. Mit dieser Technik wurde der größte Teil
unserer an chronischer Myelose leidenden Kranken bestrahlt.

Bei einer kleinen Anzahl bislang unbehandelter Kranker haben wir zunächst
systematisch *Knochenmarksbestrahlungen* vorgenommen *unter sorgfältiger Schonung von Milz und Leber*. Es wurden mit üblichen Tiefentherapiebedingungen
bei verschiedenen Feldgrößen nacheinander Röhrenknochen, Schulterblätter,
Wirbelsäule und Sternum bestrahlt. Lediglich geringe Schwankungen, meist
Abfall der absoluten Leukocytenzahl, wurden beobachtet. Schon nach kurzer
Zeit (8—10 Tagen) war jeder Einfluß auf das Blutbild verschwunden. Einen
Rückgang des Milztumors oder sonstige Besserung klinischer Erscheinungen
haben wir *nicht* beobachtet. Wir gaben zunächst Einzeldosen von 165 r = 30%
HED. und sind in einzelnen Fällen bis zu 330 r = 60% HED. gestiegen, ohne
eindeutige und nachhaltige Erfolge der Bestrahlung zu sehen. Wurden nach
einer Wartezeit von 2—3 Wochen sodann Milzbestrahlungen bei den Kranken
vorgenommen, war in gewohnter Weise und nach gewohnter Zeit der Erfolg
der Bestrahlung da. Wir müssen uns also bezüglich der Wirksamkeit von Knochenmarksbestrahlungen den schon früher erwähnten Autoren anschließen, die
über *Wirkungslosigkeit derartiger Bestrahlungen* berichten, und wir glauben auch
nicht von einer Kombination von Knochenmarks- und Milzbestrahlungen bessere
Erfolge gesehen zu haben als von der alleinigen Milzbestrahlung.

Seit dem Jahre 1938 haben wir sowohl bei myeloischen als auch bei lymphatischen Leuk. *Totalbestrahlungen* angewandt. Aus 1,90 m Entfernung wurde mit
1,0 Cu-Filter 185 kV und 15 mA bestrahlt. Mißt man bei diesen Bedingungen
ohne Tubus die Reichweite des Strahlenkegels aus, so ergibt sich, daß der Körper
vom Hals bis zur Mitte der Unterschenkel im direkten Strahlenbereich liegt.
Die angewandten Dosen wechselten von 7,5—25 r pro Sitzung. Zunächst wurden
kleine Dosen gegeben. Dieselben wurden erhöht, wenn eine ungenügende Wirkung nach klinischem Befund und Blutbild angenommen werden mußte. Es
wurde zunächst nach den Angaben von TESCHENDORFF 2mal wöchentlich bestrahlt. Später haben wir uns mit der Folge der Bestrahlungen nur mehr nach
Befund und Blutbild gerichtet. Nur in 2 Fällen, und zwar bei Dosen von 25 r,
wurden Allgemeinerscheinungen (Übelsein, Brechreiz, Kopfschmerzen) angegeben und dies nur nach der ersten Bestrahlung. Bei späteren Bestrahlungen
mit gleichen oder größeren Dosen fielen diese Nebenerscheinungen weg. Was
nun die erzielte Wirkung anlangt, kann dieselbe nicht geleugnet werden. Manche
Kranke mit chronischer myeloischer Leuk. sprachen allerdings sehr langsam und
so unbefriedigend an, daß doch noch zu Milzbestrahlungen übergegangen werden
mußte. Mit der Zielsicherheit der Milzbestrahlungen lassen sich die Ergebnisse
der Totalbestrahlungen nicht vergleichen. Wir glauben daher, die Totalbestrahlung bei myeloischer Leuk. vorläufig nicht grundsätzlich und vor allem nicht
bei Frühfällen empfehlen zu sollen. Im übrigen muß aber eine nach heutigen
modernen Gesichtspunkten durchgeführte vergleichende Bestrahlungstechnik in
einigen Jahren zeigen, ob und welche Methode den Vorzug verdient. Unser
Material in dieser Hinsicht ist für einen endgültigen Schluß noch zu klein. Es

fehlt auch in der Literatur noch jede auf ein größeres Krankengut sich stützende zahlenmäßige Angabe.

Bei der *chronischen lymphatischen Leuk.* liegen die Verhältnisse insofern etwas anders, als hier, abgesehen von den Fällen mit alleinigem Sitz in der Milz, als Strahlenangriffspunkt die vergrößerten Drüsen in Frage kommen. Zwar scheint auch hier, wie Sektionen zeigen, das von proliferierendem lymphatischem Gewebe durchsetzte Knochenmark ebenfalls geeignet als Ansatzpunkt unserer Strahlen zu dienen, aber ebenso wie bei der chronischen myeloischen Leuk. haben sich uns auch bei der Lymphadenose reine Knochenmarksbestrahlungen als wirkungslos erwiesen. Wir bestrahlen heute im allgemeinen die oberflächlich gelegenen Hals-, Leisten- oder Achseldrüsen mit 0,5 Cu-Filter, 185 kV und 5 mA aus 40 cm FHD. und wählen die Größe des Feldes dem Drüsenpaket entsprechend. Wert wird auf eine möglichst tangentiale Anordnung des Strahlenkegels gelegt. In Fällen mit großer Milz wird dieselbe nach den oben dargelegten Grundsätzen ebenfalls homogen bestrahlt. Während früher bei meist Al-gefilterter Strahlung ziemlich große Dosen von $^2/_3$ HED. angewandt wurden, nehmen wir heute 20—30% der HED. = 100—165 r und haben diese Dosen als ausreichend empfunden[1]. Tiefer gelegene Drüsen etwa im Mediastinum oder Drüsenpakete im Abdomen werden ebenfalls nur mit einer Oberflächendosis von 30—40% der HED. angegangen. Hervorheben wollen wir aber bei dieser Gelegenheit, daß wir nur selten im Röntgenbild nennenswert vergrößerte Hilus- oder Hinterherzraumdrüsen gefunden haben. Niemals konnten wir so erhebliche Drüsenpakete feststellen, wie wir sie z. B. häufig bei der Lymphogranulomatose finden. In 1—2 tägigen Intervallen bei leichteren, in 3—4 tägigen Intervallen bei schwereren Fällen werden die Drüsenpakete und, wenn erforderlich, die Milz durchbestrahlt. Während der Bestrahlungsserie sind wie bei der chronischen Myelose möglichst tägliche Blutbildkontrollen zu fordern. Es erfolgen zwar meist die Reaktionen bei der lymphatischen Leuk. auf Drüsenbestrahlungen langsamer und sind von geringerem Ausmaß als bei den Milzbestrahlungen chronischer Myelosen. Doch haben wir in einem Fall bei ungenügender Blutbildkontrolle ein gefährliches Absinken einer lymphatischen Leuk. in einen schweren leukopenischen Zustand mit zunehmender Anämie und Schleimhautblutungen erlebt. Es gelang durch mehrfache Bluttransfusionen, das kritische Stadium bei dem Kranken wieder zu überwinden, so daß er sich heute, nach einem Jahr, durchaus befriedigend befindet (Sch. K., 64 Jahre, Baumschulbesitzer). Bei einem andern Kranken (Ü. H., 63 Jahre, Lokomotivführer) kam es nach wiederholten täglichen Bestrahlungen der großen Drüsenpakete der Halsregion (insgesamt waren 3 × 20% HED. verabfolgt worden) zu plötzlichem rechtsseitigem Tonsillenzerfall mit schwersten Blutungen aus einem arrodierten Gefäß. Es gelang auch hier den Kranken zu retten. Wir warnen also auch bei der lymphatischen Leuk. vor einem unkontrollierten, zu raschem Vorgehen. Bei einigen unserer Kranken mit lymphatischer Leuk. haben wir in letzter Zeit, wie schon erwähnt, ebenfalls Totalbestrahlungen mit den genannten Bedingungen durchgeführt. Die Dosen waren die gleichen wie bei der chronischen-myeloischen Leuk. In den meisten Fällen haben wir überraschend günstige Erfolge gesehen. Nach

---

[1] Wir nehmen bei Verabfolgung der Strahlung mit 15 mA die HED. mit 500 r, bei Verabfolgung mit 5 mA mit 550 r an.

insgesamt 4—5, manchmal auch schon nach 3 Totalbestrahlungen trat im Verlauf der nächsten Wochen bei geduldigem Zuwarten eine Besserung des Allgemeinzustandes, Rückgang der Drüsenschwellungen und Normalisierung des Blutbildes ein. Wir beobachten zur Zeit 3 Kranke, die wir schon vor $1^1/_2$—2 Jahren auf diese Weise bestrahlt haben (insgesamt je 3 Bestrahlungen), und bei denen bis heute eine neuerliche Behandlung nicht notwendig geworden ist (K. W., 59 Jahre, Schreiner; M. K., 60 Jahre, Hausfrau; B. M., 61 Jahre, Bauersfrau). Das Ergebnis der *Totalbestrahlung bei chronischer Lymphadenose* übertrifft jedenfalls nach unseren bisherigen Beobachtungen das bei chronischer Myelose, und wir sind geneigt, in dieser Bestrahlungsform bei der ersteren Krankheitsgruppe die *Methode der Wahl* zu sehen, unter Umständen *ergänzt durch Bestrahlungen lokaler Drüsenpakete.* Auch hier werden weitere Erfahrungen und statistischer Vergleich an noch größerem Material den Ausschlag geben müssen.

Da wir im Gegensatz zu den nur spärlich in unserem Krankengut vertretenen aleukämischen Myelosen über eine größere Zahl *aleukämischer Lymphadenosen* verfügen, soll hier noch ein Wort zu deren Behandlung angefügt werden. Auch bei ausgesprochen leukopenischen Fällen haben wir Bestrahlungen versucht. Die Dosierung sowie das Tempo der Bestrahlungen hat sich selbstredend besonders vorsichtig und abwartend zu gestalten. Mehr als 110 r pro Feld wurden nicht verabreicht. Die erzielten Remissionen und Besserungen waren aber meist schlechter und hielten nicht so lange an als bei den leukämischen Fällen. Von einer günstigeren Wirkung der Bestrahlung gerade bei der aleukämischen Krankheitsgruppe, wie dies TISCHENDORF u. HERZOG berichten, haben wir nichts gesehen. Auch Totalbestrahlungen mit kleinen Dosen brachten keinen besseren Erfolg. Wir halten die aleukämischen Formen der Lymphadenosen und Myelosen, sofern sie Leukocytenzahlen aufweisen, die tatsächlich unter der Norm liegen und nicht „subleukämisch" sind, vorläufig für weniger geeignete Objekte der Strahlentherapie. Nicht selten muß ja auch vom klinischen Standpunkt aus die Diagnose bei dieser Erkrankung offen bleiben. Unsere Lebenszeitstatistik weist auch für die Gruppe der aleukämischen Lymphadenosen eine einwandfrei schlechtere durchschnittliche Lebensdauer auf als für die leukämischen Formen.

Indikationen und Erfolgsaussichten der Röntgenstrahlentherapie.

Versuchen wir die Indikationen und Erfolgsaussichten unserer Röntgenstrahlentherapie der chronischen Leuk. nach einheitlichen Gesichtspunkten zusammenzufassen, so ist dies schon deshalb nicht ganz einfach, weil die vorstehenden Ausführungen schon hinsichtlich des einzuschlagenden therapeutischen Weges manche Frage offenlassen müssen. Zunächst versuchten wir uns an Hand unseres Krankengutes und der in der Literatur niedergelegten Angaben ein Bild über die Wichtigkeit einzelner Krankheitszeichen zu machen. Im Schrifttum findet sich eine ziemlich weitgehende Übereinstimmung der Anschauungen Zunächst wird davor gewarnt, die absolute Leukocytenzahl in ihrem Wert für die Beurteilung des Krankheitszustandes und auch als Anzeichen zu weiterer Strahlenbehandlung zu überschätzen (SCHULTEN), da die Leukocytenzahl keineswegs immer dem klinischen Befund parallel gehe (ESCHBACH). Es ist in den Veröffentlichungen des letzten Jahrzehnts durchweg festzustellen, daß die absolute Leukocytenzahl im Vergleich zu anderen prognostischen Sym-

ptomen, z. B. dem roten Blutbild, gegen früher in den Hintergrund gedrängt worden ist. Oft wird von klinischer Seite die Anzeige zur Bestrahlung erst gestellt, wenn sich, abgesehen von Milztumoren oder Drüsenpaketen, zu der hohen Leukocytenzahl ein Absinken der Hämoglobin- und Erythrocytenwerte gesellt. Eine derartige Einstellung ist unseres Erachtens aber doch abzulehnen. Es kann und soll natürlich nicht bestritten werden, daß es Fälle gibt, bei denen trotz Absinken der Leukocytenzahl unter Strahleneinwirkung eine Verschlechterung des Gesamtzustandes sich einstellt oder daß ein guter Allgemeinzustand bei ansteigenden Leukocytenwerten noch bestehen kann. Es handelt sich dabei aber meist einerseits um Reaktionen des Gesamtorganismus auf eine vielleicht zu forcierte Bestrahlungsweise, was wir besonders oft bei vorgeschrittenen Krankheitsfällen zu Gesicht bekommen, andererseits um eine noch nicht faßbare Manifestation von anderen klinischen Zeichen einer Verschlechterung. Wir haben unter unserem beachtlichen Krankengut zahlreiche Kranke fortlaufend während und nach der Bestrahlung über Jahre hinweg beobachten können und konnten nicht ein Mal feststellen, daß, abgesehen von Finalstadien oder bei aleukämischen Formen, im großen gesehen, ein ausgesprochener Widerspruch der absoluten Leukocytenzahl zum sonstigen Befinden sich ergeben hätte. Nicht selten haben wir gefunden, daß ein Ansteigen der Leukocytenzahlen sich einige Wochen früher einstellte als die dann doch einsetzende Verschlechterung des Allgemeinzustandes mit ihren sonstigen klinischen Symptomen. Beim überwiegenden Teil unserer Kranken hat sich ein durchaus paralleles Verhalten von Leukocytenzahl und Allgemeinzustand ergeben sowohl hinsichtlich des therapeutischen Effektes als auch im Hinblick auf eine wieder einsetzende Verschlimmerung. Wir sind der Ansicht, daß wir nach wie vor in der absoluten Leukocytenzahl nicht einen alleinigen, aber doch einen hervorragend praktisch wichtigen Indicator für das Verhalten der Krankheit haben. Dies zu betonen, scheint uns einmal besonders erforderlich.

In diesem Zusammenhang haben wir an unserem Krankengut auch die Frage geprüft, inwieweit die primäre Leukocytenzahl ein prognostisch verwertbares Zeichen für den mutmaßlichen Verlauf der Erkrankung darstellt. Stöger meint, daß, sofern eine Leukocytenzahl von 200000 bei der lymphatischen Leuk. nicht erheblich überschritten wird, keine prognostischen Schlüsse zulässig sind. Die nebenstehende Tabelle gibt in dieser Hinsicht über unser Krankengut Aufschluß. Wir haben für die myeloische und lymphatische Leuk. getrennt je drei Gruppen gebildet und die mittlere Lebensdauer nach Beginn der Behandlung in jeder dieser Gruppen errechnet.

Leukocytenzahl und Prognose.

Zahl	Leukocytenzahl	Mittlere Lebensdauer nach Beginn der Behandlung
86 Fälle myeloischer Leukämie 1905—1935.		
15 = 17,4%	bis 100000	27,5 Monate
39 = 45,4%	100000—300000	26,8 Monate
32 = 37,2%	über 300000	12,5 Monate
65 Fälle von lymphatischer Leukämie 1905—1935.		
35 = 53,9%	bis 100000	22,1 Monate
15 = 23,1%	100000—300000	22,1 Monate
15 = 23,1%	über 300000	15,1 Monate

Wir glauben damit erstmals zahlenmäßig erwiesen zu haben, daß die *primär vorhandene Leukocytenzahl* doch *von allgemeinem prognostischem Wert* ist. Mit wieviel wir eine prognostisch ungünstige Leukocyzenzahl (untere Grenze) annehmen sollen, läßt sich sicherlich nicht schematisch bzw. genau zahlenmäßig festlegen. Es scheint uns festzustehen, daß Kranke mit hohen Leukocytenanfangswerten, mag auch die Reaktion auf therapeutische Maßnahmen zunächst noch so günstig verlaufen, die ungünstigeren Lebensaussichten haben. Dies gilt sowohl für die myeloische als auch für die lymphatische Leuk. Gleichzeitig ersehen wir aus der Tabelle, daß bei der lymphatischen Leuk. die Fälle mit den niederen, bei der myeloischen Leuk. die mit den hohen Leukocytenanfangswerten zahlreicher sind, wie dies auch schon von andern Autoren festgestellt wurde. Trotzdem ergibt sich für die lymphatische Leuk. insgesamt keine günstigere Lebensaussicht als für die myeloische Leuk.

Was die *Veränderung des roten Blutbildes, insbesondere des Hämoglobingehaltes,* anbelangt, so wird auf die Bedeutung gerade dieser Werte übereinstimmend verwiesen. SCHULTEN meint, daß eher ein verringerter Hämoglobinwert als eine hohe Leukocytenzahl Indikation zur Strahlentherapie sei. Andererseits wird aber auch vor Röntgenbestrahlungen bei stärkeren Anämien (unter 50% Hb.) prinzipiell gewarnt (TISCHENDORF u. HERZOG). Auch ESCHBACH spricht von einer „kritischen" Hämoglobin- und Erythrocytenzahl, die bei 65% und 3 Millionen liege und die als Gegenanzeige für weitere Röntgenbestrahlungen zu gelten habe. Daß ein ständiges Abfallen des roten Blutbildes während der Röntgenbehandlung als prognostisch ungünstiges Zeichen aufzufassen ist, selbst wenn das weiße Blutbild befriedigende Werte zeigt, betont RADOJEWIC. Wir haben ein derartiges Verhalten des Blutbefundes nur bei Fällen mit erheblicher Akuität, in Finalstadien oder bei ausgesprochen leukopenischen Formen der Erkrankung beobachtet. Bei diesen Kranken ergab sich auch aus allen anderen klinischen Symptomen eine schlechte Prognose. Bessert sich das mäßig verminderte, rote Blutbild während der Strahlenbehandlung nicht trotz günstiger werdendem weißem Blutbefund, so ist dies unseres Erachtens nicht als ungünstiges Zeichen zu bewerten. In vielen Fällen ergaben spätere Kontrollen eine Verbesserung, ja Normalisierung auch der roten Blutwerte. Im allgemeinen aber wird sich mit dem weißen auch das rote Blutbild unter Einwirkung der klinischen und Röntgenbehandlung verbessern, selbst wenn anfänglich eine ziemlich hochgradige Anämie besteht. Das trotz aller Maßnahmen absinkende rote Blutbild zeigt das Finalstadium an und damit sowieso das Ende der Wirk-

Hämoglobin und Prognose.

Zahl	Hämoglobin	Mittlere Lebensdauer nach Beginn der Strahlenbehandlung
86 Fälle von myeloischer Leukämie 1905—1935.		
6	bis 40%	8,2 Monate
37	40—59%	20,2 Monate
38	60—79%	23,9 Monate
5	über 80%	45,0 Monate
65 Fälle von lymphatischer Leukämie 1905—1935.		
8	bis 40%	10,1 Monate
17	40—59%	20,1 Monate
26	60—79%	18,8 Monate
14	über 80%	30,3 Monato

samkeit unserer Therapie überhaupt. Zu einer solchen Feststellung gehört allerdings, zumal wenn klinische Zeichen einer Akuität des Prozesses fehlen, eine längere Beobachtungszeit; aus einigen wenigen Blutbildern in relativ kurzer Zeit lassen sich keine so weitgehenden Schlüsse ziehen. Steht das einsetzende Finalstadium fest, verliert nun auch die bis zu diesem Zeitpunkt bei der chronischen Leuk. wichtige Feststellung der absoluten Leukocytenzahl an Wert, da es belanglos wird, ob der Kranke in dem einen Fall mit hohen, in dem anderen mit niedrigeren Leukocytenwerten ad exitum kommt. Wie bei den absoluten Leukocyzenzahlen haben wir auch für den anfänglichen Hämoglobinwert und die daraus sich evtl. ergebende Prognose eine Tabelle (s. S. 623) der mittleren Lebensdauer nach Beginn der Behandlung errechnet.

Für beide Leukämieformen ergibt sich, daß innerhalb weiter Grenzen der mittleren Hämoglobinwerte keine sicheren prognostischen Schlüsse zu ziehen sind. Nur stark gesenkte und normale Hämoglobinwerte zeigen so auffällige Differenzen, daß hier wohl allgemeinere Schlüsse zulässig sind. Die erstmals mit niederen Hämoglobinwerten zur Behandlung kommenden Kranken haben gegenüber denen mit normalen Werten die schlechteren Lebensaussichten. Meist zeigt aber die Anämie den fortgeschritteneren Krankheitszustand überhaupt an, während die Leukocytenzahl in dieser Hinsicht nicht von vornherein gebunden ist.

In diesem Zusammenhang sei noch eine *weitere Tabelle* gebracht, die die bei Beginn der Behandlung sich ergebende Leukocytenzahl, die Hämoglobinzahl, die festzustellenden Milz- bzw. Drüsentumoren nach 3 Größenordnungen unterteilt sowie die Lebensdauer miteinander in Beziehung bringt.

Hier zeigt sich wenigstens für die chronische Myelose eindeutig, daß eine primär hohe Leukocytenzahl, ein großer Milztumor und eine nennenswerte Anämie als prognostisch ungünstige Zeichen zu werten sind und prozentual häufiger zusammentreffen, worauf auch Rohr schon hingewiesen hat. Für die chronische Lymphadenose weisen die Zahlen kein so eindeutiges Verhalten der Erkrankung aus.

Was nun sonstige prognostische Zeichen anlangt, wäre zunächst das *weiße Differentialblutbild* hervorzuheben. Im allgemeinen wird ein hoher Prozentsatz

Leukocytenzahl, Hämoglobin, Milzgröße und
86 Fälle myeloischer

Zahl der Fälle	Leuk. in Tausend	Hämoglobin				Milzgröße
		unter 40%	41—60%	61—80%	über 80%	1. Grades
15	100	0	8 = 53%	4 = 26%	3 = 20%	2 = 13,3%
39	100—300	3 = 7,7%	13 = 33,3%	21 = 53,8%	2 = 5,1%	2 = 5,1%
32	über 300	3 = 9,4%	16 = 50%	13 = 40,6%	0	1 = 3,1%

Leukocytenzahl, Hämoglobin, Milz- und Drüsenvergrößerung
65 Fälle lymphatischer

Zahl der Fälle	Leuk. in Tausend	Hämoglobin				Milz-
		unter 40%	41—60%	61—80%	über 80%	1. Grades
35	bis 100	1 = 2,9%	6 = 17,1%	17 = 48,5%	11 = 31,4%	16 = 45,7%
15	100—300	3 = 20%	4 = 26,7%	7 = 46,7%	1 = 6,7%	3 = 20%
15	über 300	4 = 26,7%	7 = 46,7%	2 = 13,4%	2 = 13,4%	3 = 20%

von unreifen Formen im Blut, zumal zahlreiche Myeloblasten, als ungünstiges Zeichen für den weiteren Verlauf angesehen. Wenn aber behauptet wird, daß mehr als 10% jungendliche Zellen einen raschen, ungünstigen Ausgang der Erkrankung bedingen (McALPIN, KENNETH u. Mitarbeiter), so muß diese Ansicht doch als sehr fraglich bezeichnet werden. Wir haben eine große Anzahl von chronischen myeloischen Leuk. gesehen, bei denen anfänglich mehr als 10% Myeloblasten und Promyelocyten gefunden wurden, und die einen durchaus durchschnittlichen Verlauf der Erkrankung gezeigt haben. Im allgemeinen gehen mit der absoluten Leukocytenzahl auch die Zahlen für die Frühformen während bzw. nach der Bestrahlung zurück, und bei der lymphatischen Leuk. nähert sich oft das Verhältnis der lymphocytären Elemente zu den granulocytären wieder der Norm. Wenn die letztgenannten Autoren angeben, daß während einer Bestrahlungsserie bei fallenden absoluten Leukocytenzahlen die Nichtverminderung der Jugendformen ein ungünstiges Zeichen darstelle, so daß damit der Wert der absoluten Leukocytenzahl hinter den der Prozentzahlen für die unreifen Formen zurücktrete, so können wir auch dem nicht zustimmen. Wir haben bei späteren Kontrollen wochenlang nach Abschluß der Strahlenbehandlung häufig ein nur wenig verändertes Differentialblutbild gefunden, während vorher die Frühformen noch erheblich vermehrt waren. Auch hier ist das Absinken der weißen, absoluten Leukocytenzahl nicht selten der Normalisierung des Differentialblutbildes vorausgegangen. Bestätigen können wir die Angaben von JENKINSON, der bei chronisch verlaufenden Fällen immer nur wenig Myeloblasten gefunden hat. Nur in den Finalstadien, kurz vor dem Tode, treten meist höhere Myeloblastenzahlen auf, auch wenn es sich nicht um einen ausgesprochen akuten Schub der Erkrankung handelt. BONAMO meint, daß eine Verbesserung des Leukämieblutes auch durch eine Zunahme der eosinophilen und basophilen Zellen zum Ausdruck kommt. Wir haben in dieser Hinsicht keine Beobachtungen gemacht.

Verwiesen werden muß noch auf die insbesondere von ARNETH vertretene Anschauung, daß die *Thrombocytenkontrolle* neben den schon erwähnten Werten geeignet ist, die Verlaufsaussichten zu beurteilen. Auch andere Autoren, so

Lebensdauer nach Beginn der Strahlenbehandlung.
Leukämie 1905—1935.

Milzgröße		Es lebten			
2. Grades	3. Grades	1 Jahr	2 Jahre	3 Jahre	über 3 Jahre
9 = 60%	4 = 26,6%	3 = 20%	4 = 26%	3 = 20%	5 = 33,3%
26 = 66,6%	11 = 28,2%	7 = 17,9%	15 = 38,5%	7 = 17,9%	10 = 25,6%
12 = 31,5%	19 = 59,4%	16 = 50%	11 = 34,4%	2 = 6,6%	3 = 9,4%

sowie **Lebensdauer nach Beginn der Strahlenbehandlung.**
Leukämie 1905—1935.

und Drüsenvergrößerung		Es lebten			
2. Grades	3. Grades	1 Jahr	2 Jahre	3 Jahre	über 3 Jahre
12 = 34,3%	7 = 20%	14 = 40%	8 = 22,9%	7 = 20%	6 = 17,1%
7 = 46,7%	5 = 33,3%	6 = 40%	3 = 20%	3 = 20%	3 = 20%
2 = 13,4%	10 = 66,6%	5 = 37,3%	6 = 40%	2 = 13,4%	2 = 13,4%

Ducuing, Marques u. Miletzky mahnen bei Thrombopenie zur Vorsicht mit Röntgen-, insbesondere Totalbestrahlung. Auch das Auftreten von Hämorrhagien ist als Gegenindikation zur Bestrahlung angegeben worden (Eschbach, McAlpin, Kenneth u. Mitarbeiter sowie Craver u. MacComb). Wir können dieser Ansicht nicht unbedingt beitreten und haben selbst bei Fällen mit ziemlich ausgedehnten Hämorrhagien noch gute Erfolge der Strahlentherapie beobachtet.

Auf 2 Untersuchungen wird zur Kontrolle des Verlaufes der Leuk. im Schrifttum teilweise noch Wert gelegt, auf die *Prüfung des Grundumsatzes* und der *Harnstoffausscheidung im Urin bzw. des Harnsäurespiegels im Blut.* Es fand Stöger, wie früher schon Grafe und Weil, bei 50 lymphatischen Leuk. einen gesteigerten Grundumsatz. Gunderson stellt fest, daß die Grundumsatzwerte um so höher waren, je mehr Frühformen der Blutzellen sich im Blut befanden. Middleton, Meyer u. Pohle fanden, daß Leukocytenzahlen und Grundumsatz sowie das klinische Befinden nicht selten parallel verlaufen und verlangen das Heranziehen dieser Untersuchungsmethode zur Beurteilung des Verlaufes einer Erkrankung. Jugenburg u. Tschotschia zeigten, daß der Harnsäurequotient (Verhältnis von Harnsäure im Blut : Harnsäure im Urin) bei ungünstigem Verlauf der Strahlenbehandlung einer Leuk. ansteigt und abnimmt, wenn der Verlauf sich günstig gestaltet. Sie verlangen daher entsprechende Untersuchungen. Wir selbst haben bei unseren Kranken in einzelnen Fällen derartige Untersuchungen angestellt. Das Ergebnis ist aber weit entfernt davon, ein absolut gesetzmäßiges zu sein, und wir glauben daher bei der Durchführung der Strahlenbehandlung der Leuk. dieser Untersuchungsmethoden im allgemeinen entraten zu können.

Früh- oder Spätbestrahlung.

Im folgenden sollen nun noch einige besonders interessierende Gesichtspunkte erörtert werden, die heute keine einheitliche Beurteilung erfahren. Da erhebt sich zunächst einmal die Frage der *Früh- oder Spätbestrahlung* unserer Kranken, d. h. sollen wir gleich nach Erkennung der Krankheit mit der Strahlentherapie einsetzen oder es zunächst mit anderen Maßnahmen versuchen? Erfahrene Kliniker (Naegeli, Schulten u. a.) warnen vor der Meinung, daß der Stellung der Diagnose Leukämie der alsbaldige Beschluß zur Röntgenbestrahlung zu folgen habe, und vertreten die Ansicht, daß zunächst einmal alle Möglichkeiten einer sonstigen, also insbesondere einer Arsentherapie auszuschöpfen seien, bis man zur Bestrahlung greife. Es wird dabei nicht bestritten, daß man in der Strahlentherapie die zuverlässigste Waffe im Kampfe gegen die Erkrankung in der Hand habe. Als Grund zu diesem, dem Strahlentherapeuten zunächst nicht zwingend erscheinenden Schluß wird immer und einzig die nicht zu leugnende Tatsache angeführt, daß auch bei der am gutartigsten verlaufenden Leuk. einmal der Zeitpunkt des Versagens der Strahlentherapie, das sog. strahlenrefraktäre Stadium, einsetze und damit jede weitere Aussicht auf Lebenserhaltung schwinde. Um diesen Zeitpunkt aber möglichst lange hinauszuschieben, müsse man von vornherein mit den Strahlen möglichst sparsam umgehen. Gleiche Gründe werden auch für ein möglichst langes Zuwarten mit einer erneuten Bestrahlungsserie bei eintretender Verschlimmerung der Erkrankung geltend gemacht. Vorausgesetzt wird also, daß die wiederholte Applikation von Röntgenbestrahlungen

das strahlenrefraktäre Stadium bei der Leuk. hervorrufe. Ob diese Annahme zu Recht besteht, soll später erörtert werden. Es fehlt aber auch nicht an Stimmen, die sich für frühzeitige Bestrahlung eingesetzt haben. So ist schon 1912 BIERMANN, von rein empirischen Beobachtungen ausgehend, für eine frühzeitige Anwendung der Röntgenstrahlen eingetreten. Auch KUGLAND fand bei seinem Material für diesen Fall günstigere Resultate. HOFFMANN und CRAVER nennen eine durchschnittliche Lebensdauer von 2,2 Jahren, wenn in der ersten Hälfte der Erkrankung mit Bestrahlungen begonnen wurde, und eine solche von 1,3 Jahren, wenn zugewartet wurde und der Behandlungsbeginn in der zweiten Hälfte lag. WINTROBE u. HASENBUSH haben in jüngster Zeit über 86 Fällen von leukämischen Frühstadien berichtet und dabei für die lymphatische Leuk. Arsen als erfoglos, bei der myeloischen Leuk. weniger wirksam als Röntgenbestrahlungen gefunden. An unserer Klinik wurde sowohl in früheren Jahren als auch in letzter Zeit grundsätzlich frühzeitig mit Röntgenbestrahlungen begonnen, ohne daß wir dadurch Nachteiliges gesehen hätten. Einen zahlenmäßigen Vergleich mit spätbestrahlten Fällen können wir, da wir über solche in genügender Anzahl nicht verfügen, nicht ziehen. Wir sind der Ansicht, daß die *Strahlenbehandlung unter Umständen in Kombination mit medikamentöser Therapie möglichst frühzeitig* erfolgen sollte, da sie jeder anderen Behandlungsmethode überlegen ist.

In gleicher Weise glauben wir auch ein langes Hinausschieben einer neuerlichen Bestrahlungsserie bei einem Rezidiv der Krankheit nicht verantworten zu können. Wir haben bei einer großen Zahl unserer Kranken die zwischen den einzelnen Bestrahlungsserien liegenden Intervalle, die den Remissionen der Krankheit entsprechen, ausgerechnet. Irgendeine Form der Gesetzmäßigkeit haben wir nicht gefunden, es sei denn, was schon lange bekannt, daß die im Beginn der Krankheit auftretenden Remissionen länger sind als die gegen Ende. Es ist aber durchaus keine Seltenheit, daß man auch bei schon jahrelang bestehender Erkrankung wieder monatelange Remissionen beobachten kann, nachdem zuvor kürzer dauernde Intervalle zu verzeichnen waren. Unsere rezidivfreien Zeiten, in denen keine Bestrahlungen stattfanden, schwanken zwischen 1 und 21 Monaten. Im allgemeinen wird der klinische und Blutbefund ausschlaggebend sein, wenn eine neue Bestrahlungsserie eingeleitet werden soll. Wir stehen auf dem Standpunkt, daß wir nicht zuwarten, bis ein voll ausgeprägter schwerer Symptomenkomplex, wie vielleicht zu Beginn der Behandlung, vorhanden ist. Ein deutliches Größerwerden der Milz oder der Drüsen, das Auftreten von neuen Drüsenpaketen, subjektiv schlechteres Befinden sowie das Blutbild sind uns Anzeichen genug, jetzt mit 2 oder 3 Bestrahlungen den Zustand der Norm wieder anzunähern, wozu wir vielleicht bei längerem Zuwarten größere Strahlenmengen und häufigere Sitzungen benötigten. Was das Blutbild anlangt, so wird immer darauf hingewiesen, daß ein Anstieg der Leukocytenzahl allein noch nicht zu erneuten Bestrahlungen berechtige. Hier muß aber wiederum betont werden, daß in der überwiegenden Zahl der Fälle der Leukocytenanstieg mit einer Verschlechterung der sonstigen klinischen Symptome einhergeht bzw. davon gefolgt wird. Dabei wird durchschnittlich die primär vorhandene Leukocytenzahl für die Beurteilung von Wichtigkeit sein. Es zeigen die einzelnen Leukämiefälle eine meist auffallende Neigung, diese Leukocytenzahl wieder zu erreichen. Eine Leuk., die anfänglich Leukocytenwerte von mehreren Hunderttausend ge-

zeigt hat, werden wir, da sie auch in ihrem Reaktionsausmaß anders zu bewerten ist, erst bestrahlen, wenn Leukocytenwerte von 100000 und mehr sich zeigen, während wir eine Leuk. mit anfänglichen Leukocytenzahlen von unter 100000 schon bei geringeren Leukocytenwerten wieder bestrahlen. Insofern ist uns also die Leukocytenzahl selbst kein Gradmesser. Sie bedarf der Ergänzung durch die Kenntnis von dem bisherigen Gesamtverlauf der Erkrankung. Daß auch das übrige Blutbild und der sonstige klinische Befund berücksichtigt werden muß, versteht sich von selbst. Eine etwa auftretende Anämie ist für uns kein Hindernis, erneut zu bestrahlen, auch wenn der Hämoglobinwert unter 50% oder die Erythrocyten unter 3 Millionen abgesunken sind. Hier von einer „kritischen Zahl" zu sprechen halten wir grundsätzlich für verfehlt, da sich uns immer wieder gezeigt hat, daß eine Besserung auch des roten Blutbildes im Verlauf der Behandlung bzw. nach Abschluß derselben doch noch eintritt. Bei schweren Anämieformen wird vor oder neben der Röntgenbestrahlung das ganze klinische Rüstzeug der Anämiebehandlung, also vor allem Bluttransfusionen, Eisen- und Lebergaben, zur Anwendung kommen müssen. Wenn man schon annimmt, daß die Anämie mindestens teilweise Folge der Verdrängung des erythropoetischen Teiles des Knochenmarkes durch Wucherung leukämischen Gewebes ist, müssen wir bestrebt sein, dieses hyperplastische Gewebe wieder zurückzudrängen, um auch damit der Anämie zu begegnen. Es werden zwar auch andere Deutungen für die manchmal frühzeitig einsetzende Anämie bei Leuk. gegeben, so z. B. hämolytische Vorgänge (Jaffé) oder Unfähigkeit des Organismus zur Erythrocytenbildung (Schulten), doch reichen diese Annahmen zur Erklärung bei allen Fällen nicht aus.

Finalstadien.

Trotz sorgfältigster Überwachung kommt für jeden Leukämiekranken einmal das *Finalstadium*, das jeder Behandlung trotzt. Wir möchten dabei an Hand eigener Beobachtungen sowie der Krankenberichte aus früheren Jahren folgende zwei grundsätzliche Formen unterscheiden: Einmal handelt es sich um ein langsam zunehmendes Einsetzen des Endstadiums. Die Milz, meist sehr groß, geht auch auf energischere Röntgenbestrahlung nur mehr wenig oder gar nicht zurück, vielfach stellen sich Milzinfarkte ein, Drüsenschwellungen werden beobachtet, eine zunehmende, durch keinerlei Maßnahmen mehr aufzuhaltende Anämie tritt auf, der Allgemeinzustand verschlechtert sich, die Kranken werden oft kachektisch, und meist beendet dann eine Herz- und Kreislaufinsuffizienz oder eine terminale Pneumonie den ziemlich qualvollen Zustand, in dem auch Bestrahlungen besonders schlecht vertragen werden. Die Neigung gerade solcher Kranker zu Röntgenkatererscheinungen ist sehr groß, und es kommt, während dies früher nicht beobachtet wurde, oft zu Erbrechen nach Bestrahlungen selbst mit kleinsten Dosen. Das weiße Blutbild zeigt nicht selten nur mäßig erhöhte Leukocytenwerte, und im Differentialblutbild brauchen die Frühformen keineswegs besonders vorzuherrschen. Wir haben Kranke auf diese Weise ad exitum kommen sehen, bei denen im Differentialblutbild kurz vor dem Tode nur ein ganz geringer Prozentsatz von Frühformen zu beobachten war (S. K., myeloische Leuk., 53 Jahre, Goldarbeiter, lebte 5 Jahre). Auf der andern Seite beobachten wir manchmal ein rasch und stürmisch verlaufendes Ende der Erkrankung. Un-

ter den Zeichen eines akuten Infektes — oft wird in der Anamnese eine Erkältung od. dgl. angegeben —, gleichsam aus vollem Wohlbefinden heraus, treten hohe Temperatursteigerungen auf, rasch zunehmende, schmerzhafte Milzvergrößerung als hervorstechendste klinische Symptome. Das Blutbild zeigt hohe absolute Leukocytenzahlen mit sehr viel Stammzellen. Die Anämie ist, wenn vorher nicht schon vorhanden, unbedeutend. Mit den nun aber einsetzenden Haut- und Schleimhautblutungen vermindert sich der Hämoglobin- und Erytrhocytenwert rasch. Das Krankheitsbild ist das der akuten Leuk. und würde ohne Kenntnis der unter Umständen jahrelangen Vorgeschichte oft als solche gedeutet werden. In wenigen Tagen, selten Wochen, führt die Krankheit zum Tode, ohne daß wir, wie bei den akuten Leukämieformen, in der Lage wären, mit Bestrahlungen oder sonstigen Maßnahmen nachhaltig zu helfen. Zwischen diesen beiden hauptsächlichsten Endstadien gibt es aber eine Reihe von Übergängen, die die Mannigfaltigkeit des biologischen Geschehens aufzeigen.

Hier erhebt sich nun die *Frage, warum Strahlenbehandlung*, nachdem sie doch jahrelang nicht versagt hat, *im Endstadium* ebenso *machtlos ist* wie jede andere Form der Therapie. Daß dies bei den mit allen Zeichen einer akuten Leuk. endigenden Krankheitsfällen so ist, sollte uns eigentlich nicht verwunderlich sein, da ja die Machtlosigkeit unserer Therapie diesen Leukämieformen gegenüber längst bekannt und erwiesen ist. In solchen Fällen die Ursache des Versagens der Strahlentherapie in den vorangegangenen Bestrahlungsserien suchen zu wollen, ist unseres Erachtens schon deshalb abwegig, weil bei den primär akuten Leuk. die gleiche Wirkungslosigkeit *ohne* vorangegangene Bestrahlung zu verzeichnen ist. ROHR glaubt annehmen zu müssen, daß gerade bei Fällen mit lang dauernder Röntgen- oder Arsenbehandlung die Entstehung eines akuten Schubes begünstigt werde. Durch die immer wieder hervorgerufene Zerstörung leukämischen Gewebes werde eine besonders lebhafte Regeneration eingeleitet und dadurch Bedingungen für eine „maligne Entartung" geschaffen. Da uns der *akute Schub* bei der chronischen Leuk. aber ein verhältnismäßig *seltenes Vorkommnis* zu sein scheint, auch bei lang behandelten Fällen, stehen wir einer derartigen Auffassung doch zweifelnd gegenüber. Ein Hinweis für die Tatsache des ausgesprochenen Versagens der Strahlentherapie gerade bei akuten Leukämieformen bzw. bei akuten Schüben scheint uns in der Feststellung gegeben, die ENGLMANN am menschlichen Knochenmark, BAUER im Tierexperiment gemacht haben, daß entgegen dem BERGONIÉ-TRIBONDEAUSCHEN Gesetz gerade die Stammformen der weißen Blutzellen besonders strahlenunempfindlich sind. Wenn wir annehmen, daß gerade diese Zellform aber bei den akuten leukämischen Prozessen besonders zahlreich in dem proliferierenden Gewebe vertreten ist, scheint mindestens teilweise die schlechtere Ansprechbarkeit auf Röntgenbestrahlungen erklärbar.

Anders liegen die Verhältnisse bei den ersterwähnten Endstadien. Von ihnen abgeleitet hat sich unseres Erachtens der Begriff der *„strahlenrefraktär werdenden"* *Erkrankung. Wie denken wir uns hier das Versagen der Strahlen?* Hier herrschen unseres Erachtens noch mancherlei Unklarheiten. Der Begriff des Strahlenresistentwerdens ist aus der Tumorenbehandlung übernommen. Nach Verabfolgung zu kleiner sog. unterschwelliger Dosen beobachtet man eine unzureichende Wirkung auf die Geschwulst, manchmal sogar unter Strahleneinwirkung

ein besonders abundantes Wachstum derselben. Voraussetzung für die Verwendung des Begriffes „Strahlenrefraktärwerden" ist also eine falsche Dosierung (Unterdosierung), die mit Recht als besonders gefährlich dem Unerfahrenen dargestellt wird (Holthusen, Holfelder u. a.). Daneben gibt es histologische Tumorformen, die als primär strahlenresistent zu bezeichnen sind, d. h. Dosen erfordern, die ohne sichere schwere Schädigung des benachbarten gesunden Gewebes nicht verabfolgt werden können. Der Begriff der Unterdosierung ist aber bei unseren Leukämiekranken zweifellos nicht anwendbar, da wir ja trotz der angewandten kleinen Dosen die gewünschte klinische Wirkung erzielen. Auch die zur Zeit mehr und mehr in den Vordergrund tretende Auffassung vom Tumorcharakter aller Leukosen wird vorläufig an dieser Einstellung zur Frage der Dosierung nichts ändern, da ja auch für jede Tumortherapie nur die jeweils erreichbare optimale Wirkung ausschlaggebend ist. Wenn wir also der Meinung sind, bei unseren Leukämiekranken richtig, d. h. dem gewünschten und erreichbaren Erfolg entsprechend dosiert zu haben, ist nicht einzusehen, weshalb die Erkrankung infolge dieser Bestrahlungen strahlenrefraktär werden sollte, wenn nicht — und dies scheint uns der wesentliche Punkt zu sein — die nicht zu bezweifelnde *Strahlenresistenz im Endstadium im Wesen der Erkrankung selbst bedingt* liegt. Eine auch noch so chronisch verlaufende Leuk. läßt sich eben in einem bestimmten Stadium der Erkrankung auch durch die Röntgenbestrahlung nicht mehr beeinflussen, und es gibt keinen zwingenden Grund zu der Annahme, hier sei nun eine durch vorangegangene Bestrahlungen bedingte, erworbene Strahlenresistenz vorhanden. Bei der myeloischen Leuk. hat man eine von manchen Autoren (z. B. Giles) beobachtete fibröse Umwandlung der Milz nach Bestrahlungen angeschuldigt, Ursache des Versagens weiterer Strahlenbehandlung zu sein. In neuester Zeit haben Fieschi u. Kienle 2 Fälle chronischer Leuk. mitgeteilt, bei denen die Milz exstirpiert wurde. Bei der einen Milz fanden sich, obgleich sie noch erheblich vergrößert war, keine myeloischen Elemente mehr; die Vergrößerung war durch eine Hyperplasie des Stromas bedingt. Daß die Milz in solchen Fällen überhaupt als Behandlungsort ungeeignet erscheinen muß, steht wohl außer Zweifel, sie benötigt ja auch infolge Fehlens proliferierenden Gewebes keine Bestrahlungen mehr. Einheitliche Befunde liegen aber in dieser Richtung nicht vor. Olgilvie beschreibt, wie schon kurz erwähnt, das Sektionsergebnis einer 2 Jahre lang bestrahlten Leuk. und findet weder in der Milz noch im Knochenmark Zeichen von Zerstörung oder Fibrose, obgleich monatelang vor dem Tode, erst wöchentlich, dann täglich mit $^1/_8$, dann $^1/_6$ HED. bestrahlt worden war. Auch bei den zu unserer Beobachtung gelangten Fällen myeloischer oder lymphatischer Leuk. konnten ebenfalls, obgleich Milz und Drüsen wiederholt und über längere Zeiträume hinweg bestrahlt worden waren, immer bei der Sektion hyperplastisches myeloisches oder lymphatisches Gewebe in reichlichem Ausmaß in den in Frage kommenden Organen festgestellt werden. In einer schon über $2^1/_2$ Jahre mit gutem Erfolg bestrahlten myeloischen Leuk. kam es zu einem schweren akuten Schub, dem die Kranke (Z. I., Hausfrau, 37 Jahre alt) rasch erlegen ist. 48 Stunden vor dem Tode wurde auf die riesig vergrößerte Milz, die die Ursache schwerster Atembehinderung war, eine Homogendosis von 30% HED. verabfolgt. Bei der 24 Stunden nach dem Tode erfolgten Sektion zeigte die Milz histologisch keine nennenswerten Zeichen von Zelluntergang oder Fibrose, da-

gegen bei aufgehobener Struktur eine völlige Durchsetzung von myeloischem Gewebe. Bei einem andern Fall (Sch. G., Schüler, 18 Jahre alt) wurde wegen einer chronischen myeloischen Leuk. von 1936—1939 wiederholte Milzbestrahlungen serienweise vorgenommen. Insgesamt wurden rund 7 HED. verabfolgt, der Kranke kam langsam unter zunehmender Anämie und Kreislaufinsuffizienz ad exitum. Die Sektion ergab in einer riesig vergrößerten Milz reichlich myeloische Hyperplasie, desgleichen in Leber, Knochenmark, Drüsen und Nieren. Es zeigt sich also, daß in den Finalstadien überall im Organismus wucherndes leukämisches Gewebe zu finden ist. Lediglich das Schwergewicht der Lokalisation scheint sich im Laufe des Fortschreitens der Erkrankung zu verschieben (ROHR). Während in Frühstadien vorwiegend Milz oder Drüsen befallen sind, ist die Herdbildung in den Endstadien derart ubiquitär, daß Lokalbestrahlungen dieser Organe ohnehin versagen. Die Beobachtung von TESCHENDORFF u. a., daß auch in vorgeschrittenen Fällen, nachdem die Milz als Bestrahlungsort versagt, mit Totalbestrahlungen noch einmal vorübergehende Besserung gezeitigt wurden, spricht ebenfalls ganz in diesem Sinne. Wir haben bei einer unserer Kranken (Z. N., Hausfrau, 57 Jahre alt), deren myeloische Leuk. seit 5 Jahren besteht und die immer auf Milzbestrahlungen prompt angesprochen hatte, schließlich doch eine geringere Wirkung der Milzbestrahlungen beobachtet. Gleichzeitig aber fanden sich in weiten Teilen des Skeletsystems röntgenologisch nachweisbare leukämische Wucherungen. Auf Total- und Milzbestrahlungen gelang es wieder, einen durchaus befriedigenden klinischen und Blutbefund zu erzielen.

Man mag einwenden, daß es müßig sei, festzustellen, ob das strahlenrefraktäre Stadium durch die vorangegangenen Bestrahlungen oder durch den gesetzmäßigen Ablauf der Erkrankung bedingt sei. Uns scheint aber doch diese Frage von wesentlicher Bedeutung, denn im ersteren Falle ist es richtig, mit der Strahlung besonders sparsam umzugehen, da wir, wie SCHULTEN sagt, ,,uns in der Lage eines Schützen befinden, der nur wenig Kugeln hat", im zweiten Falle trifft diese Argumentation nicht zu, und es liegt auch theoretisch kein Grund vor, nicht frühzeitig und bei Rezidiven ohne langes Zuwarten die Strahlentherapie zur Anwendung zu bringen. Selbstverständlich sind Gesamt- und Einzeldosen dabei, dem zu erwartenden Reaktionsausmaß Rechnung tragend, so zu gestalten, daß eine optimale Wirkung erzielt wird.

Akute Leukämie und Strahlentherapie.

Zum Schluß sei uns noch gestattet, die Frage der Strahlenbehandlung der akuten Formen der Leuk. zu streifen. Der früher meist vertretene Standpunkt, daß Bestrahlungen bei akuten Leuk. kontraindiziert seien, wird heute nicht allgemein mehr geteilt. Schon 1924 hat NEIDHARDT über günstige Wirkungen berichtet und meint, daß es eine Frage der Dosierung sei, ob eine akute Leuk. auf Röntgenbestrahlungen anspreche. Auch NAEGELI, MORAWITZ, HIRSCHFELD setzten sich für einen Bestrahlungsversuch ein. Bekannt ist der immer wieder zitierte Fall von geheilter Myeloblastenleukämie von GLOOR, der aber hinsichtlich seiner Einordnung als akute Leuk. neuerlich Zweifel aufkommen läßt (ROHR). Vor kurzem haben ROSENTHAL u. HARRIS über 20 Fälle akuter Leuk. berichtet, bei denen sie durch Bestrahlung keinerlei Verschlechterung, bei einigen Kranken

deutliche Besserung und in 3 Fällen Remissionen bis zu 11 Monaten gesehen haben. Da die Übergänge von akuter zu chronischer Leuk. fließend sind, ist, wie schon betont, allerdings oft erst aus dem Verlauf die eine oder andere Bezeichnung gerechtfertigt. Bei einem von uns in einem andern Zusammenhang veröffentlichen Fall einer myeloischen Leuk. wurde auch zunächst die Diagnose akute Leuk. gestellt. Erst der Verlauf ließ erkennen, daß die Bezeichnung chronisch doch wohl die richtige war (L. A., 27 Jahre alt, Schreiner). Mancher Bericht über die günstige Wirkung von Bestrahlungen bei akuter Leuk. mag darin seinen Grund finden. Fest steht jedenfalls, je nachdrücklicher die Akuität einer Leuk. in Erscheinung tritt, um so schlechter sind die Aussichten für unsere Therapie.

Auch wir haben in den letzten Jahren wiederholt Bestrahlungsversuche bei selbst schwersten Formen akuter Leuk. unternommen. Milzbestrahlungen mit verschieden hohen Dosen haben sich uns als völlig wirkungslos, ja teilweise als das Befinden verschlechternd erwiesen. Es erscheint uns auch aus theoretischen Erwägungen heraus unwahrscheinlich, daß man mit Lokalbestrahlungen an bestimmter Stelle eingreifen könnte bei einem Krankheitsgeschehen, das gerade durch seine teils toxische, teils ubiquitär proliferierende Form besonders gekennzeichnet ist. Wir sind daher zu Totalbestrahlungen mit kleinsten Dosen (5 r) in ein- bis mehrtägigen Abständen übergegangen und sind der Meinung, damit bei dem einen oder anderen Kranken vorübergehende Besserungen, keinesfalls aber Verschlimmerungen gesehen zu haben, und möchten daher gerade diese Form des Vorgehens zur weiteren Nachprüfung empfehlen. Gujot hat über ähnlich günstige Erfahrungen von Totalbestrahlungen bei einem Fall berichtet. Bei dem immer recht schlechten Allgemeinzustand unserer Kranken sind wir bezüglich Dosis und Bestrahlungsintervall zu größter Vorsicht gezwungen, um keine stärkeren Reaktionen auszulösen. Gerade darin liegt aber vielleicht auch ein Grund des Versagens unserer Therapie. Könnten wir größere Dosen und kürzere Intervalle verabfolgen, hätten wir unter Umständen mehr Aussicht auf nachhaltigen Erfolg. So ist der Wettlauf zwischen Krankheitsgeschehen und unserer Strahlentherapie immer schon von vornherein verloren.

Zusammenfassung.

In einem ersten Abschnitt der Arbeit werden zunächst Fragen der biologischen Statistik besprochen und ein Krankengut von 38 Jahren ausgewertet. Es handelt sich um 219 chronische und 51 akute Leuk. Die chronischen myeloischen und lymphatischen Leuk. treten etwa gleich häufig auf. Allgemein ist festzustellen, daß die chronische Leuk. häufiger bei Männern als bei Frauen beobachtet wird. Vor allem gilt dies für die lymphatischen Formen, auch bei Kindern. Die Ursache dafür ist wahrscheinlich eine Beteiligung geschlechtsgebundener Auslösefaktoren bei der Entstehung der Leuk.

Die chronische myeloische Leuk. tritt am häufigsten im 40. bis 60. Lebensjahr auf, die chronische lymphatische Leuk. im 50. bis 60. Lebensjahr. Die akuten Leukämien finden sich vor dem 40. Lebensjahr am stärksten vertreten. Diese Bevorzugung bestimmter Altersklassen ist die Ursache für die allgemein beobachtete Zunahme der Leuk. in den letzten Jahrzehnten, da die Jahrgänge des Prädilektionsalters jetzt viel stärker besetzt sind, als sie es früher waren. Ein

weiteres Ansteigen der Häufigkeit des Auftretens von chronischer Leuk. ist daher bis zum Jahr 1960 zu erwarten.

Es findet sich eine erhöhte Mortalität an chronischer Leuk. im Sommer als vielleicht späte Folge des wahrscheinlichen Entstehens von Verschlimmerungen der Erkrankung im Zusammenhang mit der physiologischen Frühjahrsleukocytose.

Für die Erfolgsstatistik sind die Leukämiekranken der Jahrgänge 1905—1935 verwertet, 151 bestrahlte chronische Leuk., davon 86 myeloische und 65 lymphatische Formen. Die durchschnittliche Lebenszeit dieser Kranken beträgt vom mutmaßlichen Beginn der Erkrankung an gerechnet für die myeloische Leuk. 31,5 Monate, für die lymphatische Leuk. 33,1 Monate; vom Beginn der Strahlenbehandlung an beträgt die durchschnittliche Lebenszeit für die myeloische Leuk. 21,5 Monate, für die lymphatische Leuk. 21,3 Monate. So weit stimmen unsere Zahlen mit den im Schrifttum niedergelegten im großen und ganzen überein. Errechnet man aber die durchschnittliche Lebenszeit für verschiedene Zeitabschnitte der genannten 30 Jahre, ergibt sich eine eindeutige und nicht unerhebliche Verbesserung der Lebenserwartung in den letzten Jahresgruppen, die vor allem die myeloische Leuk. betrifft. Wir glauben als Ursache dieser Verbesserung in erster Linie die im Laufe der Jahrzehnte sich ändernde Technik der Bestrahlungen ansehen zu müssen. Die Röntgenstrahlenbehandlung ist nach heutigem Stand unseres Wissens in der Lage, die Lebenszeit der Leukämiekranken zu verlängern.

Bei der Frage nach der Wirkungsweise der Strahlung unterscheiden wir eine lokale und Allgemeinwirkung wie die meisten Autoren und sehen in der letzteren bei den chronischen Leuk. den wesentlicheren Faktor. Gründe dafür werden angeführt. Das Wesen und der Angriffsort dieser Allgemein- oder auch Fernwirkung sind unbekannt und können vorläufig nur vermutet werden.

Es werden die verschiedenen Formen der Bestrahlungstechnik besprochen und die eigene beschrieben. Wir empfehlen für die myeloische Leuk. die Homogenbestrahlung der Milz, nur in ausgesprochenen Finalstadien scheint uns die Totalbestrahlung angezeigt. Im Gegensatz dazu haben wir bei der lymphatischen Leuk. auch bei unbehandelten Kranken von Totalbestrahlungen überraschend günstige Erfolge gesehen und wenden sie in letzter Zeit ebenso wie die lokale Drüsen- bzw. Milzbestrahlung unter Umständen in Kombination an. Über den Vorzug der einen oder anderen Methode muß letzten Endes an genügend großem Krankengut nach einigen Jahren der zahlenmäßige Vergleich entscheiden. Hier ist unseres Erachtens noch kein Abschluß der Entwicklung erreicht.

Der absoluten Leukocytenzahl messen wir entgegen heute vielfach vertretener Anschauung einen erheblichen praktischen Wert als Indicator zur Strahlenbehandlung bei. Daß weiterhin auch die sonstigen klinischen Symptome sowie das übrige Blutbild berücksichtigt werden muß, versteht sich von selbst. Unter all diesen Zeichen ist aber die absolute Leukocytenzahl in den meisten Fällen ein verläßliches und praktisch besonders wichtiges. Kranke mit hoher anfänglicher Leukocytenzahl haben die schlechteren durchschnittlichen Lebensaussichten auch bei zunächst günstigem Verlauf der Erkrankung. Die durch keine therapeutischen Maßnahmen mehr aufzuhaltende Anämie zeigt das Finalstadium an. Anämien sind, zumal wenn sie sich stationär verhalten, ebenso wie Hämor-

rhagien keine unbedingte Anzeige gegen das Einleiten oder Fortsetzen der Bestrahlungstherapie. Eine „kritische Zahl" für Hämoglobin- und Erythrocytenwerte, die von strahlentherapeutischen Maßnahmen abhalten müßte, gibt es nicht.

Da wir annehmen, daß das strahlenrefraktäre Stadium der Leuk. nicht durch vorangegangene Bestrahlungen verursacht wird, sondern im gesetzmäßigen Ablauf der Erkrankung bedingt liegt, halten wir es für richtig, frühzeitig mit der wirksamsten Waffe, der Strahlentherapie, einzusetzen (Frühbestrahlung). Auch bei Rezidiven möge man die Bestrahlungen nicht so lange mit anderen Maßnahmen hinausschieben, bis ein schwerer Symptomenkomplex mit entsprechenden subjektiven Beschwerden sich ausgebildet hat, sondern frühzeitig zu Bestrahlungen greifen. Bei richtiger Anwendung der Strahlentherapie wird dadurch der Entstehung der strahlenrefraktären Phase der Krankheit kein Vorschub geleistet.

Die akuten Formen der Leuk. versprechen auch heute immer noch einen geringen Behandlungserfolg. Vorübergehend gelingt es meist mit vorsichtigen Totalbestrahlungen, bei einzelnen Kranken Besserung zu erzielen.

X. Aspirationsbiopsie der Leber.

Mit einer Übersicht über die Ergebnisse bei 297 Biopsien[1].

Von

KAJ ROHOLM, NIELS B. KRARUP und POUL IVERSEN-Kopenhagen.

Mit 18 Abbildungen.

Inhalt.

Literatur.

ALLEN, F. W., J. J. BOWIE, J. J. R. MACLEOD and W. L. ROBINSON: Behavior of depancreatized dog kept alive with insulin. Brit. J. exper. Path. **5**, 75 (1924).

ANDERSEN, T. THUNE: The etiology of hepatitis epidemica (epidemic jaundice). Acta med. scand. (Stockh.) **93**, 209 (1937).

— and S. TULINIUS: The etiology of hepatitis epidemica II. Acta med. scand. (Stockh.) **95**, 496 (1938).

BARON, E.: Aspiration for removal of biopsy material from the liver. Arch. int. Med. **63**, 276 (1939).

BERGH, H. v. D.: Der Gallenfarbstoff im Blute. Leipzig: Joh. Ambr. Barth 1918.

BERGSTRAND, HILDING: Über die akute und chronische gelbe Leberatrophie. Leipzig: Georg Thieme 1930.

BEST, C. H.: Aspects of carbohydrate and fat metabolism. Ann. int. Med **7**, 145 (1933).

BICHEL, J.: On the cultivation of a mouse leukosis in vitro. Aarhus: University Press 1939.

---

[1] Auf Wunsch der Schriftleitung. Aus der III. Abteilung des Kommunehospitals, Kopenhagen (Chef: Oberarzt Dr. med. POUL IVERSEN).

BINGEL, A.: Über die Parenchympunktion der Leber. Verh. dtsch. Ges. inn. Med., 35. Kongreß 1923, 210.

CARIS, P.: La biopsie du foie. Thèse. Bordeaux 1936.

CHRISTIANSEN, HARALD: An aspiration trepan for tissue biopsy. Acta radiol. (Stockh.) 21, 349 (1940).

COSTANTINI, H.: Des indications du traitement chirurgical des abscès amibiens du foie et de la valeur de la suture primitive sans drainage. Rev. de Chir. 64, 357 (1926).

DEBRÉ, R.: Les polycories. Presse méd. 1935 I, 801.

DOMINICI: Internat. Kongreß Chir. Rom 1927. Zit. nach TOULLEC uud HUARD.

DRAGSTEDT, L. R.: The present status of lipocaic. J. amer. med. Assoc. 114, 29 (1940).

— J. VAN PROHASKA and H. P. HARMS: The relation of pancreatic juice to the fatty infiltration and degeneration of the liver in diabetes mellitus. Amer. J. Physiol. 117, 175 (1936).

ÉMILE-WEIL, P., P. ISCH-WALL and SUZANNE PERLÈS: La ponction du foie dans l'ictère hémolytique, la cirrhose pigmentaire, le cancer mélanique. Sang 12, 97 (1938).

EPPINGER, H.: In Kraus' und Brugschs Spez. Path. und Ther. inn. Krankh. 6 II, 97. Berlin-Wien: Urban & Schwarzenberg 1918.

— Die Pathogenese des Ikterus. Verh. dtsch. Ges. inn. Med., 34. Kongreß 1922, 15.

— Die Leberkrankheiten. Wien: Springer 1938.

— Die akuten Leberparenchymerkrankungen. In C. ADAM: Ein Querschnitt durch die neueste Medizin, S. 293. Jena: Gustav Fischer 1940.

ESTRADA, A.: Valeur de la cytoponction, au point de vue du diagnostic. C. r. Soc. Biol. Paris 123, 624 (1936).

FALTA, W.: Die Zuckerkrankheit. Berlin: Urban & Schwarzenberg 1936.

FIESSINGER, NOËL., et C. M. LAUR: L'hépatógramme en clinique courante en particulier dans le diagnostic du cancer du foie. Sang 12, 102 (1938).

FISHER, C. F.: Attempts to maintain life of totally pancreatectomized dogs indefinitely by insulin. Amer. J. Physiol. 67, 634 (1924).

FLINDT, NICOLAJ: Bemaerkninger med Hensyn til den saakaldte katarrhalske Ikterus's Aetiologi og Genese. Bibl. Laeg. 82, 420 (1890).

FRASER, A.: Subacute yellow atrophy of the liver. Amer. J. med. Sci. 152, 202 (1916).

FROLA, E.: Il puntato epatico nella diagnosi delle malattie del fegato. Roma: Pozzi 1935.

GENNER, V.: By-effects in salvarsan therapy and their prevention with special reference to the liver function. Copenhagen: Munksgaard 1936.

GILBERT, A., et P. LEREBOULLET: La cholémie simple familiale. Gaz. hebd. de méd. 49, 889 (1902).

HANSSON, PER: Enlargement of the liver in diabetes mellitus. J. amer. med. Assoc. 106, 914 (1936).

HERSHEY, J. M., and S. SOSKIN: Substitution of lecithin for raw pancreas in diet of depancreatized dogs. Amer. J. Physiol. 98, 74 (1931).

HERXHEIMER, G.: Über „akute gelbe Leberatrophie" und verwandte Veränderungen. Beitr. path. Anat. 72, 56, 349 (1923).

HIGGINS, G. M., and G. T. MURPHY: Experimentally induced localized inflammatory reactions in the liver. Arch. of Path. 9, 659 (1930).

HUARD, P., et J. MEYER MAY: Nouvelles recherches sur la ponction du foie. Bull. Soc. méd.-chir. de l'Indochine 13, 1504 (1935).

— — et B. JOYEUX: La ponction biopsie du foie et son utilité dans le diagnostic des affections hépatiques. Ann. d'Anat. path. 12, 1118 (1935).

IVERSEN, P., and N. B. KRARUP: Steatosis hepatis treated with Vitamin B_1. Examination with liver biopsy. Acta med. scand. (Stockh.) 105, 441 (1941).

— and K. ROHOLM: Aspiration biopsy of the liver, with remarks on its diagnostic significance. Acta med. scand. (Stockh.) 102, 1 (1939).

JOSEFSON, A.: Diagnosis through small particles. Acta med. scand. (Stockh.) 53, 770 (1920).

KAUFMANN, E.: Lehrbuch der spez. patholog. Anatomie. Berlin und Leipzig: Walter de Gruyler 1931.

KIRSCHNER: Die Probebohrung. Schweiz. med. Wschr. 16, 28 (1935).

KLEMPERER, P., J. A. KILLIAN and C. G. HEYD: The pathology of „Icterus catarrhalis". Arch. of Path. 2, 631 (1926).

KOFLER, W.: Die Leberpunktion als brauchbare klinische Untersuchungsmethode. Wien. med. Ges., inn. Med. 27. Juni 1940. Ref. in Wien. Arch. inn. Med. **34**, 332 (1940).

KRARUP, N. B.: Histologically examination of liver glycogen especially in hepatitis epidemica. Acta path. scand. (Kopenh.) **16**, 443 (1939).

— and P. IVERSEN: Enlargement of the liver in diabetes mellitus. Examination with liver biopsy. Acta med. scand. (Stockh.) **105**, 433 (1941).

— u. K. ROHOLM: Leberbiopsie bei Icterus intermittens juvenilis. Histologische Untersuchungen. Klin. Wschr. **20**, 193 (1941).

— — The development of cirrhosis of the liver after acute hepatitis, elucidated by aspiration biopsy. Acta med. scand. (Stockh.) **108**, 48 (1941).

LABBÉ, TARGHETTA et AMEUILLE: Bull. Acad. Méd. Paris **79**, 288 (1918).

LACAZE, H., et P. MELNOTTE: L'amibiase hépatique et son traitement. Rev. de Chir. **66**, 709 (1928).

LUCATELLO: Sulla puntura del fegato a scopo diagnostico. Lavori del 6. Congresso italiano di medicina interna, Rome 1895. Zit. nach SCHUPFER.

MALLORY, F. B.: Cirrhosis of the liver. Five different types of lesions from which it may arise. Bull. Hopkins Hosp. **32**, 69 (1911).

MARCHAND, F.: Über Ausgang der akuten Leberatrophie in multiple knotige Hyperplasie. Beitr. path. Anat. **17**, 206 (1895).

MARTIN, H. E., and E. B. ELLIS: Aspiration biopsy. Surg. etc. **59**, 578 (1934).

MAURIAC, P.: Hépatomégalies de l'enfance avec troubles de la croissance et du métabolisme des glucides. Paris méd. **1934 II**, 525.

MEIXNER: Mikroskopischer Glykogennachweis. Münch. med. Wschr. **53**, 2175 (1906).

MEULENGRACHT, E.: Icterus intermittens juvenilis. Klin. Wschr. **18**, 118 (1939).

NAUNYN: Der Diabetes mellitus. Wien 1898.

NOORDEN, C. v., u. S. ISAAC: Die Zuckerkrankheit und ihre Behandlung. Berlin: Springer 1927.

OLIVET, J.: Die diagnostische Leberparenchympunktion. Med. Klin. **22**, 1440 (1926).

PETRIDIS, P.: Internat. Kongreß Chir. Rom 1927. Zit. nach TOULLEC und HUARD.

PROHASKA, J. VAN., L. R. DRAGSTEDT and H. P. HARMS: Observations on a substance in pancreas (a fat metabolizing hormone) which permits survival and prevents liver changes in depancreatized dogs. Amer. J. Physiol. **117**, 166 (1936).

ROHOLM, K., and P. IVERSEN: Changes in the liver in acute epidemic hepatitis (catarrhal jaundice) based on 38 aspiration biopsies. Acta path. scand. (Kopenh.) **16**, 427 (1939).

— u. N. B. KRARUP: Die Histopathologie der Leber bei sog. Salvarsanikterus, mittels Aspirationsbiopsie untersucht. Arch. f. Dermat. **187**, 521 (1940).

— — Histopathology of the liver in obstructive jaundice, examined by aspiration biopsy. Acta med. scand. (Stockh.) **108**, 48 (1941).

ROZENDAAL, H. M., M. W. COMFORT and A. M. SNELL: Slight and latent jaundice. The significance of elevated concentrations of bilirubin giving an indirect van den Bergh reaction. J. amer. med. Assoc. **104**, 374 (1935).

RÖSSLE, R.: Die Entzündungen der Leber. In Henke-Lubarschs Handb. d. spez. path. Anat. **5 I**, 243. Berlin: Springer 1930.

RUGE, H.: Zehn Jahre Gelbsucht in der Marine (1919—1929), Beobachtungen an 2500 Fällen. Erg. inn. Med. **41**, 1 (1931).

— Die Zusammenhänge zwischen Syphilis, Salvarsan und der sog. katarrhalischen Gelbsucht auf Grund von 2500 in der Marine von 1919—1929 beobachteten Fällen. Dermat. Wschr. **94**, 278 (1932).

SAMBUC: Bull. Soc. méd.-chir. de l'Indochine **1911**. Zit. nach TOULLEC und HUARD.

SCALABRINO, R.: La biopsia degli organi interni. Arch. Sci. med. **52**, 273 (1928).

SCHRUMPF, A.: Un cas d'ictère „catarrhal" avec biopsie. Ann. d'Anat. path. **9**, 17 (1932).

SCHUPFER, F.: De la possibilité de faire „intra vitam" un diagnostic histo-pathologique précis des maladies du foie et de la rate. Semaine méd. **1907**, 229.

TOULLEC, F., et P. HUARD: La ponction exploratrice du foie (dangers, indications, contreindications). Monde méd. Paris **45**, 990 (1935).

TRÖBS, JOH.: Akute und subakute gelbe Leberatrophie im Kindesalter. Inaug.-Diss. Jena 1920. Zit. nach RÖSSLE.

Umber, F.: Zur Klinik der akuten bzw. subakuten Leberatrophie. Dtsch. med. Wschr. **45**, 537 (1919).
— Ernährung und Stoffwechselkrankheiten. Berlin: Urban & Schwarzenberg 1925.
Virchow, R.: Über das Vorkommen und den Nachweis des hepatogenen, insbesondere des katarrhalischen Ikterus. Virchows Arch. **32**, 117 (1865).
Waldenström, H.: On the formation and disappearance of amyloid in man. Acta chir. scand. (Stockh.) **63**, 479 (1928).
Wallgren, A.: Erfahrungen über epidemischen Ikterus (sog. Icterus catarrhalis). Acta paediatr. (Stockh.) **9** Suppl. II (1930).
Walthard, B.: Die Entstehung und Bedeutung des Kernglykogens der Leber. Schweiz. med. Wschr. **68**, 866 (1938).
Warren, S.: The pathology of diabetes mellitus. Philadelphia 1938.
Wegerle, O.: Subakute Leberatrophie mit knotiger Hyperplasie auf tuberkulöser Grundlage und über akute Leberatrophie im Kindesalter überhaupt. Frankf. Z. Path. **15**, 89 (1914).
White, P., A. Marble, J. K. Bogan and R. M. Smith: Enlargement of the liver in diabetic children. I. Its incidence, etiology and nature. II. Effect of raw pancreas, betaine hydrochloride and protamine insulin. Arch. int. Med. **62**, 740, 751 (1938).
White, P.: Diabetes in childhood and adolescence. Philadelphia: Lea & Fibiger 1932.

Einleitung.

Diagnostische und therapeutische Punktion von Abscessen und Cysten in der Leber findet schon seit mehr als 100 Jahren in der Klinik Anwendung. Vor allem ist dieser Eingriff in den warmen Ländern gebräuchlich, wo der Trokar geradezu das Stethoskop des Arztes genannt wird. Es liegt auch nahe, eine kleine Menge von Lebergewebe mittels Punktion zur histologischen Untersuchung zu entnehmen, so wie man z. B. das bei einer diagnostischen Punktion aspirierte Material einer bakteriologischen Prüfung unterzieht.

Die Leber ist im allgemeinen für einen derartigen Eingriff gut geeignet; sie ist ein großes Organ und verhältnismäßig oberflächlich in der Bauchhöhle gelagert. Sie besteht aus gleichartigen Zellen; ihre anatomisch-funktionelle Einheit, Lobulus, mißt im Schnitt nur einige wenige Quadratmillimeter. Viele pathologische Prozesse in der Leber sind diffus, deshalb genügt schon ein kleines Gewebsstück, um ein korrektes Bild vom Zustand des ganzen Gewebes zu geben. Handelt es sich jedoch um lokalisierte Prozesse, dann ist es mehr oder weniger dem Zufall überlassen, ob sie durch die Punktion getroffen werden oder nicht.

Eine in der Klinik verwendbare Methode der Leberbiopsie wird unbedingt Interesse erwecken, denn in Anbetracht der Größe der Leber und ihrer Bedeutung ist unsere Kenntnis von mehr als einer wichtigen Seite ihrer Pathologie noch ziemlich begrenzt. Durch die Sektion sind uns viele, besonders chronische Veränderungen der Leber bekannt, aber wir wissen nicht genau, wie sich diese Veränderungen entwickeln. Ziemlich unbekannt war bis nun das pathologisch-anatomische Bild bei akuten, benignen Leberleiden, vor allem bei der häufig auftretenden akuten epidemischen Hepatitis. Da die feineren Veränderungen der Parenchymzellen sich post mortem ändern, erscheint ein rasches Fixieren auch aus diesem Grunde wünschenswert. Eine Biopsie der Leber nach Laparotomie oder Autopsie bald nach Eintritt des Todes wird nur selten möglich sein. Es scheint demnach, daß genügend Anlaß für die Biopsie der Leber vorhanden ist.

Der erste Versuch, mittels Kanüle und Spritze Lebergewebe zu diagnostischen Zwecken zu aspirieren, scheint im Jahre 1895 von Lucatello gemacht worden zu sein. Er verwendete eine 1 mm-Kanüle und begnügte sich damit, kleine

Gewebsfragmente zu entnehmen, die in frischem Zustand nach Dilaceration untersucht wurden. Es handelte sich hier also um eine Untersuchung von isolierten Zellen oder Zellgruppen (Cytodiagnostik), daher ohne die Möglichkeit einer wirklichen pathologisch-anatomischen Diagnose. SCHUPFER (1907) bediente sich einer Kanüle mit einem Außendiameter von annähernd 2 mm und nahm in mehr als 40 Fällen ohne Mißerfolg Biopsie der Leber (und der Milz) vor. Das entnommene Gewebsstück wurde wie ein gewöhnliches histologisches Präparat behandelt, und in mehreren Fällen ließ sich eine mikroskopische Diagnose stellen, wie z. B. die Unterscheidung von verschiedenen Formen von Cirrhose.

Diese ersten Versuche erregten jedoch kein größeres Aufsehen. Erst im Jahre 1923 führte BINGEL die Leberbiopsie wieder ein, indem er die Ergebnisse von 100 Punktionen mitteilte, in deren Verlauf 2 Todesfälle nach Verblutung in das Peritoneum eintrafen. OLIVET (1926), der die Technik BINGELs in etwas modifizierter Weise gebrauchte, konnte die histologische Diagnose bei pathologischen Zuständen wie primäres und sekundäres Lebercarcinom, Cirrhose, Steatose, Amyloidose und Hämosiderose stellen. Sein Material bestand aus 140 Fällen mit 2 Todesfällen an Verblutung. Seither wurde Leberbiopsie in geringem Maße von SCALABRINO (1928), WALDENSTRÖM (1928) und BARON (1939) angewandt.

Biopsie der Leber hat somit nur vorübergehend Interesse erweckt und hat es auch nicht vermocht, als klinische Untersuchungsmethode Einpaß zu finden. Der Eingriff ist nämlich kein ungefährlicher, die Resultate im allgemeinen nur schwach. Es war zwar möglich, in gewissen Fällen einige Hilfe bei der Diagnose zu erhalten, aber alles in allem haben die bisherigen Untersuchungen nichts Neues über die Histopathologie der Leber gebracht. Immerhin konnte WALDENSTRÖM mit Hilfe wiederholter Biopsien das Schwinden der Amyloidose in der Leber verfolgen, nachdem es gelungen war, deren Ursache, die chronische Eiterung, zu beseitigen.

Um eine solche Menge von Gewebe bei der Biopsie zu erhalten, daß von einer regelrechten histologischen Untersuchung die Rede sein kann, muß eine Kanüle mit einem Durchmesser von 1,5—2 mm verwendet werden. Die Benutzung einer sehr feinen Kanüle (0,5 mm im Durchmesser) ermöglicht es, einige Tropfen zu aspirieren, die sich mittels Ausstrich und Färbung wie ein Blutpräparat untersuchen lassen. Bei dieser Methode erhält man nur einzelne Zellen des Parenchyms oder von Tumoren, höchstens Gruppen von Zellen. In einzelnen Fällen wird man wohl eine Wahrscheinlichkeitsdiagnose auf sehr charakteristische Zellen, z. B. von Melanosarkom oder Krebs, stellen können, meistens aber wird die Unsicherheit groß sein. Eine wirkliche histologische Diagnose erfordert zusammenhängendes Gewebe. Cytodiagnostik mittels feiner Kanüle, die als eine ungefährliche Untersuchungsmethode angesehen werden muß, wurde u. a. von LABBÉ und Mitarbeitern (1918), JOSEFSON (1920), FROLA (1935), ESTRADA (1936) und ÉMILE-WEIL und Mitarbeitern (1938) angewandt. FIESSINGER und Mitarbeiter (1938), die auf diese Weise ein *Hepatogramm* aufnehmen wollten, mahnen jedoch zur Vorsicht bei der Beurteilung, da u. a. beim Ausstrich die Zellen leicht beschädigt werden. FROLA, der diese Untersuchungsmethode in einer Monographie (1935) behandelt hat, erreicht unserer Meinung nach nur sehr weniges von praktischem Wert.

In der modernen Tumordiagnostik spielt die Aspirationsbiopsie eine immer größere Rolle. MARTIN und ELLIS (1934) berichten über 1400 Fälle von Tumordiagnose mit Hilfe einer gewöhnlichen, schräg überschnittenen 18 gauge-Kanüle (= 1,22 mm), womit man u. a. ohne Schwierigkeit Gewebe von intrathorakalen Tumoren, von Prostatatumoren und Geschwülsten im Abdomen aspirieren kann. KIRSCHNER (1935) und HARALD CHRISTIANSEN (1940) haben leicht zu handhabende Bohrapparate konstruiert, wobei eine elektrisch betriebene Kanüle mit Schneiderand einen Gewebszylinder ausstanzt. Derartige Biopsien lassen sich so gut wie schmerzlos ausführen, wenn vorher die Haut, wenn nötig auch das Periost, anästhesiert wird.

Auf diese neuzeitlichen Erfahrungen gestützt, dürfte es naheliegen, die Aspirationsbiopsie der Leber zu neuerlicher Beurteilung heranzuziehen und den Wert dieser Untersuchungsmethode in der Klinik zu prüfen. Es wird im folgenden eine Übersicht über dieses Problem gegeben, teils auf Grund eigener Erfahrungen, teils als Ergebnis unserer Literaturforschungen, und dabei die Resultate von 297 Aspirationsbiopsien erläutert, die nach der von IVERSEN und ROHOLM im Jahre 1939 angegebenen Technik vorgenommen wurden. In diesen Aspirationsbiopsien sind auch 160 Biopsien mit einbefaßt, die schon in der ersten Mitteilung von IVERSEN und ROHOLM kurz erwähnt worden sind.

Technik.

Die normale Leber liegt fast vollständig vom Thorax gedeckt im rechten oberen Teil der Bauchhöhle. Der untere vordere Rand reicht gerade an die Kurvatur heran; nur im Epigastrium ruht ein Teil des linken Leberlappens direkt an der vorderen Bauchwand. Die Kanüle muß deshalb entweder zwischen den Rippen der Leberdämpfung entsprechend oder gleich unterhalb der rechten Kurvatur (evtl. im Epigastrium) in der Richtung nach oben eingeführt werden. Folgende drei Wege können dabei eingeschlagen werden:

1. *Durch die Bauchwand* und das Peritoneum. Die Kanüle wird entweder im Epigastrium oder mehr lateral unterhalb der rechten Kurvatur eingeführt, z. B. in der Papillarlinie, in der Richtung schräg aufwärts. Dieser Weg wurde von BINGEL, OLIVET und BARON gewählt, ist jedoch nicht empfehlenswert, da er eine Gefahr für Schädigungen an Nachbarorganen in der Bauchhöhle, insbesondere von Colon und Gallenblase, in sich birgt. Nur wo es sich um eine stark vergrößerte Leber handelt, kann man ohne Risiko die Bauchwand unterhalb der Kurvatur punktieren.

2. *Zwischen den Rippen* durch den komplementären Pleuraraum, Zwerchfell und Bauchfell. Die Leber läßt sich in den Teilen der Facies superior punktieren, die nach rechts und vorn wenden, in einem Bezirk, der von der unteren Lungengrenze bis zum Rand der Leber reicht. Medial soll man womöglich nicht die Parasternallinie überschreiten. Wie bekannt, ändert sich die Lage der Leber bei den Respirationsbewegungen, weshalb sich auch der äußerste freie Teil der Kanüle pendelartig auf und ab bewegen wird, sobald die Spitze der Kanüle die Leber erreicht hat. Die zwischen den Rippen fixierte Kanüle kann bei dieser Bewegung Risse im Lebergewebe hervorrufen, weshalb von diesem transcostalen Wege abgeraten wird, u. a. von BINGEL und OLIVET. Die Leberbewegung läßt sich jedoch während der Biopsie dadurch vermeiden, daß der Patient den Atem

anhält, am besten nach tiefer Exspiration. Man darf nicht vergessen, daß die Leber sich bei forcierter Exspiration stark aufwärts verschiebt, und wird daher die Punktionsstelle etwas oberhalb der normalen untersten Grenze der Leber wählen.

Die Aspiration läßt sich auf diese Weise am leichtesten in der Axilla, im 9. oder 10. Intercostalraum, wo man zum lateralwärts gerichteten, konvexen Teil der Facies superior gelangt, durchführen. Man ist hier möglichst weit von den Gefäßen im Hilus entfernt. Die explorative Punktion bei Absceßverdacht findet am häufigsten an dieser Stelle statt, da Abscesse meistens am rechten Leberlappen, in der Nähe von dessen konvexer Fläche, lokalisiert sind (TOULLEC und HUARD).

3. *Von rückwärts, extraperitoneal.* Man dringt hier zwischen den Rippen, durch den komplementären Pleuraraum und das Zwerchfell vor. Der unterste,

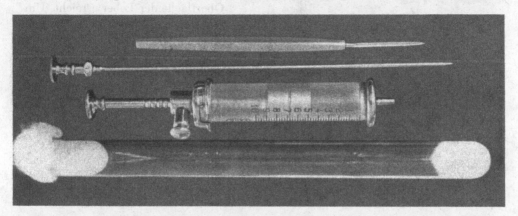

Abb. 1. Instrumente zum Gebrauch bei Aspirationsbiopsie. Von unten: 1. Glas für die Trockensterilisation des Trokars; 2. 10 ccm-Rekordspritze mit Vorrichtung zum Festhalten des Stempels; 3. Trokar und 4. zweischneidiges Messer zur Incision der Haut.

rückwärtige Teil des rechten Leberlappens steht an einer unregelmäßigen, viereckigen Stelle in einem durchschnittlichen Ausmaße von 5×10 cm in direkter Verbindung mit dem Zwerchfell. Diese nicht peritonealbekleidete Fläche der Leber, die durch loses Bindegewebe an das Zwerchfell fixiert ist, ist mehr medialwärts als nach hinten gerichtet. Um die Leber hier zu punktieren, muß man in den 10. Intercostalraum, gerade lateral zum Rande des M. sacrolumbalis, vordringen und die Kanüle etwas nach außen richten. Auch in diesem Falle ist es notwendig, daß der Patient nach der Exspiration fixiert. Die Kanüle passiert den komplementären Pleuraraum und dringt oberhalb und lateral zum rechten Nierenpol und der rechten Nebenniere ein. Ein Nachteil bei diesem Wege ist es, daß der nichtperitonealbekleidete Teil der Leber ziemlich klein ist und unregelmäßige Ausmaße hat sowie daß dieser Teil der Leber unweit der Cava inferior und der Venae hepaticae gelegen ist. BINGEL und OLIVET scheinen diese Methode gelegentlich angewandt zu haben.

Bei dem von IVERSEN und ROHOLM angegebenen Verfahren, das wir als Standardmethode benutzt haben, geht man auf folgende Weise vor:

Es wird ein trocken sterilisierter Trokar benutzt, der aus einer 18 cm langen, 2 mm breiten Kanüle und einem zugespitzten Stilett, beides aus V2A-Stahl,

besteht. Der freie Rand der Kanüle ist scharf geschliffen und hat vier Einkerbungen, so daß die Circumferenz eine Wellenlinie bildet (Abb. 1 und 2). Dreht man die Kanüle, während sie in die Leber gestoßen wird, um ihre eigene Achse, erreicht man eine gewisse schneidende Wirkung.

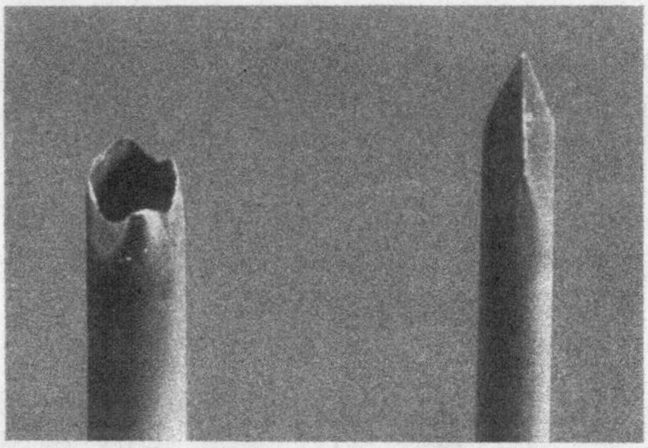

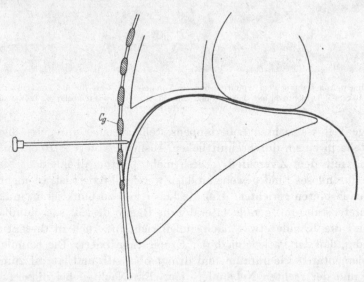

Abb. 2. Der scharf geschliffene Rand der Kanüle und die Stilettspitze, mittels Lupe vergrößert.

Der Trokar wird in der hinteren oder mittleren Axillarlinie in den 9. Intercostalraum, gerade unterhalb der untersten Zacke des M. serratus anterior, eingeführt und passiert auf diese Weise den komplementären Pleuraraum, Zwerchfell und Peritoneum, bevor er die Oberfläche der Leber erreicht. Um Gewißheit darüber zu erlangen, an welcher Stelle der Leber der Einstich geschieht, wurde die Biopsie an der Röntgenabteilung vorgenommen und sowohl vor als nach der Perforation des Zwerchfells eine Aufnahme gemacht. Es zeigte sich, daß die Kanüle die Oberfläche der Leber ungefähr 15 cm oberhalb des Leberrandes, oder tiefer als erwartet, erreichte. Der Grund ist, daß

Abb. 3. 1. Phase der Biopsie: Der Trokar ist in den komplementären Pleuraraum eingedrungen, die Spitze berührt gerade die Oberfläche des Zwergfells.

die Leber sich bei maximaler Exspiration um ein erstaunlich großes Stück aufwärts bewegt.

Die Haut wird nach Pinselung mit Jod mit einer 2proz. Novocain-Adrenalin-Lösung anästhesiert. Für die Anästhesie wird eine lange, feine Kanüle benutzt, die es ermöglicht, den Stichkanal bis einschließlich zur Pleura parietale zu an-

ästhesieren. Die Anästhesie wirkt schon nach einigen wenigen Minuten; diese Zeit benutzt man, um den Patienten nach tiefer Exspiration fixieren zu lehren.

Dann erst legt man mit einem zweischneidigen, spitzen Messer einen kleinen Schnitt in der Haut an, da diese schwer zu perforieren ist. Daraufhin wird der Trokar eingeführt, bis man die oberste Fläche des Zwerchfells erreicht hat, das sich bei der Respiration auf charakteristische Weise bewegt (Abb. 3). Nun zieht man den Trokar wieder ein wenig vom Zwerchfell zurück und fordert den Patienten auf, viermal tief ein- und auszuatmen sowie den Thorax nach tiefer Exspiration zu fixieren. Dadurch erzielt man eine kurze Apnoe.

Der letzte Teil der Prozedur wird ziemlich schnell durchgeführt, aber nicht eher begonnen, als bis die Exspiration vollendet ist und der Patient fixiert hat. Mit einem raschen Stoß wird der Trokar durch das Zwerchfell hindurch und einige Zentimeter in das Lebergewebe getrieben. Das Stilett wird zurückgezogen und eine 10 ccm-Rekordspritze, die von einem Assistenten bereit gehalten wird, der Kanüle aufgesetzt. Man stellt nun ein Vakuum her, indem der Stempel der Spritze soweit wie möglich zurückgezogen und durch eine besondere Vorrichtung festgehalten wird (Abb. 1). Die Kanüle wird nun ungefähr 2 cm tiefer in die Leber gestoßen, während gleichzeitig die Spritze (und Kanüle) einige Male um ihre eigene Achse gedreht wird (Abb. 4). Schließlich zieht man die Kanüle rasch heraus, und die Biopsie ist beendet. Während dieses Verfahrens kann der Patient entweder bequem im Bette liegen oder aufrecht sitzen. Der rechte Arm wird

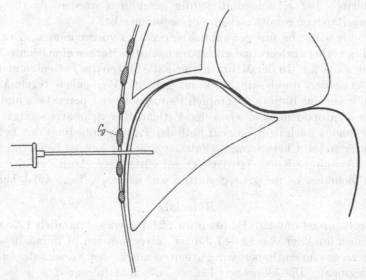

Abb. 4. 2. Phase der Biopsie: Die Leber ist in tiefer Exspiration fixiert; der Trokar ist durch das Zwerchfell in die Leber eingedrungen; das Stilett ist zurückgezogen und die Rekordspritze aufgesetzt worden; danach ist die Kanüle unter Rotationsbewegungen einige Zentimeter tief in die Leber gestoßen worden.

medial nach vorn geführt, um die Achselhöhle leichter zugänglich zu machen. Derjenige, der die Biopsie vornimmt, sitzt auf einem niederen Stuhl.

Auf diese Weise aspiriert man gewöhnlich einen 2 × 15 mm großen Lebergewebszylinder, häufig mit einigen ccm Blut. Dieser Gewebszylinder wird meist in dem Augenblick in die Spritze geschleudert, da das Aufziehen der Kanüle

beendet ist; oft befindet er sich an der Unterfläche des Stempels. Spritze und Kanüle müssen sorgfältig untersucht werden. Das Gewebsstück wird wie jedes andere histologische Präparat behandelt, z. B. mittels Fixieren in 10% Formalin oder Hellys Flüssigkeit und Färben mit Hämatoxylin-Eosin und nach van Gieson-Hansen. Man stellt mehrere Schnitte des Präparates her und ordnet sie nebeneinander auf dem Objektträger an. Da der Gewebszylinder der Länge nach durchschnitten werden soll, kann man ihn vor dem Fixieren auf einem Glasplättchen (Deckglas) oder in einer flachen Schale ausziehen. Besonders lange Gewebszylinder können mit Erfolg geteilt werden. Das Fixieren eines derartig kleinen Gewebsstückes ist sehr rasch geschehen, und die histologische Präparation kann, wenn gewünscht, wesentlich schneller als sonst durchgeführt werden. Übrigens lassen sich die verschiedensten Präparationsmethoden anwenden; so ist es z. B. möglich, Gefrierschnitte herzustellen.

Bevor die Biopsie in Angriff genommen wird, müssen verschiedene Verhaltungsmaßregeln beobachtet werden. Von größter Wichtigkeit ist die Vergewisserung, daß die *Koagulation des Blutes* normal ist, weshalb man auf die gewohnte Weise die Prothrombinaktivität (Prothrombinzeit) bestimmen muß sowie die Blutungszeit, die Koagulationszeit und die Anzahl der Blutplättchen. Jede Art von hämorrhagischer Diathese stellt eine Kontraindikation für die Aspirationsbiopsie dar. Man achte auch darauf, daß Kanüle und Spritze genauestens aufeinander passen, und daß der Konnex während der Einführung in die Leber bewahrt bleibt. Die Kanüle muß häufig geschliffen werden, da der scharfe, schneidende Rand eine notwendige Voraussetzung ist.

Die Biopsie wird von uns gewöhnlich vormittags vorgenommen. Der Patient wird den Tag vorher entleert und erhält am nächsten Morgen eine leichte Mahlzeit (Tee, Zwieback u. ä.). In der Mehrzahl der Fälle hatten die Patienten erstaunlich wenig Beschwerden durch die Punktion gehabt. Wir geben regelmäßig eine halbe Stunde vor der Biopsie 20 Tropfen Pantoponlösung peroral ein und wiederholen diese Pantoponeingabe, wenn der Patient über Schmerzen klagt. In den ersten 24 Stunden nach dem Eingriff muß der Patient unbedingt das Bett hüten und ist unter steter Überwachung (Pulskontrolle) zu halten, bekommt aber im übrigen die gewohnte Kost. Ist der Verlauf ein glatter, dann darf der Patient, wenn sein Befinden es übrigens gestattet, am nächsten Tage aufstehen.

Material.

Es wurden insgesamt 297 Biopsien an 227 Patienten, nämlich 177 Männern und 50 Frauen im Alter von 12—81 Jahren, vorgenommen. Um möglichst große Erfahrung zu gewinnen, haben wir Patienten mit höchst verschiedenen Krankheiten untersucht. Die klinischen Diagnosen waren folgende:

Akute oder subakute Hepatitis	57 Fälle
Chronische Hepatitis (Cirrhosis hepatis)	33 ,,
Akute gelbe Leberatrophie	1 Fall
Cholelithiasis	20 Fälle
Primärer Leberkrebs	5 ,,
Metastatischer Leberkrebs	3 ,,
Krebs in den Gallenwegen	13 ,,
Icterus intermittens juvenilis (Meulengracht)	5 ,,
Andere Zustände	90 ,,
	Insgesamt 227 Fälle

Es fanden sich 11 Fälle von salvarsanbehandelten Syphilitikern unter den Patienten mit akuter Hepatitis, 6 unter den Fällen von chronischer Hepatitis. Ein einzelner Patient mit akuter Hepatitis hatte auf einen unbegründeten Syphilisverdacht hin eine energische Salvarsanbehandlung durchgemacht. Unter der Bezeichnung „Andere Zustände" findet man u. a. Fälle mit folgenden Diagnosen:

Alcoholismus chronicus	27 Fälle
Ulcus ventriculi	8 ,,
Cancer ventriculi	4 ,,
Diabetes mellitus	5 ,,
Mb. cordis	7 ,,
Anaemia perniciosa	3 ,,
Syphilis	3 ,,
Amyloidosis	1 Fall

An den 227 Patienten wurden insgesamt 297 Leberbiopsien vorgenommen, indem die Biopsie an 45 Patienten in Intervallen von wenigen Tagen bis zu mehreren Wochen wiederholt wurde.

Anzahl der Patienten	Anzahl der Biopsien	Anzahl der Patienten	Anzahl der Biopsien
182	1	6	4
31	2	1	5
6	3	1	6

Von den 297 Biopsien waren 59 oder 19,9% insofern mißlungen, als man entweder gar kein Lebergewebe oder zuwenig Gewebe für eine histologische Untersuchung aspirierte. Die Ursache dieser fehlgeschlagenen Biopsien lag in einigen Fällen auf der Hand, in anderen war sie unsicher.

Versagender Konnex zwischen Kanüle und Spritze	5 Fälle
Blut in der Spritze	5 ,,
Galle in der Spritze	2 ,,
Unruhe und Atmungsbewegungen des Patienten	3 ,,
Ungewisse Ursachen	44 ,,

Wenn der Konnex zwischen der Kanüle und der Spritze durch Ungeschicklichkeit unterbrochen wird oder größere Mengen Blut oder Galle aspiriert werden, wird der Unterdruck aufgehoben. Bei unruhigen und ängstlichen Patienten mußte die Biopsie 3mal abgebrochen werden, hauptsächlich aus Furcht vor Atmungsbewegungen. In den 44 Fällen, wo die Ursache des Mißerfolges nicht sicher war, kann es sich um unzulängliches Ausstanzen der Gewebszylinder oder mangelhaftes Loslösen wegen ungewöhnlich zähen Festhängens des Zylinders an der Basis gehandelt haben. Während des letzten Abschnittes der Biopsie, der mit besonderer Geschwindigkeit vor sich gehen soll, ist man geneigt, zuwenig Gewicht auf das Zustoßen und Rotieren mit der Kanüle zu legen. Die Beurteilung, wie weit die Kanüle unter diesem Teil der Prozedur in die Leber eingedrungen ist, kann ebenfalls ihre Schwierigkeiten haben: in manchen Fällen wird die Kanüle möglicherweise durch die starke muskuläre Fixierung festgehalten. OLIVET, der eine Technik ohne Fixierung des Thorax anwendete, hatte nämlich nur 9% mißlungene Punktionen.

Unser Material läßt nicht darauf schließen, daß einzelne Leberleiden vielleicht einen größeren Fehlerprozent aufweisen sollten als andere. Unter den 44 Fällen, in denen das Gewebsstück ohne sicheren Grund ausblieb, befanden sich 21 akute

Hepatiten und 8 Cirrhosen. Bei einem einzelnen Patienten mißglückten die Biopsien 5mal und nur eine gelang. Bei Cirrhose ist das Gewebsstück oft unregelmäßig oder in viele Fragmente zerstückelt.

In den nächsten Abschnitten werden die wichtigsten Beobachtungen erläutert, die uns die Biopsie mit Rücksicht auf gewisse Seiten der Histopathologie der Leber ermöglichte. Danach folgt eine Bewertung der Biopsie als diagnostisches Hilfsmittel.

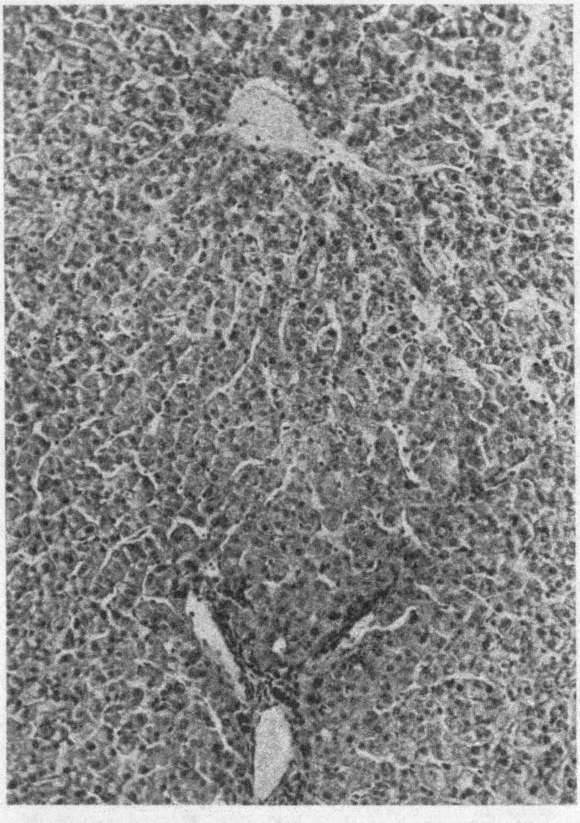

Abb. 5. Normale Leber eines 30jährigen an Ulcus ventriculi operierten Mannes. Interlobuläres Bindegewebe mit angrenzenden Teilen mehrerer Lobuli. Gleichartige Parenchymzellen, in Balken angeordnet (Biopsie 237; Hämatoxylin-Eosin; 135mal vergrößert).

Akute Hepatitis.

Eine unserer ersten Aufgaben war es, mit Hilfe der Biopsie die Histopathologie der Leber bei akuter epidemischer Hepatitis oder, wie diese Krankheit an einigen Orten noch genannt wird, katarrhalischem Ikterus zu studieren. Die Veränderungen der Leber bei diesem Zustand waren bis dahin so gut wie unbekannt.

Die Theorie Virchows (1865) vom Schleimpfropfen im Ductus choledochus, die lange Zeit hindurch die allgemeine Auffassung beherrscht hatte, wurde schon im Jahre 1890 durch Flindt kräftig widerlegt. Während des Weltkrieges untersuchte Eppinger die Leber an 4 Soldaten, die im Verlaufe eines sog. katarrhalischen Ikterus ihren Verletzungen erlagen, und fand bedeutende degenerative Veränderungen des Parenchyms. Vereinzelte spätere Operationsbiopsien, wie z. B. von Klemperer, Killian und Heyd und Schrumpf, zeigten ebenfalls Parenchymveränderungen und verschiedenartige Entzündungsphänomene. Dazu kommt noch, daß die akute oder subakute Leberatrophie, die gelegentlich bei Epidemien von akuter benigner Hepatitis auftritt, allmählich als eine besonders ernste Art des Verlaufes dieser Krankheit angesehen werden mußte. Schließlich lassen die Resultate der Leberfunktionsproben, die in den letzten Jahren in der Klinik eingeführt wurden, unbedingt darauf schließen, daß beim sog. katarrhalischen Ikterus eine Parenchymschädigung vorliegt. Die heute am weitesten verbreitete, wenngleich nicht überall anerkannte Ansicht ist daher, daß diese Krankheit eine von einem ultravisiblen Virus hervorgerufene diffuse Hepatitis

oder Hepatose ist. Wie bekannt, gelang es THUNE ANDERSEN im Jahre 1937
nachzuweisen, daß das Virus pathogen für Schweine ist sowie vom Menschen
auf das Schwein und vom Schwein auf den Menschen übertragbar.

ROHOLM und IVERSEN haben die Ergebnisse von 38 Leberbiopsien an 26 Patienten veröffentlicht, die an sporadischen Anfällen von sog. katarrhalischem Ikterus litten. Diese Biopsien
wurden am 3. bis 51. Tag nach
Erscheinen des Ikterus durchgeführt. Es war möglich, ein
charakteristisches histopathologisches Bild zu Beginn
der Krankheit sowie einen
typischen Verlauf dieser Veränderungen festzustellen.
Wir bringen hier eine Beschreibung des charakteristischen Bildes der Leberschädigung zu zwei verschiedenen Zeitpunkten, nämlich
vom 10. bis 12. Tage nach
Beginn des Ikterus und aus
dem Zeitabschnitt zwischen
dem 25. und 35. Tage (Abb.
7—10).

*Nachdem der Ikterus 10
bis 12 Tage gedauert hat*, läßt
sich eine umfassende Desorganisation der Leberzellbalken feststellen; die Lobulusstruktur hingegen bleibt bewahrt. Die Parenchymzellen
liegen völlig regellos durcheinander. Die parenchymatösen Veränderungen sind

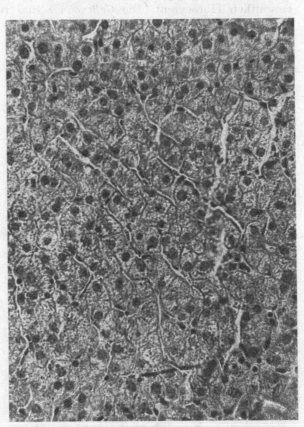

Abb. 6. Normale Leber eines 47 jährigen Mannes mit Ulcus ventriculi
(Biopsie 92; Hämatoxylin-Eosin; 345 mal vergrößert).

diffus, jedoch verstärkt in unscharf begrenzten Herden von verschiedener Größe, die
sowohl aus wenigen als auch aus vielen Zellen bestehen können. Die *Parenchymzellen*
sind in diesen Herden von sehr unregelmäßigem Ausmaße, bis zu 4—5mal die normale Größe; ihre Begrenzung ist unscharf (Abb. 8). Das Cytoplasma ist inhomogen, granuliert oder vakuolisiert. Die Kerne weisen bedeutende Veränderungen
auf. Im Gegensatz zur normalen, gleichmäßigen Gestalt und Größe sind manche
Kerne sehr klein, andere groß, ja geradezu riesig. Die Kerngestalt ist unregelmäßig,
oft oval oder mit umschriebenen Ausbuchtungen. Einzelne Kerne sind klein und
pyknotisch, stark färbbar, andere sind schlecht färbbar und chromatinarm. Die
Kernkörperchen sind oft auffallend, ihre Anzahl erhöht. Man kann alle Arten
von regressiven Kernveränderungen beobachten (Karyolysis, Karyorrhexis,
Pyknose, Vakuolisation, Hypertrophie). Häufig enthält eine Zelle 2—5 Kerne,
zuweilen noch mehr. Amitosen sind ein häufiges Phänomen, während mitotische

Teilung nur sehr selten beobachtet wird. Die nekrotischen Parenchymzellen enthalten oft körniges Gallenpigment, gelegentlich findet man Gallenklümpchen oder -würstchen zwischen den Zellen. Die Kupfferschen Zellen sind hervortretend, zahlreich und stark färbbar. Das interlobuläre *Bindegewebe* ist in der Regel etwas vermehrt, mit zahlreichen schlanken, unregelmäßigen Kernen (vermutlich Fibrocyten). Die *Gallengänge* sind vollkommen gut erhalten und weisen keinerlei Entzündungserscheinungen auf, selbst wenn sie von Zelleninfiltrationen umgeben sind. Die Gallencapillaren sind wegen des aufgelösten Zustandes des Parenchyms nicht zu unterscheiden. Die *Blutgefäße*, vor allem die Capillaren, sind hyperämisch. Kleinere Blutungen bemerkt man vor allem in Bezirken, wo die parenchymatösen Veränderungen besonders ausgesprochen sind. Bedeutende Infiltration mit Entzündungszellen, insbesondere Lymphocyten und Plasmazellen, aber auch polymorphkernigen, sieht man teils in und um das interlobuläre Bindegewebe, teils zerstreut zwischen den Leberzellen der Lobuli (Abb. 7). Häufig sind die Parenchymzellen durch körniges Ödem mit zahlreichen Entzündungszellen zersplittert (Abb. 10).

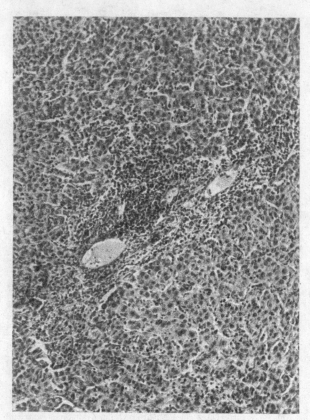

Abb. 7. Akute Hepatitis bei einer 27jährigen Frau, 13 Tage nach Beginn des Ikterus (Ikterusindex 60). Interlobuläres Bindegewebe mit angrenzenden Lobuliteilen. Zelleninfiltration, Verwischung der Balkenstruktur und verschiedenartige Veränderungen der Parenchymzellen (Biopsie 166; Hämatoxylin-Eosin; 135mal vergrößert).

Um den 25. bis 35. Tag nach Beginn des Ikterus ist die Leberzellbalkenstruktur zum Teil wieder hergestellt. Die Parenchymzellen sind zumeist mittelgroß oder klein; sowohl Cytoplasma als Kerne weichen vom Normalen ab, aber nicht in besonders ausgesprochenem Grad. Das interlobuläre Bindegewebe ist verschiedentlich vermehrt, von einer leichten Zunahme bis zur Entwicklung unregelmäßiger, oft recht bedeutender Bindegewebsstriche, die sich in die Lobuli erstrecken. Das Reticulum tritt stark hervor und ist zum Teil wie Kollagen färbbar (Reticulose). Die Infiltration mit Entzündungszellen ist stark zurückgegangen. Im vermehrten Bindegewebe bemerkt man stellenweise neugebildete Gallengänge oder sog. Pseudotubuli, Doppelreihen aus kleinen, dunklen, kubischen Zellen.

Die Biopsien geben uns Aufschluß über die Verhältnisse vor dem 10. und nach dem 25. bis 35. Tag nach dem Erscheinen des Ikterus. Im Zeitraum zwischen dem 3. und 8. Tag ist das Bild im allgemeinen das gleiche wie um den 10. bis 12. Tag, was darauf schließen läßt, daß die Veränderungen in der Leber schon vor dem Sichtbarwerden des Ikterus vorhanden sind. Nach dem 25. bis 35. Tag gewinnt das Leberparenchym wieder sein normales Aussehen; das interlobuläre Bindegewebe dagegen weist in der Regel fortgesetzt eine leichte oder mäßige Zunahme und Rundzelleninfiltration auf.

In einigen Fällen ließen sich *Abweichungen* von dem soeben beschriebenen charakteristischen Bilde beobachten. So konnten z. B. die Parenchymzellen am 10. bis 12. Tag auffallend klein und dunkelgefärbt sein (Abb. 9). In einem einzelnen Falle zeigte die Leber das Bild einer subakuten Atrophie, die prinzipiell dem Befund bei akuter Hepatitis entsprach, nur stärker ausgesprochen war; bald nach Eintritt des Todes trat, dem gewöhnlichen Sektionsbefund bei diesem Zustand entsprechend, eine vollständige Nekrose des Leberparenchyms ein. In anderen Fällen war die Bindegewebsentwicklung schon wenige Wochen nach Beginn des Ikterus so bedeutend, daß man zweifellos von einem cirrhoseähnlichen Prozeß reden konnte.

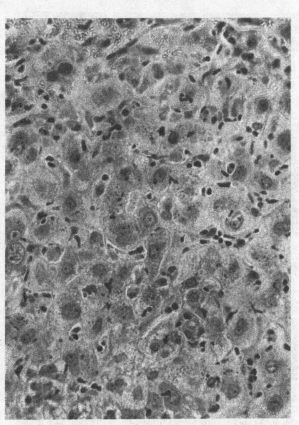

Abb. 8. Akute Hepatitis bei 47 jährigem Manne, 13 Tage nach Beginn des Ikterus (Ikterusindex 150). Parenchymzellen von verschiedener Größe, meist abnorm groß, hell. Die Balkenstruktur ausgelöscht. Die Zellgrenzen unscharf. Kernveränderungen degenerativer Art. Infiltration mit Entzündungszellen. Vgl. Abb. 6 (Biopsie 81; Hämatoxylin-Eosin; 345mal vergrößert).

Diese Beobachtungen, die späterhin an Hand eines größeren Materials bestätigt werden konnten, zeigen, daß der gewöhnliche akute, benigne, sog. katarrhalische Ikterus wirklich von einer durch Entzündungsphänomene, degenerative Veränderungen der Parenchymzellen und variierende Bindegewebsproliferation charakterisierten, diffusen Hepatitis herrührt. Die Behauptung EPPINGERs, die Leberveränderungen ließen sich als akute oder subakute Lebernekrose „en miniature" charakterisieren, stimmt vollkommen mit unseren Feststellungen überein. Die bedeutenden Veränderungen in der Leber, die mit dem sonst milden Verlauf des Leidens in starkem Gegensatz stehen, sprechen sehr dafür, den

Patienten mindestens so lange, bis der Ikterusindex wieder normal ist, das Bett hüten zu lassen.

Einzelne Patienten des obenerwähnten Materials waren salvarsanbehandelte Syphilitiker. Dies bildete den Anlaß zu einem eingehenderen Studium des sog. *Salvarsanikterus*, der in einigen wenigen Prozenten der salvarsanbehandelten Syphilisfälle, oft nach einer Latenzzeit von mehreren Wochen bis zu einigen Monaten, entsteht. Während man früher der Ansicht war, daß der Ikterus die Folge einer syphilitischen Affektion der Leber sei, wird in den letzten Jahren die Ähnlichkeit zwischen Salvarsanikterus und Hepatitis epidemica hervorgehoben, vor allem von Ruge und Genner. In Wirklichkeit spricht kein einziger Umstand für die syphilitische Natur dieses Leberleidens. Bei 10 Patienten mit Salvarsanikterus, von denen der eine gar kein Syphilitiker war, zeigte die Biopsie Entzündungsinfiltration, degenerative Parenchymveränderungen und verschiedene Grade von Bindegewebsproliferation also Veränderungen ganz derselben Art und Intensität wie bei akuter epidemischer Hepatitis (Roholm und Krarup). Die genaue Übereinstimmung in den klinischen Symptomen, das Ergebnis der Funktionsproben, der Verlauf und die histo-

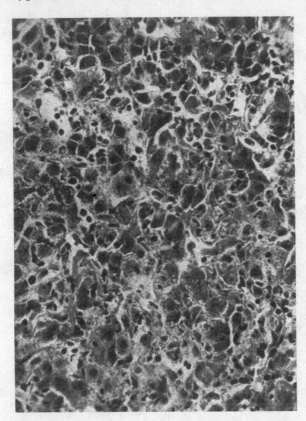

Abb. 9. Akute Hepatitis bei 36 jährigem Manne, 12 Tage nach Beginn des Ikterus. Ähnliche Veränderungen wie auf Abb. 8, doch sind die Parenchymzellen meist kleiner, dunkler und durch körniges Ödem zersplittert (Biopsie 65; Hämatoxylin-Eosin; 345 mal vergrößert).

pathologische Grundlage lassen es als durchaus wahrscheinlich erscheinen, daß Salvarsan eine Leberschädigung hervorruft, durch die die Widerstandskraft gegen das unbekannte, sicher aber weitverbreitete Virus der epidemischen Hepatitis herabgesetzt wird. Salvarsan dürfte eine ähnliche Rolle spielen wie Alkohol, Cinchophen, Verbindungen der Sulfanilamidgruppe sowie etliche andere Substanzen, die gelegentlich Ikterus hervorrufen.

Die Behandlung der akuten Hepatitis mit Insulin-Glucose spielt derzeit eine große Rolle von dem Gesichtspunkt aus, daß reichlicher Gehalt der Leber an Kohlehydrat die Resistenz dieses Organs erhöht. Diese Anschauung stützt sich u. a. auf einige wenige Untersuchungen über den *Glykogengehalt der Leber*, nicht aber auf frisches Material. Die Biopsie bietet eine gute Gelegenheit zum Studium

des Leberglykogens, da das Gewebe sofort nach der Entnahme aus der Leber fixiert werden kann[1]. KRARUP stellte durch Untersuchungen an 15 (sporadischen) Fällen von akuter Hepatitis fest, daß selbst bei äußerst schweren Fällen der Glykogengehalt der Parenchymzellen ein überaus reicher war. In morphologischer Hinsicht unterschied sich die Glykogenmenge nicht von jener, die in normalem Lebergewebe festgestellt werden konnte. Hingegen schwand das Glykogen im Laufe von wenigen Stunden nach dem Eintritt des Todes. Auch beim sog. Salvarsanikterus enthielten die Parenchymzellen schätzungsweise normale Glykogenmengen. Diese Feststellung läßt es naheliegend erscheinen, daß die theoretische Grundlage für die so häufig angewandte Therapie mit Insulin und Glucose eine falsche ist. Neuere Untersuchungen beweisen überdies, daß bei gleichzeitiger Zufuhr von Insulin und Glucose weniger Glykogen in der Leber abgelagert wird als bei ausschließlicher Glucosezufuhr. EPPINGER findet infolgedessen (1939), daß sich diese Behandlungsweise danach wahrscheinlich erübrigen wird.

Die subchronische und chronische Hepatitis.

Die gewöhnliche akute Hepatitis ist eine häufige Krankheit, die in den meisten Fällen ein typisches

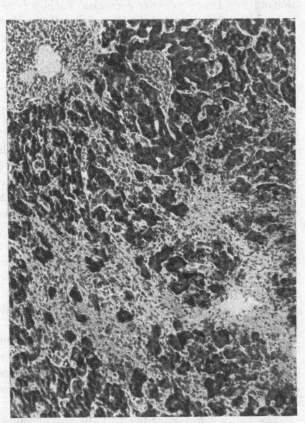

Abb. 10. Hepatitis bei 27 jähriger Frau (vgl. Abb. 7). Glykogen mit BESTs Carmin gefärbt. Die reichlich Glykogen enthaltenden Parenchymzellen sind mehr oder weniger durch ödematöses, zellenreiches Entzündungsgewebe zersplittert. Links oben Teil des interlobulären Bindegewebes (Biopsie 166; 135 mal vergrößert).

und gut charakterisiertes klinisches Bild ergibt. Zuweilen unterscheidet sich der Verlauf jedoch vom gewohnten, indem er oft protrahiert oder Neigung zu ständigen Rezidiven zeigt. Diese Fälle haben oft differentialdiagnostische Schwierigkeiten gegenüber anderen Zuständen mit Ikterus zur Folge. Die korrekte nosologische Eingliederung war bisher ziemlich unsicher.

---

[1] Zum Fixieren wurde verwendet: Trichloressigsäure . . . . 12 g
Formalin . . . . 100 g
gesättigte Pikrinsäure . . . . 20 g
Alkohol 93 proz. . . . . 400 g
Von Prosektor Dr. BJ. VIMTRUP freundlichst zur Verfügung gestellt.

Um die Kenntnis von der Histopathologie bei diesen protrahierten, rezidivierenden, klinisch oft zweifelhaften Formen der Hepatitis zu erweitern, haben KRARUP und ROHOLM 12 derartige Fälle untersucht. Mit der Kenntnis von der Histopathologie bei der gewöhnlichen akuten Hepatitis als Ausgangspunkt war es möglich, verschiedene Übergangsformen zwischen der gewöhnlichen benignen akuten Hepatitis und der Cirrhosis hepatis näher zu behandeln und damit einen Beitrag zur Frage von der formalen Pathogenese der Lebercirrhose zu liefern. In klinischer Hinsicht war die Biopsie bei diesen oft zweifelhaften Fällen unbedingt von Bedeutung sowohl für die Diagnose als auch für die Prognose.

Diese Arbeit reiht sich genauestens ein in die Anzahl früherer Arbeiten, in denen die Relation der gewöhnlichen akuten Hepatitis einerseits zur Cirrhose und andererseits zur akuten gelben Leberatrophie zum Gegenstand der Erörterung gemacht wurde.

Zu einem Zeitpunkt, da VIRCHOWS Auffassung von der Hepatitis die einzig anerkannte war, machte der dänische Arzt FLINDT (1890), sicher als erster, die Anschauung geltend, daß dieses Leiden in Wirklichkeit eine Infektionskrankheit ist, und daß sie ein und dieselbe Krankheit bildet, gleichviel, ob der Verlauf subchronisch oder akut ist oder den Tod zur Folge hat. MARCHAND (1895) wies die Verbindung zwischen der akuten gelben Leberatrophie und der Cirrhose nach, MALLORY (1911) brachte eine eingehende Beschreibung der histologischen Eigenheiten dieser Form von Cirrhose.

Seither ist eine lange Reihe von Mitteilungen über die Entwicklung der Cirrhose nach akuter gelber Leberatrophie erschienen (WEGERLE, FRASER, UMBER, TRÖBS). Allmählich drang die Auffassung von den verschiedenen Formen der Hepatitis als nosologische Einheit mit immer größerer Deutlichkeit durch. Alle diese veröffentlichten Untersuchungen gründen sich jedoch auf Sektionsbefunde, weshalb die Frage, inwieweit die Fälle, die geheilt werden, dieselben Veränderungen aufweisen, nach wie vor offensteht, wie von HERXHEIMER und WALLGREN betont wird. Die erwähnten Arbeiten haben ferner den großen Mangel, daß die Kenntnis von der Histologie der gewöhnlichen akuten Hepatitis sehr gering war. Deshalb verblieb auch die Frage von der Entstehung der Cirrhose unentschieden.

Die von uns untersuchten 12 Fälle von chronischer Hepatitis zerfallen naturgemäß in zwei Gruppen von je 6 Fällen. Die erste Gruppe umfaßt jene Fälle, bei denen die Biopsie während des ersten Hepatitisanfalls vorgenommen wurde und vor allem feststellt, wie rasch die chronischen Veränderungen sich entwickeln können und wie schwere Veränderungen schon beim ersten Anfall zu verzeichnen sind. Die zweite Gruppe enthält Fälle, bei denen die Biopsie während einer Exacerbation im Verlaufe einer chronischen, rezidivierenden, protrahierten Hepatitis vorgenommen wurde und in überzeugendem Grade die Diagnose in pathologisch-anatomischer Hinsicht bestätigt.

Es wäre zu weitläufig, sämtliche Krankengeschichten wiederzugeben, deshalb wollen wir uns damit begnügen, einige wenige Beispiele anzuführen, indem wir im übrigen auf die originalen Abhandlungen verweisen.

972/38. Mann, 36 Jahre alt, Porzellanarbeiter. Bisher stets gesund. Kein Alkoholmißbrauch. 10 Tage vor der Aufnahme in das Krankenhaus Hautjucken, Dyspepsie, dunkler Harn, entfärbter Stuhl. 5 Tage vor der Aufnahme wurde Ikterus festgestellt.

Bei der Aufnahme:

Ikterusindex: 117 (127—177—230—45—55—50—32—20—6)[1].

Bromsulfalein: 70 (70—80—80—90—40—20—10—10—0) %.

Galaktose: 2,9 (4,2—2,6—1,6) g.

Takata-Ara: + (6mal).

Weil: 0, Vidal: 0, WaR.: 0.

Leberbiopsie: (65/38) 1 Woche nach der Aufnahme. (71/38) 3 Wochen nach der Aufnahme. (82/38) 6 Wochen nach der Aufnahme.

Kurze histologische Beschreibung:

(65/38) Sehr ausgesprochener und schwerer Fall von Hepatitis acuta mit Blutungen und Ödem im Parenchym. Bedeutende Zunahme des Bindegewebes mit Infiltrationen mit Rundzellen und dunklen Zellstrichen; es sprengt die Parenchymzellen auseinander und umgibt einzelne Zellen oder kleine Zellgruppen (Hepatitis interstitialis subac.-subchr. et parenchymatosa [Cirrhosis hepatis]).

(71/38) Die akuten Veränderungen sind viel weniger ausgeprägt, die Parenchymzellen gut färbbar, kein Ödem, aber noch kräftige Vermehrung des Bindegewebes in Gestalt von ausgedehnten, dunklen Zellstrichen mit Rundzellen und neugebildeten Gallengängen. Das Bindegewebe zersplittert die normale Balkenstruktur in größere und kleinere isolierte Leberzelleninselchen (Hepatitis interstitialis chr. m. gr. [Cirrhosis hepatis Laënnec]).

(82/38) Sehr kleines Gewebsstück; ermöglicht keine sichere Beurteilung.

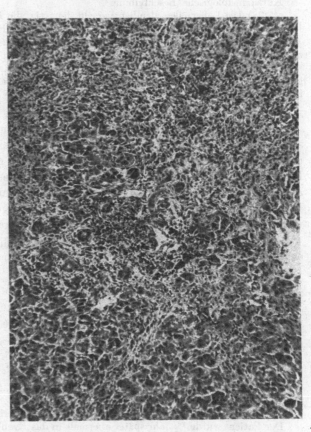

Abb. 11. Subchronische Hepatitis, derselbe Fall wie auf Abb. 9, 21 Tage später. Cirrhosenartige Bindegewebsproliferation, bedeutende Parenchymveränderungen (Biopsie 71; Hämatoxylin-Eosin; 135mal vergrößert).

Epikrise. Ein 36jähriger Mann, der bisher gesund war, erkrankt an einer Krankheit, die in ihrem ganzen Verlauf eine protrahierte akute Hepatitis ist. 12 Tage nach dem Erscheinen des Ikterus findet man bedeutende proliferative Bindegewebsveränderungen, 21 Tage später ist die Zunahme des Bindegewebes so heftig wie bei einer Laënnecschen Cirrhose (s. Abb. 9 und 11).

767/38. Frau, 41 Jahre alt. Bisher stets gesund. Wegen unbegründeter Furcht vor Lues salvarsanbehandelt (10mal 0,60 g), letzte Injektion 1½ Monate vor der Aufnahme. 4 Tage vor der Aufnahme Ikterus, 3 Tage vor der Aufnahme dunkler Harn, + Gewichtsabnahme, + Hautjucken. Hepar 2—3 Finger breit unterhalb der Kurvatur.

---

[1] Die Untersuchungen wurden mit Intervallen von 1 Woche ausgeführt.

Bei der Aufnahme:

Ikterusindex: 100 (135—125—120—99; 5 Wochen später war die Patientin noch immer leicht ikterisch).

Bromsulfalein: 70 (60—70—60) %.

Galaktose: 1,3 (1,3—1,8) g.

Takata-Ara: stark + (4mal).

WaR.: 0.

Leberbiopsie: (47/38) 3 Tage nach der Aufnahme. (63,38) 1 Monat nach der Aufnahme.

Kurze histologische Beschreibung:

(47/38) Die Leberzellen ziemlich verschiedenartig, die Kerne ungleich gefärbt. Mäßiges Ödem. Zwischen den Capillaren und Leberzellbalken Infiltration mit Leukocyten. Leichte Vermehrung des interlobulären Bindegewebes mit Infiltration mit Lymphocyten und Plasmazellen (Hepatitis interstitialis subac.-subchr. et parenchymatosa).

(63/38) Das Parenchym besser. Die Zellen fortgesetzt ziemlich ungleichartig, die Kerne gut färbbar. Kein Ödem. Starke Zunahme des interstiellen Bindegewebes mit Strichen in das Parenchym, neugebildete Gallencapillare und eine Anzahl Rundzellen.

Epikrise. Eine 41jährige Frau erkrankt nach einer Salvarsanbehandlung, der sie sich auf eigenen Wunsch aus Furcht vor Lues unterzogen hatte, an einer schweren, lang anhaltenden Hepatitis. Zwei Leberbiopsien, die 1 bzw. 5 Wochen nach Beginn der Krankheit vorgenommen wurden, geben ein ziemlich ungleiches Bild. Bei der ersten Biopsie findet man ausgesprochene Hepatitis mit stark ausgeprägten parenchymatösen Veränderungen und leichter Vermehrung des Bindegewebes, bei der zweiten Biopsie nur mäßige Parenchymveränderungen, wohingegen jetzt ausgesprochene cirrhotische Veränderungen vorhanden sind.

355/40. Mann, 52 Jahre alt, Former. Kein Alkoholmißbrauch. 3 Monate vor der Aufnahme Ikterus, Dyspepsie, Gewichtsabnahme. Ikterus nahm allmählich ab, bis er vollständig verschwunden war. 14 Tage vor der Aufnahme abermals Ikterus, dunkler Harn, entfärbter Stuhl.

Bei der Aufnahme:

Hepar nicht vergrößert, kein Ascites.

Ikterusindex: 70 (35—19—14).

Bromsulfalein: 50 (35—20—15) %.

Galaktose: 4,6 (6,0) g.

Takata-Ara: stark + (3mal).

WaR.: 0. Weil: 0.

Leberbiopsie: (178/39) 1 Woche nach der Aufnahme.

Kurze histologische Beschreibung:

Typische, stark ausgeprägte Laënnecsche Cirrhose (Hepatitis interstitialis chr.).

Der Patient wurde $^1/_2$ Jahr später abermals in das Krankenhaus aufgenommen und starb an der Abteilung unter allen klinischen Symptomen von Cirrhose.

Epikrise. Ein 52jähriger Mann, der im täglichen Leben keinen Alkohol zu sich genommen hat und bisher stets gesund war, bekommt Gelbsucht, die wie eine akute Hepatitis verläuft. Sie rezidiviert nach 3 Wochen und hat abermals den Charakter einer akuten Hepatitis. Die Leberbiopsie enthüllt eine stark ausgesprochene Laënnecsche Cirrhose. Der Patient stirbt $^1/_2$ Jahr später an der Abteilung an einer klinisch ausgesprochenen Cirrhose (s. Abb. 12).

Wenn man die bei diesen Untersuchungen gesammelten histologischen Präparate nebeneinander hält, erhellen sie Schritt für Schritt die verschiedenen Übergangsformen von der akuten Hepatitis bis zur voll entwickelten Cirrhose.

Was das histologische Bild bei den untersuchten protrahierten und rezidivierenden Hepatitisfällen besonders charakterisiert, sind im frühen Stadium stark

ausgesprochene, diffuse interstitielle Veränderungen mit heftiger Infiltration mit Leukocyten, Lymphocyten und Plasmazellen, Ödem und zuweilen Blutungen. Es finden sich deutliche degenerative Veränderungen in den Leberzellen selbst, aber keine eigentlichen Nekrosen. Allmählich tritt die Infiltration mit Leukocyten immer mehr in den Hintergrund und Infiltration mit Lymphocyten und Plasmazellen wird auffallender; es zeigen sich in zunehmendem Grad spindelförmige, fibroblastähnliche Zellen in dunklen Zellstrichen und Fibrocyten. In der Regel am deutlichsten vom interlobulären Bindegewebe ausgehend, aber auch diffus im Parenchym, bilden sich ganz feine Bindegewebsstriche. Gleichzeitig treten die degenerativen Veränderungen im Lebergewebe selbst immer weniger hervor, häufig kommt unzweifelhaft Hyperplasie des Parenchyms mit Neubildung von Leberzellen vor. Je mehr die Bindegewebsbildung hervortritt, desto deutlicher sieht man, wie der normale trabekuläre Aufbau vom Bindegewebe unterbrochen wird, und es werden nicht bloß Parenchyminselchen abgeschnürt, sondern auch ganz kleine Gruppen von vereinzelten Leberzellen. In den Bindegewebssepten selbst ist häufig Hyalinisierung zu sehen, und in den Randgebieten der Bindegewebs-

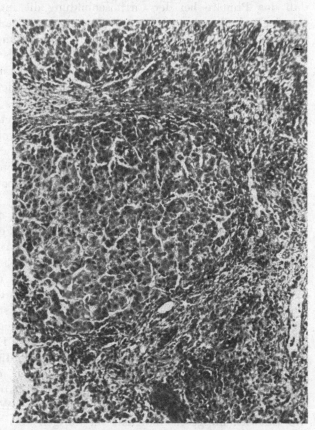

Abb. 12. Chronische Hepatitis bei 52jährigem Manne (355/40, s. Text), ungefähr 14 Tage nach Beginn einer rezidivierenden, anscheinend akuten Hepatitis. Zunahme des Bindegewebes wie bei einer LAËNNECschen Cirrhose (Biopsie 178; Hämatoxylin-Eosin; 135mal vergrößert).

septen findet sich stets reichliche Infiltration mit Rundzellen. Oft sieht man auch zahlreiche proliferierende Gallengänge, aber ob es sich hier um eine wirkliche Proliferation handelt, ist sehr zweifelhaft. In mehr als einer Hinsicht liegt die Annahme näher, daß diese anscheinend proliferierten Gallengänge atrophische Leberzellensäulen sind (BERGSTRAND, HERXHEIMER u. a.). Bei den durchwegs chronischen Formen nehmen die Zellinfiltrationen ab, und die kräftigen Bindegewebssepten mit der adenoidähnlichen Anordnung des Parenchyms bekommen die Oberhand, so daß das histologische Bild danach den Charakter einer LAËNNEschen Lebercirrhose annimmt. Bei den rezidivierenden Fällen sieht man immerhin nicht selten akute Veränderungen zusammen mit starker Bindegewebsentwicklung.

Die Frage von der formalen Pathogenese der Lebercirrhose ist Gegenstand eingehender Erörterung und Behandlung gewesen, auf die wir hier nicht näher eingehen wollen (Literatur s. Rössle und Kaufmann). Ein großer Teil dieser Erwägungen ist rein spekulativer Art. Histologische Präparate, welche die verschiedenen Entwicklungsstadien Stufe für Stufe verfolgen, waren nur spärlich vorhanden. Die hier untersuchten Präparate lassen es für wahrscheinlich gelten, daß das Primäre bei der Cirrhosenbildung die interstitielle Entzündung mit Rundzelleninfiltration ist, von da Übergang zu Granulationsgewebe und daraus folgende Bildung von Bindegewebe. Die Veränderungen in den Parenchymzellen sind sekundär, teils Degeneration und Atrophie, teils Hyperplasie. Dieser Standpunkt hat auch in den letzten Jahren den meisten Anklang gefunden. Eine bedeutende Unterstützung für diese Anschauung liefern die neuesten Resultate der Hämopoeseversuche in vitro. Diese stellen es nämlich als äußerst wahrscheinlich hin, daß Lymphocyten direkt in Monocyten und Makrophagen sowie in Plasmazellen verwandelt werden, und daß sowohl Lymphocyten als Monocyten sich zu Fibroblasten und Fibrocyten weiterentwickeln können, die wiederum kollagene Fibrillen und auf diese Weise echtes Bindegewebe bilden (Literatur s. Bichel 1939). Dies bedeutet somit eine experimentelle Bestätigung der Theorien Maximows.

Unser Material hat den besonderen Vorrang, daß sich nicht ein einziger Alkoholiker darunter befindet, daß also vom Alkohol als Ursache völlig abgesehen werden kann. Die hier geltend gemachte Ansicht über die Entwicklung der Lebercirrhose schließt natürlich nicht den Einfluß verschiedener Intoxikationen auf die Cirrhosenbildung aus, darunter in erster Linie den Alkohol, da derselbe als unbestreitbar gelten muß. Andererseits dürfte es naheliegen, die Bedeutung dieser Intoxikationen vor allem in einer Resistenzverminderung zu suchen, und daß die Rolle, die der Alkohol bei der Cirrhosenbildung spielt, eine ähnliche ist wie die des Salvarsan und anderer Gifte bei der Entstehung der Hepatitis.

Wenden wir uns nun der Frage zu, wie rasch die chronischen Bindegewebsveränderungen sich in der Leber bilden können, da beweisen unsere Untersuchungen, daß diese Veränderungen weder Monate noch Jahre zu ihrer Entwicklung benötigen, sondern daß dies in wenigen Wochen geschehen kann, daß die Entwicklungsgeschwindigkeit im übrigen aber höchst verschieden ist. In allen jenen Fällen, wo cirrhotische Veränderungen festgestellt wurden, war der klinische Verlauf der Krankheit bedeutend langsamer und meist auch schwerer als gewöhnlich, d. h. in der Regel 7—14 Wochen. Andererseits ist es sicher auch nicht unberechtigt, den Schluß zu ziehen, daß Hepatitisfälle, die nach Verlauf von 3—4 Wochen nicht vollständig klinisch geheilt sind, von cirrhotischen Veränderungen in der Leber begleitet werden. Wie häufig es vorkommt, daß sich nach einer Hepatitis Cirrhose entwickelt, können wir nicht mit Bestimmtheit angeben, aber unsere 12 beschriebenen Fälle wurden unter insgesamt 49 Hepatitisfällen gewählt, woraus man auf jeden Fall schließen kann, daß dieses Phänomen kein seltenes ist.

Okklusionsikterus.

Die Differentialdiagnose zwischen protrahierter Hepatitis mit Aufhebung der Gallensekretion in den Darm und Okklusionsikterus infolge von Steinen oder Krebs ist nicht selten eine schwierige Aufgabe in der Klinik. Nachdem es sich gezeigt

hatte, daß das histologische Bild der Hepatitis gut charakterisiert war, untersuchten ROHOLM und KRARUP mittels Aspirationsbiopsie die Histopathologie der Leber an einer Reihe von Patienten mit Gallenstase, um die Möglichkeit einer Anwendung der Biopsie zu differentialdiagnostischen Zwecken zu erwägen.

Unterbindung des Ductus choledochus ruft bei einem Tier Gallenstase mit Dilatation der größeren und kleineren Gallenwege, degenerative Veränderungen der Parenchymzellen bis zu Nekrose und variierende Bindegewebsproliferation hervor. Die einzelnen Tiergattungen reagieren etwas verschieden, und dies kann, wenigstens teilweise, den wechselnden Grad der sich entwickelnden Fibrose und die verschiedene Resistenz des Parenchyms erklären. Auch beim Menschen führt die Gallenstase zu Veränderungen der Gallenwege und des Parenchyms, wohingegen es nicht so sicher ist, inwieweit eine reine Stase von Bindegewebsbildung begleitet wird. Die Anfangsstadien und passageren Veränderungen sind natürlich wenig bekannt, da ja nur die vorgeschrittenen Leberveränderungen zur Sektion kommen. Die sog. biliäre Cirrhose wird als ein seltenes Phänomen betrachtet, jedenfalls in ihrer ausgesprochenen Form. EPPINGER leugnet überhaupt ganz die Existenz einer biliären Cirrhose und sieht eine möglicherweise bei Okklusionsikterus bestehende Cirrhose als primär an, nämlich als vor der Okklusion vorhanden gewesen. RÖSSLE, der die Bezeichnung cholostatische Cirrhose vorzieht, findet es zweifelhaft, ob aseptische Gallenstase Cirrhose hervorrufen kann. Es wird angenommen, daß Gallenstase beim Menschen oft mit einer Komplikation durch Infektion, gewöhnlich Cholelithiasis, einhergeht.

Das Material ROHOLM und KRARUPs bestand aus 27 sicheren Fällen von Okklusionsikterus, in 16 Fällen durch Choledochussteine hervorgerufen, in 11 Fällen durch Krebs mit verschiedener Lokalisation, meist im Caput pancreatis. Als die Aspirationsbiopsien vorgenommen wurden, hatte der Ikterus 1—370 Tage bestanden. Als Normalmethode bei der histologischen Präparation wurde Fixieren in 10% Formalin oder HELLYs Flüssigkeit und Färben mittels

Tabelle 1. Die Daten bei 11 Fällen von Okklusionsikterus infolge von Krebs, nach der Dauer des Ikterus zur Zeit der Aspirationsbiopsie geordnet.

Fall Nr.	Geschlecht und Alter	Biopsie Nr.	Zur Zeit d. Biopsie		Parenchymveränderungen	Gallenansammlung in den Parenchymzellen	Intercelluläre Gallenthromben	Gallennekrosen	Entzündungsphänomene	Fibrose	Ursache der Okklusion
			Dauer des Ikterus (Tage)	Ikterusindex (MEULENGRACHT)							
1	♂ 57	137	7	110	(+)	+	+++	0	+	0	C. capitis pancreatis
2	♂ 71	73	10	90	+	+	+	0	+	+	C. ductus choledochi
3	♀ 58	27	14	35	+	0	+	0	+	+	C. vesicae felleae
4	♂ 70	78	14	100	++	+	+++	0	0	0	C. capitis pancreatis
5	♂ 65	115	15	38	+	+	+	0	0	+	C. vesicae felleae
6	♂ 58	251	17	50	+	+	+++	0	+	++	C. capitis pancreatis
7	♂ 59	157	28	192	+	—	++	0	0	0	C. capitis pancreatis
1	♂ 57	139	33	33	+	—	++	0	+	+	C. capitis pancreatis
8	♀ 78	124	49	158	+	—	++	0	+	+	C. capitis pancreatis
9	♂ 67	8	60	75	+	++	++	+	0	0	Strictura d. choledochi (Cancer)
10	♂ 55	3	110	48	+	—	+	+	+	+	C. capitis pancreatis
10	—	16	151	56	+	+	+	0	++	++	—
11	♀ 56	183	180	90	++	++	++	+	++	+++	C. ductus choledochi
10	♂ 55	106	370	90	++	++	+++	0	++	+++	C. capitis pancreatis

Hämatoxylin-Eosin nach van Gieson-Hansen angewandt. Pikroformolalkohol wurde zum Fixieren als ungeeignet befunden, da dadurch die im Lebergewebe vorhandene Galle mehr oder weniger aufgelöst wird.

Die Veränderungen bei Okklusion infolge von *Krebs* blieben sich am ähnlichsten, weshalb sie hier zuerst beschrieben werden sollen. Auf Tabelle 1 wird eine schätzungsweise quantitative Beurteilung der wichtigsten Abweichungen vom Normalen angegeben. Es liegen 14 Biopsien in der Zeit vom 7. bis zum 370. Tage nach Beginn des Ikterus vor. Dieses Material zerfällt naturgemäß in zwei Gruppen, die getrennt beschrieben werden sollen, nämlich 11 Biopsien vom 7. bis zum 110. Tag und 2 Biopsien, die nach 180 bzw. 370 Tage altem Ikterus vorgenommen wurden. Biopsie Nr. 16 (Fall 10) bildet den Übergang zwischen den beiden Gruppen.

Nach 7—110 Tage altem Ikterus waren die morphologischen Veränderungen in großen Zügen identisch, da innerhalb dieses Zeitabschnittes keine wesentlichen Veränderungen im Bilde eintrafen (Abb. 13).

Die Organisation in den Lobuli und Leberzellbalken bleibt erhalten, obwohl die Balkenstruktur oft weniger regelmäßig als unter normalen Verhältnissen ist. Die parenchymatösen Veränderungen treten nicht hervor, doch findet man

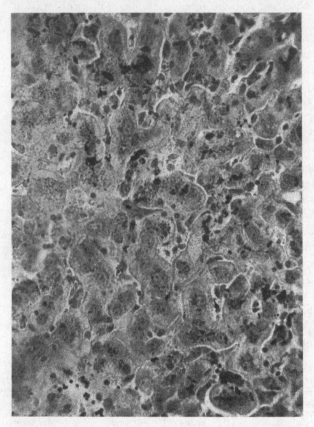

Abb. 13. Leberveränderungen bei Okklusionsikterus nach 14tägiger Dauer (70jähriger Mann, Cancer pancreatis). Bedeutende Gallenansammlung, teils intracellulär, teils intercellulär in unregelmäßigen Klümpchen. Die Parenchymzellen sind groß, aber scharf abgegrenzt. Die Balkenstruktur ist gut erhalten. Keine Entzündungsphänomene außer leichter Hyperämie (Biopsie 78; Hämatoxylin-Eosin: 345mal vergrößert).

regelmäßig schwache Abweichungen vom Normalen. Die einzelnen *Parenchymzellen* sind meist größer als normalerweise, weniger scharf abgegrenzt und heller. Das Cytoplasma ist körniger und stellenweise vakuolisiert. Stärkere Fettinfiltration tritt selten auf. Im Cytoplasma ist in der Regel Gallenpigment vorhanden, teils als feinere und gröbere Körnchen, am häufigsten paranucleär gelagert, teils in unregelmäßigen Klümpchen. Die Größe der Zellkerne variiert mehr als gewöhnlich, die Gestalt ist jedoch in der Regel rund, die Grenzen scharf. Die Kerne sind durchwegs abnorm farblos, die Nucleoli größer und mehr hervortretend als normal. Ab und zu, jedoch sehr selten, beobachtet man mehr aus-

gesprochene degenerative Veränderungen, die nur vereinzelte oder eine kleine Anzahl von Zellen betreffen, wobei der Kern nach Chromatolyse oder Pyknose zugrunde geht und das Cytoplasma seine scharfe Begrenzung verliert und an Ausdehnung abnimmt. Zuweilen enthalten die Parenchymzellen mehrere Kerne. Überaus charakteristisch ist die in der Regel bedeutende *Gallenansammlung* teils in und teils zwischen den Parenchymzellen, am häufigsten allein oder am aus-

gesprochensten zentral in den Lobuli. Die intercellulären Gallenansammlungen treten in Gestalt von unregelmäßigen Klümpchen oder Balken auf, die oft durch feine Ausläufer Teile einer Parenchymzelle umfassen. In 3 Fällen (6, 9 und 10, frühestens nach 17 tägigem Ikterus) beobachtet man größere Ansammlungen von Galle, sog. Gallenseen oder Gallennekrosen, die offenbar durch den Zerfall von stark mit Galle imbibierten Parenchymzellen in Verbindung mit intercellulär gelegenen Gallenmassen entstehen. *Entzündungsphänomene* fehlen meist, oder sie beschränken sich auf leichte Hyperämie, die auch intercellulär verfolgt werden kann, oder auf mäßige Zelleninfiltration im interlobulären Bindegewebe. Man sieht hier Leukocyten, Lymphocyten und Plasmazellen zugleich mit langen, schlanken, dunkelgefärbten Zellen,

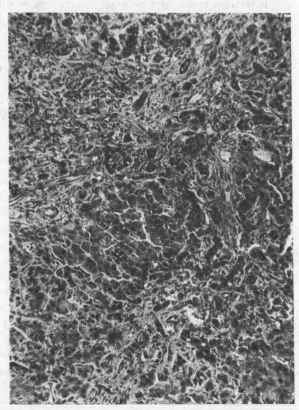

Abb. 14. Ausgesprochene Fibrose nach 370 tägigem Okklusionsikterus (55 jähriger Mann, Cancer pancreatis). Die Parenchymstruktur ist durch unregelmäßige Bindegewebsstriche mit Zelleninfiltration und zahlreichen „Pseudotubuli" ausgelöscht. Stellenweise Gallenstauung (Biopsie 106; Hämatoxylin-Eosin; 135mal vergrößert).

die Fibrocyten ähneln. Charakteristisch ist auch, daß intercelluläre Infiltration mit Entzündungszellen entweder ganz fehlt oder äußerst spärlich vorhanden ist. Intercelluläres Ödem mangelt vollkommen. Zunahme des *Bindegewebes* gehört nicht zum Bilde, doch sieht man recht oft eine geringe Proliferation. Die interlobulären *Gallengänge* weisen keine besonderen Veränderungen, besonders keine auffallende Dilatation oder Entzündungsinfiltration auf. Das Epithel der Gallengänge ist in der Regel unregelmäßiger als normal, das Lumen der Gänge kann von desquamierten Zellen ausgefüllt sein. Die Kupfferschen Zellen sind anscheinend keinen Veränderungen unterworfen.

Die letzte Gruppe Biopsien, 2 Fälle nach 180- bzw. 370 tägigem Ikterus, geben ein abwechslungsreicheres Bild ab. Charakteristisch ist vor allem die

bedeutende Bindegewebsentwicklung, wonach man von einer regelrechten Cir-rhose oder, besser gesagt, Fibrose sprechen kann (Abb. 14). Die Bindegewebsbildung ist unregelmäßig. Strichförmige Formationen erstrecken sich in das Leber-parenchym, so daß die Lobulusstruktur zerstört wird. Das Bindegewebe enthält zahlreiche sog. Pseudotubuli, Doppelsäulen aus kleinen, dunklen, kubischen Zellen und ist mit vorwiegend mononucleären Zellen infiltriert. Die Parenchym-zellen werden mehr oder weniger durch feinere und gröbere Bindegewebsstriche aufgesplittert, wodurch die Balkenstruktur weitgehend aufgehoben wird. Die Parenchymzellen weisen übrigens im allgemeinen nur leichte degenerative Ver-änderungen der oben beschriebenen Art auf. Oft sind die Zellen klein und dunkel; möglicherweise handelt es sich dabei um regenerierte Zellen. Es sind weit aus-gebreitete Gallenansammlungen sowohl intra- als intercellulär zu sehen, stellen-weise auch recht ausgedehnte Gallennekrosen, wo das Bindegewebsskelet erhalten geblieben ist. Um solche nekrotische Bezirke läßt sich lebhafte Bildung von Bindegewebe feststellen.

Die morphologischen Veränderungen bei Okklusionsikterus infolge von *Chole-lithiasis*, die auf Grund von 18 Biopsien, 1—270 Tage nach Beginn des Ikterus vorgenommen, beurteilt wurden, zeigten im Prinzip das gleiche Bild wie bei Okklusion infolge von Krebs. Der Unterschied bestand wesentlich darin, daß die Veränderungen weniger ausgesprochen und nicht so konstant in ihren Mani-festationen waren. Dies darf nicht wundernehmen, da ein Teil der Patienten zur Zeit der Biopsie sehr wenig Ikterus hatte und die Okklusion vermutlich schon behoben war.

Die Gallenstauung war am konstantesten; schon nach 24stündigem Ikterus war sie erkennbar, nach 3 Tagen auffallend. Bei kurz dauerndem Ikterus fehlten entweder die Parenchymveränderungen, oder sie waren knapp erkennbar. Erst nachdem der Ikterus 1—2 Wochen gedauert hatte, wurden sie deutlicher, ohne jedoch besonders hervorzutreten: Gallennekrose war nicht vorhanden. Ent-zündungsphänomene waren häufig wahrzunehmen, beschränkten sich aber auf geringe oder mäßige Zelleninfiltration im interlobulären Bindegewebe. Gelegent-lich konnte man auch intercellulär Hyperämie und mäßige Zelleninfiltration beobachten. Zunahme des interlobulären Bindegewebes war entweder gar nicht zu verzeichnen, oder sie war nur gering. Die interlobulären Gallengänge boten keine Veränderungen dar, die sich von den unter der Cancerokklusion beschriebe-nen unterschieden hätten.

Während die hier angeführte Beschreibung sich auf jene Fälle bezieht, wo die Dauer des Ikterus zwischen 1 und 45 Tagen schwankte, waren die Verhältnisse ganz verschieden bei einem 74jährigen Manne, der durch ungefähr 270 Tage an einem (vermutlich etwas intermittierenden) Ikterus infolge von Choledochus-stein litt. Man fand hier eine sehr unregelmäßige Fibrose ganz derselben Be-schaffenheit wie in den 2 Fällen von langwieriger Cancerokklusion, mit Zer-störung der Lobulusstruktur, bedeutenden Parenchymveränderungen mit großen Gallennekrosen, Entzündungsphänomenen und zahlreichen Pseudotubuli.

Die durch Choledochusverschluß beim Menschen hervorgerufene Leber-schädigung weist demnach ein histologisches Bild auf, das durch bestimmte typische Phänomene charakterisiert wird, nämlich vor allem sowohl intra- als intercelluläre Gallenansammlungen und schwache oder mäßige Parenchymver-

änderungen degenerativer Art. Entzündungsphänomene fehlen oder sind wenig auffallend und hauptsächlich im interlobulären Bindegewebe lokalisiert. Die Veränderungen, die die nämlichen sind, gleichviel ob die Okklusion durch Steine oder Krebs hervorgerufen wird, treten bald auf und sind schon nach 24 stündigem Ikterus erkennbar, nach 3 Tagen deutlich sichtbar. Danach entwickeln sich die Veränderungen nur langsam, selbst nach 45- und 110 tägigem Ikterus bei Cholelithiasis bzw. Krebs. Erst spät, nach unseren Erfahrungen 180, 270 und 370 Tage nach Beginn des Ikterus, bemerkt man eine bedeutende, unregelmäßige Fibrose mit stärkeren Entzündungsphänomenen und ausgesprocheneren Veränderungen des Parenchyms, die sich bis zu umschriebenen Nekrosen steigern.

Praktische Bedeutung hat es nun, daß die bei Gallenstauung beobachteten Veränderungen sich morphologisch vom Bilde bei Hepatitis unterscheiden, sei es in deren akuter, subchronischer oder chronischer Form.

Die Erfahrungen bei Cholelithiasis deuten darauf hin, daß die Veränderungen recht bald schwinden, wenn eine jedenfalls kurz dauernde Stase behoben wird.

Nach diesem Bilde zu urteilen, kann angenommen werden, daß die Ursache der Leberveränderungen eine stete, schwache Irritation durch die retinierte Galle ist, möglicherweise im Verein mit der Sekretion der Parenchymzellen gegen einen erhöhten Druck. Im Vergleich zu den experimentellen Erfahrungen an Tieren sind die Veränderungen beim Menschen relativ bescheiden, was möglicherweise damit zusammenhängt, daß die menschliche Galle wenig toxisch und die Sekretionsgeschwindigkeit eine geringe ist.

Die Frage, ob Entzündungsphänomene irgendeine Rolle bei der Entwicklung der charakteristischen Veränderungen spielen, ist schwer auf Grund des vorliegenden Materials zu beantworten, da dasselbe Lebergewebe nicht bakteriologisch untersucht worden ist. Es scheint doch, den fehlenden oder spärlichen Entzündungsphänomenen nach zu schließen, als ob zumindest die frühen Veränderungen nicht durch eine komplizierende Entzündung hervorgerufen werden. In den wenigen Fällen mit Fibrose wurden zwar nicht unbedeutende Anzeichen von Entzündung beobachtet, aber diese können aseptisch sein und brauchen nicht auf einem von außen zugeführten Agens zu beruhen. Hätte die Entzündung eine wesentliche Bedeutung in der Genese der Leberveränderungen, dann müßte man erwarten, daß das Bild bei Cholelithiasis mehr ausgeprägt sei als bei Cancerokklusion, was aber nicht der Fall ist. Unsere klinischen Erfahrungen sprechen nicht dafür, daß komplizierenden Entzündungsphänomenen eine zu große Rolle beigemessen werden darf. Es muß immerhin erwähnt werden, daß bei Cholelithiasis vorzugsweise in jenen Fällen Biopsie vorgenommen wurde, wo keine Anzeichen von komplizierender Cholecystitis oder Cholangitis vorhanden waren.

Unsere Beobachtungen zeigen, daß sehr bald nach dem Erscheinen des Ikterus unzweifelhafte Veränderungen der Parenchymzellen auftreten. Diese Parenchymveränderungen degenerativer Art sind weitaus weniger vorherrschend als bei akuter Hepatitis, entsprechend dem verschiedenen Ausfall der Funktionsproben, die den Zustand des Parenchyms bezeichnen (z. B. die Galaktoseprobe), aber immer noch bedeutend genug, um eine mangelnde Fähigkeit der Leberzellen, Galle auszuscheiden, wahrscheinlich erscheinen zu lassen. Es ist daher von größter Wahrscheinlichkeit, daß der sog. mechanische Ikterus nicht durch eine passive Zerreißung der dilatierten Gallencapillaren mit Übertritt der Galle über die

Lymphspalten in das Blut verursacht wird (Eppinger), sondern durch eine Veränderung der Leberzellen selbst, wodurch sie außerstande sind, das der Leber zugeführte Bilirubin auszuscheiden. Dies will besagen, daß Stauungsikterus, genetisch gesehen, dem parenchymatösen Ikterus nahesteht, indem die Funktionsfähigkeit der Leberzellen das entscheidende Moment in der Genese des Ikterus bildet.

Andere Zustände.
a) Icterus intermittens juvenilis.

Mit dem Namen Icterus intermittens juvenilis hat Meulengracht im Jahre 1938 einen Zustand bezeichnet, der eine bestimmte nosologische Einheit zu bilden scheint. Es handelt sich dabei vermutlich um denselben Zustand, der früher schon von Gilbert und Lereboullet (1902) unter der Bezeichnung „Cholémie simple familiale" oder „Cholémie physiologique" beschrieben wurde sowie von v. d. Bergh (1918) als „Physiologische Hyperbilirubinämie" und von Rozendaal, Comfort und Snell (1935) als „Constitutional hepatic dysfunction".

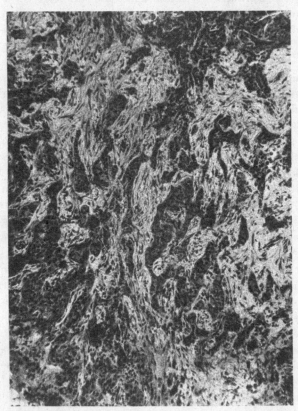

Abb. 15. Primäres Carcinom in cirrhotischer Leber bei 52jährigem Manne (Biopsie 67; Hämatoxylin-Eosin; 135mal vergrößert).

Die Symptome sind leichter Ikterus (Ikterusindex a. m. Meulengracht 7—25), der bei jüngeren Leuten intermittierend auftritt, indem ikterische Perioden mit nichtikterischen abwechseln und gleichzeitig Müdigkeit in den ikterischen Perioden. Die Häufigkeit scheint bei beiden Geschlechtern die gleiche zu sein. Es konnte niemals Bilirubin im Harn festgestellt werden, dagegen aber ab und zu eine leichte Urobilinurie. Hautjucken kommt nicht vor. Nach Meulengracht bilden diese Fälle eine von der Norm deutlich abgeschiedene Gruppe und fallen auch nicht in den Rahmen der natürlichen Variationsbreite. Meulengracht ist der Ansicht, daß der Zustand durch eine gewisse funktionelle Insuffizienz der Leber verursacht wird.

Die Differentialdiagnose wird vor allem zum chronischen, hereditären, hämolytischen Ikterus Stellung nehmen müssen; hier ermöglichen es jedoch Blutuntersuchungen, in erster Linie Untersuchungen über

die osmotische Resistenz der Blutkörperchen und Reticulocytenzählungen, eine scharfe Grenze zu ziehen. Ungleich schwieriger gestaltet sich die Differentialdiagnose und überhaupt die sichere Sonderung bei Fällen von chronischer Hepatitis. Es steht fest, daß eine gewisse Anzahl akuter Hepatiten in eine chronische Form mit Cirrhosenbildung und schwachem, etwas intermittierendem Ikterus übergeht. In der Regel haben solche Fälle mit einer akuten Hepatitis begonnen, sie können sich aber sicher zuweilen auch schleichend und stufenweise entwickeln.

KRARUP und ROHOLM haben 5 Fälle untersucht, die in klinischer Beziehung genau der von MEULENGRACHT gemachten Beschreibung des Icterus intermittens juvenilis entsprachen.

Bei 3 Patienten war die Leber histologisch vollkommen normal, bei keinem der Kranken wurde auch nur eine Andeutung von Entzündungsveränderungen in der Leber vorgefunden. Dieses

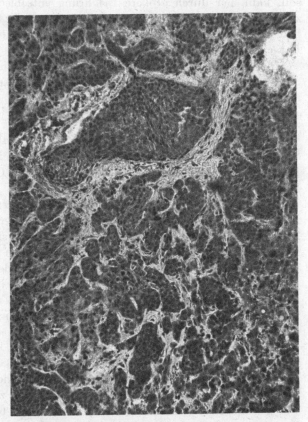

Abb. 16. Metastatisches Lebercarcinom bei 51jährigem Manne mit Cancer oesophagi (Biopsie 91; Hämatoxylin-Eosin; 135 mal vergrößert).

vollständige Fehlen von Entzündungsveränderungen bei allen 5 Patienten berechtigt dazu, mit Sicherheit die Möglichkeit auszuschließen, daß derartige Prozesse in der Leber die Ursache der Krankheit gewesen sein können. Das absolut normale Aussehen der Leber bei den 3 Patienten läßt die Hypothese MEULENGRACHTS vom Icterus intermittens juvenilis als ein funktionelles Leberleiden überaus wahrscheinlich erscheinen. Damit will natürlich nicht gesagt sein, daß nicht auch andere Formen von intermittierendem Ikterus, bei denen die Ursache in einer chronischen Hepatitis gelegen ist, vorkommen können. Wo diese sich schleichend und stufenweise entwickelt, wird die Differentialdiagnose mittels der gewöhnlichen klinischen Methoden schwerfallen, und nur die Leberbiopsie wird die Frage mit Sicherheit entscheiden können. Die genaue Diagnose ist mit Rücksicht auf die Beurteilung der Prognose besonders wichtig, da Icterus intermittens juvenilis nach allem zu urteilen eine ganz unschuldige Erscheinung ist, während die chronische Hepatitis eine ernste Krankheit mit Neigung zu Progression und Übergang zu Cirrhose darstellt.

Unter den 5 Patienten befanden sich zwei mit nicht geringen Fettinfiltrationen in der Leber. Inwieweit diese Steatose für mehr als ein zufälliger Fund gelten soll, kann nur durch größere Erfahrung entschieden werden, es scheint aber zweifelhaft, ob sie in irgendeine Verbindung mit der Symptomatologie der Krankheit gebracht werden kann. Bei keinem der Patienten wurde eine der bekannten Ursachen der Steatosis hepatis festgestellt.

Die hier angestellten histologischen Untersuchungen vermehren die Berechtigung, Icterus intermittens juvenilis als eine selbständige nosologische Einheit aufzustellen.

b) Steatosis hepatis.

Fettablagerungen in der Leber sind bei der histologischen Untersuchung des Sektionsmaterials ein so gewöhnlicher Fund, daß eine mäßige Fettmenge in der Regel als physiologisch angesehen wird und die Grenze für die pathologische höchst unklar ist.

Auf Grund unserer Erfahrungen sind wir zu der Ansicht gelangt, daß unter normalen Verhältnissen keine Fettinfiltration in der Leber zu finden ist; deshalb haben wir es Steatosis hepatis genannt, sobald sich bei der mikroskopischen Untersuchung (etwa 100mal vergrößert) Fett auch nur in zerstreuten Tröpfchen vorfand. Klinisch läßt sich die Diagnose nicht anders als mittels Biopsie stellen.

Ein bestimmter Teil des Materials (100 Biopsien in unmittelbarer Reihenfolge), zu einer Zeit durchgeführt, als man sich besonders für den Fettgehalt der Leber interessierte, wurde von Iversen und Krarup mit besonderem Hinblick auf das Vorkommen von Steatose untersucht.

Unter den 100 untersuchten Fällen fand man bei 38 Steatose in mehr oder weniger ausgesprochenem Grad. In 28 dieser 38 Fälle waren die Patienten überwiesene Alkoholiker (d. h. mit einem täglichen Alkoholverbrauch, der 7 Flaschen Pilsner Bier oder mehr entspricht, und zwar Bierkonsumenten ebenso wie Portwein- und Schnapstrinker). Unter den 62, bei denen keine Steatose konstatiert wurde, befanden sich nur 4 Alkoholiker.

Die 10 restlichen Fälle unter den 38 hatten folgende klinische Diagnosen:

Icterus per occlusionem	5 Fälle
Cancer ventriculi	1 Fall
Intoxicatio plumbi oxydi	1 ,,
Anaemia perniciosa	1 ,,
Hepatitis chr.	1 ,,
Icterus intermittens juvenilis (Meulengracht)	1 ,,
	10 Fälle

Nur bei einer geringen Anzahl derselben war der Beweis vorhanden, daß sie bestimmt keine Alkoholiker waren. Das Durchschnittsalter der gesamten Gruppe mit Steatose betrug 53,6 Jahre, der Gruppe ohne Steatose 42,7 Jahre.

Überaus auffallend und von Wichtigkeit scheint der Umstand zu sein, daß unter den 28 unzweifelhaften Alkoholikern, oft mit schweren steatotischen Veränderungen, nur bei 2 cirrhotische Veränderungen festgestellt werden konnten. Man muß es also als eine Tatsache ansehen, daß Steatosis hepatis ein weitaus häufigerer Fund selbst bei schweren Fällen von chronischem Alkoholismus ist als Cirrhose. Ob die Steatose möglicherweise ein Vorstadium der Cirrhose ist,

wollen wir vorläufig nicht entscheiden, aber die Cirrhose scheint in den weitaus meisten Fällen infolge einer Entzündung zu entstehen.

Von Bedeutung ist auch der Nachweis, daß die Steatose kein stationärer Zustand ist, sondern im Laufe von Wochen oder Monaten verschwinden kann. Da die Patienten in so hervorragendem Maße Alkoholiker waren, wurden sie mit Vitamin B_1 behandelt (Thiaminhydrochlorid, in der Regel 10 mg täglich subcutan durch mehrere Wochen). Nach der Behandlung, in gewissen Fällen auch während derselben, wurde abermals Leberbiopsie an einem Teil der Patienten vorgenommen. Dabei stellte sich heraus, daß während der Behandlung in jedem einzelnen der auf diese Weise untersuchten Fälle eine bedeutende Besserung im Zustand der Leber eingetreten war, indem der Fettgehalt stark abgenommen hatte und in einzelnen Fällen ganz verschwunden war. Inwieweit diese Besserung eine Folge der Behandlung mit Vitamin B_1 war oder das Resultat der Krankenhausbehandlung im allgemeinen und der damit verbundenen Enthaltsamkeit, wollen wir anheimgestellt sein lassen.

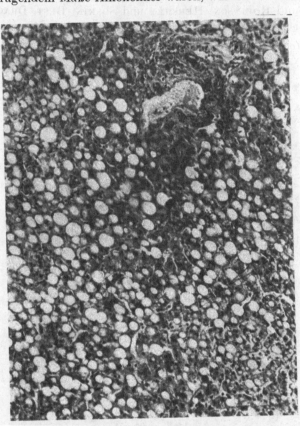

Abb. 17. Steatosis hepatis bei 51jährigem, chronischem Alkoholiker (Biopsie 201; Hämatoxylin-Eosin; 135mal vergrößert).

c) Hepatomegalie bei Diabetes mellitus.

Das Interesse für die Lebergeschwulst als Symptom bei Diabetes mellitus hat in den letzten Jahren bedeutend zugenommen. In älteren Diabetesmonographien wie der NAUNYNs und später bei v. NOORDEN, UMBER und FALTA wird flüchtig erwähnt, daß man bei Diabetes mellitus Fettinfiltration in der Leber und Lebergeschwulst finden kann. Weitere Fälle werden von P. WHITE, MAURIAC und DEBRÉ mitgeteilt. Eine umfangreichere Arbeit wurde von P. HANSSEN veröffentlicht, welcher fand, daß das Symptom ausgesprochen mit juvenilem Diabetes verbunden war, und daß es sich jedesmal um ernste, schwer regulierbare Fälle gehandelt hat. Die Leber konnte bis an die Umbilicaltransversale heranreichen, war bei der Palpation glatt und weich und überhaupt leichter perkussorisch als palpatorisch zu untersuchen. Bei sorgfältiger Behandlung des Diabetes, insbesondere mit Protamininsulin, schwand die Lebergeschwulst, im schwersten

Falle nach Verlauf von 10 Wochen. Die Lebervergrößerung wurde Fett-
ansammlungen zugeschrieben.

Gleichlaufend mit diesen klinischen Mitteilungen wurde von physiologischer
Seite eine Reihe von Untersuchungen und Arbeiten veröffentlicht, die sich mit
einem ähnlichen Phänomen bei Tieren befassen (Fisher, Allen, Bowie, Macleod
und Robinson, Hershey und Soskin, Best, Dragstedt und Mitarbeiter). Es
ist stets eine ungelöste Frage gewesen, inwieweit das Symptom, dem man in
der Klinik begegnet, das-
selbe ist wie das von den
Physiologen an den pan-
kreatektomierten Tieren beschriebene. Bei den Tieren
fand man bedeutende Fett-
infiltration und Degeneration. Dagegen haben stets
Zweifel darüber geherrscht,
was pathologisch-anatomisch
die Ursache der Leberge-
schwulst ist, die man in der
Klinik bei Diabetikern findet, ob sie durch Fett, vermehrte Glykogenansamm-
lung oder erhöhten Flüssig-
keitsgehalt infolge von
hydropischer Degeneration
hervorgerufen wird. Ebenso
war es zweifelhaft, ob die
Stoffe, die sich gegenüber
Lebergeschwülsten bei Hunden als wirksam erwiesen,
auch klinisch einen therapeutischen Wert haben.

Hierüber haben White,
Marble, Bogan und Smith
eine umfangreiche, erschöpfende Arbeit geliefert. Sie

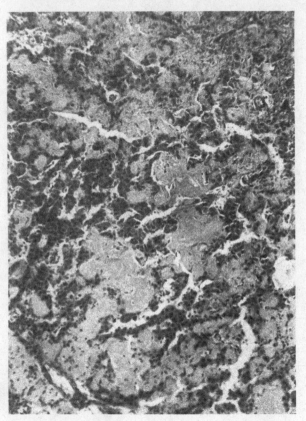

Abb. 18. Amyloidosis hepatis bei 12jährigem Knaben mit chronischer
Polyarthritis (Biopsie 102 A; Hämatoxylin-Eosin; 135mal vergrößert).

neigen der Ansicht zu, daß die Lebergeschwulst durch vermehrte Glykogen-
ansammlung und bedeutende Flüssigkeitsimbibition hervorgerufen wird und ihre
Ursache in mangelhafter Kontrolle des Diabetes der Patienten liegt.

Krarup und Iversen haben 2 Fälle von jugendlichem Diabetes mit Lebergeschwulst untersucht, die für außerordentlich typisch gelten müssen und völlig
den in der Literatur beschriebenen Fällen entsprechen. Beide Patienten wurden
mit sorgfältiger Regelung ihres Diabetes durch Diät und Insulin bzw. Zink-
Protamin-Insulin behandelt. In beiden Fällen verschwand die Lebergeschwulst
unter dieser Behandlung vollständig nach Verlauf von 50 bzw. 54 Tagen. An
einem der Patienten wurde sowohl vor als nach der Behandlung Leberbiopsie
vorgenommen. Die histologischen Präparate wurden besonders sorgfältig unter-

sucht, u. a. mittels Glykogenfärben, Eiweißfärben und Fettfärben im Gefrier-schnitt.

Die histologische Untersuchung der vergrößerten Leber zeigte vor allem eine bedeutende Aufquellung und Vergrößerung der einzelnen Leberzellen, die in dem mit Hämatoxylin-Eosin gefärbten Schnitt dem Gewebe ein eigentümlich ödemähnliches, helles, maschenartiges Aussehen gaben. Außerdem fand man eine mäßige, ziemlich diffuse, hauptsächlich feintropfige Fettinfiltration, wobei sich das Fett jedoch an einzelnen Stellen in großen Tropfen sammelte. Die Glykogenmenge entsprach derjenigen der normalen Leber, jedoch im Vergleich zu den häufigsten Befunden eher etwas vermindert. Jedenfalls war nicht die Rede von einer Zunahme der Glykogenmenge, durch welche die Lebergeschwulst sich hätte erklären lassen. Bei einem der Patienten fand man in den mit Häma-toxylin-Eosin gefärbten Schnitten etliche eigentümliche, ringförmige Elemente, die sich in den glykogengefärbten Präparaten als glykogengefüllte Kerne ent-hüllten. Die Eiweißfärbungen und Bindegewebsfärbungen zeigten außer dem obenerwähnten Aufquellen des Gewebes nichts Besonderes.

Die histologische Untersuchung nach der Behandlung und nachdem die Leber wieder ihre normale Größe angenommen hatte, zeigte vollkommen normale Verhältnisse. Die Leberzellen hatten ihre normale Größe, parallel zur Ver-kleinerung der Leber selbst, wiedergewonnen. Das helle, ödemähnliche, auf-gequollene Aussehen war verschwunden, ebenso die Fettinfiltration. Die Gly-kogenmenge entsprach fortgesetzt der normalen. Die glykogengefüllten Kerne bei dem einen Patienten waren unverändert.

Das Ergebnis dieser Untersuchungen ist anscheinend, daß die Lebergeschwulst bei juvenilem Diabetes in erster Linie einer vermehrten Flüssigkeitsimbibition, möglicherweise auch einer hydropischen Degeneration zugeschrieben werden muß. Außerdem findet sich mäßige Fettinfiltration vor, die man jedoch nicht als Ursache der Lebervergrößerung betrachten kann. Diese Untersuchungen haben nicht den geringsten Anhaltspunkt dafür geliefert, daß eine Vermehrung des Glykogengehalts des Lebergewebes stattfinden sollte. Über den Nachweis von Glykogen in den Kernen wurde zum ersten Male von EHRLICH im Jahre 1883 berichtet, später wurde diese Mitteilung auf verschiedene Weise u. a. von MEIXNER ausgebaut. WALTHARD fand bei der Sektion in den Kernen von 50% der Unter-suchten Glykogen, jedesmal aber bei Patienten, die nach langer, entkräftigender Krankheit gestorben waren, und sieht dies deshalb als eine ernste Degenerations-erscheinung an. Glykogen in den Kernen wurde auch bei Diabetikern gefunden, die im Koma starben (WARREN). Wir haben selbst 100 glykogengefärbte Leber-biopsien sehr genau im Hinblick auf Glykogen in den Kernen geprüft und außer in dem obenerwähnten Falle nur noch bei 2 Patienten mit Erfolg, nämlich bei einem Kranken mit schwerem Cancer pulmonis und einem anderen mit Nephritis chron. und Urämie. Wir sind daher ebenfalls der Ansicht, daß man dies als ein schweres Degenerationsphänomen ansehen muß.

Beide Patienten wurden ausschließlich durch sorgfältige Regelung des Diabetes behandelt. Dies erwies sich als genügend, um die Lebergeschwulst und die histologischen Leberveränderungen zum Schwinden zu bringen. Es muß infolge-dessen zur Vorsicht gemahnt werden, bevor man speziellen Behandlungen und Stoffen eine besondere Wirkung auf die Lebergeschwulst beimißt, wenn es sich

dabei nicht um genau überprüfte Versuche handelt. Wenn wir keine Veränderung in bezug auf die glykogengefüllten Kerne feststellen konnten, liegt der Grund vielleicht darin, daß die Behandlungsperiode zwischen den einzelnen Leberbiopsien eine zu kurze war.

Inwieweit es, wie Dragstedt meint, zwei verschiedene Typen von Lebergeschwulst bei Diabetes gibt, von denen die eine durch das Fehlen eines anderen Pankreashormons als Insulin (Lipocaic?) verursacht wird, die andere durch schlechte Regelung der Krankheit, möglicherweise Acidose, wollen wir anheimgestellt sein lassen. Die hier beschriebenen Fälle entsprechen jedenfalls klinisch genauestens und ausnahmslos den Fällen, die wir früher zu beobachten Gelegenheit hatten, sowie den Beschreibungen von Hanssen und White, Marble, Bogan und Smith, den einzigen umfassenderen Arbeiten. Die von uns nachgewiesenen histologischen Veränderungen gleichen nicht denen, die man bei pankreatektomierten Hunden findet, indem bei diesen in erster Linie von einer ausgesprochenen Steatosis hepatis die Rede ist. Es liegt ferner nahe, daß die Wirkung bei einer totalen Pankreatektomie eine andere ist als bei Diabetes bei Menschen. Bis auf weiteres wollen wir es daher als das wahrscheinlichste ansehen, daß die Lebergeschwulst bei juvenilem Diabetes einer schlechten Regulierung dieser Krankheit zuzuschreiben ist, möglicherweise einer Acidose, und daß sie kaum mit der Fettleber zu identifizieren ist, die bei pankreatektomierten Hunden angetroffen wird.

Komplikationen.

Bei der Leberbiopsie sind die Art und die Häufigkeit der Komplikationen von größter Wichtigkeit, da sie die Frage entscheiden, ob dieser diagnostische Eingriff überhaupt verantwortet werden kann bzw. in welchen Fällen er angewandt werden darf. Wie schon erwähnt, verläuft die Biopsie in der Regel glatt, ohne irgendwelche unangenehme Folgen; so war es bei 257 von den hier behandelten 297 Untersuchungen der Fall.

Die Leberverletzung an und für sich ist zweifellos ohne Belang. Lebergewebe hat eine ausgesprochene Neigung zu Regeneration. Higgins und Murphy haben gezeigt, daß sich bei Ratten schon nach 48—72 Stunden nach Beibringung aseptischer Stichwunden in die Leber eine Verkapselung um die Verletzung aus mononucleären Zellen, wahrscheinlich in wandernde Histiocyten umgewandelte Kupffersche Zellen, beobachten läßt. Bei 28 unserer Patienten, bei denen zu verschiedenen Zeitpunkten ihrer Krankheit Leberbiopsie vorgenommen worden war, gelang es, den Zustand der Leber anläßlich einer späteren Autopsie zu untersuchen. In 5 Fällen, in denen der Tod 10 Stunden bzw. 1 Tag, 5, 9 und 9 Tage nach der Biopsie eintrat, fand man einen mehr oder weniger deutlichen reaktionsfreien Punktionskanal: in 3 dieser Fälle stellte man Blutung fest. Der Einstich hatte in 23 Fällen, bei denen 3, 20, 31 und mehr Tage zwischen der Biopsie und dem Eintritt des Todes vergangen waren, keine erkennbaren Spuren hinterlassen.

In den 40 Fällen, wo die Biopsie nicht ganz glatt verlief, traten verschiedene mehr oder weniger unangenehme Unfälle oder Komplikationen auf, von denen im folgenden berichtet werden soll. Es wird gleichzeitig eine Übersicht über die bisher veröffentlichten Erfahrungen auf diesem Gebiet gegeben sowie eine Bewertung der Möglichkeiten, das Entstehen von Komplikationen zu vermeiden.

Die Komplikationen können in 7 Gruppen eingeteilt werden, von denen aber nur die letzte wirkliche Bedeutung hat:

1. *Schmerzen* und andere vorübergehende Störungen in direktem Anschlusse an die Biopsie. — 2. *Schädigung von Nachbarorganen.* 3. *Implantation von Tumorzellen in den Stichkanal.* — 4. *Luftembolie.* — 5. *Infektion.* — 6. *Gallenperitonitis.* — 7. *Blutung in die Peritonealhöhle.*

1. Schmerzen. In 21 Fällen stellten sich vorübergehend für einige Stunden so starke Schmerzen ein, daß Pantopon eingegeben werden mußte. Der Schmerz hatte meist ziemlich anhaltenden Charakter und war in der rechten Schulter lokalisiert; einige Patienten klagten über stechende Schmerzen in der rechten Thoraxhälfte beim Atmen. In diesem letzteren Falle handelte es sich sicherlich um ein durch die Pleura ausgelöstes Gefühl. Dieser pleurale Schmerz wird vermieden oder jedenfalls vermindert, wenn die Anästhesie der Pleura parietale mit Sorgfalt ausgeführt wird und der Trokar unter den einleitenden, tiefen Atemzügen des Patienten aus dem Zwerchfell zurückgezogen wird.

Etwas stärkere Schmerzen traten in 6 Fällen auf, hielten aber nur bei einem Patienten länger als einen Tag an. Dieser Schmerz war im rechten Hypochondrium lokalisiert. Hier scheint die Pathogenese des Schmerzes eine andere gewesen zu sein; wahrscheinlich handelt es sich, wenigstens in einigen dieser Fälle, um eine peritoneale Reaktion, durch eine leichte Blutung an der Oberfläche der Leber um die Punktionsstelle ausgelöst.

Dreimal wurden im unmittelbaren Anschlusse an die Biopsie leichte, shockähnliche Zustände mit Blässe, Unwohlsein, einmaligem Erbrechen und Verlust des Bewußtseins beobachtet. Diese Erscheinungen, die in sämtlichen Fällen auf ein Glas Portwein hin rasch wieder verschwanden, sind kaum etwas anderes, als was man gelegentlich bei nervösen und ängstlichen Patienten in der Folge von so kleinen Eingriffen wie Venenpunktion u. ä. sehen kann.

2. Schädigung von Nachbarorganen. Benutzt man den Weg zwischen den Rippen der Leberdämpfung entsprechend, riskiert man nicht, daß andere Abdominalorgane verletzt werden, da die Leber dicht am Zwerchfell liegt. Auch besteht keine Gefahr einer Lungenläsion, da die Lunge bei tiefer Exspiration zurückgezogen ist. Da die Kanüle nur einige wenige Zentimeter in den rechten Leberlappen eindringt, ist es ausgeschlossen, daß man die großen Hilusgefäße oder größere Venen des Hepaticussystems berühren kann. Eine Punktion unterhalb der rechten Kurvatur dagegen führt die Gefahr einer Verletzung von Organen mit sich, die an der unteren Fläche der Leber gelegen sind. BARON bekam z. B. in einem Fall ein kleines Stückchen Colonmucosa in die Spritze, jedoch ohne daß weiters beunruhigende Symptome die Folge gewesen wären. Uns selbst ist kein derartiges Mißgeschick unterlaufen.

Wenig praktisches Interesse hat die Möglichkeit eines Situs inversus, der aber doch nicht ganz vergessen werden darf. COSTANTINI berichtet über einen Fall, wobei ein Mann auf den Verdacht von Leberabsceß hin zahlreiche Einstiche in das rechte Hypochondrium bekam. Die Röntgenuntersuchung enthüllte schließlich Situs inversus: die Leber lag im linken Hypochondrium.

3. Implantation von Tumorzellen in den Stichkanal. Von den Gegnern der Leberpunktion wird angeführt, daß man durch das Eindringen in einen malignen Tumor Tumorzellen in den Stichkanal implantieren kann. Ganz abgesehen davon,

daß ein solches Phänomen für die Prognose interesselos ist, falls wirklich ein maligner Lebertumor vorliegt, muß man auch sagen können, daß eine solche Möglichkeit rein spekulativer theoretischer Art ist.

4. Luftembolie. Wenn man aus Versehen oder weil etwas an der Spritze nicht in Ordnung ist, zudrückt anstatt zu aspirieren, führt man Luft in die Leber ein. Toullec und Huard erwähnen 2 ältere Fälle, wo der Tod im Anschlusse an die Zufuhr von Luft in die Venae sublobulares eintrat, und teilen einen selbsterlebten Fall mit, wobei eine Absceßhöhle zum Peritoneum perforierte, weil Luft in die Höhle gelangte. Die Möglichkeit einer Luftembolie ist aber ausgeschlossen, wenn man wie wir eine Rekordspritze mit einer Vorrichtung verwendet, die ausschließlich Aspiration zuläßt.

5. Infektion. Es besteht die Möglichkeit, daß man bei der Biopsie mit der Kanüle pathogene Keime von außen in die Leber oder die Gewebe, die man am Wege passiert, also vor allem Pleura und Peritoneum, überträgt. Eine derartige Art der Infektion kommt jedoch sicher äußerst selten vor und muß als technischer Fehler angesehen werden. Wir haben in unserem Material keine sekundäre Infektion gehabt. In 5 Fällen stellten sich im Anschlusse an die Biopsie vorübergehend mäßige Temperaturerhöhungen in der Dauer von 24—48 Stunden ein. Bei 2 dieser Patienten lag chronische Hepatitis mit im vorhinein leicht erhöhter Temperatur vor. In anderen Fällen gab die gleichzeitig auftretende starke Schmerzreaktion die Grundlage für die Auffassung ab, daß die Temperaturerhöhung nicht einer Infektion zugeschrieben werden darf, sondern einer lokalisierten Blutung um die Punktionsstelle. In einem einzelnen Falle löste die Biopsie einen Anfall von Podagra mit vorübergehender Temperaturerhöhung auf 40,3° aus.

Eine andere Infektionsmöglichkeit besteht darin, daß ein im vorhinein bestehender infektiöser Prozeß in der Pleura, dem Peritoneum und vor allem der Leber im Laufe der Punktion verbreitet wird, und zwar teils in anderes Gewebe, durch das der Stichkanal führt, teils in das Blut. Wir konnten keine solchen Komplikationen feststellen: möglicherweise haben sie mehr theoretisches als praktisches Interesse. Immerhin sollte die Biopsie nicht an Patienten mit Anzeichen von Entzündungsprozessen in der rechten Pleura oder im Peritoneum zur Ausführung gelangen. Auch bei eitrigen Leiden in den Leber-Gallen-Wegen, insbesondere bei Cholangitis und Cholecystitis, soll man von der Biopsie absehen, nicht aber bei Absceßverdacht. Eine Patientin Olivets, eine 59 jährige Frau mit Hepatomegalie, starb 36 Stunden nach der Biopsie unter Anzeichen von Peritonitis. Die Sektion zeigte ein zerfallendes Carcinom in der Gallenblase, Wucherungen in der Leber und subphrenische eitrige Entzündung. Der Zusammenhang zwischen Punktion und Peritonitis war aber trotzdem zweifelhaft. Bingel und Olivet beobachteten je einen Fall von rechtsseitiger, basaler, gutartig verlaufender Pneumonie, die im Anschlusse an eine Biopsie entstanden war. Es war hier nicht die Rede von einer direkten Schädigung der Pleura oder Lunge, da die Punktion in beiden Fällen durch die Bauchwand geschehen war. Die Lungensymptome stehen wahrscheinlich in Verbindung mit dem Fixieren des unteren Teiles der rechten Thoraxhälfte nach der Biopsie.

6. Gallenperitonitis. Diese Komplikation bei Leberbiopsie wurde, soviel uns bekannt ist, noch nie beobachtet. Sie muß aber trotzdem hier erwähnt werden, weil wir in 2 Fällen, wo die Biopsie ansonsten symptomenlos verlief, anscheinend

reine Galle aspirierten. Beide Patienten litten an starkem, durch Pankreaskrebs hervorgerufenen Okklusionsikterus, weshalb die Erklärung am nächsten liegt, daß man einen größeren dilatierten Gallengang getroffen hat. Dagegen dürfte es ausgeschlossen sein, daß man bei dieser Gelegenheit Galle direkt aus der Gallenblase aspiriert haben sollte. Unter solchen Umständen ist die Möglichkeit einer Gallenperitonitis gegeben.

7. Blutung. Die gefährlichste und wichtigste Komplikation ist die Blutung vom Stichkanal in die Peritonealhöhle. Es ist eine bekannte Tatsache, daß das spröde, gefäßgefüllte, oft hyperämische Lebergewebe schon bei kleinen Verletzungen bedeutende Blutungen aufweisen kann; es braucht dabei gar kein größeres Gefäß lädiert zu werden. Bei der Biopsie sind vermutlich im inneren Teil des Stichkanals in der Leber infolge der Kontusion gute Bedingungen für eine Koagulation mit Pfropfenbildung gegeben, möglicherweise vom Zusammenklappen des äußeren Teiles des Stichkanals unterstützt, wo die Verletzung eine geringere ist. Wo dieser Mechanismus aber aus irgendeinem Anlaß versagt, entsteht die Möglichkeit einer Blutung in das Peritoneum. Am wichtigsten ist hier hämorrhagische Diathese, aber auch örtliche Verhältnisse können vermutlich eine Rolle spielen. Klinisch muß zwischen kleinen, begrenzten Blutungen ohne weitere Bedeutung und schweren, akuten oder subakuten Hämorrhagien, meist mit tödlichem Verlauf, gesondert werden.

Die kleinen, lokalisierten Blutungen mit Bildung von Gerinnsel an der Oberfläche der Leber sind klinisch schwer erkennbar. Eine solche Blutung läßt sich vermuten, wenn sich im Anschlusse an die Biopsie stärkere, ziemlich anhaltende Schmerzen unterhalb der rechten Kurvatur sowie vorübergehend mäßige Temperaturerhöhung einstellen. Wir haben, wie schon erwähnt, 2 solche Fälle gehabt, 2 andere Fälle verdienen ebenfalls Erwähnung.

Bei einem 65jährigen Manne (739/38) mit Ikterus und einem großen, palpablen Tumor unterhalb der rechten Kurvatur wurde eine lokalisierte intraabdominale Blutung festgestellt. Der Patient war während des Aufenthaltes im Krankenhaus sehr schlecht und am Tage der Biopsie beinahe sterbend. Der Tod trat den Tag darauf ein. Die Sektion zeigte Krebs in der Gallenblase mit zahlreichen, großen Metastasen in der Leber. Am rechten Teil der oberen Fläche der Leber fand sich ein handflächengroßes, fixiertes Gerinnsel, aber keine freie Blutung. Der Stichkanal war kaum sichtbar. In diesem Falle ist es ganz unwahrscheinlich, daß die kleine, spontan gestillte Blutung eine Rolle beim Eintritt des Todes gespielt haben sollte.

An einem 44jährigen Manne (414/40) mit schwerem Ascites wurde die Leberbiopsie am Tage nach der Laparocentese vorgenommen. Man fand noch leichtes Absickern von Ascitesflüssigkeit aus der Punktionsstelle. In den ersten 24 Stunden nach der Biopsie war die aussickernde Flüssigkeit leicht bluthaltig, abgesehen davon waren aber keine Komplikationen vorhanden. Die Sektion zeigte nachträglich, daß es sich um eine diffuse Reticuloendotheliosis gehandelt hatte.

Vielleicht sind derartige kleine Blutungen gar nicht so selten; nur geben sie bloß schwache oder gar keine Symptome. Darauf deuten die Erfahrungen OLIVETs. Er punktierte während einer Operation die Leber und rief eine ziemlich starke Blutung hervor, die jedoch zum Stillstand kam, sobald das Peritoneum parietale über die Wunde gelegt war. Bei 2 Patienten, die aus anderer Ursache 13 und 20 Stunden nach der Biopsie starben, fand man eine punktförmige Stichöffnung und einen Eßlöffel voll Blut im Peritoneum. In anderen Fällen, wo die Intervalle länger waren, bemerkte man weder Stichöffnung noch Blutung.

Die mit Recht am meisten gefürchtete Komplikation bei allen Formen der Leberpunktion ist die *akute* oder subakute, *tödlich verlaufende intraperitoneale Blutung*. Die Symptome sind anfangs anhaltende Schmerzen im Hypochondrium, allenfalls unter Ausstrahlung nach dem Abdomen. Die Schmerzen können abnehmen und damit ein ziemlich symptomenfreies Intervall entstehen, bevor sich die schwereren Symptome der peritonealen Irritation, Darmatonie und Anämie einstellen: Übelkeit, evtl. Erbrechen, Empfindlichkeit und Défense, später Meteorismus im Abdomen, der die Dämpfung in den abhängigen Partien verschleiert, röntgenologisch nachweisbarer paralytischer Ileus, Fieber, Tachykardie und andere Anzeichen von Blutverlust. Toullec und Huard erwähnen Empfindlichkeit im Cavum Douglasi als ein Symptom von Bedeutung. Wir haben 2 Fälle mit Blutungen im Anschlusse an die Leberbiopsie gehabt, die den Tod verschuldet haben. Beide Patienten litten an Krebs, und die Koagulationsfähigkeit des Blutes war beeinträchtigt.

132/39. 58jähriger Mann, der $^3/_4$ Jahre hindurch Anzeichen von leichtem Diabetes gehabt hat. 14 Tage vor der Aufnahme in das Krankenhaus Müdigkeit und unbestimmte Dyspepsie. 3 Tage vor der Aufnahme Ikterus, dunkler Harn, grauer Stuhl. Ikterusindex (Meulengracht) 158, Harn + Urobilin, Galaktoseprobe a. m. Bauer 3,3 g ausgeschieden, Blutsenkung 4 mm. Die vorläufige Diagnose lautete auf Hepatitis acuta (?). In den folgenden Wochen Ikterusindex 221, 175 und 192. Der Zustand besserte sich nicht, weshalb man die Möglichkeit einer explorativen Laparotomie erwog im Hinblick darauf, ob es sich um einen Okklusionsikterus handeln sollte, fand es dann aber zweckmäßiger, die Diagnose, wenn möglich, vorerst mittels Leberbiopsie zu stellen. Beim ersten Versuch kam kein Gewebe zum Vorschein, worauf der Versuch sofort wiederholt wurde, diesmal mit positivem Erfolg. Diesem Eingriff folgten Schmerzen in der rechten Schulter und tags darauf weiter unterhalb in der rechten Abdomenseite. Die Temperatur stieg auf 38,5°. Nach 6 Tagen stellte sich Unwohlsein mit vorübergehendem Verlust des Bewußtseins ein, später folgte Müdigkeit, spontane Zahnfleischblutung und schließlich 9 Tage nach der Biopsie Mors ohne deutliche Symptome von intraabdominaler Blutung. 4 Tage *nach* der Biopsie war die Prothrombinaktivität des Blutes (Dam und Glavinds Methode) nur 1,1% der normalen. Bei der Sektion wurde Cancer pancreatis festgestellt. Die Bauchhöhle enthielt $1^1/_2$ Liter blutige Flüssigkeit; desgleichen konnte man Blut aus der ansonsten reaktionslosen Punktionsöffnung an der Oberfläche der Leber pressen.

2006 39. 46jähriger Mann. Die letzten 5 Wochen vor der Aufnahme Schmerzen im Epigastrium und der rechten Lendengegend, gleichmäßig zunehmender Ikterus, allmählich grauer Stuhl, Hautjucken, anhaltendes Erbrechen und bedeutende Gewichtsabnahme. Bei der Aufnahme lag die Leber 3—4 Finger breit unterhalb der Kurvatur, der Ikterusindex betrug 70, die Blutsenkung 45 mm. Die vorläufige Diagnose wurde auf Hepatitis acuta (?) Obs. gestellt. Da der Zustand sich stets verschlechterte, erwog man explorative Laparotomie im Hinblick auf die Möglichkeit eines Okklusionsikterus, entschloß sich aber dazu, vorerst Leberbiopsie vorzunehmen. Die Blutungszeit wurde a. m. Duke 5 Tage vor der Biopsie mit 9 Minuten bestimmt, durch ein Versehen wurde der Patient jedoch nicht mit Vitamin K vorbehandelt, was damals als Regel galt. Der Patient bekam $4^1/_2$ Stunden nach der Biopsie ziemlich plötzlich Symptome von intraabdominaler Blutung. Trotz Transfusion und intravenöser Verabreichung von Vitamin K starb der Patient etwa 10 Stunden nach der Biopsie. Die Prothrombinaktivität des Blutes (Dam und Glavinds Methode) wurde, bald nachdem die Blutungssymptome begonnen hatten, mit 0,8% der normalen bestimmt. Bei der Sektion waren die Gallenwege passierbar. Ligamentum hepatoduodenale enthielt etliche bis zu haselnußgroße Drüsen, und an der Oberfläche der Leber fand sich ein vereinzelter erbsengroßer, weißlicher Tumor. Das Abdomen enthielt 1 Liter zum Teil flüssiges Blut. Die Mikroskopie der Drüsen und des Tumors zeigte Carcinoma adenomatosum. Der primäre Tumor ließ sich nicht nachweisen.

Um die Berechtigung der Leberbiopsie als Untersuchungsmethode bewerten zu können, ist es von entscheidender Bedeutung, zu prüfen, wie häufig tödlich

verlaufende Blutungen auftreten und ob es möglich ist, diese Komplikation zu verhüten.

Während die Leberbiopsie bisher nur in begrenztem Umfang vorgenommen worden ist, hat die einfache diagnostische Punktion der Leber bei Leberabsceß sehr oft Anwendung gefunden. Es liegen Erfahrungen vor allem aus Britisch-Indien, Indochina, Ägypten und Nordafrika vor, die zur Erläuterung der vorliegenden Frage von großem Wert sind. Die Häufigkeit der Blutungen ist jedoch schwer zu beurteilen, da sicher viele Todesfälle nicht veröffentlicht worden sind. TOULLEC und HUARD, die zur Vervollständigung ihrer eigenen Erfahrungen aus Indochina die Literatur durchgesehen haben, kommen zu einer Anzahl von ungefähr 20 Todesfällen infolge von Blutung nach explorativer Punktion, sicher eine Mindestzahl. Die diagnostische Leberpunktion hat daher eine Reihe von Gegnern, die aber größtenteils nur über eine geringe persönliche Erfahrung zu verfügen scheinen. Andererseits liegen recht umfangreiche Statistiken ohne Todesfall vor, die beweisen, daß das Risiko in bezug auf Blutungen doch als begrenzt angesehen werden muß (nach TOULLEC und HUARD).

SAMBUC	102 Fälle	Indochina	(1911)
DOMINICI. . . . . '. .	260 ,,	Italien	(1927)
PETRIDIS.	538 . ,,	Ägypten	(1927)
LACACE und MELNOTTE	600 ,,	Nordafrika	(1928)

Nach eigentlicher Leberbiopsie beläuft sich die Sterblichkeit infolge von Blutungen der Literatur gemäß wie folgt:

Jahr	Verfasser	Anzahl der Biopsien	Todesfälle
1907	SCHUPFER	40	0
1923	BINGEL	100	2
1926	OLIVET	140	2
1928	WALDENSTRÖM.	30	0
1939	BARON	49	1
1940	KOFLER.	80	0
1941	ROHOLM, KRARUP und IVERSEN	297	2
	Insgesamt	736	7

Danach liegt die Sterblichkeit infolge von Blutung bei diagnostischer Leberbiopsie unter 1%. Es ist nun von Interesse, die tödlich verlaufenen Fälle näher zu untersuchen, um herauszufinden, ob möglicherweise Fehler begangen wurden und ob diese in Zukunft zu vermeiden sind.

Fall 1 (BINGEL). Ein Fall von Magenkrebs mit Metastasen. Beide Nebennieren durchsetzt vom Carcinom und der Rest des Organs hämorrhagisch infarziert. *Fehler:* Die Koagulationsfähigkeit des Blutes ist nicht untersucht worden. Wendet langsame Technik an (Injektion von Hämostypticum in den Stichkanal), daher größere Möglichkeit einer Leberverletzung. Die verminderte Nebennierenfunktion ist möglicherweise von Bedeutung für die Entstehung der Blutung.

Fall 2 (BINGEL). Ein Fall von schwerer perniziöser Anämie mit 0,5 Mill. Erythrocyten. *Fehler:* Die Koagulationsfähigkeit des Blutes, die zweifellos herabgesetzt war, ist nicht untersucht worden. Die Punktion wurde zwischen den Rippen vorgenommen, ohne daß der Patient fixierte; langsame Technik wie bei Fall 1. An diesem Patienten hätte niemals Biopsie vorgenommen werden sollen.

Fall 3 (OLIVET). 58jähriger Mann mit Magenkrebs; zahlreiche Metastasen in der Leber, den Nebennieren usw. Mors 2 Stunden nach der Biopsie. Die Sektion zeigte hämorrhagisch infarzierte Nebennieren; aufgefangenes Blut koagulierte nicht. *Fehler:* Die Koagulations-

fähigkeit des Blutes ist nicht untersucht worden; langsame Technik (Injektion von Hämo-stypticum in den Stichkanal).

Fall 4 (Olivet). 46 jähriger Mann mit schwerer hyperchromer Anämie (Hb. 15%, Erythro-cyten 0,58 Mill., Leukocyten 1720). Mors 24 Stunden nach der Biopsie. Die Sektion zeigte einen Riß in der Leber. *Fehler:* Die Koagulationsfähigkeit des Blutes, die zweifellos herab-gesetzt war, ist nicht untersucht worden. Die Kanüle wurde zwischen 2 Rippen eingeführt, ohne daß der Patient fixiert hat; langsame Technik wie bei Fall 3. Auch in diesem Falle lag absolute Kontraindikation in bezug auf Punktion vor.

Fall 5 (Baron). Ein Mann mit ausgebreitetem metastatischem Lebercarcinom. Der Tod war durch Blutung aus einem 1 cm langen Riß an der Oberfläche der Leber verschuldet worden. *Fehler:* Die Koagulationsfähigkeit des Blutes war offenbar nicht untersucht worden. Die Kanüle wurde durch die Abdominalwand eingeführt, ohne daß der Patient den Atem angehalten hätte. Die in der Bauchwand fixierte Kanüle hat augenscheinlich die Leber bei ihrer Bewegung unter der Respiration verletzt.

Fall 6 (*eigener Fall*). Ein 58 jähriger Mann mit ausgesprochenem Ikterus infolge von Krebs im Caput pancreatis. Mors 9 Tage nach der Biopsie unter allgemeinen Anzeichen von hämorrhagischer Diathese. Die Sektion zeigte große Blutung in der Peritonealhöhle. *Fehler:* Die Prothrombinaktivität des Blutes wurde erst *nach* der Biopsie untersucht und dabei ein sehr niederer Wert gefunden.

Fall 7 (*eigener Fall*). Ein 46 jähriger Mann mit langwierigem Ikterus infolge von Krebs mit Drüsenmetastasen im Ligamentum hepatoduodenale. Mors 10 Stunden nach der Biopsie an intraperitonealer Blutung. *Fehler:* Durch ein Versehen wurde vor der Biopsie kein Vit-amin K verabreicht, obwohl die Blutungszeit pathologisch verlängert war.

Es zeigt sich also, daß in sämtlichen 7 Fällen mit tödlich verlaufener intra-abdominaler Blutung Fehler begangen worden sind. Entweder wurde die Koagula-tionsfähigkeit des Blutes vor der Biopsie nicht bestimmt (Fall 1—6) oder wurde durch ein Versehen kein synthetisches Vitamin K verabreicht (Fall 7). In 2 Fällen (2 und 4) handelte es sich um schwerkranke, mehr oder minder sterbende Patienten mit perniziöser Anämie (Hb. 15%, Erythrocytenzahl 0,5 Mill.), die zweifellos hämorrhagische Diathese gehabt haben und bei denen die Biopsie im vorhinein als absolut kontraindiziert angesehen werden mußte. 5 Patienten waren schwer krebsleidend, oft mit ausgedehnten Metastasen, von denen mindes-stens 3 zur Zeit der Biopsie manifeste Neigung zu Blutung aufwiesen (Fall 3, 6 und 7). Technische Fehler wurden in den 5 ersten Fällen begangen, vor allem Punktion ohne Fixieren der Leber, daher erhöhte Möglichkeit einer Entstehung von Rissen.

In bezug auf die meisten dieser Todesfälle gilt der Umstand, daß sie ein-trafen, bevor die Technik voll entwickelt war. Das Material ist im allgemeinen so klein, daß bisher keine Gelegenheit war, die gewonnenen Erfahrungen zu ver-werten. Das Risiko der Blutungen läßt sich offenbar durch rationelle Maßnahmen begrenzen. In welchem Ausmaße dies möglich ist, wird im folgenden Abschnitt erörtert.

Über die Begrenzung der Blutungsgefahr.

Am wichtigsten ist es, sich vor der Biopsie zu vergewissern, daß die *Koagula-tionsfähigkeit des Blutes* normal ist. Daher ist eine Untersuchung der Thrombo-cytenzahl, Blutungszeit, Koagulationszeit und Prothrombinaktivität vonnöten. Die Biopsie ist kontraindiziert, sobald auch nur eine Andeutung von hämorrhagi-scher Diathese vorhanden ist. Wo die Prothrombinaktivität herabgesetzt ist, wird es in der Regel möglich sein, durch Verabreichung von synthetischem Vit-

amin K dem Blut seine Koagulationsfähigkeit wiederzugeben, worauf die Biopsie durchgeführt werden kann.

Es ist versucht worden, die Koagulationsfähigkeit des Blutes zu erhöhen, indem man teils lokal Injektionen von koagulationsfördernden Stoffen in den Stichkanal gab, teils im allgemeinen die Patienten mit Mitteln, die vermeintlich die Koagulationsfähigkeit vermehren, vorausbehandelte. BINGEL verwendete bei der Biopsie ein durchlochtes Stilett, durch das die Aspiration vorgenommen wurde. Nach Entfernung des Stiletts wurde durch die Kanüle selbst eine verdünnte Eisenchloridlösung in den Stichkanal gespritzt. OLIVET injizierte nach erfolgter Aspiration ein koagulationsförderndes Mittel direkt durch die Kanüle. Trotzdem man jetzt über effektive thrombinhaltige Präparate zur lokalen Anwendung verfügt, kann dieses Verfahren doch nicht empfohlen werden. Es erfordert längere Zeit als die einfache Aspiration, also ein Nachteil, da der Patient nur eine gewisse Zeit lang den Atem anhalten kann; außerdem erhöht jedwede Verwendung von komplizierten Kanülen bei der Injektion des Mittels die Gefahr einer Verletzung der Leber und verkleinert das effektive Lumen der Kanüle.

Um rein prophylaktisch vor oder evtl. gleich nach der Biopsie die Koagulationsfähigkeit des Blutes zu erhöhen, auch da, wo sie nicht beeinträchtigt war, wurden schon verschiedene Mittel anempfohlen und versucht. BINGEL verabreichte intravenös Euphyllin, $CaCl_2$ oder NaCl. KOFLER verwendet außerdem intravenös Cebion und intramuskulär Hämostyptica wie *Sangostop* u. ä. Nebst der prophylaktischen Bluttransfusion empfehlen TOULLEC und HUARD die Verabreichung von Insulin und Leberextrakt. Von diesen Mitteln kann man im allgemeinen sagen, daß ihre koagulationsfördernde Wirkung noch nicht mit Sicherheit bestätigt werden konnte, weshalb ihre Verwendung nicht ratsam ist. Das einzige sicher wirksame Präparat ist Vitamin K in jenen Fällen, wo Mangel daran herrscht.

Im vorhinein wäre es wünschenswert, die Biopsie in Fällen, wo das *Leberparenchym* infolge von pathologischen Prozessen *mehr Neigung zu Blutung* als normal aufweist, zu vermeiden. Es ist kein seltenes Phänomen, wenn man in pathologischem Lebergewebe, z. B. bei schwerer Hepatitis und in zerfallenden Krebspartien, auf Hyperämie oder direkte Blutungen stößt. Unseren Erfahrungen nach ist die Koagulationsfähigkeit z. B. bei Hepatitis nicht merkbar herabgesetzt, selbst wenn man in diesen Fällen mehr Blut als gewöhnlich aspirieren kann. Nekrotische Krebspartien sind schwer zu vermeiden, aber hier ist das Risiko vermutlich auf oberflächlich gelegene Tumoren beschränkt. Es liegen keine Erfahrungen in der Beurteilung dieses besonderen Risikos vor. Punktion ins Ungewisse ist natürlich immer mit einer gewissen Gefahr verbunden, dies gilt aber auch von vielen anderen in der Klinik angewandten Punktionen. Alles in allem muß dieses Risiko als schwach angesehen werden.

Der Durchmesser der Kanüle spielt ohne Zweifel eine gewisse Rolle. Von verschiedener Seite wird angeführt, daß eine Kanüle mit einem Durchmesser von 0,5 mm ohne Gefahr benutzt werden kann; eine solche Kanüle ist aber, wie schon erwähnt, nutzlos, wo es gilt, zusammenhängendes Gewebe zu aspirieren. TOULLEC und HUARD geben als Regel für eine gewöhnliche diagnostische Leberpunktion an, daß der Diameter der Kanüle 1 mm nicht übersteigen darf. Aber auch dies genügt nicht, wenn man mehr als kleine Gewebsfragmente erlangen

will. Dazu muß eine Kanüle genommen werden, die nicht viel weniger als 2 mm im Außendiameter messen darf. Bingel bediente sich eines Trokars, der etwas dicker war als eine Biersche Lumbalkanüle, d. h. ungefähr 2 mm im Durchmesser. Olivet und Baron benutzten 1—1,5 bzw. 2,3 mm dicke Kanülen. Bei allen drei Untersuchern trafen Todesfälle nach intraperitonealer Blutung ein. Es liegt also auf der Hand, daß das entscheidende Moment bei der Blutungsgefahr kaum darin liegt, ob der Durchmesser der Kanüle 1 oder 2 mm beträgt.

Theoretisch gesehen wäre eine *Punktion an der nicht peritonealbekleideten Oberfläche an der Rückseite der Leber* vorzuziehen. Dieser Weg scheint nicht gewöhnlicherweise gewählt zu werden, obzwar sowohl Bingel als Olivet ihn benutzt haben. Wir haben selbst in vereinzelten Fällen Biopsie an dieser Stelle mit gutem Erfolg und ohne unangenehme Folgen durchgeführt und sind auch gewillt, dieses Verfahren in Zukunft häufiger in Anwendung zu bringen.

Der Wert der Leberbiopsie als diagnostisches Hilfsmittel.

Eine zahlenmäßige Bewertung der Leberbiopsie als klinische Untersuchungsmethode ist vorläufig kaum möglich; dazu sind die vorliegenden Erfahrungen noch zuwenig umfangreich.

Schupfer und Bingel teilten fallweise mit, daß es ihnen möglich war, die Diagnose Carcinom, Cirrhose, Fettleber, Amyloid u. a. zu stellen. Olivet stellte in 8 von 32 Fällen von primärem und sekundärem Lebercarcinom die richtige Diagnose. Baron gab eine Übersicht über die Ergebnisse bei 48 Biopsien an 35 Patienten. In 16 Fällen von Krebsverdacht wurde 9mal Cancergewebe und 5mal normales Gewebe festgestellt. Bei der Laparotomie zeigte es sich, daß 3 Fälle der letzteren Gruppe Lebermetastasen hatten, während die restlichen 2 Fälle cancerfrei waren. Die Diagnose Cirrhose wurde in 5 Fällen klinisch gestellt; in 2 derselben zeigte die Aspiration Krebsgewebe, in den übrigen 3 Fällen jedoch aspirierte man normales Lebergewebe, obwohl durch die Autopsie Cirrhose aufgedeckt wurde. In 8 Fällen von langwierigem Ikterus wies die Biopsie Anzeichen von Gallenstase nach, hatte aber im übrigen keine weitere Bedeutung für die Diagnose.

Unser eigenes Material eignet sich nicht für eine entscheidende Beurteilung des Wertes der Biopsie als diagnostisches Hilfsmittel. Wie aus den vorhergehenden Abschnitten ersichtlich ist, sind unsere Untersuchungen nicht mit dieser speziellen Frage vor Augen in Angriff genommen worden. Deshalb hat die histologische Untersuchung in den meisten Fällen auch bloß die klinische Diagnose bestätigt. Nur bei 49 der 206 Patienten, an denen die Biopsie mit positivem Resultat vorgenommen wurde, lagen die Verhältnisse so, daß von einem diagnostischen Einsatz die Rede sein konnte, nicht selten auf die Weise, daß die Biopsie für die Differentialdiagnose zwischen zwei bestimmten pathologischen Zuständen entscheidend wirkte. Unsere diesbezüglichen Erfahrungen sollen hier in Form einer Übersicht behandelt werden.

Eine brennende Frage in der Klinik der Leber- und Gallenwegeerkrankungen bleibt stets die *Differentialdiagnose* zwischen der diffusen *parenchymatösen Hepatitis* und dem durch *Okklusion* bedingten *Ikterus*. Aus den früheren Abschnitten geht hervor, daß in typischen Fällen ein bedeutender Unterschied im histopathologischen Bilde dieser beiden Leiden besteht, daß also die mikroskopische

Diagnose in den weitaus meisten Fällen keine Schwierigkeiten bereiten wird. Vor allem wird der halbwegs Geübte die charakteristischen Entzündungsveränderungen bei Hepatitis mit voller Sicherheit erkennen. Andererseits kommen Fälle von lang dauerndem Okklusionsikterus vor, wo bedeutende sekundäre Parenchym- und Bindegewebsveränderungen die histologische Diagnose erschweren können. In anderen Fällen tritt die Okklusion in Begleitung einer Infektion in der Form von Cholecystitis und Cholangitis mit pericanaliculären Entzündungsinfiltrationen auf, durch die die Deutung des mikroskopischen Bildes ebenfalls viel schwieriger gemacht wird. Diese Schwierigkeiten werden natürlich gerade in solchen Fällen hervortreten, wo die klinische Diagnose im vorhinein schon schwerfällt. Im vorliegenden Material lag die Entscheidung für die Differentialdiagnose, ob Hepatitis oder Okklusionsikterus, in 13 Fällen bei der Leberbiopsie. In 9 dieser Fälle wurde histologisch typischer Okklusionsikterus festgestellt, in 4 Fällen Hepatitis. Von den 4 Patienten der letzteren Gruppe wurden 2 operiert, da die Erfahrungen zum Zeitpunkt der Biopsie noch so begrenzt waren, daß man die explorative Laparotomie nicht unterlassen wollte. In beiden Fällen bestätigte sie jedoch die histologische Diagnose und hätte daher unterbleiben können.

Ein anderes Gebiet, auf dem die Leberbiopsie oft die Diagnose abgeben wird, sind die *Cirrhosen*. Im frühen Stadium und in gewissen atypischen Fällen wird es manchmal ganz unmöglich sein, die Diagnose mittels der üblichen klinischen Untersuchungsmethoden mit Sicherheit stellen zu können. Der cirrhotische Zustand ist in so gut wie allen Fällen diffus in der Leber vorhanden und liefert daher gute Bedingungen für die Untersuchung mittels Biopsie. Bei unserem Material war die Biopsie in 14 Fällen das entscheidende Mittel für die Diagnose Cirrhose. Es handelt sich hier um Fälle, bei denen die klinische Diagnose vor der Biopsie auf Hepatitis acuta? (5 Fälle), Cholelithiasis? (2), Hämatemesis (1), Cancer hepatis? (3), Anaemia (1), Neurasthenia (1) und Dyspepsia (1 Fall) lautete. In 8 Fällen wurde die Diagnose Cirrhose durch die Biopsie entkräftet, indem Steatosis hepatis (4 Fälle), Cancer hepatis (2) und normales Lebergewebe (2 Fälle) konstatiert wurde. In einem der letzteren Fälle, wo die Diagnose Cirrhose klinisch

Tabelle 2. Vergleich zwischen der klinischen Diagnose und dem Ergebnis der Biopsie bei 14 Patienten.

Biopsie Nr.	Vorläufige klinische Diagnose	Histologische Diagnose
19	Intumescentia hepatis	Normales Lebergewebe (RIEDELs Fortsatz)
41	Icterus intermittens	Normales Lebergewebe
116	Obs. wegen Cancer hepatis	Primärer Leberkrebs
131	Alcoholismus chronicus	Steatosis hepatis
155	Cancer im Verdauungskanal	Metastatisches Adenocarcinom
160	Ulcus duodeni	Steatosis hepatis
169	Icterus intermittens	Normales Lebergewebe
194	Icterus intermittens	Steatosis hepatis
228	Hepatomegalie	Steatosis hepatis
240	Alcoholismus chronicus	Steatosis hepatis
275	Hepatomegalie	Amyloidosis hepatis
277	Icterus intermittens	Normales Lebergewebe
293	Tumor abdominis	Primärer Leberkrebs
304	Icterus intermittens	Normales Lebergewebe

sehr wahrscheinlich lag (Ascites), fand man bei der Operation eine atrophische Leber mit granulierter Oberfläche, so daß also hier die Biopsie versagt hat.

Außer in den soeben erwähnten Fällen hat die Biopsie auch in den auf Tabelle 2 angeführten Fällen einen entscheidenden Einfluß auf die Diagnose gehabt. Man ersieht daraus, daß die Diagnose Cancer hepatis, die besonders in bezug auf den primären Cancer große Schwierigkeiten verursachen kann, 3mal gestellt werden konnte. Es ist überhaupt nicht möglich, auf andere Weise mit Bestimmtheit das Vorhandensein von Steatosis hepatis zu erkennen. Der Grund, weshalb auch Icterus intermittens juvenilis in diese Gruppe mit einbezogen wurde, ist, daß es in allen Fällen Patienten waren, die im Verdacht standen, an chronischer Hepatitis zu leiden.

Nur in einem einzigen, dem schon erwähnten Falle hat die Biopsie direkt ein falsches Bild ergeben. Es muß jedoch hinzugefügt werden, daß der Wert einer Übersicht, wie der obenstehenden, ein begrenzter ist. Es beruht teilweise auf individuellen Faktoren, wieweit man mit der klinischen Diagnose gelangen kann und wie rasch man in der Beurteilung der mikroskopischen Präparate Übung erhält.

Anwendungsgebiet.

Eine genaue Begrenzung von Indikation und Kontraindikation für die Aspirationsbiopsie der Leber ist mit unseren derzeitigen beschränkten Erfahrungen nicht möglich. Die Indikationsstellung hängt auf entscheidende Weise zusammen mit der Frage, inwieweit es durch passende Veranstaltungen gelingen wird, die einzige wirkliche, aber auch sehr bedeutende Komplikation, nämlich die intraperitoneale Blutung, zu verhüten. Bis auf weiteres ist es nur möglich, die Umstände zu nennen, die die Leberbiopsie unerwünscht erscheinen lassen und jene Gebiete hervorzuheben, wo die Biopsie von Nutzen ist, natürlich hauptsächlich innerhalb der Klinik, aber auch in mehr wissenschaftlicher Hinsicht, da man ja zwischen diesen beiden Anwendungsgebieten keine scharfe Grenze ziehen kann.

Leberbiopsie ist kontraindiziert bei hämorrhagischer Diathese, unabhängig von deren Grad oder Ursprung. Sie soll nicht bei eitrigen Prozessen in der Leber und den Gallenwegen vorgenommen werden (ausgenommen bei Absceßverdacht), womöglich ebensowenig bei schwereren Allgemeininfektionen. Prozesse im rechten Pleuraraum sowie rechtsseitige Lungenaffektionen werden in der Regel die von uns empfohlene Methode ausschließen. Akute Peritonealleiden werden meist der Durchführung der Biopsie hindernd im Wege stehen, während dies mit chronischen nicht der Fall zu sein braucht. Ascites bildet demnach keine Kontraindikation; die Flüssigkeit muß jedoch vor der Biopsie entleert werden. Toullec und Huard führen als Kontraindikation Leberinsuffizienz an, ohne jedoch diesen Begriff näher zu definieren. Dieser Ansicht kann nicht ohne weiteres beigepflichtet werden. Es liegen keine Erfahrungen darüber vor, daß Komplikationen, insbesondere Blutungen, besonders häufig oder gefährlich bei ausgebreiteten Parenchymschädigungen sein sollten, insofern nicht hämorrhagische Diathese vorliegt.

Das Risiko bei der Biopsie ist noch nicht so weit entschieden, daß man sie als Normalmethode zum Gebrauch für jedermann empfehlen könnte. Sie gehört

an jene Abteilungen, an denen man sich besonders für die Pathologie der Leber interessiert und wo man Gelegenheit hat, die nötigen Erfahrungen zu sammeln. Jeder einzelne Fall fordert Überlegung, ob die Bedeutung des erwarteten Resultats der Biopsie auch dem Risiko entspricht.

Das Anwendungsgebiet der Biopsie erstreckt sich im allgemeinen auf solche Fälle von Leberleiden, die nicht auf andere Weise konstatiert werden können, oder auf Zustände, bei denen es von Wichtigkeit ist, die Art und den Grad der Leberveränderungen kennenzulernen. Als Beispiele von pathologischen Zuständen der Leber, wo uns die Biopsie unserer Meinung nach von Nutzen war, wollen wir folgende anführen:

1. *Diffuse Parenchymschädigungen* wie Amyloidose, Steatose, pathologische Glykogenablagerung, Hämosiderose u. ä.

2. Infiltration mit *chronischer, spezifischer Entzündung* u. ä., z. B. Lymphogranulomatose, Boecks Sarkoid, Leukämie, Syphilis.

3. *Akute Hepatitis*. Es ist möglich, den Grad der Parenchymveränderungen bei akuter Hepatitis (z. B. drohende Nekrose) zu erkennen und die Bindegewebsentwicklung bei protrahierter oder rezidivierender Hepatitis zu verfolgen. Die schwierige Diagnose bei akuter Hepatitis ohne Ikterus (Icterus sine ictero, Eppinger) kann durch die Biopsie mit Bestimmtheit gestellt werden.

4. *Chronische Hepatitis, Cirrhose*. Die Diagnose läßt sich mit größter Sicherheit stellen, wo die gewohnten Untersuchungsmethoden versagen. Art und Entwicklung der verschiedenen Cirrhoseformen können verfolgt werden. Die Differentialdiagnose Cirrhose-Pfortaderthrombose wird vermutlich mittels Biopsie möglich sein.

5. *Cancer hepatis*. Primärer Leberkrebs kann meistens erkannt werden, sekundärer wesentlich schwerer. Es kann angezeigt sein, beim Verdacht von metastatischem Leberkrebs Biopsie vorzunehmen, wenn der Sitz des primären Tumors durch die gewöhnlichen klinischen Untersuchungsmethoden nicht festzustellen ist, oder vor der explorativen Laparotomie.

6. *Okklusionsikterus* läßt sich oft mikroskopisch von subakuter oder chronischer Hepatitis unterscheiden.

7. *Icterus intermittens juvenilis* kann durch die Biopsie mit größter Sicherheit von chronischer rezidivierender Hepatitis unterschieden werden.

XI. Untersuchungen über die reversible Ballung und Sedimentierung der roten Blutkörperchen[1].

(Beitrag zur Theorie und Praxis der Blutsenkung.)

Von

FERDINAND FRIMBERGER-Münster i. Westf.

Mit 20 Abbildungen.

Inhalt.

Abkürzungen: Bl.K. = Blutkörperchen, Hb. = Hämoglobin, H.% = Hämatokritvolumen in Prozenten, E. = Erythrocyten, F.I. = Färbeindex, V.I. = Volumenindex, Min.Sed. = Minimalsediment, Pl. = Plasma, S. = Serum, A.V. = Anfangsverhaltung, G.M. = Geschwindigkeitsmaximum, I.E.P. = Isoelektrischer Punkt.

---

[1] Aus der Medizinischen Universitäts-Klinik Münster i. W. Die vorliegende, im Juli 1939 abgeschlossene Arbeit wurde im Frühjahr 1941 durch Einfügen neu hinzugekommener Literaturangaben vervollständigt.

Literatur.

ABDERHALDEN, EMIL: [1] Zur quantitativen vergleichenden Analyse des Blutes. Hoppe-Seylers Z. **25**, 65—115 (1898).
— [2] Forschungen über Fermentwirkung. II. Mitteilung: Studien über die Adsorption von Aminosäuren und Polypeptiden durch Tierkohle. Beziehungen der beobachteten Erscheinungen zur Spaltung von Polypeptiden durch Hefepreßsaft. Fermentforsch. **2**, 74—102 (1919).
— [3] Die Prüfung der Senkungsgeschwindigkeit der roten Blutkörperchen als diagnostisches Hilfsmittel. Münch. med. Wschr. **68**, 973 (1921).
— [4] Weitere Forschungen über die Senkungsgeschwindigkeit der roten Blutkörperchen bei gleichen und bei verschiedenen Tierarten und unter verschiedenen Bedingungen. Pflügers Arch. **193**, 236—280 (1922).
— [5] Lehrbuch der Physiologie. II. Teil, S. 111, Vorlesung 5. Blut (Fortsetzung). Die Funktionen der roten Blutkörperchen (Fortsetzung). Ihre Zusammensetzung und ihre Eigenschaften. Das Gesamtblut, seine Funktionen, seine Menge, die Bildungsstätten seiner Anteile, S. 89—122. Berlin-Wien: Urban & Schwarzenberg 1925.
ALDER, ALBERT: Die refraktometrische Blutuntersuchung. Handb. der normalen und pathologischen Physiologie **61**, 537—559 (1928).
ALFRED-BROWN, G. R. P., and J. M. H. MUNRO: The blood sedimentation rate and the plasma proteins. Lancet **1934 I**, 1333—1336.
AHLBERG, NIELS: Die Senkungsreaktion bei Morbus Weili nebst einigen Gesichtspunkten zu ihrer differentialdiagnostischen Bedeutung. Acta med. scand. (Stockh.) **99**, 297—323 (1939).
ASK-UPMARK, ERIK: The sedimentation rate of the red blood corpuscles in expansive affections of the brain. Acta med. scand. (Stockh.) **88**, 283—294 (1936).
BEIGLBÖCK, W. u. G. OBERSOHN: Plasmaeiweißkörper und Erythrocytensenkungsgeschwindigkeit. Wien. Arch. inn. Med. **29**, 107—124 (1936).
BENDIEN, W. M., J. NEUBERG u. I. SNAPPER: [1] Beitrag zur Theorie der Senkungsgeschwindigkeit der roten Blutkörperchen. Biochem. Z. **247**, 306—321 (1932).
— [2] Über die Senkungsgeschwindigkeit der roten Blutkörperchen. Geneesk. Bl. **30**, 1—40 (1932) (Holländisch). Referiert im Kongreßzbl. inn. Med. **67**, 754.
BENDIEN, W. M., u. I. SNAPPER: Zusammenhang zwischen der Senkungsgeschwindigkeit der roten Blutkörperchen und dem Eiweißspektrum. Biochem. Z. **235**, 14—34 (1931).
BENNHOLD, HERMANN: [1] Über die Vehikelfunktion der Serumeiweißkörper. Erg. inn. Med. **42**, 273—375 (1932).
— [2] Über eine Methode zur Trennung verschiedener disperser Systeme durch Kataphorese. Kolloid-Z. **62**, 129 (1933).
— [3] Die Vehikelfunktion der Bluteiweißkörper. Beitrag in BENNHOLD-KYLIN-RUSZNYÁK: Die Eiweißkörper des Blutplasmas, S. 220—303. Dresden und Leipzig: Theodor Steinkopff 1938.
BERGLUND, AKE: Blutreservoire und Blutstabilität. Hygica (Stockh.) **92**, 677—693 und deutsche Zusammenfassung S. 692—693 (1930) (Schwedisch).
BLOCH, ERNST: Flockung von Kolloiden. Abderhaldens Handb. d. biol. Arbeitsmeth. Abtl. III, Teil B, H. 3, 385—422 (1929).
BOERNER, FRED, and HARRY F. FLIPPIN: A study of some of the factors influencing the sedimentation test. J. Labor. a. clin. Med. **20**, 583—589 (1935).
BOUTOU, S. MILES: Erythrocyte sedimentation and anemia a prelim. rep. J. Labor. a. clin. Med. **23**, 519—527.
BRØNSTED, J.: J. amer. chem. Soc. **44**, 877 (1922).
BROOM, J. C.: The correlation between red cell sedimentation rate and plasma proteins. J. Labor. a. clin. Med. **22**, 998—1000 (1937).
BRUNTON: On a possible cause of clumping in bacilli and formation of rouleaux by erytrocythes. J. of Path. **7**, 53 (1901).
BRUINS, E. M.: [1] Quantitative Beziehungen in den lyotropen Reihen. II. Die lyotropen Reihen und ihre Erklärung. Rec. Trav. chim. Pays-Bas et Belg. (Amsterd.) **53**, 292 bis 307 (1934).

Bruins, E. M.: [2] Die Viscosität und die lyotropen Zahlen, Erwiderung auf J. H. C. Merckels Bemerkungen. Rec. Trav. chim. Pays-Bas et Belg. (Amsterd.) **55**, 297—300 (1936).

Bucher, Rudolf: Die Diffusionsanalyse am Blutplasmagel. Basel: B. Schwabe & Co. 1937.

Büchner, E. H.: Quantitative Beziehungen in den lyotropen Reihen. (Einleitung.) Rec. Trav. chim. Pays-Bas et Belg. (Amsterd.) **53**, 288 (1934).

Büchner, E. H., u. D. Kleijn: The flocculation of Agarsols through selt Mixtures. Proc. Sect. of Sci. Amsterd. **30**, 740—742 (1927).

— u. G. Postma: The salting out of gelatin sols by salt mixtures. Proc. Acad. Sci. Amsterd. **34**, 699 (1931).

Bunting, Henry: Sedimentation rates of sickled and non-sickled cells from patients with sickle cell anemia. Amer. J. Sci. **198**, 191—193 (1939).

Carlinfanti, E., et F. Balestrieri: [1] Compartamento della velocità di sedimentazione eritrocitica in rapporto alle variatione della temperatura esterna in conditione nomali e patologiche. Boll. Ist. sieroter. milan. **17**, 75 (1938).

— [2] L'influenza della temperatura sulla velocità di sedimentazione eritrocitica. Bull. Soc. ital. sper. **12**, 389—391 (1937).

Corral, José Ma. de, u. José Vega Qillalonga: Physikalisch-chemische Studien über die Blutkörperchensenkungsgeschwindigkeit. IV. An. Med. int. **1**, 753—781 (1932) (Spanisch). Referiert im Kongreßzbl. **70**, 214.

Coulter, Calvin B.: [1] The agglutination of red blood cells in the presence of blood sera. J. gen. Physiol. **4**, 309 (1921).

— [2] The isoelectric point of the red blood cells and its relation to agglutination. 6. gen. Physiol. **3**, 403—409 (1922).

Decker, Karl Theodor: Der Einfluß der Temperatur auf die Blutkörperchensenkungsgeschwindigkeit. Klin. Wschr. **1939 II**, 1524—1527.

Daranyi, J. v.: Methode einer einzigen Blutentnahme für alle Untersuchungen. Med. Klin. **1928**, Nr 25, 975—976.

Dudgeon, Leonard S.: On the presence of haem-agglutinins, haem-opsonins and haemolysins in the blood obtained from infectious and non-infectious diseases in man. Proc. roy. Soc. Lond. B **80**, 531 (1908).

Ebbecke, Ulrich: [1] Über plasmatische Kontraktionen von roten Blutkörperchen, Paramäcien und Algenzellen unter der Einwirkung hoher Drucke. Pflügers Arch. **238**, 452 bis 466 (1937).

— [2] Über die Blutkörperchenform und Senkungsgeschwindigkeit. Klin. Wschr. **1938**, 1092.

— [3] Erythrocyten und Sphärocyten in ihrer Beziehung zur Hämolyse und Senkungsgeschwindigkeit. Dtsch. med. Wschr. **1938 II**, 1640—1644.

— [4] Über Sphärocytenbildung und submikroskopische Feinstruktur der roten Blutkörperchen. Pflüger: Arch. **239**, 533—543 (1938).

— u. E. Mundt: Blutkörperchenform und Senkung unter dem Einfluß der Kompression. Pflügers Arch. **239**, 526—532 (1937).

Eickhoff, W.: Blutkörperchensenkungsreaktion und Allergie. Klin. Wschr. **1936 II**, 1724 bis 1726.

Ellis, R. V.: Is there an increased suspension stability of the erythrocytes in allergic disease J. Allergy **7**, 64—73 (1935).

Ennocksson, B., A. Gjertz, A. Schnell and T. Torgersruud: The sedimentation reaction with heparin. Acta med. scand. (Stockh.) **88**, 455—463 (1936).

Enocksson, Birger: On the influence of elektrolytes on the suspension stability of the red corpuscles. Acta med. scand. (Stockh.) **75**, 360—401 (1931).

Essen, K. W., u. G. Manitz: Besteht ein Zusammenhang zwischen Verlangsamung der Blutsenkungsgeschwindigkeit und funktionellen Neurosen· Klin. Wschr. **1934 II**, 1468 bis 1469.

Fahraeus, Robin: [1] Über die Ursachen der verminderten Suspensionsstabilität der Blutkörperchen während der Schwangerschaft. Biochem. Z. **89**, 355—364 (1918).

— [2] The suspension-stability of the blood. Acta med. scand. (Stockh.) **55**, 3—228 (1921).

— [3] Ein wiederentdeckter Formbestandteil im frischen Blutpräparat. Pflügers Arch. **202**, 175—183 (1924).

— [4] Strömungsverhältnisse der Blutzellen im Gefäßsystem. Klin. Wschr. **1928 I**, Nr 3, 100.

FELDMANN, ANTON: Zur Methodik der Bestimmung der Ballungsbereitschaft roter Blutkörperchen. Inaug.-Dissertation Münster 1940.

FRIMBERGER, FERDINAND: [1] Photographische Darstellung des Ablaufes der Blutkörperchensenkungsreaktion. Klin. Wschr. **1933**, Nr 31, S. 1220—1221.

— [2] Methodik und Auswertung der Blutkörperchensenkungsreaktion. Z. ärztl. Fortbildg **1935**, Nr 6, 165—170 u. 194—196.

— (3) Neues zur Theorie des Blutkörperchensenkungsreaktion. Verh. dtsch. Ges. inn. Med., Wiesbaden **1935**, 248—251.

— (4) Das Erythrocyten-Sedigramm. I. Mitteilung: Methodik, Aussehen, Einteilung und Messung der Sedigramme. Z. klin. Med. **130**, H. 4, 461—467 (1936).

— [5] Das Erythrocyten-Sedigramm. II. Mitteilung: Die Dominanten. Z. klin. Med. **131**, H. 4 u. 5, 463—493 (1937).

— [6] Mikropipette zur Anstellung der Blutkörperchen-Sedimentierungsreaktion aus Fingerbeerenblut oder aus Venenblut. Münch. med. Wschr. **1937**, Nr 1, 25.

— [7] Das Minimalsediment des Blutes und seine Beziehungen zu Zahl und Hämoglobingehalt der Erythrocyten. Klin. Wschr. **1937**, Nr. 3, 90—93.

— [8] Untersuchungen über die Blutkörperchen-Sedimentierungsreaktion mit Hilfe des Sedigramms. Z. exper. Med. **100**, H. 5, 595—609 (1937).

— [9] Die gleichsinnige Änderung der Viscosität und des Senkungseffektes von kolloidalen Lösungen. Z. exper. Med. **103**, H. 4 u. 5, 539—547 (1938).

— [10] Die Bestimmung der Ballungsbereitschaft roter Blutkörperchen, eine aussichtsreiche klinische Methode. Med. Welt **1938**, Nr 30, 1060.

— [11] Beziehungen zwischen Sphärocytose und Senkungsgeschwindigkeit, unter besonderer Berücksichtigung der Verhältnisse bei Anämien. Dtsch. med. Wschr. **1939**, Nr 20, 788.

— [12] Über die Verwertbarkeit der Blutsenkung in Wissenschaft und Praxis. Med. Welt **1940**, Nr. 19, 478.

GATÈ, J., u. PAPACOSTAS: C. r. Soc. Biol. Paris **83**, 1432 (1920).

GEILL, TORBEN: Recherches relatives à l'action de sels biliaires sur la réaction de sédimentation du sang. C. r. Soc. Biol. Paris **106**, 761—764 (1931).

GELFAND, H. HAROLD, and GEORGE VICTOR: The sedimentation rate in hay fever. Bevore and during the seasonal exacerbation. J. Allergy **5**, 583—589 (1934).

GILLIGAN, D. ROURKE, and A. CARLTON ERNSTENE: The realtionship between the erythrocyte sedimentation rate and the fibrinogen content of plasma. Amer. J. med. Sci. **187**, 552—556 (1934).

GRAM, H. C.: Über die Korrektion der Senkungsreaktion für den Einfluß des Zellvolumenprozentes (Hämoglobin) und über die normalen Grenzen der Senkungsreaktion. Acta med. scand. (Stockh.) **68**, 108—122 (1928).

HAFFNER, E.: Über den Mechanismus von Hämolyse und Agglutination durch Ionen. Pflügers Arch. **196**, 15—59 (1922).

HAM, THOMAS HALE, and FANNY C. CURTIS: Sedimentation rate of erythrocytes. Influence of technical, erythrocyte and plasma factors and quantitative comparison of five commonly used sedimentation methods. Medicine **17**, 447—517 (1938).

HEIDENHAIN, MARTIN: Über die Oberflächenkräfte als Ursache der sogenannten „Geldrollenform" der roten Blutkörperchen und verwandter Erscheinungen. Fol. haemat. (Lpz.) **1**, 461 (1904).

HENLE, JAKOB: Allgemeine Anatomie, Lehre von den Mischungs- und Formbestandteilen des menschlichen Körpers. Leipzig: Voss 1841.

HERZOG, R. O., u. J. ADLER: Über die Adsorption von Zuckerarten durch Tierkohle. Hoppe-Seylers Z. **60**, 79—84 (1909).

HEWSON: Exper. inquiries into the prop. of the blood. London 1774—1777.

HINSBERG, KARL: Medizinisch-chemische Bestimmungsmethoden. II. Teil. Eine Auswahl von Methoden für das klinische Untersuchungslaboratorium. Berlin: Julius Springer 1936.

HITI, MAX: [1] Zur Methodik der Blutkörperchensenkungsreaktion. Z. Kinderheilk. **56**, 449 bis 456 (1934).

— [2] Über die Methodik der Blutkörperchensenkungsreaktion. Klin. Wschr. **1937** I, 131 bis 134.

HÖBER, RUDOLF: Physikalische Chemie der Zelle und der Gewebe, sechste, neubearbeitete Auflage. Leipzig: W. Engelmann 1926.
— u. RUDOLF MOND: Physikalische Chemie der Blutkörperchensedimentierung. Klin. Wschr. 1922 II, 2412—2414.
HOFFSTAEDT, ERNST: Beobachtungen über Verlangsamung der Blutkörperchensenkungsgeschwindigkeit. Dtsch. med. Wschr. 1928 II, 1925—1927.
HOFMEISTER, FRANZ: Zur Lehre von der Wirkung der Salze. Naunyn-Schmiedebergs Arch. 24, 247—260 (1888); 25, 1—30 (1888/89); 27, 395—413 (1890); 28, 210—238 (1891).
HOLLÄNDER, FRIEDRICH: Studien über einzelne die Blutkörperchensenkungsgeschwindigkeit beeinflussende Faktoren. Klin. Wschr. 1940 I, 436—440.
HOLZAPFEL: Beschleunigte Feststellung der Blutsenkung. Münch. med. Wschr. 1935 I, 66.
HOWE, P.: The determination of fibrinogen by precipitation with sodium sulfate compared with the precipitation of fibrin by the addition of calcium chloride. J. of biol. Chem. 57, Nr 1, 235—240 (1923).
HYNES, M., and L. E. H. WHITBY: Correction of the sedimentation-rate for anaemia. Lancet 1938 II, 249—251.
ITO, TAKEO, u. Wo. PAULI: Untersuchungen an elektrolytfreien Proteinen. Biochem. Z. 213, 95—108 (1929).
JERSILD, MOGENS: Blutsenkungsreaktion bei Anämie. Methode zur Verbesserung der Reaktion nach dem Volumenprozent der roten Blutkörperchen. Ugeskr. Laeg. 1934, 1339 bis 1344 (1934) (Dän.).
JOLTRAIN, ED., et A. C. WALTON: Rôle du foie et des choes sur la sédimentation des hématies. ·Rev. méd.-chir. Mal. Foie etc. 5, 193—219 (1930).
— et A. C. R. WALTON: Etude sur le rôle joué par les sels biliaires sur la vitesse de sédimentation des hématies. Rev. Méd. 47, 143—163 (1930).
JORES, A., u. H. STRUTZ: Untersuchungen über die 24-Stunden-Rhythmik der Blutsenkung unter normalen und pathologischen Bedingungen. Dtsch. med. Wschr. 1936 I, 92—96.
KATZ, GEORG, u. PAUL RADT: Die Blutkörperchensenkung beim Ikterus. Med. Klin. 23, 760—761 (1927).
— u. MAX LEFFKOWITZ: Die Blutkörperchensenkung. Erg. inn. Med. 33, 266—392 (1928).
KAULLA, KURT NICOLEY VON: Heparin und Blutsenkung. Acta med. scand. (Stockh.) 98, 374—384 (1939).
KOSTER, L.: Veränderungen der Senkungsgeschwindigkeit in aufbewahrtem Citratblut als Diagnosticum bei bösartigen Tumoren und Lymphogranulom. Nederl. Tijdschr. Geneesk. 1937, 3668—3674 und dtsch. Zusammenfassung S. 3674 (Holländisch).
KURAKANE, G.: Über den Zusammenhang zwischen der Blutkörperchensenkungsreaktion und dem Calciumgehalt des Serums bei Tuberkulösen. Beitr. Klin. Tbk. 85, 113—115 (1934).
KYLIN, ESKIL: [1] Über die Bedeutung der Bluteiweiße für die Senkungsreaktion der roten Blutkörperchen. Acta med. scand. (Stockh.) 85, 574—584 (1935).
— [2] Pathologische Eiweißreaktionen im Blute. II. Die Senkungsreaktion der roten Blutkörperchen. Beitrag in: Die Eiweißkörper des Blutplasmas. Von H. BENNHOLD, E. KYLIN u. ST. RUSZNYÁK, S. 391—401. Dresden-Leipzig: Th. Steinkopff 1938.
LEBEL, H., u. LOTTRUP: Is the sedimentation value to be corrected for variations of the hemoglobin percentage. Clinical studies. Acta med. scand. (Stockh.) 80, 550—565 (1933).
LEE, TERENCE: The sedimentometer a photographic apparatur for automatic recording of blood sedimentation rate. Brit. med. J. 1936, Nr 3955, 809—810.
LEFFKOWITZ, MAX: Die Blutkörperchensenkung, vierte völlig umgearbeitete Auflage. Berlin und Wien: Urban & Schwarzenberg 1937.
LEITNER, J.: Die Wirkung der Röntgen- und Ultraviolettstrahlen auf die Blutsenkungsreaktion. Fortschr. Röntgenstr. 41, 743—747 (1930).
LENZI: Studii sulla sedimentazione degli eritrociti. Analisi delle curve di velocità. I. Azione delle luce. Boll. Soc. ital. Biol. sper. 9, 180—184 (1934).
LEY, RICHARD: Untersuchungen über die Agglutination der roten Blutkörperchen. Pflügers Arch. 197, H. 5/6, 599—610 (1923).
LINZENMEIER, GEORG: [1] Untersuchungen über die Senkungsgeschwindigkeit der roten Blutkörperchen. Pflügers Arch. 181, 169—183 (1920).

LINZENMEIER, GEORG: [2] Untersuchungen über die Senkungsgeschwindigkeit der roten Blutkörperchen. Pflügers Arch. 186, 272—289 (1921).
— [3] Die Senkungsgeschwindigkeit der roten Blutkörperchen und ihre praktische Bedeutung. Münch. med. Wschr. 1923 II, 1243—1245.

LISTER: [1] On early stages of inflammation. Phil. Trans. Lond. 1858, 645.
— [2] Zitiert bei NORRIS: On the aggregation of blood-corpuscles. Proc. roy. Soc. Lond. 17, 429 (1868/69).

LITTEN, LUDWIG: Photographische Darstellung der Blutkörperchensenkung. Münch. med. Wschr. 1927 II, Nr 50, 2133—2135.

MARAGLIANO, G., et M. SIGON: Ricerche sul parallelismo tra velocità di sedimentazione delle emazie e spostamenti dei punti isoelletrici del siero nei tubercolosi. Riforma med. 1934, 408—410.

MEDVEI C. V., u. J. MEYER ALPHER: Beeinflußt das Adrenalin die Senkungsgeschwindigkeit der Erythrocyten und den Fibrinogengehalt des Blutes. Z. klin. Med. 121, 504—514 (1932).

MEETEREN, A. VAN: Sedimentation speed of erythrocytes in citrate blood and defibrinated blood; correction of the reaction of Takata-Ara. Acta med. scand. (Stockh.) 93, 285 bis 296 (1937).

MEIER, MAX URS: [1] Blutkörperchensenkungsgeschwindigkeit und Erythrocytenkonzentration. Fol. haemat. (Lpz.) 44, 527—548 (1931).
— [2] Zur Technik und Beurteilung der Blutkörperchensenkungsreaktion in der Praxis. Schweiz. med. Wschr. 1932, 109—111.

MERCKEL, J. H. C.: [1] Die Viscosität und die lyotropen Zahlen. Bemerkungen zu einer Abhandlung von E. M. BRUINS. Rec. Trav. chim. Pays-Bas et Belg. (Amsterd.) 55, 82—84 (1936).
— [2] Die Viscosität der Elektrolyte in wässeriger Lösung und die lyotropen Zahlen. Kolloid-Z. 73, 67—75 (1935).

MICHAELIS, LEONOR, u. PETER RONA: Weiteres zur Theorie der Adsorption der Elektrolyte: Die Adsorption der organischen Farbstoffe. Biochem. Z. 97, 57—96 (1919).

MOLNÁR, WILHELM: Bestimmung der Blutkörperchensenkung im Oxalatblut. Dtsch. med. Wschr. 1938 II, 1650—1652.

MOND, RUDOLF: [1] Untersuchungen über die Wirkung der ultravioletten Strahlen auf Eiweißlösungen. Pflügers Arch. 196, 540—559 (1922).
— [2] Zur Theorie der Sedimentierung der roten Blutkörperchen. Der Einfluß der Bestrahlung mit ultraviolettem Licht. Pflügers Arch. 197, 574—582 (1922).

NAEGELI, O.: Blutkrankheiten und Blutdiagnostik, 5. Aufl. Berlin: Julius Springer 1931.

NEERGARD, K. VON: [1] Über die Bewertung der Senkungsreaktion im Rahmen funktioneller Zellpathologie. Klin. Wschr. 1929 II, 1561—1563.
— [2] Die Bedeutung der Senkungsreaktion als unspezifische, immunbiologische Reaktion für Frühdiagnose, Prophylaxe und Dosierung der Behandlung. Münch. med. Wschr. 1939 II, 1614—1621.
— [3] Beitrag zur Auswertung der Senkungsreaktion für die Beurteilung der Reaktionslage und die Dosierung der physikalischen Therapie. Helvet. med. Acta 6, 682—685 (1939).

NETTER, HANS: Über die Bedeutung elektrokinetischer Potentiale für die Erforschung biologischer Oberflächen. Pflügers Arch. 208, 16—40 (1925).

NEUBERG, CARL: Hydrotropische Erscheinungen. Biochem. Z. 76, 107—176 (1916).

NICHOLS: A new instrument for automatically recording the erythrocyte sedimentation rate and the volume percentage of cells and plasma upon a single pernament record. J. Labor. a. clin. Med. 24, 631—635 (1939).

NIEDEGGEN, GOTTFRIED: Senkungsgeschwindigkeit und Agglomeratbildung der Erythrocyten. Münch. med. Wschr. 1938 I, 836—838.

NITSCHKE, A.: Über den Einfluß der Plasmaeiweißstruktur auf die Senkungsgeschwindigkeit der roten Blutkörperchen. Z. exper. Med. 64, 120—125 (1929).

OUDENDAL, F. L.: [1] Gibt die Bestimmung der maximalen Senkungsgeschwindigkeit der roten Blutkörperchen Resultate, die besser in Übereinstimmung mit dem klinischen Zustand bei Tuberkulose stehen als die Resultate der bis jetzt gebräuchlichen Methoden? Nederl. Tijdschr. Geneesk. 72 I, Nr 9, 1047—1058.

OUDENDAL, F. L.: [2] Über die Bestimmung der Prognose bei Tuberkulose mittels physi-kalisch-chemischer Untersuchung des Blutserums. Nederl. Tijdschr. Geneesk. 1928 II, 3549—3564 (Holländisch).

PAULI, WOLFGANG, u. PETER RONA: Untersuchungen über physikalische Zustandsänderungen der Kolloide. Beiträge zur Chemischen Physiologie und Pathologie. Herausgegeben von HOFMEISTER 2, 1—41 (1902).

PAULI-VALKÓ: Kolloidchemie der Eiweißkörper. Dresden u. Leipzig: Th. Steinkopff 1933.

PFAFF, WILHELM, u. WILLY HEROLD: Grundlagen einer neuen Therapieforschung der Tuberkulose. Leipzig: Georg Thieme 1937.

PLASS, E. D., u. M. D. ROURKE: A new procedure for determining blood sedimentation rates. J. clin. Invest. 5, Nr 4, 531—539 (1928).

PONDER, ERIC: [1] On the spherical form of the mammalian erythrocyte. Brit. J. exper. Biol. 6, 387—398 (1929).

— [2] On the sperical form of the mammalian erythrocyte. Pt. II. Special forms produced by lecithin and the photodynamic dyes. Brit. J. exper. Biol. 13, 298—308 (1936).

— [3] The measurement of the diameter of erythrocytes. V. The relation of the diameter to the tickness. Brit. J. exper. Biol. 20, 29—39 (1930).

POSTMA, C.: Proc. Acad. Sci. Amsterdam 34, 699 (1931).

RADSMA, W.: [1] Über die Agglutination roter Blutkörperchen und die Hofmeisterschen Reihen. Biochem. Z. 89, 211—219 (1918).

— [2] L'influence de la concentration des iones d'hydrogène sur l'agglutination d'erythro-cytes dans une solution de saccharose. Arch. néerl. Physiol. 3, 365 (1919).

RANGE, LISELOTTE: Über die Erniedrigung der Senkungsgeschwindigkeit der Erythrocyten bei Neurotikern und Psychopathen. Dtsch. Z. Nervenheilk. 131, 198—204 (1933).

RAUE, F.: Zur Senkungsgeschwindigkeit der Erythrocyten. Naunyn-Schmiedebergs Arch. 93, 150—162 (1922).

REICHE, F.: Betrachtungen über die Senkungsgeschwindigkeit der Erythrocyten und über einen Fall von akuter calcipriver Osteopathie. Z. klin. Med. 119, 248—263 (1931).

— u. F. FRETWURST: Plasmaproteine und Senkungsgeschwindigkeit der roten Blutkörper-chen. Beitr. Klin. Tbk. 72, 484—491 (1929).

REICHEL, H.: Blutkörperchensenkung. Berlin u. Wien: Julius Springer 1936.

RIMINI, RICCARDO: Azione della temperatura sulla velocità di sedimentazione. II. Tentativi di correzione per mezzo della formula di Stokes. Fisiol. e Med. 5, 623—626 (1934).

ROBUSCHI, LUIGI: Azione della novirudina sulla velocità di sedimentazione del sangue di individui normali e tuberkulosi. Acti Soc. med.-chir. Padova ecc. 11, 996—1005 (1934).

ROESLER, G., u. J. MEISL: Über die verlangsamte Blutkörperchensenkungsgeschwindigkeit. Dtsch. med. Wschr. 1934 II, 1677—1678.

ROHONY, H.: Elektrolytpermeabilität der roten Blutkörperchen. Kolloidchem. Beih. 8, 337 (1916).

ROHRER, FRITZ: Bestimmung des Mischungsverhältnisses von Albumin und Globulin im Blutserum. Arch. klin. Med. 121, 221 (1916).

RONA, P., u. L. MICHAELIS: Über die Adsorption des Zuckers. Biochem. Z. 16, 489—498 (1909).

ROSPES, MARIAN W., ELSIE ROSSMEISL and WALTER BAUER: The relationship between the erythrocyte sedimentation rate and the plasma proteins. J. clin. Invest. 18, 791—798 (1939).

ROTHE, ERNST: Zur Theorie der Blutkörpersenkung. Dtsch. med. Wschr. 1924, Nr 2, 44—46.

ROURKE, M. DOROTHY, and E. D. PLASS: An investigation of various factors which afect the sedimentation rate of the red blood cells. J. clin. Invest. 7, 365—386 (1929).

— and A. CARLTON ERNSTENE: A method for correcting the erythrocyte sedimentation rate for variations in the cell volume percentage of blood. J. clin. Invest. 8, 545—559 (1930).

ROUX, P., u. O. H. ROBERTSON: Free antigen an antibody circulating together in large amounts (hemagglutinin and agglutinogen in the blood of transfused rabbits. J. of exper. Med. 27, 509 (1918).

SACHS, ERICH: Automatische Registrierung der Blutkörperchensenkungsgeschwindigkeit. Dtsch. med. Wschr. 1932, 932.

SAHLGREN, ERNST: [1] Die Agglutinationsprobe. (Eine Mikroschnellmethode für die Fahraeussche Senkungsreaktion.) Münch. med Wschr. **1929 II**, 1796—1797.
— [2] Die Agglutinationsprobe. Eine Mikroschnellmethode für die Fahraeussche Senkungsreaktion. Acta med. scand. (Stockh.) **77**, 141—170 (1931).

SAHLI: Über eine Verbesserung der Hämatokritmethode. Schweiz. med. Wschr. **1929 I**, 373 bis 375.

SAURER, ANITA: Contributo alla questione dell'influenza dei sali neutri sulla velocità di sedimentazione. Policlinico Sez. med. **46**, 461—468 (1939).

SCHAPPES, HANS: Die Blutkörperchensenkung bei den Haustieren mit dem Apparat nach Reichel. Fol. haemat. **58**, 160—163 (1937).

SCHILLING, VICTOR, u. E. SCHULZ: Die Senkungsgeschwindigkeit der Leukocyten, ihre Abhängigkeit von deren Agglutinationsgrade und ihre Unabhängigkeit von der Suspensionsstabilität der Erythrocyten. Klin. Wschr. **1923**, 2198.

SCHUBERTH, K.: Die Dreiphasensenkung. Wien. klin. Wschr. **1931 II**, 1340—1343.

SCHULHOF, KAMIL: Increased suspension stability of the erythrocytes. Its frequency in allergic individuals and their relatives. J. amer. med. Assoc. **100**, 318—321 (1933).

SCUDERI, GIOVANNI: Tensione superficiale del siero di sangue e velocità di sedimentazione dei globuli rossi. Riforma med. **1935**, 133—137.

SHINDOH, NAOSAKU: Studien über die Pankreasfunktion. II. Mitteilung. Pankreas und Blutkörperchensenkungsgeschwindigkeit. Okayama-Igakkai-Zasshi **41**, 2451—2467 (1929) (Japanisch). Referiert in Kongreßzbl. inn. Med. **59**, 799.

SKROP, FRANZ: Bedeutung der elektrischen Ladung bei der Blutkörperchensenkungsgeschwindigkeit. Mschr. ung. Mediziner **3**, 54—56 (1929). Referiert Kongreßzbl. inn. Med. **56**, 345.

SÖDERLING, B.: Bemerkungen über praktische wichtige und überraschende Abweichungen bei der Senkungsreaktion. Sv. Läkartidn. **1937**, 1273—1281 (Schwedisch). Referiert Kongreßzbl. inn. Med. **94**, 595.

SPEHL, P., u. F. THYS: Quotient albumines/globulins chez les tuberculeux. Comparaison avec la sédimentation globulaire. Rev. belge Tbc. **24**, 186—188 (1933).

STARLINGER, WILHELM: Über Agglutination und Senkungsgeschwindigkeit der Erythrocyten. I. Mitteilung: Biochem. Z. **114**, 129—144 (1921); II. Mitteilung: Biochem. Z. **122**, 105 (1921).

STÖCKLIN, KARL: Methodisches und Kasuistisches zur Senkungsreaktion. Z. klin. Med. **104**, 660—678 (1926).

STRÖM, JUSTUS: On the question of heparin or citrate for sedimentation reaction. A statistical comparison between citrate SR, heparin SR. Acta med. scand. (Stockh.) **96**, 365—389 (1938).

STORZ, HANS u. HANS SCHLUNGBAUM: Humorale (kolloide) Zustände als Konstitutionsmerkmale. Klin. Wschr. **1933 I**, 184—189.

SULKOWITSCH, HIRSH W.: A photographic suspension stability (sedimentation rate) apparatus (Prelim report). Amer. J. med. Sci. **187**, 65—71 (1934).

SWEDIN: Plasmaeiweiß, Cholesterin und Senkungsreaktion bei verschiedenen Tierarten. Biochem. Z. **257**, 411—419 (1933).

T'ANG, BENJAMIN H. Y.: The erythrocyte sedimentation test. Correction for variations in cell volume applied to the graphic method, with observations on its use in tuberculosis. Chin. med. J. **51**, 445—470 (1937).

TENCONI, J.: Relations entre le taux de hémoglobine, le volume et le nombre des hématies dans les anémies et les polyglobulies. C. r. Soc. Biol. Paris **108**, 133—134 (1931).

THEORELL, A. HUGO T.: [1] Über quantitative Bestimmung der Lipoide der aus Pferdeplasma ausgesalzten Eiweißkörper. Biochem. Z. **175**, 297—317 (1926).
— [2] Studien über die Plasmalipoide des Blutes. Biochem. Z. **223**, 1—99 (1930).

TIFFENAU, ROBERT, et O. GYSIN: Rôle des protides plasmatique dans la vitesse de sédimentation des hématies, influence du atome des molécules protidiques. C. r. Soc. Biol. Paris **112**, 1160—1164 (1937).

TRAUBE, J., u. F. KÖHLER: Über die Bildungs- und Lösungsgeschwindigkeit sowie Quellung von Gelen. Internat. Z. physik.-chem. Biol. **2**, 42—84 (1915).

TRÖNNBERG, GÖRAN: Studien über das Verhalten der Senkungsreaktion bei Gelbsucht. Nord. Med. (Stockh.) **1939**, 1987—1993 und englische Zusammenfassung S. 1993 (Schwedisch).

Uffe, Alexander: Blood sedimentation rate in allergic disease. A study of 150 nonselected allergic patients. J. Allergy **4**, 379—384 (1933).

Walther, Georg: [1] Autohämagglutination, Geldrollenbildung und Senkungsgeschwindigkeit. Fol. haemat. (Lpz.) **38**, 281—319 (1929).

— [2] Das Verhalten der Blutkörperchensenkungsgeschwindigkeit bei allergischen und parallergischen Vorgängen. Klin. Wschr. **1940**, 547—553.

Warburg, O.: Beiträge zur Physiologie der Zelle, insbesondere über die Oxydationsgeschwindigkeit in Zellen. Erg. Physiol. **14**, 253—337 (1914).

Weltmann, O., u. B. Sieder: Die Bedeutung des Koagulationsbandes (K.B.) für die Diagnose der Leberkrankheiten. Wien. Arch. inn. Med. **24**, 321—362 (1934).

Westergren, Alf: Die Senkungsreaktion. Erg. inn. Med. **26**, 577—732 (1924).

— Hugo Theorell u. Gösta Widström: Plasmaeiweiß, Blutlipoide, Erythrocyten und Senkungsreaktion. Z. exper. Med. **75**, 668—691 (1931).

Wöhlisch, Edgar: [1] Blutgerinnung und Blutkörperchensenkung als Problem der physikalischen Chemie des Fibrinogens. Ist die Stabilität der Plasmaeiweißkörper eine Funktion der Lage ihrer isoelektrischen Punkte? (Mitteilungen über Blutgerinnung VIII.) Z. exper. Med. **40**, 137 (1924).

— [2] Die Rolle des Thrombins bei der Gerinnung des Blutes. Klin. Wschr. **1923 I**, 1073 bis 1074.

— u. Paul Bohnen: Mikroskopische Untersuchungen am Schwangerenblut. Als Beitrag zur Theorie des Phänomens der Blutkörperchensenkung. Klin. Wschr. **1924 I**, Nr 21, S. 472—474.

Worsaae, Erik: Über die Blutsenkungsreaktion. Hosp. tid. **1937**, 944—950 (Dänisch).

Yamamoto, Sôhei: Über die verschiedenen physikalischen Bedingungen, welche die Senkungsgeschwindigkeit der roten Blutkörperchen beeinflussen. III. Mitteilung. Experimentelle Untersuchungen über den Einfluß der elektrischen Ladung der Blutkörperchen auf Blutkörperchensenkungsgeschwindigkeit. Okayama-Igatokai-Zasshi **43**, 2467—2472 (1931) (Japanisch). Referiert Kongreßzbl. inn. Med. **66**, 85.

Zárdy, Imre, u. György Farkas: Über Blutkörperchensenkung. Magy. orv. Arch. **33**, 446—451 (1932). Referiert Kongreßzbl. **70**, 429.

Zirm, Konrad L., u. Gerhard Scherk: Über den Einfluß des Heparins auf die Blutsenkungsgeschwindigkeit. Z. klin. Med. **125**, 475—479 (1933).

Ziel und Zweck der vorliegenden Arbeit.

Eine große Zahl von Beobachtungen ist seit ältesten Zeiten über jene abnormen Erscheinungen gesammelt worden, die das Blut zu Zeiten darniederliegender Gesundheit bietet. Entsprechend der Entwicklung der Naturwissenschaften und der Technik wurde das Blut nach makroskopischen, mikroskopischen und chemischen Methoden durchforscht Allmählich weitete sich das Forschungsfeld immer mehr. Die kompliziertesten Antigen-Antikörperreaktionen wurden entdeckt, künstliche Färbungen vielfacher Art gewährten vorher ungeahnte Einblicke, physikalische, chemische und kolloidchemische Methoden kamen mehr und mehr zur Anwendung.

So hat schließlich die Forschung der im Blut liegenden Geheimnisse eine solche Fülle von Erkenntnissen gefördert, daß um das Blut eine eigene Wissenschaft sich entwickelt hat. Diese ist in sich wieder aufgeteilt in Sondergebiete, die eine mehr oder weniger unabhängige Bedeutung genießen. Zum Teil liegt dies sachlich begründet, zum Teil mag menschliche Unzulänglichkeit daran die Schuld tragen. Denn einerseits ist es für den Einzelnen schwer, das gesamte um das Blut gesammelte Wissen und Können zu beherrschen, andererseits ist es sicher noch nicht weitgehend genug gelungen, sämtliche schon gewonnenen Erkenntnisse miteinander gedanklich zu verbinden. Hierzu klaffen trotz der

Fülle des schon Gesicherten noch zu große Lücken unseres Wissens. Man kann sogar sagen, daß wir im Aufbau einzelner zur Wissenschaft „Blut" gehörender Sondergebiete erst am Beginn der Forschung stehen. Dies mag mit einiger Bestimmtheit für jenes Gebiet zutreffen, in das die „unspezifischen Reaktionen", die Methoden zur Erschließung physikalisch-chemischer Zustandsformen der Eiweißkörper und weiterer Bestandteile des Plasmas und Serums einzureihen sind. Hierher gehören die Viscosimetrie, Refraktometrie, Messung der Oberflächenspannung und des elektrischen Potentialgefälles, die verschiedenen Methoden zur Bestimmung der Eiweißfraktionen, die Blutkörperchensedimentierung, das Guttadiaphotverfahren, das Blutplasmagel nach R. BUCHER und die Formogelreaktion nach GATÈ und PAPACORTAS und KÜRTEN, das Koagulationsband nach WELTMANN, die Sublimatfällungsreaktion nach TAKATA.

Die meisten dieser Reaktionen liefern Werte, die von einer ganzen Reihe von Faktoren abhängig sind. Sie sind damit der Ausdruck eines vielseitigen und deshalb kaum übersehbaren Wechselspieles. Dieses Wechselspiel bedingt, daß die Werte der verschiedensten Reaktionen einander nur selten parallel laufen. Beispielsweise wird die Blutviscosität sowohl durch hohen Zellgehalt des Blutes als auch durch Vermehrung des Plasmaeiweißes gesteigert. Die beiden Faktoren wirken hier also in gleicher Richtung. Dagegen wirken sie sich bei der Blutsenkung entgegen, indem diese durch höheren Blutkörperchengehalt verlangsamt, durch vermehrten Eiweißgehalt aber beschleunigt wird.

Erst die verschiedene gegenseitige Beeinflussung der mitwirkenden Faktoren und ihre unterschiedlichen Angriffspunkte verschaffen somit den einzelnen Reaktionen eigene Daseinsberechtigung. Sie würden in der heutigen Form vielfach nicht zur Anwendung kommen, wäre es möglich, die ihnen zugrunde liegenden Faktoren selbst einfach und genau zu erfassen Denn alle Diagnostik wird um so klarer und sicherer sein, je besser es gelingt, die eigentlichen Elemente zu trennen und diese zu verwenden an Stelle unübersehbar verquickter Komplexe; es sei denn, daß diesen Komplexen eine tatsächliche, nicht nur mittelbare Bedeutung innewohnt.

Man muß sich also darüber klar sein, daß manche der heute üblichen Methoden noch unzulänglich sind im Vergleich zu jenen Hilfsmitteln, die man von der Zukunft als im Bereich des Möglichen liegend noch erwarten darf. Wohl wird dann durch eine weitere Verfeinerung der Diagnostik diese noch mehr als bisher schon in die Laboratorien abgedrängt werden. Sie wird sich damit aber auch, so widersinnig dies im Hinblick auf die oft umständlichen Methoden erscheint, immer mehr vereinfachen und sicherer gestalten lassen. Sie wird der oft nur zufälligen Intuition des Arztes noch mehr entbehren können, zugunsten leichter erlernbarer Gedankengänge und zum Nutzen der Kranken, denen die Diagnostik zugewendet wird.

Auf dem Weg zu diesem Ziel ist es notwendig, stets von neuem die heutigen Methoden auf die sie zusammensetzenden Bestandteile zu untersuchen, diese auf ihre Verwendbarkeit zu prüfen und immer wieder nach einfachsten Darstellungsmöglichkeiten zu suchen. Dieser Aufgabe dient die vorliegende Arbeit, in der die Erscheinung der Blutkörperchensedimentierung bis in Einzelheiten hin verfolgt wird. Die über sie gewonnenen Forschungsergebnisse sollen gesammelt und in geschlossener Form so dargestellt werden, daß ein einheitliches

Bild entsteht über die der Erscheinung zugrundeliegenden Gesetzmäßigkeiten und über die ihr innewohnenden Möglichkeiten. Eine solche zusammenfassende Übersicht erscheint notwendig, weil die in den letzten Jahren gewonnenen Forschungsergebnisse in verschiedenen Zeitschriften verstreut beschrieben sind, und es so schwer ist, das Neue den bisher über die Blutsenkung üblichen Vorstellungen richtig anzufügen und einzureihen. Neu aufgestellte Begriffe und Bezeichnungen, wie Ballungsfaktor, Ballungsbereitschaft, Minimalsediment, sind noch kaum bekannt geworden und bedürfen daher einmal der zusammenordnenden Besprechung. Untersuchungsergebnisse, die noch nicht veröffentlicht sind, konnten in vorliegender Arbeit in großem Umfange untergebracht werden. Die Erforschung der in der Blutsenkung liegenden Möglichkeiten kann noch keineswegs als abgeschlossen betrachtet werden. Es sind im Gegenteil durch die hier zu berichtenden Untersuchungsergebnisse wieder neue, der Lösung harrende Fragen aufgetaucht. So werden Zweck und Ziel der Darstellung nach zwei Richtungen gehen, einerseits das schon gesicherte Wissen zu berichten und andererseits zur Nachprüfung und Neuforschung anzuregen.

Der vorliegenden Arbeit fällt auch noch die Aufgabe zu, eine methodologische Klärung herbeizuführen. Es sind im Schrifttum eine sehr große Anzahl von Methoden angegeben worden, die sich nicht alle durch gleiche Zweckmäßigkeit auszeichnen. Sie sollen im einzelnen nicht näher untersucht werden, da dies viel zu weit führen würde. Aber das Grundsätzliche soll dargestellt werden. Dadurch wird es dann hoffentlich gelingen, immer wiederkehrende Fehler zu beseitigen und die Technik der Untersuchung auf eine wirklich brauchbare Ebene zu stellen. Die wenigen für wissenschaftliche und praktische Untersuchungen tatsächlich notwendigen Methoden sind am Schluß eingehend beschrieben.

Methodik der Blutsenkung.

Fahraeus hat die Suspensionsstabilität der roten Blutkörperchen bestimmt, indem er ungerinnbar gemachtes Blut in Reagensgläsern zur Beobachtung aufstellte. Hierbei kann man die Blutsenkung nach zweierlei Maß messen. Man kann feststellen, innerhalb welcher Zeit die Bl.K.-Säule bis zu einer bestimmten Marke absinkt, oder man kann nach bestimmter Zeit die von den Bl.K. zurückgelegte Strecke ablesen. Unter gewissen Voraussetzungen sind beide Methoden in gleicher Weise richtig. Aus Gründen der Einfachheit wird heute ganz allgemein fast nur noch die zweite Art der Ablesung angewendet.

Die von Fahraeus angegebene Technik ist in der Folgezeit vor allem von Westergren verbessert worden. Seine Methode hat sich am meisten durchgesetzt. Man mischt 4 Teile Venenblut sofort bei Entnahme mit 1 Teil 3,8proz. Citratsalzlösung und zieht dann das „Citratblut" innerhalb der ersten Stunden in etwa 2,5 mm weiten Röhrchen 200 mm hoch auf. Nach 1, 2 und 24 Stunden wird die Länge der durch Absinken der Bl.K. gebildeten Plasmasäule in Millimetern abgelesen.

Diese wenigen Werte genügen im allgemeinen, um das Wesentlichste eines Senkungsvorganges, seine Schnelligkeit nämlich, annähernd richtig zu erfassen. Daneben ist mehrfach versucht worden, durch Ablesen von mehr Werten und Eintragen derselben in ein Koordinatensystem *graphische Kurven* anzulegen (Abderhalden, Hiti, Oudendal, Stöcklin, Westergren). In der Praxis

hat sich dieses umständliche Verfahren indessen nicht bewährt und in der wissenschaftlichen Forschung hat es allzu große Dienste auch nicht geleistet. Es wird heute kaum mehr angewendet.

Außer der direkten Ablesung haben einige Forscher versucht, durch *photographische Registrierung* tieferen Einblick in das Wesen des Senkungsablaufes zu gewinnen. STAMMREICH, LUNDGREN, LITTEN, SULKOWITCH, LEE und NICHOLS haben zu diesem Zwecke photographische Apparate gebaut. Die damit erzielten Kurven sind teilweise wenig scharf, so daß sie kaum besser als die durch graphische Registrierung gewonnenen Kurven sind. Die zulässige Beobachtungszeit ist

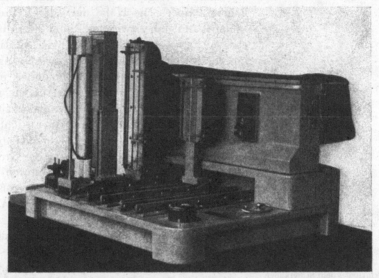

Abb. 1. ,,Sedigraph" in teilweisem Aufbau. Der quergestellte, etwa rechteckige Kasten enthält den durch Uhrwerk getriebenen Schlitten mit dem lichtempfindlichen Papier. Der Kasten ist mit dem nach hinten lose herabhängenden Wechselsack oben verschlossen. An der Vorderwand ist rechts, mit 3 bezeichnet, das eine aufgedeckte photographische System mit Linse zu sehen. Links davon in der Mitte und links außen sind ein kleiner und ein großer Träger aufgebaut, vor deren Mittelspalt die Senkungspipetten angebracht werden.
Vor dem großen Träger links befindet sich die zugehörige Beleuchtungsvorrichtung mit Wärmefilter.

meist nur sehr kurz und die Höhe der zu verwendenden Blutsäulen ist ebenfalls sehr beschränkt. Diese Nachteile boten der wissenschaftlichen Forschung keine neuen Möglichkeiten. Es ist daher bei der Angabe und der Konstruktion der kostspieligen Apparate geblieben, ohne daß von den benannten Forschern neue Entdeckungen veröffentlicht worden wären. Eine Verwendung der Instrumente in der Praxis wurde verhindert durch die hohen Anschaffungskosten und durch die umständliche Wartung der Geräte. Es ist ja auch gar nicht einzusehen, warum man ein Ergebnis, das durch einfache Ablesung nach einer Stunde zu erhalten ist, erst auf dem Umweg über die photographische Aufnahme sich zugänglich machen soll. Trotzdem konnte auf die Dauer nicht darauf verzichtet werden, auch die *Feinheiten des Senkungsvorganges* genau zu untersuchen Hierzu war ein Registriergerät notwendig, das für alle sich bietenden Möglichkeiten gebaut war. Bei seiner Konstruktion mußte zunächst von den rein praktischen Bedürfnissen ganz abgesehen werden. Die erste und vornehmlichste Aufgabe war vor allem darin zu erblicken, den Verschiedenheiten des Senkungsvorganges und ihren

Ursachen nach jeder Richtung hin nachzugehen. Stellte es sich dann heraus, daß neben der Geschwindigkeit auch noch die *besondere Form des Sedimentierungsverlaufes* klinisch von Bedeutung ist, dann war es immer noch an der Zeit, eine geeignete Methode zur Darstellung dieser Kurvenformen ausfindig zu machen.

Ein solcher nur für wissenschaftliche Untersuchungen gedachter Apparat wurde, auf meinen Vorschlag hin, von S. Ott jr.[1] konstruiert und gebaut (Abb. 1).

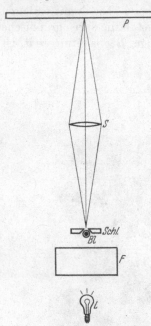

In diesem Gerät lassen sich gleichzeitig drei Blutsedimentierungen über 12 Stunden hin photographisch festhalten. Die Aufzeichnungen der „*Sedigramme*" erfolgt kontinuierlich auf lichtempfindlichem Papier. Die Höhe der aufgestellten Blutsäulen kann dabei zwischen 2 und 30 cm betragen, ebenso kann die lichte Weite der Blutröhrchen innerhalb weit gesteckter Grenzen schwanken. Dadurch sind vielfältige Vergleiche aller praktisch überhaupt wichtigen Sedimentierungen möglich. Denn es lassen sich nebeneinander gleichzeitig Blutproben untersuchen, die nach jeder Richtung hin unterschiedlich sein können. Trotzdem brauchen sich die entstehenden Sedigramme der Größe nach nicht sehr zu unterscheiden. Denn durch eine besondere Vorrichtung lassen sich Vergrößerungen oder Verkleinerungen in gewünschter Weise erzielen.

Das Prinzip der hier angewendeten photographischen Aufzeichnung ist aus Abb. 2 ersichtlich.

Abb. 2. Prinzip der dem Sedigraphen zugrunde gelegten Aufnahmetechnik (von oben gesehen). *L* = Lampe, *F* = Filter, *Bl* = Pipette mit Blutsäule, *Sch* = Schlitz, *S* = Sammellinse, *P* = Schlitten mit lichtempfindlichem Papier.

Es wird das Bild einer Schlitzblende (*Sch*.) mittels einer Sammellinse (*S*.) auf einen lichtempfindlichen Papierstreifen (*P*.) geworfen, der auf einem durch Uhrwerk gleichmäßig fortbewegten Schlitten befestigt ist. Vor der Schlitzblende wird das Sedimentierungsröhrchen (*Bl*.) mittels einer Feder angepreßt. Das Röhrchen wird durch eine elektrische Glühbirne (*L*.) beleuchtet, deren Wärmestrahlen durch ein Filter (*F*.) möglichst abgefangen werden. Zunächst wird durch die der Schlitzblende vorgesetzte Blutsäule jeglicher Lichteinfall in das System verhindert, weil die in Suspension befindlichen roten Bl.K. das auffallende Licht fast völlig zurückwerfen und zerstreuen. Mit dem Absinken der Erythrocyten gibt dann das lichtdurchlässige Plasma den Lichteintritt frei in dem Maße, wie die Senkung voranschreitet. Das so entworfene Teilbild des Schlitzes ergibt auf dem langsam vorbeiziehenden, lichtempfindlichen Papier in ununterbrochener Aufzeichnung eine Schwärzung, die der jeweiligen Höhe der Plasmasäule entspricht. So erhält man das getreue Bild des Senkungsablaufes, das man als *Sedigramm* bezeichnet.

Die Bedienung des Apparates macht keinerlei Schwierigkeiten. Man legt in der Dunkelkammer den mit Photopapier beschickten Schlitten in einen licht-

---

[1] Feinmechanische Werkstätte in Kempten/Allgäu. Herrn S. Ott möchte ich auch an dieser Stelle meinen herzlichsten Dank aussprechen.

dichten sog. Wechselsack, der dann im hellen Raum auf den querliegenden Kasten des Apparates aufgesetzt wird. Nachdem das Uhrwerk in Gang gebracht ist, legt man den Schlitten in den nun geschlossenen Kasten regelrecht ein, so daß die Zahnstange des Schlittens richtig in das Räderwerk der Uhr eingreift. Nun setzt man die frischgefüllten Senkungsröhrchen vor die Schlitzblende und schaltet die Glühlampen ein. Nach 6 bzw. 12 Stunden (je nach dem gewählten Vorschub des Schlittens) bringt man den Schlitten mit Hilfe des Wechselsackes wieder in die Dunkelkammer und entwickelt hier die Sedigramme wie gewöhnliche Photographien.

Form und Messung der Sedigramme.

Die den Ablauf der Bl.K.-Sedimentierung darstellenden Sedigramme besitzen im allgemeinen die im Schrifttum schon wiederholt beschriebene Form des flach-liegenden römischen S. Die Sedimentierung der roten Bl.K. beginnt also langsam, wird allmählich immer schneller, bis sie ein gewisses Maximum erreicht hat, und verringert sich dann wieder.

Diese S-Form hat ROTHE dazu veranlaßt, den Sedi-mentierungsverlauf in *drei Stadien* einzuteilen. Im ersten Stadium sollen die Erythrocyten sich einzeln senken, im zweiten erreichen sie ihre größte Geschwindigkeit und im dritten Stadium sacken sie noch weiter in sich zusammen. Tatsächlich sinken aber nun die Bl.K. eine nur sehr kurze Strecke einzeln ab. Sie treffen sehr rasch aufeinander und lagern sich dann zu immer größeren Ballen zusammen. Sobald diese Agglomerate eine bestimmte, nicht mehr steigerungsfähige Größe erreicht haben, ist das erste Sta-dium beendet und beginnt das zweite. Die Bl.K. legen also den größten Teil des ersten Stadiums schon in ge-ballter Form zurück. Allerdings sinken sie noch „*verhalten*", weil diese Ballen ihre endgültige Größe und damit ihre bestmöglichen Falleigenschaften noch nicht erlangt haben.

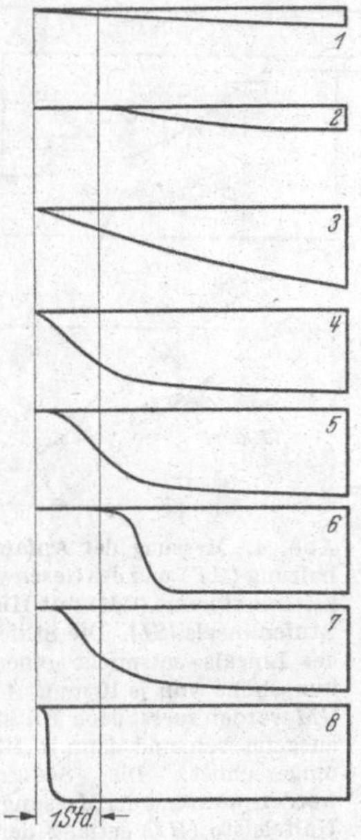

Die Unterteilung des Sedimentierungsverlaufes wird daher besser lauten:

1. Anfangsverhaltung (A.V.) — 2. Geschwindigkeits-maximum (G.M.) — 3. Sackung.

Die an einer größeren Reihe von Sedigrammen vor-genommene Umschau über die Kurvenformen, mit denen man zu rechnen hat, führt etwa zu einer Auswahl, wie

Abb. 3. Verschiedene Sedi-gramm-„Typen". Gesamt-höhe der Blutsäulen 200mm. Untere Begrenzungen nicht gezeichnet.

sie in Abb. 3 zusammengestellt ist. Die hier gezeigten Sedigramme stellen Sedi-mentierungsabläufe vor, die sich nicht allein durch die Schnelligkeit des Verlaufes unterscheiden. Schon auf den ersten Blick geht aus diesen wechselnd gestalteten Sedigrammen die *Mehrzahl* mitwirkender Faktoren hervor.

Beispielsweise fällt bei Kurve 2 im Vergleich zu Kurve 1 die stärkere Krüm-mung auf. Fast rein linearer Verlauf zeichnet das 3. Sedigramm aus. Im Gegen-satz dazu schwingt sich Kurve 6 in ausgeprägter S-Form. Die Kurven 4 und 5 lassen sich als Übergangs- bzw. Zwischenform auffassen. Eine Besonderheit findet sich in der 7. Kurve. Diese weist im Sackungsstadium einen sonst nicht

hervortretenden Knick auf. Es ist, als ob die Sackung einige Zeit, nachdem sie schon begonnen hat, sich nochmals plötzlich verstärkte. Das 8. Sedigramm endlich stellt den Typ der außerordentlich rasch verlaufenden Senkung vor, einer Senkung, die schon vor Ablauf einer Stunde beendet erscheint.

Schon diese in Abb. 3 gegebene Übersicht läßt die Frage entstehen, wie es am besten möglich ist, die verschiedenen typischen Merkmale der Sedigramme in einfacher Weise wiederzugeben. Man könnte geneigt sein, einfach eine Anzahl von Typen herauszustellen, diese zu numerieren und danach alle vorkommenden Sedigramme in einfacher Weise zu kennzeichnen.

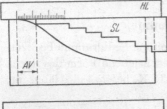

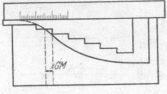

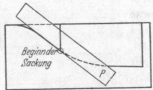

Abb. 4. Messung der Anfangsverhaltung (AV) und des Geschwindigkeitsmaximums (GM) mit Hilfe des Stufenlineals (SL). Die Stufenhöhe des Lineals entspricht einer Senkungshöhe von je 10 mm. AV und GM werden zuerst nach Millimetern ausgemessen und dann in Minuten umgerechnet. Die Sedigramme werden während der Messung durch Halteleiste (HL) entlang der Nullinie festgeklemmt. Der Beginn der Sackung (3. Kurve) wird mit Hilfe eines Papierstreifens (P) festgestellt.

Dieses Verfahren, bei der Deutung der Elektrokardiogramme teilweise geübt, ist indessen hier nicht gut möglich. Denn man müßte die Typisierung für alle vorkommenden Geschwindigkeiten durchführen, weil durch die Schnelligkeit des Sedimentierungsverlaufes auch die typischen Merkmale stark beeinflußt werden. Man muß also doch zu *Messungen* seine Zuflucht nehmen und versuchen, das Wissenswerte eines Sedigrammes durch Zahlen und durch deren gegenseitige Verhältnisse auszudrücken. Zur Wahrung der Übersicht sind dabei die Messungen auf die kleinstmögliche Anzahl zu beschränken.

Auf der Suche nach der einfachsten Vermessungsart kam die schon von WESTERGREN gemachte Beobachtung zu Hilfe, daß das G.M. bei fast allen Senkungen erst nach einem Abfall der roten Bl.K. um etwa 10 mm beginnt. Wenn dies auch nicht für alle Fälle in gleichem Maße streng zutrifft, so genügt es für die meisten praktischen und theoretischen Untersuchungen doch, das Stadium der A.V. dann als beendet anzusehen, wenn die Bl.K. um 10 mm abgefallen sind. Hieraus ergibt sich die Methode der Messung der A.V. Man bestimmt einfach die bis zum Absinken um diese 10 mm verstrichene Zeit und gewinnt damit ein hinreichend genaues Maß für die Dauer des ersten Stadiums (Abb. 4).

In besserer Weise ist bei derartigen Kurven eine Phasenabgrenzung kaum durchzuführen. Denn die zwischen den einzelnen Phasen stets vorhandenen fließenden Übergänge widerstreben jedem Versuch genauerer Begrenzung. Jede irgendwie ausgeführte Messung bedeutet somit eine gewisse mit Fehlern belastete Willkür.

Das G.M. läßt sich analog der A.V. erfassen, indem man die kürzeste für den Abfall einer Strecke von 10 mm notwendige Zeit mißt. Man könnte auch daran denken, den Winkel der an das zweite Stadium angelegten Tangente mit der 0-Linie zu bestimmen und diesen als Maß für das G.M. einzusetzen. Das ist indessen nicht empfehlenswert. Der Verlauf der Kurven im Bereich des zweiten Stadiums ist nämlich nur selten rein linear, eine Winkelbestimmung

dadurch sehr erschwert und letzten Endes auch nicht richtiger als die eben dargelegte Messung.

Dagegen hat sich trotz einiger Ungenauigkeiten zur Bestimmung der *Sackung* eine Methode bewährt, die der Winkelmessung nahesteht. Man legt an das Sedigramm einen Papierstreifen tangential an und schätzt nach dem deutlichen Abbiegen der Senkungskurve das Ende des G.M. und damit den Beginn der Sackung ab.

Diese zur Messung der Sackung ausgearbeitete Methode braucht nur für wissenschaftliche Untersuchungen mit besonderer Fragestellung Anwendung zu finden. Für fast alle praktischen Zwecke kann man auf die Erfassung der Sackung ganz verzichten. Sollte das Sackungsstadium aber doch einmal von Interesse sein, ohne daß man die Gelegenheit hat, photographische Sedigramme anzufertigen, so wird es genügen, den 24-Stunden-Wert heranzuziehen. Dieser erreicht indessen nur unter Berücksichtigung des Erythrocytengehaltes eine gewisse Bedeutung. Eine volle Ausnutzung der im 24-Stunden-Wert liegenden Möglichkeiten würde erst durch den Vergleich des 24-Stunden-Wertes mit den 1- und 2-Stunden-Werten oder mit A.V. und G.M. erzielt werden.

Die Bestimmung der für die A.V. und für das G.M. geltenden Zeitmaße kann sehr einfach mit Hilfe eines in Stufen zu je 10 mm eingeteilten Lineals (Abb. 4) erfolgen. Gute Dienste leistet dabei noch eine Einrichtung, die es gestattet, eine Führungsschiene auf das Sedigramm zu pressen, deren Vorderseite der 0-Linie parallel läuft. Dadurch läßt sich das Stufenlineal sicherer anlegen.

Die Werte des wichtigen ersten und zweiten Stadiums stellen also Zeitmaße dar, deren Einheiten Minuten sind. Das dritte Stadium wird dagegen durch einen Streckenwert in Millimetern ausgedrückt. Durch diese drei Maße und durch ihre gegenseitigen Verhältnisse läßt sich ein Sedigramm in seinen wichtigsten Eigenschaften erfassen. Insbesondere wird dadurch der Grad der S-Form gut wiedergegeben. Weniger wesentliche Erscheinungen gehen allerdings verloren. Beispielsweise würde der zweite Knick im Sackungsstadium (Kurve 7 der Abb. 3) nicht erfaßt werden. Doch sind dies so seltene Vorkommnisse, daß die besondere Ausarbeitung einer dafür bestimmten Meßtechnik sich erübrigt.

Zu erwähnen ist noch die sog. Streuungszone, die bei niedrigem Bl.K.-Gehalt durch relatives Zurückbleiben einzelner Bl.K. und Bl.K.-Ballen und bei sehr rascher Sedimentierung häufig vorkommt und die oft sehr verwaschene Konturen im Bereich des zweiten Stadiums erzeugt. Dadurch ist die eindeutige Ausmessung des Sedigrammes zunächst ebenso erschwert, wie die direkte Ablesung der Senkungswerte infolge dieser Streuungszone oft nur schätzungsweise geschehen kann. Am Sedigramm hilft man sich, indem man die verwaschenen Konturen mit spitzem Bleistift scharf zeichnet, was trotz der dabei notwendigen Schätzung gröbere Fehler vermeiden hilft.

Manchmal stört auch eine hohe Leukocytenschicht, die sich ebenfalls abbildet. Bei der Ausmessung der Sedigramme hat man sich hierbei zu vergegenwärtigen, daß das Wesentliche immer die Sedimentierung der Erythrocyten bleibt, und daß man deshalb die Leukocytenschicht zu vernachlässigen hat.

Allgemeine Vorbemerkungen über Hauptfaktoren und Nebenfaktoren.

Über die Faktoren, von denen die Blutsenkung abhängig sein soll, sind viele Beobachtungen gesammelt und zahlreiche, teils experimentelle Arbeiten veröffentlicht worden. Als gesichert kann man heute den überragenden Einfluß der „labileren" Eiweißgruppen, nämlich des Fibrinogens und des Globulins, annehmen. Die Wirkung des Albumins ist kaum noch umstritten. Die Lipoide, Cholesterin und Lecithin, wirken nach den sehr genauen Untersuchungen Theo-rells nur dann, wenn sie sich in einem bestimmten physikalischen Zustand befinden, auf jeden Fall aber hemmen sie die Blutsenkung. Unbefriedigend müssen die meisten Darstellungen über den Einfluß des Bl.K.-Volumens erscheinen. Es wird nämlich auf der einen Seite heute unumstritten zugegeben, daß künstliche Verminderung der Bl.K.-Zahl zu einer ganz erheblichen Beschleunigung der Blutsenkung führt, auf der anderen Seite aber weiß man nichts Rechtes mit der Beobachtung anzufangen, daß bei den meisten Anämien die Senkungszahlen nicht so hoch zu sein pflegen, wie man dies nach den experimentellen Untersuchungsergebnissen erwarten würde. Zur Erklärung wird dann meist ein noch unbekannter Faktor erwähnt, der ausgerechnet bei den Anämien besonders in Erscheinung treten soll.

Die größte Wahrscheinlichkeit erkennt man immer noch der Vermutung Westergrens bei, es sei vielleicht eine abnorme Herabsetzung der „Agglutinabilität" der roten Bl.K. jener viel gesuchte Faktor. Sicheres wird indessen nie ausgesagt. Daneben findet man im Schrifttum noch eine Menge von anderen Einflüssen erwähnt. Genannt werden hier Temperaturunterschiede, wechselnder Gasgehalt des Blutes, Poikilocytose und Anisocytose usw.

Um hier zu klarerem Denken und zu einem systematischen, theoretischen Aufbau zu kommen, habe ich mich schon vor einigen Jahren bemüht, die in Frage stehenden Faktoren in solche einzuteilen, die für den eigentlichen Senkungsvorgang unentbehrlich sind und in solche, die zwar wirken können, es aber nicht brauchen. Auf solche Weise entstand die Einteilung in *Hauptfaktoren* oder Dominanten und in *Nebenfaktoren* oder Varianten. Die weitere Entwicklung hat die Zweckmäßigkeit einer derartigen Unterteilung bestätigt. Sie gilt in der ehedem aufgestellten Form auch heute noch und ist für das Verständnis der weiteren Darlegungen so wichtig, daß sie, manchem erst später aufgezeigten Ergebnis vorausgreifend, hier kurz erklärt werden soll.

Der Senkungsvorgang ist im wesentlichen von *drei Hauptfaktoren* abhängig. Jeder von ihnen ist für die Blutsenkung, deren grundlegende Erscheinung die reversible Ballung und der damit zusammenhängende S-förmige Verlauf ist, unentbehrlich. Diese Hauptfaktoren sind:

1. Der *Ballungsfaktor*, der im Plasma an das Fibrinogen und an die anderen Globuline gebunden zu sein pflegt. Statt dieser Eiweißgruppen können auch körperfremde Stoffe, wie z. B. Gummi arabicum, als Träger des Ballungsfaktors dienen. Trotz der chemischen großen Unterschiede der ihn tragenden Moleküle wirkt er aber einheitlich auf die Bl.K. ein, so daß aus dem Erfolg der reversiblen Ballung nicht erschlossen werden kann, welche Moleküle vorliegen.

2. Der Ballungsfaktor kann nur dann seine Wirkung ausüben, wenn die roten Bl.K. die Fähigkeit zur Ballung besitzen. Die in Erscheinung tretende

Größe dieser Ballungsfähigkeit oder Agglomerabilität ist die *Ballungsbereitschaft* der roten Bl.K., die den zweiten Hauptfaktor darstellt. Diese *Agglomerabilität* wird im Schrifttum vielfach der Agglutinabilität einfach gleichgesetzt. Das ist ebenso falsch wie die Verwechslung von Agglomeration und Agglutination. Im einen Fall handelt es sich nämlich um die unspezifische, *reversible Ballung*, im anderen Falle dagegen um die wesentlich andere Erscheinung der mehr oder weniger *irreversiblen Ballung*.

Die infolge der Blutgruppeneigenschaften (Agglutinogene der roten Blutkörperchen und Agglutinine des Serums) zustandekommende Agglutination ist allerdings nur *relativ* irreversibel. Sie löst sich bei höherer Temperatur (etwa 50—56°) ebenfalls.

3. Zum richtigen Ablauf einer Blutsenkung gehört auch eine bestimmte Masse von roten Bl.K. Diese wird prozentual ausgedrückt und als Hämatokritvolumen, noch besser aber als *Minimalsediment* angegeben. Die Kenntnis des Hämatokritvolumens, auch Kompressionsvolumen genannt, wird als bekannt vorausgesetzt. Dagegen ist das Minimalsediment erst in neuerer Zeit von der Blutsenkung her entwickelt worden und wird deshalb nochmals kurz erklärt: Es stellt jenes kleinste Sediment dar, das ohne zusätzliche Zentrifugalkraft durch die alleinige Wirkung des maximal gesteigerten Ballungsfaktors innerhalb 24 Stunden erreicht wird. Das Prinzip seiner Bestimmung besteht darin, eine abgemessene Blutmenge mit einer mehrprozentigen Gummi arabicum-Lösung zu mischen und so zur Sedimentierung aufzustellen. Die Höhe des so gebildeten Sedimentes, ausgedrückt in Prozenten zu der verwendeten Blutmenge, wird als Minimalsediment bezeichnet.

Die drei Hauptfaktoren sind mehr oder weniger komplexer Natur. So sind beispielsweise der Ballungsfaktor oder die Ballungsbereitschaft von richtiger Salzmischung, von der Salzkonzentration, vom p_H usw. abhängig. Diese einzelnen Faktoren werden als wesentliche Bestandteile, aber als untergeordnet den Hauptfaktoren zugerechnet.

Von ihnen unterscheiden sich die eigentlichen *Nebenfaktoren*, die das Abweichen von einer gewissen Norm ausdrücken. Dazu gehören u. a. die Poikilocytose der roten Blutkörperchen, erhöhter Gallensäuregehalt oder abnormer Lipoidgehalt des Blutes. Wie schon erwähnt, faßt man die Wirkung des p_H als wesentlichen Bestandteil von Hauptfaktoren auf, rechnet aber die durch abnorme Kohlensäurespannung zustande kommende Verschiebung des p_H zu den Nebenfaktoren. Hieraus ergibt sich, daß die Nebenfaktoren in den Senkungsvorgang nur variierend eingreifen, ihn aber nicht wesentlich bedingen. Trotzdem kann ihr Einfluß sehr erheblich sein. So kann z. B. erhöhter Gallensäuregehalt die Senkungsgeschwindigkeit ganz bedeutend hemmen.

Vielleicht macht diese Einteilung in Hauptfaktoren und in Nebenfaktoren den Eindruck der zu weit getriebenen Schematisierung. Der möglicherweise darin liegende Nachteil wiegt indessen nicht die großen Vorteile auf, die eine so klar umrissene Beschreibung von einem so verwickelten Vorgang, wie die Blutsenkung ihn darstellt, zu geben vermag. Es wird durch eine solche Unterteilung, auch wenn sie nur den Wert der Arbeitshypothese in sich birgt, jedenfalls eine Vorstellung von dem Ineinandergreifen der Faktoren vermittelt, die am ehesten dazu geeignet ist, schwerwiegende Irrtümer in der Forschung zu verhindern. Im übrigen hat die hier aufgezeigte Trennung in Hauptfaktoren und

Nebenfaktoren immerhin schon dazu geführt, Minimalsediment und Ballungsbereitschaft der roten Bl.K. heute methodisch einwandfrei erfassen zu können.
Es wird sich bei den weiteren Darlegungen noch zeigen lassen, wie gerade durch
die Schematisierung auch schwierige Fragen der Lösung und dem Verständnis
nähergebracht werden können.

Der Ballungsfaktor.

Nach den vorausgegangenen Darlegungen wird unter Ballungsfaktor ganz
allgemein die dem Plasma, dem Serum oder einem anderen Suspensionsmittel
innewohnende Eigenschaft verstanden, unter bestimmten Voraussetzungen die
roten Bl.K. zur reversiblen Ballung anzuregen. Die über das Wesen des Ballungsfaktors aufgestellten Behauptungen werden nachfolgend bewiesen und weiter
ausgeführt. Über das Verhältnis von Menge des Ballungsfaktors zur Größe
der davon abhängigen Senkungsgeschwindigkeit unterrichten zunächst die Ergebnisse eines einfachen Versuches:

Versuch 1. Es werden 50 ccm Blut, dessen Senkungsgeschwindigkeit als sehr
hoch bekannt ist, durch Zusatz von 3,8 proz. Citratsalzlösung ungerinnbar gemacht. Durch Doppelbestimmung wird ein Hämatokritvolumen von 40% festgestellt. 10 Proben des Citratblutes zu je 4 ccm werden zentrifugiert. Das nun
überstehende Plasma wird in ansteigender Menge durch 3,8 proz. Natriumcitratlösung ersetzt. Die so bereiteten Aufschwemmungen von Bl.K. in einer
Suspensionsflüssigkeit von Plasma und physiologischer Citratsalzlösung werden
schließlich in WESTERGREN-Pipetten auf 200 mm Höhe aufgezogen und zur Sedimentierung angesetzt. Die Ablesung der Senkungswerte erfolgt nach 1, 2, 4
und 24 Stunden in Millimetern.

Durch Eintragen der aus Versuch 1 stammenden Senkungswerte in ein
Koordinatensystem erhält man Abb. 5. Es zeigt sich, daß die Senkungsgeschwindigkeit der roten Bl.K. um so rascher verläuft, je mehr Plasma statt physiologischer Salzlösung vorhanden ist. Die Kurven der Abb. 5 drücken zugleich
die gegenseitige Beziehung aus, die zwischen der in den Proben verbliebenen
Plasmamenge und der entsprechenden Senkungsgeschwindigkeit besteht. Diese
Beziehung wird also durch die hier vorliegenden „glockenförmigen" Kurven bezeichnet, die eine besondere Abart der Asymptoten sind. Schon mit diesem einzigen Versuch werden die Formeln hinfällig, die von einigen Forschern aufgestellt
worden sind. So die Formel von WESTERGREN, THEORELL und WIDSTRÖM:

Sgk. nach 1 Std. = 140,4 · Fibrin% — 6,22 · Glob.% — 6,09 Alb.% — 24,5

und die Formel von BENDIEN, NEUBERG und SNAPPER:

$$\text{Sgk. nach 1 Std.} = \frac{45}{\text{Zellvol.}} \text{F.I. (Fibrinog.\% — 3,5)} \cdot 12 + (\text{Glob.\% — 22}) \cdot 22,5.$$

In diesen Formeln wird nämlich die zwischen Senkungsgeschwindigkeit und
Eiweißgehalt des Plasmas bestehende Beziehung als *linear* angenommen, was
nach Abb. 5 ganz offenbar der Wirklichkeit nicht entspricht.

BROOM, der die beiden Formeln gegenübergestellt hat, war so verständlicherweise zu sehr großen Unterschieden gekommen. Sein hieraus gezogener Schluß,
die in den Formeln angegebenen Faktoren genügten allein nicht, brauchte indessen, da die Formeln unrichtig sind, nicht zwingend zu sein.

Blutproben, die nach Versuch 1 noch 0%, 50% und 100% Plasma enthalten, ergeben die in Abb. 6 gezeigten Sedigramme. Im Sedigramm *a* erkennt man weder Anfangsverhaltung noch Geschwindigkeitsmaximum noch Sackung. Die Bl.K. haben sich also von Anfang bis Ende ganz gleichmäßig gesenkt, sie haben sich dem-

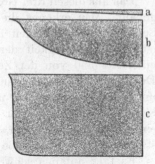

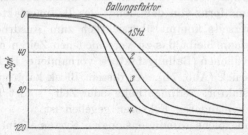

Abb. 5. Die Beeinflussung des Senkungsverlaufes durch den Ballungsfaktor, der *linear* ansteigend in der Abszisse einge-tragen ist.

Abb. 6. Sedigramme des gleichen Citrat-blutes, dessen Plasma zu 100% (*a*), zu 50% (*b*) und zu 0% (*c*) durch 3,8proz. Citratsalzlösung ersetzt worden ist.

nach auch nicht geballt. Denn sobald sie sich ballen, gewinnen sie dadurch die Möglichkeit zu rascherem Absinken und zeichnen das auch im Sedigramm in Form der drei Stadien ab. Die Sedigramme *b* und *c* liefern dafür gute Beispiele.

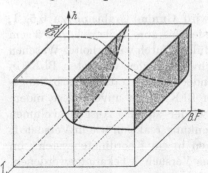

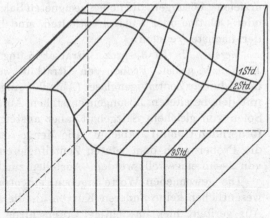

Abb. 7a. Aus den Kurven der Abb. 5 und den Sedigrammen der Abb. 6 ist ein räum-liches Modell entwickelt worden, das die zwischen Zeit (*T*), linear anwachsendem Ballungsfaktor (*BF*) und Senkungshöhen bzw. Sedimenthöhen (*h*) bestehenden Be-ziehungen nach dreidimensionaler Anord-nung aufzeigt. Aus Abb. 5 ist zur Erzie-

Abb. 7b. Räumliches Modell wie Abb. 7a, nachdem die Plasma-schicht weggedacht ist. Der verbleibende Block stellt dar, wie groß das Blutkörperchensediment bei linear anwachsendem Ballungsfaktor nach bestimmten Zeiten ist. Vgl. die für 1 und 2 Stunden eingezeichneten Kurven mit den entsprechenden Kurven der Abb. 5!

lung besserer Übersicht nur die 2-Stunden-Kurve besonders eingezeichnet worden (punktiert, von links nach rechts verlaufend und die Sedigramme schneidend!). Die an der Vorderwand des Modelles entlang laufende Kurve stellt dar, wie hoch die Senkungswerte nach etwa 9 Stunden sind. Der Blutkörperchengehalt (Minimal-sediment), ist in allen Fällen als gleich groß angenommen.

Sucht man Abb. 5 und Abb. 6 in einer einzigen Darstellung zu vereinen, so gelingt dies nur durch Aufbau eines dreidimensionalen Systems. Es sind nämlich drei Größen in gegenseitige Beziehung zu bringen:

1. Die Menge des in den Blutproben verbliebenen Plasmas, das den *Ballungs-faktor* enthält.

2. Die Strecke, die von den roten Bl.K. zurückgelegt ist und die ein Maßstab für die *Senkungsgeschwindigkeit* ist.

3. Die *Zeit*, nach der diese Senkungsgeschwindigkeit abgelesen wird.

Das aus diesen drei Größen sich ergebende Modell ist in Abb. 7a zusammengebaut. Man erkennt die drei Sedigramme senkrecht aufgestellt, so daß die Senkungsgeschwindigkeit in natürlicher Weise von oben nach unten abzulesen ist. Die Abhängigkeit der Sedigrammform von der Menge des Ballungsfaktors einerseits und von der Zeit andererseits kommt übersichtlich zum Ausdruck. Denkt man sich das Plasma weg, dann bleibt das zu verschiedenen Zeiten und unter der Wirkung des unterschiedlichen Ballungsfaktors vorhandene Bl.K.-Sediment als einheitlicher Block zurück (Abb. 7b). An diesem Block kann man einen der drei Faktoren, Ballungsfaktor, Sedimenthöhe oder Zeit, sofort bestimmen, wenn die Größe der beiden anderen Faktoren gegeben ist.

Es fällt anfangs schwer, sich in solche dreidimensionalen Systeme hineinzudenken. Sie sind indessen sehr geeignet, den letzten Prüfstein für die Richtigkeit der gewonnenen Befunde abzugeben. Sie lassen am ehesten erkennen, wo noch Lücken klaffen, und führen so von selbst zur letzten Ergründung der verfolgten Zusammenhänge.

Statt mit Plasma kann man auch mit körperfremden Suspensionsmitteln reversible Ballung und damit erhöhte Senkungsgeschwindigkeit der roten Bl.K. erzielen. Lösungen, die neben geeigneten Salzmengen Stoffe wie Gummi arabicum oder Gelatine oder Vinarol enthalten, sind hierbei wirksam. Als Beispiel diene der nächste Versuch:

Versuch 2. In 3,8proz. Citratsalzlösung wird Gummi arabicum zu 0,5, 1, 1,5% usw. gelöst. Proben von Citratblut werden bis zum Teilstrich von 2 ccm in graduierte Zentrifugengläser (Abb. 20) eingefüllt. Durch wiederholtes Waschen mit den bereiteten Lösungen entstehen Aufschwemmungen von roten Bl.K. in Solen von gleichem Salzgehalt, aber ansteigender Konzentration des ballungsfördernden Gummi arabicum. Die Menge roter Bl.K. bleibt unverändert, indem die Proben nach dem letzten Zentrifugieren wieder auf das Ausgangsvolumen von 2 ccm eingestellt werden. Anstellen zur Senkungsreaktion wie in Versuch 1.

Die gewonnenen Werte ergeben, eingetragen in ein Koordinatensystem, im wesentlichen keine anderen Kurven als die aus Versuch 1 bekanntgewordenen. Auf geringe, hier unwichtige Unterschiede wird noch zurückzukommen sein. Durch diese Übereinstimmung wird die eingangs schon erwähnte Tatsache bestätigt, daß die chemische Zusammensetzung des den Ballungsfaktor tragenden Moleküls im großen ganzen für den Senkungsvorgang belanglos ist. Im gleichen Sinne kann das gleichartige Aussehen der von beiden Versuchen stammenden Sedigramme verwertet werden.

Die *Einheitlichkeit* der Wirkung der als Ballungsfaktor bezeichneten Eigenschaften von Suspensionsflüssigkeiten, besonders des Plasmas, läßt sich auch noch anders darlegen und beweisen. Dieser Beweis gründet sich auf Versuche, die früher schon veröffentlicht worden sind. Als Beispiel sei hier angeführt:

Versuch 3. Es werden mehrere Blutproben, die von verschiedenen Menschen mit unterschiedlichen Krankheiten stammen, so vorbehandelt, wie dies im Versuch 1 dargestellt worden ist. Dem besonderen Zweck entsprechend wird ein und dasselbe Blut jeweils in nur drei einzelne Proben unterteilt und deren

Plasma zu 0%, 25% und 50% gegen 3,8proz. Citratsalzlösung ausgetauscht. Von diesen Proben werden Sedigramme gefertigt, die nach den verschiedensten Richtungen hin ausgemessen werden. Es werden die Werte für A.V. und G.M. in Minuten und dazu die Werte der Senkung nach 1, 2, 4 und 24 Stunden in Millimetern festgestellt. Durch Eintragen der gewonnenen Werte in ein entsprechendes Koordinatensystem gelangt man zu Kurven, wie sie die als Beispiel angeführte

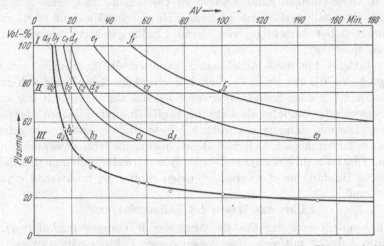

Abb. 8. Veränderungen der Länge der Anfangsverhaltung (A V) durch Ersatz des Plasmas mit 3,8proz. Citratsalzlösung. Überführung der Einzelkurven in die untere Sammelkurve zeigt die einheitliche Wirkungsweise des Ballungsfaktors.

Abb. 8 aufzeigt. Diese Kurven stehen unter sich in einem ganz bestimmten Zusammenhang. Sie lassen sich sogar in einer einzigen Sammelkurve vereinigen unter Überlegungen, die in einer früheren Veröffentlichung folgendermaßen beschrieben worden sind:

„Geht man von der Voraussetzung aus, daß die Dauer der A.V. von einer gewissen Menge der Plasmafaktoren[1] abhängig ist, so wird durch die auf Linie I eingetragenen Werte a_1, b_1, c_1 usw. jeweils eine solche Menge von Plasmafaktoren gekennzeichnet. Entsprechend der Versuchsanordnung ist dann:

$$a_2 = \frac{75}{100} a_1; \qquad b_2 = \frac{75}{100} b_1$$

usw.; und ferner ist

$$a_3 = \frac{50}{100} a_1; \qquad b_3 = \frac{50}{100} b_1 \text{ usw.}$$

Wie sich aus der Zeichnung ergibt, ist zufällig $b_1 = a_2$. Demnach ist

$$b_2 = \frac{75}{100} b_1 = \frac{75}{100} a_2 = \frac{75}{100} \cdot \frac{75}{100} a_1.$$

Setzt man $a_1 = 100$, so ist

$$b_2 = \frac{75}{100} \cdot \frac{75}{100} 100 = 55{,}25.$$

Das bedeutet, daß die dem Punkt b_2 entsprechende Zahl senkungsbeschleunigender Faktoren, bezogen auf die a_1 entsprechende Zahl, nicht mehr 75 mm, sondern 55,25 mm im orthodiagraphischen System entspricht. Dieses b_2' trifft

---

[1] „Plasmafaktor" ist hier im Sinne von „Plasma-Ballungsfaktor" gebraucht.

mit der Kurve $a_1 - a_2 - a_3$ zusammen. In gleicher Weise berechnet man b'_3.
Für die Kurve $c_1 - c_2 - c_3$ gilt folgendes:

$$c_1 = \frac{56}{100}\,a_1; \qquad c_2 = \frac{75}{100}\,c_1 = \frac{75}{100} \cdot \frac{56}{100}\,a_1.$$

Unter der Voraussetzung: $a_1 = 100$, ist: $c_2 = 42$.‟

Es gelingt demnach, alle von den verschiedensten Blutproben gewonnenen Kurven in einer einzigen Sammelkurve zu vereinigen. Das heißt mit anderen Worten, daß die ballungsfördernde Eigenschaft *einheitlich* auf die Bl.K. einwirkt. Es erscheint daher berechtigt, von einem „Ballungsfaktor" als einheitlichem Begriff zu sprechen.

Unterstützend für diese Anschauung kommen die Ergebnisse von Untersuchungen hinzu, die auf die in Versuch 2 beschriebene Anordnung sich gründen. Es wurden nämlich auch Sedigramme von Suspensionen hergestellt, die an Stelle von Fibrinogen oder Globulin als wirksame Stoffe Gummi arabicum oder Gelatine enthielten. Die von derartigen künstlich hergestellten Suspensionen gefertigten Sedigramme unterscheiden sich von denen nicht, die von gewöhnlichem Blut stammen. Dies ist wohl einer der sichersten Beweise dafür, daß man den Ballungsfaktor, trotz Bindung an die verschiedensten Stoffe, als funktionell einheitlich auffassen muß.

Über das Wesen des Ballungsfaktors.

Die Erkenntnis von der *Einheitlichkeit der Wirkung des „Ballungsfaktors"* brachte die Aufgabe mit sich, das Wesen dieses Faktors näher zu ergründen. Die im Schrifttum über die reversible Ballung und die Blutsenkung niedergelegten Hypothesen und Theorien gehen meist aus von einer Oberflächenveränderung der roten Bl.K., die durch die Anlagerung von Eiweißen oder anderen Stoffen zustande kommen soll. Die Anlagerung dieser Stoffe wird nach der jetzt herrschenden Theorie (HÖBER und MOND) durch die *elektrische Ladung* der Erythrocyten, nach anderer Auffassung infolge einer oberflächenaktiven Kraft bewirkt. Die Anlagerung von Fibrin oder anderen Plasmaeiweißen an rasch sedimentierende rote Bl.K. war auch tatsächlich von WÖHLISCH 1924, früher schon von DOGIEL 1879, LISTER 1858 und ROBIN 1858, BUB 1906, WEBER und SUCHARD 1880 im mikroskopischen Präparat nachgewiesen worden. Der zur Ergründung des Wesens des Ballungsfaktors einzuschlagende Weg war also auf Grund der zur Verfügung stehenden Angaben des Schrifttums zunächst schon gewiesen. Er konnte aber doch ganz neu begangen werden, weil ja durch die Untersuchungen von Sedigrammen bewiesen worden war, daß man den Ballungsfaktor statt im Plasma auch in einfacheren Flüssigkeiten, und statt an den kompliziert gebauten Eiweißen auch an leichter definierbaren Stoffen aufsuchen und erforschen kann. In dieser Erkenntnis wurde mit den Lösungen von drei Stoffen gearbeitet: 1. Gummi arabicum — 2. Gelatine — 3. Vinarol (alte Bezeichnung!), das ein synthetisch hergestellter Polyvinylalkohol ist.

Einfluß der oberflächenaktiven Wirkung.

Auf die zwischen der Oberflächenspannung des Plasmas und der Senkungsgeschwindigkeit der Bl.K. bestehenden Beziehungen haben schon 1921 SACHS und v. OETTLINGEN aufmerksam gemacht. SCUDERI hat 1935 darüber genauere Nachforschungen angestellt. Er benutzte das Tensiometer von LECOMTE DE NOUY,

mit dessen Hilfe er sowohl die statische (finale, tensiometrische) als auch die dynamische (initiale, stalagmometrische) Oberflächenspannung messen konnte. Es ergab sich, daß mit Erhöhung der Senkungsgeschwindigkeit die dynamische Oberflächenspannung vermindert, die statische dagegen im Vergleich zur Norm erhöht war. Absolut gleichwertige Beziehungen zwischen Oberflächenspannung und Senkungsgeschwindigkeit ließen sich nicht nachweisen. Da die Befunde SCUDERIS an dem verwickelt aufgebauten System des Plasmas erhoben sind und die gemessenen Werte nicht genügend große Unterschiede aufweisen, bringen sie auch kaum einen Aufschluß über die wirklichen Zusammenhänge.

Dagegen bieten Lösungen von Gummi arabicum, Gelatine oder Vinarol sehr einfache Verhältnisse. An ihnen wurde untersucht, ob die drei genannten Stoffe ihre ballungsfördernde Eigenschaft einer besonders ausgeprägten, die Oberflächenspannung herabsetzenden Wirkung verdanken. Zur Prüfung dieser Frage wurde ein eigenes Stalagmometer hergestellt (Abb. 9).

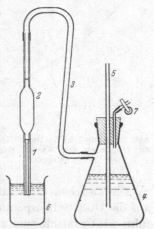

Das eigentliche Stalagmometer besteht aus einer Capillare (1), deren unteres Ende gerade abgeschnitten ist und die oben in eine Ampulle (2) von ganz bestimmtem Fassungsraum mündet. Man zählt, in wie viele Tropfen der abgemessene Inhalt der Ampulle sich auflöst. Geringe Tropfenzahl verrät starke Oberflächenspannung, hohe Tropfenzahl dagegen niedrige Oberflächenspannung der untersuchten Flüssigkeit. Um die Messung verfeinern und das Instrument für alle Lösungen gebrauchen zu können, wird es durch einen Schlauch (3) mit einer Flasche (4) verbunden, die mit Wasser gefüllt ist. In das Wasser ragt durch einen dicht schließenden Gummistopfen eine nach außen offene Glasröhre. Durch die Eintauchtiefe der

Abb. 9. Stalagmometer zur Messung der Oberflächenspannung von Lösungen gegen Öl (oder Luft).

Glasröhre läßt sich die Geschwindigkeit, mit der die zu untersuchende Flüssigkeit aus der Capillare ausfließen soll, feinstens regulieren. Auf diese Weise gelingt es, die Tropfen so langsam fallenzulassen, daß die von der Strömung herrührende Energie die Tropfen nicht schon frühzeitig loslöst. Da der innere Durchmesser der Meßcapillare genügend weit ist, so lassen sich auch sehr zähe Flüssigkeiten mit dem gleichen Instrument auf ihre Oberflächenspannung untersuchen.

An das zweite, den Gummistopfen der Flasche 4 durchbohrende Glasrohr ist eine Saugvorrichtung angebracht, die nach Verschluß des Rohres 5 die Füllung der Ampulle 2 erleichtert. Während der Messungen ist das Saugrohr durch den Quetschhahn 7 geschlossen. Die Capillare taucht in Olivenöl ein.

Die Oberflächenspannung wurde deshalb gegen Öl vorgenommen, weil ja auch die Bl.K. eine mit Lipoiden durchtränkte und daher ölähnliche Oberfläche besitzen sollen. Kontrolluntersuchungen ergaben im übrigen, daß die gegen Luft festgestellte Tropfenzahl etwa 5mal größer ist als gegen Öl[1], daß aber sonst bedeutende Unterschiede nicht bestehen. Hohe Oberflächenspannung gegen Luft bedingt also auch hohe Oberflächenspannung gegen Öl.

---

[1] Dieser Unterschied ist wohl größtenteils durch die in Öl eintretende Gewichtsverminderung der Flüssigkeitstropfen bedingt.

Die zu prüfenden Stoffe, Gummi arabicum, Gelatine und Vinarol, gelangen an die Bl.K. wirksam stets in Lösungen heran, die zur Verhinderung der Hämolyse gleichzeitig auch Salzionen enthalten. Aus praktischen Gründen wurde in den hier angeführten Untersuchungen fast immer Citratsalz verwendet. Dieses Salz mußte daher auch bei Messung der die Oberflächenspannung herabsetzenden Wirkung berücksichtigt werden.

Die Kurve der Abb. 10 unterrichtet darüber, daß die Oberflächenspannung von Wasser durch Citratsalz ganz erheblich verringert wird. Mit steigender Konzentration des Salzes wird diese verringernde Wirkung kleiner, so daß eine asymptotische Kurve entsteht. Bei der gewöhnlich gebrauchten Konzentration von 3,8% beträgt die Tropfenzahl 141 gegenüber einem Wert von 100 Tropfen für reines Wasser.

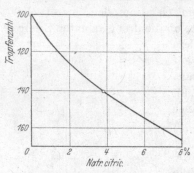

Abb. 10. Einfluß des Natriumcitrates auf die Tropfenzahl von Wasser, gemessen gegen Olivenöl.

Tabelle 1. Einfluß des Gummi arabicum, mit und ohne Zusatz von 3,8% Natriumcitrat, auf die Oberflächenspannung des Wassers.

Gummi arabicum in Proz.	Gelöst in Aqua destillata	In 3,8proz. Citratlösung	Differenz der Tropfenzahl
0,0	100	141	41
1,25	102	143	41
2,5	107	147	40
5,0	119	155	36

Die zwischen Citratsalz und Gummi arabicum bestehende Wechselwirkung auf die Oberflächenspannung ergibt sich aus Tabelle 1. Gummi arabicum allein führt wie Citratsalz auch zur Erhöhung der Tropfenzahl. 5% Gummi entsprechen nach ihrer Wirkung 1,3% Citratsalz (Abb. 10).

Die auf Grund dieses Verhältnisses gezeichneten Kurven weichen von der in Abb. 10 für Citratsalz dargestellten Kurve ab, indem niedrigere Gummimengen weniger stark wirksam sind als entsprechende Salzmengen. Messungen an Vinarol, löslicher Stärke usw. zeigen das gleiche. Das hängt möglicherweise damit zusammen, daß die schwerfälligen Kolloidmoleküle nicht genügend rasch an der Oberfläche des fallenden Tropfen sich anreichern können.

Tabelle 2.

Vinarol %	Tropfenzahl
0,0	100
1,25	104
2,5	108
5,0	119

Aus diesem Übersichtsversuch konnte man also den Schluß ziehen, daß das Gummi arabicum oberflächenaktive Wirkung hat und vielleicht deshalb auch an der Oberfläche der roten Bl.K. sich anreichert, diese so klebrig macht und dadurch die reversible Ballung herbeiführt. Messungen an *Vinarol* sprachen jedenfalls nicht dagegen. Denn auch dieser ballungsfördernde Stoff erhöht die Tropfenzahl von Wasser ganz bedeutend und etwa im Verhältnis seiner Konzentration (Tab. 2). Für Gelatine ergab sich das gleiche.

Nach weiteren Untersuchungen reicht indessen die oberflächenaktive Wirkung allein nicht aus, das Wesen des Ballungsfaktors zu erklären. Kocht man Gelatine längere Zeit, so ändert sie ihre Eigenschaften ganz bedeutend. Sie wird dünnflüssiger, verliert ihr Gelierungsvermögen und — was hier das Wichtigste ist —

sie büßt auch immer mehr ihre ballungsfördernde Eigenschaft ein. Wäre diese ausschließlich von der Oberflächenwirkung der Gelatine abhängig, so müßte auch die Tropfenzahl der Gelatinelösungen mit der Dauer des Kochens abnehmen. Die experimentelle Nachprüfung zeigt aber das Gegenteil!

Versuch 4. 5proz. Gelatinelösung wird im Rückflußkühler gekocht. Es wird genau darauf geachtet, daß auch wirklich kein Wasserverlust während des Kochens eintritt. Alle paar Stunden wird eine Probe entnommen und bei Zimmertemperatur aufbewahrt. Schließlich werden alle Proben auf ihre Oberflächenspannung hin geprüft (Tab. 3).

Dann werden zu je 100 ccm der einzelnen Proben je 10 ccm einer 41,8proz. Natriumcitratsalzlösung gegeben, so daß Sole entstehen, die 3,8% Citratsalz und eine entsprechend der Verdünnung verringerte, unter sich aber gleiche Menge von verschieden lange gekochter Gelatine enthalten. Auch an diesen Lösungen wird wieder die Tropfenzahl gegen Olivenöl gemessen. Zum Versuch werden die mit Citrat versetzten Lösungen näher auf ihre sonstigen hier wichtigen

Tabelle 3. 5proz. Gelatine in destilliertem Wasser gelöst und verschieden lange gekocht.

Kochzeit in Stunden	Tropfenzahl
4	139
7	140
10	141
14	142
18	143
40	144

Eigenschaften geprüft. Die Messung der relativen Viscositätswerte erfolgt mit Hilfe eines Viscosimeters nach OSTWALD. Die Größe des Ballungsfaktors wird nach dem „Senkungseffekt" der Lösungen erschlossen. Unter „Senkungseffekt" versteht man dabei die durch eine Lösung auf rote Bl.K. ausgeübte ballungsfördernde Wirkung, die unter bestimmten Voraussetzungen mit Hilfe der Senkungsgeschwindigkeit meßbar ist. Zur Feststellung des Senkungseffektes werden rote Bl.K. in vorliegendem Falle in 3,8proz. Citratsalzlösung gewaschen. Die so erhaltene Suspension wird auf einen Hämatokritwert von 60% eingestellt. Zu je 1 ccm der Suspension wird dann je 1 ccm der zu prüfenden Lösungen gegeben, gut gemischt, in WESTERGREN-Pipetten aufgezogen und zur Sedimentierung angesetzt. Nach 1 Stunde erfolgt die Ablesung der Senkungswerte (Tab. 4).

Tabelle 4. 5proz. Gelatinelösung verschieden lange gekocht, mit $^1/_{10}$ Volumen 41,8proz. Citratlösung verdünnt und auf Tropfenzahl, relative Viscosität und Senkungseffekt geprüft.

Kochzeit in Stunden	Tropfenzahl	Relative Viscosität bei 19° C	1-Stunden-Senkungswert mm
4	167	1,88	95
7	167	2,90	106
10	169	2,43	108
14	171	2,10	63
18	171	1,88	10
40	173	1,71	1

Aus den beiden Versuchsreihen geht hervor, daß die oberflächenaktive Wirkung der Gelatine durch längeres Kochen sich nicht verringert, sondern sogar noch etwas zunimmt. Salzzusatz hat hierbei keinen außergewöhnlich variierenden Einfluß, Viscosität und Ballungsfaktor nehmen dagegen stark ab. *Oberflächenwirkung und Ballungsfaktor gehen also nicht parallel.*

Bekräftigt wird dieser Schluß noch durch die Tatsache, daß Stoffe, denen der Ballungsfaktor offensichtlich fehlt, die Tropfenzahl des Wassers ebenso stark erhöhen wie die bisher untersuchten Substanzen. Als Beispiel mag die *lösliche Stärke* dienen. In den von ihr bereiteten Lösungen verläuft die Blutsenkung kaum rascher als in einfacher Citratlösung. Trotzdem ist die Stärke nicht weniger oberflächenaktiv als etwa Gummi arabicum, wie folgender Versuch zeigt:

Versuch 5. Lösliche Stärke „Merck" wird in unterschiedlicher Menge in Aqua dest. bzw. in 3,8 proz. Citratlösung aufgeschwemmt. Die Lösungen werden bis zum Kochen erwärmt und wieder auf Zimmertemperatur abgekühlt. Messung der Tropfenzahl gegen Öl (Tab. 5).

Tabelle 5. Einfluß löslicher Stärke auf die Tropfenzahl bzw. Oberflächenspannung von Wasser und 3,8 proz. Lösung von Natriumcitrat.

Lösliche Stärke %	In Aqua destillata	In 3,8 proz. Citratlösung	Differenz
0	100	141	33
1,25	102	142	34
2,50	107	143	36
5	116	150	40
10	131	164	41

Zusammenfassend lassen sich die über den *Einfluß der Oberflächenspannung* gewonnenen Erkenntnisse wie folgt formulieren:

Die drei körperfremden, als stark ballungsfördernd bekanntgewordenen Stoffe (Gummi arabicum, Gelatine, Vinarol) setzen die Oberflächenspannung des Wassers bedeutend herab. Die gleiche Wirkung findet man aber auch bei ähnlichen kolloidalen Substanzen, denen der Ballungsfaktor fehlt (Stärke). Bei Gelatinelösungen, die durch verschieden langes Kochen vorbereitet sind, zeigt sich kein Parallelismus zwischen Senkungseffekt und oberflächenaktiver Wirkung. Hieraus ergibt sich: *Die oberflächenaktive Wirkung allein genügt nicht zur Erklärung des Wesens des Ballungsfaktors.*

Beziehung zwischen Viscosität und Senkungseffekt kolloider Lösungen und des Serums.

In Tabelle 4 zeigen die Werte der Blutsenkung eine merkwürdige Übereinstimmung mit den für die Viscosität der Gelatinelösungen geltenden Zahlen. Ansteigen der Viscosität führt auch zur Erhöhung der Senkungsgeschwindigkeit und umgekehrt. Ein ähnlicher Zusammenhang wird mit dem Altern des Blutes beobachtet. Läßt man nämlich Blut längere Zeit stehen, so vermindert sich sowohl die Viscosität des Plasmas als auch die Geschwindigkeit der Blutsenkung.

Auf Grund solcher Beobachtungen wurde dem Zusammenhang zwischen Ballungsfaktor und Viscosität der wirksamen Lösungen nachgegangen.

Die Untersuchungen wurden zunächst an Solen durchgeführt, die 2,5% Gelatine und 3,8% Natriumcitrat enthielten.

Versuch 6. 2000 ccm Gelatine-Citrat-Lösung werden zur Verhinderung der Gelierung 4 Stunden lang im Rückflußkühler unter genauer Wahrung des Volumens gekocht. Die eine Hälfte der Lösung wird dann bei Zimmertemperatur aufbewahrt, die andere Hälfte noch 12 Stunden weiter gekocht. Die am Schluß

dieser Vorbehandlung unter gleichen Bedingungen gemessenen Viscositätswerte betragen für die nur 4 Stunden lang gekochte Lösung 2,5, für die 16 Stunden lang gekochte Lösung dagegen 1,65. Durch Mischen der beiden Sole werden Proben hergestellt, die eine von 1,65 zu 2,5 aufsteigende Viscosität besitzen. Der Senkungseffekt der Lösungen, der die Größe des Ballungsfaktors anzeigt, wird durch Waschen von Bl.K. nach der in Versuch 2 beschriebenen Methodik geprüft.

Den Vergleich zwischen den Viscositätswerten und den so erhaltenen Senkungswerten zeigt Tabelle 6.

Gleichwertige Ergebnisse waren auch erzielt worden durch verschiedenartiges Aufbewahren einer zuerst mehrere Stunden lang gekochten

Tabelle 6. 2,5proz. Gelatinelösung mit Zusatz von 3,8% Natriumcitrat, deren Viscosität und Senkungseffekt durch verschieden langes Kochen in gleicher Weise sich vermindert hat.

Relative Viscosität	1-Stunden-Senkungswert
1,65	62
1,70	73
1,80	113
1,90	135
2,05	140
2,10	142
21,5	143
2,25	144
2,40	142
2,50	141
2,60	138

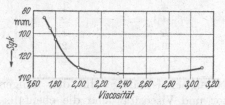

Abb. 11. Beziehung zwischen Viscosität und Senkungseffekt einer Gummi arabicum-Lösung, die noch 3,8% Natriumcitrat enthält.

Gelatinelösung. Tabelle 7 gibt über die Einzelheiten eines derartigen Versuches Auskunft.

Versuche, Viscosität und Senkungseffekt einer *Gummi arabicum-Lösung* durch längeres Kochen zu beeinflussen, sind nicht gelungen. Es trat also auch hier kein Auseinandergehen ein zwischen Viscosität und Ballungsfaktor, ein Ergebnis, das den bei Gelatinesolen erhobenen Befunden als gleichsinnig angereiht werden kann. Kochversuche mit *Vinarol* mußten unterbleiben, weil dieser Stoff durch höhere Temperaturen ausgeflockt wird.

Tabelle 7. Änderung der Viscosität und des Senkungseffektes einer Gelatine lösung durch die Art der Aufbewahrung.

Art der Aufbewahrung		Relative Viscosität	Senkungseffekt 1 Std.	2 Std.
Zimmertemperatur . . .	20° C	1,25	3	5
Brutschrank	37° C	1,30	17	43
Eisschrank	5° C	1,52	55	83

In weiteren Untersuchungen wurden die drei Sole *strahlender Energie* ausgesetzt. Es gelingt nämlich, die Viscosität von Gelatine und auch von Gummi arabicum durch längeres Bestrahlen mit ultraviolettem Licht ganz erheblich zu senken. Die Bestrahlungen wurden bis zu 12 Stunden lang vorgenommen. Abgedampftes Wasser wurde nachträglich durch Hinzugabe von Aqua dest. wieder ersetzt, so daß der Prozentgehalt der Sole an kolloidalen Bestandteilen gewahrt blieb. Die Prüfung des Senkungseffektes erfolgte in der schon beschriebenen Weise. Die Abb. 11 zeigt die Ergebnisse eines solchen Versuches.

Die Tabelle 8 macht ersichtlich, daß die von verschiedensten Menschen stammenden Bl.K. sich in unbestrahlten und bestrahlten Gummi arabicum-Solen anders verhalten. Durchweg tritt durch die Bestrahlung eine Abnahme des Senkungseffektes, also des Ballungsfaktors, und eine Verminderung der Viscosität ein.

Tabelle 8. 1-Stunden-Senkungswerte der Bl.K. verschiedener Menschen in unbestrahlter und bestrahlter Gummi arabicum-Lösung. Abnahme des Senkungseffektes und der Viscosität der Lösungen durch die Bestrahlungen.

Unbestrahlte Lösung I. Viscosität = 1,45	Bestrahlte Lösung I. Viscosität = 1,37	Unbestrahlte Lösung II. Viscosität = 1,70	Bestrahlte Lösung II. Viscosität = 1,55
2	1	57	43
3	1	71	56
3	1	98	66
4	1	99	79
4	2		
5	1,5		
6	2		
7	2		

Noch beweiskräftiger für den innigen Zusammenhang zwischen Ballungsfaktor und Viscosität sind die ebenfalls unternommenen Gegenversuche. Sie verfolgten das Ziel, durch Bestrahlen einer höherprozentigen Gummi arabicum-Lösung die Eigenschaften einer weniger konzentrierten Lösung zu erreichen. Verglichen wurde eine 2,5proz. mit einer 6,5proz. Lösung. Das 6,5proz. Sol wurde so lange bestrahlt, bis die zuerst vorhandene Viscosität von 2,23 auf die Viscosität der Vergleichslösung von 1,40 gedrückt war. Um die Prüfung sicherer zu gestalten, wurden die beiden Sole wieder zu unterschiedlichen Teilen gemischt und dann Viscosität und Senkungseffekt der Einzelproben festgestellt. Tabelle 9 zeigt die Ergebnisse.

Im Gegensatz zu Gummi arabicum und Gelatine wird die Viscosität von Vinarol durch noch so lang fortgesetzte Bestrahlung mit kurzwelligem Licht nicht verändert. Zugleich bleibt aber auch der Senkungseffekt auf der alten Höhe bestehen. Man kann daher auch diese Versuchsergebnisse den eben beschriebenen anreihen und aus ihnen die gleichen Schlüsse ziehen. Es war also

Tabelle 9. Senkungseffekt von verschieden konzentrierten Gummi arabicum-Lösungen, die durch Bestrahlen mit ultraviolettem Licht auf gleiche Viscosität gebracht worden sind.

Gewichtskonzentration %	Viscosität	1-Stunden-Senkungswert mm
2,5	1,40	43
3,0	1,40	42
3,5	1,40	43
4,0	1,40	43
4,5	1,40	43
5,0	1,40	43
5,5	1,40	42
6,0	1,40	43
6,5	1,40	43

in keinem Fall gelungen, die Viscosität der untersuchten drei Lösungen von Gummi arabicum, Gelatine und Vinarol zu verändern, ohne gleichzeitig auch die ballungsfördernden Eigenschaften in gleichem Sinne zu beeinflussen. Gelingt es, durch verschiedenartiges Aufbewahren, durch Kochen oder durch Bestrahlen die Viscosität der Sole zu senken, dann vermindert sich immer in etwa gleichem Maße auch die durch Senkungseffekt nachzuweisende Menge des Ballungsfaktors.

Bleibt die Viscosität trotz der Eingriffe auf der alten Höhe bestehen, dann behält auch der Ballungsfaktor seinen Ausgangswert bei.

Die an körperfremden Solen nachgewiesenen eindeutigen Beziehungen zwischen Viscosität und Senkungseffekt lenkten von neuem zu der Frage hin, wie diese beiden Größen im Serum und Plasma sich zueinander verhalten. Eine Prüfung dieser Frage wäre am Plasma verhältnismäßig einfach gewesen. Sie wurde aber doch am Serum vorgenommen aus mehreren Gründen. Einerseits ließ das Serum sich ohne irgendwelchen gerinnungshemmenden Zusatz gewinnen, wodurch die Ergebnisse noch eindeutiger werden mußten. Andererseits interessierte der Zusammenhang zwischen Ballungsfaktor, Viscosität und Refraktometerwerten gerade am Serum, weil an ihm die Viscosimetrie und Refraktometrie auch zu praktischen Untersuchungszwecken geübt wird. Es konnte so gleich die Entscheidung herbeigeführt werden, ob es Zweck hat, alle drei Methoden gleichzeitig anzuwenden, oder ob etwa die eine Methode durch die andere ohne weiteres sich ersetzen läßt. Eine gewisse Parallelität der Ergebnisse konnte man für Viscosität und Ballungsfaktor nicht nur aus der bei künstlichen Solen gewonnenen Beziehung erwarten, sondern auch deshalb, weil beide Größen vorwiegend von den Globulinen abhängig sein sollen.

Auf den Zusammenhang zwischen Globulinvermehrung und Beschleunigung der Senkungsreaktion haben FAHRAEUS, WESTERGREN, LINZENMEIER und viele andere Forscher aufmerksam gemacht und auch zum Teil stichhaltige Beweise für die Richtigkeit ihrer Ansicht beigebracht. BENDIEN, NEUBERG und SNAPPER haben 1932 hervorgehoben, daß die Senkungsgeschwindigkeit und die Globulinfraktion im Serum vor allem bei Leberkrankheiten vermehrt sei. Wichtig ist, daß es nach Ansicht dieser drei Forscher auf die absolute Vermehrung des Globulins, nicht aber auf den Albumin/Globulin-Quotienten ankommt. In gleichem Sinne haben sich darüber auch REICHE und FRETWURST (1929), SPEHL und THYS (1933) geäußert. ALFRED-BROWN und MUNRO (1934), die die Bedeutung des Quotienten ebenfalls nicht anerkennen, konnten allerdings auch keine Beziehung nachweisen zwischen Blutsenkung einerseits und Fibrinogen-Globulingehalt andererseits. SWEDIN kommt auf Grund von Untersuchungen an Tieren ebenfalls zur Ablehnung. Sicher mit Unrecht. Denn gerade bei Tieren ist die *Bereitschaft der roten Bl.K. zur Ballung außerordentlich* verschieden, vielfach sogar vollkommen fehlend, so daß bei derartiger Versuchsanordnung, wie SWEDIN sie gewählt hat, überhaupt keine vergleichbaren Ergebnisse zu erzielen sind. BROWN und GOSPE, die ebenfalls an Tierblut vergleichende Untersuchungen angestellt hatten, zogen aus ihren Ergebnissen den richtigen Schluß, daß hier noch besondere Faktoren von Bedeutung sein müssen.

Mehrere Forscher fanden einen zwar sicher vorhandenen, aber näher nicht definierbaren Zusammenhang zwischen den Eiweißfraktionen des Serums und des Plasmas und den Werten der Senkungsgeschwindigkeit. In diesem Sinne haben sich geäußert: MEDVEI und MEYER, BEIGLBÖCK und OBERSOHN.

Eindeutiger haben sich WESTERGREN, THEORELL und WIDSTRÖM ausgesprochen, die nach genauen Bestimmungen von Senkungszahlen und Werten der Eiweißfraktionen eine sehr stark positive Korrelation der Senkungsgeschwindigkeit zum Fibrin, eine weniger starke zum Globulin und eine im gleichen Grade negative Korrelation zum Albumin nachgewiesen haben. Etwa gleichlautend

sind die von LUIEA, BLUMBERG, BROWN und GOSPE in ähnlicher Weise gewonnenen Resultate. WORSAAE fand bei Vermehrung des Fibrinogens im Plasma stets eine Erhöhung der Senkungsgeschwindigkeit. Ohne Vermehrung des Fibrinogens beobachtete er nur dann eine Beschleunigung der Blutsenkung, wenn das Serumglobulin vermehrt war. Hierbei war allerdings die Senkungsbeschleunigung nicht konstant.

In besonders interessanten Versuchen hat SHINDOH die Wirksamkeit des Globulins zu beweisen versucht. Er verkleinerte operativ das Pankreas von Hunden sehr stark. Im Anschluß an diese Operation kam es zur erheblichen Vermehrung des Globulins und der Senkungsgeschwindigkeit bei gleichzeitiger Verminderung der Gesamtproteine. RUF stellte Untersuchungen an über den Einfluß des Dürstens. Es wurde durch den Durst vor allem das Globulin und gleichzeitig die Senkungsgeschwindigkeit erhöht. Entgegen diesen Versuchen fand NITSCHKE, daß trotz einer durch Fütterung von Aminosäuren bewirkten Erhöhung der Globulinfraktion des Plasmas die Blutsenkung sich nicht änderte. Diese Versuchsanordnung ist indessen nicht beweisend, weil der Einfluß der Aminosäuren auf die Bl.K., besonders auf deren Ballungsbereitschaft, nicht untersucht worden ist. REICHE beschrieb einen akuten Fall von Osteoporose, bei dem u. a. eine ungewöhnlich beschleunigte Senkung mit Hyperproteinämie und starker Vermehrung der Globulinzahlen beobachtet worden ist.

Auch in reiner experimenteller Versuchsanordnung ist der Einfluß der verschiedenen Eiweißkörper geprüft worden. Sehr einwandfreie Untersuchungen in dieser Richtung hat KYLIN 1935 angestellt. Er hat Bluteiweißkörper, die er nach dem Verfahren von BENNHOLD durch Kataphorese gewonnen hatte, auf ihren Senkungseffekt hin geprüft. Er fand hierbei, daß Albumin erst in einer Konzentration von 10—11% einen ganz geringen Einfluß auf die Senkung ausübt. Hemmende Eigenschaften des Albumins ließen sich indessen nicht nachweisen. Wesentlich stärker wirkte Globulin, und etwa 8mal stärker als dieses führte Fibrinogen zur Senkungsbeschleunigung. Globulin und Fibrinogen wirkten in der gleichen Lösung additiv. Albuminzusatz ergab keine Hemmung der Senkungsgeschwindigkeit. Da die Untersuchungen KYLINS methodisch einwandfrei und vollkommen sind, so dürfte damit die Rolle des Albumins für den Senkungsvorgang nun richtig geklärt sein. Für die Abhängigkeit der Senkungsgeschwindigkeit von der Konzentration der Plasmaeiweißlösungen fand KYLIN das gleiche Gesetz, wie es für den kolloidosmotischen Druck (OSTWALDsche Abweichung vom VAN'T HOFFschen Gesetz) gilt. Die Senkungsgeschwindigkeit nimmt rascher zu als die Konzentration der Lösungen. Mit Hilfe des Sedigramms habe ich, von KYLINS Arbeiten völlig unabhängig, den Zusammenhang zwischen Senkungsgeschwindigkeit und Konzentration der Lösungen bzw. Menge des Ballungsfaktors in Kurven und räumlichen Modellen genau festgelegt (1936 und 1937).

TIFFENAU und GYSIN filtrierten Plasma durch eiweißdichte Filter und schwemmten dann rote Bl.K. einerseits in dem eiweißarmen bzw. eiweißfreien Filtrat und andererseits in dem konzentrierten Rückstand auf. Im Filtrat war die Senkungsgeschwindigkeit stets niedriger als im nichtvorbehandelten Plasma. Sie war auch stets gleich groß ohne Beziehung zur ursprünglichen Senkungsgeschwindigkeit. Im Plasmarückstand war sie dagegen stets höher als vorher,

die höhere Konzentration der Plasmaeiweiße führte also zur Beschleunigung der Senkung. Besonders deutlich wurde dieser Beschleunigungseffekt bei Verwendung von Filtern mit gröberen Poren.

ZARDY und FARKAS setzten Globulin, das sie durch Fällen mittels Kochsalz erhalten hatten, zu Citratblut und beobachteten daraufhin erhebliche Beschleunigung der Blutsenkung. Über den Zusammenhang von Globulin und Viscositätswerten des Serums können kaum Zweifel bestehen, so daß eine Wiederholung der Schrifttumsangaben sich erübrigt. Es sei nur kurz hingewiesen auf die Arbeiten aus der Schule NÄGELI und auf die Kurven und Tabellen, die auf Grund dieser Arbeiten entwickelt werden konnten.

Versuchsanordnung. Die Prüfung des Senkungseffektes geschah auch am Serum so wie das bei ähnlichen Untersuchungen an den Solen von Gelatine usw. geübt worden war. Es wurde also einerseits eine Suspension roter Bl.K. in 3,8 proz. Citratsalzlösung und andererseits das zugehörige Serum aus einer eigens entnommenen Blutprobe gewonnen. Die Bl.K. der Suspension wurden mit dem Eigenserum gewaschen, auf 30 % Hämatokritvolumen gebracht und schließlich zur Sedimentierung angesetzt. Beim Waschen der Bl.K. wurde besonders darauf geachtet, daß das schließlich zur Prüfung gelangende Serum nicht etwa noch Beimischungen von Citratlösung enthielt, was durch wiederholtes Waschen mit kleineren Serummengen zu erreichen war. Um Beeinflussung der Senkungswerte durch wechselnde Ballungsbereitschaft der roten Bl.K. auszuschließen, wurde auch diese nach dem später angegebenen Verfahren bestimmt. Es läßt sich so durch Vergleich abschätzen, ob ein Senkungswert wirklich nur den Eigenschaften des zu prüfenden Serums entspricht oder ob er auch durch wechselndes Verhalten der Erythrocyten beeinflußt ist.

Die *Bestimmung der Viscositätswerte* geschah mit dem von HESS angegebenen Viscosimeter. Die Messungen wurden bei gleicher Temperatur und bei konstantem Druckgefälle vorgenommen. Dazu wurden die *Refraktometerwerte* mit dem Instrument der Firma ZEISS bestimmt. Aus den durch Viscosimetrie und Refraktometrie gewonnenen Zahlen wurden ferner die *Eiweißwerte* nach dem von ROHRER ausgearbeiteten Verfahren bestimmt. Der Gesamteiweißgehalt wurde dabei nach dem Refraktometerwert aus der von ALDER angegebenen Tabelle abgelesen. Zur *Bestimmung des Albumin/Globulin-Quotienten* diente die in dem Buch von HINSBERG angegebene Kurvenschar. Die absoluten Zahlen ergaben sich rechnerisch aus Gesamteiweiß und dem festgestellten Albumin/Globulin-Quotienten.

Nach dem Gang der Versuchsanordnung entsprechen also die Werte für Gesamteiweiß den Refraktometerwerten. Die Viscositätswerte kommen in den unter „Albumin" und „Globulin" stehenden Zahlen zum Ausdruck. Diese Bezeichnungen und Umwertungen sind gewählt worden, weil dadurch Zahlen in Erscheinung treten, die dem Kliniker geläufiger sind als die Werte für Refraktometrie und Viscosimetrie. Inhaltlich hat sich dadurch nichts in den Beziehungen geändert.

Um einen raschen Überblick zu gewinnen, sind zunächst alle Zahlen und Zahlenreihen nach ansteigenden Werten der Senkungsgeschwindigkeit geordnet und aus ihnen Durchschnittszahlen errechnet worden (Tab. 10). Man sieht, daß mit sich erhöhender Senkungsgeschwindigkeit auch die Werte für Gesamt-

Tabelle 10. Sammelwerte, zusammengefaßt aus den nach ansteigenden
Senkungszahlen geordneten Einzelwerten.

1-Stunden-Sen-kungswert	Gesamteiweiß g%	Albumin g%	Globulin g%
6	7,41	4,71	2,70
18	7,80	4,49	3,31
80	7,85	3,36	4,49
109	8,66	4,26	4,40

eiweiß ansteigen. Weniger gleichmäßig erfolgt dagegen der Anstieg des Globulins
und der Abfall des Albumins. Auffallend ist, daß das Albumin gerade bei der
höchsten Senkungsgeschwindigkeit wieder ansteigt und das Globulin wieder leicht
absinkt. Trotz allem stellt der relativ starke Anstieg des Globulins aber doch
den wohl eindrucksvollsten Befund dar.

Tabelle 11. Einzelwerte geordnet nach ansteigenden Globulinzahlen.

Nr.	1-Stun-den-Sen-kungs-wert	Gesamt-eiweiß g%	Albu-min g%	Globu-lin g%	Ballungs-bereit-schaft der Blutkör-perchen	Nr.	1-Stun-den-Sen-kungs-wert	Gesamt-eiweiß g%	Albu-min g%	Globu-lin g%	Ballungs-bereit-schaft der Blutkör-perchen
1	4	7,68	6,14	1,54	23	17	79	8,75	5,68	3,07	22
2	7	7,45	5,59	1,86	34	18	4	6,86	3,70	3,16	8
3	6	7,77	5,80	1,94	30	19	83	7,10	3,69	3,14	19
4	7	7,80	5,85	1,95	29	20	7	6,96	3,48	3,48	22
5	8	7,24	5,14	2,10	17	21	115	10,25	6,66	3,59	34
6	4	7,64	5,51	2,13	18	22	31	7,82	4,14	3,68	40
7	10	7,14	5,00	2,14	55	23	11	7,30	3,30	4,00	29
8	9	8,20	5,91	2,29	38	24	97	8,75	4,72	4,03	33
9	7	7,44	5,14	2,30	24	25	7	8,10	4,05	4,05	17
10	12	7,72	5,33	2,39	14	26	11	7,30	3,21	4,09	60
11	14	8,35	5,89	2,46	27	27	112	7,43	4,04	4,39	30
12	38	6,98	4,47	2,51	45	28	4	7,34	2,87	4,47	22
13	15	8,57	6,00	2,57	31	29	87	8,30	2,98	5,32	36
14	6	6,80	4,08	2,72	19	30	110	8,19	2,62	5,57	36
15	10	8,06	5,09	2,97	28	31	13	7,60	1,71	5,89	19
16	4	6,86	3,85	3,01	7	32	71	7,26	1,09	6,17	30

Es wird zweckmäßig sein, die in Tabelle 11 nach ansteigenden Globulinzahlen
geordneten Ergebnisse näher zu prüfen. Durch rechnerisches Zusammenfassen
dieser Ergebnisse in Rubriken zu je 8 Reihen ergibt sich zunächst Tabelle 12.
Sie läßt deutlich hervortreten, daß mit ansteigenden Globulinwerten im allgemeinen auch der Ballungsfaktor vermehrt ist. Aber gerade im Bereich großer

Tabelle 12. Sammelwerte, zusammengefaßt aus den nach ansteigenden Globulinzahlen geordneten Einzelwerten.

1-Stunden-Sen-kungswert	Gesamteiweiß g%	Albumin g%	Globulin g%	Ballungsbereit-schaft mm
7	7,60	5,61	1,99	30
13	7,58	4,96	2,62	24
53	7,97	4,41	3,56	26
52	7,69	2,70	4,99	31

Globulinmengen folgt der erheblichen Steigerung des Globulins von 3,56 auf 4,99% kein Anstieg der Senkungszahlen mehr.

Hierfür gibt die Tabelle 12 mit dem etwa gleichbleibenden Gesamteiweiß und mit der gleichmäßigen Verminderung des Albumins keine Erklärung. Auch die — in dieser zusammengefaßten Form allerdings mit Vorsicht zu wertende — Ballungsbereitschaft der Bl.K. gibt keinen weiteren Anhalt. Es bleibt somit als vorläufiger Schluß nur übrig:

Die zwischen „Globulingehalt" und Größe des Ballungsfaktors des Serums im allgemeinen bestehenden Beziehungen kann grobe Abweichungen aufweisen.

Greift man nun aus Tabelle 11 *einzelne* Zahlenreihen zur Gegenüberstellung heraus, dann gelangt man zu bemerkenswerten Erkenntnissen. So zeigt als Beispiel die Tabelle 13 bei etwa gleichen Globulinzahlen außerordentlich verschiedene Größen des Ballungsfaktors.

Tabelle 13.

1-Stunden-Senkungswert = Ballungsfaktor	Gesamteiweiß g%	Albumin g%	Globulin g%	Ballungsbereitschaft mm
4	6,86	3,85	3,01	7
79	8,75	5,68	3,07	22

Der im Verhältnis zum Globulingehalt sehr geringe Senkungswert von 4 mm könnte wohl auf der verminderten Ballungsbereitschaft beruhen. Dagegen wird man, unter Vergleich mit Tabelle 12, den relativ sehr hohen Senkungswert von 79 irgendwie mit dem stark vermehrten Albumin in Zusammenhang bringen müssen.

Zum gleichen Ergebnis führt die Tabelle 14. Auch hier ist es nämlich am naheliegendsten, den hohen Senkungswert von 115 mm als Folge des hohen Albumingehaltes aufzufassen.

Tabelle 14.

Ballungsfaktor mm	Gesamteiweiß g %	Albumin g%	Globulin g%	Ballungsbereitschaft mm
7	6,96	3,48	3,48	22
31	7,82	4,14	3,68	40
115	10,25	6,66	3,59	34

Weder die Ballungsbereitschaft der Bl.K. noch der in den drei Fällen etwa gleich große Globulingehalt erscheinen hier zunächst als ursächlich in Frage zu kommen. Nach Tabelle 13 und 14 ergibt sich also:

Hoher Wert des Ballungsfaktors findet sich im Serum auch bei abnormer Vermehrung des „Albumins" ohne gleichzeitige Steigerung des „Globulins".

In diesem Satz ist die Erkenntnis enthalten, daß nach der refraktoviscosimetrischen Methode das Serumeiweiß *nicht* in einen Teil *mit* und in einen Teil *ohne* Ballungsfaktor unterschieden wird. Wenn auch die mit Globulin bezeichnete Fraktion in meist höherem Grade ballungsfördernd ist, so braucht doch der Ballungsfaktor bei der mit dem Namen Albumin gekennzeichneten Fraktion nicht vollkommen zu fehlen. Anders ausgedrückt heißt das auch, daß die Viscosi-

tät und der Senkungseffekt des Serums nicht streng parallel gehen. Eine allgemeine Übereinstimmung ist indessen doch erkennbar. Es liegen demnach im Serum einerseits Eiweißgruppen vor, die nur zur Viscositätserhöhung beitragen, und andererseits gibt es Eiweißgruppen, die außerdem noch ballungsfördernd wirksam sind. Im großen ganzen handelt es sich hier wohl um die Trennung in Albumine und in Globuline. Diese Trennung wird mit der bei den vorliegenden Untersuchungen angewandten Methodik (Refraktometrie!) nur nicht eindeutig möglich gewesen sein.

Innerhalb der Globulinfraktion wird man auch mit Gruppen zu rechnen haben, die noch mehr den Albuminen nahestehen, also wenig ballungsfördernd wirken, und mit Gruppen, die eine Überleitung zu Fibrinogen herstellen und daher wohl auch wesentlich stärker zur Ballung anregen.

Die Beziehung Globulinfraktion/Senkungseffekt könnte somit ein Charakteristicum dafür sein, ob die Globuline durchschnittlich mehr zum Fibrinogen oder zum Albumin gehören. Die Bestimmung des Senkungseffektes ist durch die Einführung einer neuen Methode gegenüber der hier noch verwendeten bedeutend vereinfacht worden, so daß methodische Schwierigkeiten kaum noch im Wege stehen. Ob allerdings die refraktoviscosimetrische Bestimmung des Albumins und Globulins genügt, ist sehr zweifelhaft.

Ballungsbereitschaft der Erythrocyten.

Die zwischen Viscosität einfacher kolloider Lösungen und deren Ballungsfaktor bestehenden engen Zusammenhänge erlauben es, Sole herzustellen mit bekannter Größe der ballungsfördernden Eigenschaft. Gelatine ist hier allerdings als Träger des Ballungsfaktors auszuschalten, weil sie ihre Eigenschaften sehr rasch ändert. Dagegen sind Gummi arabicum und Vinarol, die beide gegen Alterungsprozesse verhältnismäßig widerstandsfähig sind, gut geeignet. Die aus ihnen bereiteten Lösungen halten ihre Viscosität ziemlich konstant bei.

Schwemmt man in solchen Lösungen von bekannter Größe des Ballungsfaktors frische rote Bl.K. auf, so beobachtet man auch dann verschiedene Senkungsgeschwindigkeiten, wenn das Volumen der Bl.K. gleichgestaltet worden

Tabelle 15. Ballungsbereitschaft roter Bl.K. von Tieren, gemessen an Gummi arabicum-Citratsalzlösung von Viscosität 1,23 bei 20° C. Hämatokritvolumen der Blutproben = 30%. Daneben die gewöhnlichen Senkungswerte des Citratblutes. (Diese sind entnommen aus WIRTH, Beitrag über Tiermedizin in H. REICHEL, Die Blutsenkung. Die eingeklammerten Zahlen für 1-Stunden-Senkungswert entstammen der Arbeit von SCHAPPES.)

Tierart	Ballungsbereitschaft		Senkungsgeschwindigkeit des Citratblutes	
	1 Stunde	24 Stunden	1 Stunde	24 Stunden
Ziege	0	15	0,5 (0,50)	8
Hammel	0	11	0,5 (0,55)	6
Rind	0	9	1 (1,17)	12
Maus	0	5	—	—
Kaninchen	2	28	2 (2,0)	26
Meerschweinchen . .	3	50	1,5 (1,67)	20
Schwein	4	46	5 (5,35)	45
Katze	31	120	3 (7,3)	45

ist. Die Unterschiede können, besonders dann, wenn das Blut von Kranken stammt, ziemlich groß sein. Wesentlich größere Unterschiede ergeben sich bei vergleichenden Untersuchungen an Tierblut.

Zu ähnlichen Befunden waren im wesentlichen auch schon CORRAL und VILLALONGA gelangt, die die Bl.K. von Rind, Hammel, Pferd und kranken Menschen jeweilig in allen fremden Plasmen aufschwemmten und sedimentieren ließen. Die Senkungsgeschwindigkeit war vor allem von der Eigenart der Erythrocyten abhängig, während die Einflüsse des Plasmas von nur untergeordneter Bedeutung waren. Die Bl.K. des Pferdes senkten in allen Plasmen schnell, die des Rindes und Hammels nur sehr langsam. Die Bl.K. von kranken Menschen wiesen in den verschiedenen Plasmen alle in gleicher Weise den gleichen Charakter auf. TRÖNNBERG ließ Bl.K. verschiedener Menschen in gleichem Serum sedimentieren und fand bei Ikterischen eine hemmende Eigenschaft der Bl.K. (1939). Diese Prüfungsergebnisse stimmen mit den von mir 1938 mit verfeinerter Methodik erhobenen Befunden überein.

Bei den Bl.K. bestimmter Tierarten scheint die Bereitschaft zur reversiblen Ballung völlig zu fehlen. Bei den Erythrocyten von Ziege, Hammel und Rind gelingt es bei einer auch noch so hohen Konzentration der ballungsfördernden Sole nicht, irgendwelche deutliche Agglomeration zu erzielen. Die Bl.K. senken sich nur einzeln und legen dadurch selbst nach sehr langer Zeit nur wenige Millimeter zurück. Dagegen ballen die Erythrocyten der Katze, des Löwen und Bären (Tab. 16) sowie des Pferdes sehr gut und ergeben damit auch hohe Senkungszahlen. Daß es sich hierbei tatsächlich um Ballungsvorgänge wie bei den menschlichen Bl.K. handelt, beweist das Sedigramm, das bei diesen Tierarten den typischen S-förmigen Verlauf aufweist. Außerdem läßt sich mikroskopisch die Ballung deutlich machen.

Tabelle 16. Ballungsbereitschaft roter Tier-Bl.K., gemessen in 2,5 proz. Gummi arabicum-, 3,8 proz. Citratsalzlösung. Hämatokritvolumen der Blutproben = 30%.

Tierart	Ballungsbereitschaft		Tierart	Ballungsbereitschaft	
	1 Stunde	24 Stunden		1 Stunde	24 Stunden
Huhn.	0	20	Taube	2	18
Lama.	0	22	Bär.	32	15
Kamel	0,5	14	Löwe	119	128

Sehr geringe Ballungsbereitschaft besitzen die Bl.K. des Kaninchens und des Meerschweinchens, was für wissenschaftliche Untersuchungen wichtig ist. Es lassen sich nämlich die bei diesen am häufigsten verwendeten Laboratoriumstieren stattfindenden Veränderungen des Plasmas und Serums mit Hilfe der Senkungsreaktion wesentlich weniger sicher erfassen als beim Menschen. Vergleiche sind daher nur unter Vorbehalt zulässig. Das ergibt sich auch aus den bei diesen Tieren im ungerinnbar gemachten, sonst aber unveränderten Blut feststellbaren Senkungswerten. Diese von WIRTH bzw. SCHAPPES mitgeteilten und der Tabelle 15 beigefügten Werte zeigen, daß auch das den Bl.K. zugehörige Plasma nicht anders wirkt als die künstlichen Sole.

Auf welchen besonderen Eigenschaften der Bl.K. die Unterschiede der Ballungsbereitschaft beruhen, läßt sich vorerst schwer sagen. Einen gewissen, in seinem Zusammenhang noch ungeklärten Hinweis erteilt vielleicht die von

ABDERHALDEN 1898 gelieferte Übersicht über die Zusammensetzung tierischer roter Bl.K. Es enthalten hiernach die Bl.K. mit fehlender Ballungsbereitschaft auffallend wenig Magnesia und anorganische wie organische Phosphorsäure.

Die Werte für Cholesterin, Lecithin, Eiweiß, Wasser, Hämoglobin, Fett und Fettsäuren scheinen jedoch zur Ballungsbereitschaft kaum Beziehung zu haben. Es ist indessen bei Ausdeutung solcher Ergebnisse zu erwägen, daß diese die Zusammensetzung der ganzen Bl.K. betreffen. Die *Bereitschaft zur Ballung* ist aber *an die Oberfläche der Erythrocyten* gebunden. Es wird daher mehr auf die Verteilung der die Bl.K. zusammensetzenden Stoffe als auf deren absolute Menge ankommen. Über die Verteilung ist aber trotz vielfacher darauf gerichteter Forschungen Genügendes bisher nicht bekannt.

Einen Hinweis, aber nicht mehr, gibt die Arbeit SWEDINS, der Untersuchungen über die *Beziehung des leicht extrahierbaren Cholesterins zur Senkungsgeschwindig-keit im Tierblut* angestellt hat. Im Einklang mit den Arbeiten THEORELLS ergab sich, daß der Choleringehalt des Plasmas und die Senkungsgeschwindigkeit bei Rind, Pferd, Hund, Ziege und Igel im umgekehrten Verhältnis stehen. Kanin-chenblut macht eine Ausnahme. Da die Senkungsgeschwindigkeit im Citratblut und die Ballungsbereitschaft der Erythrocyten beim Vergleich verschiedener gesunder Tiere parallel gehen, so darf man aus der Arbeit SWEDINS eine Beziehung des Gehaltes an leicht extrahierbarem Plasmacholesterin zur Ballungsbereitschaft vermuten, wobei man die Annahme unterstellen muß, daß das ballungshemmende Cholesterin entsprechend dem Gehalt im Plasma an die Bl.K.-Oberfläche fest adsorbiert wird.

Die *Hemmung der Senkungsgeschwindigkeit durch Gallensäuren* dürfte die Folge einer durch Adsorption der Gallensäuren zustande kommenden Herab-setzung der Ballungsbereitschaft der Bl.K. sein. Die mit dem sonstigen klinischen Bild oft unvereinbare langsame Senkung bei vielen Fällen von Gelbsucht war ja schon immer aufgefallen. Auch haben Nachuntersuchungen schon längst ergeben, daß die Minderung der Senkungsgeschwindigkeit nicht durch die Gallen-farbstoffe (vgl. auch AHLBERG 1939), sondern durch die Gallensäuren bedingt wird. Genauere Untersuchungen haben JOLTRAIN und WALTON ausgeführt, die sowohl bei Zusatz in vitro als auch nach intravenösen Injektionen sahen, daß die Hemmung der Senkungsgeschwindigkeit erst dann in beträchtlichem Maße eintritt, wenn die Dosis von glykocholsaurem oder taurocholsaurem Natrium die durch die Proteinkörper des Blutes bindbare Menge übersteigt.

In diesem Zusammenhang ist theoretisch nicht weniger interessant die *Hem-mung der E.-Ballungsbereitschaft bei schwerem Hyperthyreoidismus*. Möglicherweise handelt es sich auch hier um die Adsorption eines im Überschuß in das Blut eingeschwemmten Stoffes, vielleicht des Schilddrüsenhormons, an die Erythro-cytenoberfläche. Ähnlich läßt sich auch die von WESTERGREN angegebene Tat-sache erklären, daß das Milzvenenblut eine langsamere Senkungsgeschwindigkeit aufweist als das Milzarterienblut. Die Adsorption eines die Erythrocyten der Auflösung entgegenführenden Stoffes (Hormon?) liegt hier im Bereich des Wahr-scheinlichen und ist im Schrifttum zur Erklärung der zellzerstörenden Funktion der Milz wiederholt angegeben. Endlich sei noch eine Arbeit BUNTINGS erwähnt, der Sichelzellenblut mit O_2 bzw. CO_2 durchströmt hat. Im O_2-Blut stellte er Verschwinden der Sichelzellenformen und hohe Senkungsgeschwindigkeit, im

CO_2-Blut zahlreiche Sichelzellen bei fast fehlender Senkungsgeschwindigkeit fest. Vergleichsuntersuchungen an Normalblut zeigten dagegen einen nur sehr geringen Einfluß der gleichen Behandlung auf die Senkungsgeschwindigkeit. Es wird sich auch hierbei um eine Oberflächenänderung der Erythrocyten handeln, die gleichzeitig zur Änderung der Zellform und zur Herabsetzung der Ballungsbereitschaft bzw. als Folge davon zur Minderung der Senkungsgeschwindigkeit führt.

Sehr aufschlußreiche, wenn auch noch nicht abgeschlossene Untersuchungen wurden von M. KRÜPE im Laboratorium für Bluttransfusion Berlin angestellt. Er prüfte die *Ballungsbereitschaft der Erythrocyten* von Blut, das in gleichen Mengen mit einer *4proz. Glucose-, 0,5proz. Citratlösung* gemischt und im Eisschrank unter streng aseptischen Bedingungen aufbewahrt wurde. Die E.-Ballungsbereitschaft nahm während der ersten paar Tage rasch, dann nur noch sehr langsam ab. Nach 3 Wochen war der 2-Stunden-Senkungswert in dem Blutgemisch nur noch 1 mm. Dieser Wert stieg wenig an, wenn man das Blutgemisch vor dem Ansetzen zur Senkungsreaktion in den Brutschrank von 37° setzte. Bei einer Brutschrankvorbehandlung des Blutgemisches von 9 Stunden ergab sich ein 2-Stunden-Wert von 10 mm. Bei noch längerer Vorbehandlung fiel der Wert wieder ab.

Ganz analoge Verhältnisse zeigte die exakte Messung der E.-Ballungsbereitschaft in einer *2,5proz. Gummi arabicum-, 5proz. Citratlösung*. Die Konzentration des Gummi arabicum war wegen der schon stark abgesunkenen E.-Ballungsbereitschaft so hoch gewählt worden. In dieser Lösung wurden die Erythrocyten des 3 Wochen alten Blutgemisches gewaschen, auf ein Gesamtvolumen von 33% gebracht und nach Aufrühren zur Sedimentierung angesetzt. Diese Prüfung wurde alle Stunden in gleicher Weise wiederholt. Vor dem Einsetzen des Blutgemisches in den Brutschrank ergab die so gemessene Ballungsbereitschaft einen 2-Stunden-Wert von 18 mm. Bei den weiteren Messungen ergaben sich von Stunde zu Stunde größere Werte; nach 9 Stunden war der 2-Stunden-Ballungswert 116 mm. Von dort ab nahmen die Ballungswerte dann allmählich wieder ab.

Die Versuche KRÜPES zeigen also, daß die *durch lange Aufbewahrung des Blutes stark verminderte Ballungsbereitschaft der Erythrocyten durch eine mehrstündige Aufbewahrung des Blutes im Brutschrank wieder bedeutend zunimmt.* Welche Vorgänge sich hierbei an den roten Bl.K. abspielen, ist bisher nicht bekannt und wäre einer genaueren Prüfung wohl wert. Wie ich in einer gegen EBBECKES allzu mechanistische Auffassung gerichteten Veröffentlichung dargelegt habe, ist die Ballungsbereitschaft nur bei *lebenden* Erythrocyten nachweisbar. Man könnte hiernach annehmen, die Bl.K. seien durch die Aufbewahrung bei Kälte in eine Art von Kälteschlaf verfallen, aus dem sie erst in der Wärme allmählich wieder erwachen. Die nach Wärmevorbehandlung gemessene Ballungsbereitschaft gibt hiernach einen sehr guten Aufschluß über die nach längerer Lagerung noch vorhandene Funktionstüchtigkeit der Erythrocyten, für die wissenschaftliche Durcharbeitung der Transfusion mit konserviertem Blut ein sehr wichtiger Nachweis!

Ähnliche Veränderungen wie durch die Wärmevorbehandlung gelagerter Erythrocyten erhält man auch durch *Bestrahlung mit Höhensonnenlicht.* In Zusammenarbeit mit MOORMANN habe ich die Einwirkung des Höhensonnenlichtes

auf die Blutsenkung und die Ballungsbereitschaft der Erythrocyten genauer
untersucht. Es wurden bei diesen Untersuchungen das Citratblut, die in reiner
Citratlösung aufgeschwemmten Bl.K., das isolierte Plasma und auch die zur
Messung der Ballungsbereitschaft verwendete Gummi arabicum-Lösung je
1 Stunde lang bestrahlt. Dabei ergab sich unter anderem, daß durch Bestrahlung
der isolierten, d. h. in reiner Citratlösung aufgeschwemmten Bl.K. die Ballungsbereitschaft der Erythrocyten mit nur ganz wenigen Ausnahmen deutlich zunimmt. Besonders deutlich waren die Unterschiede bei den vor der Bestrahlung
längere Zeit im Eisschrank aufbewahrten Bl.K. (vgl. Dissertationsschrift von
Moormann 1939). Ein reiner Wärmeeffekt ist durch Lagerung auf Eis während
der Bestrahlung ausgeschlossen worden.

Einfluß der Salze.

Die Einwirkung von Ionen auf die tierischen Zellen und Organe sowie auf
andere kolloidale Systeme ist bekanntlich eine nicht ganz gleichmäßige.

Hofmeister hat als erster die Salze dieser ihrer Wirkung nach geordnet
nach der sog. *lyotropen Reihe.* Untersuchungen über den Salzeinfluß unter
besonderer Berücksichtigung der für den Senkungsvorgang wichtigen Fragestellungen sind in nur sehr spärlicher Zahl vorhanden. Aber auch diese wenigen
Arbeiten entbehren vielfach einer wirklich brauchbaren und einwandfreien Versuchsanordnung, so daß die erzielten Ergebnisse nur zum geringen Teil als sicher
richtig anerkannt werden können.

Enocksson kam zu der Feststellung, daß NaCl in höherer Konzentration
eine normal verlaufende Blutsenkung entweder gar nicht oder doch nur sehr
wenig hemme, erhöhte Blutsenkung dagegen in erheblichem Maße verlangsame.
Die Änderung sei teilweise mit so geringen NaCl-Konzentrationen auszulösen,
wie sie auch im menschlichen Körper unter krankhaften Verhältnissen vor-
komme. Erhöhung der Blutchloride um 0,2% führe zur Beschleunigung, Erhöhung um 0,6% in allen Fällen zur Verlangsamung der Sedimentierung. Raue
fand die zweibasischen Salze stärker hemmend als die einbasischen. Er stellte
die Reihenfolge auf: $Mg > Ba > Ca > Na > K$. Von den Anionen hemmten die
Haloide und Nitrate stärker als die Acetate, Sulfate und Citrate. Saurer setzte
zu je 1,8 ccm Citratblut 0,2 ccm einer 0,85 proz. NaCl-Lösung zu, die außerdem
noch ansteigende Mengen von Kupfersulfat enthielt. Die Konzentrationen waren:
$n/_{64}$, $n/_{32}$ usw. bis $n/_2$-$CuSO_4$. Es zeigte sich mit Zunahme der $CuSO_4$-Konzentration
eine Beschleunigung der Senkungsgeschwindigkeit bis zu einem Optimum, das
nicht immer bei gleicher Konzentration lag. Bei Versuchen mit Sulfaten von
Co, Mn, Mg, Al, Li, Na und K lag das Optimum der Senkungsgeschwindigkeit
trotz Verwendung äquimolarer Lösungen je nach Kation an verschiedenen
Punkten. Ein Zusammenhang mit der Hofmeisterschen Reihe war nicht ersichtlich. Bei verschiedenen Blutarten ergaben sich untereinander verschiedene
Resultate. Es ist bei Auswertung dieser Versuchsergebnisse zu beachten, daß
die verwendeten Metalle vielfach fällend auf Eiweiß und Bl.K.-Oberfläche wirken.
Die von anderen Forschern unternommenen Versuche, durch Injektion von
Salzlösungen in die Vene die Senkungsgeschwindigkeit zu ändern, bleiben hier
außer Betracht, weil die Salzwirkung hier mit der Blutsenkung selbst nichts
zu tun hat und völlig unübersichtlich ist.

Auch Arbeiten wie die von KURAKANE geben hier wenig Aufschluß. KURA-KANE hat bei Tuberkulösen die Senkungsgeschwindigkeit und gleichzeitig den Calciumgehalt des Serums geprüft. Er fand, daß die Senkungswerte und die Calciumwerte sich umgekehrt proportional verhalten. Dieses Gesetz gelte indessen nur für weibliche Kranke! Die zu geringe Anzahl der Untersuchungen bei ver-hältnismäßig geringen Unterschieden der Calciumwerte müssen trotz guter mathematischer Berechnung davor warnen, dieses „Gesetz" als bindend anzu-nehmen.

Die HOFMEISTERSche Ionenreihe führte ganz allgemein manchmal zu Befunden, die schwer erklärbar waren. In neuerer Zeit haben BÜCHNER und seine Schüler KLEYN, POSTMA und BRUINS diese Reihe durch die sog. lyotropen Zahlen besser ausgebaut. Diese Forscher wiesen jedem Ion eine bestimmte Zahl zu, wodurch es möglich ist, die Wirkung der Ionen klarer als bisher zu überschauen und in einem System einzuordnen. Die Zahlen hatten sich aus Fäl-lungsversuchen an Agarsolen und Gelatine-lösungen ergeben. Es wurde versucht, die Wirkung der Salze auf die Senkungsgeschwin-digkeit ebenfalls auf Grund der lyotropen Zahlen (Tab. 17) zu prüfen.

Tabelle 17. Lyotrope Zahlen.

Anionen	Kationen
JO_3 = 6,25	Li = 15,7
BrO_3 = 9,55	Na = 13,5
Cl = 10,00	K = 10,0
ClO_3 = 10,65	Mg = 14,0
Br = 11,30	Ca = 10,0
NO_3 = 11,60	Ba = 7,4
J = 12,50	
CNS = 13,25	

Die Prüfung des Ioneneinflusses erfolgte wieder an Suspensionen von frischen roten Bl.K. in Lösungen aus Gummi arabicum mit dem Zusatz des zu untersuchenden Salzes in einer Menge, die 0,9 g NaCl/100 ccm Wasser gleichkommt. (Äquinormale Lösungen.)

Versuchsanordnung. Es wird eine größere Menge reiner wässeriger 3 proz. Gummi arabicum-Lösung bereitet. Von den zu prüfenden Salzen werden Lösungen hergestellt, deren Konzentration 1,8% NaCl gleichkommt. Durch Mischen zu gleichen Teilen entstehen Sole, die 1,5% Gummi arabicum und eine Salzmenge enthalten, die 0,9% NaCl entspricht.

Eine frisch bereitete Suspension roter Bl.K. in 3,8 proz. Citratsalzlösung, eingestellt auf ein Hämatokritvolumen von 33%, wird zu je 2 ccm in graduierte Zentrifugengläser verteilt. Die Bl.K. dieser Proben werden nun mit den zu untersuchenden Salzlösungen gewaschen, wieder auf ihr Ausgangsvolumen von 33% gebracht und schließlich zur Sedimentierung in WESTERGREN-Pipetten angesetzt.

Tabelle 18. Einfluß der Anionen auf Ballung und Sedimentierung roter Bl.K.

Salz	Senkungswerte					
	1 Stunde	2 Stunden	1 Stunde	2 Stunden	1 Stunde	2 Stunden
KCNS . . .	—	1	0,5	1	—	1
KJO_3	4	8	6	8	6	13
KJ	13	39	10	20,5	29	55
$KBrO_3$ . . .	14	44	23	44	27	49
KCl	32	73	37	68	50	76
KNO_3 . . .	28	74	28	52	43	80
$KClO_3$ . . .	35	67	35	. 58,5	47	70
KBr	33	76	36	64	51	81

Bei den Versuchen schieden aus: NH_4Cl und K_3PO_4 wegen hämolytischer Wirkung, $CuCl_2$, KF und $ZnSO_4$, weil sie die Bl.K. hart und dadurch unbrauchbar zur Ballung machten. $CdCl_2$ verhinderte überhaupt jegliche Agglomeration.

Je drei der 12 durchgeprüften *Anionenreihen* sind in Tabelle 18 und in Abb. 12 dargestellt. Es ergibt sich eine nicht zu verkennende Abhängigkeit der Senkungsgeschwindigkeit entsprechend den lyotropen Zahlen. Der Knick der Kurven bei ClO_3 dürfte zurückgehen auf die durch dieses Salz ausgelöste Gasentwicklung, die natürlich den Senkungsvorgang hemmt. Abgesehen davon übt ClO_3 wahrscheinlich den stärksten Einfluß aus.

Die von Merckel mit 11,3 für CNS gefundene lyotrope Zahl fällt vollkommen aus der Reihe, während die von Büchner angegebene Zahl von 13,25 sich treffend einfügt. Es muß daher bezweifelt werden, ob Merckel recht hat.

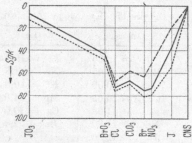

Abb. 12. Einfluß der Anionen auf die Senkungsgeschwindigkeit der roten Blutkörperchen in Gummi arabicum-Lösungen. Die Anionen sind in der Abszisse entsprechend ihren lyotropen Zahlen eingetragen.

Tabelle 19. Einfluß von Citrat, Acetat und SO_4 im Vergleich zu dem des Br und Cl.

Die 3 Untersuchungsreihen unterscheiden sich durch die Konzentration der ballungsfördernden Gummi arabicum-Lösung.

Salz	Senkungswerte nach 1 Stunde		
K-Citrat . .	17	55	12
K-Acetat . .	45	80	56
K_2SO_4 . . .	54	78	65
KBr	41	72	48
KCl	39	70	46

In Tabelle 19 ist noch die Wirkung von Citrat, Acetat und SO_4 in Vergleich zu der von Br und Cl zahlenmäßig niedergelegt. Praktisch wichtig ist hierbei der verhältnismäßig stark hemmende Einfluß des oft gebrauchten Citratsalzes. Das zweiwertige SO_4, dem eine lyotrope Zahl von 2,0 zukommt, scheint aus der Reihe zu fallen. Über die theoretischen Grundlagen hierzu wird später noch gesprochen.

Tabelle 20. Kationenwirkung auf die Ballung und Sedimentierung der roten Blutkörperchen. 5 Untersuchungsreihen mit Ablesung nach 1 bzw. 2 Stunden.

Salz	Senkungswerte				
	1 Stunde	1 Stunde	2 Stunden	1 Stunde	1 Stunde
KCl	54	22	46,5	50	72
NaCl	51	22	47	55	75
LiCl	60	28	50	90	118
$BaCl_2$	1	4	11	28	46
$CaCl_2$	12	5	15	29	48
$MgCl_2$	19	7	20	38	69

Auch bei den Kationen (Tab. 20) läßt sich die Wirkung auf die Senkungsgeschwindigkeit den lyotropen Zahlen entsprechend erkennen. Allerdings sind die Unterschiede nicht so ausgeprägt. Wesentlich stärkere Differenzen ergeben sich statt dessen zwischen ein- und zweiwertigen Kationen. Am stärksten wirkt Lithium.

Nachdem somit die Wirkung der einzelnen Ionen und Ionengruppen auf die reversible Ballung der roten Bl.K. klargestellt war, wurde weiter dem Einfluß unterschiedlicher Salz*konzentration* nachgegangen. Die Versuchsanordnung entsprach im großen ganzen der bisher geübten. Es wurde zuerst wieder eine größere Menge einer Aufschwemmung roter Bl.K. in reiner 3,8proz. Citratsalzlösung hergestellt. Je 2 ccm dieser Suspension kamen in die Zentrifugengläser und wurden darin mit den Versuchssolen gewaschen. Diese enthielten als Träger des Ballungsfaktors Gummi arabicum. Im übrigen unterschieden sich die Proben einer Reihe lediglich durch die Konzentration des Salzes.

Es wurden geprüft: NaCl, KCl, LiCl, Na_2SO_4, Li_2SO_4, $MgSO_4$. Für drei Reihen sind die Ergebnisse in Abb. 13 eingezeichnet. Man sieht die im all-

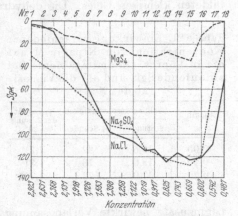

gemeinen bestehende Gleichartigkeit des Einflusses. Die Sedimentierung wird durch höhere Salzkonzentrationen erheblich gehemmt. Mit abnehmendem Salzgehalt steigert sich die Senkungsgeschwindigkeit, bis sie dann bei zu niedriger Konzentration plötzlich sehr stark verlangsamt wird.

Diese plötzliche Hemmung der Senkungsgeschwindigkeit fällt immer zusammen mit dem Auftreten von Hämolyse. Mehrere Momente können hierfür maßgebend sein. Es werden die Bl.K. durch die Aufnahme reichlicher Wassermengen leichter als sonst. Der aus einzelnen Erythrocyten ausgetretene Farbstoff steigert zudem das spezifische Gewicht der Suspensionsflüssigkeit. Dadurch gleichen sich die

Abb. 13. Abhängigkeit der Senkungswerte von der Salzkonzentration der Suspensionsflüssigkeit. Die Salzkonzentrationen sind für NaCl eingetragen. Die Konzentrationen der beiden anderen Salze sind nach äquinormalen Verhältnissen gewählt gewesen.

Unterschiede der spezifischen Gewichte zwischen Zellen und Suspensionsmittel zu sehr aus, so daß die Bl.K. den Antrieb zur Senkung verlieren. Es könnte hier auch die von EBBECKE vorgetragene Anschauung zutreffen, nach der abgekugelte Zellen nicht mehr die Möglichkeit zur engen Aneinanderlagerung besitzen. Für den Augenblick prallster Anspannung der Erythrocyten muß damit wohl gerechnet werden. Nicht unwahrscheinlich ist aber auch ein anderer Vorgang. Es könnte nämlich auch das im Zellinneren freigewordene Hämoglobin, ehe es das Bl.K. verläßt, sich zunächst an der Oberfläche der Erythrocyten anreichern und dadurch das angelagerte, die Ballung bewirkende Gel aus Gummi arabicum, Fibrinogen usw. abdrängen. Das Hämoglobin ist jedenfalls, solange es noch im Zellinnern festsitzt, für die reversible Ballung ganz ohne Bedeutung. Das beweisen Versuche mit Stoffen, die zur Abwandlung des Hämoglobins führen. So beeinflußt beispielsweise die Behandlung der Bl.K. mit CO-Gas oder mit $K-ClO_3$, das zur Braunfärbung durch Methämoglobinbildung führt, die Senkung in nicht nennenswerter Weise.

Die Beeinflussung der Ballungsvorgänge durch steigende Salzkonzentrationen muß man sich wohl ebenfalls mit Verdrängungserscheinungen erklären. Gelegentlich der Besprechung der Tabelle 1 wurde hierauf schon hingewiesen.

Salzionen und ballungsfördernde Stoffe lagern sich beide an der Zelloberfläche an, unter anderem auch nach Maßgabe ihrer im Suspensionsmittel herrschenden Konzentration. Vermehrung der einen Substanz führt zur Abdrängung der anderen Substanz an der Körperchenoberfläche. Nähere Ausführungen darüber folgen noch.

Besonderer Erwähnung wert ist in diesem Zusammenhang die den Ballungsvorgang stark hemmende Wirkung der sog. *hydrotropen Salze*, deren die Wasserlöslichkeit erhöhenden Einfluß C. Neuberg zum erstenmal beschrieben hat. Als ganz besonders wirksam ist das Natriumsalicyl bekannt. Bendien, Neuberg und Snapper fanden, daß schon wenige Milligramm auf einen Kubikzentimeter Blut die Senkung fast ganz verhindern. Diese Hemmung kann man zwanglos erklären als eine Folge von Auflösung des an der Erythrocytenoberfläche gebildeten klebrigen Geles. Die dehydratisierten Moleküle treten wieder in Verbindung mit dem Wasser der Umgebung und gehen in Lösung.

Dem Natriumsalicyl und dem *Nipagin M* kann auch noch eine rein praktische Bedeutung zufallen. Denn diese beiden Salze, besonders das Nipagin, hindern sehr stark das Wachstum von Schimmelpilzen und von anderen Keimen. Sie hemmen dadurch die Zersetzung und Alterung der Lösungen, die zur Bestimmung der Ballungsbereitschaft vorrätig gehalten werden müssen. Die durch Nipaginzusatz bewirkte Verlangsamung des Senkungsablaufes ist eine sehr konstante. Sie läßt sich ausgleichen durch stärkere Konzentration des Gummi arabicum bzw. des Vinarol. Wichtig ist hierbei, daß der Einfluß des Nipagin M mit wechselnder Menge des Salzes sich nur unwesentlich ändert, wie aus Tabelle 21 unzweifelhaft hervorgeht. Fehler durch nicht ganz konstanten Zusatz des Nipagin zu den Lösungen sind also kaum zu befürchten.

Tabelle 21. Einwirkung verschiedener Konzentration von Nipagin M auf die in 1,5proz. Gummi arabicum-Sol ablaufende Sgk. und auf die Viscosität des Sols.

Nipagin M	Senkungsgeschwindigkeit		Viscosität der Lösung bei 20° C
%	1 Stunde	24 Stunden	
0,05	18,5	82	1,31
0,10	18,0	76	1,31
0,20	17,0	72	1,305

Die Bedeutung der Wasserstoffionenkonzentration für die reversible Ballung.

Für einen Vorgang, dem unter anderem Hydratation und elektrische Potentialgefälle zugrunde liegen sollen, müßte auch die Konzentration der Wasserstoffionen irgendwie von Bedeutung sein. Nach Ley werden die Bl.K. in reinen Albuminlösungen bei tieferem p_H agglomeriert als in Globulinlösungen. Das hängt wahrscheinlich damit zusammen, daß die Bl.K. die im Suspensionsmittel vorhandenen Eiweißkörper adsorbieren und dann deren Eigenschaften annehmen. Jedenfalls wird durch diese Befunde gezeigt, daß der die höchste Senkungsgeschwindigkeit veranlassende p_H-Bereich nicht allein von den Erythrocyten abhängig ist, sondern auch von den im Suspensionsmittel vorhandenen Stoffen. Die von Fahraeus, Höber, Mond, Linzenmeier, Kanai über die kataphoretische Wanderungsgeschwindigkeit der roten Bl.K. angestellten Untersuchungen haben indirekt wohl auch mit der Wasserstoffionenkonzentration zu tun, ebenso wie die von Theorell, Bennhold, Kylin u. a. durchgeführten Bestimmungen des isoelektrischen Punktes der Bluteiweißkörper auch an die Theorie der Blutsenkung heranreichen.

Denn die Adsorptionsfähigkeit der Erythrocyten für bestimmte kolloidale Körper aus der Suspensionslösung wird vom elektrischen Potential dieser Körper mindestens auch beeinflußt werden. Da diese schwierigen Fragen an einfachen kolloidalen Systemen besser zu bearbeiten sind als an Plasma und Serum, so wurden solche leicht definierbaren Sole auch zur Untersuchung über den Einfluß des p_H herangezogen. Die erhobenen Befunde gestatten einige neue Einblicke und lassen vor allem die Richtung erkennen, in der weiterzuarbeiten ist. Zu den Untersuchungen sind bisher Sole verwendet worden, die Gummi arabicum oder Gelatine und als Salze Natriumcitrat oder Glykokoll zusammen mit NaOH bzw. HCl enthielten.

Versuchsanordnung. Es werden Lösungen bereitet, die Natriumcitrat, Glykokoll, NaOH oder HCl in einer Konzentration enthalten, die mit einer 1,8proz. NaCl-Lösung gleich ist. Die Lösungen werden unter sich in bestimmtem Verhältnis gemischt, so daß Reihen mit ansteigendem p_H entstehen. Die Proben dieser Reihen werden nun zu gleichen Teilen mit einer reinen wässerigen Gummi arabicum- bzw. Gelatinelösung gemischt. So liegen schließlich Lösungen vor, die alle einen Salzgehalt besitzen, der einer 0,9proz. Kochsalzlösung gleichkommt, und die außerdem als Träger des Ballungsfaktors 2,5% Gummi arabicum oder Gelatine enthalten. Die Wasserstoffionenkonzentration aber steigt von Probe zu Probe an.

Die hämolytisch wirkenden Gemische werden ausgeschieden. Die als brauchbar erkannten Sole werden in schon beschriebener Weise auf ihren Senkungseffekt geprüft. Die Bestimmung der p_H-Werte geschieht mit Hilfe der Farbindicatorenreihe nach dem Verfahren von L. MICHAELIS, und zwar aus den Resten der Lösungen, die nach dem letzten Zentrifugieren über den Bl.K. abgezogen werden.

Diese Methode gilt trotz ihrer Nachteile immer noch als verhältnismäßig zuverlässig und einfach und genügte durchaus für die zunächst nur als orientierend gedachten Versuche. Zuerst wurden auch die Viscositätswerte der Lösungen gemessen; nachdem aber erkannt war, daß diese sich nicht so sehr änderten, wie das notwendig wäre, um die p_H-Wirkung als Ausdruck von Viscositätsschwankungen erklären zu können, unterblieben die Bestimmungen der Viscosität.

Tabelle 22. Beziehung zwischen p_H, Viscosität und Senkungseffekt einer Gummi arabicum-Lösung.

HCl-Lösung	0,0	0,25	0,5	1,0	2,0	4,0	5,0	6,0	6,5	7,0
7,6proz. Natr. citr. .	10,0	9,75	9,5	9,0	8,0	6,0	5,0	4,0	3,5	3,0
5proz. Gummi arab.	10	10	10	10	10	10	10	10	10	10
p_H	7,10	6,90	6,75	6,65	6,50	5,75	5,40	5,15	5,00	4,70
Sgk. 1 Std.	55	65	68	60	54	7	1	0	0	0
Sgk. 2 Std.	83	95	100	95	97	49	4	3	1	0,5

Die Tabelle 22 zeigt die aus einer solchen Versuchsreihe gewonnenen Ergebnisse und gewährt auch näheren Einblick in die Zusammensetzung der zur Prüfung gebrauchten Lösungen. Es ergibt sich aus der Tabelle die stärkste Senkungsbeschleunigung bei p_H 6,75. Gleichartig angesetzte Reihen führten indessen zur höchsten Sedimentierung bei anderen p_H-Werten, wie aus Abb. 14 zu ersehen ist. Der Bereich für die tiefsten Senkungszahlen schwankt hiernach

zwischen p_H 6,4 und 7,15. Diese Schwankungen finden ihre Ursache weder in methodischen Unzulänglichkeiten noch in wechselnden Eigenschaften des Gummi arabicum. Denn die Methodik war immer dieselbe und sie hätte demnach, selbst wenn sie mit groben Fehlern behaftet gewesen wäre, doch zu etwa gleichartigen fehlerhaften Abweichungen führen müssen. Ebenso stammte das Gummi arabicum, das in gepulvertem Zustand geliefert worden war, aus der gleichen Packung und darf deshalb wohl auch als in der Wirkung gleichbleibend betrachtet werden. Es dürfen so die beobachteten Schwankungen wohl mit Recht den Bl.K. zur Last gelegt werden. Denn die Erythrocyten stammten in jedem Falle von

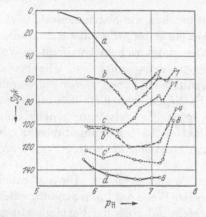

Abb. 14. Abhängigkeit der Senkungswerte von der Wasserstoffionenkonzentration der Suspensionsflüssigkeit, die stets gleiche Mengen von Gummi arabicum und äquinormales Puffergemisch aus Natriumcitrat und HCl bzw. NaOH enthält.

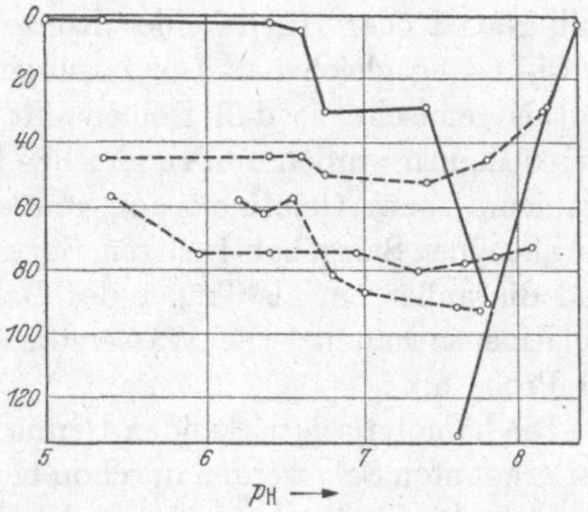

Abb. 15. Senkungswerte in Lösungen von Gummi arabicum und Glykokoll/NaOH-Puffer (ausgezogene Linien), und Senkungswerte, wenn $^1/_{10}$ der Salzionen aus NaCl besteht (punktierte Linien).

anderen Menschen. Man wäre also nach diesen Versuchsergebnissen zu dem Schluß berechtigt, daß die roten Bl.K. verschiedener Menschen auf bestimmte Wasserstoffionenkonzentration unterschiedlich reagieren. Man könnte von hier aus vielleicht eine Parallele finden zu der bei einzelnen Menschen ebenfalls unterschiedlichen Ballungsbereitschaft der Bl.K.

Es ist noch hinzuweisen auf die mit fortschreitender Sedimentierung sich manchmal ergebende Änderung des p_H-Wirkungsmaximums. So zeigt die Reihe c (Abb. 14) nach einer Stunde die stärkste Senkung bei p_H 6,4, dagegen nach 8 Stunden bei p_H 7,15! Auf solche Verschiebungen, die wohl auf Alterungserscheinungen an den Bl.K. zurückzuführen sind, ist jedenfalls bei Nachprüfungen besonders zu achten! Als Ursache können auch noch die Schwankungen eines schlecht definierten Sols in Frage kommen.

Die an Gelatine/Citratpuffer-Gemischen vorgenommenen Prüfungen des p_H-Einflusses ergaben im großen ganzen nichts wesentlich anderes als die an den Gummi arabicum/Citratpuffern gewonnenen Befunde. Dagegen zeigten sich an Gemischen aus Glykokoll, NaOH und Gummi arabicum merkwürdige Verhältnisse. Variierte man nämlich die sauren Gummi arabicum-Glykokoll-Gemische durch Zugabe von NaOH in der schon beschriebenen Weise, so ergaben sich Kurven, wie sie in Abb. 15 voll ausgezogen dargestellt sind. Man konnte aus ihnen erwarten, daß der maximale Wirkungsbereich hier eng beisammen liege.

Als jedoch den Lösungen nur wenig NaCl zugefügt worden war, verliefen die Kurven auf einmal ganz anders. Die vorher auf einen ganz engen Bezirk zusteuernden Kurven nahmen nun einen sehr flachen Verlauf an, der ein Wirkungsmaximum nicht mehr recht erkennen läßt. Es sieht so aus, als ob die Wasserstoffionenkonzentration, vorher noch von ausschlaggebender Bedeutung, nun fast völlig wirkungslos geworden wäre. Die theoretische Erklärung dieses eigenartigen Verhaltens und die praktische Auswertung der sonst erhobenen Befunde folgt später (S. 733).

Man sieht jedenfalls aus solchen „Versuchszwischenfällen", wie verwickelt die Verhältnisse hier liegen können und wie vorsichtig man bei der Auswertung einiger Teilergebnisse sein muß. Auf ganz unerwartete Ergebnisse scheinen auch MARAGLIANO und SIGON gestoßen zu sein, die den Einfluß des p_H auf die Blutsenkung ergründen wollten. Sie setzten dem Blut von Gesunden und Tuberkulösen Pufferlösungen mit einem p_H zwischen 4,5 und 7,0 zu. Die Veränderungen des isoelektrischen Punktes (I.E.P.) des Plasmas gingen den Änderungen der Senkungsgeschwindigkeit nicht parallel. Auch ließen sich zwischen dem Blut von Gesunden und Kranken keine Unterschiede finden.

Beiträge zur Theorie der reversiblen Ballung und Sedimentierung roter Bl.K.

Die beschriebenen Forschungen über die Sedimentierung der roten Bl.K. dienten zunächst ausschließlich dem Ziel, alle in dieser Erscheinung liegenden Möglichkeiten zu prüfen und der Diagnostik verfügbar zu machen. Der treibende Gedanke war dabei, die Methode so zu ändern, daß die bisher unspezifische Reaktion in eine spezifische verwandelt würde. Es sollte möglich werden, mit Hilfe der Blutsenkung beispielsweise eine tuberkulöse von einer andersartigen Entzündung abtrennen zu können. Mit dem Fortgang der Untersuchungen zeigte sich nun sehr bald, daß die gehegten Hoffnungen und Erwartungen aus sachlichen Gründen unerfüllbare waren. Dafür ergaben sich aber bessere Einblicke in die der reversiblen Ballung zugrunde liegenden Vorgänge und Mechanismen. Als Folge davon konnten die Begriffe der Ballungsbereitschaft und des Minimalsedimentes herausgearbeitet werden. Auch ergaben sich sehr viele Einzelbefunde, die geeignet sind, die Theorie der reversiblen Ballung roter Bl.K. entscheidend zu beeinflussen. Darüber wird nun zusammengefaßt berichtet:

Die auch heute noch am meisten genannte Theorie über die reversible Ballung der roten Bl.K. ist die 1922 von HÖBER und MOND bekanntgemachte Anschauung. Sie erscheint außerordentlich einleuchtend und ist auch durch experimentelle Befunde unterbaut. Nach ihr nehmen die roten Bl.K. die elektrische Ladung der an ihrer Oberfläche adsorbierten Eiweiße an. Da Albumin bei neutraler Reaktion stärker negativ geladen ist als Globulin oder Fibrinogen, so sind auch die Bl.K. in den entsprechenden Lösungen mehr oder weniger stark geladen und stoßen sich so verschieden stark ab. Die Ladung der Eiweißkörper hängt von ihrem Anionenbildungsvermögen ab, das seinerseits wieder bestimmt wird durch die Lage des I.E.P.. Da der I.E.P. des Albumins bei p_H 4,7, der des Globulins bei p_H 5,4 liegt, so erscheinen die Unterschiede dieser beiden Eiweißarten durchaus verständlich. Fibrinogen, das noch vielfach stärker senkungsbeschleunigend wirkt als Globulin und das einen I.E.P. von p_H 4,86 (WÖHLISCH) besitzt, schien die Richtigkeit dieser Anschauungen zunächst in Frage zu stellen. Da

konnte aber Wöhlisch nachweisen, daß sich der I.E.P. bei der Umwandlung des Fibrinogens zu Fibrin auf p_H 6,0—6,83 verschiebt. Auch fand Ley, daß Bl.K., die durch wiederholtes Waschen von ihrer Eiweißhülle befreit und dann in Fibrinogenlösungen verbracht worden waren, in Phosphatgemischen ihr Flockungsmaximum bei p_H 5,86 hatten. Das Fibrinogen mußte also nach seiner Adsorption an die Erythrocytenoberfläche seinen I.E.P. in der für die Theorie passenden Richtung verschoben haben. Als wichtig kommt nach Wöhlisch noch hinzu, daß die stark ballungsfördernden Globuline und das Fibrinogen hohe spezifische Viscosität und damit zusammenhängend hohe Klebrigkeit besitzen. Deshalb verkleben auch die mit ihnen beschlagenen Bl.K. sehr leicht miteinander.

Diese von Höber und Mond entwickelte Theorie wird den neu erhobenen Befunden nicht mehr in vollem Maße gerecht.

So ist es mit ihr nicht zu vereinbaren, daß Gelatine ein ausgesprochen stark ballungsfördernder Stoff ist. Ob man zur Prüfung die Gelatine dem Citratblut zusetzt oder ob man die Bl.K. in reinen Gelatinelösungen aufschwemmt, spielt keine Rolle. Der Ballungsfaktor der Gelatine kommt etwa dem des Fibrinogens gleich. Der I.E.P. der Gelatine stimmt indessen mit Albumin überein. Er liegt nach älteren Angaben bei p_H 4,7, nach den Angaben von Ito und Pauli liegt der I.E.P. der Gelatine bei 4,98, der des Albumins bei 4,99. Eine Verschiebung des I.E.P. nach Verdichtung bzw. Gelierung der Gelatine entsprechend dem Vorgang bei der Fibrinbildung ist nicht bekannt. Es bleiben daher nur zwei Möglichkeiten offen. Entweder es hängt das Anionenbildungsvermögen bei neutraler Reaktion gar nicht von der Lage des I.E.P. ab oder aber es ist die elektrische Ladung der ballungsfördernden Stoffe von nur sehr untergeordneter Bedeutung.

Die Wirkung von Fibrinogen, Globulin, Albumin und Gelatine ergibt sich zum Teil aus dem Schrifttum, zum Teil aus vorliegender Arbeit. So fand Fahraeus 1921 in 1proz. Fibrinogenlösung eine 1-Stunden-Senkung von 10 mm, in einer 3,2proz. Globulinlösung eine Senkung von 19 mm. In neuerer Zeit stellte Kylin in 5,5proz. Globulinlösung einen durchschnittlichen Senkungswert von 10 mm fest. In Albuminlösungen, die 7—8proz. waren, wurde die Sedimentierungsgeschwindigkeit überhaupt erst meßbar und erst in 10—11proz. Solen ergaben sich Werte von wenigstens einigen Millimetern.

Bei all diesen Untersuchungen ist leider auf das Gesamtvolumen (Hämatokritwert!) der roten Bl.K. nicht genügend oder auch gar nicht geachtet worden, so daß die Ergebnisse nur bedingten Wert besitzen. Die Unterschiede gegen Gelatine, die in 2,5proz. Lösung bei 30% Hämatokritvolumen einen durchschnittlichen Senkungswert von 135 mm erzeugt, sind indessen so groß, daß das hier Wesentliche unverkennbar ist. Gelatine reiht sich trotz seines niedrigen I.E.P. dem Fibrinogen am ehesten an!

Die *Anlagerung der den Ballungsfaktor tragenden Stoffe an die Bl.K.-Oberfläche* ist in Übereinstimmung mit der Theorie der beiden genannten Forscher wohl sicher. Das geht aus dem zuerst von Lister (1858 und 1869) und anderen Forschern beobachteten und 1924 von Wöhlisch und seinem Mitarbeiter Bohnen wiederentdeckten „*Fadenphänomen*" hervor. Zieht man nämlich stark verballte Erythrocyten durch Druck auf das Deckgläschen unter dem Mikroskop auseinander, so kann man beobachten, wie die Zellen sich zunächst in die Länge ziehen,

bis sie linsenförmig geworden sind und nur noch mit der Spitze aneinander-
hängen. Bei noch stärkerem Ziehen weichen die Bl.K. auseinander, behalten aber
immer noch ihre linsenförmige Gestalt bei. Es muß sich also zwischen ihnen
ein „Faden" spannen, den man bei geeigneter Beleuchtung auch sehen kann.

WÖHLISCH meint, dieser bestünde aus einem Fibrinogengel und kommt so
zu der schon 1879 von DOGIEL vertretenen Ansicht, daß die Erythrocyten-
verklebung durch Fibrin erfolge. Zieht man in dem beschriebenen Versuch die
Bl.K. noch weiter auseinander, so nehmen sie durch Reißen dieses Fibrinogen-
fadens plötzlich wieder ihre Scheibenform an. Sie werden dabei deutlich voneinander fortgeschleudert. Das gleiche Fadenphänomen ergibt sich auch in
Lösungen, die als ballungsfördernden Stoff nur Gelatine oder Gummi arabicum
oder Vinarol enthalten.
Damit läßt sich bewei-
sen, daß diese Stoffe
ganz die Stelle des Fi-
brinogens einnehmen
können.

Bewirkt man die
Ballung der Bl.K. durch
gruppenungleiches
Fremdplasma, erzeugt
man also nicht Agglo-
meration, sondern *Ag-
glutination,* so kann man
ebenfalls das Faden-
phänomen vielfach er-
kennen. Es bestehen
indessen doch sehr
deutliche Unterschiede
zwischen der gleichen
Erscheinung bei der

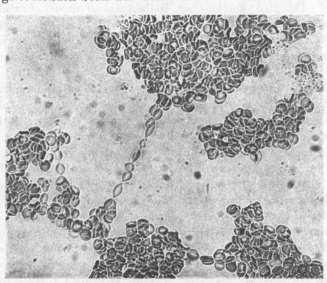

Abb. 16. Fadenphänomen, gezeigt an Blutkörperchen, die durch Fremdplasma agglutiniert sind.

reversiblen und irreversiblen Ballung. Während nämlich die agglomerierten Zellen
eine schlüpfrige, sehr nachgiebige Oberfläche besitzen, die das Verrutschen der
Bl.K. aufeinander sehr erleichtert, sind die agglutinierten Erythrocyten mit einer
zähen, außerordentlich klebrigen Masse bedeckt. Es ist, als seien diese Zellen
mit Bleipflasterklebstoff überzogen. Sie verschieben sich nicht aufeinander,
sondern verkleben wie sie sich zufällig gerade treffen und lassen so viele
Lücken zwischen sich. Dagegen passen sich die Erythrocyten bei der Agglomeration lückenlos einander an. Aus diesen Gründen ist auch nur die reversible Ballung, niemals die irreversible, zur Bestimmung des Minimalsedimentes
geeignet.

Die größere Zähigkeit der Klebemasse an der Oberfläche agglutinierter Bl.K.
schafft sehr günstige Verhältnisse zur photographischen Darstellung des *Faden-
phänomens,* weil ein einmal eingestelltes Bild sich nicht so leicht verschiebt
(Abb. 16).

Die Einblicke in die Vorgänge, die der Bildung eines klebrigen Geles an
der Bl.K.-Oberfläche zugrunde liegen, lassen sich durch die Ergebnisse der über

den Salzeinfluß unternommenen Untersuchungen sehr erweitern. Wie schon näher beschrieben worden ist, wirken die Ionen auf die reversible Ballung und Sedimentierung der roten Bl.K. nicht gleichmäßig ein, sondern nach einer bestimmten Reihenfolge. Es finden sich hier also Gesetzmäßigkeiten vor, wie sie auch von der Beeinflussung der Viscosität, des kolloid-osmotischen Druckes, der Adsorption usw. durch die Salze bekannt sind. Hofmeister hat als erster auf derartige Zusammenhänge hingewiesen und hat die nach ihm benannten Reihen der Ionenwirksamkeit aufgestellt.

Durch die Arbeit zahlreicher Forscher wurde erkannt, daß diesen Reihen als wesentliche Faktoren elektrostatische Kräfte zugrunde liegen, deren Größe vor allem auch durch die Molekülgröße bzw. durch das Molekulargewicht bedingt wird.

Die Hofmeisterschen Reihen haben in den letzten Jahren noch eine besondere Ausgestaltung erfahren durch die von E. H. Büchner und seinen Schülern betriebenen Forschungen. Es ließ sich nämlich die Wirksamkeit der Ionen nicht nur wie bisher näherungsweise angeben, sondern sie konnte durch Zahlen genauer ausgedrückt werden. Die auf Anregung von Büchner an Agarsolen von Kleyn und an Gelatinelösungen von Postma unternommenen Aussalzungsversuche führten durch genaue Messungen zu den „lyotropen Zahlen". Diese bezeichnen die relativen Mengen, die von jedem Ion zur Erreichung des gleichen Aussalzungseffektes notwendig sind. Büchner gibt an, man könnte statt der lyotropen Zahlen auch die Werte für die Hydratationswärmen nehmen. Es folge daraus, daß die Hofmeistersche Reihe auf Hydratation der Ionen beruhe.

Bruins, der sich mit der Theorie der lyotropen Zahlen näher befaßt hat, konnte nachweisen, daß sie zur Hydratationsenergie in *linearer Beziehung* stehen. Diese Linearität kommt klar zum Ausdruck, wenn es sich in einem System nur um einen einzigen lyotropen Effekt handelt oder wenn zwei einfache lyotrope Effekte unter sich additiv verbunden sind. Unter „einfachem" lyotropen Effekt versteht man nach Büchner eine Wirkung, die nur von *einem* Ion, und dazu in *einer* Weise abhängt. Sind die lyotropen Effekte indessen *multiplikativ* gekoppelt, dann hängt der resultierende Effekt von den Zahlen *quadratisch* ab. Es ergeben sich hierbei unter Umständen Reihen, bei denen die Ionen teils nach ansteigendem, teils nach fallendem Radius geordnet sind, und aus denen man die ursprüngliche lyotrope Reihe kaum mehr wiedererkennt. Noch verwickelter werden die Verhältnisse, wenn drei oder mehrere Effekte untereinander multiplikativ verbunden sind und sich so eine kubische oder höhere Abhängigkeit von den lyotropen Zahlen ergibt.

Ordnet man die Anionen nach ihrer Wirkung auf die Senkungsgeschwindigkeit an und schreibt die lyotropen Zahlen daneben, so läßt sich zunächst keine rechte Ordnung erkennen (Tab. 26). Vergleicht man aber die Senkungszahlen und die lyotropen Zahlen durch Eintragen in ein Koordinatensystem miteinander, dann ergeben sich klare Kurven (Abb. 12, S. 720).

Die Art der Kurven erweckt den Verdacht, daß es sich hier um zwei multiplikativ verbundene Effekte handelt. Dies wäre nach Bruins beispielsweise der Fall, wenn sowohl die Konzentration als auch die Wirkung vom Ionenradius abhinge.

Da das der reversiblen Ballung zugrunde liegende Geschehen sich an der Oberfläche der Bl.K. abspielt und schon deshalb mit Adsorptionserscheinungen

Tabelle 26. Anionen, von oben nach unten geordnet nach zunehmender senkungsbeschleunigender Wirkung. a bedeutet kleinste, e größte Adsorbierbarkeit.

	Lyotrope Zahlen	Mol.-Gewichte		Adsorption
CNS	13,25		58,08	
JO₃.	6,25	174,92		e
J	12,50	126,92		
BrO₃ . . .	9,55	127,92		d
NO₃	11,60		62,01	c
Br	11,30	79,92		b
Cl	10,00	35,46		a
ClO₃	10,65	83,46		

zu rechnen ist, empfiehlt es sich, die Adsorption der Elektrolyte näher zu be-
leuchten. Nach Angaben des Schrifttums (Höber) werden die Anionen z. B.
an Kohle, einen wegen *negativer* elektrischer Ladung mit den Bl.K. vergleichbaren
Stoff, nach dieser Reihenfolge adsorbiert:

$$Cl < Br < NO_3 < J < SCN < OH$$
$$a \quad b \quad c \quad d \quad e \quad f$$

Bezeichnet man die Ionen nacheinander mit Buchstaben und trägt diese in die
Tabelle 26 ein, so ergibt sich sofort:

Die Senkungsgeschwindigkeit wird durch Anionen um so mehr beschleunigt,
je geringer die Adsorbierbarkeit der Anionen ist. Diese Befunde stimmen mit der
von Freundlich aufgestellten Adsorptionstheorie der Flockung von Kolloiden
überein. Zieht man nun auch noch die Molekulargewichte heran, indem man
die elementaren Ionen und die zusammengesetzten Ionen gruppenweise unter
sich vergleicht, dann erkennt man sehr deutlich den Einfluß der Ionengröße:

Abnehmender Ionenradius bedingt Zunahme der Senkungsgeschwindigkeit.

Wie wird die Wirkung der Anionen auf die reversible Ballung vor sich gehen?
Man muß sich hier wohl erinnern an die zwischen Viscosität und Senkungseffekt
kolloidaler Lösungen gewonnenen Beziehungen (Abb. 11), die zu dem Einfluß
der Ionen auf die Quellung hydrophiler Kolloide hinlenken. Bringt man Gela-
tinescheiben in äquinormalen Lösungen, die gleiches Kation, aber ungleiches
Anion besitzen, zur Quellung, dann gewinnt man über die Anionenwirksamkeit
wieder eine Hofmeistersche Reihe:

$$Cl < Br < NO_3 < J < CNS.$$

Die Gelatine und andere Kolloide (hydrophile) quellen also in Cl-Lösungen
am wenigsten, in CNS-Lösungen am besten. Der Quellungseinfluß geht somit
der Adsorbierbarkeit der Anionen genau parallel und verhält sich zur Wirkung
auf die Senkung umgekehrt proportional. Die Agglomeration der Erythrocyten
wird also um so mehr gefördert, je weniger adsorbierbar und je stärker ent-
quellend die Anionen sind.

Das heißt, übertragen auf die hier behandelten Probleme und unter Verwertung der schon gewonnenen Erkenntnisse:

Das an der Bl.K.-Oberfläche aus den ballungsfördernden Stoffen sich bildende
Gel wird um so klebriger, je stärker die vorhandenen Anionen zu seiner Entquellung beitragen. Durch vermehrte Adsorbierbarkeit der Anionen wird indessen

die Senkungsgeschwindigkeit gehemmt, wohl infolge Verdrängung der ballungsfördernden Stoffe aus der Bl.K.-Oberfläche (adsorptive Verdrängung).

Als Verdrängungserscheinung in diesem Sinne kann zum Teil auch die mit steigender Ionen*konzentration* zustande kommende Verlangsamung der Senkungsgeschwindigkeit aufgefaßt werden (Abb. 13). Die dem Vorgang zugrunde liegenden Gesetzmäßigkeiten sind klar und brauchen daher kaum näher erörtert werden. Erinnert sei nur kurz an die Adsorptionsisotherme und an das Massenwirkungsgesetz, nach denen das Verhältnis zwischen der in Lösung bleibenden und der adsorbierten Menge des Adsorbendums sich regelt.

Wie schon erwähnt wurde, erwecken die Kurven der Abb. 12 den Verdacht, daß die Effekte der Anionen bei der reversiblen Ballung multiplikativ verbunden sind. Die Forderungen von Bruins sind hierfür tatsächlich auch als erfüllt anzusehen. Denn sowohl die Adsorption als auch die Wirksamkeit der Anionen an der Bl.K.-Oberfläche wird durch die Ionengröße bestimmt, wie aus Tabelle 26 klar zu ersehen ist. Die Beziehung der Ionengröße zur Adsorbierbarkeit und zur Ballungswirkung der Ionen ist allerdings keine einfache. Sie hängt vielmehr noch von anderen Eigenschaften der Ionen ab, vor allem davon, ob diese elementar oder zusammengesetzt sind.

Die lyotropen Effekte der Anionen scheinen nach Abb. 12 von den lyotropen Zahlen quadratisch abzuhängen. Denkt man sich aber die Kurven noch ergänzt um das zweiwertige SO_4-Ion, dann ergibt sich unter Vergleich mit der Arbeit von Bruins eher eine kubische Abhängigkeit. Denn das SO_4-Ion, dessen lyotrope Zahl 2 ist, hat eine stark senkungsbeschleunigende Wirkung. Die Kurven würden sich demnach durch Einführen dieses Anions wieder nach links unten abbiegen. Hieraus wäre zu schließen, daß bei dem Vorgang der reversiblen Ballung mindestens *drei*, untereinander multiplikativ verbundene, lyotrope Effekte wirksam sein müssen. Diese könnten in folgenden Einzelvorgängen bestehen:

1. Adsorption der Ionen und der ballungsfördernden Stoffe an die Bl.K.-Oberfläche.

2. Änderung der Bl.K.-Oberfläche, wie z. B. Abnahme der Oberflächenspannung, Änderung der elektrischen Ladung, physikalisch-chemische Umwandlung der Stoffe, aus denen die Bl.K.-Oberfläche besteht.

3. Entquellung der ballungsfördernden Substanzen unter dem Einfluß der adsorbierenden Kräfte und der Salze, die infolge der Adsorption konzentrierter sind als im Suspensionsmittel.

Bisher wurden nur die Anionen einer näheren Betrachtung unterzogen. Bei den Kationen dürften indessen die gleichen Gesetze gelten. Man muß bei ihnen die einwertigen und die zweiwertigen Ionen getrennt untereinander vergleichen, so wie das für die elementaren und zusammengesetzten Anionen auch geschehen ist. Die Senkungsgeschwindigkeit wird durch die Kationen dann nach folgenden Reihen beschleunigt:

$$Li\,(6,94) > Na\,(23,00) = K\,(39,10),$$
$$Mg\,(24,32) > Ca\,(40,07) > Ba\,(137,4) > Cd\,(112,4).$$

Es wird also auch hier wieder der Einfluß des Ionenradius deutlich. Innerhalb der einzelnen Reihe sind allerdings die Unterschiede nicht sehr groß, wie das aus Tabelle 20 (S. 720) unzweifelhaft hervorgeht. Das entspricht auch dem

Einfluß, den diese Ionen auf die Entquellung ausüben. So weist schon HOF-
MEISTER auf die geringen Unterschiede der den Alkaliionen zukommenden
Fällungskraft hin. PAULI und andere Forscher haben diese Befunde später als
richtig bestätigt. Gelatine wird durch Li stärker entquollen als durch Na und K,
durch diese drei Kationen aber im ganzen stärker als durch die Erdalkaliionen.
Die in der Tabelle 20 dargestellten Einflüsse der Kationen auf die Senkung und
reversible Ballung der roten Bl.K. kommen also wie die der Anionen wohl ebenfalls durch eine Entquellung der ballungsfördernden Stoffe zustande.

Das gilt auch, wenn man die Adsorbierbarkeit der Kationen ins Auge faßt.
Denn die Senkungsgeschwindigkeit wird durch die stärker adsorbierbaren, nämlich zweiwertige Kationen auch stärker gehemmt als durch die weniger gut
adsorbierbaren einwertigen Kationen.

Da Anionen und Kationen gleichzeitig angreifen, hat man sich zu überlegen,
wie sie sich wohl gegenseitig beeinflussen. Nach vielfachen Forschungsergebnissen
aus der Kolloidchemie darf man die Einflüsse als additive annehmen. Ein kräftig
adsorbierbares Anion wird durch ein weniger gut adsorbierbares Kation zurückgehalten, und umgekehrt wird ein solches Kation durch das Anion in größerer
Anzahl an das Adsorbens herangeschleppt werden als sonst. Eine gewisse Bevorzugung des Anions und des Kations durch die positive oder negative elektrische
Ladung der adsorbierenden Fläche scheint möglich zu sein.

Die Anionen und Kationen zeigen also im großen ganzen gleiches Verhalten.
Sie beeinflussen die reversible Ballung der Erythrocyten nach denselben Gesetzen.

Eine Umkehr der Wirkung, wie man sie bei einem Hervortreten der elektrischen
Ladung erwarten müßte, ist nicht festzustellen. Die von HÖBER und MOND
entwickelte Theorie der Blutsenkung, bei der die elektrische Ladung in den
Vordergrund gestellt wird, ist nach den neu gewonnenen Erkenntnissen nicht
mehr haltbar. Damit erhalten die von BENDIEN, NEUBERG und SNAPPER 1932,
von SCHECHTER und BLÜHBAUM und von HINTEREGGER gegen die Entladungs-
theorie geäußerten Bedenken ihre objektive Unterlage. *Oberflächenaktivität und
Entquellung können* dagegen *jetzt mit gutem Recht in den Mittelpunkt der Theorie
gestellt* werden.

Die Beteiligung der elektrischen Ladung an den Ballungsvorgängen wird
damit jedoch nicht bestritten. Die elektrische Ladung (der Bl.K. und der Plasmaeiweiße) spielt bei der Quellung und Entquellung und sonstigen mit Ionisation
einhergehenden Vorgängen eine anerkannt wichtige Rolle. Es ist aber nicht so,
daß die Erythrocyten sich wie einfache Suspensionskolloide verhalten. Gewiß,
sie können in reiner Salzlösung die Eigenschaften von lyophoben Suspensoiden
zeigen, indem sie durch entladende Eingriffe geballt und gefällt werden. Diese
Art der meist irreversiblen Ballung ist aber mit der im Plasma und ähnlichen
Flüssigkeiten sich vollziehenden reversiblen Ballung, wie das immer wieder
geschieht, nicht zu verwechseln. Für den Vorgang der reversiblen Ballung
besitzen die Erythrocyten die Eigenschaften von lyophilen Emulsionskolloiden,
bei denen die Flockungsintensität bekanntlich von beiden Ionen des Elektro-
lyten abhängt. Die Flockung durch Salze ist bei den Emulsionskolloiden ebenfalls
reversibel, auch hängt sie von den HOFMEISTERschen lyophilen Reihen ab. Diese
mit den Vorgängen an der Erythrocytenoberfläche vergleichbare Fällung erscheint als reiner Typ der unter Dehydratation verlaufenden *Aussalzung*.

Wie wenig die elektrische Ladung und die Lage des I.E.P. bzw. das Anionenbildungsvermögen überhaupt für die reversible Ballung bedeuten, geht nicht nur
aus dem schon beschriebenen Vergleich der Wirksamkeit Albumin/Gelatine hervor, sondern läßt sich auch aus Versuchen ableiten, bei denen Nichtleiter statt
Salzen verwendet worden sind. Stellt man nämlich Lösungen her, die neben
Gummi arabicum oder Gelatine nur noch Traubenzucker, Rohrzucker oder
Milchzucker in einer Menge enthalten, die einer 0,85proz. NaCl-Lösung entspricht, und prüft den mit diesen Lösungen zu erreichenden Senkungseffekt,
dann kann man feststellen, daß die reversible Ballung an die Anwesenheit größerer
Salzmengen nicht unbedingt gebunden ist.

Die roten Bl.K. ballen sich nämlich in solchen Solen so gut wie in *den* Lösungen,
die neben den ballungsfördernden Stoffen noch Salze enthalten. Die geringen
Salzmengen, die mit Gelatine oder Gummi arabicum ohne besondere Trennungs-
verfahren immer verbunden bleiben, werden hierbei kaum genügend wirksam
sein. Die an Stelle der Salze verwendeten Zucker bringen nämlich die beiden
wichtigen Fähigkeiten, Adsorbierbarkeit und entquellende Wirkung mit. PAULI
und RONA teilten schon 1902 mit, daß Traubenzucker und Rohrzucker die
Gallertbildung begünstigen. Nach TRAUBE und KÖHLER beschleunigen Traubenzucker und Mannit die Gelbildung der Gelatine und hemmen die Gellösung. Die
genannten Nichtleiter sind im allgemeinen zwar oberflächeninaktiv, sie werden
aber an Kohle, einen negativ geladenen Körper also, sehr gut adsorbiert. Man
wird demnach auch eine Verdichtung dieser Stoffe an der Bl.K.-Oberfläche
annehmen dürfen, wo sie dann mit den ebenfalls adsorbierten ballungsfördernden
Stoffen zusammentreffen und auf diese ihre entquellende Wirkung ausüben.

Zu erwähnen ist noch der *Einfluß der Nichtelektrolyte* auf die Agglomeration
der roten Bl.K. ohne die Anwesenheit anderer Stoffe. Wäscht man Erythrocyten
in reinen wässerigen Lösungen von Traubenzucker, Rohrzucker usw., so tritt
starke Ballung ein. Die Bl.K. verhalten sich dabei wie bei der reversiblen Ballung.
Sie bleiben weich und elastisch, ihre Oberfläche ist glatt, so daß Verrutschen
der geballten Erythrocyten aufeinander möglich ist, und auch das Fadenphänomen
läßt sich so wie bei der echten Agglomeration erkennen. ROHONY und ferner
RADSMA fanden, daß diese Agglomeration nur im leicht sauren Milieu stattfindet,
das nach COULTER durch Absorption der Luftkohlensäure schnell erreicht wird.
Die Ballung wird durch Zusatz geringer Mengen von Neutralsalz sofort aufgehoben (RADSMA). HAFFNER, HÖBER u. a. erklären sich diesen Vorgang so:
Die an den Bl.K. anhaftenden Globuline sind nur bei Anwesenheit von Salzen
löslich. Fehlen diese vollständig, so tritt Fällung der Globuline und Entladung
ein, was die Ballung der Erythrocyten begünstigt bzw. veranlaßt. Die Forscher
machen hier keinen Unterschied zwischen Agglomeration und Agglutination.

Man kann diese in reiner Zuckerlösung zu beobachtende Agglomeration auch
anders erklären: Die Zucker werden unter geeigneten Bedingungen so sehr an der
Bl.K.-Oberfläche adsorbiert und verdichtet, daß sie sirupartig und damit stark
klebrig werden. Voraussetzung ist neben geeigneter Wasserstoffionenkonzentration
das Fehlen von Salzen und anderen Stoffen, die selbst adsorbierbar sind und
daher der maximalen Adsorption und Verdichtung der Zucker widerstreben.

In die entwickelte und neu ausgebaute Theorie über die reversible Ballung
passen sich sonst noch bekannte Tatsachen gut ein. So wird beispielsweise ver-

ständlich, warum die alleinige Anwesenheit von *Glykokoll* nicht genügt, um zusammen mit Gummi arabicum Bl.K.-Ballung zu erzeugen. Das Glykokoll wird wohl ebenfalls an die Bl.K.-Oberfläche adsorbiert, als Aminosäure ist es aber nicht imstande, die noch notwendige entquellende Wirkung auf das Gummi arabicum auszuüben, um dieses zu klebrigem Gel umzuwandeln. Erst die Zugabe von NaOH oder von NaCl schafft die notwendigen Bedingungen.

Auch andere Tatsachen fügen sich der Theorie. Versetzt man Citratblut oder eine entsprechende Suspension roter Bl.K. mit negativ geladenen Stoffen, wie *Kohle, Bolus alba* usw., dann wird die Sedimentierungsgeschwindigkeit der Erythrocyten stark vermindert. Die Erklärung hierfür gaben LINZENMEIER und STARLINGER schon, die als Ursache die durch die Absorption bewirkte Verminderung der aktiven Plasmakolloide wohl richtig erkannten. In gleicher Weise wird man auch die durch Zusatz von feindispersem Cholesterin bewirkte Hemmung der Blutsenkung auffassen müssen. THEORELL, der solche Versuche sehr einwandfrei durchgeführt hat, vertritt die Auffassung, daß der durch Cholesterin und durch Lecithin erzeugte, stark hemmende Einfluß auch infolge Adsorption dieser Lipoide an die Bl.K. zustande komme. Es würde sich hier also um einen Verdrängungsvorgang handeln. THEORELL konnte die Adsorption der beiden Lipoide an die Bl.K. auch experimentell nachweisen. Die elektrische Ladung der Erythrocyten nahm in NaCl-Lösung durch diese Adsorption deutlich zu. Die Anlagerung von Globulin usw. müßte nach der Theorie von HÖBER und MOND hierbei um so leichter geschehen können, die Senkungsgeschwindigkeit dürfte nicht abnehmen, sondern müßte zunehmen!

SCROP wies 1929 experimentell nach, daß *negativ* geladene Farbstoffe (Rotviolett, Wasserblau, Lichtgrün) die Senkungsgeschwindigkeit der roten Bl.K. hemmen, positiv geladene Farbstoffe (Methylviolett, Malachitgrün) aber sie beschleunigen. Daraus könnte leicht auf die Richtigkeit der Theorie von HÖBER und MOND geschlossen werden. Bei diesem Schluß ist sicher richtig, daß die Adsorbierbarkeit der *Farbstoffe* an die Bl.K.-Oberfläche wesentlich von der elektrischen Ladung abhängt. Es ist aber übersehen, daß nicht allein die Entladung den Anlaß zur Ballung der Bl.K. bildet. Man muß vielmehr auch eine sonstige Umwandlung der Erythrocytenoberfläche auf Grund der eiweißfällenden Wirkung dieser Farbstoffe annehmen. Eine ähnliche Umwandlung erhält man auch durch die Einwirkung von Schwermetallsalzen, z. B. durch Kupfersulfat. Diese irreversiblen Fällungserscheinungen an der Bl.K.-Oberfläche sind nicht gleichbedeutend mit der unter Gelbildung sich vollziehenden reversiblen Adsorption von Globulin, Gelatine usw., bei der die Bl.K. ungeschädigt bleiben. Für die nur nebengeordnete Bedeutung der elektrischen Ladung sprechen auch die Versuchsergebnisse YAMAMOTOS, der an Stelle positiv geladener Farbstoffe das positiv geladene $FeCl_3$ dem Blut zugesetzt hat. Innerhalb eines weiten Umfanges beeinflußte das $FeCl_3$ die Senkungsgeschwindigkeit nicht.

Die Herabsetzung der Senkungsgeschwindigkeit durch so stark oberflächenaktive Stoffe wie die *Gallensäuren, Saponin* usw. bedarf kaum noch einer weiteren Erklärung. Diese Substanzen drängen die Salze und die ballungsfördernden Stoffe von der Bl.K.-Oberfläche ab und verhindern dadurch die Gelbildung. So wird wohl auch die bei Gelbsucht oft zu findende erhebliche Herabsetzung der Ballungsbereitschaft zu deuten sein. Wenn Gallensäuren in größerer Menge

in das Blut gelangen, werden diese an die Bl.K. adsorbiert und vermindern dadurch deren Oberflächenspannung und Ballungsbereitschaft.

Ob ein derartiger Mechanismus auch für die bei den verschiedenen Tierarten zu findenden Unterschiede der Ballungsbereitschaft verantwortlich zu machen ist, ist noch zweifelhaft.

Es ist doch eine erstaunliche Tatsache, daß die Bl.K. der einen Tierart durch bestimmte Stoffe kräftig agglomeriert werden, während die Körperchen anderer Tiere auch durch stärkste Reize nicht zur reversiblen Ballung anzuregen sind. Unter den Säugetieren zeigen die Bl.K. vieler, aber nicht aller Pflanzenfresser dieses eigenartige Verhalten. Elektrische Ladungsunterschiede können hierfür als Ursache sicher ausgeschlossen werden. Denn die bisher bekannten Unterschiede des elektrischen Potentials sind kaum groß genug, um hierfür Erklärung zu sein. So zeigen beispielsweise die von NETTER gewonnenen Kurven, die die kataphoretische Wanderungsgeschwindigkeit der roten Bl.K. bei unterschiedlichem p_H ausdrücken, für die Zellen des Pferdes und des Rindes etwa gleichen Verlauf. Das Potential der Rinder-Bl.K. ist nur um wenig geringer als das der Pferde-Bl.K. Es fällt natürlich schwer, anzunehmen, daß die Oberflächenspannung der Erythrocyten der Wiederkäuer so außerordentlich gering sein soll. Vielleicht besteht ein Sperrmechanismus, der sich selektiv auf die ballungsfördernden Stoffe auswirkt? Das Adsorbens, hier die Bl.K., würde sich dann umgekehrt wie manche Adsorbenda verhalten. Beispielsweise ist der Traubenzucker im allgemeinen nicht oberflächenaktiv; er wird aber von Kohle doch sehr gut adsorbiert (MICHAELIS und RONA; HERZOG und ADLER; ABDERHALDEN und FODOR; WARBURG).

Es könnten beispielsweise bei diesen Bl.K. schon natürlicherweise mehr Lipoide als bei anderen Erythrocyten adsorbiert und verhältnismäßig auch fest verankert sein (vgl. dazu SWEDIN). Es würden dann die Verhältnisse vorliegen, die man bei menschlichem Blut durch Zugabe von feindispersem Cholesterin gewinnt. Die Versuche THEORELLs können auf eine solche Möglichkeit hinweisen.

Zur Erklärung der Geldrollenbildung hat BRUNTON Modellversuche angestellt. Er belastete Korkscheiben an einer Seite mit Blei, so daß sie, aufrecht schwimmend, zum Teil aus dem Wasser ragten. Sie fanden sich so schnell zu Rollen zusammen. Wenn sie durch weitere Belastung ganz unter den Wasserspiegel getaucht wurden, zerfielen die Rollen wieder in einzelne Scheiben. Dafür gibt es folgende Erklärung: Infolge der zwischen Luft und Wasser bestehenden Oberflächenspannung haben die wasserbenetzten Korkscheiben die Neigung, ihre über den Wasserspiegel ragende Oberfläche durch Aneinanderlagern zu verkleinern. Beim völligen Untertauchen der Korkscheiben unter den Wasserspiegel entfällt der Grund zur Bildung der Rollen, die sich deshalb wieder auflösen. Die gleiche Begründung gilt für einen weiteren Modellversuch BRUNTONS. Er tränkte Korkscheiben vollkommen mit Petroleum und ließ sie in Wasser untertauchen. Die nichtbenetzbaren Scheiben lagerten sich infolge der nun zwischen Wasser und Petroleum bestehenden Oberflächenspannung aneinander. Mit harter Seife beschmierte, also benetzbare Korkscheiben bildeten keine Rollen. Nach Zusatz von Säure zu dem Wasser kam es, wohl durch die Entstehung wasserunlöslicher Fettsäuren, wieder zur Rollenbildung.

Verbindet man diese Versuchsergebnisse und ihre Ausdeutung mit der Beobachtung, daß auch die Erythrocyten bei der reversiblen Ballung stets ihre Oberfläche zu verkleinern suchen, so wird man auf eine zwischen Erythrocytenoberfläche und Suspensionsmittel bestehende Oberflächenspannung schließen müssen. Ist nun diese Oberflächenspannung größer, wenn die Bl.K. sich in reiner Salzlösung befinden oder wenn sie in einer Lösung aufgeschwemmt sind, die auch noch ballungsfördernde Stoffe enthält? Da gewöhnlich nur solche Stoffe adsorbiert werden, die die Oberflächenspannung erniedrigen, so wird man annehmen müssen, daß auch die ballungsfördernden Stoffe die zwischen Bl.K. und Suspensionsmittel bestehende Oberflächenspannung herabsetzen. Das gilt aber auch für die Salze, die ebenfalls adsorbiert werden. In beiden Fällen wird also die Oberflächenspannung vermindert, wohl aber nicht ganz aufgehoben. Der Rest der gegen das Suspensionsmittel gerichteten Oberflächenspannung kann aber wohl erst dann bei der Ballung mitwirken, wenn die adsorbierten Stoffe durch Ausrichtung ihrer Moleküle ein „klebriges" Gel bilden. Salze, Lipoide usw. sind hierzu nicht imstande, bei ihnen überwiegt die abstoßende elektrische Ladung.

In den Versuchen BRUNTONs kam es nur dann zur Rollenbildung, wenn die Scheiben nicht benetzbar waren. Man darf annehmen, daß auch die reversibel sich ballenden roten Bl.K. nicht vollkommen benetzbar sind. Denn die bei der Adsorption stattfindende Verdichtung der Salze und der ballungsfördernden Stoffe geschieht unter Verdrängung bzw. Abgabe von Wasser. Bei vollkommener Benetzbarkeit müßten Salze und ballungsfördernde Stoffe nach den Gesetzen der Diffusion in die durch niedrigere Konzentration gekennzeichnete Umgebung abwandern, das gebildete Gel würde wieder hydratisiert, der Adsorptionseffekt aufgehoben. Der Grad der Benetzbarkeit der Bl.K.-Oberfläche richtet sich nach der Konzentration des Suspensionsmittels. Wird diese herabgesetzt, dann geht ein Teil der adsorbierten Stoffe wieder in Lösung, der verbleibende Rest wird wasserreicher.

In Abhängigkeit des Zellinneren von der Zelloberfläche quillt der Erythrocyt hierbei auf. Geht der Vorgang unter fortschreitender Herabsetzung der Umgebungskonzentration weiter, dann löst sich, in Analogie zu den Vorgängen an der Zelloberfläche, das Hämoglobin los, es kommt zur Hämolyse. Hat man vorsichtig gearbeitet, hat man also der Zelle Zeit gelassen, das Hämoglobin langsam abzugeben, und so die Zelle vor dem Zerplatzen geschont, dann ist diese Hämolyse reversibel. Das Hämoglobin lagert sich, wohl infolge einer selektiven Adsorbierbarkeit, großenteils wieder in das Zellinnere ein. Man kann so in der reversiblen Ballung und in der reversiblen Hämolyse der Blutkörperchen verwandte Vorgänge erblicken.

Es bleibt noch die Frage nach den besonderen Eigenschaften der ballungsfördernden Stoffe zu untersuchen. Warum sind Gelatine, Gummi arabicum und Fibrinogen mit einer sehr großen Menge von Ballungsfaktor ausgestattet, Globulin mit einer mittleren und Albumin mit einer sehr kleinen, eben nachweisbaren Menge? Die Antwort ergibt sich aus den Kenntnissen, die wir über die Aussalzbarkeit dieser Stoffe einerseits und über die Eigenschaften der aus diesen Stoffen bestehenden Gele andererseits haben. Die Einteilung der Eiweißkörper in mehrere Fraktionen geht ja bekanntlich auf das besondere Verhalten beim Aussalzen zurück. Es ergibt sich aus einem Vergleich, daß die Eiweißkörper um so stärker ballungsfördernd wirken, je labiler sie sind, d. h. durch je kleinere Salzmengen sie zur Ausfällung gebracht werden können. Das stimmt auch treffend mit der entwickelten Adsorptionstheorie überein, der entsprechend die wirksamen Substanzen an der Bl.K.-Oberfläche unter dem Einfluß der Adsorptionskräfte und

entquellender Ionen bzw. anderer Stoffe vom Sol- in den Gelzustand verwandelt
werden. Die Albumine sind nach Pauli auch dadurch gekennzeichnet, daß
sie im Gegensatz zu Globulin im I.E.P. ihr Hydratwasser behalten, ein weiterer
Beweis, wie schlecht sie zur Bildung eines (klebrigen) Geles geeignet sind. Wahrscheinlich ist hier auch die Fähigkeit der Substanzen wichtig, Gitterstrukturen
zu bilden. Nach O. R. Herzog ist es bisher nicht gelungen, mittels der Methode
der Röntgendiagramme, bei Ovalbumin, Hämoglobin, bei Körpern mit fehlendem
oder nur sehr geringem Ballungsfaktor also, Gitterstruktur nachzuweisen. Dies
gelingt indessen bei gedehnter Gelatine, die somit aus Krystalliten besteht,
die mit der sog. Faserachse parallel zur Faserrichtung sich orientieren. Solche
Orientierungsvorgänge spielen wahrscheinlich auch bei der Gelbildung an der
Bl.K.-Oberfläche eine Rolle. Das Fadenphänomen von Wöhlisch könnte darauf

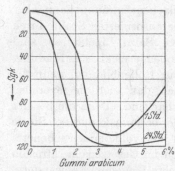

hindeuten. Man wird die Fähigkeit, um die Bl.K.
eine klebrige Haut zu legen, eher bei solchen Substanzen vermuten, deren Moleküle sich wie Pflaster-
steine aneinanderlegen können, als bei den zu solcher Ordnung unfähigen Stoffen.

Die für die Ballung wesentlichste Eigenschaft ist
natürlich die mit der Bildung von Gitterstrukturen
wohl zusammenhängende Klebrigkeit des gebildeten
Geles. Das Gel scheint aber je nach den Stoffen, aus
denen es aufgebaut ist, doch auch einige Verschiedenheiten zu zeigen. Es ist z. B. bei Ballung der
Bl.K. in reiner Traubenzuckerlösung auffallend zähflüssig. Das ist zu erschließen aus dem Verhalten
der Bl.K. Diese sinken nicht, wie bei der Ballung
in Eiweißlösungen, gleichmäßig ab. Sie ballen sich
vielmehr zu groben Klumpen, die unregelmäßig ab-

Abb. 17. Verhalten der Senkungsgeschwindigkeit in reinen Lösungen
von Gummi arabicum mit 3,8% Na-
triumcitratzusatz. Verlangsamung
der Senkungsgeschwindigkeit bei
zu hoher Konzentration des Gummi
arabicum.

sinken, leicht am Glase hängenbleiben und sich schließlich nicht vollkommen
ineinanderschieben. Die Sedimentierung bleibt oft plötzlich stehen, wohl deshalb,
weil die Bl.K. infolge ihres zähflüssigen Oberflächenbelages nicht reibungs-
los genug aufeinander verrutschen. Reine Traubenzuckerlösungen sind daher
zur Bestimmung des Minimalsedimentes unbrauchbar.

Mit ähnlichen Erscheinungen hat man wohl auch zu rechnen, wenn Gummi
arabicum oder Gelatine in zu hoher Konzentration im Suspensionsmittel vorhanden sind. Das geht aus Abb. 17 ziemlich eindeutig hervor. Zuerst nimmt
die Senkungsgeschwindigkeit mit steigenden Mengen von Gummi arabicum rasch
zu. Von etwa 4% ab vermindert sich aber die Geschwindigkeit wieder. Läßt
man den Bl.K. 24 Stunden Zeit, dann vermögen sie trotz der Zähigkeit des
Geles sich doch noch innig zusammenzuschließen.

Wenn neben dem Gummi arabicum noch Plasmaeiweiß vorhanden ist, dann
beobachtet man diese Hemmung in viel geringerem Maße. Das Plasmaeiweiß,
das anscheinend auch in höherer Konzentration nicht so leicht zähflüssig wird,
mischt sich wahrscheinlich mit dem Gummi arabicum an der Erythrocytenoberfläche zu einem Gel, das die Verschiebung der Bl.K. noch zuläßt. Man kann
deshalb zur Bestimmung des Minimalsedimentes aus Citratblut auch höher
konzentrierte Lösungen von Gummi arabicum verwenden.

Nicht weniger interessant als die restlose Klärung der Vorgänge und Mechanismen, die der reversiblen Ballung und der Sedimentierung roter Bl.K. zugrunde liegen, wäre die Lösung der Frage, warum es denn überhaupt zur Erhöhung des Fibrinogens und der Globuline bei bestimmten Krankheiten kommt. Ist diese Vermehrung bestimmter Eiweißkörper nur der notwendige Ausdruck zahlreicher Krankheiten und Leiden oder hat sie auch einen eigenen Sinn? Bedeutet sie Abwehr, gesteigerte und dabei zweckmäßige Tätigkeit des Organismus? Hierüber wissen wir noch recht wenig. FAHRAEUS glaubte wenigstens *eine* nützliche Folge der vermehrten Bl.K.-Ballung in der besseren Versorgung des kranken Gewebes mit Leukocyten entdeckt zu haben.

Die Leukocyten sollen nämlich infolge ihrer Größe im allgemeinen in der Mitte des Blutstromes sich fortbewegen. Ballen sich die Erythrocyten, dann drängen sie die nun verhältnismäßig kleinen Leukocyten aus der Mitte des Blutstromes zum Rand und bringen sie so der Möglichkeit näher, die Blutbahn zu verlassen. Diese Erklärung klingt wenig wahrscheinlich, weil die weißen Bl.K. doch wohl im Capillargebiet aus der Strombahn austreten, wo sie wegen der Enge der Gefäße Gelegenheit genug haben, mit der Gefäßwand in Berührung zu gelangen.

VON NEERGARD bringt die der Senkungsreaktion zugrunde liegenden Erscheinungen mit unspezifischen Immunitätsvorgängen in Zusammenhang. Er vermutet hinter dem Rätsel des Senkungsphänomens versteckte Probleme von zentraler Bedeutung und sagt dann: „Wenn wir einmal das Wesen der Senkungsreaktion verstanden haben werden, werden wir einen entscheidenden Schritt in der Erklärung immunbiologischer Vorgänge getan haben." Er lehnt, allerdings ohne stichhaltige Beweise, die Theorie von HÖBER und MOND vollkommen ab und nimmt dafür ein an die Globuline gebundenes „unspezifisches Agglutinin" an, das nicht nur die Bl.K. zur Ballung bringen, sondern auch bei immunisatorischen Vorgängen tätig sein soll. Es ist wohl hinreichend bewiesen worden, daß das von diesem Forscher angenommene „unspezifische Agglutinin" in nichts anderem als in der Hydratation der ballungsfördernden Stoffe bestehen kann. Man kann also das schwebende Problem schärfer umrissen in die Frage zusammenfassen:

Welche Bedeutung hat die Vermehrung leicht dehydratisierbarer Plasmaeiweißkörper für den in Abwehr befindlichen Organismus?

Starke Hydratation und Labilität der Eiweißkörper scheinen in weitem Umfang parallel zu gehen. Wie die an der Erythrocytenoberfläche sich abspielenden Vorgänge erschließen lassen, wird das stark hydratisierte Eiweiß im allgemeinen spielend in Gel umgewandelt, wenn es gleichzeitig, wie das Fibrinogen oder die Globuline, noch bestimmte „Labilitätseigenschaften" besitzt. Es können so aus ihm rasch die Niederschläge gebildet werden, die entzündetes Gewebe mechanisch stillegen. Die in den Lungenalveolen bei Pneumonie sich bildenden Fibrinnetze, die die erkrankten Lungenbezirke erstarren lassen und so den Pneumothorax ersetzen, sind hierfür ein gutes Beispiel. Vielleicht gelingt es einmal, von dieser Erkenntnis ausgehend, die Hoffnung von PFAFF und HEROLD zu erfüllen und dem tuberkulös erkrankten Organismus Stoffe einzuverleiben, die im tuberkulösen Herd sich verhärtend niederschlagen und so schon sehr frühzeitig zur Schonung des erkrankten Gewebes beitragen.

Man wird indessen, wenn man die Bedeutung der stärkeren Hydratation der Plasmaeiweißkörper erforschen will, nicht allein die schließlich mehr oder

weniger nur mechanischen Wirkungen betrachten dürfen. So kann beispielsweise die Vermehrung der Globuline und des Fibrinogens bei Krankheiten auch mit der von Bennhold vielfach untersuchten Vehikelfunktion der Eiweißkörper zusammenhängen. Es ist vorstellbar, daß bestimmte Substanzen an dem aus diesen Eiweißkörpern gebildeten Gel besonders gut haften. Die Bl.K. könnten dann als Träger besonderer Gifte dienen, die in der Peripherie rasch gebunden werden müssen und die dann erst an bestimmten Orten wieder abgehängt werden. Bakterientoxine, gegen die an ganz bestimmten Orten Antikörper gebildet werden müssen, könnten so in unschädlicher Weise gebunden zum Orte der Antikörperbildung angeschleppt und dort abgelagert werden. Sichere Tatsachen über die besondere Bindungskraft des Fibrinogengels sind indessen noch nicht bekannt, und darum soll diese Andeutung genügen.

Das Minimalsediment.

Steigert man den Ballungsfaktor des Suspensionsmittels (Abb. 5 und 7), dann wird bald eine Grenze erreicht, von der ab das nach bestimmter Zeit gebildete Erythrocytensediment gleiche Höhe aufweist. Von dieser Grenze ab nehmen also die Bl.K. das kleinste Gesamtvolumen ein, das sie durch die alleinigen Kräfte der reversiblen Ballung ohne zusätzliche Zentrifugengewalt erreichen können.

Dieses bei genügender Menge des Ballungsfaktors sich bildende kleinste Sediment wurde als *Minimalsediment* bezeichnet. Es wird dem Prinzip nach bestimmt, indem eine abgemessene Blutmenge mit dem gleichen Volumen einer mehrprozentigen Gummi arabicum-Lösung von physiologischem Salzgehalt vermischt und zur Sedimentierung angesetzt wird. Die nach 24 Stunden gebildete Sedimenthöhe, abzüglich der etwa darüber liegenden Leukocytenschicht, wird in Prozenten zur halben Höhe der vorher aufgestellten Säule der Bl.K.-Suspension abgelesen. So stellt das Minimalsediment einen Wert dar, der am ehesten mit dem des Hämatokritvolumens zu vergleichen ist.

Versuch. Zentrifugengläser, deren unterer Teil graduiert ist, werden bis zur Marke von 2 ccm mit Citratblut gefüllt.

Die Bl.K. werden zweimal mit Lösungen gewaschen, die 3,8% Citratsalz und ansteigende Mengen von Gummi arabicum enthalten. Zum Schluß wird das Volumen von je 2 ccm wieder hergestellt. Nach genügendem Durchmischen werden die so erhaltenen Suspensionen zur Sedimentierung angesetzt.

Wie die nach derartiger Versuchsanordnung gewonnenen Kurven der Abb. 17 zeigen, erzeugt eine zu starke Konzentrierung der Gummi arabicum-Lösung über ein gewisses Optimum hinaus wieder Zunahme der Sedimenthöhe. Verwendung von Gelatine oder von Vinarol an Stelle von Gummi arabicum führt zu gleichartigen Ergebnissen. Wie schon ausgeführt worden ist, hat man sich diese Hemmung durch zu hohe Konzentration der ballungsfördernden Stoffe mit zu großer Zähigkeit des an der Bl.K.-Oberfläche gebildeten Geles vorzustellen, das der Verschiebung der Erythrocyten einen zu großen Widerstand entgegensetzt. Zusatz von Plasmaeiweiß verhindert diese Hemmungen in gewissem Maße. Derartige Beobachtungen sind wichtig für den Ausbau der zur Bestimmung des Minimalsedimentes dienenden Methodik.

Walther hebt hervor, daß rote Bl.K. in 3—5proz. Gelatinelösung optimale Ballung zeigen. In 10proz. Lösung ist die Ballung nur noch schwach, bei noch

höherer Konzentration ist sie nicht mehr zu beobachten. Die Bl.K. werden, wie er sich ausdrückt, „festgeleimt". In Gelatinelösungen nimmt die Ballung der Erythrocyten mit steigender Temperatur immer mehr zu bis zur schließlichen Auflösung der Zellen bei zu hoher Temperatur. In Gummi arabicum-Lösungen sollen dagegen die Bl.K. bei niedriger Temperatur stärker ballen.

Von großem praktischen Interesse sind die zwischen Minimalsediment und den anderen Blutwerten bestehenden Zusammenhänge.

Es liegt am nächsten, sich zuerst den zwischen Minimalsediment und Hämatokritvolumen bestehenden Beziehungen zuzuwenden. Zu diesem Zweck wurde eine Reihe von Blutproben untersucht, die mit Citrat ungerinnbar gemacht worden waren. Das Minimalsediment wurde dabei nach der S. 759 beschriebenen Methode angestellt.

Die zum Vergleich des Minimalsedimentes herangezogenen Hämatokritröhrchen hatten einen Durchmesser von etwa 0,5 mm. Die in ihnen aufgezogene Blutmenge wurde, wie dies SAHLI vorschreibt, noch mit physiologischer Salzlösung verdünnt, um alle wechselnden Einflüsse vonseiten des Plasmas zu verhindern. Statt Kochsalzlösung kam allerdings eine 3,8proz. Citratsalzlösung zur Anwendung, damit auch hierdurch die Verhältnisse möglichst den bei Bestimmung des Minimalsedimentes vorliegenden angenähert waren. Die so gewonnenen Vergleichszahlen sind in Tabelle 27 aufgeführt. Sie beweisen, daß

Tabelle 27. Vergleich zwischen Hämatokritvolumen (H. %) und Minimalsediment (Min.Sed. %). Hiernach entsprechen 100% H. = 104,8% Min.Sed.

H. %	Min.Sed. %	H. %	Min.Sed. %	H. %	Min.Sed. %	H. %	Min.Sed. %
10,0	10,8	23,4	25,9	27,2	28,8	34,0	35,1
18,2	19,2	24,8	26,2	28,4	30,0	34,8	35,2
18,6	20,1	23,6	26,3	29,6	30,2	34,5	35,7
20,4	21,1	26,0	27,5	30,2	31,0	34,2	36,0
24,4	25,1	27,0	27,7	30,2	31,5	38,2	40,0
23,6	25,2	27,2	28,7	30,2	31,8	45,2	47,0
						66,4	69,0

die Höhe des Minimalsediments und die des Kompressionsvolumens sich kaum unterscheiden. Die noch bestehenden geringen Unterschiede lassen sich ebenfalls noch beseitigen, wenn man die zur Anstellung des Minimalsedimentes verwendete Lösung durch Zusatz einer etwas höheren Salzmenge hypertonisch macht.

Die fast völlige Übereinstimmung zwischen Minimalsediment und Hämatokritvolumen rechtfertigt es, die zwischen Hämatokritvolumen einerseits und Erythrocytenzahl, Hämoglobingehalt und Färbeindex (F.I.) andererseits bestehenden und bekannten Beziehungen auch für das Minimalsediment (Min.Sed.) als zutreffend anzusehen.

Für diese Beziehungen ist die nach den Angaben des Schrifttums gesicherte Tatsache von Bedeutung, daß die Erythrocyten beim Gesunden mit Hämoglobin voll gesättigt sind. Die Überladung der Bl.K. mit Farbstoff bei den hyperchromen Formen der Anämie muß daher notwendigerweise stets auch zur Vermehrung des Volumens führen. Der Index $\frac{Hb. \%}{Vol. \%}$, der von NAEGELI mit 2,27 als normal angegeben wird, kann also niemals erhöht sein (J. TENONI).

Wohl wird er aber bei einem Teil der hypochromen Anämien erniedrigt gefunden. D. h. es ist in diesen Fällen der nach dem Volumen des Stromas zur Farbstoffaufnahme bereitstehende Raum nicht voll ausgefüllt. Als Beispiel führt NAEGELI die bei einem Fall von Chlorose festgestellten Zahlen an:

Hb. = 49%; Erythrocytenzahl = 4,176; Hämatokrit = 29%; Hb.-Füllung = 1,70.

Die Höhe des Hämatokritvolumens und des Min.Sed. kann ferner noch beeinflußt werden durch die zwischen den Bl.K. zurückbleibenden Reste von Suspensionsflüssigkeit. Diese sind aber wohl verschwindend klein. So sind bei mikroskopischer Untersuchung von Bl.K., die unter der Wirkung reversibler Ballung sich aneinandergeschlossen haben, Lücken zwischen den Zellen nicht mehr sichtbar. Durch Zusatz geringer Mengen von Tusche lassen sich zwar die Grenzen der Bl.K. infolge der Zwischenlagerung von Tuschekörnern besser erkennen, gröbere, für wesentliche Zwischenräume sprechende Tuscheanhäufungen sind aber niemals zu entdecken. Ähnliche Beobachtungen macht man makroskopisch bei Zusatz von fluorescierenden Farbstoffen und entsprechender Beleuchtung.

Unter dem Einfluß der dabei wirksamen Anziehungskräfte werden sie innerhalb der gebildeten Geldrollen abgeplattet, so daß ihre Äquatorialebene im Durchschnitt nach E. PONDER um etwa 4% zunimmt. Die an den Enden der Geldrollen befindlichen Erythrocyten sind nach HEIDENHAIN napfförmig eingezogen, was ebenfalls für die starke Zugwirkung spricht. Für die Bildung des Min.Sed. ist aber ein noch stärkerer Zug notwendig, der weit über den zur Geldrollenbildung notwendigen hinausgeht. Bei Steigerung der Ballungskraft werden die Geldrollen, wie schon DUDGEON und ROUX und ROBERTSON beobachtet und beschrieben haben, in *,,unregelmäßig kleine Häufchen"* verwandelt. In ihnen besitzen die Bl.K. vielfach nicht mehr Scheibenform, sie werden vielmehr zu Formen gepreßt, wie sie sich bei der lückenlosen und ungeordneten Vereinigung ergeben müssen. Ein größeres Erythrocytenhäufchen besteht anfangs oft aus noch einzelnen Teilen, zwischen denen Suspensionsflüssigkeit eingeschlossen erscheint. Diese Flüssigkeit wird sehr rasch unter dem elastischen Zug der zur vollen Vereinigung strebenden Erythrocyten ausgepreßt.

Ähnlich dem mikroskopischen Bild verläuft auch die Bildung des Min.Sed. Versetzt man das mit Gummi arabicum-Lösung gemischte Blut mit etwas fluorescierendem Farbstoff, dann kann man bei geeigneter Beleuchtung schon mit bloßem Auge beobachten, wie die Erythrocyten sich aufeinanderschichten.

In der in einem Senkungsrohr aufgezogenen Aufschwemmung sieht man zunächst die rasch gebildeten Bl.K.-Ballen in der hell erleuchteten Suspensionsflüssigkeit wirbelnd zu Boden sinken. An einzeln gebliebenen Erythrocyten oder an sichtbar gewordenen Beimengungen erkennt man den nach aufwärts gerichteten Strom des Suspensionsmittels. Die zu Boden gesunkenen Ballen schichten sich aufeinander, wobei sich mehr oder weniger deutliche, senkrecht stehende Säulen entwickeln. Indem diese Säulen von unten her miteinander verschmelzen, wird die zwischen ihnen befindliche Flüssigkeit nach oben hin ausgetrieben. Das Endergebnis des ganzen Vorganges ist ein lückenloses ,,Minimalsediment".

Der Ausdruck ,,lückenlos" kann aber nun nicht bedeuten, daß die nackten Oberflächen der Bl.K. sich tatsächlich vollkommen berühren. Denn die reversible

Ballung ist ja doch gekennzeichnet durch die auf der Erythrocytenoberfläche sich vollziehende gelartige Verdichtung der den Ballungsfaktor tragenden Stoffe, hier also des Gummi arabicum. Die Bl.K. tragen somit eine Hülle, die ihnen in reiner Salzlösung fehlt. Das Volumen der Bl.K. wird demnach um das Volumen dieser zusätzlichen Hülle vermehrt. Der dadurch bewirkte Raumzuwachs muß relativ um so höher sein je relativ höher die Erythrocytenzahl liegt. Das geht schon aus der bekannten Tatsache hervor, daß ein adsorbierender Stoff um so mehr Adsorbendum aufnehmen kann je feiner aufgeteilt er ist. Durch diese adsorbierte Hülle der Blutkörperchen dürften aber im Verhältnis des Min.Sed. zu Erythrocytenzahl und Hb. kaum größere Schwankungen zu erwarten sein.

Dagegen sind sicher jene Abweichungen praktisch bedeutsamer, die auf der wechselnden Hämoglobinfüllung der roten Bl.K. beruhen. Betrachten wir hierzu die beiden entgegengesetzten Möglichkeiten:

1. Bei der *hypo*chromen Anämie ist das Volumen eines E. nur ungenügend durch Hb. ausgefüllt. Deshalb erscheint sowohl die E.-Zahl als auch das Min.Sed. im Vergleich zum Hb. als zu groß.

2. Bei der *hyper*chromen Anämie ist das Volumen der Bl.K. um den gleichen Betrag wie die Hb.-Füllung vermehrt. Hb. und Min.Sed. gehen hier parallel, dagegen ist die Zahl der E. relativ zu gering.

Es ist also festzuhalten:

a) Min.Sed. = Hb. = E.-Zahl bei normochromen Erythrocyten F.I. = V.I. (Volumenindex [1]).

b) Min.Sed. = E.-Zahl > Hb. bei hypochromen Erythrocyten. F.I. = V.I.

c) Min.Sed. = Hb. > E.-Zahl bei hyperchromen Erythrocyten. F.I > V.I.

Der V.I. geht also dem F.I. etwa parallel mit Ausnahme der hyperchromen Anämien, bei denen der V.I. theoretisch niedriger als der F.I. bleiben muß.

Die theoretisch ermittelten Zusammenhänge des Min.Sed. mit den anderen Blutwerten finden nach den Ergebnissen praktischer Untersuchungen eine weitgehende Bestätigung. Zur Prüfung dieser Beziehungen wurden aus 55 Proben von menschlichem Citratblut das Min.Sed., die Erythrocytenzahl und das Hb. bestimmt und der F.I. in üblicher Weise errechnet.

Diese Bestimmungen wurden mit besonderer Sorgfalt ausgeführt, weil die zu erwartenden Schwankungen innerhalb der gewöhnlichen Fehlergrenzen der Methodik liegen mußten. Es war nämlich zu bedenken, daß die Fehler von *drei* Methoden sich addieren und so große Ausschläge vortäuschen konnten. Um die Fehler auf ein Mindestmaß zurückzuführen, wurden Pipetten von gleicher Größe vor Beginn der eigentlichen Versuche mehrmals auf ihre Zuverlässigkeit hin geprüft. Die Hb.-Messungen geschahen mit einem Colorimeter nach AUTEN-RIETH bei möglichst gleicher Beleuchtung. Zur Bestimmung des Min.Sed. wurden gleiche Raumteile von Citratblut und einer 7proz. Gummi arabicum-, 3,8proz. Natriumcitrat-Lösung gemischt.

Das Gemisch wurde in Pipetten von durchgehend gleicher Weite aufgezogen und die Sedimenthöhe nach $\frac{1}{2}$, 1, 2, 4 und 24 Stunden abgelesen. Die nach 24 Stunden gebildete Sedimenthöhe wurde, bezogen auf die halbe Länge der aufgestellten Säule des Blutgemisches, als Wert des Min.Sed. in Prozenten bezeichnet.

---

[1] Unter Volumenindex (V.I.) hat man hier $\dfrac{\text{Hb. \%}}{\text{Min.Sed. \% } \cdot k}$ zu verstehen. k ist eine Konstante.

Nach dieser Prüfung ergab sich aus den in Tabelle 28 aufgeführten Zahlen die durchschnittliche Beziehung: 1 mm Min.Sed. = 2,4% Hb. = 0,1092 Mill. Erythrocyten, wobei hervorzuheben ist, daß das verwendete Colorimeter etwas zu hohe Werte angezeigt hat (110 statt 100% bzw. 2,407 statt 2,18% Hb.). Unter Zugrundelegen dieser Zahlen war der mittlere Volum-Index (V.I.)

$$V.I. = \frac{Hb.}{Min.Sed.\ 2,4} = 1,0.$$

Wird also in irgendeinem Falle ein V.I. = 1,0 vorgefunden, so ist damit gekennzeichnet, daß der von den Bl.K. eingenommene Raum nicht größer oder kleiner ist, als der Menge des Farbstoffes im Vergleich zu *durchschnittlichen Verhältnissen* entspricht. Bei einem V.I. unter 1,0 wäre relativ zuwenig, bei einem V.I. über 1,0 relativ zuviel Hb. vorhanden.

Nach den vorausgegangenen Erläuterungen müßte der V.I. mit dem F.I. etwa parallel verlaufen. Es war ja angenommen worden, daß das Min.Sed. durch die Erythrocytengröße, die im großen ganzen durch den F.I. bezeichnet wird, beeinflußt werde.

Die Untersuchungsergebnisse erweisen die entwickelten Gedankengänge als richtig. Wohl zeigen sich im einzelnen Falle gelegentlich grobe Abweichungen, was bei der dreifachen Fehlerbelastung nicht verwunderlich ist (Tab. 28). Bei

Tabelle 28.

Hb. nach AUTENRIETH	V.I.	F.I.	Hb. nach AUTENRIETH	V.I.	F.I.
71	0,87	0,90	63	1,01	1,13
94	0,89	0,98	70	1,01	1,22
72	0,91	1,04	80	1,01	1,10
75	0,92	0,88	87	1,01	1,04
76	0,93	1,00	97	1,01	1,20
27	0,94	0,95	73	1,02	1,04
79	0,94	0,95	78	1,02	1,01
90	0,94	0,91	84	1,03	1,05
66	0,95	0,94	89	1,03	1,00
87	0,95	0,92	45	1,04	1,21
91	0,95	0,97	50	1,04	0,88
74	0,96	1,00	75	1,04	0,89
78	0,96	0,90	82	1,04	1,21
83	0,06	0,86	81	1,05	0,93
92	0,96	1,08	81	1,05	0,90
79	0,97	1,12	86	1,05	0,91
86	0,97	1,09	61	1,06	1,06
93	0,97	0,87	71	1,06	1,05
87	0,98	1,04	76	1,06	0,96
87	0,98	0,95	84	1,06	1,20
71	0,99	0,95	72	1,07	1,18
76	0,99	1,00	82	1,07	1,14
90	0,99	0,94	78	1,08	0,98
90	0,99	0,93	82	1,14	1,14
72	1,00	0,90	82	1,14	1,13
77	1,00	1,02	22	1,15	1,26
82	1,00	0,87	83	1,19	1,21
96	1,00	1,04			

dem Vergleich der Durchschnittszahlen ist aber doch die Übereinstimmung zwischen F.I. und V.I. eine geradezu überraschende (Tab. 29).

Die Beziehungen des Min.Sed. zu den schon bekannten Blutwerten dürften somit genügend geklärt sein. Aus diesen Beziehungen ergibt sich von selbst der Einfluß, den die Bl.K.-Zahl, das Hb. und das Gesamtvolumen der Erythrocyten auf die Senkung ausüben. Hierüber waren nämlich die Meinungen lange Zeit geteilt. Abgesehen von den vielen Forschern, die den Erythrocytengehalt des Blutes überhaupt als bedeutungslos an-sahen, glaubten die einen Untersucher mehr die Erythrocytenzahl, die anderen das Hb. und die dritten das Gesamt-volumen als den maßgebenden Faktor an-

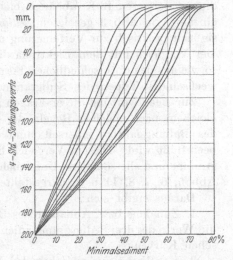

Abb. 18. Beeinflussung der Senkungsgeschwin-digkeit (4-Stunden-Werte) durch die Höhe des Minimalsedimentes.

Tabelle 29.

V.I. von — bis	Mittlerer V.I.	Mittlerer F.I.
0,80—0,89	0,880	0,940
0,90—0,99	0,964	0,968
1,00—1,09	1,034	1,041
1,10—1,19	1,155	1,185

sehen zu müssen. Dieser Streit kann nun dahin entschieden werden, daß das Gesamt-volumen, angegeben als Hämatokritwert oder noch besser durch die Höhe des Min.Sed. ausgedrückt, der ausschlaggebende Faktor ist. Zwischen einem Senkungsvorgang, bei dem die Bl.K. einzeln absinken und unter Umständen nach 24 Stunden erst wenige Millimeter zurückgelegt haben, und einem Senkungsvorgang, der das Min.Sed. bildet, läßt sich ein ununterbrochener Übergang herstellen.

Von großer praktischer Bedeutung ist es, wie groß die durch verschiedenes Min.Sed. herbeigeführten Änderungen der Senkungsgeschwindigkeit sind. Einen gewissen Anhalt hierfür gaben schon die von GRAM, später von M. U. MEIER und anderen Forschern mitgeteilten Untersuchungen über den Einfluß des Bl.K.-Gehaltes auf die Blutsenkung. Die veröffentlichten Kurven und Tabellen be-saßen indessen noch nicht vollen Wert, weil eben die Frage noch unentschieden war, was man unter Bl.K.-Gehalt zu verstehen habe. Auch stehen der praktischen Anwendung der Befunde bis heute andere Bedenken entgegen, die noch eingehend behandelt werden.

Die Beeinflussung der Blutsenkung durch wechselndes Min.Sed.[1] ist aus Abb. 18 zu ersehen. Diese Kurven lassen sich ebenso in einer einzigen Sammel-kurve vereinigen, wie das schon für die den Einfluß des Ballungsfaktors aus-drückenden Kurven gezeigt worden ist. Auch können unter Einfügung eines dritten Faktors, z. B. der Zeit oder des Ballungsfaktors, die Kurven der Abb. 18

---

[1] „Minimalsediment" wird hier im gleichen Sinne gebraucht wie Erythrocytenkonzentra-tion, Blutkörperchengehalt usw.

zu einem räumlichen Modell entwickelt werden. Das hier durchzuführen, erscheint indessen unnötig, weil über die Einheitlichkeit der Wirkungsweise des Min.Sed. kaum Zweifel aufkommen können und eine eingehendere Beweisführung sich somit erübrigt.

Über die praktische Bedeutung der verschiedenen Sedigrammformen und besonderer Methoden.

Nachdem nun geprüft ist, von welchen Faktoren die Sedimentierungsgeschwindigkeit der roten Bl.K. abhängt, bleibt noch die Frage zu beantworten, wie die einzelnen in Abb. 3 gezeigten *Sedigramm-„Typen"* zustande kommen und ob sie sich praktisch zur Verfeinerung der ärztlichen Diagnostik auswerten lassen. Der Vergleich mit dem Elektrokardiogramm liegt nahe. Ist es nicht möglich, so wie aus den unterschiedlichen Formen des Elektrokardiogramms auch aus den wechselnden Typen des Sedigramms bestimmte Krankheiten zu erschließen?

Zur Beantwortung dieser Fragen ist es zweckmäßig, zunächst einmal zu vergleichen, nach welchen Regeln der Senkungsverlauf durch ansteigende Größe des Ballungsfaktors einerseits und durch zunehmendes Min.Sed. andererseits beeinflußt wird. Diesem Vergleich liegen zahlreiche genau ausgemessene Sedigramme und alle sonstigen Untersuchungsergebnisse zugrunde, die zu den in den Abb. 5, 6, 7, 8, 11 usw. dargestellten Kurven geführt hatten.

Daraus ergibt sich:

1. Zunahme bzw. Abnahme des Ballungsfaktors oder des Min.Sed. verändert die Werte der drei Sedigrammstadien (A.V., G.M. und Sackung) nach asymptotischen Kurven.

2. Das Verhältnis zwischen den Werten der drei Stadien ändert sich dabei ebenfalls nach asymptotischen Kurven. Durch Abnahme des Min.Sed. wird, im Vergleich zum G.M., die A.V. stärker verkürzt und der 24-Stunden-Wert stärker vergrößert als durch Zunahme des Ballungsfaktors.

An einem Beispiel läßt sich der Unterschied der Wirkungsweise am besten klarmachen. In Abb. 3 ist die gegenüber dem 4. Sedigramm lange A.V. des 5. Sedigrammes durch höheres Min.Sed. bei gleichzeitig erhöhtem Ballungsfaktor zustande gekommen. Hätte man die beiden Blutproben zuerst auf gleiches Erythrocytenvolumen gebracht und sie dann erst zur Sedimentierung angesetzt, dann würden die beiden Kurven einander sehr ähnlich sehen; nur wäre der Verlauf bei dem 5. Sedigramm jetzt steiler, weil die Hemmung durch das zuerst relativ hohe Min.Sed. nun fortgefallen wäre.

In analoger Weise müßte man auch den ganz abnormen Verlauf des 6. Sedigrammes erklären als Ausdruck eines gleichzeitig sehr hohen Min.Sed. und eines sehr hohen Ballungsfaktors. Künstliche Verminderung des Min.Sed. durch Zugabe von Eigenplasma hat auch tatsächlich das Überwiegen des ersten Stadiums erheblich abgeschwächt. Die relativ lange Dauer der A.V. ist aber doch nicht ganz verschwunden. Bei einem anderen Kranken ergab sich nun ein ähnliches Sedigramm. Merkwürdigerweise litten beide Kranke an einer aktiven Tuberkulose und an einer Lues mit stark positiver WASSERMANNschen Reaktion. Der erste Kranke war schon wochenlang mit Neosalvarsan behandelt worden, ehe das Sedigramm angefertigt worden war. Bei dem zweiten Kranken aber konnte man verfolgen, wie der zuerst gewöhnliche Senkungsverlauf während der Salvar-

sanbehandlung diese eigenartige Form annahm. Es wird sich hier also wohl um etwas Besonderes handeln. Es könnte beispielsweise ein Eiweiß wirksam sein, das nach Adsorption an die Bl.K. zunächst noch ein lockeres Gel bildet. Dieses Gel müßte sich dann langsam fortschreitend verdichten und dabei klebriger werden. Mit dem Fortgang der Verdichtung könnte es dann sogar zur *Thixotropie* kommen, zu einem Zustand also, bei dem das Eiweiß in Ruhe außerordentlich zähflüssig und steif, durch Schütteln usw. wieder dünnflüssig wird. Mit einem derartigen Verhalten des ballungsfördernden Eiweißes ließe sich jedenfalls erklären, warum so eigenartige Sedigramme zustande kommen und warum sie sich nach Umschütteln und erneutem Mischen des Blutes immer wieder erzeugen lassen.

Auch das 7. Sedigramm der Abb. 3 bedarf einer besonderen Erläuterung. Es fällt an ihm auf, daß einige Zeit nach Beginn des Sackungstadiums nochmals ein deutlicher Knick[1] sichtbar wird. Auch diese Sedigrammform war nicht etwa durch irgendeinen Zufall entstanden, sondern konnte sogar noch an dem durch Eigenplasma verdünnten Blut nachgewiesen werden. Man gewinnt den Eindruck, als seien in dem Blut zweierlei Erythrocyten vorhanden, solche mit hoher und solche mit niedriger Ballungsbereitschaft. Die einen Bl.K. würden dann größere Ballen bilden, die rascher zu Boden sinken und schon frühzeitig ein Sackungsstadium ergeben. Dieses müßte sich auf die noch nachfolgenden anderen Bl.K. mit der geringen Ballungsbereitschaft und der langsamen Sedimentierung hemmend auswirken und würde so den ersten Knick erzeugen.

Über ein recht merkwürdiges Verhalten der Senkungsgeschwindigkeit hat 1939 DECKER berichtet. Er ließ das Blut von Kranken gleichzeitig bei Zimmertemperatur und im Eisschrank bei 3—4° C sedimentieren. Während die Senkungsgeschwindigkeit im allgemeinen bei niedriger Temperatur langsamer als bei höherer Temperatur abläuft, war bei den meisten Scharlachfällen und bei verschiedenen Fällen von Tuberkulose die „kalte Senkung" höher. Bei Polyarthritis rheumatica und gelegentlich auch bei anderen hochfieberhaften Erkrankungen verlief die Blutsenkung in der Kälte im Vergleich zu sonstigen Beobachtungen relativ rasch und ging bei Besserung des Leidens verhältnismäßig schneller als die Senkungsgeschwindigkeit bei Zimmertemperatur zurück. Nach Untersuchungen von LOEWENBERG 1924 ist die Senkungsgeschwindigkeit bei Epilepsie stets am niedrigsten. Bei Dementia praecox ist sie im Eisschrank selten, bei Paralyse stets höher als bei Zimmertemperatur. Auch CARLINFANTI und BALESTRIERI hatten 1937 unter 30 Kranken 5 herausgefunden, die bei 18—20° C eine niedrigere Blutsenkung als bei 3—4° C zeigten. Alle diese 5 Kranken waren Anämiker. Die beiden Forscher haben dann experimentell 1938 nachgewiesen, daß Normalblut, das durch Zugabe von Eigenplasma verdünnt worden war, das gleiche Verhalten wie das Blut der 5 Anämiker ergab. Sie meinen deshalb, daß der abnorme Plasma/Bl.K.-Quotient die Ursache des abweichenden Verhaltens darstelle. Es erscheint recht zweifelhaft, ob dieser Quotient wirklich die alleinige Ursache hierfür ist. Nach den von DECKER mitgeteilten Ergebnissen ist dies sehr unwahrscheinlich. Ein von WALTHER in anderem Zusammenhang mitgeteiltes Modellbeispiel spricht ebenfalls dafür, daß die Ursache mehr in

---

[1] In der Reproduktion schwerer als im Original zu erkennen.

Eigenschaften von Plasmaeiweißkörpern liegt. Walther gibt in seiner ausgezeichneten Arbeit 1929 an, daß die roten Bl.K. sich in Gelatinelösungen mit steigender Temperatur immer stärker ballen bis zur schließlichen Zerstörung der Zellen. In Gummi arabicum-Lösungen findet sich dagegen das umgekehrte Verhalten, in ihnen ballen die Bl.K. bei niedriger Temperatur besser. Man kann es sich gut denken, daß an Stelle von Gelatine oder Gummi arabicum im Plasma Eiweißkörper mit derart verschieden sich auswirkenden Eigenschaften vorkommen können. Es ist noch nicht näher untersucht, ob durch Einfluß solcher Eiweiße abnorme Senkungskurven erzeugt werden. Es fehlen auch noch ausreichende Untersuchungen über die von Lenzi gemachte Mitteilung, daß die Senkungsgeschwindigkeit in krankhaften Fällen bei Dunkelheit langsamer abläuft als bei Tageslicht. In der verschiedenartigen Reaktion des Blutes auf Licht könnten noch diagnostische Möglichkeiten stecken. Die von mir zusammen mit Moormann erhobenen Befunde, daß die Ballungsbereitschaft gewaschener Bl.K. durch Höhensonnenbestrahlung bei einem Teil der Fälle erniedrigt, bei einem anderen Teil aber erhöht wird, erweckt gewisse Hoffnungen. Die Versuche Leitners, der mit Höhensonne und mit Röntgenstrahlen gearbeitet hat, geben Hinweise in gleicher Richtung.

Man liest gelegentlich die Ansicht, daß bei *allergischen* Reaktionen des Organismus auch die Blutsenkungsreaktion typisch beeinflußt werde. (Vgl. hierzu auch S. 769—770.) Vor allem wird abnorme Verlangsamung als allergisches Zeichen gewertet. Zum experimentellen Beweis spritzte Walther Hunde mit Pferdeserum (1940). Er sah dann nach der Zweitinjektion im anaphylaktischen Shock in Übereinstimmung mit den Angaben des Schrifttums meist Verlangsamung; es gab aber auch Ausnahmen von dieser Regel. Besonders bemerkenswert ist ein dem Gebiet der Parallergie angehörendes Verhalten. Tiere, die gegen ein bestimmtes Eiweiß, z. B. Pferdeserum, sensibilisiert worden waren, erhielten ein anderes Eiweiß eingespritzt. Anschließend kam es zur Verlangsamung der Senkungsgeschwindigkeit wie beim Shock ohne sonstiges Hervortreten von Shockerscheinungen. Eickhoff glaubte 1936 bei mit Pferdeserum sensibilisierten Meerschweinchen und Kaninchen eine S-förmige Senkungskurve entdeckt zu haben. Bei Normaltieren fand er im Gegensatz dazu eine parabelförmige Kurve. Die Kurvenform wurde aus den 1-, 2- und 24-Stunden-Werten erschlossen, die Unterschiede der Senkungswerte waren nur gering, und Erythrocytenvolumen oder Hb. blieben unberücksichtigt. Walther hat auch diese Befunde in weitem Umfang nachuntersucht. Die abnorme Kurvenform konnte er zwar nicht bestätigen, es fanden sich aber doch gewisse Abweichungen. Es kam 2 Stunden nach der Ersteinspritzung von 5 ccm Pferdeserum beim Hund zu einer deutlichen Steigerung der Senkungswerte bei noch gleichbleibendem 24-Stunden-Wert. An den folgenden Tagen war auch der 24-Stunden-Wert erhöht. Im weiteren Verlauf gingen die 1- und 2-Stunden-Werte allmählich wieder zur Norm zurück, während der 24-Stunden-Wert noch nach 20 Tagen erhöht sein konnte. Von diesen Regeln gab es Ausnahmen. Die Tagesrhythmik der Blutsenkung blieb erhalten, wenn nicht ganz schwere körperliche Veränderungen sie störten.

Es ist bedauerlich, daß auch in dieser sonst sehr umsichtig und gewissenhaft durchgeführten Arbeit der Einfluß des Bl.K.-Volumens nicht berücksichtigt

worden ist. Es läßt sich so überhaupt nicht beurteilen, ob die im anaphylaktischen Shock eintretenden Veränderungen der Blutsenkung durch eine Verschiebung des Plasmaeiweißgehaltes erzeugt werden oder ob die Ursache in Änderungen des Plasma/Bl.K.-Quotienten zu suchen ist. Ebensowenig läßt sich entscheiden, wo die Ursachen für den abnormen Kurvenverlauf liegen. Zu vermuten, aber eben nicht zu beweisen, sind folgende ursächlichen Vorgänge: Nach der Erst-injektion des Pferdeserums kommt es zu einer Reaktion der Leber. Diese hält Plasma unter Bevorzugung des Albuminanteils samt Wasser zurück. Infolge der dadurch erzeugten Vermehrung des Globulin- und Fibrinogenanteils des Plasmas kommt es zu Erhöhung der 1- und 2-Stunden-Werte der Blutsenkung. Infolge der gleichzeitig stattgefundenen Zunahme des Erythrocytenvolumens kommt die Vermehrung des Ballungsfaktors des Plasmas im 24-Stunden-Wert nicht zum Ausdruck. An den folgenden Tagen bleibt der Ballungsfaktor (Glo-bulin und Fibrinogen) im Plasma noch relativ vermehrt, die Erhöhung des Ery-throcytenvolumens ist aber wieder rückgängig geworden, daher nun Steigerung aller Senkungswerte. Durch ähnliche Verschiebungen kann auch die Erhöhung nur des 24-Stunden-Wertes nach noch 20 Tagen erklärt werden. Es könnten natürlich auch ganz andere Vorgänge zugrunde liegen! Hierauf weist vielleicht das bei zwei Kranken, die gleichzeitig an Lues und Tuberkulose litten und mit Salvarsan behandelt worden waren, beobachtete abnorme Sedigramm (Nr. 6 der Abb. 3).

Manche Forscher glauben, durch Ablesung der Senkungswerte an bestimmter Stelle der Senkungskurve etwas ganz Besonderes zu erreichen. So hält HITI, der sich mit der graphischen Aufzeichnung der Senkungsgeschwindigkeit viel beschäftigt hat, die Ablesung nach bestimmten Zeiten, z. B. nach 1 Stunde, für wenig zweckmäßig, weil dadurch je nach Geschwindigkeit der Sedimentierung verschiedene Phasen des Vorganges erfaßt werden. Er schlägt deshalb vor, durch gekürzte graphische Aufzeichnung den Endpunkt der 2. Phase festzustellen, diesen als 0-Punkt zu bezeichnen und erst von hier ab die Senkungsgeschwindig-keit zu messen. Von ähnlichen Gedankengängen ausgehend, hält VON NEERGARD die Bestimmung des von seinem Schüler STÖCKLIN angegebenen Differenz-quotienten für richtig, der die maximale Geschwindigkeit der 2. Phase erfaßt. OUDENDAL liest die Senkungsgeschwindigkeit alle 5 Minuten ab, multipliziert den höchsten Wert mit 12 und nennt das Produkt dann „Senkungsziffer".

SCHUBERTH liest die Zeiten ab, die die Bl.K. in einem 60 mm hohen Röhrchen bis zum Absinken um 6, 12 und 18 mm benötigen. Er nennt dies „Dreiphasen-senkung". Die drei abgelesenen Zahlen trägt er als Ordinaten in bestimmten Abständen nebeneinander in ein Koordinatensystem ein und verbindet die Scheitelpunkte untereinander. Er erhält so eine Art von Senkungskurven, unter denen er drei Haupttypen unterscheidet.

Solche Vorschläge sind nicht nur wegen der Umständlichkeit der meist viel-fachen Ablesungen und Berechnungen praktisch schwer durchführbar, sie ent-behren auch der sachlichen Grundlagen. Mit keiner der bisher bekannten Ablese-methoden gelingt es, den störendsten Faktor, nämlich den Einfluß des ver-schiedenen Bl.K.-Volumens, auszuschalten oder auch nur zu verringern. Die durch ihn bedingten Fehler sind so groß, daß es völlig zwecklos ist, ohne seine Berücksichtigung Besonderheiten des Sedimentierungsverlaufes durch eine ver-feinerte Ablesung erschließen zu wollen. Außerdem übersehen die Forscher, daß

die drei Phasen des Senkungsvorganges folgerichtig voneinander abhängen und
zueinander in inniger Beziehung stehen (vgl. Frimberger 1936 und 1937).
Bringt man das Bl.K.-Volumen stets auf gleiche Höhe, dann ergibt sich aus den
Sedigrammen, daß einer bestimmten Größe der 1. Phase eine ganz bestimmte
Größe der 2. und 3. Phase entspricht. Von dieser Durchschnittsregel gibt es nur
verhältnismäßig wenige Ausnahmen, deren wesentlichste Merkmale in den in
Abb. 3 gezeigten „Sedigrammtypen" dargestellt sind. Vorerst wissen wir mit
diesen „Typen" diagnostisch überhaupt nichts anzufangen. Es ist auch nicht
zu erwarten, daß sie einmal diagnostisch besonders wertvoll werden. Denn sie
sind, besonders wenn es sich um Übergänge handelt, nicht so leicht zu erfassen
und zu unterscheiden, wie man dies annehmen sollte. Die Unterschiede ver-
wischen sich bei zu langsamer ebenso wie bei zu rascher Sedimentierung. Auch
sind die sie bedingenden Ursachen sehr vielfältige, und sicher ergeben manchmal
zwei ganz verschiedene Ursachen die gleiche Abweichung. Es ist deshalb praktisch besser und richtiger, auf irgendwelche umständlichen Ablesemethoden zu
verzichten, dafür aber das Bl.K.-Volumen oder einen analogen Wert zu bestimmen
und hiernach die Senkungszahlen zu korrigieren. Um bei Ausnahmen, wie das
Sedigramm 6 der Abb. 3 sie vorstellt, die tatsächliche Höhe des vorhandenen
Ballungsfaktors des Plasmas nicht zu übersehen, wird man neben dem 1-Stunden-
Wert noch den 2-Stunden-Wert und, wenn man ganz sicher gehen will, auch
noch den 4-Stunden-Wert bestimmen. (Vgl. hierzu S. 762—767.)

Die eben gegebenen Erläuterungen treffen in vollem Maße auch auf die Arbeit
von Brunton zu. Auf Grund von Sedimentierungsdiagrammen hält dieser
Forscher den Einfluß verschiedener Bl.K.-Zahlen für ganz untergeordnet. Er
lehnt daher Korrekturen bei Anämien ab, glaubt aber aus der Form der nichtmodi-
fizierten Sedimentierungskurve brauchbare diagnostische Schlüsse ziehen zu können. Abnorme Kurven sind ihm ein Zeichen eines ernsten Grundleidens. Carez und
Wynants lesen die Blutsenkung alle 15 Minuten ab und vergleichen die Ergebnisse untereinander. Je nachdem, welcher Wert der größte ist, ziehen die
Forscher diagnostische und prognostische Schlüsse. Von Neergard, der ebenso
verfährt, sieht den Maximalwert bei rheumatischen Leiden um so früher erreicht,
je ungünstiger das Krankheitsstadium und die Prognose sind. Bei Besserung
verschiebe sich der Maximalwert, zunächst noch ohne eigentliche Abnahme,
von der 2. zur 3. oder 4. Viertelstunde. Diese Methode leidet an den großen
Fehlermöglichkeiten, die bei Ablesungen nach so kurzen Zeitspannen gegeben
sind. Derartige Vergleichsmessungen sind sogar am Sedigramm nicht immer
ganz genau und sicher durchführbar. Bei der direkten Ablesung kommen zu
sonstigen Fehlern noch die Unsicherheiten, die die gerade bei den wichtigen
Fällen stets vorhandene Streuungszone mit sich bringt. Es dürfte der praktische Nutzen der Methode über den der diagnostischen Auswertung von Anisocytose und Poikilocytose kaum hinausgehen.

Söderling hat beobachtet, daß die Sedimentierung manchmal ruckartig
vor sich geht. Er spricht von „knick S. R.". Hänsel glaubt in vielen Fällen
von Lungentuberkulose stufenförmigen Abfall der Senkungskurven, die er
graphisch dargestellt hat, gesehen zu haben. Diese Beobachtungen und Aufzeichnungen beruhen ganz offensichtlich auf Irrtümern bei der Ablesung der
Blutsenkung.

Eine Methode besonderer Art hat 1937 KOSTER angegeben. Man läßt ungerinnbar gemachtes Blut stehen und bestimmt durch wiederholtes Ansetzen des Blutes zur Senkungsreaktion die allmähliche Abnahme der Sedimentierungsgeschwindigkeit, die sog. „Verzögerungsreaktion". KOSTER glaubt gutartige Erkrankungen von malignen Geschwülsten und Lymphogranulom aus der Art der Abnahme trennen zu können. Eine derartige differentialdiagnostische Möglichkeit ist nicht ohne weiteres von der Hand zu weisen. Es kann sein, daß die Autolyse des Blutes je nach Erkrankung mehr oder weniger rasch voranschreitet. Beim weiteren Ausbau und bei der Durchführung der Methode wird man auf Sterilität besonders zu achten haben, da Bakterien im stehenden Blut sich sehr rasch entwickeln und dann die Ballung je nach ihrer Eigenart stören können.

Zusammenfassend läßt sich sagen: Abnorme Sedigrammformen kommen, wenn man die durch unterschiedliches Erythrocytenvolumen bedingten Einflüsse abzieht, verhältnismäßig nur selten vor. Ihre Ursachen sind verschiedenartig und noch wenig erforscht. Langsame und sehr schnelle Sedimentierung verwischt die „Sedigrammtypen", so daß diese nur in einem verhältnismäßig kleinen, mittleren Bereich klar zu erkennen sind. Für diagnostische Zwecke sind diese Typen vorerst ohne irgendwelche Bedeutung. Es ist daher zwecklos, die einfache Ablesung der Sedimentierungsgeschwindigkeit durch graphische Registrierung oder durch photographische Aufzeichnung ersetzen zu wollen. Der einmalige Bau eines „Sedigraphen", der alle Notwendigkeiten berücksichtigt, und die mit seiner Hilfe durchgeführte wissenschaftliche Erforschung der Möglichkeiten, die die Erscheinung der Bl.K.-Sedimentierung überhaupt zu bieten vermag, genügt also vollkommen. Es kommt jetzt nur noch darauf an, aus den Forschungsergebnissen die Folgerungen zu ziehen und die Methoden anzugeben, die am besten geeignet sind zur einwandfreien Bestimmung der drei Größen: Ballungsfaktor, Ballungsbereitschaft und Min.Sed.

Einige im Schrifttum angegebene Methoden, die geeignet sein können, darüber hinaus noch Besonderheiten aufzudecken, erscheinen aussichtsreich zu sein. Hierher gehört die Sedimentierung bei verschiedener Temperatur sowie bei unterschiedlicher Lichteinwirkung und die Beobachtung der bei Aufbewahrung des Blutes eintretenden Abnahme der Senkungsgeschwindigkeit. Die Methoden bedürfen aber noch des weiteren Ausbaues und eingehender Nachprüfungen.

Allgemeine Erörterungen zur Methodik.

Wie soll das Blut ungerinnbar gemacht werden? Welche Pipetten sind am ehesten geeignet? Ist die Makro- oder Mikromethode zu empfehlen? Wie soll man ablesen? Soll man die Senkungswerte „korrigieren"? Das sind so die üblichen Fragen, die im Schrifttum immer wieder behandelt wurden. Die Antworten sind im großen ganzen immer die gleichen, weil sie sich stets auf die gleichen Unterlagen und Beweise stützen. Es soll nun versucht werden, die gestellten Fragen unvoreingenommen so zu beantworten, wie sich das aus den vorangegangenen Berichten ergibt.

Die Kurven der Abb. 8 sind entstanden, indem das Plasma von Citratblut gegen gleiche Mengen physiologischer Salzlösung ausgetauscht worden ist. Durch ein rechnerisches Verfahren konnten diese Kurven in eine einzige Sammelkurve

übergeführt werden. Dadurch ließ sich einerseits zeigen, daß der Ballungsfaktor des Plasmas einheitliche Wirkung ausübt. Andererseits geht aber aus den Versuchen auch hervor, daß Plasma, das mit physiologischer Salzlösung verdünnt wird, sich so verhält, als ob von vornherein weniger Ballungsfaktor vorhanden wäre.

Verdünnt man das Plasma, indem man die Salzlösung dem Vollblut zusetzt, dann ist neben der Plasmaverdünnung auch noch die Verminderung des Bl.K.-Gehaltes zu beachten. Der zur Gerinnungshemmung übliche Zusatz von 3,8proz. Citratsalzlösung führt somit zu zwei sich entgegenwirkenden Vorgängen. Denn die Verdünnung des Plasmas wirkt hemmend, die Verminderung des Bl.K.-Gehaltes aber beschleunigend auf die Senkung. Wäre das Volumen der Bl.K. immer gleich groß, dann würde man durch die Zugabe der Salzlösung im Verhältnis 1:5 immer die gleiche Verdünnung des Plasmas erreichen. Da aber das Erythrocytenvolumen und davon abhängig auch das Plasmavolumen stark schwankt, wird das Plasma demnach in ganz unterschiedlichem Verhältnis verdünnt und sein Ballungsfaktor in ebenso unterschiedlichem Verhältnis herabgesetzt. An zwei Beispielen soll dies erläutert werden:

Es trifft bei der Vermischung des Blutes mit Citratlösung im Verhältnis 1:5 auf 4 Teile Blut 1 Teil Lösung. Besteht das Blut zur Hälfte aus Bl.K. und zur anderen Hälfte aus Plasma, dann kommt dieser eine Teil Lösung in *zwei* Teilen Plasma zur Verteilung. Liegt dagegen ein Blut vor, dessen Bl.K.-Volumen nur den 4. Teil des Gesamtvolumens ausmacht, bestehen also drei Viertel des Blutes aus Plasma, dann wird der eine Teil Lösung mit *drei* Teilen Plasma vermischt. Dagegen wird das Min.Sed. stets in dem Verhältnis herabgesetzt, in dem auch das gesamte Blut verdünnt wird. In den vorliegenden Fällen wird es beidemal um ein Fünftel vermindert. Diese Verminderung wirkt sich aber auf die Senkungsgeschwindigkeit nicht etwa linear, sondern asymptotischen Kurven entsprechend aus (Abb. 18).

Das Verdünnen des Blutes mit Citratlösung führt also zu verwickelten Vorgängen. Durch praktische Nachprüfung hat sich gezeigt, daß meistens eine Hemmung, gelegentlich aber auch eine Beschleunigung des Senkungsverlaufes erzeugt wird. Das bedeutet große, allein durch die Methodik bedingte Fehler!

Wie lassen sich nun diese Fehler beseitigen oder doch auf ein erträgliches Maß zurückführen? Der sicherste Weg wäre es, das zum Ungerinnbarmachen des Blutes notwendige Salz nicht mehr gelöst, sondern in trockener Form zuzusetzen. Das ist mehrfach schon empfohlen worden, hat sich aber nie recht bewährt. Denn es ist schwer, mit den dazu benötigten nur sehr kleinen Mengen umzugehen. Außerdem dauert es zu lange, bis das Salz in Lösung geht und sich richtig verteilt. Es bleibt daher nur übrig, das Natriumcitrat bereits in wässeriger Lösung zu verwenden.

Als gerinnungshemmende Stoffe sind außer Natriumcitrat bekannt: Natriumoxalat, Heparin, Hirudin, Novirudin usw. Die Verwendung des Natriumcitrates hat sich am meisten eingebürgert. Dafür sind beachtenswerte Gründe maßgebend gewesen. Dieses Salz ist nämlich billig, sehr handlich, leicht zu beschaffen und vorrätig zu halten und ist ausgezeichnet wirksam. Dagegen soll Natriumoxalat den Nachteil besitzen, die Sedimentierung der Bl.K. noch stärker zu hemmen. Heparin, Novirudin und Hirudin sind dagegen teuer und sind nicht einmal so sicher gerinnungshemmend wie das Natriumcitrat. Hinzu kommt eine be-

schleunigende Wirkung, die die Ergebnisse in anscheinend unregelmäßiger Weise fälscht (ZIRM und SCHERK 1933, ROBUSCHI 1934, STRÖM 1938, VON KAULLA 1939). Es erscheint daher richtig, auch weiterhin das Natriumcitrat als gerinnungshemmendes Mittel beizubehalten.

Bei der Abgrenzung der gegebenen Möglichkeiten muß man außerdem noch die Untersuchungsergebnisse über den Einfluß steigender Ionenkonzentration berücksichtigen. Wie aus Abb. 14 hervorgeht, führt Steigerung der Ionenkonzentration innerhalb gewisser Grenzen nur ganz unwesentlich zur Herabsetzung der Senkungsgeschwindigkeit. Aus allen in ähnlicher Weise angefertigten Kurven ergibt sich für eine 0,01% NaCl entsprechende Steigerung der Ionenkonzentration ein Abfall um 0,588% Senkungsgeschwindigkeit. Hieraus errechnet sich für eine Erhöhung der NaCl-Konzentration von 0,85 auf 1,0% ein Rückgang der Sedimentierungsgeschwindigkeit um 8,8%.

Wenn diese Berechnung in Prozenten auch nicht ganz richtig ist, weil sich der Salzeinfluß nicht linear, sondern asymptotisch auswirkt, so gibt sie doch einen gewissen Anhalt für die Größe der zu erwartenden Senkungshemmung. Im Vergleich dazu kann die Verminderung der Sedimentierungsgeschwindigkeit durch die Verdünnung des Blutes im Verhältnis 1:5 das Vielfache der reinen Salzeinwirkung betragen. Zu beachten ist außerdem, daß der Zusatz von Salz sich auf das *ganze* Blut erstreckt und demnach eine konstante Hemmung erzeugt.

DARANYI hat 1928 eine 1938 von MOLNÁR nachgeprüfte Methode angegeben, die diesen Überlegungen etwa gerecht wird. Er verwendet aber statt Natriumcitrat das stärker hemmende Kaliumoxalat und gibt außerdem zur Verhinderung des Bakterienwachstums noch Sublimat zu. Es ist sehr fraglich, ob das Sublimat in einer Konzentration von 1% wirklich, wie behauptet wird, ohne bemerkenswerten Einfluß ist. Es ist, wenn die Lösung nicht allzulange aufbewahrt wird, sicher gar nicht notwendig. MEIER MAX URS empfiehlt, der notwendigen Blutmenge 1—2 Tropfen konzentrierte Natriumcitratlösung zuzusetzen. ENOCKSSON, SCHNELL und TORGERSRUUD befeuchten die Spritze vor der Blutentnahme mit einer 1proz. Heparinlösung, die zum Schutz vor bakterieller Zersetzung mit 0,3% Trikresol versetzt ist. Dieses Verfahren hat den Nachteil, daß Heparin zwar die Blutgerinnung hemmt, aber auch die Senkungsgeschwindigkeit beeinflußt. Dadurch entstehen unsichere Ergebnisse. Die von mir gestaltete Methode ist der von DARANYI sehr ähnlich:

Methodik. Als gerinnungshemmender Zusatz wird folgende Lösung benutzt:

Sol. Natr. citric. 20,0,
Aq. dest. .... 100,0.

Diese Lösung wird in einer 5 ccm-Rekordspritze, der eine Nadel aufgesetzt ist, aufgezogen und wieder ausgespritzt. Der tote Raum der Spritze bleibt gefüllt. Die in der Spritze verbleibende Lösungsmenge beträgt also nur etwa 0,1 ccm. Dann wird nach vorheriger Hautreinigung in die kurz gestaute Vene des zu untersuchenden Kranken eingestochen und 2,5 ccm Blut entnommen. Gelingt es aus irgendwelchen Gründen nicht, genau 2,5 ccm zu entnehmen, so kann das Blut doch verwendet werden, weil der durch die ungleiche Verdünnung zustande kommende Fehler infolge der nur geringen Lösungsmenge klein ist und deshalb in der Praxis vernachlässigt werden darf. Nachdem genügend Blut

entnommen ist, wird die Nadel mit rascher Bewegung aus der Vene genommen, sofort etwas Luft in die Spritze nachgezogen und das Blut durch Schwenken der Spritze mit der Lösung gut durchgemischt. (Über das Verfahren zur gleichzeitigen Bestimmung von Senkungsgeschwindigkeit und Min.Sed. s. S. 760.)

Das so ungerinnbar gemachte Blut wird in ein trockenes Reagensglas so langsam eingespritzt, daß Hämolyse vermieden wird. Ehe man das Blut zur Senkungsreaktion ansetzt, mischt man es nochmals durch, indem man das Reagensglas unter Daumenverschluß umdreht. Schaum darf hierbei nicht entstehen. Für Reihenuntersuchungen wartet man ab, bis alle Blutproben entnommen sind. Länger als höchstens 3 Stunden soll das Blut indesssen nicht stehenbleiben, weil es sich sonst ungünstig verändert. Man mischt alle Blutproben kurz hintereinander und fängt erst dann mit dem Aufziehen in die Pipetten an. Dadurch erreicht man, wenn man schnell arbeitet, daß sämtliche Proben etwa gleichzeitig angesetzt und so auch zusammen abgelesen werden können. Als Pipetten verwendet man die von Westergren angegebenen, auch bisher üblichen Röhrchen, die eine Graduierung von 0—200 mm und eine lichte Weite von etwa 2,5 mm besitzen. Die einzelnen Pipetten müssen von oben nach unten durchgehend gleich weit sein. Vor allem dürfen am unteren Ende, wie man dies häufiger findet, keine Ausbauchungen oder Verengerungen sein. Die Pipetten werden in dem bekannten Haltegestell senkrecht eingespannt. Schiefstellung führt zur Beschleunigung infolge lawinenartigen Abrutschens der Bl.K. entlang der Glaswand und ergibt so fehlerhafte Ergebnisse. Senkrechter Stand der Pipetten ist daher unbedingt erforderlich.

Die Ablesung der von den roten Bl.K. zurückgelegten Strecke erfolgt nach 1, 2 und 4 Stunden. Auf den immer noch gebräuchlichen 24-Stunden-Wert kann man ohne irgendwelchen Nachteil ganz verzichten, besonders dann, wenn man neben den Senkungswerten auch das Min.Sed. und aus beiden mittels Tabelle 30 den Pl.-Ballungsfaktor bestimmt.

Wenn die Erythrocytensäule gegen das Plasma nicht scharf abgesetzt ist, wenn also eine sog. Streuungszone sich entwickelt hat, dann ist die Ablesung der Senkungswerte erschwert. Man nimmt in solchen Fällen den Oberrand der Erythrocytensäule dort an, wo die Bl.K.-Ballen schon ziemlich dicht beisammen zu liegen scheinen. Die Streuzone wird also ganz vernachlässigt. Ebenso bleiben die Leukocyten unberücksichtigt, die nach Schilling und Schulz unabhängig von den Erythrocyten sedimentieren.

In einer früheren Arbeit ist empfohlen worden, das Blut mit einer 5proz. Citratlösung im Verhältnis 1:10 zu verdünnen. Das entsprach dem Stand der damaligen Kenntnisse. Inzwischen haben die Untersuchungen über den Ioneneinfluß ergeben, daß die Verwendung geringer Mengen *konzentrierter* Salzlösung noch bessere Bedingungen schafft. Die hier beschriebene Methode steht also zu der früher angegebenen nicht im Gegensatz, sondern hat sich aus ihr folgerichtig entwickelt.

Bei Blutabnahme zu anderen Zwecken, wobei auch Blut zur Senkungsreaktion entnommen werden soll, bereitet es oft Schwierigkeiten, nur *eine* Nadel zu verwenden. Um hierbei nicht doppelt intravenös punktieren zu müssen, empfiehlt es sich, in ein kleines Reagensglas 0,1 ccm der konzentrierten Natriumcitratlösung zu geben und dann bis zur vorher eingezeichneten Markierung von 2,5 ccm Blut zufließen zu lassen. Das Glas wird zur innigen Mischung von Blut und

Lösung sofort unter Daumenverschluß geschwenkt. Dieses Entnahmeverfahren hat sich bei den Massenabnahmen im Laboratorium für Bluttransfusion, Berlin, sehr bewährt.

Für die DARANYI-Methode gibt MOLNÁR 15 mm für Männer und 20 mm für Frauen als obersten noch normalen 1-Stunden-Wert an. Nach meiner Methode finde ich 10 bzw. 20 mm nach 1 Stunde und 40 bzw. 50 mm nach 2 Stunden als eben noch normal. Es sei aber ausdrücklich hervorgehoben, daß der Begriff „normal" hier sehr weit gefaßt ist. Nach den vielfältigen Erfahrungen im Laboratorium für Bluttransfusion, wo nur „Gesunde" zum Spenden herangezogen werden, sind unter den Menschen, die sich gesund fühlen, sehr viele doch nicht frei von irgendwelchen Gesundheitsstörungen. Es ist daher VON NEERGARD zuzustimmen, wenn er behauptet, die Grenzen für die Normalwerte der Blutsenkung seien im allgemeinen zu hoch gesetzt.

An dieser Stelle sei noch das von NIEDEGGEN 1938 mitgeteilte Verfahren erwähnt, das bei Massenuntersuchungen zum raschen Auffinden erhöhter Senkungsgeschwindigkeit dienen soll. Es wird in einer Capillare das zu untersuchende Blut aufgezogen. Bei niedriger Blutsenkung bleibt der Blutfaden homogen, bei erhöhter Senkung zeigt sich nach bestimmter Zeit deutlich sichtbare Körnelung. Man braucht so nur einen kleinen Teil der Fälle zur Anstellung der Senkungsreaktion herauszugreifen. Nachprüfungen größeren Umfanges stehen noch aus. Eine damit verwandte, aber weniger einfache Methode hat SAHLGREN 1929 und 1931 mitgeteilt.

Die Frage, ob man durch *Korrektion* der gewöhnlichen Senkungswerte die Einflüsse durch *unterschiedlichen* Bl.K.-Gehalt ausschließen soll, ist im Schrifttum vielfach behandelt worden.

REICHEL schreibt in seinem 1936 über die Blutsenkung erschienenen Buch: „Über den Grad dieses Einflusses (der Erythrocytenkonzentration) und seine klinische Bedeutung sind tausende Seiten geschrieben worden, zahlreiche Korrekturvorschläge und Tabellen aufgestellt, und das praktische Resultat ist fast Null."

REICHEL hat mit diesem Ausspruch wohl recht, denn tatsächlich wird es heute fast durchweg für *fehlerhaft* erklärt, den Einfluß unterschiedlicher Bl.K.-Konzentration durch Korrektion der Senkungswerte auszuschalten. Es würde zu weit führen, auf alle Angaben des Schrifttums hier einzugehen. Doch erscheint es empfehlenswert, die von REICHEL aus dem Schrifttum zusammengetragenen Gründe einzeln zu behandeln, die die Fehlerhaftigkeit der Korrektion „beweisen" sollen. REICHEL zählt die Gründe getrennt auf:

1. „Konzentriert man durch Abpipettieren der entsprechenden Citrat-Plasma-Menge verschiedene anämische Blute so weit, daß der Hämoglobingehalt nunmehr 100% wird, so findet man, besonders bei schweren Anämien, in der Regel verlangsamte Senkungsgeschwindigkeit, ja in vielen Fällen ist die Senkungsgeschwindigkeit nach 1 Stunde Null." (REICHEL und VAN DE STADT, unveröffentlichte Untersuchungen.)

2. „Bei vielen Fällen schwerer Anämie (z. B. Chloranämien, Blutungsanämien) ist bei sehr niedrigen Erythrocyten- und Hämoglobinwerten die Senkungsgeschwindigkeit normal, was wir bei entsprechender Verdünnung eines Blutes auf den gleichen Anämiegrad mit Eigenplasma niemals reproduzieren können."

Ad 1 und 2. Die beiden hier angeführten Gründe und Schlußfolgerungen heißen mit anderen Worten: Deshalb, weil bei vielen Anämien der Ballungsfaktor

des Plasmas außerordentlich gering ist, muß die Korrektion der Senkungswerte falsch sein!

Es ist ganz offensichtlich, wie wenig einleuchtend und stichhaltig eine derartige Logik ist. Um sie noch „näher zu begründen", wird dann meist auf „noch unbekannte Faktoren" verwiesen, die mehr oder weniger nur bei Anämien wirksam sein sollen. WESTERGREN drückte sich wenigstens genauer aus, wenn er meinte, es sei vielleicht die „Agglutinabilität" der Erythrocyten bei Anämien herabgesetzt. Nach der hier gewählten Bezeichnung würde man sagen, die Ballungsbereitschaft der Bl.K. sei bei bestimmten Anämien verringert. Diese Ballungsbereitschaft läßt sich jetzt, wie gezeigt werden konnte, einwandfrei messen und in Zahlen ausdrücken. Nach solchen Messungen ist die Ballungsbereitschaft der Erythrocyten bei manchen Anämien wohl verhältnismäßig niedrig, etwa an der unteren Grenze des Normalen, sie ist aber keineswegs so herabgesetzt, daß man damit die bei Anämien vorkommenden sehr niedrigen Senkungswerte erklären könnte. Irgendwelche sonstigen Faktoren, die nur bei Anämien wirksam sein können, sind nicht bekanntgeworden und sind auch nicht zu vermuten. Als sicher anzunehmen ist dagegen, daß der Ballungsfaktor des Plasmas bei bestimmten Anämien tatsächlich so vermindert ist, wie die „unwahrscheinlich niedrigen Senkungswerte" dies anzeigen.

Die Verminderung des Ballungsfaktors muß hierbei ebenso als besonderes Zeichen gewertet werden wie die Verminderung der Bl.K. und des Hb., der Thrombocyten usw. Bei Blutungsanämien ist dieses Symptom leicht erklärbar. Denn durch die Blutung werden doch nicht allein die Bl.K. fortgeschafft, sondern es wird in mindestens gleichem Maße auch das Plasma dem Körper entzogen. Während nun die Bl.K. verhältnismäßig langsam ersetzt werden können, wird die verlorengegangene Plasmamenge sehr rasch durch Nachstrom von Gewebsflüssigkeit ergänzt. Dadurch entsteht ein sehr verdünntes Plasma, das sich mit einem außerhalb des Körpers durch Zusatz physiologischer Salzlösung verdünnten Plasma näherungsweise vergleichen läßt. In beiden Fällen, im Anämieplasma und im künstlich verdünnten Plasma, ist die Senkungsgeschwindigkeit gering trotz herabgesetzter Erythrocytenkonzentration.

REICHEL führt noch weitere Gründe gegen die Richtigkeit der Korrektion der Senkungswerte an:

3. „Durch Korrektur der Senkungsgeschwindigkeit verschiedener Krankheiten mit Anämie errechnen wir meist Senkungsgeschwindigkeitswerte, die zum Krankheitsbilde weniger passen als die unkorrigierten Werte (LEBEL und LOTTRUP)..."

Ad 3. Diese Begründung ist überhaupt nicht stichhaltig. Es kommt nämlich sehr darauf an, unter welchen Voraussetzungen man an eine derartige Prüfung herangeht. Es werden die korrigierten Senkungswerte für denjenigen „nicht zum Krankheitsbilde passen", der die Möglichkeit der Verminderung des Ballungsfaktors als eigenes Krankheitssymptom ganz außer acht läßt. Es ist aber doch sicher richtiger und bei einiger Überlegung auch zweckmäßiger, die Größe des Ballungsfaktors und des Bl.K.-Gehaltes getrennt für sich zu betrachten, als in die diagnostische Rechnung eine Senkungszahl einzusetzen, die ihre Scheingröße vornehmlich der schon bekannten Erythrocytenkonzentration verdankt.

4. „Bei Änderungen des Anämiegrades im Verlaufe einer Erkrankung geht die Senkungsgeschwindigkeit dem Anämiegrad keineswegs immer parallel.

Korrigiert man bei starken Schwankungen der Anämie die Senkungsgeschwindigkeitswerte nach den Umrechnungstabellen, so kommt man meist auf Senkungsgeschwindigkeitsschwankungen, die dem klinischen Bilde absolut nicht entsprechen."

Ad 4. Diese Begründung kann man ebenso widerlegen wie die eben unter 3 besprochene. REICHEL führt aber hierzu noch eine Beobachtung näher an, die geradezu ein Schulbeispiel für voreingenommene Betrachtungsweise darstellt:

„So beobachteten LEBEL und LOTTRUP bei einer Pneumonie mit Hämoglobin 74% eine Senkungsgeschwindigkeit von 100 mm, dem entsprach ein korrigierter Wert von 55 mm. Später, bei Rückgang der Pneumonie, wurde die Senkungsgeschwindigkeit bei Hämoglobin 102%, 85 mm. Dem entsprach ein korrigierter Wert von 90 mm. Die korrigierten Werte ergaben das Paradoxe, daß die Senkungsgeschwindigkeit nach Rückgang der Pneumonie ansteigen würde. Die Werte ohne Korrektur entsprachen hier aber nur den klinischen Erfahrungen."

Es wird bei dieser Ableitung ohne weiteres vorausgesetzt, daß der Verlauf von Senkungsgeschwindigkeit und Pneumonie parallel gehen müssen, und zwar so parallel, wie diese Forscher es sich denken. Würde die Parallelität tatsächlich so sein, wie das vorausgesetzt wird, dann wäre es überflüssig, die Senkungsreaktion zu verfolgen. Atemnot, Fieber, Puls usw. wären dann leichter zu beobachtende Zeichen. In Wirklichkeit ist aber bekannt, daß die Senkungsgeschwindigkeit gewöhnlich dann ansteigt, wenn Eiweiß und dessen Zerfallsprodukte in krankhafter Weise zur Resorption kommen. Es ist daher ganz natürlich, daß auch die der Lösung einer Pneumonie *folgende* Eiweißresorption aus den Alveolen der Lunge die Senkungsgeschwindigkeit beschleunigt. In dem vorgebrachten Beispiel sind daher die korrigierten Werte als richtig, die unkorrigierten Werte dagegen als beeinflußt durch unterschiedliches Min.Sed. und deshalb als unrichtig anzusehen.

5. „Bei künstlicher Änderung der Blutkonzentration in vivo ändert sich die Senkungsgeschwindigkeit meist nicht parallel der Änderung des Erythrocyten- und Hämoglobingehaltes."

Ad 5. Diese Begründung ist völlig hinfällig für den, der sich der Mühe unterzieht, den gegenseitigen Einfluß von Min.Sed. und Ballungsfaktor für alle vorkommenden Möglichkeiten zu prüfen. Diese Prüfung fällt ganz gleichlautend aus, ob sie auf Grund der in den vorhergehenden Kapiteln veröffentlichten Kurven und Tabellen oder auf Grund neuer praktischer Versuche vorgenommen wird. Die Senkungsgeschwindigkeit wird nämlich sowohl durch das Min.Sed. als auch durch den Ballungsfaktor nach asymptotischen Kurven beeinflußt. Gleichzeitige Änderung der beiden Faktoren in gleicher oder entgegengesetzter Richtung kann daher in wechselvoller Weise bald zur Hemmung, bald zur Förderung der Senkungsgeschwindigkeit führen. Es ist demnach auch die Angabe von WESTERGREN, ROURKE und PLASS, REICHEL usw., daß beispielsweise die Erhöhung der Bl.K.-Zahl oft kompensiert wird, durchaus richtig. Das spricht aber keineswegs gegen die Zweckmäßigkeit der Korrektion der Senkungswerte, sondern muß eher den Willen bestärken, die Unübersichtlichkeit endlich zu beseitigen! Durch die Korrektion auf einheitliches Min.Sed. erhält man Senkungswerte, die nur noch von zwei Hauptfaktoren, nämlich vom Ballungsfaktor des Plasmas einerseits und von der Ballungsbereitschaft der Bl.K. andererseits abhängig erscheinen. Auch diese korrigierten Werte drücken somit die Größe des Ballungsfaktors nicht ganz genau aus. Doch ist die Beeinflussung durch unterschiedliche

Ballungsbereitschaft der Bl.K. verhältnismäßig gering. Sie ist nur bei bestimmten Krankheiten besonders zu beachten. Vor allem bei schwerem Ikterus mit Einschwemmung von Gallensäuren in das Blut und bei Hyperthyreoidismus.

Man muß hierbei daran denken, daß ein Senkungswert bei diesen Krankheiten infolge enorm herabgesetzter E.-Ballungsbereitschaft wesentlich niedriger sein kann, als dem Pl.-Ballungsfaktor entspricht. Im allgemeinen weicht aber die Ballungsbereitschaft der Bl.K. so wenig von einem bestimmten Mittelwert ab daß ihre Unterschiede vernachlässigt werden dürfen.

Von manchen Forschern, so von Ebbecke, Holländer u. a., wird eine wesentliche Beeinflussung der Senkungsgeschwindigkeit durch die Größe und Form der Erythrocyten angenommen. In einer eigenen Abhandlung hierüber glaube ich mit hinreichender Begründung dargelegt zu haben, daß dieser „Formfaktor" als ganz unbedeutend völlig vernachlässigt werden darf. Die Erythrocyten sind so elastisch, daß sie trotz Abwandlung ihrer Scheibenform sich immer noch entsprechend den an ihrer Oberfläche wirkenden Ballungskräften aneinanderschließen können. Mikroskopische Untersuchungen an Konservenblut bestätigten mir erneut, daß sogar die Umwandlung der Erythrocyten zu mehr oder weniger gequollenen Sphärocyten die Ballung in keiner Weise hindert, da die Zellen immer noch elastisch genug bleiben, um unter Abplattung an den Berührungsstellen fest aneinanderzuhaften.

Die Vorstellung, daß Form und Größe des einzelnen roten Bl.K. irgendwelche Bedeutung hätten, werden vielfach von der Stokesschen Formel her entwickelt. Dabei wird die ganz grundlegende Erkenntnis vergessen, daß es sich nicht um die Senkung *einzelner Zellen*, sondern um das Absinken von *Zellverbänden* handelt. Die Stokessche Formel gilt zwar auch für diesen Vorgang, maßgebend ist hier aber der Durchmesser des ganzen Zellverbandes. Der Durchmesser der einzelnen Erythrocyten kommt als bedeutungsvoll nur dann in Frage, wenn diese tatsächlich voneinander getrennt, z. B. in reinen Salzlösungen, absinken. Die abnorme Form und Größe der roten Bl.K. bei einigen Krankheiten kann also ebenfalls kein Hindernis für die Korrektion der Senkungswerte sein.

Für die Korrektion haben sich in den letzten Jahren eingesetzt: Meier Max Urs; Walton; Gilligan, Rourke und Ernstene; Jersild; Wintrobe und Landsberg; Boerner und Flippin; T'ang; Ham, Hale und Curtis; Hynes und Whitby. Die von den Forschern angegebenen Methoden sind teilweise recht umständlich und zeitraubend. Durch die Methodik zur Bestimmung des Min.Sed. ist die Durchführung jetzt sehr vereinfacht worden. Die Einzelheiten werden noch beschrieben.

Ist nun die Ablesung nach 1, 2 und 4 Stunden wirklich vollkommen und genügen die von Westergren angegebenen Pipetten allen Ansprüchen? Hierzu wäre zu sagen, daß die Ablesung der Senkungswerte nach bestimmten Zeiten sehr praktisch ist und die ihr zufallenden Fehler durch die nachfolgende Korrektion auf einheitliches Min.Sed. fast ganz ausgeglichen werden. Eine mehr ins einzelne gehende Ablesung, etwa gar graphische Darstellung, erübrigt sich durch die Korrektion auch für wissenschaftliche Zwecke. Denn eine korrigierte Senkungszahl drückt die zu messende Größe des Ballungsfaktors immer einwandfreier aus als eine noch so genaue graphische Kurve, die ohne Berück-

sichtigung des Erythrocytenvolumens verwertet wird. Auch gilt für Citratblut im großen ganzen der Satz:

Aus einem einzigen Senkungswert kann der gesamte Sedimentierungsverlauf erschlossen werden, wenn das Min.Sed. bekannt ist und Nebenfaktoren nennenswerte Störungen nicht veranlassen. Als *Nebenfaktor* könnte man beispielsweise die Thixotropie bestimmter Eiweißgruppen auffassen, die vermutlich zu so abnormen Sedigrammen Anlaß gibt, wie die Kurve *6* der Abb. 3 es darstellt. Solche Nebenfaktoren sind teils außerordentlich selten, teils variieren sie den Sedimentierungsverlauf nur so unbedeutend, daß man sie vernachlässigen darf. Es lohnt sich nicht, ihre Wirkung hier noch weiter zu besprechen.

Die von WESTERGREN angegebenen Pipetten genügen allen Ansprüchen vollauf. Denn ihre Länge und Weite liegen so weit von den zu fordernden Mindestmaßen entfernt, daß auch in Ausnahmefällen wesentliche Fehler durch die Beschaffenheit der Pipetten kaum zu erwarten sind. Eine Pipette darf nämlich nach früheren, sehr genauen Untersuchungen nicht kürzer als 100 mm und nicht enger als 1,25 mm sein. Die WESTERGREN-Pipetten sind auch sehr handlich und haben so weite Verbreitung gefunden, daß es schon aus rein äußeren Gründen unzweckmäßig wäre, sie wegen eines etwaigen kleinen Nachteils durch andere ersetzen zu wollen.

Unbedingt zu verwerfen sind die noch teilweise gebrauchten Eprouvetten nach LINZENMEIER. Denn diese sind zu kurz und gewöhnlich nicht einmal auf genaue Länge geeicht. Außerdem ist die Ablesung nach Minuten sehr zeitraubend und erfordert erhöhte Aufmerksamkeit, ohne daß damit auch nur irgendein Vorteil sich erzielen ließe. Die Methode ist lediglich durch Nachteile ausgezeichnet.

Die vielen im Schrifttum angegebenen *Mikromethoden* sind fast alle mehr oder weniger unzuverlässig, es sei denn, daß sie von ganz geübter Hand ausgeführt werden. Besonders zu beachten sind hierbei die Mindestmaße der Pipetten, 100 mm für die Länge und etwa 1,25 für die lichte Weite! Um das richtige Mischungsverhältnis zwischen Lösung und Blut sicher zu erreichen, habe ich selbst früher eine Pipette angegeben. Die neueren Untersuchungsergebnisse über den Ioneneinfluß und die damit wissenschaftlich unterbaute Möglichkeit, mit sehr geringen Mengen einer konzentrierten Citratlösung zu arbeiten, lassen auch diese Pipette als nicht mehr zeitgemäß erscheinen. Eine Pipette, welche die für die Makromethode empfohlene Mischung des Blutes mit sehr geringen Lösungsmengen mehr oder weniger automatisch bewirkt, ist bis jetzt noch nicht geschaffen. Die Mikromethoden werden immer schwieriger als die Makromethoden auszuführen sein und werden sich deshalb nicht so leicht allgemein einbürgern. Die Vermeidung der Venenpunktion wäre wohl wünschenswert, doch ist es gar nicht so leicht, die notwendige Mindestmenge von etwa 0,15 ccm Blut in allen Fällen der Fingerbeere oder dem Ohrläppchen fehlerfrei zu entnehmen. Auch sonstige methodische Fehler, wie Schiefstehen der Pipetten, werden wegen der kleineren Ausmaße leichter in Erscheinung treten.

Gelegentlich werden immer wieder einmal Methoden geschaffen und empfohlen, die es gestatten sollen, die Senkungsergebnisse rascher abzulesen. Dies soll z. B. durch Schiefstellen der Pipetten erreicht werden. Die absinkenden roten Bl.K. treffen hierbei sehr bald auf die untere, innere Glaswand, an der sie dann, zusammen mit anderen Bl.K., lawinenartig nach abwärts rutschen. Das Plasma

gleitet der oberen Glaswand entlang nach oben. Der Senkungsvorgang wird so auf eine sehr kurze Zeit zusammengedrängt, oder, noch besser ausgedrückt, er wird nach kurzer Zeit unterbrochen und in einen anderen Vorgang übergeführt. Die Vorteile sind aber sicher nicht so groß, wie das auf den ersten Blick aussieht. Gerade zur Unterscheidung zwischen noch normaler und schon krankhaft erhöhter Senkung, zu der in ambulanter Praxis wissenswertesten Fragestellung also, wird trotz Schiefstellung der Pipetten eine längere Zeit gebraucht. Die Schiefstellung wirkt sich nämlich erst bei schon schnellerer Senkung noch zusätzlich beschleunigend aus. In diesen Bereichen gehen aber dann Feinheiten infolge des überstürzten Absinkens der Erythrocytenmasse völlig verloren. Es käme auch leicht durch Abweichen von einer vorgeschriebenen, ganz bestimmten Pipettenweite, die hierbei eine viel größere Rolle als sonst spielt, zu gröberen Fehlern. Dadurch werden die Anschaffungskosten der Pipetten wegen der doppelten Eichung auf Länge *und* Weite bedeutend erhöht. Mit all diesen Nachteilen ist die Methode bei aufrecht stehenden Pipetten nicht belastet. Es ist in diesem Zusammenhang auch besonders darauf hinzuweisen, daß die vorgeschlagene Verwendung kleiner Mengen konzentrierter Citratlösungen an sich schon zu einer relativen Beschleunigung führt, so daß man, wenn es auf rasche Beurteilung eines Krankheitsfalles ankommt, schon den Halbstundenwert zur Schätzung heranziehen kann.

Als völlig abwegig zu bezeichnen sind die Zentrifugiermethoden. So meint beispielsweise Holzapfel, man könne durch Zentrifugieren von Linzenmeier-Röhrchen, 1 Minute lang bei 3500—3600 Touren, durchaus richtige Ergebnisse erhalten. Einer solchen Methode müssen schwere Fehler anhaften. Es ist für den Ausfall der Ergebnisse nicht allein von Bedeutung, wie lange man die Zentrifuge auf einer bestimmten Umlaufzahl hält, sondern es wirken hier auch die Anlauf- und Auslaufzeiten der Zentrifuge mit. Diese wechseln aber sogar bei derselben Zentrifuge je nach Belastung, Schmierung, augenblicklichem Zustand der Lager usw. in weitem Umfange. Die dadurch erzeugten Fehler werden natürlich noch viel größeren Umfang annehmen bei Anwendung verschiedener Fabrikate. Dann spielt auch die Zeit eine große Rolle, die vom letzten Durchmischen des Blutes bis zum Anstellen der Zentrifuge vergeht. Haben die Erythrocyten schon Zeit zur Zusammenlagerung gefunden, dann werden die gebildeten Ballen bei den ersten Umdrehungen tiefer geschleudert werden, als wenn die Bl.K. noch einzeln liegen. Es ist ferner anzunehmen, daß die Erythrocytenballen, wenn die Tourenzahl höher wird, sehr rasch wieder in ihre einzelnen Teile zerlegt werden. Das endgültige Ergebnis wird dann weniger vom Grad der Ballung und damit wieder vom Ballungsfaktor des Plasmas abhängig sein als vielmehr vom Erythrocytenvolumen. Man gewinnt so ein sehr schlechtes Mischresultat, das weder als brauchbarer Ausdruck des Erythrocytenvolumens noch als Maß für den Ballungsfaktor des Plasmas dienen kann.

Es ist auch daran gedacht worden, durch Zusatz einer bestimmten Menge einer die Sedimentierung beschleunigenden Lösung die Ergebnisse schneller erhalten zu können. Der Gedanke ist hierbei der, durch Zusatz z. B. einer Gummi arabicum-Lösung schon eine gewisse Beschleunigung, angenommen 20 mm nach $1/_2$ Stunde, in jedem Falle zu erhalten. Der diesen Wert übersteigende Anteil wäre dann auf das Plasma zu beziehen. Die Methode ist praktisch nicht durch-

führbar, weil infolge des schwankenden Plasmavolumens des Blutes das vorgesehene Mischungsverhältnis vielfach nicht zustande kommt. Es liegen hier die gleichen Fehlermöglichkeiten vor, wie sie schon für den Zusatz von Natriumcitratlösung besprochen worden sind.

Für ganz genaue Untersuchungen müßte man, wie BINÉT und KRASZNAI es vorschlagen, auch die Temperatur konstant halten, da die Senkungsreaktion im allgemeinen um so schneller abläuft, je höher die Temperatur ist. BERNOU führt diese Beschleunigung auf die Verminderung der Viscosität des Blutes zurück. Nach RIMINI soll das Produkt aus Senkungsgeschwindigkeit und Plasmaviscosität, gemessen bei 10—40° C, konstant sein. Er schlägt vor, die Senkungswerte mit dem Faktor $\frac{\text{Viscosität bei Versuchstemperatur}}{\text{Viscosität bei Normaltemperatur}}$ zu multiplizieren, um so eine Korrektion zu erreichen. Die Umständlichkeit des Verfahrens ist ganz offensichtlich. Es wird für wissenschaftliche Untersuchungen einfacher sein, auf etwa konstante Zimmertemperatur zu achten. Für die praktische Anwendung der Senkungsreaktion erübrigt sich auch das, weil die Temperatureinflüsse innerhalb der gewöhnlichen Grenzen nicht allzu groß sind.

Neue Methoden und ihre Anwendung.

Das Minimalsediment.

Allgemeines. Unter Min.Sed. versteht man den kleinsten Raum, den die roten Bl.K. unter der Wirkung des optimal gestalteten Ballungsfaktors und ohne zusätzliche Zentrifugengewalt einnehmen können. Voraussetzung ist genügende Fähigkeit zur reversiblen Ballung, also eine ausreichende Ballungsbereitschaft der roten Bl.K. Menschliche Erythrocyten besitzen diese Bereitschaft in genügendem Maße, von sehr seltenen Ausnahmen abgesehen, immer, sie fehlt indessen den Bl.K. des Rindes, der Ziege und denen mancher anderer Tiere.

Das Min.Sed. wird in Prozenten zur Gesamtblutmenge ausgedrückt und ist somit dem Hämatokrit- oder Kompressionsvolumen vergleichbar, das durch kräftiges Zentrifugieren des Blutes erhalten wird. Die Werte des Hämatokritvolumens und des Min.Sed. stimmen unter Verwendung einer der beiden nachfolgend beschriebenen Methoden fast vollkommen überein. Gegenüber der Hämatokritmethode hat die Bestimmung des Min.Sed. den Vorteil der leichteren Ausführbarkeit.

Man kann das Min.Sed. nach zwei verschiedenen Methoden bestimmen. In beiden Fällen benötigt man die gleiche Lösung:

Gummi arabicum pulv. Merck	6,0
Natrium citricum	1,0
Natrium chloratum (NaCl) .	0,70
Aqua dest.	100,0.

Einige Stunden stehenlassen, dann verrühren, kurz aufkochen und durch Watte oder Gaze filtrieren.

Methode I. Zur Ausführung dieser Methode benutzt man WESTERGRENsche Senkungspipetten, die aber besonderen Anforderungen unbedingt genügen müssen. Es ist hier ganz besonders notwendig, daß der innere Durchmesser der Pipetten von oben bis unten gleichmäßig verläuft. Es dürfen vor allem am unteren Ende keine Ausbauchungen oder Verengerungen bestehen, die dann leicht zustande

kommen, wenn die Glasröhren bei der Herstellung zuerst über der Flamme ausgezogen und dann erst auf richtige Länge abgeschnitten werden. Die Pipetten müssen vielmehr vorher zugeschnitten und dürfen dann erst (mit Schleifstein) zugespitzt werden.

Das Min.Sed. wird meistens zusammen mit der Senkungsgeschwindigkeit bestimmt. Zu diesem doppelten Zweck zieht man in eine 5 ccm-Spritze etwas 20proz. Natriumcitratlösung ein und spritzt diese bei nach oben gerichtetem Nadelansatz wieder aus. So bleibt nur der „tote Raum" der Rekordspritze gefüllt, der etwa 0,1 ccm beträgt. Nach Einstich in eine kurz gestaute Vene entnimmt man Blut bis zur Marke von 2,5 ccm, geht mit der Nadel aus der Vene heraus, zieht sofort etwas Luft in die Spritze nach und mischt durch Hinundherschwenken. Das so im Verhältnis 1:25 mit Citratlösung ungerinnbar gemachte Blut läßt man nun in ein kleines Reagensglas langsam einlaufen. Dann zieht man sofort wieder etwas mehr als 1 ccm Blut in die Spritze zurück und steckt auf die Nadelspitze einen Tupfer. Bei nach oben gerichteter Nadel führt man nun den Spritzenkolben bis zur Marke 1,0 vor, so daß der Überschuß von Blut durch den Tupfer aufgenommen wird. Ohne die Lage des Kolbens nochmals zu verändern, taucht man die vorher äußerlich gesäuberte Nadelspitze in die Gummi arabicum-Lösung und zieht dann den Kolben bis zur Marke von 2,1 ccm zurück. Es ist so der im toten Raum und in der Spritze selbst befindlichen Menge von 1,1 ccm Blut ein genau gleich großes Volumen Gummi arabicum-Lösung zugefügt worden. Nach kurzem Mischen mittels einer nachgezogenen Luftblase läßt man das Gemisch in ein zweites Reagensglas einfließen.

Nach vorherigem nochmaligen Mischen werden die beiden Blutproben in Westergren-Pipetten zur Sedimentierung angesetzt. Die eigentliche Blutsenkungsgeschwindigkeit liest man nach 1, 2 und 4 Stunden, das Min.Sed. nur nach 4 Stunden ab. Dabei zieht man, um die prozentuale Höhe des Sedimentes zu bekommen, den für das Min.Sed. abgelesenen (Plasma-) Wert von der Höhe der aufgestellten Flüssigkeitssäule, also von 200 mm, ab.

Der auf diese Weise festgestellte Sedimentwert drückt, belastet noch durch einen ziemlich konstanten Fehler, das von den Bl.K. im reinen Citratblut eingenommene Volumen prozentual aus. Er ist also dem Hämatokritwert vergleichbar. Der erwähnte konstante Fehler entsteht durch die zu frühe Ablesung. Denn erst nach etwa 24 Stunden haben sich die Bl.K. wirklich zu ihrem kleinsten Volumen zusammengefunden, so daß sie ein lackfarbenes Aussehen wie nach langem Zentrifugieren haben. Nach 4 Stunden ist die Bl.K.-Säule dagegen noch um etwa 5% zu hoch. Man liest also um diese Zeit statt 50% 52,5% ab. Das macht praktisch nichts aus, weil man diesen Fehler ja kennt und weil er konstant ist. Außerdem gewinnt man durch die frühzeitige Ablesung neben sonstigen Vorteilen noch die Annehmlichkeit, daß man nur durch 10 zu dividieren braucht, um die entsprechende Zahl roter Bl.K. in Millionen zu errechnen. Einem 4-Stunden-Min.Sed. von 50% entsprechen also 5,0 Millionen Erythrocyten, beides aus der gleichen Citratblutprobe bestimmt. Ähnlich erhält man durch Verdoppeln des Min.Sed.-Wertes den zugehörigen Hb.-Wert. Infolge dieser einfachen durchschnittlichen Beziehung wird die diagnostische Verwertung des Min.Sed. sicher erleichtert. Es ist natürlich die durch den Citratzusatz bewirkte Verdünnung des Venenblutes zu berücksichtigen. Man darf dementsprechend bei gesunden

Männern im Citratblut nur 4,8 Millionen Erythrocyten bzw. 96% Hb. oder 48% 4-Stunden-Min.Sed. erwarten. Bei Frauen wären die Werte etwa 3,85 Millionen Erythrocyten, 77% Hb. und 38,5% Min.Sed. Bekanntlich schwanken aber die bei Gesunden tatsächlich zu findenden Werte um diese Durchschnittswerte vielfach in erheblichem Maße.

Fehler. Der am häufigsten vorkommende Fehler ist die ungenügende Mischung des Blutes vor dem Aufziehen in die Pipetten. Da die Bl.K. wegen des Gummi arabicum-Zusatzes schon nach kürzester Zeit sich senken, muß man hier erst recht unmittelbar vor dem Aufziehen nochmals umschwenken. Gewöhnliches Hinundherschütteln des Blutes ist meist nicht ausreichend, man muß das Gläschen unter Fingerverschluß umdrehen!

Mitaufgezogene Luftblasen stören besonders dann sehr stark, wenn sie im unteren Teil der Pipette hängenbleiben und so die richtige Ablagerung des Bl.K.-Sedimentes verhindern. Weitere Fehlermöglichkeiten s. unter Methode II.

Methode II. Es ist auch noch eine Methode entwickelt worden, bei der weniger Blut gebraucht wird. Man benötigt zur Ausführung die in Abb. 19 dargestellte Pipette, deren Capillare bis zur Marke von 100 mm mit dem vorher gut gemischten Citratblut gefüllt wird. Nach äußerlicher Reinigung der Pipette wird der Blutfaden um etwa 10 mm hochgezogen. Nun taucht man die Pipette in die vorher in ein Blockschälchen eingegossene Gummi arabicum-Lösung. Dabei achtet man darauf, daß die aufgezogene Luftblase, die Blut und Lösung vorerst noch zu trennen hat, nicht entweicht. Das ist leicht zu bewerkstelligen, wenn man am anderen Ende der Pipette vorsichtig ansaugt. Jetzt zieht man die Lösung in die Pipette nach, bis die bauchige Erweiterung ebenfalls gefüllt ist. Die Luftblase steigt dabei nach oben. In etwa waagerechter Haltung wird die Pipette einige Male gedreht, um Blut und Lösung zu mischen, und wird dann senkrecht in einem Gestell eingespannt.

Die Sedimentwerte werden ebenfalls nach 4 Stunden abgelesen. Es ist aber zu beachten, daß die Erythrocytensenkung in den Pipetten nicht so glatt sich vollzieht wie in geraden Röhren. Die Bl.K.-Ballen bleiben oft in größeren Haufen am Übergang der bauchigen Erweiterung in die Capillare längere Zeit hängen. Dadurch entspricht ein nach 4 Stunden abgelesener Wert eben nicht immer einem genau 4stündigen Sedimentierungsprozeß. Die so entstehenden zusätzlichen Fehler sind zwar im allgemeinen nicht groß, es ist aber doch eine nochmalige Ablesung nach 20—30 Stunden zu empfehlen. *Fehler*, die leicht vorkommen können, sind:

1. Die Pipetten sind nicht einwandfrei trocken. Dadurch gelangt zu wenig Blut zur Abmessung, oder es wird hämolytisch, oder die Erythrocyten kleben am Glas an.

2. Die Gerinnungshemmung war infolge eines technischen Fehlers ungenügend, oder die Lösung ist alt und verschmutzt. Dadurch bilden sich Flocken, die das Absinken der Bl.K. hindern können.

3. Das verwendete Blut hat schon zu lange gestanden, so daß die Ballungsbereitschaft zu gering geworden ist. Zur Bestimmung des Min.Sed. darf das

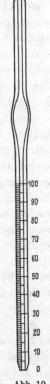

Abb. 19.
Pipette zur Bestimmung des Minimalsedimentes.

Blut zwar älter sein als zum Ansetzen der gewöhnlichen Senkungsreaktion; es soll aber nicht länger als einige Stunden gestanden haben.

4. Beim Aufziehen des Blutes kommt in unerwünschter Weise Luft mit in die Capillare, so daß der Blutfaden unterbrochen ist. In diesem Falle läßt man das Blut wieder zurückströmen und zieht erneut auf. Als Anfänger gießt man das zu untersuchende Blut in ein kleines tiefes Uhrschälchen, aus dem sich leicht aufziehen läßt. Auch benutzt man einen Gummischlauch, den man an das obere Ende der Pipette aufsetzt. Schon nach kurzer Zeit wird man gelernt haben, ohne Schlauch zu arbeiten und das Citratblut aus einem flach geneigten Reagensglas zu entnehmen. Die Aufbewahrung des Blutes in Reagensgläsern hat nämlich den Vorteil, daß die Verdunstung nicht so rasch vor sich geht.

5. Das Blut ist vor dem Aufziehen ungenügend aufgeschüttelt oder aufgerührt worden. Je nachdem, ob in die Pipette mehr die dünnere obere Schicht oder die dickere untere Schicht aufgezogen worden ist, wird das Min.Sed. zu niedrig oder zu hoch.

Praktische Anwendung der Bestimmung des Min.Sed. Die Bestimmung des Min.Sed. kann die Hb.-Messung bzw. E.-Zählung besonders bei Reihenuntersuchungen ersetzen. Die notwendigen Handgriffe lassen sich in kürzerer Zeit bewerkstelligen als die zur Hb.-Messung notwendigen Handhabungen. In dieser Beziehung ist die Bestimmung des Min.Sed. vor allem der Hämatokritmethode überlegen, die ein mindestens $1/2$ stündiges, hochtouriges Zentrifugieren notwendig macht und deren Fehlerquellen kaum geringer sind. Diese Methode ist umgekehrt dann unersetzlich, wenn Bl.K. ohne genügend hohe Ballungsbereitschaft vorliegen, z. B. Bl.K. von Ziegen, Schafen, Rindern usw. Für Menschenblut fällt indessen diese Überlegenheit der Hämatokritmethode im allgemeinen weg. Gegenüber der Messung des Hämoglobins besitzt die des Min.Sed. den Vorteil größerer Objektivität. Denn Meßfehler, wie sie jeder colorimetrischen Methode anhaften, sind hierbei nicht zu erwarten.

Am zweckmäßigsten bestimmt man das Min.Sed. in Zusammenhang mit der Senkungsreaktion nach Methode I. Die bei Abnahme des Blutes mit 20proz. Citratsalzlösung im Verhältnis von 1:25 erzeugte Verdünnung ist so gering, daß sie für praktische Zwecke fast unberücksichtigt bleiben kann.

Die gleichzeitige Bestimmung von Min.Sed. und Senkungsgeschwindigkeit aus demselben Citratblut führt zu Zahlen, die die Größe des Pl.-Ballungsfaktors wesentlich genauer kennzeichnen, als dies sonst möglich wäre. Diese verbesserte „Senkungsmethode" wird nachfolgend erläutert.

Der Ballungsfaktor im Plasma (Pl.-Ballungsfaktor).

Allgemeines. Als Ballungsfaktor wird jener Faktor bezeichnet, der an bestimmte Substanzen gebunden ist und der vom Suspensionsmittel aus die reversible Ballung roter Bl.K. veranlassen kann. Als Träger des Ballungsfaktors sind Fibrinogen, die Globuline, Gelatine, Gummi arabicum, Polyvinylalkohole und andere Substanzen mit gleichen kolloidchemischen Eigenschaften bekannt.

Die Größe des im Plasma vorhandenen Ballungsfaktors richtig zu erfassen, ist der eigentliche Zweck der Senkungsmethode. Man will damit Aufschluß erhalten über ganz bestimmte Veränderungen des Plasmas bzw. der Plasmaeiweißkörper. Der Verlauf der Senkungsgeschwindigkeit ist aber von mehreren

Faktoren zugleich abhängig. Am störendsten machen sich Unterschiede des Min.Sed. bemerkbar.

Diese Unterschiede könnte man schon vor dem Ansetzen des Blutes zur Senkungsreaktion ausgleichen, indem man die einzelnen Blutproben durch Entzug oder Zugabe von Eigenplasma auf einheitliches Min.Sed. einstellt. Das ist zwar wiederholt vorgeschlagen worden, beispielsweise von WALTON 1933, von JERSILD 1934, von BOERNER und FLIPPIN 1935, von T'ANG 1937, ist aber für die Praxis doch zu umständlich. Es ist wesentlich einfacher, aus dem unveränderten Citratblut die Senkungsgeschwindigkeit und das Volumen der roten Bl.K. zu bestimmen und erst nachträglich eine Korrektur der Senkungswerte vorzunehmen. Für dieses im Prinzip einfache Verfahren sind schon mehrere Methoden angegeben und wieder verbessert worden, die sich aber bekanntlich nicht durchgesetzt haben (GRAM 1928; MEIER M. Ü. 1931; HYNES und WHITBY 1938; HAM und CURTIS 1938). Für die Nichtanwendung waren einerseits theoretische, wie wir jetzt wissen, falsche Überlegungen schuld, andererseits hafteten den vorgeschlagenen Korrektionsverfahren auch ganz offensichtliche Mängel an.

Die hier vorgeschlagene Methode ist mit solchen Mängeln kaum mehr belastet. Sie besitzt fast nur noch einen einzigen Fehler. Die von ihr gelieferten Werte sind, so wie die gewöhnlichen Senkungswerte natürlich auch, durch die Unterschiede der E.-Ballungsbereitschaft noch störend beeinflußt. Das ist indessen nur bei wenigen Krankheiten wichtig, bei denen die E.-Ballungsbereitschaft stark herabgesetzt ist, vor allem bei schwererem Hyperthyreoidismus und bei den mit Einschwemmung von Gallensäuren ins Blut einhergehenden Ikterusformen. Bei diesen Krankheiten werden verhältnismäßig viel zu niedrige Werte für den Pl.-Ballungsfaktor erzielt. Wie noch beschrieben wird, könnte man auch diese Fehler beseitigen, müßte hierzu aber eine allgemein kaum durchführbare Hilfsmethode heranziehen. Im übrigen sind die wesentlichen Vorteile des vorgeschlagenen Korrekturverfahrens:

1. Die Bestimmung des Bl.K.-Volumens geschieht durch die einfach auszuführende Messung des Min.Sed. Es entfällt dadurch in den meisten Fällen auch die Bestimmung des Hb.-Gehaltes des Blutes, da die Höhe des Min.Sed. der Höhe des Hb.-Gehaltes bzw. der E.-Zahl annähernd entspricht.

2. Die 1-, 2- und 4-Stunden-Senkungswerte werden zu einem einzigen Wert zusammengezogen und gelangen so zur Auswertung. Dadurch werden die durch atypischen Sedimentierungsablauf bedingten Fehler weitgehend ausgeglichen, denn die Summe der drei Senkungswerte kennzeichnet die durchschnittlich erreichte Sedimentierungsgeschwindigkeit genauer als irgendein einzelner Senkungswert.

3. Durch die Mitverwertung des 4-Stunden-Wertes werden auch sehr langsame Sedimentierungen noch erfaßt. Es wird so die Anwendung der Senkungsreaktion bei Polyglobulien als diagnostisches Hilfsmittel in viel höherem Ausmaß als bisher ermöglicht.

4. Es läßt sich nicht nur die in Beschleunigung des Senkungsablaufes zum Ausdruck kommende Vermehrung des Pl.-Ballungsfaktors erkennen, sondern es kann jetzt auch die abnorme Herabsetzung des Pl.-Ballungsfaktors genau gemessen werden.

Tabelle 30a. Ablesung des Ballungsfaktors aus der Summe der 1-, 2- und 4-Stunden-Senkungswerte und dem 4-Stunden-Minimalsediment. Die zum Vergleich beigefügten Werte für Hämoglobin und Erythrocytenzahlen sollen zur Ablesung des Ballungsfaktors nur im Notfalle gebraucht werden. Alle hier eingetragenen Werte gelten nur für Citratblut, das im Verhältnis 1:25 mit 20proz. Citratsalzlösung gemischt worden ist.

Hb. % (Sahli)	20	24	28	32	36	40	44	48	52	56	60	64	68	72
Erythroc. Millionen	1,0	1,2	1,4	1,6	1,8	2,0	2,2	2,4	2,6	2,8	3,0	3,2	3,4	3,6
Min.Sed. 4 Stunden	**10**	**12**	**14**	**16**	**18**	**20**	**22**	**24**	**26**	**28**	**30**	**32**	**34**	**36**
(1 + 2 + 4)-Stunden-Senkungswerte ↓ 10									0,48	0,52	0,57	0,62	0,68	0,73
20							0,53	0,57	0,62	0,66	0,70	0,76	0,82	0,88
30				0,50	0,52	0,57	0,61	0,64	0,70	0,74	0,80	0,84	0,90	0,98
40		0,49	0,52	0,55	0,58	0,62	0,66	0,71	0,76	0,80	0,86	0,91	0,98	1,07
50	0,50	0,53	0,56	0,59	0,62	0,66	0,70	0,75	0,80	0,86	0,91	0,97	1,05	1,14
60	0,53	0,56	0,59	0,62	0,66	0,69	0,74	0,80	0,84	0,90	0,95	1,03	1,11	1,21
70	0,55	0,59	0,62	0,65	0,69	0,72	0,78	0,83	0,89	0,94	1,00	1,08	1,17	1,27
80	0,58	0,61	0,65	0,68	0,72	0,76	0,81	0,87	0,92	0,98	1,05	1,14	1,23	1,32
90	0,60	0,63	0,67	0,71	0,74	0,79	0,85	0,91	0,96	1,02	1,10	1,18	1,28	1,37
100	0,62	0,66	0,69	0,74	0,77	0,82	0,88	0,94	1,00	1,07	1,16	1,23	1,33	1,42
120	0,66	0,70	0,74	0,78	0,83	0,89	0,94	1,01	1,08	1,16	1,25	1,33	1,42	1,52
140	0,70	0,74	0,79	0,83	0,89	0,95	1,01	1,08	1,16	1,25	1,34	1,43	1,52	1,62
160	0,74	0,79	0,83	0,88	0,95	1,01	1,08	1,16	1,25	1,33	1,43	1,52	1,61	1,70
180	0,78	0,83	0,88	0,94	1,01	1,08	1,16	1,24	1,33	1,43	1,52	1,61	1,70	1,79
200	0,82	0,87	0,93	1,00	1,07	1,15	1,24	1,33	1,42	1,51	1,60	1,70	1,79	1,87
220	0,87	0,92	0,98	1,06	1,15	1,23	1,31	1,42	1,50	1,60	1,70	1,79	1,88	1,96
240	0,91	0,98	1,04	1,13	1,22	1,31	1,39	1,50	1,60	1,69	1,79	1,87	1,96	2,04
260	0,96	1,03	1,11	1,20	1,29	1,38	1,48	1,59	1,69	1,78	1,88	1,95	2,04	2,13
280	1,01	1,09	1,18	1,27	1,37	1,47	1,56	1,68	1,78	1,87	1,96	2,04	2,14	2,22
300	1,07	1,15	1,25	1,35	1,45	1,55	1,65	1,76	1,86	1,96	2,04	2,13	2,22	2,30
320	1,13	1,22	1,31	1,43	1,53	1,63	1,74	1,86	1,95	2,05	2,13	2,22	2,31	2,41
340	1,18	1,28	1,39	1,51	1,61	1,72	1,84	1,94	2,04	2,14	2,23	2,32	2,42	2,53
360	1,25	1,35	1,48	1,60	1,70	1,82	1,94	2,04	2,14	2,24	2,33	2,44	2,57	2,74
380	1,31	1,43	1,56	1,69	1,80	1,92	2,04	2,14	2,24	2,34	2,47	2,61	2,81	
400	1,38	1,52	1,65	1,79	1,91	2,03	2,14	2,25	2,36	2,50	2,69	2,94		
410	1,42	1,56	1,71	1,85	1,87	2,09	2,21	2,31	2,45	2,63	2,88			
420	1,46	1,61	1,76	1,91	2,03	2,15	2,27	2,40	2,56	2,80				
430	1,51	1,66	1,83	1,98	2,10	2,23	2,35	2,50	2,72	3,02				
440	1,55	1,72	1,89	2,05	2,17	2,30	2,43	2,63	2,94					
450	1,61	1,79	1,97	2,12	2,25	2,38	2,55	2,85						
460	1,67	1,87	2,04	2,20	2,33	2,50	2,73							
470	1,74	1,95	2,13	2,29	2,44	2,65	3,15							
480	1,83	2,05	2,22	2,40	2,58	3,00								
490	1,92	2,14	2,33	2,53	2,85									
500	2,03	2,25	2,45	2,74										
510	2,15	2,38	2,69											
520	2,28	2,60	3,02											
530	2,46	3,05												

Tabelle 30 b. Ablesung des Ballungsfaktors aus der Summe der 1-, 2- und 4-Stunden-Senkungswerte und dem 4-Stunden-Minimalsediment. Die zum Vergleich beigefügten Werte für Hämoglobin und Erythrocytenzahlen sollen zur Ablesung des Ballungsfaktors nur im Notfalle gebraucht werden. Alle hier eingetragenen Werte gelten nur für Citratblut, das im Verhältnis 1:25 mit 20proz. Citratsalzlösung gemischt worden ist.

Hb. % (Sahli)	72	76	80	84	88	92	96	100	104	108	112	116	120	124
Erythroc. Millionen	3,6	3,8	4,0	4,2	4,4	4,6	4,8	5,0	5,2	5,4	5,6	5,8	6,0	6,2
Min.Sed. 4 Stunden	36	38	40	42	44	46	48	50	52	54	56	58	60	62
10	0,73	0,80	0,92	1,04	1,11	1,17	1,22	1,30	1,35	1,48	1,56	1,64	1,70	1,77
20	0,88	0,97	1,07	1,17	1,24	1,30	1,38	1,45	1,53	1,61	1,68	1,76	1,83	1,90
30	0,98	1,07	1,17	1,26	1,33	1,40	1,48	1,56	1,63	1,70	1,78	1,85	1,93	1,99
40	1,07	1,16	1,24	1,34	1,41	1,49	1,56	1,64	1,71	1,79	1,87	1,93	2,00	2,08
50	1,14	1,23	1,31	1,40	1,49	1,55	1,63	1,71	1,78	1,80	1,93	2,00	2,08	2,15
60	1,21	1,29	1,38	1,47	1,55	1,62	1,68	1,76	1,84	1,92	2,00	2,08	2,15	2,23
70	1,27	1,35	1,43	1,53	1,60	1,68	1,75	1,82	1,90	1,98	2,06	2,14	2,22	2,32
80	1,32	1,40	1,49	1,58	1,65	1,73	1,80	1,88	1,96	2,04	2,12	2,19	2,28	2,40
90	1,37	1,46	1,55	1,63	1,70	1,78	1,85	1,92	2,01	2,09	2,17	2,26	2,35	2,49
100	1,42	1,51	1,59	1,68	1,75	1,83	1,91	1,98	2,06	2,14	2,22	2,32	2,42	2,58
110	1,47	1,56	1,64	1,73	1,80	1,88	1,96	2,03	2,11	2,19	2,28	2,39	2,50	2,68
120	1,52	1,61	1,69	1,77	1,85	1,93	2,01	2,08	2,17	2,24	2,34	2,46	2,57	2,79
130	1,56	1,65	1,74	1,81	1,89	1,98	2,06	2,13	2,22	2,30	2,39	2,51	2,66	2,90
140	1,62	1,70	1,78	1,86	1,94	2,03	2,10	2,18	2,26	2,35	2,45	2,57	2,76	3,07
150	1,66	1,75	1,82	1,90	1,99	2,07	2,15	2,23	2,32	2,42	2,51	2,64	2,87	
160	1,70	1,79	1,87	1,95	2,03	2,11	2,19	2,28	2,37	2,48	2,58	2,73	3,00	
170	1,74	1,83	1,91	2,00	2,08	2,16	2,24	2,33	2,43	2,53	2,64	2,85		
180	1,79	1,87	1,95	2,04	2,12	2,20	2,29	2,38	2,48	2,59	2,72	2,97		
190	1,83	1,91	2,00	2,09	2,17	2,25	2,34	2,43	2,53	2,65	2,83			
200	1,87	1,96	2,04	2,13	2,22	2,30	2,39	2,48	2,59	2,73	2,96			
210	1,92	2,00	2,09	2,18	2,27	2,35	2,44	2,53	2,65	2,82				
220	1,96	2,04	2,13	2,22	2,31	2,39	2,49	2,58	2,71	2,94				
230	2,00	2,09	2,17	2,27	2,35	2,44	2,54	2,64	2,81					
240	2,04	2,13	2,22	2,31	2,40	2,49	2,59	2,70	2,95					
250	2,09	2,18	2,26	2,35	2,44	2,53	2,64	2,81						
260	2,13	2,22	2,31	2,40	2,49	2,58	2,73	2,94						
270	2,18	2,26	2,36	2,45	2,54	2,64	2,83							
280	2,22	2,30	2,40	2,49	2,59	2,73	2,98							
290	2,26	2,35	2,45	2,55	2,67	2,83								
300	2,30	2,40	2,50	2,62	2,76	3,00								
310	2,35	2,45	2,56	2,70	2,89									
320	2,41	2,50	2,64	2,82	3,12									
330	2,47	2,58	2,74	2,98										
340	2,53	2,66	2,87	3,20										
350	2,62	2,79	3,05											
360	2,74	2,96												
370	2,88													

(1 + 2 + 4)-Stunden-Senkungswerte ↓

5. Als Maßeinheit des Pl.-Ballungsfaktors dienen letzten Endes nicht mehr Senkungswerte, sondern nach linearer Proportion ansteigende neue Einheiten. Die Unübersichtlichkeit, die bisher infolge des nach asymptotischen Kurven sich vollziehenden Anstieges der Senkungswerte vorhanden war, ist somit beseitigt. Es bedeutet jetzt beispielsweise ein Wert von 2,0 gegenüber einem Wert von 1,0 tatsächlich die doppelte Menge Pl.-Ballungsfaktor.

6. Die für die neuen Einheiten gewählten Zahlen bewegen sich in einer Größenordnung, die sich von der Größenordnung gewöhnlicher Senkungszahlen deutlich unterscheidet. Verwechslungen zwischen unkorrigierten und korrigierten Zahlen sind also schwer möglich.

7. An Stelle der Kurventafeln wird eine Ablesetabelle benutzt, die sich leichter handhaben läßt.

Diese Ablesetabelle (Tab. 30) beruht auf den Ergebnissen experimenteller Untersuchungen, die ich in Zusammenarbeit mit Dr. Melchert ausgeführt habe. Es wurden hierbei Citratblutproben in mehrere Einzelproben unterteilt, deren Bl.K.-Gehalt durch Zugabe oder Entzug von Eigenplasma variiert wurde. Nach Bestimmung von Min.Sed. und Sedimentierungsgeschwindigkeit ergaben sich dann zunächst Kurven ähnlich denen der Abb. 18. Die Kurven zeigten den Einfluß verschiedenen Bl.K.-Gehaltes (Min.Sed.) auf die Blutsenkungsgeschwindigkeit. Es wurden außerdem Bl.K. in verschieden stark konzentrierten Lösungen von Gummi arabicum aufgeschwemmt und zur Sedimentierung angesetzt. Die aus diesen Untersuchungen hervorgegangenen Kurven glichen denen der Abb. 5. Sie zeigten den Einfluß des in linearer Proportion ansteigenden Ballungsfaktors. Die beiden Kurvenscharen wurden dann zu einem räumlichen Modell zusammengefaßt, das dem der Abb. 7a und 7b glich. Es war nur insofern ein Unterschied, als nicht die 1- oder 2-Stunden-Senkungswerte, sondern die Summen aus den 1-, 2- und 4-Stunden-Senkungswerten als Maß für die Sedimentierungsgeschwindigkeiten genommen worden waren. Nachdem durch die Ausarbeitung des räumlichen Modells alle noch vorhandenen Fehler ausgeglichen und beseitigt worden waren, wurden die darzustellenden Zusammenhänge zwischen Sedimentierungsgeschwindigkeit und Pl.-Ballungsfaktor erneut in einfachen Kurven wiedergegeben. Von diesen Kurven wurden schließlich die in der Tabelle 30 eingetragenen Zahlen abgeleitet.

Aus der ganzen Entwicklung der Tabelle 30 geht schon hervor, daß der Ballungsfaktor des Citratplasmas mit dem Ballungsfaktor der Gummi arabicum-Lösungen größenmäßig in Beziehung gesetzt worden ist. Das Schlußergebnis dieser Entwicklung ist, daß man den Pl.-Ballungsfaktor in Gummi arabicum-Einheiten nach linear ansteigender Proportion ausdrücken kann. Diese neuen Einheiten sind weiter nichts anderes als Zahlen, durch die die Konzentration der entsprechenden Gummi arabicum-Lösungen bezeichnet wird. Wenn sich beispielsweise für die Kennzeichnung eines Citratplasmas durch den noch zu schildernden Ablesevorgang eine Zahl 1,5 ergibt, so heißt das:

Der Ballungsfaktor dieses Citratplasmas ist ebenso groß wie der Ballungsfaktor einer 1,5proz. Gummi arabicum-Lösung.

Anders könnte man auch so sagen: Durch Austausch dieses durch die Zahl 1,5 gekennzeichneten Citratplasmas gegen eine 1,5proz. Gummi arabicum-Lösung

wäre, unter sonst gleichen Bedingungen, eine ebenso schnelle Sedimentierungsgeschwindigkeit erzielt worden.

Die Vorteile dieser neuartigen Kennzeichnung des Citratplasmas liegen vor
allem darin, daß die so gewählten Einheiten nach *linearer* Proportion ansteigen
und so übersichtliche Verhältnisse geschaffen sind. Ein mit der Zahl von beispielsweise 2,4 belegtes Citratplasma enthält also tatsächlich die doppelte Menge
Pl.-Ballungsfaktor wie ein durch die Zahl 1,2 gekennzeichnetes Plasma. Im
Gegensatz dazu bedeutet z. B. ein gewöhnlicher Senkungswert von 50 mm
keineswegs die doppelte Menge Ballungsfaktor wie eine Senkungszahl von 25 mm.
Denn die Senkungszahlen steigen nicht nach linearer Proportion, sondern nach
Beziehungen an, die durch asymptotische Kurven darstellbar sind.

Ausführung der Methode.

Es werden dem zu untersuchenden Kranken 2,5 ccm Blut mit 20proz. Citratlösung in der Weise entnommen, wie es für die Bestimmung des Min.Sed. nach
Methode I (S. 760) beschrieben worden ist. Aus den beiden so erhaltenen
Blutproben bestimmt man das Min.Sed. und den 1-, 2- und 4-Stunden-Senkungs-
wert. Die drei Senkungswerte werden einfach addiert.

Nun sucht man am linken Rand der Tabelle 30 die Zahl auf, die der Summe
der drei Senkungswerte entspricht. Und ebenso sucht man am oberen Tabellen-
rand die für das Min.Sed. bestimmte Zahl auf. Dort, wo sich die der Senkungs-
summe bzw. dem Min.Sed.-Wert zukommende Reihe bzw. Kolonne im Inneren
der Tabelle treffen, liest man ab. Diese Zahl gibt die Größe des Pl.-Ballungs-
faktors des untersuchten Citratblutes in Gummi arabicum-Einheiten an.

Beispiel. Es seien in einem Fall ein Min.Sed. von 34% und die aus den drei
Senkungswerten (10 + 25 + 30 mm) errechnete Summe von 70 bestimmt
worden. Hieraus ergibt sich nach Tabelle 30 ein Pl.-Ballungsfaktor von 1,17.

Da die prozentualen Höhen des Min.Sed. im Abstand von 2% und die Sen-
kungssummen im Abstand von 10—20 mm in der Tabelle eingetragen sind, wird
man beim Ablesen oft interpolieren müssen. Das macht bei einiger Übung wohl
keinerlei Schwierigkeiten. Etwas weniger leicht wird es dagegen anfangs sein,
sich an die neuen Einheiten zu gewöhnen. Es wird deshalb vorgeschlagen, zunächst alle Zahlen in einer Formel einzutragen:

$$4\text{-Stunden-Min.Sed.} \frac{1 + 2 + 4\text{-Stunden-Senkungswert} = \text{Summe}}{\text{Pl.-Ballungsfaktor}}.$$

Die in dem eben genannten Beispiel angeführten Zahlen würden somit folgendes
Formelbild ergeben:

$$34 \frac{10 + 25 + 35 = 70}{1,17}.$$

Erst wenn man schon mehr Übung hat und wenn man auch sonst auf die Angabe
der einzelnen Senkungszahlen verzichten will, empfiehlt sich die einfachere
Schreibweise:

4-Stunden-Min.Sed./Pl.-Ballungsfaktor. (Im Beispiel: 34/1,17.)

Klinische Auswertung.

Für die klinische Auswertung ist es wichtig, die oberen und unteren Grenzen für den Normalbereich des Pl.-Ballungsfaktors zu kennen. Dieser Normalbereich ist an zahlreichen gesunden Blutspendern ermittelt worden, die vorher noch nicht gespendet hatten. Dabei hat sich ergeben, daß der Pl.-Ballungsfaktor bei Gesunden zwischen 1,00 und 1,50 schwanken kann. Es ist aber hervorzuheben, daß es gar nicht so leicht ist, wie man das glauben möchte, wirklich vollkommen Gesunde von solchen Menschen abzutrennen, die doch irgendwie krankhaft gestört sind. Denn sehr viele Menschen, die sich gesund fühlen, leiden an leichteren Infekten wie Rachenkatarrhen, Nasennebenhöhlenentzündungen, Zahngranulomen, Enteritiden usw. Diese Krankheiten werden, da sie oft keine besonderen Beschwerden machen oder weil der Betroffene sich daran gewöhnt hat, überhaupt nicht bemerkt. Sie werden auch bei der allgemeinen Untersuchung leicht übersehen oder wegen ihrer Geringfügigkeit gar nicht beachtet. Sie wirken aber doch sicher irgendwie auf den Organismus ein, machen Blutbildveränderungen und erhöhen unter anderem wohl auch den Pl -Ballungsfaktor. Nach der gewöhnlichen Westergren-Methode kommen solche Störungen wegen der dieser Methode anhaftenden Mängel kaum zum Ausdruck. Besonders verwischt die starke Plasmaverdünnung mit Citratlösung alle feineren Unterschiede. Die hier angegebene neue Methode läßt dagegen auch im Bereich „normaler" Senkungsgeschwindigkeiten eine einwandfreie Differenzierung zu und fördert dadurch bisher fast unbekannte oder unbeachtete Verhältnisse zutage. Man darf also nicht überrascht sein, wenn die Werte des Pl.-Ballungsfaktors gerade im Bereich des Überganges vom Normalen zum Krankhaften wesentlich größere Unterschiede und Streuungen erkennen lassen als die alten Senkungswerte. Man beachte auch, daß die mit 1,5-Pl.-Ballungsfaktor angenommene obere Grenze schon verhältnismäßig hoch liegt. Sie entspricht, soweit ein Vergleich überhaupt möglich ist, den früheren 1-Stunden-Senkungswerten von etwa 8 mm beim Mann und 12—14 mm bei der Frau.

Diesen Senkungswerten entsprechen aus dem nur wenig verdünnten Citratblut der neuen Methode 1-Stunden-Werte von etwa 10 mm beim Mann und 20 mm bei der Frau. Das sei nur gesagt, um einen gewissen Anhalt für den Vergleich der jetzt zu erhaltenden, unkorrigierten Senkungszahlen mit den bisher gewohnten Senkungswerten zu bieten. Der Vergleich hat im Einzelfalle nicht allzuviel Sinn, weil infolge der Nichtbeachtung des Min.Sed. bei der einen Methode große Streuungen entstehen *müssen*, mehr als eine grobe, vergleichende Schätzung somit aus rein sachlichen Gründen gar nicht erreichbar ist. Noch erheblich größer müssen natürlich die Streuungen bei einem Vergleich der Westergrenschen Senkungszahlen mit den Einheiten des Pl.-Ballungsfaktors sein. Es ist daher wohl ziemlich zwecklos, diesen Vergleich zahlenmäßig durchführen zu wollen. Der Vergleich zwischen den gewöhnlichen Senkungswerten der alten und neuen Methode sei dagegen in Tabelle 31 mit den schon erwähnten Vorbehalten gegeben.

Die in der Tabelle 31 gegebenen Zahlen gelten für die Fälle von normalem und krankhaft erhöhtem Pl.-Ballungsfaktor. Darüber hinaus gibt aber die neue Methode auch Aufschluß über Verminderungen des Pl.-Ballungsfaktors unter

die Norm. Ein Vergleich mit den WESTERGREN-Senkungswerten ist hierfür nicht möglich. Es muß die Angabe genügen, daß ein unter 1,0 liegender Wert für den Pl.-Ballungsfaktor als erniedrigt gelten kann.

Während man Erhöhungen des Pl.-Ballungsfaktors im allgemeinen in allen jenen Fällen erwarten darf, in denen auch die Senkungswerte der alten Methode als erhöht gefunden worden sind, bestehen also für die Verminderung des Pl.-Ballungsfaktors keine gleichwertigen Analogien. Bisher sind Verminderungen des Pl.-Ballungsfaktors bei folgenden Krankheiten bekanntgeworden:

1. Bei bestimmten Anämien, und zwar meist bei den hypochromen Anämien (Blutungsanämie, essentielle hypochrome Anämie). Die Verminderung des Pl.-Ballungsfaktors muß hier als ein der Hb.-Verminderung gleichwertiges Symptom aufgefaßt werden. Bei der BIERMERschen Erkrankung pflegt man dagegen meist eine Erhöhung des Pl.-Ballungsfaktors zu finden, besonders im Beginn und während der schlechteren Verlaufsphasen des Leidens.

2. Bei gewissen Polyglobulien. Es ist noch nicht geklärt, welcher Art die mit Verminderung des Pl.-Ballungsfaktors einhergehenden Polyglobulien sind. Es ist jedenfalls sehr interessant und bemerkenswert, daß der Reiz zu überstürzter Erythrocytenbildung und die Hemmung zur Bildung des Pl.-Ballungsfaktors (Fibrinogen, Globulin) gemeinsam auftreten können. Dieses gemeinsame Zeichen kommt anscheinend auch bei den durch Tumoren in der Hypophysengegend bedingten Polyglobulien vor.

3. Bei Kachexien. Die Verminderung des Pl.-Ballungsfaktors wird um so eher bemerkbar, je weniger die zur Kachexie führende Grundkrankheit vorher zur Erhöhung des Pl.-Ballungsfaktors Anlaß gegeben hat.

4. Bei Hirntumoren.

5. Bei Fibrinopenien, gleich welcher Ursache. Hierher gehören neben den angeborenen auch die bei Leberschäden (Pfortaderthrombose, Durchsetzung der Leber mit Metastasen, Lebercirrhose) und bei Knochenmarksschäden auftretenden Fibrinopenien.

Es gibt sicher auch noch andere Krankheiten, bei denen die Verminderung des Pl.-Ballungsfaktors als charakteristisches Zeichen in Erscheinung treten kann. Es sind hierher voraussichtlich noch allergische Leberschäden, die einheimische, mit Kachexie verlaufende Sprue, Magen-Darm-Erkrankungen und Pankreasstörungen zu zählen.

Über die mit der WESTERGRENschen Methode festgestellte sehr langsame Sedimentierungsgeschwindigkeit bei bestimmten Krankheiten ist im Schrifttum mehrfach berichtet worden. ROESLER und MEISL haben 1934 180 Fälle mit 1-Stunden-Senkungswerten bis zu 1 mm bei Männern und bis 3 mm bei Frauen genau untersucht und sind dabei zu einer Einteilung in vier Krankheitsgruppen gekommen:

Tabelle 31. Vergleich zwischen den unkorrigierten 1-Stunden-Senkungswerten der WESTERGRENschen Methode (links) und denen der neuen Methode.

1 Teil 3,8proz. Citratlösung zu 4 Teilen Blut	1 Teil 20proz. Citratlösung zu 24 Teilen Blut
1— 5	1— 10
6— 12	11— 20
13— 20	22— 34
21— 30	35— 47
31— 40	48— 60
41— 50	61— 70
51— 60	71— 81
61— 80	82—100
81—100	101—120
101—120	121—134
121—140	135—150
141—160	151—164

1. Krankheiten mit vagotonem Blutbild (Leukopenie mit rel. Lymphocytose) bei vegetativer Stigmatisation, allergischen Zuständen usw.

2. Nichtentzündliche Leberschädigung.

3. Krankheiten mit CO_2-Vermehrung im Blut.

4. Zentralnervöse Störungen (Epilepsie usw.).

SCHULHOF stellte 1933 unter 63 Kranken mit allergischen Erkrankungen (Heufieber, Asthma bronchiale, Colica mucosa, Ekzem) in 84% langsamere Sedimentierung fest als bei Normalen. Sogar die anscheinend gesunden Verwandten dieser allergisch reagierenden Kranken fielen durch besonders niedrige Blutsenkung auf. Auch HOFFSTAEDT hatte 1928 bei Allergikern Verlangsamung der Senkungsgeschwindigkeit gefunden. Ähnlich berichtet ELLIS 1935, daß die Blutsenkung bei Allergischen normal, oft aber auch auffallend verlangsamt sei. Dagegen machte UFFE, der 150 Kranke mit Asthma bronchiale, Heufieber, chronischer Rhinitis und Urticaria geprüft hat, 1933 darauf aufmerksam, daß die 14 Kranken, bei denen Senkungsverlangsamung vorhanden war, ausschließlich Männer waren. Auch GELFAND und C. VICTOR berichten 1934, daß unter 42 Heufieberkranken die Blutsenkung nur 1mal verlangsamt war. Es besteht hier also ein gewisser Meinungsstreit, der seine Ursache unter der vielleicht wechselnden Einordnung von Krankheiten unter den Begriff der Allergie, vor allem aber in der Nichtbeachtung des Erythrocytenvolumens und dessen Einfluß auf die Senkungsgeschwindigkeit haben dürfte. Gerade bei nichtbeschleunigter Blutsenkung wirken geringe Erhöhungen des Bl.K.-Volumens stark hemmend, und so ist es völlig zweifelhaft, ob die bei gewissen Krankheiten zum Teil vorgefundenen Sedimentierungsverlangsamungen wirklich auf Verminderungen des Pl.-Ballungsfaktors beruhen. Die mitgeteilten Befunde können somit nur Hinweis und Anregung für entsprechende, genaue Nachuntersuchungen sein.

Das gleiche gilt für die von HOFFSTAEDT 1928 und von ESSEN und MANITZ 1934 bei vegetativer Stigmatisation, Neurosen, Hysterie, Psychasthenie, Psychopathien und organischen Hirnerkrankungen, besonders der vegetativen Zentren, gefundenen Senkungsverlangsamung. Die von RANGE 1933 getroffene Feststellung, daß die bei funktionellen Neurosen und Psychopathien oft nachweisbare Erniedrigung der Blutsenkungswerte bei Männern 2mal so häufig wie bei Frauen sei, spricht ebenfalls für den häufig sehr maßgeblichen Einfluß des höheren Bl.K.-Volumens.

Im Zusammenhang mit der wahrscheinlich möglichen, zentralnervösen Herabsetzung des Pl.-Ballungsfaktors ist noch die Angabe von ASK-UPMARK (1936) interessant, der bei Hypophysenadenomen, auch wenn diese gutartig waren, oft auffallende Senkungsbeschleunigung feststellte. Er hält zentralnervöse Beeinflussung für möglich. Man muß also mit vom Zentralnervensystem ausgehenden Reizen rechnen, die je nach dem Sitz der Störung sowohl zur Verminderung als auch zur Vermehrung des Pl.-Ballungsfaktors führen können. Wir stoßen hier auf die ganz allgemeine Frage, wie weit überhaupt die Zusammensetzung des Blutes zentralnervös geregelt wird. Wirkt beispielsweise die im Hochgebirge relativ verringerte Sauerstoffspannung direkt auf die blutbildenden Organe oder indirekt durch Reizung bestimmter Gehirnzentren? Es sind ganz sichere Fälle bekannt, bei denen eine Polyglobulie durch Gehirntumoren ausgelöst wird. Ich

konnte selbst einen Kranken mit 7,5 Millionen Erythrocyten beobachten, bei dem sich später auf dem Obduktionstisch eine Geschwulst im Bereich der Hypophyse und des Zwischenhirns herausstellte. Die Beeinflussung des weißen Blutbildes durch nervöse Reize ist ebenfalls bekannt. Ein gutes Beispiel hierfür ist das sog. vagotone Blutbild mit Leukopenie und relativer Lymphocytose. Es wäre die Annahme sehr unwahrscheinlich, daß nur die *zellige* Zusammensetzung des Blutes zentralnervös beeinflußt sei. Man wird vielmehr auch die Regulation der Plasmazusammensetzung als zentral gesteuert auffassen dürfen. Die Aufrechterhaltung einer bestimmten Temperatur und die einer bestimmten Zusammensetzung des gesamten Blutes würden somit in etwa gleichgeordneter Weise gesteuert werden.

Es sei hier noch kurz die Frage gestreift, ob die für den Pl.-Ballungsfaktor geltenden Zahlen den Fibrinogengehalt des Plasmas genau kennzeichnen.

HAM, HALE und CURTIS sind auf Grund experimenteller Untersuchungen zu der Auffassung gelangt, daß die korrigierten Senkungswerte den Fibrinogenwerten etwa entsprechen, wenn Serumglobulin, Erythrocyten-Einzelvolumen und Senkungsgeschwindigkeit des defibrinierten Blutes innerhalb normaler Grenzen liegen. GILLIGAN, ROURKE und ERNSTENE fanden unter 190 Personen nur in 3 Fällen von akuter Hepatitis eine stärkere Abweichung der zwischen Fibrinogengehalt und korrigierten Senkungswerten festgestellten durchschnittlichen Proportion. HOLLÄNDER betont, daß eine unter bestimmten Versuchsbedingungen angestellte Senkungsreaktion Schlüsse auf Größe und Veränderung des Plasmafibrinogens nicht zulasse. Die diese Ansicht unterbauenden Untersuchungen scheinen indessen kaum ausreichend zu sein. WORSAAE sah, wie auch schon BENDIEN, NEUBERG und SNAPPER, auch ohne Fibrinogenvermehrung Beschleunigung der Senkungsgeschwindigkeit, wenn die Globulinfraktion des Serums vermehrt war.

Diese nur in beschränkter Auswahl zusammengestellten Literaturangaben zeigen das Wesentliche. Es ist zu erwarten, daß der Pl.-Ballungsfaktor dem Fibrinogengehalt des Plasmas im allgemeinen annähernd entspricht. In besonderen Fällen aber kann ein abnorm hoher Pl.-Ballungsfaktor durch eine Vermehrung des Globulins an Stelle des Fibrinogens zustande kommen. Hiermit ist besonders bei Erkrankungen der Leber zu rechnen, bei denen bei gesteigerter Globulinbildung die Fibrinogenbildung sogar gehemmt sein kann.

Man darf aber nun nicht glauben, daß die zwischen Senkungsgeschwindigkeit bzw. Pl.-Ballungsfaktor und den nach Gewicht bestimmten Eiweißfraktionen des Plasmas oder Serums bestehenden Beziehungen vollkommen feste sein müssen. Es kommt sicher auch auf den kolloidalen Zustand an, in dem sich die Eiweiße befinden. In diesem Sinne haben sich 1939 ROSPES, ROSSMEISL und BAUER geäußert. Diese Forscher fassen, befangen in der bisher geltenden Theorie, die elektrische Ladung sowohl der Plasmaproteine als auch der Bl.K. als den wichtigsten Faktor des kolloidalen Zustandes auf. Der von mir dargelegten Theorie folgend, könnte man annehmen, daß die Plasmaeiweiße nicht stets gleichmäßig stark hydratisiert sind. So wäre beispielsweise die bei längerer Aufbewahrung des Plasmas zu beobachtende Abnahme des Ballungsfaktors zunächst auf einen Rückgang der Hydratation zu beziehen, dem dann erst später die (weitere?) autolytische Zerlegung der Eiweißmoleküle und die sonst eintretenden Vorgänge

folgen. Hydratationsunterschiede, wie sie zwischen frischem und gelagertem Plasma anzunehmen sind, bestehen mit großer Wahrscheinlichkeit auch zwischen den Fibrinogenen bei verschiedenen Krankheiten und deren einzelnen Stadien. Es ist auch daran zu denken, daß das Fibrinogen und vor allem die Globuline an der Erythrocytenoberfläche nicht immer gleich gut dehydratisierbar sind. So kennen wir in Analogie dazu den bei der Fibringerinnung sich nicht in Fibrin umwandelnden und deshalb im Serum verbleibenden Fibrinogenanteil. Die Ergebnisse der S. 711—714 beschriebenen Versuche mit den Tabellen 10—14 deuten auf ganz unterschiedliche Dehydratisierbarkeit der Serumglobuline. Es muß so im Einzelfalle zu Abweichungen von der zwischen Fibrinogengehalt und Senkungsgeschwindigkeit gefundenen *durchschnittlichen* Beziehung kommen. Diese Abweichungen könnten, wenn sie mit einer einfachen Methode faßbar würden, für die Klinik Bedeutung erlangen.

Der Ballungsfaktor im Serum (S.-Ballungsfaktor).

Allgemeines. Die senkungsbeschleunigende Wirkung des Serums wurde nach Angaben des Schrifttums gewöhnlich durch Messung der Senkungsgeschwindigkeit im defibrinierten Blut festgestellt. Dieses Verfahren ist einfach, erfordert aber doch viel Zeit, wenn man mehrere Blutproben zugleich untersuchen will. Ein anderer Nachteil ist indessen noch wichtiger. Es sind nämlich, von seltenen Ausnahmen abgesehen, die Unterschiede des S.-Ballungsfaktors verhältnismäßig geringe. Es fallen daher die durch unterschiedliches Bl.K.-Volumen bedingten Fehler noch mehr ins Gewicht als bei Messung der Sedimentierungsgeschwindigkeit im Plasma.

Dadurch sind nur gröbere Serumveränderungen mit der bisherigen Methode erfaßbar und auch diese nur sehr unsicher. Man müßte also, um zu einwandfreien Zahlen zu kommen, die Wirkung des Min.Sed. ebenfalls auszuschalten versuchen.

Statt zu defibrinieren, kann man das Blut auch zuerst gerinnen lassen; man preßt die Bl.K. dann aus dem Blutkuchen vorsichtig aus, so daß eine Erythrocytensuspension in reinem Serum entsteht. Diese Suspension wird zentrifugiert und durch Abziehen von überstehendem Serum auf ein Min.Sed. von 33 % eingestellt. Die Methode ist einfach und führt zu etwa richtigen Ergebnissen. Allerdings entsteht leicht stärkere Hämolyse.

Es liegt auch nahe, gewöhnliches Citratblut das eine Mal mit Serum, das andere Mal mit der gleichen Menge physiologischer Salzlösung zu mischen und aus dem Unterschied der Senkungsergebnisse einen Schluß auf die Größe des Ballungsfaktors zu ziehen. Zugabe von Serum zum Citratblut führt aber in jedem Falle zur Gerinnung des Blutes auch dann, wenn man sehr stark mit Citratsalz anreichert. Dagegen konnten noch andere Methoden entwickelt werden, die sich bewährt haben. Die eine ältere Methode I ist verhältnismäßig umständlich; sie wird aber doch beschrieben, weil sie für die vorgelegten Untersuchungen früher gebraucht worden ist. Die andere Methode ist bedeutend einfacher und eignet sich vorzüglich für Reihenuntersuchungen, besonders für klinische Zwecke. Auch sie wurde in allerletzter Zeit nochmals zu der beschriebenen Methode III modifiziert.

Methode I. Dem gleichen Kranken werden 2 ccm Citratblut und 20 ccm Nativblut entnommen. Die Körperchen des Citratblutes werden in einem Zentrifugenglas (Abb. 20) mit 3,8proz. Citratsalzlösung einmal gewaschen. Die nach dem Zentrifugieren überstehende Plasma/Citrat-Lösung wird möglichst vollständig, zusammen mit der auf den Erythrocyten liegenden Leukocytenschicht, mit Hilfe einer Wasserstrahlpumpe entfernt. Dann werden die Bl.K. mit dem inzwischen aus dem Nativblut gewonnenen Serum zweimal gewaschen. Zuerst wäscht man mit einer nur kleinen Serummenge, dann verwendet man den ganzen Rest des Serums. Nach dem letzten Zentrifugieren zieht man das Serum nur so weit ab, daß die Bl.K. 25% Raum innerhalb der entstehenden Suspension einnehmen. Die Marke, bis zu der abgezogen werden soll, ist leicht zu errechnen durch Multiplizieren des am Glas abzulesenden Erythrocytenvolumens mit der Zahl 4!

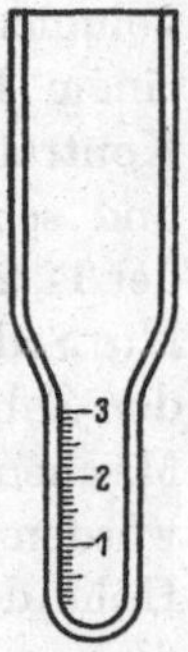

Nach gutem Durchmischen der Suspension zieht man in Senkungspipetten auf und liest die Senkungszahlen nach 1 und 2 Stunden ab. Da es auf geringe Unterschiede ankommt, muß man aus dem verbleibenden Rest der Suspension unbedingt das Min.Sed. bestimmen, einerseits zur Kontrolle, ob die Einstellung des Erythrocytenvolumens richtig gelungen ist, andererseits zur nachträglichen Korrektion der Werte auf das mit 25% festgelegte Min.Sed.

Die Korrektion erfolgt nach bestimmten Kurven. Diese werden hier nicht abgebildet, weil die Methode kaum noch angewendet werden wird.

Abb. 20. Zentrifugenglas zum Waschen roter Blutkörperchen.

Methode II. Irgendeinem Menschen mit der Blutgruppe 0 wird eine größere Menge Blut entnommen, das sofort mit einer 3,8proz. Citratlösung ungerinnbar gemacht wird. Die zugefügte Citratlösung muß zur Gerinnungshemmung genügen, braucht aber nicht genau bemessen zu sein. Das Citratblut wird scharf zentrifugiert, überstehendes Plasma und Leukocytenschicht werden mit der Wasserstrahlpumpe entfernt. Nach zweimaligem Waschen mit Citratlösung wird die Suspension schließlich so eingestellt, daß das Erythrocytenvolumen 50% beträgt. Nach Durchmischen wird zur Kontrolle sofort das Min.Sed. zweifach angesetzt.

Sollen beispielsweise 9 Sera auf Ballungsfaktor geprüft werden, dann gibt man in 10 Reagensgläser je 0,5 ccm der Bl.K.-Suspension. In das erste Glas kommen dazu 0,5 ccm 3,8proz. Citratlösung, in die nächsten Gläser je 0,5 ccm Serum. Dann zieht man die gut gemischten Proben in Mikropipetten mit 100 mm-Teilung und einer lichten Weite von 1,5 mm auf. Abgelesen wird nach 1 und 2 Stunden. Die Senkungswerte werden nach hier nicht veröffentlichten Tabellen auf genau 25% Min.Sed. korrigiert.

Die Bl.K. sollen von Gesunden stammen, weil die Ballungsbereitschaft bei Kranken weniger konstant ist.

Vor allem dürfen bei dem Spender der 0-Bl.K. folgende Krankheiten nicht vorliegen: Gelbsucht, Hyperthyreoidismus, Leberleiden, Magen-Darmkrankheiten, Diabetes mellitus, schwerere Anämie und Krankheiten allergischer Natur. Weniger beeinflussend sind im allgemeinen Tuberkulose, Herzkrankheiten, Bronchitis und einfachere Gelenkleiden.

Methode III.

Durch die Vervollkommnung der Methode zur Messung des Pl.-Ballungsfaktors hat auch die Methode II zur Bestimmung des S.-Ballungsfaktors eine nochmalige Ausarbeitung erfahren. Es wird hiernach neben der Höhe des Min.-Sed. ebenfalls die Summe aus den 1-, 2- und 4-Stunden-Senkungswerten zur Messung des S.-Ballungsfaktors herangezogen. Man benutzt dazu auch die Tabelle 30. Die Reaktion läßt man in Westergren-Pipetten ablaufen, man braucht also mehr Blut als zu der beschriebenen Mikromethode II. Für jede Untersuchung werden 0,7 ccm 0-Bl.K.-Suspension von 50% Hämatokritvolumen und dazu 0,7 ccm Serum benötigt. Die auf 50% Hämatokritvolumen eingestellte 0-Blutsuspension kontrolliert man, indem man aus ihr sowohl das Hämatokritvolumen als auch das Min.Sed. bestimmt. Das 4-Stunden-Min.Sed. muß bei einem Hämatokritwert von 50% etwa 53% betragen. Man gibt sofort nach Kontrolle des Hämatokrits die Bl.K.-Suspension mit dem Serum zusammen und setzt in Westergren-Pipetten zur Sedimentierung an. Aus der Summe der 1-, 2- und 4-Stunden-Senkungswerte und der gemessenen Höhe des 4-Stunden-Min.Sed. liest man dann mittels Tabelle 30 die den S.-Ballungsfaktor bezeichnenden Zahlen ab. Dabei ist zu beachten, daß das zu untersuchende Serum bei dem Mischen mit der Bl.K.-Suspension durch deren Suspensionsflüssigkeit verdünnt worden ist. Das Verhältnis der Verdünnung muß man sich jedesmal aus der Höhe des Hämatokritvolumens errechnen. Man multipliziert zu diesem Zweck die aus der Tabelle 30 abgelesene Zahl mit dem Faktor x, der sich aus der Formel ergibt:

$$x = 1 + \frac{100 - H\%}{100}.$$

$H\%$ bedeutet in dieser Formel die in Prozenten abgelesene Höhe des Hämatokritvolumens der (mit dem Serum noch unverdünnten) Bl.K.-Suspension.

Beispiel. Nach dem Versuch, die in 3,8proz. Citratsalzlösung gewaschenen 0-Bl.K. auf 50% Hämatokritvolumen einzustellen, wird bei der Kontrolle ein Hämatokritvolumen von 48% gemessen. Es werden 0,7 ccm dieser Suspension mit 0,7 ccm Serum gemischt. Die Bestimmung der Senkungsgeschwindigkeit und des Min.Sed. ergibt zunächst die Blutsenkungsformel:

$$25 \frac{5 + 10 + 15 = 30}{0,67}.$$

Nach dem mit 48% gemessenen Hämatokritvolumen ist

$$x = 1 + \frac{100 - 48}{100}; \qquad x = 1 + \frac{52}{100}; \qquad x = 1 + 0,52; \qquad x = \mathbf{1,52}.$$

Man erhält somit in dem vorliegenden Fall als echten Wert für den S.-Ballungsfaktor:

$$0,67 \cdot 1,52 = \mathbf{1,02}.$$

Da man für diese Makromethode verhältnismäßig viel 0-Blut braucht, so wird die Ausarbeitung einer entsprechenden Mikromethode wohl noch notwendig werden. Man wird vor allem eine der Tabelle 30 analoge, für Pipetten mit nur 100 mm Blutsäulenhöhe geeignete Tabelle schaffen müssen.

Auswertung und praktische Ergebnisse.

Die Bedeutung der Bestimmung des S.-Ballungsfaktors liegt zunächst auf theoretischem Gebiet. Denn es ist nunmehr möglich geworden, die Größe des Ballungsfaktors im Serum in Vergleich zu setzen zu irgendwelchen Serumreaktionen, z. B. zu den Ergebnissen der TAKATA-Reaktion und des WELTMANN-schen Koagulationsbandes, ferner zu den Werten der Viscosimetrie und Refraktometrie usw. Solche Vergleiche sind deshalb wohl wertvoll, weil das Wesen des Ballungsfaktors einigermaßen geklärt ist, während die Grundlagen der genannten Reaktionen zum Teil noch ernster Forschung bedürfen. So läßt sich die Bestimmung des S.-Ballungsfaktors einspannen für die Aufgaben der Zukunft, die darin zu sehen sind, die spezifischen Eigenschaften des Serums und des Plasmas in ihrem Wesen noch mehr aufzudecken und mit einfachen und sicheren Methoden zu erfassen.

Über den Zusammenhang zwischen Senkungsgeschwindigkeit im defibrinierten Blut und den Ergebnissen der TAKATA-Reaktion gab VAN MEETEREN 1939 an, daß eine direkte Beziehung nicht nachzuweisen sei. Damit erfahren die neueren Auffassungen über die theoretischen Grundlagen der TAKATA-Reaktion eine wichtige Stütze. Das im alkalischen Milieu durch die TAKATA-Reaktion wohl mehr oder weniger gemessene Sublimatbindungsvermögen des Serums soll nämlich auf ganz bestimmte Eiweißgruppen zurückzuführen sein. Hydratation oder sonstige physikalisch-chemische Zustandsformen dürften dagegen weniger wichtig sein.

Die klinische Brauchbarkeit der Bestimmung des S.-Ballungsfaktors habe ich zusammen mit RÖHLMANN, der hierüber eine Dissertationsschrift veröffentlicht hat, übersichtsmäßig untersucht. Die Untersuchungen sind mit der Methode II ausgeführt worden. Der S.-Ballungsfaktor wird also durch die Höhe des 1- und 2-Stunden-Senkungswertes ausgedrückt. Die Tabelle 32 bringt die Ergebnisse in zusammengefaßter Form. Die 1- und 2-Stunden-Senkungswerte sind, um die Übersichtlichkeit zu erhöhen, addiert worden. Aus der Tabelle geht hervor, daß der S.-Ballungsfaktor bei manchen Krankheiten, z. B. Gastritis, Enteritis usw., über eine verhältnismäßig niedrig liegende Größe kaum hinausgeht, bei anderen Krankheiten dagegen, z. B. bei aktiver Tuberkulose oder bei Sepsis, erheblich gesteigert sein kann. Soweit sich das bis jetzt übersehen läßt, bedeutet Ansteigen des S.-Ballungsfaktors im allgemeinen eine viel weitgehendere Reaktion des Organismus als Ansteigen nur des Pl.-Ballungsfaktors. Es findet sich hier ein Parallelismus zu der schon älteren Erfahrung, daß bei chronischen und tiefer greifenden Infektionen neben dem Fibrinogen auch noch die Serumglobuline, manchmal auch nur diese allein, vermehrt werden.

Es ist noch kein endgültiges Urteil darüber zu fällen, ob die regelmäßige Bestimmung des S.-Ballungsfaktors für die diagnostische Beurteilung mancher Krankheiten von praktischem Nutzen ist. Von rein theoretischen Gesichtspunkten ausgehend, müßten die mit Methode III einwandfrei zu bestimmenden Werte des S.-Ballungsfaktors jedenfalls brauchbarer sein als beispielsweise die nach der refraktoviscosimetrischen Methode gemessenen Größen für die Albumin-Globulin-Fraktionen. Denn die Höhen dieser Fraktionen geben mehr oder weniger nur die Mengen der nach zwei Größenklassen grob geordneten Eiweißkörper an. Es wird so eine Unterscheidung getroffen, die in biologischer Hinsicht vielleicht

Tabelle 32. Festgestellte Größen des S.-Ballungsfaktors bei verschiedenen Krankheiten. Der S.-Ballungsfaktor ist durch die Summe der 1- und 2-Stunden-Senkungswerte ausgedrückt, die nach Methode II erhalten worden sind. Bei den einzelnen Krankheitsgruppen ist jedesmal der niedrigste und der höchste (Summen-) Wert angegeben.

Zahl der Fälle	Diagnosen	S.-Ballungsfaktor
28	Gastritis, Enteritis, Ulcus duodeni, ventriculi	3—13
7	Blutungsanämie, Morbus Biermer	3—12
15	Gelenkrheumatismus, Serositis, Pleuritis, M. Werlhoff	3—39
15	Akute und chronische Cholecystitis	3—34
4	Hyperthyreose, Myxödem	5—11
12	Angina pectoris, Neurosen, vegetative Dystonie	1—26
9	Hypertonie, Herzmuskelschaden	4—18
1	Scharlach	7
1	Myeloische Leukämie	8
4	Polyglobulie	6—45
15	Krebs (Magen, Nebennieren, Colon usw.)	5—51
5	Diabetes mellitus	9—18
1	Pankreatitis mit Diabetes mellitus	78
7	Pyelitis, Cystitis, Prostatahypertrophie	9—51
34	Aktive Tuberkulose (Lungen, Gelenk, Kehlkopf)	6—75
8	Sepsis	12—58
1	Einheimische Sprue	29
1	Morbus Bang mit Lebercirrhose	77

gar nicht so sehr wichtig ist. Dagegen wird durch die Größe des S.-Ballungsfaktors mehr etwas Funktionelles bezeichnet. Es wird, wenn die Hydratationstheorie richtig ist, die Summe der an der Bl.K.-Oberfläche leicht dehydratisierbaren Eiweißkörper bestimmt. Wenn wir auch noch nicht genau wissen, was es mit der Vermehrung dieser kolloidchemisch definierten Eiweißkörper für eine Bewandtnis hat, so dürfte jedenfalls das eine als sicher anzunehmen sein, daß sie eine funktionelle Einheit darstellen. Insofern ist die Erhöhung des S.-Ballungsfaktors, ebenso wie auch die des Pl.-Ballungsfaktors, ein nicht weniger klar abgegrenztes Zeichen als z. B. die Vermehrung der stabkernigen Leukocyten oder der Lymphocyten im weißen Differentialblutbild.

Die Ballungsbereitschaft der Erythrocyten (E.-Ballungsbereitschaft).

Allgemeines. Die E.-Ballungsbereitschaft ist die meßbare Fähigkeit der Erythrocyten zur reversiblen Ballung. Nicht allen roten Bl.K. ist diese Fähigkeit eigen. Sie fehlt den Erythrocyten der Widerkäuer, findet sich in geringem Grade bei den Nagern (Kaninchen, Meerschweinchen) und in stärkerem Grade bei Pferd und Esel, Bären, Löwen und Katzen und auch beim Menschen. Merkwürdigerweise fehlt sie den Bl.K. der kleineren Affen. Größere Affenrassen sind bisher noch nicht untersucht. Die Theorie der E.-Ballungsbereitschaft ist noch unvollkommen und wenig gestützt, obwohl die bei der reversiblen Ballung sich vollziehenden Vorgänge ziemlich geklärt zu sein scheinen. Beim gesunden Menschen st die E.-Ballungsbereitschaft sehr konstant. Die bei einzelnen Gesunden feststellbaren Unterschiede sind nur sehr gering. Größere Schwankungen werden indessen durch Krankheiten veranlaßt. Beispielsweise findet sich stark verringerte E.-Ballungsbereitschaft bei mancher Gelbsucht und bei Hyperthyreoidismus, bedeutend

erhöhte E.-Ballungsbereitschaft manchmal bei Neoplasmen, bei Diabetes mellitus und Lebercirrhose.

Die E.-Ballungsbereitschaft wird gemessen, indem man die Bl.K. in einer Lösung von konstanter Größe des Ballungsfaktors sedimentieren läßt. Es sind zwei Methoden entwickelt worden, von denen die neuzeitlichere Methode II als zweckmäßiger empfohlen wird. Für beide Methoden benutzt man Gummi arabicum-Lösungen.

Methode I. Die Lösung stellt man sich aus Gummi arabicum (oder Vinarol) her. Gelatine, die zwar auch stark ballungsfördernd wirkt, ist hierfür ungeeignet, weil sie ihre Eigenschaften zu rasch verändert.

Lösung I:	Natr. citric.	38,0
	Aq. dest.	1000,0
Lösung II:	Gummi arabicum subt. pulv.	10,0
	Lösung I	500,0

Die Lösung II wird kalt zubereitet, einige Stunden sich selbst überlassen, dann 15 min aufgekocht und durch Watte und Papier (mittels Saugpumpe) filtriert. Etwa 100 ccm der Lösung werden beiseitegestellt, der untere Teil wird auf eine bestimmte Viscosität bei 20° C eingestellt (s. später!). Man benutzt hierzu ein Viscosimeter nach OSTWALD. Die Einstellung geschieht, indem man bei zu hoher Viscosität mit Lösung I, bei zu niedrig geratener Viscosität mit dem zurückgestellten Rest der Lösung II so lange mischt, bis die gewünschte Viscosität erreicht ist.

Die Höhe der Viscosität, auf die die Lösung II eingestellt werden soll, läßt sich nicht ganz genau angeben. Sie hat bei den durchgeführten Untersuchungen meist 1,23 betragen. Denn die Beziehung zwischen Viscosität und Senkungseffekt einer Gummi arabicum-Lösung ist auch von den wechselnden Eigenschaften der Präparate abhängig. Daran mögen manche Verunreinigungen schuld sein, die irgendwelche Nebenwirkungen ausüben. Vielleicht liegen auch ähnliche Verhältnisse vor wie bei Plasma. In diesem tragen alle Eiweißkörper mehr oder weniger zur Erhöhung der Viscosität bei; während aber die Albumine praktisch nicht ballungsfördernd sind, sind die Globuline und vor allem das Fibrinogen ganz erheblich wirksam. Unter Hinweis auf die in Lösungen von Gelatine usw. zwischen Viscosität und Senkungseffekt nachgewiesenen Beziehungen darf man wohl annehmen, daß das viscositätserhöhende Prinzip der Eiweißkörper sich verschieden verhält. Im einen Fall wirkt es nichtballungsfördernd (Albumine), während es im anderen Falle die Grundlage des Ballungsfaktors darstellt. Von den Kenntnissen her über die zur Ballung notwendige Umwandlung der Eiweißkörper zum Gel wird man sich noch genauere Vorstellungen machen dürfen: Die Albumine sind weniger hydratisiert als das Globulin und das Fibrinogen, halten aber ihr Hydratwasser fester gebunden. Sie lassen sich daher einerseits durch Salze schwerer ausfällen und werden andererseits auch durch die an der Blutkörperchenoberfläche wirksamen Kräfte nicht zum Gel verwandelt.

Von diesen Vorstellungen ausgehend, wäre also ein Stoff am besten geeignet, der in eben dem Maße ballungsfördernd wirkt, wie er viscositätserhöhend ist. Außerdem muß er sein Hydratwasser unter den beim Aufbewahren der Lösungen geltenden Bedingungen konstant und zäh festhalten, es aber an der Blutkörperchenoberfläche abgeben. Dadurch würde auch erreicht sein, daß die Höhe des Ballungsfaktors einer Lösung nicht mehr mittels der Viscosität eingestellt zu werden braucht. Angabe der Gewichtskonzentration würde die Lösungen dann schon genügend kennzeichnen.

Wenn das handelsübliche Gummi arabicum (Merck) auch noch nicht als vollkommen zu betrachten ist, so entspricht es den gestellten Forderungen doch schon sehr weitgehend. Wie die Versuche ergeben haben, behalten Gummi arabicum-Lösungen ihre Viscosität auch bei vielstündigem Kochen in gleicher Höhe bei. Auch wird das Verhältnis zwischen Gewichts-

konzentration und Viscosität bzw. Senkungseffekt (= Größe des Ballungsfaktors) ziemlich
konstant beibehalten.

Aus diesem Grund ist für die S. 780 beschriebene Methode II auf die Einstellung der Lösung auf bestimmte Viscosität verzichtet worden. Die Lösung
wird nur noch auf Gewichtskonzentration eingestellt.

Um die Gummi arabicum-Lösungen haltbarer zu machen, ist auch versucht worden, das
Wachstum von Schimmelpilzen usw. durch Zugabe von Nipagin M zu unterdrücken. Da
Nipagin als hydrotropes Salz — es steht hierin dem Natriumsalicyl sehr nahe — die Senkungsgeschwindigkeit hemmt, muß man die Konzentration des Gummi arabicum in den Lösungen
entsprechend verstärken. Die mit solchen Lösungen von Feldmann unternommenen Messungen der Ballungsbereitschaft sind sehr zufriedenstellend ausgefallen. Die Lösungen waren
wochenlang fast unverändert haltbar. Ihre Herstellung ist aber doch etwas umständlich
und bringt leicht Fehler mit sich.

Sobald man die Einstellung der Lösung auf bestimmte Viscosität beendet
hat, entnimmt man dem zu Untersuchenden 3 ccm Venenblut, das man sofort
in der Spritze mit 3,8proz. Citratlösung in beliebigem Verhältnis mischt, gibt
es in ein Zentrifugenglas (Abb. 20) und wäscht darin die Bl.K. zweimal mit der
auf bestimmte Viscosität eingestellten Lösung II. Nach dem letzten Zentrifugieren
multipliziert man die Höhe des Bl.K.-Sedimentes mit 3 und zieht die Lösung bis
zu der so errechneten Marke ab. Es liegt dann eine Bl.K.-Suspension vor, die $33^1/_3\%$
Min.Sed. enthalten soll. Man rührt mit einem kleinen Glasstab bis zur vollkommenen Verteilung der Bl.K. um und zieht nun in Westergren-Pipetten
auf. Zur Kontrolle bestimmt man auch das Min.Sed. nach Methode II (S. 761).
Nach 1 Stunde liest man die Senkungswerte ab. Diese korrigiert man am folgenden
Tag noch auf das einheitliche Min.Sed. von 33% nach Kurven, die denen der
Abb. 18 gleichen.

Die auf diese Weise erhaltenen Senkungswerte sind nur noch der Ausdruck
für die Ballungsbereitschaft der roten Bl.K. Da die Sedimentierung bei konstantem Ballungsfaktor und bei konstantem Min.Sed. gemessen wird, können
diese beiden Hauptfaktoren eine unterschiedliche Beeinflussung des Senkungsvorganges nicht mehr ergeben. Nebenfaktoren dürfen nach vielfacher Erfahrung
vernachlässigt werden. Es können also die Unterschiede der gemessenen Werte
nur noch auf verschieden großer Ballungsbereitschaft der Erythrocyten beruhen.

Die Methode II zur Bestimmung der E.-Ballungsbereitschaft ist erst theoretisch ausgearbeitet, praktische Erfahrungen fehlen bis jetzt noch. Sie wird
hier trotzdem schon beschrieben, weil sie sicher gegenüber der Methode I große
Vorzüge hat. Sie gewährt vor allem die Möglichkeit, die Senkungswerte bzw.
die mittels der Tabelle 30 gewonnenen Pl.-Ballungsfaktorzahlen auch auf einheitliche E.-Ballungsbereitschaft zu korrigieren. Wenn dieses zusätzliche Korrektionsverfahren zur Ermittlung der Größe des Pl.-Ballungsfaktors — schon wegen
seiner verhältnismäßigen Umständlichkeit — für praktische Untersuchungen
im allgemeinen nicht in Frage kommt, so ist es doch theoretisch interessant.
Auch hat es für wissenschaftliche Fragestellungen gewisse Bedeutung. Die
Methode stützt sich auf folgende Gedankengänge:

Läßt man Bl.K. mit normaler E.-Ballungsbereitschaft in einer Gummi arabicum-Lösung sedimentieren, dann muß die Summe der erhaltenen 1-, 2- und
4-Stunden-Werte und das zugehörige 4-Stunden-Min.Sed. mittels Tabelle 30 zu
einer Zahl führen, die mit der Konzentration der verwendeten Gummi arabicum-

Lösung übereinstimmt. Denn die Tabelle 30 ist ja auf Gummi arabicum-Einheiten unter der Voraussetzung aufgebaut, daß die E.-Ballungsbereitschaft normal groß ist. Ergeben sich Abweichungen, so können diese nur auf einer nicht normalen E.-Ballungsbereitschaft der untersuchten Bl.K. beruhen.

1. Beispiel. Rote Bl.K. werden in einer 1,5proz. Gummi arabicum-Lösung zur Sedimentierung angesetzt. Es ergibt sich:

$$30 \, \frac{28 + 61 + 91 = 180}{1,52}.$$

Der Tabellenwert von 1,52 entspricht hier der Konzentration der verwendeten Gummi arabicum-Lösung, die E.-Ballungsbereitschaft ist also normal.

2. Beispiel. Versuchsausführung wie im 1. Beispiel. Es ergibt sich:

$$34 \, \frac{12 + 27 + 45 = 84}{1,25}.$$

Der Tabellenwert von 1,25 weicht hier von der Konzentration der verwendeten Gummi arabicum-Lösung ab. Die E.-Ballungsbereitschaft ist somit nicht normal, sondern erniedrigt.

Es ist nun theoretisch und auch praktisch wichtig, daß das Verhältnis der tatsächlich festgestellten zu der als normal bekannten E.-Ballungsbereitschaft stets gleich groß bleibt, ganz unabhängig davon, wie stark man die Konzentration der Gummi arabicum-Lösung gewählt hat. Hätte man beispielsweise statt einer 1,5proz. eine 3proz. Lösung verwendet, dann hätte man im 2. Beispiel statt eines Tabellenwertes von 1,25 eine doppelt so große Zahl erhalten, nämlich 2,5. Das Verhältnis 1,25/1,50 im ersten Fall wäre also nicht anders als das Verhältnis 2,5/3,0. Es ergibt sich beidemal ein erniedrigter Index von 0,83. Im 1. Beispiel war der Index normal, 1,52/1,50 = 1,0.

Es ist nun zunächst festzuhalten, daß man durch Division des (mittels der Tabelle bestimmten) Wertes der E.-Ballungsbereitschaft durch den Index eine Zahl erhält, die wieder die Konzentration der verwendeten Gummi arabicum-Lösung ausdrückt. Der Index lautet in allgemeiner Anschrift:

$$\frac{\text{Festgestellte E.-Ballungsbereitschaft}}{\text{Konzentration der verwendeten Gummi arabicum-Lösung}}.$$

Es ist dann weiterhin die oben beschriebene Gesetzmäßigkeit festzuhalten, daß der Index sich ungeachtet der zur Messung verwendeten Konzentration nicht ändert. Hieraus ergibt sich:

Dividiert man den aus Citratblut mittels Tabelle 30 für den *Pl.-Ballungsfaktor* bestimmten Wert durch den Index, der aus einer Aufschwemmung der zugehörigen roten Bl.K. in Gummi arabicum-Lösung ebenfalls mittels Tabelle 30 bestimmt worden ist, dann erhält man eine Zahl, die die Größe des *Pl.-Ballungsfaktors* sehr genau ausdrückt. Diese Zahl ist weder durch unterschiedliches Min.Sed. noch durch unterschiedliche E.-Ballungsbereitschaft belastet, drückt also die reine Größe des Pl.-Ballungsfaktors aus.

So schwer verständlich diese theoretische Darstellung sein mag, so leicht ist die praktische Durchführung, von einer die allgemeine Anwendung verbietenden Umständlichkeit abgesehen!

Praktische Ausführung der Methode II.

Man entnimmt dem zu untersuchenden Patienten mit einer 5 ccm-Rekord-spritze, die bis zur Marke von 0,1 ccm mit 20proz. Natriumcitratlösung gefüllt ist, Venenblut bis zur Marke von 5,0 ccm. Von diesem Citratblut setzt man zunächst zwei Proben nach dem früher beschriebenen Verfahren an zur Be-stimmung der gewöhnlichen Sedimentierungsgeschwindigkeit und des Min.Sed. Hieraus bestimmt man mittels Tabelle 30 den Wert des Pl.-Ballungsfaktors.

Der Rest des Citratblutes wird in einem graduierten Zentrifugenglas mit einer Lösung, die 1,5% Gummi arabicum und 3,8% Natrium citricum enthält, 2—3mal gewaschen. Nach dem letzten Zentrifugieren multipliziert man die Höhe des Bl.K.-Sedimentes mit 3 und zieht die überstehende Lösung bis zu der so errechneten Marke ab. Nach völligem Aufrühren des Sedimentes mittels eines Glasstabes setzt man die Suspension zur Sedimentierung in WESTERGREN-Pipetten an und liest den 1,2- und 4-Stunden-Senkungswert ab. Außerdem be-stimmt man aus der Bl.K.-Suspension noch das 4-Stunden-Min.Sed. Aus der Summe der drei Senkungswerte und aus dem 4-Stunden-Min.Sed. liest man nach Tabelle 30 den entsprechenden Wert ab. Diesen Wert dividiert man durch 1,5, das ist die die Konzentration der Gummi arabicum-Lösung bezeichnende Zahl, und erhält so den Index. Der Index drückt den Grad der E.-Ballungs-bereitschaft direkt proportional aus.

Jetzt dividiert man den für den Pl.-Ballungsfaktor in üblicher Weise bestimmten Wert durch diesen Index und erhält so einen die Höhe des Pl.-Ballungsfaktors *vollkommen rein* darstellenden Wert.

Man kann also nach diesem kombinierten Verfahren die drei wichtigen Fak-toren: *Min.Sed.*, *E.-Ballungsbereitschaft* und *Pl.-Ballungsfaktor* voneinander ge-trennt und gegenseitig völlig unbeeinflußt darstellen!

Zur Methodik sei noch erwähnt, daß man das verwendete Gummi arabicum an den Bl.K. mehrerer Gesunder zuerst prüfen muß, ehe man es zu größeren Untersuchungsreihen heranzieht. Denn die einzelnen Präparate unterscheiden sich, da das Gummi arabicum kein reiner Stoff ist, von Packung zu Packung. Es ist am zweckmäßigsten, in einem luftdicht verschließbaren Gefäß eine mög-lichst für Jahre ausreichende Menge von Gummi arabicum bereitzustellen, das man dann nur am Beginn der ganzen Versuchsreihe zu prüfen braucht. Bei der Prüfung soll sich ergeben, welche Konzentration man wählen muß, um bei normaler E.-Ballungsbereitschaft einen Tabellenwert von 1,5 zu erhalten. Man verwendet dann weiterhin diese Konzentration, rechnet aber so, als würde man mit einer 1,5proz. Lösung arbeiten.

In ähnlicher Weise könnte man an Stelle des Gummi arabicum auch andere gleichwirkende Körper, wie z. B. synthetisch herstellbare Stoffe, verwenden. Es muß aber in jedem Falle zusätzlich geprüft werden, ob diese Stoffe den an sie gebundenen Ballungsfaktor ebenso zäh und unveränderlich festhalten wie das Gummi arabicum oder ob sie hierin nicht eher der wenig stabilen und deshalb unbrauchbaren Gelatine gleichen. Denn nur stabile Substanzen erübrigen die sonst täglich notwendige Messung der Viscosität mit der dann meist ebenfalls notwendigen Einstellung der Lösung auf einem bestimmten Viscositätsgrad! Die Gummi arabicum-Lösungen halten bei Aufbewahrung im Eisschrank bis zu 14 Tagen. Besser ist es, sie wöchentlich 1—2mal neu zu bereiten.

Auswertung. Während die E.-Ballungsbereitschaft bei Gesunden nur wenig Unterschiede zeigt, ist sie bei manchen Kranken abnorm hoch oder tief. Die tiefsten Werte findet man bei Ikterus und bei Hyperthyreoidismus. Das Interessante ist nun, daß nicht jede Gelbsucht zur Erniedrigung der E.-Ballungsbereitschaft führt. Diese ist vielmehr bei dem einen Teil der Gelbsüchtigen außerordentlich tief, bei dem anderen Teil dagegen ganz normal. Wahrscheinlich spielen hier die Gallensäuren eine wichtige Rolle. Jedenfalls darf man das aus dem ganz bedeutend hemmenden Einfluß, den sie auf die gewöhnliche Blutsenkung ausüben, annehmen. Es ist sehr leicht einzusehen, daß sie infolge ihrer großen oberflächenaktiven Wirkung an die Bl.K. adsorbiert werden und dadurch die Anlagerung der ballungsfördernden Stoffe wie Gummi arabicum usw. hindern. Nach JOLTRAIN und WALTON hemmen die Gallensäuren erst dann die Senkungsgeschwindigkeit nennenswert, wenn sie das von den Bluteiweißen bindbare Maß überschreiten. Da die E.-Ballungsbereitschaft in bestimmten Fällen von Gelbsucht auch nach Aufschwemmung der Bl.K. im fremden Suspensionsmittel als noch vermindert gemessen wird, muß man eine irgendwie festere Verankerung an der Erythrocytenoberfläche oder eine *länger dauernde* Schädigung derselben annehmen. Jedenfalls hat man in der Messung der E.-Ballungsbereitschaft eine Methode, die weniger über eine bestimmte Höhe irgendeines Stoffes, z. B. der Gallensäuren, im Blute Auskunft erteilt, als vielmehr den durch solche krankhaften oder durch abnorm vermehrte Stoffe bewirkten *Funktionsausfall* der Zellen anzuzeigen imstande ist. Auf die besonderen Verhältnisse bei Ikterus ist in neuerer Zeit auch TRÖNNBERG aufmerksam geworden, als er Bl.K. von verschiedenen Kranken in dem gleichen Serum sedimentieren ließ. Er bestimmte so mit einer zwar noch wenig entwickelten Methode nichts anderes als die Ballungsbereitschaft der Bl.K. Dabei fand er, daß die Senkungsgeschwindigkeit bei Ikterus vor allem vom Serum bzw. Plasma abhängig ist, stellte aber auch eine hemmende Eigenschaft der von Ikterischen stammenden Bl.K. fest.

In ähnlicher Weise gewinnt man mit Hilfe der E.-Ballungsbereitschaft wohl auch Einblick in die Gewebsschädigungen, die durch Überfunktion der Schilddrüse erzeugt werden. Die bei dieser Krankheit sich findende Herabsetzung der E.-Ballungsbereitschaft geht der Erhöhung des Grundumsatzes nicht streng parallel. Das ist auch gar nicht zu erwarten, wenn man bedenkt, daß der Grundumsatz nicht allein von der Wirkung der Schilddrüse abhängig ist. Er wird bekanntlich auch sehr beeinflußt von dem jeweiligen Erregungszustand des Kranken, von entzündlichen Vorgängen usw.

Die Ballungsbereitschaft der Erythrocyten kann gerade deshalb sehr aufschlußreich sein, weil sie die Fehlsteuerung des Organismus von einer ganz anderen Stelle aus anzeigt als die Grundumsatzerhöhung. Man hat so einerseits eine gewisse Kontrollmöglichkeit und gewinnt andererseits vielleicht einen differenzierteren Einblick in die von der Schilddrüse ausgehenden Schädigungen. Man erinnere sich daran, daß die Höhe des Grundumsatzes, selbst wenn dieser einwandfrei und wiederholt gemessen worden ist, nicht in allen Fällen ein gleich schweres Krankheitsbild erschließt. Der eine Kranke scheint bei einer Grundumsatzsteigerung von 50—60% nur wenig durch sein Leiden beeindruckt zu sein, während der andere Kranke bei gleichem Grundumsatzwert sich sehr elend fühlt, über Herzjagen und Erregungszustände klagt und überhaupt nicht leistungsfähig

ist. Vielleicht handelt es sich hierbei um ganz besondere Unterschiede? Vielleicht können wir diese oder ähnliche Unterschiede mit Hilfe der E.-Ballungsbereitschaft fassen, da diese wohl nicht allein die Schädigung der Erythrocyten, sondern auch die der übrigen Körperzellen in objektiver Weise zu erkennen gibt.

Welche Dienste die Bestimmung der E.-Ballungsbereitschaft bei sonstigen Krankheiten zu leisten vermag, ist bis jetzt noch unentschieden. Einen gewissen Wert wird sie vielleicht bei den Krankheiten erlangen können, bei denen sie große Schwankungen aufweist. So beobachtet man ein starkes Auseinandergehen der Werte der E.-Ballungsbereitschaft beispielsweise bei Diabetes mellitus, Anämie, Pyelitis, Asthma bronchiale, Ulcus ventriculi und duodeni; Lebercirrhose und Neubildungen. Diese Verschiedenheit der Werte ist, im Gegensatz zu den Verhältnissen bei Gesunden, so auffallend, daß hierfür besondere Ursachen maßgebend sein müssen. Praktisch wichtig ist es, daß die Ballungsbereitschaft der roten Bl.K. weder zur Höhe des Ballungsfaktors des Plasmas oder Serums noch zum Bl.K.-Gehalt (Min.Sed.) in fester Beziehung steht.

Hinzuweisen wäre nochmals auf die Bedeutung, die der E.-Ballungsbereitschaft für den Tierversuch zukommt. Denn Tiere, deren Bl.K. nachweislich nicht imstande sind, in genügendem Maße reversibel zu ballen, sind zu Versuchen ungeeignet, bei denen die Senkungsreaktion ausgenutzt werden soll. Zu derartigen Untersuchungen können beispielsweise Mäuse, Ratten, Geflügel aller Art, Ziegen, Schafe und auch Meerschweinchen nur dann herangezogen werden, wenn die Höhe des Pl.-Ballungsfaktors nicht an den eigenen Bl.K. gemessen wird. Man muß zu solchen Untersuchungen die Erythrocyten geeigneter Tiere (Pferde) benutzen. Auf das Fehlen spezifischer Agglutinationserscheinungen ist hierbei besonders zu achten.

Zusammenfassende Übersicht.

Es war Ziel und Zweck der vorliegenden Arbeit, die Vorgänge zu untersuchen und zu klären, die der Erscheinung der reversiblen Ballung und der damit verbundenen Sedimentierung der roten Bl.K. zugrunde liegen. Weiter sollten die aus diesen Vorgängen sich ergebenden Möglichkeiten überprüft und praktisch ausgewertet werden.

Am Anfang des zu dem vorgesteckten Ziele führenden Weges stand die Konstruktion eines Apparates, der die Möglichkeit bietet, den Sedimentierungsverlauf der roten Bl.K. in jeder zur Untersuchung notwendigen Variation genauestens und einwandfrei photographisch aufzunehmen. So ergaben sich zunächst sog. Sedigramme, deren verschiedenste Formen Erklärung finden mußten. Sichere Beziehungen dieser Sedigramm-„Typen" zu bestimmten Krankheiten ließen sich kaum nachweisen. In der Folgezeit wurde dann untersucht, durch welche Faktoren die Bl.K.-Sedimentierung überhaupt beeinflußt werden kann. Dabei ergaben sich sehr bald drei Faktoren als sehr wichtig, nämlich 1. ein im Plasma gelegener Faktor, 2. ein an die Bl.K. gebundener Faktor und 3. die Erythrocytenkonzentration des Blutes. Durch fortgesetzte experimentelle Untersuchungen ließen sich weitgehende Einblicke in die Wirkungsweise und auch in das Wesen dieser drei „Hauptfaktoren" gewinnen.

Bald wurde erkannt und bewiesen, daß der im Plasma gelegene Faktor, der sog. Pl.-Ballungsfaktor, die reversible Ballung nach einheitlichen Gesetzen veranlaßt. Er ist an die Globuline und an das Fibrinogen gebunden, kann aber

auch an körperfremde Stoffe, wie z. B. an Gummi arabicum, Gelatine usw., gekoppelt sein. Seine Wirkung bleibt, ungeachtet der Verschiedenheit der ihn tragenden Körper, im großen ganzen immer die gleiche. Sie regelt sich nach Gesetzen, die sich durch Asymptoten bildlich darstellen lassen. Die chemische Struktur der wirksamen Substanzen kann also nicht das Wichtigste sein. Es wurden physikalisch-chemische Zustandsänderungen der ballungsfördernden Stoffe als wesentliche Ursache angenommen. Den Beweis hierfür lieferte zunächst die von WÖHLISCH in Übereinstimmung mit älteren Forschern gemachte Beobachtung, daß beim Auseinanderziehen von agglomerierten Bl.K. verhältnismäßig feste Fäden sich bilden, die aus einem den Erythrocyten anhaftenden Fibrinogengel bestehen sollen. Da dieses Fadenphänomen sich aber überall nachweisen läßt, wo die Bl.K. Ballung zeigen, beispielsweise auch in Lösungen von Gummi arabicum, Gelatine usw., so durfte — unter Berücksichtigung auch anderer Tatsachen — die Adsorption der ballungsfördernden Stoffe ganz allgemein als sicher angenommen werden. Diese Adsorption an die Bl.K. wurde auch noch nachgewiesen durch Untersuchungen über den Einfluß der Salze auf die reversible Ballung der Erythrocyten. Sie wird nämlich von den Anionen und den Kationen nach den gleichen Gesetzen beeinflußt wie die Entquellung hydrophiler Kolloide. Hieraus wurde nun der Schluß gezogen, daß die Umwandlung der ballungsfördernden Stoffe zum Gel einerseits durch die mit der Adsorption an die Bl.K. verbundene Verdichtung und andererseits unter der entquellenden Wirkung der ebenfalls adsorbierten und daher konzentrierten Kationen und Anionen geschieht. Unbedingt notwendig für die reversible Ballung scheinen aber die Salze, jedenfalls in größerer Menge, nicht zu sein. Denn auch Dextrose und andere Zucker werden aus salzfreier Lösung an der Bl.K. Oberfläche allein durch die adsorbierenden Kräfte zur klebrigen Masse verwandelt.

Der Aufklärung über das Wesen und die Wirkungsweise des Ballungsfaktors parallel wurden Erkenntnisse über den Faktor gewonnen, der eine besondere Eigenschaft der Erythrocyten darstellt. Es ergab sich, daß die Bl.K. eine gewisse Befähigung zur reversiblen Ballung besitzen müssen, ohne die der Vorgang sich nicht vollzieht. Der meßbare Grad dieser Befähigung wurde als E.-Ballungsbereitschaft bezeichnet. Diese E.-Ballungsbereitschaft fehlt den Bl.K. vieler Tiere. Beim Menschen ist sie verschieden groß. Vor allem wird sie durch Krankheiten teils erniedrigt, teils erhöht. In Ableitung der über den Pl.-Ballungsfaktor entwickelten Theorie mußte man annehmen, daß die Unterschiede der E.-Ballungsbereitschaft auf unterschiedlicher Adsorbierfähigkeit bzw. unterschiedlicher Oberflächenspannung der Erythrocyten beruhen. Die sehr beträchtliche Herabsetzung der E.-Ballungsbereitschaft durch stark oberflächenaktive Stoffe, wie z. B. durch die Gallensäuren, kann diese Theorie stützen. Sicheres ist indessen bis jetzt nicht bewiesen.

Als dritter Hauptfaktor hat sich die Erythrocytenkonzentration herausgestellt, die so wie die übrigen Faktoren auch durch einen in bestimmter Weise variierten Sedimentierungsverlauf sich messen läßt. Diese Messung geschieht durch Bestimmung des sog. Min.Sed., das in seiner Größe mit dem Hämatokritvolumen des Blutes übereinstimmt.

Durch die getrennte Bestimmung jeder der drei Hauptfaktoren ergaben sich einerseits völlig neue Aufschlüsse und ließ sich andererseits die bisher übliche

Methode der Senkungsreaktion bedeutend vervollkommnen. So bietet sich gewisse Aussicht, daß durch Bestimmung der E.-Ballungsbereitschaft die bei Gelbsucht durch Gallensäuren und die bei Hyperthyreoidismus durch das Schilddrüsenhormon bewirkte Gewebsschädigung einfach und sicher sich messen läßt.

Die leichte Bestimmbarkeit des Min.Sed., das dem Hämatokritvolumen entspricht, bietet die Möglichkeit, mit einer auch in der Praxis verwendbaren Methode den störenden Einfluß unterschiedlichen Bl.K.-Volumens auf die Senkungsgeschwindigkeit auszugleichen. Zugleich wird durch diese Methode die zusätzliche Bestimmung des Hb. oder der Bl.K.-Zahl im allgemeinen erspart. Die Untersuchungen über die Wirkungen von Blutverdünnung und Ioneneinfluß trugen zur Vollendung des Verfahrens ebenso bei wie die über die Regeln des Blutsenkungsablaufes mit Hilfe des Sedigramms gewonnenen Erfahrungen. Durch die neue Methode werden nun Werte erhalten, die, fast ganz unbeeinflußt durch irgendwelche gröberen Fehler, die Höhe des Pl.-Ballungsfaktors wesentlich genauer kennzeichnen als die gewöhnlichen Senkungszahlen. Sie sind lediglich noch durch die Verschiedenheiten der E.-Ballungsbereitschaft beeinträchtigt. Die Werte drücken die Höhe des Pl.-Ballungsfaktors in Gummi arabicum-Einheiten aus, die nach linearer Proportion geordnet sind. Dadurch ist eine bedeutend größere Übersichtlichkeit erreicht. Die Größenordnung ist so gewählt, daß Verwechslung mit den gewöhnlichen Senkungszahlen nicht zu erwarten ist.

Durch das neue Verfahren lassen sich darüber hinaus nicht nur, wie bisher, Vermehrungen des Pl.-Ballungsfaktors, sondern auch Verminderungen genau messen. Die bisher einseitige Senkungsreaktion ist dadurch zu einer doppelseitig auswertbaren Reaktion geworden.

Da neben dem Fibrinogen auch noch die Globuline ballungsfördernd sein können, ist auch eine einfache Methode zur Bestimmung des *Serum*-Ballungsfaktors gesucht worden. Es ergaben sich mehrere Methoden, deren Vorteile und Nachteile besprochen worden sind. Über die klinische Brauchbarkeit des „S.-Ballungsfaktors" sind bis jetzt noch nicht genügend Erfahrungen gesammelt, um schon endgültig urteilen zu können. Sicheren Wert haben die Methoden indessen für wissenschaftliche Zwecke.

Zusammenfassend ergibt sich, daß die vorliegende Arbeit das ihr zugrunde liegende Ziel erreicht hat. Die Erscheinung der reversiblen Ballung und der Blutsedimentierung ist in allen ihren wichtigen Zusammenhängen möglichst umfangreich durchsucht worden. Alle in der Reaktion noch liegenden, bisher vielfach ganz unbeachteten Möglichkeiten scheinen erfaßt worden zu sein. Zahlreiche neue Ergebnisse bestätigten zum Teil alte, bisher noch unsichere theoretische Anschauungen, ließen andere als falsch erkennen und lieferten Einblicke, die bisher unbekannt waren. Völlig neue Methoden konnten entwickelt und angegeben werden. Der ihnen zukommende praktische Wert wurde durch schon erzielte Ergebnisse belegt, oder es wurde umrissen, was hiervon weiterhin noch zu erwarten ist.

Die bisher geleistete Arbeit führte im ganzen zu einem geschlossenen System, das zu weiteren mehrfachen Untersuchungen Anlaß sein wird. Diese werden sich, im Gegensatz zur schon vollbrachten Arbeit, unter besonderer Berücksichtigung praktisch-diagnostischer Bedürfnisse vollziehen können.

Schlußsätze.

1. Die verschiedenen Formen des Sedimentierungsverlaufes roter Bl.K. (Sedigramm-,,Typen") sind praktisch ohne Wert.

2. Die Sedimentierungsgeschwindigkeit der roten Bl.K. hängt vor allem von drei *Hauptfaktoren* ab. Diese sind:

a) Der *Ballungsfaktor*, der vom Suspensionsmittel aus wirkt. Er ist an das Fibrinogen und an die Globuline gebunden, ist aber auch an körperfremde Stoffe wie Gummi arabicum oder Gelatine gekoppelt. Seine Wirkung vollzieht sich trotz der Verschiedenheit der ihn tragenden Stoffe nach einheitlichen Gesetzen. Sein Wesen ist aber trotz der Einheitlichkeit seiner Wirkung zusammengesetzter Natur. Er wird bedingt durch Hydratation und durch die an der Bl.K.-Oberfläche mit Bildung eines klebrigen Geles ablaufende Dehydratation der ballungsfördernden Stoffe. Kräftige Adsorption dieser Stoffe an die Bl.K.-Oberfläche ist Voraussetzung ihrer Wirkung.

b) Die *Ballungsbereitschaft* der roten Bl.K. hängt wahrscheinlich mit deren Fähigkeit zusammen, die ballungsfördernden Stoffe mehr oder weniger kräftig zu adsorbieren. Die Ballungsbereitschaft fehlt den Erythrocyten vieler Tiere gänzlich. Beim Menschen kann sie durch Krankheiten abgeschwächt oder verstärkt werden.

c) Das *Min.Sed*. der Erythrocyten, das dem Hämatokritvolumen etwa gleichkommt.

3. Jeder dieser drei Hauptfaktoren läßt sich mit Hilfe von Sedimentierungsvorgängen genau messen. Die hierzu notwendigen Methoden sind ausgearbeitet worden.

4. Die bisher in der Praxis gebrauchte Methode der Senkungsreaktion zielt einzig und allein darauf ab, die Größe des Pl.-Ballungsfaktors zu verwerten. Die dazu allgemein benutzte Methode ist noch durch große Fehler belastet. Wie diese in einfacher Weise sich vermeiden lassen, ist gezeigt worden.

5. Die zur Verbesserung der gewöhnlichen Senkungsmethode notwendig werdende Bestimmung des Min.Sed. kann ebenfalls aus Citratblut erfolgen und ersetzt in den meisten Fällen die Hb.-Messung bzw. Zählung der E.

6. Auch die Bestimmung der Ballungsbereitschaft der Erythrocyten hat diagnostischen Wert. Vor allem kann sie dazu dienen, die schädliche Wirkung der Gallensäuren bei Gelbsucht und des Schilddrüsenhormons bei Hyperthyreoidismus objektiv zu erfassen.

7. Ob die Bestimmung des nach der Fibringerinnung im Serum verbleibenden Ballungsfaktors praktische Bedeutung erlangen wird, läßt sich noch nicht entscheiden. Die entsprechenden Methoden sind angegeben worden.

XII. Über die Spirometrie und ihre Ergebnisse im Kindesalter.

Von

ERICH PÜSCHEL-Dortmund.

Mit 16 Abbildungen.

Inhalt.

Literatur I.

ALBERS: Wien. med. Wschr. **1852**, Nr 39; zit. WINTRICH S. 93.

ALLEN u. PEPY: Phil. Trans. **99**, 404 (1809); zit. MYERS S. 120, auch BOHR S. 401.

ANTHONY, A. J.: Untersuchungen über die Atmung bei erhöhtem Luftdruck. Beitr. Klin. Tbk. **66**, 340 (1927).

— Zur Methode der Spirometrie. Beitr. Klin. Tbk. **67**, 1 (1927).

— Die Bestimmung der Residualluft. Beitr. Klin. Tbk. **83**, 502 (1933).

— Lungenvolumen und Thoraxgröße. Beitr. Klin. Tbk. **91**, 222 (1938).

ANTHONY, A. J.: Untersuchungen über Lungenvolumina und Lungenventilation. Habilitationsschrift. Leipzig 1930.
— Funktionsprüfung der Atmung. Leipzig: J. A. Barth 1937.
ARGENTINA, G. B.: Valorizazione diagnostical e prognostica del quoziente vitale nella tuberculosi. Rinuov. medico gazz. intern. med.-chir. e di interessi profess. 29, 217 (1926).
ARNOLD, FR.: Über die Atmungsgröße des Menschen. Heidelberg 1855.
BINGER, C. A. L.: The lung volume in heart disease. J. of exper. Med. 38, 445 (1923).
BITTORF, A., u. J. FORSCHBACH: Untersuchungen über die Lungenfüllungen bei Krankheiten. Z. klin. Med. 70, 474 (1910).
BOHR, CHR.: Die funktionellen Änderungen in der Mittellage und Vitalkapazität der Lungen. Dtsch. Arch. klin. Med. 88, 385 (1907).
BORNSTEIN: zit. ANTHONY: Habilitationsschrift S. 4.
BROSCH, A.: Die physikalische Funktionsprüfung der Atmung und ihre Bedeutung. Virchows Arch. 153, 161 (1898).
BRUNS, O.: Über die Blutzirkulation in der atelektatischen Lunge. Dtsch. Arch. klin. Med. 107, 468 (1912).
— Die Bedeutung der spirometrischen Untersuchung von Emphysematikern und Herzkranken. Med. Klin. 1910 II, 1524.
CHRISTIE, CH. D., and A. J. BEAMS: The estimation of normal vital capacity with special reference to the effect of posture. Arch. int. Med. 30, 34 (1922).
CRIPPS, L. D., M. GREENWOOD and E. M. NEWBOLD: A biometric study of the interrelations of vital capacity stature stemlength and weight in a sample of healthy male adults. Biometrika (Lond.) 14, 316 (1923).
DAVIES, H.: Lancet 1850; zit. WINTRICH S. 93.
DAVY, H.: Researches, chemical and philosophical chiefly concerning nitrous oxide and its respiration. Übersetzt von NASSE 1814 II, 78.
DREYER, G.: Investigations on the normal vital capacity in man and its relation to the size of the body. Lancet 1919 II, 227.
DURIG, A.: Über die Größe der Residualluft. Zbl. Physiol. 17, 258 (1904).
ENGELHARD, A.: Der Wert der Spirometrie für die Klinik der Herzkrankheiten mit Lungenstauung und ihr Ausbau zu einer Funktionsprüfung. Dtsch. Arch. klin. Med. 156, 1 (1927).
FABIUS, DR.: De spirometro ejusque usu observationibus cum aliorum, tum propriis illustrato. Amsterdam 1853 — s. a. Z. f. ration. Med., N. F. 4, 281 (1854).
GAD, J.: Tageblatt der 54. deutschen Naturforscherversammlung zu Salzburg 1881, Nr 8.
GRAZIADEI: Gazz. Osp. 1886, Nr 89 u. 90.
GREEN: zit. WINTRICH S. 93.
GRÉHANT: J. de l'anatomie et de la physiologie 1864 I, 522.
— N.: Recherches physiques sur la respiration de l'homme 1864 I, 523.
HAESER: zit. WINTRICH S. 92.
HERMANN, L., u. M. BERENSTEIN: Neue Versuche zur Bestimmung der Residualluft am lebenden Menschen. Pflügers Arch. 50, 363 (1891).
— — Zur Bestimmung der Residualluft. Pflügers Arch. 59, 168 (1897).
HEWLETT, A. W., u. N. R. JACKSON: The vital capacity in a group of college students. Arch. int. Med. 29, 515 (1922).
HOFBAUER, L.: Handb. der normalen und pathologischen Physiologie 2, 337 (1925) — Pathologische Physiologie der Atmung.
— Extrakardiale Kreislaufstörungen. Erg. inn. Med. 49, 464 (1935).
HUTCHINSON, J.: On the capacity of the lungs and the respiratory functions with a view of establishing a precise and easy method of detecting disease by the spirometer. Med.-chirurg. Transact. 29, 137 (1846) — Lancet 1846 I, 630 — Von der Kapazität der Lungen und von den Athmungsfunktionen. Deutsche Übersetzung von SAMOSCH. Braunschweig: F. Vieweg u. Sohn 1849.
KNIPPING, W. H.: Dyspnoe. Beitr. Klin. Tbk. 82, 133 (1933).
— K. JANSEN u. K. STROMBERGER: Klinische Untersuchungen über Atmung und Blutgase. Beitr. Klin. Tbk. 80, 304 (1932).
— A. KOCH u. G. MATTHIESEN: Klinische und chemische Untersuchungen über die Anoxämie. Beitr. Klin. Tbk. 84, 447 (1934).

KNIPPING, H.W., W. LEWIS u. A. MONCRIEFF: Über die Dyspnoe. Beitr. Klin. Tbk. **79**, 1 (1931).

KROGH, A., u. J. LINDHARD: Measurements of the blood flow through the lungs of man. Skand. Arch. Physiol. (Berl. u. Lpz.) **27**, 100 (1912).

KÜCHENMEISTER: Über die Spirometrie und Respirationsprüfungen der Schwangeren. Archiv von VOGEL, NASSE, BENEKE. Göttingen 1853.

LOVÉN, CHR.: Nord. med. Ark. **4**, Nr 2 (1872); zit. BOHR.

— Anat. und physiol. Arbeiten. Hrsg. von TIGERSTEDT. Leipzig 1906.

LUNDSGAARD, CHR.: Determination and interpretation of changes in lung volumes in certain heart lesions. J. med. Assoc. **80**, 163 (1923).

— u. KN. SCHIERBECK: Untersuchungen über die Volumina der Lunge. I. Das gegenseitige Verhältnis der Lungenvolumina bei normalen Individuen. Acta med. scand. (Stockh.) **58**, 486 (1923).

— — Studies on the mixture of air in the lungs with various gases. Amer. J. Physiol. **64**, 210 (1923).

— u. D. R. VAN SLYKE: Studies of lung volume. J. of exper. Med. **27**, 65 (1918).

MORAWITZ, P., u. R. SIEBECK: Die Dyspnoe durch Stenose der Luftwege. Dtsch. Arch. klin. Med. **97**, 201 (1909).

MYERS, J. A.: Vital capacity of the lungs. Baltimore: William and Wilkins Comp. 1925 — Amer. Rev. Tbc. **7**, 161 (1923).

NEUPAUER, J.: Die physikalischen Grundlagen der Pneumatometrie und des Luftwechsels in den Lungen. Dtsch. Arch. klin. Med. **23**, 481 (1879).

PANUM, P. L.: Untersuchungen über die physiologischen Wirkungen der komprimierten Luft. Pflügers Arch. **1**, 152 (1868).

PEREIRA: zit. WINTRICH S. 93.

PFLÜGER, E.: Pflügers Arch. **29**, 244 (1882); zit. BOHR S. 339f.

RAINOFF, R.: Untersuchungen über das maximale Atemvolumen und seine Beziehungen zu Körpergröße, Körpergewicht, Brustumfang und Brustspielraum. Diss. Berlin 1927.

REGNARD: Recherches expérimentales sur les variations pathologiques des combustions respiratoires. 1879.

ROGERS, W. L.: The correlation of vital capacity with stem length. Arch. int. Med. **31**, 342 (1923).

ROHRER, FR.: Handb. der normalen und pathologischen Physiologie **2**, 70 (1925) — Physiologie der Atembewegung.

ROSEMANN, R.: Landois' Lehrbuch der Physiologie des Menschen, S. 173. Berlin-Wien: Urban & Schwarzenberg 1935.

RUBOW, V.: Untersuchung über die Atmung bei Herzkrankheiten. Dtsch. Arch. klin. Med. **92**, 255 (1908).

— u. C. SONNE: Untersuchungen über die Wirkung des universellen Lichtrhythmus auf die Respiration bei Herzkrankheiten. Z. klin. Med. **75**, 33 (1912).

SCHENCK, F.: Über die Bestimmung der Residualluft. Pflügers Arch. **55**, 199 (1894).

SCHNEEVOGT, G. E.: Über den praktischen Wert des Spirometers. Z. ration. Med., N. F. **5**, 27 (1854).

SCHNEPF, B.: Influence de l'age sur la capacité vitale du poumon. Gaz. méd. de Paris **12**, 331 u. 795ff. (1857).

SCHUSTER, E.: Biometrika (Lond.) **8**, 40 (1911).

SIEBECK, R.: Über die Beeinflussung der Atemmechanik durch krankhafte Zustände des Respirations- und Kreislaufapparates. Dtsch. Arch. f. klin. Med. **100**, 204 (1910).

— Die Dyspnoe durch Stenose der Luftwege. II. Mitteilung. Dtsch. Arch. klin. Med. **97**, 219 (1909) — III. Mitteilung. Dtsch. Arch. klin. Med. **102**, 390 (1911).

SIMON, G.: Über die Menge der ausgeatmeten Luft bei verschiedenen Menschen. Diss. Gießen 1848.

VAN SLYKE, D. D., and C. A. L. BINGER: The determination of lung volume without forced breathing. J. of exper. Med. **37**, 457 (1923).

SPECK, C.: Physiologie des menschlichen Atmens, S. 28 u. a. Leipzig: F. C. W. Vogel 1892.

SPEHL, P.: zit. BINET.

STAEHELIN, R.: Pathologie, Pathogenese und Therapie des Lungenemphysems. Erg. inn. Med. **14**, 516 (1915).

STAEHELIN, R., u. A. SCHÜTZE: Spirographische Untersuchungen an Gesunden, Emphysematikern und Asthmatikern. Z. klin. Med. **75**, 15 (1912).

VIERORDT, H.: Anatomische, physiologische und physikalische Daten und Tabellen, S. 253ff. Jena: G. Fischer 1906.

VIERORDT, K. v.: in Gerhardts Handb. der Kinderkrankheiten **1**, 129ff. Tübingen: H. Laupp 1877.

WALDENBURG, L.: Die pneumatische Behandlung der Respirations- und Zirkulationskrankheiten. 2. Aufl., S. 108. Berlin: A. Hirschwald 1880.

WALSHE, A.: A practical treatise on the diseases of the lungs and heart. London 1851.

WEST, H. F.: A comparison of the various standards for the normal capacity of lungs. Clinical studies on the respiration. Arch. int. Med. **25**, 306 (1920).

WINTRICH, M. A.: in Handb. der speziellen Pathologie und Therapie **5**, 1. Abteilung: Krankheiten der Respirationsorgane, S. 87 u. 92ff. Erlangen: F. Enke 1854.

Literatur II.

ACHARD, CH., et L. BINET: Examen fonctionnel du poumon, S. 32ff. Paris: Masson & Cie. 1922.

ALLIX: zit. von R. TH. JASCHKE: Physiologie, Pflege und Ernährung der Neugeborenen, S. 17.

ANTHONY, A. J.: siehe Literatur I.

ATZENI, TED. P.: La capacità vitale nel giovane cagliaritano dai 12 ai 19 anni. Atti Soc. Cult. Sci. Med. e Nat. Cagliari **33**, 178—187 (1931).

BALDWIN, B. T.: U. S. Bureau of education **1914**, Nr 10 — Pop. Sci. monthly **85**, 559 (1914); zit. STEWART, MYERS.

BARTENSTEIN, L., u. G. TADA: Beiträge zur Lungenpathologie der Säuglinge. Leipzig-Wien: Fr. Deuticke 1907.

BARTH, E.: Einführung in die Physiologie, Pathologie und Hygiene der menschlichen Stimme, S. 108ff. Leipzig 1911.

BARTHEZ, E., u. F. RILLIET: Handb. der Kinderkrankheiten **1**, 51. Übersetzt von Dr. E. HAGEN. Leipzig: Christ. E. Kollmann 1855.

BEAU u. MAISSIAT: zit. VIERORDT in Gerhards Handb. **1**, 131 (1877) und ECKERLEIN S. 126.

BENEDICT, F. G.: The basal metabolism of boys from 1 to 13 years of age. Proc. nat. Acad. Sci. U. S. A. **6**, 7—10 (1923).

— The basal metabolism of young girls. Boston med. J. Med. **188**, 127—138 (1923).

— and FR. TALBOT: Metabolism and growth from birth to puberty. Carnegie Inst. Washington **1921**, Nr 302.

BERGER, TR.: Einwirkung von Atem- und Laufübungen auf die Steigerung des Lungenfassungsvermögens. Leibesübungen **1930**, 189.

BESSAU, G.: in Lehrbuch der Kinderheilkunde. Hrsg. von E. FEER. 12. Aufl., S. 35. Jena: E. F. Fischer 1938.

BILLARD, G., et P. GOURDON: Sur l'indice de la puissance de ventilation pulmonaire chez les enfants de l'école primaire. C. r. Soc. Biol. Paris **78**, 12 (1926).

BINET, L.: Recherches sur les coefficients chez l'enfant normal. Bull. méd. **36**, 1077 (1922).

DU BOIS, D., and E. F. DU BOIS: A formula to estimate the approximate surface area if height and weight be known. Arch. int. Med. **17**, 863 (1916).

BORUTTAU, H.: Physiologie des Entwicklungsalters. In Handb. der Jugendpflege, S. 65. **1913**.

BROCK, J.: Biologische Daten für den Kinderarzt **2**, 9ff. Berlin: Springer 1934.

DE BRUIN, M.: Über die Atmung im Kindesalter. Acta paediatr. (Stockh.) **14**, 1 (1932).

— Respiration and basal metabolism in childhood during sleep. Acta paediatr. (Stockh.) **18**, 279 (1936).

BRÜHL, H.: Untersuchungen zur Atmungsregulation bei der Tetanie. Mschr. Kinderheilk. **53**, 1 (1932).

BÜCHNER, O.: Die Größe des Luftwechsels in den ersten Lebenstagen. Diss. Bonn 1892.

CANESTRINI, S.: Über das Sinnesleben der Neugeborenen, S. 19. Berlin: Springer 1913.

CORNET, G.: Einige spirometrische Beobachtungen nebst einem Rückblick auf die bis jetzt aufgestellten Methoden zur Bestimmung der physikalischen Vitalkapazität, S. 40ff. Diss. München 1884.

Czerny, A.: Beobachtungen über den Schlaf im Kindesalter unter physiologischen Verhältnissen. Jb. Kinderheilk. **33**, 1 (1892).
— Zur Kenntnis der Gastroenteritis im Kindesalter. IV. Mitteilung. Respirationsstörungen. Jb. Kinderheilk. **45**, 271 (1897).
Dědek, B.: Zur Frage der Entwicklung des Atemrhythmus bei den menschlichen Föten. Fol. neurobiolog. **7**, 539 (1913).
Delapierre: Spirométrie et dynamométrie. Soc. Alfred Binet. Psychol. de l'enfant et pédag. exp. **22**, 188 (1922).
Deming, J., and A. H. Washburn: Respiration in infancy. I. A method of studying rates, volume and character of respiration with preliminary report of results. Amer. J. Dis. Childr. **49**, 108 (1935).
Deming, J., and J. P. Hanner: Respiration in infancy. II. A study of rate, volume and character of respiration in healthy infants during the neonatal period. Amer. J. Dis. Childr. **51**, 823 (1936).
Dirken: Nederl. Tijdschr. Geneesk. **65 I**, 404 (1921); zit. R. Allers in Handb. der sozialen Hygiene und Gesundheitsfürsorge **5**, 24. Berlin: Springer 1927.
Dittrich, R.: Die Atembewegungen der Norm und Fehlform. Stuttgart: Enke 1937.
Dohrn, R. v.: Über den Mechanismus der Respiration beim Neugeborenen. Allg. med. Centralztg **59** (1889) — Größe des respiratorischen Luftwechsels in den ersten Lebenstagen. Z. Geburtsh. **32**, 25 (1895).
Dreyer, G.: Investigations on the normal vital capacity in man and its relation to the size of the body. Lancet **1919 II**, 227.
Eckerlein: Zur Kenntnis des Atmungsmechanismus der Neugeborenen. Z. Geburtsh. **19**, 121 (1890).
Eckstein, A., u. H. Paffrath: Weitere Untersuchungen über den Wärmehaushalt frühgeborener und debiler Kinder. Z. Kinderheilk. **46**, 307 (1928).
— u. E. Rominger: Beiträge zur Physiologie und Pathologie der Atmung. 1. Mitteilung. Die Atmung des Säuglings. Z. Kinderheilk. **28**, 1 (1921).
— — 3. Mitteilung. Über Schlafmittel im Säuglingsalter und ihre Wirkung auf die Atmung. Arch. Kinderheilk. **70**, 1 u. 102 (1921).
— — Pharmakologische und klinische Beobachtungen über die Wirkung des krystallisierten Lobelins auf das Atemzentrum. Z. Kinderheilk. **28**, 218 (1921).
Emerson, P., and H. Green: Vital capacity of the lungs of children. Amer. J. Dis. Childr. **22**, 202 (1921).
Engel, St.: in Pfaundler-Schlossmann: Handb. der Kinderheilkunde **3**, 503ff. (1924); **3**, 618 (1931).
Feldman, W. H.: The principles of ante-natal and post-natal child physiology, S. 398. London: Longmans, Green and Co. 1920.
Foster, J. H.: A study of vital capacity of Chinese. Chin. med. J. **38**, 285 (1924).
— and P. L. Hsieh: The vital capacity of the Chinese. Arch. int. Med. **32**, 335 (1923).
Freund, P.: Über die Beziehungen alternierender Bewegungen zur Länge der Reflexbahn. Z. Kinderheilk. **8**, 412 (1913).
Gaujoux, E.: Beitrag zum Studium der Atmung beim Kinde. Ann. Méd. et Chir. infantile **12**, 1325 (1908).
Gilbert, J. A.: Studies from Yale Psychological Laboratory **2**, 40 (1894) — Univ. of Jowa studies in psychology **1**, 3 (1897); zit. Stewart 1922, S. 457 und Mac Donald S. 1104.
Gottstein, W.: Über die Atmung als Maß der körperlichen Leistungsfähigkeit. Mschr. Kinderheilk. **34**, 372 (1926).
Gregor, K.: Untersuchungen über die Atmungsgröße des Kindes. Pflügers Arch. Suppl. **2**, 59—118 (1902).
— Untersuchungen über die Atembewegungen des Kindes. Arch. Kinderheilk. **35**, 272 (1903).
Gundobin, A. P.: Die Besonderheiten des Kindesalters, S. 145. Berlin: Allgem. med. Verlagsanstalt 1912.
— u. Seiliger: siehe Gundobin. Hinweis auf: Seiliger: Materialien zur Untersuchung der physischen Entwicklung der Lernenden. Russ. Diss. St. Petersburg 1900.
Hall, W. S.: The changes in the proportions of the human body during the period of growth. J. Anthropol. Inst. of Great Britain and Ireland **25**, 21 (1896).

HARTWICH, A.: Pneumotachographische Untersuchungen über die Atemverhältnisse bei Hyper- und Dyspnoischen. Z. exper. Med. **69**, 482 (1930).

HEINRICIUS, G.: Über den Typus der Respiration beim Neugeborenen. Finska Läk.sällsk. Hdl. **31**, 3, 247 (1889).

HELMREICH, E.: Die kindliche Atmung und ihre Beziehung zum Säure-Basengleichgewicht im Blut. Z. Kinderheilk. **42**, 536 (1926).

— Die Besonderheiten des Kraftwechsels im Kindesalter. Klin. Wschr. 8, 1601 (1929).

— Physiologie des Kindesalters 1, 248ff. Berlin: Springer 1931.

HEUBNER, O.: Lehrbuch der Kinderheilkunde. 3. Aufl., **1**, 21ff. Leipzig: J. A. Barth 1911.

HISHIKAWA, T.: Die Regulation der Atemfrequenz beim Neugeborenen und in den ersten Lebensjahren. Schweiz. med. Wschr. **53**, 341 (1923).

HOESCH-ERNST, L.: Das Schulkind in seiner körperlichen und geistigen Entwicklung. I. Teil. Anthropologisch-psychologische Untersuchungen an Züricher Schulkindern, S. 67. Leipzig: O. Nemnich 1906.

HOFBAUER, L.: siehe Literatur I.

HOLT, L. E.: Diseases of infancy and childhood. 10. Edition. S. 418ff. New York 1933.

HOUDRÉ-BOURSIN: Pourquoi et comment mésurer la capacité respiratoire des enfants. Rev. internat. de l'enfant **9**, 490 (1930).

HUMMEL, H.: Die willkürliche Atempause im Rahmen der Schulkinderuntersuchung. Münch. med. Wschr. **1937 II**, 1264.

IDE, DR.: Über die minderwertige Atmung von Kindern und ihre Richtigstellung durch Lungengymnastik. Z. physik. Ther. **32**, 24 (1926/27).

JASCHKE, R. v.: Physiologie, Pflege und Ernährung des Neugeborenen. 2. Aufl., S. 17. München: Bergmann 1927.

VAN DE KASTEELE, R. P.: Über den Einfluß des künstlichen Pneumothorax auf die Atemmechanik des Kindes. Mschr. Kinderheilk. **11**, 585 (1913).

KEHRER, K.: Über die Bedingungen des respiratorischen Lufteintritts in den Darmkanal. Diss. Gießen 1877.

KHARINA-MARINUCCI, R.: Capacita respiratoria e statura. Pediatria Rev. **32**, 832 (1924).

KOTELMANN, L.: Die Körperverhältnisse der Gelehrtenschüler des Johanneums in Hamburg. Z. d. königl. preuß. statistischen Bureaus **19**, 1 (1879).

KRISHMAN, B. D., and C. VAREED: The vital capacity of 103 male medical students in South India. Indian J. med. Res. **19**, 1165 (1932) — zit. Ber. Physiol. **69**, 526 (1933).

LANGSTEIN, L., u. A. YLLPÖ: Ausgewählte Kapitel aus der Physiologie und Pathologie der Respirationsorgane im Kindesalter. Jkurse ärztl. Fortbildg 8, (Juniheft) 14ff. (1917).

LEDERER, R., u. H. VOGT: Spirometrische Untersuchungen zur Pathologie und Pharmakologie der Atmung im Kindesalter. Jb. Kinderheilk. **75**, 1 (1912).

LIPPELT, H.: Einflüsse der Stenosenatmung auf Lungenventilation und Lungenvolumina beim Gesunden. Beitr. Klin. Tbk. **81**, 520 (1932).

LOEWY: zit. BRÜHL S. 4.

LORENTZ, FR. H.: Sporthygiene, S. 82ff. Berlin: Springer 1931.

LUNDSGAARD, CHR.: siehe Literatur I.

MACDONALD, A.: Experimental study of children including anthropometrical and psychological measurements of Washington school children. U. S. Bureau of education. Rep. of commissioner **1**, 989 (1897/98).

MATHIEU-MARC-HIRTZ: Presse méd. **1837**; zit. GUNDOBIN S. 135.

MAYR, FR.: Über Semiotik und Untersuchung des kranken Kindes. Jb. Kinderheilk. **5**, 13 u. 118 (1862).

MCCLOY, C. H.: Vital capacity of chinese students. Arch. int. Med. **40**, 686 (1927).

MCMECHAN, F. H.: The diagnostic and prognostic value of breath-holding test. California Med. **20**, 377 (1922).

MEAKINS, J., and W. H. DAVIES: Respiratory function in disease, S. 342ff. London-Edinburgh 1925.

MENDELSSOHN, A.: Über das Wärmeregulationsvermögen des Säuglings. Z. Kinderheilk. **5**, 269 (1913).

MILHAUD: Etudes sur le type respiratoire des enfants des deux sexes. Rev. franç. Puéricult. **2**, 117 (1934) — ref. Zbl. Kinderheilk. **30**, 8 (1934).

Monti, A.: Die physikalische Untersuchung der Brustorgane des Kindes. Österr. Jb. Pädiatrik 2 (1872) — ref. in Jb. Kinderheilk. Analekten 1874, 228.

Mosler, E., u. M. Kretschmer: Über den Tonus des kindlichen Herzmuskels. Klin.Wschr. 2, 2096 (1924).

Mumford, A. A.: Physical measurements of adolescent schoolboys in relation to scholastic attainment and prowes in games and sports. J. of Hyg. 33, 80 (1933).

— and M. Young: The interrelationships of the physical measurements and the vital capacity. Biometrika (Lond.) 15, 109 (1923).

Murphy, D., and E. S. Thorpe: Breathing measurements on normal newborn infants. J. clin. Invest. 10, 543 (1931).

Müller, C. W.: Die vitale Lungenkapazität und ihre diagnostische Verwertung. Diss. Göttingen 1868.

Müller, H.: Untersuchungen über die Bildung der Lungenanlagen bei Schulkindern. Arb.-physiol. 4, 227 (1931).

Pagliani: zit. Vierordt S. 259.

Peabody, F. W.: The vital capacity of the lungs in heart disease. Med. Clin. N. Amer. 4, 1655 (1921).

— and J. Wentworth: Clinical studies on respiration. IV. The vital capacity of the lungs and its relation to dyspnea. Arch. int. Med. 20, 443 (1917).

Peiper, A.: Beiträge zur Sinnesphysiologie der Frühgeburt. Jb. Kinderheilk. 104, 195 (1924).

— Die Atemstörungen der Frühgeburten. Erg. inn. Med. 40, 1 (1931).

— Die Erscheinung der Dominanz und die Erregungsstufen des Saugzentrums. Jb. Kinderheilk. 149, 201 (1937).

— Die Erscheinung der Dominanz bei Reizlöschung. Jb. Kinderheilk. 151, 1 (1938).

— u. C. F. Good: Die Herztätigkeit während des Zerfalls des Atemzentrums. Jb. Kinderheilk. 143, 1 (1934).

Poillucci, E.: Le variazoni del respiro nei bambini lattanti durante la suzione. Fisiol. e Med. 9, 315 (1938).

Potthoff, Gr., u. E. Püschel: Die willkürliche Atempause im Kindesalter. Jb. Kinderheilk. 146, 43 (1935).

Preyer: Spezielle Physiologie des Embryo. Leipzig 1882.

Püschel, E.: Das Atemäquivalent bei Kindern im Nüchternzustand und nach Nahrungsaufnahme. Mschr. Kinderheilk. 57, 349 (1933).

— Die Berechnung der Vitalkapazität von Kindern nach dem Sollgrundumsatz. Mschr. Kinderheilk. 58, 280 (1933).

— Die Lungenvolumina gesunder Kinder. Mschr. Kinderheilk. 63, 450 (1933).

— Die Lungenvolumina gesunder Kinder. II. Mitteilung. Ihre Beziehung zu den Werten des Sollgrundumsatzes. Mschr. Kinderheilk. 65, 105 (1936).

— Die Lungenvolumina von Kindern bei bestimmten Krankheitsgruppen. Mschr. Kinderheilk. 69, 376 (1937).

Pfaundler, M. v.: Körpermaßstudien an Kindern. Berlin: Springer 1916.

Recklinghausen, H. v.: Über die Atmungsgröße des Neugeborenen. Pflügers Arch. 62, 451 (1896).

Renault, J.: in Achard und Binet.

Rennebaum, Fr.: Die Atmungskurve des neugeborenen Kindes, S. 29. Diss. Jena 1884.

Roberts, F. L.: Vital capacity of children infected with hookworm. Amer. J. publ. Health 15, 774 (1925).

— u. J. A. Crabtree: The vital capacity of the negro child. J. amer. med. Assoc. 88, 1950 (1927).

Rubow, V.: siehe Literatur I.

Salmi, T., u. E. E. Vuori: Untersuchungen über den Atmungstypus der Frühgeburten. Acta paediatr. (Stockh.) 9, 432 (1930).

Schiötz: zit. W. Hagen: Leibesübgn 1930, 217.

Schirlitz, K.: Zur Frage der praktischen Bedeutung der Spirometrie. Münch. med. Wschr. 1934, 1803.

SCHLESINGER, E.: Der Einfluß der Leibesübungen auf die Entwicklung der Kinder und Jugendlichen. Arch. Kinderheilk. **82**, 39 (1927).
— Dynamometrie und Spirometrie bei Kindern und Jugendlichen. Z. Kinderheilk. **43**, 232 (1927).
— Habitus und Körperkraft bei Kindern und Jugendlichen. Z. Kinderheilk. **49**, 159 (1930).
— Die Entwicklung der Körperkraft bei der heranwachsenden Jugend. Ihre Vitalkapazität und Druckkraft. Z. Kinderheilk. **56**, 550 (1934).
— Körperform, Muskelkraft und Turnleistung bei Kindern und Jugendlichen. Arch. Kinderheilk. **92**, 193 (1931).
SCHNEPF, B.: siehe Literatur I.
SCHÖNFELD, L.: Ein Beitrag zur Lehre von der Spirometrie. Diss. Berlin 1882.
SCHULTZ, W.: Herzleistungsprüfungen bei Reihenuntersuchungen von Kindern. Münch. med. Wschr. **1937**, 772.
SCHWARZ: zit. SCORZA.
SCORZA, G.: La respiratione nel lattante sano e in alcune forme patologiche. Pediatria Riv. **41**, 665 (1933).
SEREBROWSKAJA, M. J.: Körperliche Leistungsfähigkeit der Schulkinder Moskaus. Z. Konstit. lehre **14**, 411 (1929).
SHAW, L. A., and F. R. HOPKINS: The respiration of primature infants. Amer. J. Dis. Childr. **42**, 335 (1931).
SICARD, R.: zit. ACHARD und BINET.
SIMON, TH.: Le corps de l'écolier. Soc. Alfred Binet. Psychol. de l'enfant et pédag. exper. **21**, 207; **22**, 3 (1921).
SMEDLEY, F. W.: Child study in Chicago. U. S. Bureau of education. Rep. of commissioner **1**, 1095 (1902).
SMILLIE, W. G., and D. L. AUGUSTINE: Vital capacity of negro race. J. amer. med. Assoc. **87**, 2055 (1926).
SPECK, C.: siehe Literatur I.
STAHNKE, E.: Wie wird das Atemvolumen durch Körperhaltung und Lage beeinflußt und welche Lehren können wir daraus ziehen? Z. physik. Ther. **32**, 48 (1926).
STEWART, CH. A.: The vital capacity of the lungs of children in health and disease. Amer. J. Dis. Childr. **24**, 451 (1922).
— A consideration of the extent of the normal variability of the vital capacity of the lungs of children. Amer. Rev. Tbc. **13**, 272 u. 278 (1926).
— and O. B. SHEETS: The vital capacity of the lungs of children. Amer. J. Dis. Childr. **24**, 83 (1922).
STILES, C. W., and FL. GRAVES: Lung capacity of children. Spirometer tests of 1618 white school children. U. S. Bureau of education. Rep. of commissioner **30**, 3067 (1915).
STOLTE, K.: Herzfunktionsprüfung im Kindesalter. Verh. dtsch. Ges. inn. Med., Kongreß Wiesbaden **1938**, 63.
TUGENDREICH, G.: Handb. der sozialen Hygiene **4**, 163. Berlin: Springer 1927.
UNGAR, E.: Die Größe des Luftwechsels in den ersten Lebenstagen. Verh. Naturhistor. Ver. d. Rheinl. **9** B, 34 (1892) (Sitzgsber. niederrhein. Ges. in Bonn, med. Sekt.).
VALLOIS, L., et C. FLEIG: Le graphique respiratoire chez le nouveau-né. C. r. Acad. Sci. Paris **140**, 1422 (1905).
VIERORDT, K. v.: siehe Literatur I.
VOGT, H.: Die Atemzahl des gesunden Kindes. Mschr. Kinderheilk. **42**, 460 (1928).
— Atemzahl und Vitalkapazität der Kinder. Kinderärztl. Prax. **2**, 423 (1931).
— u. G. ZACHARIAS: Spirometrische Untersuchungen über die Atmung von Kindern bei abnormen mechanischen Bedingungen. Mschr. Kinderheilk. **12**, 586 (1913).
VORMITTAG, ST.: Untersuchungen über die Atmung des Kindes. I. Mitteilung. Atemzahl und Atemform des gesunden Kindes. Mschr. Kinderheilk. **58**, 249 (1933).
WEBER, H.: Physiologische Atembewegungen des Kindes im Uterus, S. 12. Diss. Marburg 1888.
WEST, H. F.: siehe Literatur I.
WILSON, M. G.: The clinical value of vital capacity as an exercise test in the management of children with organic heart disease. Med. Clin. N. Amer. **8**, 199 (1924).

Wilson, M. G., and D. J. Edwards: The vital capacity of the lungs and its relation to exercise tolerance in children with heart disease. Amer. J. Dis. Childr. **22**, 443 (1921).
— — Diagnostic value of determining vital capacity of lungs of children. J. amer. med. Assoc. **78**, 1107 (1922).
— — An analysis of some of the factors of variability in the vital capacity measurements of children. Arch. int. Med. **30**, 638 (1922).
— — and J. E. Liss: Vital capacity as an aid in diagnosis of tracheobronchial adenopathy in children from five to twelve years of age. Amer. J. Dis. Childr. **27**, 49 (1924).
Wintrich, M. A.: siehe Literatur I.
Wittich, F. W., and J. A. Polczak: A comparison of breath-holding tests with vital capacity in health and disease. Amer. Rev. Tbc. **13**, 54 (1926).
Worringen, K. A.: Sport und Lungenausbildung. Z. physik. Ther. **31**, 132 (1926).
Ylppö, A.: in Langstein und Ylppö.

Die Entwicklung der Spirometrie in der inneren Medizin.

Die Spirometrie ist das Untersuchungsverfahren, das dazu dient, die Atemleistung des gesunden und kranken Menschen zu bestimmen. Zuerst wurde dieses Verfahren von dem Engländer John Hutchinson, der am 28. April 1846 in der Londoner ärztlichen Gesellschaft darüber berichtete, entwickelt und einwandfrei angewendet, nachdem ältere Versuche in dieser Richtung erfolglos geblieben waren. In den folgenden Jahren wurde es durch Simon, Fabius und Schneevogt nachgeprüft und ergänzt. Durch Wintrich 1854 und Arnold 1855 wurde es der Anerkennung als Untersuchungsmethode zugeführt.

Hutchinson bestimmte mit seinem Apparat (Abb. 1) nur die Vitalkapazität, d. h. die Luftmenge, die ein Mensch nach tiefster Einatmung wieder bis zur völligen Atemlosigkeit auszuatmen in der Lage ist. Dieser Vorgang wird von Hofbauer als Bestleistung und von Rosemann als Lungenfaßkraft bezeichnet. Es ist verständlich, daß die Feststellung der Werte der Vitalkapazität allein nicht genügte, sondern daß Hutchinson frühzeitig dazu überging, sie zu bestimmten Maßen des menschlichen Körpers in Beziehung zu setzen. So prüfte er die Vitalkapazität von 2130 Menschen und legte ihr Lebensalter, ihr Gewicht, ihre Körpergröße und ihren Brustumfang fest. Der beste Maßstab für die Beurteilung der Bestleistung ist nach seiner Meinung die Körpergröße. Diese Tatsache wurde von sämtlichen Prüfern des Verfahrens bestätigt, nur Fabius hielt die Rumpfhöhe zum Vergleich für zweckmäßiger. Hutchinson gab an, daß für jeden Zoll über 5 englische Fuß Höhe je 8 Kubikzoll Luft ausgeatmet werden, das sind für je 2,5 cm Körpergröße über 152 cm je 131 ccm Luft. Dem Brustumfang und dem Körpergewicht legte er weniger Bedeutung bei als dem Lebensalter und dem Geschlecht. Er fand eine Abhängigkeit vom Alter. Dabei war bei Frauen die Vitalkapazität niedriger als bei Männern gleichen Alters. Außer-

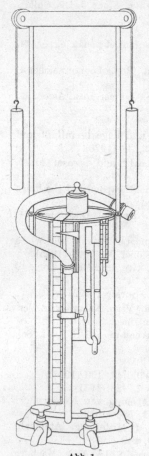

Abb. 1.
Spirometer nach Hutchinson.

dem war sie abhängig von der Beschäftigung des Prüflings. So bestand ein deutlicher Unterschied zwischen den Rekruten von Chatham und Seesoldaten von Woolwich einerseits und Buchdruckern und Standespersonen andererseits. So betonte er die Bedeutung der Spirometrie für die Diagnostik der Phthise und führte hierfür verschiedene Fälle an. Er fügte hinzu, daß sein Verfahren auch für die Armeeärzte von Wert sei.

Die folgenden Untersucher bauten das Verfahren weiter aus. So hob ARNOLD die Beziehung des Brustumfangs zur Bestleistung hervor und stellte besondere Tabellen hierfür auf. Er erweiterte außerdem die Tabellen von HUTCHINSON und die von SIMON und kam zu dem Schluß, daß eine Körperlänge von 154,5 bis 157 cm einem Bestluftwert von 2700 ccm entspreche, der mit je 2,5 cm zusätzlicher Körperlänge um 150 ccm steige. WINTRICH untersuchte als erster auch Menschen unter 15 Jahren. Er vertrat den Standpunkt, daß die Körpergröße allein ohne Berücksichtigung des Lebensalters kein sachgemäßes Urteil ermögliche: „Einen sehr mächtigen Einfluß hat das Alter." Die beste Leistung wird zwischen dem 20. bis 40. Lebensjahr erreicht. Nach dem 50. Lebensjahr sinke sie wieder, bei der Frau aber weniger als beim Manne. Für erwachsene Männer fand er für 1 cm Länge 22—24 ccm Luftwert und für Frauen 16—17,5 ccm. Bei Phthise, Emphysem, Bronchialkatarrhen, Abdominaltumoren, Ascites, Verwachsungen der Pleura und ähnlichen Krankheiten beobachtete WINTRICH eine beträchtliche Abnahme der Bestleistung.

Außer diesen Verfassern beschäftigten sich im deutschen Sprachgebiet STELLWAG, HAESER, ALBERS und KÜCHENMEISTER, in England DAVIES, GREEN, WALSHE und PEREIRA in den Jahren 1848—1855 mit Fragen der Vitalkapazität. Im französischen Schrifttum veröffentlichte zuerst SCHNEPF 1857 eine Reihe von Arbeiten. Er untersuchte sämtliche Altersstufen von 3—80 Jahren und fand, daß nicht allein der Größen-, sondern auch der Alters- und Geschlechtsunterschied auf die Vitalkapazität bestimmend wirken. Er setzte sich dabei heftig mit den Arbeiten der deutschen Voruntersucher auseinander. Zu seinen Altersstufen unter 15 Jahren gehörten 260 Kinder, Jungen und Mädchen.

Schon früh setzte die Kritik an der Spirometrie ein. Sie führte dazu, daß die Spirometrie nicht die Verbreitung und Anerkennung fand, die sie nach den ersten Untersuchungen verdient hätte. Einer der wenigen, der sie noch 1880 verteidigte, war WALDENBURG, der selbst ein Spirometer angegeben hat. Er faßte sein Urteil in folgenden Sätzen zusammen:

„Das Spirometer ist zwar für die allgemeine Diagnostik von geringem Wert, dagegen ein unschätzbares Mittel zur objektiven Begründung einer individuellen Diagnose, desgleichen zur Feststellung der Prognose, zur Beobachtung des Verlaufes der Krankheit und demgemäß endlich zur Konstatierung der Wirkung oder Wirkungslosigkeit einer bestimmten Therapie.''

Er wandte sich dagegen, daß man die Spirometrie trotz ihrer Schattenseiten, wie es meist geschehe, ganz vernachlässigte. Das hatte auch schon WINTRICH vermerkt. In § 52 der Krankheiten der Respirationsorgane, dargestellt in VIRCHOWS Handbuch der speziellen Pathologie und Therapie 1854, schrieb er:

„. . . und doch möchte ich behaupten, daß das Spirometer viel zu sehr vernachlässigt ist, und zwar als 1. Ausschließungsmittel vieler Lungenkrankheiten und 2. als Bestimmungsmittel des fortgeschrittenen oder abnehmenden Grades von Lungeninsuffizienz . . . Kurz, man bestimmt durch das Spirometer viel sicherer als durch jene andere Methode denjenigen Verminderungsgrad in der Suffizienzskala der Lungen, welcher vorzüglich von letzteren und

den Atmungsmuskeln abhängig ist. Empfehlung verdient das Instrument noch bei der Untersuchung Konskriptionspflichtiger und solcher Individuen, welche in eine Lebensversicherungsanstalt etc. eintreten wollen."

Vor WALDENBURG haben sich PANUM 1868 und CHR. LOVÉN mit spirometrischen Fragen beschäftigt. Sie untersuchten nicht nur wie bis dahin die Vitalkapazität allein, sondern richteten ihre Aufmerksamkeit auch auf die einzelnen Teilmengen der Lungenfaßkraft, wie die Komplementärluft (Ergänzungsluft), Reserveluft (Vorratsluft) und die Residualluft. Dadurch, daß dabei der Begriff der Mittelkapazität geschaffen wurde (PANUM), sind diese Volumina anders aufzufassen als die heute gebräuchlichen. Noch BOHR setzte sich im Jahre 1907 für die Mittelkapazität ein. Er verstand darunter das Volumen der in der Mittellage befindlichen Lungenatmung, d. i. eine gedachte Mitte der Atemluft. Wenn man heute die Summe der Komplementärluft, Atemluft und Reserveluft zusammen als die Vitalkapazität ansieht, so war für BOHR nur die Summe von Komplementär- und Reserveluft als solche anzuerkennen. Wenn er also von Komplementärluft schreibt, so ist hierfür der heutige Begriff dieses Volumens zusätzlich der halben Menge des Atemvolumens einzusetzen. Dasselbe gilt für die Reserveluft (Abb. 2). Im neuen spirometrischen Schrifttum ist von der Mittelkapazität nur noch selten die Rede. Man gewinnt den Eindruck, daß dieser Begriff durch die Art der Untersuchung und die damaligen Apparate bedingt war. Er mußte mit besseren Untersuchungsbedingungen notwendigerweise fallen. Da die Bestimmung der Mittelkapazität ohne nennenswerten Einfluß auf die Spirometrie in der Kinderheilkunde geblieben ist und keine Auswertung gefunden hat, sollen ihre Ergebnisse hier nicht weiter erörtert werden. Zudem wurde von verschiedenen Seiten (SIEBECK, ROHRER, ENGELHARD, ANTHONY) vorgeschlagen, den Begriff der Mittelkapazität wieder fallen zu lassen, da er „eher Verwirrung geschaffen" habe (ROHRER 1925).

Es muß hervorgehoben werden, daß die erwähnten Forscher sich gleichfalls bemühten, die Größe der Residualluft festzulegen. Bei der Bestimmung der Residualluft hatte man im vergangenen Jahrhundert die Wahl zwischen den sog. pneumatometrischen Methoden (WALDENBURG, NEUPAUER, SPECK, GAD, PFLÜGER, BROSCH) und denjenigen Verfahren, bei denen eine bekannte Menge eines fremden Gases mit der Atmungsluft vermischt und im Hundertanteil in der Ausatmungsluft bestimmt wird (Mischmethoden DAVY 1800, GRÉHANT, HERMANN-BERENSTEIN mit Wasserstoff, ALLEN und PEPY, DURIG mit reinem Sauerstoff, BOHR mit Gemisch aus Wasserstoff und atmosphärischer Luft). Die damaligen Verfahren zeigten sehr uneinheitliche Ergebnisse, eine Tatsache, die bei den zahlreichen Fehlerquellen nicht überrascht. So fanden WALDENBURG und NEUPAUER für die Residualluft einen Wert von 12 l, während BOHR 800—1600 ccm mit einem Mittelwert von 1200 ccm angab. Nach KROGH ist das Volumen der Residualluft von der Körperstellung abhängig. Nach

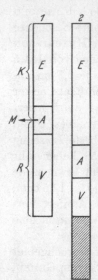

Abb. 2. Vergleichende Darstellung der Verteilung der Vitalkapazitätswerte nach den Angaben von BOHR und ANTHONY.

Zeichenerklärung. Säule 1. K = Komplementärluft nach BOHR, M = Mittellage der Atmung nach BOHR, R = Residualluft nach BOHR. Säule 2. Dargestellt nach den Wertangaben von ANTHONY. E = Ergänzungsluft, A = Atemluft, V = Vorratsluft, gestrichelt die Restluft.

großer körperlicher Anstrengung soll es nach Durig um 200 ccm zunehmen. Das Verhältnis der Residualluft zur Vitalkapazität ist 1:2 (Gad), nach Schenck 1:3,7. Nach Rubow beträgt die Residualluft 36% der Vitalkapazität, nach Lundsgaard und van Slyke 38% und nach einer neueren Angabe von Lundsgaard 33%. Anthony fand hierfür ungefähr ein Viertel des Gesamtvolumens und ein Drittel der Vitalkapazität. Die absoluten Werte schwankten zwischen 800 und 1600 ccm. Im Mittel wurde bei 9 Versuchspersonen liegend 1210, sitzend 1240 und stehend 1150 ccm gemessen. Die Arbeiten der letztgenannten Untersucher stammen aus den ersten 3 Jahrzehnten dieses Jahrhunderts.

Noch Krogh und Lindhard ließen ihre Patienten 4—6mal tief in das Spirometer ein- und ausatmen, um Lungen- und die Wasserstoffspirometerluft zu mischen und zu bestimmen. Van Slyke und Binger verwandten eine Methode, bei der besonders tiefe Atemzüge nicht nötig sind. Der Prüfling atmete 5 Minuten in Ruhe, da erst nach dieser Zeit gleichbleibende Werte erreicht wurden. Hierbei können reichliche Mengen Wasserstoff vom Blut und Gewebe aufgenommen werden, während Stickstoff frei wird. Bei längerer Dauer der Versuche werden die Residualluftwerte größer. Da das eine große Fehlerquelle ergibt, sei auf das bessere Verfahren hingewiesen, das Anthony anführt. Hierbei enthält der Spirograph der Knipping-Apparatur ein Gemisch von Luft, Sauerstoff und Wasserstoff. Man kann die Luftproben mit dem Haldane-Gerät oder mit dem von Knipping angegebenen Meßgerät bestimmen.

Gegen diese Verfahren sind von verschiedener Seite Einwände erhoben worden. Besonders bei krankhafter Veränderung der Lunge (Emphysem, Asthma bronchiale, Herzfehler) sind sie ungenau. Die Stickstoffabgabe aus dem Blut ist bei längerer Versuchsdauer so groß, daß Bornstein hierauf ein Verfahren zur Bestimmung des Minutenvolumens des Kreislaufs aufgebaut hat.

Diese Verfahren sind bisher bei Kindern nicht angewandt worden. Ihre Prüfung hat aber besonderen Wert, zumal, wie noch gezeigt wird, die Ergebnisse der Spirometrie bei Kindern andere sind als im Erwachsenenalter.

Die Entwicklung der Spirometrie ist stark von dem jeweiligen Untersuchungsgerät abhängig. Schon im Jahre 1844 teilte Vierordt die Größe eines Atemzuges bei ruhigem und unbefangenem Atmen mit. Der Wert betrug 500 ccm, bei 12 Atemzügen 6000 ccm in der Minute. Seine Stundenwerte der Atmung, 360000 ccm, weichen beträchtlich von denen ab, die später Regnard 1879 mit 550—600000 und 1886 Graziadei mit 575000 ccm angaben. Vierordt bestimmte nur die Größe der ausgeatmeten und Graziadei die der eingeatmeten Luftmenge. Weitere Angaben finden sich im Schrifttum des vergangenen Jahrhunderts nicht. Das erscheint auch begründet, da von einer Anzahl von Untersuchern dem Atemvolumen keine Bedeutung beigemessen und die Mittelkapazität als wesentlicher angesehen wurde. Erst mit der Verfeinerung des Gerätes war auch für die Atmungsforscher die Möglichkeit einer genaueren Arbeit gegeben. Hierfür schufen mit Beginn des neuen Jahrhunderts Benedict und später Knipping die Voraussetzung.

Zwar hatte Gad im Jahre 1879 auch schon ein Gerät beschrieben, den Pneumoplethysmographen, der aber nur in der Lage war, die Atemexkursionen aufzuschreiben, ohne daß sie genauer gemessen werden konnten. Mit dem Augenblick, in dem sich Physiologen und Kliniker mit der Erforschung des respiratorischen Gaswechsels befaßten, war die Möglichkeit gegeben, der Frage der Atemschreibung und -messung näherzutreten. Bei den Apparaturen, die die Kranken in langer Zeitdauer in geschlossenen Räumen prüften (Regnault-Reiset, Hoppe-Seyler, Atwater und Benedict, Pettenkofer, Sondén und Tigerstedt, Atwater und Hagemann), war das noch nicht erreicht. Die durch die Atmung bedingte Veränderung in der Zusammensetzung der Luft dieser Räume wurde dabei untersucht. Außer der Lungenatmung wurde auch die Atmung durch die äußere Haut gemessen. So erhielt man einen

Überblick über die Größe der ausgeschiedenen CO_2 und des verbrauchten Sauerstoffs. Aus diesen Befunden läßt sich bekanntlich die Größe des respiratorischen Quotienten $CO_2 : O_2$ ermitteln.

Anders verhielt es sich mit den Geräten, mit denen in kürzeren Zeiträumen die gleichen Bestimmungen durchgeführt wurden. Diese ließen die Atmung durch ein Mundstück und Ventile zu. Allerdings war bei den Geräten von SPECK und ZUNTZ-GEPPERT noch keine Aufzeichnung der Atembewegungen möglich. Erst die Apparate von BENEDICT, KROGH und KNIPPING waren so gestaltet, daß die einzelnen Atemzüge geschrieben werden konnten. Diese Tatsache, in Verbindung mit einigen Verbesserungen (Umschaltkymographion, andere Waschflaschen), gaben dem KNIPPING-Spirometer eine weite Verbreitung und der klinischen Atemforschung einen großen Auftrieb.

Erst mit diesen Geräten konnten die Atmungsverhältnisse genauer geprüft werden. Außer der Residualluft (Restluft) kennt die neuere Spirometrie noch drei andere Volumina, die zusammen die Größe der Vitalkapazität ergeben. Die Respirationsluft (Atemluft) ist die Luftmenge, die bei ruhiger Atmung ein- und ausgeatmet wird. Die Komplementärluft ist dagegen die Luftgröße, die von der Lunge nach einem regelrechten Atemzug noch bis zur äußersten Dehnung aufgenommen werden kann. Sie beträgt bei Erwachsenen im Durchschnitt 1500 ccm. Auch die Reserveluft ist im Mittel 1500 ccm groß. Sie ist die Luftmenge, die nach einer gewöhnlichen Ausatmung über die sog. Ruhelage hinaus noch mit großer Anstrengung ausgestoßen werden kann. Die Ruhelage der Atmung wird durch eine gedachte Verbindungslinie gekennzeichnet, die die Umkehrpunkte von der gewöhnlichen Aus- zur Einatmung miteinander verbindet. Residualluft und Vitalkapazität zusammen werden auch als Maximalkapazität bezeichnet, während Residualluft und Reserveluft die Bezeichnung Normalkapazität führen.

Die Entwicklung der Spirometrie der letzten Jahrzehnte ist durch zwei Fortschritte bemerkenswert: durch eine genauere Prüfung der Vitalkapazität und durch einwandfreien Nachweis der Atemvolumina. Unter diesen Umständen gewann die Bestimmung der Bestluft wieder Wert. Bei sportlichen und Wehrmachtsuntersuchungen, bei Prüfungen in der Klinik und Allgemeinuntersuchungen, wie im Amt für Volksgesundheit und durch den Betriebsarzt, erscheint sie vielen unentbehrlich. Auch in dieser Zeitspanne ist es wieder aufschlußreich, zu sehen, daß ein Großteil der Forscher sich nicht damit begnügt, die Atemvolumina festzulegen, sondern sie in bestimmte Beziehungen zu Körpermaßen setzt. So erhalten sie eine praktische Bedeutung nicht nur für Gesunde, sondern auch für die Berechnung von Werten bei Kranken. Meist werden verschiedene Maße zusammengestellt und aus ihrem Verhältnis zur Vitalkapazität ein Faktor bestimmt. Dabei gingen die einzelnen Untersucher verschiedenartig vor.

DREYER fand 1919 bei 16 Gesunden, worunter ein 12,10-, ein 13,9- und ein 14,6jähriger waren, ein bestimmtes Verhältnis der Stammlänge zur Vitalkapazität, wie schon FABIUS hervorgehoben hatte. Er geht aber weiter als dieser, indem er noch Berechnungen nach dem Gewicht, dem Brustumfang und der Körperoberfläche anstellte und dafür besondere Formeln angab. An SCHUSTERS Zahlenangaben aus dem Jahre 1911 von 959 Oxforder Studenten fand er seine Formeln bestätigt. WEST prüfte die Vitalkapazität bei 129 Schwestern und Studenten. Viele seiner Ergebnisse stimmten mit den Formeln von DREYER überein. Auch er setzte die Vitalkapazität in Beziehung zur Körperoberfläche

und fand sie bei Männern im Durchschnitt 2,5mal so groß als diese, bei Frauen 2,0mal. Nur 63% der Fälle lagen innerhalb der Grenzwerte. Als Grenzwerte wurden die Abweichungen der tatsächlichen von den errechneten Werten um 10% nach oben oder unten angesehen.

HEWLETT und JACKSON ermittelten die Bestluft bei 400 Studenten. Sie gaben in Verbindung mit SCHUSTER und WEST folgende Formeln an: Vk. = 50 H — 4400 und Vk. = 2900 SA — 1000 (Vk. = Vitalkapazität, H = Körperlänge in cm, SA = Oberfläche in qm nach der Formel von DU BOIS). Dabei lagen 80% der Werte innerhalb der Streubreite. Nach CHRISTIE und BEAMS ist die Körperoberfläche für die Beurteilung der Vitalkapazität wichtiger als das Gewicht oder die Körperlänge.

CRIPPS, GREENWOOD und NEWBOLD untersuchten 1000 Fliegerkadetten und prüften die verschiedenen Verfahren zur Bestimmung der Vitalkapazität durch. Sie fanden, „daß kein Verfahren Werte von genügend nahen Grenzen gibt, so daß es in einzelnen Fällen wertvoll sein kann". Besonders zeigten sie, daß der Ersatz der Stammlänge durch die Körperlänge die Genauigkeit der Bestimmung nicht verbessert. — Verschiedene besondere Formeln gab MYERS an. Seine Formel für die Berechnung der Vitalkapazität von Männern lautet: Vk. = 21,2 × (Körpergewicht + 1168). Für Frauen sind die Zahlen niedriger. Nach ROGERS ist das Verhältnis von Körperhöhe zur Vitalkapazität 0,46. Einen anderen Faktor fanden SPEHL und ARGENTINA, indem sie Gewicht und Vitalkapazität miteinander multiplizierten und durch die Körpergröße teilten. Bei Gesunden schwankte dieser „Vitalquotient" zwischen 1800 und 1000, bei schwächlichen Personen lag er unter 1000.

LUNDSGAARD und SCHIERBECK stellten die Brustmaße in den Vordergrund ihrer Betrachtungen. Sie maßen Höhe, Breite und Tiefe des Brustkorbes in Zentimetern bei tiefster Ein- und Ausatmung und in Ruhestellung, dann teilten sie die Lungenvolumina durch die Produkte dieser Maße. Das Ergebnis wurde mit 100 vermehrt. Mit diesem Quotienten sind gegebene Brustmaße zu multiplizieren, um die Regelinhaltswerte des Brustkorbes zu bekommen.

Ganz andere Wege geht neuerdings ANTHONY bei der Berechnung der Vitalkapazität. Er legt ihr die Befunde von RAINOFF zugrunde. Dieser stellte Körpergröße, Lebensalter, Gewicht, Geschlecht und die Vitalkapazität von 20 Sportstudenten in einer Tabelle zusammen. Diese Angaben dienten ANTHONY zur Berechnung des Sollgrundumsatzes und seines Verhältnisses zur Vitalkapazität. Die Verhältniszahl war 2,3. Bei der Untersuchung von 50 Hamburger Polizeischülern wurde eine Streuungsbreite dieses Wertes von 2,0—2,6 und als Mittelzahl ebenfalls 2,3 gefunden. Dabei wiesen jedoch 17 Untersuchte Zahlen auf, die über oder unter diesen Werten lagen, ohne daß sie sich in ihren Dienst- oder Sportleistungen wesentlich von ihren Kameraden unterschieden. ANTHONY glaubte, daß die Durchschnittszahl 2,3 eher zu hoch als zu niedrig sei, da bei sporttreibenden Menschen die Vitalkapazität fast stets höher ist, als es dem Durchschnitt entspricht. Er betonte, daß es nicht ohne weiteres möglich ist, „einen pathologischen Zustand anzunehmen, wenn die gefundene Vitalkapazität um mehr als 15% vom Sollwert abweicht".

RAINOFF führte seine Bestimmungen der Vitalkapazität im Stehen durch, während für klinische Zwecke in der Regel im Liegen untersucht wird. Ver-

gleichende Untersuchungen ergaben einen mittleren Unterschied zwischen
Liegen und Sitzen von 5%. Nach CHRISTIE und BEAMS ist die Vitalkapazität
im Stehen nur 3,7% größer als im Liegen. In diesem Zusammenhang verdienten
noch zahlreiche Arbeiten aus dem Gebiet der inneren Medizin Erwähnung. Da
sie aber auf die Entwicklung der Spirometrie in der Kinderheilkunde keinen
Einfluß gehabt haben, muß auf ihre Wiedergabe verzichtet werden.

　　Nicht nur die Vitalkapazität wurde bestimmt. Forscher wie SIEBECK, MORA-
WITZ, BRUNS, FORSCHBACH, BITTORF, STÄHELIN und SCHÜTZE stellten im ersten
Jahrzehnt dieses Jahrhunderts Untersuchungen über die einzelnen Atemfunk-
tionen an, wie die Atmung bei Stenosen, Asthma, Emphysem, und prüften dabei
Dauer und Tiefe des einzelnen Atemzuges. Diesen Arbeiten waren schon Prüfungen an Hunden vorausgegangen. Zur gleichen Zeit maßen RUBOW und
SONNE die Atmungswerte bei Herzkranken, die einer Behandlung mit Bogen-
lichtbädern unterzogen waren. Nach dem Weltkriege verdanken wir den Arbeiten
von ANTHONY und KNIPPING manche wertvolle Aufklärung, wobei ANTHONY
im wesentlichen Untersuchungen über Lungenvolumina, Lungenventilation und
Thoraxgröße, das Verhalten der Gase in der Lunge, die Bestimmung der Residualluft und die Thorakographie durchführte. KNIPPING beschäftigte sich in seinen
Arbeiten mit der Frage von Atmung und Blutgasen, Anoxämie und Dyspnoe.
Ihnen sind zahlreiche Einzel- und Sammeluntersuchungen gewidmet.

　　So ist der Kreis geschlossen. Von der Beobachtung der Luftgröße als einer
Einzelerscheinung und der Darstellung einer besonderen menschlichen Leistung
über die Verwertung der Einzelvolumina bis zur Verbindung mit anderen Betrachtungsweisen des menschlichen Körpers führt ein langer Weg. Im Blick-
punkt steht aber immer der kranke Mensch und der Wunsch des Arztes, seine
Leiden zu erkennen und auszugleichen. Hierbei soll auch die Spirometrie helfen.
Viele Wegsteine sind schon zusammengetragen. Im Laufe der Jahrzehnte traten
manche Rückschläge ein. Schwierigkeiten konnten wohl verzögern, aber nicht
die Atemforscher entmutigen.

　　In der kindlichen Spirometrie waren die Schwierigkeiten in noch größerem
Maße vorhanden. Das bringen das Alter der Kinder, ihre Furcht vor neuen
Untersuchungen und ihre oftmals mangelnde Einsicht mit sich. Hinzu kommt,
daß ein Kind in seiner Entwicklung verschiedene Stufen durchläuft und dem
Untersuchenden selbst in gesunden Tagen immer wieder andere Ergebnisse
zeigen kann. Hierbei ist das Gesetzmäßige noch schwerer zu finden als im Er-
wachsenenalter. Besonders groß sind die Schwierigkeiten in der Säuglingszeit.
Hierüber berichten die folgenden Abschnitte.

Die Ergebnisse der Spirometrie im Säuglingsalter.

Die Atemform des Säuglings.

　　In der Kinderheilkunde fand nach Festlegung der Untersuchungsergebnisse
von Erwachsenen die Spirometrie nach und nach Eingang. Es ist verständlich,
daß die Eigentümlichkeit der kindlichen Atmung, die durch die Entwicklung
des beinahe faßförmigen Brustkorbes im Säuglingsalter mit einem Durchmesserverhältnis von 8:7 zu dem pyramidenförmigen Brustkorb des Erwachsenen mit
einem Durchmesserverhältnis von 5:3 besonders gekennzeichnet wird, schon

früh die Aufmerksamkeit der ersten Kinderärzte erregte. Als einer der ersten beschäftigte sich GREGOR ausführlich mit Atmungsfragen. Er machte darauf aufmerksam, daß infolge der waagerechten Haltung des oberen Brustkorbteils eine Erweiterung des Brustkorbes durch Hebung des Schultergürtels und der oberen Rippen beim Säugling nicht möglich ist. Über die Entwicklung der Atmung schrieb GREGOR in seiner Arbeit: „Untersuchungen über die Atembewegungen des Kindes".

„... Wie in der Entwickelung der Athmung in der Säugethierreihe jenes Moment, wo der Stützpunkt der Körperlast nach den hinteren Extremitäten verlegt und die Schwererichtung eine cephalocaudale wird, von Bedeutung ist, so beobachten wir auch in der Athmungsentwickelung im frühen Kindesalter einen Wendepunkt zu der Zeit, wenn der Mensch seine Athmung der veränderten Einwirkung der Schwere auf die Bewegungen der Brusteingeweide entsprechend umzugestalten beginnt."

Zu diesem Punkt äußerte sich viel später BROCK. Er bezeichnete diesen Atmungszustand des jungen Säuglings als physiologische Atmungsinsuffizienz, dem in der zweiten Hälfte des Säuglingsalters ein anderer Zustand folge.

„Vom 2. Halbjahr ab beginnen sich die Rippen zu senken (was übrigens nicht mit der zunehmenden Gewohnheit aufrechter Körperhaltung zusammenhängen kann, da ständig liegende Idioten oder Krüppel dieselbe Thoraxentwicklung zeigen), so daß nun ein thorakoabdominaler Atmungstypus beobachtet wird."

Damit wird die alte Annahme des Einflusses der Körperhaltung auf den Atmungstyp bezweifelt, wie das schon ST. ENGEL 1924 im Handbuch der Kinderheilkunde tat. Eine bessere Erklärung kann aber nicht gegeben werden. Andere Untersucher haben sich bisher mit dieser Frage nicht beschäftigt.

Vor GREGOR hatte schon MAYR im Jahre 1862 die Besonderheit der kindlichen Atmung hervorgehoben und auf die Bedeutung der Zwerchfelltätigkeit hingewiesen, während die Brustmuskulatur nur eine geringe Tätigkeit entfalte. Diese Auffassung bestätigte auch schon HEUBNER dahingehend, daß sie in der inspiratorischen emphysematösen Gestalt des Säuglingsbrustkorbes ihre Ursache habe. MAYR schlug besondere Messungen des Brustkorbes mit dem Tasterzirkel vor. So bestimmte er die Breiten-, Tiefen- und Längsdurchmesser. Zahlenangaben machte er hierüber nicht. Den Brustumfang maß er schon mit dem Zentimeterbandmaß, ein Verfahren, auf das zuerst von MATHIEU-MARC-HIRTZ 1837 aufmerksam gemacht sein soll. Er gab ihn mit 26—35 cm an. Dabei meinte er, daß die rechte Brusthälfte größer sei als die linke. Die Atembewegungen solle man während des Schlafes beobachten, auch dann noch seien sie schwach, unrhythmisch und abdominal. Die Atemzüge zählte er mit der auf die Magengrube gelegten Hand. Da die Zahl der Atemzüge stark schwankte, glaubte er keine Regelzahl angeben zu können. Im Jahre 1872/73 erschienen mehrere Aufsätze von MONTI über „physikalische Untersuchungen der Brustorgane der Kinder". Der Rumpf des Neugeborenen war nach seiner Auffassung ein Oval, bei dem die Brust den kleineren und der Bauch den größeren Teil einnimmt. Auch er hielt die Atembewegungen für abdominal. Der Brustkorb wird nur nach abwärts ausgedehnt. Die größte Ausdehnung liegt bei der Einatmung am unteren Brustabschnitt vor. Mit vier Jahren erst beteiligen sich alle Brustmuskeln an der Atmung. Er glaubte, daß bei Ruhe die Inspiration langsam, die Ausatmung rasch vor sich gehe. Bei Erregung sei das Verhalten umgekehrt. Nach seiner Meinung darf man, um die Atemzahl zu bestimmen, den Körper

nicht berühren. Man schaut einen Punkt des Brustkorbes genau an und zählt die Hebungen. Im wachen Zustand ist die Atmung häufiger als im Schlaf, im Liegen und Sitzen bei älteren Kindern gegenüber dem Stehen vermehrt. Im ersten Lebensvierteljahr nimmt der Brustkorb um 2,5 cm zu, und zwar bei Knaben mehr als bei Mädchen. Der Brustumfang soll in derselben Zeit bei gut entwickelten Kindern den Kopfumfang übertreffen, bei schwächlichen Säuglingen soll es umgekehrt sein. Sein Rüstzeug waren das Bandmaß, der Tasterzirkel und der Cyrtometer.

Ähnlich wie MAYR sprachen sich auch BEAN und MAISSIAT für die abdominale Atmung des Säuglings aus, während KEHRER 1877 die Atmung für thorakal hielt und glaubte, daß der Oberbauch bei der Atmung eingezogen werde. Die Ansicht von der thorakalen Atmung wurde später noch einmal von PREYER gestützt. VIERORDT widersprach dieser Meinung. Er dachte an die mangelhafte Entwicklung der Brustmuskulatur und bezeichnete die Atmung daher als abdominal. Der Schlaf soll beim Neugeborenen keine wesentliche Änderung der Atemzahl (35 in der Minute) bedingen. Bei aufrechter Körperhaltung soll es um ein Drittel häufiger atmen als bei anderen Stellungen.

Die Säuglingsatmung wurde später — 1908 — von VALLOIS und FLEIG und von GAUJOUX mit dem Gerät von CH. VERDIN geprüft, das sich nach der Beschreibung nur wenig von dem MAREY-Gerät unterscheidet. Die Untersucher hielten die Atmung beim Säugling und Kleinkinde für rein abdominal. Bei 2- bis 4jährigen sei die Atmung noch pneumatographisch unregelmäßig, klinisch erwecke sie diesen Eindruck nicht mehr. Mit dem Ende des zweiten Jahres werde die Einatmung kürzer als die Ausatmung. Die Atmung sei beim Säugling noch unabhängig vom Geschlecht. Das ändere sich mit der Zeit der Geschlechtsreife. Dann werde sie beim Jungen costal und bleibe beim Mädchen restlich abdominal.

Der Atemtypus von Neugeborenen hat schon im Jahre 1889 die Aufmerksamkeit der Untersucher erregt. G. HEINRICIUS teilte mit, daß die Einatmung kürzere Zeit dauere als die Ausatmung und daß beide Atemphasen pausenlos ineinander übergingen. Dieses Verhalten beruhe auf der geringeren Energie der Zwerchfellkontraktionen, auf der kürzeren Zeit, in der der Blutumlauf vor sich gehe, auf der größeren Nachgiebigkeit des Brustkorbes und auf dem geringen Grad oder dem vollständigen Fehlen der Thoraxaspiration. Das Fehlen der Pausen wird auch von v. DOHRN bestätigt. Er hielt die Atmung des Neugeborenen für vorwiegend thorakal.

RENNEBAUM verwandte zum erstenmal die damaligen physiologischen Verfahren für die Atemforschung. Er befestigte eine MAREY-Trommel an einem Ständer und setzte sie auf den Rumpf der Neugeborenen. Durch einen Schlauch und eine zweite MAREY-Trommel wurden die Bewegungen auf eine berußte Trommel übertragen. Er kam zu folgenden Schlüssen: 1. Ein- und Ausatmung gehen ohne Pause ineinander über. 2. Die Ausatmungszeit ist länger als die der Einatmung. Die Einatmung verhält sich zur Ausatmung wie 9 : 13 = 40,9% zu 59,1%, während bei Erwachsenen das Verhältnis 9 : 10 sein soll. 3. Die Zahl der Atemzüge beträgt im Durchschnitt 46 in der Minute.

Zu ähnlichen Ergebnissen kam auch WEBER. Er hielt einen Glastrichter mit Membran auf der Brust der Kinder fest, dessen Bewegungen auf eine MAREY-

Trommel und einen berußten Zylinder übertragen wurden. Er gab ein Verhältnis von Ein- zu Ausatmung wie 36,7 : 63,3% an. Seine Atemzahl liegt im Mittel mit 58 Atemzügen höher, da er auch Neugeborene untersuchte, während RENNEBAUM nur Kurven schlafender Kinder aufnahm.

HISHIKAWA stellte 1923 in einer Tabelle die Verhältnisse von Ein- zu Ausatmung zusammen, die für 1a (Prüfung am ersten Lebenstag vor dem Baden) an 13, für 1b (nach dem Baden) an 18, für 3 an 7, für 7 an 4 und für die übrigen Altersgruppen an je 6 wachen Kindern gewonnen wurden. Die Ergebnisse waren:

	Lebenstag				Lebensjahr		
	1a	1b	3	7	1	2	3
Dauer der Inspiration in Proz.	23	19,5	16	7,5	6,5	39	20
Dauer der Exspiration in Proz.	77	80,5	84	92,5	93,5	61	80

Er betonte dabei, daß nach der Geburt bei etwa ein Viertel der ausgemessenen Atemzüge die Inspiration von längerer Dauer als die Exspiration war. In den folgenden Lebenstagen zeigte sich bei allen Kindern ein Überwiegen der Ausatmung. Das abweichende Verhalten im zweiten Lebensjahr vermochte er nicht zu erklären. Es konnte nach seiner Meinung aber an der Auswahl der Fälle liegen.

In späterer Zeit war der Blick der Untersucher nicht mehr ausschließlich auf die Atemform gerichtet. Nur POILLUCCI kam 1938 mit Hilfe des GUTZMANNschen Pneumographen noch zu folgenden Feststellungen: Die Atembewegungen des Kindes werden durch Alter, Konstitution und Psyche beeinflußt. In den ersten 2—3 Monaten sieht man eine rein abdominale Atmung, die auch durch Sitzen nicht verändert wird. Später wechseln die Atemtypen, so beim Übergang vom Liegen zum Sitzen, vom oberen zum unteren costalen Atemtyp. Beim Stehen war der Atemtyp des unteren Brustteils wieder zu beobachten. Diese Arbeit, die nicht nur Säuglinge umfaßte, war eine Vorarbeit für die Untersuchung der Atemmechanik von Taubstummen bei verschiedenen Körperhaltungen. Diese Untersuchung wurde hauptsächlich bei älteren Kindern vorgenommen.

Sonst bot die Atemform der Forschung keine besonderen Fragestellungen mehr. Die Meinung ist nunmehr einheitlich und wird von BESSAU 1938 wie folgt zusammengefaßt: „. . . Infolgedessen kann die Atmung nur eine ganz überwiegend abdominale (diaphragmatische) sein." Später werden durch verschiedene Gründe beim heranwachsenden Kind für die thorakale Atmung günstigere Bedingungen geschaffen.

Die Häufigkeit der Atmung.

Gleichzeitig mit der Atemformerforschung legten sich viele Prüfer die Frage nach der Atemzahl des Säuglings vor. Sie ist von ihnen verschieden beantwortet worden. ST. VORMITTAG hat einen großen Teil der Ergebnisse dieser Arbeiten für das gesunde Neugeborene und für den gesunden Säugling zusammengestellt. Diesen Untersuchungen hat er eigene Beobachtungen, die sich auf eine große Anzahl von Säuglingen stützen, hinzugefügt. Man sieht aus seinen Tabellen, daß die Zahlen beträchtlich voneinander abweichen. Das hängt nicht nur, wie ECKSTEIN und ROMINGER meinten, von der angewendeten Apparatur, sondern, wie VORMITTAG betonte, von der Schlaftiefe ab. Er faßte seine Beobachtungen in folgenden Sätzen zusammen:

„Da es aber durchaus nicht während eines jeden Schlafes zu einem ‚tiefen Schlaf' kommen muß und gerade der tiefe Schlaf ein vorübergehendes Ereignis darstellt, ist es mehr oder weniger dem Zufall überlassen, ob und wie oft man die Atmung hierbei aufschreiben kann."

Zu ähnlichen Erkenntnissen war schon 1892 CZERNY gelangt, die in Abschnitt IV seiner Arbeit: „Beobachtungen über den Schlaf im Kindesalter unter physiologischen Verhältnissen" niedergelegt sind.

Er beobachtete zwei verschiedene Schlaftiefen, kurz nach dem Einschlafen und 1 bis 2 Stunden vor dem Aufwachen. Während des Schlafes hat er mit dem KNOLLschen Polygraphen den Puls an der Arteria cubitalis und die Atmung verzeichnet. Nach dem Einschlafen wurde die Atmung flacher, „die Exspiration gedehnter, bis sich nach derselben allmählich eine Atempause herausbildet, welche charakteristisch ist für den eingetretenen Schlaf ... Beim Abfall der Schlaftiefe wird die genannte Pause nach der Exspiration immer prägnanter, weil die Inspiration entsprechend der Verminderung der Schlaffestigkeit an Tiefe zunimmt. Was die Pausen nach der Exspiration anbelangt, so habe ich gefunden, daß dieselben bei unbehinderter oder nur wenig gehemmter Wärmeabgabe während des Schlafes in unregelmäßigen Zeitintervallen 5—10 Sekunden lang werden können, ohne daß die nachfolgenden Respirationen wesentlich dadurch beeinflußt erscheinen ... Je jünger die Kinder sind, desto häufiger lassen sich die Unterbrechungen der Respiration im Schlafe nachweisen."

Die Zahl der Atemzüge wurde in dieser Arbeit nicht festgelegt.

Die Mehrzahl der Atemzahluntersuchungen wurde mit dem Pneumographen durchgeführt. Dabei wird dem Säugling ein luftgefüllter Schlauch um Brust oder Bauch gelegt. Die Atembewegungen werden auf eine MAREY-Kapsel übertragen, der ein Schreibhebel aufsitzt und bei gleichzeitiger Zeitschreibung auf einer berußten Trommel die Atemzüge festhält. Gegen dieses Verfahren haben sich ECKSTEIN und ROMINGER gewendet. Seine Benutzung sei mit einer Störung der Atmung verbunden, da der Säugling es als Belästigung empfinde. Daher seien auch die früheren Mitteilungen über Atemzahlen nicht verwertbar. H. VOGT wendet sich eindeutig gegen diese Meinung, wie auch VORMITTAG. Aus zahlreichen eigenen Beobachtungen kann diese Auffassung unterstützt werden.

ECKSTEIN und ROMINGER benutzten für ihre Untersuchungen den Aeroplethysmographen nach GAD. Mit diesem Gerät erhielten sie bei 16 gesunden Kindern im Schlaf 53 Atemzüge je Minute und 54 im völlig wachen Zustand bei Grenzwerten von 36—70. Sie lehnten einen Unterschied zwischen der Atemfrequenz im Wachen und im Schlafe ab. Da diese Zahlen höher sind als die der Mehrzahl der übrigen Untersucher und andererseits störende Einflüsse auf die Atmung in der Regel zu einer Beschleunigung, nicht aber zu einer Verlangsamung führen, glaubt H. VOGT die niedrigeren Zahlen als die wahrscheinlich richtigeren ansehen zu müssen.

Alle Untersucher sind übereinstimmend der Auffassung, daß man wegen der beträchtlichen Schwankungen keine allzu großen Schlüsse aus der jeweiligen Atemzahl ziehen könne, und daß besonders seelische Vorgänge die Atemhäufigkeit stark beeinflussen. „Wir sehen also, daß die Atmung schon im frühen Alter gewissermaßen der Spiegel der Seele ist, und daß man daher bei allen derartigen Untersuchungen dieser Tatsache Rechnung tragen muß" (ECKSTEIN und ROMINGER). Der psychische Unterbau der Atmung ist unbestritten. Die übrigen Faktoren, die die Atemhäufigkeit beeinflussen, werden nach VIERORDT am besten in folgenden Punkten zusammengefaßt: 1. Körperhaltung. Sitzen und Stehen erhöht die Atemzahl. 2. Nahrungsaufnahme und Tageszeiten. 3. Schlaf.

4. Barometerstand. 5. Jahreszeit. Frühling vermehrt die Atemzahl. 6. Fieber. 7. Schreien vermindert die Atemzahl.

Ein besonderes Vorgehen verdient noch erwähnt zu werden. CANESTRINI versuchte mit dem Pneumatographen die intrakraniellen Druckschwankungen zu erfassen. Gleichzeitig schrieb er mit dem Bauchgürtel die Atmung. Er gibt zu, daß die Hirnkurven nicht als Atmungskurven allein zu verwerten sind, sondern durch Bewegungen des Kopfes, durch den Schädeldruck und den cerebralen Blutkreislauf beeinflußt werden.

Nach den Angaben von VORMITTAG und von v. JASCHKE und eigenen Nachprüfungen im Schrifttum habe ich die folgende Übersichtstafel für die Atemzahlen zusammengestellt und dabei, wenn möglich, das Untersuchungsgerät angegeben. Die Atemzahlen der übrigen Altersstufen sind beigefügt (Tab. 1).

Man sieht, daß die Zahlen stark voneinander abweichen. Sie stimmen aber alle darin überein, daß sie mit zunehmendem Alter gleichmäßig abnehmen. Eine Ausnahme macht hier P. FREUND, die ihre Ergebnisse auch nach dem Alter zusammenstellte, dabei aber betonte, daß die Zahlen nur unregelmäßig abnahmen. Ihre Zahlen sind aus der Beobachtung von 246 Kindern gewonnen, die sie auch nach den Längenmaßen ordnete. Dabei fanden sich folgende Beziehungen:

Länge in cm	Pulszahl	Atemzahl	Länge in cm	Pulszahl	Atemzahl
	in der Minute			in der Minute	
45—55	143	62	85— 95	114	35
55—65	139	56	95—105	95	27
65—75	130	50	105—115	91	25
75—85	126	39	115—125	75	25

Dabei wurden die männlichen und weiblichen Kinder gleicher Länge auch bezüglich ihrer Puls- und Atemzahlen gleichgesetzt. Die Meinung der Verfasserin sei in folgenden Sätzen wiedergegeben: „Die konstante, wenn auch nicht genau proportionale — daran mögen zum größten Teil die Fehlerquellen der Zählungen und Messungen schuld sein — Abnahme der Puls- und Respirationsfrequenz bei Zunahme der Körperlänge deutet doch offenbar darauf hin, daß die Körperlänge als derjenige Faktor zu betrachten sein wird, der den entscheidenden Einfluß auf die zeitliche Folge von Puls und Atembewegungen ausübt." Diese Meinung steht vereinzelt da und würde eine gewisse Originalität beanspruchen können, wenn sie nicht bewußt zur Unterstützung der Lehre von KASSOWITZ über die Beziehung der Länge der Reflexbahnen zur Frequenz alternierender Bewegungen geschrieben wäre. Die Wiedergabe dieser Theorie hat für diese Arbeit keine Bedeutung.

In neuester Zeit haben DEMING und WASHBURN 1935 und DEMING und HANNER 1936 sich mit der Säuglingsatmung beschäftigt. Sie heben den Unterschied der Ergebnisse beim schlafenden und wachen Säugling ausdrücklich hervor und bemerken, daß die zunehmende Schlaftiefe die Atemzüge verlangsame. Bei der ersten Untersuchung war DEMING mit seinem Mitarbeiter zu der Überzeugung gekommen, daß auch in den ersten Lebenstagen ein Unterschied des Geschlechtes, was die Atemzahl angeht, bestehe. Die Knaben hatten 43, die Mädchen 36 Atemzüge in der Minute. In der zweiten Arbeit stellte derselbe Verfasser mit einem anderen Mitarbeiter an anderen Säuglingen gerade das

Tabelle 1. Häufigkeit der Atemzüge in de

Verfasser	Jahr der Arbeit	Gerät	Neu-geborene	¹/₂ Jahr	1 Jahr	2 Jahre
ALLIX	1867	—	46—37	wach/schlaf.		37,6—29,
E. BARTH.	1911	—	62—68	—	44	—
BARTHEZ-RILLIET . . . . . (Zahlen zit. nach VALLEIX)	1855	—	—	24—36		
BELOT	1913	Beobachtung	1. Tag 56 10. Tag 36	—	32—35 1. Zahl für Jungen,	33—28
BENDIX	1906	—	—	37	36	—
BENNEBAUM		—	46	—	—	—
G. BESSAU	1938	—	35—40 32—62	—	25—35	24
J. BROCK	1934	—	55	41	37	—
S. CANESTRINI.	1913	Pneumograph	40—50	—	—	—
CHAIT	1907	—	—	—	32 (40—28)	—
J. DEMING und J. HANNER .	1936	siehe Text	16—93 44 schl.	30—120 61,3 wachend		—
R. DOHRN	1895	Spirometer	50 (47—62)	47 bei Schreien, 62 bei ruhige		
ECKERLEIN	1890	Spirometer MAREY-Trommel	51—41	—	—	—
ECKSTEIN und ROMINGER .	1921	GAD-Apparat	53 (37—70)	sinkt bis zum 5. Jahr au zur Pubertät		
ENGEL	1923	—	60—40	—	—	—
FEER.	1924	—	40—30	—	25	—
P. FREUND	1913	Beobachtung	63	55	46	35
E. GAUJOUX	1908	Pneumograph	—	30—40	—	25—30
GORHAN	1838	—	58—41 w./schl.	—	38—26 w./schl.	28,5—23, w./schl.
GREGOR	1902	Maske u. Gürtel, Apparat s. Text	58 (20—60)	—	39	36
GRIFFITH-MITCHELL	1927	—	50—30	35	25	28
GUINON	1911	—	—	—	36	—
GUNDOBIN	1912	—	44	35	30	—
E. HELMREICH	1931	—	44	35	30	—
HENOCH	1911	—	32—40	—	—	—
O. HEUBNER	1903	Beobachtung	30—60	—	—	25—30
T. HISHIKAWA.	1923	Gummiballon auf Brust oder Bauch, MAREY-Kapsel	78—63	—	62	42
L. E. HOLT	1933	—	35	—	27	25
v. JASCHKE	1927	—	40—45	—	—	—
LANGSTEIN und YLPPÖ. . .	1917	—	40—70	—	—	—
DE LEE.	1913	—	35—60	—	—	—
MAYR	1862	—	—	—	36	—
E. MENSI		Pneumograph	34—60 46 Mittel	—	—	—
MONTI	1872	Beobachtung	44—23			—
MURPHY und THORPE . . .	1931	Plethysmograph	43,1 = Durchschnitt im			
v. PFAUNDLER.	1916	—	45—35	—	—	—
PORTE	1893	—	—	—	—	32

Minute bei Kindern verschiedenen Alters.

3 Jahre	4 Jahre	5 Jahre	6 Jahre	7 Jahre	8 Jahre	9 Jahre	10 Jahre	11 Jahre	12 Jahre	13 Jahre	14 Jahre	15 Jahre
37,6—29,3		—	—	—	—	—	—	—	—	—	—	—
—	—	26	—	—	—	—	—	—	—	—	—	20
20—32			20—28					12—28				
27—28	25—26	25—25	24—25	26—27	25—25	24—26	22—27	22—25	22—26	24—25	23—25	22—26

2. für Mädchen, gewonnen aus 1327 Einzeluntersuchungen. Gegend von Bordeaux

3 Jahre	4 Jahre	5 Jahre	6 Jahre	7 Jahre	8 Jahre	9 Jahre	10 Jahre	11 Jahre	12 Jahre	13 Jahre	14 Jahre	15 Jahre
—	—	—	—	—	—	—	—	—	—	—	—	—
—	—	20	—	—	18		—	—	—	—	—	—
30	—	—	27	—	—	—	—	24	—	—	22	—
—	—	26	—	—	—	—	—	—	—	—	—	23
		(38-19)										(28-16)
—	—	—	—	—	—	—	—	—	—	—	—	—
Atmung												
—	—	—	—	—	—	—	—	—	—	—	—	—
30—25, bis auf 20		—	—	—	—	—	—	—	—	—	—	—
—	—	20	—	—	—	—	18	—	—	—	—	—
37	29	26	24	27	24	27	26	24	23	24	—	—
25—30			—	—	—	18—20		—	—	—	—	—
28,5—23,5 w./schl.		—	—	—	—	—	—	—	—	—	—	—
—	28	23	24	—	23	—	—	—	—	—	16	18
25	25	25	—	—	—	—	—	—	—	—	20	18
24 (32)	—	20	28	—	—	20	28	—	—	—	12	—
—	—	26	—	—	—	—	—	—	—	—	—	—
—	—	26	—	—	—	—	—	—	—	—	—	—
—	—	—	—	—	—	—	—	—	—	—	—	—
—	—	—	24				später 16—20					
31			Mittelwerte von 42 Neugeborenen und je 6 1—3jährigen Kindern									
—	—	22	—	—	—	—	—	20	—	—	—	—
—	—	—	—	—	—	—	—	—	—	—	—	—
24 (32)	—	20	28	—	—	20	24	—	—	—	16	—
—	—	—	—	—	—	—	—	—	—	—	—	—
Schlaf												
—	—	—	—	—	—	—	—	—	—	—	—	—
—	—	24	30	—	—	—	22	26	—	—	—	—

Tabelle

Verfasser	Jahr der Arbeit	Gerät	Neu-geborene	1/2 Jahr	1 Jahr	2 Jahre
Rameaux	1857	—	—	—	—	—
v. Recklinghausen	1896	Gerät siehe Text	62 schl.	—	—	—
Rennebaum	1884	Marey-Trommel	46	—	—	—
Fr. Scherer	1896	Marey-Trommel	35	—	—	28
Scorza-Schwarz	1933	—	30—45	—	—	—
E. Smith	1856	—	—	—	—	—
Thomson	1908	—	50—32	—	35—25	25
Tugendreich	1927	—	35—40	—	35—25	30—25
H. Vierordt	1906	—	ca. 40 wachend	—		28
A. Vogel, zitiert nach H. Vierordt	1867	—	26,4	—	—	—
H. Vogt	1928	Marey-Kapsel 5-Min.-Werte	36	25	20	28—24
Vormittag	1933	Pneumograph Hürtle, Krogh, Knipping	35	33,3	27,8	
Weber	1888	Marey-Trommel	58	Mittel für schlafende und

Gegenteil fest: Knaben 39, Mädchen 49. Daraufhin verwarf er seine frühere Meinung. Hierdurch wird wiederum bewiesen, wie unzweckmäßig es ist, sich auf einmalige Ergebnisse festzulegen. Ganz zu verwerfen aber ist es, wenn, wie es vielfach geschieht, man von solchen Ergebnissen ausgeht und die Arbeiten anderer Forscher kraß ablehnt.

Zwischen dem Körpergewicht und der Atemzahl fanden Deming und Mitarbeiter keine Beziehungen.

Ungewöhnliche Atemformen.

Von der Mehrzahl der Atemforscher werden an die Besprechung der Atemformen und -zahlen solche der ungewöhnlichen Atemtypen angeschlossen. Trotz ihrer verschiedenen Formen werden sie oft als Ausdruck eines einheitlichen Atemzentrums angesehen, das aber weniger eine anatomische Einheit als ein physiologischer Begriff ist. Seine Bedeutung beruht auf der Tätigkeit einzelner, entwicklungsgeschichtlich älterer oder jüngerer Teilzentren. Hierüber hat bei Neugeborenen und besonders für Frühgeburten Peiper eingehende Untersuchungen veröffentlicht. Bei verschiedenen Gelegenheiten (Geburt, Frühgeburt, Narben, Schlaf, Singultusanfall u. a.) können ältere Hirnzentren wieder selbständig werden und den jüngeren die Führung entreißen. Dabei entsteht die Notatmung, die verschiedene Formen annehmen kann. Die Keuchatmung, Schnappatmung, Seufzeratmung und die verschiedenen Formen der periodischen Atmung (Cheyne-Stokes, Biot) sind Sonderformen der Notatmung. Vormittag hat noch eine spiegelbildliche Keuchatmung beschrieben, die er zweimal beobachtete. Eckstein und Rominger berichteten über besondere Formen der Atmung, wie sie durch Schreien, Schluchzen, Gähnen und Husten verursacht werden. Diesen Beschreibungen und Kurven fügten sie Beobachtungen bei der alimentären Intoxikation, bei der Pneumonie und der Larynxstenose bei. Über die Atemform beim Niesen, Lachen und Weinen hatte schon früher — 1908 — Gaujoux berichtet.

Fortsetzung).

3 Jahre	4 Jahre	5 Jahre	6 Jahre	7 Jahre	8 Jahre	9 Jahre	10 Jahre	11 Jahre	12 Jahre	13 Jahre	14 Jahre	15 Jahre
—	—											
—	—	—	—	—	—	—	—	—	—	—	—	—
25	—	—	—	—	—	—	—	—	—	—	—	—
—	—	—	20,6	—	—	—	—	—	—	—	—	—
—	25	—	—	—	—	—	—	—	—	—	—	—
30—20	30—20	30—20	30—20	—	—	—	—	—	—	—	—	—
25	—	—	—	—	—	—	—	—	—	—	—	—
—	—	—	—	—	—	—	—	—	—	—	—	—
28—24								23	—	—	—	—
26,5				20,4						19,1		

6½—14 Jahre 21,5—24,9 für männliche Kinder

Zahlen im Schlafen niedriger als im wachen Zustand

wache Knaben

DEMING und HANNER trennten die Atmung von Neugeborenen in die regelmäßige Atmung, die höchstentwickelte Form, wobei jeder Atemzug dem vorausgehenden gleicht, und in die periodische. Von 336 Kurven schlafender Säuglinge zeigten 193 überwiegend die Regelatmung, 64 den COGWHEEL-Typ, 58 die periodische Atmung ohne und 45 mit Apnoe. 8 Kurven ließen sich nicht in diese Gruppen einreihen. Die Zahnrad- (COGWHEEL-) Atmung wird ebenso wie die M-Form von ihnen noch zur Regelatmung gezählt. Die Zahnradatmung zeigte schnelle Einatmung mit verlängerter, unterbrochener Ausatmung ohne Pause zwischen Aus- und Einatmung. Im wachen Zustand wurden auch Neugeborene geprüft. Dabei waren die einzelnen Typen weniger ausgesprochen und die periodische Atmung mit Apnoe weit weniger nachzuweisen.

Daß seelische Vorgänge auf die Atmung und damit auf die Atemzahl Einfluß haben können, wurde bereits erwähnt. MAYR hat schon 1862 darauf hingewiesen, daß durch Freude und Schreck besondere Atemformen verursacht werden. Hierbei handelt es sich wohl um die älteste Mitteilung wissenschaftlicher Art über die kindlichen Atmungsformen. Im Jahre 1872 fand eine Sitzung der Sektion für Kinderkrankheiten auf der 45. Versammlung deutscher Naturforscher und Ärzte in Leipzig statt. In ihrem Bericht findet sich folgende Bemerkung: „Dr. PILZ machte im Auftrag des Herrn Dr. STEFFEN Mitteilungen über normale Respirationskurven." Leider findet sich keine weitere Angabe. Man darf wohl annehmen, daß es sich hierbei um die Wiedergabe von Atemkurven gewöhnlicher Art gehandelt hat. Trotzdem soll dieser frühe Vortrag der Vergessenheit entrissen werden.

Wenig bekannt sind auch die Kurven, die CZERNY als 4. Mitteilung „zur Kenntnis der Gastroenteritis im Säuglingsalter" 1897 veröffentlichte. Er machte darauf aufmerksam, daß die Atmung schon früh gestört ist, während die Herztätigkeit noch unbeeinflußt erscheint. Die Störungen bestehen darin, daß zunächst die Atmung tief wird und später, kurz vor dem Tode, nach jeder Ausatmung eine Atempause eintritt, die immer länger wird. Die Einatmung ist

kurz und schnappend. Diese Atmung konnte er auch bei säurevergifteten Tieren beobachten, die ebenso wie die Säuglinge bald starben. Die Kurven sind wohl mit dem Pneumatographen angefertigt. Eine Angabe hierüber findet sich jedoch nicht.

Die Atemvolumina gesunder Säuglinge.

In den Anfängen der Säuglingsspirometrie machte die Technik des Untersuchungsverfahrens große Schwierigkeit. Die Erfolge der Erwachsenenspirometrie stellten die Untersucher der Säuglinge vor neuartige methodische Aufgaben. Da sich beim Säugling die Bestleistung der Atmung nicht bestimmen ließ, waren die Untersuchungen auf die Erforschung der Atemluft gerichtet. Diese Aufgabe hat ausführlich nach ALLIX, der im Jahre 1867 für eine kleine Gruppe von Neugeborenen eine Atemluftgröße von 40—50 ccm angab, zuerst ECKERLEIN aufgegriffen. Er fand mit seiner Apparatur, die aus einem graduierten Spirometer, einem Verbindungsschlauch und einer das Gesicht bedeckenden Maske bestand, Werte für den Durchschnitt eines Atemzuges von 35 ccm bei 51 Atemzügen in der Minute. An dem Spirometerzylinder befand sich ein Stift, der auf einer sich bewegenden Trommel die auf und ab gehenden Bewegungen des Zylinders übertrug. Dabei war 1 ccm Luft = 1 mm auf dem Papier. Weitere Angaben finden sich nicht. Die Atmung wurde stets nur eine Minute lang aufgeschrieben. So hoffte ECKERLEIN, wie er schreibt, eine Luftverschlechterung im Spirometerzylinder zu vermeiden. Aus der Tatsache, daß er keine Vertiefung der Atemzüge oder gar asphyktische Erscheinungen am Ende dieser kurzen Untersuchungen sah, schloß er, unter einwandfreien Bedingungen gearbeitet zu haben. Außer den Spirometeruntersuchungen machte er auch bei ruhiger Atmung Atemkurven mit der MAREY-Trommel. Bei diesen erhielt er eine mittlere Atemzahl von 41 in der Minute. Er begründete den auffallenden Unterschied damit, daß dieser Apparat die wirkliche Atmung weniger gut aufzeichne. Man wird wohl eher annehmen dürfen, daß die CO_2-Ansammlung in seinem Spirometer die Atmung beschleunigte und — wie seine Figur 29 zeigen dürfte — vertiefte. Seine Ergebnisse beziehen sich auf die Untersuchungen bei 5 Neugeborenen. Insgesamt fertigte er etwa 100 Atmungskurven an verschiedenen Lebenstagen an. Seine Kurven, die in seiner Arbeit in kurzen Ausschnitten wiedergegeben sind, lassen verschiedenartige Deutung zu. ECKSTEIN und ROMINGER meinten, daß die Ausschläge von 120 mm Länge nicht stimmen könnten. Sie sahen sie als Schleuderkurven an, die durch den Apparat bedingt sind. ECKERLEIN fand nämlich, daß die größte Luftmenge beim Schreien 120 ccm beträgt. Er betonte, daß die Schreikurven größere Pausen verursachen und die normale Atemzahl verändern. Die Regelkurve aber ergab eine kurze schnelle Einatmung und eine etwas langsamere Ausatmung, die ohne Pause in die Inspiration übergeht.

Einen gewissen technischen Fortschritt zeigten die Untersuchungen von R. v. DOHRN. Sein Spirometer, über dessen Eichung nichts berichtet wird, ließ nur die Aufzeichnung der Ausatmung zu. Die Untersuchungen wurden in den ersten 10 Lebenstagen vorgenommen und dauerten 5 Minuten. Die Kinder atmeten durch eine Maske aus Gummi, die das ganze Gesicht bedeckte und durch einen Schlauch mit einem Glasrohr, das 2 Ventile für die Ein- und Ausatmung aufwies, verbunden war. Dieses Glasrohr war vor dem Spirometer an-

gebracht. Aus dem Volumen der Gesamtversuchsdauer und der Zahl der Atemzüge wurde das einzelne Atemvolumen bestimmt. Daß hierbei die Fehlerquelle
nicht gering sein konnte, ist offensichtlich. So wird der Durchschnittswert von
45,7 ccm für das Atemvolumen nur als obere Grenze, aber nicht als geltender
Maßstab anzusehen sein. Die Untersuchungen wurden an 85 gesunden Neugeborenen und 15 Frühgeburten durchgeführt. Aus der Arbeit ist zu entnehmen,
daß am 1. Lebenstag das Volumen 38 ccm (bei ruhigem Atmen 36, beim Schreien
42 ccm), am 2. Lebenstag 41 (37; 44) ccm, am 3. Lebenstag 42 (38; 45) ccm, am
4. Lebenstag 43 (37; 46) ccm betrug und bis zum 10. Lebenstag auf 50 ccm (47; 51)
stieg. DOHRN berichtigte nach 5 Jahren, im Jahre 1895, die Angaben seines
Assistenten ECKERLEIN und von BÜCHNER, die eine Abnahme des Atemvolumens
am 3. Lebenstag bei zusammen 11 Fällen beobachtet hatten. Ein Unterschied
zwischen den ausgetragenen Kindern und Frühgeburten — nach Meinung der
Verfasser Säuglinge unter 3000 g Geburtsgewicht — wurde dahingehend festgestellt, daß diese Frühgeburtenwerte mit 40,7 ccm unter dem angegebenen
Mittelwert lagen, während die Atemfrequenz keine Unterschiede zeigte.

Über die Ergebnisse BÜCHNERS berichtete Professor UNGAR in der Sitzung
der niederrheinischen Gesellschaft für Natur- und Heilkunde in Bonn vom
18. Juli 1892. Für die Arbeit wurde die Messungsmethode mit der Gasuhr nach
ZUNTZ-GEPPERT benutzt. Auch hier wurde eine Maske verwandt, deren Gebrauch Schwierigkeiten bereitete. Sie war aus dickem Gummi hergestellt und
wurde mit Guttaperchastreifen am Gesicht befestigt. Untersucht wurden 5 Säuglinge, die einen auffallend niedrigen Luftwechsel am 1. Lebenstag aufwiesen.
8 Tage nach der Geburt war die Atemgröße $2^{1}/_{2}$ mal so groß als in den ersten
20 Minuten des Lebens.

4 Jahre später brachte v. RECKLINGHAUSEN eine ausführliche Beschreibung
seines Vorgehens bei der Untersuchung von neugeborenen Säuglingen. Einen
besonders breiten Raum nahm die Darstellung der Technik ein. Er war der Auffassung, daß die Ventile für die Ein- und Ausatmung nicht am Spirometer, wie
bei den Voruntersuchern, sondern an der Maske angebracht sein müßten. Die
Maske wurde aus einem Kinderspielball gefertigt, dessen Schnittstellen mit
einer besonderen Gummiplatte verdickt wurden. In ein Loch von 4 cm Durchmesser wurde der Ventilansatz aus Messing mit eingesetzt. Für das Ventil stellte
er folgende Forderungen auf: 1. dichter Schluß, 2. leichteste Beweglichkeit,
3. sicheres Arbeiten, 4. weite Öffnungen für den Luftdurchtritt, 5. möglichst
wenig vom In- und Exspirationsstrom gemeinsam benutzter Raum, 6. geringer
Ventilverlust. Die 5. Forderung veranlaßte ihn, das Ventil der Maske aufzu-
setzen, um so eine CO_2-Ansammlung zu verhindern. Der Ventilverlust betrug
nach seinen Berechnungen weniger als 1% der Atemgröße. Unter Ventilverlust
verstand er die Atemluft, die verlorengeht, wenn bei pausenloser Atmung ein
Teil der Atemluft entweicht, bevor das eine Ventil sich öffnet und das andere
sich schließt. 4 Säuglinge wurden in Rückenlage schlafend untersucht. Dabei ergab der mittlere Atemzug eine Größe von 23,3; 19,3; 22,2 und 15,2 ccm
Luftmenge. Die ersten beiden Säuglinge wurden fast täglich, das 3. Kind nur
an 4 Tagen und das 4. nur an einem Tage untersucht. Die Werte schwankten
nur bei dem 3. Kinde stark zwischen 17,3 und 31,0 ccm. Bei diesem Kinde lag
auch eine hohe Atemtätigkeit mit 72,7 bzw. 79,6 Atemzügen je Minute vor.

Bei den übrigen 3 Säuglingen schwankte die Atemzahl zwischen 50 und 84. Die Minutenvolumina lagen zwischen 1020 und 1840 ccm. Die Untersuchungen wurden meist $^1/_4$—1 Stunde nach den Brustmahlzeiten vorgenommen. Genauere Angaben über das Aussehen der Kinder und die Dauer der Versuche fehlen. Im allgemeinen war die Versuchsanordnung dieselbe wie bei Dohrn. Die Maske bedeckte Mund, Nase, Augen und einen Teil der Backe. Die Bewegungen des Spirometers wurden auf eine berußte Trommel übertragen. Insgesamt schrieb er 75 Kurven, von denen er 7 „von fast tadelloser Regelmäßigkeit entsprechend einer vollkommen ruhigen Atmung" auswählte und in einer Sonderabbildung zusammenstellte

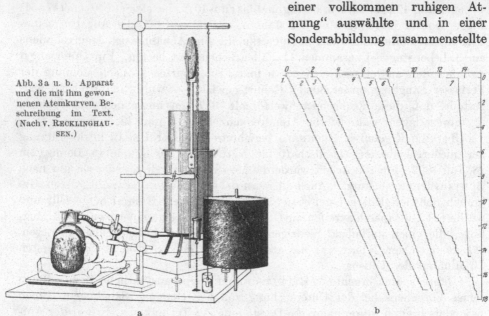

Abb. 3a u. b. Apparat und die mit ihm gewonnenen Atemkurven. Beschreibung im Text. (Nach v. Recklinghausen.)

a					b

(Abb. 3). v. Recklinghausen glaubte aus seinen Untersuchungen schließen zu können, daß die Größe der Atemzüge in den ersten 10 Lebenstagen zunähme, während sich die Frequenz nicht ändere. Im Mittel betrage die Größe des Atemzuges in den ersten 9 Tagen nach der Geburt, auf 3 kg Körpergewicht berechnet, 22 ccm. Die Zahl der Atemzüge wird mit 62 im Schlafe bzw. 68 in völlig tiefem Schlafe angegeben.

Nach v. Recklinghausen befaßte sich Konrad Gregor, Assistent der Kinderklinik in Breslau, ausgiebig mit Atmungsfragen. Auf seine „Untersuchungen über die Atmungsgröße des Kindes" beziehen sich noch heute die spirometrischen Arbeiten der Kinderheilkunde, besonders aber alle, die diese Frage für das Säuglingsalter behandeln. Um seine Untersuchungen durchführen zu können, verbesserte er den Apparat von v. Recklinghausen. Sehr wesentlich war für ihn die Maske, mit der die Säuglinge und auch die älteren Kinder atmen sollten. Er fertigte sie in Form einer Kugelkalotte von 9 cm Durchmesser aus Paragummiplatten an. Bei Säuglingen wurden Stirn und Kinn von den Masken erfaßt, bei älteren Kindern nur Nase und Mundgegend. Anfangs wurden von ihm die Masken durch Aufstreichen von glycerinfeuchten Streifen abgedichtet, später wurde ein dünnwandiger Gummischlauch am Maskenrande angebracht,

der aufgeblasen werden konnte. Zur weiteren Abdichtung wurde Borsalbe verwandt. Die Maske wurde durch Gummibänder am Kopf der liegenden Kinder befestigt. Die Kinder schliefen, wie besonders hervorgehoben wird, nach Anlegen der Maske sehr schnell, zumal die Säuglinge $1/_2$ Stunde nach der Mahlzeit untersucht wurden. Der Maske saß das Ventil auf. Die Ausatmungsluft wurde dem Apparat zugeführt, während die Einatmungsluft durch das Ventil eingeholt wurde. Die Spirometerglocke faßte eine Luftmenge von 4,0 l. Dadurch, daß gewissermaßen stoßweise nur die Ausatmungsluft auf das sich langsam bewegende Kymographion mit Rußpapier aufgeschrieben wurde, entstand eine Kurvenbildung, wie sie in Abb. 4 wiedergegeben ist. Die senkrechten Abschnitte, Ordinaten, geben die Ausatmungsluft, die waagerechten Striche, Abszissen, die Einatmungszeit wieder. 1 mm der Ordinaten entsprach 20 ccm Luft. Die Atemzüge wurden durch die Ordinaten und durch den Gürtel um Brust oder Bauch mit gleichzeitiger Übertragung auf die MAREY-Trommel wiedergegeben. GREGOR sorgte dafür, daß die Untersuchungen bei einer ständigen Zimmertemperatur von 22° C erfolgten. Die Ausmessung der Kurven geschah so, daß die Ordinaten einer 5 Minuten langen Strecke, also das Ausatmungsvolumen, festgestellt und durch die Anzahl der Atemzüge in dieser Zeiteinheit geteilt wurde. Er hat mit dem damaligen Untersuchungsverfahren so genau wie möglich gearbeitet. Nach unserer heutigen Betrachtungsweise liegen, wie aus der Beschreibung des Vorganges zu ersehen ist, mehrere Fehlerquellen vor. Die Untersuchungen wurden an 10 gesunden Säuglingen durchgeführt. Ihre Werte sind in Tabelle 2 auszugsweise wiedergegeben.

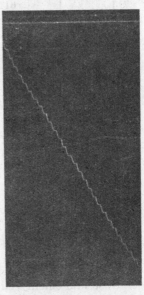

Abb. 4.
Atemkurve. (Nach GREGOR.)

Aus den Tafeln kann man folgende Schlüsse ziehen: 1. Es besteht ein Unterschied zwischen den Spirometrieergebnissen im schlafenden und wachen Zustand. Die Schlafwerte vermitteln ein klareres Bild. 2. Es besteht eine Wechselbeziehung zwischen der Atemtiefe (Atemvolumen) und der Atemzahl. Ist die Frequenz der Atmung groß, so ist die Atemtiefe niedriger, und umgekehrt. Das Atemvolumen ist im Schlafe sicher tiefer. 3. Mit zunehmendem Alter und steigenden Körpermaßen werden die Volumina für den einzelnen Atemzug und die Minutenleistung (Minutenvolumen, absolute Atmungsgröße nach GREGOR) größer. 4. Die Beziehung der Atmungsleistung in der Minute auf das Körpergewicht in Kilogramm ist nicht überzeugend (relative Atmungsgröße). 5. Es besteht kein Unterschied zwischen männlichen und weiblichen Säuglingen in der Atmungsleistung. Allerdings ist die Zahl der untersuchten Kinder für eine einwandfreie Beurteilung zu klein.

Die Untersuchungen GREGORs wurden um die Jahrhundertwende angestellt. Erst 20 Jahre später griffen ECKSTEIN und ROMINGER die Fragen erneut auf. Auch in ihrer Arbeit nahm die technische Seite einen bedeutenden Raum ein. Sie fertigten nach den Umrissen des Gesichtsschädels Glasmasken an, die auf

Tabelle 2.

Lfde. Nr. der Beobachtung	Alter des Kindes in Monaten	1	2	3	4	1	2	3	4	1	2	3	4
		Frequenz der Atmung in 1 Minute.											
		über 60	40—60	30—40	20—30	über 60	40—60	30—40	20—30	über 60	40—60	30—40	20—30
		Atmungsgröße in Kubikzentimetern											
		pro Einzelinspiration (Atemtiefe)				pro 1 Minute (absolute Atmungsgröße)				pro 1 kg Körpergewicht und 1 Minute (relative Atmungsgröße)			
Respirationsgröße von Säuglingen im wachen Zustande.													
6	V			67				2470				475	
7	V		61				2510				500		
8	VI				73				1985				456
9	VII		58				3162				468		
14	VII		66				3520				521		
15	VII		75				3600				533		
19 {	XXIV		126				5087				424		
	XXIV			124				4783				399	
Respirationsgröße von schlafenden Säuglingen.													
1	I	33				1486				410			
2	I	27				1153				330			
3	III	42				1734				377			
4	III	40				1788				390			
9	VI		51				1836				406		
10	VII			89				2030				263	
11	VII			87				2293				298	
12	VII			86				2226				290	
16	XII	76				3172				453			
17	XII		80				2870				410		
18	XXIV			136				3935				328	

der Nase und einem Teil der Wangen fest aufsaßen. Der Unterkiefer wurde von der Maske mitumgriffen. Die Maske lief in ein kurzes Ansatzstück aus, sie wurde mit breiten Heftpflasterstreifen abgedichtet. Die Verfasser glaubten, daß diese Masken denen ihrer Voruntersucher überlegen seien; die Kinder würden nicht wesentlich dadurch belästigt und könnten gut beobachtet werden, so daß die Maske lange liegen könne. Ein Ventil war an dieser Maske nicht vorhanden. Sie war durch einen Schlauch und eine zwischengeschaltete Glasflasche mit dem GADschen Pneumatographen verbunden. Die auf diesen übertragenen Atembewegungen wurden auf einem BALTZER-Kymographion aufgenommen. 1 mm dieser Kurve entsprach 3 ccm Gasvolumen.

Die Vorteile dieses Vorgehens gegenüber den früheren Untersuchungen sind offensichtlich. Es kann gleichzeitig Ein- und Ausatmung aufgeschrieben werden. Damit wird der Atemtyp und seine Häufigkeit gekennzeichnet. Der GADsche Pneumatograph arbeitet ohne Ventile, seine Fehlerbreite war bei den Versuchen 7%. Unbefriedigend ist die Lösung des Gaskessels. Die Untersucher banden nicht die ausgeatmete CO_2 durch Barytwasser, sondern durchspülten während der Versuchsreihen mit Hilfe einer Wasserstrahlpumpe die Flasche mit frischer Luft. Gleichzeitig wurde so eine stärkere Erwärmung der Flaschenluft verhindert. Die Zimmerwärme oder Barometerstand blieben unbeachtet.

Es wurden von ihnen 16 gesunde und 29 kranke Säuglinge untersucht. Die Ergebnisse dieser Untersuchungen wichen von denen ihrer Vorgänger beträchtlich ab. Sie fanden zwischen dem 1. und 2. Lebensmonat einen Atemluftwert von 10,5—13 ccm, vom 3. bis 6. einen solchen zwischen 10—18 ccm, im 2. Halbjahr zwischen 21—29 ccm. Das Minutenvolumen nahm mit dem Alter beträchtlich zu, zeigte aber keine überzeugende Beziehung zur Gewichtszunahme. Es schwankte zwischen 532 ccm (Fall 4, 6 Wochen alt) und 1215 ccm (Fall 16, 17 Monate alt). Auffallend ist, daß die beiden jüngsten Kinder (Fall 1 und 2, 12 bzw. 14 Tage alt) ein höheres Minutenvolumen haben als Fall 3 und 4, die 3 bzw. 6 Wochen alt sind. Allerdings wurden diese beiden Kinder im Urethanschlaf untersucht. Das Atemvolumen zeigte keine Beeinflussung durch diese Untersuchungsart. Sie hielt sich in den angegebenen Grenzen, so daß die Untersucher für den gewöhnlichen wie den Urethanschlaf einen Unterschied gegenüber dem Wachzustand und dem Verhältnis zur Atemluft völlig ablehnten. Auch das relative Atemvolumen nach GREGOR wurde berechnet. Eine gesetzmäßige Abstufung nach dem Alter ließ sich nicht nachweisen. Jedoch waren die Werte durchschnittlich höher als die Durchschnittswerte, die man bei Erwachsenen findet.

Als Ergebnis ihrer Untersuchungen heben ECKSTEIN und ROMINGER hervor: 1. Es besteht kein Unterschied zwischen Wach- und Schlafuntersuchung. 2. Innerhalb des 1. Lebensjahres findet sich eine gesetzmäßige Zunahme der Atemvolumina von 10—30 ccm. Auch das Minutenvolumen nimmt zu. 3. Die Schreivolumina sind 2—3—5fach so groß wie die Atemvolumina. 4. Das relative Atemvolumen schwankt sehr, zeigt aber keine sicheren Beziehungen zu Gewicht, Alter und Länge. Es ist aber höher als das von Erwachsenen.

9 Jahre später beschäftigten sich zum erstenmal zwei Amerikaner, MURPHY und THORPE, mit der Säuglingsatmung. Sie verwandten dazu ein besonderes System, das sie auf Grund einer Skizze nur kurz beschreiben. Einen KROGH-Spirometer verbanden sie mit einem tonnenförmigen Gebilde, in dem der Körper des zu untersuchenden Säuglings ruhte. Die Tonne war an der einen Seite nur so weit geöffnet, daß der Kopf und der Hals des Kindes hinausschauten. Dabei mußte natürlich, da diese Körperteile sich außerhalb des Systems befanden, der Hals an der Austrittsstelle besonders abgedichtet werden. So wurde nicht die Mundatmung, sondern nur die Luftverdrängung durch die Brustausdehnung gemessen (Abb. 5). Wichtig war ferner, daß die Kinder schliefen, da durch Körperbewegungen leicht die Atemkurve verändert wurde. Dieses Verfahren, das die Verfasser als „practical and accurate" bezeichneten, nimmt eine Mittelstellung zwischen den bisher beschriebenen Untersuchungsmethoden ein.

MURPHY und THORPE untersuchten 74 Kinder, davon 50 im Schlaf. Von den letzteren, die der Arbeit eigentlich zugrunde gelegt sind, wurden 37 innerhalb der ersten 48 Lebensstunden der Atemprüfung unterzogen. Die größte Atemzahl betrug 116 und die kleinste 24 Atemzüge in der Minute. Die Mehrzahl der Kinder hatte eine Atemzahl unter 40, die Minderzahl eine solche um 50. Als Durchschnitt wurden 43,1 Atemzüge in der Minute errechnet. Das größte Minutenvolumen war 1413, das niedrigste 433 ccm. Die Mehrzahl hatte ein Minutenvolumen von 600—700 ccm. Als Durchschnitt wurde 721,4 ccm angegeben. Ähnliche Ergebnisse zeigte das Atemvolumen mit 10,0—27,0 und dem

Durchschnitt von 16,7 ccm. Der starke Wechsel der Ergebnisse wurde besonders
hervorgehoben. Er war nicht nur am gleichen Tage, sondern auch auf derselben
Kurve zu beobachten. Bei 4 Kindern, die an 3 aufeinanderfolgenden Tagen
untersucht wurden, war zwar eine starke Unregelmäßigkeit der Atemzahl, aber
eine deutliche Zunahme des Atemvolumens zu erkennen. Eine Beziehung zu
den Körpermaßen (Gewicht, Länge, Sitzhöhe, Brustumfang), die gleichfalls mitgeteilt wurden, war nicht herauszustellen. Die Untersucher betonten, daß ihre
Werte der Volumina niedriger als die der übrigen Untersucher seien, daß sie
aber die einzigen wären, die an schlafenden Kindern gewonnen wurden.

Ein Jahr später, 1932, nahm BRÜHL Atmungsuntersuchungen bei tetanischen
Säuglingen vor. Er prüfte nach dem von ECKSTEIN und ROMINGER angewandten
Verfahren — mit geringen, nicht beschriebenen Veränderungen — auch die

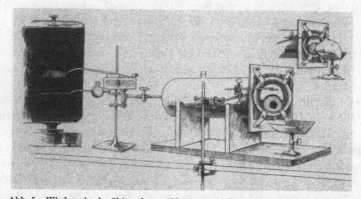

Abb. 5. Wiedergabe der Skizze des von MURPHY und THORPE benutzten Apparates.

Atmung von 2 gesunden Säuglingen im Alter von $7^1/_2$ Monaten (Fall 5 und 6).
Die Atemfrequenz betrug bei den Kindern 34,5 und 29 Atemzüge in der Minute,
das Atemvolumen 88 und 67,5 ccm je Atemzug. Das Minutenvolumen betrug
3048 und 1958 ccm bzw. 455 und 297 ccm je Kilogramm/Körpergewicht. Beide
Untersuchungen wurden im ruhigen Schlaf vorgenommen. Nach 3 Höhen-
sonnenbestrahlungen waren sämtliche Atemleistungen um 52—79% erhöht.
Auch bei tetanischen Säuglingen fanden sich Steigerungen der Atemleistung,
wenn man die Ergebnisse der Atmungskurven nach Ausheilung der Tetanie als
Ausgangswert ansieht. BRÜHL hob hervor, daß seine Durchschnittszahlen für
die Atemvolumina höher lägen als die von ECKSTEIN und ROMINGER, daß aber
die Größenordnung dieselbe sei, die LOEWY für Neugeborene mit 1400—2600 ccm
und HELMREICH für das 2. Lebensjahr mit 7000—8000 ccm je Minute angegeben
hätten. Die Atemzahlen seiner übrigen Kinder, also auch der geheilten Tetanie-
fälle, lagen mit einer Ausnahme niedriger als die Durchschnittszahlen von ECK-
STEIN und ROMINGER.

Von DEMING und seinen Mitarbeitern WASHBURN und HANNER wurden im
Jahre 1935 und 1936 die amerikanischen Untersuchungen über die Atemvolumina bei Säuglingen fortgesetzt. Ihre Methode war ungefähr dieselbe, wie sie
MURPHY und THORPE anwandten. Sie beschrieben die Veränderungen, die sie
zur Vereinfachung des Verfahrens vornahmen, ausführlich. Für die erste Arbeit
standen ihnen 27 Kinder in den ersten 13 Lebenswochen zur Verfügung; die

zweite behandelte 18 Neugeborene in den ersten Lebenstagen. Die Kinder wurden vornehmlich während des Schlafes untersucht. Die Verfasser betonen den starken Wechsel der Ergebnisse in der Atemzahl, dem Rhythmus und dem Atemvolumen. Mit steigenden Lebenstagen nahm das Minutenvolumen der Atmung zu. Da die Atemzahl, nach Lebenstagen geordnet, nicht abnahm, mußte das auf eine Zunahme des Atemvolumens zurückgeführt werden. Das konnte auch bestätigt werden. So wurde für den 1. Lebenstag eine Atemluft von 18,7 ccm und für den 11. eine solche von 24,9 ccm gefunden. Die entsprechenden Minutenvolumina betrugen 734,0 und 1143,7 ccm. Das Minutenvolumen war im Wachen größer als im Schlaf. Trotzdem es starken Schwankungen unterlag, wurde es von ihnen als das konstanteste Atemmaß im Säuglingsalter bezeichnet. Die in den beiden Arbeiten angegebenen Werte sind in der beigefügten Tabelle angeführt. Zum Vergleich sind die Ergebnisse der übrigen Forscher hinzugefügt und nach dem Lebensalter der untersuchten Säuglinge geordnet. BROCK hat für die einzelnen Altersgruppen durch Berechnungen Zahlen der Atemvolumina gewonnen, die aber von den Werten der Tabelle, besonders den neueren und wohl einwandfreiesten, teilweise beträchtlich abweichen. Auf ihre Wiedergabe wurde daher verzichtet.

Tabelle 3. Atemvolumina von gesunden Säuglingen.

Verfasser	Atemzahl in der Minute	Atemvolumen ccm	Minuten- volumen ccm	Minuten- volumen/kg Körpergewicht ccm	Bemerkungen
ALLIX 1867	46—37	40—50	—	—	—
ECKERLEIN 1890	51—41	35	1785	—	100 Kurven von 5 Neugeborenen
DOHRN 1895	45,7 38—50	—	—	—	85 Neugeborene 15 Frühgeborene
v. RECKLINGHAU- SEN 1896.	62	15,2—23,3	1020—1840	—	75 Kurven von 4 Neugeborenen, schlafend in Rük- kenlage
GREGOR 1902	58		s. Tabelle 2		
ECKSTEIN u. RO- MINGER 1921	53	10,5—13 steigend auf 18 1. Halbjahr, auf 30 2. Halbjahr	600—1000 im 1. Jahr	100—200	15 Säuglinge und 2 Frühgeburten
MURPHY und THORPE 1931	43,1	16,7 (10—27)	721,4 (433—1413)	—	Durchschnittswerte von 50 Neugebore- nen, 1. bis 10. Le- benstag
BRÜHL 1932	34,5—29	88—67,5	3048—1958	455—297	2 Kinder von 7½ Mo naten. Ruhiger Schlaf
DEMING u. WASH- BURN 1935	41 (24—76)	27,3 (9,7—53,1)	1078,3 (354—2007)	131,3[1]	Untersuchungen an 27 Säuglingen im 1.Lebensvierteljahr
DEMING u. HAN- NER 1936	44	9,7—30,5 19,8	225—1835,1 851,1	38,1—248,1 127,3[1]	336 Kurven von 18 schlafenden Neuge- borenen

[1] Bezogen auf 1 amerikanisches pound = 453,5 g.

Deming und Mitarbeiter stellten auch die höchsten Einzelatemvolumina ihrer Kinder an jedem Lebenstag zusammen. Dabei waren bei einzelnen Neugeborenen die beim Schreien am 1. Lebenstag gewonnenen Werte höher als die des 10. Der höchste Wert war 181 ccm, der niedrigste 121 ccm. Der Durchschnitt lag in den ersten 10 Lebenstagen zwischen 130 und 145 ccm. Die Untersucher meinten, daß diese Werte der tatsächlichen Vitalkapazität von Neugeborenen sehr nahe kämen.

Zwischen den einzelnen Rassen war bei den Säuglingen kein Unterschied in der Atemleistung zu finden. Von den insgesamt 45 Kindern, deren Leistungsergebnisse in den beiden Arbeiten verwertet wurden, waren 33 Weiße, 7 Mexikaner, 4 Neger und 1 Philippino-Mexikaner-Mischling. Wohl glaubte man bei den verschiedenen Geschlechtern solche Unterschiede feststellen zu können.

Diese Meinung widerspricht der Auffassung sämtlicher übrigen, auf Tabelle 3 vertretenen Atemforscher. Fernerhin wird der Unterschied zwischen Wach- und Schlafatmung besonders hervorgehoben. Das bringt Deming und seine Mitarbeiter in Gegensatz zu Eckstein und Rominger, von denen sie sich auch schon durch ihre zahlenmäßigen Ergebnisse unterscheiden. Das ist aus der Tabelle leicht zu entnehmen. Die weitere Beobachtung, daß die Atemleistung auch beim Säugling mit dem Lebensalter sich ändere, wird dagegen allgemein gemacht und damit anerkannt.

Die Atemvolumina kranker Säuglinge.

Die Atmung kranker Säuglinge wurde wohl zuerst von A. Czerny beschrieben. Wenn auch diese Beobachtungen noch nicht durch Zahlenmessungen belegt werden konnten, so ist die Beschreibung der Atmung gastroenteritiskranker Kinder ungemein klar und bisher nicht übertroffen. Aus ihr ist zu ersehen, daß die Atmungsveränderungen sorgfältig beobachtet werden müssen, wenn sie einen Fingerzeig für die Diagnose der eigentlichen Erkrankung, für die sie Ausdruck sind, geben sollen. Leider liegen für die Pathologie der Atmungsformen im Säuglingsalter nur wenige Arbeiten vor. Im wesentlichen haben aber die Forscher, die die Atmung gesunder Säuglinge studierten, ihre Aufmerksamkeit auch pathologischen Fällen gewidmet.

So hat Gregor 6 kranke Säuglinge in seinen Untersuchungskreis gezogen. Allerdings wurden die Untersuchungen erst dann vorgenommen, wenn keine klinischen Erscheinungen einer Erkrankung der Lunge oder Bronchien oder sonstiger innerer Organe mehr nachzuweisen waren. Unter diesen Säuglingen waren einige, bei denen bakteriell oder durch nachträgliche Obduktion Lungentuberkulose festgestellt oder bei den Geschwistern beobachtet wurde. Eine genaue Krankheitsangabe findet sich nicht. Säuglinge des 1. Lebenshalbjahres wurden nicht geprüft. Bei diesen 6 Kindern war die Zahl der Atemzüge sowohl bezüglich der höchsten und niedrigsten Werte als auch in bezug auf die Durchschnittszahlen mit 57 (2. Halbjahr) und 62 (2. Lebensjahr) höher als die der gesunden Säuglinge. Anders liegen die Verhältnisse bei der Atemtiefe. Es ist sowohl das höchste und niedrigste Atemvolumen als auch der Durchschnittswert niedriger. Ähnlich sind die Verhältnisse beim Minutenvolumen der Atmung, dagegen sind bei der relativen Atmungsgröße alle Werte höher.

VOGT und LEDERER gingen der Frage der Wirkung von Arzneimitteln (Atropin und Alkohol) bei Kindern nach. Unter ihren 12 Fällen war auch 1 Säugling von 6 Monaten mit asthmatischer Bronchitis. Die durchschnittliche Atemtiefe betrug bei 2 Versuchen 60 und 63 ccm. Die absolute Atmungsgröße war niedriger und die relative größer als die der übrigen 4—12 Jahre alten Kinder. Die Untersuchungen wurden im Schlaf mit dem HÜRTHLE-Apparat und dem MAREY-Pneumographen gleichzeitig vorgenommen. Da das HÜRTHLE-Gerät geeicht worden war, ließen sich die Kurven ausmessen. Die Atemzahl war 40 und 42 je Minute. Vergleichende Untersuchungen an gesunden Säuglingen liegen nicht vor, so daß die Angaben nur als Einzelwerte vermerkt werden können.

ECKSTEIN und ROMINGER prüften die Atmungsverhältnisse bei 19 Säuglingen, von denen 14 solche Krankheiten aufwiesen, die eine Atemstörung machen können. Zunächst sei die Atemzahl besprochen. Eine Gruppe von Kindern mit leichter Dyspepsie, die zum Teil schon abgeklungen war, zeigte dieselbe unregelmäßige Atemzahl, wie sie bei gesunden Säuglingen beobachtet wurde. 3 Fälle mit Pyodermie hatten eine durchschnittliche Atemzahl von 45—70 in der Minute, eine Dekomposition im Ausheilungsstadium 42, eine Hypertrophie 52, ein Rachitiker 36, eine Lues congenita 45, ein Hydrocephalus 35. 2 Krankheitsbilder fielen aus dem Rahmen dieser Beobachtungen heraus, nämlich die schwere Pneumonie und die Intoxikation, die hohe (110) und niedrige (30 bis 35) Atemzahlen aufwiesen. Diese beiden Krankheitsgruppen nehmen auch bezüglich ihrer Atemvolumina eine Sonderstellung ein. Bei der Intoxikation ist das Atemvolumen beträchtlich erhöht, das gleiche trifft auch für das Minutenvolumen und das relative Atemvolumen zu. Das relative Atemvolumen wurde ebenfalls bei der Hypotrophie besonders hoch gefunden. Bei der Pneumonie ist das Atemvolumen entsprechend der Ausdehnung der erkrankten Lungenbezirke vermindert.

In der gemeinsam mit WIELAND verfaßten Arbeit gebrauchten die gleichen Verfasser für die Beobachtung der „Wirkung des krystallisierten Lobelins auf das Atemzentrum" den oben beschriebenen Apparat. Sie schrieben zwar Atemkurven von jüngeren Kindern verschiedener Krankheitsgruppen; Einzelheiten über die Atemvolumina mitzuteilen lag aber nicht im Rahmen der Arbeit.

Auf die Untersuchungen von BRÜHL ist schon hingewiesen worden. Er prüfte 4 Kinder im Alter von 6—11$\frac{1}{2}$ Monaten, die an Tetanie erkrankt waren, vor und nach der Behandlung. Die Atemzahl war vor der Behandlung in allen Fällen höher als nach Heilung. Das Atemvolumen zeigte eine gewisse Abhängigkeit von der Atemzahl. Für das absolute und relative Atemvolumen ließ sich kein bestimmtes Verhältnis zum Alter oder zum Körpergewicht aus der Tabelle herauslesen.

SCORZA berichtete 1933 in einem Übersichtsaufsatz „La respirazione nel lattante sano e in alcune forme patologiche" über Untersuchungen zusammen mit E. SCHWARZ, bei denen sie bei Bronchopneumonie Atemzahlen bis 110 in der Minute feststellten, während die tuberkulöse Meningitis eine Atemzahl von 35—40 hatte. Über die Lungenvolumina dieser Kranken findet sich keine Mitteilung.

Die Ergebnisse der Arbeiten über die Lungenvolumina kranker Säuglinge sind nicht in einer Tabelle dargestellt. Dazu ist die Zahl der Fälle zu gering und

die Technik der Untersuchenden zu wechselnd. Außerdem sind die Krankheiten und ihr Verlauf zu verschiedenartig, um ein einheitliches und abgerundetes Bild zu vermitteln.

Zusammenfassend läßt sich sagen, daß die Untersuchung von Säuglingen und besonders von kranken Säuglingen für die Spirometrie noch große Schwierigkeiten bietet. Bis jetzt ist ein einwandfreies Verfahren für sie noch nicht gefunden, es sind nur erst Ansätze dafür vorhanden. Auch die neue indirekte Methode der Amerikaner ist nicht restlos befriedigend. Aber nicht nur die Verfahren reichen nicht aus, sondern auch die Säuglinge sind nicht immer einwandfreie Vergleichsobjekte. Die Unterschiede sind nach der Mehrzahl der Untersucher im wachen oder schlafenden Zustand groß. Die Unruhe der Kinder stört nicht selten bei der Untersuchung beträchtlich. Daher wäre es zweckmäßig, daß bei der Arzneimittelprüfung in der Spirometrie ein Mittel für alle Untersuchungen gewählt würde, das die Atmung nicht beeinflußt, das Verhalten des Kindes nicht stört und doch eine Prüfung am beruhigten Kind ermöglicht. Die Prüfung der Arzneimittelwirkung ist auch vom Gesichtspunkt einer guten Arbeitsbedingung unbedingt zu fordern.

Der Beurteilung des Schlafzustandes der Säuglinge bietet die Spirometrie der Frühgeburten eine geeignete Grundlage. Da Frühgeburten aber andere Lebensvoraussetzungen haben und sich auch sonst von den gesunden Säuglingen unterscheiden, sollen sie gesondert besprochen werden.

Atemuntersuchungen an frühgeborenen Säuglingen.

Über die Untersuchung von Frühgeburten berichtete wohl zuerst ECKERLEIN. Er schrieb, daß er ein „bedeutend zu früh geborenes Kind mit untersucht, welches mehrere Tage nach der letzten Aufnahme an Schwäche gestorben" sei. Die allmähliche Abnahme der Luftvolumina, die nicht besonders angegeben wird, sei durch zunehmende Schwäche der Muskulatur und durch zunehmende Ausschaltung einzelner Luftbläschen bedingt. Der Atmungstyp dieses Kindes wird in mehreren Kurven wiedergegeben. Man sieht, daß die Atmung der Frühgeburten schon frühzeitig, im Jahre 1890, besondere Aufmerksamkeit erregt hat.

Von den 15 Kindern, die R. DOHRN als Frühgeburten anführt, wog keines unter 2500 g. Ihr niedrigstes Gewicht war 2710 g, 12 Kinder wogen zwischen 2900 und 3000 g. Es handelte sich also nicht um Frühgeburten im heutigen Sinne. Trotzdem fand DOHRN einen Unterschied gegenüber den Kindern über 3000 g. Die bei einer Ausatmung geleistete durchschnittliche Luftmenge lag bei den 15 Kindern um 5 ccm niedriger und betrug 40,7 ccm. Auch für diese Kinder bestätigte sich die tägliche Volumenzunahme, deren Ursache gesehen wird: 1. in dem wachsenden Atembedürfnis der Kinder, 2. in der zunehmenden Leistungskraft der Atemmuskulatur, 3. in der erleichterten Zugängigkeit der Lungenalveolen.

Auch ECKSTEIN und ROMINGER untersuchten Frühgeburten, und zwar eine zu 1030 g, die nach 14 Tagen mit einem Gewicht von 1100 g erneut untersucht wurde, und eine zweite mit einem Gewicht von 2140 g. Sie betonten die außerordentliche Schwankung der Atemtätigkeit bis zu 136 Atemzügen in der Minute. Als Durchschnittsatemzahl fanden sie bei der ersten Frühgeburt 65 und bei der anderen 45. Das erste Kind war bei der Untersuchung 3 Tage, das zweite

$2^1/_2$ Monate alt. Als mittleres Atemvolumen gaben sie 10,5 (äußerste Werte 15 : 6) und (14 : 10) ccm an. Besonders bedeutsam erschienen ihnen die Werte des relativen Atemvolumens mit 572—663 ccm für das erste und 252 ccm für das zweite Kind. Diese hohen Werte wurden sonst nur von 4 Kindern mit alimentärer Intoxikation erreicht, die allerdings auch ein wesentlich höheres Atemvolumen aufwiesen. Die gemeinsame Grundlage des Befundes wurde von ihnen in dem gesteigerten Stoffumsatz gesehen.

SHAW und HOPKINS prüften 1931 in 20 Untersuchungen 9 gesunde Frühgeburten zwischen 1077 und 2296 g Gewicht. Sie legten den Körper der Kinder in einen Messingzylinder, dessen Inneres durch ein Celluloidfenster beobachtet werden konnte. Die eine Seite war geschlossen, die andere mit einem Gummituch so abgedichtet, daß nur der Kopf durch eine engschließende Öffnung nach außen schaute. Die Kinder wurden mit dem Zylinder-Plethysmographen in einen KROGH-Spirometer von 90 ccm Inhalt gesetzt. Es handelt sich also um dieselbe Art des Vorgehens im Grundsatz, wie sie von MURPHY und THORPE angewandt wurde. Beide Arbeiten und Beschreibungen des Verfahrens erschienen unabhängig voneinander im August 1931 in verschiedenen amerikanischen Zeitschriften.

Die Versuche dauerten, je nach dem Verhalten der Säuglinge, 20—60 Minuten. Sie waren meist ruhig, trotzdem waren bei demselben Kind wie auch bei den verschiedenen Frühgeburten die Ergebnisse außerordentlich unterschiedlich. Als Durchschnittswerte der gesamten Versuche wurden für das Mindestminutenvolumen 600, für das Höchstminutenvolumen 795 und als mittleres Minutenvolumen 698 ccm errechnet. Diese 3 Volumenarten wurden dadurch gewonnen, daß in jeder Kurve die kleinsten, größten und mittleren Werte bestimmt wurden. So ist es verständlich, daß für die 3 Arten noch besondere Schwankungsbreiten angegeben werden konnten, und zwar für die erste 304 bis 935 ccm, für die zweite 460—1225 ccm, für die letzte 385—1092 ccm. In der gleichen Weise wurde als Mindestatemzahl 49 (31—78), als Höchstatemzahl 67 (39—114), als mittlere Atemzahl 58 (36—87) festgestellt. Als „tidal volume" = Atemvolumen erhielt man 12,3 ccm (4,5—17,2). Die Untersucher wiesen besonders auf die außerordentlichen Schwankungen ihrer Ergebnisse hin, die von Minute zu Minute bei demselben Kind manchmal 100 und mehr Prozent ausmachen können. Auf 1 pound Körpergewicht (453,5 g) bezogen, betrug das Minutenvolumen 193,1 ccm. Diese Werte pendelten nur zwischen 10 und 30 % bei den Kindern.

Die Mitteilung der amerikanischen Verfasser bestätigt die Beobachtungen zahlreicher europäischer Forscher. ECKSTEIN und ROMINGER konnten zeigen, daß bei Frühgeburten häufig eine CHEYNE-STOKES-Atmung auftritt, wobei Pausen bis zu 10 Sekunden möglich waren. Gleichzeitig beobachteten sie ein wellenförmiges An- und Absteigen der Abszisse, die Polylepsie. Auch ECKSTEIN und PAFFRATH, MENDELSOHN und A. PEIPER konnten diese Beobachtungen über den Atemtypus bestätigen und erweitern. SALMI und VUORI gingen 1930 bei 16 Frühgeburten verschiedenen Alters und Gewichtes noch einmal der Atemform nach. Sie benutzten nur den Brustschlauch und die MAREY-Kapsel und lehnten „die teueren und — allen Versicherungen ihrer Erfinder zum Trotz — uns schwierig erscheinenden Apparate" — von ECKSTEIN und ROMINGER — ab

und verzichteten auf die Feststellung der Atemvolumina. Trotzdem verdienen
ihre Untersuchungen hervorgehoben zu werden. Das Cheyne-Stokes-Atmen
kommt nach ihnen bei Frühgeburten abwechselnd mit der gleichmäßigen Atemform vor. Besonders häufig soll es im Schlaf, in Perioden der Ruhelosigkeit,
nach warmen Bädern bis 40° C und in apnoischen Zuständen bei kranken und
schwachen Frühgeburten auftreten. Es wurde bei fast allen Frühgeburten in
den ersten 2 Lebensmonaten beobachtet und ist in seiner Dauer von dem Schwan-
gerschaftsalter, dem Gesundheitszustand und der Lebenskraft abhängig. Auch
die Frühgeburten atmen ausschließlich mit dem Zwerchfell. Ähnliche Gedankengänge wurden bereits 1913 von Dědek geäußert in einer Arbeit, die wenig Beachtung gefunden hat.

Die Atmung der Frühgeburten hat vor dem Kriege in dem Streit der Wissenschafter über die Bedeutung der Lungenatelektase eine große Rolle gespielt, bis
durch Yllpö im Röntgenbilde nachgewiesen wurde, daß die Lunge eines Früh-
geborenen, wenn es lebensfähig ist, „gleich nach der Geburt überall Luft" enthält. Damit wurde die Annahme einer angeborenen Atelektase weitgehend
zurückgewiesen. Auf Grund ihrer Beobachtungen und Überlegungen kamen
Langstein und Yllpö zu der Schlußfolgerung:

„Demnach ist die hochgradige Atelektase, die wir so häufig bei den Frühgeburten finden,
nach aller Wahrscheinlichkeit erst das Produkt der allerletzten Lebensstunden."

Nach ihrer Ansicht kommen auch bei ausgetragenen Säuglingen und älteren
Kindern Atelektasen nicht selten vor, so bei Rachitikern als Folgeerscheinung
von wiederholten entzündlichen Vorgängen in der Lunge. Man hätte glauben
sollen, daß bei dieser Fragestellung die Bestimmung der Vitalkapazität der
Kinder besondere Aufmerksamkeit erregt hätte, da dadurch der Ausfall des
nicht beatmeten Lungengewebes am besten gekennzeichnet wird.

Die Vitalkapazität der Kinder.
Verhältnis der Vitalkapazität zum Lebensalter.

Über die Vitalkapazität des Säuglings besitzen wir keine genauen Angaben.
Gundobin meinte, daß Säuglinge eine verhältnismäßig große Vitalkapazität (Vk.)
besäßen, was ihnen die Möglichkeit verleihe, ununterbrochen zu schreien. Mit
Abnahme der Atemfrequenz steige die vitale Kapazität der Lungen.

Gregor sagte hierzu: „Eine forcirte Athmung, die beim Erwachsenen zur Feststellung
des Werthes für die vitale Kapazität dient, kommt beim Säugling normaler Weise vielleicht
gar nicht vor."

Bei 3jährigen Kindern fand 1857 Schnepf die Vk. im Durchschnitt um
450 ccm. Er ist außer Wintrich wohl der erste, der die Vk. von Kindern prüfte.
Mit 6 und 7 Jahren könne das Kind seine Atmung besser ausführen, sie betrage
dann 800—1000 ccm, zwischen 8—10 Jahren sei sie 1100—1600 ccm, im Mittel
1383 ccm. Mit 11 Jahren werde ein Wert von 1700 ccm gemessen. So steige
die Vk. mit 14 Jahren bis 2500 ccm. Für gleichaltrige Mädchen lägen die Zahlen
im allgemeinen niedriger.

Wintrich, der im Jahre 1848/49 die Zöglinge des Münchener Waisenhauses
untersuchte, fand für 10jährige Knaben und Mädchen 1396, für 11jährige
1840 (!), für 12jährige 1452, für 13jährige 1694 und für 14jährige 1480 (!) ccm.

Vom 14. Lebensjahr an mache sich der Geschlechtsunterschied in der Bestluftleistung bemerkbar. Er legte den Hauptwert auf die Staffelung nach dem Alter. Danach gemessen betrug auf je 1 cm Körperlänge für 6—8jährige Kinder die Vk.-Zunahme 6,5—9 ccm, für 8—10jährige 9—11 ccm, für 10—12jährige 11 bis 13 ccm und für 12—14 Jahre alte 13—15 ccm. Kinder unter 6 Jahren lieferten unsichere Werte.

Auch PAGLIANI untersuchte 1877 Angehörige dieser Altersgruppen. Dabei staffelten sich die Werte zwischen 1660 und 2100 ccm für Knaben, Söhne ländlicher Arbeiter, und zwischen 1500 und 2100 ccm für Mädchen, Töchter eines Erziehungsinstitutes. Bei ihm lagen die Werte der Mädchen im Durchschnitt niedriger als die der Knaben.

KOTELMANN stellte 1879 die Bestluftleistungen von 515 Hamburger Gymnasiasten zusammen. Für 9jährige gab er 1771, für 10jährige 1865, für 11jährige 2022, für 12jährige 2177, für 13jährige 2270 und für 14jährige 2496 ccm Bestluft an. Neben diesen Maßen stellte er für die einzelnen Altersstufen Vergleichszahlen von Brustumfang zur Vk. und Körperlänge und Gewicht zur Vk. auf. Eine tabellarische Darstellung dieser Maße selbst erfolgte nicht. Bei den Brustumfangmessungen hatte sich herausgestellt, daß zwischen dem 13. bis 17. Lebensjahr der Umfang am stärksten wuchs. Dasselbe war bei der jährlichen Zunahme der Vk. zu zeigen. Hier hatten dieselben Altersgruppen die stärkste Zunahme. Der Höhepunkt lag bei beiden Verfahren um das 15. Lebensjahr.

In den Jahren 1894 und 1897 kam GILBERT auf Grund seines Materials — 1279 Knaben und 1244 Mädchen — zu dem Schluß, daß die Vk. bei Knaben in allen Altersstufen größer ist. Zwischen dem 6. bis 13. Lebensjahr sei der Unterschied nicht so groß. Mit 6 Jahren hätten die Knaben einen Vorteil von 65,7 ccm, mit 13 Jahren einen solchen von 283,6 ccm und mit 19 Jahren einen um 1610 ccm. Mit 13 Jahren erreichten die Mädchen ihre Bestleistung, während die Leistungszunahme für Knaben hier erst beginne.

Im Jahre 1896 hat HALL 2434 Schüler und Studenten von Philadelphia und Umgebung nach anthropometrischen Gesichtspunkten untersucht, um den Wechsel in den Körperverhältnissen während des Wachstums festzulegen. Als 26. Vorgang wurde auch die Lungenkapazität geprüft, als 27. bis 31. die Kraft verschiedener Muskeln. Er kam zu der Überzeugung, daß die Vk. sich mit der Körperkraft ändert. Auf keinen Fall habe sie enge Beziehungen zum Körpergewicht oder zum Körpervolumen. In seiner Tabelle III gab er nach dem Alter gestaffelte Werte an. Diese sind aber ohne Bedeutung, da sie keine absoluten, sondern reduzierte Zahlen darstellen.

Im Jahre 1902 prüfte SMEDLEY 2788 Knaben und 3471 Mädchen aus Chikago. Er führte seine Untersuchungen mit dem „wet type" des Spirometers durch, der ein austauschbares hölzernes Mundstück hatte. In seinen Tabellen gab er Vergleichszahlen für Größe, Sitzhöhe, Gewicht, Druckkraft der rechten und linken Hand, ferner für die Ergographie der einzelnen Altersgruppen an. Eine Zusammenstellung nach der Körpergröße oder Sitzhöhe allein erfolgte dagegen nicht. Wenn man die prozentuale jährliche Vk.-Zunahme betrachtete, so zeigte sich, daß zwischen dem 11. und 12. Lebensjahr die Mädchen etwas mehr zunehmen, die Knaben aber zwischen dem 14. und 16. Jahr eine beträchtliche Mehrzunahme, bis 15%, aufweisen.

4 Jahre später veröffentlichte Frau Dr. phil. L. HOESCH-ERNST ein umfangreiches Werk über anthropologisch-psychologische Untersuchungen an Züricher Schulkindern. Unter den zahlreichen Maßen — je 21 an 350 Kindern — wurde auch die Vk. geprüft. Hierzu wurde ein englisches Spirometer der Firma Tallack, London, benutzt. Die Verfasserin entwickelte die Ansicht, daß der Wert der absoluten Vk.-Zahlen gering sei, und „nur vergleichsweise zwischen den einzelnen, am selben Apparat und unter denselben Bedingungen untersuchten Individuen und Gruppen von Kindern ist dies Maß mit Beziehung auf andere Maße von einiger Bedeutung". Die Beziehung der Vk.-Werte zur Körpergröße wurde von ihr abgelehnt, ihr Verhältnis zu den Brustmaßen aber ausdrücklich hervorgehoben. Die Ergebnisse der spirometrischen Untersuchungen sind in Tabelle 4 niedergelegt.

GUNDOBIN und SEILIGER fanden für 7jährige russische Knaben im Durchschnitt eine Lungenfaßkraft von 1300 ccm, für gleichaltrige Mädchen 1000, für 12jährige Knaben 2053 und für Mädchen 1894 ccm. Hierzu meinte der erstere, daß man Zahlenangaben für das junge Kindesalter nur mit Vorsicht betrachten könne, da die Vk. „selbst bei 7—8jährigen Kindern sich nur mit bedeutendem Aufwand von Zeit und Mühe bestimmen läßt". Diese Bemerkung trifft für mittel- und westeuropäische Kinder der angegebenen Altersgruppen nach meinen Erfahrungen nicht zu.

BORUTTAU gab 1913 für Jungen und Mädchen gesondert Zahlen für die Bestleistung der Lungen an. Sie umfaßten das 12. bis 19. Lebensjahr. Die Zahlen sind in der beigefügten Tabelle mitgeteilt. Wie die Werte gewonnen wurden, war nicht zu ermitteln. BALDWIN 1914 ist der Einzige, der feststellte, daß im Alter von 13—14 Jahren Mädchen eine größere Vk. als Knaben besitzen. Nur Frau HOESCH-ERNST hatte noch für das Alter von 10—11 Jahren eine geringe Überlegenheit der Mädchen im Durchschnitt um 43 ccm gefunden. Diese Befunde wurden von späteren Untersuchern nicht bestätigt.

Die Staffelung nach dem Alter hat auch weiterhin die Untersucher gereizt. So wurde sie noch im Jahre 1915 von STILES und GRAVES bei 1618 weißen amerikanischen Schulkindern im Alter von 6—17 Jahren angewandt. Dabei war der Unterschied der Geschlechter deutlich. Während die Knaben bis zum Alter von 13 Jahren die Mädchen um 100—200 ccm übertrafen, hatten sie von 14—17 Jahren eine zunehmend höhere, von 300—1100 ccm gehende Leistung. — Die Untersuchungen wurden mit dem Trockenspirometer durchgeführt. Kinder aus besser gestellten Familien hatten im allgemeinen eine höhere Bestluftleistung.

Auch STEWART und SHEETS ordneten ihre Untersuchungsergebnisse von 430 gesunden Kindern — 228 Knaben und 202 Mädchen — nach dem Alter und außerdem nach dem Gewicht, der Körpergröße und Sitzhöhe. Dabei wurden für 6jährige Jungen 1160 ccm, für Mädchen 1050 ccm erhalten. Für 14jährige betrugen die gleichen Verhältnisse 2650 : 2520 ccm. Die Kinder waren im Alter von 4—15 Jahren. Zur Untersuchung diente ein feuchter Spirometer. Diese Arbeit faßte als vorläufige Mitteilung nur ein Teilergebnis zusammen. Im selben Jahr gab STEWART allein seine Beobachtungen an 2509 normalen und gesunden Kindern — 1289 Knaben und 1220 Mädchen — im Alter von 4—19 Jahren bekannt. Seine endgültigen Zahlen sind aus der Tabelle zu entnehmen. Er betonte den starken Wechsel der Werte und verwarf die Mitteilung von BALDWIN. Die

Vk. der Mädchen nehme zwar zu einem früheren Zeitpunkt schneller zu, sei aber auch früher beendet. Diese Besonderheit ist in einer Kurve erläutert, die ich beifüge. Von 4—11 Jahren ist die Kurve für die Jungen geradlinig. Das entspricht der gleichmäßigen jährlichen Vk.-Zunahme. Bis zum 14. Lebensjahr ist die Zunahme weniger gleichmäßig. Die Kurve bekommt einen Knick, um vom 14. Lebensjahr an steiler zu verlaufen. Bei den Mädchen liegen die Verhältnisse anders. Zwischen 4 und 6 Jahren ist die Vk.-Zunahme beträchtlich, sie hält bis zum 13. Lebensjahr an, wenngleich sie zwischendurch eine langsamere Steigung erfährt. Vom 14. bis 18. Lebensjahr ist die Zunahme im Verhältnis zu den Jungen unbedeutend, die Kurve verläuft daher flacher.

STEWART gab an, daß man die Vk. nach der Formel $y = (ax) \pm b$ berechnen könne. Dabei entspricht y der Vk., $a =$ Alter in Jahren, $x =$ erste Konstante, $b =$ zweite Konstante. Die beiden Konstanten wechseln mit den verschiedenen Altersgruppen. So erhielt er für die Altersgruppe von 4—9 Jahren bei Jungen $x = 177,5$, $b = +81$. Für die Altersgruppe von 10 bis 12 Jahren fand er $x = 178,0$, $b = +76$. Für die Gruppe von 13—19 Jahren wurde $x = 310,0$ und $b = -1580$ angegeben. Bei den Mädchen sind die Altersgruppen anders, ebenso die Zahlen für die Konstanten. Dadurch, daß die

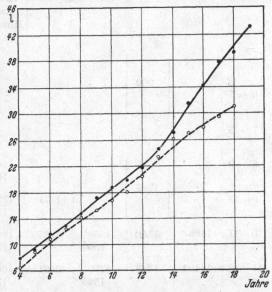

Abb. 6. Diagramm für Vitalkapazität und Alter von Jungen und Mädchen. Die Kurve der Mädchen ist gestrichelt. In der Abszisse ist das Alter von 3—19 Jahren angegeben. (Nach STEWART.)

Altersgruppen für die beiden Geschlechter verschieden sind und die Konstanten wechseln, erhalten diese Zahlen und mit ihnen die Formeln wenig Wert.

Auch MUMFORD und YOUNG befaßten sich mit der Aufgabe, die Vk. nach den von ihnen festgestellten Zahlen zu berechnen. Sie kamen nach ausführlichen mathematischen Überlegungen zu der Gleichung Vk. $= kl^n$. Dabei ist n für das Alter von 12—18 Jahren verschieden und schwankt zwischen 2,24 und 2,51; k hat den Wert 0,31854 für 12 Jahre und 0,10103 für 18 Jahre. In den anderen Altersstufen wechselt dieser Wert beträchtlich. l ist der Wert für die Körperlänge in Zentimetern. Diese Formel hat sich wenig eingebürgert.

Im Jahre 1926 prüften SMILLIE und AUGUSTINE im Anschluß an Arbeiten über die Verbreitung des Hakenwurms die Vk. bei 6—16jährigen Knaben und Mädchen weißer und schwarzer Rasse. Sie bestätigten STEWARTS Diagramm vollständig, nur in der Altersgruppe für Mädchen zwischen 14—16 Jahren verläuft ihre Kurve wesentlich flacher. Sie übersteigt den Wert von 2365 ccm Bestluft nicht, während die gleichaltrigen Mädchen STEWARTS über 2900 ccm leisteten. Die Verfasser hatten hierfür keine Erklärung. Die Negermädchen verhielten sich gleichsinnig, wenngleich ihre Bestleistung niedriger lag.

Tabelle 4. Vitalkapazität nach

Lebens-jahr	WINTRICH 1854 Deutsch-land	SCHNEPF 1857 Frank-reich	PAGLIANI 1877 Italien	KOTEL-MANN 1879 Deutsch-land	GILBERT 1894 Ver. Staaten	SMEDLEY 1902 Ver. Staaten	HOESCH-ERNST 1906 Schweiz	GUNDO-BIN-SEILIGER 1912 Rußland	BORUTTAU 1913 Deutsch-land
	ccm	ccm	ccm	ccm	ccm	ccm	ccm	ccm	ccm
3— 4		450							
4— 5					Zahlen nach HOESCH-ERNST	736[1] 754			
5— 6			900			930 855			
6— 7						1098 1008			
7— 8						1240 1121		1300[1] 1000	
8— 9			1383		1168[1] 1056	1388 1215	1216[1] 1098		
9—10				1771	1328 1160	1549 1360	1234 1022		
10—11	1396	1350	1660[1] 1500	1865	1464 1312	1659 1456	1233 1276		
11—12	1840 !	1845	1770 1585	2021	1664 1328	1799 1587	1421 1326		
12—13	1452	1863	1860 1776	2177	1816 1664	1956 1729	1736 1347	2053 1294	1850[1] 1600
13—14	1694	2131	2045 1930	2270	1920 1680	2246 1924	1950 1631		2000 1800
14—15	1480 !	2489	2100 2100	2496	2000 1680	2527 2117	1925 1725		2200 2000
15—16		2708	2445 2233	2757		2858 2225			2500 2200
16—17			2485 2223	3253		3363 2306			2700 2250
17—18			2660 2300	3553		3570 2304			3150 2300
18—19			3115 2325	3686		3701 2351			3200 2350
19—20			3125 —	3891					3250 2350

[1] Bedeutet, daß von 2 Zahlen jeder Altersstufe die obere für männliche, die untere für
[2] Bedeutet Zahlenangaben nur für Jungen nach Halbjahren (10,6—11 usw.) geordnet.

dem Alter und Untersucher.

STILES u. GRAVES 1915 Ver. Staaten ccm	STEWART 1922 Ver. Staaten ccm	BINET 1922 Frankreich ccm	MUMFORD u. YOUNG 1923 England ccm	SMILLIE u. AUGUSTINE 1926 Ver. Staaten ccm	SCHLESINGER 1927 Deutschland ccm	H. MÜLLER 1931 Deutschland ccm	ROBERTS u. CRABTREE 1927 Ver. Staaten
							Jährliche Vk.-Zunahme betrug ab... je...[1]
	792[1] / 664						
	927 / 888						
1052[1] / 854	1154 / 1085	825		1185[1] / 1094	1160[1] / 1050		168 ccm / 137 „
1207 / 1095	1290 / 1228	} 1190			1320 / 1210		168 ccm / 137 „
1356 / 1177	1468 / 1401			1511 / 1367	1480 / 1350		168 ccm / 137 „
1448 / 1320	1715 / 1513	1270			1740 / 1510		168 ccm / 236 „
1661 / 1495	1872 / 1672	1500		1840 / 1690	1828 / 1740	—[2] / 2075	168 ccm / 236 „
1789 / 1612	1991 / 1799	} 1610	2155		1954 / 1780	2130 / 2368	168 ccm / 236 „
2046 / 1876	2182 / 2053		2420	2271 / 2142	2300 / 2060	2433 / 2574	168 ccm / 187 „
2253 / 2122	2458 / 2349	1830	2578		2380 / 2280	2589 / 2845	13—18 Jahre für Knaben 360 ccm je Jahr, für Mädchen 12 bis 15 Jahre 187 ccm
2520 / 2228	2712 / 2607	2210	2857	2839 / 2257	2650 / 2520	2937 / 3021	
2895 / 2287	3145 / 2702		3268		3040 / 2680	3209 / 3367	15—18 Jahre keine Vk.-Zunahme
3266 / 2385	3425 / 2778		3506	3690 / 2365			
3501 / 2421	3776 / 2943		3713				
	3922 / 3100		4207				
	4300 / —						

weibliche Prüflinge gilt.

Dieser Arbeit folgte im Jahre 1927 eine Zusammenstellung von ROBERTS und CRABTREE, die ebenfalls weiße und Negerkinder der Vereinigten Staaten miteinander verglichen. Auch hier zeigte die Kurve der Mädchen von 14 Jahren ab eine Abflachung. Bis zum Alter von 18 Jahren wurden nur Werte von 2600 ccm erreicht. Die Werte der gleichaltrigen Negerinnen lagen im Durchschnitt 7,2% niedriger, während die Leistung der Negerjungen 12% geringer war. Die von den Verfassern errechneten jährlichen Vk.-Zunahmen sind in Ermangelung der absoluten Werte in der beigefügten Tabelle wiedergegeben.

2 Jahre vorher hatte ROBERTS allein 1000 Schulkinder im Alter von 6—18 Jahren mit dem SANBORN-Spirometer untersucht. Die Ergebnisse wurden von ihm mit denen STEWARTS verglichen. Er konnte auch hierbei dessen Kurven mit der obigen Ausnahme bestätigen. Gleichzeitig prüfte er sämtliche Kinder auf Hakenwurminfektion. Eine Beeinflussung durch diese Krankheit, der 90 bis 95% sämtlicher Untersuchten aus dem Staate Alabama verfallen waren, ließ sich nicht nachweisen.

Im Jahre 1927 teilte SCHLESINGER seine Untersuchungen über die Dynamometrie und Vk. mit. Bei 13jährigen Jungen fand er ein Verhältnis der Bestluftleistung zu der der Mädchen von 10 : 9,5; bei den 15jährigen ein solches von 10 : 8,7 und bei den 17jährigen ein Verhältnis von 10 : 7,2. Aus der Tabelle ist zu ersehen, daß seine absoluten Zahlen mit denen der anderen Verfasser gleichgehen. Kurze Zeit später gab H. MÜLLER an, daß für das Alter von $10^1/_2$ bis 11 Jahren 14,6 ccm Bestluft auf je 1 cm Körperlänge entfalle. Bis zum Alter von 16 Jahren steigt dieser Wert halbjahrsweise bis 20,9 ccm.

Von MILHAUD wurden 1934 400 Mädchen und 600 Knaben im Alter von 7—19 Jahren spirometrisch untersucht. Bei den Mädchen nahm zwischen dem 7. und 13. Lebensjahr die Vk. um 0,2 l je Jahr zu. Eine Beziehung zum Wachstum bestand dabei nicht. Dann erfolgte rasche Zunahme durch stärkere Beteiligung des Zwerchfells an der Atmung. Bis zum Alter von 12 Jahren ließ sich aus dem Verhältnis $\dfrac{\text{Vk. in l}}{\text{m der Größe}}$ ein bestimmter Faktor feststellen, auf den er Wert legte. Zwischen Brustumfang und Vk. ließ sich keine Beziehung ermitteln. Ebenso wie MILHAUD hatten sich schon seine Landsleute JULES RENAULT, LEON BINET und RENCE SICARD mit der Spirometrie beschäftigt. Ihre Ergebnisse sind in dem Buche von ACHARD et BINET, ,,Examen fonctionnel du poumon", Paris 1922, festgelegt, auf das hier verwiesen werden soll. Die Vk.-Befunde von BINET bei 6—14jährigen Kindern sind in Tabelle 4 wiedergegeben.

DELAPIERRE hatte im gleichen Jahre mit dem HOUDRÉ-Apparat, der nur die Einatmungsbestluft mißt, die Vk. von Schulmädchen im Alter von 6—13 Jahren bestimmt. Die Werte stiegen gleichmäßig von 8—1800 ccm.

In der Tabelle sind die Verfasser nach dem Erscheinungsjahr ihrer Arbeit geordnet. Die Art der Untersuchung ist, soweit angegeben, bereits im Text erwähnt. Aus der Angabe des Jahres der Veröffentlichung der Arbeiten kann der Kenner bereits seine Schlüsse über den Wert und die Zuverlässigkeit der Ergebnisse ziehen. Daß technische Schwierigkeiten die Zahlenwerte beeinflussen können, ist wohl eindeutig aus den Angaben von WINTRICH zu entnehmen. Bei den Verfassernamen ist außerdem ihre derzeitige Staatsangehörigkeit oder die

der untersuchten Kinder angegeben, wobei SCHNEPF Kinder aus der Umgebung von Straßburg untersuchte. Mit der Angabe der Staatszugehörigkeit ist über die rassische Herkunft der Kinder nichts ausgesagt. Trotzdem soll dieser Hinweis bereits die Aufmerksamkeit auf den Abschnitt Vitalkapazität und Rasse lenken. Von GILBERT und BALDWIN konnten Zahlenangaben über die Höhe der Vk. in den einzelnen Altersgruppen nicht gebracht werden. Es handelt sich um Arbeiten, die in Sonderzeitschriften mit geringer Auflage herausgekommen sind. Sie waren mir nicht zugängig. Hierüber führt auch STEWART Klage, dem es nicht einmal als Landsmann gelungen ist, in ihren Besitz zu kommen.

Verhältnis der Vitalkapazität zur Körperlänge.

Nach dem Vorschlag von HUTCHINSON haben schon früh die Forscher versucht, nicht nur das Alter, sondern auch die Körpergröße in Beziehung zur Bestluft zu bringen. Hier sind zunächst SCHNEPF und KOTELMANN zu nennen, wenngleich der erstere mehr Wert auf das Alter legt und der letztere nur Verhältniszahlen der für die einzelnen Altersstufen gewonnenen und Vk.-Größen angibt. Für das Alter von 9 Jahren fand er eine durchschnittliche Körperlänge von 128,58 cm und eine Vk. von 1771,15 ccm, die sich wie 1 : 13,77 verhielten. Für das Alter von 20 Jahren wurde die Verhältniszahl 1 : 23,48 bei einer Länge von 167,19 cm und einer Vk. von 3926,92 ccm errechnet. Daraus ist zu ersehen, daß die Vk. für die einzelnen Altersstufen stärker als die Körperlänge zunimmt. Mit 20 Jahren wird die Verhältniszahl am ausgeprägtesten; denn mit 21 Jahren sinkt sie wieder auf 1 : 21,55.

G. CORNET hat im Jahre 1884 das Verhältnis $\dfrac{\text{Vk. in cm}^3}{\text{Länge in cm}}$ auf den Vorschlag von v. ZIEMSSEN zum erstenmal bei zahlreichen Versuchspersonen ausgerechnet und ihn den ZIEMSSENschen Quotienten genannt. Dabei waren ihm die Ergebnisse KOTELMANNS unbekannt geblieben. H. MÜLLER rechnete 1931 nach dem Vorschlag von LORENTZ diesen Quotienten für Kinder erneut aus. Er fand für den „Spiroindex" Werte von 14,6—20,9 ccm, d. h. jährlich etwa 1 ccm Indexzunahme. Auch MILHAUD entdeckte noch 1934 dieses Verhältnis neu. Man gewinnt den Eindruck, daß sämtlichen Forschern die Arbeiten der Vorgänger nicht bekannt waren. Desto wertvoller ist es, feststellen zu können, daß 1. der ZIEMSSENsche Quotient sich im Zeitraum von über 55 Jahren immer wieder bestätigt und 2. seine Grundlage, die Berechnung nach der Körpergröße, sich über dieselbe Zeit und noch länger bewährt hat.

Von diesen Untersuchern hat sich H. MÜLLER eingehend mit der Frage der Bedeutung der einzelnen Körpermaße beschäftigt. Er schrieb auf Grund seiner Untersuchungen an 500 Hamburger Volksschülern: „Ob die Vergrößerung der Atmungsanlage mit dem Alter in einem Wachstumsrhythmus erfolgt, ist nicht mit Sicherheit festzustellen ... Wie zu erwarten war, nimmt auch beim wachsenden Menschenkörper die Vitalkapazität mit der Körperlänge zu, wie es beim Erwachsenen der Fall ist, und zwar scheint der Anstieg der Vitalkapazität auf 1 cm Größenzunahme bei den kleinen und mittleren Größen kleiner zu sein als bei den Größen über 166 cm." Nach seinen Feststellungen nahm die Vk. mit jedem Zentimeter Größenzuwachs durchschnittlich um 50 ccm zu. Bei Längen über 166 cm betrug diese Zunahme rund 120 ccm. Er benutzte bei seinen Untersuchungen einen Trockenspirometer der Firma Lappe, Essen.

In neuerer Zeit wurden von Stewart und Sheets, Stewart, Schlesinger, Serebrowskaja u. a. die alten Angaben durch einwandfreiere Untersuchungen nachgeprüft. Stewart und Mitarbeiter werteten die Ergebnisse, über die bereits berichtet wurde, auch für die Körpergröße aus. Die Formel $y = (ax) \pm b$ gaben sie für 4 verschiedene Körpergrößengruppen mit wechselnden Zahlengrößen der Konstanten auch für die Berechnung der Vk. nach der Körpergröße in Zentimetern (a) an. Da diese Formeln in der praktischen Spirometrie, soweit sich übersehen läßt, keine Bedeutung erlangt haben, sei auf die Wiedergabe der Konstantengrößen verzichtet. Außerdem hat Stewart durch graphische

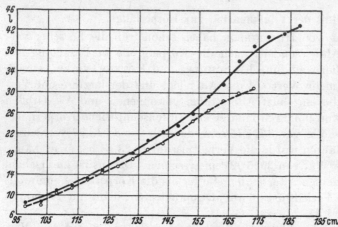

Interpolation für dieselben Gruppen (98 cm, 103, 108, 113 cm usw. bis 188 bei den Jungen und 173 cm bei den Mädchen) ein anderes Mittel errechnet. Dieses Mittel ist in einer Kurve dargestellt. Mit dieser widerlegt er die Behauptung Hutchinsons, daß die Zunahme der Vk. entsprechend der Länge um die jeweils gleichen Werte erfolge, also der arithmetrischen Betrachtungsweise entspräche.

Abb. 7. Diagramm für Vitalkapazität und Körpergröße von Jungen (obere Kurve) und Mädchen. Die Vitalkapazität ist in Litern in der Ordinate und die Körpergröße von 0,98—1,88 m in der Abszisse wiedergegeben. (Nach Stewart.)

Für Erwachsene hatte das schon Dreyer abgelehnt. Die Kurve verläuft bei den Jungen bis zur Länge von 175 cm und bei den Mädchen bis zu 165 cm konkav, dann streckt sie sich (Abb. 7). Der Unterschied zwischen Jungen und Mädchen ist auch hier offensichtlich. Bei einer Längenzunahme von 60 cm (108—168 cm) nimmt die Vk. von 1074—3625 ccm = 237% zu. Bei den Mädchen beträgt die entsprechende Zunahme der Bestleistung nur 195%. Stewart bestätigte, daß Kinder von gleicher Körpergröße sich in der Vk. näherkommen als Kinder gleichen Alters, da gleichaltrige Kinder groß und klein sein können und die Streugrenzen der Bestleistung hierbei beträchtlich sind.

Nach Roberts und Crabtree nahmen weiße Knaben bis zu einer Länge von 150 cm für je 5 cm 167 ccm an Vk. zu, bei weiterer Längenzunahme 386 ccm. Für die Negerknaben gleicher Länge sind die entsprechenden Zahlen 155 und 311 ccm. Für Mädchen wurde bis 140 cm Länge 139 ccm, darüber hinaus 194 ccm Bestluftleistung je 5 cm Körperlänge errechnet. Negermädchen hatten für die entsprechenden Längen eine Zunahme von 111 und 170 ccm. Das besagt, daß die weißen Knaben die schwarzen um 11,2% und die weißen Mädchen ihre schwarzen Geschlechtsgenossinnen um 6,8% in der Vk.-Leistung übertrafen. In seiner Hakenwurmarbeit gab Roberts an, daß die Vk.-Zunahme bei den Mädchen regelmäßiger ist als bei den Knaben. Die Knaben hatten von 158 cm ab eine beträchtliche Vk.-Zunahme. Seine Kurvendarstellung stimmt mit der Stewarts überein.

Der Versuch, die Ergebnisse der verschiedenen Forscher in einer besonderen Tabelle zusammenzufassen, war unbefriedigend, da jeder von ihnen die einzelnen Größengruppen anders einteilt. Dabei werden einmal je 2 cm und ein anderes Mal je 5 cm zu einer Gruppe zusammengestellt. Zudem sind die Ausgangsgrößen für die einzelnen Gruppen so verschieden, daß sie sich bei der Zusammenstellung überschneiden. Auf die Werte von STEWART, MUMFORD, SCHLESINGER und H. MÜLLER sei daher nochmals verwiesen. Sie wurden wegen der Schwierigkeit, sie, ohne ungenau zu sein, einzuordnen, nicht wiedergegeben.

Im Rahmen einer großen Studie „über die physische Entwicklung und den morphologischen Typ russischer Schulkinder" hat 1929 M. SEREBROWSKAJA auch spirometrisch untersucht. Sie stellte die Körpergröße, das Gewicht, den Brustumfang, die Druckkraft der rechten Hand und die Vk. nach dem Alter und den von BRUGSCH unterschiedenen 3 Körperbaugruppen (dolichomorph, mesomorph und brachymorph) zusammen. Außerdem wurde die Breite zwischen den Akromien und den Darmbeinkämmen angegeben. Sie war der Meinung, daß anthropologische Untersuchungen nicht nur auf das Erscheinungsbild und seine Maße, sondern auch auf die Hilfsverfahren ausgedehnt werden müßten. Man gewinnt aus den Tabellen den Eindruck, daß die dolichomorphen Kinder, trotz geringeren Gewichtes, aber größerer Körperlänge eine bessere Bestluftleistung besitzen als ihre höhergewichtigen brachymorphen Altersgenossen.

Dieser Eindruck wird, aber nur gering, durch die Arbeiten von SCHLESINGER 1927 und 1934 unterstützt, der ebenfalls 3 Körperbautypen (leptosom, mesosom, eurysom) seinen Betrachtungen zugrunde legte. Die Auffassung über diese Körperformen deckt sich mit der der russischen Verfasserin weitgehend.

1934 schrieb SCHLESINGER: „Bis zum 12. oder 13. Jahr ergeben sich wohl manche Unregelmäßigkeiten in der Aufeinanderfolge der Vitalkapazität und Druckkraft bei den einzelnen Habitusgruppen. Dann aber, mit Einsetzen der Pubertät..., ordnen sich die Werte zu wohlgefügten Reihen derart, daß fast regelmäßig hintereinander der leptosome Typus die niedrigsten Durchschnittswerte der Vitalkapazität und Druckkraft aufweist, der eurysome die höchsten, während der mesosome muskuläre Typus, die Mittelform, in der Mitte steht."

Er lehnte die „anderslautenden Ergebnisse, ja entgegengesetzten (SEREBROWSKAJA, ATZENI)" ernsthaft ab.

ATZENI nahm Messungen der Bestleistung von etwa 1200 Sardiniern vor und fand, daß die Mittelwerte der einzelnen Altersklassen (12—19 Jahre) nicht gleichmäßig zunehmen. Zwischen dem 13. und 14. und dem 15. und 16. Lebensjahr waren die Sprünge am größten. Dieses Verhalten führte er auf die gleichzeitige Zunahme von Länge, Gewicht und Brustumfang zurück. Die einzelnen Altersklassen unterteilte er nach VIOLA in Longi-, Brachy- und Normotypen. Dabei hatten die Longitypen im Durchschnitt die höchsten Werte, während die Normotypen in der Mitte standen. Die Beziehung zwischen Vk. und Körpergröße war enger als zwischen Vk. und Brustumfang. Da der Körperbautypus weitgehend die Körpergröße beeinflusse, sei dieser für die Vk. zu berücksichtigen. Der Verfasser prüfte ebenso wie SCHLESINGER und SEREBROWSKAJA die Muskelkraft mit dem COLLIN-Dynamometer.

Es ist auffallend, daß die einzigen Forscher in der Spirometrie, die die Körperbautypen so sehr in den Vordergrund ihrer Betrachtungen rücken, diese nur

als ein Mittel für anthropologische Messungen ansehen. Dasselbe gilt für die
Bestimmung der Druckkraft der Handmuskulatur. Sie gehen also nicht mit
der Fragestellung der Klinik oder der Sportmedizin an die Spirometrie heran.
Hiervon macht SCHLESINGER eine gewisse Ausnahme.

Das letzte Wort über diese Sonderform der Spirometrie ist noch nicht gesprochen. Nach den gegensätzlichen Meinungen, die geäußert werden, ist sie
für das Kindesalter nicht aussichtsreich. Ferner ist auffallend, daß die Zusammenstellungen der 3 Körperbautypen nach dem Alter erfolgt. Würde man
die Werte nach der Größe ordnen und die Körperbautypen bei Kindern gleicher
Größe unterscheiden, dann dürften die Zahlen für die einzelnen Altersstufen
nicht so durcheinandergehen, wie das aus den Tabellen der russischen Verfasserin
zu entnehmen ist. Bei dieser Betrachtungsweise könnte die Messung des Brustumfangs Bedeutung erlangen.

Verhältnis der Vitalkapazität zum Brustumfang.

Obwohl HUTCHINSON die Beziehungen der Vk. zum Lebensalter und zur
Körperlänge für wesentlicher hielt als die zum Brustumfang und zum Gewicht,
fühlten sich doch manche Forscher veranlaßt, diese Beziehungen nachzuprüfen.
WINTRICH hat errechnet, daß im 6. Jahr auf 1 cm Brustumfang 8 ccm Luft,
im 7. bis 9. Jahr 10 ccm, im 10. Jahr 12 ccm, im 11. bis 13. 13 ccm und im
14. Jahr 14 ccm Luft des Fassungsvermögens der Lunge entfallen. Diese Zahlen sind später von BINET bestätigt worden. Auch KOTELMANN beschäftigte
sich mit den Brustmaßen. SCHLESINGER brachte 1927 eine Tabelle, die recht
wechselnde Werte zeigte. Er war der Meinung, daß die Kurve des Brustumfangs nur im großen Zuge einen Parallelismus mit der Kurve der Vk. aufweise.
Namentlich bei Mädchen seien die Unstimmigkeiten ziemlich groß und das
Ergebnis wegen der Schwierigkeit der Messung nur mit Vorsicht zu gebrauchen.
Besser als die Brustumfänge stimmten die Maße der Ein- und Ausatmungs-
differenz mit der Zunahme der Vk. überein. Darauf hatte auch schon 1906
Frau HOESCH-ERNST aufmerksam gemacht, deren Untersuchungen dem Verfasser wohl entgangen sind. Von H. MÜLLER werden die Beziehungen der Vk.
zur Atembreite, wie er die Differenz der äußersten Einatmungs- und Ausatmungs-
maße nennt, abgelehnt und die Züricher Untersuchungen als ungenau bezeichnet.

Nach BILLARD und GOURDON ist nicht der Brustumfang, sondern der Brust-
rauminhalt (volume de la cage thoracique) ein einwandfreier Maßstab für die Vk.
Bei 150 Schulkindern, deren Alter nicht angegeben ist, erhielten sie einen Index
von durchschnittlich 5 (5,55—4,47), d. h. aus Thoraxvolumen und Index läßt
sich die Vk. berechnen. Wie das Thoraxvolumen errechnet und nach welcher
Methode die Vk. bestimmt wurde, ist nicht angegeben. Einem Thoraxvolumen
von 5 l entsprach eine Vk. von 0,9 l (Index 5,55) und einem solchen von 13 l
eine Vk. von 2,65 l (Index 4,47). Die Verfasser lehnten eine Berechnung nach
Alter, Größe und Gewicht ab und hielten ihr Verfahren für das einzig richtige.

Schon 1868 war C. W. MÜLLER dazu übergegangen, die Brustmaße in Verbindung mit anderen Maßen zur Grundlage eines Verfahrens zu machen. Er
gab folgende Formel an: der Lungenkapazitätsquotient $\frac{R}{L} = \frac{r}{2} \cdot \frac{ph}{L}$. Dabei
war $L =$ Vitalkapazität, $R =$ Rauminhalt des Rumpfes, $p =$ Brustumfang,

h = Länge des Rumpfes vom 7. Brustwirbel bis zur Steißbeinspitze. $r/2$ entsprach dem Bruch $p/4$. Seine Ergebnisse beruhten auf Untersuchungen an 129 gesunden Individuen, davon 90 Kindern aus der Umgebung von Wiesbaden. Nur 18 Untersuchte waren älter als 20 Jahre. Sämtliche Prüflinge wurden als frei von Tuberkulose angesehen, wobei der Verfasser meinte, daß die Lage des Ortes hierfür maßgebend sei: „Das Dorf liegt 2 Stunden von Wiesbaden in einem großen Wiesengrund, der ringsum von schönen Wäldern umgeben ist." Die Größe des Quotienten schwankte zwischen 5,91 und 7,58 mit dem Mittel 6,94. Zwischen den Geschlechtern und dem Lebensalter bestand nur ein geringer Unterschied. Bei 18 Stadtbewohnern von Wiesbaden, darunter 8 Kindern, erhielt er einen höheren Quotienten, nämlich 7,16—8,73, mit dem Mittel 8,05. Der Verfasser glaubte, daß die Atemgrößen erblich seien. Da er sämtliche Familien des Dorfes untersuchte, konnte er feststellen, daß die Familienglieder fast denselben Quotienten hatten, während die Familien selbst Werte innerhalb der Streuung aufwiesen. Er hielt also den Quotienten besonders für die Beurteilung dieses Fragenkomplexes geeignet.

Im Jahre 1882 legte SCHÖNFELD eine Doktordissertation vor, in der dieselbe Berechnungsweise auf 80 gesunde Berliner übertragen wurde. Von ihnen waren 10 männliche und 2 weibliche Prüflinge noch im Alter von 8—14 Jahren. Die Konstanz des Lungenkapazitätsquotienten konnte bestätigt werden. Er betrug für Männer im Mittel 7,74 und für Frauen 8,59. Der Verfasser glaubte daher, einen größeren Unterschied für diesen Quotienten bei beiden Geschlechtern annehmen zu müssen. Damit wurde der Wiesbadener Quotient für Stadtbewohner bejaht. Allerdings glaubte er nicht, daß, wie MÜLLER annahm, der Unterschied der atmosphärischen Luft in der Stadt und auf dem Lande die verschiedene Größe bedinge, sondern die Beschäftigung und verschiedene Lebensweise sie ausmache. Der Wert dieser Berechnungsweise für krankhafte Lungenkapazitäten wurde damit in Frage gestellt.

CORNET hat 1884 ohne Kenntnis der SCHÖNFELDschen Arbeit die Angaben von MÜLLER wieder aufgegriffen und gefunden, daß der Quotient bei völlig Gesunden zwischen 7—12 schwanke. Unter den Untersuchten war eine Anzahl 15—18jähriger, jedoch keine dem Kindesalter angehörigen Personen. Er entschied sich vielmehr für den Quotienten Vk. : Körperlänge, den zu prüfen ihn Professor v. ZIEMSSEN, München, veranlaßt hatte.

Verhältnis der Vitalkapazität zur Körperoberfläche.

Zum erstenmal berechnete WEST für Erwachsene die Vk.-Größe nach der Körperoberfläche. Die ersten, die diese Untersuchungen auch bei Kindern durchführten, waren EMERSON und GREEN. Sie bestätigten die Berechnungen nach den Oberflächengrößen auch für das Kindesalter. Von den 350 Kindern im Alter von 8—13 Jahren, die sie mit dem Standardspirometer prüften, waren 84 Mädchen. Diese hatten zwar dieselbe Beziehung zur Körperoberfläche wie die Knaben, aber nach der Körpergröße niedrigere Vk.-Werte. Die Körperoberfläche wurde nach den Normalzahlen von BENEDIKT und TALBOT und zum geringeren Teil nach D. DU BOIS und E. DU BOIS bestimmt. Wenn sie die Knaben in 4 bzw. die Mädchen in 3 Gruppen nach der Körperlänge staffelten, so erhielten sie ein Verhältnis von Vk. : Körperoberfläche wie 1,2; 1,1; 1,0; 0,8 : 1.

Für Mädchen lag das Verhältnis in der Gruppe I bei 0,9, in der Gruppe II bei 0,7 und in der Gruppe III bei 0,6. Die Bestleistung in Kubikzentimetern entsprach also fast der Oberfläche des Körpers in Quadratzentimetern. Die Kinder waren irischer, amerikanischer, italienischer, syrischer und jüdischer Herkunft. Bei Kindern unter 7 Jahren waren die Bestimmungen unzuverlässig.

WILSON und EDWARDS veröffentlichten nur kurze Zeit später das Ergebnis ihrer Untersuchungen an 85 New Yorker Kindern, 44 Knaben und 41 Mädchen, die mit einer der KROGHschen ähnlichen Apparatur im Sitzen durchgeführt waren. Sie fanden ebenfalls Beziehungen zum Oberflächenmaß, das sie nur nach den Tabellen von DU BOIS und DU BOIS berechnet hatten. Für Knaben wurde der Wert von 1,902 l und für Mädchen von 1,837 l mit dem Durchschnittswert von 1,87 l auf den Quadratmeter der Oberfläche gefunden. Wenn sie diese Zahl als Mittelwert nahmen, dann waren nur 67% aller untersuchten Kinder innerhalb der 10proz. $\pm$-Grenze. Diese Prozentzahl ist nicht ausreichend; denn legten sie unter denselben Bedingungen das Körpergewicht der Kinder ihren Vergleichsberechnungen zugrunde, dann waren noch 65% der Kinder innerhalb derselben Grenzen. Dieses Verfahren wird von der Mehrzahl der Untersucher aber als unzuverlässig und unzureichend bezeichnet.

Ihre Ergebnisse wichen von denen von EMERSON und GREEN sehr ab. Hierfür machten sie in einer zweiten Arbeit die verschiedenen Spirometer und die Oberflächenberechnung haftbar. Die BENEDIKT-TALBOT-Formel hat bis 12% niedrigere Werte als die nach DU BOIS. Diese Annahme wird in einer dritten Arbeit an 362 Kindern im Alter von 6—16 Jahren erneut bekräftigt. Sie fanden für diese mittels des von PEABODY angegebenen und von der Firma Sanborn hergestellten Spirometers im Durchschnitt 1,93 l Bestleistung je Quadratmeter Körperoberfläche, während für 38 Negerkinder nur ein Mittelwert von 1,57 l gefunden wurde. Diese haben also eine geringere Vk., auf ihre Körperoberfläche bezogen, als weiße Kinder. Daß Armut, Umgebung und die soziale Lage sowie die verschiedene Herkunft die Bestluftwerte beeinflusse, war nicht zu erweisen. Übergewichtige Kinder hatten im allgemeinen eine niedrigere Vk. Eine Verminderung von 15% war verdächtig auf pathologische Verhältnisse. Eine Zusammenstellung nach der Körpergröße ergab, daß auf je 1 cm Körperlänge 15,5 ccm Luft geblasen wurde. Trotzdem sie die Oberflächenberechnung als Ausgangspunkt wählten, kamen sie doch dahin, die Beziehung zwischen Vk. und Körpergröße als wesentlicher anzusehen. Eine Beziehung zum Gewicht lehnten sie ab. Da die Messung der Körpergröße einfacher sei und die Körperoberfläche sich nur mit Fehlerquellen bestimmen lasse, hielten sie für Massenuntersuchungen dieses Vorgehen für geeigneter. Knaben zeigten höhere Werte als Mädchen. Bei den jüngeren Kindern wechselten die Werte stark.

1922 veröffentlichte BINET die Ergebnisse seiner Untersuchungen auf Grund der DU BOIS-Formel und setzte die Oberflächenberechnung in Beziehung zum Lebensalter. Dabei erhielt er für das Alter von 7 Jahren einen Wert von 1375 ccm, für 8 Jahre 1435, für 9 Jahre 1530, für 10 Jahre 1630, für 11—13 Jahre 1655 und für 14 Jahre 1800 ccm.

ROBERTS teilte 1925 mit, daß von 1000 Schulkindern nur 46% der Jungen und 65% der Mädchen die von WILSON und EDWARDS aufgestellten Bedingungen erfüllten. 13% der Jungen und 3% der Mädchen hatten eine Vk.-Leistung, die

oberhalb ihrer Sollwerte lag. Der Verfasser glaubte, daß diese auffallende Feststellung mit dem hohen Untergewicht der Kinder zusammenhängen könne. Dieser Annahme stehen jedoch die Angaben von WILSON und EDWARDS entgegen, die mitteilten, daß Untergewicht die Vk. und ihre Berechnung nicht beeinflußt. Daher blieb nur die Überlegung, daß ihre Werte zu hoch seien oder die Vk., berechnet nach der Oberfläche, durch die Hakenwurminfektion der Kinder beeinträchtigt werde. Die Vergleiche nach der Körperlänge, dem Alter und der Sitzhöhe ergaben eine weitgehende Übereinstimmung mit den Ergebnissen von STEWART, so daß die Oberflächenberechnung eher unzuverlässig erscheint.

Aus dieser Darstellung ist zu ersehen, daß die Berechnung nach der Körperoberflächenformel für das Kindesalter auf Schwierigkeiten stößt, weil einmal die Ergebnisse, die unabhängig voneinander gewonnen und fast gleichzeitig veröffentlicht wurden, stark voneinander abweichen und diejenigen, die sie anfangs empfahlen, später von ihr abrückten. Bei Betrachtung der DU BOIS-Formel: $Sqcm = Wt^{0,425} \cdot Ht^{0,726} \cdot 71,84$ (Wt = Gewicht, Ht = Körperlänge) wird verständlich, daß die Berechnung nicht einfach und die Fehlerquellen nicht gering sein können.

Weitere Arbeiten sind nach 1925 hierüber nicht erschienen.

Verhältnis der Vitalkapazität zum Körpergewicht.

Daß das Körpergewicht auch zur Bestluftleistung gewisse Beziehungen haben müsse, war nach den Untersuchungen aus dem Erwachsenenalter vorauszusehen. Im Kindesalter allerdings hätte es bei den wachsenden Körpern und den durch das jüngere Lebensalter bedingten Besonderheiten seinen Wert erweisen müssen. Wenn man von diesem Gesichtspunkt aus die Ergebnisse des Schrifttums betrachtet, muß gesagt werden, daß es keineswegs einen Vergleich mit den Alters- und Körpergrößenmaßstäben aushält und von einzelnen Autoren sogar als Berechnungsmöglichkeit abgelehnt wird.

Außer SCHNEPF, der dem Körpergewicht wenig Wert beimaß, hat vor der Jahrhundertwende nur KOTELMANN das Körpergewicht zur Berechnung herangezogen. Seine Hamburger Gymnasiasten, von denen er sagen konnte, daß sie eifrige Turner und Sportler seien, hatten in den einzelnen Altersstufen (9 bis 21 Jahren) ein Verhältnis des Körpergewichtes zur Vk. wie 1:69,32 — 9 Jahre —, das auf 1:56,73 sank — 21 Jahre. Mit 15 Jahren wurde die Verhältniszahl 1:63,18 erreicht. Das besagt, daß das Verhältnis Vk.:Körpergewicht bis zur Pubertät verhältnismäßig gleichbleibend ist zu einer Zeit, wo nach demselben Verfasser das Wachstum von Körpergröße und Brustumfang besonders auffällig ist.

SMEDLEY teilte in seinem Bericht wohl das Gewicht der einzelnen Altersstufen, aber nicht die Ordnung nach dem Gewicht mit. Für ihn spielt das Gewicht eine untergeordnete Rolle. Dasselbe gilt für EMERSON und GREEN, EDWARDS und WILSON, MUMFORD und YOUNG.

STEWART ging bei der Prüfung nach dem Gewicht tabellenmäßig vor. Die Zusammenstellung nach pounds — 1 pound = 453 g — ergab einen gewissen Zusammenhang. Er ist aus dem von ihm mitgeteilten Diagramm zu erkennen. Die Formel $y = (ax) \pm b$ wandte er auch hier an. Sie machte für Jungen 4

und für Mädchen 3 Sondergruppen mit wechselnden Werten für x und b erforderlich. y entspricht der Vk. in Kubikzentimetern und a dem Gewicht in pounds. Die Formel von Dreyer $\frac{W^n}{\text{Vk.}} = k$ wurde auch für das Kindesalter nachgeprüft. Wenn W das Körpergewicht in Gramm, $n = 0{,}72$ und k eine Konstante ist, dann ist im Kindesalter bei verschiedenen Gewichtsgruppen der Wert für k wechselnd. Für Knaben und Jugendliche sank er von 0,953 (33 pounds) auf 0,701 (153 pounds). Bei Mädchen war dieser Wert von 1,149—0,884 mit zunehmendem Gewicht vermindert. Für männliche Erwachsene wurde die Konstante mit 0,69 berechnet. Stewart kam zu dem Schluß, daß die Dreyer-Formel nur für das höhere Kindesalter mit größeren Gewichten zutreffe.

Binet gab 1922 an, daß französische Kinder je 1 kg Körpergewicht mit 6 Jahren 50 ccm, mit 7 Jahren 52 ccm, mit 8 Jahren 53 ccm, mit 9—10 Jahren 55 ccm, mit 11—13 Jahren 58 ccm und mit 14 Jahren 60 ccm Bestluft leisteten. Er berechnete für die einzelnen Altersstufen den Vitalquotienten nach Spehl, $\frac{CV \cdot B}{T}$ ($CV = $ Vk., $B = $ Gewicht, $T = $ Brustumfang) und fand für 6jährige Kinder einen Wert von 130, für 7—8jährige 225, für 9jährige 245, für 10jährige 320, für 11—12jährige 360, für 13jährige 440 und für 14jährige 565. Der Wert des Vitalquotienten für Kinder ist wohl als fragwürdig zu bezeichnen, da in ihm zwei Faktoren, das Gewicht und der Brustumfang, enthalten sind, die als Maßstäbe für die Vk. nur eine untergeordnete Bedeutung haben. Für die Ausrechnung benötigt man ebensoviel Zeit wie für bessere Berechnungsarten, z. B. für die nach dem Sollgrundumsatz. Er hat daher auf die Spirometrie des Kindesalters keinen besonderen Einfluß erlangt.

In seiner ersten Arbeit, im Jahre 1925, gewann Roberts den Eindruck, daß seine Gewichtskurve unruhiger verliefe als die von Stewart. Das brachte er mit den größeren Streuwerten seiner Kinder, die in 29% ein Untergewicht von mehr als 10% hatten, in Verbindung. Die Vk. nahm bei den Knaben im Verhältnis stärker zu als das Körpergewicht. Bei den Mädchen war das Verhältnis vollkommen umgekehrt.

2 Jahre später kam Roberts mit Crabtree zu dem Schluß, daß das Körpergewicht, in pounds berechnet, einen besseren Maßstab als das Alter ergäbe. Für je 10 pounds = 4,5 kg nahm bei Mädchen die Vk. um 171 ccm zu. Nach einem Gewicht von 150 pounds = 67,5 kg wird die Kurve flacher. Die Knaben zeigten eine durchschnittliche Zunahme von 309 ccm je 10 pounds Körpergewicht. Damit übertrafen die weißen Knaben die schwarzen um 14,9% und die weißen Mädchen die schwarzen um 10,2%. Der beträchtliche Unterschied der Durchschnittswerte zwischen Knaben und Mädchen beruhte auf der minderen Leistung der untersuchten Mädchen in den höheren Gewichtsgruppen, die auch schon bei der Staffelung nach dem Alter auffiel. Auch bei dieser Betrachtungsweise zeigte sich die Einteilung nach der Körpergröße als wertvoller; denn hierbei waren alle Kurven gleichmäßiger und die Leistung der Mädchen nicht so auffallend verschieden von der der Jungen. Sie nahmen vielmehr gleichförmig mit zu. So verteilten sich die Streuwerte bis 2900 und mehr ccm besser auf die Längenwerte, während sie bei den übrigen Maßen den Durchschnitt nur gering erhöhten. Hierüber sprachen die Verfasser sich nicht aus.

SCHLESINGER bezeichnete das Verhältnis der Vk. zum Körpergewicht als weniger eng und weniger gleichmäßig. Jedenfalls reiche die Gewichtsangabe allein nicht aus, um einen Maßstab für die Bestleistung der Lungen zu haben.

Nach den Erfahrungen von H. MÜLLER ist mit der Zunahme des Körpergewichtes ein Ansteigen der Vk. festzustellen:

„... doch steigt sie hier nicht so regelmäßig an wie mit der Größe ... Ich bin geneigt, anzunehmen, daß die Spirometerwerte nur insofern mit dem Gewicht ein Ansteigen zu verzeichnen haben, als ja im allgemeinen mit der Zunahme des Körpergewichtes auch eine Zunahme der Größe verbunden ist."

Bei Erwachsenen nimmt mit Ansteigen des Körpergewichtes die Vk. ab.

Verhältnis der Vitalkapazität zur Sitzhöhe bzw. Stammlänge.

Auch zur Sitzhöhe wurden die Vk.-Werte in Beziehung gebracht. So hat STEWART 1922 in seiner ersten Arbeit die Werte von Vk. und Sitzhöhe, 53—95 cm bei den Jungen und 51—91 cm bei den Mädchen, mitgeteilt. Die Sitzhöhe, die vielfach auch als Stammlänge bezeichnet wird, maß er, indem er die Kinder auf einen Stuhl gegen eine senkrechte Wand setzte und die Höhe von der Sitzfläche bis zum Scheitel bestimmte. DREYER hatte seine älteren Versuchspersonen auf den Fußboden gesetzt und sich mit dem Rücken gegen einen dreieckigen Vorsprung stützen lassen. Dieses Verfahren hat STEWART, um den Muskeleinfluß auszuschalten, nicht angewendet. Dafür nahm er es in Kauf, daß er 3% größere Werte erhielt. Um aber die Werte miteinander vergleichen zu können, hat er sie um 3% erniedrigt. Er erhielt bei Knaben mit einem Stammlängenunterschied von 30 cm — 57 bis 87 cm — eine Zunahme der Vk. von 1071 bis 3607 ccm = 237%, bei Mädchen für dieselbe Länge eine Zunahme von 908 auf 2967 ccm = 197%. Für die graphische Darstellung hat er die weitesten Streuwerte weggelassen und so eine Kurve erhalten, die den Kurven nach Alter und Standhöhe sehr ähnelte. Sie war bei den Knaben etwas konkaver als bei den Mädchen, die auch hier niedrigere Werte aufwiesen (Abb. 8). Von DREYER ist angegeben worden, daß das Quadrat der Sitzhöhe eine gute Möglichkeit zur Berechnung der Vk. biete. Aus der Formel $\frac{SH^n}{Vk.} = K$, wobei SH der Sitzhöhe in Zentimetern, n ungefähr der Zahl 2 und die Konstante K dem Wert 1,9 entspricht, sollen sich die Vk.-Werte berechnen lassen. STEWART fand diese Konstante für das Kindesalter nicht bestätigt. Die Werte fielen von 2,71—1,93 für Jungen ab, während die Stammlänge von 53—87 cm zunahm. Bei den Mädchen

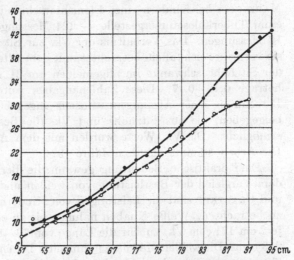

Abb. 8. Diagramm für Vitalkapazität und Sitzhöhe von 0,51 bis 0,95 m. Die Kurve der Knaben ist stärker gewellt als die der Mädchen. (Nach STEWART.)

war der Unterschied noch auffälliger. Hier fiel K von 3,27 auf 2,39 bei einer
Stammlängenzunahme von 51—83 cm ab, stieg dann aber auffälligerweise bis
91 cm von 2,39 auf 2,51. In keinem Falle erreichte K den Erwachsenendurch-
schnitt, obwohl sich unter den Untersuchten 18- und 19jährige befanden, die
große Stammlängen hatten. Stewart schrieb, die Sitzhöhenformel sei kein
korrekter Ausdruck für die Beziehung Vk.: SH, sie gewinne erst in der 2. Hälfte
der Kindheit Bedeutung. Die größeren Werte der Konstante seien bei den Mädchen durch die kleineren Vk.-Werte bedingt.

Aber auch für Erwachsene wurde die Formel stark kritisiert. So bezeichnete
Rogers sie nach Untersuchungen an 400 männlichen Studenten als keineswegs
besser als die Beurteilung nach der Körpergröße.

Gewissermaßen als Nebenarbeit hatten sich 1921 Wilson und Edwards mit
der Sitzhöhenformel beschäftigt. Sie prüften 32 Kinder nach den von Dreyer
angegebenen Maßen ebenso wie nach dem Gewicht und den Formeln von West.
Sie gaben den letzteren wegen der angeblich größeren Genauigkeit den Vorzug.
Zwischen den Dreyer-Ergebnissen und der Darstellung nach dem Gewicht
war kein nennenswerter Unterschied.

Mumford und Young untersuchten 1923 1110 Gymnasiasten aus Manchester
im Alter von 11—18 Jahren und fanden die Stammlänge bei Prüfung der Vk.
gegenüber der Gesamtkörperlänge nicht überlegen. Dieser Behauptung liegen
ausführliche, teilweise in die höhere Mathematik gehende Berechnungen zugrunde. Sie wiesen darauf hin, daß Dreyer seine Ergebnisse nur an 16 gesunden
Menschen gewonnen habe und in keiner Weise die Abweichungen im Körpergewicht, in der Länge und anderen Maßen berücksichtige. Für das Kindesalter
sei seine Sitzhöhenformel wenig geeignet.

In einem gewissen Gegensatz hierzu stehen die Ergebnisse von Khàrina-
Marinucci bei Kindern einer Elementarschule in Neapel — 960 Messungen —,
einer Tuberkulosefürsorgestelle — 124 Messungen — und bei Erwachsenen —
13 Messungen. Das Verhältnis der Vk. zur Sitzhöhe sei bei Kindern konstant,
sie vermehre sich, allein betrachtet, mit dem Alter. Das Verhältnis zur 3. Potenz
der Sitzhöhe schwanke im allgemeinen um 21, das der 3. Wurzel aus Vk.: SH
betrage 0,16—0,17. Diese Zahlenangaben wurden als gute Maßstäbe für die
Berechnung einer Atmungsinsuffizienz angegeben. Der Arbeit ist eine Tabelle
beigegeben, die aus Sitzhöhe und Vk. die Bestimmung der beiden Faktoren
ermöglicht. Die Vk.-Werte wurden mit dem Apparat von Fabozzi bestimmt.
Die Arbeit stammt aus dem Jahre 1924.

Eine praktische Bedeutung gewann die Berechnung nach der Sitzhöhe bei
dem Vergleich der Bestleistung von weißen und Negerkindern. Nach Roberts
und Crabtree sind die Leistungen von Kindern gleicher Stammlänge als gleich
zu betrachten. Weiße Knaben nahmen bis zu einer Stammlänge von 79 cm für
je 2 cm 171 ccm Vk. zu, für die Länge von 79—85 cm beträgt dieselbe Zunahme
253 ccm. Die weißen Mädchen nahmen im Durchschnitt 151 ccm je 2 cm Stammlänge zu. Negerkinder und solche der weißen Rasse hatten dieselben Streuwerte
von 14,4—15,8%. Schon im Jahre 1925 hatte Roberts an 1000 Schulkindern
Vk.-Untersuchungen vorgenommen und sie zur Sitzhöhe in Beziehung gebracht.
Er fand im allgemeinen Stewarts Kurve bestätigt. Die Knaben wurden von
56—92 cm und die Mädchen von 54—86 cm gestuft. Für die Knaben betrug

dabei die relative Vk.-Zunahme 3710 ccm und für die Mädchen 2186 ccm. Tabellen sind nicht mitgeteilt.

Weitere Arbeiten sind im Schrifttum nicht vertreten. Man gewinnt den Eindruck, daß nicht ohne weiteres Ergebnisse der Erwachsenenspirometrie auf Kinder übertragen werden können. Daher ist von späteren Untersuchern die Berechnung nach der 2. oder 3. Potenz der Sitzhöhe zugunsten anderer Maße verlassen worden. Aber auch die Berechnung nach dem einfachen Maß der Sitzhöhe hat sich nicht durchgesetzt. Sie war nicht besser als die übrigen Verfahren und wurde daher kaum benutzt.

Die Bestluftleistung verschiedener Rassen.

Die bisherigen Ausführungen haben erkennen lassen, daß Kinder verschiedenen Alters und Geschlechtes, verschiedener Stand- und Sitzhöhe, anderer Körperoberfläche und anderen Gewichtes voneinander abweichende Vk.-Werte haben. In den letzten beiden Jahrzehnten hat sich herausgestellt, daß dies nicht die einzigen Unterschiede sind, daß vielmehr auch Menschen verschiedener Rassen andere Bestleistungen ihrer Lungen zeigen.

So wurde bei jungen Chinesen (1551 Studenten und Schülern aus Nanking, 2458 Schülern aus Hongkong, 131 Studentinnen und 576 Schülerinnen aus Nanking im Alter von 5—19 Jahren) nach der Körperoberfläche berechnet eine bis zu 8,8% niedrigere Vk. gefunden als bei Weißen derselben Siedlungsgebiete (McCloy). Chinesische Studenten hatten die gleiche Vk. wie die Amerikaner, während die amerikanischen Studentinnen eine größere Vk. aufwiesen als die chinesischen. Chinesische Frauen aus Changsha leisteten im allgemeinen 1,5 l und Soldaten, Polizisten und Rikschakulis 2,0 l Bestluft bei Berechnung auf den Quadratmeter Körperoberfläche (Foster und Hsieh). Glasbläser unterschieden sich entgegen der Erwartung nur wenig von diesen. Die gleichen Werte für ortsansässige Amerikaner und andere Weiße betrugen 2,0 für Frauen und 2,5 l für Männer. Die Chinesen erfüllten im Durchschnitt nur 81% der Leistung der weißen Rasse. Auf die Körpergröße bezogen leisteten Männer nur 78% und die Frauen nur 70% der Werte der weißen Rasse. Kinder wurden von ihnen nicht untersucht. Auch bei südindischen Medizinstudenten erhielt man bis zu 75,4% verminderte Werte (Krishman und Vareed).

Smillie und Augustine fanden bei Erwachsenen und Negerkindern der USA. im Jahre 1926 die Vk. im Durchschnitt um 15—20% niedriger als bei Weißen derselben Gebiete. Es wurde betont, daß die Weißen, Kinder wie Erwachsene, dem ländlichen Süden der USA., dem Staate Alabama, angehörten und rein schottisch-irischer Herkunft waren. Es handelte sich um 936 gesunde Kinder im Alter von 6—16 Jahren. In Gewicht und Körpergröße stimmten die Altersgruppen der beiden Rassen überein, aber nicht in der Leistung der Vk. Die Verfasser konnten zeigen, daß Negerkinder eine kürzere Stammlänge und längere Gliedmaßen haben. Das ist aus einer Kurve ersichtlich, die gleichfalls veröffentlicht wurde. Bezogen sie die Vk. nun auf die Stammlänge, so war der Unterschied nur gering. Daher hielten sie es nicht für ausgeschlossen, daß die mindere Vk.-Leistung für die Standardmaße mit dieser Tatsache zusammenhing.

Ähnliche Ergebnisse hatten Roberts und Crabtree, die im Jahre 1927 die Bestluftverhältnisse von 1254 Negerkindern im Staate Tennessee und 1564

weißen Kindern mit den gleichen Lebensbedingungen gegeneinander stellten. Negerkinder hatten eine geringere Vk. als die weißen. Dieser Unterschied war bei den Knaben stärker als bei den Mädchen und traf bei Kindern gleichen Gewichtes und gleicher Körperlänge sicher zu, während bei Kindern mit gleicher Rumpflänge die Vk. im allgemeinen dieselbe war. Jedenfalls läßt sich eine eindeutige Überlegenheit der weißen Rasse nicht herauslesen. Bei den höheren Stammlängenmaßen war die schwarze Rasse sogar im Vorteil. Die Verfasser meinen im Gegensatz zu ihren Voruntersuchern, daß Negerkinder schwerer als weiße desselben Alters und derselben Körperlänge sind. Das werde durch die Längen- und Gewichtsmaße von Negerkindern nach MUSTARD und WARING bestätigt. Sie führten ihre Untersuchungen mit dem SANBORN-Spirometer durch, wie das ihre Voruntersucher auch getan hatten. Die Ergebnisse dieser Arbeiten sind daher gut vergleichbar.

Im allgemeinen handelte es sich bei den beiden Arbeiten um Gegebenheiten, auf die 3 und 5 Jahre vorher schon WILSON und EDWARDS aufmerksam gemacht hatten. Bemerkenswert ist, daß alle diese Prüfungen ebenso wie bei den weißen Kindern eine Zunahme der Vk. mit steigendem Alter und Körperwachstum ergaben.

Ob in bezug auf die Lungenfaßkraft auch rassische Unterschiede bei weißen Kindern bestehen, ist noch nicht geprüft worden. Ein gewisser Anhalt hierfür wären die Untersuchungsergebnisse bei verschiedenen Völkern. Man könnte geneigt sein, etwa die Werte von russischen und italienischen Kindern, die im Schrifttum vorliegen, miteinander zu vergleichen, vorausgesetzt, daß die rassische Zusammensetzung ihrer Herkunftslandschaft bekannt ist. Die Ergebnisse wären dann einwandfrei, wenn die gleichen Untersucher mit den gleichen Apparaten die Prüfungen vornähmen und gleichmäßig auswerteten. Damit wären wohl die hauptsächlichen Fehlerquellen ausgeschlossen und besonders die Verschiedenheit der Untersuchungsgeräte vermieden. Die bisher vorliegenden Arbeiten geben nicht die Berechtigung, sie zu solchen rassischen Vergleichen heranzuziehen.

Bestluftleistung und Leibesübungen.

Nachdem die zahlreichen spirometrischen Untersuchungen an Erwachsenen und Kindern haltbare Ergebnisse gezeitigt hatten, setzten die Eignungsprüfungen ein. Da gerade die Sportärzte genötigt waren, bei ihren Betreuten außer den üblichen Untersuchungsverfahren einen schnell meßbaren Überblick über die Leistung von Lunge und Kreislauf zu gewinnen, wurde von ihnen die Spirometrie bereitwillig aufgegriffen. Der Sport war früher eine Sache des Erwachsenenalters. So stammen die Berichte über spirometrische Untersuchungen von Sportlern zunächst aus diesem Zeitabschnitt. Mit dem Übergreifen der Sportbewegung auf das jugendliche und Kindesalter mehren sich die Berichte über entsprechende Untersuchungen. So hatte auch für dieses Lebensalter die Spirometrie ihre Eignung zu beweisen.

WORRINGEN hat als Stadtarzt in 4 Jahren 4000 Sportler spirometriert, von denen eine Anzahl im Alter von 10—14 Jahren stand. Es handelte sich um Volksschüler, die nur wenig Körperübungen betrieben. Aus seiner Tabelle ersieht man, daß bei diesen Kindern bis zur Schulentlassung die Bestleistung jahrweise

gleichmäßig zunimmt, während vom 15. Lebensjahr ab eine sprungweise Steigerung zu verzeichnen ist. Vom 19. bis 32. Lebensjahr bleibt die Bestleistung ungefähr in gleicher Höhe, um dann langsam abzufallen. Zur Körpergröße fand er ein enges Verhältnis zwischen 140 und 195 cm. Für diese Gruppe steigt die Vk. parallel von 2,4—6,8 l. Zum Körpergewicht ließ sich keine regelmäßige Beziehung finden. Während, wie schon erörtert, andere Verfasser die sprungweise Zunahme um das 14. Lebensjahr mit dem Pubertätsgeschehen erklären, glaubte er die auffällige Bestleistung vom 15. Lebensjahr ab mit den sportlichen Übungen und der besseren körperlichen Durchbildung dieser Jugendlichen begründen zu können. Nach seiner Darstellung ist ein Einfluß der verschiedenen Leibesübungen auf die Fassungskraft der Lungen unverkennbar, da der Kreislauf durch die einzelnen Sportarten verschieden beansprucht wird und die Atemtechnik bei einer Anzahl von Übungen im Vordergrund steht. So hatten Ruderer mit 5450 ccm, Schwimmer mit 4750 ccm den Vorrang vor Geräteturnern, Fußballspielern, Schwerathleten und Leuten, die keine Übungen machten, mit 3250 ccm. Er kam zu dem Schluß, daß jede körperliche Übung die Lungenfaßkraft vermehrt, die Größe und den Umfang der Atmung verbessert und die Lunge kräftigt. „Eine gute Lunge und die Atemtechnik ist aber die Grundlage für jeden sportlichen Erfolg ... Jeder Sportler sollte sich also merken, daß eine große Lungenfaßkraft ausschlaggebend für den Sieg und für die Höchstleistung ist." Für den Einfluß von Krankheit und Übertraining sowie Witterungswechsel auf die sportliche Leistung führte er mehrere Beispiele in Krankengeschichtsform an.

SCHLESINGER zeigte an 13—14jährigen sporttreibenden Volksschülern eine Zunahme der Bestleistung von 2330 auf 2490 ccm. Bei gleichaltrigen Mädchen betrug das Verhältnis 2210:2390 ccm. Diese Zahlen sind Durchschnittswerte von über 1000 untersuchten Kindern. Auffallend ist hierbei, wie sehr die sporttreibenden Mädchen mit den Knaben bezüglich der Lungenfaßkraft Schritt halten. Damit bestätigte sich die Feststellung von SCHIÖTZ, nach der die Leistungskurve der Frau bis etwa zum 15. Lebensjahr nur wenig hinter der Leistung des Mannes zurückbleibt. Dann bleibt sie bald stehen, während die Höchstleistung des Mannes erst im 25. Lebensjahr erreicht wird. Seine Untersuchungen schlossen Jugendliche bis 19 Jahren ein. Auch der Brustumfang nahm bei den Sporttreibenden mehr zu als bei den übrigen. SCHLESINGER prüfte den Einfluß des Sportes auf das Längenwachstum, das Körpergewicht, die Körperform, den allgemeinen Entwicklungszustand, auf Herz, Puls, Blutdruck und die Körperkraft. Von allen diesen maß er dem Nachweis der Vk. den größten Wert bei. Er würdigte ihn mit den Worten: „Auf keinem Gebiete und bei keiner Untersuchungsmethode zeigt sich aber ... die körperliche Überlegenheit der sporteifrigen und sporttüchtigen Kinder und Jugendlichen gegenüber der großen Masse ihrer Altersgenossen deutlicher, regelmäßiger und nachhaltiger als hinsichtlich des Fassungsvermögens der Lungen, der Vitalkapazität, die mittels des Spirometers gemessen und in präzisen Zahlen festgelegt wird." Dabei bezog er sich im wesentlichen auf Leistungen der Leichtathletik — Laufen und Springen —, aber auch zwischen guten und mäßigen Turnern wurde ein Unterschied von 5 bis 10% der Gesamtleistung der Vk. erhalten.

Übrigens erwähnte schon SMEDLEY 1902, daß die Knaben, die dauernd Fußball, und die Mädchen, die ständig Basketball spielten, eine wesentlich bessere

Vk. aufwiesen als diejenigen, die keine besonderen körperlichen Übungen leisteten. Auch Kotelmann 1879 und nach ihm Hall 1896 fanden, daß die sporttreibenden Schüler eine höhere Spirometerleistung zeigten als die übrigen.

Im Jahre 1930 schrieb die Sportlehrerin Traute Berger eine Diplomarbeit an der Deutschen Hochschule für Leibesübungen über die „Einwirkung von Atem- und Laufübungen auf die Steigerung des Lungenfassungsvermögens". 4 Klassen einer Handelsschule wurden verschiedenen Übungsmethoden unterworfen, davon diente die 4. Klasse nur als Vergleich. Die Übungen waren 5—7 Minuten täglich durchgreifende Atemübungen, Laufübungen von 25—30 Minuten und in der 3. Klasse Atemübungen einmal wöchentlich 20 Minuten lang im Rahmen der Turnstunde. Die Klassen, die regelmäßig Atem- und Laufübungen machten, waren der nichtübenden in der durchschnittlichen Zunahme der Vk. um 14,5—27% überlegen. Es handelte sich um 14—16jährige Mädchen, deren Übungen über $3^1/_2$ Monate von der Verfasserin persönlich geleitet und ärztlich kontrolliert wurden. Die Vk.-Messungen wurden einmal wöchentlich zu Beginn der Turnstunde mit einem Kohlrausch-Trockenspirometer vorgenommen.

Bei seinen Untersuchungen über den Spiroindex hat H. Müller 1931 auch den Einfluß der Sportleistung auf diesen Faktor geprüft. Er kam zu den gleichen Ergebnissen wie Lorentz bei Erwachsenen, nämlich der Übereinstimmung von Leistung und Spiroindex. Das trat besonders bei den Kindern, die sich im 1000 m-Lauf übten, in Erscheinung.

Mumford schrieb 1933 eine Arbeit über physikalische Messungen bei jugendlichen Schulknaben in bezug auf ihre Schul- und Sportleistungen. Er stellte drei Indices für die Spannkraft, für die Respiration und den vitalen Index auf. Der Respirationsindex hatte die Formel: $\frac{\text{Vitalkapazität}}{\text{Höhe} \cdot \text{Brustumfang}^2} \cdot 10^5$, und der vitale Index war $= \frac{\text{Vitalkapazität}}{\text{Gewicht}} \cdot 10$. Die Indices unterschieden sich in den einzelnen Altersgruppen trotz unterschiedlicher körperlicher Leistung nicht wesentlich. Rugger players, Läufer und Kricketspieler hatten eine höhere Vk. als Langstreckenläufer und andere Sporttreibende. Die gute Beziehung zwischen Körpergröße und der Vk. war auch hierbei wieder unverkennbar.

Auch Vertreter des orthopädischen Turnens befaßten sich mit ähnlichen Untersuchungen. So wurde von Stahnke an Erwachsenen und Kindern, die wegen Wirbelsäulendeformität Kriechgymnastik trieben, die Frage geprüft, ob durch Körperhaltung und orthopädischen Sport das Lungenvolumen beeinflußt werden könne. Er bestätigte frühere Angaben dahingehend, daß die größte Vk. in aufrecht stehender Haltung, die kleinste in Rückenlage vorhanden sei. Der Verfasser empfahl die Klappsche Vierfüßlerkriechgymnastik als gute Atemübung, da ein Drittel seiner Fälle hierbei eine noch höhere Vk. als im Stehen hatte. Armübungen im Stehen verminderten die Vk., ebenso körperliche Ermüdung. Ähnliche Gedanken wurden vordem von Ide vertreten, der die „rationelle Lungengymnastik" empfahl.

Von anderer orthopädischer Seite (Dittrich) wurden diese Angaben bestätigt. Bei Kindern mit nach vorn hängenden Schultern konnten zahlenmäßig geringere Werte der Vk. nachgewiesen werden. Nach hohen ein- und doppelseitigen Oberarmamputationen wurden Erhöhungen der Bestleistung gefunden.

Kinder mit doppelseitiger schlaffer Armlähmung wiesen ebenfalls hohe Werte der Vk. auf. Diese auffälligen Befunde wurden damit erklärt, daß nach L. FICK der Arm durch die den Brustkorb beengende Schultermuskulatur die Atmung störe. Die Atembewegungen sind auf der armlosen Seite größer. Andererseits wird der Bauchatmung zur Erzielung einer größeren Vk. gegenüber der Rippenmuskelatmung die größere Bedeutung zugemessen. Stützapparate beim Gehen wirkten bei Kindern mit spinaler Lähmung beider Beine atemgymnastisch. Solche Behinderten hatten meist eine höhere Vk.

All diese Untersuchungen wurden mit Spirometern angestellt, die für Massenprüfungen gedacht waren. Da sie für die Verwendung auf dem Sportplatz und bei Reihenuntersuchungen Bedeutung erlangt haben, seien sie hier kurz besprochen. Für die Bestimmung der Vk. dieser Art gibt es zwei verschiedene Arten, einmal den feuchten Spirometer, wie ihn HUTCHINSON angegeben hat, und den trockenen, der in Deutschland unter dem Namen BARNES-Spirometer bekannt ist. Zu der letzteren Art ist auch der Beutelspirometer nach KOHLRAUSCH zu zählen. Den Bau und die Beschaffenheit dieser Geräte in dieser Arbeit zu beschreiben, würde zu weit führen. Einzelheiten können in dem Buche von ANTHONY: „Funktionsprüfung der Atmung", und in Handbüchern der Physiologie oder der biologischen Arbeitsmethoden nachgelesen werden.

Wohl erscheint es notwendig, die Unterschiede der Ergebnisse zu betonen, die bei ihrer Benutzung zu beobachten sind. Eigene Untersuchungen haben gezeigt, daß zwischen dem Trockenspirometer nach BARNES und dem Beutelspirometer große Unterschiede bestehen. Die Ergebnisse wichen bis 500 ccm voneinander ab. Bei dem BARNES-Spirometer handelt es sich um einen für das Kindesalter besonders hergestellten Apparat mit einer Kapazität von 3500 ccm.

Die Leistungsunterschiede der Spirometer haben auch schon WILSON und EDWARDS und SCHLESINGER unter anderen Voraussetzungen beschäftigt. Der letztere schreibt hierzu:

„Die Trockenspirometer, die nach WORRINGEN etwas niederere Werte liefern als die mit Wasser gefüllten Apparate, müssen wegen des Nachlassens der Elastizität des Gummisacks von Zeit zu Zeit nachgeprüft werden und sind nichts weniger als unbegrenzt haltbar; trotzdem verdienen sie wegen der leichteren Transportmöglichkeit den Vorzug."

Bei den beiden amerikanischen Untersuchern handelt es sich um die Erklärung ihrer verschiedenen Ergebnisse gegenüber anderen Arbeiten, die sie mit dem großen Unterschied zwischen der KROGH-Apparatur und dem Standardspirometer, hergestellt von der Narragansett Machine Co. Providence, begründen. Die Ergebnisse spirometrischer Untersuchungen sind also nur dann unbedingt vergleichbar, wenn sie mit demselben Gerät und nach dem gleichen Verfahren gewonnen sind. DREYER lobte den Trockenspirometer von Boullite (Paris), den aber MUMFORD bei längerem Gebrauch als unzuverlässig bezeichnete.

SCHIRLITZ, der Sportarzt ist, empfiehlt den Degea-Beutelspirometer nach KOHLRAUSCH. Unsere Nachprüfungen ergaben, daß diese Empfehlung für Erwachsene wohl zutrifft, daß aber für die kleinen Volumina von jüngeren Kindern, und auch älteren kranken, sein Wert umstritten sein muß, da seine Skala erst bei 1000 ccm beginnt und seine Werte unter 2000 ccm, verglichen mit anderen Spirometern, ungenau sind. Zudem ist die Einteilung der Skala in je 100 ccm für das Kindesalter zu grob.

Als Abarten der feuchten Spirometer seien zwei Geräte kurz angeführt. Von Frau Dr. Houdré-Boursin wurde 1930 ein einfaches Gerät beschrieben, das die Größe der Vk. bei der Einatmung bestimmen läßt. Es handelt sich um eine graduierte Flasche, deren unterer Seitenanteil unterhalb der Skala durchbrochen ist und mit einem wassergefüllten Becken in Verbindung steht. Die Flasche wird durch einen Gummipfropfen abgeschlossen, in den ein rechtwinkliges Glasrohr mit einem Gummischlauch mündet. Der Prüfling saugt nach tiefer Ausatmung die Luft aus dieser Flasche. Durch die Verbindung mit dem Becken dringt Wasser nach und gibt die Höhe der Vk. an. Für Kinder zwischen 5 und 15 Jahren soll sie zwischen 400 ccm und 2,5 l schwanken. Das Gerät und der Vorgang der Messung hat leicht erkennbare Nachteile, die seine Verwendung in größerem Umfang nicht rechtfertigen. Nach Simon ist bei Gebrauch dieses Gerätes der Unterschied gegenüber den die Ausatmung verwertenden Apparaten beträchtlich. Es sollen dabei Minderleistungen bis zu 2 l zu beobachten sein.

Mit Wasser arbeitet auch der Apparat von Fabozzi, der aber nur für die Ausatmung benutzt werden kann. Er besteht aus einer graduierten Flasche, die ebenso wie das umgebende Gefäß mit Wasser von 36° C gefüllt ist. Durch eine gebogene Metallröhre mit Gummimundstück wird die Ausatmungsluft in die Flasche gebracht und das Wasser verdrängt. Die ausgeatmete Luftmenge kann nach dem Versuch sofort abgelesen werden. Für eine neue Prüfung muß die Flasche erst wieder mit Wasser von 36° C gefüllt werden.

Die Gasuhr läßt eine dritte Untersuchungsmöglichkeit für Reihenuntersuchungen zu. Sie ist aber, soweit mir bekannt ist, wenig mehr in Gebrauch und für die Untersuchung auf Sportplätzen weitgehend ausgeschaltet. So schreibt Worringen:

„Man kann wohl sagen, daß die Werte der feuchten Gasuhr sicherer sind, doch müssen die Apparate von Zeit zu Zeit auf ihre Genauigkeit geprüft werden. Der Einfachheit und des leichteren Transportes wegen habe ich jedoch immer den Trockenspirometer bevorzugt, der für unsere Zwecke auch völlig ausreicht ... Für den Sportarzt ist heute das Spirometer nicht mehr zu entbehren, es gehört wie eine Laufgewichtswaage auf jeden Sportplatz, auf jede Übungsstätte."

Für die Untersuchungen am Krankenbett sind diese Geräte nur dann zu gebrauchen, wenn ihre Leistung geprüft ist und selbst die kleinste Skaleneinteilung den tatsächlichen Leistungsunterschied anzeigt. Für klinische Untersuchungen eignen sich eigentlich nur solche Apparate, die nicht nur eine Bestimmung der Bestluft zulassen, sondern auch gleichzeitig die Atmung aufschreiben. Das ist zumeist bei den von der Stoffwechselprüfung bekannten Apparaten der Fall. Neue klinische Untersuchungen haben gezeigt, daß nicht nur die Bestleistung einen Schluß auf das Krankheitsgeschehen ermöglicht, sondern auch die übrigen, bisher vernachlässigten Atemleistungen. Hiervon wird in den späteren Abschnitten zu berichten sein.

Die Vitalkapazität kranker Kinder.

Unter denjenigen, die sich um die Festsetzung von Sollmaßstäben für die Vk. bemühten, waren besonders amerikanische Forscher, die die Brauchbarkeit ihrer Regelbefunde bei kranken Kindern ausprobten. In der Sportmedizin hatte die Messung der Vk. sich schon früher durchgesetzt.

So unternahm es STEWART in seinen ersten Arbeiten, eine Gruppe herz-
kranker Kinder zu prüfen. Bei 8 Knaben und 17 Mädchen fand er regelrechte
Werte. Diese Kinder waren durch ihren *Herzfehler* nicht beeinträchtigt, sie
spielten wie gesunde ohne Dyspnoe. 6 Knaben und 9 Mädchen, von denen
einige älter als 14 Jahre waren, zeigten Dyspnoe und eine beträchtliche Verminderung der Bestluft, teilweise bis 50%. Er ist überzeugt, daß der Grad der
Dyspnoe umgekehrt proportional der Größe der Vk. ist. Mit der Besserung
der Herzleistung geht eine klinisch nachweisbare Zunahme der Vk. einher.
STEWART verwies auf die Mitteilung von PEABODY und WENTWORTH, die nach
Untersuchung von 124 Erwachsenen mit den verschiedensten Herzfehlern zu
folgenden Schlüssen kamen: Patienten mit 90% oder mehr der Vk., die nach
Körpergröße und Geschlecht berechnet ist, haben keine oder nur geringe Neigung
zur Atemnot. Zwischen 70—90% der Solleistung ist die Dyspnoe nur bei un-
gewöhnlicher Anstrengung vorhanden, zwischen 40—70% ist die Aktivität der
Kranken stark eingeschränkt. Unter 40% sind die Kranken ans Bett gefesselt.
Diese Gruppe hat eine hohe Sterblichkeit.

WILSON und EDWARDS untersuchten im Rahmen ihrer ersten Arbeit über
die Beziehung der Vk. zur WEST-Formel 166 Kinder mit Herzfehlern, die sie
in 3 Gruppen einteilten. In der 1. Gruppe — 88 Kinder — waren solche mit
ausgeglichenen Herzfehlern. Es handelte sich hauptsächlich um Mitralfehler.
13 Kinder hatten einen angeborenen Herzfehler. Die Vk.-Leistung dieser Gruppe
lag in ihrem Gesamtdurchschnitt nur um 2% niedriger als der Durchschnitt der
mittleren Leistung gesunder Kinder. Die 2. Gruppe umfaßte 38 Kinder mit
organischen Herzfehlern, die insgesamt nur 1368 ccm auf den Quadratmeter
Körperoberfläche leisteten. Dieser Bestluftwert lag um 500 ccm = 26% niedriger, als der Norm entsprach. Die Erniedrigung stimmte mit den übrigen Be-
lastungsproben und dem klinischen Befund überein. Ein Teil dieser Fälle bessserte
sich im Laufe der Zeit deutlich in seinen Funktionen. In der 3. Gruppe waren
nur 5 Fälle, bettlägerige Kinder, deren Kreislauf eine körperliche Tätigkeit nicht
zuließ. Diese Kinder hatten eine Erniedrigung von mehr als 50%.

Die Ergebnisse dieser Untersucher stimmen mit denen des Erwachsenenalters gut überein. Sie sind daher wohl als ein brauchbarer Anhaltspunkt für
die Herzkrankheiten der verschiedenen Grade anzusehen.

Daß Kinder mit *Lappenlungenentzündungen* eine Verminderung ihrer Bestluftleistung zeigen würden, war zu erwarten. Fraglich war nur, wie stark sich
diese Verminderung auswirkte. Nach STEWART sind Werte von 300—400 ccm
in den ersten Krankheitstagen nicht ungewöhnlich. Sie standen in keinem Verhältnis zu dem befallenen Lungenbezirk. Nur die wenigsten Kinder erreichten
am Tage der Krise ihre volle Vk. Daran war die allgemeine Schwäche dieser
Kranken schuld. Die physikalischen Zeichen dieser Krankheit verschwanden
eher, als die Vk. ihre volle Höhe erreichte. Für das Verhalten der Vk. im Verlaufe der Erkrankung ist Abb. 9 ein gutes Beispiel. Bei Lungenentzündungen
werden sicher Vk.-Verminderungen bis zu 50% beobachtet, während sie bei
Pleuritiden mit Erguß im Durchschnitt bis zu 40% gehen.

Nach diesen Feststellungen mußte die Beantwortung der Frage, ob ein *Luft-
röhrenkatarrh* sich auch auf die Vk. der Kinder auswirken werde, wissenswert
erscheinen. Tatsächlich haben nach STEWART Kinder mit akuter Bronchitis

eine im Durchschnitt um 18—19% verringerte Vk. Sie neigten vielfach wegen des Schleimes und geringer Atemnot dazu, am Schluß der Untersuchung zu husten.

Eine schöne Untersuchung legten WILSON und EDWARDS und LISS im Jahre 1924 über die Bestluftleistung bei der „tracheobronchial adenopathy" vor. Sie verdient näher erörtert zu werden. 83 völlig gesund erscheinende New Yorker Schulkinder, die bereits 1921 für eine Arbeit der beiden ersten Verfasser gedient hatten, wurden klinisch nachuntersucht. Unter den 83 Gesunden waren 33 Farbige. Von den Kindern wurden Röntgenbilder angefertigt. Die Röntgenaufnahmen wurden in drei vertikale Zonen eingeteilt, deren Befallensein von Hilus- und Strangzeichnung den Grad der Schwere darstellte. Wodurch diese Zeichnung verursacht war, wurde nicht untersucht, da solche Ursachen (Tuberkulose,

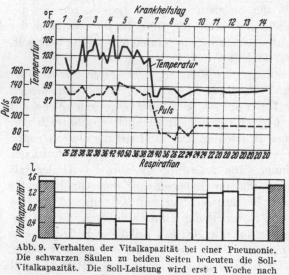

Abb. 9. Verhalten der Vitalkapazität bei einer Pneumonie. Die schwarzen Säulen zu beiden Seiten bedeuten die Soll-Vitalkapazität. Die Soll-Leistung wird erst 1 Woche nach Entfieberung erreicht.

Masern, Keuchhusten u. a.) den Eltern selbst oft unbekannt waren. Die Zone 3 zeigte Hilusvergrößerung mit Strangzeichnung bis in die Lungenspitzen und Zwerchfellgebiete. Zu dieser Gruppe gehörten 16% der weißen und 84% der farbigen Kinder. Die Gruppe 1 und 2 hatten für den Quadratmeter Körperoberfläche regelrechte Werte. Dabei bestätigte sich wieder, daß diejenigen der farbigen Kinder niedriger lagen. In der Gruppe 3 wiesen die weißen Kinder eine Verminderung um 17% und die farbigen um 23% auf. Diesen gesunden mit den überraschenden Röntgenbefunden wurden 30 Kinder im gleichen Alter von 5—12 Jahren mit frischer Drüsenerkrankung des Tracheobronchialgebietes gegenübergestellt. Davon war etwa die Hälfte tuberkulöser Natur. Bis auf 2 Kinder gehörten alle in die Gruppe 3. Sie hatten im Durchschnitt eine Vk.-Verminderung von 23%. Längere Beobachtungen dieser Fälle bestätigten, daß die Vk.-Leistung durchaus besserungsfähig war, wenn sich das klinische und röntgenologische Bild besserte. Die Verfasser kamen daher zu dem Schluß: 1. Die Vk.-Untersuchung ist eine wertvolle Hilfsuntersuchung bei den Fällen von Drüsenschwellungen im Luftröhrengebiet. Sie steht in guter Übereinstimmung mit dem klinischen und röntgenologischen Befund. 2. Auch bei Reihenuntersuchungen muß mit dem Vorhandensein dieser Erkrankung gerechnet werden. Daher muß 3. eine Verminderung um mehr als 15% bei einem normalen Kind Veranlassung geben, ein Röntgenbild zu machen. Eine solche um mehr als 25% ist verdächtig auf aktive Hilusinfektion. 4. Negerkinder haben in allen Gruppen eine niedrigere Vk.

Im Jahre 1926 berichtete STEWART über 248 Kinder, die über längere Zeit — 300—1000 Tage — in einer besonderen Schule für *tuberkulöse Kinder* unter-

richtet wurden. Sie hatten eine positive Tuberkulinprobe, Unterernährung, subfebrile Temperaturen, Vergrößerung und Verkalkung der tracheobronchialen Lymphknoten, aber keine offene Tuberkulose. Es zeigte sich, daß sowohl nach der Größen- als auch Gewichtsanordnung die Kinder bei der Einstellung eine beträchtliche Unterleistung hatten. Das änderte sich nach der Behandlung in solche Werte, die zwar etwas unterhalb der Norm, aber innerhalb der regelrechten Breiten waren. STEWART glaubte, daß die Unterernährung beträchtlich an der mangelhaften Vk.-Leistung beteiligt sei; denn die Lymphknotenverhältnisse seien noch dieselben wie bei der Aufnahme gewesen. Man gewinnt den Eindruck, daß sich diese Arbeit, wenn auch nicht überzeugend, gegen WILSON und seine Mitarbeiter wendet.

Schon im Jahre 1922 hatte derselbe Verfasser über seine Erfahrungen mit tuberkulösen Kindern berichtet. Kinder mit positivem Pirquet und negativem klinischem Lungenbefund, die in einer Freiluftschule unterrichtet wurden und röntgenologisch eine Hilusvergrößerung aufwiesen, hatten im Durchschnitt keine nennenswerte Verminderung der Vk. Ihre Stammlänge war nicht abweichend. Wenn man die Werte auf sie bezog, waren sie innerhalb der Streuung regelrecht. Bei 43 Kindern mit Knochentuberkulose der Hüfte, des Knies, der Wirbelsäule und anderer Knochen wurden mit wenigen Ausnahmen Durchschnittswerte gefunden. Eine solche Ausnahme betraf einen Jungen mit vollständiger Ankylosierung und Kyphosierung der Wirbelsäule. Hierbei betrug die Verminderung bis 40%. Dieser Befund wurde mit der mechanischen Schwierigkeit bei der Atmung und der beträchtlichen Verbiegung erklärt. Kinder mit fortgeschrittener Lungentuberkulose wiesen eine erhebliche Verminderung der Vk. zwischen 50 und 70% auf. Sie hatten dabei keine auffällige Dyspnoe, so daß den gleichstarken Verminderungen beim Herzfehler und bei der Tuberkulose verschiedene Bedingungen zugrunde liegen müssen.

HUTCHINSON hatte geglaubt, die Bestimmung der Vk. zur Diagnose der Tuberkulose besonders auswerten zu können. Er führte hierfür mehrere Fälle an. Diese Einstellung, die von den ersten Nachuntersuchern der damaligen Zeit geteilt wurde, ist begreiflich, wenn man bedenkt, daß außer dem ärztlichen Blick, der Perkussion und Auskultation noch kein Mittel gegeben war, dieser Seuche näherzukommen. Mit der Entdeckung der Tuberkelbacillen und des Röntgenverfahrens hat die Bestluftprüfung die vermeinte Bedeutung verloren. Trotzdem wird sie auch jetzt noch zur Diagnose der schweren Tuberkulose und bei der Prüfung des Pneumothorax gern zugezogen.

Auch für die Kontrolle des *Asthma bronchiale* ist die Faßkraft der Lunge benutzt worden. Dabei wurde eine Verminderung während des Anfalls um 30—40% gefunden. Nach Abklingen der Anfälle änderte sich dieser Befund schnell. Selbst bei älteren Asthmatikern war keine dauernde Verminderung nachzuweisen (STEWART). Vielfach hatten sie sogar eine bessere Leistung, als ihrer Körpergröße entsprach.

Auf die Vk.-Leistung hat die Hakenwurmerkrankung nach ROBERTS keinen Einfluß. Legt man den Sollwerten der Bestleistung jedoch die Berechnung nach der Oberflächenformel zugrunde, so findet sich ein beträchtlicher Unterschied. Diese wurde aber vom Verfasser angezweifelt. Die Untersuchungen wurden im Staate·Alabama der Nordamerikanischen Union bei Schulkindern

auf dem Lande, die etwa 10% der Gesamtschulkinderzahl ausmachten, durchgeführt. Auch bei anderen Wurmkrankheiten (außer Hakenwurm Ascaris, Trichuris, Lamblia, Entamoeba coli) war nicht mit Sicherheit eine Beeinflussung der davon Betroffenen in bezug auf ihre Lungenbestleistung nachzuweisen (STILES und GRAVES).

Die Untersuchungen über die Vk. kranker Kinder sind nicht sehr zahlreich. Damit ist über ihre Bedeutung am Krankenbett nichts ausgesagt. Sie sind es aber wert, auch bei anderen Krankheiten weiter durchgeführt zu werden. Von H. VOGT wurde 1931 ihre Bedeutung wie folgt kritisch umrissen: „Der Hauptwert der Bestimmung der Vitalkapazität am Kranken liegt darin, daß wir bei fortlaufender Bestimmung der Vitalkapazität und ihrer Änderungen einen Maßstab für Besserungen oder Verschlimmerungen eines Lungen- oder Herzleidens gewinnen können. Das gilt für Krankheiten der Pleura, für Lungenkrankheiten wie Tuberkulose und Pneumonie, ist aber wohl am bedeutsamsten für Herzkrankheiten, die mit Stauung im kleinen Kreislauf einhergehen. Für diese bildet die Verfolgung der Vitalkapazität ein wertvolles klinisches Verfahren, das uns Rückschlüsse auf den Zustand des kleinen Kreislaufs ermöglicht und um so beachtlicher erscheint, als wir an gleichwertigen Untersuchungsmöglichkeiten nicht reich sind."

Damit ist der Zweck und das Ziel der Bestluftprüfung eindeutig herausgestellt. Nicht die Feststellung eines einmaligen Wertes, der von verschiedenen Gesichtspunkten beurteilt werden kann, ist bedeutsam, sondern wertvoller ist es, die Leistungen von Lunge oder Kreislauf über Tage und Wochen zahlenmäßig festzulegen und aus ihrem Vergleich einen Anhalt mehr für die Beurteilung der Krankheit im Augenblick und in der Zukunft zu gewinnen.

Die Berechnung der Vitalkapazität nach dem Sollgrundumsatz.

Aus der bisherigen Darstellung geht hervor, daß vielseitige Verfahren angewendet wurden, die Bestleistung der Lungen in ein befriedigendes Verhältnis zu den Körpermaßen der Kinder zu bringen. Das ist, wie gezeigt wurde, nicht immer geglückt. Der Wert dieser Maße — Körperlänge, Lebensalter, Gewicht, Stammlänge, Brustumfang und Geschlecht — ist im einzelnen umstritten. Auch die Berechnung nach der Körperoberfläche reicht nicht aus. Da aber die Mehrzahl dieser Maße auch zur Feststellung des Sollgrundumsatzes dient und der Grundumsatz eine sehr enge Beziehung zur Atmung hat, erscheint es verständlich, wenn man die Werte benutzt und sie zur Vk. in Verbindung bringt.

Wie ANTHONY bei Erwachsenen hat PÜSCHEL bei Kindern im Alter von 5—14 Jahren die Bestluftwerte festgestellt und nach den Tabellen den zugehörigen Grundumsatz berechnet. Wurde dabei der Faktor für Erwachsene 2,3 zugrunde gelegt, so fiel auf, daß alle Sollbestluftwerte zu hoch waren. Je jünger und je kleiner die Kinder waren, desto größer war der Unterschied zwischen der errechneten und der tatsächlichen Bestleistung. Das führte dazu, strenge Arbeitsbedingungen aufzustellen.

Die Kinder mußten klinisch gesund sein und durften nicht an Erkrankungen der Atmungsorgane, des Kreislaufs oder an Veränderungen des Knochengerüstes, besonders des Brustkorbes, leiden. Die Körpermaße wurden nach der Tabelle von PIRQUET-KORNFELD nachgeprüft. Zahlen von Kindern, die im Verhältnis zu ihrer Größe ein Übergewicht von 5 kg

und mehr hatten, wurden nicht verwertet. Zur Untersuchung wurde die Stoffwechselapparatur nach KNIPPING benutzt. Das gewöhnliche Kymographion wurde durch ein anderes ersetzt, das es ermöglichte, einzelne Atemzüge gut sichtbar aufzuzeichnen und durch Einstellung verschiedener Geschwindigkeit auch gestreckte Kurven zu erhalten. Der Schreibhebel war der des Stoffwechselapparates. Das Kymographion stand auf einem besonders gebauten Tisch mit genau gekennzeichneten Fußpunkten. Dabei mußte die Zeitangabe mit der Stoppuhr angegeben werden. Die Kinder wurden liegend oder nur gering schräg erhöht und nüchtern oder 3—4 Stunden nach mäßiger Mahlzeit untersucht. Nach längerer einwandfreier Atmung wurden sie aufgefordert, möglichst tief ein- und auszuatmen. Die Bestimmung der Vk. wurde nach Beruhigung der Atmung meist 3—4mal wiederholt, bis man den Eindruck gewann, daß wirklich die Bestleistung erreicht war. — Ältere Kinder wurden mit dem üblichen Gummimundstück, das für die verschiedenen Altersstufen verschieden groß geschnitten war, an das System angeschlossen. Bei jüngeren Kindern benutzte ich oft die von der gleichen Firma gelieferte Celluloidmaske. Dabei erübrigte sich die Anwendung der Nasenklemme, die von kleineren Kindern unangenehm empfunden wurde. So war es möglich, selbst 2jährige Kinder der Abteilung zu spirometrieren.

Die Sollgrundumsatzwerte der KESTNER-KNIPPING-Tabelle wurden so zusammengestellt, daß je 100 Calorien zu einer Gruppe zusammengehörten. Die erreichte Bestluftmenge wurde durch die Anzahl der Sollcalorien geteilt und ergab einen neuen Faktor. Dabei erhielt PÜSCHEL folgende Werte:

Calorienzahl	Faktor	Calorienzahl	Faktor
800— 899	1,20	1200—1299	1,72
900— 999	1,22	1300—1399	1,78
1000—1099	1,54	1400—1499	1,80
1100—1199	1,57	1500—1599	1,82

Der zweite und der letzte Faktor können nur mit Einschränkung als Durchschnittswerte gelten, da für diese Gruppen zuwenig Grundzahlen vorlagen. Aus der Übersicht ersieht man, daß die Faktoren bei Kindern niedriger sind als bei Erwachsenen, und daß sie mit steigender Calorienzahl regelmäßig zunehmen. Das galt auch für die Grenzwerte der einzelnen Gruppen, aus denen die Faktoren errechnet wurden.

Da für das Alter von 14—18 Jahren keine Untersuchungen durchgeführt werden konnten und für das Calorienbereich von 1600 bis zu Erwachsenenwerten keine eigenen Unterlagen vorhanden waren, wurde auf die Tabellen von WILSON und EDWARDS zurückgegriffen, in denen Körpergröße, Lebensalter, Gewicht und Geschlecht verzeichnet sind. Dabei wurden ebenfalls Kinder mit Gewichten, die um 5 kg höher oder niedriger waren, als es den zugehörigen Längenmaßen entsprach, nicht berücksichtigt. Ebenfalls wurden Kinder, die als „farbig" bezeichnet wurden, von der Berechnung ausgeschlossen. Bei dem Vergleich der so ermittelten Werte konnte bestätigt werden, daß Kinder einen kleineren Faktor als Erwachsene haben. Auch stieg die Zahl mit den zunehmenden Calorien. Jedoch war der niedrigste Wert um 0,48 höher als der in der Übersicht angegebene niedrigste Wert. Dieser Unterschied der Werte wurde auf den Einfluß der verschiedenen Apparate zurückgeführt, mit denen die Untersuchungen durchgeführt wurden. Außerdem wurde auf die verschiedene Körperhaltung bei der Untersuchung aufmerksam gemacht. Ferner ist es möglich, daß die zur Berechnung des Sollgrundumsatzes benutzte Tabelle für die amerikanischen Kinder zu niedrige Zahlen angibt. Für die Caloriengruppe 1700—1799 wurde der Faktor 2,49 errechnet, dem aber nur 2 Wertangaben zugrunde lagen.

Im Jahre 1934 erschienen 2 Arbeiten, die die vorstehende Mitteilung bestätigten. So schrieb Brock in seinem Buche „Biologische Daten für den Kinderarzt" folgende Sätze:

„Praktisch wichtig ist, daß man bei dieser Art der Berechnung auf die Körperbautypen keine Rücksicht zu nehmen braucht, denn die Variabeln Alter, Gewicht, Körperlänge sind ja schon im Grundumsatzwert berücksichtigt. Deshalb zeigen leptosome und eurysome Kinder, sofern sie nur gleich alt sind, keine Abweichungen des Koeffizienten voneinander. Man braucht also nur den Grundumsatz nach Kestner-Knipping zu berechnen, um den Voraussagewert für die Vitalkapazität zu erhalten. Grundumsatz × Koeffizient = Vitalkapazität."

Durch vergleichende Berechnungen nach Angaben von Serebrowskaja und Schlesinger wurden die Zahlen Püschels bestätigt. Das ist aus der Tabelle 8 des Buches zu entnehmen.

Nach Schlesinger erweist sich die Korrelation Vk. und Grundumsatz durchschnittlich am engsten. Er gibt für das Alter von 10 und 13 Jahren dieses Verhältnis mit 99% an. Für das jugendliche Alter soll es etwas geringer werden. Die Hundertsätze für die übrigen Maßstäbe liegen bereits im Kindesalter niedriger als die des Grundumsatzes.

Die Berechnung der Vk. nach dem Grundumsatz ist besonders eine klinische Möglichkeit. Für Reihenuntersuchungen auf dem Sportplatz oder in der Schule ist sie wohl zu zeitraubend. Sobald diese aber wissenschaftlich ausgewertet werden sollen, ist sie als bisher einwandfreiestes Verfahren den übrigen vorzuziehen. Dabei wird man immer von den Sollcaloriengruppen ausgehen müssen und nicht, wie Brock es in seiner Tabelle tut, von dem Alter.

Grundumsatz und Atmung.

Daß der Stoffwechselumsatz und die Atmung eng miteinander verknüpft sind, ist bekannt. Der Grundumsatz wird nach der Atmung berechnet, obwohl diese nur *ein* Ausdruck seiner Tätigkeit ist. Zwar hat die Atmung gerade im Kindesalter, wie die bisherigen Ausführungen gezeigt haben, eine Sonderstellung und entwickelt vor allem in der ersten Lebenszeit auffallende Eigenarten. Die Erforschung des Grundumsatzes stellte aber so viele Aufgaben, daß das Augenmerk völlig auf sie und nicht auf den Mittler, die Atmung, gerichtet war. Auch die Tätigkeit anderer Organsysteme (Kreislauf, Niere, Leber, Verdauung) konnte dabei, obwohl sie mit die Grundlage bilden, keinen sichtbaren Ausdruck finden. So ist die Bestimmung des Grundumsatzes nur eine mittelbare Prüfung des Gesamtstoffwechsels. Dadurch nun, daß man die Atmung von der Stoffwechselbetrachtung loslöst und sie nicht mehr nach dem O_2-Verbrauch oder der CO_2-Abgabe allein beurteilt (respiratorischer Quotient), gewinnt sie eine andere Bedeutung. Sie wird zum Ausdruck der Leistung eines Organs, der Lunge, und der mit ihr zusammen arbeitenden oder sie beeinflussenden Organsysteme. Durch diese Arbeitsweise werden die Atemvolumina und die mit ihnen zusammenhängenden Fragen stets gesondert betrachtet. Mit der Beziehung der Atemleistung zum respiratorischen Stoffwechsel haben sich daher nur wenige Forscher beschäftigt.

Diese Beziehung erscheint auf den ersten Blick offensichtlich bei 2 Vorgängen, der körperlichen Arbeit und dem Sport. Während der Körperleistung wird mehr Sauerstoff verbraucht, da ein Teil der gebildeten Milchsäure durch

Oxydation beseitigt werden muß. Der Sauerstoffverbrauch steigt mit der Leistung, eine regelmäßige Proportion besteht hierbei nicht. Der Mehrbedarf wird durch erhöhte Lungenventilation gedeckt. Der Lungenventilationsquotient (Atemäquivalent), d. h. das Verhalten der Ventilationsgröße pro Minute (Minutenvolumen) zu dem Sauerstoffverbrauch, beide in Kubikzentimetern ausgedrückt, wird während der Arbeit kleiner, wie die Versuche DIRKENs an Ruderern zeigen. Die Atmung wird während der Arbeit wirtschaftlicher.

Auch nach Nahrungsaufnahme ließ sich ein gleichartiges Verhalten beobachten. PÜSCHEL konnte bei Kindern zeigen, daß das Atemäquivalent nach Einnahme eines eiweißreichen Essens niedriger war als im Nüchternzustand. Diese Untersuchungen wurden an 15 verschiedenaltrigen Kindern durchgeführt. Dabei ergab sich als höchster Wert im Nüchternzustand 3,26 und nach Nahrungsaufnahme 2,96. Die niedrigsten Werte waren 2,07 und 1,89. In einer besonderen Tabelle wurden die Minutenvolumina, der Sauerstoffverbrauch und in der Mehrzahl auch die Bestleistung angegeben. Die Werte für den Sauerstoffverbrauch waren nach Nahrungsaufnahme mit 2 Ausnahmen höher. In 8 Fällen war auch die Atemzahl höher gegenüber dem Nüchternzustand. Die Bestluftwerte vor und nach Nahrungsaufnahme unterschieden sich nicht wesentlich. Mit diesen Beobachtungen konnte die Angabe von SPECK, wonach die Atemzahl und Atemtiefe ebenso wie der Sauerstoffverbrauch nach der Nahrungsaufnahme erhöht sind, bestätigt werden. Unter den Kindern waren 5 gesunde im Alter von 6 bis 11 Jahren. Für diese Kinder ergab sich bei der Nüchternuntersuchung ein Durchschnittswert von 2,81 und eine Stunde nach Nahrungsaufnahme ein solcher von 2,67.

Für Erwachsene hat ANTHONY ursprünglich den Ventilationsäquivalenten bei einer Streuungsbreite von 2,0—4,5 mit dem Mittel von 2,75 für Sauerstoff angegeben. Aber neuerdings hat er, nachdem KNIPPING mit Mitarbeitern einen Durchschnittswert von 2,37 angab, betont, daß „gesunde Menschen erhebliche Unterschiede der Ventilationsökonomie zeigen", die wahrscheinlich auf verschiedene alveolare Kohlensäurespannung zurückgeführt werden müssen. Das trifft für das Kindesalter ebenfalls zu. Die gefundenen Durchschnittswerte liegen für alle Altersgruppen nahe beieinander.

Auf Grund eines Vergleiches mit den Zahlenwerten, die über die Perspiratio insensibilis und ihren pulmonalen Anteil vorliegen, kommt BROCK zu folgender Formel: Grundumsatz/Kilogramm $\times$ 4 = Minutenvolumen/Kilogramm. Ist die Atemfrequenz bekannt, so läßt sich die Größe des einzelnen Atemzuges schnell feststellen. Auf diese Weise kam er dazu, für das Kindesalter sämtliche Volumina theoretisch festzulegen. Er glaubte, daß seine errechneten Werte für das Säuglingsalter richtig seien, zumal sie am ehesten mit den Zahlen von ECKSTEIN und ROMINGER übereinstimmten. Für das spätere Kindesalter zeigten die Untersuchungen von PÜSCHEL die theoretisch richtigen Ergebnisse, während die Ergebnisse HELMREICHS, die er umrechnete, „wohl außer jeder Diskussion" standen. Daß aber besonders für das Säuglingsalter seine Tabelle umstritten sein muß, zeigt nicht nur die geringe Übereinstimmung mit den übrigen Untersuchungsergebnissen aus diesem Lebensabschnitt. So sind auch die Zahlenangaben für die Atemfrequenz, die eine Berechnungsgrundlage mit bildet, höher als die mancher anderen Untersucher.

In der Arbeit über die Atmung als Maß der körperlichen Leistungsfähigkeit kam W. GOTTSTEIN dazu, eine meßbare Arbeit leisten zu lassen und mit dem KROGH-Apparat den Sauerstoffverbrauch während und nach der Arbeit zu messen. Die Kinder mußten Gewichte über eine Rolle ziehen. Die bessere Körperleistung war nicht von der Konstitution der einzelnen abhängig. Der Weg zur zweckmäßigen Arbeitsleistung wurde in der Erziehung zur Atemvertiefung gesehen.

M. DE BRUIN verglich den Grundumsatz mit dem Minutenvolumen und fand oft bei Kindern mit erhöhtem Minutenvolumen, auch an verschiedenen Tagen, einen erhöhten Grundumsatz. Er betonte, daß eine enge Verbindung zwischen gesteigertem Grundumsatz und erhöhter absoluter Atmungsgröße nicht beobachtet wurde. Diese Ergebnisse kritisierte er selbst mit folgenden Worten: „Vermutlich muß dies der zu geringen Zahl der Untersuchungen zugeschrieben werden und der Tatsache, daß der Grundumsatz und das absolute Atmungsvolumen zu gleicher Zeit bestimmt wurden." In einer weiteren Arbeit: „Atmung und Grundumsatz im Kindesalter während des Schlafes" teilte derselbe Untersucher mit, daß im Schlaf eine Erniedrigung des Grundumsatzes um 10 bis 20% vorhanden ist. Da er nachwies, daß auch das Minutenvolumen wie auch die Atemzahl während des Schlafes erniedrigt waren, glaubte er, daß eine endgültige Beziehung zwischen Grundumsatz und Minutenvolumen bestände.

Diese Untersuchungen bestätigen manche theoretischen Erörterungen. Noch bleiben zahlreiche Fragen offen. Aufgabe weiterer Forschung könnte es sein, den Stoffwechsel etwa von Kranken mit Lungenentzündungen und ihre Atemvolumina zu analysieren. Das wäre ein guter Beitrag zu dem noch nicht abgeschlossenen Forschungsabschnitt.

Die Dauer der Atmung.

Bei den früheren Untersuchungen mit dem Gürtelapparat hat man nicht nur die Zahl der Atemzüge in der Minute festgelegt, sondern auch die Länge der Ein- und Ausatmung gegeneinander abgegrenzt. Im neueren Schrifttum hat dieses Verhältnis wieder Bedeutung gewonnen. Untersuchungen aus dem Kindesalter sind dabei bis jetzt nicht verwertet worden. Die Atemzüge sind bei Kindern nicht immer gleich groß. Das kann man besonders leicht an den ausgezogenen Atemkurven feststellen. Solche Kurven werden dadurch gewonnen, daß die rotierende Trommel durch einen besonderen Vorgang beschleunigt wird. So entsteht gegenüber dem Bild bei der Stoffwechselatmung, z. B. des KNIPPING-Apparates, bei der im allgemeinen ein Atemzug parallel zum andern verläuft, ein Bild von Wellenberg und Wellental. Während mit dem Gürtelapparat nur die Brustkorbbewegungen bei der Atmung wellenförmig übertragen wurden, schreibt bei den Stoffwechselapparaten die Atmung selbst die Kurve. Wenn man solche Atemzüge ausmißt, ist es wichtig, einwandfreie Kurvenstücke zu verwerten (Abb. 10).

Bei der Durchführung solcher Untersuchungen konnte ich verschiedene Atemkurven beobachten, die meines Wissens bisher noch nicht beschrieben sind. Da nicht alle Kinder sich ohne Erregung der Atmung der Untersuchung unterzogen, kam es während des Atmens zu Unlusterscheinungen. Eine besondere Form war das Weinen. Eine solche Kurvenart konnte ich zweimal gewinnen

(Abb. 11). Man glaubt aus der unruhigen Kurve unmittelbar die kurzen schluchzenden Einziehungen und das Atemanhalten herauslesen zu können. Auch Lachen konnte einmal bei einem geistig minderwertigen Kinde in der Kurve festgehalten werden. Es fing an, sich während der Untersuchung vor Lachen zu schütteln. Desgleichen konnten zweimal epileptische Anfälle in der Kurve erkannt werden, die beide zum Abbruch der Untersuchung zwangen. In bei-

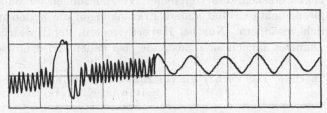

Abb. 10. Atemkurve eines herzkranken Kindes. Die anfangs regelmäßige Atmung wird durch die Prüfung der Vitalkapazität ungleichmäßig. Die Vitalkapazität beträgt nur 940 ccm. Auf der gestreckten Kurve sind die Atemzüge wieder regelrecht.

den Fällen kam es zunächst zu Unruheerscheinungen, dann zum Aussetzen oder Schwächerwerden der Atmung, dem sich einzelne vermehrte oder vertiefte Atemzüge anschlossen.

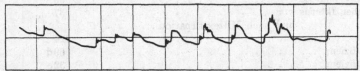

Abb. 11. Atemkurve eines weinenden Kindes. Man erkennt die schluchzende Ein- und verlängerte Ausatmung.

Danach setzte die Atmung völlig aus (Abb. 12). Eine weitere Atemform verdient noch erwähnt zu werden: Bei einem 9jährigen Jungen, der von seiner Mutter gebracht wurde, da er geistig nicht vorankomme, war eine eigentümliche Atmung beobachtet worden. Er hielt zu Hause und in der Klinik nach dem Einatmen die Luft an, stieß sie dann kurz aus, um wieder schnell einzuatmen.

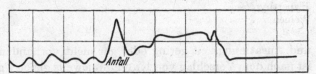

Abb. 12. Atmung bei einem epileptischen Anfall, gestreckte Kurve. Flache Atemzüge, plötzlich tiefe Einatmung, dann unregelmäßiges Kurvenstück. Die Untersuchung mußte abgebrochen werden.

Diese Atemform wurde von ihm auch während der Untersuchung beibehalten, konnte aber durch Aufforderung, tief einzuatmen, geändert werden. Bei vereinzelten Atemzügen verlor sie sich ebenfalls. Das ist auch aus der Abb. 13 ersichtlich. Er hatte 8—9 Atemzüge in der Minute. Die Atemluft war höher, als es dem Alter entsprach, das Atemäquivalent war dagegen mit 1,48

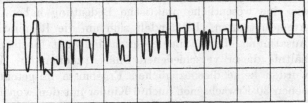

Abb. 13. Psychisch sehr veränderte Atmung, die auf der Höhe der Inspiration angehalten wird. Dann erfolgt kurze Ausatmung. Zwischendurch 3 Atemzüge, die regelmäßig erscheinen.

sehr niedrig. Zeichen einer Dekompensation der Lungen- oder Herzarbeit waren nicht nachzuweisen. Es muß sich demnach um eine psychische Veränderung der Atmung gehandelt haben.

Die Untersuchungen bestätigten die Tatsache, daß die Einatmung eine kürzere Zeit benötigt als die Ausatmung. Durch Weinen kann diese Zeit sogar auf ein Zehntel der Gesamtatmungsdauer verkürzt werden. Aus der Tabelle 5 ist zu ersehen, daß Herzfehler, Veränderungen im Bauchraum, Thorakoplastik, Bronchiektasen und andere Erkrankungen die Zeiten nicht oder nur unwesentlich verändern. Nur bei Hyperthyreosen, der Halsdrüsentuberkulose und dem Diabetes fanden sich Zustände, bei denen der Unterschied zwischen der Ein-

Tabelle 5. Das Verhältnis von Ein- zu Ausatmungszeit bei verschiedenen Krankheiten im Kindesalter.

Krankheit	Nr. der Untersuchung	Verhältniszahl
Bronchiektasen, starker Befund	113	1 : 2,3
Bronchiektasen, leichter Befund	117	1 : 1,25
Thorakoplastik nach Bronchiektasen	94	1 : 1,3
Asthmatische Bronchitis nach Anfall	81c	1 : 1,15
Lymphogranulomatose	79	1 : 1,1
Lymphogranulomatose	99	1 : 1,1
Hämolytischer Ikterus vor	37	1 : 1,3
und nach Milzexstirpation		1 : 1,1
Bauchtumor	124	1 : 1,2
Aorteninsuffizienz	69d	1 : 1,5
Aorteninsuffizienz	32c	1 : 1,1
Mitralinsuffizienz und -stenose	80	1 : 1,4
Pulmonalstenose, angeb.	4	1 : 1,3
Diabetes (zahlreiche Kurven)	46	1 : 1,0
Hilusdrüsentuberkulose	66	1 : 1,0
Hyperthyreose	23a	1 : 1,0
Weinen	110	1 : 9,0

und Ausatmungszeit gering oder gar nicht vorhanden war. Die Einatmungszeit ist nach dem Vorschlag von KNIPPING jeweils gleich 1 gesetzt. Die Zahlen wurden aus mindestens 5 gleichmäßigen Atemzügen errechnet.

Die Bestimmung des Atemzeitquotienten ist ein zweckmäßiges Verfahren, sich über Einzelheiten der Atmung einen genaueren Eindruck zu verschaffen. Wenn auch dieses Verfahren nicht immer zur Festigung einer Diagnose beitragen wird, so wird man auf es nur ungern verzichten.

Die moderne Atemforschung kennt außer den bisher besprochenen Begriffen, die eine wesentliche praktische Bedeutung haben, noch eine Anzahl anderer Atemquotienten. Es handelt sich um die Respirationsvolumina für Ein- und Ausatmung, die maximale Geschwindigkeit für jede Atemphase und das Verhältnis dieser verschiedenen Phasen zueinander. Für das Kindesalter allein wurden keine diesbezüglichen Ergebnisse mitgeteilt. Wohl prüfte HARTWICH neben 30 Erwachsenen auch 6 Kinder mit dem von FLEISCH angegebenen Pneumotachographen. Das Alter der Kinder war nicht angegeben. Bei einer Atemhäufigkeit von 28 erhielt er als Mittel eine Einatmungszeit von 1,0 Sekunden und eine Ausatmungszeit von 1,4. Die Ausatmungszeit war im Mittel um 14,9% größer. Das Einatmungsvolumen betrug 414 und das Ausatmungsvolumen 406 ccm.

Die weiteren Ergebnisse waren:

Volumen max. des Inspiriums . . . 458 ccm/sec

„ „ „ Exspiriums . . . 427 „

„ mittel „ Inspiriums . . . 353 „

„ „ „ Exspiriums . . . 323 „

$\dfrac{\text{Vol. max.}}{\text{Vol. mittel}}$ inspiratorisch 1,25

$\dfrac{\text{Vol. max.}}{\text{Vol. mittel}}$ exspiratorisch 1,34

Vol. max. inspiratorisch größer als
Vol. max. exspiratorisch um . . . 15,3%

Minutenvolumen . . . . 9000 ccm.

Inwieweit die Angaben von HARTWICH als allgemeingültig für das gesamte Kindesalter gelten können, müssen weitere Untersuchungen zeigen. Die Angabe der Atemfrequenz mit 28 und für Männer mit 23 und die des Minutenvolumens mit 9000 ccm lassen darauf schließen, daß der Apparat nicht ohne Einfluß auf die Atemtätigkeit gewesen ist.

Nach ANTHONY wird das Volumenmaximum auch als maximale Stromstärke bezeichnet und das andere als mittlere Stromstärke. Diese beträgt im Inspirium für Erwachsene durchschnittlich 320 ccm/sec bei einer Schwankungsbreite von 250—380 ccm. Im Exspirium beträgt der Mittelwert 220 ccm/sec beähnlicher Streuung. Die maximale Stromstärke beträgt im Inspirium 450 bis 600 ccm/sec und im Exspirium 300—400 ccm/sec. Sie ist demnach bei der Einatmung um 30% größer. Die Werte für die Kinder weichen mithin nicht nennenswert von den Erwachsenenwerten ab. Einzelheiten über die Gewinnung bzw. Berechnung dieser Werte sind aus den Atemarbeiten von HARTWICH und LIPPELT oder aus der Monographie von ANTHONY zu entnehmen.

Die unwillkürlichen Veränderungen der Atmung sind mit den bekannten Geräten leicht zu beobachten, während die willkürliche Atemveränderung — die Atempause — im Kindesalter und bei Erwachsenen nur mit der Stoppuhr bestimmt wird. Wohl die erste Arbeit für das Kindesalter wurde hierüber von PÜSCHEL in Verbindung mit GR. POTTHOFF veröffentlicht. Sie ließen die Prüflinge der verschiedenen Altersstufen 3 mal tief atmen und nach der 3. Inspiration die Luft anhalten, solange die Kinder dazu in der Lage waren. Diese gaben dann durch Zeichen mit der Hand oder Öffnen des Mundes das Signal für die Beendigung der Untersuchung, die im Liegen durchgeführt wurde. POTTHOFF und PÜSCHEL fanden, daß die Zeit der Atempause mit dem Alter steigt. Eine Beiziehung zum Brustumfang oder zu der Körpergröße konnte nicht mit Sicherheit nachgewiesen werden. Die Mindestwerte für die Atempause gingen bei gesunden Mädchen bis 22,6 Sekunden und bei Knaben bis 23,8 Sekunden. Bei Kindern mit Verminderung der atemfähigen Lungenfläche (Pneumonie, Bronchitektasen und Tuberkulose schweren Grades) waren die Werte auf 5—10 Sekunden vermindert. Dasselbe galt auch für Kinder mit dekompensiertem Herzfehler und Perikarditis. In der Arbeit wurde mitgeteilt, daß Kinder mit Myokarditis keine Beeinflussung der Atempause durch ihre Erkrankung zeigen. Diese Tatsache wurde 2 Jahre später, 1937, durch HUMMEL bestätigt. Er fand allerdings, da

er die Atempause unmittelbar an den Kniebeugeversuch anschloß, bei den 14jäh-
rigen Prüflingen Regelwerte zwischen 12—16 Sekunden für Knaben und 10,7
bis 12,3 Sekunden für Mädchen. Er hielt das Verfahren für eine gute Leistungs-
probe, wollte bei psychisch-labilen Kindern aber die Probe mehrfach, auch an
verschiedenen Tagen, wiederholt wissen.

Dieses Vorgehen wurde von W. Schultz abgelehnt. Er kam in demselben
Jahr zu der Auffassung, daß die Atempause eine bewährte Art der Herzleistungs-
prüfung sei, wenn man sie am Schluß der Ausatmung ausführen lasse. Er fand
bei Herzgesunden einen Durchschnittswert von 24 Sekunden, bei Herzgeschädig-
ten einen solchen von 11 Sekunden. Im Anschluß an die Ruheuntersuchung
ließ er die Kinder 2mal 14 Stufen steigen und die Atempause sofort und nach
1 und 2 Minuten wiederholen. Nach der Treppenbelastung war die Zeit bei
den Herzgesunden bis auf 9 Sekunden vermindert, stieg aber wieder nach 2 Minuten. Herzkranke behielten auch nach Erholung von der Belastung die niedrige
Atempause bei. Diese Prüfung bestätigte einmal die Atempausenzeit von Potthoff und Püschel, machte zum andern aber durch die Verbindung mit der
Belastung die niedrigeren Werte von Hummel verständlich. Die Furcht des
Verfassers, daß durch die andere Art der Atempausenprüfung, nach der tiefsten
Einatmung, es zur intrapulmonalen Drucksteigerung wie beim Valsalva-Versuch und damit zur Herzsynkopie kommen könne, wurde weder von Hummel
noch durch Püschel bei zahlreichen Nachprüfungen begründet gefunden. Auch
im Erwachsenenalter sind solche Erscheinungen von den verschiedensten Untersuchern bei der Atempause nicht beobachtet worden.

Die Untersuchungen von Mosler und Kretschmer 1924 über den Tonus
des kindlichen Herzmuskels geben hierfür auch keinen genügenden Anhalt.
Sie untersuchten 16 kreislaufgesunde Kinder hinter dem Röntgenschirm und
stellten dabei für 5—10—12 Sekunden den Valsalva-Versuch an. Sie meinen,
daß Kinder durch richtige Atmung Schädigungen des Kreislaufs vermeiden
könnten, „die ein zu häufig und unnötig angestellter Valsalva mit sich bringt".
Hierbei handelte es sich um Untersuchungen aus einer medizinischen Klinik.

Von Püschel wurde weiterhin die Frage geprüft, ob die Angaben von
McMechan, ferner von Wittich und Polczak auch für das Kindesalter zu-
treffen. Diese fanden bei Erwachsenen ein direktes Verhältnis der Atempause
zur Vk. sowohl bei Gesunden als auch bei verschiedenen Krankheitsgruppen.
Für das Kindesalter konnte diese Beziehung nicht ohne weiteres bestätigt werden.
Bei den Erkrankungen, bei denen die Vk. vermindert war, zeigte sich auch die
Atempause vermindert. Diese Verminderungen standen aber nicht in unmittel-
barem Verhältnis zueinander. Eine andere Art des Vorgehens, die Prüfung der
Vk. mit der Atempause zu verbinden, führte noch zu keinem abschließenden
Urteil. Dabei mußten die Kinder, solange sie konnten, in ein Spirometer pusten.
Während des Versuches wurde ihnen die Nase zugehalten. Die erzielten Werte
hingen sehr stark von der von den Kindern angewandten Technik ab. Bliesen
sie schnell ein und hielten die Luft dann an, so erreichten sie kürzere Zeiten, als
wenn sie langsam einbliesen und damit Zeit gewannen. Da diese Untersuchungen
noch nicht abgeschlossen sind, muß auf eine Wiedergabe ihrer Ergebnisse verzichtet werden.

Die Atmungsgrößen gesunder Kinder.

Wenn man die Erfolge dieses Forschungsgebietes richtig ermessen will, dann muß man die aussichtslose Stimmung kennzeichnen, die selbst einen so hervorragenden Wissenschafter wie K. v. VIERORDT noch 1877 in dem Abschnitt „Physiologie des Kindesalters" in GERHARDTs Handbuch der Kinderkrankheiten den entmutigenden Satz zu schreiben veranlaßte: „Das von Kindern in der Zeiteinheit geatmete Luftvolum sowie das durchschnittliche Volum der mit den einzelnen Atemzügen ausgestoßenen Luft kann auf sichere Weise direkt unmöglich festgestellt werden." Um so mehr ist die Leistung von GREGOR zu werten, der die Untersuchungen über die Atmungsgröße auch für das weitere Kindesalter fortsetzte. Er fand bei seinen Untersuchungen die allgemeine Annahme bestätigt, daß mit zunehmender Verlangsamung der Atmung ein dem allmählichen Wachstum des Kindes entsprechendes Ansteigen der Atemtiefe einhergeht. Das Minutenvolumen steigt anfänglich mit an, bleibt vom 4. bis 8. Lebensjahr auf gleicher Höhe und wird später etwas niedriger. Das Minutenvolumen, auf 1 kg Körpergewicht berechnet, ist bei einem 9jährigen Kinde nicht größer als bei einem 2jährigen und fällt mit 13 Jahren auf 50% der Säuglingswerte. Daher kommt die Meinung auf, daß der Organismus seinen Luftverbrauch allmählich einschränke. Die Erklärung hierfür lautet: „Der Hinzutritt der mächtigen Zugwirkung der Baucheingeweide nach der Einnahme der aufrechten Körperhaltung und die sich später entwickelnde thorakale Atmung, welche die abdominale zum Teil ersetzt, ermöglichen dem Kinde die Erwerbung einer hohen Exkursionsweite durch Vertiefung der Atmung und erleichtern dadurch den Übergang zu dem weniger frequenten Atmungstypus des späteren Kindesalters." Von diesem Gesichtspunkt aus kam GREGOR zu der Festsetzung von Entwicklungsphasen der Atmung, die er für das 1. Lebenshalbjahr, 2. Lebenshalbjahr und Lebensjahr, 3. bis 7. Lebensjahr und 8. bis 14. Lebensjahr umgrenzt wissen möchte. — Diesen Untersuchungen lagen die Ergebnisse der Prüfung von nur 11 Kindern zugrunde, die eigens zu diesem Zwecke in die Klinik aufgenommen wurden, nachdem sie lange Zeit in der Poliklinik beobachtet waren.

HELMREICH ging später, 1926, der kindlichen Atemleistung ebenfalls nach. Er benutzte dazu den KROGH-Apparat bzw. das Differenzspirometer. Er bestätigte fast alle früheren Befunde: 1. Je kleiner das Kind, desto größer war das Atemvolumen. Die Werte lagen, nach dem Gewicht der Kinder angeordnet, nicht in einer geraden Linie. Das traf eher zu, wenn man die Werte nach dem Sitzhöhenquadrat oder dem O_2-Verbrauch des Grundumsatzes ordnete. 2. Das Minutenvolumen war bei den Kindern größer als bei den Erwachsenen. Die schon im einzelnen Atemzuge erkennbare Überventilation war, wie HELMREICH meinte, im Minutenluftverbrauch bedeutend stärker. Diese Überventilation veranlaßte ihn auch, die Zusammensetzung der Ausatmungsluft zu untersuchen. Der Kohlensäuregehalt war um so geringer, je kleiner das untersuchte Kind war. So fanden sich Zahlen zwischen 1,66 und 4,0%, während für Erwachsene Werte um 4,5% angegeben werden.

Von M. DE BRUIN wurden 1932 die früheren Erfahrungen in Zweifel gezogen. Mit wenigen Ausnahmen schwanke die Atmungstiefe an zwei verschiedenen

Tagen nicht mehr als 20 ccm. Ebenfalls war kein Unterschied in der Atmungstiefe der Jungen (26 Doppeluntersuchungen) und der Mädchen (25 Doppeluntersuchungen) zu finden. Die Beziehungen zwischen hoher Atemzahl und
geringer Atemtiefe und umgekehrt wurde bestätigt. Bezüglich der Atemfrequenz
kam der Verfasser bei diesen Kindern zu dem Schluß, daß „kein unzweideutiges
allmähliches Abnehmen der Atemfrequenz beobachtet wurde. Der Durchschnittswert ist ungefähr 23 pro Minute, der geringste Wert ist 14, der höchste 40". Bei
den Mädchen lagen die Zahlen ähnlich. Die Kinder waren in dem Alter von
fast 2—10$\frac{1}{2}$ Jahren.

Wenn man auch aus einer Arbeit nicht mehr herauslesen soll, als der Verfasser es tut, so muß doch aus der Betrachtung der Tabellen gesagt werden,
daß bei den Knaben bis zum Alter von 3$\frac{10}{12}$ Jahren — Fall 8 — überwiegend
Atmungswerte unter 200, bis zu 8 Jahren Werte bis 300 — Fall 20 — und darüber
über 300 ccm zu finden sind. Die Grenzwerte wurden von DE BRUIN mit 174
und 378 ccm angegeben. Eine Ausnahme machte der älteste, ein 10jähriger
Knabe mit 468 bzw. 548 ccm. Auch bei den Mädchen fanden sich ähnliche Ein-
schnitte, bis 5$\frac{4}{12}$ Jahren überwiegend unter 200 ccm, bis 8$\frac{7}{12}$ bis 300, darüber
bis 361 ccm mit Ausnahme des Falles 46. Die niedrigste Zahl war bei den Mäd-
chen 131 und die höchste 505 ccm. Auffallend ist, daß zu denselben Abschnitten
auch die Atemfrequenzen sich vermindern. Die Werte wurden nicht reduziert,
da durch die individuellen Schwankungen der Kinder „die kleinen Unterschiede,
welche durch den Wechsel der Temperatur und des atmosphärischen Druckes
verursacht werden, vernachlässigt werden dürfen".

Die Werte der absoluten Atmungsgröße, des Minutenvolumens, schwankten
zwischen Werten unter 4 l und über 8 l. Es wurden bei der kurzen Besprechung dieses Befundes die Ergebnisse von STÄHELIN und SCHÜTZE hervorgehoben, die eine Schwankung des Minutenvolumens zwischen 4,8 und 9,5 l
bei 14 gesunden Erwachsenen gefunden hatten. Die Ergebnisse von HELM-
REICH, die auch später von BROCK bezweifelt wurden, sind für das Minutenvolumen der Atmung damit in Frage gestellt.

1935 betonte DE BRUIN in einer weiteren Arbeit, daß zwischen dem Lebensalter — bei 23 Kindern zwischen 1 bis 9 Jahren — und dem Minutenvolumen
keine Beziehung besteht. Während des Schlafes war mit einer Ausnahme das
Minutenvolumen vermindert. Die größte Verminderung betrug 44%. Für die
angegebene Altersgruppe bestätigte er bezüglich der Atemzahlverminderung
während des Schlafes die Angaben von H. VOGT und VORMITTAG. Nur 2 Kinder
machten hierbei eine geringgradige Ausnahme. Da der Verfasser in der ersten
Arbeit sich enthielt, Durchschnittszahlen anzugeben und für jede Altersgruppe
nur wenige Zahlen vorlagen, wurden sie nicht in unsere Tabelle aufgenommen.
Zwischen dem Lebensalter und den Schlafatemzahlen fand sich keine Beziehung.
Die Atemvolumina schwankten bei den 3jährigen Kindern zwischen 160—170 ccm,
während die 6- und 7jährigen Werte zwischen 225 und 280 ccm zeigten. Bei den
jüngeren Kindern war die Atmung während des Schlafes tiefer als im Wachen.
Die älteren hatten dagegen im Schlaf ein niedrigeres Atemvolumen. Der Unter-
schied betrug 4—7%. Die Untersuchungen der ersten Arbeit wurden mit dem
Apparat von KROGH und die der zweiten mit der Modifikation nach DUSSER
DE BARENNE und BURGER vorgenommen.

Von ganz anderer Seite griff 1935 Püschel dieselbe Fragestellung an. Er setzte die Atemvolumina nicht in Beziehung zum Minutenvolumen allein, sondern zum jeweiligen Bestluftwert. Dabei ging er so vor, daß zunächst Atem-, Vorrats- und Ergänzungsluft bestimmt wurden. Die Atemluft wurde meist aus dem Minutenvolumen der Atmung errechnet, besonders dann, wenn die Atemzüge nicht völlig gleich waren. Dann wurde der Hundertsatzanteil der 3 Atemvolumina an der Bestluft errechnet. Für 50 Mädchen wurde ein Gesamtdurchschnitt von 14,64% für die Atemluft, von 62,76% für die Ergänzungsluft und von 22,60% für die Vorratsluft ermittelt. Die Werte der Jungen entsprachen überraschend gut den Werten erwach-

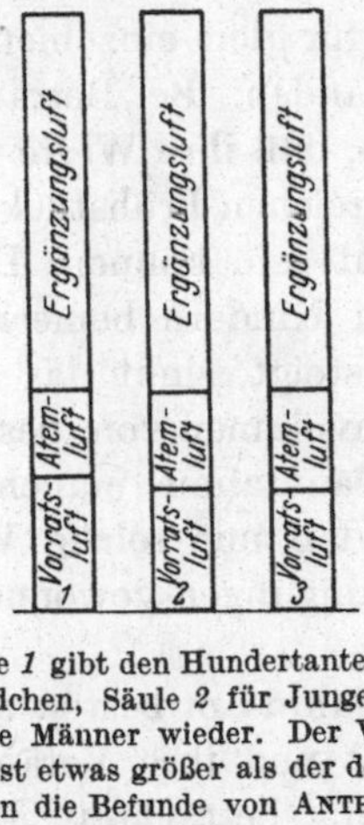

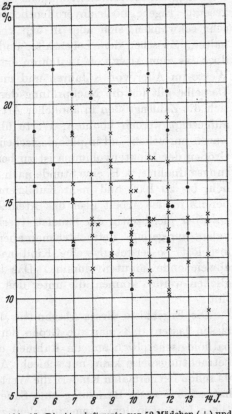

Abb. 14. Säule *1* gibt den Hundertanteil der Bestluftwerte für Mädchen, Säule *2* für Jungen und Säule *3* für erwachsene Männer wieder. Der Vorratsluftwert der Mädchen ist etwas größer als der der Jungen. Für Säule *3* wurden die Befunde von ANTHONY zugrunde gelegt.

sener Männer, wie aus der beigefügten Vergleichsabbildung (Abb. 14) zu ersehen ist. Bei der Staffelung der Werte nach dem Alter fiel jedoch auf, daß die Atemluft mit zunehmendem Alter etwas kleiner wurde. Das ist auch aus dem beigefügten Diagramm (Abb. 15) ersicht-

Abb. 15. Die Atemluftwerte von 52 Mädchen (+) und 30 Knaben (·) im Alter von 5—14 Jahren. Die Werte liegen in den unteren Altersstufen höher und nähern sich den Erwachsenenwerten. Bei den Mädchen ist die Atemluft im Durchschnitt mit 14,64% niedriger als bei den Knaben mit 16,54%.

lich, in das sämtliche Werte der Jungen und Mädchen eingezeichnet wurden. Trotz der beträchtlichen Streuung ist ein jahrgangsweiser Rückgang der Werte nicht zu übersehen. Die prozentuale Größe der Atemluftwerte hält also nicht mit der jährlich zunehmenden Vk. Schritt. Das Verhältnis der einzelnen Volumina verschiebt sich hauptsächlich zugunsten der Vorratsluft. Bei der Staffelung derselben Werte nach den Bestluftgruppen war keine bestimmte Abhängigkeit nachzuweisen. Wohl verminderte sich auch hierbei die Atemluftgröße gering mit zunehmender Vk. Ferner war auffallend, daß bei den Bestluftwerten von 2000—2300 ccm die Vorratsluftgrößen ihre höchsten Werte erreichten. Da die tatsächliche Vk. der nach dem Sollgrundumsatz berechneten

Vk. gut entspricht, wurden von Püschel in einer weiteren Arbeit die Werte dieser Gruppe auch nach dem Sollgrundumsatz gestaffelt. Dabei ergab sich als allgemeiner Durchschnitt für alle Gruppen ein ähnlicher Wert, nämlich 15,3% für die Atemluft, 63,0% für die Ergänzungsluft und 21,7% für die Vorratsluft. Mit dem für die einzelnen Sollcaloriengruppen angegebenen Faktor läßt sich nunmehr auch der Wert der einzelnen Sollatemvolumina berechnen.

Bezüglich des Minutenvolumens ist die Meinung der Verfasser sehr entgegengesetzt. Eigene, noch unveröffentlichte Nachprüfungen ergaben, daß die Werte sehr schwanken, sich aber in den von den Verfassern angegebenen Grenzen halten. Zwischen dem Lebensalter und der Größe der Minutenvolumina scheint doch bis zum Alter von 14 Jahren eine lose Verbindung zu bestehen. Daß die Werte im Alter von 8 Jahren und mehr zurückgehen, war nicht zu erweisen. Dasselbe gilt für die Nachprüfung der Atemluftwerte. Auch hierbei staffelten sich die Zahlengrößen in ähnlicher Art, wie sie bei dem holländischen Verfasser aufgezeigt werden konnten; Werte über 500 ccm für den einzelnen Atemzug waren nur selten und in pathologischen Fällen vorhanden. Bei Betrachtung der Größen der Minutenvolumina ist zu berücksichtigen, daß ihre Werte nach Nahrungsaufnahme, z. B. eine Stunde nach einem eiweißreichen Frühstück, beträchtlich, bis zu 1000 und mehr Kubikzentimter, erhöht sein können. Das konnte bereits in der Arbeit über das Atemäquivalent bei Kindern bemerkt werden. Da aber gleichzeitig der Sauerstoffverbrauch sehr steigt, sinkt das Atemäquivalent nur gering. Betrachtet man aber das Minutenvolumen von diesen Werten losgelöst, so leistet dasselbe Kind nach Nahrungsaufnahme manchmal stark abweichende Minutenvolumina. Das besagt also, daß nur solche Werte verglichen werden können, die unter den gleichen Bedingungen gewonnen worden sind.

Die Ergebnisse dieses Abschnittes dürften sich dahin am besten zusammenfassen lassen, daß man die Größe der Atmungsluft und ihre Veränderung in pathologischer Richtung im Rahmen der Bestleistung betrachtet. Die Einzelbetrachtungsweise kann nur schlecht Anhaltspunkte für die Beurteilung geben, da schon bei normalen Kindern die Werte stark schwanken. Das Minutenvolumen hat seine festeste Beziehung zum Sauerstoffverbrauch in derselben Zeiteinheit. Diese kommt in dem Atemäquivalent zum Ausdruck. Alle übrigen Beziehungen sind weniger ausgesprochen. Das ist für die Beurteilung der Atemleistung kranker Kinder wesentlich.

Die Atmungsgrößen kranker Kinder.

Bei kranken Kindern fiel Gregor auf, daß die regulierte Einschränkung der Atemfrequenz fehlt. Solche Kinder schränken im Gegensatz zu den Gesunden bei zeitweiliger Verminderung des Atembedürfnisses die Zahl der Atemzüge nicht ein. Wenn sie aufgefordert werden, ihre Atmung zu vertiefen, beschleunigen sie die Atmung. Diesen Beobachtungen lagen die spirometrischen Werte von 9 älteren Kindern zugrunde, die zur Zeit der Prüfung keine klinischen Erscheinungen hatten, aber als respirationskrank bekannt waren. Von diesen war ein Teil an Tuberkulose erkrankt. In diesem Zusammenhange ist bemerkenswert, daß schon Gregor auf „hereditäre Belastung mit einer Anlage zu Respirationserkrankungen, soweit sich dies durch die Anamnese feststellen läßt", gesteigerten

Wert legt, Dinge, denen wir eigentlich erst heute große Aufmerksamkeit entgegenbringen.

Für gesunde und kranke Kinder ergab sich ein gleichartiges Verhalten der Atmungswerte. Sobald die kranken Kinder eine Leistungssteigerung vollbringen mußten, fand er eine erheblich höhere Exkursionsweite der Atemzüge. Im allgemeinen waren die Werte der absoluten und relativen Atmungsgröße höher als die der gesunden, während die mittlere Atemtiefe niedriger war.

Nach GREGOR nahmen erst wieder R. LEDERER und H. VOGT die Untersuchungen zur Pathologie der Atmung im Kindesalter auf, die in den Arbeiten von VAN DE KASTEELE und H. VOGT und G. ZACHARIAS an der Straßburger Kinderklinik fortgesetzt wurden. Unter den 13 Kindern der ersteren waren 8 im Alter von $3^3/_4$—12 Jahren, die an Asthma bronchiale oder an Bronchiektasen litten. Bezüglich der durchschnittlichen Atemtiefe kamen sie zu denselben Ergebnissen wie GREGOR. Das gleiche gilt für das Verhalten, nach Aufforderung tief zu atmen. Die Atemzahl ist meist erhöht, wodurch die verminderte Atemtiefe ausgeglichen wird. Auch das absolute Atmungsvolumen war höher als das von gesunden Kindern. Mit anderer Untersuchungstechnik wurden demnach die Angaben von GREGOR völlig bestätigt.

R. P. VAN DE KASTEELE schrieb 1913 eine Arbeit: „Über den Einfluß des künstlichen Pneumothorax auf die Atemmechanik des Kindes." Er prüfte bei 6 Kindern im Alter von 2—14 Jahren die Atmung nach Einfüllung von Stickstoff in den Brustfellraum. Die Kinder hatten bei Beginn der Arbeit schon sämtlich eine Gasbrust, so daß die Verhältnisse vor ihrer Anlage nicht studiert werden konnten. Diese Tatsache führte ihn zu einigen Fehlergebnissen und -deutungen, die von VOGT und ZACHARIAS berichtigt wurden. Schon vor Anlegung der Gasbrust bestand bei einem 12 jährigen Jungen eine vermehrte Atemzahl und eine hohe absolute Atmungsgröße bei verminderter Atemtiefe. Nur nach der ersten Anlegung des Pneumothorax war die Atmung beschleunigt, während sie VAN DE KASTEELE regelmäßig gefunden hatte. Daher prüften sie bei 4 Kindern, die auch von diesem untersucht waren, die Verhältnisse nach. Die von ihm vorher gefundene Beschleunigung der Atmung und Herabsetzung der Atemtiefe nach Gasbrustfüllung konnte nicht mehr nachgewiesen werden. Außer diesen Fällen wurde je ein Kind mit Tonsillarhypertrophie, Pleuritis exsudativa und Arthritis chronica der rechten Hand und Polyserositis geprüft. Sie faßten ihre Ergebnisse dahin zusammen, daß die gesteigerte Atemfrequenz und die minderen Atemluftgrößen dieselbe Aufgabe haben müßten, wie der Pneumothorax sie zur Ruhigstellung der Lunge habe. Die von ihrem Voruntersucher gefundenen Werte seien wohl auf reflektorische Einflüsse zurückzuführen. Die Pneumothoraxkranken antworteten auf die Aufforderung, tiefer zu atmen, im Gegensatz zu chronisch atemkranken Kindern GREGORs in gewohnter Weise mit Herabsetzung der Atemtiefe.

Diese Arbeiten waren lange Zeit die einzigen, die über Atemgrößen beim kranken Kind berichteten. Das ist leicht verständlich, wenn man bedenkt, daß seit der ersten Arbeit mehr als ein Vierteljahrhundert verstrich, bis die Atmungsgrößen gesunder Kinder erneut bearbeitet wurden. Da die Ergebnisse dieser Forschung noch unbefriedigend waren, mußte auch die Betrachtung pathologischer Zustände auf sich warten lassen. Hinzu kommt, daß in diesen Zeitraum

jene Epoche der Atemforschung fällt, in der die Bestimmung der Vk. bei gesunden und kranken Kindern und ihre Beziehung auf die verschiedenen Körpermaße ihren Triumph feiert, während die Auswertung der einzelnen Atemvolumina keinen Untersucher auf den Plan rief. Daran ist auch in diesem Falle wohl die Unzulänglichkeit der Untersuchungsgeräte mit schuld.

Nach den entsprechenden Vorarbeiten veröffentlichte Püschel 1937 eine Arbeit über die ,,Lungenvolumina von Kindern bei bestimmten Krankheitsgruppen". Diese Lungenvolumina wurden in derselben Weise wie bei den gesunden berechnet und zusammengestellt. Dabei konnte mitgeteilt werden, daß bei der Beziehung der Atemvolumina auf die Bestluftleistung schwere Bronchiektasenfälle eine erhöhte Atemluft hatten, während Ergänzungs- und Vorratsluft vermindert waren. Natürlich war auch die Vk. im Verhältnis zur Soll-Vk. erniedrigt. Fälle mit leichten Bronchiektasen zeigten diesen auffälligen Befund

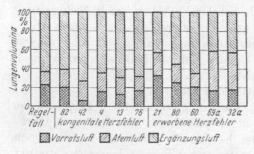

nicht. Ebenso hatten schwerere brustraumverengernde Vorgänge eine Erhöhung der Atemluft und gleichzeitig eine Verminderung der Vk. zur Folge. 2 Fälle von asthmatischer Bronchitis, die im Verlauf eines Anfalls spirographiert wurden, wiesen eine starke Erhöhung der Atemluftwerte auf, die völlig auf Kosten der Ergänzungsluft vor sich ging. Die Vorratsluft war nicht verändert, dagegen aber die Bestluft. Diese Befunde stimmten mit denen des Erwachsenenalters (Anthony, Le-

Abb. 16. Wiedergabe einer graphischen Darstellung der Lungenvolumina im Hundertanteil bei Kindern mit kongenitalen und erworbenen Herzfehlern. (Nach E. Püschel.)

wis, Moncrieff, Knipping) gut überein. In dem Abschnitt über Herzfehler konnte von 5 Fällen mit kongenitalen und ebenso vielen mit erworbenen Vitien berichtet werden. Aus der graphischen Darstellung ist die Veränderung ihrer Lungenvolumina gut zu ersehen (Abb. 16). Bei den kongenitalen Herzfehlern leidet im allgemeinen die Vorratsluft unter der Erkrankung, bei den erworbenen dagegen überwiegend die Ergänzungsluft. Das trifft besonders für die Aorteninsuffizienzen zu. Man kann nach dem vorliegenden Krankengut sagen: Ist bei einem erworbenen Herzfehler die Ergänzungsluft nicht kleiner, dann handelt es sich um einen kompensierten Fehler. Bei den Aorteninsuffizienzen wirkte sich die Verringerung zum Vorteil der Atemluft aus, die mehr als verdoppelt wurde. Sollten die Ergebnisse dieser Untersuchungen, die nicht weitergeführt werden konnten, sich an einem größeren Krankengut bestätigen, so dürfte dieses Verfahren einen erheblichen differentialdiagnostischen und prognostischen Wert bekommen. Mit Besserung des klinischen Befindens stieg nämlich die Bestleistung. Damit ging gleichzeitig eine Verminderung der Atemluft und eine Erhöhung der Ergänzungsluftwerte zu ihren Normen hin einher.

Bei fettsüchtigen Kindern war eine Verminderung der Vorratsluft deutlich. Ein gleiches Verhalten zeigten 2 Fälle von Bauchtumoren. Da die Bestluft besonders bei der ersten Gruppe ihrem Sollwerte entsprach, lag eine Verschiebung der Werte innerhalb einer regelrechten Vk.-Leistung vor. Diese Beobachtung läßt die Annahme zu, daß bei solchen Kindern die Bauchpresse, auf deren Tätig-

keit im Kreislauf- und Atmungsgeschehen L. HOFBAUER einen großen Wert legt, weitgehend versagt. Den Vorteil hatte einseitig die Ergänzungsluft. In einer weiteren Tabelle wurden verschiedenartige Fälle, die mit Zwergwuchs einhergingen, besprochen. Außerdem wurden 3 neurologische Fälle darin mitgeteilt und ihre Besonderheiten hervorgehoben.

Mit dieser Arbeit war die Zweckmäßigkeit der Berechnung der einzelnen Atemgrößen nach dem Hundertsatzanteil nachgewiesen. Sie läßt zusätzliche Schlüsse über die Funktion des Kreislaufes, der Atmung, der Brust- und Bauchmuskulatur und über die Größe der Brustraumverhältnisse oder der Bauchtumoren zu, mehr als es die Bestimmung der Bestluft allein vermag. Über die Minutenvolumina der Atmung kranker Kinder wird damit nichts ausgesagt. Arbeiten hierüber sind bisher nicht bekannt geworden.

Schlußbetrachtung.

Mit diesen Arbeiten ist die Schilderung der Ergebnisse der Spirometrie des Kindesalters beendet. Man kann sagen, daß zahlreiche sichere und wesentliche Erkenntnisse gewonnen sind. An den Erfolgen der Erwachsenenspirometrie gemessen, bleibt jedoch noch manches zu schaffen. Das Kindesalter weist mehrere Entwicklungsstufen auf, in denen Körper und Geist sich stetig wandelnd vorwärtsschreiten. Das Erwachsenenalter aber stellt den Abschluß dieser Entwicklung dar. Daß tatsächlich die Spirometrie in der Kinderheilkunde eine Sonderstellung einnimmt, konnte durch zahlreiche Untersuchungen nachgewiesen werden. Die Ergebnisse des Erwachsenenalters können daher nicht ohne weiteres auf das Kind übertragen werden. Das gilt nicht nur für die in Verbindung mit der Spirometrie vorgenommenen blutchemischen Untersuchungen, sondern auch wohl für die Residualluftbestimmungen.

Solche Restluftbestimmungen sind im Kindesalter bisher nicht durchgeführt worden. Daher muß auch die Frage offen bleiben, ob die Mitteilung LUNDSGAARDS, daß die Residualluft ein Drittel der Vk. beträgt, auch für Kinder zutrifft. BOHR gab sie mit 25% und RUBOW mit 36% der Vk. an. ANTHONYS Wert ist 33% der Vk. Diese Zahlenangaben weichen beträchtlich voneinander ab. Es ist trotzdem nicht gesagt, daß für das Kindesalter auch nur eine dieser Angaben stimmen müßte. Es muß daher der Forschung vorbehalten bleiben, dieses Volumen beim gesunden und kranken Kinde festzulegen.

Die Erfahrung hat gezeigt, daß auch ohne dieses Volumen eine Beurteilung der kindlichen Atemleistung möglich ist. Jedenfalls glauben sämtliche Forscher, die über Bestluftfragen gearbeitet haben, daß die Bestimmung der Vk. allein schon einen großen Wert besitze. Sie verschaffe einen schnellen und guten Überblick über die augenblickliche Lungen- und Kreislauftätigkeit. Ein solcher Überblick ist aber nicht nur für Spiel und Sport im Kindesalter, sondern auch für vormilitärische Untersuchungen wie des Fliegernachwuchses und Betriebsuntersuchungen von Wert. Immer wird man sich dabei nach Solleistungen richten müssen. Bei Massenuntersuchungen muß ein solcher Sollmaßstab leicht zu finden sein. Dabei kann schon ein Vergleich nach dem Alter oder der Körpergröße schnell einen Anhalt für die Beurteilung der Bestleistung des einzelnen Prüflings bieten. Die Körpergröße ist schnell zu messen, während der Nachweis der Sitzhöhe oder die Berechnung der Körperoberfläche zu zeitraubend ist und

zu viele Fehlerquellen in sich birgt. Wegen des Mehraufwandes an Zeit ist auch das einwandfreieste Verfahren, die Berechnung nach dem Sollgrundumsatz, wenig geeignet.

Dieses Vorgehen ist dagegen die Methode der Wahl für Untersuchungen an einzelnen oder kranken Kindern. Bei solchen Prüfungen ist oft das Gerät von ausschlaggebender Bedeutung. So können Trockenspirometer, die nicht häufig gebraucht werden, oft schon unrichtige Luftgrößen anzeigen. Ist man aber in der glücklichen Lage, mit Stoffwechselgeräten zu arbeiten, die die einzelnen Atemzüge aufschreiben, so kann durch Zusatzbestimmungen der Atemluft, der Vorrats- und Ergänzungsluft die tatsächliche Atemleistung besser umgrenzt und beurteilt werden. Wenn man so vorgeht, wird man die Bestluftbestimmung auch für das Krankenbett sowohl als Maßstab der Lungengröße wie auch der Herzleistung gelten lassen müssen und nicht, wie Stolte das kürzlich in seinem Vortrag auf dem Wiesbadener Kongreß tat, ihren Wert anzuzweifeln brauchen. Immer aber kann man durch die oft wiederholte Verfolgung der Vk. bei Herzkranken den zeitlich sich ändernden Leistungsgrad des Kreislaufs aufweisen. Auf den Wert dieses Vorgehens hat besonders H. Vogt aufmerksam gemacht. Die Bestimmung der Teilvolumina und ihr Vergleich nach den Werten der Sollbestluft läßt zudem einen Schluß auf die Größe raumbeengender Vorgänge oder anderer Geschehnisse im Brust- oder Bauchraum zu. Für das Säuglingsalter können allerdings solche Bestimmungen nicht erwartet werden.

In dieser Arbeit sind die Ergebnisse der spirometrischen Untersuchungen für alle Altersstufen des Kindesalters zusammengetragen. Zu ihnen haben Ärzte der verschiedensten Völker Bausteine geliefert. Deutsche, Engländer und Amerikaner haben hieran hervorragenden Anteil. Entsprechend der Schwierigkeit der Versuche und der Genauigkeit der Geräte sind die einzelnen Altersgruppen verschieden gut ausgebaut. Darauf ist in dieser Arbeit immer wieder hingewiesen. Ebenfalls sind vielfach die Lücken aufgezeigt, die in dem Gefüge der Atmungsforschung noch offen sind.

Zum erstenmal sind hierin auch die verstreuten Arbeiten und Mitteilungen über die kindliche Atmung gesammelt und aufgezeichnet worden. Damit ist zugleich ein Stück Sondergeschichte der Medizin geschrieben, das Zeugnis ablegt über den Stand unseres Wissens und den Grad unserer Erkenntnis. Die Übersicht zwingt zu Bescheidenheit und Einkehr, da vieles noch ungeschafft und ungeklärt ist. Wenn wir auch in mehr als 90 Jahren spirometrischer Arbeit weitergekommen sind, als es im Anfang schien, so gelten dennoch im Grundsatz die Worte, mit denen Hutchinson sein epochemachendes Werk schloß:

„Der Gegenstand dieser Mittheilung gründet sich auf zahllosen Thatsachen — unvergänglichen Wahrheiten, die unendlich über meinem Fassungsvermögen erhaben sind. Die Folgerungen jedoch, die ich aus diesen Wahrheiten gezogen habe, theile ich nur zögernd mit, weil die Wissenschaft, im raschen Wechsel der Zeit zu höherer Blüthe entfaltet, diese Folgerungen zu nichte machen und ihre Unhaltbarkeit darthun kann.

Nichtsdestoweniger können die Thatsachen sich nie verändern, noch von ihrem innigen Zusammenhang mit dem Athmen — einer der wichtigsten Verrichtungen des thierischen Haushalts — einbüßen.“

Namenverzeichnis.

Die *kursiv gedruckten* Ziffern beziehen sich auf die Literaturhinweise.

Aaser *309*.
Abadie *262*, 268.
Abderhalden 690, 716, 734.
— Emil *681*.
Abelin 505, 506, 519, 567.
— Ch. *490*.
— J. *490*.
— u. C. Wegelin *490*.
Achard 217, 252, 828.
— s. J. Renault *792*.
— s. R. Sicard *793*.
— Ch. *207*.
— u. L. Binet *789*.
Acquaderni 342.
— A., u. A. Cenni *309*.
Adam s. Hintze *135*.
— C., s. H. Eppinger *636*.
Adler 734.
— J., s. R. O. Herzog *683*.
Adlercreutz 513.
Adlersberg 248, 256, 435, 438.
— D. *207*.
Adnot 217, 229, 231, 241, 247, 251, 252.
— A., s. Pr. Merklen *210*, *210*.
Adrian 276.
— u. Matthews *262*.
— u. Yamagiva *262*.
Ahlberg 716.
— Niels *681*.
Ahlfeld 152.
— s. Custer *134*.
Aitken *422*, 515, 516, 517.
— s. Drennan *491*.
— H. A. A., s. C. E. Hercus *492*, *492*.
Albers *786*, 795.
— -Schönberg 148, 191, 592.
Albertini, v. 608.
Albertoni *262*, 274.
Albrecht *134*, 193.
Alder 139, 179, 187, *309*, 402, 411, 711.
— A. *133*, *134*.
— Albert *681*.

Alfred-Brown 709.
— G. R. P., u. J. M. H. Munro *681*.
Allan *422*.
Allen 666, 796.
— u. Pepy *786*.
— E., s. A. H. Parmelee *494*.
— F. W., J. J. Bowie, J. J. R. Macleod u. W. L. Robinson *635*.
Allers, R., s. Dirken *790*.
Allix *789*, 806, 810, 817.
Almquist 77.
— Pentler u. Mecchi *55*.
— u. Stockstad *55*.
Alsberg *309*.
Alston, J. N. *207*.
Altschule 32.
— M. D., u. D. R. Gilligan *1*.
Alvarez *422*, 478.
Alwens *134*, 149, 155, 169, 176, 178.
Amantea *262*, 270, 274.
Ambard 246.
Ambrosi *490*, 535, 547, 552, 553, 564.
Ameuille 217, 218, 241, 245.
— s. Labbé *637*.
— M. P. *208*.
— P. *208*.
Ammon *422*, 506, 530.
— R., u. W. Dirscherl *490*.
Amoss, s. Taylor *318*.
Anaquostu *134*.
Anderes, E. *489*.
Anderhub *309*, 357, 358.
Andersen, T. Thune *635*, 647.
— u. S. Tulinius *635*.
Andres 609.
— u. Shiwago *586*.
Andrews, s. Jasper *264*.
Androussier *309*, 357.
Anselmino *422*, 477.
Anthony 33, 796, 797, 799, 800, 843, 848, 851, 855, 859, 862, 863.

Anthony, s. Bornstein *787*.
— A. J. *786*, *787*, *789*.
— u. A. Koch *1*.
Antonelli 217, 251.
— J., s. P. Harvier *210*.
Aoki 227.
— Y., s. Kaneko *210*.
— K. Kaneko u. T. Morimoto *208*.
Apitz *54*, 65, 71, 84, 99, 101, 110, 111, 115, 116, 117, 121, 122, 127, *134*, 148, 184, 191, 193, 194, *586*, 593, 612.
— K. *55*.
— u. Thelen *55*.
Ara 236.
Arborelius 43.
— M. *1*.
Arendt 606, 609.
— u. Gloor *586*.
Argentina 799.
— G. B. *787*.
Arias-Aranda 519.
Ariens 275, 300.
Arinkin *134*, 138, 139.
Arneth 592, 625.
— J. *586*.
Arnold 794, 795.
— Fr. *787*.
Arrak 11.
— A. *1*.
Arthus 93.
Asada 240.
— Y., K. Asakura u. R. Niitsu *208*.
Asai 159.
— u. Juo *134*.
Asakura 240.
— K., s. Y. Asada *208*.
— u. H. Sakurada *208*.
Aschenheim 139.
Aschkanazy s. Weil *591*.
Aschoff 65, *134*, 157, 499, 503.
— L. *491*.
Asenjo *262*, 306.

Marchall 616.
— u. Mallet *589, 590.*
— Mallet u. Bellin *590.*
— Mallet, Cottenot u. Lemoine *590.*
Marchand 652.
— F. *637.*
Marchesa, A. *494.*
Marey 802, 804, 806, 808, 810, 813, 819, 821.
Marfan *136,* 139, 178.
Marie 172, 173, 225, 251.
— J. u. P. Gabriel *210.*
— P. L. s. W. Oettinger *211.*
Marine 505, 507, 519, 531, 533, 534, 535, 536, 539, 554, 555, 564, 566, 567, 569, 574.
— D. u. W. Raab *494.*
Markoff *136,* 139.
— Nicola *132.*
Marmann *314,* 348, 350.
Marquardt *427,* 486.
Marques 626.
— s. Ducuin 588.
Marsh 566.
Martin *61,* 94, *427,* 442, 474, 475, 640.
— H. E. u. E. B. Ellis *637.*
Martini *314,* 409.
— s. Bodenheimer *309.*
— s. Gill *311.*
— E. 407, 408.
Martos *136,* 164, 195.
Marx 47, 214, 479.
— H. *6, 210.*
Mason 513, 515.
— E. M. s. M. Young *496.*
Masson 110.
Masuda 111.
— S. *61.*
Mathes 513.
Mathews s. C. A. Mills *61.*
Mathiasson *314.*
Mathieu *791,* 801.
Matren 141.
Matsutani 475.
— s. Oshima *427.*
Matthes 19, 271.
— u. Curschmann *265.*
— K. s. M. Hochrein *4.*
Matthews 94.
— s. Adrian *262.*
Matthiesen, G. s. W. H. Knipping *787.*
Maulbetsch s. Rutishauser *137.*

Mauriac 665.
— P. *637.*
Mautner 24, 215.
— H. *210.*
— u. E. P. Pick *6, 210.*
Mautz 265, 268.
Maximow 656.
Maxwell s. Fischer *311.*
May 217, 241, *314.*
— E. s. F. Widal *212.*
Mayer 50, 104, 253, *314,* 352, 398.
— s. P. Baize *208.*
— A. *6,* 49, *61.*
— C. 367.
Mayerhofer *314.*
— -List 593.
Mayr 801, 802, 806, 809.
— Fr. *791.*
Mazzocco 512, 513, 515, 516, 519.
Meakins, J. u. W. H. Davies *791.*
Mecchi 77.
— s. Almquist *55.*
Mechanik *136.*
Medin *314,* 344, 355, 356, 393, 397.
Meduna, v. *265,* 272.
Medvei 709.
— C. V. u. J. Meyer Alpher *685.*
Meeteren, A. van *685,* 775.
Megay, L. v. s. L. Scheffer *495.*
Mehring, v. 592.
Meier *314,* 327, 373.
— Max Urs *685,* 743, 751, 756, 763.
Meis 567.
— F. s. P. Schmitz-Moormann *495.*
Meisl 769.
— J. s. G. Roesler *686.*
Meissner *590,* 612.
Meixner *637,* 667.
Melchert 766.
Mellanby 68, 78, 88, 89, 94, 98, 113, 119, 120, 126.
— J. *61.*
— u. Pratt *61.*
Mellanry 567.
Mellinghoff u. Voges *427.*
Melnotte 673.
— P. s. H. Lacaze *637.*
Menaelsohn 821.
Mendelssohn, A. *791.*

Menkin 70.
— V. *61.*
Mensi, E. 806.
Menzel 28, 38, 46.
— W. *6.*
— Werner *1.*
Merckel 720.
— J. H. C. *685.*
Merke 567.
Merklen 139, 217, 217, 218, 229, 231, 238, 241, 242, 246, 247, 249, 251, 252.
— u. Weitz *133.*
— F. P. s. P. Harvier *210.*
— Pr. *210.*
— u. A. Adnot *210.*
— Bicart u. Adnot *210.*
— u. Ch. Lioust *211.*
Merten u. Hinsberg *427.*
du Mesnil 609, 610.
— u. De Rochemont *590.*
Messerli 531, 547, 548, 549, 550, 552, 554, 564, 569, 575.
— F. M. *494.*
— s. H. Eggenberger *492.*
— s. H. Lederer *493.*
Mettenheim, v. *314,* 414.
Meulengracht 644, 657, 662, 663, 664, 672.
— E. *637.*
Meyer *314,* 323, 325, 346, 354, 367, 386, 393, 397, 405, 626, 709.
— s. Middleton *590.*
— C. 326.
— Carl G. 603.
— G. *590.*
— Alpher, J. s. C. V. Medvei *685.*
— -Bisch 230, 466.
— -Bisch, R. *6,* 29.
— -Bisch, E. u. D. Bock *211.*
— -May, I. s. P. Huard *636, 636.*
Meythaler s. Lau *426.*
Michaelis 734.
— L. 723.
— s. P. Rona *686.*
— Leonor, u. Peter Rona *685.*
Michelsen 29.
— J. s. M. Hochrein *4.*
Middleton 13, 599, 626.
— Meyer u. Pohle *590.*
— W. S. s. I. A. E. Eyster *3.*
Mieher s. H. Dyckerhoff *57.*

Sachverzeichnis.

Inhalt der Bände 51—61.

Ein Generalregister für die Bände 1—25 befindet sich in Band 25 und für die Bände 26—50 in Band 50.

I. Namenverzeichnis.

II. Sachverzeichnis.

Infektionskrankheiten. (Handbuch der inneren Medizin, dritte Auflage,
1. Bd.) Mit 395 zum Teil farbigen Abbildungen. XVI, 1299 Seiten. 1934.

RM 90.—; Ganzleinen RM 96.—

Einleitung. — Sepsis. — Die Anginen. — Akuter Gelenkrheumatismus. — Erysipel. — Schweinerotlauf beim Menschen. — Influenza, Grippe. — Akute allgemeine Miliartuberkulose. — Akute Exantheme. — Pocken (Blattern, Variola). — Diphtherie. — Serumkrankheit und Serumanaphylaxie. — Tetanus. — Epidemische Kinderlähmung (Poliomyelitis anterior acuta, Heine-Medinsche Krankheit). — Meningokokkenmeningitis (übertragbare Genickstarre und andere Meningokokkeninfektionen. — Encephalitis epidemica (lethargica). — Febris herpetica. — Keuchhusten. — Parotitis epidemica. — Ruhr, Dysenterie — Cholera asiatica. — Die typhösen Krankheiten. — Febris undulans. Maltafieber und Bangsche Krankheit. — Fleckfieber (Typhus exanthematicus) und andere Erkrankungen der Fleckfiebergruppe. — Wolhynisches Fieber. — Schlammfieber. — Haffkrankheit. — Weilsche Krankheit (Icterus infectiosus). — Aktinomykose, Rotz, Maul- und Klauenseuche, Trichinose, Milzbrand, Wut. — Psittacosis (Papageienkrankheit). — Tropenkrankheiten. — Lepra. — Pest. — Tularämie. — Namenverzeichnis. — Sachverzeichnis.

Klinische Infektionslehre. Einführung in die Pathogenese der
Infektionskrankheiten. Von Dr. med. habil. Felix O. Höring, Oberarzt der
II. Medizinischen Klinik und Dozent an der Universität München. Mit einem Geleitwort von Professor Dr. A. Schittenhelm. VIII, 184 Seiten. 1938.　　RM 9.60

Über die pathologische Anatomie der Spirochaetosis
ictero-haemorrhagica Inada (Weilsche Krankheit). Von
Professor Dr. Renjiro Kaneko, Fukuoka. Mit 6 mehrfarbigen und 2 einfarbigen Tafeln.
181 Seiten. 1923. (Springer-Verlag, Wien.)　　　　　RM 5.70

Blutkrankheiten und Blutdiagnostik. Lehrbuch der klinischen Hämatologie. Von Dr. med. Dr. jur. h. c. Otto Naegeli, o. ö. Professor der Inneren Medizin an
der Universität und Direktor der Medizinischen Universitätsklinik Zürich. Fünfte,
vollkommen neubearbeitete und erweiterte Auflage. Mit 104 zum größten Teil farbigen
Abbildungen. XVII, 704 Seiten. 1931.　　　　RM 77.40; Ganzleinen RM 80.64

Porphyrine und Porphyrinkrankheiten. Von Privatdozent Dr.
A. Vannotti. Sekundärarzt der Medizinischen Universitätsklinik Bern. Mit 64 Abbildungen. VII, 286 Seiten. 1937.　　　　　　　　RM 27.—

Die Ergebnisse der Sternalpunktion. Von Professor Dr. Norbert
Henning, Direktor der Medizinischen Klinik im Städt. Krankenhaus Fürth i. B., und
Dr. Heinz Keilhack, Oberarzt der Medizinischen Klinik im Städt. Krankenhaus
Fürth i. B. (Sonderdruck des gleichnamigen Beitrages in den Ergebnissen der inneren
Medizin und Kinderheilkunde, Band 56.) Mit 19 zum Teil farbigen Abbildungen. VI,
90 Seiten. 1939.　　　　　　　　　　RM 12.—

Epilepsie. Vergleichende Pathogenese, Erscheinungen, Behandlung. Von
Dr. L. J. J. Muskens, Amsterdam. („Monographien aus dem Gesamtgebiete der
Neurologie und Psychiatrie", 47. Heft.) Mit 52 Abbildungen. VIII, 396 Seiten. 1926.

RM 27.—

Das „vegetative System" der Epileptiker. Von Dr. Felix Frisch,
Leiter der Therapeutischen Versuchsanstalt für Epilepsiekranke am Steinhof-Wien.
(„Monographien aus dem Gesamtgebiete der Neurologie und Psychiatrie", 52. Heft.)
IV, 57 Seiten. 1938.　　　　　　　　　　RM 4.32

Die Herz- und Gefäßkrankheiten. Von Professor Dr. **Walter Frey,**
Direktor der Medizinischen Universitätsklinik Bern. Mit 67 Abbildungen. V, 342 Seiten.
1936.   RM 29.—; Ganzleinen RM 32.60

Die Krankheiten des Herzens und der Gefäße. Von Dr. **Ernst
Edens,** a. o. Professor an der Universität München. Mit 239 zum Teil farbigen Abbildungen. VIII, 1057 Seiten. 1929.   RM 59.40; Ganzleinen RM 62.10

Thrombose. Ihre Grundlagen und ihre Bedeutung. Von Professor Dr.
A. Dietrich, Direktor des Pathologischen Instituts der Universität Tübingen. („Pathologie und Klinik in Einzeldarstellungen", 4. Band.) Mit 26 Abbildungen. VI, 102 Seiten.
1932.   RM 8.80; Ganzleinen RM 10.—

Der Wasserhaushalt des gesunden und kranken Menschen.
Von Dr. **Hellmut Marx,** Privatdozent an der Universität Berlin, Oberarzt der I. Medizinischen Klinik der Charité Berlin. („Monographien aus dem Gesamtgebiet der Physiologie der Pflanzen und der Tiere", 33. Band.) Mit 52 Abbildungen. VI, 335 Seiten. 1935.
                                                     RM 27.—; Ganzleinen RM 28.40

**Vorlesungen über funktionelle Pathologie und Therapie
der Nierenkrankheiten.** Von Dr. **Baron Alexander v. Korányi,** o. ö. Professor, Direktor der III. Medizinischen Klinik der K. Ung. Pázmán Peter Universität der
Wissenschaften in Budapest. Mit 37 Abbildungen. VIII, 330 Seiten. 1929.
                                                     RM 21.60; Ganzleinen RM 24.12

Die Leberkrankheiten. Allgemeine und spezielle Pathologie und
Therapie der Leber. Von Professor Dr. **Hans Eppinger,** Vorstand der I. Medizinischen Universitätsklinik in Wien. Mit 111 zum Teil farbigen Abbildungen. XIV,
801 Seiten. 1937. (Springer-Verlag, Wien.)   RM 66.—; Ganzleinen RM 69.—

Die Diät- und Insulinbehandlung der Zuckerkrankheit
für Studierende und Ärzte. Von Dr. **Franz Depisch,** Wien. Mit einem Vorwort
von Professor Dr. **N. v. Jagić,** Wien. Zweite, verbesserte und vermehrte Auflage.
Mit 10 Abbildungen. VIII, 155 Seiten. 1939. (Springer-Verlag, Wien.)   RM 4.80

Basedow-Studien. Morphologisch-experimentelle Untersuchungen
an Schilddrüse und Thymus zum Problem der Basedowschen Krankheit
und des Kropfes. Von Dr. med. habil. **Paul Sunder-Plassmann,** Dozent für Chirurgie
an der Universität Münster (Westf.). (Erweiterter Sonderdruck des gleichnamigen Beitrages in „Ergebnisse der Chirurgie und Orthopädie", Band 33.) Mit 121 Abbildungen.
135 Seiten. 1941.   RM 15.—

Der endemische Kretinismus. Von Professor Dr. **F. de Quervain,** Vor-
steher der Chirurgischen Universitätsklinik Bern, und Professor Dr. **C. Wegelin,** Direktor
des Pathologisch-Anatomischen Instituts der Universität Bern. („Pathologie und Klinik
in Einzeldarstellungen", 7. Band.) Mit 120 Abbildungen. VII, 206 Seiten. 1936.
                                                     RM 24.—; Ganzleinen RM 26.60

Einführung in die Kinderheilkunde. In 115 Vorlesungen für Studierende
und Ärzte. Von Dr. **E. Glanzmann,** Professor der Kinderheilkunde an der Universität
Bern. Mit 72 Abbildungen im Text. VII, 512 Seiten. 1939. (Springer-Verlag, Wien.)
                                                     RM 15.—; Ganzleinen RM 16.80

Zu beziehen durch jede Buchhandlung

Printed in the United States
By Bookmasters